U0232796

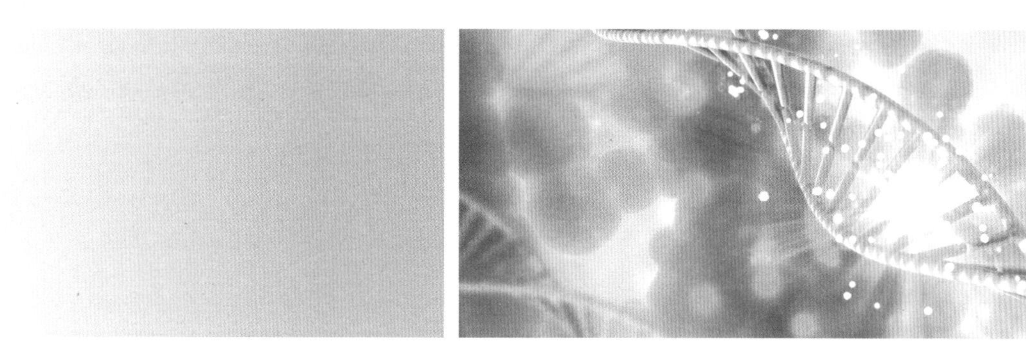

疫苗创新技术

主　　编　王佑春

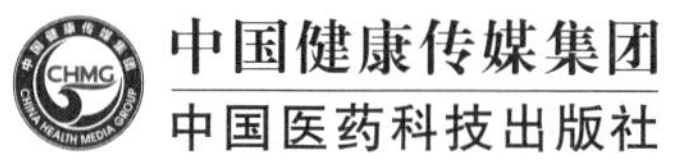

中国健康传媒集团
中国医药科技出版社

内 容 提 要

本书重点从传统技术的创新性、疫苗研发的针对性、创新技术的基础理论依据等三方面对疫苗创新技术进行梳理和论述。全书共36章，主要包括三部分，第一部分主要涉及疫苗设计以及原料制备方面的创新技术；第二部分主要涉及生产工艺以及临床应用的创新技术；第三部分主要包括疫苗检验检测和临床评价技术。本书适用于从事疫苗研发、生产、监管等领域工作的人员参阅。

图书在版编目（CIP）数据

疫苗创新技术 / 王佑春主编 . — 北京：中国医药科技出版社，2024.1

ISBN 978-7-5214-4130-7

Ⅰ . ①疫…　Ⅱ . ①王…　Ⅲ . ①疫苗　Ⅳ . ①R979.9

中国国家版本馆 CIP 数据核字（2023）第 171137 号

美术编辑　陈君杞

版式设计　也　在

出版　**中国健康传媒集团** | 中国医药科技出版社

地址　北京市海淀区文慧园北路甲 22 号

邮编　100082

电话　发行：010-62227427　邮购：010-62236938

网址　www.cmstp.com

规格　889 × 1194mm $^{1}/_{16}$

印张　58 $^{1}/_{4}$

字数　1599 千字

版次　2024 年 1 月第 1 版

印次　2024 年 1 月第 1 次印刷

印刷　天津市银博印刷集团有限公司

经销　全国各地新华书店

书号　ISBN 978-7-5214-4130-7

定价　290.00 元

编委会

编写人员名单

（按姓氏笔画排序）

丁龙飞　上海市公共卫生临床中心

于旭博　苏州聚微生物科技有限公司

于常笑　中国人民解放军军事科学院军事医学研究院微生物流行病研究所

万延民　复旦大学附属华山医院

马　霄　中国食品药品检定研究院

马丰云　苏州聚微生物科技有限公司

马丽巧　康希诺生物股份公司

王　男　中国科学院生物物理研究所

王　宾　复旦大学基础医学院

王　琳　北京科兴中维生物技术有限公司

王　辉　北京生物制品研究所有限责任公司

王　煜　中国食品药品检定研究院

王　静　格来赛生命科技（上海）有限公司

王升启　中国人民解放军军事科学院军事医学研究院微生物流行病研究所

王文涛　上海爱博才思分析仪器贸易有限公司

王佑春　中国医学科学院医学生物学研究所

王丽婵　中国食品药品检定研究院

王明戈　中国科学院纳米生物效应与安全性重点实验室，国家纳米科学中心

王环宇　悦康药业集团股份有限公司

王恒樑　中国人民解放军军事科学院军事医学研究院生物工程研究所

王晓曼　上海君拓生物医药科技有限公司

王祥喜　中国科学院生物物理研究所

王誉雅　中国食品药品检定研究院

邓　捷　康希诺生物股份公司

龙晋蓉　中国人民解放军军事科学院军事医学研究院微生物流行病研究所
叶　强　中国食品药品检定研究院
叶祥忠　北京万泰生物药业股份有限公司
叶精勤　中国人民解放军军事科学院军事医学研究院生物工程研究所
生　宁　中国医学科学院药物研究所
付远辉　北京交通大学生命科学与生物工程研究院
白诗梦　上海市公共卫生临床中心
朱　力　中国人民解放军军事科学院军事医学研究院生物工程研究所
朱　涛　康希诺生物股份公司
朱丹丹　北京科兴生物制品有限公司
刘　幸　美国波士顿大学生物系
刘　佳　苏州聚微生物科技有限公司
刘　晶　中国科学院纳米生物效应与安全性重点实验室，国家纳米科学中心
刘　静　格来赛生命科技（上海）有限公司
刘亚娣　北京生物制品研究所有限责任公司
孙　瑶　中国科学院生物物理研究所
孙冰冰　大连理工大学化工学院
孙会胜　中国人民解放军军事科学院军事医学研究院微生物流行病研究所
孙洪林　格来赛生命科技（上海）有限公司
李　阳　中国医学科学院药物研究所
李　敏　国家药品监督管理局药品审评中心
李　蕾　登赫（上海）生命科学有限公司
李少帅　佳木斯大学
李江姣　中国食品药品检定研究院
李克雷　北京民海生物科技有限公司
李航文　斯微（上海）生物科技股份有限公司
李晓玉　中国食品药品检定研究院
李倩倩　中国医学科学院医学生物学研究所
李智华　中国医学科学院医学生物学研究所
杨　波　中国科学院武汉病毒研究所，病毒学国家重点实验室
杨　静　中国人民解放军军事科学院军事医学研究院微生物流行病研究所

杨天涵　上海市公共卫生临床中心
杨立生　杭州养生堂生物医药有限公司
杨泽宁　康希诺生物股份公司
杨闽楠　北京科兴生物制品有限公司
时　涛　格来赛生命科技（上海）有限公司
吴　勇　中国食品药品检定研究院
吴鑫凯　北京大学生命科学学院
何　鹏　中国食品药品检定研究院
何金生　北京交通大学生命科学与生物工程研究院
何振玉　北京生物制品研究所有限责任公司
佟　乐　中国食品药品检定研究院
邹全明　中国人民解放军陆军军医大学国家免疫生物制品工程技术研究中心
汪萱怡　上海市重大传染病和生物安全研究院，复旦大学生物医学研究院
宋　洋　上海爱博才思分析仪器贸易有限公司
宋更申　悦康药业集团股份有限公司
张　勇　吉林大学生命科学学院
张　震　中国人民解放军军事科学院军事医学研究院微生物流行病研究所
张天英　厦门大学公共卫生学院
张金兰　中国医学科学院药物研究所
张晓玉　中国科学院纳米生物效应与安全性重点实验室，国家纳米科学中心
张晓霞　上海爱博才思分析仪器贸易有限公司
张晋瑜　悦康药业集团股份有限公司
张理想　格来赛生命科技（上海）有限公司
陆　剑　北京大学生命科学学院
陈泓序　上海爱博才思分析仪器贸易有限公司
陈春英　中国科学院纳米生物效应与安全性重点实验室，国家纳米科学中心
邵　娟　康希诺生物股份公司
苗　伟　康希诺生物股份公司
范昌发　中国食品药品检定研究院
范恒瑞　格来赛生命科技（上海）有限公司
罗　继　上海爱博才思分析仪器贸易有限公司

罗敏华　中国科学院武汉病毒研究所，病毒学国家重点实验室
周月鹏　中国科学院精密测量科学与技术创新研究院
周明哲　复旦大学生命科学学院
郑海发　北京民海生物科技有限公司
单科家　科兴中维－北京大学联合培养博士后
赵　晨　上海市公共卫生临床中心
赵佳雨　康希诺生物股份公司
郝红云　上海君拓生物医药科技有限公司
胡　浩　苏州聚微生物科技有限公司
胡忠玉　中国食品药品检定研究院
胡明棣　中国科学院纳米生物效应与安全性重点实验室，国家纳米科学中心
钟一维　复旦大学基础医学院
祖　铖　复旦大学
姚宏伟　苏州大学
贺　瑶　北京生物制品研究所有限责任公司
秦海滨　中国科学院武汉病毒研究所，病毒学国家重点实验室
聂建辉　中国食品药品检定研究院
贾丽秋　复旦大学附属华山医院
夏宁邵　厦门大学公共卫生学院
夏结来　空军军医大学
顾　江　中国人民解放军陆军军医大学国家免疫生物制品工程技术研究中心
徐天骄　上海君拓生物医药科技有限公司
徐建青　复旦大学附属中山医院，复旦大学生物医学研究院，上海市公共卫生临床中心
高　铁　上海爱博才思分析仪器贸易有限公司
高　强　北京科兴中维生物技术有限公司
高晓明　艾棣维欣生物制药有限公司
郭中平　国家药典委员会
郭立海　上海爱博才思分析仪器贸易有限公司
郭翠鸳　郑州大学
唐　恺　上海爱博才思分析仪器贸易有限公司
唐红梅　上海爱博才思分析仪器贸易有限公司

陶文静　江苏谱迪生物科技有限公司
桑　野　中国人民解放军军事科学院军事医学研究院微生物流行病研究所
黄　月　中国科学院纳米生物效应与安全性重点实验室，国家纳米科学中心
黄维金　中国食品药品检定研究院
曹艺明　中国人民解放军军事科学院军事医学研究院微生物流行病研究所
曹龙龙　康希诺生物股份公司
曹康丽　复旦大学附属中山医院
戚洋洋　上海市重大传染病和生物安全研究院，复旦大学生物医学研究院
崔长法　上海君拓生物医药科技有限公司
章　祺　格来赛生命科技（上海）有限公司
章金勇　中国人民解放军陆军军医大学国家免疫生物制品工程技术研究中心
梁宏阳　北京生物制品研究所有限责任公司
梁跃霞　北京生物制品研究所有限责任公司
隋秀文　康希诺生物股份公司
彭向雷　北京交通大学生命科学与生物工程研究院
董　开　悦康药业集团股份有限公司
程晓禾　上海君拓生物医药科技有限公司
鲁　爽　国家药品监督管理局药品审评中心
曾　明　上海君拓生物医药科技有限公司
曾文波　中国科学院武汉病毒研究所，病毒学国家重点实验室
谭亚军　中国食品药品检定研究院
熊　芮　中国食品药品检定研究院
熊　锋　中国科学院精密测量科学与技术创新研究院
滕　越　中国人民解放军军事科学院军事医学研究院微生物流行病研究所
潘明磊　北京生物制品研究所有限责任公司
戴一帜　中国科学院纳米生物效应与安全性重点实验室，国家纳米科学中心

前言

近年来，伴随新冠病毒感染疫情的发生与全球应对传染病的公共卫生策略的变化，疫苗在传染病防控中所发挥的作用进一步突显，极大地推进了快速发展的生物技术在疫苗研制中的应用。其中，有些生物技术的使用显示出了明显的节点性效果，如基因重组技术的使用研制出了全球首个重组乙肝疫苗，开创了疫苗研发的新时代，但更多的新技术都是潜移默化地整合在疫苗研发过程中，虽然没有明显的节点性，但对疫苗的研制发挥了重要的促进作用，如新型细胞发酵和病毒培养技术、蛋白质纯化技术等在传统疫苗研发中的应用，明显地提高了现有疫苗的产量、质量以及效果等。而我国针对疫苗领域新技术应用的著作并不多，为此我们组织科研院所、行业、企业专家共同编写了本专著，希望能为从事疫苗研发、生产、监管等领域的人员提供参考，帮助大家开拓视野、拓宽思路，更好地推动我国疫苗研制工作的发展。

本专著所涉及的创新技术主要包括两部分，一是前沿生物技术，在该类生物技术中，有些尚未用于疫苗研发，有些虽已广泛应用于疫苗研发，但目前尚未研制出疫苗，如生物合成技术、基因工程减毒技术等，尽管如此，这些技术一旦成功地应用于疫苗研制必将产生新的飞跃；二是已成功地用于疫苗研发、生产以及检定的新技术，这些新技术的不断使用和优化，提升了疫苗的研发水平以及疫苗质量，如细胞制备技术、佐剂技术、基因工程技术、细胞发酵技术以及蛋白质纯化技术等。本专著重点从以下三个方面对上述创新技术进行梳理和论述。

1. 体现传统技术的创新性，虽然目前疫苗研制所采用的大部分仍为传统技术，但传统技术不断改进提升，促进了疫苗研制，体现出了很多创新性，如不同减毒方式的使用研制出新的减毒活疫苗，不同佐剂的筛选和使用提升了疫苗的保护效果，新细胞基质的制备和使用提升了疫苗的产量和质量等。

2. 体现对疫苗研发的针对性，很多前沿生物技术具有广泛的使用价值，重点梳理该类技术如何在疫苗研发中发挥作用，引导该类技术在疫苗研制中的转化和应用。

3. 体现创新技术的基础理论依据，在梳理过程中不仅体现创新技术的使用以及产生的效果，也要体现其具体的理论知识，为更好地使用和进一步完善提供理论依据，如确定参数、模型、算法等依据。

本专著共 36 章，分为上、中、下三篇。上篇主要涉及疫苗设计以及原料制备方面的创新技术，如蛋白组学、结构生物学、反向疫苗学、反向遗传学、病毒减毒技术、细胞制备技术等；中篇主要涉及生产工艺以及临床应用的创新技术，如细胞发酵技术、纯化技术、冻干技术、序贯免疫、新型递送系统等；下篇主要包括疫苗检验检测和临床评价技术，如质谱和核磁检测技术、细胞免疫和体液免疫检测技术、真实世界评价技术等。

本专著由编委会统一讨论确定每一章的编写内容以及格式，保障内容的连贯性和实用性。参与每一章编写的各位专家均一直从事该类技术研究和应用，在该领域具有丰富的经验以及权威性，其编写的章节是其长期工作的积累和总结，对指导创新技术应用和疫苗研发具有重要的实用价值。在编写过程中，国药集团武汉生物制品研究所有限责任公司黄仕和研究员、中国食品药品检定研究院黄维金和赵晨燕研究员提供了相关资料。还邀请了中国医学科学院医学生物学研究所的马雁冰、刘野、周健、杨昭庆、车艳春、刘存宝、廖国阳、李倩倩等专家对部分章节进行了审稿，对丰富和完善稿件内容发挥了重要作用。中国医学科学院医学生物学研究所科研处杨昭庆、马磊、徐明珏、张淑娴等同事也做了大量的事务性工作。在此，对各位专家付出的辛勤劳动表示衷心感谢！

本专著的编写得到了《中国食品药品监管》杂志社的大力支持，多次组织研讨会对编写内容以及格式等进行研讨，力争编写的内容反应当前技术进展并满足疫苗研发、监管以及使用者的需求。为尽早提供相关信息，部分章节已在《中国食品药品监管》杂志上发表。

本专著编写过程中虽然尽了最大的努力，但随着技术的不断发展以及认知的滞后与局限，不足之处在所难免，敬请广大读者批评指正。

主编　王佑春

2023 年 9 月

目 录

|上篇|

疫苗设计与原料制备

|第一章| 疫苗研发及技术发展

第一节 国际疫苗发展史 2
第二节 我国疫苗发展史 6
第三节 疫苗种类与技术发展 10
第四节 疫苗研发面临的挑战及研发趋势 15

|第二章| 合成生物学技术与疫苗研发

第一节 合成生物学概述 19
第二节 合成生物学主要技术进展 23
第三节 合成生物学技术在疫苗设计中的应用 27
第四节 合成生物学在疫苗研发中的技术应用展望 39

|第三章| RNA 病毒反向遗传学技术

第一节 概述 52
第二节 技术路线 55
第三节 实例及应用 56
第四节 小结与展望 63

|第四章| 反向疫苗学技术

第一节 概述 73
第二节 候选抗原的筛选和预测 74
第三节 候选抗原有效性的分析与验证 81
第四节 反向疫苗学的应用 85
第五节 小结与展望 97

| 第五章 | 蛋白质组学技术

第一节 概述 109
第二节 基于质谱的蛋白质组学技术路线 111
第三节 实例及应用 119
第四节 小结与展望 121

| 第六章 | 疫苗生物信息学技术

第一节 生物信息学技术对疫苗开发的指导作用 127
第二节 生物信息学指导下的免疫原设计 133
第三节 生物信息学指导下的疫苗设计案例介绍 137

| 第七章 | 结构生物学技术

第一节 结构生物学概述 152
第二节 结构生物学主要研究方法 154
第三节 结构生物学在疫苗研究中的应用实例 165
第四节 小结与展望 170

| 第八章 | mRNA 疫苗序列设计与表达调控

第一节 mRNA 疫苗序列设计的基本原则 174
第二节 基于 mRNA 疫苗稳定性及安全性的序列优化策略 175
第三节 提高 mRNA 疫苗翻译效率的序列优化策略 177
第四节 新冠病毒的 mRNA 疫苗蛋白表达优化策略 181
第五节 多组学结合、大规模平行实验以及深度学习在疫苗序列设计上的应用前景 183
第六节 小结与展望 185

| 第九章 | 细胞基质制备及改造技术

第一节 概述 188
第二节 技术路线 194

第三节　实例及应用　197
第四节　小结与展望　200

| 第十章 |　病毒减毒技术

第一节　病毒减毒的概念　203
第二节　传统减毒技术　204
第三节　病毒基因组 -BAC 的建立与减毒　207
第四节　CRISPR 与病毒减毒　210
第五节　工具病毒和可视化感染模型建立及疫苗评估　214
第六节　小结与展望　221

| 第十一章 |　疫苗佐剂研究

第一节　佐剂作用机制　227
第二节　化学佐剂　227
第三节　生物分子佐剂　244
第四节　小结与展望　256

| 第十二章 |　脂质纳米颗粒技术

第一节　概述　272
第二节　脂质纳米载体制备技术　288
第三节　实例及应用　305
第四节　小结与展望　316

| 中篇 |
生产工艺与接种

| 第十三章 |　规模化细胞培养技术

第一节　大规模细胞培养发展趋势　340
第二节　大规模细胞培养技术应用　348
第三节　规模化细胞培养技术的展望　355

| 第十四章 |　疫苗下游工艺技术

第一节　疫苗下游工艺技术分类　362
第二节　规模化下游工艺技术应用实例　383

第三节　技术展望　391

| 第十五章 |　现代冻干技术

第一节　简介　395
第二节　现代冻干技术　395
第三节　干燥技术在疫苗中的应用　412
第四节　小结与展望　418

| 第十六章 |　病毒载体疫苗技术

第一节　病毒载体疫苗概述　423
第二节　载体开发技术与应用　426
第三节　病毒载体疫苗生产工艺与质控策略　434
第四节　病毒载体疫苗给药策略　437
第五节　小结与展望　441

| 第十七章 |　DNA 疫苗技术

第一节　DNA 疫苗简史　449
第二节　DNA 疫苗研发路线概述　452
第三节　DNA 疫苗优化策略　454
第四节　DNA 疫苗的产业化开发　461
第五节　人用 DNA 疫苗临床研究举例　467
第六节　DNA 疫苗的发展前景与挑战　472

| 第十八章 |　mRNA 疫苗技术

第一节　mRNA 疫苗技术概念及简介　479
第二节　mRNA 疫苗相关技术　483
第三节　实例及应用进展　498
第四节　小结与展望　503

| 第十九章 |　病毒样颗粒疫苗技术

第一节　病毒样颗粒疫苗技术概述　508
第二节　病毒样颗粒疫苗制备相关技术　511
第三节　病毒样颗粒疫苗的免疫特点与应用　518

第四节 展望 525

| 第二十章 | 灭活疫苗中的创新技术

第一节 灭活疫苗概述 530
第二节 灭活疫苗的工艺设计与技术应用 533

| 第二十一章 | 细菌多糖蛋白结合疫苗技术

第一节 多糖蛋白结合疫苗及其发展历程 561
第二节 多糖蛋白结合疫苗关键技术 563
第三节 重组基因工程技术在结合疫苗开发中的应用 570
第四节 多价结合疫苗新结合技术 577
第五节 结合疫苗质量控制和血清学评价新方法 581

| 第二十二章 | 联合疫苗制备技术

第一节 联合疫苗概述 591
第二节 联合疫苗技术及应用 594
第三节 联合疫苗面临的挑战和展望 600

| 第二十三章 | 疫苗序贯免疫策略与应用

第一节 概述 608
第二节 不同疫苗载体、不同疫苗形式与不同接种路径的序贯免疫技术 609
第三节 不同免疫原的序贯免疫技术 616
第四节 挑战和展望 625

| 第二十四章 | 疫苗递送新技术

第一节 疫苗递送概述 634
第二节 新型疫苗递送技术及应用 635
第三节 小结与展望 641

| 下篇 |

实验室及临床评价

| 第二十五章 | 疫苗系统生物学

第一节 概述 648
第二节 技术路线 648
第三节 实例及应用 651
第四节 小结与展望 654

| 第二十六章 | 色谱 - 质谱联用分析技术

第一节 色谱 - 质谱联用分析技术概述 660
第二节 液相色谱 - 质谱联用分析技术在疫苗研发中的应用 661
第三节 气相色谱 - 质谱联用技术在疫苗研发中的应用 671

| 第二十七章 | 毛细管电泳技术

第一节 毛细管电泳技术概述 674
第二节 毛细管电泳技术在疫苗研发中的应用 675
第三节 毛细管电泳质谱联用技术在疫苗研发中的应用 689

| 第二十八章 | 核磁共振技术在细菌多糖疫苗研发和质量控制中的应用

第一节 核磁共振技术的简介 696
第二节 核磁共振技术在细菌多糖研究中的常用方法 698
第三节 核磁共振技术在细菌荚膜多糖结构研究及质量控制中的应用 704
第四节 核磁共振技术在多糖结合工艺过程和结合物原液研究中的应用 722

| 第二十九章 | 病毒中和抗体检测技术

第一节 病毒中和抗体的作用机制 728
第二节 病毒中和抗体的检测方法 730

第三节　中和抗体检测在疫苗评价中的应用　734
第四节　中和抗体检测方法的标准化　742

| 第三十章 |　调理抗体检测技术

第一节　调理抗体的作用机制　756
第二节　调理抗体的检测方法　756
第三节　调理抗体检测在疫苗评价中的应用　758
第四节　小结与展望　766

| 第三十一章 |　细胞免疫检测技术

第一节　细胞免疫检测技术简介　769
第二节　细胞免疫检测常用技术　770
第三节　细胞免疫检测的应用和实践　777
第四节　小结与展望　778

| 第三十二章 |　流式荧光发光技术在疫苗研发中的应用

第一节　流式荧光发光技术概述　781
第二节　流式荧光发光技术在疫苗开发和血清学评价中的应用　790

| 第三十三章 |　基因修饰动物模型在疫苗评价中的应用

第一节　基因修饰动物模型概述　803
第二节　用于疫苗体内效力评价的基因修饰动物模型　807
第三节　新型冠状病毒、肠道病毒、呼吸道合胞病毒、登革病毒疫苗的体内效力评价　809
第四节　小结与展望　818

| 第三十四章 |　人体挑战试验

第一节　概述　822
第二节　人体挑战试验的设计与实施　825
第三节　人体挑战试验的伦理标准　829
第四节　各国对人体挑战试验的监管情况　833

第五节 人体挑战试验在疫苗开发和许可中的应用 838
第六节 小结与展望 843

| 第三十五章 | 疫苗保护效力的评价技术

第一节 概述与简介 852
第二节 疫苗保护效力的评价方法 853
第三节 小结与展望 863

| 第三十六章 | 疫苗有效性的真实世界研究

第一节 真实世界研究背景及概述 868
第二节 真实世界研究设计 869
第三节 统计分析方法 876
第四节 小结与展望 883

术语表 889

上篇

疫苗设计与原料制备

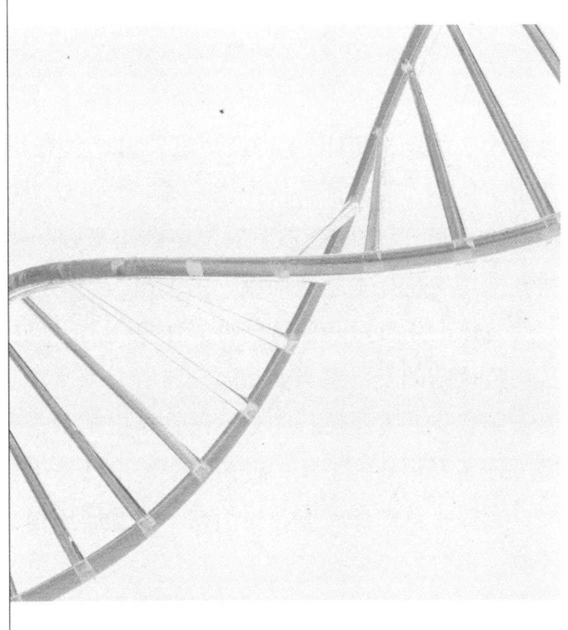

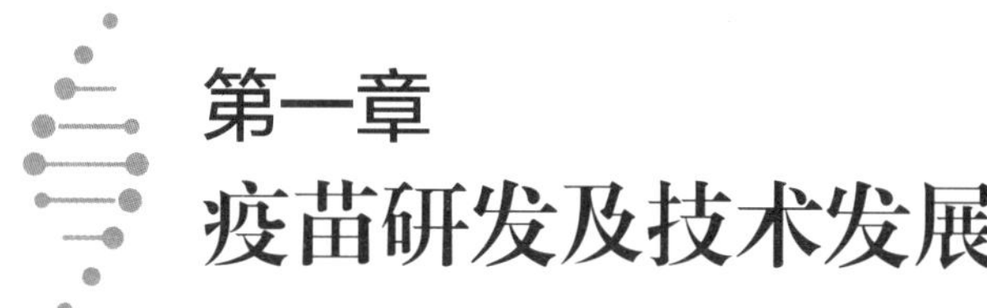

第一章 疫苗研发及技术发展

世界卫生组织（WHO）将疫苗定义为：含有免疫原性物质，能够诱导机体产生特异性和主动的保护性宿主免疫，能够预防传染性疾病的一类异源性药学产品，它包括以传染性疾病为适应症的预防性和治疗性疫苗。《中国药典》对疫苗的定义则为[1]：是以病原微生物或其组成成分、代谢产物为起始材料，采用生物技术制备而成，用于预防、治疗人类相应疾病的生物制品。疫苗通过免疫接种目标人群，使机体产生针对病原体的特异性免疫力，以提高机体的免疫水平，预防疾病的发生或流行。

从牛痘疫苗的发明到当前新冠疫苗的上市，疫苗发展经历了200多年，对预防和控制传染病发挥了重要作用。在此发展过程中，不论是在疫苗菌毒种的筛选、制备，还是在接种途径、方式等的选择上开展了很多开创性的工作。疫苗的发展史涉及生物技术的发展，多项颠覆性技术的产生推动了疫苗的发展。回顾疫苗的发展史、疫苗技术的发展历程，对推动新一代疫苗和疫苗技术的发展具有重要的借鉴价值。

第一节　国际疫苗发展史

一、20世纪之前的疫苗发展

早在10世纪，中国就有较详细的用人痘痂或干燥后的天花脓疱液接种人体、预防天花的记载[2]。18世纪中叶，一名英国奶牛饲养员把从牲畜中得到的牛痘接种给家人以预防天花。爱德华·琴纳通过深入的实践研究，证实了牛痘接种可以代替人痘接种预防天花[3, 4, 5]。此后，又有几位科学家通过改进毒株、获得途径（含牛痘的淋巴液）、保存方式等，使牛痘接种广泛而普及，到1980年5月8日，世界卫生大会宣布天花在全球范围内被铲除，成为人类预防医学史上最伟大的事件之一。

19世纪末的疫苗发展要归功于路易斯·巴斯德的先锋作用和卓越贡献。他借鉴了早期疫苗发展的减毒、传代修饰、毒力恢复及安全接种方式等概念，在19世纪70年代对鸡霍乱弧菌进行减毒处理，从而研制出了预防鸡霍乱的减毒活疫苗[3, 4, 5]。1876年，德国科学家罗伯特·科赫证实了炭疽杆菌与疾病的关系，并发明了用固体培养基分离培养细菌的方法，该方法为巴斯德研制炭疽疫苗奠定了基础。巴斯德认为在陈旧培养物中培养的鸡霍乱弧菌的毒力减弱，但免疫原性依然存在。以此理论，巴斯德将炭疽杆菌在 42~43℃的环境下培养两周，制成炭疽杆菌减毒活疫苗，并用此疫苗进行了动物实验，所有经过免疫的绵羊、山羊和奶牛均健康存活。自 1881 到 1882 年初，共有 85000 头绵羊被免疫，并获得了很好的免疫保护效果。巴斯德关于鸡霍乱和炭疽疫苗的试验向全世界宣告了一个全新的、科学的减毒活疫苗的概念。

1885 年，巴斯德选择兔脑传代，将接种了狂犬病病毒的兔脊髓组织经干燥后制成疫苗，并用这种疫苗成功地抢救了被狂犬病狗咬伤儿童的生命。

1886 年，美国的丹尼尔·艾尔默·沙门和西奥博尔德·史密斯用加热处理的微生物悬液免疫鸽子以预防疾病，开创了灭活疫苗的概念。19 世纪末人类成功地研制出了伤寒、鼠疫和霍乱的灭活疫苗。

因此，进入 20 世纪之前已有五种疫苗可以用于人类，即两种减毒活疫苗：牛痘疫苗、狂犬病疫苗；三种灭活疫苗：伤寒疫苗、鼠疫疫苗和霍乱疫苗。

二、20 世纪上半叶的疫苗发展

1923 年，法国生物学家加斯顿·拉蒙用甲醛灭活法研制出白喉类毒素疫苗。1926 年，他和同事又利用甲醛灭活法研制出破伤风类毒素并首次用于人体免疫接种，开创了细菌类毒素疫苗的概念。

1926 年，首个百日咳灭活疫苗问世，当时，虽未能阻止疾病发生但大大降低了疫苗接种人群的死亡率及发病的严重程度。到 20 世纪 40 年代末，已有多种全菌体百日咳疫苗投入使用。1948 年，第一个百白破联合疫苗（百日咳、白喉和破伤风）问世，开创了联合疫苗的概念[6]。

卡介苗（BCG），即结核病疫苗，是第一种人用细菌活疫苗。卡介菌是法国医生 Albert Calmette 和兽医 Camille Guérin 将一株分离于牛的分枝杆菌在含有胆汁的培养基上经过 13 年 239 次连续传代获得的减毒疫苗株，为纪念两位科学家的功劳，1928 年，法国国家科学大会将该减毒株命名为 BCG 株（Bacillus Calmette–Guérin）。1927 年，第一支卡介苗投入使用。如今，卡介苗问世已近百年，仍在全世界广泛地用于儿童计划免疫接种[7]。

从 1927 年分离出黄热病病毒开始，经过近十年的研究，美国科学家蒂勒等通过鸡胚接种法得到较安全的黄热病病毒减毒株（17D 株），用于人体免疫接种，目前不同代次的 17D 株仍然用于疫苗制备[8]。

1933 年，英国科学家从雪貂中分离出第一株人甲型流感病毒。到 1936 年，有两种由鸡胚生产的甲型流感病毒疫苗问世，一种是减毒活疫苗，一种是全病毒灭活疫苗。1937 年，前苏联科学家报道了上述减毒活疫苗在人体中的应用情况，这种疫苗被认为是第一种对人体有保护作用的流感活疫苗。

1937 年，前苏联成功研制了鼠脑生产的森林脑炎灭活疫苗用于预防蜱等传播的森林脑炎。

1938 年，由鸡胚生产的卵斑疹伤寒疫苗研制成功。

在这个时期开创了类毒素疫苗和联合疫苗，减毒疫苗和灭活疫苗得到了进一步发展。

三、20 世纪下半叶的疫苗发展

病毒性疫苗开发的最大挑战在于病毒体外培养困难。1949 年，哈佛大学三位科学家首次利用人体胚胎组织在体外培养出脊髓灰质炎病毒，这项成就一方面奠定了脊髓灰质炎疫苗开发的基础，另一方面也开创了病毒疫苗研发的新时代，三位科学家也因此分享了诺贝尔奖[9]。

1950 年，美国研究者将小鼠体内培养的脊髓灰质炎毒株制备的疫苗用于人体试验。1955 年，美国科学家乔纳斯·沙克研制的甲醛灭活的三价脊髓灰质炎疫苗（IPV）被批准上市。但不久，由于疫苗生产过程中病毒灭活不彻底导致疫苗接种后产生了小儿麻痹的严重不良反应，即所谓的“卡特事件（Cutter Incident）”[10]。基于这一事件的发生，在随后疫苗生产过程中增加了更严格的安全性试验，推动了疫苗灭活工艺的进步。虽然灭活疫苗可以诱导有效的保护反应，但研究者们认为活病毒感染可以产生更持久的免疫力以抵抗传染病的感染，所以，关于活病毒疫苗的研制工作并未停止。自 1964 年起，猴肾细胞培养的 Sabin 株减毒活疫苗（OPV）得到了更广泛的使用。

1965 年，日本研制的甲醛灭活的流行性乙型脑炎鼠脑全病毒疫苗用于免疫日本儿童。此后，美国研制的 Nakayama–NIH 株和 Beijing–1 株疫苗在美国和其他国家上市。20 世纪 90 年代，我国俞永新院士等利用原代地鼠肾细胞（PHK）培养获得减毒乙型脑炎病毒，其减毒活疫苗在中国广泛使用，目前也已在亚洲多个国家和地区得到推广使用。

在美国著名微生物学家莫里斯·希勒曼等研制出麻疹减毒株的基础上，1963 年，辉瑞公司研制了预防高度传染性麻疹的疫苗。莫里斯·希勒曼也通过鸡胚传代减毒的方法获得了腮腺炎病毒减毒株（Jeryl Lynn 株），该疫苗于 1967 年批准上市。在人成纤维细胞上培养制备的风疹病毒减毒株（Wistar–RA27/3 株），于 1969 年批准使用，成为目前唯一被广泛使用的风疹疫苗。1971 年，莫里斯·希勒曼把麻疹、腮腺炎和风疹病毒减毒活疫苗制成了联合疫苗，称为麻腮风疫苗（MMR），这是第一个减毒活疫苗的联合疫苗[11]。

20 世纪 70 年代，纯化荚膜多糖组成的细菌疫苗如 A 群和 C 群脑膜炎球菌多糖疫苗研制成功。但这个疫苗并不能在小于 2 岁婴幼儿中引起有效的免疫应答，而且免疫持久性也不确定。1999 年，C 群脑膜炎球菌多糖蛋白偶联蛋白载体，研制出了结合疫苗，并在英国上市，载体蛋白为白喉或破伤风类毒素。与多糖疫苗相比，能在小于 2 岁婴幼儿中引起有效的免疫应答，且免疫保护更持久。2005 年，美国批准了一种可以预防 A、C、Y、W135 群脑膜炎球菌的四价多糖结合疫苗。

自 1880 年巴斯德和乔治·米勒·斯坦伯格分离出肺炎链球菌开始，研究者们做了大量的工作研制肺炎疫苗。由于肺炎链球菌有众多的血清型，疫苗的研制非常复杂。直到约 100 年后的 1977 年，美国医生罗伯特·奥地利才研制出成年人使用的 14 种抗原的肺炎链球菌荚膜多糖疫苗，到 1983 年增加到 23 种。同样，肺炎链球菌多糖疫苗也存在不能保护小于 2 岁婴幼儿的问题。惠氏公司研制出一种以无毒白喉类毒素突变体为载体蛋白的 7 价肺炎链球菌多糖结合疫苗，2000 年在美国批准使用。

1964 年，美国研究者将狂犬病病毒在人二倍体细胞中传代适应，成功研制了灭活全病毒狂犬病人二倍体细胞疫苗，该疫苗于 1976 年获批上市，在北美、欧洲和亚洲部分国家使用。1958 年，在原代地鼠肾细胞（PHK）上生产的狂犬病疫苗获得成功，1968 年该疫苗在加拿大批准用于人体加强和暴露前接种。该疫苗在我国 20 世纪 60 年代开始研制并于 1980 年获得批准，取代了由羊脑制备的 Semple 疫苗用于狂犬病的暴露后预防接种。

20 世纪上半叶，全菌体百日咳疫苗得到了广泛使用，但关于其接种后引起不良反应的报道越来越多。70 年代，在日本及英国，由于不良反应导致拒绝疫苗接种的人群显著增加。这种状况促使研究者研制与全菌体百日咳疫苗相比副作用较低的无细胞百日咳疫苗[12]。1981 年，无细胞百日咳疫苗在日本批准使用，它含有百日咳杆菌的两个主要保护性抗原：百日咳毒素和丝状血凝素。1996 年，美国和欧洲也批准了含有 4 种抗原成分（百日咳毒素、丝状血凝素、百日咳黏附素及菌毛抗原）的无细胞百日咳疫苗。

美国科学家莫里斯·希勒曼等研制的血源乙型肝炎疫苗于1981年在美国批准上市，但人血液制品潜在的危险性和原料血浆来源的限制问题促使研究者们寻求新的疫苗研制方法[13]。重组基因技术的应用为疫苗研究开辟了一个全新的途径。第一个重组疫苗——乙型肝炎病毒表面抗原疫苗于1986年诞生。它是通过将乙型肝炎表面抗原（HBsAg）编码基因克隆到酿酒酵母中获得的，具有良好的免疫效果和保护力[14, 15]。我国科学家1981年采用基因工程技术在中国仓鼠卵巢细胞（CHO）中表达乙型肝炎表面抗原，1984年获得高效表达，1987年完成小试疫苗的临床评价，1991年完成中试产品的临床保护试验，1992年获批上市。

20世纪70年代，研究者们开始对引起儿童严重疾病的b型流感嗜血杆菌进行研究，1985年b型流感嗜血杆菌多糖疫苗获批。由于该疫苗对小于18月龄的婴幼儿保护效果极差，在较大儿童中的效力也有限，同时，借鉴美国学者关于肺炎链球菌荚膜多糖和载体蛋白结合可以提高免疫原性的研究经验[16]，美国研究者们将b型流感嗜血杆菌的荚膜多糖成分与白喉类毒素偶联，研制成功多糖结合疫苗，并于1987年被批准用于大于15月龄的儿童。

20世纪70年代研究者获得了伤寒沙门菌突变株Ty21a减毒株，并进行了大规模临床试验，于1989年伤寒沙门菌减毒活疫苗获得批准。1994年，伤寒（Vi）多糖疫苗获得批准。

1991年，第二个森林脑炎灭活疫苗在德国批准使用。1999年以后，森林脑炎灭活疫苗从原来的鼠脑生产变成了鸡胚细胞培养。

20世纪90年代，有多个霍乱疫苗研制成功，包括两个灭活疫苗和一个减毒活疫苗。与此同时，由重组霍乱毒素B亚单位和霍乱弧菌全菌体疫苗组成的灭活疫苗，也具有良好的安全性和免疫原性，目前主要在越南和印度等地区使用。1994年，由基因修饰的O1群霍乱弧菌减毒株（CVD103-HgR）制备的霍乱减毒活疫苗在美国获得批准。

20世纪70年代，日本学者研制了Oka株水痘减毒活疫苗[17]，此后经过了长期复杂的过程，于1995年获得美国许可。该疫苗被推荐用于大于1岁的健康儿童，但受种者仍有中轻度水痘病例的发生，需要二次接种。

继默克（Merck）的科学家在1979年用细胞培养的方法成功培养了甲型肝炎病毒（HAV）后，研究者们积极寻找生产甲型肝炎疫苗的方法[18]。1996年，美国批准了人成纤维细胞培养的甲醛灭活的甲型肝炎病毒疫苗。我国科学家自1978年开始研发甲肝减毒活疫苗，1989年疫苗株通过卫生部检定，1991年疫苗试生产，1995年正式生产。

莱姆病是由伯道疏螺旋体引发的虫媒传播疾病。1999年，葛兰素史克（GSK）公司生产的疫苗获得美国食品药品监督管理局（FDA）批准，用于疫区人群的接种。这种疫苗含有重组大肠埃希菌表达的美国莱姆株的外膜蛋白（OspA），也称为莱姆病OspA疫苗。

1998年，第一个口服四价轮状病毒重配株活疫苗在美国获批。但由于疫苗接种后肠套叠的发生率显著增加，该疫苗于1999年退出市场[19, 20]。但关于轮状病毒疫苗的研究并未停止，我国兰州所研制的羊轮状病毒减毒活疫苗于2001年批准上市。在牛轮状病毒（WC-3）株的基础上，通过与编码VP4或VP7蛋白的人轮状病毒基因片段重配而制成的五价口服轮状病毒疫苗于2006年在美国获批。大量的临床试验数据表明，该疫苗具有很好的保护效果且未发现聚集性的肠套叠病例。

四、21世纪的疫苗发展

进入21世纪，随着反向遗传学、分子生物学和疫苗学等技术的迅速发展，利用基因重配技术改造的新疫苗及基因工程疫苗不断问世。

冷适应株流感疫苗就是使用基因重配技术研制成功的范例[21]。它用流感病毒的野毒株和减毒株共感染细胞，使两种病毒株的基因片段进行重配，然后分离含有两个母本毒株遗传物质的子代病毒。每年都会用母本毒株的六个内部基因片段和其他野生型流感病毒编码表面糖蛋白血凝素和神经氨酸酶的两个基因片段进行重配，产生新的流感病毒株作为疫苗株制备流感疫苗。2003 年，该类疫苗在美国获得批准。

2006 年，美国批准了默沙东（MSD）公司的四价重组人乳头瘤病毒（HPV）疫苗[22]。这是除乙型肝炎病毒疫苗外第二个基因重组疫苗，也是第二个能预防人类肿瘤的疫苗，是疫苗发展史上的一个里程碑。该疫苗采用 DNA 重组技术将编码 HPV 主要衣壳蛋白 L1 的基因导入酵母细胞，使其高效表达并自体组装成病毒样颗粒（VLP）而获得，包括 HPV6、11、16、18 型的 VLP[23]。四价 HPV 疫苗于 2006 年获批时仅适用于女性，到 2009 年，该疫苗扩大了适用范围，可预防男性因 HPV 感染所致的肿瘤。同年，GSK 公司生产的双价重组人乳头瘤病毒疫苗获批[24]。2014 年，MSD 公司生产的九价重组人乳头瘤病毒疫苗获批。

2006 年，美国 FDA 批准了一种用于预防带状疱疹的高效力减毒 Oka 株活疫苗。该疫苗可减少带状疱疹的发生，同时也减轻了带状疱疹引起的神经痛症状。2017 年，GSK 公司生产的重组带状疱疹疫苗上市，用于 50 岁及以上成年人带状疱疹的预防。

我国于 2012 年研制出大肠埃希菌表达的基因工程戊肝疫苗，国际上于 2014—2015 年研制出两种 B 群脑膜炎球菌结合疫苗，我国于 2015 年和 2016 年分别研制出 Sabin 株脊髓灰质炎灭活疫苗和肠道病毒 71 型全病毒灭活疫苗。此外，国际上研制的口服霍乱减毒活疫苗和登革热减毒活疫苗也分别于 2016 年和 2019 年获得上市批准。随着科技的发展和进步，科学家们不断创新和深入研究，疫苗的发展前景越来越光明。

第二节　我国疫苗发展史

我国是最早使用人工方法预防传染病的国家。公元 10 世纪唐宋时期采用接种人痘（天花病原体）的方法来预防天花，当时也称为“种花”。16 世纪明代隆庆年间（1567—1572 年）已有精加选炼的“并无种花失事者”的“宁国府太平痘苗”。此后接种人痘预防天花的方法在我国推广应用，1681 年清政府把人痘接种列为计划接种，对天花的控制起到了一定作用。17 世纪这种种痘术传入俄罗斯、日本、朝鲜、土耳其、英国、欧洲大陆以及美洲、非洲等地区。在 1742 年出版的中国医学著作《医宗金鉴》（Golden Mirror of Medicine）中详细记载了预防天花的四种方法：痘衣种法、痘浆种法、旱苗种法和水苗种法。其中水苗种法最好，即将痘痂研磨成粉经水润匀后再以棉花蘸染塞入鼻孔，因其“势甚和平，不疾不徐，渐次而入”，种后“小儿无受伤之处，胎毒有渐发之机”。由于人痘中天花病毒的毒力并未减低，因而接种人痘会具有一定风险，但人痘术的发明是中国人民对世界医学的伟大贡献，并为研制减毒活疫苗提供了宝贵经验。

我国自 1919 年开始研究、生产和使用疫苗以来，至今已有 100 多年的历史。在这百年里，我国疫苗从无到有，从借鉴到创新，经历了曲折、漫长但前景光明的发展历程，始终围绕着为保障民众健康来开展疫苗研究[25, 26]。

一、1949 年前我国疫苗的发展

1919 年，北京成立了中央防疫处，它是我国第一个国家卫生防疫和血清疫苗生产研究的专门机构。1934 年，国民政府卫生署在兰州设立西北防疫处，也是防疫与生物制造的联合体，1948 年移交中央防疫处成为兰州分处。当时，我国疫苗发展缓慢，品种也少，仅有牛痘苗、狂犬病疫苗及几种细菌性疫苗。在中国共产党领导下，于 20 世纪 40 年代先后成立了长春卫生技术厂、辽吉军区卫生技术厂、大连卫生研究所和华北军医防疫处等生物制品机构，生产的主要制品为牛痘苗、狂犬病疫苗、卡介苗、斑疹伤寒疫苗、鼠疫疫苗、百日咳疫苗、破伤风类毒素和白喉类毒素等。

我国痘苗的研制生产始于 1919 年，当时所用毒株来自日本或英国。到 1926 年，由我国学者齐长庆从北平传染病医院一名天花患者身上分离并传代减毒，获得“痘苗病毒天坛株”。我国一直用该疫苗株生产天花疫苗，累计接种数亿人次，疫苗保护效果好，毒副作用清楚，在消灭天花中发挥了重要作用。

我国狂犬病疫苗最早的毒株来源于“北京株”，由袁浚昌于 1931 年从捕杀的狂犬病狗的脑组织中分离获得，并在家兔脑内连续传代 50 代演变为固定毒株，作为羊脑狂犬病疫苗生产的毒株。

我国的卡介苗事业始于王良医师。1933 年，王良自巴斯德研究所带回卡介苗菌种，于重庆建立第一个卡介苗实验室，制造卡介苗并在国内首次接种婴幼儿。1933 年 10 月—1935 年 8 月，共接种婴幼儿 248 人。1937 年，上海巴斯德研究所刘永纯医生开始制造卡介苗，11 年中接种了 7500 人次卡介苗。1948 年，陈正仁、魏锡华、朱宗尧（在天津首次推行卡介苗的预防接种）赴丹麦学习考察卡介苗制造与使用技术，并引进丹麦亚株 823，分别在北京及上海试制与试用，证明安全可靠，并扩大生产。

1930 年张汉民用虱肠制成斑疹伤寒灭活疫苗，在河北、内蒙古等地应用，免疫效果良好。1939 年魏曦用琼脂斜面组织培养法，研制出组织培养斑疹伤寒疫苗。1946 年在大连卫生研究所及佳木斯卫生技术试验厂开始小批量生产鸡胚卵黄囊疫苗。

1939 年，西北防疫处曾生产脑膜炎球菌菌体疫苗，但相关免疫效果报道较少。

鼠疫疫苗有灭活疫苗和减毒活疫苗两种。20 世纪 40 年代，昆明中央防疫处和兰州西北防疫处曾生产鼠疫灭活疫苗，用于疫区的鼠疫预防接种。1954 年，自前苏联引进鼠疫 EV 减毒株后开始生产活疫苗，选用皮下注射，在使用中发现副作用极大，1960 年改为皮上划痕接种。

二、1949 年至 1980 年我国疫苗的发展

1949 年后，我国提出了“预防为主”的卫生工作方针。疫苗研制机构也随之调整，分别在当时六大城市（北京、上海、武汉、长春、兰州和成都）成立了生物制品研究所，直属卫生部领导，此外，还在昆明建立了以生产脊髓灰质炎疫苗为主的中国医学科学院医学生物学研究所。半个世纪以来，这七大生物制品研究所承担着疫苗研发、生产及计划免疫等技术指导工作。生产的各类疫苗满足了我国预防疾病的需要。

1950 年，《关于发动秋季种痘运动的指示》发布，要求在全国施行免费接种牛痘苗，我国采用痘苗病毒天坛株经鸡胚培养、收获细胞、破碎细胞、浓缩过滤或离心沉淀、深度细胞破碎、加入适宜稳定剂制成天花疫苗，并在全国范围内推广使用。1961 年，我国消灭了天花，比 WHO 在 1980 年 5 月

8 日世界卫生大会上宣布天花在全球范围内被铲除早 19 年，为世界消灭天花做出了重大贡献。

1949 年以后，六个生物制品研究所先后都建立了卡介苗生产实验室。菌株最早采用卡介菌丹麦亚株 823，之后，由于培养方式上的差异形成了我国两大生产用菌株（北京 D1 株和上海 D2 株）。此后，长春生物制品研究所又研制使用巴西 Moreau 株及日本 172 株为生产菌株。由于卡介苗的质量和菌种有密切关系，导致卡介苗的保护效力差异较大，经中国药品生物制品检定所（现中国食品药品检定研究院）检定和各生物制品研究所系统的生物学、免疫学、动物效力及临床安全性和效力比较，于 1993 年在全国统一推行免疫原性好，接种后不良反应低的上海 D2 株为我国唯一的生产用卡介苗菌株。

在 1950 年和 1951 年，北京生物制品研究所先后用鸡胚和鼠脑研制出乙型脑炎灭活疫苗，但由于发生严重的过敏反应而于 1957 年停止生产。1967 年，北京生物制品研究所用地鼠肾细胞成功培养乙脑病毒 P3 株，研制出地鼠肾细胞乙型脑炎灭活疫苗，并于 1968 年起正式投产和应用，该疫苗副作用小，且免疫效果也较好。

自 20 世纪 50 年代以来，我国先采用固体培养工艺培养百日咳杆菌制备全菌体百日咳疫苗（WPV），之后又采用液体培养工艺制备百日咳疫苗原液，用于配制百白破联合疫苗（DTP）。研究者从北京地区患者中分离出百日咳杆菌 I 相 CS 菌株，此菌株含有 1、2、3 血清型凝集原，并能在液体培养基中产生大量丝状凝血素（FHA）和百日咳毒素（PT）保护性抗原，之后广泛用于无细胞百日咳疫苗的生产。

我国从 1953 年开始生产 17D 鸡胚黄热病疫苗，成功对经过或到达疫区的我国出国人员提供免疫保护。

20 世纪 50 年代，东北地区由于森林开发及大量的非本地易感人群的进入，在几个林区先后发生了森林脑炎的暴发流行。为此长春生物制品研究所于 1953 年研制出鼠脑与鸡胚森林脑炎灭活疫苗，1958 年又研制鸡胚细胞疫苗，1967 年研制金黄地鼠肾细胞疫苗，在国内大量生产和应用。应用的毒种有标准株 Co ϕ 、“森张”株和“森候”株等，后期以“森张”株为我国生产疫苗毒株。

我国自 1956 年开始引进前苏联牛种布氏菌 19BA 株作为人用布氏活疫苗，皮下接种局部反应较大。1960 年改为皮上划痕接种，但由于免疫原性不强，研究者又研制出 104M 减毒活疫苗，专供人用皮上划痕接种使用。

1958 年杨叔雅等将一株患炭疽的驴体内分离的强毒菌株 A16，经过减毒培养获得无荚膜 A16R 减毒株。后经兰州生物制品研究所全面鉴定，于 1962 年开始用于生产 A16R 人用炭疽活疫苗至今。我国在炭疽组分疫苗方面也有贡献。庄汉澜等于 20 世纪 70 年代应用水解酪蛋白加酵母浸液培养基培养 A16R 菌株，后用钾钒沉淀或氢氧化铝吸附的方式研制出疫苗，动物实验的保护率达 96.55%，小量人体接种结果显示了较高的抗体阳性率（92.86%）。

1959 年底，中国医学科学院医学生物学研究所研制出 Sabin 株口服脊髓灰质炎疫苗（OPV），1960 年正式生产，1965 年在全国逐步推广使用。1978 年实施儿童计划免疫，在 2、3、4 月龄和 4 岁儿童中常规接种 OPV，我国脊灰发病和死亡率大幅度下降。

我国于 1958 年首次从 2 岁麻疹患儿血液中分离到病原体，上海生物制品研究所开始了麻疹减毒活疫苗的研制工作，并于 1965 年试制成功，仅比世界上第一株麻疹疫苗晚 2 年。沪 191 株和长 47 株这两株疫苗株连续在我国生产近四十年，对控制我国麻疹的流行起到了重要作用。

1967 年，我国流行性脑炎流行，上海生物制品研究所生产了灭活 A 群流脑菌体疫苗，但该疫苗效果并不理想。国外流脑多糖疫苗问世后，1972 年，我国结合国情研制出 A 群流脑糖蛋白提纯疫苗，其安全性和免疫原性虽明显提高，但与多糖疫苗相比还有一定差距。

1972 年，北京生物制品研究所和中国人民解放军 302 医院合作，研制出以流行性腮腺炎病毒 M56–1 株和 ME 株制成的鸡胚尿囊液疫苗。采用喷鼻和气雾的免疫途径接种，但免疫效果有限。

三、1980 年至今我国疫苗的发展

随着改革开放的到来，我国疫苗产业发生了巨大变化。在此期间，疫苗研制的数量明显增多、质量明显提升、研制速度明显加快，极大地促进了疫苗产业的发展。

在 1980 年成功研制出 A 群流脑多糖疫苗，并正式批准使用，预防效果显著。目前，A+C 群流脑多糖疫苗已列入国家免疫规划疫苗，在儿童中广泛接种。A/C/Y/W135 群流脑多糖疫苗已于 2007 年获准上市，用于预防 A、C、Y 及 W135 群奈瑟脑膜炎球菌引起的流行性脑脊髓膜炎。

我国血源性乙肝疫苗于 1986 年正式批准上市，由于此类疫苗存在潜在的危险性以及原料血浆的来源受限，1998 年 6 月我国停止生产。20 世纪 80 年代，我国曾研究开发了重组痘苗乙肝疫苗，并获得新药证书。1992 年，我国重组中国仓鼠卵巢细胞（CHO）乙肝疫苗开始中试生产，1997 年正式生产。1989 年，我国引进美国 MSD 公司重组酿酒酵母乙肝疫苗全套生产线，1996 年获得生产文号。2004 年，我国重组汉逊酵母乙肝疫苗获得生产文号。2005 年，我国甲乙型肝炎联合疫苗获批上市，也是世界上第二支甲乙肝联合疫苗。

我国在 20 世纪 80 年代开始了甲型肝炎减毒活疫苗的研究。1992 年浙江、昆明和长春的研制单位取得了新药证书和试生产文号，1996 年获得正式生产文号，并在全国大规模应用，经多年接种证明该疫苗安全有效。甲肝灭活疫苗的研究也始于 20 世纪 80 年代，并列为“九五”国家攻关项目，经过长期努力获得成功，临床研究表明我国甲型肝炎灭活疫苗与进口同类疫苗同样安全有效，该疫苗于 2002 年获批上市。

1980 年北京生物制品研究所分离出风疹病毒，并减毒成功，继而研究出了临床试验用疫苗，1993 年获生产文号，1994 年国产风疹疫苗开始大量供应市场。

乙脑减毒活疫苗是我国独创的一种乙脑疫苗，我国俞永新院士等带领团队将疫苗毒株（SA14–14–2）进行 100 多代的传代减毒和大量的动物研究，证实为毒力高度减弱并保持稳定且免疫性良好的乙脑弱毒株。于 1988 年获得新药证书，1989 年投产后在全国推广应用。

20 世纪 80 年代中期，北京生物制品研究所采用从百日咳菌体浓盐浸出的抗原，经 Sepharose 6B 凝胶柱层析法分别得到丝状血凝素（FHA）和百日咳毒素（PT）组分，在去除内毒素的基础上，控制 FHA 和 PT 比例（9：1），经解毒后制成血凝素组分疫苗。实验室证明这种疫苗在人群中安全有效。兰州生物制品研究所于 1991 年研制出含有 PT 和 FHA 的无细胞百日咳疫苗，继而在 1994 年研制出百白破联合疫苗（DTaP），目前已在国内部分省、市、地区用于儿童计划免疫，接种反应轻微，免疫效果好。

我国于 20 世纪 80 年代由俞永新院士牵头开始研制肾综合征出血热疫苗，目前生产的疫苗有沙鼠肾原代细胞疫苗（Ⅰ型、Ⅱ型和双价）、地鼠肾原代细胞疫苗（Ⅱ型和双价）和乳鼠纯化疫苗（Ⅰ型）以及 Vero 细胞纯化疫苗等。

自 1992 年开始，北京生物制品研究所使用腮腺炎病毒 S79 株进行腮腺炎减毒活疫苗生产工艺的研究，1993 年获得试生产文号。该疫苗于 1997 年获正式生产文号。之后，北京生物制品研究所即开始麻疹–腮腺炎–风疹联合疫苗的研制工作，1999 年完成中试，2000 年完成临床研究，2002 年获正

式生产文号。

国内第一个b型流感嗜血杆菌结合疫苗由兰州生物制品研究所研究开发，于2000年获准上市，实现了对b型流感嗜血杆菌感染的有效预防。

由兰州生物制品研究所开发生产的LLR株口服轮状病毒活疫苗，自2001年上市以来已累计接种数千万剂，对重症腹泻的保护率达90%以上。

近年，还有多种我国自主研发的新型疫苗批准上市，如2008年获批的人用禽流感疫苗，该疫苗是我国首个独立研制的应对流感大流行的疫苗；2012年批准上市的戊型肝炎疫苗，是我国拥有自主知识产权的基因工程病毒类疫苗；还有2015年批准的全球首个Sabin株脊髓灰质炎灭活疫苗以及2015年获批的肠道病毒71型全病毒灭活疫苗。

第三节　疫苗种类与技术发展

随着生物技术的发展，疫苗的品种和种类越来越多，分类也越来越困难。对目前已经上市的疫苗可分为减毒活疫苗、灭活疫苗、亚单位疫苗、多糖疫苗和多糖蛋白结合疫苗、联合疫苗、病毒载体疫苗、mRNA疫苗。此外，多种形式的疫苗正在研发中，尚未上市。

一、减毒活疫苗

减毒活疫苗能在机体内有一定生长繁殖能力，并通过模拟自然感染诱导产生免疫应答，以某些方式减毒，以便产生亚临床感染，但不具有诱发疾病的危险[27]。减毒的方式也是不断发展的，主要通过以下方式减毒。

1. 连续传代减毒

连续传代是病原体减毒常用的方式，包括体外培养传代、动物体内传代以及两者交叉传代。

在19世纪70年代对鸡霍乱弧菌进行减毒处理，从而研制出了预防鸡霍乱的减毒活疫苗，产生了细菌减毒活疫苗的概念。随后体外传代也用于对其他细菌的减毒，巴斯德研制出了炭疽杆菌减毒活疫苗，1908年牛型结核杆菌（与结核分枝杆菌有关）经培养传代200多代，毒力减弱。

1885年巴斯德选择兔脑传代，将传代的兔脊髓组织制成疫苗，并用于抢救被狂犬病狗咬伤儿童的生命，具有了病毒减毒活疫苗的雏形。20世纪30年代，Thiele在鸡胚连续传代减弱黄热病毒的毒力，使突变不断积累，最后筛选出疫苗株。Sabin通过在猴细胞里连续传代脊髓灰质炎病毒，产生了现代原型减毒活疫苗。连续传代也用于乙型脑炎、麻疹、腮腺炎和风疹疫苗的病毒株的减毒。

2. 遗传重组法（也称异源宿主）

这种方法可追溯到17世纪末，琴纳使用动物痘病毒预防人类患天花。一些动物病毒对人类是自然减毒。例如，5价轮状病毒活疫苗（RV5）是从人体内复制的牛轮状病毒株（WC3）衍生的，但不致病。这种野生型病毒对人毒株不能诱导充足的保护性抗体，所以要改变该毒株来表达人轮状病毒的免疫原性表面蛋白。因而可通过亲本株和自然的人病毒株共同培养进行重配来实现，该疫苗株所含的病毒除了它表达一种具有免疫原性的人类病毒蛋白外，在其他方面都与自然牛轮状病毒株一致。

3. 改变感染部位

通过简单使用非自然接种途径得到减毒表型。口服肠溶片腺病毒疫苗，是由一种人（非减毒）腺病毒4型和另一种腺病毒7型组成的二价疫苗。当这些病毒投递到胃肠道里，它们能复制并刺激免疫应答，但不能引起疾病。

二、灭活疫苗

灭活疫苗的制备是将提取纯化后的病毒或细菌通过物理或化学方法处理，使其完全丧失活性，进而制成灭活疫苗。其化学灭活方法通常要使用灭活剂，能破坏细菌或病毒的感染性但保留其免疫性，这类微生物一般毒力较强。灭活剂是指能够使病原体失去复制能力和（或）致病力的化学物质。以往使用过的灭活剂有戊二醛、苯酚、三氯甲烷、乙醚、甲醛、β– 丙内酯（BPL）。甲醛作用机制是它既作用于病原体的基因核酸的碱基，又可作用于病毒壳蛋白。其灭活条件为2~8℃处理1~2周以上或更长时间。最近BPL也广泛用于各种疫苗的灭活，其特点是：①直接作用于病原体DNA或RNA，且有较强的灭活效果，可保持病毒的免疫原性；②极弱水解，无残留，并且水解产物无毒无害；③所需的灭活时间短。

灭活的全微生物可追溯19世纪末，当巴斯德使用杀死的狂犬病病毒保护动物且最终使人类免于狂犬病。Salk在经细胞培养、纯化并用甲醛灭活脊髓灰质炎病毒基础上产生了现代灭活的全病毒疫苗原型，且证明肌内注射这种疫苗能预防脊髓灰质炎。这种类型的灭活疫苗还有乙型脑炎灭活疫苗（JEV）、流感病毒全病毒灭活疫苗[28]、甲型肝炎灭活疫苗（HepA）[29]、狂犬病疫苗（RAB）[30]。现代灭活的全细菌疫苗的原型是全细胞百日咳疫苗，它是由百日咳杆菌培养的悬液灭活和脱毒制成的。

这类疫苗的技术主要集中于灭活剂的选择、培养工艺的规模化以及灭活产品的纯化等方面。在灭活剂选择方面，主要选择既能保障病原体彻底灭活，又能够很好地保留有效成分抗原性的灭活剂。现在的培养技术不断发展，细胞工程、高密度发酵等技术已用于该类疫苗的生产，使生产规模不断扩大。灭活后的成分也采用各种先进的纯化技术进行了纯化，提高了有效成分的纯度，保障了其安全性。

三、亚单位疫苗

亚单位疫苗是使用了病原体部分有效成分代替了全有机体。例如类毒素是具有免疫原性并经化学修饰降低致病性的特异性免疫原。为了降低全细胞百日咳疫苗的反应原性，从细菌里纯化特异性免疫原性蛋白，如百日咳毒素（PT）、丝状血凝素（FHA）、百日咳黏附素（PRN）和菌毛（fimbriae），并制成无细胞百日咳疫苗[12]。对于肺炎球菌，b型流感嗜血杆菌、脑膜炎球菌和伤寒沙门氏杆菌，已知使用从细胞分离并纯化的荚膜多糖，其荚膜多糖的细菌亚单位疫苗是产生了免疫原性的部分。最初血源乙肝疫苗是从持续感染个体的血液里纯化的乙型肝炎表面抗原（HBsAg）组成的，也是亚单位疫苗[13]。

亚单位疫苗的有效抗原成分比较明确，除了从病原体中直接分离以外，现在多采用基因工程技术制备，将病原体抗原基因插入表达载体后，在细菌、酵母、昆虫细胞、哺乳动物细胞、植物细胞等原核或真核细胞内进行蛋白表达。重组亚单位疫苗具有成分单一、生物安全性好、研发流程成熟、易于大规模生产等优点。但重组蛋白的免疫原性较弱，需要在配合佐剂使用的情况下，通过多次注射来完成免疫程序。在我国上市重组亚单位疫苗包括重组乙肝疫苗、戊肝疫苗、人乳头瘤疫苗等。在基因工程重组蛋白疫苗的研究中，新技术和新方法主要集中于疫苗抗原设计、表达载体的选择和优化、纳米颗粒的制备等方式提高其有效的免疫反应。

四、多糖疫苗和多糖蛋白结合疫苗

在许多病原菌中，位于表面的多糖结构既是细菌的毒力因子，也是保护性抗原。这些多糖包括脑膜炎双球菌、肺炎链球菌、伤寒沙门菌等的荚膜多糖，也包括革兰阴性细菌的脂多糖。以细菌多糖为抗原制备疫苗是20世纪最伟大的成就之一，成功开发了流脑多糖疫苗、A群、A+C群（MPSV2）、A+C+W（MPSV3）、肺炎多糖疫苗、伤寒Vi多糖疫苗等。随着技术的进步和免疫预防机制的深入了解，多糖－蛋白结合技术又引领了新一轮的技术革新，先后开发了b型流感嗜血杆菌结合疫苗、肺炎球菌结合疫苗、脑膜炎球菌结合疫苗，对降低全球呼吸道感染性疾病的发病率起到巨大作用。

以纯化多糖制备疫苗毒性远低于全菌体疫苗，促进了多糖疫苗的发展。1946年，4价肺炎球菌多糖疫苗成为首个问世的多糖疫苗。20世纪70年代以后，随着耐药菌的出现，催生了脑膜炎球菌多糖疫苗和更多价次的肺炎球菌多糖疫苗。但多糖抗原在2岁以下儿童中免疫原性不佳，产生的抗体持续期短，亲和力未成熟，也没有加强免疫效果，需要一种更新的技术以应对疾病最高发人群的免疫需求。Landsteiner在20世纪初就发现小分子物质与蛋白质结合后可转变为免疫原。Avery与Goebel将肺炎球菌3型多糖与马的球蛋白结合，制备的结合物可在家兔中诱导出具有生物活性的抗体。1987年以结合技术开发的第一个b型流感嗜血杆菌结合疫苗问世。

多糖－蛋白结合技术是通过化学手段将多糖与蛋白质共价偶联的技术。多糖抗原与蛋白质载体偶联形成的结合物在免疫学特性上发生了明显变化，可将多糖转变为T细胞依赖性抗原（TD抗原），使婴幼儿产生免疫应答，抗体亲和力成熟，并产生免疫记忆。国际上开发了A群流脑多糖结合疫苗，B群、C群流脑多糖结合疫苗，A、C、W、Y135型多糖结合疫苗，7价肺炎球菌结合疫苗和13价肺炎球菌结合疫苗。

五、联合疫苗

联合疫苗（combination vaccine）是将不同抗原进行物理混合后制成的一种混合制剂。联合疫苗包括多联疫苗和多价疫苗。多联疫苗（multi diseases vaccine）预防不同的疾病，如百白破联合疫苗，可以预防白喉、百日咳和破伤风3种不同的疾病；麻疹、腮腺炎和风疹联合疫苗可以预防麻疹、腮腺炎和风疹病毒的感染。多价疫苗（multivalent vaccines）指仅预防不同亚型或血清型引起的同一种疾病，如23价肺炎多糖疫苗，由23个不同血清型组成，但只预防肺炎球菌引起的感染，而对肺炎球菌以外的感染没有预防作用；4价轮状病毒疫苗，是包含了G1、G2、G3、G4血清型疫苗株制备的轮状病毒疫苗，只预防由G1、G2、G3、G4型病毒引起的轮状病毒感染。9价人乳头瘤病毒（HPV）疫苗，能预防6、11、16、18、31、33、45、52和58型病毒引起的宫颈癌、外阴癌、阴道癌、肛门癌和生殖器疣。此外，有多价的多联疫苗，如HibMenCY-TT能预防婴儿免受Hib和脑膜炎双球菌血清型C、Y引起的侵袭性疾病。

早在20世纪30年代，人们就开始了有关联合疫苗的研究。自1926年和1933年分别开始使用白喉类毒素和破伤风类毒素制剂后，有人随即开始研究这两个类毒素的联合使用问题。最早获准使用的联合疫苗是1945年在美国使用的3价流感病毒疫苗。随后6价肺炎球菌疫苗于1947年获得批准。到1948年，不仅白破二联混合制剂获得了成功，而且与百日咳疫苗联合制成了百白破（DTP）联合疫苗。脊髓灰质炎灭活疫苗（IPV）于1955年就开始使用，1961—1962年又获得了3个型的单价口服减毒活疫苗。但直到1963年才克服了三个型活疫苗在联合使用时出现的相互干扰现象，成功研制3价口服活疫苗并使用多年。在单价麻疹疫苗、腮腺炎疫苗和风疹疫苗的基础上，人们于1971年研制出了麻腮风三联疫苗和麻风二联疫苗。到1978年4价流脑多糖疫苗问世。2000年，7价肺炎球菌多糖蛋白结合疫苗和6价联合疫苗获得批准。2005年麻疹－腮腺炎－风疹－水痘联合疫苗问世。2006年HPV疫苗批准生产。

联合疫苗明显改善了儿童疫苗接种的依从性和时效性，减少了儿童的疼痛和不适，提高了疫苗接种的覆盖率。该类疫苗具有优势，其研发越来越受到重视。但联合疫苗并不是几个有效成分简单的混合，需要进行系统研究，包括佐剂以及各蛋白含量的确定、混合后的微环境改变、不同抗原的理化以及免疫干扰、佐剂吸附效果的影响、安全性的影响以及免疫程序的兼容性等。

六、病毒载体疫苗

病毒载体疫苗是指利用病毒做载体，将保护性抗原基因重组到病毒载体上，使用能表达保护性抗原基因的重组病毒制成的疫苗。用于这类疫苗载体通常为特定病毒株，以保证其安全性。病毒载体疫苗可以分为复制型载体疫苗和非复制型载体疫苗[31]。目前，多种病毒载体被应用于疫苗开发，包括无包膜双链DNA病毒载体（腺病毒、痘病毒、疱疹病毒等）[32]、无包膜单链DNA病毒载体（腺相关病毒等）、有包膜的单股正链RNA病毒载体（甲病毒、黄病毒等）、有包膜的单股负链RNA病毒载体［麻疹病毒和水疱性口炎病毒（Vesicular stomatitis virus，VSV）］等、逆转录病毒载体和慢病毒载体等。病毒载体疫苗具有良好的安全性和遗传可塑性，可诱发机体产生较强的细胞免疫反应，制备周期短，可实现快速放大。我国科学家于1983年成功地开发了具有自主知识产权的天坛株痘苗病毒基因表达并运用于多种疫苗的研制。人型腺病毒载体埃博拉疫苗（Ad5-EBOV）是一种基于人5型重组腺病毒载体构建的埃博拉疫苗。它可表达扎伊尔型（Makona株，2014）埃博拉病毒GP蛋白，由我国军事医学研究院生物工程研究所与康希诺生物股份公司联合开发，并于2017年在我国获得批准注册。

在病毒载体疫苗的研究中，新技术和新方法主要集中于病毒载体的选择和改造，目前最常用的病毒载体为Ad和VSV。其中，Ad作为疫苗载体，具有宿主范围广、可选择血清型多、可诱导强的体液和细胞免疫应答以及可诱导产生黏膜免疫等优势，被广泛应用于新冠病毒（SARS-CoV-2）疫苗和埃博拉病毒（EBOV）疫苗的研究中。为了规避腺病毒载体的预存抗体问题，新冠病毒载体疫苗还选择了罕见的人腺病毒载体（Ad26.COV2-S）以及非人类腺病毒如黑猩猩腺病毒载体（ChAdOx1nCoV-19）等。此外，VSV为单股负链RNA病毒，基因组约11 kb，可外源插入4.5 kb的基因片段，通过基因重排或基因删除技术可制备出减毒VSV载体，插入外源基因稳定，表达水平较高，目前已用于多种疫苗的研发。

七、mRNA疫苗

mRNA疫苗是一种新兴的疫苗类型，是使用编码抗原的RNA作为信使RNA，在细胞摄取和表达后，核酸编码的抗原可引发体液和细胞介导的免疫应答[33]。在靶细胞中产生抗原，具有模拟蛋白质合成的优点，即可以形成高度真实的蛋白合成过程，诸如质膜中蛋白质定位、糖基化模式修饰等，更重要的是，它们可以投递任何选定的抗原，无论其来自病毒、细菌还是寄生虫，使其支持针对多种病原体的疫苗开发。基于 mRNA 技术开发疫苗具有相对容易进行大规模生产的优势[34]。

mRNA 疫苗制备工艺简单快速，易规模化生产，且免疫原性强，在抗击新冠肺炎疫情中发挥了其他疫苗类型不可比拟的优势。在 RNA 疫苗的研究中，新技术和新方法主要集中于 mRNA 序列元件的改造、编码序列的修饰、递送系统的选择和改进，以及新的 RNA 疫苗类型的研发。使用抗反向帽类似物（ARCA）修饰 5′ 端帽结构，可以提高蛋白翻译的效率和正确性。同时研究发现，对 mRNA 疫苗的核苷酸进行硫代尿嘧啶、甲基胞嘧啶、假尿嘧啶等化学修饰，可以减少固有免疫激活并增加 mRNA 的翻译。此外，mRNA 疫苗的核苷酸序列进行密码子优化，可以提高 mRNA 翻译的蛋白质质量。目前，已有多种新型的纳米递送技术用于 mRNA 疫苗的递送[35]，包括鱼精蛋白阳离子多肽递送技术、聚乙烯亚胺高分子聚合物递送技术、脂质纳米颗粒技术（LNPs）、基于 MF59 的纳米乳剂技术等。但是，纳米递送技术的作用机制、安全性、质量可控性等仍需进一步明确和规范。除 mRNA 外，环状 RNA（circRNA）也正在被探索作为疫苗的可能性。在 SARS-CoV-2 疫苗的研究中，高度稳定的 circRNA 疫苗可诱导有效的体液和细胞免疫反应，并且产生的中和抗体水平较高。动物实验表明，使用脂质体包裹的 circRNA 疫苗免疫，可以为小鼠和恒河猴提供针对 SARS-CoV-2 的强大保护。此外，基于 Delta 变异株受体结合结构域（receptor binding domain，RBD）设计的 circRNA 疫苗，可以提供针对 SARS-CoV-2 变异株的广谱保护。目前，已上市和在研的 mRNA 病毒疫苗，包括新冠病毒（SARS-CoV-2）疫苗（mRNA-1273、BNT162b2）、呼吸道合胞病毒（Respiratory syncytial virus，RSV）疫苗、寨卡病毒（Zika virus，ZIKV）疫苗、埃博拉病毒（Ebola virus，EBOV）疫苗和人类免疫缺陷病毒（Human immunodeficiency virus，HIV）疫苗等。

八、其他疫苗种类

除以上已批准的疫苗品种以外，还有多种正在开发的疫苗品种，包括纳米载体疫苗、细菌载体疫苗以及 DNA 载体疫苗等，其中 DNA 载体疫苗的研发时间较长，技术线路也相对比较成熟，但由于其在人体免疫原性较低等问题，目前仍没有人用的 DNA 疫苗上市。在 DNA 疫苗的研究中，新技术和新方法主要集中于 DNA 表达载体的选择和改造，以及递送系统的改进[36]。DNA 表达载体可以在大肠埃希菌中大量繁殖，其中抗生素抗性基因使得质粒可以稳定遗传。但由于抗性基因对于人类来说是非功能性序列，因此新一代的 DNA 疫苗表达载体删除或替换了抗性基因元件。此外，研究人员还构建了不含细菌骨架的最小 DNA 表达载体，如半合成的小环 DNA 和全合成的 Doggybone 等。DNA 疫苗必须通过内吞或胞饮作用穿过细胞膜，同时不被胞质内体、溶酶体和核酸酶降解，从而进入细胞核内进行表达。因此，裸 DNA 疫苗常规肌内注射的效力很低，高效的递送系统对 DNA 疫苗在宿主体内的表达以及疫苗的免疫原性强度至关重要。目前，DNA 疫苗使用最多的递送方法是利用基因枪、微针、体内电穿孔进行注射。此外，新兴的纳米颗粒技术具有良好的生物相容性、生物降解性，可包封 DNA 疫苗靶向宿主细胞，从而提高 DNA 疫苗的转染效率和免疫原性。纳米颗粒常用的材料包括含有阳离子脂质和胆固醇的脂质体，聚乳酸 - 乙醇酸共聚物、壳聚糖等可生物降解材质，以及聚乙烯亚胺聚合物等高分子聚合物。目前，只有动物 DNA 疫苗上市，如马用预防西尼罗河病毒感染的 DNA 疫苗、H5 亚型禽流感 DNA 疫苗等。暂时尚无人用 DNA 疫苗上市，但在研的 DNA 病毒疫苗种类很多，包括 SARS-CoV-2（INO-4800）、HIV、ZIKV、裂谷热病毒（RVFV）等。

第四节　疫苗研发面临的挑战及研发趋势

一、多种重要的病原体尚无有效疫苗

已有疫苗的病原体的致病机制、免疫保护反应以及免疫持久性等特点都比较明确。这类病原体往往都是造成急性感染，而且其本身的保护性抗原免疫反应很强，感染后产生终身免疫保护反应，不再引起重复感染。但没有研制出疫苗的病原体其致病机制、尤其产生免疫保护反应的机制并不完全清楚。如人 HIV、RSV、登革热病毒（Dengue virus，DENV）等，对人类社会造成了重大影响，几十年来采用多种技术手段来研发疫苗，但仍未成功。其主要原因是对其诱导保护性免疫反应的机制没有研究清楚，无法设计有效的免疫原。HIV 感染后一旦整合在人体基因组中将长期存在，无法清除。因此作为预防性疫苗应该有效地诱导保护性免疫反应，阻断其感染、防治其基因组的整合。HIV 疫苗先后经历了以诱导中和抗体为主、诱导细胞免疫为主以及联合诱导中和抗体和细胞免疫为主的三个阶段，但仍未有成功的疫苗。RSV 的发现已经超过 60 年，研究者们对其不同结构蛋白是否诱导产生保护免疫反应以及产生何种免疫保护反应进行了系统研究，也针对不同的人群研制了不同的疫苗类型，包括灭活疫苗、减毒活疫苗、纳米颗粒疫苗、基于 RSV pre–F 蛋白的 mRNA 疫苗、重组 Ad26 病毒载体疫苗、重组亚单位疫苗等，取得了一定的进展。但面临的主要问题是 RSV 自然感染后不能产生终生免疫保护，仍存在重复感染。而且接种灭活疫苗后可产生免疫增强反应。DENV 也是危害人类健康的重要病原，全世界每年有上千万人感染，波及全球 100 多个国家。经过几十年多种疫苗类型的研究，现在唯一获批的四价嵌合黄热病毒 – 登革热减毒活疫苗（CYD–TDV）的结果仍不理想，长期随访发现 DENV 未感染人群接种后发生严重登革热和住院的风险都有所增加，因此迫切需要更安全、更有效的第二代登革热疫苗。

对以上这些复杂的病毒体，应该加强对其保护性抗原特点以及诱导免疫保护机制研究，这也是面临的最主要的挑战，只有这样才能采用新技术和新方法有效地设计免疫原，构建有效的疫苗。

二、新突发传染病不断出现迫切需要疫苗应对

自 2003 年暴发 SARS 以来，不断发生新突发传染病，如 EBOV、ZIKV 以及新冠病毒，而且自然界的野生动物中还存在大量没有被报道的病原体，这些病原体也有可能外溢到人群中造成流行[37，38]。这些病原体的特点是流行比较突然，致病性比较强，而且对其病原体的特征未能及时全面的研究清楚，难以及时提供有效的预防疫苗，给人类社会带来了巨大的公共卫生压力。对该类病原体应该及时开展基础研究，尤其对病原体免疫原以及产生免疫保护反应的机制进行研究，在此基础上利用已有的技术平台，及时研发相应的疫苗。因此，疫苗技术平台的积累显得尤为重要。世界卫生组织不断更新优先研究的病原体种类，这些病原体可能发生暴发流行，建议提前开展病原体以及疫苗研究，做好相应的技术储备，以有效预防其流行。因此，为了应对丝状病毒（如 EBOV）、沙粒病毒（拉沙病毒）、副黏病毒（尼帕病毒和亨德拉病毒）、黄病毒（DENV、ZIKV）和冠状病毒（SARS–CoV、MERS–CoV114、SARS–CoV–2）等的突发和流行，亟待相应疫苗储备[39]。

三、病原体的变异不断出现需要通用性疫苗

病原体为了适应生存环境不断地发生基因变异，有些病原体变异速度相对较慢，有些病原体变异较快，如部分RNA病毒就容易发生变异，尤其在不利的生存环境下如药物治疗以及免疫压力下，将进一步加速其变异的程度。由于抗生素的不合理使用，诱导产生了一系列的耐药菌株，甚至超级耐药菌株。有些病原体的变异将使现有疫苗的保护效果明显降低。尤其季节性流感病毒，其变异更为明显，为了有效地发挥疫苗的保护效果，WHO将根据流感病毒的特征几乎每年更新疫苗株。近20年来，仅H3N2疫苗株就更新了15次，但其预防效果仍不理想，其有效性也仅能达到60%左右。新冠疫苗在应急条件下快速研发出来，对控制疫情发挥了重要作用，但新冠病毒变异较快，早期疫苗对变异株的保护效果明显降低，而针对新变异株的疫苗又很难及时使用，因此使新冠疫苗的使用效果很难达到预期。

通用型疫苗的设计和研究成为预防和控制病原体变异株的研究热点[40]。

四、现有疫苗的改进和提升

现有疫苗对预防和控制传染病发挥了重要的作用，但由于生物技术不断发展，人们对疫苗的期望也越来越高[41]。在生产方面，将利用新的细胞基质、规模化培养、规模化纯化以及全自动化的生产体系，既能提升疫苗的产量，也能进一步提升疫苗的质量，保障其安全性。婴幼儿、老年人以及免疫缺陷人群的机体免疫反应存在差异，在深入研究不同人群的免疫系统差异以及病原体免疫特征的基础上，对目标人群有针对性地开发相应疫苗，将进一步提升疫苗的实用性。由于病原体的自然感染途径不同，对疫苗多样化的接种途径也越来越受到重视。不同的接种途径诱导的免疫反应强度、广度、部位等有很大差异，原则上疫苗接种途径与自然感染途径越相似，疫苗诱导的免疫保护效果就越理想。黏膜免疫是抵御呼吸道病毒和肠道病毒侵袭的第一道防线，在固有免疫和适应性免疫中均发挥重要作用，机体能否产生足够的黏膜免疫是呼吸道病毒和肠道病毒研发的重点。因此，虽然现有的疫苗接种途径多为注射方式，但肠道病毒的减毒活疫苗通常通过口服途径接种，呼吸道病毒的减毒活疫苗和病毒载体疫苗通常通过鼻腔吸入途径接种。佐剂可以增强和调节疫苗引起的免疫反应的强度、广度和持久性，对于提高灭活疫苗、重组蛋白疫苗等的保护力至关重要。新型佐剂的使用也将进一步提升传统疫苗的保护效果[42]，如流感疫苗中使用的MF59佐剂，VZV疫苗中使用的AS01佐剂，HPV疫苗中使用的AS04佐剂以及HBV疫苗中使用的CpG1018佐剂等。为了使用的便捷性，联合疫苗越来越受到重视，有多种联合疫苗已在使用中，更多的联合疫苗正在研发中，但并不是单制剂疫苗的简单联合，在单制剂疫苗联合过程中可能会发生稀释剂微环境、佐剂含量、蛋白含量、佐剂吸附效果、蛋白间的相互干扰等现象。理想的联合疫苗其组分之间的理化和免疫干扰较少，而且能较好地保障疫苗的安全性以及免疫程序的兼容性。

总之，疫苗的使用已有上百年的历史，对预防、控制甚至消除传染病发挥了重要作用。随着生物技术的发展，疫苗研发技术不断创新，使疫苗的种类不断增多、疫苗的质量不断提升，但仍面临着诸多挑战，要不断地梳理和研究新技术、新方法，加强对病原体特征的基础研究，将新技术、新理论不断地应用于疫苗研发[43]，设计出更安全、更高效的疫苗，以满足人类健康的重大需求。

（王佑春）

参考文献

[1] 国家药典委员会. 中华人民共和国药典三部（2020年版）[M]. 北京：中国医药科技出版社，2020.

[2] HUME E H. The Chinese Way in Medicine [M]. Baktimore：Joins Hopkins University Press，1940.

[3] 梁晓峰，罗峰基，封多佳主译. 疫苗学 [M]. 北京：人民卫生出版社，2011.

[4] 张延龄，张辉. 疫苗学 [M]. 北京：科学出版社，2004.

[5] BAXBY D. Edward Jenner's Role in the introduction of Smallpox Vaccine. In Plotkin SA，(eds). History of Vaccine Development [J]. Springer New York Dordrecht Heidelberg London，2011：13–20.

[6] EDWARDS K M，Decker MD. Pertussis vaccine. In Plotkin SA，Orenstein WA，(eds) [J]. Vaccine，4th edn，Philadelphia：Saunders，2004：493–505.

[7] SMITH K C，STARKE J R. Bacille Calmette–Guerin Vaccine. In Plotkin SA，Orenstein WA，(eds) [J]. Vaccine，4th edn，Philadelphia：Saunders，2004：179–209.

[8] MONATH T P. Yellow Fever Vaccines：the Success of Empiricism，Pitfalls of Application，and Transition to Molecular Vaccinology. In Plokin SA，Fantini B，(eds). Vaccinia，Vaccination，Vaccinology：Jenners，Pasteur，and their Successors [J]. Paris：Elsevier，1992：157–182.

[9] KATZ S L，WILFERT C M，ROBBINS F. The Role of Tissue Culture in Vaccine Development. In Plotkin SA，(eds). History of Vaccine Development [J]. Springer New York Dordrecht Heidelberg London，2011：145–149.

[10] BEALE A J. The development of IPV. In Plotkin SA，(eds). History of Vaccine Development [J]. Springer New York Dordrecht Heidelberg London，2011：179–187.

[11] HILLEMAN M R. The development of Live Attenuated Mumps virus Vaccine in Historic Perspective and its role in the Evolution of Combined Measeles–Mumps–Rubella. In Plotkin SA，(eds). History of Vaccine Development [J]. Springer New York Dordrecht Heidelberg London，2011：207–218.

[12] GRANSTROM M. The History of Pertussis Vaccination：From Whole–Cell to Subunit Vaccines. In Plotkin SA，(eds). History of Vaccine Development [J]. Springer New York Dordrecht Heidelberg London，2011：73–82.

[13] HILLEMAN M. Three Decades of Hepatitis Vaccinology in Historic Perspective. A Paradigm of Successful Pursuits. In Plotkin SA，(eds). History of Vaccine Development [J]. Springer New York Dordrecht Heidelberg London，2011：233–246.

[14] VALENZUELA P，MCDINA A，RUTTER W J，et al. Synthesis and assembly of hepatitis B virus Surface antigen particles in Yeast [J]. Nature，1982(298)：347–350.

[15] MCALEER W J. Human hepatitis B vaccine from recombinant yeast [J]. Nature，1984(307)：178–180.

[16] ROBBINS J B，SCHNEERSON R，SZU S C，et al. Polysaccharide–Protein Conjugate Vaccines. In Plotkin SA，(eds). History of Vaccine Development [J]. Springer New York Dordrecht Heidelberg London，2011：91–102.

[17] GERSHON A. Vaccination Against Varicella and Zoster：its development and progress. In Plotkin SA，(eds). History of Vaccine Development [J]. Springer New York Dordrecht Heidelberg London，2011：247–264.

[18] PROVOST P J. An inactivated hepatitis A vaccine of cell culture origin [J]. J. Med. Virol，1986(19)：23–31.

[19] KAPIKIAN A. History of Rotavirus Vaccines Part Ⅰ：Rotashield. In Plotkin SA，(eds). History of Vaccine Development [J]. Springer New York Dordrecht Heidelberg London，2011：285–314.

[20] OFFIT P，CLARK H F. Rotavirus Vaccines Part Ⅱ：Rasing the Bar for Vaccine Safety Studies. In Plotkin SA，(eds). History of Vaccine Development [J]. Springer New York Dordrecht Heidelberg London，2011：315–327.

[21] MAASSAB H F，DEBORDE D C. Development and characterization of cold–adapted viruses for use as live virus vaccines [J]. Vaccine，1985(3)：355–369.

[22] SCHILLER J T，LOWY D R. Development History of HPV Prophylactic Vaccines. In Plotkin SA，(eds). History

of Vaccine Development [J]. Springer New York Dordrecht Heidelberg London, 2011: 265–284.

[23] VILLA L L, COSTA R L, PETTA C A, et al. Prophylactic quadrivalent human papillomavirus (types 6, 11, 16, and 18) L1 virus-like particle vaccine in young women: a randomised double-blind placebo-controlled multicentre phase II efficacy trial [J]. Lancet Oncol, 2005, 6 (5): 271–278.

[24] HARPER D M, FRANCO E L, WHEELER C, et al. Efficacy of a bivalent L1 virus-like particle vaccine in prevention of infection with human papillomavirus types 16 and 18 in young women: a randomised controlled trial [J]. Lancet. 2004, 364 (9447): 1757–1765.

[25] 张延龄，张辉. 疫苗学 [M]. 北京：科学出版社，2004.

[26] 赵铠，章以浩，李河民. 医学生物制品学 [M]. 2 版. 北京：人民卫生出版社，2007.

[27] MINOR P D. Live attenuated vaccines: Historical successes and current challenges [J]. Virology, 2015: 479–480, 379–392.

[28] HUBER V C. Influenza vaccine, From whole virus preparation to recombinant proteins Technology [J]. Expert Rev vaccine, 2014, 13: 31–42.

[29] PROVOST P J. An inactivated hepatitis A vaccine of cell culture origin [J]. J. Med. Virol. 1986, 19: 23–31.

[30] WIKTOR T J, Plotkin S. A., Koprowski H. Development and clinical trials of the new human rabies vaccine of tissue culture (human diploid cell) origin [J]. Dev. Biol. Stand, 1978, 40: 3–9.

[31] DUDEK T, KNIPE D M. Replication Defective viruses as vaccine vector [J]. Virology, 2006, 344: 230–239.

[32] TATSIS N., ERTL H C. Adenoviruses as vaccine vectors [J]. Mol Ther, 2004, 10: 616–629.

[33] KOWALSKI P S., RUDRA A, MIAO L. Delivering the Messenger: Advances in Technologies for Therapeutic mRNA Delivery [J]. Mol Ther, 2019, 27: 710–728.

[34] PARDI N, HOGAN M J, W D. Recent advances in mRNA vaccine technology [J]. Curr Opin Immunol, 2020, 65: 14–20.

[35] SAMARIDOU E, HEYES J P. Lipid nanoparticles for nucleic acid delivery: Current perspectives [J]. Adv Drug Deliv Rev, 2020, 154–155.

[36] PORTER K R, R K. DNA Vaccine Delivery and Improved Immunogenicity [J]. Curr Issues Mol Biol, 2017, 22: 129–138.

[37] LINDSTRAND A, CHERIAN T. The World of Immunization: Achievements, Challenges, and Strategic Vision for the Next Decade, J Infect Dis [J]. 2021 Oct 1, 224 (14): 452–S467.

[38] TROVATO M, S R, D' L, M P. Viral Emerging Diseases: Challenges in Developing Vaccination Strategies [J]. Front Immunol, 2020, 11: 2130.

[39] BRISSE M, VRBA S M, K N, L et al. Emerging Concepts and Technologies in Vaccine Development [J]. Front Immunol, 2020, 11: 583077.

[40] NGUYEN Q T, CHOI Y K. Targeting Antigens for Universal Influenza Vaccine Development [J]. Viruses, 2021, 13: 973.

[41] PLOTKIN S A, PLOTKIN S L.The development of vaccines, how the past led to the future [J]. Nat Rev Microbiol, 2011, 9: 889–893.

[42] MASTELIC B. Mode of action of adjuvants. Implications for vaccine safety and design [J]. Biologicals, 2010, 38: 594–601.

[43] GEBRE M S, Brito LA, Tostanoski LH, et al. Novel approaches for vaccine development [J]. Cell, 2021, 184 (6): 1589–1603.

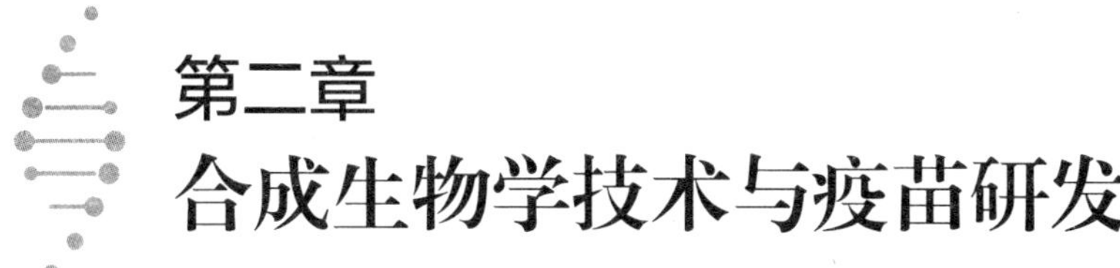

第二章 合成生物学技术与疫苗研发

第一节　合成生物学概述

一、合成生物学的基本概念

合成生物学是一门新兴学科，旨在以工程化的理念，采用标准化的生物元件和基因线路，在理性设计原则指导下，有目标地设计、改造乃至重构生命，合成新的、具有特定功能的生物系统。合成生物学的出现是生物学、化学工程、电子工程、信息学、计算科学等多学科交叉融合发展到一定阶段后的必然产物。合成生物学突破了生命发生与进化的自然法则，促进了对生命密码从“读”到“写”的跨越，打开了从非生命化学物质向生命物质转化的大门，在生物技术颠覆式创新方面展现了无限的潜力，有望成为继“DNA 双螺旋发现”和“人类基因组测序计划”之后的第三次生物技术革命，被认为是“改变未来的新兴技术”[1，2]。过去 10 年，合成生物学的多项研究成果被《科学》《自然》杂志评为十大科学突破和重大科学事件，世界主要发达国家以及我国都高度重视合成生物学的发展，陆续在合成生物学领域出台了一系列战略举措。

基于染色体及基因组工程、元件工程、合成细胞工程、生物大数据技术等工程生物学技术，合成生物学对生命系统进行了重新设计和改造，将原有的生物技术提升到工程化、系统化和标准化的高度，不仅能完成传统生物技术难以胜任的任务，还将创建自然进化无法实现的功能与行为，极大提升生物技术的能力，构筑未来工程生物学。合成生物学还是系统生物学与工程科学、计算科学等学科交叉融合形成的新兴学科领域，这种“融合”已超越了原先意义上的“学科交叉”，是众多科学领域与工程学的“会聚”。合成生物学涉及人类共同利益和国家战略利益，对于确保经济社会可持续发展、支撑国家建设与维护国家安全具有重大意义，是新兴颠覆性科技领域的必争高地。

二、合成生物学发展历程

随着 20 世纪 70—80 年代聚合酶链反应（polymerase chain reaction，PCR）等分子克隆技术的出现与发展，基因操作在微生物研究中得到了广泛的应用，提供了人工调控基因表达的技术手段，基因工程在世界范围内迅速发展起来，逐步建立了合成生物学技术的理论和技术基础。1980 年，“合成生物学”第一次被作为文章标题（《基因外科术：合成生物学的开始》）出现在学术期刊上。

20 世纪 90 年代以后，人类基因组计划的实施、“组学”研究的兴起、生物信息学以及系统生物学等学科的发展，使科学家能够通过大规模 DNA 测序、RNA 测序、蛋白质高分辨质谱、脂类和代谢物高通量分析等技术，同时解析大量的细胞成分丰度及其相互作用，为生物体和生命活动规律提供了数据“蓝图”，也为合成生物学的出现奠定了全面的生物学基础。

21 世纪初，合成生物学真正得到广泛关注，一系列颠覆性成果陆续发布。2000 年，Collins 等构建了由相互抑制的转录因子组成的双稳态开关[3]；Elowitz 和 Leibler 设计了由三重负反馈环组成的振荡电路，可实现周期性振荡式的蛋白表达[4]。这两篇工作发表在 *Nature* 杂志上，初步建立起了“设计 – 构建 – 测试 – 学习（design-build-test-learn，DBTL）”的调试循环流程，标志着合成生物学作为一个新领域诞生。此后，科研人员使用电子线路工程学原理研究基因线路设计和定量行为之间的关系，构建了自调节正反馈和负反馈的振荡器、各类逻辑门等简单基因线路，探索了真核和原核生物中基因表达和分子噪声间的关系，增进了对合成生物学的理解。

2002 年，纽约州立大学石溪分校 Eckard Wimmer 在 *Science* 发表论文，通过化学合成病毒基因组，获得了具有感染性的脊髓灰质炎病毒，这是人类历史上首个人工合成的生命体[5]。2003 年，Keasling 等人在大肠埃希菌中实现了青蒿酸前体——青蒿二烯的人工合成，该研究异源表达了酿酒酵母来源的甲羟戊酸途径，进而克服了大肠杆埃希菌中萜类前体物合成的技术障碍[6]。2003 年后，随着国际基因工程机器大赛举办以及合成生物学定义在国际范围内得到的广泛认可，许多令人惊叹的科研成果横空出世，元件和线路设计的里程碑式研究不断出现。例如，基于 RNA 的系统设计，能够将合成线路由转录调控层次拓展到转录后和翻译层次的调控；基于共转录 tRNA，能够构建出翻译层面的逻辑门；群体感应系统被进一步改造用于实现多细胞协同；光感应线路的开发可以在细胞内将光输入转化为基因表达输出。

2008 年，美国 Venter 实验室合成了 5.8×10^5 碱基对的生殖道支原体全基因组，首次实现了人工合成非病毒类的微生物基因组[7]。Hasty 等开发出一种鲁棒性强、具有持续振荡特性的电路[8]：他们将定量建模与鲁棒线路设计相结合，并且利用微流控平台对线路的性能进行了表征，实现了全细菌群体的同步振荡，气相氧化还原信号系统的加入使得振荡行为拓展到厘米尺度。美国加州大学研究人员通过改变大肠埃希菌的氨基酸生物合成途径首次成功合成长链醇燃料，这种燃料具有更高的能量密度，有望成为理想的替代生物燃料[9]。

2010 年，美国 Venter 团队宣布首个“人工合成基因组细胞（JCVI-syn1.0）”的诞生，其合成了丝状支原体基因组并将其移植到山羊支原体细胞中，该基因组大小为 1.08 Mb[10]。这项工作在科学界引起了巨大反响，从而使“合成生物学”进入了大众的视野。

2012 年，James C. Liao 研究团队通过改造真氧产碱杆菌的代谢网络，使用 CO_2 为唯一碳源、电能为唯一能量输入来生产高级醇及其他高分子化合物[11]。将该菌的培养溶液通电，可使通入的 CO_2 变为甲酸，该改造工程菌能够利用甲酸合成理想的石油替代燃料异丁醇等。

2012 年和 2013 年，*Nature* 和 *Science* 分别刊发了哈佛医学院 Church 等和欧洲生物信息研究所 Goldman 等在 DNA 数据存储领域的研究成果[12, 13]，这两项研究的成功，有赖于 DNA 合成和测序技术的巨大进步，使得合成与读取数以万计的 DNA 分子成为可能[14]。在这两项研究之后，DNA 数据存储领域的新进展如雨后春笋般涌现出来。

2014 年，美国 Scripps 研究所 Romesberg 团队设计合成了一个非天然碱基配对，并将它们整合到大肠埃希菌基因组，首次扩展了生命遗传密码，赋予了未来生命形式无限可能[15]。同年，由多国研究人员组成的科研团队利用计算机辅助设计技术，研究人员成功构造了酿酒酵母染色体Ⅲ，这也是人类第一次合成完整的真核生物染色体，这一成果被誉为攀上了合成生物学的新高峰，也是向合成人造微生物等生命体迈出的一大步[16]。

2015 年，美国斯坦福大学的研究人员在酵母菌中实现阿片类药物的合成，其将植物、细菌和啮齿动物基因混合导入酵母菌中，改造过的酵母菌成功地将糖转化为蒂巴因（即吗啡等止痛药物的前体），未来可能对罂粟种植业产生重大影响[17]。

2016 年，美国 Venter 团队首次创造出了最简单的人造合成细胞（JCVI–syn3.0），其基因组是迄今为止最小的，仅包含 473 个基因，能够维持生命的基本活动，并具有自我复制能力[18]。

2017 年，Gootenbery 等开发了一种基于成簇规律间隔短回文重复序列（CRISPR）系统相关蛋白 Cas13a 的检测平台 SHERLOCK[19]，该技术检测灵敏度可达 1×10^{-10}mol/L 并能够实现单碱基分辨率。目前，研究者已成功利用 SHERLOCK 技术检测并识别了寨卡病毒、登革热病毒以及一些致病细菌。

2018 年，人工合成酵母基因组计划在国际合作组的通力协作下，取得了新的重大突破性进展[20]。国际协作组宣布完成 2 号、5 号、6 号、10 号和 12 号这 5 条染色体的从头设计与全合成，并从多个方面进行了深入分析，获得了与天然酵母菌高度一致的人工合成酵母菌。同年，上海科技大学研究人员利用合成生物学和材料科学交叉手段首次成功搭建和表征了基于枯草芽孢杆菌 TasA 淀粉样蛋白的活体生物被膜材料，为活体功能材料的应用拓宽了思路。

2019 年，英国剑桥大学研究人员在 *Science* 发表了从头人工合成重编码大肠埃希菌基因组的研究，他们首次将 64 个密码子缩减为 61 个密码子，使得合成基因组中的碱基对由野生型的 470 万个压缩到 400 万个，实现了非天然核酸到非天然氨基酸的编码与解码过程，是目前全基因组水平上最大规模的密码子重编写工作[21]。

2020 年，Sarsh Cannon 研究所、波士顿大学医学院等研究人员利用 CRISPR/Cas9 技术编辑自体 $CD34^+$ 细胞，首次在临床上成功治疗镰状细胞贫血和 β－地中海贫血，这一研究通过合成生物学技术实现了精准靶向的基因治疗[22]。中国科学院与 David R. Liu 团队合作成功建立并优化了适用于植物的引导编辑系统（prime editor，PE 系统），并在水稻和小麦原生质体中利用引导编辑系统实现 16 个内源位点的精准编辑，为植物基因组功能解析及实现作物精准育种提供了重要技术支撑等[23]。华东师范大学、西湖大学与瑞士苏黎世联邦理工大学等团队利用合成生物学方法工程化改造人胰岛 B 细胞，并利用定制的生物微电子设备实现对胰岛素合成和释放的精准调控[24]。该研究所展示的电遗传学调控工具，是继光、磁、无线电波、超声等基因调控系统之后，又一项极具应用前景的远程调控细胞功能的工具。

2021 年，中国科学院天津工业生物技术研究所在淀粉人工合成方面取得突破性进展，其通过耦合化学催化和生物催化模块体系，以一种类似“搭积木”的方式，实现了“光能－电能－化学能”的能量转变方式，从头设计并构建了 11 步反应的淀粉合成途径，在国际上首次实现从二氧化碳到淀粉分子的全合成[25]。同年 8 月，中国首个使用生物合成技术的西格列汀仿制药获批，成为中国正式接受利用合成生物方法制造、生产医药类产品的标志性事件。

2022 年，天津大学元英进院士带领合成生物学科研团队创新了 DNA 存储算法，该团队成功地将十幅敦煌壁画的图像信息存储在 DNA 分子中，并通过加速老化试验验证壁画信息在实验室常温下可保存千年，在 9.4℃下可保存两万年，证实了 DNA 分子已成为世界上最可靠的数据存储介质之一[26]。

三、合成生物学的应用方向

合成生物学推动了生物制造技术领域的颠覆性革新，为工业生物技术、生物医药、医疗诊断等领域提供了全新解决方案，实现了相关产品高效、低成本、绿色可持续的商业化制造与生产，这使其在生物制造领域具有广阔的应用前景和巨大的转化潜力[27，28]。

在生物材料领域，合成生物学技术的发展，为材料科学的发展注入了新的思路和活力。可通过改造微生物并利用细菌代谢通路制备相应的材料分子，清华大学研究人员改造细菌 β－氧化途径，实现了聚羟基脂肪酸酯的高效生产，聚羟基脂肪酸酯是一种具有生物可降解和生物相容性等特点的塑料材料[29]。同时，利用合成生物学技术能够理性设计新型材料，加州理工大学研究人员利用合成生物学技术改造具有较好的细胞相容性的蛋白分子，使其在生理条件下形成凝胶[30]。麻省理工学院研究人员将两种蛋白 CsgA 和 Mgfp3/5 进行融合表达，该融合蛋白具有强大的水下黏合特性[31]。此外，细菌的生物膜因具有性质稳定、耐酸碱、可再生等特点，已被作为新型生物材料进行开发和利用。上海科技大学研究人员利用合成生物学和材料科学交叉手段首次成功搭建和表征了基于枯草芽孢杆菌 TasA 淀粉样蛋白的活体生物被膜材料[32]。中国科学院深圳先进技术研究院利用工程改造的大肠埃希菌生物被膜原位矿化作用，构建了一个全新的生物 / 半导体兼容界面，并基于此实现了从单酶到全细胞尺度上可循环光催化反应[33]。

在药物合成领域，合成生物学通过设计和构建人工细胞工厂，为复杂天然产物的绿色高效合成提供了新的思路，在氨基糖苷类抗生素、核苷类抗生素、核糖体肽、萜类以及聚酮类化合物等天然药物的发掘、生物合成以及新结构创制等方面已经取得了诸多应用成果[34-36]。除了前述最为经典的青蒿二烯的生物合成外[35]，美国加州大学研究团队还阐明了促肠活动素的生物合成途径，这是一种链霉菌的抑菌天然产物，已经成功在体外实现了促肠活动素的合成[37]。随着蛋白质工程的发展，研究人员通过对五种酶进行定向进化与改造，使其在能够稳定作用于非天然底物并进行多酶级联反应，实现了抗 HIV 药物伊斯拉曲韦的生物合成[38]。近年来，我国科研人员利用合成生物学技术改造的高产药物菌株开始投入工业化生产，实现了纳他霉素、玫瑰孢链霉菌产达托霉素、他克莫司等药物的生物合成。此外，人工智能、机器学习等现代技术与合成生物学的融合，将进一步推动药物研发与生产技术的发展进步[39]。

在生物医疗领域，利用合成生物学技术，以工程化细胞或微生物为基础的新型治疗方法的发展，为传统医学难以解决的问题提供了新的思路和技术手段，特别是为癌症、糖尿病等复杂疾病提供了新型有效的药物和治疗方法[40-43]。合成生物学可以利用原核细胞或真核细胞作为底盘细胞，装备生物传感器检测疾病靶标，并通过响应环境刺激来调控效应分子的释放，激活下游信号通路。2017 年，FDA 批准了第一个嵌合抗原受体 T 细胞免疫治疗（CAR-T）药物，成为细胞治疗领域重要的里程碑。康奈尔大学研究团队通过设计高复杂度和高精准度的基因线路，控制人体共生细菌分泌肠促胰素 GLP-1 和 PDX-1，从而刺激肠上皮细胞中葡萄糖依赖性胰岛素的产生[44]。此外，通过构建可响应细菌密度、低氧水平和低葡萄糖浓度等多种调控信号的生物传感器，利用肿瘤环境特异启动子来驱动抗癌基因表达，能够实现响应肿瘤微环境释放抗癌分子，例如前药酶、小干扰 RNA（siRNA）等。基于此思路，研究人员改造了可以响应低氧环境表达溶菌蛋白的诱导型细菌自溶系统，实现了抗癌分子的可控递送和细菌种群数量的稳定[45]。

第二节　合成生物学主要技术进展

一、基因编辑技术

基因编辑技术又称基因组编辑，是一种以特异性改变遗传物质靶向序列为目标，通过删除、替换、插入等操作，获得新的功能或表型，甚至创造新生命的技术手段。基因编辑技术经过不断的发展和完善，从最初的基因打靶技术，到锌指核酸酶（zinc finger nuclease，ZFN）、类转录激活因子效应核酸酶（transcription activator like effector nuclease，TALENs）以及 CRISPR/Cas9 系统，再到以碱基编辑（base editing，BE）技术、转座子类编辑技术为代表的新兴基因编辑技术的出现，使得基因编辑技术更加灵活、高效[46]。基因编辑技术的发展和应用，在基因功能研究、农业育种和作物改良[47-53]、药物开发和基因治疗[54-58]等方面显示出巨大的潜力，开创了全球生命科学研究的新时代。

（一）ZFN 技术

ZFN 作为第一代基因编辑技术，其使用同时包含 DNA 识别结合域（锌指蛋白结构域）和 DNA 核酸酶结构域（限制性核酸内切酶 Fok Ⅰ的核酸酶切活性区域）的融合蛋白，产生结合位点特异性的 DNA 双链断裂。这一技术由 Chandrasegaran 团队于 1996 年成功构建[59]。

ZFN 的 α 螺旋中的 1、3、6 位的氨基酸分别特异性地识别并结合 DNA 序列中的 3 个连续的碱基。这也使得 ZFN 能够定位于复杂基因组内的独特的靶向序列[59]。通过利用内源 DNA 修复机制，ZFN 可用于精确修饰高等生物的基因组。然而，ZFN 的序列特异性也使得其具有目标识别率低、成本高等特点，限制了 ZFN 技术的大范围应用[59]。

（二）TALENs 技术

TALENs 同样使用同时包含 DNA 识别结合域和 DNA 裂解域的核酸酶，与 ZFN 不同的是，TALENs 将 TALE 蛋白与 Fok Ⅰ内切酶区域结合[60]。由于 4 种碱基都有各自相对应的 TALE 模块，这使得所构建的 TALENs 可以通过目标序列的不同，组装出不同的 TALE 识别模块，增强了其设计的简便性[61, 62]。但其目标识别率低、成本高、脱靶概率高、结构复杂等问题仍未得到解决。

（三）CRISPR/Cas9 系统

学界对于便捷、识别率高的基因编辑技术的渴望，推动了新一代基因编辑技术的发展，CRISPR/Cas9 系统来源于细菌中的适应性免疫系统，该技术可直接用于基因突变或敲除[62, 63]。其中，Cas9 是一种与序列特异性引导 RNA（sgRNA）结合的核酸酶，它通过 sgRNA 中存在的一个 20bp 的核苷酸序列，将 Cas9 激活并靶向到一个特定的基因组位点（称为原间隔子邻近基序或 PAM 位点）。Cas9 随后切割 DNA 形成一个靠近 PAM 位点的双链断裂，细胞内低保真度的非同源末端修复系统将在酶切位点形成一个小的插入 / 删除（indel），从而形成了目标靶点的基因突变[64-67]。

与 ZFN 和 TALENs 相比，CRISPR/Cas9 技术操作简单、成本低、编辑位点精确、脱靶率低，其基因编辑效率超过 30%，大大降低了基因编辑的时间成本和经济成本。因此，其在癌症治疗、高产水稻品种的生产等方面皆有大量的应用[68-71]。

（四）单碱基编辑技术

与上述三种技术会造成一定的移码突变不同，单碱基编辑技术可以实现对单个碱基的精准编辑，大大降低了编辑过程中对靶基因功能的影响。单碱基基因编辑技术指能在基因组上引起单个碱基改变的基因编辑技术，其最早出现于 2016 年，美国哈佛大学 David Liu 的实验室利用 Cas9 融合蛋白开发了一种单碱基编辑器，即胞嘧啶碱基编辑器（cytosine base editor，CBE）[72]。其不需要 DNA 双链断裂即可进行单个碱基的转换，从而大大提高了碱基编辑的效率。自此，研究人员不断创新碱基编辑工具，实现了对微生物、植物和动物、植物的基因编辑。2017 年，David Liu 开发了腺嘌呤碱基编辑器（adenine base editor，ABE），其通过使用腺嘌呤脱氨酶促进腺嘌呤突变为鸟嘌[73, 74]。当含有腺嘌呤脱氨酶的 Cas9 融合蛋白靶向到基因组时，腺嘌呤脱氨酶催化腺嘌呤脱氨生成肌苷，肌苷随后会被复制为鸟嘌呤残基，实现了 A—T 碱基对到 G—C 碱基对的取代[75, 76]。目前，单碱基编辑器已应用于基因编辑、基因治疗、生成相关动物模型和功能基因筛选等领域。

2020 年，Dali Li 团队开发了一种新型的双功能碱基编辑器，称为 A&C-BEmax[77]。其通过融合激活诱导的人胞嘧啶脱氨酶（hAID）、腺嘌呤脱氨酶和 nCas9（Cas9 的突变形式，仅产生单链缺口而不是在靶位点的双链断裂），实现同一等位基因内 C 到 T、A 到 G 的转化。双碱基编辑技术应运而生。同时，中国科学院遗传与发育生物学研究所将胞嘧啶脱氨酶 APOBEC3A 和腺嘌呤脱氨酶 ABE7.10 融合在 nCas9 的 N 端，成功构建了四种新型的饱和靶向内源性基因突变编辑器（saturated targeted endogenous mutagenesis editors，STEME）即 STEME-1 至 STEME-4，实现了在单一 sgRNA 的引导下诱导 C 到 T、A 到 G 靶位点同时突变，显著提高了靶基因的饱和度和突变类型的多样性[78-83]。

单个碱基编辑器只能催化单一碱基类型的转换，限制了其广泛的应用。双碱基编辑技术的出现，可以同时有效地产生两种不同的碱基突变，极大地丰富了碱基替换的手段，使得基因编辑过程在不失精准性的条件下，更加快捷。

（五）基于转座子的基因编辑技术

一般来讲，基因编辑技术依赖于 DNA 断裂，这通常会触发 DNA 损伤反应，从而导致其他不良细胞反应的可能。因此，转座现象可在不破坏目标位点的情况下插入所需的 DNA 序列，而不破坏细胞。转座子可以整合到细菌基因组的特定位点；此外，利用相关的 CRISPR 系统可精准控制插入 DNA 的位点，使基因编辑工具能够将任何 DNA 序列插入到基因组中任何位置[84, 85]。

2019 年 6 月，张锋的团队从蓝藻 *Scytonema hofmanni* 中获得了一个与 CRISPR 效应蛋白 Cas12k 相关的转座酶，并构建了名为 CAST 的系统。此系统偶联 nCas9 与转座子 TNPA，以促进外源 DNA 序列的特异性整合，展示了利用转座子技术可以实现基因插入的潜力[86-89]。

二、DNA 组装技术

DNA 组装是合成生物学的两大基础技术之一，从头合成的大片段的 DNA 组装技术，是基因合成的关键[90]。现有的 DNA 化学合成技术在合成完整基因长度的 DNA 片段方面存在一定的限制。然而，通过将体外和体内的组装技术进行适当的组合，可以克服这些限制，并实现分段合成的寡核苷酸片段的装配，从而生成长片段 DNA，甚至合成基因长度或基因组长度的 DNA 序列。在合成生物学和生物工程领域中，精细的遗传元件无缝拼接以及重复 DNA 序列串联都需要高效的 DNA 组装技术，从而满足发展迅速的基因组设计合成领域的需求。目前酶切连接的组装方法被广泛地应用于迭代组装，主要有寡核苷酸组装技术、BioBrick 技术、Golden Gate 技术、Gibson 组装技术以及双引物非酶促 DNA 组装（twin–primer non–enzymatic DNA assembly，TPA）技术等。

（一）寡核苷酸组装技术

寡核苷酸组装技术主要应用于大长度的基因或基因组的合成，目前广泛应用的寡核苷酸组装方法为连接酶组装法（ligase chain reaction，LCR）和聚合酶组装法（polymerase cycling assembly，PCA）两种。LCR 通过使用 DNA 连接酶将带有 5' 磷酸化的短 DNA 片段首尾相连和重叠杂交，形成双链 DNA[90]。这种方法可用于有效拼接寡核酸片段，实现全长 DNA 组装。与 LCR 不同的是，PCA 则利用 DNA 聚合酶按照一定的组装规则延伸杂交的重叠寡核酸片段，生成不同长度的混合物，最后通过引物扩增成功组装的全长片段。PCA 具有良好的兼容性，并且已经广泛应用于芯片合成的寡核苷酸组装领域[91]。

（二）BioBrick 技术

寡核苷酸组装后双链 DNA 的进一步拼接是依靠限制性内切酶产生的黏性末端来串联 DNA 片段。基于此项技术发展而来的 BioBrick 技术由 Knight 研究组于 2003 年提出。该方法是通过一对同尾酶和两个非同尾酶，将载体和 DNA 元件进行标准化，并形成元件库。之后，标准化的元件通过 DNA 连接酶，根据顺序依次组装起来。基于作用位点的不同，BioBrick 技术可以使用不同的同尾酶发挥不同的作用。虽然此项技术实现了元件的标准化和 DNA 组装的便捷化，但由于两个 DNA 元件之间有 6 bp 的残痕，元件组装通量较低[92]。因此，之后发展的 BglBrick 技术和 ePathBrick 技术通过将残痕转化为融合蛋白的连接肽，成功解决了这个问题，推动了合成生物学的发展。

（三）Golden Gate 技术

Golden Gate 技术采用ⅡS 型限制性内切酶切割，产生黏性末端来实现组装，由于ⅡS 型限制性内切酶识别位点与切割位点不同，Golden Gate 技术可以自由地设计黏性末端，从而实现同时组装多个 DNA 片段的目标，大大提高了 DNA 组装的效率。例如，Engler 等在研究中采用了 Golden Gate 技术与基因改编技术相结合的方法，创新地实现了三个片段与载体的一次性拼接，成功构建了理论上达到 19683 种不同的重组胰蛋白酶原基因。这样的方法使得研究人员能够筛选出高效表达的胰蛋白酶突变体[93]。

（四）Gibson 组装技术

Gibson 组装技术是一种由 Gibson 等人于 2009 年开发[94]的简单、快速、高效的 DNA 定向无缝克隆技术，可将插入片段（PCR 产物）定向克隆至任意载体的任意位点。Gibson 组装的原理可以概括为三步反应：首先，T5 核酸外切酶从 DNA 片段的 5' 端切割一条链，产生的单链 DNA 末端两两配对，形成一个有间隙的环状 DNA；其次，Phusion DNA 聚合酶通过 DNA 合成填补间隙，产生一个只有缺刻的环状 DNA；最后，Taq DNA 连接酶通过形成磷酸二酯键修复缺刻，得到一个完整的双链 DNA 或质粒。相比其他 DNA 组装方法，Gibson 连接利用的片段间的长重复区域更特异性地确保了连接顺序，同时做到了无缝拼接，从而使得组装尺度扩大到了 10^2 kb 左右[95]。

（五）TPA 技术

与上述几项酶依赖性 DNA 组装技术不同，TPA 技术不需要酶的参与，TPA 技术是由赵惠民团队于 2017 年提出的一项双引物非酶促 DNA 组装介导的高效准确的多片段 DNA 组装方法[96]。其原理可分为两步：首先，设计出长短、上下不同的四种引物，并利用 PCR 分别对设计的片段进行扩增；其次，将扩增片段通过退火组装成一个质粒并转化到宿主细菌内。在不需使用酶的情况下，TPA 技术能够将聚合酶链式反应（PCR）扩增的 DNA 片段组装成质粒，该技术在 DNA 组装方面表现出色，具有广阔的发展潜力。

三、定向进化技术

从生物化学和分子生物学的角度来讲，定向进化是指模仿自然进化过程，通过基因多样化和突变库筛选的迭代循环，加速实现特定功能性蛋白质的进化过程，其可以在不了解蛋白质的结构和作用机制的前提下，获得期望的功能或全新功能蛋白质。这一概念在 20 世纪 90 年代由生物工程学家 Frances Arnold 教授提出，在酶工程领域中发挥着重要作用。20 世纪以来，定向进化的方法主要包括易错 PCR[97, 98] 和 DNA 改组[99] 等，这种方法工作量大、成本高，且没有通用、易实现的高通量筛选方法，严重影响了定向进化的效率。

近年来，高效构建基因突变库的方法、高通量筛选突变库的方法、连续定向进化策略以及自动化生物合成平台的引入，对于定向进化策略的发展起到了重要的推动作用[100]。这些创新技术和策略极大地提高了突变库的筛选速率，使其超过了过去的百倍以上，为突变库的高效利用和优化提供了新的途径，为生物工程和生物医学研究领域带来了积极的影响。此外，人工智能的兴起，使得如机器学习（machine learning，ML）等计算机辅助学习和设计技术与定向进化相结合，实现了高效的酶分子定向进化技术[100]。

（一）高效基因突变库构建方法

构建高效多样化的基因突变库是定向进化的基础，目前主要有体外突变法以及体内突变法。体外突变法主要包括可以产生随机突变的易错 PCR、DNA 改组等技术。然而，传统的体外突变法存在一些共同的缺陷，如密码子缺乏控制、具有序列偏好性等。近年来，合成文库法的出现填补了传统体外突变法的不足。合成文库法将基因突变引入合成 DNA 片段中，通过设计文库来实现目标突变的多样性和可控性。这种方法不仅可以解决传统方法中密码子缺乏控制和序列偏好性的问题，还可以通过高通量的合成和测序技术进行大规模的并行突变[101-103]。例如，王未未等通过采用半理性设计突变氨基酸的方法，将 PCR 反扩载体与 T5 介导的克隆方法联用，构建了突变效率高达 81.25% 的柠檬烯环氧水解酶四位点组合突变体库，成功实现了对定点饱和突变库构建方法的改进[103]。体内突变法则是通过基于 CRISPR-Cas 系统的高效胞内蛋白质定向进化工具，对参与同一代谢途径的多个蛋白进行定向进化。

（二）新型高通量筛选技术

开发更快速、灵敏、准确的高通量筛选技术，可以最大程度地创建序列覆盖率高、多样性强的突变库，同时能最大程度地挖掘不同氨基酸序列与其对应表型之间的关系[104]。文库展示技术是将突变的目标蛋白展示于不同的生物体表面，并对蛋白质进行直接干预，使蛋白质与外部环境接触，从而测定蛋白质降解程度和功能状态，进而通过特定方法富集、筛选出目标蛋白质。噬菌体展示技术是一种常用技术，其通过将蛋白编码基因插入到噬菌体外壳蛋白结构基因的适当位置，从而将融合蛋白展示在噬菌体的表面。同时，相应的编码基因嵌入于病毒颗粒内部，确保蛋白质与其DNA编码序列之间建立直接联系。随后，通过“吸附、洗脱、扩增”的过程，利用不同配体（例如抗体、酶等靶分子）可以快速鉴定目标蛋白质[105]。此外，细胞表面展示技术[106]、核糖体展示技术以及mRNA展示技术都已应用于突变库的筛选[107]。微型化、自动化和集成化的新型技术的引入允许研究人员在更小尺度上操作，并实现更高程度的自动化，为代谢途径中的关键酶、优势菌株和催化元件在定向进化过程中的高通量筛选方面提供了有效解决方案。

（三）连续定向进化

连续进化是在无人为干预的情况下完成基因突变、蛋白表达、表型选择与筛选的迭代试验。连续定向进化通过缩短每轮的进化时间来增加迭代次数，利用可自我复制的生物体，提高获得目标性状突变体的概率。其主要原理是在微生物基因组复制过程中引入突变，并利用突变后生物体复制扩增能力的差异性变化，以实现建库与筛选两个步骤的自动连接和迭代循环，从而减少人力劳动，快速进行定向进化。其中，噬菌体辅助的连续进化系统（phage-assisted continuous evolution，PACE）是最具代表性的工作之一，其是由David Liu团队开发的。该系统通过设计特定的基因回路，将噬菌体基因pIII的表达与目标蛋白的活性相偶联，借助液路控制系统，噬菌体含有目标活性突变体的种群可以通过迭代富集的方式进行进化与筛选，实现进化与筛选的自动循环。使用该PACE系统，可以在24小时内完成30轮以上的蛋白质进化[108]。

（四）机器学习辅助定向进化

定向进化的关键在于对突变库的高效筛选能力，机器学习能够通过构建输入数据与输出数据的复杂函数关系，并通过相关训练模型对训练集以外的序列空间进行探索，在筛选和收集正向突变的过程中拥有巨大优势。不同的算法及软件，如Modeller、Rosetta以及AlphaFold 2等在内的多种方法已被广泛用于蛋白质结构的预测[109-111]。其中，AlphaFold 2使用了生物信息学和物理方法结合的双重预测方法，已被广泛应用。例如，Carman课题组利用AlphaFold 2预测了突变的酿酒酵母磷脂酸磷酸酶的结构，通过其结构确定了催化关键位点，并对其催化活性机理进行了推测，为深入了解酿酒酵母磷脂酸磷酸酶的功能和生物过程提供了重要的基础[112]。尽管机器学习受到训练模型数据数量和质量的限制，但大量的研究已经证明，机器学习是定向进化领域一个很有前途的工具。机器学习与定向进化的组合，已应用于酶结构与底物属性的预测、反应最佳微环境的预测以及酶最佳催化位点的预测。可以说，随着计算机技术和生物技术的进步，随着序列与功能关联数据的不断增长，未来的机器学习技术在酶分子的定向进化过程中，会发挥越来越重要的作用。

第三节　合成生物学技术在疫苗设计中的应用

疫苗是人类医学发展史上的里程碑，也是控制传染病的重要手段。早在宋朝时期，我国就有接种人痘来预防天花传染病的记载。18世纪初，随着人痘接种技术传入西方，在之后的很长一段时间为西方天花疾病的防治做出了重要贡献。直至18世纪末，英国的一位乡村医生爱德华·琴纳发现了更加安全的牛痘接种术来预防天花，自此开始有了疫苗的定义。经过几个世纪的发展，疫苗从最开始的灭活疫苗发展到后来的减毒活疫苗、蛋白亚单位疫苗和各类新型疫苗，除灭活疫苗外（化学方法处理），其他各类疫苗在设计和制备的过程中，都不乏合成生物学设计理念和技术的参与。本节我们主要围绕减毒活疫苗、蛋白亚单位疫苗、核酸疫苗和多糖结合疫苗进行阐述，重点讲述合成生物学技术在各类疫苗设计中的应用，相关疫苗的常规制备技术以及其他应用情况将在后续的章节详述。

一、减毒活疫苗的设计

减毒活疫苗是继灭活疫苗后应用最广泛的疫苗，其安全性和有效性一直是备受关注的话题。减毒活疫苗能够提供长期高效的免疫保护，但是缺乏合适的低毒力菌毒种。早期的研究常常通过多次传代的方式降低病原菌中的毒性，但收效甚微。后又通过灭活的方式来进一步降低毒性，以确保疫苗使用的安全性，但灭活后的疫苗通常只能诱导体液免疫[113]。因而研发快速有效的减毒方法，在全菌（减毒）疫苗设计中非常有必要。制备减毒活疫苗最大的挑战是如何尽可能地在降低毒性的同时又保持其感染性，在确保安全性的同时又能在体内引起足够的免疫反应，因而需要找到安全性和有效性的平衡点。合成生物学在减毒疫苗上的研发应用，有望实现二者的兼顾[114]。目前主要已经有两种合成生物学策略被用于制备减毒活疫苗：一是在基因组水平重新编码密码子；二是利用蛋白质调控病毒的复制。

（一）基因组水平的改造

随着低成本核酸合成技术的出现，合成生物学家能够利用大规模同义突变重组整个病毒基因组。利用密码子的简并性以及某些物种的特定密码子、密码子对和二核苷酸，可以减少病原微生物毒性蛋白的产生，无需详细了解病毒功能也能达到减毒的目的[113]。该策略最初应用于构建脊髓灰质炎病毒的减毒株[115]，通过替换密码子保留感染性的同时，能够有效降低毒性。也有研究报道采用密码子对去优化策略，即通过对野生型病毒基因组上的开放阅读框中部分区域密码子进行同义替换，更换为该病毒使用概率较低的密码子；由于不改变氨基酸序列，病毒的抗原性不受影响。如对人的呼吸道合胞病毒（RSV）的基因组进行改造，改造后病毒的复制过程受温度调控，因而其在宿主体内的复制和增殖受限[116]。

（二）蛋白质调控

基于蛋白质调控的病毒减毒策略，主要是通过调控病毒生长代谢过程中的关键蛋白来控制病毒的增殖。大致可以归纳为两个方面：一是抑制或阻断蛋白质合成，以减少子代病毒组装所需的“原料”生产；二是加速蛋白质降解，以便将子代病毒组装所需的“原料”清除。

北京大学周德敏团队开发了一种引入非天然氨基酸制备减毒疫苗的方法，建立了一种选择性复制缺陷流感减毒活疫苗的新技术，改造涉及流感病毒和细胞系。该团队基于MbPylRS/tRNACUA与非天然氨基酸（叠氮乙基氧羰基-L-赖氨酸）联合的翻译系统，利用琥珀密码子（终止密码子）可以识别非天然氨基酸的原理进行人为改造，产生表达该翻译系统的转基因细胞。在表达该翻译系统的293T细胞中，当DNA序列上出现TAG的终止密码子时，人为改造的细胞能够将终止密码子翻译为非天然氨基酸，蛋白翻译不会终止，故病毒得以正确组装用于疫苗的制备。因此，将病毒复制相关基因的一部分密码子点突变成 TAG 终止密码子后，当病毒进入宿主细胞时，由于复制相关蛋白在翻译过程中会遇到终止密码子而不能正常表达行使其功能，进而不能正常增殖产生新的病毒，从而确保了疫苗的安全性[117]。

中国科学院司龙龙团队利用合成生物学人工设计的理念，研发了一种蛋白靶向降解的减毒疫苗制备技术（proteolysis-targeting chimeric virus vaccine，PROTAC 疫苗），能够利用宿主细胞中天然存在的泛素 – 蛋白酶系统来降解蛋白质。该团队设计并改造了流感病毒基因组，在病毒的基因组中设计了可条件性操控病毒蛋白质稳定与降解的元件，即融合了烟叶蚀刻病毒裂解位点（tobacco leaf etching virus cleavage site，TEVcs）和可移除的蛋白酶体靶向结构域，即蛋白酶体靶向结构域（proteasome targeting domain，PTD）。正常细胞中，泛素 – 蛋白酶体系统会识别 PTD 而降解病毒蛋白，导致病毒复制能力减弱，降低毒性成为潜在的疫苗。在疫苗制备细胞（TEVp 细胞）中，人工设计表达的 TEV 酶能够靶向识别 TEVcs 去除 PTD，使得病毒不会被蛋白酶体识别和裂解，病毒蛋白得以保留，从而大量复制增殖，便于病毒疫苗的制备[118]。

（三）减毒病原菌作为载体

除了病原体本身作为疫苗抗原表达的本体之外，还可以作为抗原表达的载体。减毒病原菌保持了病原菌原有的结构和对机体的感染特性，因而经过改造后也可以作为疫苗载体，用于递送异源抗原。这种方法降低了目标抗原纯化的难度和制备成本，适合大规模接种[119]。如利用减毒的李斯特菌作为疫苗载体递送不同的病毒和肿瘤抗原，李斯特菌通过表达溶血素 O 和磷脂酶 C 能够逃逸宿主细胞的吞噬体的吞噬，可以直接携带抗原到达抗原提呈细胞（antigen presenting cells，APC），通过主要组织相容复合物 I 类和 Ⅱ 类分子途径激发 $CD4^+$ 和 $CD8^+$ 的 T 细胞，从而激活体液免疫和细胞免疫。

沙门菌没有李斯特菌的逃逸吞噬作用，进入机体后会被视为外来抗原，被吞噬体吞噬，通过 MHC- Ⅱ类途径提呈表面抗原，这一特性同样可以用于异源抗原递送。此外，沙门菌和伤寒沙门菌是常见的肠道杆菌，感染宿主后会迅速穿透肠道上皮屏障被吞噬细胞捕获，因而二者在黏膜免疫上表现出很多的优势：沙门菌能够穿过胃酸屏障到达小肠，作用于小肠黏膜；口服的减毒沙门菌能够模拟自然感染过程，携带抗原靶向肠道相关淋巴组织并直接递送到 APC；减毒沙门菌细菌疫苗载体能够刺激促炎因子的分泌，激发早期先天免疫反应，创造有利于抗原呈提成的局部环境。因此，广泛应用于肿瘤和细菌疫苗[119]。如在肿瘤疫苗研究方面，南京大学的研究人员提出了利用阳离子修饰的减毒沙门菌开发肿瘤原位疫苗的思路，增加肿瘤抗原在肿瘤周围富集的同时，也增加了抗原与树突状细胞（dendritic cell，DC）间的交流，增强抗肿瘤免疫反应，从而实现降低肿瘤转移和复发的目的[120]。在细菌疫苗研究方面，减毒沙门菌已应用于制备多种肠道致病菌的口服疫苗载体，如铜绿假单胞菌[121]、志贺菌[122]和幽门螺杆菌[123]等。

二、蛋白为抗原的疫苗设计

蛋白亚单位疫苗主要包括多肽疫苗和重组蛋白疫苗，多肽疫苗是指根据病原体抗原基因中已知或预测的某段抗原表位的氨基酸序列，通过化学合成的方式制备得到，而合成生物学方面应用较多的是重组蛋白疫苗。重组蛋白疫苗是一类不包含完整病原体，由能够在异源表达系统中生产的特定蛋白抗原配制而成的疫苗。根据所需生产蛋白质特性的不同，可采用细菌、酵母菌、昆虫细胞、植物细胞、哺乳动物细胞系等不同的异源蛋白表达系统[124]。与使用完整病原体配制而成的疫苗相比，其安全性和稳定性等方面有明显的提升，具体包括以下几个方面：重组蛋白疫苗利用基因工程技术，不仅能克隆得到病原体的保护性抗原基因，还能进行改造修饰，优化其免疫原性；能够将目的抗原基因转移到异源宿主体内大量表达目的抗原，实现规模化生产；重组蛋白疫苗成分较为简单，能够减少常规减毒活疫苗或灭活疫苗难以避免的热原、变应原、免疫抑制原等有害反应原；重组蛋白疫苗不能在体内复制，具有较好的安全性和稳定性；对于疫苗制备而言，将具有致病性和危险性病原体的抗原蛋白基因转移到无致病性和低危害的工程化宿主中进行表达，增加了疫苗制备过程的安全性；重组蛋白疫苗也适用于无法进行体外培养的病原体，扩大了疫苗的研发范围[125]。基于以上优势，重组蛋白疫苗已被广泛应用于各类传染病的防治，如乙肝、百日咳、白喉、破伤风、流感、新冠疫苗等[126]。

但重组蛋白疫苗依然有一些不足：重组蛋白疫苗是在体外表达纯化的病原体蛋白，难以保持蛋白的构象表位，诱导的免疫反应强度可能较弱；为了增强疫苗的免疫原性，通常要求研发者对比筛选免疫原性较强的表位和最佳佐剂，这增加了研发的难度；由于诱导免疫反应的强度有限，重组蛋白疫苗通常需要多次接种才能达到预期的保护效果[125]。针对这些问题，为保持蛋白抗原的有效构象表位并增强免疫效果，近年来重组蛋白疫苗的人工设计策略，结合合成生物学特点进行了创新升级，主要体现在蛋白抗原和载体两方面。

（一）蛋白抗原的改造

蛋白抗原设计和表达的关键是要保持蛋白结构的正确性和有效性。可以通过以下方法进行改造：可以利用氨基酸突变等方法来保持蛋白质结构的稳定性，如 RSV 的融合蛋白（fusion protein，F）是病毒表面的主要保护性抗原，主要介导病毒包膜和靶细胞膜的融合。在感染过程中，F 蛋白从亚稳态的融合前 F 蛋白（prefusion fusion protein，Pre-F）转变为稳定的融合后 F 蛋白（postfusion fusion protein，Post-F）。能够诱导产生高效中和抗体的最优抗原位点就位于融合前构象上，而传统方法开发 RSV 疫苗通常导致 F 蛋白处于融合后的构象，因此激发的免疫反应不强。近年来，研究人员在 F 蛋白的 C 末端引入两个突变（S155C 和 S290C）形成二硫键，从而增加了蛋白的稳定性。此外，在蛋白构象的两个凹槽部位（S190F 和 V207L）也进行了修饰，使蛋白得到填充从而进一步稳定了空间结构。这些修饰阻止了蛋白分子重新排列成 Post-F 构象，能够通过 CHO 细胞进行表达，用于制备稳定 Pre-F 结构的三聚体疫苗（DS-Cav1）[127]。通过基因工程融合表达功能性肽段，构建人工立体结构。例如，三叶草生物公司开发了一种 Trimer-Tag 平台技术，其融合表达的生物活性蛋白在 Trimer-Tag 结构域的帮助下，能够自组装形成三聚体结构，更接近目标蛋白的天然构象。基于上述平台技术，该公司已经开发了新冠候选疫苗 S-Trimer，能够在动物免疫中诱导高水平的中和抗体和 Th1 偏向性细胞免疫应答[128]。通过基因工程融合表达嵌合蛋白，将有效的亚单位蛋白组合在一起共同发挥作用，增强免疫效果。如中国科学院高福院士团队提出了 β 冠状病毒 S 蛋白的 RBD 二聚体疫苗设计理念，通过将新冠病毒 RBD 进行串联重复设计制备了人工二聚体抗原，该疫苗免疫小鼠血清的中和抗体滴度高于单体的免疫效果[129]。进一步开发得到了新冠肺炎重组蛋白疫苗 ZF2001，在Ⅰ/Ⅱ期临床试验中显示出良好的安全性和免疫原性[130]。随后，该团队提出了一种嵌合 RBD 二聚体疫苗设计方法，通过将两个不同来源的 RBD（来自于 Delta 和 Omicron）串联制备新冠疫苗。与同源的 RBD 二聚体相比，嵌合 RBD 二聚体在动物体内可刺激产生更加广谱的中和抗体反应，从而提供更好的保护效果。

（二）蛋白疫苗载体的设计

为了增强蛋白抗原的免疫效果，重组蛋白疫苗在使用中通常需要添加佐剂（铝佐剂、CpG-ODN、Poly-ICLC 和 MPLA 等），以加强和延长接种者对疫苗的免疫应答。随着纳米技术在疫苗研发中的应用，一些具有佐剂效应和靶向免疫细胞功能的纳米疫苗递送载体应运而生，如无机纳米颗粒（PLG、PLGA 和金纳米颗粒等）、蛋白纳米颗粒［铁蛋白和病毒样颗粒（virus-like particles，VLP）等］和脂载体［细菌外膜囊泡（outer membrane vesicle，OMV）］等。其中，蛋白纳米载体和脂载体可以通过合成生物学的方法在宿主体内或体外直接装载蛋白抗原，具有良好的特异性和均一性。纳米载体因为其特有的物理特性，如尺寸、形状和表面电荷，对免疫效果具有明显的增强效果。

蛋白纳米载体的骨架主要分为天然的和人工合成的。VLP 是常用的天然蛋白纳米载体骨架，是从缺乏传染性的病毒中分离的蛋白质结构，其表面具有与病毒表面组成相似的病原体相关分子模式（pathogen-associated molecular patterns，PAMP），在增强先天性免疫的同时不具有传染性[131]，因而具有良好的免疫增强效果和佐剂效应。装载抗原的方式可分为两种。一是通过基因工程的方式融合表达抗原，将异源抗原装载到 VLP 上。如将编码新冠病毒 RBD 结构域的基因转入减毒的 H1N1 流感病毒骨架（缺失 NS1）上，构建减毒流感病毒载体的新冠肺炎疫苗[132]。二是通过在载体上表达接头，体外连接抗原。目前，基于“Plug and Display”系统开发的 Tag 和 Catcher 两种多肽，能够在融合表达“Catcher”的 VLP 与带有“Tag”的抗原之间形成异肽键共价连接[133]。例如，分别在 RBD 的 N 端融合 SpyTag（ST）、流感 H7 蛋白纳米颗粒上融合表达 SpyCatcher（SC），通过体外结合构建 RBD-SpyVLP 新冠候选疫苗。同样，载体上也可以同时展示多种接头，混合连接多种抗原，制备马赛克疫苗，产生针对多种抗原表位的免疫反应，提供更广泛的免疫保护[134，135]。

此外，人工蛋白纳米颗粒的近些年来也取得了显著的发展。华盛顿大学 David Baker 团队基于人工设计的自组装蛋白颗粒（I53-50），制备了新冠纳米疫苗，单个纳米颗粒上搭载了 60 个新冠病毒 RBD，能够靶向多个不同抗原表位，减少病毒的逃逸突变，诱导高滴度的中和抗体，具有显著免疫保护性[136]。斯坦福 Peter S. Kim 团队研究了基于铁蛋白的新冠纳米颗粒疫苗，该团队在前期研究构建的铁蛋白纳米颗粒 S Δ C-Fer 即含有 2 个脯氨酸（2P）突变的融合前稳定构象 S 蛋白基础上，增加了 4 个脯氨酸取代位点，构建了稳定性更高的 6 个脯氨酸取代（HexaPro）的铁蛋白纳米新冠疫苗（delta-c70-ferritin-hexapro，DCFHP 疫苗），升级版的疫苗相较于之前的 2P 版本，其热稳定性和抗原表达能力均有增强。该纳米疫苗在非人灵长类动物中能够产生强效、持久、广谱的中和抗体，所产生的中和抗体也能够中和目前已知变异株[137]。我国军事医学研究院王恒樑团队利用 Nano-B5 平台融合表达细菌 AB_5 毒素，如霍乱毒素 B 亚单位（cholera toxin B subunit，CTB），能够与细胞表面受体神经节苷脂结合）和非天然三聚体肽（Tri），设计构建了能够自组装形成纳米颗粒的半天然人工纳米载体。该平台具有高效的抗原负载能力，可以在 C 端融合多肽序列，融合表达蛋白抗原；其蛋白骨架本身还具有免疫刺激剂作用，能够快速激活 APC，强化免疫应答水平[138]。此外，这种模块化设计还可以实现蛋白骨架与抗原的灵活组装，实现按需构建疫苗。例如，在载体上融合表达不同接连方式的接头（SC/ST、生物素[139]等），体外与带有相应接头的抗原相结合，快速构建纳米疫苗。同时，该平台中的蛋白骨架部分还可以替换成其他相似结构，制备不同蛋白序列的自组装蛋白（LTB、LT Ⅱ B 和 STxB 等），能够有效避免多次接种过程中，同一序列纳米载体上优势抗原表位抑制目标抗原免疫的问题。

脂类纳米载体也是近些年来发展非常迅速的疫苗载体，尤其是细菌 OMV 疫苗载体。细菌 OMV

表面具有 PAMP 位点，兼有佐剂效应，且相对于蛋白纳米载体疫苗而言，其制备和质控更为简便，因而也是理想的蛋白疫苗递送载体之一。研究发现，在利用基因工程在大肠埃希菌中融合表达细胞溶血素 A 和接头蛋白（ClyA–SpyCatcher/ SnoopCatcher），ClyA 能够将接头蛋白锚定在 OMV 表面，进一步可以在体外跟带有 SpyTag/SnoopTag 接头的肿瘤蛋白抗原高效结合，从而构建基于 OMV 载体的个性化肿瘤疫苗[140]。

三、核酸疫苗设计

核酸疫苗又称基因疫苗，将编码某种抗原蛋白的外源基因（DNA 或 RNA）通过肌内注射、针管静脉注入、黏膜递送、皮下或皮内注射等方式，直接导入动物体细胞内，利用宿主细胞自身的表达系统合成抗原蛋白，诱导宿主产生针对该抗原蛋白的免疫应答，达到预防和治疗疾病的目的。根据主要成分的不同，核酸疫苗分为 DNA 疫苗和 mRNA 疫苗。

（一）DNA 疫苗

DNA 疫苗是指将 DNA 直接或经包装后导入宿主体内，被细胞（组织细胞、抗原递呈细胞或其他炎性细胞）摄取后，在胞内表达病原体的蛋白质抗原，从而刺激机体产生体液免疫和细胞免疫反应。DNA 疫苗需要将 DNA 递送到细胞核内才能产生作用，因此通常采用基因枪、无针注射、肌内注射和电穿孔的免疫方法[141]。相较其他类型的疫苗，DNA 疫苗的优势为：设计上简单灵活，可以编码多种抗原和免疫调节分子；能够激发先天性和适应性免疫反应，诱导机体产生抗体和细胞免疫（尤其是细胞毒性 T 淋巴细胞，在肿瘤杀伤中具有重要作用），并具有长期保护效果；没有致病感染风险，无不良反应或毒性，不会由于多次免疫而产生针对 DNA 的抗体；具有良好的热稳定性，不需要冷链条件，易于储存和运输；生产制造快，可重复性好，容易工程化，适合大规模生产和管理[142]。尽管 DNA 疫苗有这些优势，但在临床应用上依然有一些不足：受抗原表达水平的影响而缺乏良好的免疫原性；机体对于某些抗原（尤其是肿瘤抗原）容易建立免疫耐受。因此，提高疫苗的免疫原性、打破免疫耐受是 DNA 疫苗发展过程中亟待解决的问题。

因此，合成生物学策略主要通过对 DNA 的载体和目的抗原片段进行优化。利用更强的启动子来提高抗原的表达水平，如使用的强病毒启动子，巨细胞病毒启动子（CMV–intA）；采用不同的前导序列提升启动子的效率。通过引入核靶向序列来提高细胞质摄取核质粒的效率，从而提高 DNA 的表达效率；优化密码子即用哺乳动物细胞偏爱的密码子替代细菌或病毒等微生物常用的密码子序列。如通过计算机算法计算人细胞胞浆中特异性 tRNA 的丰度和 mRNA 的预测结构，来优化抗原的氨基酸序列的最佳编码序列。在体外合成基因序列时，避免使用罕见密码子，减少 mRNA 中的二级结构的出现，从而有利于抗原的合成表达并成功诱导免疫反应[143]；构建线性 DNA 扩增子，传统的 DNA 疫苗制备需要利用微生物装载目的 DNA 质粒，通过微生物的增殖来达到扩增质粒的目的，后续有一系列纯化和去除杂质的步骤来纯化质粒，这给 DNA 疫苗的制备带来困难。研究通过 PCR 的方法构建线性编码肿瘤相关抗原（即端粒酶逆转录酶）的 DNA 扩增子，通过基因枪递送到小鼠体内能够刺激产生特异性免疫应答[144]；添加复制子，克服免疫耐受。在肿瘤免疫中，克服免疫耐受是 DNA 疫苗需要解决的关键，添加编码 α 病毒复制子的 DNA 疫苗能够激活先天免疫途径，引发针对自身 TAA 酪氨酸酶相关蛋白 –1 的抗肿瘤免疫反应，有效克服免疫耐受[145]。

DNA 疫苗经过多年的研制和开发，最终能够成功上市并应用于人体的疫苗却很少，这可能是由于 DNA 疫苗在有效性（抗原表达量）和安全性（如 DNA 疫苗携带的质粒与宿主基因组整合、接种后诱导宿主产生免疫耐受和自身免疫疾病、质粒中抗性基因的转移等问题）方面还存在需要继续改进的地方。在新冠病毒疫苗研制中，也有多家疫苗公司开展了新冠 DNA 疫苗的研究，其中美国 Inovio 公司研发的新冠 DNA 疫苗，由于临床三期试验效果不理想而停止了进一步的研发。印度研发的新冠 DNA 疫苗（ZyCoV-D）是第一个批准上市应用于人体的 DNA 疫苗，该疫苗以编码新冠病毒刺突蛋白环状 DNA 质粒和激活刺突蛋白基因的启动子序列为主要组成部分。质粒进入细胞核后会转化成 mRNA，mRNA 再进入细胞质后翻译成刺突蛋白。随后，机体产生免疫应答，质粒会在几周到几个月内降解，但免疫效果能够长期保持下去。该疫苗相较于其他种类疫苗的保护效率较低，但这是人类历史上第一个批准应用于人体的 DNA 疫苗，在疫苗的发展上有重要的意义。

（二）mRNA 疫苗

由于 DNA 疫苗在发展过程中受到各种原因的影响而受阻，使得人们将目光投向了另一种核酸疫苗——mRNA 疫苗。mRNA 疫苗是利用 mRNA 指导蛋白合成的特性，先在体外设计合成含有编码特定抗原的 mRNA 序列，经过必要的修饰和纯化等加工过程，通过不同的方式递送至人体细胞质内，表达翻译出抗原蛋白，这个过程也同时模拟了病毒感染的过程，能够引发机体产生特异性的体液和细胞免疫反应[146]。mRNA 疫苗在实际应用中有如下优点：mRNA 递送到细胞质即可发挥作用，不会整合到基因组中，消除了插入突变的风险；mRNA 疫苗可以通过无细胞的方式制造，生产过程快速且高效，例如一个 5 L 的生物反应器单次反应就可以生产 100 万剂的 mRNA 疫苗；单个的 mRNA 疫苗抗原能够编码多个抗原，因此单一针剂就能够产生针对多个病原微生物的免疫应答[147]。在 mRNA 疫苗的应用中，是否能够保持 mRNA 稳定性，提高抗原的有效表达，降低免疫副反应是 mRNA 疫苗成功与否的关键，因此需要通过一些策略来对疫苗进行优化和改造，主要通过对 mRNA 分子进行修饰以及利用合适的载体来进行递送。

1. mRNA 的分子修饰

mRNA 序列的组成和功能如下，从 5′ 到 3′ 分别为:5′ 端帽子结构（增强稳定性和翻译效果）,5′ 端非编码区（5′ UTR），编码区（ORF：编码目的蛋白）,3′ 端非编码区（3′ UTR）和多聚核苷酸 PolyA 尾巴（影响 mRNA 的稳定性和翻译效果）。

为了提高 mRNA 的稳定性和提高翻译效率，通常会采用以下方法：优化 5′ 帽子结构，帽子结构是真核生物在转录后修饰过程产生的位于 5′ 的特殊结构。5′ 帽子结构能够包裹住 mRNA 的 5′ 端，使其免于核酸外切酶的降解；添加 3′ 端 polyA 尾部长度，其长短与 mRNA 的半衰期和翻译效率有关，能够降低 RNA 核酸内切酶的切割速度，提高 mRNA 在体内的半衰期，从而增加抗原的表达效果[148]。另外，polyA 结合蛋白可以与 5′ 帽子结构相连，促进核糖体的翻译，增加抗原表达效率。研究表明，在人体细胞中 polyA 尾巴长度大于 300bp 能够提高翻译效率[149]。因此可以通过添加 polyA 聚合酶的方式来增加 polyA 尾巴的长度[150]；优化 5′ 和 3′ 的 UTR 内的调节元素是常用的方法，如在 5′ 添加序列来提升序列翻译效率。KOZAK 序列（GCCACCAUGG）能够与真核细胞翻译起始因子结合启动 mRNA 的翻译，因此在 mRNA 的 5′ UTR 中增加 KOZAK 序列，能够增强核糖体对翻译起始位点识别的准确性，提高翻译效率[151, 152]；加入修饰核苷酸，研究发现，在 mRNA 中加入修饰核苷（假尿苷、N6- 甲基腺苷、5- 甲基胞苷等）后可大大提高 mRNA 的翻译量。此外，修饰核苷在抑制 RNA 降解、提高翻译效率和调节半衰期等方面也发挥着重要作用[153]。未修饰的 mRNA 会被模式识别受体识别，从而产生免疫刺激。两款已获批的mRNA疫苗美国辉瑞公司的BNT162b2和Moderna公司的mRNA-1273疫苗都利用了N1-甲基-假尿苷替代尿苷来降低mRNA的免疫原性，提高翻译水平。相反地，CureVac公司的mRNA疫苗CVnCoV使用未经修饰的天然mRNA，其免疫后产生的中和抗体的量和保护效率都大大降低。有学者认为，这一结果进一步证明了经过修饰后的mRNA在免疫效果上有明显的提升[147]；密码子优化，不同生物在编码氨基酸方面都有不同的密码子偏好性，将密码子mRNA上密码子改为宿主偏好的密码子后，能够提高翻译效率，增加抗原的表达[154]。此外，若mRNA中GC含量过高容易形成二级结构，也会阻碍抗原翻译，因此减少GC含量能够提高翻译效率[149]；自我扩增型mRNA能够在细胞内进行自我复制表达。除含有常规mRNA的组成元件外，还含有2个ORF和26S亚基因启动子原件辅助mRNA的扩增。相比于常规的mRNA疫苗，自我扩增型mRNA疫苗的表达抗原量显著提升，能够做到在减少疫苗使用剂量的同时，明显提升免疫效果。有研究通过构建RNA聚合酶依赖的自我复制型RNA，在RNA聚合酶的作用下可以实现自我扩增，以增加蛋白抗原的表达，但目前这项技术还处于早期临床试验阶段[152]。

2. mRNA疫苗的递送

裸露的mRNA分子容易被体液中的核糖核酸酶降解，无法顺利到达胞内。此外，mRNA表面带有负电，细胞膜表面也带有负电荷，静电排斥作用会使得mRNA分子较难穿过细胞膜进入细胞内。因此将mRNA递送到细胞内部共有两道屏障：一是防止mRNA在到达细胞的途中被酶解；二是跨越静电排斥导致的膜屏障[155]。因而需要有合适的递送载体将mRNA分子成功递送到胞内。常用的mRNA递送载体有病毒载体、多肽类载体、聚合物载体、脂质纳米载体、无机纳米载体等。早期研究中多使用转染效率较高的病毒作为核酸载体，包括腺病毒、慢病毒、单纯疱疹病毒等[156]。然而，病毒载体可能会有潜在的致癌性和高免疫原性等问题，限制了病毒载体的临床应用。因此，现多采用非病毒的递送载体。非病毒载体中使用较多的是多肽类纳米载体和脂质纳米载体，多肽类纳米载体中应用最为典型的是鱼精蛋白，它是一种带正电荷的阳离子多肽，可以与带负电荷的mRNA形成复合物，保护mRNA分子以避免被降解，如上文中提到的CureVac的mRNA疫苗就是使用鱼精蛋白封装的。

随着新冠的mRNA疫苗的获批上市，脂质纳米载体（lipid nanoparticle，LNP）的应用也越发广泛。LNP能够保护mRNA在体循环中不受到核酸酶的影响，顺利递送到细胞质中，还能够与早期核内体的脂质双分子层融合，在细胞内有效地传递mRNA。LNP包括阳离子可电离脂质体、聚乙二醇脂质、磷脂和胆固醇等[157]。目前已经上市的三种新冠mRNA疫苗（美国辉瑞公司研发的BNT162b2、美国Moderna公司的mRNA-1273和我国军事医学研究院与苏州艾博生物科技有限公司研发的ARCoV）都是采用LNP包裹新冠刺突蛋白的mRNA。大多数LNP配方依赖于阳离子脂质，这是由于阳离子脂质含有烷基化季铵盐基团，在不同pH下依然能保持阳离子性质，比中性脂质具有更强的核酸包封能力。但永久性正电荷的阳离子脂质会引起血清蛋白的吸附和细胞膜的损伤，因而限制了其应用。可电离材料能够很好地解决这一问题，在克服传统阳离子脂质缺点的基础上保留有效的转染特性[158]。可电离脂质在低pH下质子化而带正电荷，在制备LNP过程中有助于包封带负电荷的mRNA，也有助于带正电荷的脂质与核内体膜相互作用，将mRNA释放到细胞中，同时，在生理pH下保持中性，减少与血清蛋白的非特异性相互作用，提高稳定性并降低全身毒性[159]。

3. 环状 RNA

mRNA 疫苗的修饰及递送技术均来自于国外，这制约了我国 mRNA 疫苗的发展和应用，因此亟需发展新型、高效的疫苗技术。北京大学研究团队首次开发了环状 RNA 技术平台，能够高效且高纯度地制备环状 RNA 疫苗，该疫苗针对新冠病毒及其德尔塔变异株，设计了编码新冠病毒刺突蛋白（Spike）受体结合结构域（receptor binding domain，RBD）的环状 RNA，对多种新冠病毒变异株具有广谱保护力。与线性的 mRNA 不同，环状 RNA 分子呈共价闭合环状结构，没有 5′ 端帽子和 3′ 端 polyA 结构，也不需要引入修饰碱基，其稳定性高于线性 RNA。但天然的环状 RNA 因为没有 5′ 端的帽子结构，一般无法进行翻译。因而研究者采用 Group Ⅰ核酶自催化的策略来设计编码新冠 RBD 抗原的环状 RNA，通过在 RBD 蛋白编码序列前插入内部核糖体进入位点来启动的翻译。同时，为了增强 RBD 抗原的免疫原性，将人组织型纤溶酶原激活物的信号肽序列融合到 RBD 的 N 端，以确保抗原的分泌表达[160]。环状 RNA 通过 LNP 递送，在动物体内能够诱导产生高水平的中和抗体以及特异性 T 细胞免疫反应，并有效降低肺部病症。

与常规的 mRNA 疫苗相比，环状 RNA 疫苗具有以下特点或优势：具有更高的稳定性，可以在体内产生更高水平、更加持久的抗原；疫苗诱导机体产生的中和抗体比例更高，能够更有效地应对抗病毒变异，降低疫苗潜在的抗体依赖增强效应等副作用；环状 RNA 疫苗诱导产生的 IgG2/IgG1 的比例更高，表明其主要诱导产生 Th1 型保护性 T 细胞免疫反应，能够有效降低潜在的疫苗相关性呼吸道疾病等副作用[160]。

四、多糖为抗原的疫苗设计

在疫苗研制过程中，有效的抗原靶点选择是至关重要的一步，寻找特异性强、覆盖面广的抗原靶标，能够使后续的疫苗研发工作事半功倍。在细菌疫苗研制领域，细菌表面的多糖（OPS、CPS 和胞外多糖等）是重要的保护性抗原，且具有很强的特异性，能够诱导机体产生高效保护性抗体，因此基于细菌表面多糖的疫苗越来越受到人们的重视。23 价肺炎链球菌多糖疫苗、A 群 C 群脑膜炎多糖疫苗、ACYW135 群脑膜炎多糖疫苗、伤寒 Vi 疫苗等一大批此类疫苗已经成功上市。而多糖为 T 细胞非依赖抗原，在免疫过程中并没有 T 细胞参与，无法产生高亲和力的抗体和免疫记忆，同时由于婴幼儿免疫系统尚未发育完善，所以这种疫苗对 2 岁以下婴幼儿几乎无效。

为解决这一问题，将细菌表面多糖与非糖单元（多为蛋白）共价连接，形成糖缀合物（多糖结合疫苗），能够显著提高多糖的免疫原性。由于非糖单元（底物蛋白）的存在，使单独的多糖（T 细胞非依赖性抗原）转换为 T 细胞依赖性抗原，在免疫过程中多糖在蛋白的辅助下可促进 T 细胞分化，激发体液免疫，产生高亲和力的抗体和免疫记忆。目前已经上市的多糖结合疫苗主要针对肺炎链球菌、流感嗜血杆菌、脑膜炎奈瑟球菌以及伤寒沙门菌。

随着合成生物学以及糖工程技术的发展，使得利用生物法生产多糖结合疫苗成为了可能。主要分为体内合成和体外合成两大部分，体内合成主要分为两种策略：一是利用工程菌同时合成糖链和载体蛋白，并在细菌体内完成偶联，又称蛋白质糖链偶联技术（protein glycan coupling technology，PGCT）；二是以 OMV 为基础构建膜抗原疫苗通用模块（generalized modules for membrane antigens，GMMA）。体外合成主要是采用无细胞体系（cell-free）制备多糖结合疫苗。

（一）体内合成技术

1. 蛋白质糖链偶联技术（PGCT）

细菌脂多糖（lipopolysaccharide，LPS）的合成与细菌蛋白糖基化在合成路径上具有很大的相似性，产生的多糖都是在相应的酶的催化下，从脂载体转移到适当的载体，而区别主要在于转移所需的酶和载体不同。脂多糖合成是由 *O*– 抗原连接酶催化，转移到脂质 A 核心上；而蛋白糖基化是糖基转移酶催化多糖转移到底物蛋白。因此可以利用二者的相似性，将其中的部分元件替换，就可以直接在生物体内生产多糖结合疫苗。

利用 PGCT 制备多糖结合疫苗有三个关键组成部分：多糖抗原的表达、糖基转移酶的选择、载体蛋白的选择。

（1）多糖抗原的表达

主要有三种常用的方法：①通过克隆，构建表达载体后，在大肠埃希菌等工程菌中进行表达；②将糖基化系统建立在宿主菌中，直接利用宿主菌表达的多糖制备疫苗；③人工设计，以类似结构的多糖合成基因簇为基础，通过关键酶的替换，对多糖结构进行改造，实现目标多糖的表达。

第一种方法是目前较为主流的方法，这种方法要求多糖合成基因簇的功能明确，且能够在大肠埃希菌等工程菌中表达。优点是安全性更高、体系成熟，具有一定的通用性。缺点是由于多糖表达通路的复杂性和机制研究的不透彻，直接克隆多糖基因簇进行表达容易受到干扰，因此无法用于制备多糖合成相关基因（特别是侧链修饰基因）尚不完全清楚的病原细菌疫苗；另外细菌多糖合成基因簇包含了多种酶，序列往往较长（大多超过 10kb），增加了载体构建的难度，且在大肠埃希菌中外源多糖的产量较低。为了解决产量问题，需要对大肠埃希菌的多糖合成途径进行改造，最典型的是敲除大肠埃希菌基因组上 *O*– 抗原连接酶（waaL）基因，减少内源糖对 PGCT 糖基化过程的竞争干扰，增加异源糖表达量，提高糖基化效率[161]。

第二种方法是将糖基化系统建立在减毒病原菌中，利用宿主菌自身合成的多糖，直接制备多糖结合疫苗。这一策略能够避免构建多糖合成基因簇，也能够保证多糖抗原的合成效率、天然结构与构象。但该策略需要对病原菌进行减毒改造，以适合大规模发酵，且不同病原细菌对于生产繁殖所需营养条件的要求不同，需要对发酵过程进行优化；此外，某些高致病性病原细菌培养条件苛刻（如土拉热弗朗西丝菌等），缺少相应菌株的遗传改造 / 基因编辑工具，也不适合采用该策略。

第三种方法则更为恰当地体现了合成生物学的模块化设计思路。例如，有研究者利用不同来源的糖基转移酶组合，构建出了类似金黄色葡萄球菌 5 型和 8 型荚膜多糖的糖链结构。金黄色葡萄球菌荚膜多糖的合成过程是在脂载体十一异戊二烯磷酸上合成，不能被前两种方法中采用的糖基转移酶识别，后者识别的载体结构为十一异戊二烯焦磷酸（undecylisoprene pyrophosphoric acid，UndPP）。金黄色葡萄球菌荚膜多糖的骨架结构与铜绿假单胞菌 O11 的 *O*– 抗原（载体为 UndPP）结构类似，都为三糖结构的串联重复，主要区别在于第 3 个糖的不同以及第 2 个或者第 3 个糖的乙酰化修饰。因此，金黄色葡萄球菌荚膜多糖的合成在铜绿假单胞菌 O11 中多糖合成基因簇的基础上，对相应的酶进行改造和替换，并在 PglB 糖基转移酶的作用下进一步合成得到。

（2）糖基转移酶的选择

是糖基化系统的关键。目前已被发现并应用的糖基转移酶有五种：以空肠球菌 PglB 为代表的 *N*–连接糖基转移酶，以脑膜炎奈瑟菌 PglL 为代表的 *O*– 连接糖基转移酶，以不动杆菌 PglS 为代表的

O–连接糖基转移酶，以及两种不常用的糖基转移酶，来自铜绿假单胞菌的 PilO［将短寡糖转移到其天然底物 PilA（Ⅳ型菌毛蛋白），仅用于特异性转移非聚合糖］和来自胸膜肺炎放线杆菌的 NTG，属于 HMWC 样糖基转移酶家族，以核苷酸激活供体（UDP–Glc）为底物，将单一葡萄糖转移到糖基化序列 NXS/T 上，目前正在探索这种酶在人源化糖蛋白的制备和疫苗生产中的应用，其中前三种较为常用[161]。

下面对前三种糖基转移酶的应用进行详述，PglB 在 *N*–糖基化反应中催化聚糖转移至天冬酰胺的酰胺基团，可以转移单糖（GalNAc）、长链多糖（＞20 个 RU），能将多种聚糖转移到不同的蛋白受体上。但是，PglB 要求多糖底物在直接与脂质载体相连的糖的 C2 位上含有乙酰胺基（HexNAc）。因此，PglB 主要用于开发末端含有 HexNAc 糖的生物结合疫苗，如志贺菌、肠外致病性大肠埃希菌等。PglL 将聚糖连接到丝氨酸 / 苏氨酸 / 酪氨酸的羟基上，同样可以转移单糖和长链多糖，其底物特异性更加宽松，几乎能够将任何糖从载体转移到蛋白质上，但无法转移末端为葡萄糖的糖链。而 PglS 是唯一一种能够转移还原端为葡萄糖糖链的糖基转移酶，对于肺炎链球菌、B 组链球菌等细菌多糖结合疫苗的生物合成制备来说，至关重要。然而，目前 PglS 识别的底物蛋白仅限于 ComP 蛋白，尚未解析出类似前两种酶识别的含有糖基化位点的短基序，这阻碍了底物蛋白的人工设计改造。

（3）载体蛋白的选择

目前，已获许可的多糖结合疫苗上市产品种，使用的载体蛋白有 5 种：减毒白喉毒素（CRM197）、破伤风类毒素（tetanus toxoid，TT）、白喉类毒素（diphtheria toxoid，DT）、脑膜炎球菌外膜蛋白复合物（outer membrane protein complex，OMPC）和流感嗜血杆菌蛋白 D（haemophilus influenzae proteinD，HiD）。载体蛋白通过共价键与多糖抗原结合，在抗原提呈细胞中水解后能够通过 MHC Ⅱ类分子为 $CD4^+$ T 细胞提供多肽表位，促进特异 B 细胞的分化成熟并形成记忆。载体蛋白也会刺激机体产生免疫应答，而重复多次免疫含有相同蛋白载体的糖缀合物，也会使得机体对糖抗原的免疫降低，这一现象被称为载体诱导的表位抑制。为了避免这一现象的发生，需要开发更多种类的载体蛋白。目前临床或在研究的底物蛋白有 rEPA、ComP、EPA 等，此外在研究过程中也会选择病原菌的蛋白抗原作为底物蛋白构建双抗原多糖结合疫苗[161]。

随着糖工程和蛋白纳米技术的发展，疫苗颗粒的大小直接影响免疫效果，尤其是达到纳米级的颗粒疫苗在抗原递送等方面具有明显优势，将能够形成五聚体的 CTB 作为载体蛋白制备的多糖结合疫苗，CTB 能够与 APC 表面的神经节苷脂 GM1 结合，增强抗原提呈作用，发挥佐剂的功能。CTB 蛋白在天然状态下可组装成一个环状五聚体，其尺寸可达到 5 nm 左右。在上述基础上，我们在 CTB 的末端融合了一个三聚体结构域，从而获得了尺寸达 20~30 nm 的六十聚体蛋白颗粒，由此制备的多糖结合疫苗具有更好的免疫效果。此类具有佐剂效应且能够自组装为较大空间结构的载体蛋白非常具有应用潜力。该蛋白载体可以在大肠埃希菌和其他工程化病原菌中表达，利用糖基转移酶的作用，可以装载上多糖抗原，得到糖蛋白缀合物[138，162]。特别是对于低免疫原性抗原的免疫效果有显著的增强作用，如装载肺炎克雷伯菌的 OPS，得到肺炎克雷伯菌的多糖结合疫苗，能够显著增强体液免疫和细胞免疫[163，164]。

2. 膜抗原疫苗通用模块

OMV 是革兰阳性菌和部分革兰阴性菌细菌在生长过程中分泌出的一种直径为 20~250 nm，不具备复制能力的球膜形囊泡，这样的尺寸大小作为疫苗载体能够很好地被免疫细胞吞噬，从而激活免疫系统。不同种属细菌 OMV 的基本组成相似，大都包含各种毒力因子、磷脂、LPS、外膜蛋白和周质蛋白，利用基因编辑等手段工程化调控 OMV 即为 GMMA。OMV 表面有病原相关模式分子 PAMPs（LPS，脂蛋白等），可以被哺乳细胞表面的模式识别受体（pattern recognition receptor，PRR）识别，PAMPs 和 PRR 相互作用后，能够快速激活各种通道，促进促炎细胞因子和趋化因子的诱导，因而 OMV 也具有佐剂效果。但是，先天免疫的激活在促进抗原免疫的同时也可能会诱导机体产生不良反应。因此，调节免疫刺激和副反应之间的平衡是在 OMV 疫苗应用中的关键，此外 OMV 的产量和多糖抗原的装载都是应用中需要考虑的问题，所以需要对 OMV 进行工程化改造，即构建 GMMA[165]。

为了提高疫苗的安全性，需要对 OMV 进行减毒处理。传统的方法是采用化学去污剂的方法去除内毒素（LPS），但会导致重要的保护性脂蛋白抗原的丢失、囊泡完整性受损等问题。为了在减毒的同时保证囊泡结构和功能的完整性，现多采用合成生物学方法对 LPS 中的脂质 A（Lipid A）的结构进行改造。通过缺失酰基转移酶大肠埃希菌（*lpxM*）、沙门菌（*pagP*），志贺菌（*lpxL*）、脑膜炎奈瑟菌（*lpxL1* 和 *lpxL2*）减少脂链，转入脱磷酸化酶（*lpxE*）减少磷酸基团达到减毒的目的[166]。

除了安全性问题，GMMA 的产量也是疫苗大规模工业化生产中的另一个关键点，除了优化发酵条件增加溶氧量外（培养基中半胱氨酸含量降低有利于囊泡的产生），通过基因工程的手段改变细菌膜结构的稳定性、人为控制膜蛋白的异常表达，能够增加 OMV 的产量。如在脑膜炎球菌中缺失外膜和肽聚糖的连接脂蛋白基因 *rmpM*，减少外膜和肽聚糖的连接，能够增加囊泡的产生；表达脱酰基酶 PagL，增加细菌外膜曲率，可以使 OMV 产量增加；突变大肠埃希菌中 *degP* 分子伴侣，增加压力导致蛋白质错误折叠，或缺失 Tol-Pal 系统（由 5 个蛋白组成，在周质空间中形成跨膜复合物）中部分蛋白（TolA、TolR 和 TolB 等）[167]，同样能够增加 OMV 的产生。

GMMA 是很好的疫苗载体，利用合成生物学法能够在 GMMA 上装载同源或异源糖抗原表达载体，构建多糖结合疫苗。GMMA 上抗原的装载方法有两种：一种是在囊泡表面，另一种是在囊腔内。多糖的装载方式通常是装载在囊泡表面。糖抗原的表达方式有两种：一是和 GMMA 载体一起表达，也就是将糖抗原 OPS 与 Lipid A 一起表达构成 LPS 表达在膜表面，如将土拉热弗朗西丝菌的 *O*- 抗原表达在大肠埃希菌的囊泡表面，能够刺激机体产生特异性的 IgG，比天然 LPS 诱导的 IgG 水平高 2~3 倍，且具有免疫保护效力。宋内志贺菌的 *O*- 抗原 GMMA 疫苗目前已经进入到Ⅱ期临床，且具有良好的免疫保护效力，且初次免疫后三年再次免疫依然能够激发强烈的体液免疫反应[168, 169]。另一方面，糖抗原也可以和载体分开表达，如利用 SC/ST 接头工具，将带有 SC 接头的 GMMA 与带有 ST 的糖抗原在体外结合，这种方法可以很好地控制抗原的活性成分和浓度。已有研究将布鲁氏菌的 LPS 和 C 群脑膜炎球菌的荚膜多糖与 B 群脑膜炎奈瑟菌 OMV 相结合的先例。

（二）体外合成设计

无细胞体系是近年来获得长足进步，自下而上、完全可控合成的技术。大多应用在蛋白质的合成上，在多糖结合疫苗的应用上主要是利用了生物偶联疫苗的体外表达（in vitro bioconjugate vaccine expression，iVAX）技术。具体来说，在将工程菌株裂解后，制备富含所需脂质连接多糖和糖基转移酶（到目前为止只利用了 PglB，但该策略同样可以使用 PglL 或 PglS）的无细胞提取物，体外与编码受体蛋白的质粒混合；含有糖基化位点的受体蛋白在体外翻译后，能够被进一步糖基化，从而获得目标聚糖蛋白用于疫苗接种。相比较传统的发酵制备方法，iVAX 体系主要的优点是：速度快，能够在一小时内生产目的糖蛋白；适应性强，在一定的温度范围内，产量是稳定的；iVAX 是模块化的，能够灵活更换载体蛋白［包括减毒的白喉棒状杆菌毒素（CRM197）和破伤风梭菌毒素］和糖抗原，因而可以利用这种模块化特性来构建不同的多糖结合疫苗，应用于个性化疫苗的设计；耐储存，原料冷冻干燥后加水即可重新反应制备疫苗，提前制备冻干粉长期保存（6 个月以上），使用时仅需加入一滴水即可在 1 小时内获得所需疫苗，便于全球范围内按需配给；安全性，通过对 Lipid A 进行重塑，有效避免了非工程化大肠埃希菌在制造过程中存在的高水平内毒素问题。美国西北大学合成生物学中心利用 iVAX 开发了针对土拉热弗朗西丝菌的疫苗，且有较好的保护性[170]。该团队又进一步开发了无细胞糖蛋白合成系统，首先将制备得到大肠埃希菌膜囊泡经过统一筛选，再通过糖基转移酶和脂连接酶将外源糖抗原转移到大肠埃希菌膜囊泡上合成糖蛋白。该方法优化了无细胞原本需要的 *N*- 连接和 *O*- 连接糖蛋白的合成过程，得到的糖蛋白也同时能够具有膜的相关活性[171]。

第四节　合成生物学在疫苗研发中的技术应用展望

合成生物学技术的快速发展，改变了传统疫苗的试错筛选主导型研发模式，将疫苗研发带入了真正的人工定向设计阶段，大大促进了疫苗技术的更新换代。本章前三节重点介绍了合成生物学的学科特征及其在疫苗设计中的部分应用实例，可以预见，由于合成生物学具有显著的多学科交叉融合特点，必将不断拓展其技术内涵，并对疫苗的设计理念产生颠覆性的影响。

一、抗原的人工定向设计

首先，在疫苗技术的核心领域——抗原设计和制备方向，蛋白质抗原结构模拟、多糖抗原异源生物合成、核酸疫苗非编码元件设计等研究，在不久的未来将有可能产生突破性进展。

（一）蛋白质抗原结构模拟

随着大量蛋白质结构的解析以及 AlphaFold 2 等结构预测软件的发布，通过脯氨酸刚性氨基酸突变，已经可以设计并表达出相对稳定的病毒蛋白质抗原的融合前构象。然而，通常高效中和抗体识别的抗原表位是空间表位，如果能够使用线性表位模拟空间表位，将有可能通过多重线性表位的串联集簇化表达，进一步提升疫苗的免疫刺激效果。例如，通过广谱中和抗体的结构解析，可以分析获得 CDR 区的空间结构，从而利用计算机辅助设计的肽段进行反向对接，筛选出能够诱发该中和抗体的线性表位序列。虽然目前已经报道了多款蛋白 - 多肽对接软件（GalaxyPepDock、MDockPeP、HPEPDOCK、CABS-dock、pepATTRACT、DINC、AutoDock CrankPep、HADDOCK peptide docking 等），给定肽段序列计算其跟抗体的结合能力强弱较为容易，但是多肽的反向设计依然是核心难点。因此，该疫苗设计技术路径需要依赖于 ML 算法的进步（如蛋白质语言模型），能够使用氨基酸侧链基团的结合参数进行大规模的无模板从头设计模拟和计算是该技术突破的关键点。

在本章撰写过程中，华盛顿大学蛋白设计大师 David baker 发布了全新的扩散模型 RF Diffusion[172]；这种通用的策略，把蛋白结构预测模型和当前强大的扩散模型结合了起来，设计的多肽结合能力具有很强的亲和特性，特别是利用该软件系统设计的甲状旁腺激素结合肽是目前已知报道结合最强的多肽，结合力达到了皮摩尔级别。可以预见，该类 AI 策略结合特异性抗体结构信息，有望在不远的未来，为反向线性表位抗原设计提供有力支撑。

（二）多糖抗原异源生物合成

目前基于合成生物学策略的多糖结合疫苗制备模式主要是通过两种策略合成多糖抗原：直接在减毒株中利用原有的多糖或完整克隆已报道的多糖合成基因簇至大肠埃希菌中异源表达。事实上，合成生物学技术的进步，使各种不同来源的糖基转移酶、侧链修饰酶通过重排制造人工设计的多糖结构成为了可能。例如，GSK 公司科研团队分析了志贺菌的各个血清学多糖抗原的结构，通过人工理性设计，获得了一种非天然多糖结构[173]。该多糖结构作为抗原免疫小鼠后，能够为接种动物提供广泛的交叉保护效果，产生的血清抗体能够有效杀灭多种主流血清型菌株。

此外，基于大肠埃希菌工程菌株异源表达多糖抗原可采用以下技术途径：首先利用生物信息学方法，分析 NCBInr 数据库中已注释的肠杆菌科细菌的 *O*– 抗原相关糖基转移酶，建立肠杆菌科糖基转移酶数据库；并对数据库中具有不同功能的代表性序列进行全基因合成，构建糖基转移酶质粒元件库；根据目标多糖抗原的结构，确定数据库中具有相应功能的糖基转移酶元件，并将其依次连接构成人工基因簇；该人工基因簇的正确表达，将能够获得具有特定目标结构的多糖抗原。该方案的成功实施，有望利用大肠埃希菌异源制备衣原体、支原体、寄生虫多糖抗原，甚至合成人类肿瘤特异性糖链抗原等。然而，需要指出的是，由于大肠埃希菌 *O*– 抗原相关糖基转移酶均为内膜定位的功能蛋白，其表达量不足会影响多糖抗原产量；但表达量过多有可能会造成细菌内膜功能损伤。因此糖基转移酶的表达量需要达到最优平衡，这也是该技术路径需要探索的关键难点之一。

（三）核酸疫苗非编码元件设计

以 mRNA 疫苗为代表的核酸疫苗在新冠疫情中取得了巨大成功，引起了全球各大疫苗研发机构和企业的持续关注。合成生物学的一个重要分支是定量生物学研究，是以组学等大数据作为基础，运用数学知识，建立数学模型，定量解释生命体内复杂系统中生命现象的运行机制。定量解读细胞如何调节 DNA 到 mRNA 的转录过程、mRNA 到蛋白质的翻译过程，将使疫苗研发者能够定制、精确操纵核酸疫苗的转录翻译过程，控制目标蛋白抗原的表达水平。2022 年 12 月，美国加州大学圣地亚哥分校的研究人员通过绝对定量方法分析了大肠埃希菌的基因转录翻译过程，将 mRNA 转录水平与蛋白翻译水平进行了关联[174]。可以预见，如果在真核细胞体系下开展此类定量大数据分析，将有望进一步明确不同转录翻译元件对于蛋白抗原表达水平的影响，因而会大大优化现有核酸疫苗非编码区域的序列设计规则，并为核酸疫苗的发展提供新方向和新动力。

二、纳米递送载体的人工定向设计

随着纳米技术的不断发展，纳米疫苗研究应运而生。以纳米递送载体为基础的疫苗，通常具有 100 nm 左右的粒径，能够模拟天然的微生物感染途径，高效激活宿主免疫系统；并且在纳米颗粒表面重复呈现抗原，能够促使 B 细胞等免疫细胞表面受体的聚合，从而进一步提升亚单位疫苗的效价。而且，纳米疫苗在注射后能够快速进入淋巴循环系统，不会引起注射部位的细胞坏死和炎症反应，副作用更小。因此，以蛋白质为骨架的纳米递送载体的人工设计合成，也是合成生物学的一个重要应用方面，是未来疫苗设计的一个热点领域。

（一）蛋白纳米递送载体的设计改造

蛋白类纳米颗粒由于其生产工艺简便可控、制造成本低、生物兼容性好，被认为是未来最具有潜力的疫苗元件之一。在非天然蛋白质的从头设计领域方面，华盛顿大学西雅图分校的大卫·贝克（David Baker）教授做出了开创性的贡献，该团队开发了 Rosetta 系列软件，设计了自然界中不存在的蛋白质序列，实现了设计蛋白封闭新冠病毒受体结合位点等生物学功能；并且该团队设计了双组分蛋白质复合物，由三聚体 I53-50A 和五聚体 I53-50B 在体外自发组装为 60 聚体的 I53 蛋白纳米颗粒[175]，已经成功应用于新冠纳米疫苗的研发[136, 176]，该疫苗 GBP510（又称 SKYCovione）于 2022 年 6 月在韩国正式上市，体现了人工设计合成蛋白纳米载体在疫苗领域的无限应用潜力。中国科学院刘海燕教授也开发了另一类数据驱动的蛋白质设计方法[177]，具有新颖性和显著特色，同样有望应用于疫苗载体的设计。此外，美国博德研究所张峰实验室利用小鼠和人类 PEG10 非翻译区（UTR）与目标基因可重编程的特性，通过改造逆转录病毒样蛋白 PEG10 开发了一套 SEND 系统[178]，能够用于包装和递送特定 mRNA 分子，极大地拓展了基因治疗的应用，也有望进一步应用于 mRNA 疫苗研发领域。

（二）纳米载体的佐剂功能扩展

纳米疫苗通常能够借助其纳米尺度优势，快速到达淋巴结，具有一定的免疫刺激作用，因此研究者也把这类效果归于佐剂效应。然而，蛋白质纳米颗粒被 DC 细胞等专职抗原呈递细胞吞噬加工时，绝大部分会被溶酶体降解，因而这些蛋白纳米颗粒的佐剂效应类似于铝佐剂，主要刺激体液免疫系统，能够增加抗体的表达水平。未来，将 CpG、STING 激动剂等已经被证明能够有效激活细胞免疫的新型佐剂加入纳米颗粒疫苗制剂中，将有望同时激发宿主的抗体分泌和 $CD8^+$ 杀伤性 T 细胞的活化。特别是，若将 CpG 等佐剂以共价形式偶联到纳米疫苗空间结构上，可以进一步降低佐剂的用量，减少佐剂可能带来的潜在副作用，是纳米疫苗的发展方向之一。另一种基于蛋白纳米颗粒的佐剂耦合策略是利用天然存在的穿孔毒素蛋白破坏溶酶体膜结构，从而将抗原释放到细胞质中；或者利用具有特殊转运途径的蛋白，如 CTB 蛋白可以通过内质网回退途径将抗原释放到细胞质中，激活细胞免疫途径。需要指出的是，由于大部分穿孔毒素蛋白自身不能形成纳米尺寸的空间结构，如何在保证其功能活性的情况下，设计可以融合表达或者体外组装（类似 I53 策略）的配体序列是制备此类半天然 / 半人工杂合型、毒素佐剂纳米载体的核心难点。

三、底盘工程菌株的人工定向设计

用于生产减毒活疫苗或蛋白质抗原的底盘工程菌株的设计改造，也是合成生物学在疫苗领域的重要应用方向之一。早在科学家获取人工设计合成生命的能力之前，考虑到核心技术的保密需求，生物发酵工程及代谢工程领域就已经在广泛使用特定氨基酸营养缺陷型菌株作为底盘工程菌，发酵生产具有经济价值的大宗化合物产品。合成生物学技术的进步，使工业菌株的构建迈入了新的人工设计阶段。

（一）疫苗生产工程菌株的人工设计

从生物安全的角度来说，人工改造的菌株不应当释放到自然环境体系中，因此如果能够将合成生物学设计构建的菌株复制规则与自然界隔绝，也就是形成相互正交的两个遗传系统，那么工程菌株即使被不幸泄露，也无法在自然界生存。为了达到这一目标，科学家已经将目光集中在了密码子系统——将 DNA 序列解码为蛋白质的必由之路。其中，英国剑桥大学 Jason 教授的系列工作最具有代表性：2019 年，该团队通过全基因组合成，构建了一株只有 61 个密码子的大肠埃希菌 Syn61，空出的 3 个密码子可以用于编码非天然氨基酸[179]；2021 年，优化获得了生长速度更快的 Syn61Δ3 菌株，并证明该菌株可以抵抗天然噬菌体感染[21]；2023 年，利用密码子重编码技术将 TCA 和 TCG 两个密码子重新分配给丙氨酸、组氨酸、亮氨酸或脯氨酸，从而创建了 16 个具有新的遗传密码子的菌株，可以完全限制合成遗传信息逃逸到自然环境中[180]。这一系列工作为疫苗研发工作者也提供了一套更为实用的底盘工程菌株，并且可以预见，利用密码子重分配策略，在不久的未来还会出现"用户定制型"底盘工程菌，这些工程菌株拥有自己的独特"密码本"，从而塑造出疫苗生产企业之间的专利壁垒。

（二）作为活载体的疫苗工程菌株人工设计

目前，改造益生菌作为药物分子递送载体的"活体生物药"技术，逐渐成为合成生物学领域的研究热点。该研究目标在口服疫苗的研究领域内早已被广泛接受（例如通过改造沙门菌递送各类蛋白抗原），但是技术路径在合成生物学技术时代有所不同。具体来说，与重点关注某个抗原蛋白在活菌表面表达的早期口服疫苗设计策略不同，合成生物学技术更为强调基因线路的设计，使得益生菌能够响应不同的外界环境刺激，按照研究者设计的时间和空间释放抗原组分，更具有靶向性、缓释性和可控性。并且，通过合成生物学技术还可以赋予底盘工程菌株崭新的特质，使得该菌株的肠道生存竞争性更强。2019 年，美国科学家改造了大肠埃希菌 Nissle 菌株（EcN），重新设计了一套基因线路，使其在肠道低氧环境中能够将体内有害代谢物氨高效地转化为无害的精氨酸[181]；2021 年清华大学团队也改造了 EcN 菌株，使其可以在肠道定植，原位生产、缓释药物羟基丁酸，降低了药物的脱靶作用，有效缓解小鼠结肠炎症状[182]。可以预见，将该体系用于口服疫苗的研发，理应能够实现外分泌或表面展示蛋白疫苗、OMV 疫苗等新型疫苗的定点、定时、定量释放，将能够避免早期设计中表达在细菌表面的抗原在抵达肠道免疫器官前被降解消耗的问题。此外，对工程菌株的进一步基因线路设计，如设计多重并联基因线路，还有望在肠道递送抗原的同时，使工程菌株合成分泌新型佐剂分子（如单磷酰脂质 A 和 CpG 等），达到刺激肠道黏膜免疫系统的协同效应。

总之，合成生物学技术已被美国、欧盟等国家地区列为新兴颠覆性技术，极大促进了疫苗生物制造领域的发展。特别是，近年来人工智能、自动化、大数据和生物技术的不断加速融合，大大提高了疫苗制造领域的研发效率。研究人员已经可以基于大数据深度学习算法，设计优化复杂生命体系，颠覆了经典的试错型研发模式，进而提升了疫苗产品的研发速度、成功率以及并行研发数量。因此，合成生物学技术在疫苗研发领域的应用，有望促进和加速新型疫苗的本质性创新（更新换代）和产能提升，增强我国疫情应对手段和生物安全应对能力，有利于培育生物经济发展新动能，同时还可以避免老旧的化工制备方法造成的污染和高毒性等问题，值得我国科技者高度关注。

（滕　越，叶精勤，朱　力）

（王恒樑校稿）

参考文献

[1] KHALIL A S，COLLINS J J. Synthetic biology：applications come of age [J]. Nat Rev Genet，2010，11（5）：367-379.

[2] CAMERON D E, BASHOR C J, COLLINS J J. A brief history of synthetic biology [J]. Nat Rev Microbiol, 2014, 12(5): 381–390.

[3] GARDNER T S, CANTOR C R, COLLINS J J. Construction of a genetic toggle switch in Escherichia coli [J]. Nature, 2000, 403(6767): 339–342.

[4] ELOWITZ M B, LEIBLER S. A synthetic oscillatory network of transcriptional regulators [J]. Nature, 2000, 403(6767): 335–338.

[5] CELLO J, PAUL A V, WIMMER E. Chemical synthesis of poliovirus cDNA: generation of infectious virus in the absence of natural template [J]. Science, 2002, 297(5583): 1016–1018.

[6] MARTIN V J, PITERA D J, WITHERS S T, et al. Engineering a mevalonate pathway in Escherichia coli for production of terpenoids [J]. Nat Biotechnol, 2003, 21(7): 796–802.

[7] GIBSON D G, BENDERS G A, ANDREWS-PFANNKOCH C, et al. Complete chemical synthesis, assembly, and cloning of a Mycoplasma genitalium genome [J]. Science, 2008, 319(5867): 1215–1220.

[8] STRICKER J, COOKSON S, BENNETT M R, et al. A fast, robust and tunable synthetic gene oscillator [J]. Nature, 2008, 456(7221): 516–519.

[9] ATSUMI S, HANAI T, LIAO J C. Non-fermentative pathways for synthesis of branched-chain higher alcohols as biofuels [J]. Nature, 2008, 451(7174): 86–89.

[10] GIBSON D G, GLASS J I, LARTIGUE C, et al. Creation of a bacterial cell controlled by a chemically synthesized genome [J]. Science, 2010, 329(5987): 52–56.

[11] LI H, OPGENORTH P H, WERNICK D G, et al. Integrated electromicrobial conversion of CO2 to higher alcohols [J]. Science, 2012, 335(6076): 1596.

[12] 滕越，杨姗，李金玉，等. DNA 数据存储技术原理及其研究进展 [J]. 生物化学与生物物理进展，2021, 48(05): 494–504.

[13] TENG Y, YANG S, LIU L, et al. Nanoscale storage encryption: data storage in synthetic DNA using a cryptosystem with a neural network [J]. Sci China Life Sci, 2022, 65(8): 1673–1676.

[14] GOLDMAN N, BERTONE P, CHEN S, et al. Towards practical, high-capacity, low-maintenance information storage in synthesized DNA [J]. Nature, 2013, 494(7435): 77–80.

[15] MALYSHEV D A, DHAMI K, LAVERGNE T, et al. A semi-synthetic organism with an expanded genetic alphabet [J]. Nature, 2014, 509(7500): 385–388.

[16] ANNALURU N, MULLER H, MITCHELL L A, et al. Total synthesis of a functional designer eukaryotic chromosome [J]. Science, 2014, 344(6179): 55–58.

[17] GALANIE S, THODET K, TRENCHARD I J, et al. Complete biosynthesis of opioids in yeast [J]. Science, 2015, 349(6252): 1095–1100.

[18] HUTCHISON C A 3rd, CHUANG R Y, Noskov V N, et al. Design and synthesis of a minimal bacterial genome [J]. Science, 2016, 351(6280): aad6253.

[19] GOOTENBERG J S, ABUDAYYEH O O, LEE J W, et al. Nucleic acid detection with CRISPR-Cas13a/C2c2 [J]. Science, 2017, 356(6336): 438–442.

[20] BLOUNT B A, GOWERS G F, HO J C H, et al. Rapid host strain improvement by in vivo rearrangement of a synthetic yeast chromosome [J]. Nat Commun, 2018, 9(1): 1932.

[21] ROBERTSON W E, FUNKE L F H, DE LA TORRE D, et al. Sense codon reassignment enables viral resistance and encoded polymer synthesis [J]. Science, 2021, 372(6546): 1057–1062.

[22] FRANGOUL H, ALTSHULER D, CAPPELLINI M D, et al. CRISPR-Cas9 Gene Editing for Sickle Cell Disease and beta-Thalassemia [J]. N Engl J Med, 2021, 384(3): 252–260.

[23] LIN Q, ZONG Y, XUE C, et al. Prime genome editing in rice and wheat [J]. Nat Biotechnol, 2020, 38(5):

582–585.

[24] KRAWCZYK K, XUE S, BUCHMANN P, et al. Electrogenetic cellular insulin release for real-time glycemic control in type 1 diabetic mice [J]. Science, 2020, 368(6494): 993–1001.

[25] CAI T, SUN H, QIAO J, et al. Cell-free chemoenzymatic starch synthesis from carbon dioxide [J]. Science, 2021, 373(6562): 1523–1527.

[26] SONG L, GENG F, GONG Z Y, et al. Robust data storage in DNA by de Bruijn graph-based de novo strand assembly [J]. Nat Commun, 2022, 13(1): 5361.

[27] BRENNER K, YOU L, ARNOLD F H. Engineering microbial consortia: a new frontier in synthetic biology [J]. Trends Biotechnol, 2008, 26(9): 483–489.

[28] ANDRIANANTOANDRO E, BASU S, KARIG D K, et al. Synthetic biology: new engineering rules for an emerging discipline [J]. Mol Syst Biol, 2006, 2(1): 2006–2028.

[29] CHUNG A L, JIN H L, HUANG L J, et al. Biosynthesis and characterization of poly (3-hydroxydodecanoate) by beta-oxidation inhibited mutant of Pseudomonas entomophila L48 [J]. Biomacromolecules, 2011, 12(10): 3559–3566.

[30] SUN F, ZHANG W B, MAHDAVI A, et al. Synthesis of bioactive protein hydrogels by genetically encoded SpyTag-SpyCatcher chemistry [J]. Proc Natl Acad Sci U S A, 2014, 111(31): 11269–11274.

[31] ZHONG C, GURRY T, CHENG A A, et al. Strong underwater adhesives made by self-assembling multi-protein nanofibres [J]. Nat Nanotechnol, 2014, 9(10): 858–866.

[32] WANG X, PU J, AN B, et al. Programming Cells for Dynamic Assembly of Inorganic Nano-Objects with Spatiotemporal Control [J]. Adv Mater, 2018, 30(16): e1705968.

[33] WANG X, ZHANG J, LI K, et al. Photocatalyst-mineralized biofilms as living bio-abiotic interfaces for single enzyme to whole-cell photocatalytic applications [J]. Sci Adv, 2022, 8(18): eabm7665.

[34] EINHAUS A, STEUBE J, FREUDENBERG R A, et al. Engineering a powerful green cell factory for robust photoautotrophic diterpenoid production [J]. Metab Eng, 2022, 73: 82–90.

[35] PADDON C J, WESTFALL P J, PITERA D J, et al. High-level semi-synthetic production of the potent antimalarial artemisinin [J]. Nature, 2013, 496(7446): 528–532.

[36] ZHANG H, LIAO G, LUO X, et al. Harnessing nature's biosynthetic capacity to facilitate total synthesis [J]. Natl Sci Rev, 2022, 9(11): nwac178.

[37] CHENG Q, XIANG L, IZUMIKAWA M, et al. Enzymatic total synthesis of enterocin polyketides [J]. Nat Chem Biol, 2007, 3(9): 557–558.

[38] HUFFMAN M A, FRYSZKOWSKA A, ALVIZO O, et al. Design of an in vitro biocatalytic cascade for the manufacture of islatravir [J]. Science, 2019, 366(6470): 1255–1259.

[39] HAMEDIRAD M, CHAO R, WEISBERG S, et al. Towards a fully automated algorithm driven platform for biosystems design [J]. Nat Commun, 2019, 10(1): 5150.

[40] LIU T, LI Y, ZHANG H, et al. An artificial intelligence model for malaria diagnosis [J]. SCIENTIA SINICA Vitae, 2023, 53(6): 876–884.

[41] LI J, LIU R, CHEN Y, et al. Computer-Aided Rational Engineering of Signal Sensitivity of Quorum Sensing Protein LuxR in a Whole-Cell Biosensor [J]. Front Mol Biosci, 2021, 8: 729350.

[42] TENG Y, YANG S, LIU R. Progress on neuromorphic computing based on biomolecules [J]. Chinese Science Bulletin, 2021, 66(31): 3944–3951.

[43] YANG S, LIU R, LIU T, et al. Constructing artificial neural networks using genetic circuits to realize neuromorphic computing [J]. Chinese Science Bulletin, 2021, 66(31): 3992–4002.

[44] DUAN F, CURTIS K L, MARCH J C. Secretion of insulinotropic proteins by commensal bacteria: rewiring the

gut to treat diabetes [J]. Appl Environ Microbiol, 2008, 74 (23): 7437–7438.

[45] NISSIM L, BAR–ZIV R H. A tunable dual–promoter integrator for targeting of cancer cells [J]. Mol Syst Biol, 2010, 6: 444.

[46] YANG N, WANG R, ZHAO Y. Revolutionize Genetic Studies and Crop Improvement with High–Throughput and Genome–Scale CRISPR/Cas9 Gene Editing Technology [J]. Mol Plant, 2017, 10 (9): 1141–1143.

[47] ABUDAYYEH O O, GOOTENBERG J S, KELLNER M J, et al. Nucleic Acid Detection of Plant Genes Using CRISPR–Cas13 [J]. Crispr j, 2019, 2 (3): 165–171.

[48] HUA K, ZHANG J, BOTELLA J R, et al. Perspectives on the Application of Genome–Editing Technologies in Crop Breeding [J]. Mol Plant, 2019, 12 (8): 1047–1059.

[49] CHEN H, ZENG Y, YANG Y, et al. Allele–aware chromosome–level genome assembly and efficient transgene–free genome editing for the autotetraploid cultivated alfalfa [J]. Nat Commun, 2020, 11 (1): 2494.

[50] DU M, ZHOU K, LIU Y, et al. A biotechnology–based male–sterility system for hybrid seed production in tomato [J]. Plant J, 2020, 102 (5): 1090–1100.

[51] LI C, LI W, ZHOU Z, et al. A new rice breeding method: CRISPR/Cas9 system editing of the Xa13 promoter to cultivate transgene–free bacterial blight–resistant rice [J]. Plant Biotechnol J, 2020, 18 (2): 313–315.

[52] LIU C, ZHONG Y, QI X, et al. Extension of the in vivo haploid induction system from diploid maize to hexaploid wheat [J]. Plant Biotechnol J, 2020, 18 (2): 316–318.

[53] LIU H J, JIAN L, XU J, et al. High–Throughput CRISPR/Cas9 Mutagenesis Streamlines Trait Gene Identification in Maize [J]. Plant Cell, 2020, 32 (5): 1397–1413.

[54] HOFFMANN H H, SANCHEZ–RIVERA F J, SCHNEIDER W M, et al. Functional interrogation of a SARS–CoV–2host protein interactome identifies unique and shared coronavirus host factors [J]. Cell Host Microbe, 2021, 29 (2): 267–280.

[55] KAISER J. Gene therapy beats premature–aging syndrome in mice [J]. Science, 2021, 371 (6525): 114.

[56] KULSUPTRAKUL J, WANG R, MEYERS N L, et al. A genome–wide CRISPR screen identifies UFMylation and TRAMP–like complexes as host factors required for hepatitis A virus infection[J]. Cell Rep, 2021, 34 (11): 108859.

[57] VICENCIO J, CERON J. A Living Organism in your CRISPR Toolbox: Caenorhabditis elegans Is a Rapid and Efficient Model for Developing CRISPR–Cas Technologies [J]. CRISPR J, 2021, 4 (1): 32–42.

[58] WILKINSON A C, DEVER D P, BAIK R, et al. Cas9–AAV6 gene correction of beta–globin in autologous HSCs improves sickle cell disease erythropoiesis in mice [J]. Nat Commun, 2021, 12 (1): 686.

[59] HUANG S, YAN Y, SU F, et al. Research progress in gene editing technology [J]. Front Biosci (Landmark Ed), 2021, 26 (10): 916–927.

[60] KIM Y G, CHA J, CHANDRASEGARAN S. Hybrid restriction enzymes: zinc finger fusions to Fok I cleavage domain [J]. Proc Natl Acad Sci U S A, 1996, 93 (3): 1156–1160.

[61] JOUNG J K, SANDER J D. TALENs: a widely applicable technology for targeted genome editing [J]. Nat Rev Mol Cell Biol, 2013, 14 (1): 49–55.

[62] CONG L, RAN F A, COX D, et al. Multiplex genome engineering using CRISPR/Cas systems [J]. Science, 2013, 339 (6121): 819–823.

[63] BARRANGOU R, FREMAUX C, DEVEAU H, et al. CRISPR provides acquired resistance against viruses in prokaryotes [J]. Science, 2007, 315 (5819): 1709–1912.

[64] ESVELT K M, MALI P, BRAFF J L, et al. Orthogonal Cas9 proteins for RNA–guided gene regulation and editing [J]. Nat Methods, 2013, 10 (11): 1116–1121.

[65] DOETSCHMAN T, GEORGIEVA T. Gene Editing With CRISPR/Cas9 RNA–Directed Nuclease [J]. Circ Res,

2017, 120(5): 876–894.

[66] YUMLU S, STUMM J, BASHIR S, et al. Gene editing and clonal isolation of human induced pluripotent stem cells using CRISPR/Cas9 [J]. Methods, 2017(121–122): 29–44.

[67] SHAO X, WU S, DOU T, et al. Using CRISPR/Cas9 genome editing system to create MaGA20ox2 gene-modified semi-dwarf banana [J]. Plant Biotechnol J, 2020, 18(1): 17–19.

[68] KANG Y K, KWON K, RYU J S, et al. Nonviral Genome Editing Based on a Polymer-Derivatized CRISPR Nanocomplex for Targeting Bacterial Pathogens and Antibiotic Resistance [J]. Bioconjug Chem, 2017, 28(4): 957–967.

[69] YUM S, LI M, CHEN Z J. Old dogs, new trick: classic cancer therapies activate cGAS [J]. Cell Res, 2020, 30(8): 639–648.

[70] ZHANG J, ZHOU Z, BAI J, et al. Disruption of MIR396e and MIR396f improves rice yield under nitrogen-deficient conditions [J]. Natl Sci Rev, 2020, 7(1): 102–112.

[71] HUANG L, ZHANG R, HUANG G, et al. Developing superior alleles of yield genes in rice by artificial mutagenesis using the CRISPR/Cas9 system [J]. The Crop Journal, 2018, 6(5): 475–481.

[72] KOMOR A C, KIM Y B, PACKER M S, et al. Programmable editing of a target base in genomic DNA without double-stranded DNA cleavage [J]. Nature, 2016, 533(7603): 420–424.

[73] WALTON R T, CHRISTIE K A, WHITTAKER M N, et al. Unconstrained genome targeting with near-PAMless engineered CRISPR-Cas9 variants [J]. Science, 2020, 368(6488): 290–296.

[74] REN B, YAN F, KUANG Y, et al. Improved Base Editor for Efficiently Inducing Genetic Variations in Rice with CRISPR/Cas9-Guided Hyperactive hAID Mutant [J]. Mol Plant, 2018, 11(4): 623–626.

[75] WANG T, BADRAN A H, Huang T P, et al. Continuous directed evolution of proteins with improved soluble expression [J]. Nat Chem Biol, 2018, 14(10): 972–980.

[76] DICKINSON B C, PACKER M S, BADRAN A H, et al. A system for the continuous directed evolution of proteases rapidly reveals drug-resistance mutations [J]. Nat Commun, 2014, 5: 5352.

[77] STERNKE M, TRIPP K W, BARRICK D. Consensus sequence design as a general strategy to create hyperstable, biologically active proteins [J]. Proc Natl Acad Sci U S A, 2019, 116(23): 11275–11284.

[78] GENY S, PICHARD S, BRION A, et al. Tagging Proteins with Fluorescent Reporters Using the CRISPR/Cas9 System and Double-Stranded DNA Donors [J]. Methods Mol Biol, 2021, 2247: 39–57.

[79] HWANG G H, BAE S. Web-Based Base Editing Toolkits: BE-Designer and BE-Analyzer [J]. Methods Mol Biol, 2021, 2189: 81–88.

[80] MIKI D, ZINTA G, ZHANG W, et al. CRISPR/Cas9-Based Genome Editing Toolbox for Arabidopsis thaliana [J]. Methods Mol Biol, 2021, 2200: 121–146.

[81] SAITO M, LADHA A, STRECKER J, et al. Dual modes of CRISPR-associated transposon homing [J]. Cell, 2021, 184(9): 2441–2453 e18.

[82] VAN VU T, THI HAI DOAN D, KIM J, et al. CRISPR/Cas-based precision genome editing via microhomology-mediated end joining [J]. Plant Biotechnol J, 2021, 19(2): 230–239.

[83] YANG Z, XU P. Implementing CRISPR-Cas12a for Efficient Genome Editing in Yarrowia lipolytica [J]. Methods Mol Biol, 2021, 2307: 111–121.

[84] SWARTS D C, VAN DER OOST J, Jinek M. Structural Basis for Guide RNA Processing and Seed-Dependent DNA Targeting by CRISPR-Cas12a [J]. Mol Cell, 2017, 66(2): 221–233 e4.

[85] HALPIN-HEALY T S, KLOMPE S E, STERNBERG S H, et al. Structural basis of DNA targeting by a transposon-encoded CRISPR-Cas system [J]. Nature, 2020, 577(7789): 271–274.

[86] STRECKER J, LADHA A, GARDNER Z, et al. RNA-guided DNA insertion with CRISPR-associated

transposases [J]. Science, 2019, 365 (6448): 48–53.

[87] RICE P A, CRAIGN L, DYDA F. Comment on "RNA–guided DNA insertion with CRISPR–associated transposases" [J]. Science, 2020, 368 (6495): eabb2022.

[88] STRECKER J, LADHA A, MAKAROVA K S, et al. Response to Comment on "RNA–guided DNA insertion with CRISPR–associated transposases" [J]. Science, 2020, 368 (6495): eabb2920.

[89] GOSHAYESHI L, YOUSEFI TAEMEH S, DEHDILANI N, et al. CRISPR/dCas9–mediated transposition with specificity and efficiency of site–directed genomic insertions [J]. FASEB J, 2021, 35 (2): e21359.

[90] MA S, TANG N, TIAN J. DNA synthesis, assembly and applications in synthetic biology [J]. Curr Opin Chem Biol, 2012, 16 (3–4): 260–267.

[91] KONG D S, CARR P A, CHEN L, et al. Parallel gene synthesis in a microfluidic device [J]. Nucleic Acids Res, 2007, 35 (8): e61.

[92] SHETTY R P, ENDY D, KNIGHT T F, Jr. Engineering BioBrick vectors from BioBrick parts [J]. J Biol Eng, 2008, 2: 5.

[93] ENGLER C, MARILLONNET S. Generation of families of construct variants using golden gate shuffling [J]. Methods Mol Biol, 2011, 729: 167–181.

[94] GIBSON D G, YOUNG L, CHUANG R Y, et al. Enzymatic assembly of DNA molecules up to several hundred kilobases [J]. Nat Methods, 2009, 6 (5): 343–345.

[95] GIBSON D G, SMITH H O, HUTCHISON C A, et al. Chemical synthesis of the mouse mitochondrial genome [J]. Nat Methods, 2010, 7 (11): 901–903.

[96] LIANG J, LIU Z, LOW X Z, et al. Twin–primer non–enzymatic DNA assembly: an efficient and accurate multi–part DNA assembly method [J]. Nucleic Acids Res, 2017, 45 (11): e94.

[97] CHEN K, ARNOLD F H. Tuning the activity of an enzyme for unusual environments: sequential random mutagenesis of subtilisin E for catalysis in dimethylformamide [J]. Proc Natl Acad Sci U S A, 1993, 90 (12): 5618–5622.

[98] TANG C–D, ZHANG Z, SHI H–L, et al. Directed evolution of formate dehydrogenase and its application in the biosynthesis of L–phenylglycine from phenylglyoxylic acid [J]. Molecular Catalysis, 2021, 513: 111666.

[99] FOX R J, DAVIS S C, MUNDORFF E C, et al. Improving catalytic function by ProSAR–driven enzyme evolution [J]. Nat Biotechnol, 2007, 25 (3): 338–344.

[100] KELWICK R, MACDONALD J T, WEBB A J, et al. Developments in the tools and methodologies of synthetic biology [J]. Front Bioeng Biotechnol, 2014, 2: 60.

[101] LI A, ACEVEDO–ROCHA C G, SUN Z, et al. Beating Bias in the Directed Evolution of Proteins: Combining High–Fidelity on–Chip Solid–Phase Gene Synthesis with Efficient Gene Assembly for Combinatorial Library Construction [J]. Chembiochem, 2018, 19 (3): 221–228.

[102] SUN Z, LONSDALE R, WU L, et al. Structure–Guided Triple–Code Saturation Mutagenesis: Efficient Tuning of the Stereoselectivity of an Epoxide Hydrolase [J]. ACS Catalysis, 2016, 6 (3): 1590–1597.

[103] XU J, CEN Y, SINGH W, et al. Stereodivergent Protein Engineering of a Lipase To Access All Possible Stereoisomers of Chiral Esters with Two Stereocenters [J]. J Am Chem Soc, 2019, 141 (19): 7934–7945.

[104] 祁延萍，朱晋，张凯，等. 定向进化在蛋白质工程中的应用研究进展 [J]. 合成生物学，2022, 3 (06): 1081–1108.

[105] PASCHKE M. Phage display systems and their applications [J]. Appl Microbiol Biotechnol, 2006, 70 (1): 2–11.

[106] LEE S Y, CHOI J H, XU Z. Microbial cell–surface display [J]. Trends Biotechnol, 2003, 21 (1): 45–52.

[107] VALENCIA C A, ZOU J, LIU R. In vitro selection of proteins with desired characteristics using mRNA–display

［J］. Methods，2013，60（1）：55–69.

［108］ESVELT K M，CARLSON J C，LIU D R. A system for the continuous directed evolution of biomolecules［J］. Nature，2011，472（7344）：499–503.

［109］WEBB B，SALI A. Comparative Protein Structure Modeling Using MODELLER［J］. Curr Protoc Bioinformatics，2016，54（1）：561–567.

［110］LEMAN J K，WEITZNER B D，LEWIS S M，et al. Macromolecular modeling and design in Rosetta：recent methods and frameworks［J］. Nat Methods，2020，17（7）：665–680.

［111］JUMPER J，EVANS R，PRITZEL A，et al. Highly accurate protein structure prediction with AlphaFold［J］. Nature，2021，596（7873）：583–589.

［112］PARK Y，STUKEY G J，JOG R，et al. Mutant phosphatidate phosphatase Pah1–W637A exhibits altered phosphorylation，membrane association，and enzyme function in yeast［J］. J Biol Chem，2022，298（2）：101578.

［113］TAN X，LETENDRE J H，COLLINS J J，et al. Synthetic biology in the clinic：engineering vaccines，diagnostics，and therapeutics［J］. Cell，2021，184（4）：881–898.

［114］杨益隆，徐俊杰. 新型疫苗研发与下一代技术［J］. 生物产业技术，2017（02）：43–50.

［115］BURNS C C，SHAW J，CAMPAGNOLI R，et al. Modulation of poliovirus replicative fitness in HeLa cells by deoptimization of synonymous codon usage in the capsid region［J］. J Virol，2006，80（7）：3259–3572.

［116］LE NOUEN C，BROCK L G，LUONGO C，et al. Attenuation of human respiratory syncytial virus by genome–scale codon–pair deoptimization［J］. Proc Natl Acad Sci U S A，2014，111（36）：13169–13174.

［117］L S，H X，X Z，et al. Generation of influenza A viruses as live but replication–incompetent virus vaccines［J］. Science，2016，354（6316）：1170–1173.

［118］SI L，SHEN Q，LI J，et al. Generation of a live attenuated influenza A vaccine by proteolysis targeting［J］. Nat Biotechnol，2022，40（9）：1370–1377.

［119］DING C，MA J，DONG Q，et al. Live bacterial vaccine vector and delivery strategies of heterologous antigen：A review［J］. Immunol Lett，2018（197）：70–77.

［120］WANG W，XU H，YE Q，et al. Systemic immune responses to irradiated tumours via the transport of antigens to the tumour periphery by injected flagellate bacteria［J］. Nat Biomed Eng，2022，6（1）：44–53.

［121］BUMANN D，BEHRE C，BEHTR K，et al. Systemic，nasal and oral live vaccines against Pseudomonas aeruginosa：a clinical trial of immunogenicity in lower airways of human volunteers［J］. Vaccine，2010，28（3）：707–713.

［122］DHARMASENA M N，OSORIO M，FILIPOVA S，et al. Stable expression of Shigella dysenteriae serotype 1 O–antigen genes integrated into the chromosome of live Salmonella oral vaccine vector Ty21a［J］. Pathog Dis，2016，74（8）：ftw098.

［123］T A，D B，HJ E，et al. Correlation of T cell response and bacterial clearance in human volunteers challenged with Helicobacter pylori revealed by randomised controlled vaccination with Ty21a–based Salmonella vaccines［J］. Gut，2008，57（8）：1065–1072.

［124］FRANCIS M J. Recent Advances in Vaccine Technologies［J］. Vet Clin North Am Small Anim Pract，2018，48（2）：231–241.

［125］耿淑帆，吴丹，余文周. 新型冠状病毒重组蛋白疫苗研发进展［J］. 中国疫苗和免疫，2020，26（06）：718–724.

［126］杨潇逸，陈娟，严舒，等. 全球重组蛋白疫苗研发态势简析［J］. 中国药业，2022，31（19）：8–12.

［127］CRANK M C，RUCKWARDT T J，CHEN M，et al. A proof of concept for structure–based vaccine design targeting RSV in humans［J］. Science，2019，365（6452）：505–509.

［128］LIANG J G，SU D，SONG T Z，et al. S-Trimer，a COVID-19 subunit vaccine candidate，induces protective immunity in nonhuman primates［J］. Nat Commun，2021，12（1）：1346.

［129］XU K，AN Y，LI Q，et al. Recombinant chimpanzee adenovirus AdC7 expressing dimeric tandem-repeat spike protein RBD protects mice against COVID-19［J］. Emerg Microbes Infect，2021，10（1）：1574-1588.

［130］YANG S，LI Y，DAI L，et al. Safety and immunogenicity of a recombinant tandem-repeat dimeric RBD-based protein subunit vaccine（ZF2001）against COVID-19 in adults：two randomised，double-blind，placebo-controlled，phase 1 and 2 trials［J］. Lancet Infect Dis，2021，21（8）：1107-1119.

［131］NEEK M，KIM T I，WANG S W. Protein-based nanoparticles in cancer vaccine development［J］. Nanomedicine，2019，15（1）：164-174.

［132］CHEN J，WANG P，YUAN L，et al. A live attenuated virus-based intranasal COVID-19 vaccine provides rapid，prolonged，and broad protection against SARS-CoV-2［J］. Sci Bull（Beijing），2022，67（13）：1372-1387.

［133］CHARLTON HUME H K，VIDIGAL J，CARRONDO M J T，et al. Synthetic biology for bioengineering virus-like particle vaccines［J］. Biotechnol Bioeng，2019，116（4）：919-935.

［134］KIM C，KIM J D，SEO S U. Nanoparticle and virus-like particle vaccine approaches against SARS-CoV-2［J］. J Microbiol，2022，60（3）：335-346.

［135］TAN T K，RIJAL P，RAHIKAINEN R，et al. A COVID-19 vaccine candidate using SpyCatcher multimerization of the SARS-CoV-2 spike protein receptor-binding domain induces potent neutralising antibody responses［J］. Nat Commun，2021，12（1）：542.

［136］WALLS A C，FIALA B，SCHAFER A，et al. Elicitation of Potent Neutralizing Antibody Responses by Designed Protein Nanoparticle Vaccines for SARS-CoV-2［J］. Cell，2020，183（5）：1367-1382 e17.

［137］WEIDENBACHER P A，SANYAL M，FRIEDLAND N，et al. A ferritin-based COVID-19nanoparticle vaccine that elicits robust，durable，broad-spectrum neutralizing antisera in non-human primates［J］. Nat Commun，2023，14（1）：2149.

［138］PAN C，WU J，QING S，et al. Biosynthesis of Self-Assembled Proteinaceous Nanoparticles for Vaccination［J］. Adv Mater，2020，32（42）：e2002940.

［139］SHI Y，PAN C，WANG K，et al. Construction of Orthogonal Modular Proteinaceous Nanovaccine Delivery Vectors Based on mSA-Biotin Binding［J］. Nanomaterials（Basel），2022，12（5）：734.

［140］K C，R Z，Y L，et al. Bioengineered bacteria-derived outer membrane vesicles as a versatile antigen display platform for tumor vaccination via Plug-and-Display technology［J］. Nat Commun，2021，12（1）：2041.

［141］SAADE F，PETROVSKY N. Technologies for enhanced efficacy of DNA vaccines［J］. Expert Rev Vaccines，2012，11（2）：189-209.

［142］YANG B，JEANG J，YANG A，et al. DNA vaccine for cancer immunotherapy［J］. Hum Vaccin Immunother，2014，10（11）：3153-3164.

［143］FIORETTI D，IURESCIA S，FAZIO V M，et al. DNA vaccines：developing new strategies against cancer［J］. J Biomed Biotechnol，2010，2010：174378.

［144］CONFORTI A，SALVATORI E，LIONE L，et al. Linear DNA amplicons as a novel cancer vaccine strategy［J］. J Exp Clin Cancer Res，2022，41（1）：195.

［145］LEITNER W W，HWANG L N，DEVEER M J，et al. Alphavirus-based DNA vaccine breaks immunological tolerance by activating innate antiviral pathways［J］. Nat Med，2003，9（1）：33-39.

［146］KON E，ELIA U，PEER D. Principles for designing an optimal mRNA lipid nanoparticle vaccine［J］. Curr Opin Biotechnol，2022，73：329-336.

［147］CHAUDHARY N，WEISSMAN D，WHITEHEAD K A. mRNA vaccines for infectious diseases：principles， delivery and clinical translation [J]. Nat Rev Drug Discov, 2021, 20 (11): 817–838.

[148] XU S, YANG K, LI R, et al. mRNA Vaccine Era–Mechanisms, Drug Platform and Clinical Prospection [J]. Int J Mol Sci, 2020, 21 (18): 6582.

[149] LINARES–FERNANDEZ S, LACROIX C, EXPOSITO J Y, et al. Tailoring mRNA Vaccine to Balance Innate/Adaptive Immune Response [J]. Trends Mol Med, 2020, 26 (3): 311–323.

[150] N P, MJ H, FW P, et al. mRNA vaccines – a new era in vaccinology[J]. Nat Rev Drug Discov, 2018, 17 (4): 261–279.

[151] KOZAK M. At least six nucleotides preceding the AUG initiator codon enhance translation in mammalian cells [J]. J Mol Biol, 1987, 196 (4): 947–950.

[152] BARBIER A J, JIANG A Y, ZHANG P, et al. The clinical progress of mRNA vaccines and immunotherapies [J]. Nat Biotechnol, 2022, 40 (6): 840–854.

[153] ANDERSON B R, MURAMATSU H, JHA B K, et al. Nucleoside modifications in RNA limit activation of 2′, 5′ –oligoadenylate synthetase and increase resistance to cleavage by RNase L [J]. Nucleic Acids Res, 2011, 39 (21): 9329–9338.

[154] GUSTAFSSON C, GOVINDARAJAN S, MINSHULL J. Codon bias and heterologous protein expression [J]. Trends Biotechnol, 2004, 22 (7): 346–353.

[155] HAJJ K A, WHITEHEAD K A. Tools for translation: non–viral materials for therapeutic mRNA delivery [J]. Nature Reviews Materials, 2017, 2 (10): 17056.

[156] KAMIMURA K, SUDA T, ZHANG G, et al. Advances in Gene Delivery Systems [J]. Pharmaceut Med, 2011, 25 (5): 293–306.

[157] RAMACHANDRAN S, SATAPATHY S R, DUTTA T. Delivery Strategies for mRNA Vaccines [J]. Pharmaceut Med, 2022, 36 (1): 11–20.

[158] FENTON O S, KAUFFMAN K J, MCCLELLAN R L, et al. Bioinspired Alkenyl Amino Alcohol Ionizable Lipid Materials for Highly Potent In Vivo mRNA Delivery [J]. Adv Mater, 2016, 28 (15): 2939–2943.

[159] CJ M, NI B, OA H, et al. Enhanced mRNA delivery into lymphocytes enabled by lipid–varied libraries of charge–altering releasable transporters [J]. Proc Natl Acad Sci U S A, 2018, 115 (26): E5859–E5866.

[160] QU L, YI Z, SHEN Y, et al. Circular RNA vaccines against SARS–CoV–2 and emerging variants [J]. Cell, 2022, 185 (10): 1728–1744 e16.

[161] DOW J M, MAURI M, SCOTT T A, et al. Improving protein glycan coupling technology (PGCT) for glycoconjugate vaccine production [J]. Expert Rev Vaccines, 2020, 19 (6): 507–527.

[162] 潘超，朱力，王恒樑. 生物法制备细菌多糖结合疫苗的研究进展 [J]. 中国科学基金, 2020, 34 (05): 594–601.

[163] PENG Z, WU J, WANG K, et al. Production of a Promising Biosynthetic Self–Assembled Nanoconjugate Vaccine against Klebsiella Pneumoniae Serotype O2 in a General Escherichia Coli Host [J]. Adv Sci (Weinh), 2021, 8 (14): e2100549.

[164] 邓国英，桑彤，杨淑凤. 细菌多糖结合疫苗的研究进展 [J]. 生命科学, 2022, 34 (01): 39–44.

[165] F M, F M, F N, et al. GMMA–Based Vaccines: The Known and The Unknown [J]. Front Immunol, 2021, 12: 715393.

[166] MICOLI F, MACLENNAN C A. Outer membrane vesicle vaccines [J]. Semin Immunol, 2020, 50: 101433.

[167] BALHUIZEN M D, VELDHUIZEN E J A, HAAGSMAN H P. Outer Membrane Vesicle Induction and Isolation for Vaccine Development [J]. Front Microbiol, 2021, 12: 629090.

[168] CW O, AGW N, AS S, et al. A Phase 2a Randomized Study to Evaluate the Safety and Immunogenicity of the 1790GAHB Generalized Modules for Membrane Antigen Vaccine against Shigella sonnei Administered

Intramuscularly to Adults from a Shigellosis-Endemic Country [J]. Front Immunol, 2017, 8: 1884.

[169] MICOLI F, RONDINI S, ALFINI R, et al. Comparative immunogenicity and efficacy of equivalent outer membrane vesicle and glycoconjugate vaccines against nontyphoidal Salmonella[J]. Proc Natl Acad Sci U S A, 2018, 115(41): 10428-10433.

[170] JC S, JAROENTOMEECHAI T, TD M, et al. On-demand, cell-free biomanufacturing of conjugate vaccines at the point-of-care [J]. bioRxiv, 2019: 681841.

[171] HERSHEWE J M, WARFEL K F, IYER S M, et al. Improving cell-free glycoprotein synthesis by characterizing and enriching native membrane vesicles [J]. Nat Commun, 2021, 12(1): 2363.

[172] WATSON J L, JUERGENS D, BENNETT N R, et al. De novo design of protein structure and function with RFdiffusion [J]. Nature, 2023: https://doi.org/10.1038/s41586-023-06415-8.

[173] GASPERINI G, RASO M M, SCHIAVO F, et al. Rapid generation of Shigella flexneri GMMA displaying natural or new and cross-reactive O-Antigens [J]. NPJ Vaccines, 2022, 7(1): 69.

[174] BALAKRISHNAN R, MORI M, SEGOTA I, et al. Principles of gene regulation quantitatively connect DNA to RNA and proteins in bacteria [J]. Science, 2022, 378(6624): eabk2066.

[175] BALE J B, GONEN S, LIU Y, et al. Accurate design of megadalton-scale two-component icosahedral protein complexes [J]. Science, 2016, 353(6297): 389-394.

[176] ARUNACHALAM P S, WALLS A C, GOLDEN N, et al. Adjuvanting a subunit COVID-19 vaccine to induce protective immunity [J]. Nature, 2021, 594(7862): 253-258.

[177] HUANG B, XU Y, HU X, et al. A backbone-centred energy function of neural networks for protein design [J]. Nature, 2022, 602(7897): 523-528.

[178] SEGEL M, LASH B, SONG J, et al. Mammalian retrovirus-like protein PEG10 packages its own mRNA and can be pseudotyped for mRNA delivery [J]. Science, 2021, 373(6557): 882-889.

[179] FREDENS J, WANG K, DE LA TORRE D, et al. Total synthesis of Escherichia coli with a recoded genome [J]. Nature, 2019, 569(7757): 514-518.

[180] SPINCK M, PIEDRAFITA C, ROBERTSON W E, et al. Genetically programmed cell-based synthesis of non-natural peptide and depsipeptide macrocycles [J]. Nat Chem, 2023, 15(1): 61-69.

[181] KURTZ C B, MILLET Y A, PUURUNEN M K, et al. An engineered E. coli Nissle improves hyperammonemia and survival in mice and shows dose-dependent exposure in healthy humans [J]. Sci Transl Med, 2019, 11(475): eaau7975.

[182] YAN X, LIU X Y, ZHANG D, et al. Construction of a sustainable 3-hydroxybutyrate-producing probiotic Escherichia coli for treatment of colitis [J]. Cell Mol Immunol, 2021, 18(10): 2344-2357.

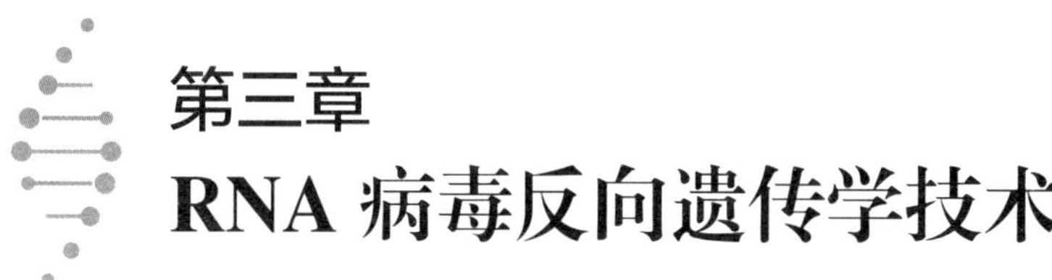

第三章 RNA 病毒反向遗传学技术

第一节　概述

经典遗传学通过观察表型，由“性状”来推断物种基因型的构成及其功能，反向遗传学（reverse genetics）是与经典遗传学研究思路相反的研究方法，即通过改变基因构成观察物种“性状”的变化来分析基因的功能。现代分子生物学技术、分子病毒学技术和核酸测序技术的进步是反向遗传学得以建立和发展的技术基础。从方法学的角度而言，病毒反向遗传学就是通过对病毒基因进行修饰，如基因碱基突变以及核酸插入、缺失和重组等，获得具有感染性的病毒 DNA 基因组或 RNA 基因组或其 cDNA 克隆，经转染细胞生成重组病毒，从而来研究病毒基因结构和功能以及减毒活疫苗（live-attenuated vaccine，LAV）的方法和策略。因此，DNA 和 RNA 病毒反向遗传学方法拓展了病毒学基础研究的手段，可更加高效开展病毒基因及其编码蛋白和结构域的功能、病毒蛋白与细胞的相互作用和确定病毒致病因素等研究，同时，通过构建表达报告蛋白（绿色荧光蛋白、虫荧光素酶）的重组病毒，可更好阐明病毒入侵宿主的分子机制及进行高通量抗病毒药物筛选和中和抗体分析等。本章将主要介绍 RNA 病毒反向遗传学技术在 RNA 病毒疫苗研发上的应用。

一、背景

疫苗是科学发展、工业制造、健康愿景和市场经济共同成就的最有显示度的人类文明之一，是科学与技术的结晶。脊髓灰质炎病毒（Poliovirus，PV）、麻疹病毒（Measles virus，MV）、腮腺炎病毒（Mumps virus，MuV）和风疹病毒（Rubella virus，RUV）等疫苗的广泛应用，使这些病毒所导致的严重损害人类健康的传染病的发病率和死亡率下降了 95% 以上[1]。然而，气候变化、生态破坏、全球化和全球经济的不平衡发展等不但导致病毒宿主范围扩大和跨物种传播事件呈现增加趋势，而且疫苗覆盖范围不足等问题也一直存在，这使得新发及再发传染病对全球健康构成的威胁远未消除。因此迫切需要 RNA 病毒反向遗传学等新技术加快周期短、成本低、免疫原性强和安全性好的新型疫苗的研发。

通过分离来自不同宿主的病毒，或将致病性强的病毒在非人灵长类等动物来源的细胞或动物宿主中连续传代（正向遗传学，通过适应新环境改变生物原有遗传性状），或采用理化方法等对致病性强的病毒进行减毒或灭活，从而获得无毒或减毒疫苗的传统方法，为人类预防病毒感染、减轻传染病的致病率、致残率和致死率做出了巨大贡献。随着科技的进步，我们现在可以通过直接对病毒的基因组进行靶向突变（反向遗传学，直接改变病毒基因组以产生致病基因功能减弱和缺失相关的减毒表型）获得更加安全有效的 LAV 或可复制的减毒疫苗。这些成就归功于重组 DNA 技术和病毒反向遗传学技术的建立和应用，不仅极大革新了人们认识病毒复制和致病机制的方法，而且开创了以靶向修饰和定向减毒“理性设计”病毒疫苗的先河。

通过病毒反向遗传学操作收获具有新的表型和感染能力的重配或重组病毒，该过程通常又被称为病毒拯救（rescue of virus）。成熟、完善的重组 DNA 技术，使得腺病毒（Adenovirus，AdV）和痘苗病毒（Vaccinia virus，VV）等 DNA 病毒的反向遗传学操作相对简单、易行。而 RNA 病毒的反向遗传学技术则相对复杂，需要首先获得 RNA 病毒基因组的感染性 DNA 拷贝或 cDNA 向转录产生病毒感染性 RNA 基因组，才能进行基因修饰等操作，而且不同 RNA 病毒的反向遗传学技术也存在一定差异。总之，RNA 病毒反向遗传学技术的出现，让人们得以靶向改变 RNA 病毒基因，从而为病毒学研究及造福人类健康提供创新性的手段和工具。

单股正链 RNA 病毒（single-stranded positive-sense RNA viruses，+ssRNA 病毒，简称正链 RNA 病毒）基因组结构相对简单，感染细胞后、病毒基因组可直接进行翻译及启动复制过程。1978 年，谷口忠继（Tadatsugu Taniguch）等[2]成功构建及拯救了 Qβ 噬菌体感染性克隆及 Qβ 噬菌体，从此拉开了 RNA 病毒反向遗传学研究的序幕。1981 年文森特・R・拉卡尼洛（Vincent R. Racaniello）等[3]通过反向遗传学技术获得了第一个编码 PV 全基因组感染性 cDNA 的质粒，并首次成功拯救出动物 RNA 病毒，在病毒反向遗传学技术发展史上具有里程碑意义。从那时起，已通过反向遗传学技术克隆了几乎所有主要病毒家族的感染性 cDNA、并以基于质粒体系的反向遗传学方法完成了感染性病毒的拯救（表 3-1）。

需要指出的是，早期以反向遗传学方法拯救负链 RNA（negative-sense RNA viruses）病毒和双链 RNA 病毒（double-stranded RNA viruses，dsRNA 病毒）时，会使用野生型病毒作为辅助病毒提供 RNA 复制需要的 RNA 依赖的 RNA 聚合酶（RNA-dependent RNA polymerase，RdRp）及核糖核蛋白复合物（ribonucleoprotein complexes，RNPs）中的其他结构蛋白，病毒拯救过程比较复杂（见本章第 2 节及第 3 节内容）。目前，用于设计和拯救 LAV 的反向遗传学技术和方法已经不再需要辅助病毒，只需要提供单个或多个质粒就能实现 RNA 病毒的拯救。

负链 RNA 病毒共有两种，分别是单股负链 RNA 病毒（single-stranded negative-sense RNA viruses，-ssRNA 病毒）和负链分节段的 RNA 病毒（segmented negative-sense RNA viruses）。

表 3-1　基于质粒体系的反向遗传学方法已拯救的不同病毒科的首个动物 RNA 病毒

基因组	分类 / 科	病毒	时间
正链 RNA	小 RNA 病毒	脊髓灰质炎病毒	1981[3]
	黄病毒	黄热病病毒	1989[4]
	冠状病毒	传染性胃肠炎冠状病毒	2000[5]
	披膜病毒	基孔肯雅病毒	2014[6]
负链 RNA	博尔纳病病毒	博尔纳病病毒	2005[7]
	弹状病毒	狂犬病毒	1994[8]
	副黏病毒	仙台病毒	1995[9]

续表

基因组	分类 / 科	病毒	时间
负链 RNA	肺炎病毒	呼吸道合胞病毒	1995[10]
	布尼亚病毒	布尼亚韦拉病毒	1996[11]
	正黏病毒	流感病毒	1999[12]
	沙粒病毒	淋巴细胞性脉络膜脑膜炎病毒	2006[13]
双链 RNA	双 RNA 病毒	传染性法氏囊病毒	1996[14]
	呼肠孤病毒	轮状病毒	2017[15]

二、优势与局限性

值得指出的是，和亚单位疫苗（subunit vaccine）及灭活疫苗（inactivated vaccine）等非活（non-living）疫苗相比，可复制的 LAV 等疫苗可经自然感染途径进行接种，能更好诱导黏膜及系统免疫应答，产生更有效的减轻疾病传播及减轻疾病严重程度的保护性免疫，因此要预防严重急性呼吸综合征冠状病毒 2（Severe acute respiratory syndrome coronavirus 2，SARS-CoV-2）、PV 和轮状病毒（Rotavirus，RV）等通过呼吸道或消化道等黏膜途径感染宿主的 RNA 病毒，更适合开发 LAV 疫苗；LAV 疫苗能够表达病毒几乎所有的蛋白，可刺激宿主产生中和抗体应答及细胞免疫应答，由于 T 细胞抗原表位更加保守，应对 SARS-CoV-2 容易产生变异株的病毒感染，能诱导细胞免疫的 LAV 疫苗往往会发挥更好的作用；对有包膜的病毒，其 LAV 疫苗表面存在的融合糖蛋白（fusion glycoprotein，F）如 RSV 的 F 蛋白，主要以融合前形式存在，可诱导产生更强保护作用的中和抗体；LAV 疫苗还具有制备成本低和便于接种等优点。

然而，以传统的方法制备 LAV 费时费力，而且存在接种人群后毒力返祖、恢复更具致病性表型的安全风险，在极少数免疫缺陷的受种者或未接种疫苗人群甚至会引起麻痹。例如 PV 的口服活疫苗（oral poliovirus vaccine，OPV）接种免疫缺陷儿童会发生疫苗相关的麻痹型脊髓灰质炎（vaccine-associated paralytic poliomyelitis，VAPP）病例。毒力返祖的 OPV 毒株，一旦感染未接种疫苗的儿童或成年人，还会发生疫苗衍生的麻痹型脊髓灰质炎（vaccine-derived paralytic poliomyelitis，VDPP）病例。

与传统方法相比，采用反向遗传学技术构建和制备 LAV 的主要优点有：①LAV 的研发周期将大大缩短，以基因序列信息和基因操作为基础建立的反向遗传学方法，其本质就是用分子生物学、病毒学和细胞生物学以及动物实验等完成减毒株的构建和拯救，以及生物学特征或表型分析，而关键的病毒基因改造或修饰工作可通过核酸缺失、核酸插入和碱基突变等方法快速完成，可大大缩短 LAV 研发及制备周期，有望在流行性感冒病毒（Influenza virus，IV，简称流感病毒）等大流行的早期、及时获得有效的流感减毒活疫苗（live-attenuated influenza vaccine，LAIV）。②LAV 的遗传稳定性将大大提高，反向遗传学操作与病毒蛋白功能和病毒全基因组信息的结合，使得“有的放矢”地开展 LAV 的“理性设计”成为可能，可通过基因缺失及密码子去优化等精准、定向操作同时实现稳定减毒及增强免疫原性，更好避免因个别、关键碱基回复突变引起的毒力返祖等问题，减轻人们对传统 LAV 存在的安全性担忧。③LAV 有望成为可预防高致病性病毒感染的有效方法，高致病性禽流感等病毒存在极高的生物安全风险，直接对这些病毒的基因组进行操作、并拯救获得减毒株缺乏可行性，通过反向遗传学方法可方便实现将具有高复制滴度的及减毒的亲本株（parent strain）或供体株（donor strain）的基因组与来自高致病性流行株或变异体病毒的中和抗原编码基因进行快速重组，以获得可大量制备及免疫原性强的种子病毒。

利用反向遗传学方法提高LAV疫苗安全性的一个例子是如何降低因OPV疫苗Ⅱ型疫苗株病毒毒力回复而导致的VAPP病例，可以通过反向遗传学操作对该疫苗株病毒的5′-UTR的V结构域、Cre元件和RdRp编码基因等进行遗传学修饰，得到更加稳定的新型OPV疫苗Ⅱ型疫苗株病毒nOPV2[16]，儿童接种结果显示疫苗的安全性显著提高[17]。

值得指出的是，受到T7RNA聚合酶（T7RNA polymerase，T7RNAP）合成RNA病毒基因组效率、产生的RNA病毒基因组极性（Polarity）和能否产生病毒基因组精准的3′和5′末端等影响，利用反向遗传学技术拯救重组RNA病毒、尤其是负链RNA病毒的效率仍然较低；但不可否认的是自RNA病毒反向遗传学技术建立以来，在RNA病毒基础研究及其疫苗研发上已经、并将继续取得新进展和新突破，这极大拓展了RNA病毒基础及应用研究的空间。同时，我们也应该看到RNA病毒疫苗研发成功与否，新技术、新方法固然重要，但其根本上仍然取决于在病毒复制机制、致病性和免疫逃逸机制等研究上取得的新成果，或者说决定疫苗安全性和有效性的主要推手首当其冲的是基础研究，其次才是技术；另外，作为合成生物学的一种重要手段，RNA病毒反向遗传学是一把双刃剑，应该严格按照国家生物安全法的要求开展工作，充分发挥其积极效果、避免发生不利影响。

第二节 技术路线

RNA病毒存在许多共同的生物学特征，比如RNA病毒都是通过病毒自身的RdRp合成基因组，除了流感病毒外，所有RNA病毒都在宿主细胞浆而不是细胞核中复制，与DNA病毒的DNA依赖的DNA聚合酶（DNA-dependent DNA polymerase，DdDp）相比，RdRp大都缺乏校正功能，因此RNA病毒基因组更易发生变异，根据病毒基因组能否作为mRNA直接结合宿主细胞核糖体合成蛋白质及其mRNA的合成机制，RNA病毒可分为正链RNA病毒、负链RNA病毒和双链RNA病毒。对于正链RNA病毒，如PV，在进入宿主细胞和脱壳后，基因组RNA可以直接被宿主核糖体翻译产生病毒蛋白产物。基于上述特征，大多数正链RNA病毒反向遗传学系统大都是将病毒转录启动子（如T7或CMV）控制下的编码病毒基因组感染性cDNA的质粒或在体外直接转录产生或递送到细胞中转录产生感染性的病毒RNA[5, 18-24]，可比较方便地实现拯救、获得重组RNA病毒。由于RNA病毒生活史中不存在DNA阶段，要实现对RNA病毒基因组进行分子操作和修饰，需要利用分子生物学技术，通过合成病毒RNA基因组的感染性cDNA才能实现。

负链RNA病毒和双链RNA病毒反向遗传学系统相对复杂（图3-1），通常需要辅助病毒或者额外引入RdRp和其他必需蛋白以启动基因组复制。一种替代方法是使用宿主聚合酶PolⅡ和PolⅠ同时实现病毒mRNA和基因组RNA的合成[25, 26]，这种方法简化了质粒转染的流程，提高了重组病毒的拯救效率，已成功应用于IV、沙粒病毒（Arenavirus）等分节段负链RNA病毒的反向遗传学研究[13]。

利用常规分子生物学操作，获得RNA病毒感染性cDNA克隆效率较低，有时甚至难以成功，而使用细菌人工染色体（bacterial artificial chromosome，BAC）往往会得到满意结果。BAC来源于细菌

F 质粒，可以在大肠埃希菌中以单拷贝形式存在，遗传稳定，多年来一直被用于拯救分子量较大的 DNA 病毒。BAC 的遗传稳定的特性使其在重组 RNA 病毒平台中得到很好的应用。已有多个正链和负链 RNA 病毒使用 BAC 作为反向遗传学载体平台[27-36]。

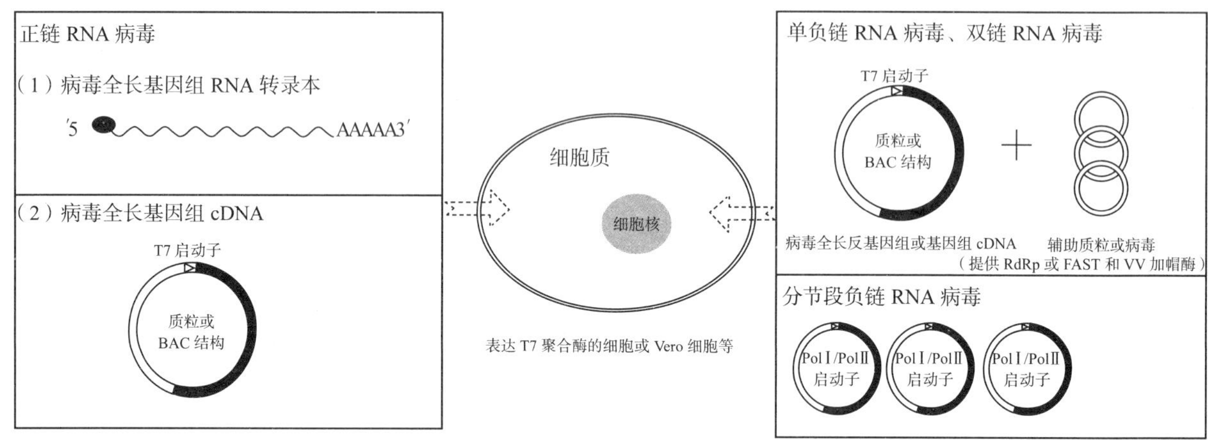

图 3-1　RNA 病毒反向遗传学平台

正链 RNA 病毒反向遗传操作可直接导入在体外转录获得的病毒全长基因组或导入编码全长基因组 cDNA 的质粒或细菌人工染色体（BAC），使用 T7 启动子控制转录时需与表达 T7 聚合酶的细胞组合使用。负链 RNA 病毒反向遗传学操作通常将编码正链全长反基因组 cDNA 的质粒与辅助病毒或辅助质粒结合，经转染或电穿孔到许可细胞。双链 RNA 病毒的拯救也是转染由 T7 启动子控制的编码各节段全长正链基因组 cDNA 的质粒，同时转染由 Pol Ⅱ 启动子控制的编码尼尔森湾正呼肠孤病毒（NBV）融合相关的小跨膜（FAST）蛋白和痘苗病毒（VV）加帽酶的质粒。分节段负链 RNA 病毒可使用宿主聚合酶Ⅰ（Pol Ⅰ）和Ⅱ（Pol Ⅱ）启动子单独或双向驱动病毒全长基因组 RNA 和 mRNA 的合成。

第三节　实例及应用

一、正链 RNA 病毒反向遗传学和疫苗设计

正链 RNA 病毒基因组进入宿主细胞后，可直接作为 mRNA 翻译出一种或多种大分子多聚蛋白，再经宿主或病毒的蛋白酶进一步加工产生病毒的结构和功能蛋白。尽管已有许多不同的反向遗传学方法被用于产生正链 RNA 病毒，但几乎所有平台都有一个共同的目标，即直接引入正链 RNA 病毒基因组体外转录本或在许可细胞内从病毒基因组的感染性 cDNA 克隆从头合成。下面，以与人类健康关系密切的常见正链 RNA 病毒如小 RNA 病毒（Picornavirus）、冠状病毒（Coronavirus）和黄病毒（Flavivirus）等为例，简介其感染性病毒克隆的获得方法及其在疫苗开发上的应用。

（一）小 RNA 病毒

小 RNA 病毒是一类无包膜正链 RNA 病毒，可感染多种人类和动物宿主。人类小 RNA 病毒可引起从普通感冒、肺炎、脑炎到脊髓灰质炎等多种疾病。小 RNA 病毒由二十面体衣壳及其包裹的大小为 7~9 kb 的 RNA 基因组组成。PV 和鼻病毒（Rhinovirus，RhV）仍然是迄今为止研究最为广泛的两种小 RNA 病毒，并已成为开展 RNA 病毒生物学、发病机制和流行病学研究的模式病毒。自 20 世纪 50 年代成功开发 PV 疫苗以来，在全球范围内成功进行了大规模的免疫接种，由于人类是 PV 唯一宿主，人们希望像消灭天花病毒一样消灭 PV，为此 WHO 提出全球消灭脊髓灰质炎的行动计划。目

前看来，大量无症状感染者及一些 VAPP 和 VDPP 病例的存在，要实现 PV 消除目标仍然面临较大挑战、需要付出更大的努力。PV 疫苗并非最早用于预防人类感染 RNA 病毒的疫苗，但 PV 疫苗取得的巨大成功及其影响力极大激发了人们研发其他人类病原体疫苗的热情，同时也推动了人们对 RNA 病毒及其生物学特征开展持续的、创新性研究。PV 疫苗共有两种，PV 灭活疫苗（Inactivated poliovirus vaccine，IPV）和 PV 口服活疫苗 OPV，因疫苗分别由乔纳斯·索尔克（Jonas Salk）和阿尔伯特·萨宾（Albert Sabin）发明，也称为 Salk 疫苗和 Sabin 疫苗。1981 年，文森特·R·拉卡尼洛和戴维·巴尔的摩（David Baltimore）将编码 PV 全基因组的 cDNA 克隆转染细胞、并拯救出感染性病毒[3]。虽然最初对从质粒中的 cDNA 克隆产生感染性 RNA 病毒的机制并不清楚，但借鉴文森特·R·拉卡尼洛和戴维·巴尔的摩使用的方法，其他小 RNA 病毒的反向遗传学系统被迅速开发出来，包括 B 组柯萨奇病毒（Coxsackievirus，CV）[37]、RhV[38]、甲型肝炎病毒（Hepatitis A virus，HAV）[39]、泰勒鼠脑脊髓炎病毒（Theiler's murine encephalomyelitis virus，TMEV）[40]、口蹄疫病毒（Foot-and-mouth disease virus，FMDV）[41]、猪水疱病病毒（Swine vesicular disease virus，SVDV）[42]和两种埃可病毒（Echovirus，EV）[43，44]。随着人们对以质粒传递基因的认识和操作水平的提高，逐步建立了更有效的基于 cDNA 的反向遗传学系统，并成为当今拯救小 RNA 病毒的主要方法。

RhV 是世界范围内引起普通感冒的主要病原，60 多年来一直受到人们普遍关注和研究。尽管已经建立可成功拯救 RhV 的反向遗传学平台，迄今还没有市售的 RhV 疫苗。目前在自然界中流行的 RhV 共有 3 组（A、B 和 C 组）、血清型达 160 多种，要开发出具有广谱保护效果的 RhV 疫苗面临巨大挑战[45-47]。RhV 的衣壳由四种不同的蛋白（VP1、VP2、VP3 和 VP4）组成，均具有免疫原性，可诱导产生交叉反应性抗体[45，48-50]。然而，要诱导对 RhV 具有广谱保护作用的中和抗体需要利用几种不同血清型特异的衣壳蛋白制备多价疫苗，这种多价疫苗还要确保能提供足够有效的广谱的记忆性免疫。VP0（VP2 和 VP4 的前体）已被证明含有在 A 和 B 组 RhV 中高度保守的结构域，与促进 Th1 的佐剂组合在小鼠中诱导了不同血清型之间的交叉免疫应答[48]。保守表位的发现及在 RhV 小鼠感染模型和新型脊髓灰质炎 - 鼻病毒嵌合病毒或新的反向遗传学平台研究上取得的新进展，为 RhV 广谱疫苗的研发带来了新机遇[51-53]。

（二）冠状病毒

冠状病毒是有包膜的、基因组最大的正链 RNA 病毒，病毒基因组大小 26~32 kb 不等[54]。人类冠状病毒可感染上、下呼吸道，疾病的严重程度从普通感冒到新型冠状病毒肺炎（Coronavirus disease 2019，COVID-19，简称新冠肺炎）。在过去的 20 年中，已经发现了多种新的人类冠状病毒，包括严重急性呼吸综合征冠状病毒（Severe acute respiratory syndrome coronavirus，SARS-CoV）、中东呼吸综合征冠状病毒（Middle east respiratory syndrome coronavirus，MERS）[55]和 2019 年底以来引起大流行的 SARS-CoV-2[56-59]。SARS-CoV-2 感染导致了巨大的疾病、经济和社会负担，在政府、科学家和生物制药企业的共同努力下，人类首次成功采用疫苗预防冠状病毒感染[60，61]，显著降低了重症率和死亡率，取得很好预防效果，但是尚没有 SARS-CoV-2 的 LAV 问世。

目前有两种通用平台可用于构建冠状病毒全基因组感染性 cDNA 克隆。第一个平台涉及冠状病毒全基因组 cDNA 克隆的体外转录和加帽，然后通过转染或电穿孔将感染性的病毒基因组 RNA 导入宿主细胞、拯救感染性的病毒。由于冠状病毒基因组较大，以及某些部位的基因组 cDNA 在细菌中很不稳定，要获得冠状病毒全基因组感染性 cDNA 克隆有较大的挑战性。通常是采用“化整为零”的方法，首先将基因组进行分段、并亚克隆到低拷贝质粒中。在体外组装病毒时，再将这些基因片段用限制性内切酶消化后连接在一起组装成完整的病毒基因组感染性 cDNA 以进行体外转录。该方法已成功用于拯救多种冠状病毒，包括传染性胃肠炎病毒（Transmissible gastroenteritis virus，TGEV）[22]、鼠肝炎病毒（Mouse hepatitis virus，MHV）[24]、NL63[62]、SARS-CoV[23]、蝙蝠 SARS 样冠状病毒[63]和 MERS[19]。另一个通用平台使用 BAC，将冠状病毒基因组感染性 cDNA 插入重组 BAC 载体的 CMV 表达盒中，转染 BHK-21 细胞等，拯救获得感染性病毒。该方法已成功用于拯救人病毒 OC43[29]和 MERS 冠状病毒[18]。这两种方法都产生了具有感染性的和高滴度的子代病毒。另外，利用 VV 载体平台，也已成功用于拯救 HCoV-229E 冠状病毒[21]。

已研发的多种 SARS-CoV-2 疫苗及候选疫苗包括灭活病毒、亚单位、病毒载体、纳米颗粒、LAV 和 mRNA 疫苗等，此次 mRNA 新型疫苗大放异彩[64]。结合在降低 SARS-CoV-2 毒力和增强其遗传稳定性方面的研究进展，LAV 已成为新冠疫苗的一个研究热点，并能为未来新发冠状病毒疫情的防控提供技术储备和基础。例如，SARS-CoV-2 的 nsp14 蛋白具有外切酶活性及校正功能[65, 66]。研究表明破坏核酸外切酶的这种校对活性可获得毒力减弱及遗传稳定的病毒突变体，免疫小鼠能产生有效的保护性免疫[67–69]。数据显示通过密码子去优化等策略也是获得具有高度免疫原性和免疫保护作用的新冠病毒 LAV 的有效途径[70]。

近年来不同冠状病毒及其变异体持续引发的疫情激发了对可预防多种冠状病毒疫苗及通用疫苗的研发需求[71–74]。总之，冠状病毒反向遗传学平台的建立及应用，为研发冠状病毒广谱疫苗及 MERS 和 SARS-CoV 等高死亡率冠状病毒疫苗，以及为获得高效、低成本疫苗提供了新希望。

（三）黄病毒：黄热病、登革和西尼罗病毒

黄病毒是一种体积微小、有包膜的正链 RNA 病毒，可感染多种宿主。黄病毒基因组明显小于冠状病毒，大小为 10~12 kb，大多数黄病毒的传播依赖于节肢动物作为载体，因此又称为虫媒病毒。感染黄病毒的患者可无症状或出现严重的神经系统疾病，如脑炎、脑膜炎和脊髓炎[75]。1901 年沃尔特·里德（Walter Reed）发现了第一种人类病毒病原体——黄热病病毒（Yellow fever virus，YFV），WHO 数据显示每年有 3 万多人死于 YFV 感染[76–78]。其他黄病毒如登革病毒（Dengue virus，DENV）、流行性乙型脑炎病毒［Epidemic type B encephalitis virus，简称乙脑病毒，国际上常称为日本脑炎病毒（Japanese encephalitis virus，JEV）］、森林脑炎病毒（Forest encephalitis virus）又称为蜱传脑炎病毒（Tick-borne encephalitis，TBEV）等均可引发严重疾病，开发反向遗传学平台和研发疫苗对有效防控黄病毒感染具有重要意义。

与小 RNA 病毒类似，几乎所有的黄病毒反向遗传学平台都涉及或全基因组 cDNA 拷贝或重组基因组 cDNA 拷贝的体外转录，或者使用编码感染性 cDNA 的 BAC 质粒，然后转染或电穿孔到宿主细胞中。已经建立了多种黄病毒反向遗传学平台，包括 YFV[4, 79]、DENV1–4 型[80–83]、JEV[84]、昆津病毒（Kunjin virus，KUNV）[85]、TBEV[86–88]、默里谷脑炎病毒（Murray Valley encephalitis virus，MVEV）[89]、兰加特病毒（Langat virus，LGTV）[90]、西尼罗病毒（West Nile virus，WNV）[20, 91]和鄂木斯克出血热病毒（Omsk hemorrhagic fever virus，OHFV）[92]。重组黄病毒新型疫苗是该领域取得的重要进展。

针对第一个发现的人类病毒 YFV 的疫苗研发主要是围绕灭活和 LAV 疫苗开展的。1937 年，马克斯·泰勒（Max Theiler）从一名非洲患者身上分离到 YFV，通过连续传代，开发了一种安全的 YFV LAV 疫苗 17D[93]，可提供长达 30 多年的保护性免疫，副作用非常罕见，目前仍在使用[94–96]。20 世纪 30 年代首次分离出 JEV，1954 年，日本成功研制了一种源自小鼠大脑的灭活疫苗[75, 97]。目

前在用的 JEV 疫苗主要是我国研制的 LAV 疫苗 SA14–14–2，单针免疫显示高达 95% 以上的免疫效力，获得广泛认可，已获准在多个国家使用[75]。尽管 YFV 和 JEV 的疫苗开发取得了成功，但在开发一些人们熟知的黄病毒（如 DENV）和新发黄病毒（如 WNV）的疫苗方面仍面临较大挑战。

DENV 主要在全球热带和亚热带地区流行，特别是东南亚、西太平洋及中南美洲，也是危害我国最为严重的虫媒病毒。迄今为止，已知 DENV 有四种不同血清型，2013 年曾报道一种新血清型，未获得公认[75, 98]。自然感染一种血清型 DENV 会增加随后感染不同血清型 DENV 所导致的疾病的严重程度，这种现象称为抗体介导的感染增强现象（antibody–dependent infection enhancement，ADE）[99]。因此，安全有效的 DENV 疫苗必须能同时为所有血清型的 DENV 提供保护以避免诱发异型病毒感染导致的疾病增强，或者去除可导致异型病毒感染疾病增强的病毒免疫原性成分。尝试研发嵌合 DENV 疫苗的努力主要集中于用其他更稳定的黄病毒（如 YFV）嵌合表达 DENV 表面蛋白[100–102]。一种候选疫苗是法国赛诺菲巴斯德（Sanofi Pasteur）公司的四价 LAV 疫苗 Dengvaxia，该疫苗以 YFV 17D 减毒株为骨架嵌合表达不同血清型 DENV 的 prM/E 基因[102]。值得注意的是，在未感染 DENV 的人群，接种 Dengvaxia 后，由于某血清型特异性的保护力不足或下降，一旦感染该血清型 DENV 会导致病情加重现象，研究也发现 Dengvaxia 对 DENV 病毒血清阳性的人群以及 9 岁及以上人群具有较好保护作用[103–105]。该方法也被用于开发 WNV 候选疫苗[102, 106]。尽管已有几种兽用 WNV 疫苗，但仍没有批准用于人类的 WNV 疫苗。由于黄病毒感染具有高度免疫原性，未来能够获批使用的 DENV 和 WNV 疫苗仍将可能会继续采用减毒或灭活病毒疫苗模式。

二、负链 RNA 病毒反向遗传学和疫苗设计

与正链 RNA 病毒不同，负链 RNA 病毒基因组或反基因组均不能作为 mRNA 直接进行翻译，必须与核衣壳蛋白共同形成 RNPs 才能成为 RdRp 的底物，并进行基因组或 mRNA 的合成，合成的亚基因组 mRNA 才能被核糖体识别、结合和翻译。负链 RNA 病毒的反基因组由 T7 启动子控制下的线性化 cDNA 或质粒编码的 cDNA 克隆转录生成，需要与编码核衣壳和复制酶组成成分的辅助质粒共转染许可细胞来实现病毒拯救。由于存在上述较复杂的起始和复制产生感染性病毒克隆相关的多种质粒及其他生物学条件，与正链 RNA 病毒相比，负链 RNA 病毒反向遗传学系统的发展相对滞后。为产生感染性病毒克隆，最初使用辅助病毒来提供复制所需的病毒基因和蛋白质，但难以从辅助病毒中分离出拯救的病毒突变体或重组病毒。直到 1994 年完全利用质粒系统首次成功拯救出第一个负链 RNA 病毒——狂犬病毒（Rabies virus，RABV）[8, 107]。尽管负链 RNA 病毒的拯救存在一定的困难和挑战，几种负链 RNA 病毒 LAV 已经成功研发，如美国医学免疫公司（MedImmune）公司的 IV 四价疫苗 Q/LAIV（商品名 FluMist）和法国 Sanofi Pasteur 公司的 DENV 四价疫苗 Dengvaxia 等，还有更多疫苗处于临床试验的不同阶段。下面我们介绍已成功用于拯救副黏病毒（Paramyxovirus）、肺炎病毒（Penumovirus）和正黏病毒（Orthomyxovirus）的感染性病毒克隆和疫苗的反向遗传学方法。

（一）副黏病毒

副黏病毒是有包膜的单股负链 RNA 病毒，可导致多种人类和动物疾病。人类副黏病毒可引起麻疹、腮腺炎、肺炎和普通感冒等多种疾病。副黏病毒携带单个拷贝基因组，通常长度为 15~19 kb。与其他负链 RNA 病毒一样，副黏病毒在组装过程中必须将 RdRp 等复制相关蛋白包装到病毒颗粒中。因此副黏病毒的反向遗传学系统都采用了类似的做法。首先，克隆、构建携带全长反基因组感

染性 cDNA 的质粒和分别表达核衣壳蛋白和聚合酶蛋白的辅助质粒，并由病毒启动子如 T7 启动子进行转录控制；然后将这些质粒共转染到许可细胞中。早期的反向遗传学系统利用共感染表达 T7RNP 的痘苗病毒，现代反向遗传学系统大多采用稳定表达 T7RNP 的细胞系或瞬时转染表达 T7RNP 的质粒。已经建立了许多副黏病毒的反向遗传学系统，包括 MV[108]、MuV[109]、副流感病毒（Parainfluenza virus，PIV）[110-113]、亨德拉病毒（Hendra virus，HeV）[114]、尼帕病毒（Nipah virus，NiV）[115]。尽管存在比较成熟的反向遗传学系统，但不同副黏病毒疫苗的研发进展差距较大。

第一种副黏病毒疫苗是在 20 世纪 50 年代开发的 MV 疫苗。约翰·恩德斯（John Enders）应用建立的 MV 培养系统，培养出了名为埃德蒙顿毒株（Edmonston，从该名患儿中分离的病毒株）的减毒 MV 株，经进一步减毒，于 1963 年成功获得 MV LAV 的临床许可[116]。受 MV 疫苗上市的鼓舞，莫里斯·希勒曼（Maurice Hilleman）通过鸡胚进行连续传代获得了一种叫作杰丽尔·林恩的 MuV 毒株（从其女儿 Jeryl Lynn 分离出这种病毒）[117]。莫里斯·希勒曼后来参与了麻风腮（MMR）联合疫苗的开发，该疫苗由 MV、MuV 和 RUV（Wistar RA 27/3 株）的减毒活毒株组成，于 1971 年首次获得使用许可[118]。MV 和 MuV 疫苗取得的成功一扫 60 年代呼吸道合胞病毒（Respiratory syncytial virus，RSV）疫苗研发失败的阴霾，再次激发了人们开发其他致病性 RNA 病毒疫苗的热情。

NiV 是亨尼帕病毒属的成员，属于副黏病毒科。这种病毒 1998 年出现于马来西亚，主要引起人和猪的神经系统及呼吸系统感染，猪是主要传染源，至 1999 年 5 月，共发现 265 例因感染 NiV 导致的脑炎患者，其中死亡 105 人。迄今至少在马来西亚、新加坡、孟加拉国、印度和菲律宾等 5 个国家暴发了 NiV 感染，病死率（case fatality rate，CFR）约为 60%。目前尚无有效的疫苗和治疗药物。米田美沙子（Misako Yoneda）等分别以埃德蒙顿株 MV 和 HL 麻疹病毒分离株为亲本株构建和拯救了可表达 NiV G 蛋白的重组麻疹病毒，分别免疫仓鼠和非洲绿猴，并以 NiV 进行攻毒，发现以 MV 为骨架构建的嵌合病毒（rMV-NiV-G）具有很好的安全性和有效性，有望作为可预防人 NiV 感染的候选疫苗[119]。

（二）肺炎病毒

RSV 先后于 1956 年和 1957 年分离自患有感冒的黑猩猩（称为猩猩感冒病毒，Chimpanzee coryza agent，CCA）[120]和因支气管肺炎住院的患儿，因其在细胞培养过程中导致相邻细胞融合，细胞病变形成类似合胞体的结构而被称为 RSV[121，122]，原属于副黏病毒科肺炎病毒属，2016 年国际病毒分类委员会（The International Committee on Taxonomy of Viruses，ICTV）将 RSV 改划至新创建的肺炎病毒科（*Pneumoviridae*）正肺病毒属（*Orthopneumovirus*）[123，124]。自发现以来，RSV 的致病危害逐渐为人所知，它是包括我国在内的全球范围内 5 岁以下儿童肺炎最重要的病原及因肺炎死亡的最重要的病毒病原[125-132]，也是老年人肺炎的重要病毒病原。仅在美国，每年因 RSV 引起的上呼吸道和下呼吸道感染就导致超过 10 万人住院[125，126，133]。鉴于 RSV 感染对人类健康造成的巨大危害，经过数十年的努力，2023 年 5 月 GSK 和 Pfizer 研发的可用于 60 岁以上老年人群的两种亚单位疫苗均获 FDA 批准上市。婴幼儿是 RSV 最易感的人群[125，126，133]，也是急需疫苗免疫接种的人群，但是和成年人疫苗相比，对婴幼儿疫苗的免疫原性、遗传稳定性和安全性等有更高的要求，这是因为 20 世纪 60 年代接种福尔马林灭活 RSV（formalin-inactivated RSV，FI-RSV）疫苗的儿童随后再感染 RSV 后出现了呼吸疾病增强（enhanced respiratory disease，ERD）及死亡病例，这个悲剧性的结果极大迟滞了研发新疫苗的努力[134，135]。根据对 ERD 发病机制的多年研究及 RSV 疫苗研发新进展，目前针对血清阴性婴幼儿及低龄儿童，已经提出两种预防策略，一是 0~6 个月新生儿，主要采取被动免疫策略，可以采用亚单位疫苗免疫第三孕期的孕妇，通过母传抗体进行预防，Pfizer 的亚单位疫苗已于 2023 年 8 月份获 FDA 批准上市，或者使用“疫苗样”长效单克隆抗体贝弗图斯（Beyfortus）；二是 6~24 个月婴幼儿及以上儿童，采取主动免疫策略，其中接种 LAV 是最适合的方法。通过传统的减毒操作和反向遗传学改造已经研发了多种 LAV 候选疫苗[136–138]，一度最有希望的一种是 MEDI–559，它包括引入多个温度敏感（temperature–sensitivity，*ts*）表型的减毒突变及缺失 SH 基因等，Ⅱ期临床试验显示从受试儿童分离到的 MEDI–559 多数具有较好的遗传稳定性，部分突变为温度敏感中间体（temperature–sensitivity intermediate，*tsi*）表型，但是没有出现野生表型，多数疫苗接种儿童产生了具有保护作用的中和抗体，然而，在这些儿童中，因下呼吸道感染就医的人数与对照组相比，略有增加，似存在减毒不足的问题[136，137，139]。目前的研究正在评估包括 NS2 和 M2–2 等新的减毒靶标，以期能实现减毒和免疫原性的平衡这一 RSV 减毒活疫苗面临的主要挑战，值得指出的是许多候选 LAV 已经在血清阴性儿童中开展临床试验，并显示出良好的保护作用和应用前景，多款候选疫苗已进入或完成Ⅱ期临床[140]，哪一种 RSV LAV 将率先进入Ⅲ期临床阶段，很快就会揭晓。

值得指出的是：①2023 年 7 月 17 日，美国 FDA 批准了一种名为尼塞维的单抗（Nirsevimab）药物，商品名 Beyfortus，这是一种一次注射可提供长达 5 个月有效保护的长效单克隆抗体，2023 年 8 月 3 日，美国 CDC 正式推荐用于 8 个月以下的新生儿预防 RSV 感染，该药由英国阿斯利康（AstraZeneca）与法国赛诺菲（Sanofi）联合研发；②副黏病毒中的 MV 和 MuV 及肺炎病毒中的 RSV，这些病毒的中和抗原主要是位于包膜表面的介导与受体结合的糖蛋白以及 F 蛋白，而且这些病毒都曾经研发过福尔马林灭活疫苗用于婴幼儿预防，因为 ERD、非典型性麻疹（atypical measles）和保护期短等原因均未获得成功[141]；③有课题组长期从事以反向遗产学方法开展 RSV 的 LAV 研发工作，以 RSV Long 株为亲本株，构建、拯救了分别表达 EGFP 的重组 RSV 病毒及携带冷适应（cold–adaption，*ca*）突变和 *ts* 突变等的多株具有一定减毒表型的重组 RSV 病毒[142，143]，缺失 NS–2 和 M2–2 等基因的重组 RSV 的体内外生物学活性研究也在推进之中。同时，以 RSV Long 株为骨架，插入 SARS–CoV–2 S 等蛋白，探讨可预防两种呼吸道病毒感染的二价疫苗的可行性。

（三）正黏病毒：流感病毒

正黏病毒是有包膜的负链分节段 RNA 病毒，其基因组由多个线性片段组成，大小为 12~15 kb，IV 是正黏病毒科重要成员，包括人 IV 和动物 IV。根据 NP 和 M 蛋白抗原性不同可将 IV 分为甲、乙、丙和丁四型，甲型和乙型 IV 是引起全球季节性流感的病原体。正黏病毒进化的一个关键特征是通过两种或两种以上甲型流感病毒共感染同一宿主细胞后能产生病毒基因组重配，并导致抗原转变（antigenic shift）和出现新亚型，从而引起大流行。IV 的 RNPs 由病毒基因组 RNA、核蛋白（nucleoprotein，NP）和病毒 RdRp 组成，RdRp 包括聚合酶碱性蛋白 1（polymerase basic protein 1，PB1）、聚合酶碱性蛋白 2（polymerase basic protein 2，PB2）和聚合酶酸性蛋白（polymerase acid protein，PA）三个蛋白，NP 和 RdRp 具有衣壳化（encapsidation）、mRNA 合成和基因组合成活性[144]。针对正黏病毒的第一种反向遗传学方法要利用辅助病毒进行拯救，成功获得了甲型 IV（influenza A virus，IAV）[145，146]。第一个无辅助病毒的拯救系统出现在本世纪初[12，147]，该系统需要共转染在 Pol Ⅱ启动子控制下的四个或更多质粒以及 Pol Ⅰ启动子控制的八个编码病毒 vRNA 片段的质粒。用于拯救病毒所需的共转染质粒的数量与病毒基因组片段数和编码辅助蛋白的质粒采用的表达盒数量及试验设计等有关，从 10 个（如使用 Pol Ⅱ启动子和 IRES，可在一个质粒同时表达两个辅助蛋白）到多达 17 个[12，147–151]。使用双向表达系统可将所需的总质粒数量减少到 8 个或更少[25，26]，该系统中，在一条 DNA 链如负链，将人类 Pol Ⅰ启动子与小鼠 Pol Ⅰ终止子进行组合以合成病毒负链基因组 RNA，在另一条反方向的 DNA 链（正链），则利用 CMV Pol Ⅱ启动子负责合成病毒正链 mRNA[11]。这显然改善了 IAV 的拯救，但是也造成可用于拯救产生重组病毒疫苗的细胞系局限于极少数的非洲绿猴肾上皮细胞（African green monkey kidney epithelial cells，Vero）或马丁达比犬肾（Madin Darby Canine Kidney，MDCK）等灵长类来源的细胞[152, 153]，而这些细胞的转染效率和 Pol Ⅰ及 Pol Ⅱ的匹配度无论对单向还是双向拯救方法的效率都会有很大影响。开发及引入禽和犬等特异性的 Pol Ⅰ启动子有助于提高在这些物种来源的细胞株的拯救效率[152, 153]。有报道将一个含有 8 个 Pol Ⅰ驱动的 IAV 基因组的质粒与另一个含有 3 个 Pol Ⅱ驱动的编码辅助蛋白的质粒相结合，可增加单个细胞同时获得所有必要质粒的概率，从而提高流感病毒拯救效率[154]。IV 反向遗传学系统不但可用于研究和鉴定流感病毒的蛋白结构和功能，必将彻底改变流感疫苗的制备及接种策略。

未来，IV 的反向遗传学系统可用于制备季节性 LAIV 的种子病毒，具体方法是将编码 WHO 推荐的下一季流感流行株的血凝素（hemagglutinin，HA）和神经氨酸酶（neuraminidase，NA）基因片段的质粒与另外 6 个编码 *ca* 表型的减毒疫苗供体株（donor strain）病毒基因片段的质粒共转染宿主细胞，获得 LAIV 的种子病毒，常用的减毒疫苗供体株有 *ca* A/Ann Arbor/6/60（H2N2）（A/AA *ca*）和 *ca* B/Ann Arbor/1/66（B/AA *ca*）等；另外，可用于拯救获得单价、表达改造的高致病性禽流感病毒 HA（经分子克隆操作去除或改造其毒力决定因子（virulence determinants），如位于 HA1 和 HA2 之间的弗林蛋白酶样蛋白酶加工或识别的多碱性切割信号序列）和 NA 蛋白的重组大流行 LAIV[153, 154]。

三、双链 RNA 病毒反向遗传学和疫苗设计

dsRNA 病毒的基因组由 10~12 个不连续节段的双链 RNA 组成，具有 20 面体立体对称的双层衣壳，没有包膜。像负链 RNA 病毒一样，需要依赖自身携带的 RdRp 合成 mRNA，再翻译出早期蛋白或晚期蛋白。dsRNA 在复制时，必须先以其负链为模板复制出正链 RNA，再由正链 RNA 复制出新的负链，构成子代 RNA。dsRNA 病毒大部分属于呼肠孤病毒科（*Reoviridae*）。

A 组轮状病毒（Group A rotavirus，RVA）是引起全球 5 岁以下儿童严重急性胃肠炎的主要病原，每年导致的死亡病例约 20 万以及高达 200 万的住院病例，给全球造成了严重的疾病负担。RV 属于呼肠孤病毒科、轮状病毒属，基因组长度为 18.5 kb、由分节段的 11 条 dsRNA 组成，共编码 6 种结构蛋白（VP1~VP4、VP6 和 VP7）和 5 种非结构蛋白（NSP1~NSP5）。鉴于 RV 严重影响人类健康，早在 2006 年小本聪（Satoshi Komoto）等[155]就开始了反向遗传学技术拯救 RV 的研究，这些 RV 拯救体系[156-158]都需要利用辅助病毒才能完成拯救过程，可产生含有单个由感染性 cDNA 编码的基因节段的重组 RV 病毒。由于 RV 基因组及其复制包装机制的复杂性，不依赖辅助病毒的 RV 拯救体系发展缓慢，直到 2017 年金井雄太（Yuta Kanai）[15]等建立了完全基于质粒体系的 RV 拯救技术。该技术利用组成型表达 T7RNAP 的 BHK-T7 细胞系，转染以 T7 启动子控制的分别编码 11 个 RV 基因组的感染性 cDNA 质粒，同时转染由 CMV 启动子驱动的分别编码尼尔森湾正呼肠孤病毒（Nelson Bay orthoreovirus，NBV）的融合相关的小跨膜（fusion-associated small transmembrane，FAST）蛋白和 VV 加帽酶的 3 个质粒。该技术的建立为下一代 RV 病毒疫苗研发及开展 RV 生物学性质研究奠定了重要基础。

第四节　小结与展望

一、反向遗传学应用于疫苗设计的挑战与机遇

反向遗传学技术等合成生物学的快速发展，可以使人们开发新的疫苗和疗法，解决此前长期未能解决的疫苗难题，例如可预防婴幼儿 RSV 感染的 LAV 疫苗，以及改进已上市产品的安全性、用法和功效，例如如何增强 PV LAV 疫苗的遗传稳定性、避免毒力回复突变，以提高安全性。同时，为有效应对新发传染病，疫苗从研发到临床应用存在的一个主要挑战是疫苗从设计、生产到上市的研发周期能否跑赢传染病的大规模传播。例如预防 IV 感染需要赶在流感流行季节之前完成易感人群的接种，而此前先要确定合适的疫苗株配方，这就要求必须以最快的速度及时完成研发。反向遗传学技术的新进展可将种子病毒拯救和生产的时间从数月缩短到数周。例如，为应对流感大流行，菲利普・R・多米策（Philip R. Dormitzer）等人开发了一种采用基因快速合成组装及反向遗传学技术相结合的方法，可在 5 天内从可引起流感大流行的新型 IV 的 HA 和 NA 序列生成 LAIV 种子病毒[159]。随着新发病毒不断出现，大流行时有发生，快速拯救出可用于大规模接种的减毒毒株是应对公共卫生事件成败与否的关键环节。探讨建立通用嵌合疫苗反向遗传学平台用于快速克隆和表达新发病原体的中和抗原，有益于疫苗制备和配送的快速响应以控制病毒流行和大流行的暴发。

遗传稳定性是研发有效 LAV 的一个关键制约因素。由于 RdRp 的保真度较低，RNA 病毒通常表现出高突变率，因此仅是通过少数碱基突变的方法获得的 LAV 存在较大的返祖风险。最近的研究表明，密码子使用偏好会影响翻译，进而影响病毒的复制。例如根据宿主细胞密码子使用偏好，采取密码子去优化的方法，以非优选密码子替换到 PV 基因组中，可导致空斑面积和病毒产量减少[160, 161]。这种通过改变密码子而不是氨基酸的减毒方法，可仅下调病毒蛋白质的表达量而不影响其功能。更重要的是，由于对基因组编码序列的密码子进行了大量改变，逆转、返祖的可能性受到极大限制。同时，成功用于 RSV LAV 研发的、删除病毒编码的拮抗宿主干扰素应答基因 NS2 等方法，也极大提高了 LAV 的稳定性。这些方法为开发减毒、而且遗传稳定的疫苗提供了新希望和新途径。

二、疫苗设计的当前和未来方向

尽管已经建立了许多针对人类病原体的反向遗传学系统，但并非都能研发出上市疫苗。生物技术的持续进步和疫苗相关的重要科学发现始终是驱动疫苗创新的原动力。结构疫苗学或基于结构的抗原设计已成为优化疫苗抗原及增强疫苗免疫原性的通用选项[162]。如前所述，RSV 是儿童病毒性肺炎最重要的病原。RSV F 蛋白特异性单抗帕利珠（Palivizumab）曾是唯一获得许可的、预防 RSV 感染的有效措施，因此也激发了人们巨大的热情和努力评估 F 蛋白的中和抗原位点、优化 F 蛋白结构以期获得更高的免疫原性[135]。最终得益于结构疫苗学解析的 RSV F 蛋白融合前和融合后抗原形式，已诱导和鉴定出比帕利珠单抗中和活性更强的中和抗体[163-165]。融合前结构和序列设计在疫苗上的成功实践使模拟结构建模和基于结构的抗原设计为解决尚无疫苗可用的病毒对人类的威胁带来了新方案和新希望。

生物技术的进步对包括病毒学和疫苗学在内的所有科学领域都产生了重大影响。反向遗传学方法

在研究和操作 RNA 病毒基因组上的巨大能力使疫苗设计发生了革命性的变化。本文对 RNA 病毒反向遗传学系统进行了较系统的介绍，其中包括基于这种技术已经和正在研发的可用于预防 RNA 病毒感染的病毒疫苗。反向遗传学技术、佐剂、非人感染模型、接种方式和疾病监测等方面的新进展将为疫苗产品更新换代和新品研发提供有力支撑，而人口增加、人人享有健康目标面临的挑战、新发再发传染病的不断出现及防控经验和教训也提升了人们对健康投资重要性和迫切性的认识，相信会有更多资源和经费等投入科学研究和疫苗开发将成为必然。虽然疫苗设计和推广使用在不断演变，低成本、高效和安全的疫苗仍将是疫苗研发的初心与使命。

（何金生，彭向雷，付远辉）

参考文献

[1] ROUSH S W, MURPHY T V, VACCINE-PREVENTABLE DISEASE TABLE WORKING G. Historical comparisons of morbidity and mortality for vaccine-preventable diseases in the United States [J]. JAMA, 2007, 298: 2155-2163.

[2] TANIGUCHI T, PALMIERI M, WEISSMANN C. QB DNA-containing hybrid plasmids giving rise to QB phage formation in the bacterial host [J]. Nature, 1978, 274: 223-228.

[3] RACANIELLO V R, BALTIMORE D. Cloned poliovirus complementary DNA is infectious in mammalian cells [J]. Science, 1981, 214: 916-919.

[4] RICE C M, GRAKOUI A, GALLER R, et al. Transcription of infectious yellow fever RNA from full-length cDNA templates produced by in vitro ligation [J]. New Biol, 1989, 1: 285-296.

[5] ALMAZAN F, GONZALEZ J M, PENZES Z, et al. Engineering the largest RNA virus genome as an infectious bacterial artificial chromosome [J]. Proc Natl Acad Sci U S A, 2000, 97: 5516-5521.

[6] HALLENGARD D, KAKOULIDOU M, LULLA A, et al. Novel Attenuated Chikungunya Vaccine Candidates Elicit Protective Immunity in C57BL/6mice [J]. Journal of Virology, 2014, 88: 2858-2866.

[7] SCHNEIDER U, SCHWEMMLE M, STAEHELI P. Genome trimming: a unique strategy for replication control employed by Borna disease virus [J]. Proc Natl Acad Sci U S A, 2005, 102: 3441-3446.

[8] SCHNELL M J, MEBATSION T, CONZELMANN K K. Infectious rabies viruses from cloned cDNA [J]. EMBO J, 1994, 13: 4195-4203.

[9] GARCIN D, PELET T, CALAIN P, et al. A highly recombinogenic system for the recovery of infectious Sendai paramyxovirus from cDNA: generation of a novel copy-back nondefective interfering virus [J]. EMBO J, 1995, 14: 6087-6094.

[10] COLLINS P L, HILL M G, CAMARGO E, et al. Production of infectious human respiratory syncytial virus from cloned cDNA confirms an essential role for the transcription elongation factor from the 5′ proximal open reading frame of the M2mRNA in gene expression and provides a capability for vaccine development [J]. Proc Natl Acad Sci U S A, 1995, 92: 11563-11567.

[11] BRIDGEN A, ELLIOTT R M. Rescue of a segmented negative-strand RNA virus entirely from cloned complementary DNAs [J]. Proc Natl Acad Sci U S A, 1996, 93: 15400-15404.

[12] FODOR E, DEVENISH L, ENGELHARDT O G, et al. Rescue of influenza A virus from recombinant DNA[J]. J Virol, 1999, 73: 9679-9682.

[13] FLATZ L, BERGTHALER A, DE LA TORRE J C, et al. Recovery of an arenavirus entirely from RNA

polymerase I/II–driven cDNA [J]. Proc Natl Acad Sci U S A, 2006, 103: 4663–4668.

[14] MUNDT E, VAKHARIA V N. Synthetic transcripts of double–stranded Birnavirus genome are infectious [J]. Proc Natl Acad Sci U S A, 1996, 93: 11131–11136.

[15] KANAI Y, KOMOTO S, KAWAGISHI T, et al. Entirely plasmid–based reverse genetics system for rotaviruses [J]. Proc Natl Acad Sci U S A, 2017, 114: 2349–2354.

[16] MACKLIN G R, PEAK C, EISENHAWER M, et al. Enabling accelerated vaccine roll–out for Public Health Emergencies of International Concern (PHEICs): Novel Oral Polio Vaccine type 2 (nOPV2) experience q [J]. Vaccine, 2023, 41: A122–A127.

[17] https://polioeradication.org/news–post/gpei–statement–on–cvdpv2–detections–in–burundi–and–democratic–republic–of–the–congo/.

[18] ALMAZAN F, DEDIEGO M L, SOLA I, et al. Engineering a replication–competent, propagation–defective Middle East respiratory syndrome coronavirus as a vaccine candidate [J]. mBio, 2013, 4: e00650–00613.

[19] SCOBEY T, YOUNT B L, SIMS A C, et al. Reverse genetics with a full–length infectious cDNA of the Middle East respiratory syndrome coronavirus [J]. Proc Natl Acad Sci U S A, 2013, 110: 16157–16162.

[20] SHI P Y, TILGNER M, LO M K, et al. Infectious cDNA clone of the epidemic west nile virus from New York City [J]. J Virol, 2002, 76: 5847–5856.

[21] THIEL V, HEROLD J, SCHELLE B, et al. Infectious RNA transcribed in vitro from a cDNA copy of the human coronavirus genome cloned in vaccinia virus [J]. J Gen Virol, 2001, 82: 1273–1281.

[22] YOUNT B, CURTIS K M, BARIC R S. Strategy for systematic assembly of large RNA and DNA genomes: transmissible gastroenteritis virus model [J]. J Virol, 2000, 74: 10600–10611.

[23] YOUNT B, CURTIS K M, FRITZ E A, et al. Reverse genetics with a full–length infectious cDNA of severe acute respiratory syndrome coronavirus [J]. Proc Natl Acad Sci U S A, 2003, 100: 12995–13000.

[24] YOUNT B, DENISON M R, WEISS S R, et al. Systematic assembly of a full–length infectious cDNA of mouse hepatitis virus strain A59 [J]. J Virol, 2002, 76: 11065–11078.

[25] HOFFMANN E, NEUMANN G, HOBOM G, et al. “Ambisense” approach for the generation of influenza A virus: vRNA and mRNA synthesis from one template [J]. Virology, 2000, 267: 310–317.

[26] HOFFMANN E, WEBSTER R G. Unidirectional RNA polymerase I–polymerase II transcription system for the generation of influenza A virus from eight plasmids [J]. J Gen Virol, 2000, 81: 2843–2847.

[27] YUN S I, KIM S Y, RICE C M, et al. Development and application of a reverse genetics system for Japanese encephalitis virus [J]. J Virol, 2003, 77: 6450–6465.

[28] CHOI Y J, YUN S I, KANG S Y, et al. Identification of 5′ and 3′ cis–acting elements of the porcine reproductive and respiratory syndrome virus: acquisition of novel 5′ AU–rich sequences restored replication of a 5′ –proximal 7–nucleotide deletion mutant [J]. J Virol, 2006, 80: 723–736.

[29] ST–JEAN J R, DESFORGES M, ALMAZAN F, et al. Recovery of a neurovirulent human coronavirus OC43 from an infectious cDNA clone [J]. J Virol, 2006, 80: 3670–3674.

[30] DEDIEGO M L, ALVAREZ E, ALMAZAN F, et al. A severe acute respiratory syndrome coronavirus that lacks the E gene is attenuated in vitro and in vivo [J]. J Virol, 2007, 81: 1701–1713.

[31] SUZUKI R, DE BORBA L, DUARTE DOS SANTOS C N, et al. Construction of an infectious cDNA clone for a Brazilian prototype strain of dengue virus type 1: characterization of a temperature–sensitive mutation in NS1[J]. Virology, 2007, 362: 374–383.

[32] FAN Z C, BIRD R C. An improved reverse genetics system for generation of bovine viral diarrhea virus as a BAC cDNA [J]. J Virol Methods, 2008, 149: 309–315.

[33] RASMUSSEN T B, REIMANN I, UTTENTHAL A, et al. Generation of recombinant pestiviruses using a full–

genome amplification strategy [J]. Vet Microbiol, 2010, 142: 13–17.
[34] HOTARD A L, SHAIKH F Y, LEE S, et al. A stabilized respiratory syncytial virus reverse genetics system amenable to recombination–mediated mutagenesis [J]. Virology, 2012, 434: 129–136.
[35] BALINT A, FARSANG A, ZADORI Z, et al. Molecular characterization of feline infectious peritonitis virus strain DF–2 and studies of the role of ORF3abc in viral cell tropism [J]. J Virol, 2012, 86: 6258–6267.
[36] USME–CIRO J A, LOPERA J A, ENJUANES L, et al. Development of a novel DNA–launched dengue virus type 2 infectious clone assembled in a bacterial artificial chromosome [J]. Virus Res, 2014, 180: 12–22.
[37] KANDOLF R, HOFSCHNEIDER P H. Molecular cloning of the genome of a cardiotropic Coxsackie B3 virus: full–length reverse–transcribed recombinant cDNA generates infectious virus in mammalian cells [J]. Proc Natl Acad Sci U S A, 1985, 82: 4818–4822.
[38] MIZUTANI S, COLONNO R J. In vitro synthesis of an infectious RNA from cDNA clones of human rhinovirus type 14 [J]. J Virol, 1985, 56: 628–632.
[39] COHEN J I, TICEHURST J R, FEINSTONE S M, et al. Hepatitis A virus cDNA and its RNA transcripts are infectious in cell culture [J]. J Virol, 1987, 61: 3035–3039.
[40] ROOS R P, STEIN S, ROUTBORT M, et al. Theiler's murine encephalomyelitis virus neutralization escape mutants have a change in disease phenotype [J]. J Virol, 1989, 63: 4469–4473.
[41] ZIBERT A, MAASS G, STREBEL K, et al. Infectious foot–and–mouth disease virus derived from a cloned full–length cDNA [J]. J Virol, 1990, 64: 2467–2473.
[42] INOUE T, YAMAGUCHI S, SAEKI T, et al. Production of infectious swine vesicular disease virus from cloned cDNA in mammalian cells [J]. J Gen Virol, 1990, 71(Pt 8): 1835–1838.
[43] BLACKBURN R V, RACANIELLO V R, RIGHTHAND V F. Construction of an infectious cDNA clone of echovirus 6 [J]. Virus Res, 1992, 22: 71–78.
[44] ZIMMERMANN H, EGGERS H J, ZIMMERMANN A, et al. Complete nucleotide sequence and biological properties of an infectious clone of prototype echovirus 9 [J]. Virus Res, 1995, 39: 311–319.
[45] PALMENBERG A C, SPIRO D, KUZMICKAS R, et al. Sequencing and analyses of all known human rhinovirus genomes reveal structure and evolution [J]. Science, 2009, 324: 55–59.
[46] WAMAN V P, KOLEKAR P S, KALE M M, et al. Population structure and evolution of Rhinoviruses [J]. PLoS One, 2014, 9: e88981.
[47] BOCHKOV Y A, WATTERS K, ASHRAF S, et al. Cadherin–related family member 3, a childhood asthma susceptibility gene product, mediates rhinovirus C binding and replication [J]. Proc Natl Acad Sci U S A, 2015, 112: 5485–5490.
[48] GLANVILLE N, MCLEAN G R, GUY B, et al. Cross–serotype immunity induced by immunization with a conserved rhinovirus capsid protein [J]. PLoS pathogens, 2013, 9: e1003669.
[49] ROSSMANN M G, ARNOLD E, ERICKSON J W, et al. Structure of a human common cold virus and functional relationship to other picornaviruses [J]. Nature, 1985, 317: 145–153.
[50] EDLMAYR J, NIESPODZIANA K, POPOW–KRAUPP T, et al. Antibodies induced with recombinant VP1 from human rhinovirus exhibit cross–neutralisation [J]. Eur Respir J, 2011, 37: 44–52.
[51] BARTLETT N W, WALTON R P, EDWARDS M R, et al. Mouse models of rhinovirus–induced disease and exacerbation of allergic airway inflammation [J]. Nat Med, 2008, 14: 199–204.
[52] DOBRIKOVA E Y, GOETZ C, WALTERS R W, et al. Attenuation of neurovirulence, biodistribution, and shedding of a poliovirus: rhinovirus chimera after intrathalamic inoculation in Macaca fascicularis [J]. J Virol, 2012, 86: 2750–2759.
[53] JAHAN N, WIMMER E, MUELLER S. Polypyrimidine tract binding protein–1 (PTB1) is a determinant of

the tissue and host tropism of a human rhinovirus/poliovirus chimera PV1（RIPO）[J]. PLoS One，2013，8：e60791.

[54] PERLMAN S，NETLAND J. Coronaviruses post-SARS：update on replication and pathogenesis [J]. Nat Rev Microbiol，2009，7：439-450.

[55] ZAKI A M，VAN BOHEEMEN S，BESTEBROER T M，et al. Isolation of a novel coronavirus from a man with pneumonia in Saudi Arabia [J]. N Engl J Med，2012，367：1814-1820.

[56] CUI J，LI F，SHI Z L. Origin and evolution of pathogenic coronaviruses [J]. Nat Rev Microbiol，2019，17：181-192.

[57] CORONAVIRIDAE STUDY GROUP OF THE INTERNATIONAL COMMITTEE ON TAXONOMY OF V. The species Severe acute respiratory syndrome-related coronavirus：classifying 2019-nCoV and naming it SARS-CoV-2 [J]. Nat Microbiol，2020，5：536-544.

[58] HU B，GUO H，ZHOU P，et al. Characteristics of SARS-CoV-2 and COVID-19 [J]. Nat Rev Microbiol，2021，19：141-154.

[59] V'KOVSKI P，KRATZEL A，STEINER S，et al. Coronavirus biology and replication：implications for SARS-CoV-2 [J]. Nat Rev Microbiol，2021，19：155-170.

[60] ALTMANN D M，BOYTON R J. COVID-19 vaccination：The road ahead [J]. Science，2022，375：1127-1132.

[61] BAROUCH D H. Covid-19 Vaccines - Immunity，Variants，Boosters [J]. N Engl J Med，2022，387：1011-1020.

[62] DONALDSON E F，YOUNT B，SIMS A C，et al. Systematic assembly of a full-length infectious clone of human coronavirus NL63 [J]. J Virol，2008，82：11948-11957.

[63] BECKER M M，GRAHAM R L，DONALDSON E F，et al. Synthetic recombinant bat SARS-like coronavirus is infectious in cultured cells and in mice [J]. Proc Natl Acad Sci USA，2008，105：19944-19949.

[64] HUANG X，KONG N，ZHANG X，et al. The landscape of mRNA nanomedicine [J]. Nat Med，2022，28：2273-2287.

[65] SMITH E C，BLANC H，SURDEL M C，et al. Coronaviruses lacking exoribonuclease activity are susceptible to lethal mutagenesis：evidence for proofreading and potential therapeutics [J]. PLoS pathogens，2013，9：e1003565.

[66] ECKERLE L D，LU X，SPERRY S M，et al. High fidelity of murine hepatitis virus replication is decreased in nsp14 exoribonuclease mutants [J]. J Virol，2007，81：12135-12144.

[67] GRAHAM R L，BECKER M M，ECKERLE L D，et al. A live，impaired-fidelity coronavirus vaccine protects in an aged，immunocompromised mouse model of lethal disease [J]. Nat Med，2012，18：1820-1826.

[68] DENISON M R，GRAHAM R L，DONALDSON E F，et al. Coronaviruses：an RNA proofreading machine regulates replication fidelity and diversity [J]. RNA Biol，2011，8：270-279.

[69] ECKERLE L D，BECKER M M，HALPIN R A，et al. Infidelity of SARS-CoV Nsp14-exonuclease mutant virus replication is revealed by complete genome sequencing [J]. PLoS pathogens，2010，6：e1000896.

[70] NOUAILLES G，ADLER J M，PENNITZ P，et al. Live-attenuated vaccine sCPD9 elicits superior mucosal and systemic immunity to SARS-CoV-2 variants in hamsters [J]. Nat Microbiol，2023，8：860-874.

[71] HOTEZ P J，BOTTAZZI M E，TSENG C T，et al. Calling for rapid development of a safe and effective MERS vaccine [J]. Microbes Infect，2014，16：529-531.

[72] ZHAO F，ZAI X，ZHANG Z，et al. Challenges and developments in universal vaccine design against SARS-CoV-2 variants [J]. NPJ vaccines，2022，7：167.

[73] LOPEZ-MUNOZ A D，KOSIK I，HOLLY J，et al. Cell surface SARS-CoV-2nucleocapsid protein modulates

innate and adaptive immunity [J]. Sci Adv, 2022, 8: eabp9770.

[74] FENG W, XIANG Y, WU L, et al. Nucleocapsid protein of SARS-CoV-2 is a potential target for developing new generation of vaccine [J]. J Clin Lab Anal, 2022, 36: e24479.

[75] ISHIKAWA T, YAMANAKA A, KONISHI E. A review of successful flavivirus vaccines and the problems with those flaviviruses for which vaccines are not yet available [J]. Vaccine, 2014, 32: 1326-1337.

[76] REED W, CARROLL J. The Prevention of Yellow Fever [J]. Public Health Pap Rep, 1901, 27: 113-129.

[77] REED W, CARROLL J, AGRAMONTE A. The etiology of yellow fever: an additional note. 1901 [J]. Mil Med, 2001, 166: 44-53.

[78] REED W. Recent Researches concerning the Etiology, Propagation, and Prevention of Yellow Fever, by the United States Army Commission [J]. J Hyg (Lond), 1902, 2: 101-119.

[79] BREDENBEEK P J, KOOI E A, LINDENBACH B, et al. A stable full-length yellow fever virus cDNA clone and the role of conserved RNA elements in flavivirus replication [J]. J Gen Virol, 2003, 84: 1261-1268.

[80] LAI C J, ZHAO B T, HORI H, et al. Infectious RNA transcribed from stably cloned full-length cDNA of dengue type 4 virus [J]. Proc Natl Acad Sci U S A, 1991, 88: 5139-5143.

[81] KAPOOR M, ZHANG L, MOHAN P M, et al. Synthesis and characterization of an infectious dengue virus type-2 RNA genome (New Guinea C strain) [J]. Gene, 1995, 162: 175-180.

[82] CHEN W, KAWANO H, MEN R, et al. Construction of intertypic chimeric dengue viruses exhibiting type 3 antigenicity and neurovirulence for mice [J]. J Virol, 1995, 69: 5186-5190.

[83] PURI B, POLO S, HAYES C G, et al. Construction of a full length infectious clone for dengue-1 virus Western Pacific, 74 strain [J]. Virus Genes, 2000, 20: 57-63.

[84] SUMIYOSHI H, HOKE C H, TRENT D W. Infectious Japanese encephalitis virus RNA can be synthesized from in vitro-ligated cDNA templates [J]. J Virol, 1992, 66: 5425-5431.

[85] KHROMYKH A A, WESTAWAY E G. Completion of Kunjin virus RNA sequence and recovery of an infectious RNA transcribed from stably cloned full-length cDNA [J]. J Virol, 1994, 68: 4580-4588.

[86] GRITSUN T S, GOULD E A. Infectious transcripts of tick-borne encephalitis virus, generated in days by RT-PCR [J]. Virology, 1995, 214: 611-618.

[87] GRITSUN T S, GOULD E A. Development and analysis of a tick-borne encephalitis virus infectious clone using a novel and rapid strategy [J]. J Virol Methods, 1998, 76: 109-120.

[88] MANDL C W, ECKER M, HOLZMANN H, et al. Infectious cDNA clones of tick-borne encephalitis virus European subtype prototypic strain Neudoerfl and high virulence strain Hypr [J]. J Gen Virol, 1997, 78 (Pt 5): 1049-1057.

[89] HURRELBRINK R J, NESTOROWICZ A, MCMINN P C. Characterization of infectious Murray Valley encephalitis virus derived from a stably cloned genome-length cDNA [J]. J Gen Virol, 1999, 80 (Pt 12): 3115-3125.

[90] CAMPBELL M S, PLETNEV A G. Infectious cDNA clones of Langat tick-borne flavivirus that differ from their parent in peripheral neurovirulence [J]. Virology, 2000, 269: 225-237.

[91] YAMSHCHIKOV V F, WENGLER G, PERELYGIN A A, et al. An infectious clone of the West Nile flavivirus [J]. Virology, 2001, 281: 294-304.

[92] YOSHII K, IGARASHI M, ITO K, et al. Construction of an infectious cDNA clone for Omsk hemorrhagic fever virus, and characterization of mutations in NS2A and NS5 [J]. Virus Res, 2011, 155: 61-68.

[93] THEILER M S H. The use of yellow fever virus modified by in vitro cultivation for human immunization [J]. J. Exp. Med., 1937, 65: 4.

[94] POLAND J D, CALISHER C H, MONATH T P, et al. Persistence of neutralizing antibody 30-35 years after

immunization with 17D yellow fever vaccine [J]. Bull World Health Organ, 1981, 59: 895–900.

[95] LEFEUVRE A, MARIANNEAU P, DEUBEL V. Current Assessment of Yellow Fever and Yellow Fever Vaccine [J]. Curr Infect Dis Rep, 2004, 6: 96–104.

[96] BONALDO M C, SEQUEIRA P C, GALLER R. The yellow fever 17D virus as a platform for new live attenuated vaccines [J]. Hum Vaccin Immunother, 2014, 10: 1256–1265.

[97] WEBSTER L T. Japanese B Encephalitis Virus: Its Differentiation from St. Louis Encephalitis Virus and Relationship to Louping–Ill Virus [J]. Science, 1937, 86: 402–403.

[98] NORMILE D. Tropical medicine. Surprising new dengue virus throws a spanner in disease control efforts [J]. Science, 2013, 342: 415.

[99] HALSTEAD S B. Immune enhancement of viral infection [J]. Prog Allergy, 1982, 31: 301–364.

[100] GUIRAKHOO F, ARROYO J, PUGACHEV K V, et al. Construction, safety, and immunogenicity in nonhuman primates of a chimeric yellow fever–dengue virus tetravalent vaccine [J]. J Virol, 2001, 75: 7290–7304.

[101] CAUFOUR P S, MOTTA M C, YAMAMURA A M, et al. Construction, characterization and immunogenicity of recombinant yellow fever 17D–dengue type 2 viruses [J]. Virus Res, 2001, 79: 1–14.

[102] GUY B, GUIRAKHOO F, BARBAN V, et al. Preclinical and clinical development of YFV 17D–based chimeric vaccines against dengue, West Nile and Japanese encephalitis viruses [J]. Vaccine, 2010, 28: 632–649.

[103] FERGUSON N M, RODRIGUEZ–BARRAQUER I, DORIGATTI I, et al. Benefits and risks of the Sanofi–Pasteur dengue vaccine: Modeling optimal deployment [J]. Science, 2016, 353: 1033–1036.

[104] HADINEGORO S R, ARREDONDO–GARCIA J L, CAPEDING M R, et al. Efficacy and Long–Term Safety of a Dengue Vaccine in Regions of Endemic Disease [J]. N Engl J Med, 2015, 373: 1195–1206.

[105] VILLAR L, DAYAN G H, ARREDONDO–GARCIA J L, et al. Efficacy of a Tetravalent Dengue Vaccine in Children in Latin America [J]. New Engl J Med, 2015, 372: 113–123.

[106] ARROYO J, MILLER C, CATALAN J, et al. ChimeriVax–West Nile virus live–attenuated vaccine: preclinical evaluation of safety, immunogenicity, and efficacy [J]. J Virol, 2004, 78: 12497–12507.

[107] CONZELMANN K K, SCHNELL M. Rescue of synthetic genomic RNA analogs of rabies virus by plasmid–encoded proteins [J]. J Virol, 1994, 68: 713–719.

[108] RADECKE F, SPIELHOFER P, SCHNEIDER H, et al. Rescue of measles viruses from cloned DNA [J]. EMBO J, 1995, 14: 5773–5784.

[109] CLARKE D K, SIDHU M S, JOHNSON J E, et al. Rescue of mumps virus from cDNA [J]. J Virol, 2000, 74: 4831–4838.

[110] NEWMAN J T, SURMAN S R, RIGGS J M, et al. Sequence analysis of the Washington/1964 strain of human parainfluenza virus type 1 (HPIV1) and recovery and characterization of wild–type recombinant HPIV1 produced by reverse genetics [J]. Virus Genes, 2002, 24: 77–92.

[111] KAWANO M, KAITO M, KOZUKA Y, et al. Recovery of infectious human parainfluenza type 2 virus from cDNA clones and properties of the defective virus without V–specific cysteine–rich domain [J]. Virology, 2001, 284: 99–112.

[112] HOFFMAN M A, BANERJEE A K. An infectious clone of human parainfluenza virus type 3 [J]. J Virol, 1997, 71: 4272–4277.

[113] DURBIN A P, HALL S L, SIEW J W, et al. Recovery of infectious human parainfluenza virus type 3 from cDNA [J]. Virology, 1997, 235: 323–332.

[114] MARSH G A, VIRTUE E R, SMITH I, et al. Recombinant Hendra viruses expressing a reporter gene retain

pathogenicity in ferrets [J]. Virol J, 2013, 10: 95.

[115] YONEDA M, GUILLAUME V, IKEDA F, et al. Establishment of a Nipah virus rescue system [J]. Proc Natl Acad Sci U S A, 2006, 103: 16508–16513.

[116] KATZ S L. John F. Enders and measles virus vaccine: a reminiscence [J]. Curr Top Microbiol Immunol, 2009, 329: 3–11.

[117] BUYNAK E B, HILLEMAN M R. Live attenuated mumps virus vaccine. 1. Vaccine development [J]. Proc Soc Exp Biol Med, 1966, 123: 768–775.

[118] STOKES J, JR., WEIBEL R E, VILLAREJOS V M, et al. Trivalent combined measles–mumps–rubella vaccine. Findings in clinical–laboratory studies [J]. JAMA, 1971, 218: 57–61.

[119] YONEDA M, GEORGES–COURBOT M C, IKEDA F, et al. Recombinant measles virus vaccine expressing the Nipah virus glycoprotein protects against lethal Nipah virus challenge [J]. PLoS One, 2013, 8: e58414.

[120] BLOUNT R E, JR., MORRIS J A, SAVAGE R E. Recovery of cytopathogenic agent from chimpanzees with coryza [J]. Proc Soc Exp Biol Med, 1956, 92: 544–549.

[121] CHEN S, YAO L, WANG W, et al. Developing an effective and sustainable national immunisation programme in China: issues and challenges [J]. The Lancet. Public health, 2022, 7: e1064–e1072.

[122] LIU Y, ZHANG X, LIU J, et al. A live–attenuated SARS–CoV–2 vaccine candidate with accessory protein deletions [J]. Nature communications, 2022, 13: 4337.

[123] TIONI M F, JORDAN R, PENA A S, et al. Mucosal administration of a live attenuated recombinant COVID–19 vaccine protects nonhuman primates from SARS–CoV–2 [J]. NPJ vaccines, 2022, 7: 85.

[124] TANG P C H, NG W H, KING N J C, et al. Can live–attenuated SARS–CoV–2 vaccine contribute to stopping the pandemic? [J]. PLoS pathogens, 2022, 18: e1010821.

[125] HALL C B, WEINBERG G A, IWANE M K, et al. The burden of respiratory syncytial virus infection in young children [J]. N Engl J Med, 2009, 360: 588–598.

[126] NAIR H, NOKES D J, GESSNER B D, et al. Global burden of acute lower respiratory infections due to respiratory syncytial virus in young children: a systematic review and meta–analysis [J]. Lancet, 2010, 375: 1545–1555.

[127] COLLABORATORS G B D L R I. Estimates of the global, regional, and national morbidity, mortality, and aetiologies of lower respiratory infections in 195 countries, 1990–2016: a systematic analysis for the Global Burden of Disease Study 2016 [J]. Lancet Infect Dis, 2018, 18: 1191–1210.

[128] LOZANO R, NAGHAVI M, FOREMAN K, et al. Global and regional mortality from 235 causes of death for 20 age groups in 1990 and 2010: a systematic analysis for the Global Burden of Disease Study 2010 [J]. Lancet, 2012, 380: 2095–2128.

[129] JAIN S, WILLIAMS D J, ARNOLD S R, et al. Community–acquired pneumonia requiring hospitalization among U.S. children [J]. N Engl J Med, 2015, 372: 835–845.

[130] SHI T, DENOUEL A, TIETJEN A K, et al. Global Disease Burden Estimates of Respiratory Syncytial Virus–Associated Acute Respiratory Infection in Older Adults in 2015: A Systematic Review and Meta–Analysis [J]. J Infect Dis, 2020, 222: S577–S583.

[131] LI Z J, ZHANG H Y, REN L L, et al. Etiological and epidemiological features of acute respiratory infections in China [J]. Nature communications, 2021, 12: 5026.

[132] LI Y, WANG X, BLAU D M, et al. Global, regional, and national disease burden estimates of acute lower respiratory infections due to respiratory syncytial virus in children younger than 5 years in 2019: a systematic analysis [J]. Lancet, 2022, 399: 2047–2064.

[133] GLEZEN W P, TABER L H, FRANK A L, et al. Risk of primary infection and reinfection with respiratory

syncytial virus [J]. Am J Dis Child, 1986, 140: 543–546.

[134] KIM H W, LEIKIN S L, ARROBIO J, et al. Cell–mediated immunity to respiratory syncytial virus induced by inactivated vaccine or by infection [J]. Pediatr Res, 1976, 10: 75–78.

[135] COLLINS P L, MELERO J A. Progress in understanding and controlling respiratory syncytial virus: still crazy after all these years [J]. Virus Res, 2011, 162: 80–99.

[136] KARRON R A, WRIGHT P F, BELSHE R B, et al. Identification of a recombinant live attenuated respiratory syncytial virus vaccine candidate that is highly attenuated in infants [J]. J Infect Dis, 2005, 191: 1093–1104.

[137] SCHICKLI J H, KAUR J, TANG R S. Nonclinical phenotypic and genotypic analyses of a Phase 1 pediatric respiratory syncytial virus vaccine candidate MEDI–559 (rA2cp248/404/1030DeltaSH) at permissive and non–permissive temperatures [J]. Virus Res, 2012, 169: 38–47.

[138] LUONGO C, WINTER C C, COLLINS P L, et al. Increased genetic and phenotypic stability of a promising live–attenuated respiratory syncytial virus vaccine candidate by reverse genetics [J]. J Virol, 2012, 86: 10792–10804.

[139] MALKIN E, YOGEV R, ABUGHALI N, et al. Safety and Immunogenicity of a Live Attenuated RSV Vaccine in Healthy RSV–Seronegative Children 5 to 24 Months of Age [J]. Plos One, 2013, 8.

[140] KARRON R A, ATWELL J E, MCFARLAND E J, et al. Live–attenuated Vaccines Prevent Respiratory Syncytial Virus–associated Illness in Young Children [J]. Am J Respir Crit Care Med, 2021, 203: 594–603.

[141] TOLTZIS P. Atypical Exanthem after Exposure to Natural Measles: Eleven Cases in Children Previously Inoculated with Killed Vaccine [J]. J Pediatr–Us, 2018, 193: 84–84.

[142] WANG L N, PENG X L, XU M, et al. Evaluation of the Safety and Immune Efficacy of Recombinant Human Respiratory Syncytial Virus Strain Long Live Attenuated Vaccine Candidates [J]. Virol Sin, 2021, 36: 706–720.

[143] XU M, JIAO Y Y, FU Y H, et al. Construction and Characterization of a Recombinant Human Respiratory Syncytial Virus Encoding Enhanced Green Fluorescence Protein for Antiviral Drug Screening Assay [J]. Biomed Res Int, 2018.

[144] ENGELHARDT O G. Many ways to make an influenza virus––review of influenza virus reverse genetics methods [J]. Influenza Other Respir Viruses, 2013, 7: 249–256.

[145] ENAMI M, LUYTJES W, KRYSTAL M, et al. Introduction of site–specific mutations into the genome of influenza virus [J]. Proc Natl Acad Sci U S A, 1990, 87: 3802–3805.

[146] LUYTJES W, KRYSTAL M, ENAMI M, et al. Amplification, expression, and packaging of foreign gene by influenza virus [J]. Cell, 1989, 59: 1107–1113.

[147] NEUMANN G, KAWAOKA Y. Generation of influenza A virus from cloned cDNAs––historical perspective and outlook for the new millenium [J]. Rev Med Virol, 2002, 12: 13–30.

[148] KOUDSTAAL W, HARTGROVES L, HAVENGA M, et al. Suitability of PER.C6cells to generate epidemic and pandemic influenza vaccine strains by reverse genetics [J]. Vaccine, 2009, 27: 2588–2593.

[149] DE WIT E, SPRONKEN M I J, VERVAET G, et al. A reverse–genetics system for Influenza A virus using T7 RNA polymerase [J]. J Gen Virol, 2007, 88: 1281–1287.

[150] CRESCENZO–CHAIGNE B, VAN DER WERF S. Rescue of influenza C virus from recombinant DNA [J]. J Virol, 2007, 81: 11282–11289.

[151] MURAKI Y, MURATA T, TAKASHITA E, et al. A mutation on influenza C virus M1 protein affects virion morphology by altering the membrane affinity of the protein [J]. J Virol, 2007, 81: 8766–8773.

[152] MASSIN P, RODRIGUES P, MARASESCU M, et al. Cloning of the chicken RNA polymerase I promoter and use for reverse genetics of influenza A viruses in avian cells [J]. J Virol, 2005, 79: 13811–13816.

[153] MURAKAMI S, HORIMOTO T, YAMADA S, et al. Establishment of canine RNA polymerase I-driven reverse genetics for influenza A virus: its application for H5N1 vaccine production [J]. J Virol, 2008, 82: 1605-1609.

[154] NEUMANN G, FUJII K, KINO Y, et al. An improved reverse genetics system for influenza A virus generation and its implications for vaccine production [J]. Proc Natl Acad Sci U S A, 2005, 102: 16825-16829.

[155] KOMOTO S, SASAKI J, TANIGUCHI K. Reverse genetics system for introduction of site-specific mutations into the double-stranded RNA genome of infectious rotavirus [J]. P Natl Acad Sci USA, 2006, 103: 4646-4651.

[156] JOHNE R, REETZ J, KAUFER B B, et al. Generation of an Avian-Mammalian Rotavirus Reassortant by Using a Helper Virus-Dependent Reverse Genetics System [J]. Journal of Virology, 2016, 90: 1439-1443.

[157] TROUPIN C, DEHEE A, SCHNURIGER A, et al. Rearranged Genomic RNA Segments Offer a New Approach to the Reverse Genetics of Rotaviruses [J]. Journal of Virology, 2010, 84: 6711-6719.

[158] TRASK S D, TARAPOREWALA Z F, BOEHME K W, et al. Dual selection mechanisms drive efficient single-gene reverse genetics for rotavirus [J]. P Natl Acad Sci USA, 2010, 107: 18652-18657.

[159] DORMITZER P R, SUPHAPHIPHAT P, GIBSON D G, et al. Synthetic generation of influenza vaccine viruses for rapid response to pandemics [J]. Sci Transl Med, 2013, 5: 185ra168.

[160] BURNS C C, SHAW J, CAMPAGNOLI R, et al. Modulation of poliovirus replicative fitness in HeLa cells by deoptimization of synonymous codon usage in the capsid region [J]. J Virol, 2006, 80: 3259-3272.

[161] MUELLER S, PAPAMICHAIL D, COLEMAN J R, et al. Reduction of the rate of poliovirus protein synthesis through large-scale codon deoptimization causes attenuation of viral virulence by lowering specific infectivity [J]. J Virol, 2006, 80: 9687-9696.

[162] DORMITZER P R, GRANDI G, RAPPUOLI R. Structural vaccinology starts to deliver [J]. Nat Rev Microbiol, 2012, 10: 807-813.

[163] CORREIA B E, BATES J T, LOOMIS R J, et al. Proof of principle for epitope-focused vaccine design [J]. Nature, 2014, 507: 201-206.

[164] MCLELLAN J S, CHEN M, JOYCE M G, et al. Structure-based design of a fusion glycoprotein vaccine for respiratory syncytial virus [J]. Science, 2013, 342: 592-598.

[165] KEAM S J. Nirsevimab: First Approval [J]. Drugs, 2023, 83: 181-187.

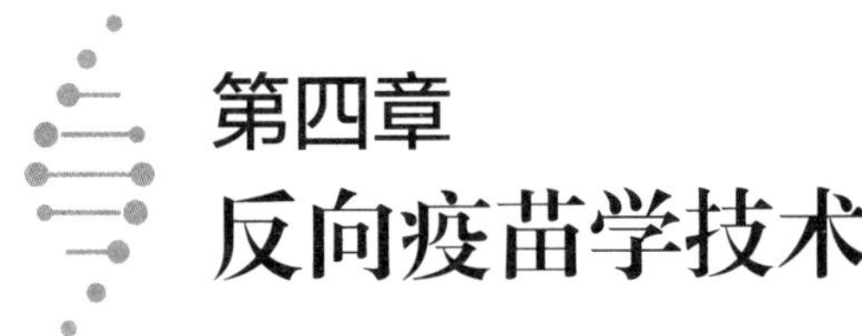

第四章 反向疫苗学技术

第一节　概述

反向疫苗学是从病原体基因组序列出发，应用生物信息学技术、蛋白质组学技术、生物芯片技术等工具，预测病原体的毒力因子、外膜抗原、侵袭及毒力相关抗原；应用抗原表位预测工具筛选出能够引起免疫应答的抗原表位分子，对上述抗原基因进行高通量克隆、表达，纯化出重组蛋白，然后再对纯化后的抗原进行体内、体外评价，筛选出保护性抗原进行疫苗研究，这种以基因组为基础，筛选蛋白质抗原的疫苗研发策略称为反向疫苗学技术[1-3]。

一、背景

疫苗是控制及消灭病原体的一种有效手段。传统疫苗包括灭活疫苗、减毒活疫苗、类毒素疫苗和亚单位疫苗等。20 世纪，应用传统技术研制的疫苗相继问世，对许多重要疾病的有效防治起到了关键性作用，如脊髓灰质炎、伤寒、麻疹、腮腺炎、流行性乙型脑炎等疾病。但是对于研究难度较高的复杂病原体，很难通过传统的方法制备高效、安全的疫苗，如某些病原体无法在体外培养且易变异、抗原体外表达量小致不足以分离纯化或免疫原性微弱等，即便使用传统方法可以制备，仍面临提纯工艺复杂、成本高等困难，以致目前仍有不少严重的感染性疾病尚无疫苗可用[4]。

基因组携带着生物的遗传信息，通过测序技术可以确定基因组内碱基排列顺序，而测序技术迅猛发展也使得通过病原体全基因组信息来找寻新的抗原变为现实。1953 年，沃森（Watson）和克里克（Crick）提出 DNA 双螺旋结构，为测序技术的出现奠定了基础。1977 年，桑格（Sanger）发明双脱氧测序方法，这是第一代测序技术。1995 年，温特（Venter）等人完成了流感嗜血杆菌的全基因组测序[5]；2000 年，他们对 B 群脑膜炎奈瑟菌 MC58 株的全基因组进行了注释，从中发现了大量新的表面抗原[6, 7]。这种从病原体全基因组信息出发进行疫苗研究的新策略被命名为“反向疫苗学技术”。它能帮助研究人员克服常规疫苗方法的限制，这在多种病原体疫苗研发中得以体现，其中 B 群脑膜炎奈瑟菌疫苗即为首个利用反向疫苗学技术研究的成功案例[8]。

在复杂病原体的疫苗研发过程中，仍有一些技术难点无法攻克。2002 年，伯顿（Burton）等人提出了一种通过抗体信息设计新抗原的方法，即分离患者体内的特异性 B 细胞，体外建立抗体组库，筛选有效的中和抗体，通过抗原 – 抗体复合物的结构解析，找到关键性抗原表位，最终设计出具有高保护效果的疫苗[9]。2008 年，拉波利（Rappuoli）等人提出了一种基于结构信息优化抗原设计的新思路，通过对抗原结构进行分析，设计出稳定性好、产量高及免疫原性优的抗原。比较经典的例子就是呼吸道合胞病毒的 F 蛋白抗原设计，F 蛋白有两种构象——融合前构象（Pre–F）和融合后构象（Post–F），虽然 Pre–F 的稳定性不如 Post–F，但是其能够诱导更高水平的中和抗体，麦克莱伦（Mclellan）等人通过改造 F 蛋白跨模区获得一个稳定的三聚体 Pre–F 蛋白，该蛋白能够诱导更高水平的中和抗体[10, 11]，为宿主提供更全面的保护。得益于蛋白质组学和结构生物学的发展，反向疫苗学技术从“1.0 时代”跨入“2.0 时代”[12, 13]。

二、优势与局限性

传统疫苗学是建立在充分认识病原体生物学性状、致病性以及免疫原性等特性的基础上，并且还需要在体外进行大规模培养，对于一些具有严重传染性和致病性的病原体来说，体外培养具有极大的安全隐患，这些因素使得传统疫苗学方法存在较大的局限性。而反向疫苗学技术从病原体的基因组序列入手，与传统的疫苗研制思路截然不同，其具有以下优势：第一，反向疫苗学技术从分析基因组序列开始，不需要在体外进行病原体的培养，避免了病原体的扩散；第二，反向疫苗学技术对病原体的所有蛋白质都进行分析预测，增加了筛选范围，能筛选到部分被忽略的候选抗原；第三，反向疫苗学技术可直接对病原体的疫苗靶点进行预测，极大地缩减了早期研发的时间和成本。

当然，目前反向疫苗学技术还存在一定的局限性，例如抗原预测种类比较单一，大多数是蛋白质分子，而在传统疫苗学的研究中发现，有许多非蛋白质的分子，如多糖、脂类等分子也具有良好的免疫原性，同时还能起到类似佐剂的效果。而这部分分子尚无法通过反向疫苗学技术进行筛选。其次，基因组学和生物信息学中所使用算法的准确度仍存在一定的局限性，需要进一步优化，以提高有效抗原预测的准确性。另外，反向疫苗学技术应用通用表达系统表达的候选疫苗分子与病原体体内天然蛋白分子的构象和修饰存在一定差别，因此，它们的免疫原性和保护力存在差异，可能会影响研究人员的判断和抗原筛选的准确度。

第二节　候选抗原的筛选和预测

在传统疫苗学的研究和开发过程中发现，病原体表面的分子和病原体分泌的蛋白质能够直接与宿主免疫细胞表面的受体和抗体结合，引起机体强烈、持久的免疫反应，提供全面的保护作用，是理想的疫苗靶标。此外，病原体中存在许多帮助病原体逃逸宿主免疫系统识别和清除的分子，它们也能成为潜在的疫苗候选者。对病原体全基因组信息的解析是反向疫苗学技术“1.0 时代”的关键技术。随着蛋白质组学、结构生物学和免疫组学的快速发展，根据目标抗体的信息设计特异性较高的抗原成为可能，大大提高了疫苗研发效率[14]，开启了反向疫苗学技术“2.0 时代”。

一、利用基因组进行抗原筛选

微生物基因组序列的全面解析，为反向疫苗学技术的发展奠定了基础。从基因组信息入手，先通过生物信息学分析算法找到病原体中能够编码成为潜在抗原的基因；再利用原核表达系统表达基因组分析找到的所有开放阅读框（open reading frames，ORF），最终纯化得到病原体实际表达的功能性蛋白；用纯化蛋白免疫动物后，应用多种免疫学检测技术来评价其免疫原性和抗原性，从而进一步筛选。一般通过感染模型的攻毒试验来评价候选抗原的保护能力，最终确定有效的保护性抗原；在完成临床前研究之后，进一步将候选保护性抗原推进到临床试验研究。以上即反向疫苗学技术"1.0 时代"常用的技术路线，该方法已成功应用于 B 群脑膜炎奈瑟菌疫苗研发，已在多个国家和地区获得使用许可。

在反向疫苗学技术"1.0 时代"的研究中，最关键的环节是利用基因组学数据筛选和评估潜在抗原分子。随着新技术的不断涌现，生物信息学算法迭代更新，研究人员可以从基因组数据中发掘更多的信息，包括：抗原的表达和修饰信息、抗原的保守性分析以及病原体在流行病发展过程中的变异等。同时，随着蛋白质组学、免疫组学和结构生物学的发展，研究者们可以利用人源单克隆抗体信息来鉴定保护性抗原和表位，并将抗原 – 中和抗体复合物的结构学表征用于指导抗原设计[13]。这样能够最大化地利用基因组学数据、从多个维度筛选、评价和优化潜在抗原分子。反向疫苗学技术进入"2.0 时代"，即多组学技术联用筛选抗原的时代。

二、基于生物信息学的基因组分析及抗原筛选

基因组分析的第一步是对目标病原体的基因组编码信息进行筛选和分析[1]。利用数据库和多种计算机程序筛选基因组序列，对 DNA 片段和重叠信息进行整合，进行基因组组分分析，包括计算病原体基因组的编码容量、预测基因岛和非编码 RNA 等。第二步，预测所有的 ORFs。通过 BLASTX、BLASTN 和 TBLASTX 等程序同源比对算法搜索数据库，鉴定出可以编码蛋白的 DNA 片段[15, 16]。将编码胞质功能或已知抗原的序列提出，对剩余编码区域进行下一步分析。第三步是通过同源性搜索和比对算法对编码蛋白进行亚细胞定位和功能注释。利用蛋白质数据库进行同源性检索——通过筛选目的蛋白所特有的典型特征元件、基序和指纹，如跨膜区结构域、信号肽、脂蛋白特征、外膜锚定元件和宿主细胞结合结构域，以及是否与已知的表面相关蛋白高度同源，筛选出病原体表面蛋白和毒素蛋白等[1]。常用的同源性搜索数据库和软件包括 BLAST、FASTA、MOTIFS 等[17]，其他基因组学分析常用软件和数据库见表 4–1。

表 4–1　基因组学分析常用软件和数据库

分类	名称	功能
分析软件	FastQC、Seqprep、Sickle、SMRT analysis、Trimmomatic、MultiQc	基因组序列质控
	Celera Assembler、Flye、GapCloser、GATK、HGAP、proovread2.12、SMRT Analysis	基因组组装
	BUSCO、CheckM、Bwa	基因组质量评估
	Augustus、Barrnap、BLAST+、Blast2go、CGView、Genewise、HMMER、GeneMarkS、RepeatMasker、TRF	基因组组分分析
	ORFfinder、Glimmer、getORF	开放阅读框（ORFs）预测
	Glimmer、RAST、Bakta、GeneMark、ZCURVE、EasyGene	基因组注释工具
	Tmhmm、PHD、HMMTOP、TOPPred、TMAP、MEMSTAT	跨膜蛋白预测工具

续表

分类	名称	功能
分析软件	SignalP、Phobius、LipoP	分泌蛋白和脂蛋白预测工具
	BUSCA、SubLoc、CELLO、TargetP-2.0、PSLpred、PSORT-B、SPAAN	蛋白亚细胞定位预测工具
	DictyOGlyc、NetAcet、NetGlycate、NetPhosBac、NetN(O)Glyc、YinOYang、NetPhosK	预测糖基化、磷酸化等各种修饰
	Tandem Repeats Finder	串联重复序列分析
	antiSMASH	次级代谢产物合成基因簇分析
	Vfanalyzer	毒力因子分析工具
	SVMHC、BepiPred、Vaxign、BIMAS、BEPITOPE	免疫表位预测工具
	VacSol、VaxiJen、NERVE、Vacceed、Vaxign、Jenner-Predict	多功能整合型抗原预测工具
数据库	NCBI、MicrobesOnline、EnsemblFungi、EnsemblBacteria、JGI	基因数据库
	SWISS-PROT、TrEMBL、PIR、PROSITE、PRINT-S、Pfam、SMART、BLOCKS、ProDom	蛋白质数据库
	PHI-base、VFDB、Victors、Vaxign	毒力因子数据库
	SYFPEITHI、IEDB、EPITOME、AntiJen	抗原表位预测数据库

病原体为适应不同环境，常常会发生水平基因转移、相位变异和基因变异来逃逸宿主免疫系统的防御[18]。例如，在对同一病毒不同毒株的测序结果进行比对后，发现不同毒株的全基因组存在不同程度的差异[19]。因此，对于单一病原体的分析和筛选并不能很好地满足流行病学的发展需要。2005 年，泰特林（Tettelin）等人提出了微生物泛基因组概念：泛基因组即某一物种全部基因的总称，而核心基因组则是指所有菌株中都存在的基因[20]。通过比较基因组学和泛基因组学，能够更加深入全面地认识种属间和种属内的抗原变化和分布情况[21]，迅速鉴定出不同血清型和基因型中潜在的抗原分子[22]，从而确定种属内保守性高的肽段和蛋白，作为通用疫苗的候选分子[23]。此外，种间基因组学分析还能够指导研究人员筛选出与其他物种高度同源的基因，以避免不良的交叉反应，并剔除可能会引起宿主自身免疫病的候选分子[21]。

比较基因组学和泛基因组学分析的基本流程是：通过高通量测序获得不同分离株的全基因组测序结果后，计算 GC 含量，通过算法软件和数据库进行多角度分析[19, 24-33]，包括：多位点序列分型分析、共线性分析、构建进化树和毒力基因分析等，见表 4-2。最终，筛选出安全性高、高度保守且具有交叉保护能力的疫苗候选分子。

表 4-2　比较基因组学和泛基因组学分析常用软件和数据库

分类	名称	功能
分析软件	MUMmer、SSU-ALIGN、TrimAl、MAFFT、RedDog	多序列比对
	Circos、Lastz、Mauve、MCScanX、ACT	共线性分析
	eBURST、BioNumerics	MLST 分析
	IQ-TREE、MEGA、ModelFinder、ClustalW、MUSCLE	进化树构建和分析

续表

分类	名称	功能
分析软件	CD-hit、GET_HOMOLOGUS、MMseqs2、OrthoFinder、OrthoMCL、PGAP、Usearch	泛基因组 / 基因家族分析
	SRST2、ARIBA、ResFinder、AMRFinderPlus	基因检测与基因型判定
	Prokka、BIGSdb、WebMGA	基因注释和 COG 注释
	PathoFact、IslandViewer4	毒力基因分析和基因岛分析
数据库	MLST 数据库	多种微生物 MLST 序列在线存储库
	CARD 数据库	包含耐药性相关基因的名称和所耐受的抗生素种类等信息
	COG 数据库	编码蛋白系统进化关系
	TCDB 数据库	转运蛋白分类数据库
	GO 数据库	国际标准化的基因功能描述的分类系统
	DFVF 数据库	毒力因子数据库
	PHI 数据库	病原菌与宿主互作数据库
	HPIDB3.0 数据库	
	KEGG 数据库	整合了基因组、化学和系统功能信息的数据库
	eggNOG 数据库	基因组直系同源蛋白簇及其功能注释的数据库
	HGT-DB 数据库	预测水平转移基因的数据库
	VFDB 数据库	病原菌毒力因子数据库
	EffectiveDB 数据库	细菌分泌蛋白比对分析的数据库

三、基于蛋白质组学和结构生物学的疫苗抗原预测和筛选

为适应动态多变的外界环境、逃逸宿主免疫系统的攻击，病原体的蛋白质表达谱在时空上会出现差异，也会发生多种翻译后修饰。这些复杂过程通常难以通过基因组数据分析来进行准确地预测。而蛋白质组学分析能够弥补单一基因组学分析的误差，准确地研究病原体基因表达产物的组分和定位[34]。蛋白质组学在反向疫苗学技术中的应用主要包括病原体蛋白质组分分析、蛋白质定量分析、蛋白质修饰分析、抗原 – 抗体相互作用和结构分析等方面。

在进行病原体蛋白质组分分析时，常通过双向凝胶电泳技术和质谱技术来分离鉴定蛋白质组分。再配合蛋白质免疫印迹技术、酶解、多维色谱分离、蛋白质芯片等技术，可以从多维度分离和鉴定目的蛋白质群。而质谱技术的飞跃开启了大规模自动化的蛋白质鉴定时代，先通过基质解析激光辅助电离飞行时间质谱、电喷雾电离质谱、表面增强激光解吸电离飞行时间质谱和傅里叶变换质谱法等技术鉴定多肽序列，再利用计算机算法在数据库中搜索相对应的氨基酸序列，最终鉴定目的蛋白[35]。以上方法已成熟运用于多种病原体疫苗的研发过程，例如用蛋白酶消化“刮掉”病原体表面的蛋白，再

通过质谱方法鉴定这些蛋白组分，以筛选潜在的靶标蛋白[36]。

除了鉴定病原体的蛋白质组分，研究人员还开发出多种高通量测定蛋白质含量的方法，用以更准确地确定在致病等关键过程中起到重要作用的蛋白质。常用的蛋白质定量方法包括基于荧光染色技术的电泳定量法和质谱定量法。质谱定量法可以通过化学或代谢标签的标记（如同重元素标记的相对与绝对定量技术、多肽体外等重同位素标记的相对与绝对定量技术、同位素代码标记技术和细胞培养条件下稳定同位素标记技术等方法）定量比较不同样品中的蛋白质含量[37]，也可以不进行标记，直接比较样品间的肽光谱计数或强度。定量蛋白质组学可以通过 SWATH 和多重数据非依赖采集技术快速定量分析数千种蛋白质，也可以通过选择性 / 多重反应监测和平行反应监测对复杂生物样品中的蛋白质进行高度特异和灵敏的靶向定量分析[38]。

病原体蛋白质往往会发生多种修饰，包括磷酸化修饰、糖基化修饰和硫化修饰等，这些修饰对于抗原 – 抗体识别和免疫反应激活等过程是至关重要的。通过蛋白质组学研究病原体蛋白的修饰情况，能为注释和研究蛋白质活性、定位和稳定性提供必要信息，而这些修饰信息是无法通过基因组序列或 mRNA 表达数据获得和预测的。具体操作是：酶解处理后的样品可以通过不同的吸附凝集柱（如金属螯合色谱柱）或特异性抗体进行富集，然后通过基质解析激光辅助电离质谱分析，计算谱峰偏移的距离，最终确定修饰的种类和数量[34]。

病原体的蛋白质组学分析还包括分析病原体蛋白和宿主受体之间的相互作用，通过荧光等特异性标记技术和蛋白质芯片技术，高通量捕获与宿主受体相互作用的病原体蛋白质和肽段，再联用基质解析激光辅助技术读取和分析捕获的蛋白质数据。此外，还可以通过酵母双杂交技术[39]和噬菌体展示技术[40]等分析候选蛋白和靶标受体蛋白的结合力大小，优化疫苗候选蛋白的设计。

结构蛋白质组学和计算生物学的发展，辅助免疫组学建立丰富的抗原表位肽库，成为反向疫苗学技术“2.0 时代”中最为突出的技术革新。通过蛋白质交联、小角散射和氢 – 氘交换等技术辅助蛋白结构解析，利用 X–ray、冷冻电镜和核磁共振等技术解析病原体蛋白结构和其与宿主受体相结合的复合物结构，帮助研究人员全面深入地了解免疫靶点[41]。通过构象变化和蛋白质结构数据库分析疫苗候选蛋白，结合蛋白质化学、分子模型、人工智能和计算生物学，设计和优化疫苗候选蛋白，最终得到免疫原性高、安全性高且保护效果好的蛋白分子。

四、基于免疫组学的抗原表位预测

分子免疫学和免疫信息学的快速发展，为研究人员提供了大量的病原体免疫表位方面的信息，推进反向疫苗学技术进入“2.0 时代”。抗原表位的预测在反向疫苗学技术“2.0 时代”是至关重要的，通过对病原体可能的免疫表位进行理论上的预测筛查，有助于缩小疫苗候选分子的范围，减少后续体内、外试验所消耗的时间、人力以及财力。

抗原表位又称为抗原决定簇，是抗原物质分子表面或其他部位，具有一定组成和结构的特殊化学基团，能够与相应抗体或致敏淋巴细胞发生特异性结合。通过抗原表位预测工具设计出的理想疫苗，应该能够刺激宿主产生 B 细胞和 T 细胞介导的免疫应答反应[42]。抗原表位预测方法主要分为两种，一种是基于蛋白质序列中氨基酸的理化特性（如亲 / 疏水性、柔性、表面可及性），一种是基于人工智能算法进行预测。目前的研究一般会结合这两种预测方法进行抗原表位的预测、评估和筛选，最终找到具有高抗原特性和最佳理化特性的抗原表位，再进入高通量蛋白表达和免疫检测环节。

（一）B 细胞表位预测

虽然关于抗原－抗体相互作用的研究已有一百多年的历史，且早在 20 世纪 80 年代，B 细胞表位预测就受到了研究人员的重视，但基于生物信息学进行 B 细胞表位预测的发展并不顺利。随着大量抗原肽表位资料的积累和计算机辅助设计的发展，基于人工智能算法的 B 细胞表位预测得到了快速发展[43]。

目前，预测 B 细胞表位的数据库有很多（参见第六章表 6–2）。这些数据库所包含的 B 细胞表位序列各不相同，且各自的功能也具有一些差异。例如 2017 年的一篇文献中指出，Bcipep 数据库包含 555 个线性 B 细胞表位序列，CED 数据库包含 293 个不连续表位（构象表位），Epitome 数据库包含所有已知抗原－抗体复合物结构的数据[44]。因此，在进行 B 细胞表位预测时，仅依靠某一数据库进行预测可能是不充分的，需要结合不同的数据库，根据从各个数据库得到的预测结果的分值，确定最佳 B 细胞表位候选分子。

例如，玛玛加尼（Mamaghani）等利用 IEDB、LBTOPE、ElliPro 和 CBTOPE 四种表位预测工具寻找新型冠状病毒候选抗原 B 细胞表位，根据预测结果构建出包含 8 个表位的多表位抗原肽，并预测其在血清学诊断产品开发等方面的巨大潜能[45]。

（二）T 细胞表位预测

随着细胞免疫应答机制的研究不断深入，许多研究者将注意力集中于 T 细胞表位预测上，希望能够开发出诱导产生细胞免疫应答的疫苗候选分子。分子免疫学和计算生物学的发展也提升了 T 细胞表位预测的准确度。T 细胞免疫应答反应是由抗原提呈细胞表面的短肽（即抗原表位）刺激产生。这些表位的产生是通过抗原提呈细胞对抗原蛋白进行酶解加工而产生抗原多肽，之后多肽结合到主要组织相容性复合体（major histocompatibility complex，MHC）的结合槽上，被转运到细胞表面进行展示，这些多肽与 T 细胞受体结合，从而刺激 T 细胞免疫应答反应[46]。

MHC 分子主要的功能在于参与抗原提呈，即通过其肽结合槽与抗原肽结合，将其呈现于细胞表面供 T 细胞识别。MHC–Ⅰ类分子介导的是内源性抗原的提呈过程，它们将内源性抗原片段提呈给细胞毒性 T 淋巴细胞（cytotoxic T lymphocyte，CTL）；而 MHC–Ⅱ类分子则提呈外源性抗原，它们提呈外源性抗原多肽分子至辅助性 T 细胞（helper T cell，Th）。MHC–Ⅰ类分子肽结合槽的两端呈闭合状态，一般能够容纳 8~10 个氨基酸残基组成的肽段；而 MHC–Ⅱ类分子肽结合槽的两端开放，多肽分子可以伸出沟外，这使其可容纳更长的肽配体分子。目前的预测工具对于 MHC–Ⅰ类分子结合肽的预测准确性一般接近 95%，但是对于 MHC–Ⅱ类分子结合肽的预测精确度却相对较低，这是因为 MHC–Ⅱ类分子结合肽不像 MHC–Ⅰ类分子结合肽一样存在明确的基序，其锚点氨基酸的限制性也不如 MHC–Ⅰ类分子强，且由于 MHC–Ⅱ类分子可以利用的肽配体数据相对较少，对 Th 细胞表位的预测较 CTL 表位预测相对困难[47]。目前常用的 T 细胞抗原表位预测数据库参见第六章表 6–1。

T 细胞表位预测时通常会选择多种数据库联合使用，以便更精准有效地预测出合适的 T 细胞表位候选分子。戴维斯（Davies）等人对几个表位预测数据库进行比较，结果显示这些数据库对人类白细胞抗原（human leukocyte antigen，HLA）Ⅰ类分子的预测精确度高于Ⅱ类分子，对 HLA 的预测精确度高于小鼠的 MHC。另一项研究结果也显示，在对 99 个已知表位用不同预测数据库进行检测时，EpiJen 能够鉴定出其中的 61 个表位，SMM 鉴定出 57 个，NetCTL 鉴定出 49 个，WAPP 鉴定出 33 个，且这几种预测方法得到的阳性预测值［阳性 /（阳性 + 假阳性）］都比较低，均低于 25%[47]。

综上所述，在进行抗原表位预测时，无论是B细胞表位还是T细胞表位，均需要多种预测工具相结合，从而在理论上预测出可能包含T细胞或B细胞表位的候选分子。虽然任何预测软件均不能达到100%准确性，或许存在预测分值较高但并不能真正刺激免疫应答反应的候选分子，但这些预测方法能大大降低寻找抗原表位的盲目性，降低试验成本[48]。

五、高通量筛选关键毒力因子

毒力因子是病原体产生的、导致宿主发病的一类分子，也是现用疫苗的主要成分之一。表面定位的毒力因子（如黏附蛋白）通过介导病原体的吸附，启动感染宿主的过程。病原体产生的毒力因子一般具有很强的免疫原性，可能成为出色的靶点。通过多组学数据库筛选和生物信息学计算预测得到的毒力蛋白，通常需要借助合适的动物和细胞模型进行验证。近年来，随着反向疫苗学技术的发展和成熟，研究人员主要通过两种思路来高通量筛选病原体的毒力基因：一种是通过构建基因突变株库来筛选毒力基因，其中代表性方法为转座子随机突变技术和信号标签突变技术（signature-tagged mutagenesis，STM）；另一种是通过毒力基因表达调控特点来进行体内诱导性筛选，代表性方法是差异荧光诱导技术（differential fluorescence induction，DFI）和体内诱导抗原技术（*in vivo* induced antigen technology，IVIAT）等。

通过转座子随机突变技术和STM技术[49]构建基因突变株库，根据突变株的毒力变化，高通量筛选与生物膜形成、黏附和致病相关的基因[50]。其中，STM技术是一种更为常用的毒力基因筛选方法，通过该技术构建的突变株带有独特DNA标签，感染动物模型后，相应感染位点或动物组织中分离不出的某个突变株就是减毒突变株，通过STM技术反向筛选到的毒力基因可以研发成为减毒活疫苗和亚单位疫苗等。目前，已通过该方法找到多种致病菌的毒力基因，例如鼠伤寒沙门菌、B群脑膜炎奈瑟菌和猪布鲁氏菌等[51]。

DFI和IVIAT等体内诱导性筛选方法是根据毒力基因特有的表达调控模式来进行筛选，找到病原体在宿主体内表达而在体外不表达的功能基因，以此确定与病原体生存和致病关系密切的毒力因子。体内诱导性筛选思路主要包括三种：①通过体内表达技术（*in vivo* induced expression technology，IVET）和DFI等方法筛选具有体内诱导活性的启动子；②利用基因芯片比较体内、外环境中基因转录水平的差异；③利用IVIAT等比较体内、外环境中基因表达水平的差异。其中，IVET的基本技术路线是将病原菌随机的DNA片段与无启动子的报告基因融合，构建融合基因文库，由质粒转入病原菌进行整合，然后感染细胞或动物模型，激活体内诱导基因的表达。从感染细胞或动物体内分离病原菌，然后在平板上进行蓝白斑筛选，找到在体外不表达的片段，最后进行测序和检索，确定体内诱导表达的启动子[52]。DFI是一种简化的体内表达技术[53, 54]，通过荧光标记和流式细胞仪筛选来代替营养缺陷、抗生素或重组酶等筛选策略，通过改变荧光阈值来调节筛选敏感度，以实现大规模、半自动的高效筛选。IVET和DFI方法曾被成功地用于福氏志贺菌、肺炎克雷伯菌和金黄色葡萄球菌等病原菌毒力因子的筛选。对于只对人致病且缺乏动物模型的病原菌，上述方法不适用，只能通过基因芯片技术和IVIAT来进行研究。基因芯片技术通过比较病原体在宿主体内、外的转录水平差异，确定关键致病基因；IVIAT方法则通过体外培养的病原体吸附免疫血清，剔除患者血清中针对病原菌体外表达抗原的抗体，然后再用处理后的血清作为探针来筛选病原体的基因组表达文库，获得体内诱导性表达基因[55]。将该方法用于结核分枝杆菌和霍乱弧菌等的毒力因子筛选研究，取得了较大的进展。

六、其他多种新技术辅助筛选抗原

近年来，生物芯片技术得到迅猛发展，并应用于疫苗研制和药物开发过程。生物芯片包括 DNA 芯片（又称基因芯片）和蛋白质芯片，将寡核苷酸、肽和抗体等生物高分子固定在凝胶和硅等固相介质上形成分子点阵，当待测样本中的生物分子与探针分子杂交或发生相互作用后，利用激光共聚焦荧光显微镜或其他仪器检测和分析杂交信号[56]。基因芯片平台具有高通量、高灵敏度和全自动化等优势，可应用于病毒基因分型检测、点突变检测和核苷酸多态性研究，助力多种病原菌的基因调控和毒力因子检测研究[57]。蛋白质芯片可以快速鉴定病原体在感染宿主过程中表达的蛋白[58]。生物芯片能够解决多种组学技术产生繁冗数据的难题，快速检测候选分子介导的宿主内细胞学事件和微生物致病进程，鉴定出效果优异的疫苗候选者[21]。在应对具有高度变异能力病原体的流行病学挑战中，生物芯片技术凸显出独特而重要的优势。

得益于芯片技术和测序技术的发展，转录组学能够在 RNA 水平研究病原体和免疫细胞的基因表达情况。转录组测序技术通量高、灵敏度高、分辨率高，且无需设计特异性探针，可直接对任意对象和未知基因进行转录组分析，彻底转变了传统转录组学的研究思路[59, 60]。转录组学和单细胞测序技术的飞速发展，使得单细胞转录组、空间转录组和单细胞免疫组库分析技术不断成熟，并广泛应用于疾病诊断和疫苗开发过程。转录组学联合代谢组学和蛋白质组学技术，能够全方位、多层次、立体化地描述病原体感染宿主后发生的复杂生物学进程，大大加快新型疫苗的开发。

近年来，合成生物学脱颖而出，为新疫苗的设计和生产开辟了新的策略，成为反向疫苗学技术研究中必不可少的重要工具。合成生物学能够应用于疫苗设计、开发和生产等各个环节，通过建立多种无细胞表达体系、定向改造工程生物和细胞模型来提高研发效率，同时降低生产成本。例如，研发人员通过合成生物学建立了多种不具传染性的通用类病毒颗粒（virus like particles，VLP）平台，结合结构设计和计算机建模等平台，合成、改造并优化候选疫苗分子的活性，提高候选蛋白的稳定性，开发出多种病毒结构蛋白和噬菌体作为靶向多种病原体的疫苗平台，为工程化疫苗的开发建立了平台[61-64]。

疫苗开发过程中的重大进展往往是由发现新的候选抗原和优化免疫靶标的结构来驱动的，但具体过程非常复杂，需要联用多种技术手段共同推进。基于多组学的生物信息分析和免疫筛选结果确定候选分子，结合计算机建模、结构生物学和系统免疫学分析的结果，将得到的信息应用于表位预测和靶标设计，最终才能得到理想的疫苗候选分子。

第三节　候选抗原有效性的分析与验证

一、候选抗原的高通量表达

基因组学分析后得到的部分候选基因并没有转录活性，为此，研发人员优化出一种筛选具有转录活性的聚合酶链反应（transcriptionally active polymerase chain reaction，TAP），通过连续 PCR 技术扩增出目的基因，并在目的基因两侧添加启动子和终止子等表达调控元件。获得的 TAP 片段能够模拟 pcDNA3.1 表达质粒的活性，再通过转染在体内或体外系统中表达目的基因[65]。TAP 组分也可以用作 DNA 疫苗免疫小鼠，筛选评价目的基因产物，还能够通过同源重组转入质粒进行体外功能探索。

通过多组学分析和多技术联用筛选得到的功能性基因，需要进行高通量的克隆表达，以鉴定候选分子的免疫原性。PCR 和体外自动化表达系统的发展为快速鉴定候选分子提供了平台。从目的基因序列设计入手，通过 PCR 扩增将目的基因克隆到大肠埃希菌的表达载体上，融合多组氨酸标签或 GST 等商业化标签，在原核细胞系统中进行高通量表达。通过简单的亲和色谱或离子交换色谱，可快速纯化蛋白。对于表达在包涵体中的目的蛋白，可以通过变复性溶解和亲和色谱联用等方法，最终获得有活性的目的蛋白。目前，基因克隆和体外表达蛋白等各个阶段可以借助多种自动化仪器进入“一键式”高效表达阶段，大大提高了利用反向疫苗学技术开发新疫苗的速度和效率。

利用原核细胞体外表达蛋白的方法虽然被广泛应用，但是每一步都耗时费力，存在一定的局限性。近年来，无细胞蛋白表达系统的兴起给高通量表达蛋白的发展注入了“催化剂”。无细胞蛋白表达系统大大简化了操作步骤和下游实验流程[66]，突破传统细胞内表达的极限，能够实现多模板和多系统的同时表达，还能够克服毒性蛋白、包涵体蛋白的表达难题，完成多种标记修饰。此外，无细胞蛋白表达系统还可以直接表达 VLP，应用于病毒疫苗的开发[67]。

二、候选抗原的免疫原性检测

免疫原性是指能够刺激机体免疫系统产生免疫应答的特性，其能作用于 B 淋巴细胞和 T 淋巴细胞的抗原识别受体，促使细胞快速增殖、分化，从而产生免疫效应物质，如特异性抗体和致敏淋巴细胞。免疫原性检测在疫苗研发过程中作为评价疫苗有效性的一个重要参考指标，主要包括 B 细胞免疫应答检测和 T 细胞免疫应答检测。

（一）B 细胞免疫应答检测

B 细胞是诱导体液免疫的细胞，主要通过分泌抗体产生体液免疫应答。它由骨髓内多功能干细胞分化而来，需要在骨髓内发育及成熟，成为初始的成熟 B 细胞，之后随体液循环迁移到外周淋巴组织，若无相应抗原刺激，B 细胞会在几周后凋亡；若遇到相应抗原刺激，B 细胞将会活化、增殖进而分化成浆细胞产生抗体，而少数 B 细胞会成为记忆 B 细胞。在 B 细胞的活化过程中，抗原可分为胸腺依赖性抗原和胸腺非依赖性抗原两种类型，顾名思义，即需要 Th 细胞直接接触 B 细胞才能使其活化和不需要 Th 细胞接触就能直接活化 B 细胞。对于胸腺依赖性抗原，B 细胞在活化后，需要进入生发中心进一步增殖和分化。首先，活化的 B 细胞迁移到滤泡中心进行周期性大量增殖和体细胞高频突变，形成细胞密集的生发中心暗区，体细胞高频突变发生在 B 细胞识别抗原后的分裂增殖过程中，突变主要发生在 B 细胞膜表面免疫球蛋白可变区的互补决定区，而这个互补决定区是决定抗体与抗原结合亲和力的关键。而后 B 细胞迁移到生发中心明区，在滤泡 Th 细胞和滤泡树突状细胞的协助下进行亲和力成熟（即能够结合特异性抗原的、具有高亲和力免疫球蛋白受体的 B 细胞被选择存活）、抗体类别转化（即在细胞因子的作用下，抗体可变区不变，恒定区发生改变，从而改变抗体类型，而不改变结合抗原的特异性）、分化成浆细胞和记忆 B 细胞。浆细胞能够合成和分泌抗体，记忆 B 细胞能够在相同抗原二次刺激后，迅速分化成浆细胞，从而产生大量抗体，进行体液免疫[68]。

B 细胞免疫应答检测包括 B 细胞在生发中心成熟分化过程的检测，以及分泌抗体与抗原结合反应的检测。常用技术包括生发中心染色、活体全组织成像技术、酶联免疫斑点试验（enzyme-linked immunospot assay，ELISPOT）、琼脂糖扩散法、酶联免疫吸附试验（enzyme-linked immunosorbent assay，ELISA）、免疫印迹等。

生发中心染色首先需要准备淋巴组织并进行特殊的处理（如液氮冷冻处理），之后通过激光显微切割技术制备切片，再用抗体对样品进行染色，常用的抗体有 CD21 和 Ki67（CD21 为 B 淋巴细胞表面辅助受体，在 B 细胞分化、增殖及抗原生成等方面起着重要作用；Ki67 是反映细胞增殖能力的一个重要指标），最后用荧光显微镜进行结果观察。活体全组织成像技术主要采用生物发光与荧光两种技术，生物发光是用荧光素酶基因标记细胞或 DNA，利用其产生的蛋白酶与相应底物发生生化反应而产生生物体内的探针光信号；而荧光成像则是采用荧光报告基团或荧光染料进行标记，利用荧光蛋白或染料产生的荧光形成体内的荧光光源，该技术采用非常灵敏的光学检测仪器，能够直接监测活体生物体内的细胞活动和基因表达，跟踪目标的移动和变化，例如通过对淋巴结或 B 细胞进行标记，可以追踪生发中心内淋巴结或 B 细胞的迁移情况。ELISPOT 实验是将细胞置于包被有特异性抗体的板子中，在有刺激的条件下，细胞分泌的细胞因子或免疫球蛋白会被包被抗体捕获，移除细胞后，被捕获的细胞因子或免疫球蛋白可进一步使用生物素标记的第二抗体来标识，形成“抗体－抗原－抗体”复合物，其后再与酶标记的亲和素作用，并加入底物使其呈色，形成斑点即说明细胞产生了细胞因子或免疫球蛋白，该技术是检测分泌细胞的一种重要手段。

抗原－抗体反应是抗原与相应抗体在体内、外发生的特异性结合反应。检测抗原－抗体反应的经典方法是琼脂糖扩散法，其原理是可溶性抗原与相应抗体在半固体琼脂凝胶内扩散，二者相遇，在比例合适处形成白色沉淀线，一条沉淀线即代表一种抗原与抗体的沉淀物，因而此法还可以用于鉴别多种抗原或抗体成分。另一种常用的方法是免疫酶技术，是把抗原－抗体反应的特异性与酶的高效催化作用有机地结合起来。它是把具有催化活性的酶类和抗体（抗原）结合起来成为酶标记物，将这种酶标记物与待测的抗原（抗体）结合，利用酶的活性降解底物呈现出颜色，从而对抗原（抗体）进行定性或定量分析。目前应用最多的免疫酶技术是 ELISA，它是使抗原或抗体吸附于固相载体，使随后进行的抗原－抗体反应均在载体表面进行，从而简化分离步骤，提高灵敏度，既可检测抗原，又可检测抗体。实验方法包括间接法、夹心法及竞争法。常用的酶有辣根过氧化物酶和碱性磷酸酶，相应的底物分别是邻苯二胺和对硝基苯磷酸盐，前者呈色反应为棕黄色，后者为蓝色，可用目测定性，也可用酶标仪测定光密度值以反映抗原或抗体的含量。还有一种方法是免疫血清的特异性免疫印迹检测，是将抗原蛋白或细菌提取物进行蛋白质凝胶电泳及转膜，之后以免疫血清作为第一抗体进行孵育，以辣根过氧化物酶标记的抗体作为第二抗体进行孵育，最后用发光成像仪进行显影，即可观察到抗原和抗体是否特异性结合。

（二）T 细胞免疫应答检测

T 细胞免疫应答通常检测 CTL 活性、T 细胞增殖和细胞因子。

1. CTL 活性检测

最初使用的是铬释放测定法，该方法由于使用放射性的 ^{51}Cr 而不利于安全操作及废物处理，且需特殊测定仪器，因此，研究人员一直试图寻找其他的替代方法。目前，CTL 活性检测方法主要有荧光测定法、报告基因转染法和比色测定法。①荧光测定法：又可分为荧光扫描测定法、流式细胞分析法和树突状细胞清除法[69]。其中，荧光扫描测定法包括阿尔玛蓝一步荧光测定法和钙黄绿素乙酰氧基甲酯荧光扫描测定法[70, 71]。流式细胞分析法包括 PE-mAb/FITC-annexin V 荧光标记法、

DIOC18（3）/ 碘化丙锭荧光标记法、PKH-26/CFSE 荧光标记法[72-74]。这些方法灵敏度高，重复性好，适用于大批量样品的测定。②报告基因转染法：需要构建报告基因稳定转染细胞系，该方法灵敏度高，对不同报告基因转染的细胞系可同时测定杀伤活性且结果互不干扰。但该方法也有其不足之处，例如制备细胞系耗时费力，且报告基因在一些靶细胞中有时会出现难以转染或表达的情况[75]。③比色测定法：例如 MTT 或 MTS 还原法和乳酸脱氢酶释放法[76, 77]。另外也有一些其他的 CTL 活性测定方法，如“鸡尾酒”混合刺激法，ELISPOT 等[78-80]。

2. T 细胞增殖检测

方法主要包括氚标淋巴细胞增殖测定法（^{3}H-TdR 掺入法）、MTT 法、MTS 法和 XTT 比色法。由于氚标记法需要使用放射性同位素，且购买和使用有相关要求，也需要专业的操作人员，目前使用较为普遍的是 MTT、MTS 和 XTT 这三种方法。MTT 法又称为 MTT 比色法，其检测原理为：活细胞线粒体中的琥珀酸脱氧酶能使外源性 MTT 还原为水不溶性的蓝紫色结晶——甲瓒并沉积在细胞中；而死细胞无此功能，且结晶形成的量与细胞数成正比[81]。MTS 和 XTT 的原理与 MTT 一样，且已有商品化的 MTS 细胞增殖试剂盒，这使得 T 细胞增殖检测更加方便。

3. 细胞因子检测

方法主要有实时定量 PCR（real time PCR，RT-PCR）技术、ELISPOT 和流式分析法。RT-PCR 主要用于检测细胞因子的 mRNA 水平，需要相应的引物和荧光报告分子，且检测的是细胞因子基因而非细胞因子本身，具有操作简单、特异性强、灵敏度高等特点[82]。ELISPOT 和流式分析法是基于免疫学检测的两种方法，原理是细胞因子与相应的特异性抗体结合，通过荧光或酶等标记技术将信号加以放大，从而定性或定量检测细胞因子水平，这两种方法具有操作简单快捷、特异性高、重复性好等特点[83, 84]。

三、候选抗原的免疫保护评价

确定抗原有效保护力最直接的方法是进行动物实验。有些具有免疫原性的抗原不一定有保护作用，或者虽然有保护作用，但会出现一些不良反应，因此，疫苗保护评价是决定疫苗成功与否的最后关键步骤。免疫保护评价的方法主要包括动物流行病学方法、血清学方法和动物攻毒保护试验。

1. 动物流行病学方法

该法是通过对免疫动物和非免疫动物的生长表现、生化指标、病死率等临床指标进行调查统计，通过统计学分析比较，评价疫苗的免疫保护效果。生长表现包括体重变化、体温变化等。生化指标包括注射部位是否出现充血、肿胀、硬结等现象，血常规、尿常规、心电图等指标是否异常。

2. 血清学方法

该法包括中和抗体滴度检测以及抗体中和试验。抗体滴度是某种抗体识别特定抗原表位所需要的最低浓度（即最大稀释度），一般表示为能产生阳性结果的最大稀释度，常用 ELISA 方法来检测抗体滴度。通过比较免疫前、后抗体滴度升高的幅度及持续时间，评价疫苗的免疫保护效果。抗体中和试验是将病毒或毒素与中和抗体进行混合孵育，使二者发生反应，之后将二者的混合物接种到敏感的细胞中，测定残存的病毒或毒素感染力的一种方法。抗体中和试验具有较高的特异性，利用同一病毒（病原菌）不同型的毒株（菌株）或不同型标准血清，即可测得相应血清或毒株（菌株）的型，因此，该方法常被研究人员用于鉴定病毒（或病原菌）的种或型。

3. 动物攻毒保护试验

该法是在免疫一段时间后，用病原菌或病毒感染动物模型，攻毒后通过观察动物的临床表现，检测攻毒后中和抗体的变化、病原菌或病毒载量的差异以及组织病理学检测等指标，评价疫苗的保护效果。动物的临床表现包括是否出现明显临床症状、是否出现体重急剧变化、是否出现发病或死亡的情况等。攻毒后的抗体水平检测和上述血清学方法相同。病原菌或病毒载量的检测一般采用RT-PCR法，即提取待检测样品（血液或组织等）中的RNA，用特异性的引物和探针对RNA样品进行RT-PCR扩增，最后通过比较免疫组和非免疫组中的病原菌或病毒载量之间的差异来评价疫苗的保护效果。组织病理学检测主要采用组织病理切片方法。该方法是将部分有病变的组织或脏器经过各种化学品和包埋剂的处理，使之固定、硬化，在切片机上切成薄片，最后染以各种颜色，在显微镜下观察病理变化。常用的染色方法是苏木素 - 伊红（hematoxylin eosin，HE）染色法，简称HE染色法，苏木素是一种碱性染料，可使组织中的嗜碱性物质染成蓝色，如细胞核中的染色质等；伊红是一种酸性染料，可使组织中的嗜酸性物质染成红色，是胞质、胶原纤维、肌纤维、嗜酸性颗粒等常用的染料。HE染色法对任何固定液固定的组织和应用各种包埋法制备的切片均可使用。常规苏木素染色中的对比染色是用伊红，近年来在英、美国家的一些实验室则采用焰红，此外也有用橘黄G、比布里希猩红、波尔多红等作为对比染色。

第四节 反向疫苗学的应用

病原体持续变异和新型突发传染病的出现使得疫苗的需求日益增长，随着测序技术和生物信息学技术的快速发展，反向疫苗学技术扩大了病原体抗原筛选范围，提高了抗原识别效率，加快了疫苗的研发进程。因此，相较于传统疫苗而言，反向疫苗学技术弥补了其不足之处，在细菌、病毒和寄生虫疫苗研发中逐渐得到更加广泛的应用。

一、反向疫苗学技术在细菌疫苗研发中的应用

（一）脑膜炎奈瑟菌

脑膜炎奈瑟菌（*Neisseria meningitidis*）又称为脑膜炎球菌，是流行性脑脊髓膜炎的病原菌，其感染是引起儿童和青少年急性化脓性脑膜炎的主要病因，该病致死率高，严重威胁人类健康。脑膜炎奈瑟菌菌株有多个血清型，但多数病例常由A、B、C、W_{135}、Y群血清型引起[85]。通过传统疫苗学已成功开发出针对A、C、W_{135}、Y血清型的传统多糖疫苗，有效降低了相应血清群的流行性脑脊髓膜炎的发病率和死亡率，但是无有效的B血清型疫苗。原因主要有两点：其一是B群脑膜炎奈瑟菌的荚膜多糖与其他几个血清型的菌株不同，免疫原性较低，与人体神经组织存在交叉反应，易产生自身免疫，阻碍B群脑膜炎奈瑟菌疫苗的开发。其二是B群脑膜炎奈瑟菌菌体表面蛋白容易突变，利用

该蛋白制备的疫苗只对同源菌株提供保护作用，而对异源菌株则没有明显的保护效果[86]。

皮扎（Pizza）团队[6]首次将反向疫苗学技术的研究思路和技术应用于B群脑膜炎奈瑟菌疫苗的研究，发现该疫苗具有很好的保护效果[87, 88]。该团队研发的具体技术路线是：利用基因组数据库和生物信息学软件对B群脑膜炎奈瑟菌的MC58这一菌株进行全基因组分析[7]，从2158个ORFs中筛选出600个潜在的候选抗原基因。这些候选抗原多为分泌蛋白、外膜蛋白、脂蛋白和毒力因子等[89]。通过PCR技术扩增候选基因并分别克隆到表达载体中，其中有350个编码基因在大肠埃希菌中成功表达，表达产物是与组氨酸或谷胱甘肽硫转移酶标签的融合蛋白[2]。将表达产物纯化后免疫小鼠，应用多种免疫学检测技术来评价抗原的免疫原性和免疫保护性。在所表达的91种候选蛋白中，有29种蛋白能诱导产生杀菌抗体[90]。研究者进一步研究发现，其中2个蛋白所产生的血清杀菌抗体滴度与外膜囊泡（outer membrane vesicle，OMV）诱导的相似，已知OMV只对人类的同源菌株提供保护。为了测试这些蛋白质作为候选抗原是否适合于其他B群脑膜炎奈瑟菌菌株，应用生物信息学软件对另外31株B群脑膜炎奈瑟菌的基因组序列进行保守性分析，筛选出有代表性的血清型B群脑膜炎奈瑟菌候选抗原，发现5个候选蛋白抗原在序列上是保守的，分别是GNA33、GNA1162、GNA1220、GNA1946和GNA2001，它们诱导产生的杀菌抗体能抵抗大多数B群脑膜炎奈瑟菌菌株的感染[91]。因此，该研究团队证明，利用基因组信息筛选、鉴定有效的保护性抗原是可行的，从而推动了反向疫苗学技术的发展。

OMV疫苗已被有效地用于应对古巴、挪威和新西兰的特定流行性B群脑膜炎奈瑟菌菌株引起疾病暴发[92]。OMV疫苗的免疫原成分主要是针对B群脑膜炎奈瑟菌菌株所表达的PorA蛋白，由于PorA蛋白保守性低，不具备普遍保护力，OMV疫苗预防感染B群脑膜炎奈瑟菌的能力仅限于表达相同PorA蛋白变体的菌株[93]。为了应对不同菌株之间的广泛变异性，人们一直在寻求新的候选疫苗。近些年，有研究者根据所选蛋白在脑膜炎奈瑟菌自然群体中的变异程度以及它们对不同的菌株诱导杀菌活性的能力，选择了3种最有潜力的抗原，分别是H因子结合蛋白（factor H-binding protein，FHBP）[94]、奈瑟菌肝素结合抗原、奈瑟菌黏附素A[95, 96]，与OMV联合制成B群脑膜炎奈瑟菌四价疫苗4CMenB（Bexsero®）[97-99]。此外，还有一款含有2种FHBP的B群脑膜炎奈瑟菌疫苗，即二价rLP2086（Trumenba®）。通过加速批准，二价rLP2086和4CMenB在美国获得许可，其中，二价rLP2086被批准用于10~25岁个体[100]。

已证明三剂量的4CMenB疫苗接种程序和额外加强剂量对婴儿具有免疫原性，而两剂量的4CMenB疫苗接种计划对1~10岁儿童、青少年和成人均具有免疫原性[101]。2015年，4CMenB首次纳入英国的国家免疫计划（National Immunization Program，NIP），在婴儿中使用减少剂量的2+1（2、4和12个月）计划[87]。继英国之后，其他一些国家包括安道尔[102]、爱尔兰[103]、意大利[104]和立陶宛[105]也批准了4CMenB。二价rLP2086由应用反向疫苗学技术筛选出的FHBP重组而成，能够刺激产生强烈的抗体反应，杀死各种血清B型菌株[106]。更重要的是，在16~23岁人群中进行的两项Ⅲ期临床研究表明，对4个主要的和额外10个异源的B群脑膜炎奈瑟菌测试菌株进行人体血清杀菌抗体检测，在2次或3次免疫后引起机体保护性免疫反应[107]。尽管婴儿是美国侵袭性脑膜炎奈瑟菌病发病率最高的人群之一，且大部分病例是由B群脑膜炎奈瑟菌引起的[108]，但是二价rLP2086和4CMenB目前在美国都没有获得用于婴儿的许可。

（二）肺炎链球菌

肺炎链球菌（*Streptococcus pneumoniae*）在免疫力低下的人群中可引起肺炎、鼻窦炎、中耳炎，甚至导致败血症和化脓性脑膜炎等严重疾病[109, 110]，主要影响 5 岁以下儿童和老年人，多重耐药临床分离株的出现以及高致死率引起了研究者对该疫苗开发的关注。目前的疫苗是基于选定的荚膜类型与载体蛋白结合，实现对儿童和成人的保护。然而，这类疫苗有几个局限性：首先，已报道的荚膜多糖有 100 多种，疫苗所包含的血清型只占现有血清型的一小部分[110]；其次，结合疫苗的成本高，在低收入家庭或国家中难以推广。为了解决这些问题，研究者们正在利用反向疫苗学技术着力寻找以表面保守的蛋白质为基础的候选抗原[111, 112]。

自 2001 年以来，通过测序技术已经获得几株肺炎链球菌的全基因组数据，并且对其表面毒力因子有了丰富的认识。为了确定潜在的候选疫苗抗原，维茨曼（Wizemann）等[113]利用生物信息学技术分析了肺炎链球菌的全基因组数据，并对该基因组所有的 2687 个 ORFs 进行了综合评估，最终筛选出位于细菌表面的 130 个 ORFs，其中只有 108 个 ORFs 能够成功克隆和表达，将这些蛋白纯化后，通过小鼠模型评价其免疫保护效果。结果表明，有 6 种蛋白（Sp36、Sp46、Sp91、Sp101、Sp128 和 Sp130）能够使机体产生抗肺炎链球菌感染的有效抗体。通过流式细胞荧光分选技术分析证明，这 6 种抗原定位在细菌表面，并且都在不同菌株中广泛分布[114, 115]。为了评估这些抗原在人类宿主感染期间的表达情况，应用免疫印迹技术检测了 17 名细菌性肺炎恢复期患者血清与 5 种重组肺炎链球菌抗原的反应性。结果表明，17 名患者中的 15 名在肺炎链球菌感染期间产生的免疫血清可以识别 Sp36 蛋白；此外，大多数患者血清都能识别 Sp91、Sp128 和 Sp130 蛋白（识别率分别为 76%、82% 和 94%）；71% 患者的恢复期血清不能识别 Sp46 蛋白，表明该蛋白可能在这种临床疾病中的表达水平很低，或者在自然环境中的免疫原性很差；由于恢复期抗血清的数量有限，Sp101 蛋白没有以这种方式进行检测。虽然根据对这些抗原的免疫反应本身并不能预测其保护能力，但这些数据确实表明它们在体内表达，在宿主感染期间具有免疫原性。此外，在感染败血症小鼠模型中发现 Sp91 蛋白既没有免疫原性，也没有保护性[128]。由于鉴定出可用的候选蛋白数量太少，研究者仍在积极利用反向疫苗学技术寻找新的候选抗原，使其成为新型肺炎链球菌疫苗的组分[116, 117]。

近两年，马丁・加利亚诺（Martín-Galiano）等[112]基于之前的研究，应用反向疫苗学技术探究出新一代基于蛋白质的肺炎链球菌疫苗的抗原候选物。DiiA 是一种由 *sp_1992* 基因编码的表面蛋白，包含几个保守的 B 细胞表位，与细菌定植和致病机制有关，在小鼠模型中，该蛋白可产生强烈的免疫反应，与佐剂对照组相比，接种 DiiA 可促进细菌清除并加强对机体的保护，使小鼠感染后 48 小时的存活率提高了 70%，证实该蛋白可能成为降低肺炎链球菌感染的候选抗原。

（三）结核分枝杆菌

结核分枝杆菌（*Mycobacterium tuberculosis*）是一种古老的病原体，通过其复杂的机制来逃避免疫监视并获得在宿主中建立持续感染的能力，是引起肺结核的病原菌。目前，全球估计有 1/3 人口携带结核分枝杆菌，而其中 3%~10% 的人群在其一生中有发生活动性结核病的风险[118, 119]。由于人类免疫缺陷病毒的并发感染、抗生素滥用导致耐药株增加等，肺结核的发病率呈回升趋势[120]。在世界卫生组织（World Health Organization，WHO）扩大免疫接种计划的指导下，卡介苗（Bacille Calmette-Guérin vaccine，BCG）是全球广泛使用的唯一结核病疫苗[121]，全球大约有 40 亿人进行了接种，对结核病的预防做出了很大贡献。虽然随着医疗水平的不断提高，BCG 对控制儿童结核病具有一定效果，但对于成人结核病的预防效果在不同地区存在一定的差异[122]，其效力不稳定，不能完全解决预防和控制问题，因此，研发新型预防和控制结核病的疫苗非常必要。

之前用传统方法研发结核病疫苗的最大困难是所鉴定的抗原在动物模型中提供的保护力比 BCG 低，而且结核菌培养周期长[123]。研究者利用反向疫苗学技术对结核分枝杆菌全基因组序列进行分析发现，一组被称为 *PE_PGRS* 基因家族的基因在该病原体的致病过程中发挥着作用[124-125]。穆德利（Moodley）等[126-127]利用生物信息学分析 *PE_PGRS* 家族的 4 个基因（*PE_PGRS17*、*PE_PGRS31*、*PE_PGRS50* 和 *PE_PGRS54*）的结构和功能，发现 *PE_PGRS17* 具有很好的免疫原性，通过利用算法工具预测 T 细胞和 B 细胞表位来构建多表位疫苗（multi-epitope vaccine，MEV）候选体从而用于疫苗的开发，尚需要进一步的试验验证[128~130]。

（四）牙龈卟啉单胞菌

牙周炎是侵犯牙龈和牙周组织的慢性炎症，是一种破坏性疾病，也是导致成人牙齿缺失的主要原因，目前尚无理想的治疗方法，只能减缓或者抑制病情发展。我国成人牙周炎的发病率约为 50%。一些动物模型研究表明，牙龈卟啉单胞菌（*Porphyromonas gingivalis*）是导致成人慢性牙周炎的一种主要病原菌，需开发一种能够有效预防牙龈卟啉单胞菌感染继而引发慢性牙周炎的疫苗。

罗斯（Ross）等[131]应用反向疫苗学技术共筛选到 120 个基因，有 107 个成功表达，对表达产物用大鼠、小鼠以及人类的抗牙龈卟啉单胞菌血清做免疫学分析，获得了 40 个阳性结果，表明这 40 个基因的编码产物能够在机体中诱导产生抗体。在随后进行的动物实验中发现，*PG32*、*PG33* 基因编码的蛋白具有良好的保护性与保守性，可以被用来作为慢性牙周炎疫苗的候选抗原。纳西里（Nasiri）等[132]利用反向疫苗学技术得到了 12 种可作为新型牙周疾病疫苗的候选抗原。卡恩（Khan）等[148]也发现了 3 种具有抗原性且对病原体生存至关重要的蛋白，分别为 Q7MWZ2、Q7MVL1 和 Q7MTY1，推测可用于疫苗设计。

（五）金黄色葡萄球菌

金黄色葡萄球菌（*Staphylococcus aureus*）是常见的食源性病原菌，广泛存在于自然环境中，在适宜条件下，能够产生肠毒素，引起人类食物中毒。由该菌引起的食物中毒占食源性微生物食物中毒事件的 25% 左右，因此，金黄色葡萄球菌成为仅次于沙门菌和副溶血弧菌的第三大病原菌。研究者们[133-136]应用反向疫苗学技术发现，有 12 种蛋白可作为研发金黄色葡萄球菌疫苗的候选抗原，其中已有 3 个基本的毒力因子和抗原蛋白在大肠埃希菌中成功表达，包括糖基转移酶、弹性蛋白结合素和葡萄球菌分泌抗原。近两年，瑙蕾姆（Naorem）等[137]通过反向疫苗学技术又确定了 4 个潜在的候选蛋白；其中，PrsA 和 EssA 蛋白被认为是有希望的疫苗候选分子。

（六）布鲁氏菌

布鲁氏菌（*Brucella*）是能引起全球性人畜共患传染病的病原菌，其引起的疾病涉及范围非常广，特别是在亚洲、非洲、南美洲和地中海地区[138]，造成了严重的公共健康威胁，人布鲁氏菌病在临床表现为各种类型，包括波动热、关节炎、心内膜炎、脑膜炎等[139, 140]。我国目前唯一批准的人用布鲁氏菌疫苗为减毒活疫苗 104M 株[141]，由于布鲁氏菌保护性抗原谱复杂，单一抗原很难起到完全的保护作用。宰晓东等[142]建立了蛋白质组学与生物信息学联用的保护性抗原筛选新策略，获得多个新的潜在保护性抗原；对其中 4 个候选抗原进行免疫动物实验验证，证明 Omp19、VirB8 和 HlyD 能使小鼠产生较强的免疫反应，并且在攻毒试验中有较好的保护效果，为新型人用布鲁氏菌疫苗设计奠定了基础[143, 144]。

（七）幽门螺杆菌

幽门螺杆菌（*Helicobacter pylori*）是一种可导致消化性溃疡等胃部疾病的病原菌，被 WHO 列为一级致癌因子[143]。由于抗幽门螺杆菌治疗中使用抗生素，耐药性菌株不断增加，开发有效的疫苗迫在眉睫。应用反向疫苗学技术优化幽门螺杆菌疫苗设计，可能加快这一目标的实现。哈斯（Haas）等[145]用阳性患者血清对幽门螺杆菌菌株进行免疫印迹分析，将检测得到的抗原识别谱进行系统分析，发现 7 个蛋白质只对阳性患者血清有免疫反应，其中 HtrA（HP1019）、Cag3（HP0522）和 Hp0231 蛋白是新发现的特异性抗原。纳兹（Naz）等[146]采用反向疫苗学技术对幽门螺杆菌基因组所涉及的所有候选蛋白的表面抗原表位进行预测和分析，预测出可能的候选表位包括 vacA、babA、sabA、fecA 和 omp16，为开发多组分幽门螺杆菌疫苗奠定了基础。刘箐等[147]对幽门螺杆菌的 381 个蛋白质序列通过生物信息学的方法构建免疫原性评分模型，并对排名靠前的部分蛋白质的免疫原性进行测试，将 UreB、PLA1 和 Omp6 这三个表现良好的蛋白的 B 细胞表位和 T 细胞表位以随机顺序组装成 6 个 MEV，通过结构预测和分子对接模拟试验分析，选择构建 S1 结构，它具有结合 TLR2、TLR4 和 TLR9 的潜力，最终形成稳定的复合物，刺激机体产生强烈的免疫反应，该研究应用反向疫苗学技术为构建 MEV 的表位组装提供了很好的策略。

（八）肺炎衣原体

肺炎衣原体（*Chlamydia pneumoniae*）是专性细胞内寄生的病原体，感染后不仅能引起肺炎，还能导致动脉粥样硬化和心血管疾病等。蒙蒂贾尼（Montigiani）等[215]应用反向疫苗学技术鉴定肺炎衣原体的表面抗原，首先通过分析肺炎衣原体的基因组序列，预测出 157 个可能暴露在其表面的蛋白质，将这些蛋白质在大肠埃希菌中克隆、表达、纯化，然后免疫小鼠制备抗血清，应用免疫学技术评价各个蛋白的免疫原性，并成功地定位肺炎衣原体原体时期的表面蛋白。这一研究开辟了确定肺炎衣原体表面蛋白的新途径，为研发新型肺炎衣原体疫苗奠定了基础。努尔（Noor）等[216]在研究中共发现 4754 个核心蛋白，随后应用蛋白质组学技术，从 4754 个核心蛋白中获得了 4 个目的蛋白，最后，通过对其进行免疫信息学分析来构建 MEV，对 MEV 中的密码子进一步优化，并克隆到大肠埃希菌表达宿主中，以确保疫苗蛋白的最大表达。

（九）梅毒螺旋体

梅毒螺旋体（*Treponema pallidum*）是引起梅毒的病原体。该病原体在实验室条件下不能培养，不宜用传统方法研究疫苗[110]。之前有研究者通过兔体培养梅毒螺旋体，已鉴定出 20 多种疫苗候选抗原，但没有进行深入的研究。近些年，研究者首次应用反向疫苗学技术开展梅毒疫苗研究，通过对梅毒螺旋体进行全基因组预测，筛选出潜在的抗原候选分子，并以重组蛋白或 DNA 的形式表达[217]，有助于加快该疫苗的研发进程。库马尔・杰斯瓦尔（Kumar Jaiswal）等[218]按照反向疫苗学技术路线来确定候选抗原，最终鉴定出 15 个潜在的抗原蛋白，可作为未来梅毒螺旋体疫苗研发的候选抗原。

二、反向疫苗学技术在病毒疫苗研发中的应用

（一）新型冠状病毒

新型冠状病毒（Severe acute respiratory syndrome coronavirus 2，SARS-CoV-2）感染后会引起轻

度至中度呼吸道疾病，较严重者可导致肺炎、严重急性呼吸综合征、肾衰竭甚至死亡。截至 2023 年 3 月 7 日，全球已有 7 亿多例感染病例，其中包括 680 多万例死亡病例[148]。接种疫苗能有效阻断病毒感染，截至 2022 年初，全球已有 9 款疫苗列入紧急使用清单，57 个国家的 70% 人口接种了新冠疫苗[149]。但新型冠状病毒易变异，2021 年 5 月，WHO 已命名 11 种新型冠状病毒变异毒株，基于原始毒株序列设计的疫苗针对变异毒株可能无法提供完全保护。因此，在新型冠状病毒疫苗研发工作中需要充分考虑变异毒株。

新型冠状病毒由刺突蛋白、膜蛋白、包膜蛋白和核衣壳蛋白 4 个结构蛋白组成。病毒进入宿主细胞由 S 蛋白介导，该蛋白由 2 个功能亚基（S1 和 S2）组成，S1 亚基由 N 端结构域和受体结合域（receptor binding domain，RBD）组成，新型冠状病毒通过 S1 亚基上的 RBD 与细胞表面受体血管紧张素转换酶 2 相结合，感染入宿主细胞；S2 亚基由融合肽、七肽重复序列 1、中心螺旋、连接结构域、七肽重复序列 2、跨膜结构域和细胞质尾部组成，主要负责病毒与宿主细胞的膜融合[150]。

对于研制新型冠状病毒这种突发且易突变病原体的疫苗，利用反向疫苗学技术可以大大缩短其抗原筛选验证过程，及时确定可能有效的免疫抗原。萨法维（Safavi）等[151]利用多种免疫学工具筛选出新型冠状病毒非结构蛋白（nsp7、nsp8、nsp9、nsp10、nsp12 和 nsp14）上能激发 T 细胞免疫应答的免疫优势区，并选择 S 蛋白 400~510 位片段（S pr）作为诱导产生中和抗体的免疫优势区，将这两部分免疫优势区组合成新型冠状病毒疫苗候选抗原。该疫苗由 3 个区域组成，包括 β－防御素（TLR4 激动剂）、B 细胞反应诱导域和 T 细胞反应诱导域，并在疫苗的 N 端连接 TLR4/MD 复合物，C 端同时连接 $CD4^+$ T 辅助性表位 PADRE。该疫苗具有多个 $CD8^+$ T 和 $CD4^+$ T 重叠表位、IFN－γ 诱导表位和线性 B 细胞表位，经过理化性质、抗原性和群体覆盖率等多个项目验证，证明该疫苗可与 TLR－4/MD 复合物形成稳定的相互作用，并经过计算机模拟 HLA－Ⅰ和 HLA－Ⅱ表位的全球人口覆盖率，约为 96.2% 和 97.1%。

斯利瓦斯塔瓦（Srivastava）等[152]对免疫表位数据库中新型冠状病毒蛋白质组中的 11 个 ORFs 进行抗原区域筛选，将重叠的表位簇命名为抗原补丁，并利用识别出的抗原补丁设计多补丁疫苗（multi-patch vaccine，MPV），MPV 相较于 MEV 能覆盖更多的重叠表位以及 HLA 等位基因。该研究从新型冠状病毒蛋白质组中共鉴定出 73 个 CTL 表位和 49 个 HTL 表位，这些抗原补丁包含针对 55 种 HLA 等位基因的 768 个抗原表位，覆盖全球 99.98% 的人口且高度保守，并可与先天免疫受体 TLR3 形成稳定的复合物。该研究从整个新型冠状病毒蛋白质组中识别出高免疫原性的抗原区域，具有高特异性和全面的人口覆盖率，是一种极具潜力的新型冠状病毒候选疫苗。

塔希尔・卡玛尔（Tahir Ul Qamar）等[153]利用多种生物信息学软件对新型冠状病毒 S、E 和 M 蛋白表面的 B 细胞表位进行预测，共筛选到 23 个线性表位、9 个 MHC－Ⅰ类和 7 个 MHC－Ⅱ类表位，最终选取 3 个 CTL 表位、6 个 HTL 表位和 4 个 BCL 表位构建一种多表位亚单位疫苗（multiepitope subunit vaccine，MESV），通过计算机模拟预测该疫苗可覆盖全球 88.4% 的人口，并且可与先天免疫受体 TLR3 稳定结合，使其可能被引入宿主免疫系统。通过计算机模拟得出，该疫苗能引起强烈的免疫反应且不产生过敏反应，同时也可在 *E. coli* K－12 系统中表达。但该研究依赖计算机模拟以及免疫信息学，需要进一步的体内、外试验来验证其预测的准确性，为所设计的 MESV 提供更加全面的数据基础。

（二）流行性感冒病毒

流行性感冒病毒（Influenza virus）简称流感病毒，分为甲（A）、乙（B）、丙（C）和丁（D）共四型。感染流感病毒后，可引起人、禽、畜等多种动物发病。其中，人流感主要由甲、乙、丙三型组成，人感染后可引起季节性流感、禽流感和人畜共患型流感。流感病毒在全球范围内广泛传播，可感染任何年龄段的人群，甲型流感病毒（Influenza A virus）曾多次引起世界性大流行，严重的可造成重大疾病甚至死亡。预防流感病毒感染最有效的办法就是接种疫苗。

流感病毒结构由包膜、基质蛋白和核心三部分组成：包膜含有 2 种非常重要的糖蛋白，即血凝素（hemagglutinin，HA）和神经氨酸酶（neuraminidase，NA）；基质蛋白构成病毒的骨架；核心包含病毒的遗传物质和酶。流感病毒 HA 蛋白具有免疫原性，抗 HA 抗体可中和流感病毒，NA 蛋白用于切断流感病毒与宿主细胞的联系，故 HA 和 NA 都可作为流感治疗药物的靶点。流感病毒不同基因组之间易发生基因重组，主要为抗原转变和抗原漂移。流感病毒的高度变异性导致人们无法预测即将流行的病毒株，随即无法针对性地进行疫苗接种。因此，WHO 全球流感监测和应对系统（Global Influenza Surveillance and Response System，GISRS）持续监测人类中流行的流感病毒，并每半年更新一次流感疫苗组分。

夏尔马（Sharma）等[154]选取 1918 年、1957 年、1968 年和 2009 年引起流感大流行以及世界范围内不同地区季节性流感的流行病毒株，共 50 株甲型流感病毒株，这些毒株来自 5 种甲型流感病毒亚型（H1N1、H2N2、H3N2、H5N1 和 H7N9），并利用多种生物信息学软件对其 HA、M1 和 NP 蛋白上的 CTL、HTL 和 BCL 表位进行预测，每种蛋白选取 4 种 MHC-Ⅰ类表位（A1、A2、A3 和 B7）。该研究在 HA 蛋白上识别到 18 个 CTL 表位、25 个 HTL 表位和 5 个 BCL 表位；M1 和 NP 蛋白上均识别到 4 个 CTL 表位、5 个 HTL 表位和 1 个 BCL 表位。结合每一类蛋白质的保守性和 HLA 等位基因覆盖率等因素，最后构建一个含有 26 个 CTL 表位、9 个 HTL 表位和 7 个 BCL 表位的通用流感亚单位疫苗，利用 RaptorX 预测该疫苗具有高度稳定的三级结构，并与 TLR3、TLR7、TLR8、MHC-Ⅰ和 MHC-Ⅱ均能形成稳定的复合物，通过计算机模拟可知该疫苗具有一定的免疫原性。

（三）呼吸道合胞病毒

呼吸道合胞病毒（Respiratory syncytial virus）是导致细支气管炎和肺炎的主要病原体，其中 6 个月以下婴儿为高风险人群，同时，呼吸道合胞病毒也可导致老年人以及免疫缺陷人群发生严重的呼吸道疾病[155]。1 岁以下婴儿因感染呼吸道合胞病毒导致死亡的病例占急性呼吸道感染死亡病例的 1/3，每年有多达 20 万儿童死于呼吸道合胞病毒感染[156]。由于呼吸道合胞病毒在进化过程中形成了多种免疫逃逸机制，目前尚无呼吸道合胞病毒疫苗上市。

呼吸道合胞病毒基因组主要编码 3 种跨膜蛋白（F、G 和 SH）、2 种基质蛋白（M1 和 M2）、3 种核衣壳蛋白（N、P 和 L）以及 2 种非结构蛋白（NS1 和 NS2）。多项研究结果表明，呼吸道合胞病毒的 F 和 G 蛋白在促进细胞感染和调节宿主免疫反应等方面起到重要作用[157，158]，可作为呼吸道合胞病毒疫苗研发的重点[159-161]。

孙誉芳等[162]将呼吸道合胞病毒胞外区第 64~298 位氨基酸作为目标区域，利用多种生物信息学软件对该区域进行 B、Th 和 CTL 细胞表位预测，综合预测分值并选取共有序列，最终确定了呼吸道合胞病毒 G 蛋白的 5 个 B 细胞表位、10 个 Th 表位和 9 个 CTL 表位。预测到的 B 细胞表位分别位于 85~90、142~147、227~231、250~258 和 280~295 区段，其中，第 250~258 位和第 280~295 位氨基酸可与呼吸道合胞病毒感染者血清发生反应[163]；第 142~204 位氨基酸与乙肝病毒嵌合的病毒样颗粒疫苗免疫小鼠可诱导产生呼吸道合胞病毒特异性中和抗体 IgG，并对呼吸道合胞病毒感染具有保护作用[164]。有研究采用 HLA-A3 型多肽（第 184~198 位氨基酸）免疫小鼠后，可诱导产生 Th1 型细胞因子，且小鼠体内嗜酸性粒细胞增多[165]，与孙誉芳等[162]研究预测的第 188~197 位氨基酸相似。第 130~230 位氨基酸串联在复制缺陷型腺病毒载体上，可在小鼠体内诱导强烈的 $CD4^+$ T 细胞反应[166]。该研究综合多种预测结果，筛选出呼吸道合胞病毒 G 蛋白上的多个抗原表位，其中有部分抗原表位已被证实能诱导小鼠体内细胞免疫和体液免疫，并且对呼吸道合胞病毒感染具有保护作用，为呼吸道合胞病毒疫苗的研发提供了理论依据。

（四）人类免疫缺陷病毒

人类免疫缺陷病毒（Human immunodeficiency virus，HIV）又称为艾滋病病毒，感染人类免疫缺陷病毒后会引起危害性极大的传染病——艾滋病（acquired immune deficiency syndrome，AIDS）。人类免疫缺陷病毒主要破坏人体自身免疫系统，致使人体丧失免疫功能。人类免疫缺陷病毒感染者进入艾滋病期，会发生各种机会性感染和肿瘤，甚至威胁生命，迄今为止人类免疫缺陷病毒仍然是全球公共卫生问题之一[167]。目前，全世界范围内尚无可以有效预防人类免疫缺陷病毒感染的疫苗上市，且人类免疫缺陷病毒易发生变异和免疫逃逸，急需能够解决以上问题的有效疫苗。

人类免疫缺陷病毒基因组包含 3 个结构基因（*gag*、*pol* 和 *env*）、2 个调节基因（*tat* 和 *rev*）以及 4 个辅助基因（*vif*、*vpr*、*vpu* 和 *nef*）[168]，其中 Vpr 蛋白具有免疫抑制作用，可以作为治疗人类免疫缺陷病毒感染的一个重要靶点[169-172]。萨巴赫（Sabbah）等[173]证实了抗 Vpr 抗体的免疫原性，证明 Vpr 作为人类免疫缺陷病毒治疗靶点的重要意义，但未能阐明该抗体在 Vpr 蛋白上的结合位点。

孙俊等[174]将人类免疫缺陷病毒数据库中所有中国来源的人类免疫缺陷病毒 1 型 B 亚型和 CRF07_BC 重组型毒株的 Vpr 蛋白序列生成共享序列，利用多种生物信息学软件分析和预测 Vpr 蛋白共享序列潜在的 B 细胞表位，确定 Vpr 蛋白 N 端的第 3~19 位氨基酸和 C 端的第 82~95 位氨基酸为 Vpr 蛋白共享序列的 B 细胞抗原表位。分别合成肽段并与载体蛋白——血蓝蛋白偶联后免疫家兔，纯化得到 Vpr 蛋白多肽特异性抗体。体外验证试验表明，该抗体可以识别不同亚型人类免疫缺陷病毒 1 型的 Vpr 蛋白，并且能特异性识别天然状态和变性状态下的 Vpr 蛋白。该研究成功利用反向疫苗学技术制备出具有较好特异性和通用性的 Vpr 多肽抗体，为人类免疫缺陷病毒疫苗的研制提供了理论基础。

方塞卡（Fonseca）等[175]筛选人类免疫缺陷病毒 1 型 B 亚型全基因组序列中最保守区域的 $CD4^+$ T 细胞表位，得到一组多个 HLA-DR 结合的 $CD4^+$ T 细胞表位。随后，利用 32 位人类免疫缺陷病毒 1 型感染者的外周血单个核细胞（peripheral blood mononuclear cell，PBMC）对合成多肽进行识别，其中高达 91% 患者的 PBMC 可识别这些表位，同时该方法还鉴定出大多数未知的 $CD4^+$ T 细胞表位。此外，这些表位也能被 $CD8^+$ T 细胞识别，并且与人类免疫缺陷病毒的 A、C、D 和 F 分离株序列有 50% 以上的重合。该研究利用反向疫苗学技术预测得到的抗原表位，理论上可覆盖多种毒株且可能引起跨分支保护，可用作人类免疫缺陷病毒疫苗的候选抗原分子。

（五）登革病毒

感染登革病毒（Dengue virus）后会引起登革热、登革出血热和登革休克综合征。登革病毒含有 4 种血清型，感染一种血清型康复后，对该血清型终身免疫，但对其余血清型只有部分短暂的交叉保护，若后续再次感染其他血清型，可能会引起抗体依赖性增强效应从而导致更加严重的临床表现。目前，全球范围内已有两款针对登革病毒的疫苗获批上市。第一款是于 2015 年获批的重组四价减毒活疫苗 CYD–TDV，该疫苗对接种前已感染者（血清阳性）具有一定的保护效力，但对未感染者（血清阴性）在接种该疫苗后反而增加了患登革热的风险[176]，针对已批准该疫苗上市的国家，WHO 建议仅对有既往登革病毒感染人群进行接种[177]。第二款是于 2022 年在印度尼西亚获批的四价减毒活疫苗 TAK–003，不论先前是否暴露于登革病毒，在接种该疫苗后的三年内，TAK–003 持续保护接种者避免登革病毒感染，但保护效果因血清型而异，并随着时间的推移而下降[178]。整体来说，目前虽然已有两款获批上市的登革病毒疫苗，但其适用范围、安全性及保护持久性仍待考察。

登革病毒基因组编码 3 个结构蛋白（C、prM 和 E）和 7 个非结构蛋白（NS1、NS2A、NS2B、NS3、NS4A、NS4B 和 NS5）。登革病毒 E 蛋白上的抗原决定簇可以诱导宿主产生中和抗体和血凝抑制抗体[179]，NS1 和 NS3 蛋白具有免疫原性和免疫反应性[180, 181]。

胡云章团队[182]检索了中国分离的 155 株登革病毒（四个血清型）的 NS5 蛋白序列，利用 dbMHC 数据库检索中国人群 HLA–Ⅰ类（HLA–A、HLA–B 和 HLA–C）等位基因的分布，分析筛选到 116 个与 HLA–Ⅰ类等位基因相互作用的 $CD8^{+}$ T 细胞表位，利用计算机预测并分析候选表位的抗原性、保守性及种群覆盖率，筛选到 14 个高度保守表位，其中 $NS5_{92\sim99}$、$NS5_{200\sim210}$、$NS5_{362\sim369}$ 和 $NS5_{514\sim524}$ 四个表位组合可对中国 90% 以上个体进行免疫。

曹虹团队[183]利用多种生物信息学软件预测分析了登革病毒 1 型夏威夷株 E 蛋白Ⅱ区和登革病毒 2 型 NGC 株 E 蛋白Ⅲ区的 B、T 细胞表位，发现登革病毒 1 型 $EDⅡ_{281\sim295}$ 和登革病毒 2 型 $EDⅢ_{345\sim359}$、$EDⅢ_{383\sim397}$ 可能为登革病毒潜在的 B、T 细胞表位。该团队[184]后续在体内、外均验证 $EDⅢ_{345\sim359}$ 和 $EDⅢ_{383\sim397}$ 具有良好的免疫原性，并再次利用生物信息学工具设计将筛选到的 B、T 细胞表位（$EDⅢ_{345\sim359}$、$EDⅢ_{383\sim397}$）和泛 DR 表位串联构建成一个多表位肽疫苗，随后免疫小鼠，评价其诱导体液、细胞免疫应答的效果和免疫保护性，体内试验检测到该多表位肽疫苗诱导小鼠产生了高水平抗体。

（六）狂犬病毒

人类因被患病兽抓伤或咬伤而感染狂犬病毒（Rabies virus），狂犬病毒进入人体后先感染肌细胞，随后侵入末梢神经，最后随血液扩散至脑干和小脑处的神经元从而导致疾病。感染狂犬病毒后会引起高致死性人畜共患病——狂犬病，一旦发病即为 100% 死亡，严重威胁人畜的健康。目前对于狂犬病缺乏有效的治疗手段，但可通过疫苗进行预防。现有的狂犬病毒疫苗可以提供一定的保护，但其存在免疫程序繁琐、细胞免疫反应较弱、抗体水平不持久等问题。

狂犬病毒基因组含 5 个 ORFs，编码 5 种结构蛋白（N、P、M、G 和 L）。其中，G 蛋白和 N 蛋白是狂犬病毒的主要抗原，可诱导机体产生细胞免疫和体液免疫[185–189]。G 蛋白可诱导产生中和抗体和血凝抑制抗体，N 蛋白可诱导产生补体结合抗体和沉淀素。

胡晓波等[190]利用反向疫苗学技术对狂犬病毒 G、N 蛋白的 CTL 表位和 Th 表位进行预测分析，选取 4 条针对 MHC–Ⅰ类分子的候选多肽、4 条针对 MHC–Ⅱ类分子的候选多肽，分别合成多肽后免疫小鼠，$G_{367\sim381}$ 和 $G_{333\sim341}$ 均可诱导分泌 IL–4 和 IFN–γ，其中 $G_{367\sim381}$ 主要诱导分泌 IL–4，$G_{333\sim341}$ 主要诱导分泌 IFN–γ。$G_{367\sim381}$ 主要诱导产生以 $CD4^{+}$ T 细胞增殖为主的 Th 型免疫应答，而 $G_{333\sim341}$ 则主要诱导产生以 $CD8^{+}$ T 细胞增殖为主的 CTL 型免疫应答。该研究结合生物信息学技术和免疫学实验，筛选并验证了 2 条狂犬病毒 G 蛋白的多肽，分别是潜在的 Th 表位和 CTL 表位。

狂犬病毒 P 蛋白不仅可作为分子伴侣来促进病毒 RNA 的合成，还可抑制干扰素信号转导[191]，是先天免疫反应的关键调控因子。张金阳等[192]利用生物信息学软件对狂犬病毒 Flury–HEP 株 P 蛋白的二级结构进行预测，并分析狂犬病毒P蛋白的表面可及性、柔性、亲水性和抗原性，最终筛选出11个潜在的B细胞表位，再将合成的狂犬病毒*P*基因与真核表达载体pCI–neo连接，后转染成神经瘤细胞并用狂犬病毒多抗血清进行免疫荧光检测，证实其在体外成功表达，并被狂犬病毒标准阳性血清识别。该研究中，狂犬病毒P蛋白真核表达验证了生物信息学分析预测的可靠性，为进一步狂犬病毒单克隆抗体、抗病毒活性多肽以及疫苗研制奠定了理论基础。

（七）丙型肝炎病毒

感染丙型肝炎病毒（Hepatitis C virus）后会引起急性或慢性肝炎，甚至发展为肝硬化和肝细胞癌。抗病毒药物可使95%以上的丙型肝炎感染者得到治愈，但若后期再次暴露在高风险环境中，会有重新感染的风险[193]。因此，预防性丙型肝炎病毒疫苗对阻断丙型肝炎病毒传播十分重要。但由于丙型肝炎病毒基因组具有显著异源性和高度可变性[193，194]，基因组各部分的变异程度也并不一致，研发针对某一靶点的疫苗无法起到完全的保护作用。另外，丙型肝炎病毒在体外很难感染和培养，几乎无法开展减毒和灭活疫苗的研发工作，同时缺乏合适的动物模型，进一步限制了丙型肝炎病毒疫苗的研发工作。目前尚无有效的丙型肝炎病毒疫苗问世。

万祥辉等[195]采用单参数方案，利用反向疫苗学技术对我国丙型肝炎病毒主要流行基因型1b、2a和6a型的B细胞、CTL细胞和Th细胞的抗原表位分别进行预测和筛选，设计了一种能有效诱导体液免疫和细胞免疫的多抗原表位串联疫苗，并利用不同的组合方式联合免疫小鼠，联合免疫和单独免疫均诱导了小鼠体内特异性免疫应答。当效靶比为25：1和50：1时，HCV–(CTL+B+Th)联合免疫激活的CTL活性高于HCV–CTL单独免疫；HCV–(CTL+B+Th)联合免疫诱导小鼠产生分泌IFN–γ的细胞数明显高于HCV–CTL单独免疫及HCV–(B+Th)联合免疫后产生的细胞数；HCV–(CTL+B+Th)联合免疫与HCV–(B+Th)免疫均诱导了强烈的体液免疫。体内试验证明，该研究筛选到的抗原表位可有效诱导小鼠的体液免疫和细胞免疫，且持续保护效果良好。

皮什拉夫·萨比特（Pishraft Sabet）等[196]利用多种生物信息学软件对丙型肝炎病毒HLA–A2限制性表位进行筛选，随后利用肽结合建模优化表位排列，分别设计了丙型肝炎病毒多表位DNA疫苗和丙型肝炎病毒多肽疫苗，包含$CD8^+$ T细胞、$CD4^+$ T细胞、Th细胞及B细胞表位。多肽疫苗免疫小鼠后诱导产生的IgG、IFN–γ水平明显高于多表位DNA疫苗，而多表位DNA疫苗可诱导小鼠产生更高的Th1免疫应答。该研究利用小鼠模型评价了筛选表位的免疫原性，并且根据试验结果合理预测，多表位DNA疫苗配合强佐剂可能提高疫苗的保护效果，为进一步优化HLA–A2限制性表位疫苗提供了方案和依据。

（八）埃博拉病毒

埃博拉病毒（Ebola virus）是一种非常罕见的病毒，是世界上最高级别的病毒之一，生物安全等级为4级，目前已确定5个埃博拉病毒亚型。感染埃博拉病毒后会引起人类和灵长类动物患埃博拉出血热，病死率高达50%~90%。埃博拉病毒仅在个别国家和地区间歇性流行，在时空上有一定的局限性。但为防止更大规模的传播流行，采取一定的预防措施十分重要。目前，一款实验性疫苗（rVSV–ZEBoV）仅在2018~2019年刚果（金）发生埃博拉疫情期间得到使用。

埃博拉病毒基因组编码7个结构蛋白和2个非结构蛋白。其中，糖蛋白、核蛋白、基质蛋白在埃博拉病毒的感染、增殖和生命周期中发挥重要作用，是埃博拉疫苗研制的潜在靶点[197–199]。

陈薇团队[200]对EBO–Sudan和EBO–Zaire株GP蛋白上小鼠H–2d MHC–Ⅰ类限制性表位进行

预测，再将各生物信息学软件排名前五的预测结果进行汇总，最终选定了 12 个多肽。随后，他们利用表达埃博拉病毒 GP 复制缺陷型腺病毒载体免疫小鼠进行评价，体内试验结果表明，RPHTPQFLF（EBO–Sudan）、GPCAGDFAF 和 LYDRLASTV（EBO–Zaire）能刺激小鼠脾细胞产生大量的 IFN–γ，这 3 个多肽可作为埃博拉病毒 GP 上的 T 细胞表位，可成为埃博拉病毒疫苗研发的候选位点。

邦茨（Bounds）等[201]对 EBO–Sudan 和委内瑞拉马脑炎病毒的 NP 和 GP 蛋白中 HLA–Ⅱ类限制性 T 细胞表位进行预测，筛选出 44 个表位进行体外结合分析，其中有 21 个多肽与 HLA–DR 表位强烈结合，最后选取 17 个可与小鼠的 MHC–Ⅱ类等位基因结合的表位，免疫小鼠。普通小鼠在接种该疫苗后，体内产生委内瑞拉马脑炎病毒抗体，但没有检测到埃博拉病毒抗体；HLA–DR3 转基因小鼠在接种该疫苗后，有 4 个多肽产生了明显的细胞免疫反应，并产生了埃博拉病毒和委内瑞拉马脑炎病毒抗体，但随后的攻毒试验中发现该候选疫苗并不具备保护效果。

三、反向疫苗学技术在寄生虫疫苗研发中的应用

（一）疟原虫

疟原虫（*Malaria parasite*）是通过按蚊叮咬进行传播，寄生于人类的疟原虫有 4 种，分别是恶性疟原虫、间日疟原虫、三日疟原虫和卵形疟原虫，感染后分别引起恶性疟、间日疟、三日疟和卵形疟。恶性疟可发展为严重疾病，甚至导致死亡。2021 年 10 月，WHO 建议生活在恶性疟原虫中度至高度传播地区的儿童使用 RTS,S/AS01 疟疾疫苗[202]，但该疫苗伴有严重的不良反应（24.2%~28.4%）[203]。目前还没有一种有效的人类疟疾疫苗可为疟疾流行地区人口提供保护。

恶性疟原虫编码的多肽家族、亚端粒变异开放阅读框和恶性疟原虫红细胞膜蛋白 1 分别存在于寄生虫感染红细胞的表面[204]。

普里塔姆（Pritam）等[205]对疟原虫基因组中保守的 5 种同源抗原进行抗原表位预测，筛选到 82 个连续 B 细胞表位，这些连续 B 细胞表位共包含 433 个 T 细胞表位，其中有 142 个 HLA–Ⅰ类表位和 291 个 HLA–Ⅱ类表位。根据不同的佐剂和连接子组合筛选到的表位集合，共设计了 15 个多肽疫苗。利用软件预测了 15 个多肽疫苗的三级结构，并利用 ClusPro2.0 对这些多肽疫苗与受体分子 TLR2 和 TLR4 的对接进行模拟，结果显示有 12 个多肽疫苗能与受体分子对接。接着利用 VaxiJen、ANTIGENPro 和 Secret–AAR 等工具预测到有 2 个肽段具有诱导体液和细胞免疫反应的能力。但该研究需要进一步的体内、外试验进行验证，以评估多肽疫苗的有效性。

马哈拉杰（Maharaj）等[206]利用生物信息学软件对恶性疟原虫共 751 条序列进行初步筛选，对 48 个满足抗原性的序列进行进一步抗原表位筛选，最初筛选到 77 个 $CD8^+$ T 细胞表位、177 个 $CD4^+$ T 细胞表位。经过致敏性等性质评估，最终保留 10 个 $CD8^+$ T 细胞表位、12 个 $CD4^+$ T 细胞表位和 1 个 B 细胞表位。经过计算机模拟可知，这些表位均可与相应的 HLA 等位基因结合，并且能与 TLR4 形成稳定的结合物。

（二）血吸虫

人体一般通过皮肤接触含尾蚴的水而感染血吸虫（*Schistosome*），感染后会引起血吸虫病。该疾病导致的残疾病例多于死亡病例，对经济发展造成严重影响。据 WHO 估计，2019 年至少有 2.366 亿人需要获得血吸虫病预防性治疗[207]。目前，预防性治疗血吸虫病的措施是对目标群体进行吡喹酮治疗，但没有适合学龄前儿童的吡喹酮配方，且吡喹酮的可得性有限，极大影响了血吸虫病防控工作。

同时，目前尚无可用于预防血吸虫病的疫苗。

拉赫玛尼（Rahmani）等[208]选择曼氏血吸虫不同株间保守的7种蛋白作为候选抗原，预测到12个CTL表位、14个针对MHC-Ⅱ类等位基因的HTL表位，随后构建了一个含有617个氨基酸的嵌合疫苗。利用Mfold对候选序列的mRNA二级结构进行预测，结果显示该mRNA具有较好的稳定性。并且MD建模结果表明，该候选疫苗能与TLR4产生良好的相互作用，具有诱导T细胞和B细胞免疫应答的潜力。

桑奇斯（Sanches）等[209]以曼氏血吸虫的跨膜蛋白为目标，利用生物信息学工具对584个序列进行筛选，将候选抗原减少到37个质膜蛋白，并设计了两组抗原表位，一组为CTL与B细胞重叠表位，另一组为HTL与B细胞重叠表位，经过抗原性分析，最终确定了19个表位作为疫苗的组成。经过计算机模拟预测得知，该MEV具有诱导持久体液和细胞免疫的潜力，并能与细胞表面受体TLR4稳定结合。

（三）利什曼原虫

利什曼原虫（*Leishmania spp*）以沙蝇为媒介进行传播，感染后会引起人畜共患病——利什曼病，其中最严重的为黑热病，患病后若不进行治疗，会导致超过95%的死亡率。据估计，全球每年有70万~100万利什曼新发病例出现[210]。目前，尚缺乏安全有效的利什曼疫苗。

德布里托（De Brito）等[211]将婴儿利什曼原虫9种已知具有免疫原性的蛋白作为候选抗原，利用多种生物信息学软件预测了候选抗原中MHC-Ⅰ类、MHC-Ⅱ类表位，并根据这些表位对人类和小鼠MHC等位基因的亲和力确定了12个候选表位，构建了2种嵌合体疫苗。利用RaptorX进行预测发现，这2种嵌合体分别能与TLR3和TLR4相结合，并能触发免疫反应。嵌合体免疫小鼠后可以诱导小鼠体内多功能T细胞增殖并产生IFN-γ和IFN-α，还能诱导T淋巴细胞的记忆效应，降低小鼠脾脏中的寄生虫载量。

塞西尔（Cecílio）等[212]将疫苗设计策略转向传播媒介沙蝇，选取2种具有免疫原性潜力的沙蝇唾液蛋白PdSP15和LJL143组成融合蛋白，使宿主产生抗媒介唾液免疫反应。利用反向疫苗学技术对融合蛋白进行$CD4^+$ T细胞、$CD8^+$ T细胞表位预测，并结合人和小鼠MHC-Ⅰ类和MHC-Ⅱ类等位基因进行筛选，设计了一种DNA疫苗。该疫苗免疫小鼠后可诱导小鼠体内T细胞增殖，验证了融合蛋白的免疫原性。

（四）隐孢子虫

隐孢子虫（*Cryptosporidiumn tyzzer*）是一类体积微小的球虫类寄生虫，广泛存在于脊椎动物体内，感染后引起以腹泻为主要临床表现的人畜共患病——隐孢子虫病。免疫功能低下患者的病情会相对严重，甚至威胁生命。

潘达（Panda）等[213]采用比较基因组学和免疫信息学预测筛选到7个可通过阻断酶活性来抑制病原体的蛋白质，其中cgd3_1400作为疫苗候选蛋白，利用ABCpred和CTLPred预测到疫苗候选蛋白上存在3个B细胞表位和3个CTL表位，并利用ClusPro预测了候选表位与MHC-Ⅰ类、MHC-Ⅱ类等位基因的对接结果。该研究结果为有效应对隐孢子虫病提供了疫苗候选分子。

哈桑（Hasan）等[214]利用生物信息学软件在6种隐孢子虫蛋白中筛选到13个MHC-Ⅰ类特异性CTL表位、6个HTL表位和6个B细胞表位，并构建了一种MEV。通过软件模拟分析可知，该疫苗具有稳定的结构，并且与TLR2形成稳定的复合物，能在体内引起明显的免疫反应。

第五节　小结与展望

反向疫苗学技术的高速发展得益于相关技术的进步。随着测序技术的迭代更新，流行株的全基因组序列信息可在短时间内获取，病原体基因组信息库得到不断扩容和丰富，目前已有上百种病原体全基因组信息被全面解析。泛基因组学和比较基因组学的发展，帮助我们快速了解病原体流行株抗原突变的信息和趋势，筛选新的抗原分子或优化已有的疫苗分子序列，以获得更有效的针对性疫苗和通用疫苗。不仅如此，越来越多的新型技术应用于反向疫苗学技术，可补充和完善疫苗设计过程中的缺陷和不足，最终设计或改良出更加高效安全的新型疫苗。

反向疫苗学技术作为新型疫苗研发工具，其发展时间相对较短，本身还存在着一些不足之处。但是，目前已通过反向疫苗学技术针对B群脑膜炎奈瑟菌、呼吸道合胞病毒、人类免疫缺陷病毒、新型冠状病毒和多种寄生虫等病原体筛选出候选疫苗分子。其中，针对B群脑膜炎奈瑟菌的二价rLP2086（Trumenba®）和4CMenB（Bexsero®）疫苗已完成临床阶段研究，并获批上市。反向疫苗学技术的迅猛发展，在未来能够帮助人类不断攻克复杂病原体的检测和防疫难点，为人类健康事业保驾护航，为全球公共卫生问题的防治贡献一份力量。

（郝红云，王晓曼，徐天骄，程晓禾，崔长法，曾　明）

参考文献

[1] MORA M, VEGGI D, SANTINI L, et al. Reverse vaccinology [J]. Drug Discovery Today, 2003, 8(10): 459–464.

[2] 韦祖樟，黄伟坚，卢桂娟，等. 反向疫苗学 [J]. 动物医学进展, 2005(05): 109–112.

[3] RAPPUOLI R. Reverse vaccinology [J]. Current Opinion in Microbiology, 2000, 3(5): 445–450.

[4] 胡永浩，沈正达. 反向疫苗学：后基因组时代疫苗研究新途径 [J]. 中国兽医学报, 2004(04): 414–416.

[5] FLEISCHMANN R D, ADAMS M D, WHITE O, et al. Whole-genome random sequencing and assembly of Haemophilus influenzae Rd [J]. Science, 1995, 269(5223): 496–512.

[6] PIZZA M, SCARLATO V, MASIGNANI V, et al. Identification of vaccine candidates against serogroup B meningococcus by whole-genome sequencing [J]. Science, 2000, 287(5459): 1816–1820.

[7] TETTELIN H, SAUNDERS NJ, HEIDELBERG J, et al. Complete genome sequence of Neisseria meningitidis serogroup B strain MC58 [J]. Science, 287(5459): 1809–1815.

[8] O'RYAN M, STODDARD J, TONEATTO D, et al. A multi-component meningococcal serogroup B vaccine (4CMenB): the clinical development program [J]. Drugs, 2014, 74(1): 15–30.

[9] BURTON D R. Antibodies, viruses and vaccines [J]. Nat Rev Immunol, 2002, 2(9): 706–713.

[10] DORMITZER P R, ULMER J B, RAPPUOLI R, et al. Structure-based antigen design: a strategy for next generation vaccines [J]. Trends in Biotechnology, 2008, 26(12): 659–667.

[11] MCLELLAN J S, CHEN M, JOYCE M G, et al. Structure-based design of a fusion glycoprotein vaccine for respiratory syncytial virus [J]. Science, 2013, 342(6158): 592–598.

[12] RAPPUOLI R, BOTTOMLEY M J, D'ORO U, et al. Reverse vaccinology 2.0: Human immunology instructs vaccine antigen design [J]. The Journal of Experimental Medicine, 2016, 213(4): 469–481.

[13] BURTON D R. What Are the Most Powerful Immunogen Design Vaccine Strategies? Reverse Vaccinology 2.0 Shows Great Promise [J]. Cold Spring Harb Perspect Biol, 2017, 9(11): a030262.

[14] VIVONA S, GARDY J L, RAMACHANDRAN S, et al. Computer-aided biotechnology: from immuno-informatics to reverse vaccinology [J]. Trends in Biotechnology, 2008, 26(4): 190-200.

[15] ALTSCHUL S F, GISH W, MILLER W, et al. Basic local alignment search tool [J]. Journal of Molecular Biology, 1990, 215(3): 403-410.

[16] ALTSCHUL S F, MADDEN T L, SCHFFER A A, et al. Gapped BLAST and PSI-BLAST: a new generation of protein database search programs [J]. Nucleic acids research, 1997, 25(17): 3389-3402.

[17] HENIKOFF J G, HENIKOFF S, PIETROKOVSKI S. New features of the Blocks Database servers [J]. Nucleic acids research, 1999, 27(1): 226-228.

[18] MOXON R, BAYLISS C, HOOD D. Bacterial contingency loci: the role of simple sequence DNA repeats in bacterial adaptation [J]. Annual Review of Genetics, 2006, 40(1): 307-333.

[19] DONATI C, RAPPUOLI R. Reverse vaccinology in the 21st century: improvements over the original design [J]. Annals of the New York Academy of Sciences, 2013, 1285(1): 115-132.

[20] TETTELIN H, MASIGNANI V, CIESLEWICZ M, et al. Genome analysis of multiple pathogenic isolates of Streptococcus agalactiae: implications for the microbial "pan-genome" [J]. Proc Natl Acad Sci U S A, 2005, 102(39): 13950-13955.

[21] SHARMA A, SANDUJA P, ANAND A, et al. Advanced strategies for development of vaccines against human bacterial pathogens [J]. World journal of microbiology & biotechnology, 2021, 37(4): 67.

[22] SHARMA A, ARYA D K, SAGAR V, et al. Identification of potential universal vaccine candidates against group A Streptococcus by using high throughput in silico and proteomics approach [J]. Journal of Proteome Research, 2013, 12(1): 336-346.

[23] MAIONE D, MARGARIT I, RINAUDO C D, et al. Identification of a universal Group B Streptococcus vaccine by multiple genome screen [J]. Science, 2005, 309(5731): 148-150.

[24] FEIL E J, LI BC, AANENSEN D M, et al. eBURST: inferring patterns of evolutionary descent among clusters of related bacterial genotypes from multilocus sequence typing data[J]. Journal of Bacteriology, 2004, 186(5): 1518-1530.

[25] BLANC D S, MAGALHÃES B, KOENIG I, et al. Comparison of Whole Genome (wg-) and Core Genome (cg-) MLST (BioNumerics™) Versus SNP Variant Calling for Epidemiological Investigation of Pseudomonas aeruginosa [J]. Frontiers in Microbiology, 2020, 11: 1729.

[26] DARLING A C E, MAU B, BLATTNER F R, et al. Mauve: multiple alignment of conserved genomic sequence with rearrangements [J]. Genome Research, 2004, 14(7): 1394-1403.

[27] WANG Y, TANG H, DEBARRY J D, et al. MCScanX: a toolkit for detection and evolutionary analysis of gene synteny and collinearity [J]. Nucleic Acids Research, 2012, 40(7): e49.

[28] KRZYWINSKI M, SCHEIN J, BIROL I, et al. Circos: an information aesthetic for comparative genomics [J]. Genome Research, 2009, 19(9): 1639-1645.

[29] EMMS D M, KELLY S. OrthoFinder: phylogenetic orthology inference for comparative genomics [J]. Genome Biology, 2019, 20(1): 238.

[30] LI W Z, GODZIK A. Cd-hit: a fast program for clustering and comparing large sets of protein or nucleotide sequences [J]. Bioinformatics, 2006, 22(13): 1658.

[31] GALPERIN M Y, KRISTENSEN D M, MAKAROVA K S, et al. Microbial genome analysis: the COG approach [J]. Brief Bioinform, 2019, 20(4): 1063-1070.

[32] LU T, YAO B, ZHANG C. DFVF: database of fungal virulence factors [J]. Database: the journal of biological

databases and curation, 2012, bas032.

[33] BERTELLI C, LAIRD M R, WILLIAMS K P, et al. IslandViewer 4: expanded prediction of genomic islands for larger-scale datasets [J]. Nucleic acids research, 2017, 45 (W1): W30-W35.

[34] PANDEY A, MANN M. Proteomics to study genes and genomes [J]. Nature, 2000, 405(6788): 837-846.

[35] DOMON B, AEBERSOLD R. Mass spectrometry and protein analysis [J]. Science, 2006, 312(5771): 212-217.

[36] RODRÍGUEZ-ORTEGA M J, NORAIS N, BENSI G, et al. Characterization and identification of vaccine candidate proteins through analysis of the group A Streptococcus surface proteome [J]. Nature biotechnology, 2006, 24(2): 191-197.

[37] CHAHROUR O, COBICE D, MALONE J. Stable isotope labelling methods in mass spectrometry-based quantitative proteomics [J]. Journal of pharmaceutical and biomedical analysis, 2015, 113: 2-20.

[38] VIDOVA V, SPACIL Z. A review on mass spectrometry-based quantitative proteomics: Targeted and data independent acquisition [J]. Analytica Chimica Acta, 2017, 964: 7-23.

[39] FIELDS S, SONG O. A novel genetic system to detect protein-protein interactions [J]. Nature, 1989, 340 (6230): 245-246.

[40] HUFTON S E, MOERKERK P T, MEULEMANS E V, et al. Phage display of cDNA repertoires: the pVI display system and its applications for the selection of immunogenic ligands [J]. Journal of immunological methods, 1999, 231(1-2): 39-51.

[41] NORIN M, SUNDSTRÖM M. Structural proteomics: developments in structure-to-function predictions [J]. Trends Biotechnol, 2002, 20(2): 79-84.

[42] SUNITA, SAJID A, SINGH Y, et al. Computational tools for modern vaccine development [J]. Human vaccines & immunotherapeutics, 2020, 16(3): 723-735.

[43] 邵东华. 日本血吸虫性别差异表达分子 Th 细胞表位的预测及鉴定 [D]. 北京：中国农业科学院, 2007.

[44] HEGDE N R, GAUTHAMI S, SAMPATH KUMAR H M, et al. The use of databases, data mining and immunoinformatics in vaccinology: where are we? [J]. Expert opinion on drug discovery, 2018, 13(2): 117-130.

[45] JAVADI MAMAGHANI A, ARAB-MAZAR Z, HEIDARZADEH S, et al. In-silico design of a multi-epitope for developing sero-diagnosis detection of SARS-CoV-2 using spike glycoprotein and nucleocapsid antigens [J]. Network modeling and analysis in health informatics and bioinformatics, 2021, 10(1): 61.

[46] DE GROOT AS, BERZOFSKY J A. From genome to vaccine--new immunoinformatics tools for vaccine design [J]. Methods, 2004, 34(4): 425-428.

[47] DAVIES M N, GUAN P, BLYTHE M J, et al. Using databases and data mining in vaccinology [J]. Expert opinion on drug discovery, 2007, 2(1): 19-35.

[48] 王新军，张兆松，王勇，等. 日本血吸虫副肌球蛋白 T 细胞表位的预测和鉴定 [J]. 热带医学杂志, 2004 (6): 653-656.

[49] HENSEL M, SHEA J E, GLEESON C, et al. Simultaneous identification of bacterial virulence genes by negative selection [J]. Science, 1995, 269(5222): 400-403.

[50] LAVENDER H F, JAGNOW J R, CLEGG S, et al. Biofilm formation in vitro and virulence in vivo of mutants of Klebsiella pneumoniae [J]. Infection and immunity, 2004, 72(8): 4888-4890.

[51] SUN Y H, BAKSHI S, CHALMERS R, et al. Functional genomics of Neisseria meningitidis pathogenesis [J]. Nature medicine, 2000, 6(11): 1269-1273.

[52] MAHAN M J, SLAUCH J M, MEKALANOS J J, et al. Selection of bacterial virulence genes that are specifically induced in host tissues [J]. Science, 1993, 259(5095): 686-688.

[53] MADELUNG M, KRONBORG T, DOKTOR T K, et al. DFI-seq identification of environment-specific gene expression in uropathogenic Escherichia coli [J]. BMC microbiology, 2017, 17(1): 99.

[54] VALDIVIA R H, FALKOW S. Probing bacterial gene expression within host cells [J]. Trends Microbiol, 1997, 5(9): 360–363.

[55] ROLLINS S M, PEPPERCORN A, HANG L, et al. In vivo induced antigen technology (IVIAT) [J]. Cellular microbiology, 2005, 7(1): 1–9.

[56] GRIFANTINI R, BARTOLINI E, MUZZI A, et al. Previously unrecognized vaccine candidates against group B meningococcus identified by DNA microarrays [J]. Nature biotechnology, 2002, 20(9): 914–921.

[57] ZHU T. Global analysis of gene expression using GeneChip microarrays [J]. Current opinion in plant biology, 2003, 6(5): 418–425.

[58] GRANDI G. Genomics and proteomics in reverse vaccines [J]. Methods of biochemical analysis, 2006, 49: 379–393.

[59] WANG Z, GERSTEIN M, SNYDER M, et al. RNA-Seq: a revolutionary tool for transcriptomics [J]. Nature reviews. Genetics, 2009, 10(1): 57–63.

[60] COSTA V, ANGELINI C, DE FEIS I, et al. Uncovering the complexity of transcriptomes with RNA-Seq [J]. Journal of biomedicine & biotechnology, 2010, 853916.

[61] TAN X, LETENDRE J H, COLLINS J J, et al. Synthetic biology in the clinic: engineering vaccines, diagnostics, and therapeutics [J]. Cell, 2021, 184(4): 881–898.

[62] KANEKIYO M, ELLIS D, KING N P. New Vaccine Design and Delivery Technologies [J]. The Journal of infectious diseases, 2019, 219 (Suppl_1): S88–S96.

[63] LÓPEZ-SAGASETA J, MALITO E, RAPPUOLI R, et al. Self-assembling protein nanoparticles in the design of vaccines [J]. Computational and structural biotechnology journal, 2015, 14: 58–68.

[64] CHARLTON HUME H K, VIDIGAL J, CARRONDO M J T, et al. Synthetic biology for bioengineering virus-like particle vaccines [J]. Biotechnology and bioengineering, 2019, 116(4): 919–935.

[65] LIANG X, TENG A, BRAUN D M, et al. Transcriptionally active polymerase chain reaction (TAP): high throughput gene expression using genome sequence data [J]. The Journal of biological chemistry, 2002, 277 (5): 3593–3598.

[66] PEREZ J G, STARK J C, JEWETT M C. Cell-Free Synthetic Biology: Engineering Beyond the Cell [J]. Cold Spring Harbor perspectives in biology, 2016, 8(12): a023853.

[67] NOORAEI S, BAHRULOLUM H, HOSEINI Z S, et al. Virus-like particles: preparation, immunogenicity and their roles as nanovaccines and drug nanocarriers [J]. Journal of nanobiotechnology, 2021, 19(1): 59.

[68] MARTIN J T, HARTWELL B L, KUMAEAPPERUMA S C. Combined PET and whole-tissue imaging of lymphatic-targeting vaccines in non-human primates [J]. Biomaterials, 2021, 275: 120868.

[69] RITCHIE D S, HERMANS I F, LUMSDEN J M, et al. Dendritic cell elimination as an assay of cytotoxic T lymphocyte activity in vivo [J]. Journal of immunological methods, 2000, 246(1–2): 109–117.

[70] NOCIARI M M, SHALEV A, BENIAS P, et al. A novel one-step, highly sensitive fluorometric assay to evaluate cell-mediated cytotoxicity [J]. Journal of immunological methods, 1998, 213(2): 157–167.

[71] RODEN M M, LEE K H, PANELLI M C, et al. A novel cytolysis assay using fluorescent labeling and quantitative fluorescent scanning technology [J]. Journal of immunological methods, 1999, 226(1–2): 29–41.

[72] GOLDBERG J E, SHERWOOD S W, CLAYBERGER C. A novel method for measuring CTL and NK cell-mediated cytotoxicity using annexin V and two-color flow cytometry [J]. Journal of immunological methods, 1999, 224(1–2): 1–9.

[73] PIRIOU L, CHILMONCZYK S, GENETET N, et al. Design of a flow cytometric assay for the determination

of natural killer and cytotoxic T-lymphocyte activity in human and in different animal species [J]. Cytometry, 2000, 41 (4): 289–297.

[74] SHEEHY M E, MCDERMOTT A B, FURLAN S N, et al. A novel technique for the fluorometric assessment of T lymphocyte antigen specific lysis [J]. Journal of immunological methods, 2001, 249 (1–2): 99–110.

[75] SCHÄFER H, SCHÄFER A, KIDERLEN A F, et al. A highly sensitive cytotoxicity assay based on the release of reporter enzymes, from stably transfected cell lines [J]. Journal of immunological methods, 1997, 204 (1): 89–98.

[76] HUSSAIN R F, NOURI A M, OLIVER R T. A new approach for measurement of cytotoxicity using colorimetric assay [J]. Journal of immunological methods, 1993, 160 (1): 89–96.

[77] WEIDMANN E, BRIEGER J, JAHN B, et al. Lactate dehydrogenase-release assay: a reliable, nonradioactive technique for analysis of cytotoxic lymphocyte-mediated lytic activity against blasts from acute myelocytic leukemia [J]. Annals of hematology, 1995, 70 (3): 153–158.

[78] SWINIARSKI H, STURMHOEFEL K, LEE K, et al. A CTL assay requiring only 150microliter of mouse blood [J]. Journal of immunological methods, 2000, 233 (1–2): 1–11.

[79] ASAI T, STORKUS W J, WHITESIDE T L. Evaluation of the modified ELISPOT assay for gamma interferon production in cancer patients receiving antitumor vaccines [J]. Clinical and diagnostic laboratory immunology, 2000, 7 (2): 145–154.

[80] SCHEIBENBOGEN C, ROMERO P, RIVOLTINI L, et al. Quantitation of antigen-reactive T cells in peripheral blood by IFNgamma-ELISPOT assay and chromium-release assay: a four-centre comparative trial [J]. Journal of immunological methods, 2000, 244 (1–2): 81–89.

[81] 国家认证认可监督管理委员会，进出口危险化学品安全试验方法 第 10 部分：T 淋巴细胞增殖功能测定试验：SN/T 2497.10—2010 [S]. 北京：中国标准出版社，2010：6.

[82] KAPCZYNSKI D R, JIANG H J, KOGUT M H. Characterization of cytokine expression induced by avian influenza virus infection with real-time RT-PCR [J]. Methods in molecular biology, 2014, 1161: 217–233.

[83] LEEHAN K M, KOELSCH K A. T Cell ELISPOT: For the Identification of Specific Cytokine-Secreting T Cells [J]. Methods in molecular biology, 2015, 1312: 427–434.

[84] RAMA I, LLAUDÓ I, FONTOVA P, et al. Online Haemodiafiltration Improves Inflammatory State in Dialysis Patients: A Longitudinal Study [J]. PLoS One, 2016, 11 (10): e0164969.

[85] 邵祝军，李艺星. B 群脑膜炎球菌疫苗研究进展 [J]. 中国疫苗和免疫，2009，15 (06): 542–546.

[86] ESPOSITO S, CASTELLAZZI L, BOSCO A, et al. Use of a multicomponent, recombinant, meningococcal serogroup B vaccine (4CMenB) for bacterial meningitis prevention [J]. Immunotherapy, 2014, 6 (4): 395–408.

[87] MASIGNANI V, PIZZA M, MOXON E R. The Development of a Vaccine Against Meningococcus B Using Reverse Vaccinology [J]. Frontiers in immunology, 2019, 10: 751.

[88] SRIVASTAVA P, JAIN C K. Computer Aided Reverse Vaccinology: A Game-changer Approach for Vaccine Development [J]. Combinatorial chemistry & high throughput screening, 2022, 26 (10), 1813–1821.

[89] PEARSON W R, LIPMAN D J. Improved tools for biological sequence comparison [J]. Proceedings of the National Academy of Sciences of the United States of America, 1988, 85 (8): 2444–2448.

[90] GIULIANI M M, ADU-BOBIE J, COMANDUCCI M, et al. A universal vaccine for serogroup B meningococcus [J]. Proceedings of the National Academy of Sciences of the United States of America, 2006, 103 (29): 10834–10839.

[91] 宋佳林，张雷. 反向疫苗学的及其应用研究新进展 [J]. 中国病原生物学杂志，2015，10 (09): 845–847+851.

[92] GRANOFF D M. Review of meningococcal group B vaccines [J]. Clin Infect Dis, 2010, Suppl 2 (S2): S54–S65.

[93] HOLST J, MARTIN D, ARNOLD R, et al. Properties and clinical performance of vaccines containing outer membrane vesicles from Neisseria meningitidis [J]. Vaccine, 2009, 27 Suppl 2: B3–B12.

[94] GIUNTINI S, PAJON R, RAM S, et al. Binding of complement factor H to PorB3 and NspA enhances resistance of Neisseria meningitidis to anti–factor H binding protein bactericidal activity [J]. Infection and immunity, 2015, 83 (4): 1536–1545.

[95] MALITO E, BIANCUCCI M, FALERI A, et al. Structure of the meningococcal vaccine antigen NadA and epitope mapping of a bactericidal antibody [J]. Proc Natl Acad Sci USA, 2014, 111 (48): 17128–17133.

[96] COMANDUCCI M, BAMBINI S, BRUNELLI B, et al. NadA, a Novel Vaccine Candidate of Neisseria meningitides [J]. The Journal of experimental medicine, 2002, 195 (11): 1445–1454.

[97] ROLLIER C S, DOLD C, MARSAY L, et al. The capsular group B meningococcal vaccine, 4CMenB: clinical experience and potential efficacy [J]. Expert opinion on biological therapy, 2015, 15 (1): 131–142.

[98] LAURENT F, PINGITORE J, ROSSI C, et al. Meningococcal B (4CMenB) vaccine: uptodate and recommendations [J]. Revue medicale de Bruxelles, 2018, 39 (4): 345–351.

[99] ABAD R, MARTINÓN–TORRES F, SANTOLAYA M E, et al. From a pathogen's genome to an effective vaccine: the four–component meningococcal serogroup B vaccine [J]. Rev Esp Quimioter, 2019, 32 (3): 208–216.

[100] TRUMENBA®. Full prescribing information [package insert]. Collegeville (PA): Pfizer, Inc.; 2014.

[101] TONEATTO D, PIZZA M, MASIGNANI V, et al. Emerging experience with meningococcal serogroup B protein vaccines [J]. Expert review of vaccines, 2017, 16 (5): 433–451.

[102] Government of Andorra. Vaccination Schedule [EB/OL]. [2020–06–22]. https://www.salut.ad/images/stories/Salut/pdfs/temes_salut/Calendari_vacunacions.pdf.

[103] HSE 2018. Immunisation Schedule [EB/OL]. [2020–07–22]. https://www.hse.ie/eng/health/immunisation/pubinfo/pcischedule/immschedule/.

[104] Piano Nazionale Prevenzione Vaccinale. PNPV 2017–2019 [EB/OL]. [2020–07–22]. http://www.salute.gov.it/imgs/C_17_pubblicazioni_2571_allegato.pdf.

[105] Ministry of Health of the Republic of Lithuania [EB/OL]. [2020–07–22]. https://eseimas.lrs.lt/portal/legalAct/lt/TAD/f4a925d0f50f11e79a1bc86190c2f01a?positionInSearchResults=0&searchModelUUID=1561434a–b283–4be2–87f5–4f556ad37c32.

[106] FLETCHER L D, BERNFIELD L, BARNIAK V, et al. Correction for Fletcher et al. "Vaccine Potential of the Neisseria meningitidis 2086 Lipoprotein" [J]. Infection and immunity, 2017, 85 (6): e00212–17.

[107] GANDHI A, BALMER P, YORK L J. Characteristics of a new meningococcal serogroup B vaccine, bivalent rLP2086 (MenB–FHbp; Trumenba®) [J]. Postgraduate medicine, 2016, 128 (6): 548–556.

[108] Centers for Disease Control and Prevention (CDC). Infant meningococcal vaccination: Advisory Committee on Immunization Practices (ACIP) recommendations and rationale [J]. MMWR Morbidity and mortality weekly report, 2013, 62 (3): 52–54.

[109] SALEKI K, ALIJANIZADE P, MORADI S, et al. Engineering a novel immunogenic chimera protein utilizing bacterial infections associated with atherosclerosis to induce a deviation in adaptive immune responses via Immunoinformatics approaches [J]. Infect Genet Evol, 2022, 102: 105290.

[110] 宋振威，周学章，王玉炯. 反向疫苗学及其筛选保护性抗原应用进展 [J]. 世界科技研究与发展，2009, 31 (06): 989–992+999.

[111] DE ALVARENGA MUDADU M, CARVALHO V, LECLERCQ S Y. Nonclassically secreted proteins as

possible antigens for vaccine development: a reverse vaccinology approach [J]. Applied biochemistry and biotechnology, 2015, 175(7): 3360–3370.

[112] MARTÍN–GALIANO A J, ESCOLANO–MARTÍNEZ M S, CORSINI B, et al. Immunization with SP_1992 (DiiA) Protein of Streptococcus pneumoniae Reduces Nasopharyngeal Colonization and Protects against Invasive Disease in Mice [J]. Vaccines(Basel), 2021, 9(3): 187.

[113] WIZEMANN T M, HEINRICHS J H, ADAMOU J E, et al. Use of a whole genome approach to identify vaccine molecules affording protection against Streptococcus pneumoniae infection [J]. Infection and immunity, 2001, 69(3): 1593–1598.

[114] DOROSTI H, ESLAMI M, NEGAHDARIPOUR M, et al. Vaccinomics approach for developing multi–epitope peptide pneumococcal vaccine [J]. Journal of biomolecular structure & dynamics, 2019, 37 (13): 3524–3535.

[115] ARGONDIZZO A P C, ROCHA–DE–SOUZA C M, DE ALMEIDA SANTIAGO M, et al. Pneumococcal Predictive Proteins Selected by Microbial Genomic Approach Are Serotype Cross–Reactive and Bind to Host Extracellular Matrix Proteins [J]. Appl Biochem Biotechnol, 2017, 182(4): 1518–1539.

[116] ARGONDIZZO A P, DA MOTA F F, PESTANA C P, et al. Identification of proteins in Streptococcus pneumoniae by reverse vaccinology and genetic diversity of these proteins in clinical isolates [J]. Appl Biochem Biotechnol, 2015, 175(4): 2124–2165.

[117] MAMEDE L D, DE PAULA K G, DE OLIVEIRA B, et al. Reverse and structural vaccinology approach to design a highly immunogenic multi–epitope subunit vaccine against Streptococcus pneumoniae infection [J]. Infect Genet Evol, 2020, 85: 104473.

[118] DHEDA K, BARRY C E 3RD, MAARTENS G. Tuberculosis [J]. Lancet, 2016, 387(10024): 1211–1226.

[119] World Health Organization. Implementing tuberculosis diagnostics policy framework [M]. Geneva: World Health Organization, 2015.

[120] USMAN M M, ISMAIL S, TEOH T C. Vaccine research and development: tuberculosis as a global health threat [J]. Central–European journal of immunology, 2017, 42(2): 196–204.

[121] ZWERLING A, BEHR M A, VERMA A, et al. The BCG World Atlas: a database of global BCG vaccination policies and practices [J]. PLoS medicine, 2011, 8(3): e1001012.

[122] MANGTANI P, ABUBAKAR I, et al. Protection by BCG vaccine against tuberculosis: a systematic review of randomized controlled trials [J]. Clin Infect Dis, 2014, 58(4): 470–80.

[123] RIDZON R, HANNAN M. Tuberculosis vaccines [J]. Science, 1999, 286(5443): 1298–1300.

[124] DE MAIO F, BERISIO R, MANGANELLI R, et al. PE_PGRS proteins of Mycobacterium tuberculosis: a specialized molecular task force at the forefront of host–pathogen interaction [J]. Virulence, 2020, 11 (1): 898–915.

[125] TEAHAN B, ONG E, YANG Z H. Identification of Mycobacterium tuberculosis Antigens with Vaccine Potential Using a Machine Learning–Based Reverse Vaccinology Approach [J]. Vaccines (Basel), 2021, 9 (10): 1098.

[126] MOODLEY A, CHILIZA T E, POOE O J. Computational analysis and in silico functional annotation of recombinant mycobacterium, PE_PGRS protein biomarkers [J]. Open Biochemistry (Manuscript under review).

[127] BIBI S, ULLAH I, ZHU B D, et al. In silico analysis of epitope–based vaccine candidate against tuberculosis using reverse vaccinology [J]. Scientific reports, 2021, 11(1): 1249.

[128] RAHMAT ULLAH S, MAJID M, RASHID M I, et al. Immunoinformatics Driven Prediction of Multiepitopic Vaccine Against Klebsiella pneumoniae and Mycobacterium tuberculosis Coinfection and Its Validation via In

Silico Expression [J]. Int J Pept Res Ther, 2021, 27(2): 987–999.

[129] PAPAKONSTANTINOU D, DUNN S J, DRAPER S J, et al. Mapping Gene–by–Gene Single–Nucleotide Variation in 8, 535 Mycobacterium tuberculosis Genomes: a Resource To Support Potential Vaccine and Drug Development [J]. mSphere, 2021, 6(2): e01224–20.

[130] MOODLEY A, FATOBA A, OKPEKU M, et al. Reverse vaccinology approach to design a multi–epitope vaccine construct based on the Mycobacterium tuberculosis biomarker PE_PGRS17 [J]. Immunologic research, 2022, 70(4): 501–517.

[131] ROSS B C, CZAJKOWSKI L, HOCKING D, et al. Identification of vaccine candidate antigens from a genomic analysis of Porphyromonas gingivalis [J]. Vaccine, 2001, 19(30): 4135–4142.

[132] NASIRI O, HAJIHASSANI M, NOORI GOODARZI N, et al. Reverse vaccinology approach to identify novel and immunogenic targets against Porphyromonas gingivalis: An in silico study [J]. PLoS One, 2022, 17(8): e0273770.

[133] KHAN S, ALI S S, ZAHEER I, et al. Proteome–wide mapping and reverse vaccinology–based B and T cell multi–epitope subunit vaccine designing for immune response reinforcement against Porphyromonas gingivalis [J]. Journal of biomolecular structure & dynamics, 2022, 40(2): 833–847.

[134] SOLTAN M A, MAGDY D, SOLYMAN S M, et al. Design of Staphylococcus aureus New Vaccine Candidates with B and T Cell Epitope Mapping, Reverse Vaccinology, and Immunoinformatics [J]. Omics: a journal of integrative biology, 2020, 24(4): 195–204.

[135] NOORI GOODARZI N, BOLOURCHI N, FERESHTEH S, et al. Investigation of novel putative immunogenic targets against Staphylococcus aureus using a reverse vaccinology strategy [J]. Infect Genet Evol, 2021, 96: 105149.

[136] TAHIR UL QAMAR M, AHMAD S, FATIMA I, et al. Designing multi–epitope vaccine against Staphylococcus aureus by employing subtractive proteomics, reverse vaccinology and immuno–informatics approaches [J]. Computers in biology and medicine, 2021, 132: 104389.

[137] NAOREM R S, PANGABAM B D, BORA S S, et al. Identification of Putative Vaccine and Drug Targets against the Methicillin–Resistant Staphylococcus aureus by Reverse Vaccinology and Subtractive Genomics Approaches [J]. Molecules, 2022, 27(7): 2083.

[138] MUSALLAM I I, ABO–SHEHADA M N, HEGAZY Y M, et al. Systematic review of brucellosis in the Middle East: disease frequency in ruminants and humans and risk factors for human infection [J]. Epidemiology and infection, 2016, 144(4): 671–685.

[139] HISHAM Y, ASHHAB Y. Identification of Cross–Protective Potential Antigens against Pathogenic Brucella spp. through Combining Pan–Genome Analysis with Reverse Vaccinology [J]. Journal of immunology research, 2018, 1474517.

[140] DELANY I, RAPPUOLI R, SEIB K L. Vaccines, reverse vaccinology, and bacterial pathogenesis [J]. Cold Spring Harbor perspectives in medicine, 2013, 3(5): a012476.

[141] YU D, HUI Y M, ZAI X D, et al. Comparative genomic analysis of Brucella abortus vaccine strain 104M reveals a set of candidate genes associated with its virulence attenuation [J]. Virulence, 2015, 6(8): 745–754.

[142] ZAI X D, YIN Y, GUO F Y, et al. Screening of potential vaccine candidates against pathogenic Brucella spp. using compositive reverse vaccinology [J]. Veterinary research, 2021, 52(1): 75.

[143] 刘颖，张雷. 反向疫苗学的应用及进展 [J]. 生物技术, 2019, 29(06): 610–615.

[144] LAI S J, ZHOU H, XIONG W Y, et al. Changing Epidemiology of Human Brucellosis, China, 1955–2014 [J]. Emerging infectious diseases, 2017, 23(2): 184–194.

[145] HAAS G, KARAALI G, EBERMAYER K, et al. Immunoproteomics of Helicobacter pylori infection and relation to gastric disease [J]. Proteomics, 2002, 2 (3): 313–324.

[146] NAZ A, AWAN FM, OBAID A, et al. Identification of putative vaccine candidates against Helicobacter pylori exploiting exoproteome and secretome: a reverse vaccinology based approach [J]. Infect Genet Evol, 2015, 32: 280–291.

[147] MA J F, QIU J X, WANG S Y, et al. A Novel Design of Multi–epitope Vaccine Against Helicobacter pylori by Immunoinformatics Approach [J]. International journal of peptide research and therapeutics, 2021, 27 (2): 1027–1042.

[148] https://www.who.int/emergencies/diseases/novel–coronavirus–2019.

[149] World Health Organization. Director–General's address at the High–Level Welcome at the 75th World Health Assembly–22 May 2022 [EB/OL]. [2020–07–22]. https://www.who.int/director–general/speeches/detail/who–director–general–s–opening–address–at–the–75th–world–health–assembly–––22–may–2022.

[150] SAVILLE J W, BEREZUK A M, SRIVASTAVA S S, et al. Three–Dimensional Visualization of Viral Structure, Entry, and Replication Underlying the Spread of SARS–CoV–2 [J]. Chemical reviews, 2022, 122 (17): 14066–14084.

[151] SAFAVI A, KEFAYAT A, MAHDEVAR E, et al. Exploring the out of sight antigens of SARS–CoV–2 to design a candidate multi–epitope vaccine by utilizing immunoinformatics approaches [J]. Vaccine, 2020, 38 (48): 7612–7628.

[152] SRIVASTAVA S, VERMA S, KAMTHANIA M, et al. Computationally validated SARS–CoV–2 CTL and HTL Multi–Patch vaccines, designed by reverse epitomics approach, show potential to cover large ethnically distributed human population worldwide [J]. Journal of biomolecular structure & dynamics, 2022, 40 (5): 2369–2388.

[153] TAHIR UL QAMAR M, SHAHID F, ASLAM S, et al. Reverse vaccinology assisted designing of multiepitope–based subunit vaccine against SARS–CoV–2 [J]. Infectious diseases of poverty, 2020, 9 (1): 132.

[154] SHARMA S, KUMARI V, KUMBHAR B V, et al. Immunoinformatics approach for a novel multi–epitope subunit vaccine design against various subtypes of Influenza A virus [J]. Immunobiology, 2021, 226 (2): 152053.

[155] BORCHERS A T, CHANG C, GERSHWIN M E, et al. Respiratory syncytial virus––a comprehensive review [J]. Clinical reviews in allergy & immunology, 2013, 45 (3): 331–379.

[156] LOZANO R, NAGHAVI M, FOREMAN K, et al. Global and regional mortality from 235 causes of death for 20 age groups in 1990 and 2010: a systematic analysis for the Global Burden of Disease Study 2010 [J]. Lancet, 2012, 380 (9859): 2095–2128.

[157] ANDERSON L J, JADHAO S J, PADEN C R, et al. Functional Features of the Respiratory Syncytial Virus G Protein [J]. Viruses, 2021, 13 (7): 1214.

[158] RUCKWARDT T J, MORABITO K M, GRAHAM B S. Immunological Lessons from Respiratory Syncytial Virus Vaccine Development [J]. Immunity, 2019, 51 (3): 429–442.

[159] FUENTES S, KLENOW L, GOLDING H, et al. Preclinical evaluation of bacterially produced RSV–G protein vaccine: Strong protection against RSV challenge in cotton rat model [J]. Scientific reports, 2017, 7: 42428.

[160] TRIPP R A, POWER U F, OPENSHAW P J M, et al. Respiratory Syncytial Virus: Targeting the G Protein Provides a New Approach for an Old Problem [J]. Journal of virology, 2018, 92 (3): e01302–17.

[161] LEE J, KLENOW L, COYLE E M, et al. Protective antigenic sites in respiratory syncytial virus G attachment protein outside the central conserved and cysteine noose domains [J]. PLoS pathogens, 2018, 14 (8): e1007262.

[162] 孙誉芳，赵慧，邹勇，等. 呼吸道合胞病毒 G 蛋白抗原表位分析 [J]. 微生物学免疫学进展，2022，50 (02): 34–40.

[163] CANE P A. Analysis of linear epitopes recognised by the primary human antibody response to a variable region of the attachment (G) protein of respiratory syncytial virus [J]. Journal of medical virology，1997，51 (4): 297–304.

[164] QIAO L，ZHANG Y，CHAI F，et al. Chimeric virus–like particles containing a conserved region of the G protein in combination with a single peptide of the M2 protein confer protection against respiratory syncytial virus infection [J]. Antiviral research，2016，131：131–140.

[165] JOHNSON T R，GRAHAM B S. Contribution of respiratory syncytial virus G antigenicity to vaccine–enhanced illness and the implications for severe disease during primary respiratory syncytial virus infection [J]. The Pediatric infectious disease journal，2004，23 (1 Suppl): S46–57.

[166] YU J R，KIM S，LEE J B，et al. Single intranasal immunization with recombinant adenovirus–based vaccine induces protective immunity against respiratory syncytial virus infection [J]. Journal of virology，2008，82 (5): 2350–2357.

[167] https://www.who.int/news–room/fact–sheets/detail/hiv–aids.

[168] FANALES–BELASIO E，RAIMONDO M，SULIGOI B，et al. HIV virology and pathogenetic mechanisms of infection：a brief overview [J]. Annali dell'Istituto superiore di sanita，2010，46 (1): 5–14.

[169] ZHAO R Y，LI G，BUKRINSKY M I. Vpr–host interactions during HIV–1 viral life cycle [J]. J Neuroimmune Pharmacol，2011，6 (2): 216–229.

[170] ANDERSEN J L，LE ROUZIC E，PLANELLES V. HIV–1 Vpr：mechanisms of G2 arrest and apoptosis [J]. Experimental and molecular pathology，2008，85 (1): 2–10.

[171] MUTHUMANI K，HWANG D S，CHOO A Y，et al. HIV–1 Vpr inhibits the maturation and activation of macrophages and dendritic cells in vitro [J]. International immunology，2005，17 (2): 103–116.

[172] KILARESKI E M，SHAH S，NONNEMACHER M R，et al. Regulation of HIV–1 transcription in cells of the monocyte–macrophage lineage [J]. Retrovirology，2009，6：118.

[173] SABBAH E N，DELAUNAY T，VARIN A，et al. Development and characterization of ten monoclonal anti–Vpr antibodies [J]. AIDS research and human retroviruses，2006，22 (7): 630–639.

[174] 孙俊，孟哲峰，徐建青，等. HIV–1 辅助蛋白 Vpr 多肽抗体的制备与鉴定 [J]. 病毒学报，2012，28 (2): 151–157.

[175] FONSECA S G，COUTINHO–SILVA A，FONSECA L A，et al. Identification of novel consensus CD4 T–cell epitopes from clade B HIV–1 whole genome that are frequently recognized by HIV–1 infected patients [J]. AIDS，2006，20 (18): 2263–2273.

[176] WILDER–SMITH A，HOMBACH J，FERGUSON N，et al. Deliberations of the Strategic Advisory Group of Experts on Immunization on the use of CYD–TDV dengue vaccine [J]. The Lancet. Infectious diseases，2019，19 (1): e31–e38.

[177] Dengue vaccine：WHO position paper，September 2018 – Recommendations [J]. Vaccine，2019，37 (35): 4848–4849.

[178] RIVERA L，BISWAL S，SÁEZ–LLORENS X，et al. Three–year Efficacy and Safety of Takeda's Dengue Vaccine Candidate (TAK–003) [J]. Clin Infect Dis，2022，75 (1): 107–117.

[179] GAN E S，TING D H，CHAN K R. The mechanistic role of antibodies to dengue virus in protection and disease pathogenesis [J]. Expert review of anti–infective therapy，2017，15 (2): 111–119.

[180] KAO Y S，YU C Y，HUANG H J，et al. Combination of Modified NS1 and NS3 as a Novel Vaccine Strategy against Dengue Virus Infection [J]. Journal of immunology，2019，203 (7): 1909–1917.

[181] ESPINOSA D A, BEATTY P R, REINER G L, et al. Cyclic Dinucleotide–Adjuvanted Dengue Virus Nonstructural Protein 1 Induces Protective Antibody and T Cell Responses [J]. Journal of immunology, 2019, 202 (4): 1153–1162.

[182] SHI J, SUN J, WU M, et al. Inferring Protective CD8+ T–Cell Epitopes for NS5 Protein of Four Serotypes of Dengue Virus Chinese Isolates Based on HLA–A, –B and –C Allelic Distribution: Implications for Epitope–Based Universal Vaccine Design [J]. PLoS One, 2015, 10 (9): e0138729.

[183] ZHONG H, ZHAO W, PENG L, et al. Bioinformatics analysis and characteristics of envelop glycoprotein E epitopes of dengue virus [J]. Journal of Biomedical Science and Engineering, 2009, 2 (2): 123–127.

[184] LI S, PENG L, ZHAO W, et al. Synthetic peptides containing B– and T–cell epitope of dengue virus–2 E domain III provoked B– and T–cell responses [J]. Vaccine, 2011, 29 (20): 3695–3702.

[185] FAN L, ZHANG L, LI J, et al. Advances in the progress of monoclonal antibodies for rabies [J]. Human vaccines & immunotherapeutics, 2022, 18 (1): 2026713.

[186] 李文辉，张云，王树惠，等．表达狂犬病毒糖蛋白基因复制缺陷型重组腺病毒的构建及其特性 [J]. 中国医学科学院学报，2003 (6): 650–654+748.

[187] 扈荣良，杜坚，涂长春，等．肌注狂犬病病毒糖蛋白 cDNA 表达载体诱导的小鼠体液免疫反应 [J]. 中国兽医学报，1996 (4): 10–15.

[188] GOTO H, MINAMOTO N, ITO H, et al. Expression of the nucleoprotein of rabies virus in Escherichia coli and mapping of antigenic sites [J]. Archives of virology, 1995, 140 (6): 1061–1074.

[189] PEREA ARANGO I, LOZA RUBIO E, ROJAS ANAYA E, et al. Expression of the rabies virus nucleoprotein in plants at high–levels and evaluation of immune responses in mice [J]. Plant cell reports, 2008, 27 (4): 677–685.

[190] 胡晓波，朱乃硕．狂犬病毒 MHC 限制性 CTL 与 Th 表位的预测与鉴定 [J]. 中国免疫学杂志，2013, 29 (7): 736–740.

[191] VIDY A, CHELBI–ALIX M, BLONDEL D. Rabies virus P protein interacts with STAT1 and inhibits interferon signal transduction pathways [J]. Journal of virology, 2005, 79 (22): 14411–14420.

[192] 张金阳，李贞景，宋玉竹，等．狂犬病毒磷蛋白的生物信息学分析及其真核表达 [J]. 昆明理工大学学报 (自然科学版), 2014, 39 (06): 82–88.

[193] https://www.who.int/news–room/fact–sheets/detail/hepatitis–c.

[194] OGATA N, ALTER H J, MILLER R H, et al. Nucleotide sequence and mutation rate of the H strain of hepatitis C virus [J]. Proc Natl Acad Sci U S A, 1991, 88 (8): 3392–3396.

[195] 万祥辉，杨细媚，邹学森．我国 HCV 主要基因型优势抗原表位的筛选 [J]. 实用检验医师杂志，2015, 7 (4): 236–240.

[196] PISHRAFT SABET L, TAHERI T, MEMARNEJADIAN A, et al. Immunogenicity of Multi–Epitope DNA and Peptide Vaccine Candidates Based on Core, E2, NS3 and NS5B HCV Epitopes in BALB/c Mice [J]. Hepatitis monthly, 2014, 14 (10): e22215.

[197] LEE J E, SAPHIRE E O. Neutralizing ebolavirus: structural insights into the envelope glycoprotein and antibodies targeted against it [J]. Current opinion in structural biology, 2009, 19 (4): 408–417.

[198] WATANABE S, NODA T, KAWAOKA Y. Functional mapping of the nucleoprotein of Ebola virus [J]. Journal of virology, 2006, 80 (8): 3743–3751.

[199] MADARA J J, HAN Z, RUTHEL G, et al. The multifunctional Ebola virus VP40 matrix protein is a promising therapeutic target [J]. Future virology, 2015, 10 (5): 537–546.

[200] WU S, YU T, SONG X, et al. Prediction and identification of mouse cytotoxic T lymphocyte epitopes in Ebola virus glycoproteins [J]. Virology journal, 2012, 9: 111.

[201] BOUNDS C E, TERRY F E, MOISE L, et al. An immunoinformatics-derived DNA vaccine encoding human class Ⅱ T cell epitopes of Ebola virus, Sudan virus, and Venezuelan equine encephalitis virus is immunogenic in HLA transgenic mice [J]. Human vaccines & immunotherapeutics, 2017, 13(12): 2824–2836.

[202] https://www.who.int/news-room/fact-sheets/detail/malaria.

[203] GUERRA MENDOZA Y, GARRIC E, LEACH A, et al. Safety profile of the RTS, S/AS01malaria vaccine in infants and children: additional data from a phase III randomized controlled trial in sub-Saharan Africa [J]. Human vaccines & immunotherapeutics, 2019, 15(10): 2386–2398.

[204] WAHLGREN M, GOEL S, AKHOURI R R. Variant surface antigens of Plasmodium falciparum and their roles in severe malaria [J]. Nature reviews. Microbiology, 2017, 15(8): 479–491.

[205] PRITAM M, SINGH G, SWAROOP S, et al. A cutting-edge immunoinformatics approach for design of multi-epitope oral vaccine against dreadful human malaria [J]. International journal of biological macromolecules, 2020, 158: 159–179.

[206] MAHARAJ L, ADELEKE V T, FATOBA A J, et al. Immunoinformatics approach for multi-epitope vaccine design against P. falciparum malaria [J]. Infect Genet Evol, 2021, 92: 104875.

[207] https://www.who.int/news-room/fact-sheets/detail/schistosomiasis.

[208] RAHMANI A, BAEE M, ROSTAMTABAR M, et al. Development of a conserved chimeric vaccine based on helper T-cell and CTL epitopes for induction of strong immune response against Schistosoma mansoni using immunoinformatics approaches [J]. International journal of biological macromolecules, 2019, 141: 125–136.

[209] SANCHES R C O, TIWARI S, FERREIRA L C G, et al. Immunoinformatics Design of Multi-Epitope Peptide-Based Vaccine Against Schistosoma mansoni Using Transmembrane Proteins as a Target [J]. Frontiers in immunology, 2021, 12: 621706.

[210] https://www.who.int/news-room/fact-sheets/detail/leishmaniasis.

[211] BRITO R C F, RUIZ J C, CARDOSO J M O, et al. Chimeric Vaccines Designed by Immunoinformatics-Activated Polyfunctional and Memory T Cells That Trigger Protection against Experimental Visceral Leishmaniasis [J]. Vaccines (Basel), 2020, 8(2): 252.

[212] CECÍLIO P, ORISTIAN J, MENESES C, et al. Engineering a vector-based pan-Leishmania vaccine for humans: proof of principle [J]. Scientific reports, 2020, 10(1): 18653.

[213] PANDA C, MAHAPATRA R K. Identification of novel therapeutic candidates in Cryptosporidium parvum: an in silico approach [J]. Parasitology, 2018, 145(14): 1907–1916.

[214] HASAN M, MIA M. Exploratory Algorithm of a Multi-epitope-based Subunit Vaccine Candidate Against Cryptosporidium hominis: Reverse Vaccinology-Based Immunoinformatic Approach [J]. International journal of peptide research and therapeutics, 2022, 28(5): 134.

[215] MONTIGIANI S, FALUGI F, SCARSELLI M, et al. Genomic approach for analysis of surface proteins in Chlamydia pneumonia [J]. Infection and immunity, 2002, 70(1): 368–379.

[216] NOOR F, AHMAD S, SALEEM M, et al. Designing a multi-epitope vaccine against Chlamydia pneumoniae by integrating the core proteomics, subtractive proteomics and reverse vaccinology-based immunoinformatics approaches [J]. Computers in biology and medicine, 2022, 145: 105507.

[217] NORRIS S J, WEINSTOCK G M. The genome sequence of Treponema pallidum, the syphilis spirochete: will clinicians benefit? [J]. Current opinion in infectious diseases, 2000, 13(1): 29–36.

[218] KUMAR JAISWAL A, TIWARI S, JAMAL S B, et al. An In Silico Identification of Common Putative Vaccine Candidates against Treponema pallidum: A Reverse Vaccinology and Subtractive Genomics Based Approach [J]. International journal of molecular sciences, 2017, 18(2): 402.

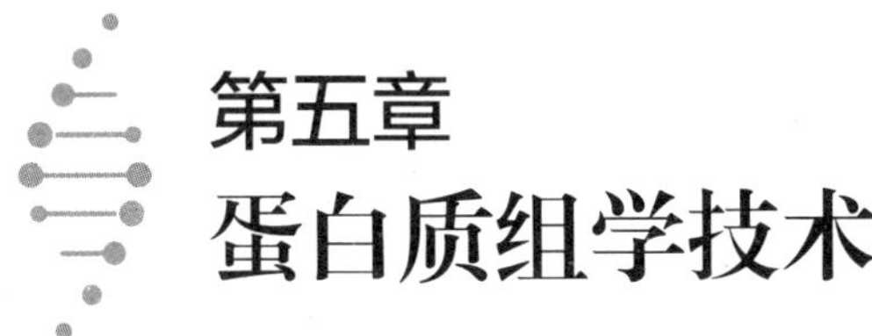

第五章 蛋白质组学技术

第一节 概述

一、蛋白质组学简介

“蛋白质组”代表了生物体中基因组编码的所有蛋白质的集合。因此，蛋白质组学（proteomics）定义为研究细胞或生物体的所有蛋白质的结构、功能和相互作用的一门学科。蛋白质通过发挥其生物学功能来控制细胞的表型。功能异常蛋白质是引发疾病的主要原因，因此，蛋白质是大多数药物和疫苗的主要靶点。因此，蛋白质组学的研究对于理解蛋白质在引发和控制疾病发展过程中的作用至关重要。

1994 年，Wilkins 首次使用了“蛋白质组”一词[1]。Farrell 和 Klose 在 1975 年都单独对生物体的总蛋白质进行了表征，他们通过在彼此垂直的两个平面上对蛋白质进行凝胶电泳开发了二维凝胶电泳技术[2, 3]。研究人员使用该技术将 1100 多种大肠埃希菌蛋白质的混合物分离成凝胶上的不同条带。后来，蛋白质组学这一学科通过质谱与基因组学的联用，在大规模分离和鉴定蛋白质方面引起了革命性的变化。

从某种意义上而言，生物体的基因组是静态的，它在所有细胞类型中始终保持不变。与之相反，生物体的蛋白质组则是动态的，因为它在不同类型的细胞中表达水平不同，即使在相同细胞的不同活性状态下或不同时期也在不断变化。蛋白质组的变化反映了依赖于细胞类型的基因表达差异，即表达特定功能所需的蛋白质。例如，血细胞主要产生其所需的血红蛋白，而胰腺细胞主要表达胰岛素。因此，不同功能蛋白质的生成需要基因的差异表达。

此外，细胞的蛋白质谱还会通过不同的修饰来实现对生命过程的调控。蛋白质修饰涉及乙酰化、磷酸化、糖基化或与脂质或碳水化合物分子的结合等。蛋白质的翻译后修饰（post-translational modifications，PTM）能改变这些蛋白质的生物功能。一个经典的例子是控制有丝分裂的有丝分裂激活蛋白（mitogen-activated protein，MAP）激酶蛋白，该蛋白被磷酸化激活，产生 MAPK- 激酶（MAPKK）和 MAPK- 激酶 - 激酶（MAPKKK）。

为了研究生物体的蛋白质组，需要使用多种先进的技术，其中，质谱（mass spectrum，MS）可以同时分析数千种蛋白质，具有独特的优势，是蛋白质组研究中最重要的技术。本章将重点介绍基于质谱的蛋白质组学技术，以及该技术在研发创新疫苗中的应用。

二、蛋白质组学在疫苗开发中的应用

疫苗是最伟大的公共卫生成就之一，然而，疫苗诱导保护性免疫应答的机制仍未完全阐明。基因组学的出现使新疫苗的开发成为可能并促进了对免疫反应的理解，蛋白质组学以更高的速度和灵敏度识别潜在的疫苗抗原。蛋白质组学研究不仅能验证从基因组测序和生物信息学分析中获得的数据，还可以鉴定以前未被注释过的蛋白，这些蛋白质可以成为潜在的疫苗抗原。然而，这只是新疫苗开发的起点。每一个新的抗原必须通过标准的遗传和生化方法分析其功能和结构。接下来，疫苗通过动物实验和Ⅰ、Ⅱ和Ⅲ期临床试验来确定安全性和有效性。首个通过反向疫苗学方法筛选B群脑膜炎奈瑟菌疫苗抗原的项目于2000年完成，该疫苗于2008年进入Ⅲ期临床试验[4, 5]。尽管反向疫苗学、转录组学、蛋白质组学和免疫组学等支撑技术加速了高标准新疫苗的研发，但从实验室到临床新产品的这个过程仍然需要平均10年。

1. 寻找新的保护性抗原

疫苗接种的历史比较悠久，从中国实行的第一个天花接种（约公元1000年）一直到Jenner开创性地采用牛痘接种预防天花，Pasteur第一次使用减毒细菌和病毒株作为口服免疫剂。疫苗的第二个重大进步是使用重组DNA技术制备和生产亚单位疫苗。21世纪初由于DNA测序和生物信息学技术的不断发展，1995年完成了流感嗜血杆菌全基因组的测序，这是第一个完成测序的细菌基因组[6]，从2000年开始，一个新的识别潜在候选抗原的方法——“反向疫苗学”开启，使整个领域取得了前所未有的巨大发展。

反向疫苗学采用生物信息学工具筛选病原体基因组，从而寻找潜在的候选疫苗，例如B群脑膜炎奈瑟菌、牙龈卟啉单胞菌、肺炎链球菌等[5, 7]。随着被测序的细菌基因组越来越多，一个新术语——“泛基因组”产生了，它被定义为一个物种的基因库[8]。种属内的基因多样性表明，只有使用基因组学或蛋白质组学等全局策略进行多重菌株比较分析，才可以发现一种广泛有效的组合疫苗。例如目前正在测试的MenB疫苗由五种抗原组合组成，包括融合蛋白和外膜囊泡（outer-membrane vesicles，OMV）。在幽门螺杆菌疫苗的临床试验中，志愿者接种由空泡化细胞毒素A（vacuolating cytotoxin A，VacA）、细胞毒素相关抗原（cytotoxin-associated gene A，CagA）和中性粒细胞激活蛋白（neutrophil activating protein，NAP）三种抗原组成的幽门螺杆菌疫苗后，该疫苗显示出良好的安全性和免疫原性[9]。此外，针对牙龈卟啉单胞菌的疫苗研究结果显示，只有多组分抗原才能诱导有效的免疫保护[10]。

比较基因组学和蛋白质组学反映了单个物种内巨大的遗传变异性，因此，需要寻找交叉保护抗原以构建多价疫苗。用基于抗血清的免疫蛋白质组学策略研究感染鱼类的多种革兰阴性菌，可鉴定出多种位于外膜的异嗜性免疫原。然而，引入交叉保护性抗原作为亚单位疫苗还需要深入研究，包括评价疫苗接种对宿主微生物种群组成变化的潜在影响等[11, 12]。

蛋白质组学/免疫蛋白质组学方法可以缩小候选抗原的数量，验证以前通过常规方法鉴定的抗原的有效性，并发现一些新的抗原。十多年前，由于手段限制，较少有保护性抗原被发现。现今，虽然潜在有效的抗原数量已经成倍增加，但不同实验室的研究数据并不一致，其原因可能是基因转录和蛋白表达的差异。由于用于筛选的血清的差异，免疫组分析也会得到不一致的结果[13]。此外，蛋白质鉴定和数据分析等方法的差异也能导致不同的结果[14]。因此，研究方法的标准化和谨慎看待公开的研究数据就非常重要。

蛋白质组学研究提供了一个庞大的数据集，该数据集存放在许多可供科学界访问的存储库系统中：SWISS-2DPAGE[15]、2D PAGE[16]、PeptideAtlas[17]、PRIDE[18]、ProteinPedia[19]或最近的SQL-LIMS系统[15, 20]。海量数据是药物或疫苗开发的强大知识来源。主要的工作应该集中在理解和比较数据上，正确地诠释数据对于选择候选抗原至关重要。蛋白质组学一般能初筛到几十种免疫优势蛋白。但当中部分蛋白质可以进行重组表达，应在适当的动物模型中进行评价，并进一步通过酶联免疫吸附试验（enzyme linked immunosorbent assay，ELISA）和蛋白质免疫印迹（Western blot，WB）确认其细胞定位[21]。

2. 评估宿主的免疫状态

充分评价疫苗接种后的人体的反应是疫苗开发过程中的重要环节之一。尽管在动物模型中对疫苗免疫应答进行了评价，但人体内的免疫反应要更为复杂，大多数反应的确切机制尚未阐明[22]。例如，疫苗对婴儿和老年人的保护水平较低，导致这一观察结果的确切机制尚未完全阐明[23]。同样地，阐明疫苗严重不良反应的潜在机制也十分重要。

过去采用系统生物学研究人类对疫苗的反应，通常利用转录组学手段。然而，利用蛋白质组学方法的研究大幅增加，同样实现了目标。最初的蛋白质组学研究采取和RNA研究几乎相同的方法，并使用蛋白质和肽微阵列。Davies等人将牛痘病毒的整个蛋白质组打印在微阵列芯片上，然后用接种该疫苗个体的血清探测芯片[24]。血清中的抗体与芯片上的蛋白质结合，使用荧光二抗观察进行定量测量。结果表明，约50%的抗体特异性针对非包膜蛋白，如核心蛋白A10、L4和I1以及A型包涵体WR148蛋白，说明大部分抗体反应不参与病毒中和。然而，很难确定这些抗原能被所有受试者所识别，这表明个体抗体谱存在很大的异质性[24]。Price等人使用流感的全蛋白和肽微阵列也发现了相似的结果，肽阵列反应性与年龄和中和效价显著相关[25]。

3. 抗原表征

亚单位疫苗只含有特定抗原或来自病原生物的特定的致病基因，尽管它们的功效常低于含有完整病原体的减毒疫苗或灭活疫苗，但亚单位疫苗被认为是最安全的一种疫苗。亚单位疫苗的潜在候选应当是不同病原体中保守的蛋白质或多肽，它们能够诱导交叉保护，并且在细胞中丰度比较高。此外，它应该是定位在胞外，可以被抗体接近；能够被免疫系统识别并能诱导适当的免疫反应。编码疫苗相关抗原的基因必须在病原体感染宿主时能在体内得以表达。蛋白质组学每个阶段的进步对抗原表征都有巨大贡献，例如样品制备、肽/蛋白质分离方法、质谱数据收集及数据分析等[26~30]。

第二节　基于质谱的蛋白质组学技术路线

基于生物质谱的蛋白质组学分析方法主要有bottom-up（自下而上）和top-down（自上而下）两种策略（图5-1）[31, 32]。术语“顶部（top）”和“底部（bottom）”是指分析物的复杂性，即更复杂的“蛋白质”和不太复杂的“肽”。在自上而下的蛋白质分析中，完整的蛋白质直接通过质谱仪进行分析，质量信息和碎片离子由完整的蛋白质生成，然后直接用于蛋白质的鉴定和表征。相比之下，自下而上的方法则比较传统，主要是将蛋白质消化成肽，然后通过串联质谱仪分析肽产物，并将肽分子量和碎片信息匹配回原始蛋白质或蛋白质混合物。当通过自下而上的方法分析蛋白质混合物时，与鸟枪法基因组测序相似，因而也称鸟枪法蛋白质组学。

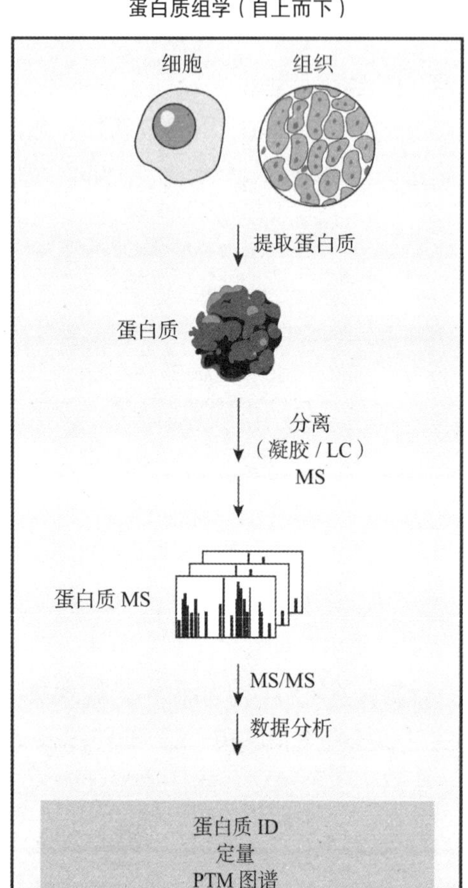

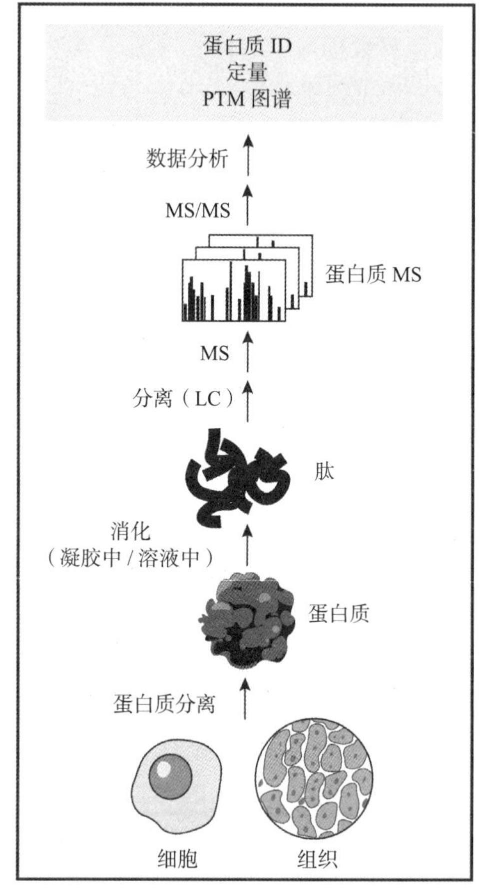

图 5-1　自上而下和自下而上蛋白质组学示意图

在典型的鸟枪法蛋白质组学实验中，哺乳动物细胞裂解物中能鉴定到 1000~10000 种蛋白质[33, 34]。相比之下，典型的自上而下的实验能够识别出数百或数千种具有相似样品的蛋白质，但它需要进行广泛的分级分离以简化进入质谱仪的蛋白质混合物[35~37]。在自上而下的蛋白质组学实验中，完整的蛋白质在分子量、电荷状态、疏水性、分子结构（形状）等方面都非常复杂，因而很难找到理想的分离、片段化和检测的最佳条件。因此，本章我们将重点讲述鸟枪法蛋白质组学的技术路线。

典型的鸟枪蛋白质组学实验包括三个主要步骤：样品制备、质谱数据采集和数据处理。样品制备就是将生物样品转化为肽混合物。质谱数据采集就是从肽混合物中获取 MS/MS 数据。最后的数据处理是执行统计和数学分析，以鉴定肽和蛋白质的种类和数量。下面我们就每个步骤分别展开阐述。

一、蛋白质组学样本制备

样品制备的步骤可概括如下。首先通过从生物样品（例如细胞裂解物或血清）中分离蛋白质和非蛋白质成分来获得蛋白质混合物。再对分离的蛋白质混合物进行化学修饰（还原 / 烷基化）以破坏所有 Cys-Cys 二硫键，从而使蛋白质线性化。然后将蛋白酶（如胰蛋白酶等）添加到修饰的蛋白质混合物中，从而将蛋白质酶解消化成肽。消化后，通常将酶解产物加载到C18柱上进行纯化，以去除非肽成分（盐、缓冲液、离液剂等）。

1. 蛋白质的提取

为了分析复杂生物样品中的蛋白质组，通常需要将蛋白质与干扰性小分子和核苷酸等其他物质分离。这通常通过非特异性蛋白质提取来完成，例如蛋白质沉淀或离心[38-41]。一些最常用的蛋白质沉淀试剂或溶剂系统包括三氯乙酸 / 水、三氯甲烷 / 甲醇、丙酮、苯酚 / 乙酸铵 / 甲醇等。这些方法可以有效地将蛋白质与其他物质分离，例如盐、脂质、去污剂（通常在裂解过程中引入）、DNA/RNA，甚至是缓冲液。蔗糖梯度等分级离心方法对此也非常有用，但由于其通量和效率较低，常与蛋白质沉淀法结合使用，从特定细胞器中分离蛋白质。在许多情况下，需要从细胞裂解物中专门富集一部分蛋白质，例如低丰度蛋白质或具有翻译后修饰的蛋白质，以实现更好的定量和鉴定。这主要是由于细胞裂解物具有广泛的蛋白质表达动态范围，而这与质谱仪提供的有限动态范围不匹配。因此，样品制备过程中经常需要进行蛋白质的富集（例如通过抗体或其他亲和方法进行的亲和纯化），以检测复杂样品中的低丰度蛋白质。

2. 蛋白质的酶解

鸟枪法蛋白质组学的关键步骤是蛋白质的酶解消化，它将截然不同的蛋白质转化为大小、形状和电荷更加均匀的肽。这关键取决于蛋白酶的不同组合。常用的消化蛋白酶有胰蛋白酶、糜蛋白酶、弹性蛋白酶和内切蛋白酶，如 Lys–C、Lys–N 和 Arg–C。最常用的酶是胰蛋白酶，它是一种高度特异性的丝氨酸蛋白酶，在 pH=8、温度为 37℃时具有最佳活性。它能特异性地酶切赖氨酸（K）和精氨酸（R）羧基端的肽键。当酸性残基存在于切割位点的任一侧时，水解的特异性和速度都会降低。胰蛋白酶的特异性保证了大多数胰蛋白酶消化的肽段至少有两个带正电荷的残基（两端分别为 R–R、R–K、K–R 或 K–K），有助于 LC 对下游肽段进行 MS/MS 的鉴定。此外，可以在常规方法上实施其他几种策略以提高消化质量和改进蛋白质鉴定，例如添加与质谱相容的表面活性剂如 ProteaseMAX、Invitrosol、Rapigest 等有助于更好地溶解和展开蛋白质，以减少蛋白质消化时间，并消化其他难以消化的蛋白质。

通常，当使用单一酶进行消化时，从鸟枪法蛋白质组学实验中鉴定出的蛋白质的序列覆盖率远低于 50%，即该蛋白质的大部分氨基酸序列未被质谱仪检测到。原因是消化蛋白质中的许多肽太长、太短或难以电离，从而难以检测。为了提高序列覆盖率，可以组合使用多种酶，包括高度特异性和非特异性酶。有些研究采用 Lys–C/trypsin 的组合酶切方式，可以得到更多的完全酶切的肽段，从而提供更精确的定量信息。由于相同的序列被不同的水解酶消化，会产生不同的消化肽，这也增加了质谱分析检测的机会。

3. 肽段的富集

肽段富集是蛋白质组研究中分离低丰度肽段或降低样品复杂度的必经步骤。以常用的磷酸化肽段富集为例，主要方法包括如下。①固相金属离子亲和色谱（immobilized metal affinity chromatography，IMAC）：为减少非磷酸化肽段的结合，常采用酸性条件上样和洗涤，用碱性条件进行磷酸化肽段洗脱。②二氧化钛（TiO_2）：对磷酸化肽段具有更高的结合能力和更好的选择性。③在缓冲液中加入竞争性结合剂如 2，5– 二羟基苯甲酸和邻苯二甲酸，可以提高磷酸化肽段结合的特异性。④顺序洗脱 IMAC（sequential elution from IMAC，SIMAC）：IMAC 和 TiO_2 联合，同时检测单位点磷酸化和多位点磷酸化肽段。除 IMAC 和 TiO_2 富集磷酸化肽段外，强阳离子交换色谱（strong cation exchange chromatography，SCX）、强阴离子交换色谱（strong anion exchange chromatography，SAX）、亲水相互作用色谱（hydrophilic interaction chromatography，HILIC）和静电斥力－亲水相互作用色谱（electrostatic repulsion–hydrophilic interaction chromatography，ERLIC）等分离方法也常用于提高磷酸化位点的鉴定效率。其中，SCX 分级结合 TiO_2 富集是最常见的方法。在 pH=2.7 时，SCX 分级能将磷酸化肽段与非磷酸化肽段分离开来。采用 HILIC 分离时，磷酸化基团能够增加肽段的亲水性和保留时间，因此，非磷酸化肽段、单位点磷酸化以及多位点磷酸化肽段依次被洗脱下来，从而达到分离效果。过量 Ca^{2+} 和 Ba^{2+} 也可以用于沉淀磷酸化肽段。基于抗原－抗体反应的免疫沉淀也常用于酪氨酸磷酸化蛋白或肽段的富集。由于丝氨酸和苏氨酸的磷酸化抗体的特异性低于酪氨酸磷酸化抗体，一般不用于富集。此外，羟基磷酸钙也可用于多位点磷酸化肽段的富集。

4. 肽段的纯化

质谱分析前的最后一步就是要保证多肽经过脱盐纯化，脱盐不充分不仅会影响目的肽段的鉴定，而且容易损坏仪器。此时可使用反相树脂去除盐和缓冲液，其中 C18 基质是用于捕获疏水肽的理想基质。多肽在高水相流动相中与反相柱结合，同时盐和缓冲液被洗去，然后用高有机相流动相洗脱多肽。

二、高效液相色谱－串联质谱联用技术

高效液相色谱－串联质谱联用技术（liquid chromatography with tandem mass spectrometry，LC–MS/MS）利用液相色谱系统将待测物质分离后接入质谱仪，待测物质离子化后转成电信号，经计算机数据处理后，根据质谱峰进行分析，同时具有液相色谱优异的分离能力与质谱高灵敏度、高选择性的检测能力，其主要步骤如下。

1. 肽段的分离

与完整蛋白质相比，使用鸟枪法蛋白质组学的最显著优势之一是肽的 LC 分离更容易。酶消化后，消化的肽在形状、大小和电荷上比蛋白质更均匀。使用 LC–MS 系统对肽进行分级分离，可以增加从肽混合物中获得的 MS/MS 数据量。由于消化的蛋白质混合物会产生非常复杂的肽混合物，为了获取可靠、分离度良好的肽谱分离，最重要的因素是选择合适的色谱柱。各种类型的色谱柱可以单独使用或组合使用，包括反相、强阳离子交换、分子排阻、亲水相互作用液相色谱和亲和纯化。一般情况下，在将肽引入电喷雾电离之前的最终分离方法是反相多肽分离，因为这种方法可以去除盐和其他小分子干扰物。然后将分离的肽离子化，并注入质谱仪进行分析。在该步骤中，肽混合物首先通过 LC 进行时间分离，然后通过电场进行空间分离。这种分离级联提供了足够的分辨率，可以在数小时内分离出数十万种肽。

2. 肽段的离子化

分离后，肽通过各种电离方法电离成气相，并进入质谱仪。鸟枪法蛋白质组学采用两种主要的电离方法：一种是将肽段离子化并将其转移到气相中，称纳米电喷雾电离（nanoelectrospray ionization， nESI）；另一种是基质解析激光辅助电离（matrix-assisted laser desorption ionization，MALDI）。nESI技术因其易用性和显著的灵敏度而广泛用于寡糖、糖苷和糖蛋白的分析质谱。在自下而上的蛋白质组学中，nESI只需最少量的样品即可提供出色的灵敏度。与nESI相比，MALDI提供了无损汽化以及许多大分子和小分子的电离。虽然nESI是鸟枪法蛋白质组学中最常用的方法，但MALDI越来越多地用于基于质谱的成像，因为它可以提供空间信息和质量信息。

3. 质量分析器的种类

在过去的二十年中，肽鉴定、表征等分析的应用大大增加，相应地已经开发出多种不同类型的质量分析器。仪器的自动化使色谱分离与质谱数据采集能同时进行，继而可以很快进行数据分析等。其中，一些已被证明擅长分析复杂肽混合物的常见质量分析器包括线性离子阱（linear ion trap，LIT）、轨道阱（Orbitrap）、傅里叶变换离子回旋共振（fourier transform ion cyclotron resonance，FT-ICR）、四极杆和时间飞行（time-of-flight，TOF）。这些质量分析器使用不同的机制，在不同的接口处通过平衡分离速度和灵敏度之间的关系来分离和准确测量肽质量。应该指出的是，离子阱质谱在现代仪器领域中发挥着主导作用，因为它能够识别和量化高分子量和低分子量的纯肽，具有相同的敏感性和特异性。因此，线性离子阱质量分析器在本质上服务于所有的角色，即离子选择、离子捕获、离子碎裂以及低分辨率质量分析。在初始无偏采样的基础上，借助数据相关采集，可以识别样品中的肽。LIT的升级版本包括四个平行安装的细长平面电极，以最大限度地提高径向和轴向上离子阱的潜力。一旦样品被电离，肽离子就会被困在LIT中。阱内施加的射频电压增加，从而启动离子从离子阱喷射到四极杆外部的检测器。通过初始母离子扫描，可以识别丰富的肽母离子 m/z 值（质子数 / 电荷数的比值），然后选择识别的肽母离子，再通过扫描所有其他离子进行分离。捕获的离子被平移激发，导致与氦浴气体的碰撞，通过将平移能量转换为振动能量来振动激发离子。随着振动能量的增加，共价键开始断裂，当这种情况发生时，产生的碎片离子不再被激发。因此，碎片离子被扫描出离子阱。通过使用具有连续（10~25m/z）小离子隔离窗口的数据独立采集，可实施一些扫描策略以创建肽离子的无偏采样。

Orbitrap质量分析器检测由肽离子产生的离子电流的频率，肽离子沿中心电极以与质荷比（m/z）的平方根成反比的频率振荡。基于频率的信号可以重复测量且不会丢失肽离子，因此提高了准确性。然后，使用傅里叶变换将频率信号转换为高精度的 m/z 值。Orbitrap质量分析器的引入显著改进了PTM分析和同位素标记定量。FT-ICR仪器是专门研究离子质荷比（m/z）原理的分析仪，与Orbitrap相比，它具有更高的质量精度。然而，与Orbitrap仪器相比，FT-ICR仪器通常价格较高、尺寸较大，这限制了FT-ICR在许多应用场景中的使用。

4. 肽段碎裂模式

鸟枪法蛋白质组学随着质谱技术的改进而进步，可提供更好的数据准确性和量化，以实现更广泛的蛋白质组覆盖。肽气相碎裂方法的进步，可以进一步提高蛋白质组的覆盖率。尽管开发仍在继续，但目前有各种现代方法可用于实现离子碎裂，提供有关给定分子结构和组成的不同信息。下面介绍几种常见的碎裂方法（图5-2），其中最常用的仍然是碰撞诱导解离（collision induced dissociation，CID）和碰撞激活解离（collisionally activated dissociation，CAD）。

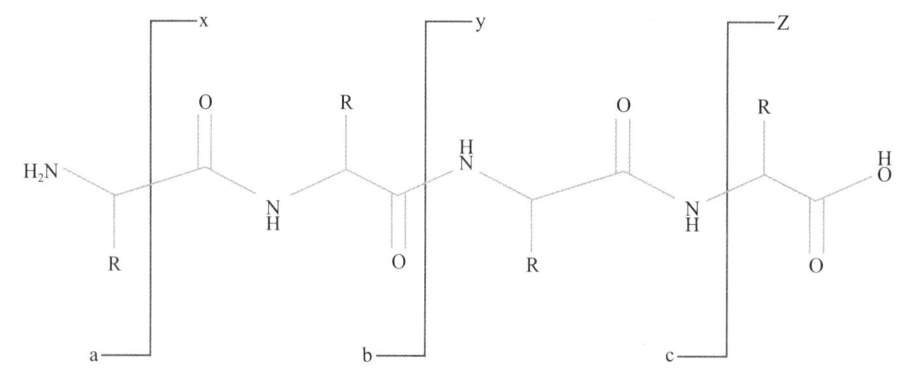

碎裂方法	肽链碎裂点
CID	b 型和 y 型
HCD	主要为 b 型和 y 型，少量为 a 型
ECD/ETD	c 型和 z 型
UVPD	a 型、b 型、c 型、x 型、y 型、z 型

图 5-2　自下而上蛋白质组学中常用的碎裂方法和肽链碎裂点示意图

CID 是一种质谱技术，由于其高效、可预测的碎片化和易用性，已被公认为裂解气态分子离子最值得信赖的选择。通过 CID 生成的离子可用于多种用途。这种类型的激发主要与 LIT 和束型碰撞激活相关，比三重四极杆等质谱仪更可取。在离子阱仪器中，前体离子的运动通过共振激发而增加，从而使离子与中性分子发生更强烈的碰撞。共振激发与 3D 和 2D 离子阱仪器相关。一般来说，通常产生的离子是 b 型和 y 型，在 N 端和 C 端留下正电荷和负电荷。共振激发是基于离子阱中离子的运动，而这种运动是基于碎片事件发生时离子的 *m*/*z* 值，因此，产生的碎片离子在激发频率上为下降，它们不再被激发。

基于碰撞的碎裂方法是通过将振动能量输入离子来驱动的。这种能量在整个离子键中随机化，然后最弱的键断裂，这是一个遍历过程（ergodic process）。电子捕获方法导致离子的快速碎裂，可能在电子捕获或转移的位置，因此被认为是非遍历（nonerodic）的。该方法中使用的电子或者是热电子，或者是从带负电的荧蒽上转移的电子，主要产生 c 型和 z 型离子。ETD/ECD 通常可以提供一种“更柔和”的片段化方法，使磷酸化和糖基化等不稳定的 PTM 得以保留。不稳定的 y-CO_2 和 SO_3 修饰的定位可以通过 ECD 碎片来识别。研究表明，CID 对磷酸化肽鉴定有效，ECD 对磷酸化位点的定位效果更好[42, 43]，结合起来，可为已鉴定的磷酸肽提供补充信息和更高的置信度。由于保留了不稳定的修饰部分，ETD 也被认为在检测磷酸化和糖基化位点等鉴定翻译后修饰方面优于 CID 方法。

5. 数据采集模式

在质谱实验中对肽离子进行扫描和碎片化的数据采集主要有两种策略：数据依赖分析（data-dependent acquisition，DDA）模式和数据独立分析（data-independent acquisition，DIA）模式。在 DIA 模式下，质谱仪根据特定母离子窗口（例如 4~25Da）的顺序分离和碎裂来获取数据。此 *m*/*z* 窗口内的所有肽段都被分割在一起，并在同一 MS/MS 扫描中采集。由于质谱仪在 DIA 模式下不选择任何离子，数据以稳定的速度和系统的方式采集。由于缺乏离子选择，在 DIA 模式下采集的 MS/MS 通常包含多个肽离子，这使得 DIA 中的肽识别成为一项具有挑战性的任务。相比之下，在 DDA 模式下，质谱仪扫描母离子并选择最丰富的离子进行碎裂，窗口约为 2~3Da。在 DDA 模式下采集的每个 MS/MS 通常只包含一个肽段，这简化了肽段的鉴定。此外，动态排除用于防止质谱仪在设定的时间段

（30~60 秒）内重复从特定肽离子 *m*/*z* 值收集 MS/MS。该技术允许质谱仪扫描独特的肽种类，并可以提高检测范围。两种扫描模式的主要区别在于，一种在 MS/MS（DDA）的收集中是随机的，而另一种是系统的（DIA），但两种方法的性能都随着扫描速度的提高而提高。

三、蛋白质的鉴定和数据分析

蛋白质组学的存在是因为能够使用计算机算法来分析和解释质谱数据。在蛋白质分离、消化和 LC-MS/MS 数据采集之后，采集的数据需要进一步处理。数据分析，即通过搜索序列数据库将实际谱图和理论谱图进行匹配的算法来分析每个检测到的肽种类获得的数据，包括 MS（整体质量）和串联 MS/MS（碎片质量）数据，从而实现肽段和蛋白的鉴定和定量。如果需要，还可以通过“标记”或“非标记”方法进一步分析数据以进行定量分析。数据分析过程可以极大地影响整个实验的结论，因此需要以高精度和准确度进行。另一方面，现代 LC-MS/MS 系统每小时能够生成 20000~30000 个谱图和数个 GB 的数据。如此庞大的数据量，加上对精度和准确性的需求，对数据分析提出了巨大的挑战。在过去的 25 年中，已经开发了许多算法和工具来促进自下而上的蛋白质组学数据分析，主要集中在蛋白质组学肽鉴定、定量和蛋白质推断三个方面。

1. 肽鉴定

肽鉴定是自下而上蛋白质组学的基础，因为肽是质谱仪直接测量的分析物。在 SEQUEST 发明之前，这是一个繁琐且耗时的蛋白质生物化学过程，需要手动解释 MS/MS。SEQUEST 是一种计算机程序，可以自动将 MS/MS 与来自参考序列数据库的肽序列进行匹配。自动肽鉴定使研究人员能够在一次实验中鉴定数千种肽，从而大大提高蛋白质组学研究的效率和规模。自 1994 年推出以来，自下而上的蛋白质组学领域蓬勃发展，已成为探索和研究蛋白质组学的首选方法。目前，肽鉴定的计算方法主要有数据库检索、谱库检索和从头测序三种（图 5-3）。

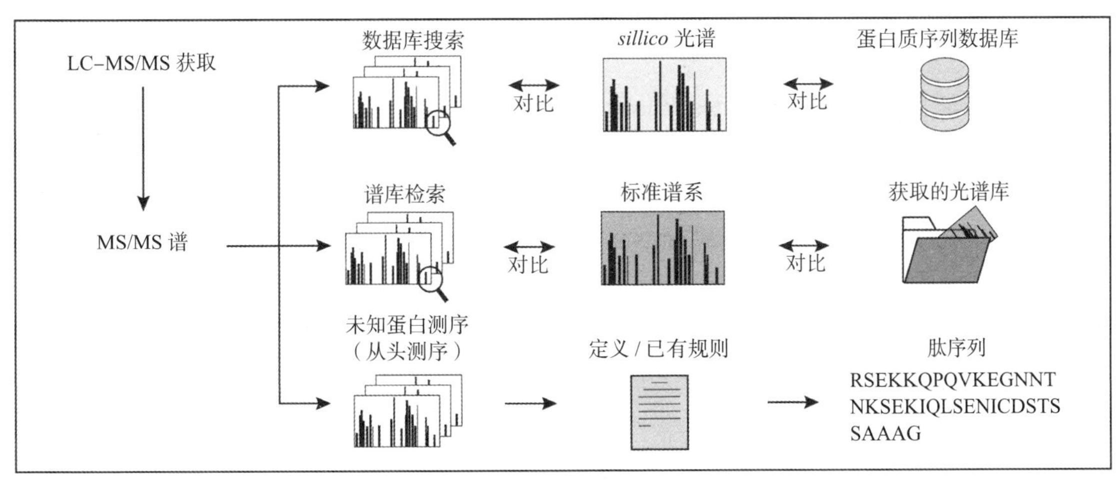

图 5-3　三种常用的肽鉴定方法的比较

2. 肽 / 蛋白质定量

质谱法是蛋白质组大规模定量的首选方法。由于大多数方法使用肽作为定量的替代物，在尝试将肽水平的丰度变化推断为蛋白质水平时必须小心。丰度变化是细胞对环境或治疗的反应的直接反映。

定量蛋白质组学实验能够同时提供数千种蛋白质的定量信息，提供对涉及某些细胞过程或疾病的关键蛋白质和 PTM 的有用见解。最初基于 MS 的量化方法，依赖于通过肽末端或氨基酸侧链向反应基团添加同位素编码试剂的化学标记。多年来，已经开发出多种技术来提供定量信息。一般来说，这些定量方法可以分为两大类，即标记定量方法和无标记定量方法。

在标记定量中，不同的样品被含有同位素的分子修饰，然后合并以进行进一步的制备和 LC-MS/MS 分析。通常有两种类型的标记方法，即代谢标记和化学标记。①代谢标记：使用同位素标记的氨基酸将重同位素原子结合到细胞或动物生长过程中新合成的蛋白质上。接受不同处理的细胞或动物被喂食并用具有不同重量同位素组成的氨基酸进行标记。代谢标记的一个优点是标记被引入到活跃生长的细胞中，从而被整合到完整的蛋白质中，然后可以在细胞裂解后混合蛋白质。②化学标记：同位素标记的化学探针分别用于在细胞裂解或蛋白质消化后标记蛋白质或肽。化学标记通常在末端或活性侧链（例如肽的硫醇和氨基）上进行。在使用任一方法进行标记后，合并多个样品并通过 LC-MS/MS 进行分析。在数据分析过程中，可以通过合并的同位素原子的组成来追踪特定肽的来源。当检测到同一肽的两个或多个同位素重量时，将直接对它们进行比较，以根据样品之间的离子信号估计两个肽的相对丰度。对于这两种方法，可将重样品和轻样品合并在一起进行分析，以减少样品制备和 LC-MS/MS 过程中的错误。一种巧妙的化学标记方法使用等压质量标签，这些标签在质谱仪中碎裂时显示不同质荷比的报告离子。这些多重标记方法，如串联质量标签（tandem Mass Tag，TMT）和同位素标记相对与绝对定量技术（isobaric tags for relative and absolute quantitation，iTRAQ），可以分别进行多达 18 次和 8 次实验的多重化。这些方法的一个共同优点是可以使用单个 LC-MS/MS 实验而不是 10 或 8 次来分析多个样品，从而大大减少质谱分析时间和相关成本。同量异位标记方法的一个缺点是存在前体离子污染问题。多个肽离子可以存在于 MS/MS 采集的分离窗口中，并且由于离子是碎裂的，即使其他碎片离子不同，报告离子也会对质谱的质荷比低端的值产生影响。一般来说，标记方法的一个问题是代谢标记和化学标记方法的标记完整性，不完整的标记会使数据分析复杂化并影响定量准确性。细胞培养中氨基酸的稳定同位素标记（stable isotope labeling with amino acids in cell culture，SILAC）[44] 和哺乳动物中的 SILAM[45] 属于代谢标记方法，是在细胞或动物的生长过程中引入同位素标记的氨基酸。

同位素编码亲和标记（isotope coded affinity tag，ICAT）为基于质谱的定量开发的早期化学标记方法之一，是利用半胱氨酸残基的硫醇侧链与同位素编码标签之间的反应。二甲基标记是一种化学标记方法，它利用还原胺化作用，对 N 末端和赖氨酸侧链上的氨基用二甲基标记进行烷基化[46]。TMT 和 iTRAQ 都是用于化学标记的同量异位质量标签。因此，这两种方法共享几个功能元素，如独特的质量报告器、可以进一步启动裂解和平衡质量的接头，以及氨基反应基团。市售的 TMT 试剂有 2 重、6 重、10 重、11 重和 18 重的形式，而 iTRAQ 试剂有 4 重和 8 重的形式。

虽然通过稳定同位素标记可以实现肽片段的准确定量，但这些方法往往存在处理步骤增加、标记试剂成本增加、标记效率低以及低丰度蛋白质分析困难等问题。而非标记蛋白质定量则是一种样品处理步骤少、高效且具有成本效益的蛋白质定量方法。在非标记分析中，对每个样品在没有任何标记的情况下独立分析，然后在样品之间进行比较以进行定量。通常，非标记定量方法可分为两类，即光谱计数和离子强度或曲线下面积（area under curve，AUC）定量。光谱计数使用与特定蛋白质相关的总 PSM 计数作为相对丰度的度量；离子强度或 AUC 定量使用属于特定蛋白质的肽峰信号强度的总和。

3. 蛋白质推断

鸟枪法蛋白质组学是一种常用于鉴定给定样品中不同肽混合物的技术，是根据正确和错误的PSM来分析最终结果。然而，对于大多数蛋白质组学实验来说，最终目标是确定生物样品中存在哪些蛋白质。肽鉴定仅作为推断蛋白质存在的中间步骤。将肽组装回蛋白质的过程就是蛋白质推理。为了以高置信度推断蛋白质，第一步是评估已鉴定肽的质量。如前所述，诱饵蛋白数据库可用于评估FDR并将高置信PSM与低置信PSM区分开来。诱饵蛋白数据库通常是通过对正常蛋白数据库进行顺序反转来创建的，然后附加到原始数据库中。通过SEQUEST或其他算法识别蛋白质后，可以使用DTASelect2和PeptideProphet等程序将识别结果过滤到所需的FDR水平[47~49]。对于典型的全裂解物蛋白质组学分析，通常使用1%~5%的蛋白质水平FDR。过滤后，所有高置信度的PSM将进一步组装成蛋白质。目前有十几种程序支持根据肽鉴定结果进行蛋白质组装，其中最常见的包括DTASelect2、ProteinProphet、Barista、DBParser、PANORAMICS、PeptideClassifier和MSNet[50]。

总体来说，现有的解决方案，如DTASelect2和ProteinProphet，可以从大多数高丰度或高富集蛋白质的肽鉴定结果中有效地推断出蛋白质；另一方面，很大一部分蛋白质，尤其是低丰度蛋白质，仍然难以可靠地鉴定。未来可以进一步探索从现有基因组和蛋白质相互作用数据中借用的复杂统计模型和间接证据，以改进这些结果。

第三节　实例及应用

一、蛋白质组学在细菌感染性疾病疫苗中的应用

许多细菌的蛋白质组已被用于寻找新的潜在候选疫苗，包括幽门螺杆菌、脑膜炎奈瑟菌、化脓性链球菌、芽孢杆菌等。比较蛋白质组学提供了一种改进现有疫苗的方法，并有可能研制出同时针对多种传染性菌株的通用疫苗。比较研究确定了结核分枝杆菌和牛分枝杆菌蛋白质组之间的差异，牛分枝杆菌是唯一可用的结核疫苗中使用的牛结核菌株[26, 51]。同样，对蜡样芽孢杆菌菌群（包括炭疽芽孢杆菌的有毒和无毒菌株）的孢子蛋白进行比较，已确定15个高度免疫原性炭疽候选抗原[52]。通过对2种百日咳鲍特菌菌株的比较，确定了15种百日咳疫苗新抗原[53]。

与能够侵入宿主细胞并避免使用多种方法检测的结核杆菌不同，大多数细菌不会进入宿主细胞，它们通过侵入组织并释放毒素来发挥作用[54]。细菌具有发达的细胞壁，因此，筛选细胞壁上的保护性蛋白抗原存在诸多挑战[55]。由于这些蛋白质的疏水性，分离膜和表面的蛋白质变得异常困难。由于为标准等电聚焦（IEF）条件下的沉淀，经典蛋白质组学策略难以鉴定出膜蛋白[55]。此外，革兰阳性菌和革兰阴性菌细胞壁之间的差异增加了复杂性。目前已经有研究开发方法可解决此问题，例如用低pH洗脱鉴定出空肠弯曲杆菌中的表面蛋白ACE393作为潜在的疫苗抗原[56]。ACE393疫苗目前已开始临床试验研究（NCT00859716）。由外膜蛋白提取鉴定出的ETAE_0245和OmpA是针对导致鱼类疾病的迟缓爱德华氏菌的候选抗原[57]。一种酶切技术使用蛋白酶从活细胞中切割膜蛋白，可以更彻底地靶向表面蛋白[58]。该技术已允许对流产布鲁氏菌[59]、肺炎链球菌[26, 55]和脑膜炎奈瑟菌[60]的表面进行分析，以寻找潜在的疫苗候选抗原。

OMV也已成为亚单位疫苗的潜在抗原，因为它们可能参与革兰阴性菌的发病机制[61]。OMV是

球形双层结构，含有从细菌表面排出的细胞酶[61]。众所周知，分析 OMV 非常困难，因为它们同时包含膜蛋白和周质成分。对脑膜炎奈瑟菌进行的多项研究表明，通过结合使用离液剂尿素和凝胶内补液，OMV 成分 OpcA 可作为保护性抗原[60, 62, 63]。针对 B 群脑膜炎奈瑟菌的 OMV 疫苗（Bexsero®，GSK）已获准在加拿大、欧洲和澳大利亚使用[21, 64]。在 2013~2014 年普林斯顿大学和加州大学圣巴巴拉分校脑膜炎暴发期间，该疫苗还被批准在美国用作研究性新药[65]。相应于革兰阴性菌产生 OMV，研究发现革兰阳性菌产生细胞外囊泡（extracellular vesicles，EV）[66]。肺炎链球菌 EV 的蛋白质组学分析表明，它们含有膜相关蛋白，这些蛋白也存在于细菌膜中，并且不是从死亡的宿主细胞中产生的。EV 还包含细菌膜中未发现的独特蛋白质，这些蛋白质以前曾被报道具有免疫原性[66]。

二、蛋白质组学在病毒感染性疾病疫苗中的应用

与细菌相反，病毒是依赖于受感染的宿主细胞进行复制的感染因子[67]。病毒隐藏在蛋白质或脂质外壳中，以保护它们的 DNA 或 RNA 基因组。包膜病毒在宿主细胞内复制，然后通常通过出芽退出宿主细胞，因而已在新形成的病毒体中鉴定出宿主细胞蛋白[68]。因此，必须精准设计病毒疫苗，以避免靶向宿主蛋白而引起不良反应。此外，已知病毒会通过突变改变其蛋白质序列以逃避免疫反应，最著名的例子是流感病毒和人类免疫缺陷病毒（HIV）。许多病毒的蛋白质已通过蛋白质组学进行了彻底分析，但由于宿主免疫系统对它们施加的选择压力，仅鉴定出少数具有免疫原性的氨基酸序列[21]。对于丙型肝炎病毒和单纯疱疹病毒，已经开发出基于此类选定表位的肽疫苗，并随后在 I 期试验中进行了测试[21]。

大多数病毒不像原核或真核细胞那样具有复杂的蛋白质组，因此，针对病毒疫苗开发的大多数蛋白质组学研究都包括研究病毒发病机制，以确定哪些蛋白质在感染过程中具有活性。登革病毒（Dengue virus，DENV）是目前研发难度最大的疫苗品种之一，该病毒被认为以先天免疫系统的细胞为目标，包括树突状细胞、巨噬细胞和单核细胞[68]。一项蛋白质组学研究使用 K562（一种在体外感染登革病毒的人骨髓性白血病细胞系），显示 GRP78 蛋白上调[69]。另一项对感染的 THP1 单核细胞的研究显示，PDIA3 和 hnRNP-H 蛋白上调[70]。然而，另一项使用感染登革病毒的离体内皮细胞的研究确定了 38 种感染后上调的宿主蛋白，包括参与内吞作用、氧化应激反应、mRNA 转录和翻译、细胞骨架组装、蛋白降解、细胞生长调节、细胞凋亡和抗病毒反应的蛋白[71]。

流感疫苗也受益于宿主蛋白质组学研究。作为一种常见的传染性病毒，人们希望能生产出对它更有效的疫苗，许多综述总结了相关工作[72~74]。与上面 DENV 和 HIV 的示例不同，宿主对流感的蛋白质组学反应的研究主要集中在 T 细胞上[75, 76]。减毒和灭活流感疫苗可诱导体液和细胞免疫反应[77]，但亚单位流感疫苗难以诱导细胞免疫。自然流感感染的蛋白质组学研究表明，$CD4^+$、$CD8^+$ 和调节性 T 细胞均被诱导[73]。虽然已证明不需要 $CD8^+$ T 细胞，但除严重流感感染外[78]，T 细胞反应是有益的，因为它对保守蛋白具有特异性，可导致交叉反应。基于这个想法，Berthoud 等人设计了一种改良的安卡拉痘苗病毒（modified vaccinia virus Ankara，MVA）载体，编码流感病毒内部的核蛋白和基质蛋白 1（MVA-NP+M1），以提高成人的细胞免疫力，并取得了一些成功[76]。

三、蛋白质组学在肿瘤疫苗中的应用

预防性疫苗用于预防或减少自然病原体感染的影响，而治疗性疫苗则有助于治疗疾病[79]。近年

正在开发治疗性疫苗，以针对肿瘤，特别是肿瘤的适应性免疫反应。与靶向病毒成分的疫苗类似，含有特定宿主 MHC 表位的疫苗一直是肿瘤疫苗领域的一大焦点，可直接靶向对癌细胞的适应性反应[80]。与其他表位疫苗非常相似，大多数识别表位的研究一直在使用遗传和生物信息学方法[81]。然而，LC–MS/MS 用于验证黑色素瘤特异性九残基肽——RTKQLYPEW，该肽可被黑色素瘤患者的 CTL 识别[82]。这些疫苗含有癌细胞特异性抗原；然而，疫苗还必须考虑个体化疗治疗计划，因为细胞会因治疗而发生变化[83]，这大大增加了开发此类疫苗的难度。个性化肿瘤疫苗这一领域的持续研究将确定这些疫苗的合适靶标，并确定如何在实践中使用它们。

同样，用于肿瘤免疫治疗的新抗原的鉴定也引起了人们的兴趣。新抗原是由肿瘤特异性 DNA 改变产生的，这些改变会产生新的蛋白质序列[84]。这些在正常人类蛋白质组中完全不存在，因而充当非自身蛋白质并可以刺激免疫反应。最近两项针对小鼠肿瘤细胞系的临床前研究结合使用全外显子组测序、转录组学和蛋白质组学分析法，确定了潜在的 MHC–Ⅰ类结合新抗原[85, 86]。Yadav 等在 MHC 受体的背景下对他们鉴定的新抗原进行建模，并鉴定出 7 种具有良好免疫原性潜力的新抗原。在将这些注射到小鼠体内并监测反应后，他们确定了对 Reps1、Adpgk 和 Dpag1 有特异性反应的 T 细胞以供进一步验证[85]。目前，他们的方法对于临床应用来说仍过于复杂，希望创建一个模型来更好地识别这些免疫原性新抗原。

美国 FDA 批准了一种肿瘤特异性治疗疫苗：一种基于树突细胞的去势抵抗性前列腺癌疫苗[87]。该疫苗由前列腺抗原、前列腺酸性磷酸酶（PA2024）和粒细胞 – 巨噬细胞集落刺激因子融合而成。然而，该疫苗尚未显示可诱导前列腺癌缓解；相反，它只能将生存期平均延长 4 个月。虽然这些结果具有启发性，但它们也促使研究人员寻找这些疫苗基本为无效的原因。

第四节　小结与展望

蛋白质组学技术的最新改进有助于我们了解疫苗的开发以及免疫系统在接种疫苗后的反应。然而，我们对大多数细菌和病毒的认识还存在很大欠缺。WHO 预计每年至少会有一种新出现的病原体或一种重新出现的病原体，这意味着始终需要开发新疫苗和改进旧疫苗。疫苗研究发展最快的领域是系统疫苗学。虽然这里介绍的许多研究都利用了系统生物学的概念，但它们在整合所有不同类型的可用数据方面仍存在不足。翻译后修饰尚未确定，因为大多数系统疫苗学研究仅关注转录组学。这些类型的修饰只能通过蛋白质组学方法检测到。虽然转录组数据和蛋白质组数据是相关的，但每个数据都提供了不同的视角。通过这些技术的组合，可以获得更完整的系统图像（图 5–4）[88]。虽然当前的系统疫苗学论文往往只关注其中一种技术，但该领域的未来将依赖于转录组学和蛋白质组学的结合。

蛋白质组学研究中的一大挑战是为细胞分级制定可靠和可重复的研究方法。对于疫苗研究，主要重点是完成许多病原体的细胞外亚蛋白质组分析。这需要能兼容蛋白质组学技术的细菌细胞壁或表面定位蛋白等的分离技术。由于革兰阴性菌和革兰阳性菌细胞壁成分和结构的不同，需要使用不同的方法来获得用于质谱分析的胞质外蛋白。革兰阴性菌的外膜蛋白被认为是保护性免疫反应的最明显目标。但由于这些蛋白质的强疏水性，分析这种亚蛋白质组十分困难。因此，蛋白质组学应用的进一步发展依赖于更多的新技术。同时，作为一门不断发展的学科，蛋白质组学领域随着新技术和方法的出现而不断变化。

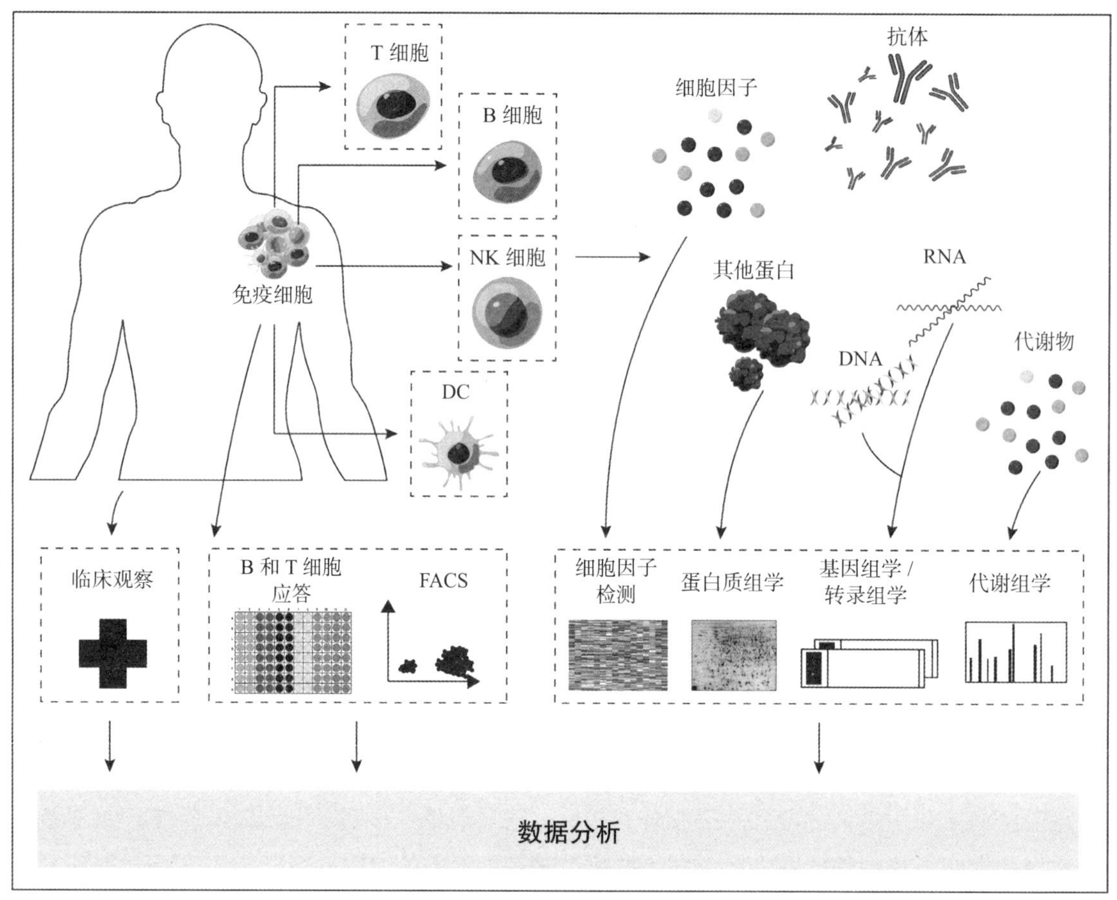

图 5-4　系统疫苗学方法概述示意图

（邹全明，刘　幸，章金勇，顾　江）

参考文献

[1] WILKINS M R, SANCHEZ J C, GOOLEY A A, et al. Progress with proteome projects: why all proteins expressed by a genome should be identified and how to do it [J]. Biotechnol Genet Eng Rev, 1996, 13: 19-50.

[2] O'FARRELL P H. High resolution two-dimensional electrophoresis of proteins [J]. J Biol Chem, 1975, 250 (10): 4007-4021.

[3] KLOSE J. Protein mapping by combined isoelectric focusing and electrophoresis of mouse tissues. A novel approach to testing for induced point mutations in mammals [J]. Humangenetik, 1975, 26(3): 231-243.

[4] PIZZA M, SCARLATO V, MASIGNANI V, et al. Identification of vaccine candidates against serogroup B meningococcus by whole-genome sequencing [J]. Science, 2000, 287(5459): 1816-1820.

[5] RINAUDO C D, TELFORD J L, RAPPUOLI R, et al. Vaccinology in the genome era [J]. J Clin Invest, 2009, 119(9): 2515-2525.

[6] FLEISCHMANN R D, ADAMS M D, WHITE O, et al. Whole-genome random sequencing and assembly of Haemophilus influenzae Rd [J]. Science, 1995, 269(5223): 496-512.

[7] SERRUTO D, RAPPUOLI R. Post-genomic vaccine development [J]. FEBS Lett, 2006, 580(12): 2985-2992.

[8] TETTELIN H, RILEY D, CATTUTO C, et al. Comparative genomics: the bacterial pan-genome [J]. Curr

Opin Microbiol, 2008, 11(5): 472–477.

[9] MALFERTHEINER P, SCHULTZE V, ROSENKRANZ B, et al. Safety and immunogenicity of an intramuscular Helicobacter pylori vaccine in noninfected volunteers: a phase I study [J]. Gastroenterology, 2008, 135(3): 787–795.

[10] JONG R A, VAN DER REIJDEN W A. Feasibility and therapeutic strategies of vaccines against Porphyromonas gingivalis [J]. Expert Rev Vaccines, 2010, 9(2): 193–208.

[11] LI H, XIONG X P, PENG B et al. Identification of broad cross-protective immunogens using heterogeneous antiserum-based immunoproteomic approach [J]. J Proteome Res, 2009, 8(9): 4342–4349.

[12] LI H, YE M Z, PENG B et al. Immunoproteomic identification of polyvalent vaccine candidates from Vibrio parahaemolyticus outer membrane proteins [J]. J Proteome Res, 2010, 9(5): 2573–2583.

[13] KUDVA I T, GRIFFIN R W, GARREN J M, et al. Identification of a protein subset of the anthrax spore immunome in humans immunized with the anthrax vaccine adsorbed preparation [J]. Infect Immun, 2005, 73(9): 5685–5696.

[14] MORSCZECK C, PROKHOROVA T, SIGH J, et al. Streptococcus pneumoniae: proteomics of surface proteins for vaccine development [J]. Clin Microbiol Infect, 2008, 14(1): 74–81.

[15] SANCHEZ J C, GOLAZ O, FRUTIGER S, et al. The yeast SWISS-2DPAGE database [J]. Electrophoresis, 1996, 17(3): 556–565.

[16] PLEISSNER K P, EIFERT T, JUNGBLUT P R. A European pathogenic microorganism proteome database: construction and maintenance [J]. Comp Funct Genomics, 2002, 3(2): 97–100.

[17] DESIERE F, DEUTSCH E W, KING N L, et al. The PeptideAtlas project [J]. Nucleic Acids Res, 2006, 34(Database issue): D655–658.

[18] MARTENS L, HERMJAKOB H, JONES P, et al. PRIDE: the proteomics identifications database [J]. Proteomics, 2005, 5(13): 3537–3545.

[19] MATHIVANAN S, AHMED M, AHN N G, et al. Human Proteinpedia enables sharing of human protein data[J]. Nat Biotechnol, 2008, 26(2): 164–167.

[20] SCHMIDT F, SCHMID M, THIEDE B, et al. Assembling proteomics data as a prerequisite for the analysis of large scale experiments [J]. Chem Cent J, 2009, 3: 2.

[21] ADAMCZYK-POPLAWSKA M, MARKOWICZ S, JAGUSZTYN-KRYNICKA E K. Proteomics for development of vaccine [J]. J Proteomics, 2011, 74(12): 2596–2616.

[22] SCHWARZER J, RAPP E, HENNIG R, et al. Glycan analysis in cell culture-based influenza vaccine production: influence of host cell line and virus strain on the glycosylation pattern of viral hemagglutinin [J]. Vaccine, 2009, 27(32): 4325–4336.

[23] ULMER J B, VALLEY U, RAPPUOLI R. Vaccine manufacturing: challenges and solutions [J]. Nat Biotechnol, 2006, 24(11): 1377–1383.

[24] GOVORKOVA E A, KAVERIN N V, GUBAREVA L V, et al. Replication of influenza A viruses in a green monkey kidney continuous cell line(Vero) [J]. J Infect Dis, 1995, 172(1): 250–253.

[25] PAU M G, OPHORST C, KOLDIJK M H, et al. The human cell line PER.C6 provides a new manufacturing system for the production of influenza vaccines [J]. Vaccine, 2001, 19(17–19): 2716–2721.

[26] JAGUSZTYN-KRYNICKA E K, DADLEZ M, GRABOWSKA A, et al. Proteomic technology in the design of new effective antibacterial vaccines [J]. Expert Rev Proteomics, 2009, 6(3): 315–330.

[27] CANAS B, LOPEZ-FERRER D, RAMOS-FERNANDEZ A, et al. Mass spectrometry technologies for proteomics [J]. Brief Funct Genomic Proteomic, 2006, 4(4): 295–320.

[28] DOMON B, AEBERSOLD R. Mass spectrometry and protein analysis [J]. Science, 2006, 312(5771): 212–217.

[29] MALMSTROM J, LEE H, AEBERSOLD R. Advances in proteomic workflows for systems biology [J]. Curr Opin Biotechnol, 2007, 18 (4): 378–384.

[30] SMITH R D. Future directions for electrospray ionization for biological analysis using mass spectrometry [J]. Biotechniques, 2006, 41 (2): 147–148.

[31] WOLTERS D A, WASHBURN M P, YATES J R, 3RD. An automated multidimensional protein identification technology for shotgun proteomics [J]. Anal Chem, 2001, 73 (23): 5683–5690.

[32] YATES J R, 3RD. Mass spectrometry and the age of the proteome [J]. J Mass Spectrom, 1998, 33 (1): 1–19.

[33] ZHANG Y, FONSLOW B R, SHAN B, et al. Protein analysis by shotgun/bottom–up proteomics [J]. Chem Rev, 2013, 113 (4): 2343–2394.

[34] YATES J R, 3RD. The revolution and evolution of shotgun proteomics for large–scale proteome analysis [J]. J Am Chem Soc, 2013, 135 (5): 1629–1640.

[35] CATHERMAN A D, SKINNER O S, KELLEHER N L. Top Down proteomics: facts and perspectives [J]. Biochem Biophys Res Commun, 2014, 445 (4): 683–693.

[36] TOBY T K, FORNELLI L, KELLEHER N L. Progress in Top–Down Proteomics and the Analysis of Proteoforms [J]. Annu Rev Anal Chem (Palo Alto Calif), 2016, 9 (1): 499–519.

[37] TRAN J C, ZAMDBORG L, AHLF D R, et al. Mapping intact protein isoforms in discovery mode using top–down proteomics [J]. Nature, 2011, 480 (7376): 254–258.

[38] WESSEL D, FLUGGE U I. A method for the quantitative recovery of protein in dilute solution in the presence of detergents and lipids [J]. Anal Biochem, 1984, 138 (1): 141–143.

[39] SIMPSON D M, BEYNON R J. Acetone precipitation of proteins and the modification of peptides [J]. J Proteome Res, 2010, 9 (1): 444–450.

[40] SIMPSON R J. Precipitation of proteins by organic solvents [J]. CSH Protoc, 2006, 2006 (1).

[41] LINK A J, LABAER J. Trichloroacetic acid (TCA) precipitation of proteins [J]. Cold Spring Harb Protoc, 2011, 2011 (8): 993–994.

[42] BOERSEMA P J, MOHAMMED S, HECK A J. Phosphopeptide fragmentation and analysis by mass spectrometry [J]. J Mass Spectrom, 2009, 44 (6): 861–878.

[43] SWEET S M, BAILEY C M, CUNNINGHAM D L, et al. Large scale localization of protein phosphorylation by use of electron capture dissociation mass spectrometry [J]. Mol Cell Proteomics, 2009, 8 (5): 904–912.

[44] ONG S E, BLAGOEV B, KRATCHMAROVA I, et al. Stable isotope labeling by amino acids in cell culture, SILAC, as a simple and accurate approach to expression proteomics [J]. Mol Cell Proteomics, 2002, 1 (5): 376–386.

[45] MCCLATCHY D B, DONG M Q, WU C C, et al. 15N metabolic labeling of mammalian tissue with slow protein turnover [J]. J Proteome Res, 2007, 6 (5): 2005–2010.

[46] HSU J L, HUANG S Y, CHOW N H, et al. Stable–isotope dimethyl labeling for quantitative proteomics [J]. Anal Chem, 2003, 75 (24): 6843–6852.

[47] TABB D L, MCDONALD W H, YATES J R, 3RD. DTASelect and Contrast: tools for assembling and comparing protein identifications from shotgun proteomics [J]. J Proteome Res, 2002, 1 (1): 21–26.

[48] MA K, VITEK O, NESVIZHSKII A I. A statistical model–building perspective to identification of MS/MS spectra with PeptideProphet [J]. BMC Bioinformatics, 2012, 13 Suppl 16 (Suppl 16): S1.

[49] PARK G W, HWANG H, KIM K H, et al. Integrated Proteomic Pipeline Using Multiple Search Engines for a Proteogenomic Study with a Controlled Protein False Discovery Rate [J]. J Proteome Res, 2016, 15 (11): 4082–4090.

[50] HUANG T, WANG J, YU W, et al. Protein inference: a review [J]. Brief Bioinform, 2012, 13 (5): 586–614.

[51] GUNAWARDENA H P, FELTCHER M E, WROBEL J A, et al. Comparison of the membrane proteome of virulent Mycobacterium tuberculosis and the attenuated Mycobacterium bovis BCG vaccine strain by label-free quantitative proteomics [J]. J Proteome Res, 2013, 12 (12): 5463–5474.

[52] DELVECCHIO V G, CONNOLLY J P, ALEFANTIS T G, et al. Proteomic profiling and identification of immunodominant spore antigens of Bacillus anthracis, Bacillus cereus, and Bacillus thuringiensis [J]. Appl Environ Microbiol, 2006, 72 (9): 6355–6363.

[53] DE GOUW D, DE JONGE M I, HERMANS P W, et al. Proteomics-identified Bvg-activated autotransporters protect against bordetella pertussis in a mouse model [J]. PLoS One, 2014, 9 (8): e105011.

[54] FLYNN J L, CHAN J. Immune evasion by Mycobacterium tuberculosis: living with the enemy [J]. Curr Opin Immunol, 2003, 15 (4): 450–455.

[55] OLAYA-ABRIL A, GOMEZ-GASCON L, JIMENEZ-MUNGUIA I, et al. Another turn of the screw in shaving Gram-positive bacteria: Optimization of proteomics surface protein identification in Streptococcus pneumoniae [J]. J Proteomics, 2012, 75 (12): 3733–3746.

[56] SCHROTZ-KING P, PROKHOROVA T A, NIELSEN P N, et al. Campylobacter jejuni proteomics for new travellers' diarrhoea vaccines [J]. Travel Med Infect Dis, 2007, 5 (2): 106–109.

[57] WANG C, LIU Y, LI H, et al. Identification of plasma-responsive outer membrane proteins and their vaccine potential in Edwardsiella tarda using proteomic approach [J]. J Proteomics, 2012, 75 (4): 1263–1275.

[58] RODRIGUEZ-ORTEGA M J, NORAIS N, BENSI G, et al. Characterization and identification of vaccine candidate proteins through analysis of the group A Streptococcus surface proteome [J]. Nat Biotechnol, 2006, 24 (2): 191–197.

[59] CONNOLLY J P, COMERCI D, ALEFANTIS T G, et al. Proteomic analysis of Brucella abortus cell envelope and identification of immunogenic candidate proteins for vaccine development [J]. Proteomics, 2006, 6 (13): 3767–3780.

[60] TSOLAKOS N, BROOKES C, TAYLOR S, et al. Identification of vaccine antigens using integrated proteomic analyses of surface immunogens from serogroup B Neisseria meningitidis [J]. J Proteomics, 2014, 101: 63–76.

[61] PIERSON T, MATRAKAS D, TAYLOR Y U, et al. Proteomic characterization and functional analysis of outer membrane vesicles of Francisella novicida suggests possible role in virulence and use as a vaccine [J]. J Proteome Res, 2011, 10 (3): 954–967.

[62] ROSENQVIST E, HOIBY E A, WEDEGE E, et al. Human antibody responses to meningococcal outer membrane antigens after three doses of the Norwegian group B meningococcal vaccine [J]. Infect Immun, 1995, 63 (12): 4642–4652.

[63] VIPOND C, SUKER J, JONES C, et al. Proteomic analysis of a meningococcal outer membrane vesicle vaccine prepared from the group B strain NZ98/254 [J]. Proteomics, 2006, 6 (11): 3400–3413.

[64] NOKLEBY H, AAVITSLAND P, O'HALLAHAN J, et al. Safety review: two outer membrane vesicle (OMV) vaccines against systemic Neisseria meningitidis serogroup B disease [J]. Vaccine, 2007, 25 (16): 3080–3084.

[65] GALASSIE A C, LINK A J. Proteomic contributions to our understanding of vaccine and immune responses [J]. Proteomics Clin Appl, 2015, 9 (11–12): 972–989.

[66] OLAYA-ABRIL A, PRADOS-ROSALES R, MCCONNELL M J, et al. Characterization of protective extracellular membrane-derived vesicles produced by Streptococcus pneumoniae [J]. J Proteomics, 2014, 106: 46–60.

[67] SMITH A E, HELENIUS A. How viruses enter animal cells [J]. Science, 2004, 304 (5668): 237–242.

[68] SALAZAR M I, DEL ANGEL R M, LANZ-MENDOZA H, et al. The role of cell proteins in dengue virus infection [J]. J Proteomics, 2014, 111: 6–15.

[69] WATI S, SOO M L, ZILM P, et al. Dengue virus infection induces upregulation of GRP78, which acts to chaperone viral antigen production [J]. J Virol, 2009, 83(24): 12871–12880.

[70] MISHRA K P, SHWETA, DIWAKER D, et al. Dengue virus infection induces upregulation of hn RNP–H and PDIA3 for its multiplication in the host cell [J]. Virus Res, 2012, 163(2): 573–579.

[71] KANLAYA R, PATTANAKITSAKUL S N, SINCHAIKUL S, et al. The ubiquitin–proteasome pathway is important for dengue virus infection in primary human endothelial cells [J]. J Proteome Res, 2010, 9(10): 4960–4971.

[72] IWASAKI A, PILLAI P S. Innate immunity to influenza virus infection [J]. Nat Rev Immunol, 2014, 14(5): 315–328.

[73] KREIJTZ J H, FOUCHIER R A, RIMMELZWAAN G F. Immune responses to influenza virus infection [J]. Virus Res, 2011, 162(1–2): 19–30.

[74] TEIJARO J R. The role of cytokine responses during influenza virus pathogenesis and potential therapeutic options [J]. Curr Top Microbiol Immunol, 2015, 386: 3–22.

[75] ULMER J B. Influenza DNA vaccines [J]. Vaccine, 2002, 20 Suppl 2: S74–S76.

[76] BERTHOUD T K, HAMILL M, LILLIE P J, et al. Potent CD8+ T–cell immunogenicity in humans of a novel heterosubtypic influenza A vaccine, MVA–NP+M1 [J]. Clin Infect Dis, 2011, 52(1): 1–7.

[77] COX R J, BROKSTAD K A, ZUCKERMAN M A, et al. An early humoral immune response in peripheral blood following parenteral inactivated influenza vaccination [J]. Vaccine, 1994, 12(11): 993–999.

[78] BENDER B S, CROGHAN T, ZHANG L, et al. Transgenic mice lacking class I major histocompatibility complex–restricted T cells have delayed viral clearance and increased mortality after influenza virus challenge [J]. J Exp Med, 1992, 175(4): 1143–1145.

[79] SIX A, BELLIER B, THOMAS–VASLIN V, et al. Systems biology in vaccine design [J]. Microb Biotechnol, 2012, 5(2): 295–304.

[80] VERGATI M, INTRIVICI C, HUEN N Y, et al. Strategies for cancer vaccine development [J]. J Biomed Biotechnol, 2010, 2010: 596432.

[81] ARENS R, VAN HALL T, VAN DER BURG S H, et al. Prospects of combinatorial synthetic peptide vaccine–based immunotherapy against cancer [J]. Semin Immunol, 2013, 25(2): 182–190.

[82] VIGNERON N, STROOBANT V, CHAPIRO J, et al. An antigenic peptide produced by peptide splicing in the proteasome [J]. Science, 2004, 304(5670): 587–590.

[83] BALASHOVA E E, DASHTIEV M I, LOKHOV P G. Proteomic footprinting of drug–treated cancer cells as a measure of cellular vaccine efficacy for the prevention of cancer recurrence [J]. Mol Cell Proteomics, 2012, 11(2): M111 014480.

[84] SCHUMACHER T N, SCHREIBER R D. Neoantigens in cancer immunotherapy [J]. Science, 2015, 348(6230): 69–74.

[85] YADAV M, JHUNJHUNWALA S, PHUNG Q T, et al. Predicting immunogenic tumour mutations by combining mass spectrometry and exome sequencing [J]. Nature, 2014, 515(7528): 572–576.

[86] GUBIN M M, ZHANG X, SCHUSTER H, et al. Checkpoint blockade cancer immunotherapy targets tumour–specific mutant antigens [J]. Nature, 2014, 515(7528): 577–581.

[87] KANTOFF P W, HIGANO C S, SHORE N D, et al. Sipuleucel–T immunotherapy for castration–resistant prostate cancer [J]. N Engl J Med, 2010, 363(5): 411–422.

[88] HOEK K L, SAMIR P, HOWARD L M, et al. A cell–based systems biology assessment of human blood to monitor immune responses after influenza vaccination [J]. PLoS One, 2015, 10(2): e0118528.

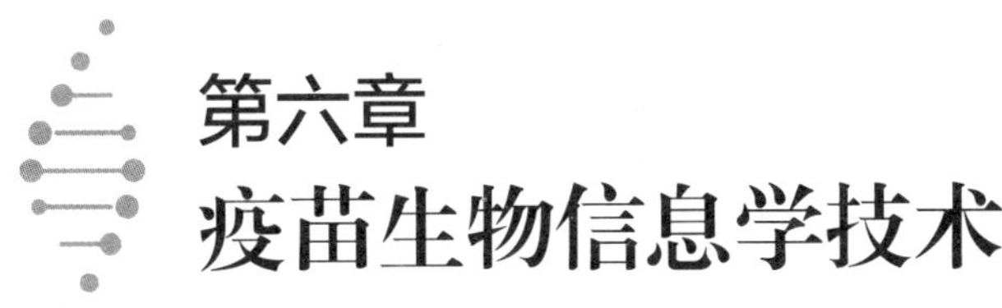

第六章 疫苗生物信息学技术

第一节 生物信息学技术对疫苗开发的指导作用

疫苗诞生于人类与传染病的抗争过程，随着理论认识的深入和技术的进步，疫苗应用领域已经由感染性疾病拓展至肿瘤、自身免疫病、阿尔兹海默病等慢性疾病；疫苗类型也已突破预防性疫苗的概念局限，针对慢性疾病的治疗性疫苗开发日益受到重视。在上述技术迭代过程中，经验指导的经典疫苗开发路线已经难以满足当前和未来疫苗开发的需要，基于免疫学作用机制解析的“理性疫苗设计（rational vaccine design）”已经成为新型疫苗开发的主流。厘清致病原理和保护性免疫因素是实现由“经验指导疫苗设计”向“理性疫苗设计”转变的关键，以生物信息学为核心的多组学（基因组、转录组、蛋白质组、代谢组等）技术能够从不同维度对生物样本进行高通量分析，已经成为在不同疾病状态下解析机体保护性免疫因素的重要工具。本节将从以下两个方面论述生物信息学技术对疫苗开发的指导作用。

一、传统疫苗开发路径所面临的困境

疫苗（vaccine）一词来源于拉丁语 vacca，由 18 世纪英国医生 Edward Jenner 首先提出[1]，但最早的免疫接种实践则可以追溯到我国宋辽时期（公元 10 世纪）。在微生物学技术进展的推动下，疫苗研究在 19、20 世纪取得了长足进步，形成了以“经验指导”为主要特征的经典疫苗研发范式，并以此为指导先后成功研发了包括减毒活疫苗、灭活疫苗和类毒素疫苗三种疫苗形式在内的多种传染病疫苗（图 6–1）[1, 2]。

不同形式疫苗的陆续问世既是技术驱动的结果，也是出于优化疫苗效果的实际需要。减毒活疫苗通过去除病原体毒力基因并保留其复制能力而产生[3]，可在宿主体内复制，诱导产生的免疫反应比较强烈，但不宜用于免疫功能低下的个体。灭活疫苗通过物理或化学方法灭活病原体制备而成[4]，其安全性优于减毒活疫苗，但免疫原性弱于减毒活疫苗。类毒素疫苗[2]是通过灭活病原菌外毒素而获得的，仅用于预防由细菌毒素引起的疾病。在分子生物学和免疫学技术进展的共同推动下，自 20 世纪末以来，以蛋白亚单位疫苗、重组病毒载体疫苗和核酸疫苗为代表的新型疫苗逐渐成为疫苗开发的热点。与减毒活疫苗和灭活疫苗相比，这些新型疫苗摆脱了对病原体分离培养的依赖，有利于在加快疫苗研究进度的同时提高疫苗安全性，但也面临一些新的挑战，主要包括以下方面。①免疫原筛选：

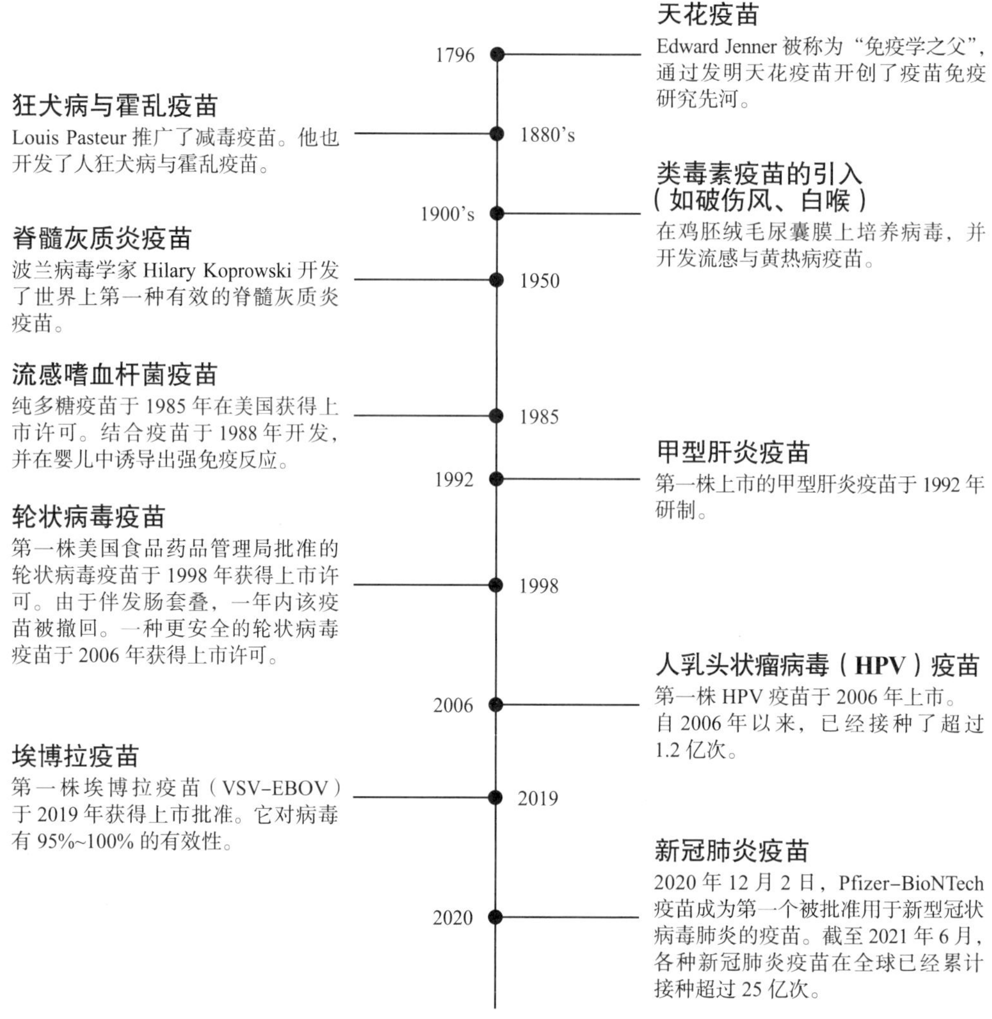

天花疫苗
Edward Jenner 被称为“免疫学之父”，通过发明天花疫苗开创了疫苗免疫研究先河。
1796
狂犬病与霍乱疫苗
Louis Pasteur 推广了减毒疫苗。他也开发了人狂犬病与霍乱疫苗。
1880's
类毒素疫苗的引入（如破伤风、白喉）
在鸡胚绒毛尿囊膜上培养病毒，并开发流感与黄热病疫苗。
1900's
脊髓灰质炎疫苗
波兰病毒学家 Hilary Koprowski 开发了世界上第一种有效的脊髓灰质炎疫苗。
1950
流感嗜血杆菌疫苗
纯多糖疫苗于 1985 年在美国获得上市许可。结合疫苗于 1988 年开发，并在婴儿中诱导出强免疫反应。
1985
甲型肝炎疫苗
第一株上市的甲型肝炎疫苗于 1992 年研制。
1992
轮状病毒疫苗
第一株美国食品药品管理局批准的轮状病毒疫苗于 1998 年获得上市许可。由于伴发肠套叠，一年内该疫苗被撤回。一种更安全的轮状病毒疫苗于 2006 年获得上市许可。
1998
人乳头状瘤病毒（HPV）疫苗
第一株 HPV 疫苗于 2006 年上市。自 2006 年以来，已经接种了超过 1.2 亿次。
2006
埃博拉疫苗
第一株埃博拉疫苗（VSV-EBOV）于 2019 年获得上市批准。它对病毒有 95%~100% 的有效性。
2019
新冠肺炎疫苗
2020 年 12 月 2 日，Pfizer-BioNTech 疫苗成为第一个被批准用于新型冠状病毒肺炎的疫苗。截至 2021 年 6 月，各种新冠肺炎疫苗在全球已经累计接种超过 25 亿次。
2020

图 6-1　疫苗研发历史进程[1]

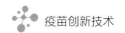

借助基因测序技术和分子生物学技术，新型疫苗可以跳过病原体分离培养环节，但是必须筛选合适的病原体蛋白作为免疫原。②佐剂开发：新型疫苗，特别是蛋白亚单位疫苗和核酸疫苗，自身免疫原性不够强，需要开发新的、安全有效的佐剂来增强其免疫原性。③免疫策略优化：为了提高疫苗的保护效果及延长疫苗保护持续时间，需要合理地设计免疫策略并通过实验进行测试验证。经验指导下的传统疫苗开发方案已经无法满足上述新型疫苗研发的需要，以免疫原筛选为例，传统疫苗研究方案需要首先根据以往研究经验来推断设计研究方案，然后通过大量的平行对比实验或反复试错筛选出具有保护作用的免疫原。这种方法不仅耗时费力，而且无法胜任诸如人类免疫缺陷病毒（HIV）、肿瘤、结核等疫苗的开发任务。此外，进入 21 世纪以来，疫苗开发范围从原来单纯的预防传染病逐渐拓展至癌症[5, 6]、过敏性疾病[7]、自身免疫病[8]、老年痴呆[9]、计划生育[10]、高血压[11]等多个方面，不断拓展的疫苗开发需求也同样要求对以经验为指导的疫苗研发模式进行升级。

理性疫苗设计要求透彻了解影响疫苗效果的因素，由于潜在因素众多（图 6-2），实现理性疫苗设计的一个重要前提是能够对影响疫苗效果的生物学因素（宿主遗传因素、病原体基因变异、病原体 - 宿主免疫相互作用等）进行高通量筛查。以多组学为基础的生物信息学技术为解决这个问题提供了理想的方案，以生物信息学分析为指导的疫苗开发体系也被称为“系统疫苗学”[12, 13]。

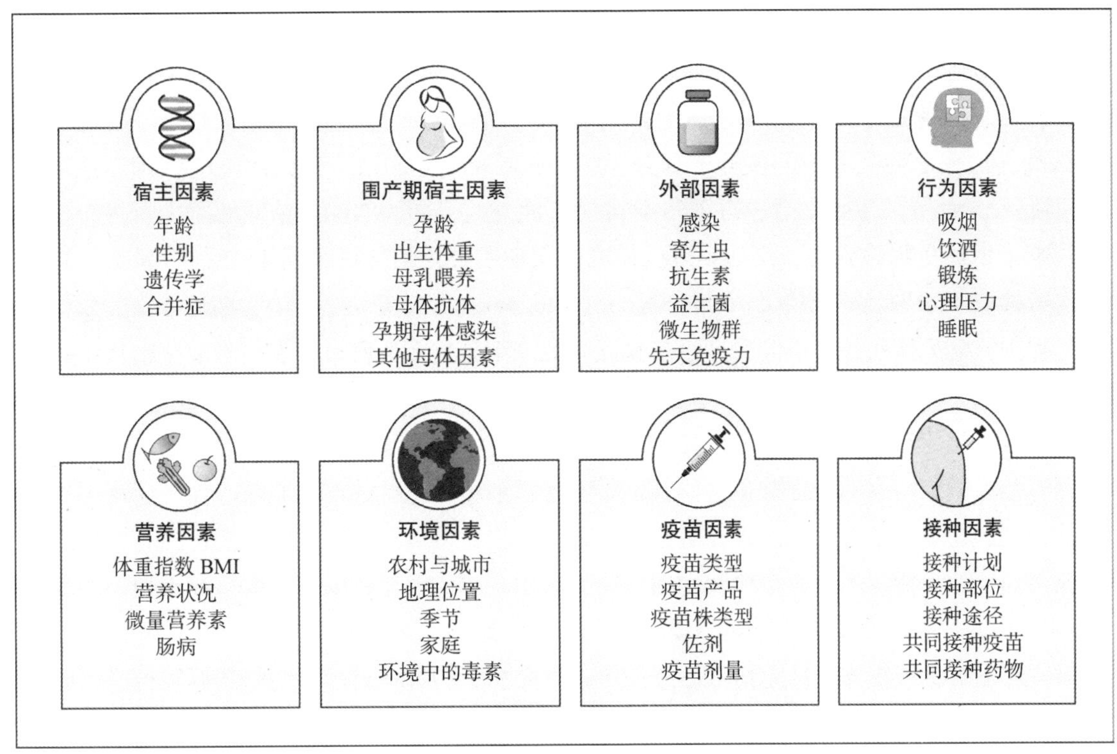

图 6–2　影响疫苗效果的因素[14]

生物信息学技术发端于对核酸和蛋白质分子的序列分析[15]，随着技术的进步，以基因组、转录组、蛋白质组和代谢组为代表的组学技术已经广泛应用于当前生物医学研究的各个方面，为免疫学和病原学研究提供了一种高通量研究方案，其对疫苗研究的指导作用在一项针对黄热病疫苗的临床研究中率先得到验证[13]。经过十余年的发展，系统生物学已被广泛用于疫苗研究的全过程[16]。

二、以生物信息学为核心的多组学技术在免疫学研究中的应用

如前所述，疫苗研发流程涉及多个关键节点，其中，解析疾病的免疫保护机制是“理性疫苗设计”的起始环节，也是影响疫苗效果的决定性环节。以生物信息学为核心的多组学技术极大地促进了宿主－病原体相互作用和宿主免疫保护机制研究，为实现疫苗的“理性设计”奠定了坚实的理论基础。

（一）高通量组学技术在解析固有免疫应答中的应用

免疫系统由固有免疫和适应性免疫两部分构成，其中，固有免疫系统由一系列可溶性生物活性分子（如抗菌肽、补体等）和固有免疫细胞（如中性粒细胞、巨噬细胞、树突状细胞、NK 细胞等）组成，能够以非抗原特异性方式迅速应对病原体入侵。天然免疫系统的构成复杂，调控与效应机制多样，传统研究方法往往只能就特定细胞或者特定信号通路展开研究，而高通量组学技术则可以从表观遗传、基因转录、细胞代谢等不同层面系统阐释天然免疫系统在抵御感染和诱导适应性免疫反应过程中的应答特征和机制[17]。通过模式识别受体（pattern recognition receptor，PRR）识别病原相关分子模式（pathogen–associated molecular pattern，PAMP）和危险相关分子模式（danger–associated molecular pattern，DAMP）是固有免疫细胞活化的起始步骤。已知的 PRR 主要包括 Toll 样受体（Toll–like receptor，TLR）、胞质 RNA 感受器（RIG–I、MDA5）和胞质 DNA 感受器（cGAS、IFI16、DAI、

DDX41）[18]。尽管这些 PAMP 的主要信号转导机制已经被阐明，但其下游生物学效应却可因病原体、固有免疫细胞类型或免疫微环境的差异而变化。例如，MyD88 是天然免疫信号转导途径中的关键分子之一，它连接上游的白介素 1 受体（interleukin-1 receptor，IL-1R）或 TLR 与下游的细胞内信号转导激酶，形成了功能复杂的多分子复合体（myddosome）。当上游激活信号或细胞类型不同时，MyD88 通路介导的下游生物学效应可迥然不同[19]。此外，不同天然免疫信号通路之间的交互调节也会显著影响下游的生物学效应，例如，以往研究多次证明补体信号可增强 TLR 信号通路引起的促炎反应，也可抑制 TLR 信号通路下游的白介素 12（interleukin-12，IL-12）家族细胞因子分泌[20]。在实际感染过程中，病原体往往可以同时激活多种固有免疫细胞和多条固有免疫信号通路，传统的还原论方法（reductionist approach）难以从整体上解析固有免疫应答的调控机制，而组学技术的出现使免疫学家可以通过无偏倚的研究手段来分析影响固有免疫应答的基因表达和分子调控网络。

对固有免疫调控网络的全面分析不仅有助于深入理解免疫系统的作用原理，而且还将为理性疫苗设计以及新型药物和诊断方法的发现奠定基础。系统生物学可以在不同尺度上解析固有免疫反应：小尺度研究干预仅涉及特定细胞类型或特定信号通路的靶向遗传改变；中等尺度研究干预可涉及多种细胞、多条信号通路；大尺度研究干预手段则涉及全基因组范围的遗传学干扰。不同研究尺度各有优点：针对特定固有免疫细胞、特定信号通路的干预研究利于精细解析固有免疫的调控机制，而更大尺度之上的研究干预措施则更有利于从整体上考察固有免疫的应答和调控机制[21]。与此同时，在每一个研究尺度上，不同的组学技术又可以从不同角度展开研究，使全面考察固有免疫应答的特征和机制成为可能。

高通量测序技术是目前在免疫学研究中应用最广泛的组学技术。其中，基于基因组序列信息设计的全基因组 RNA 干扰技术和全基因组 CRISPR/Cas9 高通量基因敲除技术极大地促进了宿主抗病毒因子的研究[22]。基于全基因组测序技术的遗传多态性研究（全基因组关联研究、外显子组测序、单核苷酸多态性和基因拷贝数变异）可以在从人群层面分析与先天免疫应答调节相关的基因，以往研究运用该方法成功确定了干扰素刺激基因 15（interferon stimulating gene 15，ISG15）在调节先天免疫信号转导中的作用，并将干扰素调节因子 7（interferon regulatory factor 7，IRF7）和 Toll 样受体 3（Toll-like receptor 3，TLR3）缺陷分别与重型流感和疱疹性脑炎的发病机制联系起来[23~25]。基于 RNA 测序的转录组分析技术为解析天然免疫应答过程中的基因表达调控提供了一种高通量检测手段[26]。根据测序样本的不同，转录组测序既可以用于分析特定固有免疫细胞亚群的应答特征，也可用于分析不同类型固有免疫细胞之间的交互作用。转录组测序生成的数据量巨大，需要依靠适当的数据分析方案进行解读。主流方法是模块化分析，即通过评估已知疾病、细胞类型或刺激因素特异性的基因表达特征，将复杂的转录组数据分解为功能可解释的基因转录模式。近年来出现的单细胞 RNA 测序技术从根本上提高了转录组分析的精细度，可以对不同亚群固有免疫细胞的转录特征进行比较和区分[27]。

除基因组和转录组测序之外，近年来蛋白质组学检测技术和代谢组学检测技术也被频繁应用于固有免疫应答研究。蛋白质组检测技术能够在翻译后水平解析天然免疫应答的分子机制，是对高通量核酸测序分析的重要补充。在应对病原体感染的过程中，天然免疫细胞中的蛋白质在种类、丰度、亚细胞定位、翻译后修饰以及分子间相互作用等方面均可发生明显变化，这些变化均可通过以质谱技术为核心的蛋白质组学技术进行检测。在蛋白质丰度测定方面，通过串联质谱标签（tandem mass tag）对不同样本的肽段进行特异性标记，可实现对全细胞蛋白质组（whole cell proteomics）的高通量检测[28]。运用该技术，以往研究成功解析了 EB 病毒、流感病毒、痘苗病毒、巨细胞病毒、单纯疱疹病毒等多种病毒感染过程中的蛋白质组变化特征[29]。

与全细胞蛋白质组检测不同，亚细胞水平蛋白质组需要首先分离特定亚细胞结构的蛋白质组分，主要技术路径有两条：其一，运用邻近分子标记法对特定亚细胞结构周围的蛋白进行标记和检测；其二，根据不同细胞器理化性质特点的不同对细胞器进行分离，然后再进行质谱检测[30]。其中，使用后一种技术能够实现对细胞内全部细胞器进行全景式蛋白质组解析。以往研究运用该技术成功阐明了肌球蛋白 MYO18A 的亚细胞定位对巨细胞病毒复制具有重要影响[31]。

如前所述，影响细胞功能的不仅仅是蛋白的丰度和定位，还包括蛋白分子间相互作用和转录后修饰。在分析分子间相互作用方面，亲和纯化结合质谱（affinity purification mass spectrometry，AP–MS）分析可以无偏倚地富集和识别与靶蛋白相互作用的分子。AP–MS 的基本原理是使用单克隆抗体特异性识别结合靶蛋白，然后通过亲和层析纯化抗体 - 靶蛋白复合物（其中也包含与靶蛋白相互作用的其他蛋白分子），最后通过质谱对复合物的成分进行鉴定，即可得出与靶蛋白相互作用的分子。靶蛋白可以是病原体蛋白，也可以是宿主蛋白。以病原体蛋白为靶，可以发现与之相互作用的宿主蛋白[32, 33]；而以宿主蛋白为靶，则可解析宿主免疫调控机制[34, 35]。与分子相互作用分析类似，在运用质谱技术分析蛋白质转录后修饰之前，也需要首先进行特异性预富集以提高检测灵敏度。在互不干扰的情况下，以上蛋白质组检测技术也可以被综合运用以期全方位考察宿主抗病毒应答机制，类似的研究方案已经为解析 HIV–1[36]、Zika[37] 和 SARS–CoV–2[38, 39] 与宿主相互作用提供了重要线索。

代谢组学（metabonomics/metabolomics）同样以质谱为核心检测技术，聚焦于定量分析生物体内或细胞内的所有代谢物，其研究对象主要为分子量在 1000 以内的小分子物质。免疫应答的发生过程伴随着免疫细胞代谢的剧烈变化，并且越来越多的研究证据表明代谢变化不仅是免疫应答的结果，也是重要的免疫调节因素[40]。能量代谢是与免疫应答关系最为密切的代谢通路之一，在病毒感染过程中，代谢信号汇聚到线粒体表面的先天免疫调节蛋白（线粒体抗病毒蛋白，mitochondrial antiviral signaling proteins，MAVS）上，可通过调节 MAVS 聚集来影响天然免疫应答[41]。以往研究通过代谢组检测阐明了与抗病毒和抗细菌免疫相关的代谢标志物[42, 43]，如 Yu[44] 等利用转录组学、非靶向代谢组学以及代谢流等技术，揭示了脂多糖（lipopolysaccharide，LPS）通过重塑表观遗传促进炎症因子转录的代谢机制。

（二）组学技术在解析适应性免疫应答中的应用

适应性免疫包括 T 细胞免疫和 B 细胞（抗体）免疫两部分。T 细胞免疫应答是免疫系统清除细胞内感染的重要机制，而抗体是阻断病原体感染的主要效应因子，两者的功能不同，但彼此间又存在密切的交互调节，并能通过免疫记忆为机体提供持久免疫保护。T、B 细胞亚群众多，分化状态、功能特征、调控网络以及受体库（TCR、BCR）构成复杂多样。传统的免疫学研究方法往往只能就特定细胞亚群开展功能或调控机制研究，而难以从整体上揭示适应性免疫应答的发生、发展规律。以高通量组学检测为基础的系统免疫学技术（systems immunology）为认识适应性免疫应答的整体规律和异质性提供了解决方案[45]。适应性免疫应答也是疫苗介导免疫保护的主要效应机制，本部分将简要总结不同组学技术在解析适应性免疫应答方面的应用。

1. 高通量测序技术在 BCR 和 TCR 多样性分析中的应用

B 细胞和 T 细胞免疫应答的特异性主要由 BCR 和 TCR 决定，为了应对环境中复杂多变的抗原，免疫系统可以通过基因重排机制生成数量庞大的 BCR 和 TCR 克隆库。据估计，人体 B 细胞受体库容量可达 10^{15}[46]；对 T 细胞受体库容量大小的估计目前仍存有争议，大致范围是 10^{15}~10^{61}[47]。如此复杂的克隆多样性已经远远超出经典免疫学研究方法的能力范畴，而以高通量测序为基础的转录组学技术有效弥补了这一短板。

BCR 的多样性可以作为描述抗体应答特征和质量的分子标志，已经被广泛应用于评估流感[48, 49]、HIV[50]、黄热病[51]、SARS-COV-2[52]等疫苗诱导的 B 细胞免疫反应的多样性。研究发现，与年轻受试者相比，中年人或者老年人接种疫苗后的抗体应答多样性以及亲和力成熟效率均显著降低，这表明 B 细胞应答质量会随着年龄增长而下降[53]。在 HIV 疫苗研究中，B 细胞受体库分析已经成为指导广谱中和抗体的疫苗开发的重要依据[54, 55]。最新研究结果表明，以 BCR 分析为设计依据的 HIV 候选疫苗（eOD-GT8）能够在人体内激活具有产生广谱中和抗体能力的 B 细胞[56]。与此同时，TCR 测序分析也同样被广泛应用于评估感染和疫苗引起的 T 细胞免疫应答[47]。其中一项具有代表性的研究运用 TCR 测序技术分析了三对同卵双胞胎接种黄热病疫苗后的 T 细胞应答，结果表明，尽管黄热病疫苗特异性 TCR 克隆在双胞胎之间有较高的重叠，但是绝大多数的 TCR 克隆都是每个个体特有的[57]。此外，与 BCR 测序技术相似，TCR 测序技术也同样被应用于指导疫苗设计。例如，在 TCR 测序的基础上进一步将选定的 TCR 克隆表达于 TCR 信号通路测试细胞系中，然后通过体外抗原刺激实验筛选出能够被 TCR 识别的结核杆菌抗原肽[58~60]，为新型结核疫苗研究奠定了基础。TCR 测序技术也被用于解析肿瘤新生抗原特异性 T 细胞应答，近期的相关研究表明，肿瘤患者体内自然产生的针对肿瘤新生抗原的 T 细胞应答是比较低的[61]；在接受免疫检查点抑制剂治疗的肿瘤患者中，肿瘤抗原特异性 T 细胞扩增有利于促进肿瘤消减[62]。这些发现可以为肿瘤新生抗原疫苗的设计和优化提供线索和借鉴。

2. 高通量测序技术在解析适应性免疫记忆机制方面的应用

除了 T 细胞、B 细胞受体库分析，组学技术也被大量应用于解析适应性免疫应答机制。利用细菌转座酶能够在染色质开放区域插入序列的特性，Buenrostro 等开发了一种针对开放染色质的高通量测序技术（assay for transposase accessible chromatin with high-throughput sequencing，ATAC-seq）[63]。该技术可以通过检测染色质可及性来探知细胞在基因转录调控层面的变化，能够辅助解析细胞发育分化过程中的遗传调控机制。以往研究运用这项技术阐明了 $CD8^+$ 记忆 T 细胞特有的染色质可及性特征[64]，发现疫苗诱导产生的 $CD8^+$ 记忆 T 细胞虽然并不表达的 T 细胞效应因子，但这些因子编码基因所在染色质区域的开放特征与 $CD8^+$ 效应 T 细胞相似，并可在疫苗接种之后的长时间内维持[65]。在此基础上，Wang[66]等通过检测 TCR 激活后 T 细胞的染色质开放情况，发现了促使 T 细胞向记忆状态分化的一个关键转录因子——Runx3。T 细胞免疫记忆的形成是一个复杂且受到多方面因素精密调控的过程，不同高通量测序技术的组合使用可以通过“全景式”扫描为探究这个过程提供重要线索。例如，近期一项研究通过联合使用单细胞转录组测序和单细胞染色体可及性测序技术，全面解析了效应型 $CD8^+$ T 细胞、记忆型 $CD8^+$ T 细胞和耗竭型 $CD8^+$ T 细胞在分化过程中的差异，发现具有相同表观遗传特征的细胞可以出现在不同功能特征的 $CD8^+$ T 细胞亚群中[67]。记忆 B 细胞的形成机制显著不同于 T 细胞，但其发育分化过程同样复杂而精细。根据形成过程是否需要 T 细胞辅助，记忆 B 细胞可以分为 T 细胞依赖的记忆 B 细胞和非 T 细胞依赖的记忆 B 细胞；根据组织定位的不同，T 细胞依赖的记忆 B 细胞又可再分为生发中心依赖的记忆 B 细胞和非生发中心依赖的记忆 B 细胞[68]。转录组测序技术助力以往研究追踪解析了生发中心依赖与非依赖的记忆 B 细胞的分化过程，证实两类记忆 B 细胞在免疫原诱导抗体应答的全过程中均可持续生成，并且发现依赖生发中心的记忆 B 细胞发生体细胞超突变的频率更高，提示这类记忆 B 细胞具有分泌高亲和力抗体的潜力[69]。

3. 其他高通量组学技术在适应性免疫应答研究中的应用

表观遗传与转录特征的变化需要通过调控蛋白质表达和细胞代谢等生命活动过程来影响细胞的表型和功能。蛋白质组学和代谢组学分析弥补了从基因到细胞功能之间的缺失环节，促进了对适应性免疫应答调控机制的全面了解[70]。质谱流式技术是目前在免疫学研究中较为常用的一种特殊的蛋白质组学技术，该技术集合了流式细胞技术和质谱检测的优点，能够在单细胞水平检测多达数十个靶蛋白[71]。质谱流式技术可以对免疫细胞的表型和功能特征进行高维解析[72]，在疫苗研究中，质谱流式与 MHC- 表位肽四聚体相结合，可以测定疫苗接种者体内 T 细胞所识别的表位[73, 74]。与此同时，质谱流式也被用于筛查与疫苗保护相关的免疫学因素。例如，Swadling 等运用质谱流式技术描述了一种丙型肝炎病毒候选疫苗在健康志愿者体内诱导产生的 T 细胞反应，发现其具有控制病毒体内复制的特征，这些结果有力地推动了该疫苗进入临床测试[75]。Pejoski[76] 等运用质谱流式技术发现了与痘苗病毒疫苗诱导抗体应答相关的 B 细胞亚群。最近，Kramer[77] 运用质谱流式结合一种新的机器学习算法——Tracking Responders Expanding（T–REX）对新冠 mRNA 疫苗接种者体内抗原特异性 T 细胞的表型和功能特征进行系统分析。通过对比免疫接种前后 T 细胞群的变化，T–REX 算法可以在不进行抗原特异性标记的情况下识别与疫苗接种相关的 T 细胞亚群变化[78]，有利于深入挖掘质谱流式数据，为疫苗免疫机制研究提供了便利。

细胞代谢是维持生命的基础过程，代谢过程和代谢产物对免疫细胞功能具有重要影响，代谢组学分析也已成为免疫学研究的重要工具[79]。免疫学研究中较为常用的代谢组分析技术主要包括以质谱检测为基础的代谢组检测和基于代谢物染色的多色流式技术，以及将以上两种技术相结合的单细胞代谢组学检测技术。运用非靶向代谢组学技术，以往研究证实了疫苗接种者体内基线代谢状态与流感疫苗[80]、新冠疫苗[81] 接种后的免疫应答相关。单细胞代谢组学技术是目前最前沿的组学技术之一[82]，Hartmann[83] 等借助该技术开发了一种单细胞代谢调控组分析技术，可以对单个 T 细胞进行代谢调控特征分析。

综上所述，多组学技术对生物医学研究中的影响广泛而深远，已经并将继续推动疫苗研发模式革新，其在疫苗研究中的应用也不止于以上列举的内容，受篇幅所限，本节不做更多展开。

第二节　生物信息学指导下的免疫原设计

通过接种疫苗来诱导免疫系统产生保护作用是一个复杂的过程，传统疫苗开发依赖于通过试错积累数据和经验，缺乏对疾病免疫保护机制的深入认识。近年来，随着免疫学研究的发展，新的研究方法不断涌现，对抗感染免疫保护机制的阐释日渐清晰。这些机制概括起来可归纳为如下几类[84]：①通过抗体介导的中和作用来中和细菌毒素或阻断病原体感染靶细胞；②通过抗体介导的细胞毒性作用杀伤病原体或者被病原体感染的宿主细胞；③通过抗体介导免疫调理作用来吞噬清除病原体；④通过特应性免疫反应或过敏反应来排斥病原体，例如蠕虫；⑤通过 $CD8^+$ T 细胞介导的杀伤作用来清除被病毒感染的细胞；⑥通过 $CD4^+$ T 细胞激活巨噬细胞吞噬病原体，例如结核分枝杆菌。从上述已知机制可见，抗体和 T 细胞所代表的适应性免疫应答是疫苗介导免疫保护的主要效应机制。除此之外，近年来的研究结果证明天然免疫应答也可以形成免疫记忆，称训练免疫（trained immunity），并被认为可以在疫苗（如卡介苗）介导的非特异性免疫保护中发挥重要作用[85]。

根据主要作用机制的不同，新型疫苗设计可以分为两类：抗体疫苗（以激活保护性抗体反应为主）和T细胞疫苗（以诱导保护性T细胞反应为主）。抗体应答与T细胞应答之间既相互关联，又具有各自不同的应答特征和调控机制。其中，二者在表位识别特征方面的差异是在设计相应的疫苗时需要考虑的首要因素。表位（epitope）是抗原表面能够与抗体或TCR结合的部分，又称抗原决定簇。在过去数十年中，全球免疫学家先后建立了多种抗原表位鉴定方法，例如X-衍射结晶学和核磁共振（NMR）[86]、肽扫描技术[87]、氨基酸定点突变技术[88]、噬菌体展示技术[89]和免疫亲和质谱技术[90]等。这些方法极大地推进了我们对抗原表位特征的认识，但由于宿主的遗传差异以及病原体的多样性，这些复杂而昂贵的实验室检测方法难以大规模应用于疫苗前期设计。以已知表位特征信息为基础的生物信息学技术，为破解这一技术瓶颈提供了具有广阔前景的替代解决方案。

一、T细胞表位的预测依据及工具介绍

（一）T细胞表位的预测依据

T细胞表位是能与主要组织相容性复合体（MHC）结合成复合物，被$CD8^+$或$CD4^+$ T细胞识别的抗原表位。T细胞表位的免疫识别包括三个基本步骤：抗原加工处理、肽与MHC分子的结合以及TCR对MHC-肽复合物的识别。在这三个步骤中，TCR与MHC-多肽复合物的结合规律复杂，目前还不能成熟地应用到T细胞表位预测之中，其余两个方面已经成为目前T细胞表位预测的两个重要考量因素。其中，抗原加工处理是T细胞表位提呈的起始步骤，也是影响免疫原性的重要限制性步骤。抗原加工处理是指抗原在细胞内经蛋白酶切割成为可以与MHC分子结合的多肽的过程，内源性抗原经蛋白酶体途径加工后主要通过MHC-Ⅰ类分子提呈，而外源性抗原经由溶酶体加工后主要通过MHC-Ⅱ类分子提呈[91]。由于内源性抗原加工处理机制已经得到了比较充分的解析，蛋白酶体切割和TAP[92]结合分析已经成为MHC-Ⅰ类表位预测的重要参数[93]。

抗原加工处理后产生的多肽还需要正确地与MHC分子结合才能被T细胞识别，因而评估多肽与MHC分子的结合能力也是T细胞表位预测的重要内容。MHC-Ⅰ类和MHC-Ⅱ类分子的结构及多肽结合机制存在显著差异，因而两类表位的预测方法也不同。MHC-Ⅰ类分子的肽结合槽是由单链形成的封闭结构，这导致MHC-Ⅰ类分子只能结合长度为8~10个氨基酸的短肽，并且短肽的N端和C端可通过氢键与肽结合槽两端的保守氨基酸结合[94]。此外，MHC-Ⅰ类分子结合槽中还包括多个肽结合袋（peptide binding pocket），这些结合袋具有比较严苛的理化偏好，能够与相应表位肽中的锚定氨基酸结合，这些特征是MHC-Ⅰ类表位预测中的重要参数。由于多数MHC-Ⅰ类表位肽的长度为9个氨基酸残基，实践中经常优选预测具有该大小的肽。与MHC-Ⅰ类分子不同，MHC-Ⅱ类分子的肽结合槽是两端开放的，允许表位肽的N端和C端伸展到结合槽之外。MHC-Ⅱ类分子表位肽的总长度差异较大（10~15个残基），但由于处于结合槽中的核心肽段通常只有9个氨基酸，预测方法通常主要针对9个核心残基。MHC-Ⅱ类分子结合槽中也有能够与锚定氨基酸结合的肽结合袋，但其理化偏好特征不如MHC-Ⅰ类分子明显，这也使得对MHC-Ⅱ类表位肽的预测不如MHC-Ⅰ类表位准确。

（二）常见的T细胞表位预测工具

根据原理的不同，T细胞表位预测方法可大致分为两类：数据驱动的表位预测方法和基于结构信息的表位预测方法[93]。基于结构的预测方法依靠结构建模和分子动力学模拟等方式对肽-MHC相互作用进行评估[95, 96]，主要特点是依赖计算但不依赖实验数据。基于结构的表位预测准确性不佳，因而在实

践中较少被使用[97]。数据驱动的表位预测方法建立在已知表位肽序列信息积累的基础之上，运用机器学习、人工神经网络等大数据处理方法总结与抗原加工处理及 MHC- 多肽结合相关的氨基酸序列特征，并据此进行表位预测，是当前主流的 T 细胞表位预测方法。常见的 T 细胞表位预测工具软件见表 6-1。

表 6-1　T 细胞表位预测工具[93]

工具	网址	方法	MHC	A	S	T	P
MotifScan	https://www.hiv.lanl.gov/content/immunology/motif_scan/motif_scan	SM	Ⅰ and Ⅱ	/	X	/	/
Rankpep	http://imed.med.ucm.es/Tools/rankpep.html	MM	Ⅰ and Ⅱ	/	/	/	X
SYFPEITHI	http://www.syfpeithi.de/	MM	Ⅰ and Ⅱ	/	/	/	/
PEPVAC	http://imed.med.ucm.es/PEPVAC/	MM	Ⅰ	/	X	/	X
MHCPred	http://www.ddg-pharmfac.net/mhcpred/MHCPred/	QSAR	Ⅰ and Ⅱ	X	/	/	/
Propred	http://www.imtech.res.in/raghava/propred/	QAM	Ⅱ	X	X	/	/
Propred-1	http://www.imtech.res.in/raghava/propred1/	QAM	Ⅰ	X	X	/	X
EpiJen	http://www.ddg-pharmfac.net/epijen/EpiJen/EpiJen.htm	QAM	Ⅰ	X	/	X	X
IEDB-MHCⅠ	http://tools.immuneepitope.org/mhci/	Combined	Ⅰ	X	/	/	/
IEDB-MHCⅡ	http://tools.immuneepitope.org/mhcii/	Combined	Ⅱ	X	/	/	/
IL4pred	http://webs.iiitd.edu.in/raghava/il4pred/index.php	SVM	Ⅱ	/	/	/	/
MHC2PRED	http://www.imtech.res.in/raghava/mhc2pred/index.html	SVM	Ⅱ	/	/	/	/
NetMHC	https://services.healthtech.dtu.dk/services/NetMHC-4.0/	ANN	Ⅰ	X	/	/	/
NetMHCⅡ	https://services.healthtech.dtu.dk/services/NetMHCII-2.3/	ANN	Ⅱ	X	/	/	/
NetMHCpan	https://services.healthtech.dtu.dk/services/NetMHCpan-4.1/	ANN	Ⅰ	X	/	/	/
NetMHCⅡpan	https://services.healthtech.dtu.dk/services/NetMHCIIpan-4.0/	ANN	Ⅱ	X	/	/	/
nHLApred	http://www.imtech.res.in/raghava/nhlapred/	ANN	Ⅰ	/	/	/	X
SVRMHC	http://us.accurascience.com/SVRMHCdb/	SVM	Ⅰ and Ⅱ	X	/	/	/
NetCTL	https://services.healthtech.dtu.dk/services/NetCTL-1.2/	ANN	Ⅰ	X	X	X	X

注：SM，序列模体；MM，模体矩阵；QAM，定量亲和矩阵；SVM，支持向量机；ANN，人工神经网络；QSAR，定量构象关系模型；Combined，用不同方法的工具，包括 ANN 和 QAM，为每个特定的 MHC 分子选择更合适的计算方法。A，定量结合亲和力；S，超类型；T，TAP 结合；P，蛋白酶剪切；X，已确定；/，未确认。

二、B 细胞表位的预测依据及工具介绍

（一）B 细胞表位的预测依据

B 细胞表位是指 B 细胞受体（BCR）或在体液免疫反应中诱导产生的抗体所识别的抗原区域[98]。B 细胞表位按其空间结构，可以分为两种类型：线性表位（也称连续表位）和构象表位（也称非连续表位）。线性表位由连续排列的氨基酸残基构成，而组成构象表位的氨基酸残基在一级序列上并不连

续，但在空间结构上位置接近[99]。绝大多数的B细胞表位是构象的，只有少部分B细胞表位是线性的[100, 101]。与T细胞表位的预测方法类似，B细胞表位的预测方法也可大致分为两类：基于序列信息的B细胞表位预测和基于结构的B细胞表位预测，其中，基于序列信息的B细胞表位预测更为常见。早期的B细胞表位预测方法纳入的序列参数较少，例如，最早的B细胞表位预测仅仅以氨基酸疏水性为预测依据[102]。随着对B细胞表位认识的逐渐深入，自由度（flexibility）、表面可及性等理化参数也被纳入考量范围，B细胞表位预测结果的可靠性也相应得到了提高。尽管如此，B细胞表位预测的准确性与T细胞表位预测相比仍然相去甚远，即使在纳入多达数百个不同参数的情况下，B细胞表位预测结果也仅比随机预测略好一些[103]。机器学习、人工神经网络等先进算法的运用能够改善基于序列信息的B细胞表位预测，但提高幅度有限[104]。总而言之，虽然部分基于序列信息的B细胞表位预测工具在开发过程中展现出较好的预测准确性，但其在实践中的应用价值仍有待进一步考量。

与基于氨基酸序列信息的B细胞表位预测方法相比，基于结构的B细胞表位预测的准确性更低[93]，一个重要原因是基于结构的表位预测需要大量的蛋白结构和构象表位结构信息，而目前的数据积累尚不足以支持准确的结构表位预测。此外，基于结构表位分析的免疫原设计在疫苗构建和实验验证方面难度较大，虽然代表了未来疫苗开发的一个重要方向，但目前尚不能大规模应用于疫苗开发。常见的B细胞表位预测工具见表6–2。

表6–2　B细胞表位预测工具[93]

工具	方法	网址
B细胞线性表位		
PEOPLE	倾向性量表法 Propensity scale method	http://www.iedb.org/
BepiPred	机器学习（决策树）ML（DT）	https://services.healthtech.dtu.dk/services/BepiPred–2.0/
ABCpred	机器学习（人工神经网络）ML（ANN）	http://www.imtech.res.in/raghava/abcpred/
LBtope	机器学习（人工神经网络）ML（ANN）	http://www.imtech.res.in/raghava/lbtope/
B细胞构象表位		
DiscoTope	结构依赖性方法（表面可及性和倾向性氨基酸评分）Structure–based method（surface accessibility and propensity amino acid score）	http://tools.iedb.org/discotope/
ElliPro	结构依赖性方法（几何特性）Structure–based method（geometrical properties）	http://tools.iedb.org/ellipro/
PEPITO	结构依赖性方法（生化特性和几何结构）Structure–based method（physicochemical properties and geometrical structure）	http://pepito.proteomics.ics.uci.edu/
EPITOPIA	结构依赖性方法（机器学习－朴素贝叶斯算法）Structure–based method（ML–naïve Bayes）	http://epitopia.tau.ac.il/
PEPITOPE	模拟表位 Mimotope	http://pepitope.tau.ac.il/
EpiSearch	模拟表位 Mimotope	http://curie.utmb.edu/episearch.html
CBTOPE	基于结构（支持向量机）Sequence based（SVM）	http://www.imtech.res.in/raghava/cbtope/submit.php

第三节　生物信息学指导下的疫苗设计案例介绍

以基因组、转录组、蛋白质组和代谢组为代表的高通量技术极大地加速了医学研究进展，以此为基础诞生的生物信息技术也已经被应用于疫苗开发前沿。本节将以肿瘤疫苗、HIV 疫苗以及通用型流感疫苗研究为例，具体说明生物信息学技术对疫苗开发的指导作用。

一、以生物信息学为指导的肿瘤个体化疫苗研究

在全球多数国家中，肿瘤是导致过早死亡（premature mortality）的第一或第二顺位病因[105]，并且据预测，在未来 50 年内，肿瘤发病率将增加一倍。借鉴传染病疫苗开发的成功经验，肿瘤疫苗研究在数十年的曲折探索中积累了宝贵经验，并在部分临床前和早期临床研究中取得了一些积极结果[106]。与新型传染病疫苗研究类似，肿瘤疫苗开发的第一步同样是进行免疫原筛选。根据免疫原是否已知，肿瘤疫苗设计可以归纳为如下几种情况：①抗原不明确时，可以通过原位注射诱导肿瘤细胞死亡继而诱发抗肿瘤免疫应答，或者首先在体外将肿瘤细胞裂解蛋白与患者自体抗原提呈细胞（APC）共孵育，然后将荷载了肿瘤抗原的抗原提呈细胞注射到患者体内从而诱导肿瘤特异性免疫应答；②抗原已知但存在个体差异时，采用个体化方案设计肿瘤疫苗；③抗原已知并且为不同患者所共有时，可根据已知抗原开发共享型肿瘤疫苗[106]（图 6–3）。肿瘤细胞的高度异质性使得共享型肿瘤疫苗的开发难度极高，除了少数由病毒（如 HPV）感染引起的肿瘤之外，难以应用于其他由细胞基因突变产生的肿瘤。相比而言，个体化肿瘤疫苗设计的可行性更高，是当前肿瘤疫苗研发的重要方向。

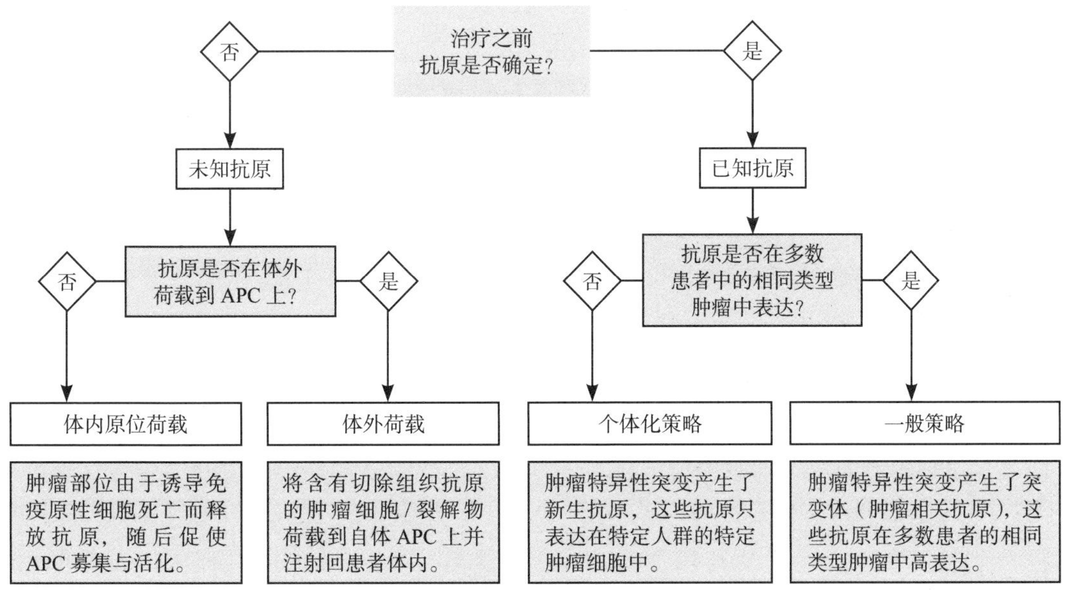

图 6–3　肿瘤疫苗设计分类[106]

个体化肿瘤疫苗是指以肿瘤细胞新生抗原为靶点，结合患者 MHC 基因信息进行个体化疫苗设计，激发针对自身肿瘤新生抗原的特异性免疫反应，进而达到治疗肿瘤的目的[107]。肿瘤新生抗原

是因基因、转录或翻译后修饰改变而产生的异常蛋白，由于只在肿瘤细胞中表达且未经过中枢耐受而成为理想的免疫治疗靶点[108]。肿瘤新生抗原的来源机制多样，如单核苷酸突变（SNV）、小插入、缺失（indels）、移码突变或其他基因组重排等[109]，因而不同个体、不同肿瘤产生的新生抗原谱不同，必须针对每位肿瘤患者进行个体化疫苗设计。个体化肿瘤疫苗设计的一般流程如图6-4所示，主要步骤包括：首先，获取患者肿瘤细胞；然后，通过高通量测序筛选新生抗原（样本收集、测序、新生抗原表位预测）；最后，制备新生表位肽疫苗［合成新生表位肽或者利用其他载体（如DNA载体）表达新生表位肽］。高通量测序数据分析是肿瘤个性化疫苗设计的关键步骤，其复杂之处主要在于肿瘤抗原的突变机制多样（如单核苷酸突变体、基因融合或小的片段插入或缺失），因而要求下游的数据分析工具必须能够准确分析不同形式的基因突变。单核苷酸突变体（SNVs）是最丰富的肿瘤突变类型，如果发生突变的蛋白质可以表达并且是非同义的，它们可以产生T细胞识别的新表位[109]。利用全基因组测序（WGS）、全外显子测序（WES）、RNA测序（RNAseq）以及最近提出的核糖体测序（翻译组测序，Ribo-seq）[110]，对比分析患者癌组织和癌旁组织DNA，即可识别肿瘤特异性突变蛋白序列并对其进行注释，生成肿瘤突变组（mutanome）数据库。目前，可用于肿瘤基因突变追踪分析的生物信息学工具包括MuTect/MuTect2[111]、VarScan2[112]、Manta[113]、SomaticSniper[114]和Strelka[115]等；用于突变蛋白注释的常用工具软件包括Ensembl variant effect prediction和SnpEFF[116, 117]。获得肿瘤突变组数据后，还需要进一步预测和挑选新生抗原表位，具体包括以下几方面内容。①新生抗原表达水平评估：突变基因必须能够在肿瘤细胞中有效表达，才可作为免疫攻击的潜在靶点。转录组测序可以通过测定转录本拷贝数来间接反映目标抗原的表达水平；在此基础上，可以进一步通过Ribo-seq定量检测细胞中所有正在翻译的转录本[108]。这些技术可以有效排除突变组中不表达或者表达水平较低的变异体，提高肿瘤疫苗设计的成功率。②表达某种新生抗原的肿瘤细胞在肿瘤组织中的百分比预测（变异体的克隆性，clonality of the variant）：变异体的克隆性分析对肿瘤治疗十分重要，因为肿瘤的异质性决定了清除表达特定突变体的一个小的亚克隆肿瘤群体并不代表全部肿瘤的治疗效果。针对该问题，Roth等人开发了PyClone的统计模型，利用深度测序数据对肿瘤细胞中的突变克隆群进行量化分析[118, 119]。近来，有研究团队开发了可以基于bulk测序数据对肿瘤细胞进行异质性分析的算法——FastClone[120]以及能够同时对新生抗原的克隆性和免疫原性进行评估的算法——CSiN[121]。③新生抗原表位加工提呈效率预测：新生抗原需经过细胞内蛋白酶切割形成表位肽，然后与MHC分子结合提呈至肿瘤细胞表面，方能被免疫系统识别。目前，已有多种工具可以用于预测新生抗原表位的蛋白酶切割加工效率，例如NetChop[122]、PCPS[123]。此外，也已经有多种工具软件可以用于预测新生抗原表位与MHC-Ⅰ类、MHC-Ⅱ类分子的结合能力。例如，可用于预测表位肽与MHC-Ⅰ类分子结合能力的NetMHC[124]、免疫表位数据库（Immune Epitope DataBase，IEDB）[125]和MHCflurry[126]，以及可用于预测表位肽与MHC-Ⅱ类分子结合能力的NetMHCⅡ[127]和mixMHC2pred[128]。④HLA遗传多态性预测：表位肽需要首先与HLA分子结合，然后才能提呈至细胞表面被T细胞识别，因此，测定患者的HLA等位基因是进行个性化疫苗设计的重要环节。HLA是人群多态性最高的一类基因，WHO命名委员会目前认定的HLA等位基因数量为30522个[129]。基于PCR技术的经典HLA分型方法无法涵盖所有已知的等位基因，而高通量测序技术可以借助工具软件来实现无偏倚的精确HLA分型[130, 131]。

由上可见，新生抗原筛选和疫苗设计是一个复杂的过程，需要综合考虑多方面信息，开发出集不同数据分析功能于一体的整合生物信息学模型，从而有助于进一步简化新生抗原疫苗的设计流程[108]。为了实现这一目标，美国帕克癌症免疫治疗研究所使用不同方法对同一批患者的肿瘤新生抗原进行了预测，筛选出608条多肽并进一步通过实验验证了这些多肽的免疫原性[132]。该研究结果表明，强MHC结合亲和力、原始基因的高表达丰度、肽–MHC复合物高结合稳定性等指标对新生抗原肽的免疫原性具有重要影响，同时也提示使用不同方法对新生抗原预测结果进行交叉验证有助于提高预测效能。

截至目前，已有多项临床试验初步证明了肿瘤新生抗原疫苗开发的可行性[133~135]，对不同疫苗形式（RNA疫苗、多肽疫苗）以及新生抗原疫苗与免疫检查点抑制剂联合使用效果的评估也正处于积极探索过程中[135, 136]。

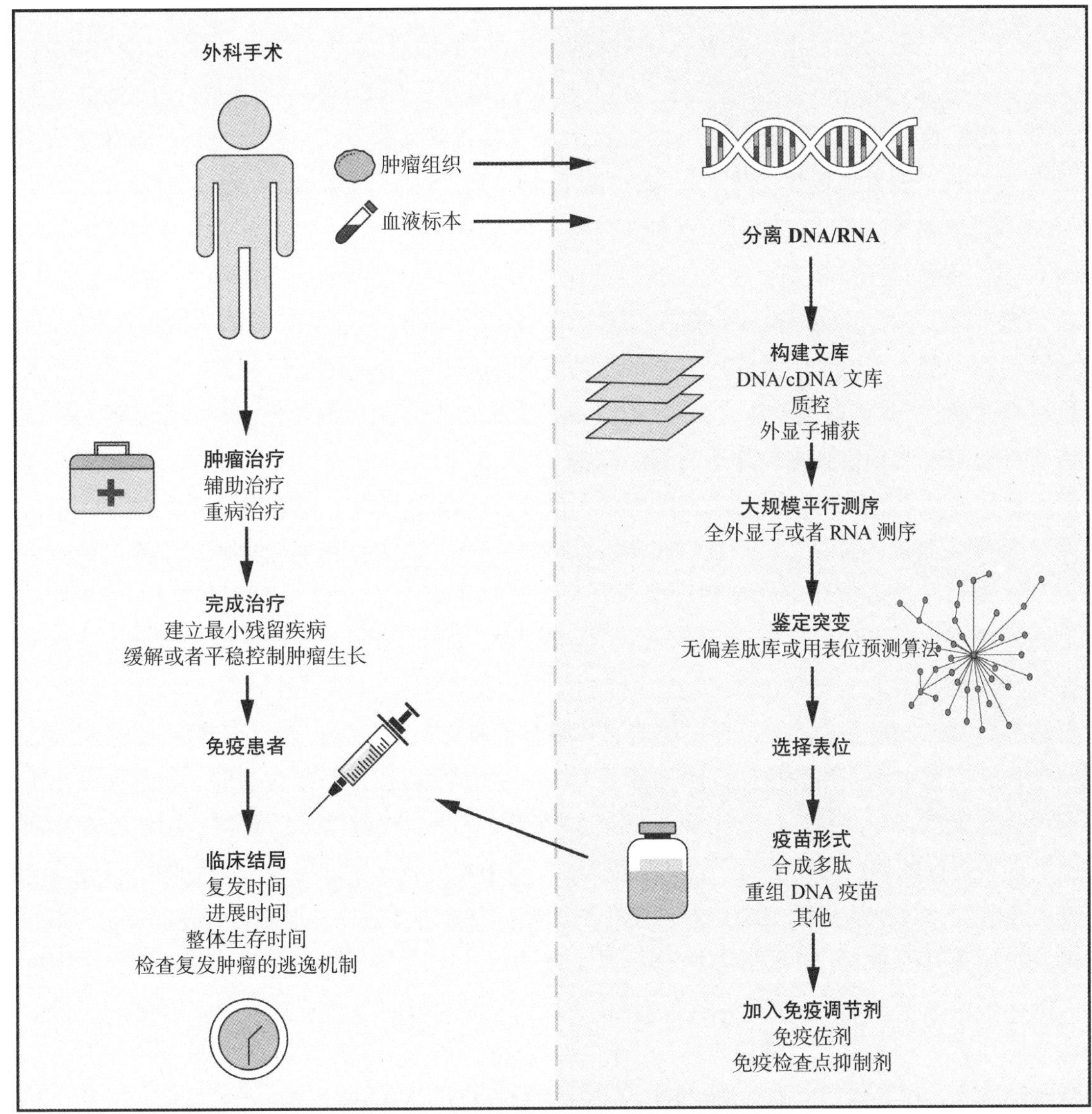

图6–4　个体化肿瘤疫苗开发流程[137]

二、基于生物信息学数据的广谱艾滋病疫苗设计

HIV疫苗研发是困扰全世界的科学难题，主要原因是HIV的高频遗传突变造成了其流行毒株的极端多样性，因而要求HIV疫苗的保护作用必须足够广谱，否则无法在真实世界中有效地保护高风险人群。此外，HIV可以通过多种途径（性途径、血液途径和母婴途径）传播，并可在进入机体后

较短时间内建立不可逆的病毒储存库[138]，这些特征进一步提高了疫苗开发难度。尽管至今尚无有效的 HIV 疫苗问世，但过去 40 余年的研究探索为后续研究奠定了良好基础，同时也为其他疫苗研发提供了经验借鉴和技术支撑。按照设计目标的不同，HIV 疫苗可分为抗体疫苗和 T 细胞疫苗两类。前者的设计目标是通过诱导广谱中和抗体来预防 HIV 感染；后者旨在通过诱导针对保守表位的 T 细胞应答来控制病毒复制。无论抗体疫苗还是 T 细胞疫苗，都需要克服 HIV 病毒多样性才能实现广谱保护。为了达成该目标，早期研究主要依靠改良疫苗载体和相对简单的免疫原改造来进行 HIV 疫苗开发；随着高通量测序技术的发展，数据分析技术将成为推动 HIV 疫苗研究的重要支柱。

在 HIV 抗体疫苗研发方面，先后开展过的临床研究超过 250 项[139]，其中绝大多数是 I 期或 Ⅱ 期临床试验。到目前为止，仅有 2003~2009 年间在泰国开展的一项 HIV 疫苗 Ⅲ 期临床试验（RV144）结果显示出部分保护作用（31.2%）[140]。RV144 是一项采用随机双盲设计的 HIV 疫苗 Ⅲ 期临床试验，受试者在项目开始后的第 0、1、3、6 个月各接种 1 剂重组金丝雀痘病毒载体疫苗，在第 3、6 个月各接种 1 剂重组蛋白疫苗[141]。相对简单的疫苗设计却出乎预料地展现出部分保护效果，这在给 HIV 疫苗开发带来希望的同时，也对免疫保护机制分析提出了挑战。为了全面分析 RV144 项目中 HIV 疫苗的保护性免疫机制，多个实验联合建立了一套用于全面分析疫苗特异性抗体应答的血清学方法，称系统血清学（systems serology）[142]。该方法整合了 6 种抗体 Fc 功能测试指标和 58 种生物物理测试指标，全面评价了中和作用以外的抗体其他功能，最后运用生物信息学手段对上述检测指标进行综合分析[143]。借助该方法，Amy W Chung 等发现针对 HIV 包膜蛋白 V1V2 区的 IgG 抗体是 RV144 项目中 HIV 疫苗发挥保护作用的重要机制[143]。

受上述积极结果的鼓舞，国外多家机构联合设计并在南非实施了一项旨在重复 RV144 项目研究结果的 HIV 疫苗 Ⅲ 期临床试验——HVTN702。遗憾的是 HVTN702 并未观察到显著的保护效果，主要原因是该项目受试者抗体阳转率和抗体应答强度均显著低于 RV144 项目所观测到的结果[141, 144]。尽管如此，进一步数据分析显示，针对 HIV 包膜蛋白 V1V2 区的 IgG 应答仍然与免疫保护相关，部分印证了 RV144 项目的研究发现。

虽然靶向 HIV 包膜蛋白 V1V2 区的结合抗体被证明具有免疫保护作用，但其保护效果不够理想，诱导产生具有广谱中和作用的抗体反应仍然是 HIV-1 抗体疫苗开发的理想目标。在众多以此为目标的疫苗设计方案中，靶向诱导广谱中和抗体胚系基因分化的免疫原设计方案在动物实验和早期临床研究中展现出良好的继续开发潜力[56, 145]。HIV-1 广谱中和抗体区别于一般结合抗体的重要特征之一是可变区含有更多体细胞成熟突变位点，胚系基因靶向免疫原（germline targeting immunogen）的设计原理是在动态解析 HIV-1 广谱中和抗体分化过程的基础上，设计能够诱导 HIV-1 广谱中和抗体所对应的抗体胚系基因向成熟抗体分化的免疫原[146]。通过高通量测序技术动态追踪 HIV-1 广谱中和抗体的体细胞成熟突变进程，以及运用结构生物学技术进行免疫原设计胚系基因靶向抗体疫苗，是开发过程中的两项关键技术。eOD-GT6 是根据上述原理设计的第一代抗体胚系基因靶向疫苗，能够与 HIV-1 广谱中和抗体 VRC01 的胚系基因编码的 BCR 结合，启动相应的 B 细胞活化[147]。近期研究数据表明，改良设计的 eOD-GT8 60mer 能够在健康人和抗体基因人源化小鼠体内诱导产生 VRC-01 样抗体[56, 148]，为艾滋病广谱中和抗体疫苗研究带来了新的希望。

在艾滋病抗体疫苗研发屡经挫折的情况下，开发以控制病毒复制为主要目标的艾滋病 T 细胞疫苗策略被提上议程。开发 HIV-1 T 细胞疫苗的主要理论依据是，大量研究证据表明有效的 $CD8^+$ T 细胞应答能够抑制 HIV-1 体内复制并减少乃至切断病毒的人际传播[149]。T 细胞疫苗同样必须克服 HIV 病毒的高变异率和极端多样性，但相对而言其设计难度低于抗体疫苗，原因是 T 细胞表位为短的线性多肽，相对更容易寻找和设计突变频率较低的保守免疫原。最早进入Ⅲ期临床试验的艾滋病T细胞疫苗（HVTN502、503、505）采用的免疫原是HIV-1 Gag、Pol、Nef，试验结果显示上述设计未能发挥保护作用，部分原因是其不能有效地在人体内诱导产生广谱T细胞反应[150]。为了进一步提高T细胞疫苗的广谱性，多个候选研究策略被提出并进入试验测试[151]，包括：①在不同HIV-1病毒之间对某个蛋白（如Gag）进行序列比对和T细胞表位预测，然后对来源于不同病毒的潜在T细胞表位序列进行拼接，生成一条由不同病毒来源的T细胞表位嵌合而成的完整蛋白序列[152]；②通过序列比对在HIV-1病毒全蛋白质组中寻找相对保守的长抗原片段，然后将这些来源于不同HIV-1不同蛋白的片段拼接成一个新的免疫原[153]。通过序列比对和表位预测筛选出少数高度保守的T细胞表位，构建以激活少数关键保守表位为目标的T细胞疫苗[154]。在上述三种方案中，按照嵌合表位蛋白设计的mosaic HIV-1 envelope（Env）/Gag/Pol完成了Ⅲ期临床试验（HVTN706）测试，虽然并未显示明显的保护效果，但该疫苗在灵长类动物测试及Ⅰ/Ⅱ期临床试验中均显示出良好的免疫原性[155]，部分证实了生物信息学技术在指导T细胞疫苗设计中的价值，也为继续优化HIV-1 T细胞疫苗设计提供了重要线索。

三、基于生物信息学数据的通用型流感疫苗设计

流感病毒是引起人类呼吸道感染的重要病原体[156]，接种疫苗是预防流感病毒感染的有效途径。已获批上市的流感疫苗主要有三类：灭活疫苗、重组疫苗和减毒活疫苗，其中，灭活疫苗的应用最广泛。由于流感病毒可以通过抗原转换（antigenic shift）和抗原漂移（antigentic drift）持续地发生免疫逃逸，WHO顾问专家组需要每两年对全球流感病毒流行毒株序列进行一次评估，以确定是否需要更换疫苗株。此外，由于免疫逃逸持续存在，目前的流感疫苗需要每年重新接种。即使如此，据美国CDC估计，现有流感疫苗的人群保护率也仅维持在10%~60%。为了克服这些不足，国际上科学家探索了很多不同的疫苗设计方案，以期提高疫苗的广谱性和保护率。2017年，美国国家过敏和传染病研究所（National Institute of Allergy and Infection Disease，NIAID）提出了通用流感疫苗（universal influenza vaccine）研发规划，并对通用型流感疫苗的主要技术指标提出了明确要求：①对有症状流感感染的保护率达到75%以上；②对两群甲型流感病毒均有保护作用；③保护效果可维持一年以上；④对不同年龄段的人群均有保护作用[157]。为了实现设计目标，通用流感疫苗需要从免疫原选择与设计、佐剂、递送载体及途径、免疫策略等多个方面着手进行优化。其中，设计出能够诱导产生广谱保护性免疫反应的免疫原是通用型流感疫苗开发的主要难点。按照设计目标的不同，现有的通用型流感疫苗免疫原设计方案可分为两类：以激发广谱中和抗体反应为主要目标的免疫原设计和以诱导广谱T细胞反应为主要目标的免疫原设计。前者以流感病毒的HA、NA和M2e蛋白为靶标，通过生物信息学设计或结构改造来探索能够诱导产生广谱中和抗体的免疫原设计方案，多数处于临床试验阶段的通用型流感疫苗都属于这一类[158]；后者涉及的病毒蛋白不局限于包膜蛋白，也包括M1、NP、PB等膜内蛋白，通过诱导针对保守表位的T细胞反应来探索能够诱导产生广谱细胞免疫反应的免疫原设计方案，一种以M1和NP为免疫原的重组病毒载体疫苗也已进入临床试验阶段（表6-3）[158]。

生物信息学技术在两类设计方案中均发挥重要作用，例如，采用生物信息学设计（computationally optimized broadly cross-reactive antigen，COBRA）的HA共享序列疫苗在小鼠、雪貂和灵长类动物实验中均展现出良好的保护效果[159, 160]，并可抵御不同甲型H1N1毒株的攻击[161]。COBRA是一种

共享序列计算方法，依靠多轮重复计算来减少抽样偏倚，提高共享序列的可靠度。再如，使用嵌合表位疫苗设计工具 Mosaic Vaccine Designer tool（http://www.hiv.lanl.gov/content/ sequence/MOSAIC/makeVaccine.html）设计的包含辅助性 T 细胞、B 细胞和 CTL 表位的全长 HA 嵌合表位疫苗能够帮助小鼠抵抗 H5N1 不同毒株及 H1N1 的感染，并且在免疫后 6 个月仍可在小鼠体内检测到 HA 特异性 $CD4^+$ 和 $CD8^+$ T 细胞应答[162]。此外，生物信息学技术也是指导流感病毒多表位疫苗设计的重要手段，利用从不同毒株及不同病毒蛋白上筛选到的保守 T 细胞和 B 细胞表位构建疫苗，以期尽可能扩展流感病毒多肽疫苗的广谱性和保护效果[163, 164]。

表 6–3　已进入临床试验的通用流感疫苗列表[158]

<table>
<tr><th>平台</th><th>疫苗类型</th><th>靶抗原</th><th>临床试验</th><th>实验登录号</th></tr>
<tr><td rowspan="6">LAIV/Inactivated virus</td><td rowspan="3">单拷贝病毒疫苗
（Single–replication virus）</td><td rowspan="3">Whole virus
（M2–deleted）</td><td rowspan="3">Phase Ⅰ</td><td>NCT04960397</td></tr>
<tr><td>NCT02822105</td></tr>
<tr><td>NCT03999554</td></tr>
<tr><td>灭活分裂病毒疫苗
（Inactivated split virus）</td><td>HA stem（chimeric）</td><td>Phase Ⅰ</td><td>NCT03275389</td></tr>
<tr><td>灭活全病毒疫苗
（Inactivated whole virus）</td><td>Whole virus</td><td>Phase Ⅰ</td><td>NCT05027932</td></tr>
<tr><td>减毒流感疫苗 + 灭活分裂病毒
（LAIV + Inactivated split virus）</td><td>HA stem（chimeric）</td><td>Phase Ⅰ</td><td>NCT03300050</td></tr>
<tr><td rowspan="15">Subunit vaccine</td><td rowspan="6">重组蛋白
（Recombinant protein）</td><td rowspan="6">M1，NP，HA</td><td rowspan="6">Phase Ⅰ，Ⅱ，Ⅲ</td><td>NCT01419925</td></tr>
<tr><td>NCT00877448</td></tr>
<tr><td>NCT02293317</td></tr>
<tr><td>NCT03450915</td></tr>
<tr><td>NCT01146119</td></tr>
<tr><td>NCT02691130</td></tr>
<tr><td rowspan="4">重组蛋白
（Recombinant protein）</td><td rowspan="4">M2e</td><td rowspan="4">Phase Ⅰ，Ⅱ</td><td>NCT00921947</td></tr>
<tr><td>NCT00921973</td></tr>
<tr><td>NCT00921206</td></tr>
<tr><td>NCT00603811</td></tr>
<tr><td>合成多肽
（Synthetic peptides）</td><td>NP，M，PB1，PB2</td><td>Phase Ⅰ</td><td>NCT01265914</td></tr>
<tr><td rowspan="4">合成多肽
（Synthetic peptides）</td><td rowspan="4">M1，M2，NP</td><td rowspan="4">Phase Ⅱ</td><td>NCT03180801</td></tr>
<tr><td>NCT02962908</td></tr>
<tr><td>NCT01226758</td></tr>
<tr><td>NCT01181336</td></tr>
</table>

续表

平台	疫苗类型	靶抗原	临床试验	实验登录号
VLP/Nanoparticle	铁蛋白纳米粒疫苗（Ferritin-based nanoparticles）	HA stem	Phase Ⅰ	NCT05155319
	铁蛋白纳米粒疫苗（Ferritin-based nanoparticles）	HA stem	Phase Ⅰ	NCT04579250
	计算设计纳米粒疫苗（Computational design nanoparticles）	HA	Phase Ⅰ	NCT04896086
	基于寡聚结构域纳米粒疫苗（Oligomerization domain-based nanoparticles）	NP	Phase Ⅱ	NCT04192500
	乙肝疫苗病毒样颗粒（Hepatitis B VLP）	M2e	Phase Ⅰ	NCT00819013
	乙肝疫苗病毒样颗粒（Hepatitis B VLP）	M2e	Phase Ⅰ	NCT03789539
Viral vector	改良的安卡拉痘苗（MVA）	NP，M1	Phase Ⅱ	NCT03880474
				NCT03883113
				NCT00993083
	黑猩猩腺病毒＋改良的安卡拉痘苗（ChAd+MVA）	NP，M1	Phase Ⅰ	NCT01818362
				NCT01623518
Nucleic acid	DNA	HA，NA，M2e，NP	Phase Ⅰ	NCT01184976

（万延民，贾丽秋，郭翠鸳，李少帅，周明哲）

参考文献

［1］SALEH A，QAMAR S，TEKIN A，et al. Vaccine Development Throughout History［J］. Cureus，2021，13（7）：e16635.

［2］D'AMICO C，FONTANA F，CHENG R，et al. Development of vaccine formulations：past，present，and future［J］. Drug delivery and translational research，2021，11（2）：353-372.

［3］MINOR P D. Live attenuated vaccines：Historical successes and current challenges［J］. Virology，2015，479-480：379-392.

［4］VETTER V，DENIZER G，FRIEDLAND L R，et al. Understanding modern-day vaccines：what you need to know［J］. Annals of medicine，2018，50（2）：110-120.

［5］BRISSE M，VRBA S M，KIRK N，et al. Emerging Concepts and Technologies in Vaccine Development［J］. Frontiers in immunology，2020，11：583077.

［6］MORSE M A，GWIN W R 3rd，MITCHELL D A. Vaccine Therapies for Cancer：Then and Now［J］. Targeted oncology，2021，16（2）：121-152.

［7］EDLMAYR J，NIESPODZIANA K，FOCKE-TEJKL M，et al. Allergen-specific immunotherapy：towards combination vaccines for allergic and infectious diseases［J］. Current topics in microbiology and immunology，

2011, 352: 121–140.

[8] WILLIAMSON E M, CHAHIN S, BERGER J R. Vaccines in Multiple Sclerosis [J]. Current neurology and neuroscience reports, 2016, 16 (4): 36.

[9] KABIR M T, UDDIN M S, MATHEW B, et al. Emerging Promise of Immunotherapy for Alzheimer's Disease: A New Hope for the Development of Alzheimer's Vaccine [J]. Current topics in medicinal chemistry, 2020, 20 (13): 1214–1234.

[10] MORTAZAVI B, ALLAHYARI FARD N, KARKHANE A A, et al. Evaluation of multi–epitope recombinant protein as a candidate for a contraceptive vaccine [J]. Journal of reproductive immunology, 2021, 145: 103325.

[11] NAKAGAMI H. Development of therapeutic vaccine for life style–related diseases [J]. Nihon Yakurigaku Zasshi, 2019, 154 (5): 270–274.

[12] MOONEY M, MCWEENEY S, CANDERAN G, et al. A systems framework for vaccine design [J]. Current opinion in immunology, 2013, 25 (5): 551–555.

[13] PULENDRAN B, LI S, NAKAYA H I. Systems vaccinology [J]. Immunity, 2010, 33 (4): 516–529.

[14] ZIMMERMANN P, CURTIS N. Factors That Influence the Immune Response to Vaccination [J]. Clinical microbiology reviews, 2019, 32 (2): eooog4–18.

[15] OUZOUNIS C A, VALENCIA A. Early bioinformatics: the birth of a discipline––a personal view [J]. Bioinformatics, 2003, 19 (17): 2176–2190.

[16] RAEVEN R H M, VAN RIET E, MEIRING H D, et al. Systems vaccinology and big data in the vaccine development chain [J]. Immunology, 2019, 156 (1): 33–46.

[17] ZAK D E, ADEREM A. Systems biology of innate immunity [J]. Immunological reviews, 2009, 227 (1): 264–282.

[18] GOLDSTEIN M E, SCULL M A. Modeling Innate Antiviral Immunity in Physiological Context [J]. Journal of molecular biology, 2022, 434 (6): 167374.

[19] DEGUINE J, BARTON G M. MyD88: a central player in innate immune signaling [J]. F1000Prime Rep, 2014, 6: 97.

[20] HAJISHENGALLIS G, LAMBRIS J D. More than complementing Tolls: complement–Toll–like receptor synergy and crosstalk in innate immunity and inflammation [J]. Immunological reviews, 2016, 274 (1): 233–244.

[21] ZAK D E, TAM V C, ADEREM A. Systems–level analysis of innate immunity [J]. Annual review of immunology, 2014, 32: 547–577.

[22] JONES C E, TAN W S, GREY F, et al. Discovering antiviral restriction factors and pathways using genetic screens [J]. The Journal of general virology, 2021, 102 (5).

[23] CIANCANELLI M J, HUANG S X, LUTHRA P, et al. Infectious disease. Life–threatening influenza and impaired interferon amplification in human IRF7 deficiency [J]. Science, 2015, 348 (6233): 448–453.

[24] ZHANG X, BOGUNOVIC D, PAYELLE–BROGARD B, et al. Human intracellular ISG15 prevents interferon– α / β over–amplification and auto–inflammation [J]. Nature, 2015, 517 (7532): 89–93.

[25] GUO Y, AUDRY M, CIANCANELLI M, et al. Herpes simplex virus encephalitis in a patient with complete TLR3 deficiency: TLR3 is otherwise redundant in protective immunity [J]. The Journal of experimental medicine, 2011, 208 (10): 2083–2098.

[26] KREY K, BABNIS A W, PICHLMAIR A. System–Based Approaches to Delineate the Antiviral Innate Immune Landscape [J]. Viruses, 2020, 12 (10).

[27] PAPALEXI E, SATIJA R. Single–cell RNA sequencing to explore immune cell heterogeneity [J]. Nature

reviews. Immunology, 2018, 18(1): 35–45.

[28] SINGH S A, AIKAWA E, AIKAWA M. Current Trends and Future Perspectives of State-of-the-Art Proteomics Technologies Applied to Cardiovascular Disease Research [J]. Circ J, 2016, 80(8): 1674–1683.

[29] FLETCHER-ETHERINGTON A, WEEKES M P. Quantitative Temporal Viromics [J]. Annual review of virology, 2021, 8(1): 159–181.

[30] CHRISTOPHER J A, STADLER C, MARTIN C E, et al. Subcellular proteomics [J]. Nat Rev Methods Primers, 2021, 1: 32.

[31] JEAN BELTRAN P M, MATHIAS R A, CRISTEA I M. A Portrait of the Human Organelle Proteome in Space and Time during Cytomegalovirus Infection [J]. Cell systems, 2016, 3(4): 361–73.e6.

[32] BATRA J, HULTQUIST J F, LIU D, et al. Protein Interaction Mapping Identifies RBBP6 as a Negative Regulator of Ebola Virus Replication [J]. Cell, 2018, 175(7): 1917–1930.e13.

[33] SERRERO M C, GIRAULT V, WEIGANG S, et al. The interferon-inducible GTPase MxB promotes capsid disassembly and genome release of herpesviruses [J]. Elife, 2022, 11: e76804.

[34] HUBEL P, URBAN C, BERGANT V, et al. A protein-interaction network of interferon-stimulated genes extends the innate immune system landscape [J]. Nature immunology, 2019, 20(4): 493–502.

[35] HAGE A, BHATAJ P, VAN TOL S, et al. The RNA helicase DHX16 recognizes specific viral RNA to trigger RIG-I-dependent innate antiviral immunity [J]. Cell reports, 2022, 38(10): 110434.

[36] JOHNSON J R, CROSBY D C, HULTQUIST J F, et al. Global post-translational modification profiling of HIV-1-infected cells reveals mechanisms of host cellular pathway remodeling [J]. Cell reports, 2022, 39(2): 110690.

[37] SCATURRO P, STUKALOV A, HAAS D A, et al. An orthogonal proteomic survey uncovers novel Zika virus host factors [J]. Nature, 2018, 561(7722): 253–257.

[38] STUKALOV A, GIRAULT V, GRASS V, et al. Multilevel proteomics reveals host perturbations by SARS-CoV-2 and SARS-CoV [J]. Nature, 2021, 594(7862): 246–252.

[39] THORNE L G, BOUHADDOU M, REUSCHL A K, et al. Evolution of enhanced innate immune evasion by SARS-CoV-2 [J]. Nature, 2022, 602(7897): 487–495.

[40] LIANG S, JI L, KANG L, et al. Metabolic regulation of innate immunity [J]. Advances in immunology, 2020, 145: 129–157.

[41] JACOBS J L, COYNE C B. Mechanisms of MAVS regulation at the mitochondrial membrane [J]. Journal of molecular biology, 2013, 425(24): 5009–5019.

[42] QIAN Y, TAN D X, REITER R J, et al. Comparative metabolomic analysis highlights the involvement of sugars and glycerol in melatonin-mediated innate immunity against bacterial pathogen in Arabidopsis [J]. Scientific reports, 2015, 5: 15815.

[43] BI X, LIU W, DING X, et al. Proteomic and metabolomic profiling of urine uncovers immune responses in patients with COVID-19 [J]. Cell reports, 2022, 38(3): 110271.

[44] YU W, WANG Z, ZHANG K, et al. One-Carbon Metabolism Supports S-Adenosylmethionine and Histone Methylation to Drive Inflammatory Macrophages [J]. Molecular cell, 2019, 75(6): 1147–1160.e5.

[45] YU J, PENG J, CHI H. Systems immunology: Integrating multi-omics data to infer regulatory networks and hidden drivers of immunity [J]. Current opinion in systems biology, 2019, 15: 19–29.

[46] LEEM J, MITCHELL L S, FARMERY J H R, et al. Deciphering the language of antibodies using self-supervised learning [J]. Patterns (N Y), 2022, 3(7): 100513.

[47] MAZZOTTI L, GAIMARI A, BRAVACCINI S, et al. T-Cell Receptor Repertoire Sequencing and Its Applications: Focus on Infectious Diseases and Cancer [J]. International journal of molecular sciences, 2022,

23(15).

[48] JACKSON K J, LIU Y, ROSKIN K M, et al. Human responses to influenza vaccination show seroconversion signatures and convergent antibody rearrangements [J]. Cell Host Microbe, 2014, 16(1): 105–114.

[49] JIANG N, HE J, WEINSTEIN J A, et al. Lineage structure of the human antibody repertoire in response to influenza vaccination [J]. Science translational medicine, 2013, 5(171): 171ra19.

[50] KREER C, GRUELL H, MORA T, et al. Exploiting B Cell Receptor Analyses to Inform on HIV-1 Vaccination Strategies [J]. Vaccines(Basel), 2020, 8(1).

[51] DAVYDOV A N, OBRAZTSOVA A S, LEBEDIN M Y, et al. Comparative Analysis of B-Cell Receptor Repertoires Induced by Live Yellow Fever Vaccine in Young and Middle-Age Donors [J]. Frontiers in immunology, 2018, 9: 2309.

[52] KOTAGIRI P, MESCIA F, RAE W M, et al. B cell receptor repertoire kinetics after SARS-CoV-2 infection and vaccination [J]. Cell reports, 2022, 38(7): 110393.

[53] WU Y C, KIPLING D, DUNN-WALTERS D K. Age-Related Changes in Human Peripheral Blood IGH Repertoire Following Vaccination [J]. Frontiers in immunology, 2012, 3: 193.

[54] CIZMECI D, LOFANO G, ROSSIGNOL E, et al. Distinct clonal evolution of B-cells in HIV controllers with neutralizing antibody breadth [J]. Elife, 2021, 10: e62648.

[55] ROSKIN K M, JACKSON K J L, LEE J Y, et al. Aberrant B cell repertoire selection associated with HIV neutralizing antibody breadth [J]. Nature immunology, 2020, 21(2): 199–209.

[56] LEGGAT D J, COHEN K W, WILLIS J R, et al. Vaccination induces HIV broadly neutralizing antibody precursors in humans [J]. Science, 2022, 378(6623): eadd6502.

[57] POGORELYY M V, MINERVINA A A, TOUZEL M P, et al. Precise tracking of vaccine-responding T cell clones reveals convergent and personalized response in identical twins [J]. Proc Natl Acad Sci U S A, 2018, 115(50): 12704–12709.

[58] GLANVILLE J, HUANG H, NAU A, et al. Identifying specificity groups in the T cell receptor repertoire [J]. Nature, 2017, 547(7661): 94–98.

[59] HUANG H, WANG C, RUBELT F, et al. Analyzing the Mycobacterium tuberculosis immune response by T-cell receptor clustering with GLIPH2 and genome-wide antigen screening [J]. Nature biotechnology, 2020, 38(10): 1194–1202.

[60] MUSVOSVI M, HUANG H, WANG C, et al. T cell receptor repertoires associated with control and disease progression following Mycobacterium tuberculosis infection [J]. Nature medicine, 2023, 29(1): 258–269.

[61] GUPTA R G, LI F, ROSZIK J, et al. Exploiting Tumor Neoantigens to Target Cancer Evolution: Current Challenges and Promising Therapeutic Approaches [J]. Cancer discovery, 2021, 11(5): 1024–1039.

[62] RIAZ N, HAVEL J J, MAKAROV V, et al. Tumor and Microenvironment Evolution during Immunotherapy with Nivolumab [J]. Cell, 2017, 171(4): 934–949.e16.

[63] BUENROSTRO J D, GIRESI P G, ZABA L C, et al. Transposition of native chromatin for fast and sensitive epigenomic profiling of open chromatin, DNA-binding proteins and nucleosome position [J]. Nature methods, 2013, 10(12): 1213–1218.

[64] SCHARER C D, BALLY A P, GANDHAM B, et al. Cutting Edge: Chromatin Accessibility Programs CD8 T Cell Memory [J]. J Immunol, 2017, 198(6): 2238–2243.

[65] AKONDY R S, FITCH M, EDUPUGANTI S, et al. Origin and differentiation of human memory CD8 T cells after vaccination [J]. Nature, 2017, 552(7685): 362–367.

[66] WANG D, DIAO H, GETZLER A J, et al. The Transcription Factor Runx3 Establishes Chromatin Accessibility of cis-Regulatory Landscapes that Drive Memory Cytotoxic T Lymphocyte Formation [J]. Immunity, 2018, 48

(4): 659–674.e6.

[67] GILES J R, NGIOW S F, MANNE S, et al. Shared and distinct biological circuits in effector, memory and exhausted CD8 (+) T cells revealed by temporal single-cell transcriptomics and epigenetics [J]. Nature immunology, 2022, 23(11): 1600–1613.

[68] KURPSAKI T, KOMETANI K, ISE W. Memory B cells [J]. Nature reviews. Immunology, 2015, 15(3): 149–159.

[69] VIANT C, WIRTHMILLER T, ELTANBOULY M A, et al. Germinal center-dependent and -independent memory B cells produced throughout the immune response [J]. The Journal of experimental medicine, 2021, 218(8): e20202489.

[70] CHU X, ZHANG B, KOEKEN V, et al. Multi-Omics Approaches in Immunological Research [J]. Frontiers in immunology, 2021, 12: 668045.

[71] SPITZER M H, NOLAN G P. Mass Cytometry: Single Cells, Many Features [J]. Cell, 2016, 165(4): 780–791.

[72] BEHBEHANI G K. Immunophenotyping by Mass Cytometry [J]. Methods Mol Biol, 2019, 2032: 31–51.

[73] NEWELL E W, SIGAL N, NAIR N, et al. Combinatorial tetramer staining and mass cytometry analysis facilitate T-cell epitope mapping and characterization [J]. Nature biotechnology, 2013, 31(7): 623–629.

[74] NEWELL E W, DAVIS M M. Beyond model antigens: high-dimensional methods for the analysis of antigen-specific T cells [J]. Nature biotechnology, 2014, 32(2): 149–157.

[75] Staged Phase Ⅰ/Ⅱ Hepatitis C Prophylactic Vaccine [Z]. [2019-11-19]. https://beta.clinicaltrials.gov/study/NCT01436357.

[76] PEJOSKI D, TCHITCHEK N, RODRIGUEZ POZO A, et al. Identification of Vaccine-Altered Circulating B Cell Phenotypes Using Mass Cytometry and a Two-Step Clustering Analysis [J]. J Immunol, 2016, 196(11): 4814–4831.

[77] KRAMER K J, WILFONG E M, VOSS K, et al. Single-cell profiling of the antigen-specific response to BNT162b2 SARS-CoV-2 RNA vaccine [J]. Nat Commun, 2022, 13(1): 3466.

[78] BARONE S M, PAUL A G, MUEHLING L M, et al. Unsupervised machine learning reveals key immune cell subsets in COVID-19, rhinovirus infection, and cancer therapy [J]. Elife, 2021, 10: e64653.

[79] VOSS K, HONG H S, BADER J E, et al. A guide to interrogating immunometabolism [J]. Nature reviews. Immunology, 2021, 21(10): 637–652.

[80] CHOU C H, MOHANTY S, KANG H A, et al. Metabolomic and transcriptomic signatures of influenza vaccine response in healthy young and older adults [J]. Aging Cell, 2022, 21(9): e13682.

[81] HE M, HUANG Y, WANG Y, et al. Metabolomics-based investigation of SARS-CoV-2 vaccination (Sinovac) reveals an immune-dependent metabolite biomarker [J]. Frontiers in immunology, 2022, 13: 954801.

[82] GUO S, ZHANG C, LE A. The limitless applications of single-cell metabolomics [J]. Curr Opin Biotechnol, 2021, 71: 115–122.

[83] HARTMANN F J, MRDJEN D, MCCAFFREY E, et al. Single-cell metabolic profiling of human cytotoxic T cells [J]. Nature biotechnology, 2021, 39(2): 186–197.

[84] Sell S. How vaccines work: immune effector mechanisms and designer vaccines [J]. Expert Rev Vaccines, 2019, 18(10): 993–1015.

[85] ZIOGAS A, NETEA M G. Trained immunity-related vaccines: innate immune memory and heterologous protection against infections [J]. Trends Mol Med, 2022, 28(6): 497–512.

[86] TORIDE KING M, BROOKS C L. Epitope Mapping of Antibody-Antigen Interactions with X-Ray Crystallography [J]. Methods Mol Biol, 2018, 1785: 13–27.

[87] CARTER J M, LOOMIS-PRICE L. B cell epitope mapping using synthetic peptides [J]. Curr Protoc Immunol, 2004, Chapter 9: Unit 9 4.

[88] CONG Y, DUAN L, HUANG K, et al. Alanine scanning combined with interaction entropy studying the differences of binding mechanism on HIV-1 and HIV-2 proteases with inhibitor [J]. J Biomol Struct Dyn, 2021, 39 (5): 1588-1599.

[89] ZHANG R, YANG Y, LAN J, et al. A Novel Peptide Isolated from a Phage Display Peptide Library Modeling Antigenic Epitope of DHAV-1 and DHAV-3 [J]. Vaccines (Basel), 2020, 8 (1): 121.

[90] SLADEWSKA A, SZYMANSKA A, KORDALSKA M, et al. Identification of the epitope for anti-cystatin C antibody [J]. J Mol Recognit, 2011, 24 (4): 687-699.

[91] PISHESHA N, HARMAND T J, PLOEGH H L. A guide to antigen processing and presentation [J]. Nature reviews. Immunology, 2022, 22 (12): 751-764.

[92] ELLIOTT T. Transporter associated with antigen processing [J]. Advances in immunology, 1997, 65: 47-109.

[93] SANCHEZ-TRINCADO J L, GOMEZ-PEROSACZ M, Reche P A. Fundamentals and Methods for T- and B-Cell Epitope Prediction [J]. Journal of immunology research, 2017, 2017: 2680160.

[94] MADDEN D R. The three-dimensional structure of peptide-MHC complexes [J]. Annual review of immunology, 1995, 13: 587-622.

[95] DESAI D V, KULKARNI-KALE U. T-cell epitope prediction methods: an overview [J]. Methods Mol Biol, 2014, 1184: 333-364.

[96] LAFUENTE E M, RECHE P A. Prediction of MHC-peptide binding: a systematic and comprehensive overview [J]. Curr Pharm Des, 2009, 15 (28): 3209-3220.

[97] PATRONOV A, DOYTCHINOVA I. T-cell epitope vaccine design by immunoinformatics [J]. Open Biol, 2013, 3 (1): 120139.

[98] VAN REGENMORTEL M H. The concept and operational definition of protein epitopes [J]. Philos Trans R Soc Lond B Biol Sci, 1989, 323 (1217): 451-466.

[99] JESPERSEN M C, MAHAJAN S, PETERS B, et al. Antibody Specific B-Cell Epitope Predictions: Leveraging Information From Antibody-Antigen Protein Complexes [J]. Frontiers in immunology, 2019, 10: 298.

[100] VAN REGENMORTEL M H. What is a B-cell epitope? [J]. Methods Mol Biol, 2009, 524: 3-20.

[101] VAN REGENMORTEL M H. Antigenicity and immunogenicity of synthetic peptides [J]. Biologicals, 2001, 29 (3-4): 209-213.

[102] HOPP T P, WOODS K R. Prediction of protein antigenic determinants from amino acid sequences [J]. Proc Natl Acad Sci U S A, 1981, 78 (6): 3824-3828.

[103] BLYTHE M J, FLOWER D R. Benchmarking B cell epitope prediction: Underperformance of existing methods [J]. Protein Science, 2005, 14 (1): 246-248.

[104] GREENBAUM J A, ANDERSEN P H, BLYTHE M, et al. Towards a consensus on datasets and evaluation metrics for developing B-cell epitope prediction tools [J]. Journal of Molecular Recognition, 2007, 20 (2): 75-82.

[105] SOERJOMATARAM I, BRAY F. Planning for tomorrow: global cancer incidence and the role of prevention 2020-2070 [J]. Nature reviews Clinical oncology, 2021, 18 (10): 663-672.

[106] LIN M J, SVENSSON-ARVELUND J, LUBITZ G S, et al. Cancer vaccines: the next immunotherapy frontier [J]. Nat Cancer, 2022, 3 (8): 911-926.

[107] SAHIN U, TÜRECI Ö. Personalized vaccines for cancer immunotherapy [J]. Science, 2018, 359 (6382): 1355-1360.

[108] BORDEN E S, BUETOW K H, WILSON M A, et al. Cancer Neoantigens: Challenges and Future Directions

for Prediction, Prioritization, and Validation [J]. Front Oncol, 2022, 12: 836821.

[109] FOTAKIS G, TRAJANOSKI Z, RIEDER D. Computational cancer neoantigen prediction: current status and recent advances [J]. Immunooncol Technol, 2021, 12: 100052.

[110] ERHARD F, HALENIUS A, ZIMMERMANN C, et al. Improved Ribo-seq enables identification of cryptic translation events [J]. Nature methods, 2018, 15(5): 363-366.

[111] CIBULSKIS K, LAWRENCE M S, CARTER S L, et al. Sensitive detection of somatic point mutations in impure and heterogeneous cancer samples [J]. Nature biotechnology, 2013, 31(3): 213-219.

[112] KOBOLDT D C, ZHANG Q, LARSON D E, et al. VarScan 2: somatic mutation and copy number alteration discovery in cancer by exome sequencing [J]. Genome research, 2012, 22(3): 568-576.

[113] CHEN X, SCHULZ-TRIEGLAFF O, SHAW R, et al. Manta: rapid detection of structural variants and indels for germline and cancer sequencing applications [J]. Bioinformatics, 2016, 32(8): 1220-1222.

[114] LARSON D E, HARRIS C C, CHEN K, et al. SomaticSniper: identification of somatic point mutations in whole genome sequencing data [J]. Bioinformatics, 2012, 28(3): 311-317.

[115] SAUNDERS C T, WONG W S, SWAMY S, et al. Strelka: accurate somatic small-variant calling from sequenced tumor-normal sample pairs [J]. Bioinformatics, 2012, 28(14): 1811-1817.

[116] MCLAREN W, GIL L, HUNT S E, et al. The Ensembl Variant Effect Predictor [J]. Genome biology, 2016, 17(1): 122.

[117] CINGOLANI P, PLATTS A, WANG LE L, et al. A program for annotating and predicting the effects of single nucleotide polymorphisms, SnpEff: SNPs in the genome of Drosophila melanogaster strain w1118; iso-2; iso-3 [J]. Fly, 2012, 6(2): 80-92.

[118] ROTH A, KHATTRA J, YAP D, et al. PyClone: statistical inference of clonal population structure in cancer [J]. Nature methods, 2014, 11(4): 396-398.

[119] GILLIS S, ROTH A. PyClone- Ⅵ: scalable inference of clonal population structures using whole genome data [J]. BMC Bioinformatics, 2020, 21(1): 571.

[120] XIAO Y, WANG X, ZHANG H, et al. FastClone is a probabilistic tool for deconvoluting tumor heterogeneity in bulk-sequencing samples [J]. Nature communications, 2020, 11(1): 4469.

[121] LU T, WANG S, XU L, et al. Tumor neoantigenicity assessment with CSiN score incorporates clonality and immunogenicity to predict immunotherapy outcomes [J]. Science immunology, 2020, 5(44).

[122] SAXOVÁ P, BUUS S, BRUNAK S, et al. Predicting proteasomal cleavage sites: a comparison of available methods [J]. Int Immunol, 2003, 15(7): 781-787.

[123] GOMEZ-PEROSANZ M, RAS-CARMONA A, LAFUENTE E M, et al. Identification of CD8 (+) T cell epitopes through proteasome cleavage site predictions [J]. BMC Bioinformatics, 2020, 21 (Suppl 17): 484.

[124] LUNDEGAARD C, LAMBERTH K, HARNDAHL M, et al. NetMHC-3.0: accurate web accessible predictions of human, mouse and monkey MHC class I affinities for peptides of length 8-11 [J]. Nucleic acids research, 2008, 36(Web Server issue): W509-512.

[125] LIU X S, MARDIS E R. Applications of Immunogenomics to Cancer [J]. Cell, 2017, 168(4): 600-612.

[126] O'DONNELL T J, RUBINSTEYN A, BONSACK M, et al. MHCflurry: Open-Source Class I MHC Binding Affinity Prediction [J]. Cell systems, 2018, 7(1): 129-132.e4.

[127] JENSEN K K, ANDREATTA M, MARCATILI P, et al. Improved methods for predicting peptide binding affinity to MHC class II molecules [J]. Immunology, 2018, 154(3): 394-406.

[128] RACLE J, MICHAUX J, ROCKINGER G A, et al. Robust prediction of HLA class Ⅱ epitopes by deep motif deconvolution of immunopeptidomes [J]. Nature biotechnology, 2019, 37(11): 1283-1286.

[129] BAXTER-LOWE L A. THe changing landscape of HLA typing: Understanding how and when HLA typing data

can be used with confidence from bench to bedside [J]. Human immunology, 2021, 82(7): 466-477.

[130] KAWAGUCHI S, HIGASA K, SHIMIZU M, et al. HLA-HD: An accurate HLA typing algorithm for next-generation sequencing data [J]. Human mutation, 2017, 38(7): 788-797.

[131] KIM D, PAGGI J M, PARK C, et al. Graph-based genome alignment and genotyping with HISAT2 and HISAT-genotype [J]. Nature biotechnology, 2019, 37(8): 907-915.

[132] WELLS D K, VAN BUUREN M M, DANG K K, et al. Key Parameters of Tumor Epitope Immunogenicity Revealed Through a Consortium Approach Improve Neoantigen Prediction [J]. Cell, 2020, 183(3): 818-834.e13.

[133] DE MATTOS-ARRUDA L, VAZQUEZ M, FINOTELLO F, et al. Neoantigen prediction and computational perspectives towards clinical benefit: recommendations from the ESMO Precision Medicine Working Group [J]. Ann Oncol, 2020, 31(8): 978-990.

[134] KESKIN D B, ANANDAPPA A J, SUN J, et al. Neoantigen vaccine generates intratumoral T cell responses in phase Ib glioblastoma trial [J]. Nature, 2019, 565(7738): 234-239.

[135] OTT P A, HU Z, KESKIN D B, et al. An immunogenic personal neoantigen vaccine for patients with melanoma [J]. Nature, 2017, 547(7662): 217-221.

[136] SAHIN U, DERHOVANESSIAN E, MILLER M, et al. Personalized RNA mutanome vaccines mobilize poly-specific therapeutic immunity against cancer [J]. Nature, 2017, 547(7662): 222-226.

[137] VONDERHEIDE R H, NATHANSON K L. Immunotherapy at large: the road to personalized cancer vaccines [J]. Nature medicine, 2013, 19(9): 1098-1100.

[138] BRUXELLE J F, TRATTNIG N, MUREITHI M W, et al. HIV-1 Entry and Prospects for Protecting against Infection [J]. Microorganisms, 2021, 9(2).

[139] WANG H B, MO Q H, Yang Z. HIV vaccine research: the challenge and the way forward [J]. Journal of immunology research, 2015, 2015: 503978.

[140] RERKS-NGARM S, PITISUTTITHUM P, NITAYAPHAN S, et al. Vaccination with ALVAC and AIDSVAX to prevent HIV-1 infection in Thailand [J]. The New England journal of medicine, 2009, 361(23): 2209-2220.

[141] HAYNES B F, GILBERT P B, MCELRATH M J, et al. Immune-correlates analysis of an HIV-1 vaccine efficacy trial [J]. The New England journal of medicine, 2012, 366(14): 1275-1286.

[142] CHUNG A W, ALTER G. Systems serology: profiling vaccine induced humoral immunity against HIV [J]. Retrovirology, 2017, 14(1): 57.

[143] CHUNG A W, KUMAR M P, ARNOLD K B, et al. Dissecting Polyclonal Vaccine-Induced Humoral Immunity against HIV Using Systems Serology [J]. Cell, 2015, 163(4): 988-998.

[144] MOODIE Z, DINTWE O, SAWANT S, et al. Analysis of the HIV Vaccine Trials Network 702 Phase 2b-3 HIV-1 Vaccine Trial in South Africa Assessing RV144 Antibody and T-Cell Correlates of HIV-1 Acquisition Risk [J]. The Journal of infectious diseases, 2022, 226(2): 246-257.

[145] SOK D, BRINEY B, JARDINE J G, et al. Priming HIV-1 broadly neutralizing antibody precursors in human Ig loci transgenic mice [J]. Science (New York, NY), 2016, 353(6307): 1557-1560.

[146] BURTON D R. Advancing an HIV vaccine; advancing vaccinology [J]. Nature reviews Immunology, 2019, 19(2): 77-78.

[147] JARDINE J, JULIEN J P, MENIS S, et al. Rational HIV immunogen design to target specific germline B cell receptors [J]. Science (New York, NY), 2013, 340(6133): 711-716.

[148] LUO S, JING C, YE A Y, et al. Humanized V (D) J-rearranging and TdT-expressing mouse vaccine models with physiological HIV-1 broadly neutralizing antibody precursors [J]. Proc Natl Acad Sci USA, 2023, 120(1):

e2217883120.

[149] COLLINS D R, GAIHA G D, WALKER B D. CD8 (+) T cells in HIV control, cure and prevention [J]. Nature reviews Immunology, 2020, 20(8): 471–482.

[150] KORBER B, FISCHER W. T cell-based strategies for HIV-1 vaccines [J]. Human vaccines & immunotherapeutics, 2020, 16(3): 713–722.

[151] POUWELS K B, PRITCHARD E, MATTHEWS P C, et al. Impact of Delta on viral burden and vaccine effectiveness against new SARS-CoV-2 infections in the UK [J]. Nat Med, 2021, 27(12): 2127–2135.

[152] FISCHER W, PERKINS S, THEILER J, et al. Polyvalent vaccines for optimal coverage of potential T-cell epitopes in global HIV-1 variants [J]. Nature medicine, 2007, 13(1): 100–6.

[153] ONDONDO B, MURAKOSHI H, CLUTTON G, et al. Novel Conserved-region T-cell Mosaic Vaccine With High Global HIV-1 Coverage Is Recognized by Protective Responses in Untreated Infection [J]. Mol Ther, 2016, 24(4): 832–842.

[154] ROLLAND M, NICKLE D C, MULLINS J I. HIV-1 group M conserved elements vaccine [J]. PLoS pathogens, 2007, 3(11): e157.

[155] BAROUCH D H, TOMAKA F L, WEGMANN F, et al. Evaluation of a mosaic HIV-1 vaccine in a multicentre, randomised, double-blind, placebo-controlled, phase 1/2a clinical trial (APPROACH) and in rhesus monkeys (NHP 13-19) [J]. Lancet (London, England), 2018, 392(10143): 232–243.

[156] IULIANO A D, ROGUSKI K M, CHANG H H, et al. Estimates of global seasonal influenza-associated respiratory mortality: a modelling study [J]. Lancet (London, England), 2018, 391(10127): 1285–1300.

[157] ERBELDING E J, POST D J, STEMMY E J, et al. A Universal Influenza Vaccine: The Strategic Plan for the National Institute of Allergy and Infectious Diseases [J]. The Journal of infectious diseases, 2018, 218(3): 347–354.

[158] WANG W C, SAYEDAHMED E E, SAMBHARA S, et al. Progress towards the Development of a Universal Influenza Vaccine [J]. Viruses, 2022, 14(8): 1684.

[159] GILES B M, ROSS T M. A computationally optimized broadly reactive antigen (COBRA) based H5N1 VLP vaccine elicits broadly reactive antibodies in mice and ferrets [J]. Vaccine, 2011, 29(16): 3043–3054.

[160] GILES B M, CREVAR C J, CARTER D M, et al. A computationally optimized hemagglutinin virus-like particle vaccine elicits broadly reactive antibodies that protect nonhuman primates from H5N1 infection [J]. The Journal of infectious diseases, 2012, 205(10): 1562–1570.

[161] HUANG Y, FRANCA M S, ALLEN J D, et al. Next Generation of Computationally Optimized Broadly Reactive HA Vaccines Elicited Cross-Reactive Immune Responses and Provided Protection against H1N1 Virus Infection [J]. Vaccines, 2021, 9(7): 793.

[162] KAMLANGDEE A, KINGSTAD-BAKKE B, ANDERSON T K, et al. Broad protection against avian influenza virus by using a modified vaccinia Ankara virus expressing a mosaic hemagglutinin gene [J]. Journal of virology, 2014, 88(22): 13300–13309.

[163] SHARMA S, KUMARI V, KUMBHAR B V, et al. Immunoinformatics approach for a novel multi-epitope subunit vaccine design against various subtypes of Influenza A virus [J]. Immunobiology, 2021, 226(2): 152053.

[164] JAFARI D, MALIH S, GOMARI M M, et al. Designing a chimeric subunit vaccine for influenza virus, based on HA2, M2e and CTxB: a bioinformatics study [J]. BMC molecular and cell biology, 2020, 21(1): 89.

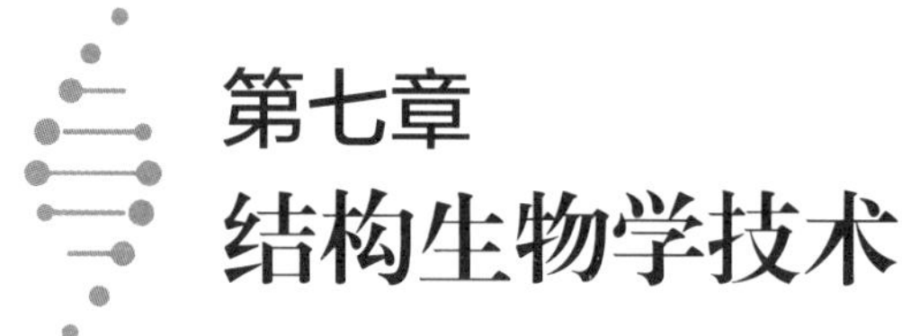

第七章 结构生物学技术

第一节　结构生物学概述

一、结构生物学发展史

结构生物学是以生物大分子（蛋白质、核酸、糖类等）及其复合物等为对象，研究其结构、结构与功能关系，以及如何在生物体内发挥作用的学科。提到结构生物学的发展不得不提及 X 射线的发现。1895 年，伦琴在进行阴极射线的实验过程中发现了 X 射线的存在；十几年后，劳埃发现了晶体的 X 射线衍射现象。之后几十年时间，科学家们一直致力于如何应用 X 射线技术解析生物大分子的结构。直至 1953 年，X 射线晶体学技术获得了巨大的突破：沃森和克里克通过 DNA 的 X 射线衍射图案建立了 DNA 的双螺旋结构模型，奠定了核酸在分子生物学中的核心地位，同时这一伟大发现也为结构生物学之后几十年的迅速发展奠定了基础。

在 DNA 结构被解析后，第一个蛋白质分子 – 抹香鲸的肌红蛋白的高分辨率晶体结构也于 1960 年在《自然杂志》发表[1]，与现在科学家们解析的复杂蛋白质结构相比，虽然肌红蛋白是仅由 8 条 α 螺旋组成的简单结构，但其意义十分重大。20 世纪到 60 年代末，血红蛋白、溶菌酶、核糖核酸酶等更多重要蛋白质的高分辨率结构陆续获得解析，表明蛋白质晶体学作为结构生物学的奠基者和开路先锋已逐渐形成一门成熟的学科；70—80 年代，多维核磁共振波谱学的发明使得在水溶液中研究生物大分子成为可能；从 80 年代至 21 世纪初，随着冷冻电子显微镜的发明，结构生物学已拓展到对复杂的超大分子体系，甚至细胞器的研究。伴随着核磁共振技术和冷冻电镜三维重构技术的发展，蛋白质结构的数量也呈现指数级增长（图 7–1），结构生物学也随之进入了全盛时期。到 2023 年初，投递到蛋白质结构数据库（Protein Data Bank，PDB）（https://www.rcsb.org/）的结构文件已超过 20 万个。这些结构已从早期的单一简单的分子过渡到多个分子的复合物，甚至包括非洲猪瘟病毒、核孔复合物等超大病毒或复杂的分子机器；从早期的可溶蛋白到多次跨膜的膜蛋白；从大分子的静态构象到动态变化规律的研究等。

纵观结构生物学的发展历程，离不开物理学、化学、数学、计算科学等众多学科的交叉合作。目前，结构生物学作为生命科学的前沿和主流学科，已渗透到生命科学的各个领域，并为相应学科的生物学功能提供了原子水平的精确分子机制。

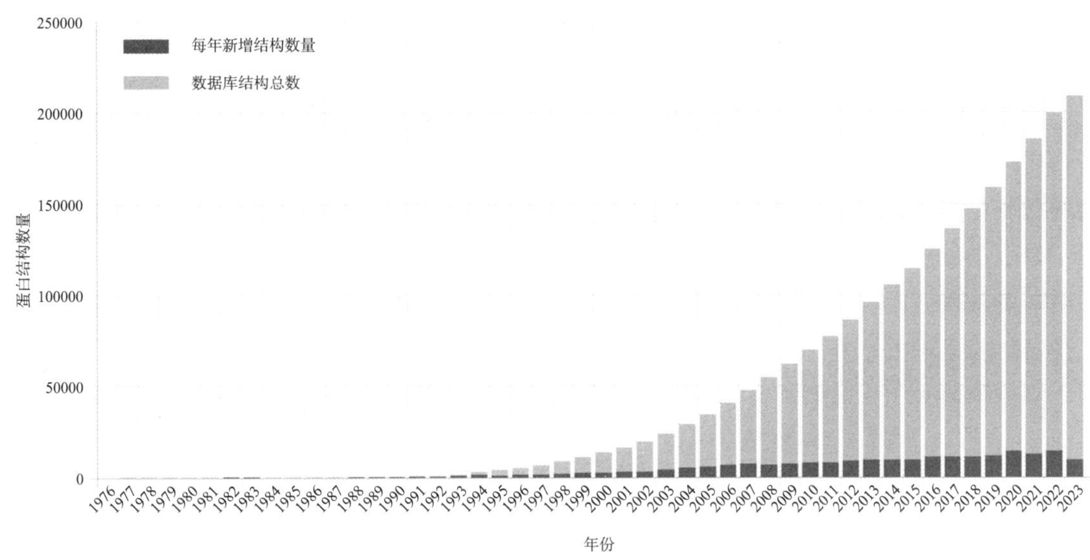

图 7-1　PDB 中的结构数量（1976 年至今）

二、结构生物学的研究对象

细胞作为高等生物的结构和功能元件，是由包括蛋白质、核酸、糖类和脂质等行使生物学功能的生物大分子及其复合物形成的有机整体。其中蛋白质作为生命活动的主要承担者，是结构生物学研究的重点。千差万别的蛋白质要发挥各自独特的生物学功能，就必须具备特定的空间结构，探求蛋白质的空间结构以及结构与功能的关系是目前蛋白质研究的核心问题之一。一方面，解析蛋白质分子的三维结构，以结构为基础的功能研究将更高效和有针对性；另一方面，高分辨率的蛋白质结构解析有助于揭示已经积累多年的生化数据。此外，精确的三维结构也是药物靶向设计的基础。考虑到蛋白质也是大多数疫苗的主要功能成分（如灭活疫苗、重组亚单位疫苗、病毒样颗粒疫苗等），下面将对蛋白质的结构进行简单介绍。

组成人体的蛋白质仅由 20 种氨基酸构成，这些氨基酸经过不同长度及排列组合可以组成数量庞大的蛋白质种类。根据氨基酸性质，这 20 种氨基酸可大致分为极性氨基酸、非极性氨基酸、酸性氨基酸、碱性氨基酸等，对每种氨基酸性质的深入理解是结构指导疫苗设计的基础。氨基酸通过共价键 - 肽键连接，形成大小不一、结构和功能多样的蛋白质。一般来讲，可将蛋白质结构分为一级结构、二级结构、三级结构以及四级结构。其中一级结构为蛋白质分子中的氨基酸残基序列，其序列由编码相应蛋白质的核苷酸序列决定；二级结构为氨基酸肽链主链原子形成的有规律性的结构元素，包括 α 螺旋、β 折叠、β 转角以及无规卷曲等基本类型；三级结构包括整条肽链全部原子的相对空间位置，是在二级结构的基础上，进一步折叠和卷曲形成的球状分子；四级结构是具有多个三级结构的多肽链之间通过非共价键形成的聚体结构，其中，每个具有三级结构的多肽链被称作亚基。蛋白质大分子的生物学活性通常需要完整的空间构象形成功能区域，而单个亚基可能无法构成完整的功能区域，通常需要多个亚基组成。例如，新型冠状病毒（SARS-CoV-2）的刺突蛋白（spike，S）具有 S1 和 S2 两个亚基，其中 S1 亚基主要负责与宿主受体的结合，S2 亚基主要介导入侵的膜融合过程，二者协同作用，保证新型冠状病毒的顺利入侵。

三、结构生物学的研究意义

蛋白质的生物学功能是由高级结构决定的，即使一级结构相同的蛋白质也可能具有不同的高级结构及生物学功能。例如，能引起疯牛病的朊蛋白（prion），其在健康动物和患病动物中一级结构相同，但由于高级结构的差异而导致其功能大相径庭。通过结构生物学技术解析蛋白质的高级结构，有助于揭示蛋白质行使其生物学功能的精确机制。在此基础上，科学家可根据具体结构和作用机制有针对性的设计小分子抑制剂等药物分子，抑制致病相关的关键蛋白质活性，达到治疗性目的。后基因组时代使基于结构的新药设计进入了快速发展阶段，目前根据人类基因组测序结果显示，有20000~25000个人类蛋白质编码基因，而每个基因至少可以编码一种蛋白质。人体的所有生物学功能都是在这些蛋白质的参与下有序完成，其中部分蛋白质也参与病理过程，为基于结构的药物设计提供了关键靶点。例如，2021年全球小分子药物销售冠军——抗凝药艾乐妥（Eliquis），是基于凝血因子Xa（factor Xa）结构设计的抑制剂，可通过直接抑制凝血因子Xa的活性，从而抑制凝血酶的生成，阻断血栓形成和凝血[2]；辉瑞公司研发的针对SARS-CoV-2的特效治疗性药物——Paxlovid是基于SARS-CoV-2主蛋白酶M的结构设计研发的小分子抑制剂奈玛特韦、利托那韦构成的复方制剂。M蛋白酶是SARS-CoV-2在翻译RNA中的关键酶之一，负责病毒自身RNA编码合成的多聚蛋白的剪切，通过使用该蛋白酶抑制剂药物，病毒合成的蛋白质不能被剪切，从而阻碍病毒的成熟和复制过程[3]。

俗话说："眼见为实。"通过结构生物学的手段"看见"构成生命活动的基础分子如蛋白质、核酸等的微观结构将极大地帮助研究人员在原子水平上剖析复杂的生命活动，科学家可基于此设计出有针对性的治疗性药物或疫苗。目前，基于蛋白质结构的理性药物设计已逐渐成为当今生物医药产业创新药的主要研发方向。

第二节　结构生物学主要研究方法

核磁共振技术、X射线晶体学技术和冷冻电子显微镜技术是目前研究生物大分子－蛋白质原子分辨率三维结构的主要技术手段。这三种技术手段的发明和发展极大地增进了人们对于蛋白质结构及其功能的理解，下面将分别介绍这三种技术。

一、核磁共振技术

原子核有自旋运动，在恒定的磁场中，自旋的原子核将绕外加磁场作回旋转动，称为进动。进动有一定的频率，它与所加磁场的强度成正比，处于静磁场中的自旋核会绕磁场方向进动并产生能级裂分。如在垂直磁场方向加一个射频场，当射频场的频率与其进动频率相等时，处于低能态的核便吸收射频能，从低能态跃迁到高能态，这时原子核进动与电磁波产生共振，即核磁共振现象。核磁共振发生时，原子核吸收电磁波的能量，记录下的吸收曲线就是核磁共振谱。由于不同生物分子中原子核的化学环境不同，将会有不同的共振频率，产生不同的共振谱。通过记录这种波谱即可判断该原子在分子中所处的位置及相对数目，用以进行定量分析及分子量的测定，并对有机化合物进行结构分析。

核磁共振技术可以直接研究溶液中更接近生理状态下的分子构象，且无须复杂的结晶过程，也无须解决相位的难题，即可获得动力学信息，但由于方法限制，目前仅可应用于解析相对分子质量较小的分子结构[4]。关于核磁共振技术将在本书第二十八章进行更详细的介绍，在此不再赘述。

二、X 射线晶体学技术

X 射线晶体学是利用生物大分子中的电子对 X 射线的散射作用，获得晶体中电子密度的分布，进而分析晶体中原子排列坐标即晶体结构的学科。科学家们从 20 世纪 50 年代末就开始借助 X 射线照射蛋白质晶体，计算蛋白质的精细三维结构。近几十年来，随着 X 射线光源质量（强度、单色性、准直性、微聚焦等）、探测器（灵敏度、检测速度等）以及计算能力的提升，使得 X 射线晶体学技术越来越多地应用于生物大分子的结构解析当中[5]。X 射线晶体学适用于研究各种尺度蛋白质的结构，甚至可以测定全病毒[6]和核糖体等复杂超大分子机器的结构[7]。近年来，蛋白质 X 射线晶体学无论是从结构测定的方法，还是结构测定的仪器设备上都有了飞跃的发展。可变波长的同步辐射加速器的应用大大促进了高分辨率、高质量的晶体衍射数据的收集；低温技术的广泛应用使冷冻后的蛋白质晶体在衍射过程中所受的辐射损害大大降低；各种形式的面探测器和 CCD 的出现大幅度提高了数据收集的速度和精度；X 射线自由电子激光的短波长和超快特性为蛋白质结构和分子动力学研究提供了新的契机；各种计算机硬件和软件的发展也为晶体学发展提供了强有力的计算工具。3 Å 以上分辨率的蛋白质精细结构即可提供丰富的信息，如特定原子的位置、原子之间的相互作用（如氢键、盐键等）、溶剂的亲和性及分子内柔性的变化等。下面将主要介绍蛋白质结晶和晶体结构解析的原理和方法。

（一）蛋白质晶体生长的原理和方法

蛋白质结晶是指蛋白质分子在过饱和溶液中按照一定规则排列堆积而形成有序聚集体的过程。晶体生长首先要形成一个晶核，然后以晶核为核心，蛋白分子按一定规律重复排列堆积，在三维空间上不断拓展，从而形成宏观上的晶体。

1. 蛋白质晶体生长的原理

（1）晶核形成

当蛋白质分子在溶液中达到过饱和状态时，可发生有序聚集形成热力学上稳定存在的有序聚集体，即晶核。这个过程要求蛋白质分子浓度过饱和并高于某个临界值，方可克服自由能势垒并进行有序排列，当有序聚集体达到一定尺寸时，就形成了晶核。

（2）晶体生长

当晶核出现后，游离在溶液中的蛋白质分子可不断地按照晶格排列结合到晶核上，同时部分分子也可逆地从晶核上解离。当结合速率高于解离速率时，蛋白晶体尺寸会逐渐增大，这就是晶体生长的过程。

（3）生长停止

当晶体生长到一定规格，由于溶液中蛋白质浓度已逐步降低至饱和浓度附近，被蛋白质浓度所驱动的结合速率不断下降，直至与解离速率相同，此时晶体停止生长。

2. 蛋白质晶体生长的方法

目前常用的蛋白质晶体的生长方法包括气相扩散法、透析法和液－液扩散法[8]等。

（1）气相扩散法

目前已解析结构的蛋白质晶体的获得大多是采用气相扩散法。气相扩散法主要分为悬滴法和坐滴法。以悬滴法为例，其方法是在盖玻片上向高浓度的蛋白溶液中加入等体积的结晶池液形成一个小液滴，再将盖玻片倒置于池液上方，用真空脂密封，形成一个密闭的空间。在这个密闭空间中，悬滴中的池液浓度只有下方小池中溶液浓度的一半，通过蒸气扩散交换，悬滴中的水分子会逐渐扩散到空气中进而进入下方的池液，从而缓慢提高蛋白质液滴中的蛋白质浓度，同时悬滴中的沉淀剂浓度的提高会使蛋白质分子的溶解度降低，当蛋白质分子达到过饱和时就可能析出晶体（图 7–2）。

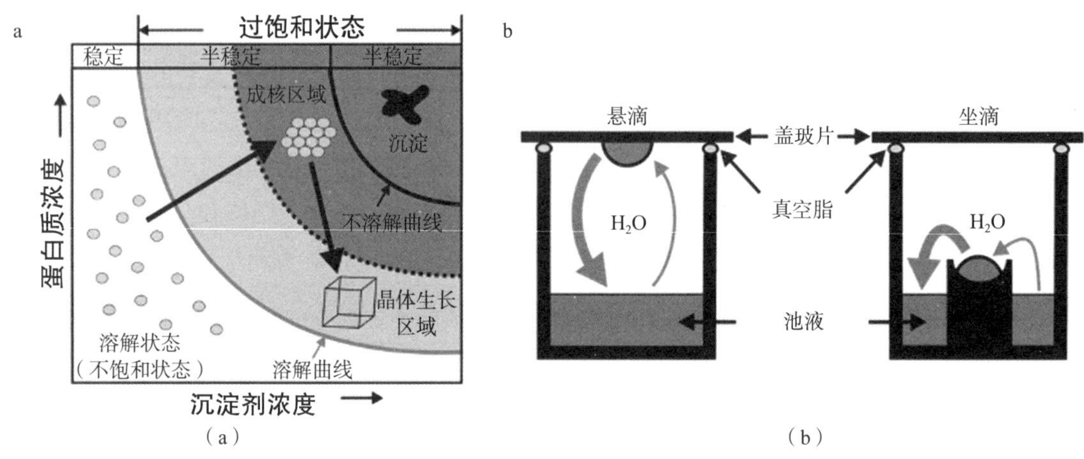

图 7–2　蛋白质结晶（a）及气相扩散法（b）原理[7]

（2）透析法

是利用半透膜允许小分子透过而不允许大分子透过的性质，来调节蛋白质溶液中的沉淀剂浓度、离子强度以及 pH，从而使蛋白质溶液缓慢到达晶核形成点。

（3）液－液扩散法

此方法中，沉淀剂直接通过液－液界面扩散到蛋白质溶液中，在界面处形成沉淀剂浓度梯度，并在局部形成过饱和，促使晶核形成。这种方法在实验室中的应用不如其他方法普遍，更适用于微重力环境。

（二）晶体生长条件的初步筛选及条件优化

蛋白质结晶条件的筛选是一个非常耗时、耗力的工作，蛋白质分子的一个氨基酸点突变或几个氨基酸的缺失，都有可能使结晶条件发生很大的变化。如何获得高质量晶体是蛋白质晶体学中的关键及难点。蛋白质的结晶条件没有规律可言，目前仍没有办法可以预测特定蛋白质的结晶条件，只能通过高通量的晶体生长条件筛选来获得晶体。影响蛋白质晶体生长的关键性因素有很多，包括样品的纯度和均一性、样品浓度、晶体生长温度、溶液 pH、沉淀剂种类和浓度、添加剂等。而对蛋白质晶体筛选和优化的过程就是对这些可能影响结晶的因素进行多种尝试和不断改进的过程。为了简化蛋白质结晶条件的筛选过程，很多公司根据大量理论研究和实践经验，将一些常用的沉淀剂、添加剂和不同 pH 的缓冲溶液，以一定的配比进行组合，目前已有很多商业化晶体生长条件筛选试剂盒可供研究者选择，例如，Hampton Research 公司的 Crystal Screen、Index、PEG/Ion、SaltRx、MembFac 等，极大地方便了蛋白质晶体的筛选获得。此外，蛋白质结晶筛选工作站如 Mosquito 等的广泛应用，也大大提高了晶体筛选的效率并极大节约了初筛蛋白质样品的用量。

一旦筛选获得蛋白质晶体，就可以在此晶体生长条件基础上进行结晶条件的优化。可优化的参数主要包括以下几点。

1. 沉淀剂浓度

沉淀剂的浓度直接影响晶体生长的数目和速度，进而影响晶体质量。常用的沉淀剂包括聚乙二醇（polyethylene glycol，PEG）、异丙醇、戊二醇以及硫酸铵等。

2. pH

结晶溶液的 pH 决定了蛋白质分子的带电性质，有时候，pH 的微量变化就可以阻止或促进蛋白质晶体的产生。

3. 温度

温度可以改变气相扩散的速度以及蛋白质分子在液滴中的热运动速率，也会影响蛋白质结晶的品质。一般来说，蛋白质晶体生长的速度不宜太快，否则会影响晶体衍射质量。因此，可以通过改变晶体生长温度的方法来调节其生长速度。值得注意的是，温度变化往往会破坏晶体的内部有序性，故在处理晶体时要尽可能减少晶体的环境温度变化。

4. 添加剂

有时使用一些添加剂可以明显改善晶体质量。例如，少量的甘油可以防止过多的晶核产生，有利于得到少量的、更大的单晶；某些金属离子和去垢剂等的添加对提高晶体衍射质量也有帮助。

除了上述的优化方法之外，作为结晶的主体，蛋白质样品本身的性质至关重要，有时不同纯化批次的蛋白质样品，其晶体质量也会相差很多。因此，稳定蛋白质的表达和纯化条件，提高蛋白质的纯度和均一度非常关键。另外，有些蛋白质的某些柔性区域不利于结晶或者导致晶体的衍射质量差，可以通过截取保守稳定的结构域或者用相应的蛋白酶来消化柔性区等方法来优化获取高质量的蛋白质晶体。

（三）衍射数据收集和数据处理

由于蛋白质晶体在速冻过程中容易形成冰晶，严重影响衍射数据质量，因此在进行衍射前，应该先对晶体进行防冻剂的筛选。防冻剂的存在可以有效防止晶体在液氮冷冻过程中形成微小的冰晶并在衍射过程中产生“冰环”影响部分衍射点的数据收集。常用的防冻剂包括甘油、蔗糖、PEG 等。实际操作时通常将蛋白质晶体从池液中捞出后在防冻剂中浸泡 5~10 秒，再迅速转入液氮中冷冻保存。将冷冻的晶体转运至同步辐射光源进行衍射实验，对衍射情况较好的晶体进行最终的数据收集，此过程会根据实际情况选用不同的波长、曝光时间、回摆角以及数据收集的角度等。

收集的蛋白质晶体衍射数据可用 HKL3000[9] 等经典的晶体学程序包进行处理，处理过程包括对每一张衍射图进行指标化，对每一个衍射点进行衍射强度积分，对所有衍射点进行整合以及空间群的初步确定等。然后可使用 CCP4 软件包[10] 中的 MATTHEWS_COEF 程序计算晶体的马修斯系数（Matthews coefficient）[11]。MATTHEWS_COEF 通过给定晶胞参数、空间群、蛋白质分子量等信息，计算所有可能的晶胞分子数及对应的马修斯系数和溶剂含量。由于蛋白质晶体中存在大量的结晶水分子，一般来说，蛋白质晶体的溶剂含量为40%~60%，可根据此标准初步确定晶体的一个不对称单位所含的蛋白质分子数，这个参数将用于后续的结构解析。

（四）结构解析

1. 相位的确定

结构因子的振幅及相位是物理上相对独立的量。三维结构的解析可转化为分别对结构因子振幅和相位的求解问题。X 射线衍射实验记录的衍射图样反映的是衍射点强度分布信息，而相位信息无法直接在衍射中测得。因此在获得蛋白质晶体衍射数据之后，还需解决蛋白质晶体相位这一关键问题。相位问题是除高质量蛋白质晶体的获得以外，X 射线晶体学的另一核心难题。目前，在蛋白质晶体学中确定相位主要有三种实验方法，即分子置换法[12]、同晶置换法[13]以及反常散射法[14]。

（1）分子置换法

在蛋白质分子晶体结构测定中，假如存在含有同源氨基酸序列并且已经解析结构的蛋白质，原则上可以设法由已知晶体结构来推引出未知晶体结构中相同或类似分子在不同晶胞中的取向和位置，从而得到目标分子结构的初始模型，解决这一类结构问题的方法称为分子置换法。通常要求已知结构的蛋白质与待解析结构的蛋白质有较高的序列相似性（一般要求在 30% 以上）。这种方法将已有的蛋白质结构模型作为计算相位的初始模型，再通过旋转和平移函数计算，确定与未知分子的相对空间取向（计算旋转函数）和所需的平移（计算平移函数）参数。随着 PDB 数据库中已经测定的蛋白质结构数目的急剧增加，分子置换已成为目前晶体学结构解析中最常用的方法。常用的分子置换软件包括 Phaser[15]和 MOLREP[16]，它们可以自动化执行旋转函数和平移函数计算，方便易用，被集成在很多软件包中。例如 CCP4 软件包中的 Phaser MR 程序，它使用最大似然法（Maximum-likelihood，ML）评估分子置换解的可能性，计算结束后会根据 LLG（log-likelihood gain）值的大小排列出所有可能的解，通常 TFZ（translation function Z score）> 8 且 LLG > 0 则表明该解是正确的。

（2）同晶置换法

是蛋白质晶体学领域用于相位确定的经典方法，其基本思想是把散射能力强的重金属原子，如 Hg、Pb 等，引入蛋白质晶体中作为标志原子，然后设法解出这些数量较少的重原子在晶胞中的坐标，由这些坐标计算出重原子散射波在各衍射点的相角，再推引出蛋白质分子在各衍射中的相位。在实际操作中，需要对晶体进行不同种类重原子的浸泡或共结晶实验，得到与母体晶体晶型相同的衍生物晶体。这一方法要求重原子结合到蛋白质分子后不会引起蛋白质结构和晶胞参数的较大变化，这样，母体晶体和衍生物晶体之间的衍射强度差别就可以确定是由所结合的重原子引起的。

（3）反常散射法

这种方法包括单波长反常散射法和多波长反常散射法，这两种方法都是基于晶体中的重原子在入射 X 射线波长接近原子吸收边时的反常散射效应建立。在正常散射条件下，衍射图谱是中心对称的，遵循弗里德尔定律。而对于重原子，当 X 射线的频率接近原子的吸收边时，会发生共振使电子加速增强，电子对 X 射线的吸收会扰乱正常散射，由此产生的散射称为反常散射。考虑到蛋白质晶体大多是由 C、H、O、N 等轻原子组成，它们的反常散射信号非常弱，而当蛋白质分子中存在天然或人为加入的重原子，就能检测到较强的反常散射信号。散射性质上的这种差别使得反常散射对于相角的确定十分有用，目前最常用的方法是在蛋白质重组表达中用硒代甲硫氨酸取代分子中的甲硫氨酸，即可表达出带有重原子硒的蛋白质用于晶体生长和衍射数据收集，获取确定重原子位置所需的反常散射信号[17]。反常散射法常用的软件包括 SHELX C/D/E[18] 和 Phenix.AutoSol[19] 等。

2. 模型搭建及结构修正

相位求解后得到初始电子密度图，开始结构模型的搭建。蛋白质结构模型的修正主要采用实空间和倒易空间修正相结合的方法进行。倒易空间的修正可以使用 Phenix.refine[20] 程序进行自动修正，包括刚体修正、能量最小化修正和温度因子修正等。实空间的修正主要使用 Coot[21] 软件，以 Fo-Fc、2Fo-Fc 的电子密度图作为指导，对模型中的原子位置进行手工调整，使其与电子密度图相匹配的同时也符合立体化学参数限制，如此进行多轮反复迭代修正直至优化效应趋近不变。最后，待 R 因子降至合理范围且不再随着修正继续降低，根据电子密度进行结晶水分子的添加，获得蛋白质的最终晶体结构。

3. 晶体结构评估

晶体结构评估是对上述经过模型搭建及结构修正的模型质量进行直接可靠的分析，相关评估参数包括晶体学 R 因子、自由 R 因子和立体化学参数，如二面角构象分布、键长和键角与理论值的偏差以及原子间距离是否合理等。模型质量的分析可通过程序进行，如 PROCHECK[22] 可对二面角的立体化学参数进行检查，Baverage 程序可分析结构中氨基酸残基的温度因子（B 因子），模型质量参数的一些标准如下。

（1）晶体学 R 因子和自由 R 因子

R 因子是晶体学中评估模型质量的重要指标之一，R 因子越小，表明晶体结构模型与实验衍射数据强度之间的符合度越好。R 因子可以用来判断晶体结构模型的可靠性和精度，并且辅助晶体学结构修正过程。蛋白质晶体学 R 因子一般在 20% 左右，与晶体的衍射分辨率有关。自由 R 因子是随机抽取部分不参与修正过程的衍射点（一般占总数据的 5% 左右）的 R 因子，显而易见，自由 R 因子比 R 因子会大一些，但其差值一般需在 2%~5% 的范围，如果差别大于 10%，则说明结构可能是不准确的。

（2）二面角构象分布

在蛋白质结构中，除了甘氨酸的二面角构象存在更大的柔性，其他氨基酸残基的二面角构象的分布是受立体化学限制的（其中脯氨酸的二面角仅能采取顺式或反式的构象）。在反映二面角构象分布的拉氏图中，包括最适区、允许区和不允许区，通常一个正确的蛋白质结构的二面角构象至少有 90% 以上的残基位于最适区内。

（3）温度因子

其度量了晶体中原子热运动的程度，在一定程度上可反映结构模型的质量。通常分子中柔性区域的温度因子往往高于 α 螺旋和 β 折叠等二级结构区域的温度因子，侧链的温度因子往往高于主链的温度因子，蛋白质分子表面氨基酸残基的温度因子高于蛋白质内部氨基酸残基的温度因子。

（4）非成键原子间距离

考虑到空间位阻效应，一个正确的蛋白质结构模型中不应该存在过近的原子接触。

如今，在一定程度上，蛋白质晶体学已成为一种常规的技术手段，它可在原子或接近原子的水平上分析蛋白质的精细三维结构，辅助其他学科的发展。目前 PDB 数据库中约 85% 的蛋白质结构是通过同步辐射 X 光源获得，由此可见 X 射线晶体学在蛋白质结构解析中的重要地位。

三、冷冻电子显微镜技术

近年来，冷冻透射电子显微镜技术飞速发展，越来越多的生命科学领域的难题应用冷冻电镜技术获得答案，冷冻电镜在生命科学、医学、材料学、药物研发及疫苗设计等多个领域发挥着越来越重要的作用。但实际上，早期的电子显微镜在生命科学领域的应用明显落后于其他学科，主要原因是电子显微镜的电子束能量极高，如果将其直接照射在生物样品表面，会使生物样品带来不可逆的辐射损伤，丢失很多的结构信息。所以在早期，研究人员都是使用负染色的方法来收集生物大分子的低分辨率结构信息。直到 1974 年，研究人员首次提出生物样品冷冻的概念，验证冷冻样品能够适应高真空环境并有效降低辐射损伤，才实现了较高分辨率成像[23]。之后 Dubochet 教授等人开发出沿用至今的冷冻生物样品的方法，这种玻璃态的生物样品更加适用于透射电镜的成像要求。1996 年，单颗粒三维重构技术及其中央截面定理等核心理论的提出，实现了从样品二维投影到三维立体结构的重构[24]。此外，直接电子探测器的发明使得电镜图像在质量上和收集速度上都有了大幅度提高。得益于以上技术的突破，冷冻电镜技术已逐步成为解析蛋白质大分子复合体的常规手段。目前，利用冷冻电子显微镜解析的高分辨率大分子复合物结构数目急剧增长，存入电子显微镜数据库（electron microscopy data bank，EMDB）的电子密度图已接近 3 万，其中，2013 年程亦凡教授等解析获得 3.4Å 近原子分辨率的 TRPV1 膜蛋白结构[25]，被认为是冷冻电镜结构生物学研究的里程碑事件。

冷冻电镜技术是将透射电子显微镜成像结合冷冻样品的制备以获得高信噪比的投影图像的技术。冷冻透射电镜的总体工作原理是把经加速和聚集的高能电子束投射到样品上，电子受样品原子核周围电场调制而改变移动路径，从而产生探测器处电子相位信息变化，因此透过样品后的电子束携带有样品内部的结构信息，可以形成明暗不同的影像，影像将在放大、聚焦后在成像器件上显示出来。通常透射电子显微镜由电子枪、聚光镜、样品室、物镜、中间镜、透射镜以及真空泵、照相装置等组成。对于冷冻电子显微镜，其低温、真空环境与所用的冷冻样品对于减少样品的辐射损伤与保持其天然构象起到重要作用。

冷冻电镜三维重构技术的理论基石是中央截面定理，该定理认为三维物体沿电子束方向投影的傅里叶变换是该物体所对应的傅里叶空间中通过中心且垂直于投影方向的一个截面[26]。冷冻电镜数据解析方法可总结为：首先通过实验收集大量相同颗粒在各个不同方向的投影（角度搜索方法为单颗粒分析法，single particles analysis，SPA），或者是同一样品在不同角度的投影（电子断层成像，tomography），然后通过匹配投影等方法确定每张图像的中心与取向，之后将每张投影的图片进行傅里叶变换，得到该投影二维的傅里叶空间中心截面，下一步按投影方向将这些二维的傅里叶空间中心截面填充到三维的傅里叶空间所对应的切面，获取整个物体三维结构在倒易空间中的三维傅里叶函数，将此函数进行反傅里叶变换，即获得整个物体的三维结构。这样一套理论的运用使得利用透射电镜来解析生物大分子三维结构成为可能。

经过几十年的发展冷冻电镜技术已经发展出三种方法：第一种为单颗粒分析技术，主要用于解析具有全同性的生物大分子结构，为目前的主流技术手段；第二种是电子断层技术，其主要针对不具全同性的超分子体系和亚细胞体系；第三种为微电子衍射技术（micro electron diffraction，MicroED），是将晶体学和电镜相结合，用冷冻电镜去观察晶体的新技术。下面将主要介绍利用单颗粒分析技术解析蛋白质大分子结构的主要流程。

（一）冷冻电镜样品制备及数据收集

在结构生物学的研究中，样品制备始终都是最关键的一步。在冷冻电镜单颗粒技术中不仅要求样品为均一性颗粒，还要求样品在溶液状态下具有很好的分散性。冷冻样品制备的好坏直接影响了整个实验，不同样品所需的制样条件不同，所以针对冷冻制样的各个环节的参数都需进行摸索和优化，如载网类型、亲水性处理条件、制样时滤纸吸附的时间和力度等。目前，冷冻电镜制样最普及的仪器为赛默飞的样品快速冷冻仪 Vitrobot。Vitrobot 是全电脑控制的冲入式冷冻设备，可用于透射电镜载网上溶液样品的快速冷冻，具有简单易用、条件设置简便明了、实验条件重复性高等优点。其可调节参数包括样品与载网的吸附时间、样品与滤纸的接触力度及接触时间、吸附后冲入冷却剂前的间隔时间、样品腔室的温度及湿度等。一个好的冷冻样品，应该让载网上形成一个连续的冰层梯度，以便后续进行数据收集时选择一个合适冰层厚度区域，此外，还应具备以下特点：载网孔内合适的样品浓度；样品形态完整、大小均一、分散性较好；固态乙烷污染较少且尽量没有冰污染或冻融区域等。

冷冻电镜数据收集是整个实验中较为重要的一步，其主要原则就是在有限的时间内收集足够多的高质量图像。为了确保数据质量，主要有以下几点需要注意：首先是在选择数据收集区域时，应该选择一个冰层厚度适中的地方进行收集。如果收集的地方冰层太厚，照片的信噪比便会降低，损失大量结构信息；反之，如果冰层太薄，在此处的样品很有可能在制样时已经被较大的表面张力所破坏，失去真实的三维结构。其次是选择合适的放大倍数，这与希望收取的数据的极限分辨率有关。再次是选择合适的欠焦范围，过高的欠焦会损失高分辨率信息，过低的欠焦会降低图像的衬度。最后是选择合适的曝光参数，对于现在普遍利用的直接电子探测器相机来说，曝光参数主要包括总电子剂量、曝光时间和输出的照片帧数。近年来，冷冻电镜单颗粒数据的采集越来越多地依赖于自动化软件，例如开创了自动化数据收集方法的 Leginon[27]、SerialEM[28] 以及 EPU 软件等[29]。

（二）数据处理与重构

冷冻电镜数据的解析离不开图像重构算法的鼎力支持。不同的图像分析方法已在冷冻电镜广泛使用的软件包中实现，例如较为早期的 SPIDER 与 Bsoft、以方便非专业人士处理图像为目的而开发的 EMAN 和 EMAN2[30]，以及专注于三维结构优化的 Frealign 等。2012 年剑桥大学分子生物学实验室 Sjors H.W.Scheres 等联合推出了基于贝叶斯最大后验估计理论解析数据的软件包 Relion[31]。Relion 凭借其强大的内置算法、友好的操作界面、较为全面的参数设置为冷冻电镜单颗粒数据分析提供了强大的工具，深受广大科研工作者的喜爱与青睐。2017 年，来自多伦多大学和约克大学的研究小组发布了新开发的一款名叫 cryoSPARC[32] 的软件，可用于快速无监督的冷冻电镜结构解析。与 Relion 等目前主流电镜软件相比，cryoSPARC 采用网络服务器模式，进一步提升了多用户服务器办公体验，其独有的实空间加权算法简化了膜蛋白的解析方式，促进了膜蛋白结构解析的发展，也让很多大数据项目更加青睐 cryoSPARC。目前 Relion 和 cryoSPARC 已成为单颗粒数据解析的主流软件。

下面将简单介绍利用 Relion 软件进行单颗粒数据处理和重构的主要流程。一般而言，使用 Relion 软件处理数据主要分为以下几步：漂移校正、衬度传递函数评估、颗粒挑选与抽提、二维分类、三维分类、三维重构优化和分辨率评估（图 7-3）。

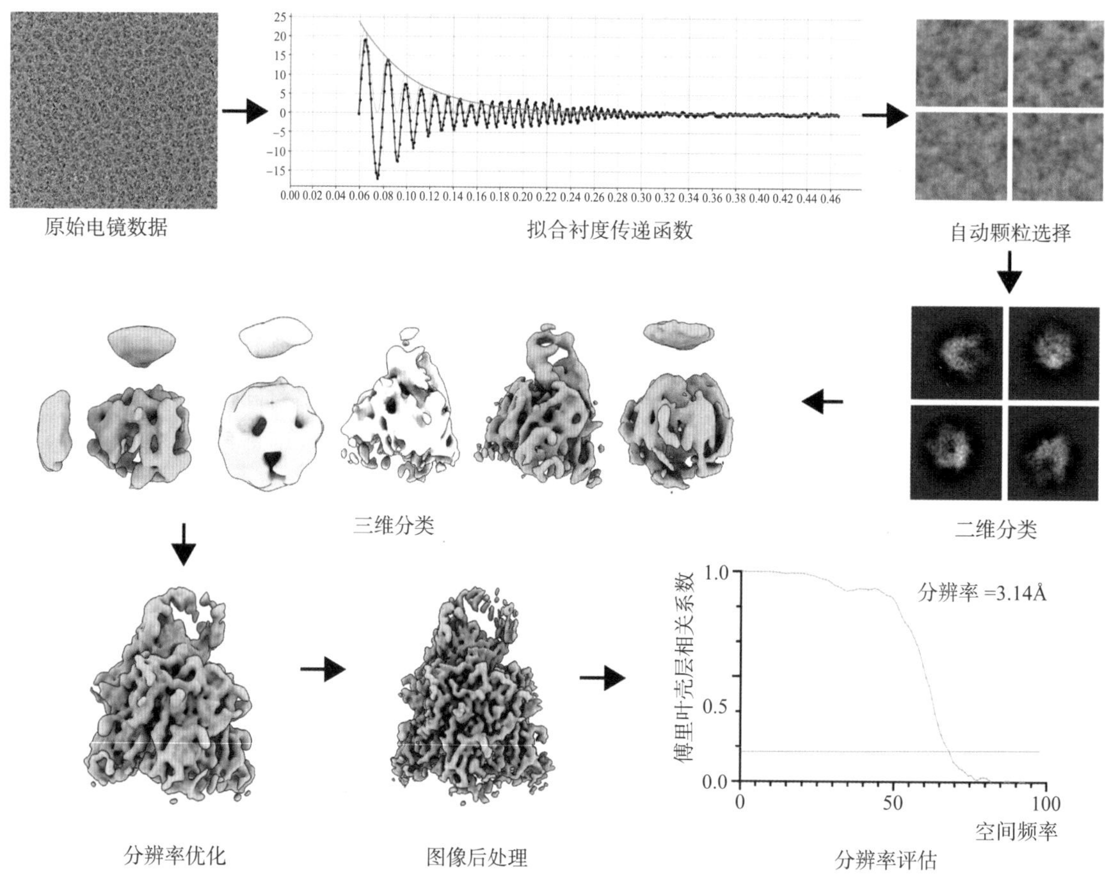

图 7-3　冷冻电镜单颗粒数据处理和重构的主要流程

1. 漂移校正

在冷冻电镜数据采集过程中，当电子撞击样品时，受到样品电场调制的电子在样品中沉积能量从而引起样品的漂移。这种运动最终导致图像均一的整体偏移和不均一的局部偏移。为了避免图像漂移对后续数据处理的不利影响，修正这种漂移是数据处理的第一步。Relion 软件内的 MotionCor2 利用所有子帧之间图像偏移的冗余测量来得出相邻子帧之间相对运动的最小二乘估计。它提供了对全帧图像运动的有效校正，因此具有足够的精度来确定近原子分辨率的三维重建[33]。

2. 衬度传递函数评估

进行冷冻电镜数据收集的样品为玻璃态样品，不同于一个三维物体的简单透射，玻璃态样品需要利用衬度传递函数（contrast transfer function，CTF）进行描述。CTF 定义于傅里叶空间中，与电子显微镜最重要的偏差 - 欠焦和像差相关，这两项参数是影响冷冻电镜 CTF 的主要因素，调整着样品图像的振幅与相位。因此，收集到的原始数据图像必须经过准确的 CTF 处理后才可用于三维结构的重建。精准评估和校正照片 CTF 参数对于图片质量的初步评估和随后的结构解析都至关重要。计算 CTF 需要预先知道加速电压、球差系数、像散、离焦量、振幅衬度等参数。为了解决 CTF 估算问题，Relion 包含了两个程序，分别是 CTFFIND[34] 与 Gctf[35]。CTFFIND 用于从透射电子显微照片中估计物镜散焦参数，通过将显微镜的 CTF 模型拟合到图像的振幅频谱来估计离焦参数。Gctf 使用 GPU 加速，准确地实时测量 CTF，其主要目标是使模拟的 CTF 与经过背景扣除的观测显微图像的对数振幅谱之间的互相关最大化。基于全局 CTF 的确定，Gctf 精确细化每个颗粒和单帧图片的局部离焦状态，改进了后续图像处理中所有颗粒的 CTF 参数。经过此步骤，将筛选出高质量的电镜图片用于后续的结构解析。

3. 颗粒挑选与抽提

最终用于三维重构的是分布在每张冷冻电镜照片上的样品颗粒，因此挑选高质量的颗粒是后续数据处理和分析的重要影响因素，决定着最终结构解析的分辨率。颗粒在冷冻载网上的分布可能有以下几种情况：分布在孔中且衬度良好的完整颗粒、分布在孔中但是由于冰污染等因素衬度差的颗粒、交错重叠的颗粒和分布在孔边沿、照片边缘或碳膜上的颗粒。除第一类颗粒外，其余颗粒由于信噪比过低、结构不完整等原因会影响整体的数据质量，不能用于后续的重构过程，需要提前去除。此过程可以通过 Relion 内置的颗粒挑选（包括手动挑选和自动挑选）程序进行。在颗粒挑选完成后，通过设定的边框大小在数据照片上利用颗粒抽提程序提取出已挑选的颗粒。

4. 二维分类

虽然经过上一步的颗粒筛选，已除去大量冰或者乙烷污染等垃圾颗粒，但依然可能存在部分肉眼难以分辨的质量较差、形态异常的颗粒，需要通过二维分类进一步的剔除。二维分类的概念很简单：将数据中颗粒的构象进行相互比较，相似的颗粒构象分到一大类，并将相同类别的颗粒在实空间做叠加平均，产生出一系列模型。分类过程会考虑 x、y 平移，平面内旋转和 CTF 的差异，由此产生的“类平均值”会显示更多细节，因为与原始图像相比，它们的信噪比更高。换句话说，颗粒之间的一致特征得到加强，而噪声的影响被平均化。

通常处理此流程采用的是基于 ML 算法的 Relion 的 2D Classification。首先将数据随机分为多个子集，然后将每一个子集的数据进行平均，得到初始二维模型，之后的每一轮中，所有的颗粒数据将与所有的模型进行比对，将颗粒分到相关性最好的类别中，然后进行数据平均和滤波处理，反复进行多轮迭代。二维分类不仅可以进一步对颗粒进行筛选，还可以评估本次数据收集的质量，在前期阶段它可以迅速判断在目前条件下是否值得继续收集数据或优化条件。如果在二维平均过程中，各个颗粒投影通过聚类算法所产生的平均图片显示很高的信噪比，具有大量的细节信息，则预示着这批颗粒有很大的概率可以获得较高分辨率的结构信息。如果二维平均的结果显示整个二维平均图像都有一定程度的模糊，则应该进一步优化样品，或者分析可能存在的导致二维平均无法获得有效信号的原因。根据二维分类的结果，人工筛选出其中颗粒完整、形态正常且能观察到二级结构信息的分组进行下一步的三维分类和重构。

5. 三维分类

三维数据分类是 Relion 提出对于冷冻电镜样品三维构象信息进行分类的方式，其简单工作原理如下：首先选择三维结构分类的初始模型，将二维分类保留的数据进行三维空间角度匹配，并进行随机分类，然后按照三维空间角度匹配数据，将每一类的颗粒进行单独重构生成新的参考模型，之后以新的参考模型为模板，将所有颗粒对模板进行匹配，进而对颗粒进行重新分类。在此迭代过程中，Relion 通过控制参考模型学习速率使随机分类方式趋向于以构象为基础的分类方式，目前已经有研究组将主成分分析的方式应用于此构象分类过程，但目前产生的人工噪声较大，不能应用于低信噪比样品分类过程。Relion 的三维数据分类仍是目前单颗粒构象分类的主流方法，通过三维数据分类对颗粒进行构象分离的过程也可以将构象不稳定或者已经发生形变的蛋白质颗粒进行去除，起到多次除杂的作用。此外，当初始模型不准确时，该方案能起到修正模型的作用，因此三维分类作为常规技术手段应用于单颗粒分析中。

6. 三维重构优化

三维重构优化是所有冷冻电镜单颗粒分析算法重构软件的基础功能，其主要原理为通过迭代算法将冷冻电镜拍摄的颗粒信息由低频到高频进行对齐，从而获得更高信噪比的三维结构电子密度图。首先将颗粒数据集随机分为两个集合，分别做如下操作：将三维分类模型的低通滤波结构作为初始模板，通过投影将三维信息转变为二维信息，然后将颗粒信息对二维投影信息进行匹配和分类，将三维投影信息的角度作为本类中所有颗粒的角度进行三维结构重构，然后将重构好的模型作为新的初始模型重复以上过程。在每轮重复过程中，将两组重构的模型进行傅里叶变换，并对不同傅里叶空间的壳层进行比对，在循环过程中，以信息 50% 差异为判断标准，对两个独立检验数据集进行分辨率评估，一直迭代到分辨率不再变化为止。该过程开始对齐的信号由低频到高频逐渐增加，逐渐还原三维结构的高频信息，防止引入局部搜索势阱，从而避免人为噪声的生成。

7. 分辨率评估

目前主流的分辨率评估算法是采用所谓的“黄金标准”方法，即将数据集分为两半，每一半数据集独立处理，再通过两个结果傅里叶变化后不同壳层的相似程度第一次跌落 0.143 的傅里叶壳层对应的分辨率作为本次重构模型的分辨率。该过程可以通过 Relion 中 AutoRefine 最后一轮迭代自动实现。由于该算法在评价分辨率时将外源非信号区域也算入分辨率评价体系，为避免此种情况，在评价分辨率时会利用 mask 将信号周围信号降至零，然后对信号区进行分辨率评估。此外，在信号传递过程中，高频信息在信息传递过程中损失要远大于低频信息，造成高频信息相较低频信息衬度较低。处理此类问题可以通过引入包络函数对三维结构信息进行信息强度矫正，此过程可以在 Relion 的图像后处理（post-processing）进行实现，其中通过 B 因子的大小可以进而调整不同频域的信息强度，使成像的可信度与信号辨识度达到平衡，从而得到可以用于搭建原子模型的电子密度文件。

（三）原子模型搭建及结构修正

利用冷冻电镜方法解析结构，其模型搭建及结构修正过程与晶体学大致相同。首先，选择目标结构的同源结构作为初始模型，使用 Chimera[36] 等软件将初始模型拟合入获得的电子密度图，然后用 Coot 软件手动搭建模型，利用 Phenix 软件将所搭建结构模型与对应电子密度进行进一步的修正，两种修正交替进行，直至结构模型在符合立体几何等限制的同时，能很好地符合电子密度。在此过程中，可使用 Molprobity[37] 等软件对模型进行评价。

近年来，随着软件算法和计算能力的开发和提升，以及 Relion、CryoSPARC 等软件包的出现，大大降低了冷冻电镜结构解析对于使用人员计算机水平的要求，加快了此项技术的推广。由于无须复杂的蛋白质结晶过程，也不用解析复杂的核磁共振信号，冷冻电镜相较另外两种技术在蛋白质大分子和超大复合物的结构解析上具有极大优势。此外，冷冻电镜还能够提供动态过程的信息，如蛋白质的构象变化等。目前，冷冻电镜已逐渐成为生物大分子结构解析的主流方法，在结构生物学和细胞生物学领域产出了一系列重大的研究成果。

以上三种技术手段各有优势，随着技术的推进和仪器设备的普及，越来越多的研究将不同技术手段结合起来用于同一个生物大分子的研究工作中，各种技术手段的综合也是今后结构生物学研究的发展方向。

四、结构生物学新进展

尽管结构生物学家一直致力于通过晶体学或冷冻电镜等手段解析蛋白质原子结构，但依靠实验手段解析所有蛋白质结构的想法是不现实的。自然界约有 1.8 亿个蛋白质序列，根据 PDB 提交的结构数据，在过去几十年，约 20 万个蛋白质结构通过实验方法得到确定，仅占所有蛋白的 0.1%，其中仅有约 18% 的人类蛋白质结构获得解析。近几年，随着人工智能（artificial intelligence，AI）的快速发展，由 Deepmind 公司开发的 AI 程序 AlphaFold 2，通过对已有蛋白质结构的深度学习，实现了从蛋白质的氨基酸序列到高级构象的直接预测。2021 年 8 月，DeepMind 公司在《自然杂志》上宣布，Alphafold 已经确定人类蛋白质组 98.5% 的结构，对 43.8% 的蛋白至少 75% 的氨基酸序列给出了可信预测[38]。Alphafold 有助于科学家从预测的海量蛋白质结构中发现新靶标，有力推动了生命科学的发展，大大提升了药物研发的范围和效率。同时对于传统结构生物学，Alphafold 的应用也大有助力，尤其对于未知结构的蛋白，可通过 Alphafold 预测其结构，作为冷冻电镜或晶体学结构研究中的初始模型，两者相辅相成，大大降低了蛋白质结构解析的难度。

第三节　结构生物学在疫苗研究中的应用实例

尽管不同的病原体都有其各自独特的特征，但它们也具有某些相似之处：如病毒通过利用生物大分子来执行宿主细胞的吸附、入侵、复制以及释放等基本生物学功能。而参与这些关键过程的生物大分子（通常为蛋白质）可作为疫苗研发及相关抗病毒药物研究的靶标。通常来讲，一个有效的疫苗抗原必须能在很大程度上模仿天然病原体结构的某些部分，才能引起机体足够的保护性免疫反应。因此，抗原本身的选择需要仔细考虑病原体的天然结构及免疫原性。而基于结构生物学基础的疫苗设计旨在利用病原体抗原的精细三维结构，通过结构生物学分析在原有抗原序列基础上进行设计突变，包括脯氨酸突变、二硫键引入、空腔填充、静电和氢键替换等[39]方法，将抗原锁定在一个可诱导高免疫原性的稳定的构象状态，常见的方法简单介绍如下。

第一种设计方法是通过利用单个氨基酸形成二级结构的内在倾向性，使抗原偏向于预期的三级/四级结构[40]。一个最经典的应用是将脯氨酸放在发生构象变化的螺旋－转角－螺旋处。脯氨酸的存在不仅在空间上限制了二级结构的范围，同时由于它缺少一个酰胺氢，无法参与形成 α 螺旋的氢键网络，因此也被戏称为"α 螺旋终结者"。这种设计改造策略最早是由 Judith White 及其同事提出的，并在 1998 年首先应用于稳定流感病毒血凝素 HA 的融合前构象[41]，近期这一策略在 SARS-CoV-2 疫苗的研发中发挥了至关重要的作用，后文将详细介绍。

第二种设计方法是通过一对半胱氨酸的突变，在结构中引入二硫键。二硫键有助于抗原保持在一个特定的构象，这种设计的一个早期应用是用来实现呼吸道合胞病毒（Respiratory syncytial virus，RSV）融合蛋白（fusion protein，F）的融合前构象的稳定[42]（详见后文），后来在流感病毒的 HA[43] 和人类免疫缺陷病毒 1 型（Human immunodeficiency virus-1，HIV-1）的 Env[44] 的抗原设计中也有应用。

第三种设计方法旨在通过填补位于抗原疏水核心的空腔来稳定一个特定的构象。内部空腔指的是不被蛋白质骨架或侧链原子占据的空间区域。内部空腔的存在会破坏蛋白质稳定的构象，而引入较大的疏水侧链（如亮氨酸、异亮氨酸、苯丙氨酸、甲硫氨酸等）可提高其稳定性。早期的设计是用空腔填充的方法来稳定 HIV gp120[45]，随后也将其应用于稳定融合前的 RSV F[42]。

通过静电或氢键稳定抗原的例子在疫苗设计中也比比皆是。例如，一个巧妙设计的盐桥即可以稳定 HIV-1 gp120-gp41 抗原的相互作用界面[46]。此外，还可逆向思维，对非免疫原性的部位有针对性地增加 *N*- 糖基化位点等，通过屏蔽某些不关键的位点，实现将免疫反应集中引向抗原的关键表位[47]。

下面将通过 RSV、SARS-CoV-2 以及小 RNA 病毒的疫苗研发工作详细介绍结构生物学在其中的典型应用。

一、结构生物学指导 RSV 疫苗研发

RSV 是导致 5 岁以下儿童住院的最主要的呼吸道病原体。自 1956 年该病毒被发现以来，已经启动多项针对 RSV 的疫苗研发计划。全球第一个进入临床研究的产品是辉瑞的福尔马林灭活疫苗，尽管当时灭活疫苗的技术已相当成熟，并已成功应用在流感、脊髓灰质炎等病毒的预防中，但在针对 RSV 的灭活疫苗研究中却遭遇了前所未有的巨大挑战。临床试验结果表明，RSV 灭活疫苗不但没有对接种者产生有效的保护，反而加重了部分患儿的病情，出现了疾病增强作用，甚至导致两名儿童死亡。RSV 灭活疫苗的临床试验最终宣告失败，这也让 RSV 疫苗的研发陷入了长久的沉默。

RSV 属于单链 RNA 病毒，其基因组全长约 15 kb，共编码 11 种蛋白，包括 8 种结构蛋白（F、G、M2-1、M2-2、SH、N、P、L）和 3 种非结构蛋白（NS1、NS2、NS3）。其中 F 是 RSV 的表面蛋白，其在病毒进入细胞过程中起关键作用，而且在 RSV 毒株中具有较高的序列保守性，故成为 RSV 亚单位疫苗研发的主要靶点。

此后，针对 F 蛋白亚单位候选疫苗的临床试验表明，虽然 F 蛋白具有一定的免疫原性，但其激发的抗体大多数为非中和抗体，导致中和效果很差。分析其原因，发现 RSV 的主要免疫原 F 蛋白主要以两种构象状态存在，即融合前（prefusion）和融合后（postfusion），而不稳定的融合前构象，才能诱导机体产生更具保护效果的中和性抗体。研究人员拟通过结构生物学手段对 F 抗原进行设计改造，将其稳定在融合前构象，以获得高免疫原性的抗原用于疫苗研究。2011 年，美国科学家 Jason S. McLellan 等解析了 RSV F 蛋白融合后构象的晶体结构[48]，但苦于融合前构象不稳定极难捕捉，没有获得融合前 F 蛋白（prefusion F，preF）的结构，使得针对 F 抗原的设计改造无法实施。直至发现一株能特异性结合融合前 F 蛋白的中和性抗体——D25，可将 F 蛋白成功稳定在 preF 构象，结构生物学家通过晶体学技术成功解析 preF 与 D25 抗体的复合物结构，最终获得 RSV preF 的构象[22]。通过对比 F 蛋白融合前后的结构发现，两者构象差别显著，发生了巨大的结构重排（图 7-4），其中 D25 抗体的表位被命名为表位 θ，通过融合前后结构比较，发现表位 θ 也是结构区别最大的区域。

基于这两个结构的成功解析，研究人员在此基础上展开了一系列基于结构基础的 RSV 亚单位疫苗设计工作。通过将丝氨酸突变为半胱氨酸的方法，在结构关键位置引入二硫键如 DS（S155C-S290C 突变），通过突变为大侧链氨基酸的方法进行空腔填充如 Cav1（S190F-V207L 突变）以及 TriC（D486H-E487Q-F488W-D489H 突变）等，共设计出 100 多个突变组合来稳定中和表位 θ。通过进一步实验筛选和验证，最终确定 DS-Cav1 这个最优突变组合，并对该突变体进行了结构研究。

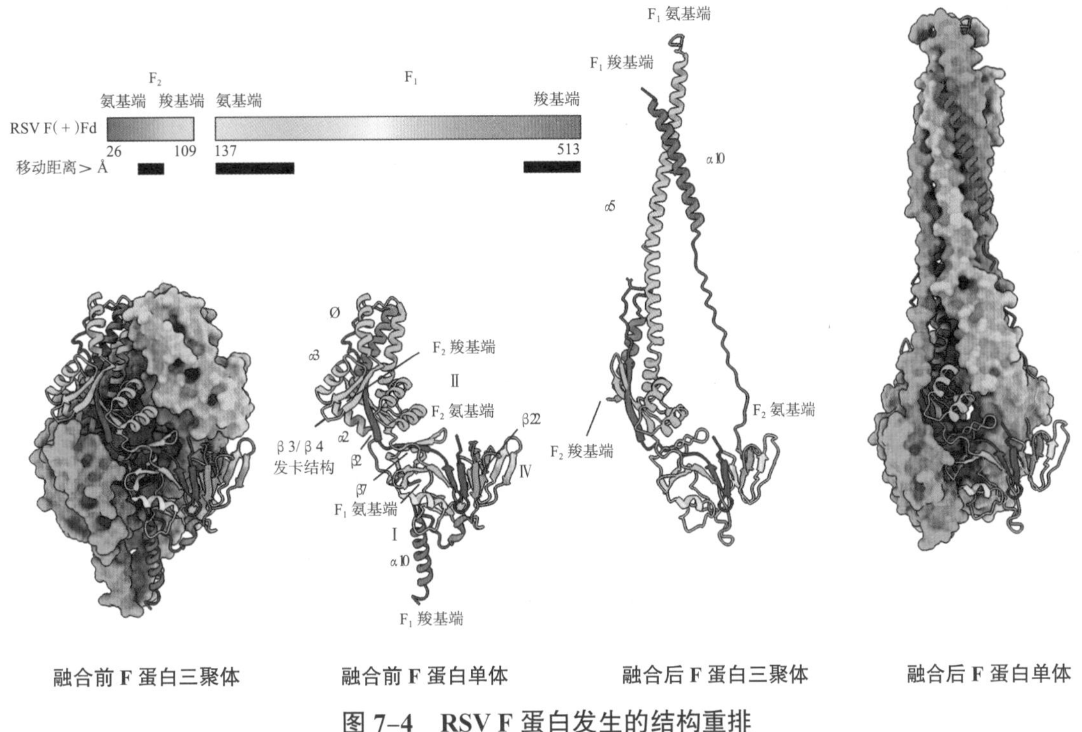

图 7-4　RSV F 蛋白发生的结构重排

结果显示，该突变通过添加二硫键（S155C-S290C）以及两个疏水氨基酸突变（S190F-V207L），可将 F 蛋白成功稳定在 preF 构象（图 7-5）。功能试验表明，DS-Cav1 具有很高的免疫原性[42]。该研究成果发表于《科学》杂志，并被评选为 2013 年度“世界十大科学进展”，这也是“结构指导疫苗设计”这一理论第一次走向实际应用。目前基于以上设计理念的 RSV 疫苗已经进入临床Ⅲ期阶段，并很有希望终结 RSV 这一困扰疫苗领域半个多世纪的世界性难题。

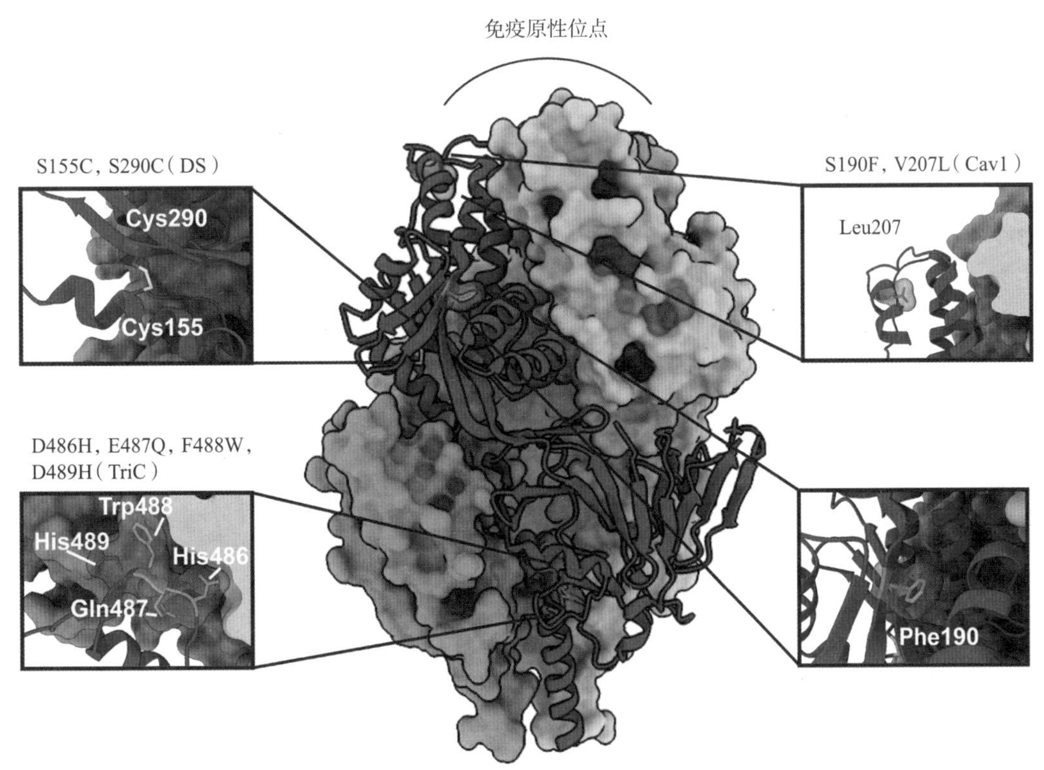

图 7-5　稳定 RSV preF 的突变设计

二、结构生物学指导 SARS-CoV-2 疫苗研发

冠状病毒是一类具有囊膜的 RNA 病毒，具有跨物种传播能力。目前共有 7 种冠状病毒可感染人类，其中 SARS-CoV、MERS-CoV 以及 SARS-CoV-2 具有高传染性和致病性。尤其是近几年出现的 SARS-CoV-2，引发全球大流行，据约翰斯·霍普金斯大学发布的数据显示（https://coronavirus.jhu.edu/map.html），全球 SARS-CoV-2 感染人数已超过 6 亿，并造成 600 多万死亡病例，给人类健康和经济发展带来巨大挑战。与此同时，针对 SARS-CoV-2 的疫苗研究也出现了爆炸性增长。灭活疫苗是最早启动的疫苗研发路线之一，为了确保免疫原性，纯化过程中要保证病毒结构的完整性，而电镜技术在其中发挥了非常重要的作用，研究者可对不同纯化工艺的样品进行随时监测，促进生产工艺快速、有效的优化（图 7-6）。幸运的是，与 RSV 灭活疫苗遇到的瓶颈不同，福尔马林灭活后的 SARS-CoV-2 疫苗其 S 蛋白绝大部分处于融合前构象，这也是 SARS-CoV-2 灭活疫苗取得成功的关键因素之一。

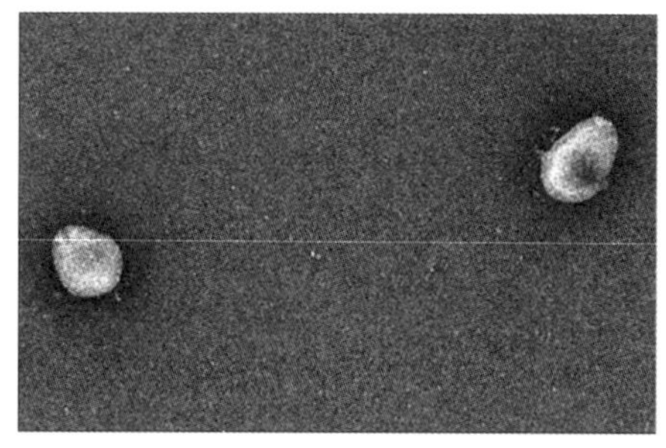
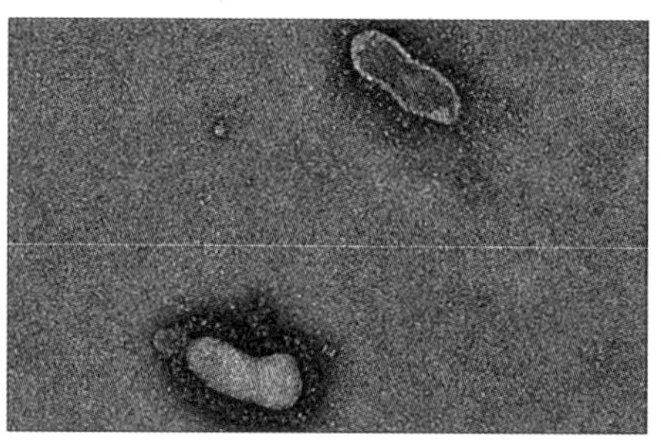

图 7-6 SARS-CoV-2 灭活疫苗纯化工艺优化前（左）和优化后（右）样品电镜照片

继 RSV 疫苗的重大突破之后，基于结构的疫苗设计已被广泛应用于其他病原体，其中也包括 SARS-CoV-2。与 RSV 类似，SARS-CoV-2 的表面抗原 S 蛋白在介导 SARS-CoV-2 入侵中起着关键作用，因此也是 mRNA、亚单位疫苗等多类新型疫苗的主要研究目标。新冠病毒的 S 蛋白由 S1 和 S2 两个亚基组成，S1 亚基介导病毒与宿主受体的结合，包括氨基端结构域 -NTD 和受体结合结构域 -RBD，其中 RBD 负责与宿主细胞的受体 - 血管紧张素转换酶 2 结合；S2 亚基包括融合肽 FP，两个七肽重复区 HR1 和 HR2，介导病毒入侵中的膜融合过程。在 S1 和 S2 亚基之间存在弗林酶（Furin）识别位点 -RRAR。SARS-CoV-2 S 蛋白也具有融合前和融合后两种构象（图 7-7），而要选择 S 蛋白作为抗原，也必须将其稳定在高免疫原性的融合前构象。基于冠状病毒 S 蛋白融合前后抗原结构的比较分析，研究人员在 S2 亚基中结构变化最大的转角处设计了 2 个脯氨酸的突变，即 K986P 和 V987P[49]（图 7-8），此突变可将 S 蛋白锁定在融合前构象，被称为 S-2P。S-2P 获得了学术界和产业界的普遍认可，稳定化的 S-2P 蛋白在表达量、稳定性以及免疫原性等方面较野生型都有了极大提升，被广泛应用到新冠病毒检测、药物筛选和疫苗研发当中。如今在全球范围内广泛使用的 mRNA 疫苗、腺病毒载体疫苗、亚单位疫苗等新型疫苗，大多都在 S-2P 设计的基础上研发成功。

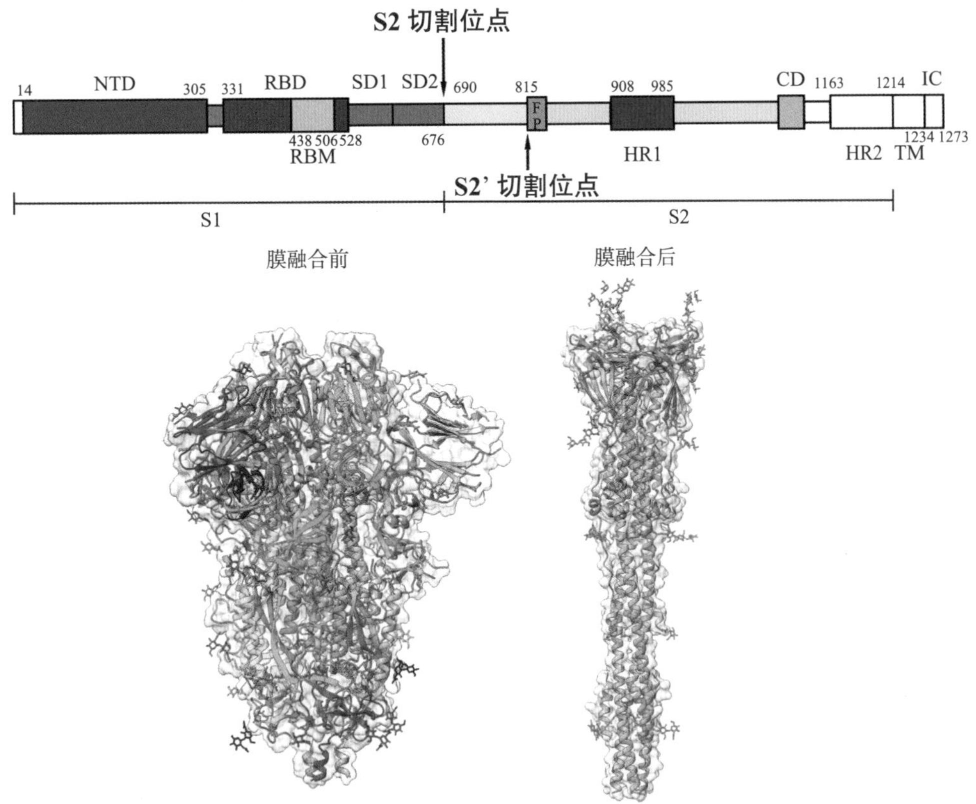

图 7-7　SARS-CoV-2 S 蛋白结构示意图

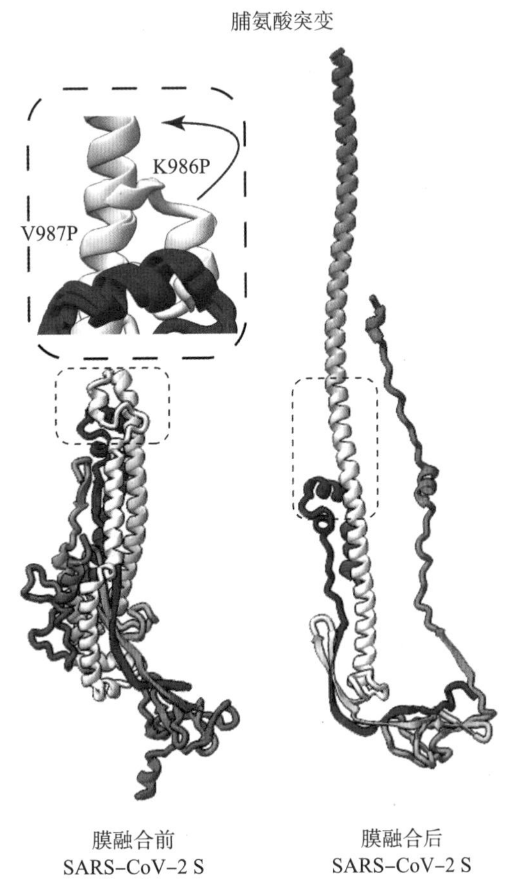

图 7-8　SARS-CoV-2 S 蛋白的 S-2P 设计

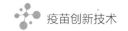

三、小 RNA 病毒结构指导疫苗设计和质量控制

小 RNA 病毒是一类无包膜的 RNA 病毒，可引起人类和动物的多种疾病，如甲型肝炎、小儿麻痹症、手足口病、口蹄疫等。对小 RNA 病毒全病毒颗粒结构的研究，将从根本上揭示病毒的入侵机制及免疫特性，为灭活疫苗、重组疫苗等的研发提供指导和质控标准。

人肠道病毒属是小 RNA 病毒科中最大的种属，可分为四个亚种属。在人肠道病毒亚种属 A 家族中，肠道病毒 71 型（enterovirus 71，EV71）和柯萨奇 A10 型（coxsackievirus A10，CVA10）是手足口病的主要病原体。蛋白结构决定功能，病毒的结构也决定了其免疫原性。在对肠道病毒的纯化及结构研究过程中，研究人员发现，肠道病毒主要存在两种状态：一种处于闭合构象，另一种处于开放构象（图 7-9）。在开放构象中，病毒衣壳的二次轴附近出现空洞，衣壳蛋白构象发生明显改变。进一步对两种颗粒进行免疫原性分析发现，开放构象的颗粒免疫原性较闭合构象大大下降[6]，提示经过膨胀的病毒其抗原结构已发生改变，原有的免疫原性遭到破坏。这一研究成果首次发现多种肠道病毒存在闭合构象和开放构象，证明了两种颗粒的抗原表位和免疫保护性存在显著差异，已被纳入 EV71 灭活病毒疫苗的质量控制标准中。

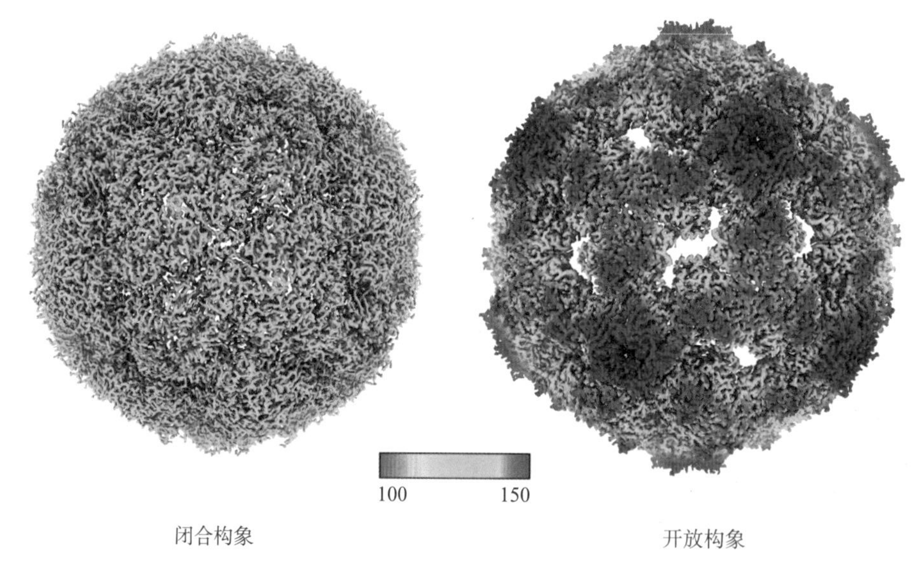

图 7-9　肠道病毒的两种结构构象

第四节　小结与展望

疫苗接种大大降低了天花病毒、脊髓灰质炎病毒等所引发疾病的发病率和死亡率。然而，目前仍有许多病毒没有有效的疫苗，包括 HIV、登革热病毒、丙型肝炎病毒和诺如病毒等。此外，类似 SARS-CoV-2 等的新发、突发传染性疾病也严重威胁着人类健康。因此，快速有效的疫苗研发是预防疾病大流行的必要条件。结构生物学通过对疫苗抗原的结构进行鉴定，提供抗原关键结构的细节信息，从而有助于优化候选疫苗的设计，这对于高效开发针对各种传染病的新型疫苗至关重要。目前，结构生物学已在 SARS-CoV-2、RSV、HIV 等的疫苗设计中发挥着关键作用，并由此诞生了一门新

的学科——“结构疫苗学”（structural vaccinology，SV）。结构疫苗学的诞生将有望解决一些通过传统手段无法研制成功的疫苗，推动疫苗研发迈向“精准疫苗”的新时代。

（王祥喜，孙　瑶，王　男）

参考文献

[1] KENDREW J C，DICKERSON R E，STRANDBERG B E，et al. Structure of myoglobin：A three-dimensional Fourier synthesis at 2 A. resolution [J]. Nature，1960，185（4711）：422–427.

[2] BYON W，GARONZIK S，BOYD R A，et al. Apixaban：A Clinical Pharmacokinetic and Pharmacodynamic Review [J]. Clin Pharmacokinet，2019，58（10）：1265–1279.

[3] SATHISH J G，BHATT S，DASILVA J K，et al. Comprehensive Nonclinical Safety Assessment of Nirmatrelvir Supporting Timely Development of the SARS-COV-2 Antiviral Therapeutic，Paxlovid [J]. Int J Toxicol，2022，41（4）：276–290.

[4] TORRES F，ORTS J. Nuclear magnetic resonance structure-based drug design [J]. Future Med Chem，2018，10（20）：2373–2376.

[5] MAVEYRAUD L，MOUREY L. Protein X-ray Crystallography and Drug Discovery [J]. Molecules，2020，25（5）.

[6] WANG X X，PENG W，REN J S，et al. A sensor-adaptor mechanism for enterovirus uncoating from structures of EV71 [J]. Nature Structural & Molecular Biology，2012，19（4）：424–429.

[7] WIMBERLY B T，BRODERSEN D E，CLEMONS W M，JR，et al. Structure of the 30S ribosomal subunit [J]. Nature，2000，407（6802）：327–339.

[8] WEBER P C. Overview of protein crystallization methods [J]. Methods Enzymol，1997，276：13–22.

[9] MINOR W，CYMBOROWSKI M，OTWINOWSKI Z，et al. HKL-3000：the integration of data reduction and structure solution – from diffraction images to an initial model in minutes [J]. Acta Crystallographica Section D-Structural Biology，2006，62：859–866.

[10] POTTERTON E，BRIGGS P，TURKENBURG M，et al. A graphical user interface to the CCP4 program suite [J]. Acta Crystallographica Section D-Structural Biology，2003，59：1131–1137.

[11] MATTHEWS B W. Solvent Content of Protein Crystals [J]. Journal of Molecular Biology，1968，33（2）：491–497.

[12] KISSINGER C R，GEHLHAAR D K，FOGEL D B. Rapid automated molecular replacement by evolutionary search [J]. Acta Crystallographica Section D-Structural Biology，1999，55：484–491.

[13] TERWILLIGER T C，BERENDZEN J. Correlated phasing of multiple isomorphous replacement data [J]. Acta Crystallographica Section D-Biological Crystallography，1996，52：749–757.

[14] RICE L M，EARNEST T N，BRUNGER A T. Single-wavelength anomalous diffraction phasing revisited [J]. Acta Crystallographica Section D-Biological Crystallography，2000，56：1413–1420.

[15] MCCOY A J，GROSSE-KUNSTLEVE R W，STORONI L C，et al. Likelihood-enhanced fast translation functions [J]. Acta Crystallographica Section D-Structural Biology，2005，61：458–464.

[16] VAGIN A，TEPLYAKOV A. An approach to multi-copy search in molecular replacement [J]. Acta Crystallographica Section D-Structural Biology，2000，56：1622–1624.

[17] DOUBLIE S. Preparation of selenomethionyl proteins for phase determination [J]. Macromolecular Crystallography，Pt A，1997，276：523–530.

[18] SHELDRICK G M. Experimental phasing with SHELXC/D/E：combining chain tracing with density modification [J]. Acta Crystallographica Section D-Biological Crystallography，2010，66：479–485.

[19] TERWILLIGER T C，ADAMS P D，READ R J，et al. Decision-making in structure solution using Bayesian estimates of map quality：the PHENIX AutoSol wizard [J]. Acta Crystallographica Section D-Biological Crystallography，2009，65：582–601.

[20] ADAMS P D，GROSSE-KUNSTLEVE R W，HUNG L W，et al. PHENIX：building new software for automated crystallographic structure determination [J]. Acta Crystallographica Section D-Structural Biology，2002，58：1948–1954.

[21] EMSLEY P，COWTAN K. Coot：model-building tools for molecular graphics [J]. Acta Crystallographica Section D-Structural Biology，2004，60：2126–2132.

[22] LASKOWSKI R A，MACARTHUR M W，MOSS D S，et al. Procheck – a Program to Check the Stereochemical Quality of Protein Structures [J]. Journal of Applied Crystallography，1993，26：283–291.

[23] GLAESER R M. Electron Crystallography of Biological Macromolecules [J]. Annual Review of Physical Chemistry，1985，36：243–275.

[24] KUHLBRANDT W. The Resolution Revolution [J]. Science，2014，343 (6178)：1443–1444.

[25] LIAO M F，CAO E H，JULIUS D，et al. Structure of the TRPV1 ion channel determined by electron cryo-microscopy [J]. Nature，2013，504 (7478)：107–112.

[26] DE ROSIER D J，Klug A. Reconstruction of three dimensional structures from electron micrographs [J]. Nature，1968，217 (5124)：130–134.

[27] CARRAGHER B，KISSEBERTH N，KRIEGMAN D，et al. Leginon：an automated system for acquisition of images from vitreous ice specimens [J]. J Struct Biol，2000，132 (1)：33–45.

[28] MASTRONARDE D N. Automated electron microscope tomography using robust prediction of specimen movements [J]. J Struct Biol，2005，152 (1)：36–51.

[29] THOMPSON R F，IADANZA M G，HESKETH E L，et al. Collection，pre-processing and on-the-fly analysis of data for high-resolution，single-particle cryo-electron microscopy [J]. Nat Protoc，2019，14 (1)：100–118.

[30] LUDTKE S J，BALDWIN P R，CHIU W. EMAN：semiautomated software for high-resolution single-particle reconstructions [J]. J Struct Biol，1999，128 (1)：82–97.

[31] SCHERES S H. RELION：implementation of a Bayesian approach to cryo-EM structure determination [J]. J Struct Biol，2012，180 (3)：519–530.

[32] PUNJANI A，RUBINSTEIN J L，FLEET D J，et al. cryoSPARC：algorithms for rapid unsupervised cryo-EM structure determination [J]. Nat Methods，2017，14 (3)：290–296.

[33] LI X，MOONEY P，ZHENG S，et al. Electron counting and beam-induced motion correction enable near-atomic-resolution single-particle cryo-EM [J]. Nat Methods，2013，10 (6)：584–590.

[34] ROHOU A，GRIGORIEFF N. CTFFIND4：Fast and accurate defocus estimation from electron micrographs [J]. J Struct Biol，2015，192 (2)：216–221.

[35] ZHANG K. Gctf：Real-time CTF determination and correction [J]. J Struct Biol，2016，193 (1)：1–12.

[36] PETTERSEN E F，GODDARD T D，HUANG C C，et al. UCSF Chimera--a visualization system for exploratory research and analysis [J]. J Comput Chem，2004，25 (13)：1605–1612.

[37] CHEN V B，ARENDALL W B，3RD，HEADD J J，et al. MolProbity：all-atom structure validation for macromolecular crystallography [J]. Acta Crystallogr D Biol Crystallogr，2010，66 (Pt 1)：12–21.

[38] TUNYASUVUNAKOOL K，ADLER J，WU Z，et al. Highly accurate protein structure prediction for the human proteome [J]. Nature，2021，596 (7873)：590–596.

[39] BYRNE P O，MCLELLAN J S. Principles and practical applications of structure-based vaccine design [J].

Current Opinion in Immunology, 2022, 77.

[40] MUNOZ V, SERRANO L. Intrinsic secondary structure propensities of the amino acids, using statistical phi-psi matrices: comparison with experimental scales [J]. Proteins, 1994, 20(4): 301-311.

[41] QIAO H, PELLETIER S L, Hoffman L, et al. Specific single or double proline substitutions in the "spring-loaded" coiled-coil region of the influenza hemagglutinin impair or abolish membrane fusion activity [J]. J Cell Biol, 1998, 141(6): 1335-1347.

[42] MCLELLAN J S, CHEN M, JOYCE M G, et al. Structure-based design of a fusion glycoprotein vaccine for respiratory syncytial virus [J]. Science, 2013, 342(6158): 592-598.

[43] LEE P S, ZHU X, YU W, et al. Design and Structure of an Engineered Disulfide-Stabilized Influenza Virus Hemagglutinin Trimer [J]. J Virol, 2015, 89(14): 7417-7420.

[44] SANDERS R W, SCHIFFNER L, MASTER A, et al. Variable-loop-deleted variants of the human immunodeficiency virus type 1 envelope glycoprotein can be stabilized by an intermolecular disulfide bond between the gp120 and gp41 subunits [J]. J Virol, 2000, 74(11): 5091-5100.

[45] XIANG S H, KWONG P D, GUPTA R, et al. Mutagenic stabilization and/or disruption of a CD4-bound state reveals distinct conformations of the human immunodeficiency virus type 1 gp120 envelope glycoprotein [J]. J Virol, 2002, 76(19): 9888-9899.

[46] RUTTEN L, LAI Y T, BLOKLAND S, et al. A Universal Approach to Optimize the Folding and Stability of Prefusion-Closed HIV-1 Envelope Trimers [J]. Cell Rep, 2018, 23(2): 584-595.

[47] BAJIC G, MARON M J, ADACHI Y, et al. Influenza Antigen Engineering Focuses Immune Responses to a Subdominant but Broadly Protective Viral Epitope [J]. Cell Host Microbe, 2019, 25(6): 827-835 e826.

[48] MCLELLAN J S, YANG Y, GRAHAM B S, et al. Structure of respiratory syncytial virus fusion glycoprotein in the postfusion conformation reveals preservation of neutralizing epitopes [J]. J Virol, 2011, 85(15): 7788-7796.

[49] WRAPP D, WANG N, CORBETT K S, et al. Cryo-EM structure of the 2019-nCoV spike in the prefusion conformation [J]. Science, 2020, 367(6483): 1260-1263.

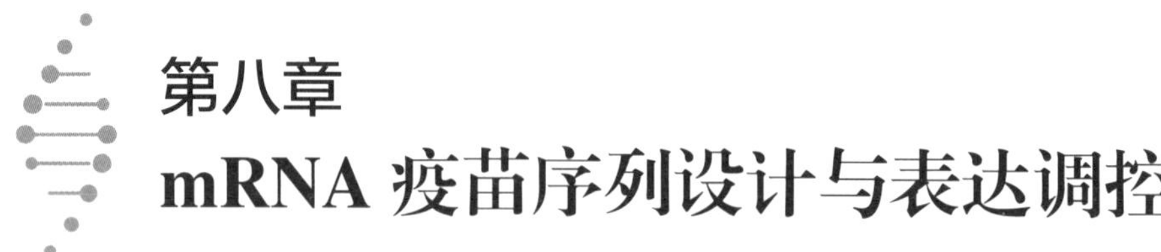

第八章
mRNA 疫苗序列设计与表达调控

第一节　mRNA 疫苗序列设计的基本原则

mRNA 疫苗的基本原理是通过将编码病原体抗原蛋白的 mRNA 分子送入人体，利用人体细胞的翻译机器产生病原体抗原蛋白，从而激活人体的免疫系统进行免疫反应，产生免疫记忆，进而达到预防疾病的目的（图 8–1）。编码抗原蛋白的 mRNA 转录本是 mRNA 疫苗的关键组成部分。mRNA 转录本由 5′ 帽子、5′ 非翻码区（untranslated region，UTR）、编码抗原蛋白的编码区（coding sequence，CDS）、3′ UTR 以及多聚腺苷酸［polyadenylic acid，poly（A）］尾巴组成。mRNA 分子被包裹进脂质纳米颗粒（lipid nanoparticles，LNPs），通过内吞进入细胞并释放于细胞质中。随后，mRNA 分子利用细胞内的翻译机器合成抗原蛋白并激活下游免疫反应。

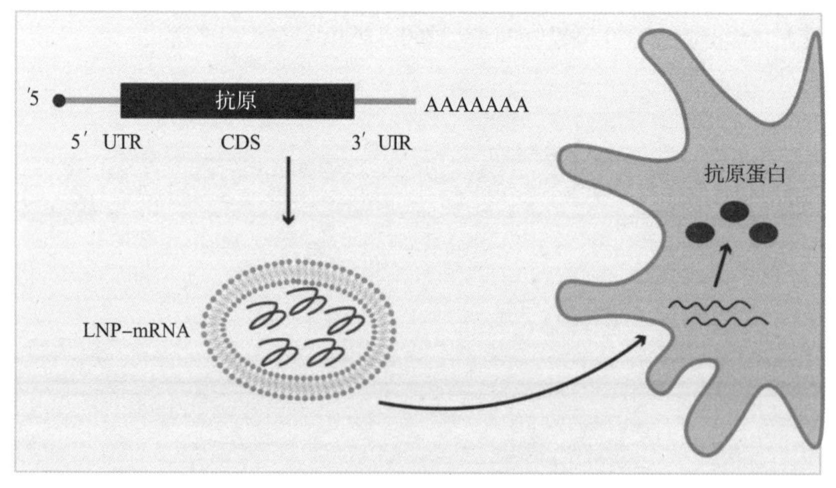

图 8–1　mRNA 疫苗发挥作用的途径

细胞内外存在大量的 RNA 酶，导致 mRNA 分子的半衰期很短，甚至在发挥功能前就会被迅速降解。由于稳定性差和翻译效率低等问题，在发展初期，mRNA 疫苗曾一度被认为是一种低效的技术。随着科技的进步，特别是 RNA 化学修饰和纳米技术的发展，稳定性差的问题得到初步的解决。此外，为了尽可能提高 mRNA 疫苗在降解前翻译出的抗原蛋白量，mRNA 核酸序列的合理设计和优化至关重要。mRNA 疫苗作为一种新型、高效和安全的疫苗发展方向，逐渐成为研究的热点领域。

序列设计作为 mRNA 疫苗的关键技术之一，其原则主要包括以下几个方面。

一、正确性

设计正确的 mRNA 疫苗核酸序列需要获得编码病原体抗原蛋白的核酸序列或者对应的氨基酸序列。在序列设计过程中，需要考虑其翻译产物与目标抗原的一致性。首先，正确地连接 5′ UTR、编码区和 3′ UTR 等；其次，正确地进行体外转录、加帽、加尾等步骤；最终，合成能够正确翻译出抗原蛋白的完整 mRNA 序列。

二、稳定性和可操作性

mRNA 的稳定性和可操作性是保证疫苗有效性的重要因素。mRNA 疫苗在体外和体内的稳定性会受到多种因素的影响，例如 RNA 的降解和氧化等。因此，在设计 mRNA 疫苗序列时，需要进行 RNA 的化学修饰或封闭，来增强其稳定性和耐受性；由于 mRNA 疫苗制备需要高度专业的技术和操作经验，因此在设计 mRNA 疫苗序列时，需要考虑其大规模制备的可操作性，以确保制备过程中的有效性和可靠性。

三、免疫原性

mRNA 疫苗的免疫原性是指其编码的抗原蛋白诱导机体产生免疫反应的能力。为了提高疫苗的保护能力，需要选择适当的抗原表位进行疫苗设计，并通过优化序列和生产技术来增强疫苗的免疫原性。

四、适应性

为了应对病原体的变异，在设计序列时需要考虑选择较为保守的抗原表位，从而设计出较为广谱的疫苗序列；或者针对流行毒株进行特异 mRNA 疫苗的设计，以增强 mRNA 疫苗面对变异毒株的抵御能力。

五、安全性

疫苗的安全性是制备和使用疫苗的重要考虑因素。在设计 mRNA 疫苗序列时，需要避免潜在的副作用，例如过多的炎症反应、自身免疫反应和细胞毒性等。在疫苗制备完成后，还需要进行相关的体外和体内试验验证，以确保疫苗的安全性。

第二节　基于 mRNA 疫苗稳定性及安全性的序列优化策略

mRNA 疫苗主要包括编码病原体抗原蛋白的 mRNA 分子以及包裹 mRNA 分子的脂质纳米颗粒（lipid nanoparticles，LNPs）。mRNA-LNP 被注射进人体后，mRNA 分子可以进入细胞并利用细胞的翻译机器产生病原体抗原蛋白，从而诱导人体免疫系统产生针对病毒抗原蛋白的免疫反应。然而，mRNA 分子在进入细胞后也可能会被快速降解，甚至激活细胞内的 RNA 识别受体，导致炎症反应的发生，进而引起一些短暂的副作用，例如疼痛、发热、肿胀、疲劳等。因此，序列优化有多重目的，包括提高 RNA 稳定性、降低 mRNA 分子所引发的免疫原性以及提高 mRNA 的翻译效率。

mRNA 疫苗的稳定性是指 mRNA 疫苗在体内和体外的半衰期和降解的耐受性。mRNA 的降解是由于 RNA 酶和其他外界因素的作用导致的。因此，在设计 mRNA 疫苗序列时需要考虑增强其稳定性，从而提高疫苗的效力和安全性。

mRNA 的 5′ 帽子是真核生物 mRNA 分子的一种重要结构特征，加帽能够帮助 mRNA 被顺利转运出细胞核，增加 mRNA 稳定性，防止其被核糖核酸酶降解，对蛋白的表达至关重要。mRNA 帽子还可以促进 mRNA 与核糖体的结合，从而促进 mRNA 的翻译和蛋白质合成。mRNA 疫苗中的加帽技术是指在人工合成的 mRNA 分子的 5′ 端（mRNA 的起始端）添加帽子结构，并进行甲基化修饰的过程，以使 mRNA 在细胞内更稳定且更容易被翻译成蛋白质。根据甲基化程度，mRNA 的帽子结构主要分为三种：cap 0、cap 1 和 cap 2。cap 0 结构（m^7GpppNp）是最基本的帽子结构。然而，含有 cap 0 结构的 mRNA 很容易被宿主识别为外源 RNA，从而诱导宿主的先天免疫反应，最终引发炎症。mRNA 5′ 端连接到 cap 0 的第一个核苷酸的 2′ 羟基的甲基化会形成 cap 1 结构（m^7GpppN1mp）。迄今为止，cap 1 结构仅在真核生物 mRNA 上被发现，因此可以作为宿主自身 mRNA 的标志，能够降低 mRNA 分子所引发的免疫原性并增强 mRNA 的翻译效率。mRNA 5′ 端连接到 cap 0 的第一个和第二个核苷酸都发生 2′ 羟基甲基化则会形成 cap 2 结构（m^7GpppN1mpN2mp）。cap 2 结构能够提高 mRNA 翻译效率[1]。不同的 mRNA 疫苗制造商可能会采用不同的加帽技术，目前 cap 1 结构是 mRNA 疫苗中应用最为广泛的帽子结构。mRNA 疫苗的加帽方法可分为两大类：第一种，共转录方法，可以在体外合成 mRNA 的过程中添加帽类似物，从而获得带有帽结构的 mRNA。早期的标准帽结构类似物存在两个 3′ –OH 基团，容易引发反向帽结构的错误，因此逐渐被抗反向帽类似物（anti reverse cap analog，ARCA）所替代。使用 ARCA 的共转录方法可以实现大于 70% 的加帽率，获得的帽结构为 cap 0 结构。近期，TriLink 公司推出了 CleanCap 技术，通过共转录方法可以获得大于 90% 的加帽率，获得的帽结构为 cap 1 结构。第二种，酶法加帽，是另一类常见的方法，通常通过联合使用牛痘病毒加帽酶（vaccinia capping enzyme，VCE）和 2′ – 氧甲基转移酶来完成。VCE 可以在 mRNA 的 5′ 端加上 cap 0 帽子结构，经过优化后的酶促反应可以实现大于 95% 的加帽率。2′ – 氧甲基转移酶使用 *S*– 腺苷甲硫氨酸作为甲基供体，能够修饰带有 cap 0 帽子结构的 mRNA，生成 cap 1 帽子结构的 mRNA。

RNA 的化学修饰可以增强 mRNA 分子的稳定性和耐受性，从而提高疫苗的效力和安全性。常用的 RNA 化学修饰，包括假尿苷（ψ）、N^1– 甲基假尿苷（$m^1ψ$）、5– 甲氧基尿苷（mo^5U）、2– 硫尿苷（s2U）、5– 甲基胞苷（m^5C）和 N6– 甲基腺苷（m^6A）修饰等。ψ、m^6A 和 s2U 等修饰可以抑制 RNase L 降解 RNA[2]，从而提高 mRNA 的稳定性。而 $m^1ψ$、m^5C、m^6A、m^5U ‘s2U 等修饰可以抑制 Toll 样受体（TLRs）对 RNA 的识别，从而减缓外源 RNA 分子诱导的免疫反应[3-6]。因此，RNA 的化学修饰可以增强 mRNA 的稳定性，并降低先天免疫反应。此外，RNA 的化学修饰可能会影响 mRNA 的翻译能力和稳定性，经修饰后的 mRNA 在翻译过程中的保真度和延伸速率的变化仍需要进一步研究。

第三节 提高 mRNA 疫苗翻译效率的序列优化策略

mRNA 的翻译是指 mRNA 分子被核糖体识别并将其翻译成蛋白质的过程。mRNA 翻译的效率和准确性对于疫苗效力的影响很大，高效的翻译过程可以使得 mRNA 迅速合成所需要的蛋白质，达到免疫的目的。因此，在 mRNA 疫苗序列优化中，优化 mRNA 翻译是一种重要的策略。非翻译区（untranslated region, UTR）是 mRNA 序列中未被翻译成蛋白质的区域，其中 5′ 端的 UTR 被称为 5′ UTR，3′ 端的 UTR 被称为 3′ UTR。在 mRNA 翻译过程中，UTR 区域会影响 mRNA 的翻译效率和准确性，因此优化 UTR 区域是一种常用的 mRNA 疫苗序列优化策略。优化 5′ UTR 可以提高 mRNA 的翻译效率和准确性，常见的优化策略包括选择合适的起始密码子和翻译起始前区域、加入 Kozak 序列，以及考虑序列中的 GC 含量等。优化 3′ UTR 可以提高 mRNA 的稳定性和降解的耐受性，从而提高疫苗的效力和安全性，常见的优化策略包括选择合适的终止密码子和终止区域、加入 poly（A）尾等。除了优化 UTR，优化密码子是 mRNA 疫苗序列设计和优化中另一种常用的策略，旨在提高 mRNA 的翻译效率和准确性，从而提高疫苗的效力和免疫原性。

虽然现有研究使人们对 mRNA 的翻译过程中的各种存在的调控机制有了更全面的了解，但设计出具有稳健翻译效率和稳定性的 mRNA 仍然非常具有挑战性。我们将从 mRNA 的翻译过程入手，介绍 mRNA 序列上影响翻译过程的各种调控元件，并描述其在 mRNA 设计过程中所遵循的一般原则。

一、真核生物翻译过程

在真核生物中，mRNA 翻译出蛋白质的过程主要分为四个阶段，分别为翻译起始、翻译延伸、翻译终止和核糖体循环（图 8–2）[7]。在翻译过程的初始阶段，43S 翻译前起始复合物［43S 翻译前起始复合物由 Met–tRNAi、GTP 和真核起始因子 eIF2（eukaryotic initiation factor 2）组成的三元复合物，40S 小亚基以及 eIF1、eIF1A、eIF3 和 eIF5 组装而成］在 5′ UTR 上扫描，当识别到起始密码子 AUG 后，在真核起始因子的帮助下，43S 复合物会招募 60S 大亚基组装成完整的 80S 核糖体，起始翻译过程。在翻译延伸过程中，核糖体依照 mRNA 的密码子不断将对应的氨基酸添加到肽链上，进行蛋白质合成。当 80S 核糖体的 A 位点识别到终止密码子时，蛋白质合成结束，新生肽链会在真核释放因子（eukaryotic release factor，eRF）的帮助下从核糖体上解离下来。ABCE1 会将完整的 80S 核糖体重新拆分成 60S 大亚基与 40S 小亚基，并使其进入下一轮翻译循环。

在上述四个阶段中，核糖体的翻译起始通常被认为是蛋白质合成过程中的最大限速步骤[8]。如果不考虑核糖体在延伸过程中意外解离的情况，翻译起始的次数等同于最终合成的蛋白质数目。但越来越多的研究表明，翻译延伸过程会影响到核糖体的翻译起始[9, 10]、mRNA 稳定性[11, 12]等过程，进而影响最终的蛋白产量。此外，终止密码子翻译通读事件的发生会导致核糖体无法正常解离回收利用，并且会导致原有蛋白质的 C 末端被延长，可能会影响蛋白质分子正常的生理功能。

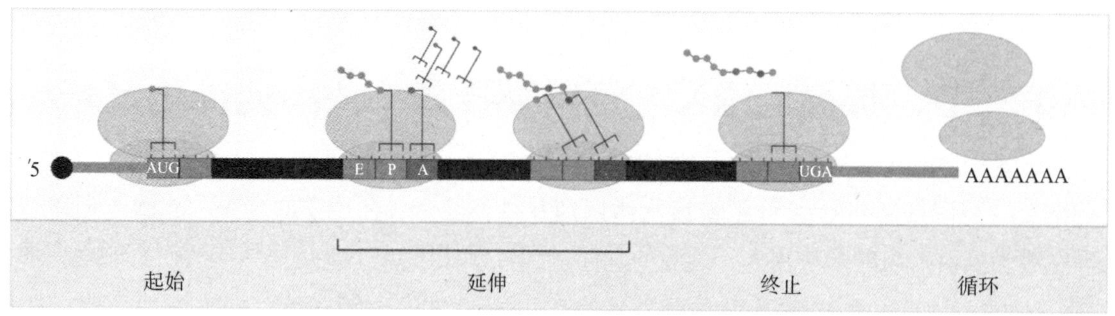

图 8-2　真核生物翻译过程中的四个阶段

本图片修改自（Schuller and Green，2018，*Nat. Rev. Mol. Cell Biol.*）[7]。

二、5′ UTR

绝大多数真核生物的 mRNA 都是通过核糖体扫描机制起始翻译过程的。43S 翻译前起始复合物在 eIF4F 复合物的协助下，结合到 mRNA 的 5′端，然后沿着 5′ UTR 一直往下扫描，直到遇到与 Met-tRNAi 互补配对的起始密码子 AUG。5′ UTR 有助于 mRNA 招募翻译起始复合物，介导翻译过程的启动。现有研究发现，5′ UTR 上的一些因素，如 uAUG（上游起始密码子）、5′末端寡嘧啶（5′-terminal oligopyrimidine，TOP）和内部核糖体进入位点（internal ribosome entry sites，IRES）等特殊的基序以及 5′ UTR 上的二级结构和 m^6A 修饰，都会对核糖体的翻译起始造成影响。人类转录本的 5′ UTR 长度的中位值大约为 200 个核苷酸，显著长于果蝇和酵母转录本的 5′ UTR 长度[13]。人类不同转录本的 5′ UTR 长度也存在较大的差异，从几个到几千个核苷酸不等。不同的 UTR 序列使得转录本的翻译起始速率存在较大的差异，继而满足人体内生理活动所需的不同丰度的蛋白需求。

1. TOP

TOP 基序是一种位于 5′帽子后的顺式调控元件，由 4~14 个连续的嘧啶构成。TOP 基序可以使 mRNA 实现营养依赖型表达。例如：当细胞内营养充足时，mTORC1 被激活，LARP1 的 DM15 结构域无法结合 mRNA 的 5′帽子。但是，LARP1 蛋白能够同时结合 TOP 基序和 poly（A）尾，促进 mRNA 成环，从而增加翻译起始因子的重复利用效率，进而提高 mRNA 分子的翻译速率。当营养缺乏时，mTORC1 不被激活，LARP1 的 DM15 结构域能够与 eIF4 复合物竞争结合 5′帽子，从而抑制该 mRNA 的翻译起始[14]。真核动物的核糖体蛋白（ribosome protein）的转录本的 5′ UTR 上普遍具有 TOP 基序，因此可以在不同组织中按需快速合成核糖体蛋白[15]。

2. IRES

IRES 是 5′ UTR 上一个能够调控翻译起始的顺式元件。真核生物常见的翻译起始方式是 43S 翻译前起始复合物需要先结合在 5′帽子上，然后再开始扫描，直到遇到 AUG 开始翻译生成氨基酸序列。而 IRES 可以直接招募 43S 翻译前起始复合物进行非帽依赖型翻译起始[16-18]。IRES 是病毒基因组上常用的顺式调控元件。当细胞被病毒感染后，细胞的帽依赖翻译起始过程会受到抑制。病毒演化出基于 IRES 的非帽依赖型的翻译起始方式可以有效地避免细胞的应激机制，从而劫持细胞的翻译机器实现自我增殖。此外，真核生物细胞的帽依赖性翻译起始受到细胞周期和环境压力的影响。在胁迫、分裂、衰老等阶段，细胞的帽依赖翻译途径会被抑制。但在上述过程中，IRES 仍然可以持续招募翻译起始因子进行蛋白合成。

3. uORF

5′ UTR 上存在 uAUG 会导致 uORF 的形成。由于 uORF 的核糖体竞争，下游 CDS 的翻译起始会受到抑制[19]。这是因为 43S 翻译起始复合物从 5′ 帽子开始向 mRNA 的 3′ 端扫描，当识别到 uORF 的 Met-tRNAi 互补配对的 AUG 时便会起始翻译，从而导致继续扫描抵达 CDS 的起始密码子处的翻译起始复合物数目减少（图 8-3A）。如果 uAUG 与 CDS 间没有终止密码子，且两者之间的核苷酸距离为 3 的倍数，其合成产物的 N 端则会出现氨基酸序列的延伸，蛋白质的正常功能可能会因此受到影响。

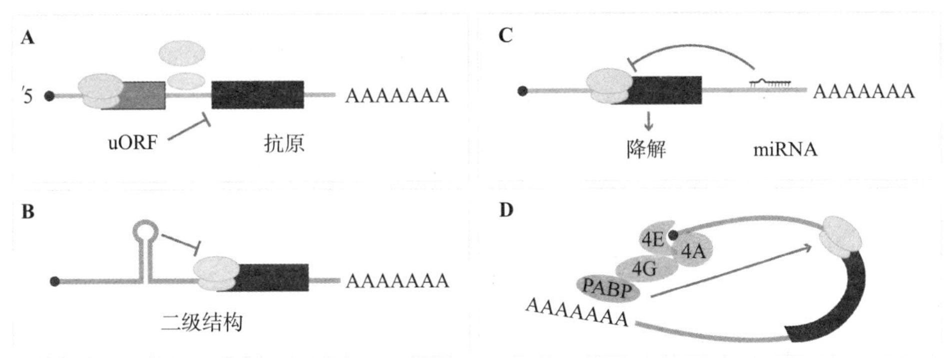

图 8-3 核糖体翻译起始受到多途径的调控

三、mRNA 二级结构

研究表明，5′ UTR 上较强的二级结构会导致 43S 翻译前起始复合物的扫描过程受阻，从而导致翻译起始速率降低（图 8-3B）。此外，有些二级结构还会抑制翻译起始复合物的装载。细胞内存在 RNA 解旋酶（如 eIF4A），能为核糖体的扫描清除结构障碍，对翻译过程的顺利进行起到关键作用。

四、起始密码子周边序列

起始密码子的周边序列在翻译起始复合物识别起始密码子的过程中具有重要作用。Marylin Kozak 发现脊椎动物中最常用的起始密码子的周边序列为 CRCCAUGG，其中 R 代表嘌呤[20, 21]，AUG 为起始密码子。该序列被称为 Kozak 序列。Kozak 序列中，-3 位的 R 和 +4 位的 G 的富集效果最强。如果将上述两个位置进行改造，AUG 处的遗漏扫描概率会显著增加[22]。此外，有研究通过解析翻译起始后期的 48S（由 eIF4F 与 43S 组成）和 mRNA 结合复合物的结构，发现起始密码子周边的序列能够参与维持翻译因子的稳定结合，从而影响翻译起始概率[23]。

五、终止密码子

正确的翻译终止信号对于蛋白合成非常重要。如果终止密码子没有发挥其终止翻译过程的作用，那么核糖体就会继续向 3′ 端延伸翻译，对 3′ UTR 和 poly(A) 尾进行通读。通读产生的蛋白 C 端会携带聚赖氨酸链，可能会影响蛋白功能。此外，核糖体在翻译 poly(A) 尾时容易引发翻译延伸停滞，从而触发核糖体相关质量控制机制（ribosome-associated quality control，RQC）使 mRNA 降解。真核生物中有三种终止密码子：UGA、UAG 和 UAA，但核糖体识别到这三个密码子时并不一定会引发翻译终止程序。按照终止密码子被通读的概率从高到低排序分别为 UGA > UAG > UAA[24]。除了终止密码子本身，其下游序列组成也会影响翻译通读的概率。

六、3′ UTR

3′ UTR 对 mRNA 的稳定性、亚细胞定位和翻译效率具有调控作用。一般认为，较短的 3′ UTR 可以避免与 microRNA 结合，从而使得 mRNA 更稳定（图 8-3C）。除此外，3′ UTR 上还存在一些蛋白结合基序，例如 ARE（AU-rich element）。一些 ARE 结合蛋白能够招募 RNA 降解机器触发 ARE 介导的降解途径[25]。

七、poly（A）尾

poly（A）广泛分布在除组蛋白外的其他转录本中。poly（A）尾可以为多种核糖核蛋白提供结合位点，例如多聚腺苷酸结合蛋白（poly A binding protein，PABP）。有研究表明，细胞内 poly（A）尾少于 30 个腺苷的 mRNA 非常罕见，而这个长度恰好是 PABP 的结合长度。poly（A）尾可以通过招募 PABP 结合，以避免 mRNA 的 3′ 端受到核酸外切酶的切割。PABP 还可以同时结合 poly（A）尾和 5′ 帽子的结合蛋白 eIF4G，促进 mRNA 成环，通过提高翻译因子的重复利用效率来提升 mRNA 的整体翻译水平（图 8-3D）。有研究发现，在 poly（A）尾上用 C 替换部分 A 可以使 mRNA 规避 Ccr4-Not 途径的降解机制，从而延长 mRNA 在体内的半衰期[26]。目前，mRNA 疫苗序列添加 poly（A）尾的方法有两种：①将编码 poly（A）尾在 mRNA 转录的 DNA 模板载体中，随着 mRNA 的体外转录而添加；②用 poly（A）聚合酶在不需要模板的情况下利用 ATP 直接形成 poly（A）尾。来自 DNA 模板的体外转录方法是更好的选择，因为该方法可以产生预定长度的 poly（A）尾。而酶促添加 poly（A）尾会导致不同 mRNA 分子 poly（A）尾的长度不同。

八、m^6A 修饰

N^6-methyladenosine（m^6A）修饰是指腺苷酸的含氮碱基的第 6 个 N 原子上发生甲基化修饰。m^6A 修饰能够调节帽依赖性和非依赖性翻译起始过程。有研究表明，在哺乳动物中 YTHDF1 能与 3′ UTR 中的 m^6A 相结合，招募 eIF3 到 mRNA 的 5′ 端，帮助 mRNA 形成闭环，从而提高翻译效率[27]。此外，有研究发现，5′ UTR 上的 m^6A 可以直接结合真核起始因子 eIF3，在没有帽结合因子 eIF4E 结合的情况下招募 43S 复合物，直接启动翻译[28]。以热休克蛋白 HSP70 为例，热休克或 UV 处理导致其 5′ UTR 区域的 m^6A 修饰水平上调，从而引起非帽依赖型的翻译起始。

九、密码子使用偏好性对翻译效率和 mRNA 稳定性的影响

密码子（codon）由编码区中相邻的三个核苷酸构成。不同的密码子可以编码相同的氨基酸，这种现象被称为遗传密码的简并性。遗传密码简并性的存在使得编码同一肽段的核苷酸序列存在成千上万种可能。编码同一种氨基酸的不同密码子并不是被均匀使用的，而是存在一定的偏好性。例如：

密码子 CAA、CAG 均编码谷氨酰胺（Gln），但人类基因组中使用 CAG 更频繁，频率达到 73%。密码子的偏好性使用会影响 mRNA 的翻译效率和稳定性。因为在翻译延伸中 aa-tRNA 解码密码子的过程较为耗时，而且密码子对应的 tRNA 数目在细胞中的浓度差异巨大，所以如果一个密码子对应的 tRNA 很稀少，那其解码过程便需要耗费更长的时间，从而影响翻译延伸速率（图 8-4）。稀有密码子的使用还会触发 eIF2 的磷酸化，进一步影响核糖体的翻译起始过程[9, 10]。此外，密码子的使用可以通过影响核糖体延伸速率，进而影响 mRNA 的稳定性[11, 12, 29]。而当核糖体在某一个密码子上停留时间过长时，其 E 位点上的 tRNA 会脱离，空置的 E 位点会招募降解复合体触发 mRNA 的降解[11]。有研究表明，不同密码子的使用对于 mRNA 的稳定性的贡献存在差异[29]。例如：密码子使用会对 mRNA 的二级结构造成影响。使用 GC 含量高的密码子会加强 mRNA 的二级结构，使其在细胞内更不容易被降解，但较强二级结构会对核糖体的延伸造成阻碍，如茎环（stem-loop）结构。在起始密码子下游如果存在较强的茎环结构，可以减缓 40S 的扫描速率，从而增加其在起始密码子附近的滞留时间，有助于提高对起始密码子的识别率[30]。

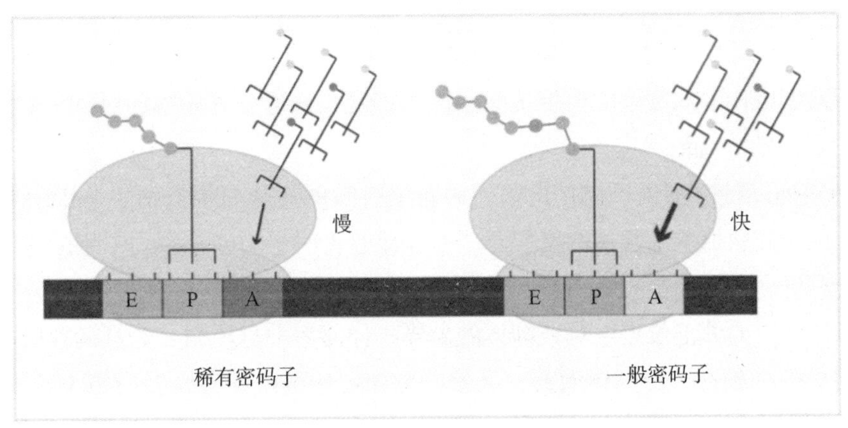

图 8-4　密码子使用对翻译延伸速率的影响

除了单个密码子外，一些研究还揭示了两个密码子的联合使用（密码子对）对于翻译过程也存在调控作用。有研究发现，在酵母中一些特定的密码子对可以显著抑制 mRNA 的翻译速率[31]。这些密码子对中普遍存在 CGA 密码子，而在酵母中无完全匹配 CGA 密码子的 tRNA，需要通过其他同源 tRNA 的摆动配对（wobble pair）来协助解码。最近的研究发现，在酵母中即使补充 CGA 密码子对应的 tRNA 也不能消除其密码子对对于 mRNA 翻译的抑制作用[32]。密码子对的偏好使用现象在多个物种中普遍存在[33, 34]，并且多个研究组通过在 CDS 区域使用稀有的密码子对实现了减毒病毒疫苗的开发[35, 36]，但其发挥作用的方式以及具体的调控效果还有待进一步探究。

第四节　新冠病毒的 mRNA 疫苗蛋白表达优化策略

体外转录得到的 mRNA，经过加帽和加 poly（A）尾等步骤后，与 LNP 混合形成 LNP-mRNA 混合物，然后制备成 mRNA 疫苗，再注射进人体。mRNA 会利用人体细胞内的翻译机器翻译出所设计的抗原蛋白。抗原蛋白会被细胞内的蛋白酶分解成小的碎片多肽，碎片多肽会与主要组织相容性复合物 MHC Ⅰ类蛋白形成复合体，并将抗原呈递给 $CD8^+$ 细胞毒性 T 细胞，从而实现免疫激活[37]。提高 mRNA 的翻译潜力，可以以更小的递送剂量、更少的注射次数实现更高效的病毒免疫，是一种更加经济有效的策略。

如何构建一个具有较好翻译潜力的mRNA序列呢？在设计时可以分别针对mRNA翻译调控元件进行优化。首先是UTR序列。5′ UTR和3′ UTR对mRNA的翻译效率和稳定性起着决定性的作用。为了使得编码抗原蛋白的mRNA序列可以高效翻译，可以使用人体内高翻译效率mRNA上的UTR元件。

在考虑翻译效率的同时，也要避免UTR元件对mRNA的稳定性产生损害。由于具有高mRNA表达水平的基因的mRNA往往有更高的翻译效率和稳定性。因此，可以选择高mRNA表达水平的基因的UTR作为mRNA疫苗的骨架元件。

确定UTR序列后，需要进一步确定抗原蛋白的CDS序列。由于遗传密码的简并性，编码同一种抗原蛋白的CDS序列可以有成千上万种选择。为了使得抗原蛋白的CDS序列能更好地利用人类细胞中的翻译资源，最理想的情况是选择人类细胞中对应tRNA浓度最高的密码子作为编码目标抗原基因的候选密码子。不同组织中的tRNA浓度存在着较大差异，对不同组织中的tRNA浓度进行精准测量或许有助于在翻译水平实现蛋白的组织特异性表达。但是，由于tRNA中存在大量的修饰和高度复杂的二级结构，在测序文库构建时cDNA合成过程容易受阻，另外，tRNA序列之间高度的相似性也进一步增加了对细胞内tRNA浓度精准定量的困难程度。最近也有一些针对tRNA测序的方法被报道[38-40]，但其定量的精准度依然有待验证。

mRNA疫苗序列设计时密码子优化的另一种行之有效的途径是根据宿主基因组或转录组中密码子使用的频率，优先使用那些最常用的密码子，避免稀有密码子。这是因为常用的密码子对应细胞内的tRNA浓度相对更高，从而能提高翻译效率和准确性。此外，部分基因的CDS会通过利用稀有密码子，在一些蛋白结构的关键位点上对核糖体的翻译延伸速率进行控制，通过牺牲局部的延伸速率来提高蛋白结构折叠的准确性。但整体而言，高效的翻译延伸可以使得mRNA快速合成所需要的蛋白质，有利于生物个体对环境的适应。所以长期以来，CDS上的密码子组成都经受着翻译效率的选择。细胞内的tRNA的供给和需求关系在这种长期的选择压力下变得匹配。所以一定程度上，tRNA的供给条件相对充裕或贫瘠程度可以用细胞内密码子的使用频率来进行表征。由于基因之间的转录能力存在较大差异，所以相比较于从DNA水平直接统计蛋白编码基因上各密码子的使用而言，mRNA水平统计CDS上的密码子使用更能反映细胞内的真实密码子使用情况。根据基因的表达量对其CDS中出现的密码子进行加权累加，统计mRNA水平上密码子的出现频率。选择每个氨基酸中使用频率最高的密码子作为候选最优密码子应用于抗原蛋白的编码。如果最后设计得到的CDS序列中包含克隆实验相关的酶切位点，可以在相应位点使用次优的密码子替代频率最高的密码子实现酶切位点的规避。在优化翻译延伸过程中有一点值得注意，现有研究已经表明翻译延伸速率的变化会通过影响新生肽段的翻译共折叠，从而对蛋白质的活性和功能造成影响[41, 42]。如果翻译延伸速率的变化改变了蛋白关键的抗原表位，可能会对疫苗的免疫效果造成部分影响。

在完成UTR以及CDS序列的设计后，不同的元件之间可以进行串联拼接。为了避免最后的mRNA中存在极端的二级结构，可以利用滑动窗口的方法将mRNA序列片段化，并利用RNAfold[43]来对片段进行二级结构和自由能的预测。最近有研究表明，在折叠自由能小并且二级结构稳定的情况下，mRNA能拥有更长的半衰期来持续表达相应的蛋白质[44]。由于蛋白的合成总量为翻译速率在mRNA降解前的累积，所以如何权衡mRNA稳定性和翻译效率之间的关系，使得mRNA能持久高效地完成蛋白翻译过程还有待进一步的研究。

在2019年新冠病毒感染暴发以来，mRNA技术被迅速应用于对应疫苗的生产。Pfizer/BioNTech

的 BNT162b2[45] 和 Moderna 的 mRNA-1273[46] 是早期应用最为广泛的两款新冠 mRNA 疫苗。上述两款疫苗编码的蛋白质均为 S-2P。其中 S 为新冠病毒的刺突蛋白（spike），通过将 S 蛋白的第 986 和 987 位上的赖氨酸 - 缬氨酸（K-V）置换成了脯氨酸 - 脯氨酸（P-P），可以使得合成的蛋白稳定在预融合状态[47]，以训练宿主免疫系统在病毒进入宿主细胞之前识别病毒，提高免疫效果。虽然上述的两种 mRNA 疫苗编码相同的蛋白质序列，但是其 UTR 和密码子组成存在着一些差异，可能会对抗原蛋白的合成造成影响。

在 S 蛋白 mRNA 帽子的选择上，BNT162b2 和 mRNA-1273 均采用的是“cap 1”帽子，以提高 mRNA 的翻译效率及稳定性。在 5′ UTR 的选择上，BNT162b2 选用了人 -globin 基因的 5′ UTR 上接近起始密码子的部分序列，并在起始密码子前插入了 GCCACC 来提高核糖体对起始密码子的识别率。mRNA-1273 选用的 5′ UTR 在起始密码子前存在一段 GC 富集的区域，这或许有助于降低 43S 的延伸速率从而降低遗漏扫描的概率。两种 mRNA 疫苗均在密码子水平上进行了优化。有所不同的是，mRNA-1273 利用了最佳密码子来对 S 蛋白上的原有密码子进行替换，而 BNT-162b2 则在编码区仍保留了少数的非最优密码子。当最优的密码子的需求超过供给速率时，其解码速率可能会受到进一步的抑制[48]。适当地保留非最优密码子或许有利于细胞内 tRNA 资源的更高效利用。在终止密码子处，BNT162b2 使用了两个连续的 UGA 密码子，而 mRNA-1273 则采用了 UGA-UAA-UAG 三个连续的终止密码子用于避免翻译通读事件的发生。3′ UTR 的选择上，mRNA-1273 直接使用了人 -globin 基因的 3′ UTR，而 BNT162b2 的 3′ UTR 则为人中 *mtRNR1* 和 *AES/TLE5* 基因 3′ UTR 片段的融合序列。上述两个 mRNA 疫苗的设计过程中均借用了高表达基因的相应特征，实现了抗原基因的稳定表达。

第五节　多组学结合、大规模平行实验以及深度学习在疫苗序列设计上的应用前景

组学技术的发展让同时对细胞内成千上万个基因的表型（如转录能力、翻译效率、可变剪接、mRNA 稳定性等）进行定量成为可能。对组学数据的挖掘也揭示了大量元件在蛋白合成过程中的调控功能。基于这些先验知识可以基本实现 mRNA 序列的设计。但值得注意的是，由于生物系统中调控网络的复杂性，导致根据组学数据所鉴定到的特征值容易受到各种噪音的影响，这给调控规律的提炼造成了较大的阻碍。而随着高通量测序以及基因合成技术的发展，大规模的平行实验有助于实现由数据驱动的调控元件功能量化模型的构建（图 8-5）。这种大规模的平行实验在设计时可以只改变少数几个变量，这使得研究人员对调控过程中的各种元件精细功能的刻画成为可能。有研究组通过往起始密码子前引入随机合成的 50 个核苷酸长的 5′ UTR 序列，同时构建了包含上万种不同碱基组合的 5′ UTR 的 mRNA 文库。研究人员使用蔗糖密度梯度离心后进行样本收集，并利用测序技术对这些 mRNA 的翻译效率进行了量化，进一步采用了卷积神经网络模型构建了基于 5′ UTR 序列来对 mRNA 的翻译效率进行预测的模型[49]。类似的方法也适用于 3′ UTR 和 CDS 区域中调控元件的功能量化。量化模型的构建需要根据具体的需求来准备数据集。数据集可以是多组学数据整合后计算得到的表型数据，也可以是通过随机合成和大规模平行实验测定的数据。大规模的数据集分析可以采用机器学习的方法或者传统回归模型。构建的模型可以应用于元件功能的定量或针对特定目的的序列优化设计，并进一步进行验证及应用。除单一的元件外，也可以大规模体外构建不同的全长转录本，通过流式或

者蔗糖密度梯度离心联合高通量测序的方式直接对单条转录本的蛋白表达能力进行测定，并择优进行下游应用。

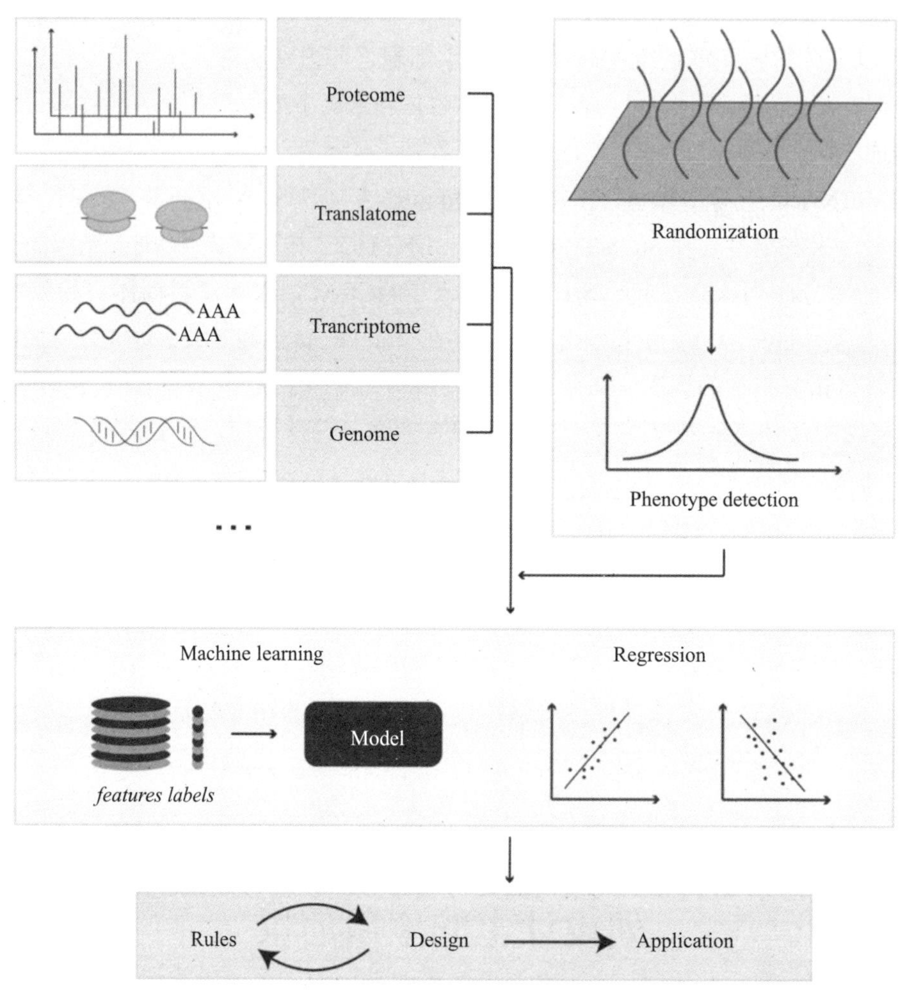

图 8-5　调控元件功能解析与应用流程

针对某些特定的元件，一些旨在特定优化目标的实施技术也能够在提高 mRNA 的表达和稳定性方面发挥关键作用。百度美国研究院和斯微生物联合开发了 LinearDesign 算法进行 mRNA 疫苗序列设计[50]，利用自然语言处理领域的网络解析技术（lattice parsing）与 RNA 折叠规则相结合，同时提升 mRNA 序列的密码子偏好性和 mRNA 分子的稳定性。经实验验证，LinearDesign 在新冠病毒 mRNA 疫苗上，显著提高了 mRNA 半衰期和蛋白质表达，并将体内抗体滴度显著提高 128 倍[50]。人工智能算法在 mRNA 领域展现了巨大的应用潜力。

需要注意的是，调控元件对 CDS 翻译的影响并不是独立的，容易受到其他元件协同影响。例如翻译起始与翻译延伸。高翻译起始速率会导致 mRNA 上核糖体之间的间距缩小，从而增加核糖体之间碰撞的可能性。而核糖体碰撞可能会导致核糖体的脱落从而使得先前合成的肽段提前降解，造成细胞内资源的浪费。同时，碰撞事件的发生还会诱导 eIF2 的磷酸化，从而抑制 mRNA 的翻译起始[9]。相比于其他区域，基因 CDS 的前 50 个密码子有更高的比例使用稀有密码子，通过降低翻译起始区域的核糖体延伸速率来减少核糖体在 CDS 下游发生碰撞事件的概率，该现象也被称为“ramp”现象[51]。翻译过程是一个整体，在设计的过程中如何权衡不同元件之间的协调关系，进而使得 mRNA 翻译更加经济、高效，尚待进一步的探究。

第六节　小结与展望

尽管 mRNA 疫苗已经取得重要的研究进展和临床应用成果，但其仍然存在一些挑战和问题。mRNA 疫苗序列设计和优化是研究和开发 mRNA 疫苗的必要步骤，具有重要的实践应用价值和研究意义。未来研究需要在技术和理论上不断创新，深入探索 mRNA 疫苗的设计和优化策略。一个可能方向是结合大数据组学数据及人工智能等方法进一步优化 mRNA 疫苗的稳定性和翻译效率，或者探索新型 mRNA 疫苗的设计和开发。同时，为了验证 mRNA 疫苗的疗效和安全性，临床试验的研究仍需加强，以便更好地应对不同疾病和疫情的挑战。

（陆　剑，吴鑫凯，单科家，杨　静）

参考文献

[1] FANG E，LIU X，LI M，et al. Advances in COVID-19mRNA vaccine development [J]. Signal Transduction and Targeted Therapy，2022，7(1)：94.

[2] ANDERSON B R，MURAMATSU H，JHA B K，et al. Nucleoside modifications in RNA limit activation of 2′-5′-oligoadenylate synthetase and increase resistance to cleavage by RNase L[J]. Nucleic Acids Res，2011，39(21)：9329-9338.

[3] KARIKÓ K，MURAMATSU H，WELSH F A，et al. Incorporation of pseudouridine into mRNA yields superior nonimmunogenic vector with increased translational capacity and biological stability[J]. Mol Ther，2008，16(11)：1833-1840.

[4] KARIKÓ K，BUCKSTEIN M，NI H，et al. Suppression of RNA recognition by Toll-like receptors：the impact of nucleoside modification and the evolutionary origin of RNA [J]. Immunity，2005，23(2)：165-175.

[5] KARIKO K，MURAMATSU H，KELLER J M，et al. Increased erythropoiesis in mice injected with submicrogram quantities of pseudouridine-containing mRNA encoding erythropoietin [J]. Mol Ther，2012，20(5)：948-953.

[6] DURBIN A F，WANG C，MARCOTRIGIANO J，et al. RNAs Containing Modified Nucleotides Fail To Trigger RIG-I Conformational Changes for Innate Immune Signaling [J]. mBio，2016，7(5).

[7] SCHULLER A P，GREEN R. Roadblocks and resolutions in eukaryotic translation [J]. Nat Rev Mol Cell Biol，2018，19(8)：526-541.

[8] SHAH P，DING Y，NIEMCZYK M，et al. Rate-limiting steps in yeast protein translation [J]. Cell，2013，153(7)：1589-1601.

[9] WU C C，PETERSON A，ZINSHTEYN B，et al. Ribosome Collisions Trigger General Stress Responses to Regulate Cell Fate [J]. Cell，2020，182(2)：404-16 e14.

[10] LYU X，YANG Q，ZHAO F，et al. Codon usage and protein length-dependent feedback from translation elongation regulates translation initiation and elongation speed [J]. Nucleic Acids Res，2021，49(16)：9404-9423.

[11] BUSCHAUER R，MATSUO Y，SUGIYAMA T，et al. The Ccr4-Not complex monitors the translating ribosome for codon optimality [J]. Science，2020，368(6488).

[12] RADHAKRISHNAN A，CHEN Y H，MARTIN S，et al. The DEAD-Box Protein Dhh1p Couples mRNA Decay

and Translation by Monitoring Codon Optimality [J]. Cell, 2016, 167(1): 122-32 e9.

[13] LEPPEK K, DAS R, BARNA M. Functional 5′ UTR mRNA structures in eukaryotic translation regulation and how to find them [J]. Nat Rev Mol Cell Biol, 2018, 19(3): 158-174.

[14] COCKMAN E, ANDERSON P, IVANOV P. TOP mRNPs: Molecular Mechanisms and Principles of Regulation [J]. Biomolecules, 2020, 10(7).

[15] GENTILELLA A, MORON-DURAN F D, FUENTES P, et al. Autogenous Control of 5′ TOP mRNA Stability by 40S Ribosomes [J]. Mol Cell, 2017, 67(1): 55-70 e4.

[16] MITCHELL S A, SPRIGGS K A, COLDWELL M J, et al. The Apaf-1 internal ribosome entry segment attains the correct structural conformation for function via interactions with PTB and unr [J]. Mol Cell, 2003, 11(3): 757-771.

[17] PICKERING B M, MITCHELL S A, EVANS J R, et al. Polypyrimidine tract binding protein and poly r (C) binding protein 1 interact with the BAG-1 IRES and stimulate its activity in vitro and in vivo [J]. Nucleic Acids Res, 2003, 31(2): 639-646.

[18] PICKERING B M, MITCHELL S A, SPRIGGS K A, et al. Bag-1 internal ribosome entry segment activity is promoted by structural changes mediated by poly (rC) binding protein 1 and recruitment of polypyrimidine tract binding protein 1 [J]. Mol Cell Biol, 2004, 24(12): 5595-5605.

[19] ZHANG H, WANG Y, LU J. Function and Evolution of Upstream ORFs in Eukaryotes [J]. Trends Biochem Sci, 2019, 44(9): 782-794.

[20] KOZAK M. Possible role of flanking nucleotides in recognition of the AUG initiator codon by eukaryotic ribosomes [J]. Nucleic Acids Res, 1981, 9(20): 5233-5252.

[21] KOZAK M. An analysis of 5′ -noncoding sequences from 699 vertebrate messenger RNAs [J]. Nucleic Acids Res, 1987, 15(20): 8125-8148.

[22] KOZAK M. Point mutations define a sequence flanking the AUG initiator codon that modulates translation by eukaryotic ribosomes [J]. Cell, 1986, 44(2): 283-292.

[23] SIMONETTI A, GUCA E, BOCHLER A, et al. Structural Insights into the Mammalian Late-Stage Initiation Complexes [J]. Cell Rep, 2020, 31(1): 107497.

[24] CRIDGE A G, CROWE-MCAULIFFE C, MATHEW S F, et al. Eukaryotic translational termination efficiency is influenced by the 3′ nucleotides within the ribosomal mRNA channel [J]. Nucleic Acids Res, 2018, 46(4): 1927-1944.

[25] OTSUKA H, FUKAO A, FUNAKAMI Y, et al. Emerging Evidence of Translational Control by AU-Rich Element-Binding Proteins [J]. Front Genet, 2019, 10: 332.

[26] GIGANTE C M, KORBER B, SEABOLT M H, et al. Multiple lineages of monkeypox virus detected in the United States, 2021-2022 [J]. Science, 2022, 378(6619): 560-565.

[27] WANG X, ZHAO B S, ROUNDTREE I A, et al. N (6) -methyladenosine Modulates Messenger RNA Translation Efficiency [J]. Cell, 2015, 161(6): 1388-1399.

[28] MEYER K D, PATIL D P, ZHOU J, et al. 5′ UTR m(6)A Promotes Cap-Independent Translation [J]. Cell, 2015, 163(4): 999-1010.

[29] PRESNYAK V, ALHUSAINI N, CHEN Y H, et al. Codon optimality is a major determinant of mRNA stability [J]. Cell, 2015, 160(6): 1111-1124.

[30] KOZAK M. Downstream secondary structure facilitates recognition of initiator codons by eukaryotic ribosomes [J]. Proc Natl Acad Sci U S A, 1990, 87(21): 8301-8305.

[31] GAMBLE C E, BRULE C E, DEAN K M, et al. Adjacent Codons Act in Concert to Modulate Translation Efficiency in Yeast [J]. Cell, 2016, 166(3): 679-690.

[32] TESINA P，LESSEN L N，BUSCHAUER R，et al. Molecular mechanism of translational stalling by inhibitory codon combinations and poly（A）tracts [J]. EMBO J，2020，39（3）：e103365.

[33] GUTMAN G A，HATFIELD G W. Nonrandom utilization of codon pairs in Escherichia coli [J]. Proc Natl Acad Sci U S A，1989，86（10）：3699–3703.

[34] BUCHAN J R，AUCOTT L S，STANSFIELD I. tRNA properties help shape codon pair preferences in open reading frames [J]. Nucleic Acids Res，2006，34（3）：1015–1027.

[35] COLEMAN J R，PAPAMICHAIL D，SKIENA S，et al. Virus attenuation by genome-scale changes in codon pair bias [J]. Science，2008，320（5884）：1784–1787.

[36] GROENKE N，TRIMPERT J，MERZ S，et al. Mechanism of Virus Attenuation by Codon Pair Deoptimization [J]. Cell Rep，2020，31（4）：107586.

[37] SZABO G T，MAHINY A J，VLATKOVIC I. COVID-19mRNA vaccines：Platforms and current developments [J]. Mol Ther，2022，30（5）：1850–68.

[38] ZHENG G，QIN Y，CLARK W C，et al. Efficient and quantitative high-throughput tRNA sequencing [J]. Nat Methods，2015，12（9）：835–837.

[39] BEHRENS A，RODSCHINKA G，NEDIALKOVA D D. High-resolution quantitative profiling of tRNA abundance and modification status in eukaryotes by mim-tRNAseq [J]. Mol Cell，2021，81（8）：1802–15 e7.

[40] PINKARD O，MCFARLAND S，SWEET T，et al. Quantitative tRNA-sequencing uncovers metazoan tissue-specific tRNA regulation [J]. Nat Commun，2020，11（1）：4104.

[41] YU C H，DANG Y，ZHOU Z，et al. Codon Usage Influences the Local Rate of Translation Elongation to Regulate Co-translational Protein Folding [J]. Mol Cell，2015，59（5）：744–754.

[42] THOMMEN M，HOLTKAMP W，RODNINA M V. Co-translational protein folding：progress and methods [J]. Curr Opin Struct Biol，2017，42：83–89.

[43] LORENZ R，BERNHART S H，HONER ZU SIEDERDISSEN C，et al. ViennaRNA Package 2.0 [J]. Algorithms Mol Biol，2011，6：26.

[44] MAUGER D M，CABRAL B J，PRESNYAK V，et al. mRNA structure regulates protein expression through changes in functional half-life [J]. Proc Natl Acad Sci U S A，2019，116（48）：24075–24083.

[45] POLACK F P，THOMAS S J，KITCHIN N，et al. Safety and Efficacy of the BNT162b2mRNA Covid-19 Vaccine [J]. N Engl J Med，2020，383（27）：2603–2615.

[46] CORBETT K S，EDWARDS D K，LEIST S R，et al. SARS-CoV-2mRNA vaccine design enabled by prototype pathogen preparedness [J]. Nature，2020，586（7830）：567–571.

[47] HSIEH C L，GOLDSMITH J A，SCHAUB J M，et al. Structure-based design of prefusion-stabilized SARS-CoV-2 spikes [J]. Science，2020，369（6510）：1501–1505.

[48] PECHMANN S，FRYDMAN J. Evolutionary conservation of codon optimality reveals hidden signatures of cotranslational folding [J]. Nat Struct Mol Biol，2013，20（2）：237–243.

[49] SAMPLE P J，WANG B，REID D W，et al. Human 5′ UTR design and variant effect prediction from a massively parallel translation assay [J]. Nat Biotechnol，2019，37（7）：803–809.

[50] ZHANG H，ZHANG L，LIN A，et al. Algorithm for Optimized mRNA Design Improves Stability and Immunogenicity [J]. Nature，2023.

[51] TULLER T，CARMI A，VESTSIGIAN K，et al. An evolutionarily conserved mechanism for controlling the efficiency of protein translation [J]. Cell，2010，141（2）：344–354.

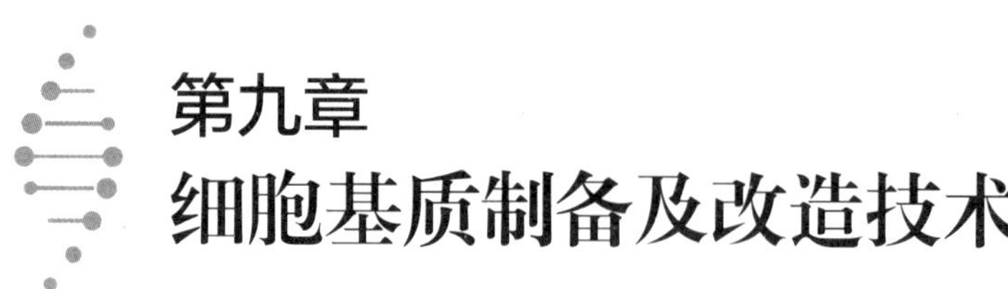

第九章 细胞基质制备及改造技术

第一节　概述

几个世纪以来，疫苗一直被用来保护人们和动物免受传染病的侵袭。对于疫苗生产来说，细胞培养技术被认为是一个关键的里程碑，也是几十年来研究发展的结果。细胞基质的开发和应用使病毒性疫苗的大规模、稳定生产成为可能。根据疫苗的性质，细胞基质的选择至关重要。

一、细胞基质

1907 年，R. Harrison 首次报道神经元细胞可在体外维持培养达到 30 天，同时实验表明，细胞的正常功能可在体外维持，因此 1907 年被普遍视为细胞培养技术的实际诞生时间。20 世纪 40 年代后期抗生素的发展是细胞培养历史的另外一个里程碑，添加抗生素可降低复杂培养基受细菌污染的机会，同时无菌技术也逐步成熟。此后 10 余年间，主要在动物细胞的大规模培养和制备过程上取得明显进步，如举世闻名的 HeLa 细胞系的建立及其在体外的良好生长特性。1949 年，Enders 等人发现脊髓灰质炎病毒可在 HeLa 细胞中培养。通过体外繁殖病毒进行疫苗的生产，是细胞技术应用历史上的伟大里程碑。

（一）细胞基质的概念及分类

任何微生物的生长、繁殖都有各自的最基本的条件，病毒的生长和繁殖必须在细胞内进行。生产用细胞基质是指培养病毒时所需要的细胞，是生产病毒性疫苗必不可少的原材料，病毒性疫苗以培养、收获足够量的病毒为基础。目前，用于生产许可和研究性疫苗的细胞基质主要分为有限细胞系和传代细胞系两大类，而有限细胞系又分为原代细胞和人二倍体细胞（human diploid cell strain，HDCS）。

1. 有限细胞系

有限细胞系的原代细胞，是指直接来源于动物组织的细胞。动物组织经胰酶消化培养成单层细胞（通常贴壁生长），用于病毒的培养。从 20 世纪 10~60 年代，人们为疫苗研究准备了各种动物的不同组织，进行有限的细胞培养。如地鼠肾细胞、猴肾细胞、兔肾细胞、鸡胚成纤维细胞（chicken embryo fibroblast，CEF）等。原代细胞在疫苗的生产中已被广泛证明是安全有效的。我国已上市的疫苗中，部分产品使用了原代地鼠肾细胞、原代沙鼠肾细胞、CEF 细胞等。原代细胞具备多种优点：如可以使用较简单的培养基和牛血清制备获得，很多病毒都可以在原代细胞上生长繁殖，具有广泛的敏感性；原代细胞的来源也比较容易，尤其是地鼠，是哺乳动物中繁殖最快的动物之一；原代细胞属正常细胞，没有 DNA 突变，无致肿瘤性。但原代细胞也存在一些缺点：如 CEF 细胞的寿命有限，必须不断使用大量的鸡胚；动物及细胞存在潜在的病毒等外源因子污染；来自不同个体动物的细胞质量和敏感性有差异。

目前，用于疫苗生产的其他有限细胞系主要是人二倍体细胞，最早的 HDCS 是 20 世纪 60 年代分离的 MRC-5 和 WI-38[1, 2]。MRC-5 来自约 14 周胎龄的男性胎儿肺组织，WI-38 来自约 13 周胎龄的女性胎儿肺组织。HDCS 是采用人类组织（通常为胚胎组织）建立的细胞株，其具有一个正常或接近正常的染色体核型，体外传代扩增培养能力有限，超过一定传代次数的细胞会出现衰老并最终停止增殖。MRC-5 和 WI-38 用于生产狂犬病疫苗（如赛诺菲巴斯德公司的 Imovax 狂犬病疫苗）、甲型肝炎疫苗（葛兰素史克公司的 Havrix 和默克公司的 VAQTA）和水痘疫苗（默克公司的 Zostavax，葛兰素史克公司的 Varilrix）。我国已上市的疫苗中，甲型肝炎灭活疫苗、脊髓灰质炎疫苗、风疹减毒活疫苗、水痘减毒活疫苗也分别使用了 2BS、KMB-17、MRC-5 等细胞株。HDCS 细胞株生产疫苗的历史已有 40 多年，已被广泛证明了安全性和适用性。

HDCS 与原代细胞相比，具有能够充分鉴定和标准化的优点，可实现细胞种子库系统，建立的细胞库可多年用于生产，有利于质量控制。HDCS 与传代细胞相比，理论上不存在致肿瘤的潜在危险性。但是 HDCS 也存在一些问题，与传代细胞相比，难于大规模生产，对培养液及牛血清的营养成分要求较高[3]。为此，WHO 启动了新的 MRC-5 种子库的建立。该库来自群体倍增水平（population doubling levels，PDL）为 7 的细胞，由 450 瓶 PDL-12 细胞组成，预计可提供至少 20 年的生产使用。

2. 传代细胞系

传代细胞系是可在体外连续传代的细胞系，虽然细胞的某些特性，包括核型和对生长因子或底物锚固的依赖，可能是不断变化的，但在理论上，细胞在体外具有无限传代的寿命。与组织体外培养中可能存在的多种细胞系相比，它们来源于单一组织，经历了长期的体外培养适应，降低了宿主复杂性，具有性状一致性和稳定性的特点。传代细胞系可以通过以下方法衍生而来：①人或动物肿瘤细胞的原代细胞的系列培养，例如 Hela 细胞、Namalwa 细胞等；②携带致癌基因的病毒，将致癌基因转化给正常细胞，成为肿瘤细胞，例如 EB 病毒转化的 B 淋巴细胞；③骨髓瘤细胞与 B 淋巴细胞融合，例如生产单克隆抗体的杂交瘤细胞株；④正常细胞群的连续传代，繁衍成一个新的具有无限寿命的细胞群，例如来源于非洲绿猴肾的传代细胞系 Vero 细胞、来源于幼仔地鼠肾的传代细胞系 BHK-21 细胞、来源于中国仓鼠卵巢的传代细胞系 CHO 细胞（Chinese hamster ovary cell，CHO）等。由于肿瘤细胞或携带肿瘤基因的细胞具有致肿瘤的危险，因此用于病毒培养的细胞系采用非肿瘤细胞系，即正常细胞群的连续传代后繁衍的细胞系，并在一定传代限度内使用。目前尚无用于疫苗生产的来源于人类组织的传代细胞系。传代细胞作为细胞基质用于疫苗生产，使用最多的是 Vero 细胞。例如，人用狂犬病灭活疫苗（赛诺菲巴斯德公司的 VERORAB 狂犬病疫苗）、脊髓灰质炎灭活疫苗（葛兰素史克公司的 Pediarix 和赛诺菲巴斯德公司的 IPOL）、肾综合征出血热纯化疫苗、乙型脑炎灭活疫苗（Intercell AG 的 Ixiaro）、轮状病毒胃肠炎灭活疫苗（葛兰素史克公司的 Rotarix 和默克公司的

RotaTeq）以及新冠病毒灭活疫苗等均采用 Vero 细胞作为细胞基质。

传代细胞系具备的优点：能够充分鉴定和标准化；使用细胞种子库系统生产，有利于质量控制；可使用生物反应器进行规模化生产，其中小型生物反应器可以用于细胞系、微载体、病毒载体和病毒等培养，而工程级生物反应器主要用于大规模生产；对培养基及牛血清的营养成分要求不高。传代细胞的缺点：理论上有致肿瘤性的风险，仅可在经过验证的传代次数范围内使用，例如 WHO 认为 Vero 细胞在 150 代以内使用是安全的，无成瘤性，可以用于疫苗生产。

以上细胞系在疫苗使用上的种种限制，结合新技术的不断进步，促进了新细胞系的建立研究，包括所谓的“设计”细胞系。目前已经探索出几种方法来获得当前可用的新的细胞基质。

（1）选择压力

如悬浮的 Madin Darby 犬肾（Madin Darby canine kidney，MDCK）细胞系、鸭胚胎干细胞来源的 EB66® 细胞。

（2）基因修饰

如人类视网膜来源的 PER.C6® 细胞系、鸭视网膜来源的 AGE1.CR® 细胞、和人类羊水细胞来源的 CAP® 细胞。这些细胞基质已开发出特定的用途，如基因治疗中的腺病毒生产（PER.C6® 细胞系）或流感疫苗生产，并得到了广泛生物学表征，以满足监管法规和生物安全的要求。表 9–1 总结了应用于人用疫苗领域最常见的几种细胞基质[4]。

表 9–1　目前用于生产人用病毒疫苗的最常见细胞基质

细胞系	细胞类型和来源	病毒易感性（非详细清单）	正在开发的候选疫苗	市售人用疫苗
原代细胞				
CEF	鸡胚成纤维细胞	黄热病毒、狂犬病病毒、森林脑炎病毒、麻疹病毒、流行性腮腺炎病毒	基于改良痘苗病毒的疫苗、人类免疫缺陷病毒、Q 热病	狂犬病（Rabipur®）、森林脑炎病毒（ESME. Immun. Encepur®）、麻疹（Attenuvax®）、流行性腮腺炎（Mumosvax®）
二倍体细胞系				
MRC5	人胚胎肺细胞	水痘病毒、脊髓灰质炎病毒、狂犬病病毒、甲型肝炎病毒	狂犬病病毒	水痘–带状疱疹（Varilrix®、Biopox®、ProQuad®）、脊髓灰质炎（Poliovax®）、狂犬病（Imovax®）、甲肝（VAQTA®）
WI–38	人胚胎肺细胞	风疹病毒、腺病毒		风疹（Meruvax® Il）、腺病毒（腺病毒 4 型和 7 型疫苗，减毒，口服）
传代细胞				
MDCK	犬肾细胞	流行性感冒病毒 A 型和 B 型，柯萨基病毒 B3、B4、B5 型，呼肠孤病毒 2 型，腺相关病毒 4 型和 5 型，牛痘病毒，水疱性口炎病毒，人脊髓灰质炎病毒 2 型	季节性及大规模性流行性感冒病毒、肠道病毒	季节性流感（Optallu®、Flucelvax®）

续表

细胞系	细胞类型和来源	病毒易感性（非详细清单）	正在开发的候选疫苗	市售人用疫苗
Vero	非洲绿猴肾细胞	流行性感冒病毒A型和B型、麻疹病毒、牛痘病毒、风疹病毒、流行性腮腺炎病毒、新城疫病毒、脊髓灰质炎病毒、虫媒病毒（登革病毒）、狂犬病病毒、呼吸道合胞病毒、呼肠孤病毒	肠道病毒、呼吸道合胞病毒、人手足口病毒、流行性感冒病毒、狂犬病病毒	大规模性（Celvapan®）&季节性流行性感冒病毒（Preflucel®）、天花病毒（ACAM2000®）、日本乙型脑炎病毒（Ixiaro®）、脊髓灰质炎病毒（OPV®、IMOVAX®、PolioRIX®、Adacel®）、狂犬病（VERORAB®、Abhayrab®）、轮状病毒（RotaRIX®、Rotateq®）
PER.C6®	人胚胎视网膜细胞	腺病毒、流行性感冒病毒、慢病毒、脊髓灰质炎病毒、埃博拉病毒	流行性感冒病毒、西尼罗河病毒	
AGE1.CR®	鸭视网膜细胞	天花病毒、鸡痘、流行性感冒病毒、甲病毒	改良痘苗病毒、流行性感冒病毒	
EB66®	鸭胚胎细胞	流行性感冒病毒、麻疹病毒、风疹病毒、疱疹病毒、痘病毒、新城疫病毒、辛德毕斯病毒、仙台病毒、委内瑞拉马脑炎病毒、黄热病毒、水疱性口炎病毒	大规模性（Celvapan®）及季节性流行性感冒病毒、新城疫病毒、改良痘苗病毒	大规模性流行性感冒（仍没有商品化名称）

（二）细胞库

细胞库的建立可为生物制品的生产提供检定合格、质量相同、规模化和持续稳定的细胞。可以分为原始细胞库、主细胞库和工作细胞库三级细胞库管理。原始细胞库又名细胞种子，指由一个原始细胞群体发展成传代稳定的细胞群体，或经过克隆培养而形成的均一细胞群体，通过检定证明适用于生物制品生产或检定。在特定条件下，将一定数量、成分均一的细胞悬液，定量均匀分装于一定数量的保存容器中，于适宜条件下保存，即细胞种子，可供建立主细胞库。主细胞库是由原始细胞库的细胞培养至特定倍增水平或传代水平，经一次制备获得的、性质均一的细胞群体，分装于一定数量，并在一定条件下贮存的容器集合。主细胞库的细胞经检定合格后可用于制备工作细胞库或细胞制剂。工作细胞库是由主细胞库的细胞经培养至特定倍增水平或传代水平，并经一次制备获得的、性质均一的细胞群体，分装于一定数量，并在一定条件下贮存的容器集合。工作细胞库的贮存细胞经检定合格后可用于生产或制备细胞制剂[5]。

无论细胞类型（如原代细胞、HDCS、干细胞，或者连续传代的细胞）还是所要生产的疫苗类型，细胞基质必须规范记录，充分表征，并取得相应的资质。对于所有类型的细胞，根据良好生产质量管理规范（good manufacturing practices，GMP）和良好细胞培养规范（good cell culture practices，GCCP）的一般原则，制备三级细胞库被认为是最佳途径，以确保可靠、一致的细胞供应，这些细胞在用于生产前必须完全鉴定并通过安全性测试。细胞库存储在长期稳定的条件下，如液氮或超低温冰箱，并定期测试，以证明其表型和基因型特征的稳定一致性。

二、疫苗开发中细胞基质的应用

自 20 世纪 30 年代以来，已开发出使用鸡胚在实验室中培育病毒的方法，并用于生产和制造人用和兽用疫苗。目前鸡胚仍被大量使用，特别是在季节性流感疫苗的生产中。然而，使用鸡胚存在一些限制，包括有供应不足的风险、生产过程耗时而产量不高、高昂的生产成本和鸡蛋成分可能引起潜在的过敏反应等。为了克服鸡胚的局限性，在疫苗生产的上游工艺中引入了细胞培养技术，这在疫苗领域是第一个标志性事件，比传统的生产工艺有了更高的灵活性。细胞基质疫苗生产工艺的首次尝试是 Jonas Salk[6] 在 1954 年使用原代猴肾细胞来生产脊髓灰质炎疫苗，此后一直将原代细胞作为疫苗生产的细胞基质。原代细胞直接来源于动物组织，属于正常细胞，没有 DNA 突变及致瘤性，具有广泛的病毒敏感性，但来源不同的原代细胞的质量及敏感性存在差异，且自我增殖能力有限，细胞培养条件严苛，获得的疫苗可能存在潜在的病毒等外源因子的污染问题。因此，基于疫苗安全性的考虑，原代细胞并不作为细胞库存储或者仅在一定程度上有限存储，这都促使生产商积极开发出更适用于疫苗生产的细胞基质。

细胞基质疫苗生产工艺的第二次变革是从原代细胞中获得细胞系，即 HDCS 和传代细胞系。如上文提到的 HDCS 细胞 MRC-5 和 WI-38，是从原代细胞中获得的，具有正常或接近正常的核型，与原代细胞相比，可通过鉴定建立细胞种子库进行系统化生产，以保证疫苗生产过程的可控性以及疫苗产品的稳定性。但生产过程难以规模化，对培养液以及血清营养成分的高要求，增加了外源物污染的风险，给疫苗的安全性带来了挑战，且这类细胞增殖能力有限，最终会出现衰老和凋亡。不同于 HDCS，传代细胞系具有无限的自我增殖能力，可以适应现代培养技术，能够通过生物反应器进行高密度大规模生产，如 MDCK 细胞和 Vero 细胞等[7, 8]，但随着细胞的多次传代，遗传修饰可能发生改变，导致细胞出现成瘤性的表型。如在代次高的 Vero 细胞系（P162）显示出遗传的不稳定性，并表现出发展成为肿瘤的可能性。因此，仅有低传代的非成瘤性细胞才可以用于疫苗生产，但由于这类细胞的广泛使用，种子库存正在减少。

选择一个细胞基质是开发和生产候选病毒疫苗的重要步骤，做出选择依赖于一些参数，如细胞敏感性和能否裂解性感染、病毒抗原的质量和产量方面的性能、细胞最主要的持续传代性、伦理观点、肿瘤发生性状态、贴壁依赖性生长还是可悬浮培养、培养基、生产成本、无外源性物质等。选择细胞基质还必须考虑到疫苗的设计，例如灭活疫苗还是减毒活疫苗，预防性还是治疗性疫苗。最后，安全性和产业化考虑深刻地影响着合适的、最理想的细胞基质的选择。

流行性感冒（简称流感）是由流感病毒（Influenza virus，IV）引起的急性呼吸道传染病，疫苗接种仍是最有效的防御措施之一。传统制备人用流感疫苗是使用鸡胚，但由于其生产周期长、操作繁琐等缺点，研究人员积极研发了细胞培养生产流感疫苗，以达到省时、高效的目的。目前，MDCK、Vero 和 PER.C6® 已获得药物监管机构的许可，并应用于临床研究[9, 10]。HDCS 狂犬病疫苗自 1974 年研制成功并批准应用，各种细胞基质的疫苗如原代狗肾细胞、原代地鼠肾细胞疫苗、鸡胚细胞纯化疫苗、鸭胚细胞纯化疫苗和 Vero 细胞疫苗相继研制成功并投入生产和应用，已代替传统的脑组织疫苗。在这些疫苗中 Vero 细胞疫苗由于其细胞繁殖快，可在微载体细胞反应器中进行工业化大生产，有较大的发展潜力[11, 12]。

三、细胞基质在疫苗开发中的潜在风险

疫苗通常是给健康的，有时是非常年轻的接受者接种，因此需要严格的监管准则。此外，传统疫苗可以保护个人和人群，但不能像抗生素在细菌感染中所起的作用那样，从疾病中获得明显的康复。因此，公众的注意力可能会偏向于不良事件。而细胞基质作为疫苗制备中重要的组成部分，大量卫生监管准则、讨论文件和需要考虑的要点均描述了对细胞基质的要求。细胞基质在疫苗开发中潜在的安全性风险主要体现在以下两方面。

（一）成瘤性

成瘤性是指细胞接种动物后在注射部位和（或）转移部位由接种细胞本身形成肿瘤的能力。虽然染色体畸变是许多癌症的特征，但在非成瘤性细胞系中也观察到了染色体畸变。因此，细胞系核型的稳定性似乎不能预测，成瘤性是通过实验确定的。成瘤性的测定包括将活细胞注射到免疫抑制的动物中，如用抗胸腺细胞血清处理的新生大鼠或 Nu/Nu 基因型成年裸鼠。如果观察到进行性生长的结节，其成瘤性水平取决于结节出现的时间、产生结节所需的注射细胞数量以及是否在远离注射部位的地方检测到结节。不同细胞株和不同传代水平的细胞系的成瘤性不同。例如，用于疫苗生产的低代次 Vero 细胞不会成瘤，但在传代水平为 140~250 的模型动物中可能存在形成进展性（有时是转移性）结节的能力。适应于悬浮增殖的 MDCK 细胞具有高度的成瘤性（10 个细胞 / 模型动物足以形成肿瘤），而贴壁培养的 MDCK 细胞处于中间水平（10^5 个细胞可以形成结节）。作为参考，当需要 10^7 个细胞 / 模型动物诱导肿瘤时，该细胞株的成瘤性较弱（例如 HEK 293 细胞）。

（二）外源污染

外源性病原体是与疫苗株无关的潜在感染性实体，可随最后制备物而纯化。它们是原代细胞及传代细胞系应用过程中的主要关注点，引入可能来自外源或来自细胞基质的隐性感染。1955—1963 年间，脊髓灰质炎和腺病毒疫苗被猿猴空泡病毒 40（Simian vacuolating virus 40，SV40）污染是细胞基质引起严重不良事件的一个早期例子。SV40 是亚洲猕猴的一种天然病原体，据估计，美国有 1000 万至近 1 亿儿童和数千名新兵接触了受污染的疫苗。原因可能是因为在制备灭活疫苗的甲醛处理中，SV40 可能并没有被完全灭活，因为可能有不止一种 SV40 毒株被带入疫苗中，而且在 20 世纪 80 年代之前，东欧可能一直在接种受污染的疫苗。SV40 可以在实验动物体内诱导肿瘤，但对于 SV40 感染是否也可以在人体内诱导肿瘤，仍存在争议。

1967 年报告了另一种外来病原体，首次从送到严重疾病医院的患者血清样本中分离出马尔堡病毒（Marburg virus，MARV）。患者处理了用于生产疫苗的猴子组织和肾脏培养物。在三个集群的 32 名患者中，有 7 人死亡。由于这一事件，实施了需要对进口非人灵长类动物进行 30 天观察的检疫制度。1989 年，科万斯公司在来自菲律宾一个动物繁殖设施的几只食蟹猴身上观察到严重疾病的症状，疑似为猿猴出血热（simian hemorrhagic fever，SHF），样本被送往美国陆军传染病医学研究所进行进一步诊断。SHF 是由动脉病毒科的一种猿猴出血热病毒（SHFV）引起的，目前还不知道它对人类是否有危险。令人惊讶的是，除了 SHFV，一些动物似乎还感染了埃博拉病毒的近亲。从非洲来源分离的第一个丝状病毒科，被称为雷斯顿病毒（Reston virus，RESTV，原名 REBOV）。1992 年和 1996 年报告了从菲律宾输入的受 RESTV 感染的食蟹猴的其他事件。来自菲律宾的病毒株可能在家猪中流

行，似乎对人类没有毒性。

为了科学目的而增加猴子种群的负担，以及越来越多的人认识到原代猴子细胞中外源因子的危险，必须与有限培养连续繁殖所导致的细胞异倍性的风险相平衡。在特殊情况下，疫苗可耐受外来病原体。例如，用鸡胚细胞制成的疫苗被证明含有逆转录病毒颗粒，这些颗粒来自内源性逆转录病毒，即垂直传播的原病毒，可占鸡基因组的 3% 和人类基因组的 8%。大多数人类内源性逆转录病毒是有缺陷的，但在鸡体内，它们能够形成含有逆转录酶活性的颗粒。1998 年，WHO 建议继续在鸡胚细胞上生产极其有益的疫苗，因为目前还没有因鸡源性颗粒而导致的人类疾病病例，而且目前没有证明安全性类似的替代基质。某些水禽似乎不会脱落这种颗粒，因此产生了传代的鸭细胞系来避免这个问题。另一种似乎对人类不构成风险的污染是在人轮状病毒疫苗中的猪圆环病毒 1 型和 2 型（Porcine circovirus，PCV1 和 PCV2）。PCV1 和 PCV2 在全球普遍存在，可能与猪胰蛋白酶一起被引入 Vero 生产细胞基质中。

在生产前需要对细胞库进行外源因子的测试。建议的检测方法是在适当的模型动物中接种细胞或细胞裂解物，通过 PCR 或抗体诱导筛选特定病原体。透射电子显微镜用于研究已知的和以前未鉴定的细胞。与一组指示细胞系共培养应通过细胞病变效应判断病毒污染。高度敏感的产物增强逆转录酶分析可判断逆转录病毒污染。将裂解物接种到乳鼠、成年鼠、豚鼠和鸡胚中，可筛选与细胞培养中潜在感染有关的强毒性病原体。化学诱导和与敏感细胞共培养可用于揭示隐性感染。为了研究在特定宿主细胞上制备的病毒，未来的检测方法可能包括下一代测序（next generation sequencing，NGS），以确认可能预测疫苗特性的分子标记。宿主细胞或生产环境的影响可能是有益的，例如导致病毒的毒力衰减（如 YFV 17D、MVA 和麻疹病毒疫苗株 Edmonston，这些病毒都是通过在 CEF 上传代获得的，在仓鼠原代肾细胞上传代的日本脑炎 SA 14 减毒病毒株，或来自 HDCS 的风疹 RA 27/3 减毒病毒株），从而适用于减毒活疫苗的应用。病毒在某些细胞系上的连续传代也可能导致毒力增强，或者免疫原性降低甚至缺失。同时，NGS 也可能检测到大量不相关的病毒和微生物序列，因此必须谨慎解释细胞在疫苗开发和生产的重要性。

第二节　技术路线

一、组织来源细胞系建立技术

原代培养物经第一次传代培养后的细胞，常被称为细胞系。由某一细胞系分离出来的、在性状上与原细胞系有一定差异的细胞系，常被称为该细胞系的亚系。从一个经过鉴定的细胞系采用选择法或单细胞克隆进一步所得到的细胞群，常被称细胞株。由原细胞株进一步分离培养出的与散性状不同的细胞群，又被称为亚株。

连续永生的细胞系是由一种细胞类型组成的，这种细胞类型可以在培养条件下连续繁殖，繁殖的细胞数量有限（大约 30 代），也可以无限繁殖。有限寿命的细胞系通常是二倍体，并保持一定程度的分化[13]，这样的细胞系在大约 30 个分裂周期之后就会衰老。这一事实意味着长时间维持这样的细胞系，需要建立一个细胞库系统。传代细胞系通常具有无限繁殖的能力，肿瘤细胞系通常来源于实际的临床肿瘤，但也可以通过使用病毒致癌基因或化学治疗来诱导转化[14]。转化细胞系的优点是具有几乎无限的可用性，缺点是只保留了很少的原始体内特性。

1. 细胞建系的一般程序

包括原代培养、第一次传代、常规传代、冻存与复苏等过程。所涉及的原代培养、第一次传代、常规传代、冻存与复苏等过程的具体方法与常规的原代培养等技术并无二样。细胞取材、建库及制备全过程应具有可溯源性及操作一致性，并对各个环节的分享进行充分的评估。

2. 建系细胞的细胞要求

相对于那些只需要提供供体性别、年龄、取材部位、组织种类以及几项简单指标的仅用作原代培养的细胞而言，对于用于建系的细胞通常有以下一些要求。

（1）细胞的组织来源

应详细说明细胞系 / 株来源的相关资料，人源细胞系 / 株必须提供组织或器官来源、种族及地域来源、年龄、性别、健康状况及病原体检测结果的相关资料。动物来源的细胞系 / 株必须具有动物种属、种系、饲养条件、组织或器官来源等资料。如系肿瘤组织，还应说明临床病理诊断结果、组织来源以及病例号等。神经系统来源的细胞不得用于疫苗生产。

（2）培养体系

各种细胞都有自己比较适应的生存环境，因此应控制对细胞生长有重大影响的、关键的已知可变因素，包括规定细胞培养液及其添加成分的化学组成及纯度；所有培养用试剂应有制备记录并经检定合格后方可使用，应规定培养细胞的理化参数（如 pH、温度、湿度、气体组成等）的变化范围并进行监测，以保证细胞培养条件的稳定性。

（3）细胞生物学检测

细胞基质的检测标准依赖于风险评估，考虑的方面如下：①细胞基质的来源：物种和组织来源等；②细胞基质的历史：细胞分离方法、检测结果，传代历史，使用的原材料，动物体内的传代历史等；③细胞基质的特性：细胞生物学性状，生化、遗传特征等，以及外源性物质的检测结果等；④细胞成瘤性和致瘤性的评估。最后，必须评估细胞基质与疫苗病毒之间的相容性。由于选择压力可以改变细胞培养传代过程中病毒的基因型或更多的表型，所以必须证明疫苗病毒的稳定性。

二、基因工程重组细胞系建立技术

通过某些基因工程技术，在细胞水平上获得具有新基因组的细胞或生物个体的技术称为细胞工程。细胞工程与基因工程、发酵工程、蛋白质工程和酶工程等共同组成现代生物技术，即生物工程。基因工程重组细胞系是指通过 DNA 重组技术获得含有特定外源基因序列的细胞系。基因工程操作的外源基因或目标基因如何在靶细胞内稳定表达的问题，就是转化技术或转染技术。通过转化技术或转染技术，可以构建含外源基因的，临时表达细胞或遗传稳定的细胞株。需要生物因素如携带外源的质粒或病毒做媒介，从而使靶细胞获得外源基因，并稳定表达该外源基因，形成新的细胞株的有关技术，称为转染技术。通过物理或化学的手段使靶细胞获得外源基因，并稳定表达该外源基因，形成新的细胞株的有关技术，笼统称为转化技术。常见的转化技术是显微注射、基因枪注入、电脉冲穿孔等物理方法，化学方法导入也常常使用。

1. 物理方法转化

（1）显微注射

细胞显微注射技术又称显微注射或细胞注射技术，是指通过万能倒置显微镜的显微注射针的注射，把外源基因导入靶细胞并获得靶细胞转化的技术。一般可直接对细胞质和细胞核两部分进行注射。其操作过程是在显微镜下通过显微注射工具将玻璃微针刺入细胞质或细胞核，以注射药物的方式将药物、DNA、细胞核或蛋白质等外源物质注入细胞，并进一步研究分析。细胞注射是显微操作中最直接有效的研究方法，也是其他有待深入研究技术中的关键步骤。此法可控制重组子的注射量，但由于该法每次只能对一个细胞进行操作，且要求有相当熟练技术，所以很难获得稳定表达的细胞克隆。目前，显微注射在肿瘤细胞分析、蛋白质分析、药物药性分析、疾病诊断及免疫学等领域中有着广泛的应用。

（2）基因枪注入

基因枪法又称粒子轰击法（particle bombardment）、高速粒子喷射技术（high-velocity particle microprojection）或基因枪轰击技术（gene gun bombardment），是由美国Cornell大学生物化学系Sanford等人于1983年研究成功。是一种主要利用高速运动的金属微粒将附着于表面的重组子引入到受体细胞中的转化方法。在此过程中，携带有目的基因的重组子首先黏附在微弹（钨粉、金粉等）表面，通常以氯化钙或亚精胺作为沉淀剂来促进重组子DNA与微弹表面结合。结合有DNA分子的微弹经加速而获足够的动量，进而穿过细胞壁、细胞膜、细胞质等层层构造到达靶细胞的细胞核，完成基因转移。适用于所有种类细胞悬液和细胞培养物、动植物组织细胞、人体组织细胞。

（3）电脉冲穿孔

又称电激法，是利用高压电脉冲作用，使原生质膜的结构改变并形成可逆性的开闭通道，从而使原生质体或动物细胞易吸收重组子；从而实现基因重组到靶细胞的目的。电激法的优点是操作简便，特别是适用于瞬间表达研究，缺点是体外培养原生质体或动物细胞，预先准备单细胞悬浮液较为麻烦，加上电击易造成细胞损伤，其再生率降低。适用于单细胞悬液（含动物细胞、原生质体）或动物细胞培养物。

2. 化学方法转化

化学法的重现性比较差，但成本低廉，有时也能获得较高的转化率。例如，利用冰水浴$CaCl_2$低渗处理微生物细胞悬液，使细胞膨胀成球形，此时称感受态细胞；然后经42℃短时处理，使加入细胞悬液中的重组子进入微生物细胞。对于动植物细胞，常见的方法有磷酸钙共沉淀、脂质体导入、多聚阴离子（DEAE-Dextran）转染等方法。

3. 转染

原核微生物细胞如细菌、放线菌等细胞，是利用质粒载体、噬菌体载体、黏粒载体所携带的外源基因的重组子直接进入靶细胞，实现外源基因与靶细胞的重组与表达。操作对象是原核细胞的细胞悬液或液体培养物。真核细胞，如酵母、霉菌、植物、动物和人体细胞或原生质体，被病毒载体构建的重组子感染而实现靶细胞基因组与外源基因的重组、外源基因在靶细胞内的表达。操作对象是原生质体或动物细胞悬液，也可使用这些细胞的液体培养物进行操作。

用于生产的重组细胞系的建立应具有细胞基质构建方法的相关资料，如细胞融合、转染、筛选、集落分离、克隆、基因扩增及培养条件或培养液的适应性等方面的资料。必须具有细胞系用于生产的目的基因的稳定性资料，包括重组细胞的遗传稳定性（如插入基因拷贝数、插入染色体的位点、插入基因的序列等）、目的基因表达稳定性、目的产品持续生产的稳定性，以及一定条件下保存时细胞生产目的产品能力的稳定性资料。

第三节　实例及应用

一、原代细胞制备减毒活疫苗或灭活疫苗

常见用于人用疫苗生产的活病毒是一些经过减毒的病毒株。有多种方法可以减弱病毒的毒力，最常用的方法是在外来宿主如动物细胞培养物中连续传代培养病毒，病毒随着时间推移逐渐失去毒力。目前已经使用此程序开发几种疫苗，包括脊髓灰质炎疫苗、麻疹或风疹疫苗。如今，减毒活疫苗可以通过其他分子策略获得，例如重组（例如流感和轮状病毒）、病毒基因突变或缺失（例如登革热病毒）或密码子去优化（例如脊髓灰质炎病毒）。与减毒活疫苗有关的一个担忧是，正如所看到的第一种脊髓灰质炎口服疫苗那样，疫苗有可能逆转为毒性形式。在这种情况下，灭活疫苗成为比减毒疫苗更安全的替代品。

病毒灭活疫苗作为传统疫苗的研究和使用时间很久，其生产工艺成熟，免疫原性稳定，使用较为安全。病毒灭活疫苗是将病毒在细胞内进行培养和繁殖，利用物理如通过加热或辐射，或化学如使用甲醛等手段进行完全变性保留其免疫原性，因此病毒不具有传染性，疫苗安全性高。病毒灭活疫苗保留了病毒的完整性及有效的抗原成分，有利于激活机体免疫系统产生免疫反应，但病毒灭活疫苗保护期短，需进行多次加强免疫，还需配合佐剂使用等。目前，在我国使用的病毒灭活疫苗主要有流行性感冒全病毒灭活和裂解疫苗、狂犬病灭活疫苗、甲型肝炎灭活疫苗、肠道病毒 71 型灭活疫苗和新型冠状病毒灭活疫苗等。与减毒病毒疫苗相比，灭活疫苗除了具有更安全的特性外，也更加稳定。虽然灭活疫苗对某些病原体相当有效，但对其他病原体来说，它们不会诱导有效和（或）持久的免疫，因为它们不会引起细胞毒性 T 细胞免疫反应，而细胞毒性 T 细胞免疫反应对于有效对抗细胞内病原体如病毒非常重要，因此灭活疫苗经常采用添加佐剂及多剂量免疫的方法。

CEF 以及来自狗、猴子、兔子和仓鼠的肾细胞已被用于制造脊髓灰质炎病毒、腮腺炎病毒、风疹病毒、麻疹病毒和许多其他病毒的疫苗。第一种可用的麻疹疫苗 Edmonston B 源自麻疹病毒的 Edmonston 野生型毒株，该毒株于 1954 年从患有典型麻疹的男孩的血液中分离出来。获得的病毒通过在 CEF 中连续传代，1963 年在经过 156 次传代后衍生出 Schwarz 株、Edmonston Enders 株。Edmonston Enders 株用于默克公司生产的 AttenuvaxTM 疫苗。葛兰素史克生物制品公司（GSK）通过 Schwarz 株的额外传代开发了自己的疫苗株（RimevaxTM，GSK 生物制品公司）。Schwarz 和 Edmonston Enders 株具有相同的基因组序列，是全世界最常用的麻疹疫苗毒株。

最常用的腮腺炎疫苗株是 Jeryl Lynn 株。该病毒株是 1963 年从患有单侧腮腺炎的妇女身上分离出来的。该病毒株通过在鸡胚和 CEF 培养物中传代而减毒，并由 Merck，Sharp & Dohme/Merck & Co.，Inc. 在全球范围内销售。自 20 世纪 70 年代初期以来，它以商品名 Mumpsvax^{TM} 为人所知。葛兰素史克生物公司基于 Jeryl Lynn 的单克隆免疫优势株 JL1 开发出一种腮腺炎病毒疫苗。

原代地鼠肾细胞疫苗（primary hamster kkidney cells-derived vaccine，PHKCV）最早由 Kissling[15-16]

于1958年开始研究，随后加拿大Fenje[17]等用SAD株适应原代地鼠肾细胞制成PHKCV，并于1968年批准用于狂犬病的暴露前和加强免疫。我国于1965年由卫生部武汉生物制品研究所牵头，长春、兰州生物制品研究所和中国药品生物制品检定所等单位合作研究，用狂犬病毒固定毒株北京株（aG株），通过原代地鼠肾细胞适应传代，研制成功PHKCV[18-20]，后经浓缩、纯化、去氢氧化铝佐剂等一系列工艺改进，目前仍在我国疫苗市场销售和使用，为预防狂犬病发挥了积极作用。

二、CHO细胞基质和重组蛋白疫苗

CHO作为哺乳动物细胞真核表达系统，不仅能表达重组蛋白的天然结构，而且最大化保证了重组蛋白的生物学和免疫学功能，已广泛用于生产医用药物、细胞因子和单抗等生物制剂。CHO细胞是重组蛋白表达最常用的一个真核表达系统。CHO细胞表达的外源重组蛋白接近天然蛋白的分子结构、生物学特性和理化性质。此外，CHO细胞很少分泌自身的内源蛋白质，这有助于蛋白质纯化。

重组蛋白疫苗是一类不包含任何完整病原体，主要由可在异源表达系统中生产的特定蛋白质抗原配制而成的疫苗[21]。根据所需生产抗原的不同，可采用细菌、酵母菌、昆虫细胞、植物细胞、哺乳动物细胞系等不同的异源表达系统[22, 23]。从目标病毒或细菌中提取特定抗原的DNA片段并插入细胞的基因组或质粒中，这些表达系统便能产生对应的蛋白质抗原，随后将蛋白质提纯作为疫苗的活性成分。此外，重组蛋白疫苗中通常会添加佐剂，以加强和延长接种者对疫苗的免疫反应[24]。与使用完整病原体配制而成的疫苗相比，重组蛋白疫苗能使免疫反应集中在识别少量目标抗原上，且对免疫功能低下者更安全。由于重组蛋白疫苗具有安全性高、稳定性强、成本较低等优点，已被广泛用于预防乙型病毒性肝炎、百日咳、白喉、破伤风、流感等多种传染病。目前CHO细胞基质重组蛋白疫苗有重组乙型肝炎疫苗、重组新型冠状病毒疫苗等。

三、昆虫细胞基质和VLP疫苗

病毒样颗粒（virus-like particle，VLP）是由携带病毒抗原的结构蛋白自行组装的非传染性颗粒，可以模拟天然病毒颗粒的结构。VLP由于其高度的免疫原性，能激活细胞免疫反应和体液免疫反应[25]。大量的临床研究证明VLP具有安全性和有效性[26-28]。因此，VLP构成了一种安全有效的方法，用于诱导针对表面蛋白的中和抗体。VLP也可以作为外源表位和（或）靶向分子在嵌合VLP上呈递的“平台”。这可以通过修饰VLP基因序列来实现，使得融合VLP蛋白和外源疫苗蛋白在从头合成过程中组装成VLP。在过去的40多年里，VLP嵌合体作为候选疫苗已被广泛探索。随着分子生物学的迅速发展，VLP可以在多个表达系统中进行表达，选择合适的表达系统要根据所要制备的VLP的复杂程度、效率和成本等来进行权衡。

细菌系统主要是基于具有良好特性的大肠埃希菌表达载体。其遗传背景很明确，成本低廉且容易培养，表达量高。满足了许多研究和工业要求，已广泛应用于VLP的生产。在VLP只含有一种可溶于细胞的外壳蛋白表达的情况下，利用大肠埃希菌成功生产VLP是可能实现的。然而它们有一些劣势，如不能通过翻译修饰产生的重组蛋白、不能产生适当的二硫键、蛋白溶解性问题，以及在重组蛋白制备过程中存在内毒素污染的问题[29]。而且表达的目的蛋白多以包涵体的形式存在于大肠埃希菌内，不利于VLP的组装和释放。大肠埃希菌不具备翻译后修饰的功能，也限制了VLP的表达。

利用酵母表达系统来生产 VLP 具有表达量高且成本低的优点。酵母表达系统也被广泛用于高效生产 VLP，在市场中已被批准使用的人乳头瘤病毒（Human papilloma virus，HPV）疫苗和乙型肝炎病毒（Hepatitis B virus，HBV）疫苗都是基于此系统[30]。酵母表达系统，特别是基于毕赤酵母和汉逊酵母的表达系统，从构建的角度来看比大肠埃希菌表达系统更复杂，因为酵母穿梭载体必须首先在细菌中制备，然后作为质粒载体导入酵母细胞，或选择获得稳定的酵母重组子，并带有基因组整合的转基因[29]。酵母表达系统属于真核表达系统中的一种，可以对所表达的蛋白进行修饰，具有成本低、细胞培养密度较大、表达水平高的优点，但仅局限于甘露糖，而且酵母存在细胞壁，形成的病毒样颗粒难以分泌表达，所以对具有包膜病毒的 VLP 的形成还有一定的缺陷。

杆状病毒表达载体 / 昆虫细胞（baculovirus expression vector / insect cell，BEV/IC）系统是一种能够高效表达外源基因的真核表达载体系统。杆状病毒基因组较大，可容纳大片段外源基因，且具有多个天然启动子，也易于构建新的人工启动子，实现多基因表达，因此可同时插入多个外源基因表达 VLP[31]。目前，在使用 BEV/IC 系统生产的 150 多种获得许可的人用重组蛋白生物制药中，有一种基于 VLP 的产品，葛兰素史克公司的 Cervarix HPV 疫苗。在临床前开发中，还有几种通过 BEV/IC 系统生产的其他 VLP 疫苗，例如埃博拉病毒、汉坦病毒、丙型肝炎病毒、单纯疱疹病毒、诺如病毒等。BEV/IC 系统具有长期的重组蛋白生产和在搅拌或震荡生物反应器中建立的大规模悬浮培养的记录，已被证明是用于此目的的最佳细胞培养系统之一。BEV/IC 的唯一潜在缺点在于其翻译后修饰模式。与哺乳动物细胞相比，昆虫细胞由于甘露糖较丰富从而能进行更简单的翻译后糖基化修饰，这可能会成为某些应用的缺点。然而，改良的昆虫细胞系——“人源化”细胞，可以进行类似于哺乳动物细胞的翻译后修饰（正在变得可行）。因此，当昆虫细胞糖基化模式和所需 VLP 的生物学功能相匹配时，BEV/IC 最有可能成为基于 VLP 的疫苗开发的最强候选工具。

四、EB66® 细胞基质和流感疫苗

流感病毒每年在世界范围内流行，抗原不同的流感病毒的大流行也会定期发生，对人类造成从轻微到毁灭性不等的后果。自 1918 年“西班牙流感”大流行以来，用于检测和缓解潜在流行病的流感病毒监测、抗病毒药物和疫苗方面取得了重大进展。目前最常使用的流感疫苗生产基质为 9~11 日龄的鸡胚，其生产工艺一般为合格的单价流感病毒种子悬液接种至鸡胚内、接种后的鸡胚进行孵育、冷冻、收获含活病毒的尿囊液、病毒浓集纯化及灭活、加入裂解剂或使全病毒还原成亚单位颗粒、纯化裂解的病毒、需要时添加防腐剂和稳定剂、浓缩无菌过滤、形成单价裂解病毒浓缩液、合成多价疫苗。目前国内外的流感疫苗还是以鸡胚生产技术为主。

由于鸡胚基质疫苗存在生产过程较繁琐、鸡蛋过敏人群不能接种、病毒株适应性变异等缺点[32]，1995 年 WHO 便建议使用细胞基质来生产流感疫苗。目前，国外的细胞基质流感疫苗主要有 MDCK 细胞流感疫苗、Vero 细胞流感疫苗、人胚胎成视网膜细胞（PER.C6®）流感疫苗[33]。其中应用较广泛的是 MDCK 细胞流感疫苗。早在 1958 年，MDCK 细胞便被分离培育，并应用在流感病毒疫苗的研究上[34]。荷兰、韩国、美国及欧洲药品管理局均批准过细胞培养流感疫苗上市[35, 36]。PER.C6® 是流感病毒的敏感适应细胞，但它属于荷兰抗体和疫苗公司专利所有。除此之外，EB66®、RecHA、Sf9 等细胞株也被用于流感疫苗生产的研究[37]。

EB66® 细胞，为鸭胚胎干细胞衍生细胞，是可用于人类疫苗开发的最广泛研究和表征的细胞系之一。流感病毒在该细胞系中生长良好，适合流感疫苗的生产。在生产过程中可实现无血清全悬浮的高

密度培养，具有倍增时间短、病毒敏感性强、安全性高、生产成本低、无致瘤性等优点，可实现真正意义上的大规模培养，适用于疫苗的规模化生产[38]。EB66® 细胞系容易受到包括流感病毒在内的多种不同病毒的感染，并且已被证明具有有利于工业疫苗生产的特征。Schuind 等人利用 EB66® 细胞生产甲型流感疫苗（H5N1），添加 AS03 佐剂进一步增强了免疫原性，生产的疫苗暂时没有不良反应，该疫苗有助于减轻鸡胚制备疫苗的压力，可短时间内制备足量的甲型流感疫苗[39, 40]。

第四节　小结与展望

疫苗生产的发展趋势从组织跨越到细胞基质，经过多年多产品验证的细胞基质已经广泛应用于多种疫苗产品的生产。根据疫苗的性质，细胞基质的选择是至关重要的。生物制药公司在开发新的候选疫苗时一般会在早期阶段首先评估不同的细胞基质，以便选择最适用于大规模生产的细胞基质。能够利用多种细胞基质对疫苗生产来说是必要的，因为只有这样才能成功地满足当前和未来对新出现或再发生的传染病疫苗的需求（如流感疫苗、埃博拉疫苗、基孔肯雅病毒疫苗）。考虑新的细胞基质和优化现有基质的驱动力是 2009 年世界面临的流感大流行（H1N1），随后 WHO 于 2010 年 8 月宣布已进入大流行后时代。WHO 目前估计，全球每年生产流感疫苗的能力约为 30 亿剂，用鸡胚和传统细胞基质（例如 CEF）生产病毒疫苗的生产能力现已达到其产能极限。这种限制可以通过利用其他公认的细胞基质来克服，例如 MDCK、CHO 或 Vero 细胞，或者作为替代方案，引入人类或鸟类来源的新细胞基质。基于细胞分离的病毒可能比基于鸡胚分离的病毒更适合用作疫苗。众所周知，细胞基质本身以及与细胞生长相关的事件可以影响生物产品的特性和安全性。因此，为了确定关注点并开发解决这些问题的质量控制系统，彻底了解细胞基质的特性至关重要，但是目前没有细胞基质能满足所有标准。因此，在选择细胞基质开发新的疫苗前，考虑和客观评价不同的细胞基质，为每种新的疫苗选择最佳细胞基质成为必不可少的步骤。首先，疫苗的安全性是监管机构重点关注的问题，细胞基质必须符合严格的监管规则；其次，细胞基质在病毒特异性产量和生产成本方面必须有竞争力。同时，新的基于细胞的制造技术的出现伴随着对传统设施设计和生产线的重新考虑，以提供更高的制造资产利用效率。疫苗生产商确实面临着由新的商业机会构成的不断变化的商业环境。市场规模不同的发展中国家的需求不断增长，以及进入公共领域的疫苗产品的积累，推动疫苗行业朝着更高的反应性、灵活性和降低运营成本的方向发展，以确保经济的可持续性；以智能的方式生产更便宜的疫苗，坚定地致力于生产高质量的产品。

但是用于病毒疫苗生产的新型细胞基质的引入和建立是十分烦琐的，整个过程耗时长且需要高昂的成本，紧张的市场竞争压力，阻碍了新细胞基质针对每种疫苗的开发和表征。所以时至今日仍然只有相对少量的细胞基质能用于疫苗生产。更换已上市疫苗的细胞基质需要长期且耗资巨大的开发过程。因此，当谈到更换新的细胞基质时，疫苗企业往往比较保守，目前可用的细胞基质被当作生产新疫苗的最佳选择。然而，由于疫苗供应短缺，这种阻力开始被打破。例如，诺华公司已使用 MDCK 来生产 Optaflu®（或 Flucelvax®），尽管保留了使用传统鸡胚制造工艺的 Fluvirin® 的生产。旧疫苗的新设计也在进行中，Protein Sciences 使用昆虫细胞生产仅基于流感病毒 HA 蛋白的 Flublok®，这是第一种避免使用具有复制能力的流感病毒的季节性流感疫苗。在没有疫苗或治疗方法的疾病，特别是那些危及生命或严重使人衰弱的疾病的情况下，引入新的疫苗设计和细胞系可能面临较小的阻力。

多样化的现代细胞基质为疫苗的安全性、有效性、质量可控和可及性提供了重要保障，保证了高标准的疫苗供应，不仅现在如此，也关乎未来。随着科学知识和技术发展继续增长，当谈到病毒疫苗设计和细胞系开发和工程时，我们正在进入现代疫苗学的一个全新时代。

（高 强，王 琳，杨闽楠，朱丹丹）

参考文献

[1] JACOBS J P，JONES C M，BAILLE J P. Characteristics of a human diploid cell designated MRC-5 [J]. Nature，1970，227(5254)：168-170.

[2] HAYFLICK L，MOORHEAD P S. The serial cultivation of human diploid cell strains [J]. Exp Cell Res，1961，25：585-621.

[3] 药品评审中心. 疫苗生产用细胞基质研究审评一般原则 [S/OL](2005-12). https://www.docin.com/p-428973416.html.

[4] AUBRIT F，PERUGI F，LÉON A，et al. Cell substrates for the production of viral vaccines [J]. Vaccine，2015，33(44)：5905-5912.

[5] 中国医药生物技术协会. 细胞库质量管理规范 [J]. 中国医药生物技术，2017，12(6)：484-495.

[6] SALK J E，BAZELEY P L，BENNETT B L，et al. Studies in human subjects on active immunization against poliomyelitis. II. A practical means for inducing and maintaining antibody formation [J]. Am J Public Health Nations Health，1954，44(8)：994-1009.

[7] MADIN S H，JR DARBY N B. Established kidney cell lines of normal adult bovine and ovine origin [J]. Proc Soc Exp Biol Med，1958，98(3)：574-576.

[8] GAUSH C R，HARD W L，SMITH T F. Characterization of an established line of canine kidney cells (MDCK) [J]. Proc Soc Exp Biol Med，1966，122(3)：931-935.

[9] MCLEAN K A，GOLDIN S，NANNEI C，et al. The 2015 global production capacity of seasonal and pandemic influenza vaccine [J]. Vaccine，2016，34(45)：5410-5413.

[10] MONTOMOLI E，KHADANG B，PICCIRELLA S，et al. Cell culture-derived influenza vaccines from Vero cells：A new horizon for vaccine production [J]. Expert Rev Vaccines，2012，11(5)：587-594.

[11] MONTAGNON B J. Polio and rabies vaccines produced in continuous cell lines：A reality for Vero cell line [J]. Dev Biol Stand，1989，70：27-47.

[12] 董关木. Vero细胞狂犬疫苗研究和生产进展 [J]. 微生物学免疫学进展，1994，22(1)：51-56.

[13] BUTLER M. The use of animal cell and tissue culture in biotechnology [J]. Genetic Engineer & Biotechnologist，1990.

[14] SUNDSTRÖM C，NILSSON K. Establishment and characterization of a human histiocytic lymphoma cell line (U-937) [J]. Int J Cancer，1976，17(5)：565-577.

[15] KISSLING R E. Growth of rabies virus in non-nervous tissue culture[J]. Proc Soc Exp Biol Med，1958，98(2)：223-225.

[16] KISSLING R E，REESE D R. Anti-rabies vaccine of tissue culture origin [J]. J Immunol，1963，91：362-368.

[17] FENJE P. A rabies vaccine from hamster kidney tissue cultures：Preparation and evaluation in animals [J]. Can J Microbiol，1960，6：605-609.

[18] 林放涛，曾蓉芳，曾繁珍，等. 狂犬病病毒固定毒“北京株”在地鼠肾细胞培养中的适应及其生物学性状的研究 [J]. 病毒学集刊，1982，2：65.

[19] LIN F，ZENG F，LU L，et al. The primary hamster kidney cell rabies vaccine：Adaptation of viral strain，

production of vaccine, and pre- and postexposure treatment [J]. J Infect Dis, 1983, 147(3): 467–473.

[20] LIN FT, CHEN SB, WANG YZ, et al. Use of serum and vaccine in combination for prophylaxis following exposure to rabies [J]. Rev Infect Dis, 1988, 10 (Suppl 4): S766–S770.

[21] BAXTER D. Active and passive immunity, vaccine types, excipients and licensing [J]. Occup Med, 2007, 57 (8): 552–556.

[22] COX M M. Recombinant protein vaccines produced in insect cells [J]. Vaccine, 2012, 30(10): 1759–1766.

[23] BILL R M. Recombinant protein subunit vaccine synthesis in microbes: A role for yeast? [J]. J Pharm Pharmacol, 2015, 67(3): 319–328.

[24] LIMA K M, DOS SANTOS S A, RODRIGUES J M Jr, et al. Vaccine adjuvant: It makes the difference [J]. Vaccine, 2004, 22(19): 2374–2379.

[25] JAZAYERI S D, POH C L. Development of universal influenza vaccines targeting conserved viral proteins [J]. Vaccines, 2019, 7(4): 169.

[26] SMITH T, O' KENNEDY M M, WANDRAG D B R, et al. Efficacy of a plant-produced virus-like particle vaccine in chickens challenged with Influenza A H6N2 virus [J]. Plant Biotechnol J, 2020, 18(2): 502–512.

[27] MOHSEN M O, SPEISER D E, KNUTH A, et al. Virus-like particles for vaccination against cancer [J]. Wiley Interdiscip Rev Nanomed Nanobiotechnol, 2020, 12(1): e1579.

[28] PLEGUEZUELOS O, DILLE J, GROEN S D, et al. Immunogenicity, safety, and efficacy of a standalone universal influenza vaccine, FLU-v, in healthy adults: A randomized clinical trial [J]. Ann Intern Med, 2020, 172(7): 453–462.

[29] ZELTINS A. Construction and characterization of virus-like particles: A review [J]. Mol Biotechnol, 2013, 53(1): 92–107.

[30] MOHSEN M O, ZHA L S, CABRAL-MIRANDA G, et al. Major findings and recent advances in virus-like particle(VLP) -based vaccines [J]. Semin Immunol, 2017, 34: 123–132.

[31] HU Y C, YAO K, WU T Y. Baculovirus as an expression and/or delivery vehicle for vaccine antigens [J]. Expert Rev Vaccines, 2008, 7(3): 363–371.

[32] 刘婷，赵慧，李长贵. 细胞基质流感疫苗的研究 [J]. 微生物学免疫学进展, 2019, 47(4): 65–68.

[33] LOOI Q H, FOO J, LIM M, et al. How far have we reached in development of effective influenza vaccine? [J]. Int Rev Immunol, 2018, 37(5): 266 – 276.

[34] TSAI H C, LEHMAN C W, LIN C C, et al. Functional evaluation for adequacy of MDCK-lineage cells in influenza research [J]. BMC Res Notes, 2019, 12(1): 101.

[35] 罗剑，李秀玲. 基于细胞培养的流感疫苗研究进展 [J]. 中国新药杂志, 2019, 28(21): 2594–2599.

[36] LAMB Y N. Cell-based quadrivalent inactivated influenza virus vaccine (flucelvax® Tetra/flucelvax quadrivalent®): A review in the prevention of influenza [J]. Drugs, 2019, 79(12): 1337–1348.

[37] 张哲罡，成立，李长贵，等. 细胞基质流感疫苗研发的意义及进展 [J]. 中国生物制品学杂志, 2019, 32 (11): 1293–1297.

[38] LÉON A, DAVID A L, MADELINE B, et al. The EB66® cell line as a valuable cell substrate for MVA-based vaccines production [J]. Vaccine, 2016, 34(48): 5878–5885.

[39] SCHUIND A, SEGALL N, DRAME M, et al. Immunogenicity and safety of an EB66 cell-culture-derived influenza A/indonesia/5/2005 (H5N1) AS03-adjuvanted vaccine: A phase 1 randomized trial [J]. J Infect Dis, 2015, 212(4): 531–541.

[40] WHITE K M, AYLLON J, MENA I, et al. Influenza B virus reverse genetic backbones with improved growth properties in the EB66® cell line as basis for vaccine seed virus generation [J]. Vaccine, 2018, 36(9): 1146–1153.

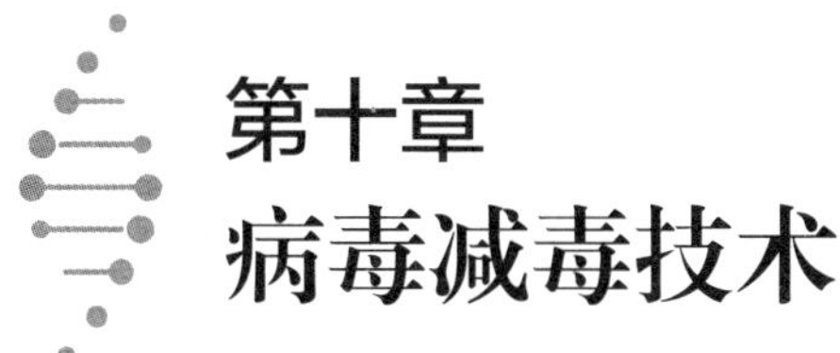

第十章 病毒减毒技术

第一节 病毒减毒的概念

一、病毒减毒的概念与目标

疫苗接种是预防病毒感染及病毒感染性疾病的最经济有效的措施。爱德华·詹纳（Edward Jenner）用牛痘病毒来预防人类天花，包含的关键点有：牛痘病毒对动物和人的毒力及致病性比天花病毒低，无重症和死亡病例；牛痘病毒的接触者出痘，但不再感染天花病毒，获得交叉免疫保护。路易斯·巴斯德（Louis Pasteur）提取狂犬的延髓注射兔脑，用来预防狂犬病；病毒经历跨物种感染，实现减毒。巴斯德和他的同事清楚地阐述了减毒的概念，并证明了它的效用。道明·高桥（Michiaki Takahashi）用人细胞中连续传代后的水痘－带状疱疹病毒继续在豚鼠细胞中传代，然后再回到人细胞中传代，获得减毒活疫苗毒株 V–Oka，该减毒活疫苗毒株迄今还在广泛应用[1]。这种通过动物中连续传代、跨种属动物感染、细胞连续传代、跨种属细胞传代、人工病毒遗传改造等使病毒发生变异，感染特性和毒力减弱的过程即病毒减毒。通过减毒有望获得遗传稳定的减毒毒株，研发成减毒活疫苗。

经过各种人工处理后，促使病毒发生变异，毒力减弱，但仍保留其免疫原性、感染和复制能力，获得减毒活疫苗（live attenuated vaccine，LAV）。减毒活疫苗接种后，病毒可在人体内有限复制，并诱导机体免疫反应，获得长期或终生免疫保护，却不引起疾病。迄今人类开发了多种策略和技术，用于生产免疫原性好、免疫保护强、安全的减毒活疫苗。现有减毒活疫苗包括水痘、麻疹、风疹、腮腺炎、脊髓灰质炎、甲型肝炎、乙型脑炎等减毒活疫苗。

二、病毒减毒的技术

（一）连续传代减毒

20 世纪 40 年代，病毒学家发现在异种宿主中感染和传代可以实现病毒减毒。马克斯·泰累尔（Max Theilerr）和休·史密斯（Hugh Smith）分别通过小鼠和鸡胚胎组织中连续传代减弱黄热病病毒毒力[2]。随后，希拉里·科普罗夫斯基（Hilary Koprowski）及其同事通过在鸡胚或小鼠中传代，研发了狂犬病和口服脊髓灰质炎疫苗[3, 4]。连续传代减毒法耗时长、效率低下、不确定因素多；此外小鼠、鸡胚并非无菌体系培养，有潜在风险。

随着细胞培养技术体系的发展，体外培养的细胞体系可用作病毒生长的基质，病毒学研究和病毒减毒技术迅速发展。约翰·富兰克林·恩德斯（John Franklin Enders）、托马斯·哈克尔·韦勒（Thomas Huckle Weller）和弗雷德里克·查普曼·罗宾斯（Frederick Chapman Robbins）发现许多病毒可以在细胞培养物中生长，包括脊髓灰质炎病毒和麻疹病毒。阿尔伯特·萨宾（Albert Sabin）的口服脊髓灰质炎疫苗（oral poliovirus vaccine，OPV）以及麻疹、风疹、腮腺炎和水痘疫苗都由体外细胞培养物中连续传代筛选而获得。本质上病毒在细胞培养中连续传代的驯化过程中会导致病毒对培养环境（细胞和培养基）的适应，其中最适合生长的突变体病毒的感染致病、病毒赖以在人类个体间传播的关键基因往往丢失或被修饰。如 OPV，选取在猴子中低神经毒性的毒株，使其继续在细胞培养物中连续传代，最终获得不导致瘫痪的突变株——Sabin 株[5]。其他减毒活疫苗，如风疹疫苗为温度敏感突变[6]，单价轮状病毒疫苗和日本脑炎毒株 SA14-14-2[7]，均为连续传代、温度敏感突变的病毒减毒技术等。

（二）反向遗传学与 RNA 病毒靶向性减毒

随着分子生物学技术的飞速发展，反向遗传学技术加速了病毒的减毒活疫苗研发进程，尤其是流感等 RNA 病毒疫苗的研发。通过靶向改造病毒的某个基因，截短或突变能够拮抗天然免疫的 NS、突变 M 蛋白，以降低病毒的毒力[8]。也能够通过基因重组构建多价疫苗并解决容易发生基因重配的问题，从而达到更加安全、有效的目的[9]。此外，反向遗传学技术能够在病毒的入侵、复制、致病力、调控机制等各方面研究中发挥重大作用，从而帮助紧急应对新型变异病毒的出现，进而促进疫苗的研发。

（三）细菌人工染色体遗传改造技术平台与大 DNA 病毒靶向性减毒

细菌人工染色体（bacterial artificial chromosome，BAC）在 DNA 病毒，尤其是大 DNA 病毒基因组编辑方面的应用，极大地推进了大 DNA 病毒的定向减毒方面的发展。基于 VZV-BAC 遗传改造平台，朱桦等人发现 VZV 的 ORF7 不仅是嗜皮肤因子，也是嗜神经因子，参与神经元内病毒外膜的装配[10]。ORF7 缺失影响病毒在神经元中的成熟、神经元间的传播，但并不影响病毒在上皮细胞、成纤维细胞、人胚肺二倍体细胞等类型细胞中的复制[11]。ORF7 缺失病毒在 PBMC、树突状细胞的正常感染与复制，能有效刺激树突状细胞免疫功能成熟、促进病毒抗原递呈与 T 细胞激活[10, 11]。因此，缺失 ORF7 的水痘减毒活疫苗预防水痘，也可避免神经元中的潜伏再激活导致的带状疱疹，使疫苗更安全。

第二节　传统减毒技术

传统的病毒减毒技术包括连续传代技术、温度敏感突变技术和传统遗传重配法等，它们在筛选或构建减毒活疫苗候选毒株时经常会联合起来使用。

一、连续传代技术

病毒连续传代减毒技术是通过特定的培养基、动物或细胞对病毒进行连续传代，获得毒力减弱毒株的方法。病毒在体外细胞培养物中的连续传代培养，尤其是低温传代培养，是进行减毒株筛选的经典方法。

目前，全球均在使用的水痘疫苗就是通过连续传代技术获得的减毒活疫苗。1974 年，日本科学家道明・高桥收集到 1 名患水痘的 Oka 姓 3 岁男孩的水痘疱液，在成纤维细胞，如人胚肺细胞、豚鼠胚成纤维细胞、人二倍体细胞（WI-38）中进行连续传代培养减毒。该病毒继续在人二倍体细胞（MCR-5，成纤维细胞）进一步传代，获得 Oka 疫苗毒株（V-Oka），也是当今世界广为应用的疫苗毒株。经全基因组测序比对发现：与野生型 Oka 株（P-Oka）相比，V-Oka 有 42 个碱基突变，其中有 15 个位于 ORF62 及其两侧，ORF62 编码区有 12 个碱基突变，两侧非编码区的 3 个碱基为无义突变。另有 2 个位点突变位于 ORF31（gB）编码区[12-14]。V-Oka 是一个混合体，包含 P-Oka 母序列和由其衍生的相关突变体所组成的病毒基因组群。V-Oka 混合体在某些位点上存在不同的碱基序列，野生型和突变型共存。传代初期，突变位点上以野生型碱基为主，随着不断传代，测序结果表现为某一位点的稳定改变，即突变型占主导地位。

陈哲文等将 V-Oka 在 MRC-5 细胞内连续传至 50 代后，通过 PCR 扩增进行测序，并对测序图谱进行分析，发现 V-Oka 随着不断传代，毒性不断降低并逐步稳定[15]。除第 106710 位碱基无义突变外，ORF31 和 ORF62 编码区碱基突变均以减毒型为主。表明在连续传代过程中，V-Oka 已突变的碱基继续保持其减毒表型，减弱病毒毒力。ORF68 编码的 gE 糖蛋白，是 VZV 重要的保护性抗原之一，被免疫系统识别，诱导细胞免疫和体液免疫，也是带状疱疹疫苗的抗原成分。V-Oka 在 MRC-5 细胞内连续传至 50 代，V-Oka ORF68 的基因序列未发生突变，说明 V-Oka 在传代和生产过程中可以维持病毒复制和抗原性稳定[15]。V-Oka 传至 50 代，各代次间基因序列稳定，减毒株继续保持其减毒特性，没有野生型返祖现象，具有稳定的基因遗传特征。V-Oka 由临床分离株经连续传代而获得，减毒的同时又保持了抗原的稳定性、病毒的复制能力，成为良好的减毒活疫苗，故迄今仍广泛应用。

二、温度敏感突变技术

温度敏感突变减毒是指利用病毒的温度敏感特征，通过调节温度在细胞内传代培养，使其发生突变，以获得低毒性的毒株。流感和裂谷热病毒的减毒活疫苗与温度敏感型突变相关[16, 17]。这些疫苗在控制相关病毒感染方面发挥了重要作用[18]。温度敏感型突变通过在特定体温下限制病毒复制、减轻疾病症状，同时保留野生型病毒的免疫原性。因此，使用温度敏感型减毒病毒被认为是有效的减毒疫苗，是预防包括流感在内的病毒感染引起的疾病的最佳预防措施之一。此外，流感减毒活疫苗给药模拟了诱导黏膜免疫的自然感染途径，这对于在病毒感染的初始阶段抑制宿主上呼吸道中的病毒传染性很重要[19]。

美国使用的人类流感减毒活疫苗（live attenuated influenza vaccine，LAIV）源于 Influenza A virus（A/Ann Arbor/6/60 H2N2），在原代鸡胚肾组织细胞培养物中梯度降低温度（36~25℃）条件下连续传代，获得适应性生长的疫苗株[20, 21]。在温度敏感适应过程中，A/Ann Arbor/6/60 H2N2 的病毒基因组获得了多个突变，这些突变导致病毒在低温（25℃）条件下高效生长；然而，在较高温度下复制受限。温度敏感型 A/Ann Arbor/6/60 H2N2 在人类下呼吸道或发热过程中（＞35℃），呈减毒表型；在上呼吸道和鼻腔温度敏感型 A/Ann Arbor/6/60 H2N2 发生感染。温度敏感型 A/Ann Arbor/6/60 H2N2 在上呼吸道感染诱导有效的免疫反应，可阻断下呼吸道感染和发病风险，避免野生型病毒感染所常导致的下呼吸道感染 / 肺炎及相关严重后遗症[22]。

塔季扬娜·茨法斯曼（Tatyana Tsfasman）等人在高温（高达 40℃）下鸡胚中进行 18 次传代，研究 MDV Len/47 的回复性突变。病毒失去了温度敏感表型，且能高滴度生长，同时也能在较低温度（26℃）下有效复制[23]。最重要的是，回复病毒在小鼠肺内的复制水平与野生型 A/Leningrad/134/57 H2N2 病毒相似。对回复突变病毒测序分析，发现了 29 个核苷酸变化，其中 15 个导致了氨基酸突变：PB2（L478V）、PB1（T156I、N265K、K358E、D521A 和 Q686E）、PA（D327E、Q452H 和 V463A）、NP（D101N 和 A180G）、M1（F144 L 和 S231D）和 NS1（P23A 和 P164 L）。测序证实了其中的 2 个温度敏感型突变的回复，分别是 PB1（N265K）和 PB2（L478V）[23]。然而，对病毒基因中其他氨基酸突变带来的影响未经评估。

裂谷热是非洲大陆的一种蚊媒传播的烈性传染病，由裂谷热病毒（Rift valley fever virus）引起。裂谷热发病特点是伴随白血病、出血、脑炎、失明的发生率高。从野生型致病性毒株埃及 ZH548 获得了温度敏感株 MP-12，为减毒活疫苗株，在美国研发出兽用疫苗。MP-12 为温度敏感表型，在 41℃条件下不复制。因此，这种突变限制了特定体温下的病毒复制，导致毒力减弱[16]。疫苗接种是预防该病唯一有效的策略，但目前尚无人用的裂谷热疫苗。

三、遗传重配法

分节段的 RNA 病毒的野生型毒株与无致病力或减毒的弱毒株混合感染细胞时，不同毒株不同基因片段间可能发生交换，致使野生型病毒的表面抗原基因与弱毒株的其他内部基因组合，产生重配病毒，再经筛选而获得纯化的重配病毒。重配病毒具有野生型毒株的抗原性和弱毒株的弱毒特性，对人体无致病性而又兼具野生型毒株的免疫原性，可用于制备减毒活疫苗。传统遗传重配技术在流感减毒活疫苗与轮状病毒减毒活疫苗的研究中发挥了重要作用。流感病毒基因组含 8 个基因片段，其中两个表面基因编码 HA 和 NA 蛋白，具有免疫原性。将实验室预先经过低温培养传代减毒的冷适应弱毒株，如 A/Leningrad/134/47/57（H2N2），与新出现的流感野生毒株在细胞内进行共感染培养，弱毒株的 6 个内部基因与野生毒株的相应基因发生了交换，并与其 2 个外膜基因组合，产生内含有野生毒株的表面抗原 HA、NA 基因和弱毒株的 6 个内部基因的重配病毒，即 6-2 基因重配体。6-2 基因重配体既具有新出现的流感病毒的抗原性，又对人无致病性和弱毒特性。为了便于筛选获得纯化的重配病毒，可将未发生重配的两个原始株通过以下方法去除：在细胞培养液内添加含减毒株 HA 的抗血清，然后将细胞置于 25℃培养传代，因野生型毒株在 25℃下不能有效复制，而减毒株则被其抗血清所抑制，去除抗血清后再于 25℃培养下进行空斑或终末稀释纯化，最终获得纯化的减毒株 6-2 基因重配体[24]。

轮状病毒基因组含 11 个片段，其中一个片段编码结构蛋白 VP7，为诱导产生中和抗体的主要抗原。牛轮状病毒对人的毒力很弱或无致病性。将牛轮状病毒和人野生型轮状病毒共感染，人轮状病毒的 VP7 基因与牛病毒相应基因替换，产生含人轮状病毒 VP7 和牛轮状病毒的 10 个基因片段的重配病毒[25]。获得的人 - 牛重配病毒具有人轮状病毒的免疫原性和牛轮状病毒的弱毒特性，可用于制备减毒活疫苗。病毒重配技术在国外已成功应用并研发出多种疫苗，如 5 价牛 - 人重配轮状病毒疫苗 Rotateq，现已在美国批准上市。

传统的遗传重配法是通过不同病毒混合感染细胞，使病毒基因组间发生重配而获得新的重配病毒，再通过空斑或终末稀释法筛选纯化，以获得抗原性好、致病性弱、具有疫苗研发潜力的重配病毒。但该方法有一定的盲目性。随着分子生物学技术的发展，反向遗传技术可以对分节段的 RNA 病毒进行定向重组，提高了重配效率，成为研发减毒活疫苗的助力。

第三节　病毒基因组 -BAC 的建立与减毒

一、大 DNA 病毒基因组 -BAC 的建立

BAC 是一种大片段 DNA 的克隆载体系统，具有容量大、嵌合重排率低、遗传特性稳定、转化效率高、插入片段易回收等优点。广泛应用于基因组较大的真核生物基因组研究，在病毒学领域也发挥着前所未有的重要作用。

人工构建的 BAC 载体保留了 F 因子的自主复制、拷贝数控制以及质粒分配等基本功能相关的基因，包括 *OriS*（严谨型控制的复制子）、*repE*（DNA 复制，由 ATP 驱动的解旋酶）、*parA*、*parB*。另外，携带一个抗生素抗性筛选基因（氯霉素 *Cr* 等），便于筛选；一个荧光报告基因（如 Green Fluorescent Protein/*GFP*，Red Fluorescent Protein/*RFP* 等），用于指征的重组病毒。疱疹病毒基因组大且结构复杂，125~240 kb。一般的质粒载体或柯斯质粒（cosmid）都不能承载如此巨大的病毒基因组 DNA，因此很难通过传统的基因人工操作方法对病毒基因组结构进行遗传改造。鼠巨细胞病毒的人工染色体（MCMV-BAC）重组病毒成功构建[26]，源于利用 BAC 技术（图 10-1）。MCMV-BAC 对研究疱疹病毒复制周期和致病机理是一种无法替代的方法，且不可或缺[27]。成功构建的野生型或突变株的

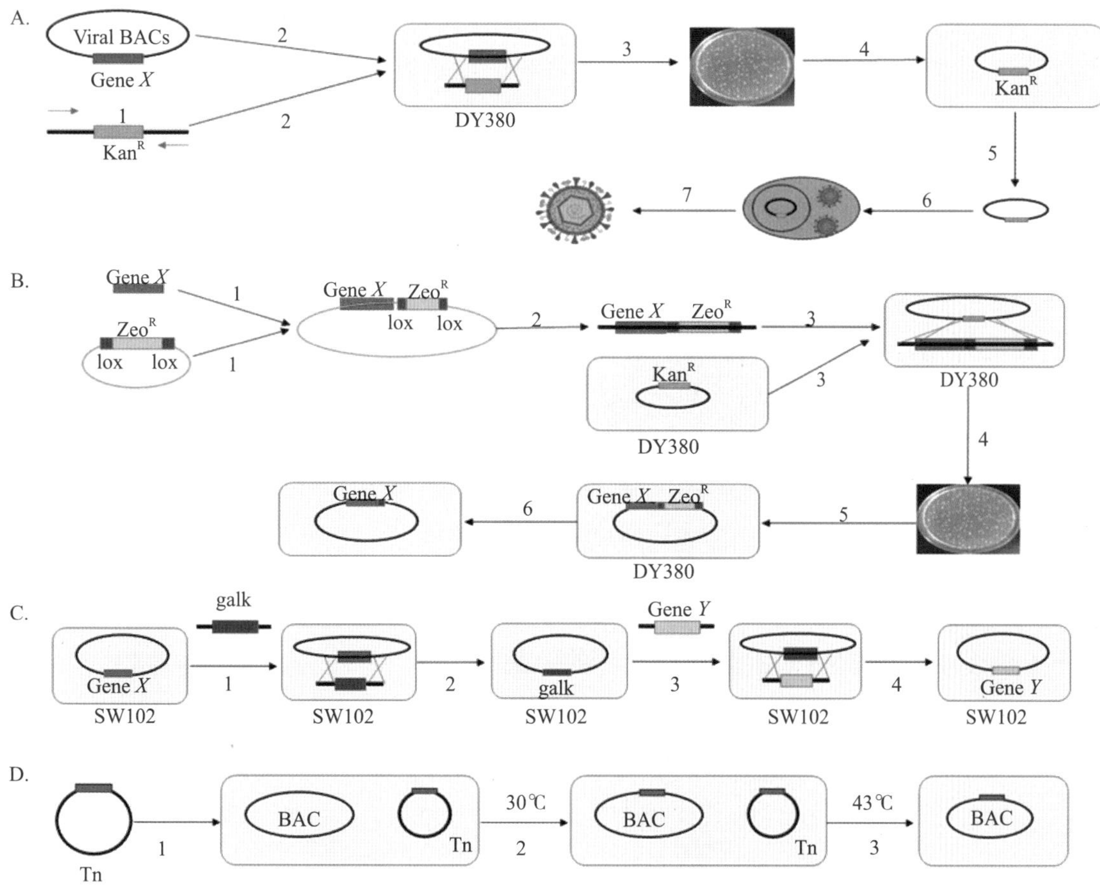

图 10-1　细菌人工染色体（BAC）的诱导突变技术流程图

A. 同源重组缺失基因 *X*；B. 插入基因 *X* 的突变改造；c. 基于乳糖激酶（gal K）的无痕突变；D. 转座子介导的突变

MCMV-BAC 以环化的病毒基因组 -BAC 的形式保存在细菌中，可长期保持其完整性和原始性，需要时拯救出野生型或突变株[28]。目前已经有多个疱疹病毒研究中应用 BAC 技术，例如 HCMV、MCMV、HSV-1、HSV-2、VZV、RhCMV、PRV（Pseudorabies virus） 和 BHV-1（Bovine herpesvirus type 1）等。

罗敏华团队成功将 HCMV Han 株（中国分离株）[29] 及 HSV-1 H129 株克隆至 BAC 载体[30]。以 HCMV Han-BAC 的构建为例[29]，主要步骤：首先以 Han 株病毒基因组为模版，设计引物分别扩增 Han US 区的基因序列作为其左和右翼的同源重组臂；将左右同源臂克隆至 BAC 载体（pUS-F5）中，转化、筛选单克隆并鉴定；含同源臂的 pUS-F5 线性化，转染至皮肤成纤维细胞（human foreskin fibroblasts，HFF），再感染 Han，pUS-F5 与 Han 基因组在细胞内重组；筛选带 GFP 荧光的 CPE，空斑纯化，并扩增含病毒基因组 - BAC 的重组病毒；提取 Han-BAC DNA，转化至大肠埃希菌；通过 PCR、限制性酶切鉴定 Han-BAC DNA；提取含有 Han- BAC DNA，再次转染 HFF 细胞，拯救获得纯的 Han-BAC 重组病毒。

依托 BAC 载体构建的大 DNA 基因组病毒遗传改造平台，研究人员对 HCMV 和 HSV-1 等进行单个基因、多个基因在病毒复制周期中的功能鉴定。诱导 BAC- 病毒基因组突变的常用技术（图 10-1）包括以下四种。

（一）同源重组构建基因缺失突变体

如图 10-1a 所示：①通过 PCR 扩增卡那抗性（kan^R）表达盒，使用引物对加入目标基因 *ORFX* 侧翼的 40 bp（或更长）同源臂；②通过电穿孔将 BAC- 病毒 DNA 导入大肠埃希菌 DY380；③基因 *X* 的上游和下游同源臂之间的同源重组，用选择标记 kan^R 表达盒取代基因 *X*，形成基因 *X*- 缺失的 BAC- 病毒；④根据重组体在含有卡那霉素的 LB 琼脂平板上的生长能力进行选择；⑤分离病毒 -BAC 的 DNA，并通过 PCR 分析确认基因 *X* 的缺失，通过限制性酶消化检查病毒基因组的完整性（同源重组后）；⑥将纯化的病毒 -BAC DNA 转染到相应细胞系；⑦获得基因 *X* 缺失的重组病毒。

（二）同源重组构建回复突变体

如图 10-1b 所示：①通过 PCR 从野生型 -BAC DNA 中扩增目标基因 *X*；然后克隆到一个细菌质粒中；②通过 PCR 扩增基因 *X* 和一个可选择的抗性基因（博来霉素，zeocin，Zeo^R），所用的引物为大小至少 40bp 的核苷酸序列，该序列与基因 *X* 侧翼的病毒基因组序列同源；③PCR 产物通过电穿孔转化到含靶标 BAC 的大肠埃希菌 DY380；④通过同源重组将基因 *X*（带有 Zeo^R）插回 BAC；⑤和⑥去除 Zeo^R 载体序列，用 Cre 重组酶表达质粒与制备的病毒 -BAC DNA 共转染实现。待拯救病毒 DNA 被纯化并转染到相应细胞中，则可拯救基因 *X* 的回复病毒。

（三）基于半乳糖激酶（gal K）的无痕突变

如图 10-1c 所示：①插入 *gal K* 基因，其侧翼序列为与病毒 -BAC 中靶基因 *X* 的侧翼序列同源；②通过同源重组将基因 *X* 替换成 *gal K* 基因；③用含有基因 *X* 所需突变的 PCR 产物（称为基因 *Y*）替换 *gal K* 基因；④将新的病毒 -BAC DNA 转染到哺乳动物细胞，产生具有感染性的突变病毒。

（四）转座子介导的突变

如图 10-1d 所示：①和②将含有转座子（Tn）的温度敏感质粒供体通过电穿孔转入已含有病

毒 –BAC 的大肠埃希菌中，一旦供体质粒进入细胞，转座子将被插入病毒 –BAC 基因组；③温度升高会去除供体质粒，转座子突变体纯化后，再转染到人类细胞中，获得新重组病毒。

二、大 DNA 病毒的减毒

大 DNA 病毒是指基因组为双链 DNA，大小超过 100 kb 的一类病毒，包括痘病毒、疱疹病毒等[31]。这类病毒基因组含有的 ORF 数量超过大多数病毒，编码各种功能蛋白、病毒的结构蛋白、病毒复制所需的酶、转录因子、细胞周期调控因子、宿主免疫调控因子等，使得它们在宿主细胞内有着多样化的生命活动，包括复制、转录、翻译、潜伏、激活等。这类病毒的复制周期通常比较长，且有着复杂的感染机制和调控网络。因此，对它们的研究和干预具有一定的难度。

大 DNA 病毒减毒是一种将大 DNA 病毒基因组通过基因工程方法进行改造，保留免疫原性，同时减弱或失去致病性的方法。主要通过基因缺陷 / 敲除、基因组重排、蛋白表面改变、连续传代、温度敏感等方法实现。相关的方法和实例分述如下。

（一）基因缺陷

通过有选择性地删除病毒基因组中的一个或多个基因来减弱病毒的毒力和致病性，从而制备疫苗或治疗病毒感染。如痘病毒（Vaccinia virus）的减毒疫苗：一种双链 DNA 病毒，作为天花病毒的近缘病毒，被广泛用于天花疫苗的制备。痘病毒减毒疫苗最初是通过人工传代获得，后来研究人员发现通过对病毒基因组中关键基因进行删除或突变，使靶标基因功能缺陷也可以制备疫苗。比如，经过多次传代后衍生出的痘疮病毒（Modified vaccinia virus Ankara，MVA）丧失了天花毒素基因并且具有多个其他基因缺陷，因此成了一种安全、高效的疫苗候选体系[32]。又如 HSV–1 减毒疫苗：HSV–1 基因组中 *UL46* 基因的敲除可以导致 HSV–1 的神经毒性减弱，并且以增强病毒的免疫原性[33]。

（二）基因组重排

通过基因重组和插入外源基因等手段来减弱毒力和致病性，同时保留其免疫原性。如：①HSV–1 基因组重排方法：通过删除或替换 HSV–1 基因组中的一个或多个基因来减弱其致病性。HSV1716 减毒疫苗源于 *ICP34.5* 基因删除的 HSV–1，发生基因组重排来减弱其毒力。②HCMV 基因组重排方法：在 HCMV 基因组中插入外源基因（如病毒抗原），使得病毒表面表达外源抗原，并通过基因组重排来减弱其致病性[34]。

（三）关键蛋白表面改变

通过改变病毒的外表面蛋白结构，使得病毒无法侵入细胞或者侵入后无法复制，从而实现减毒的目的。①构建 HSV–1 减毒疫苗：将 HSV–1 糖蛋白 D（gD）的第 350~459 个氨基酸序列替换为猪繁殖与呼吸综合征病毒的糖蛋白 GP5 的第 179~197 个氨基酸序列，HSV–1 的蛋白表面改变方法，构建减毒疫苗。该 HSV–1 减毒疫苗能够在小鼠和兔子中诱导免疫应答，并且对于 HSV–1 的感染具有保护作用[35]。②CMV：通过基因敲除技术，将 CMV 的 UL/b′ 区域中多个基因进行删除，制备了多个候选减毒疫苗。对 UL/b′ 中的 *UL128*、*UL130* 和 *UL131A* 基因进行敲除，阻断病毒播散和减弱病毒对免疫系统的逃逸能力，从而提高疫苗的免疫效果[36]。

（四）连续传代

通过在细胞内的连续传代，使病毒在传代扩增中自然突变，以达到减毒目的。目前使用的水痘减毒疫苗株 vOka，就是通过在细胞内的连续传代，积累突变形成的减毒株[1]；早期的痘病毒减毒疫苗也是通过人工传代获得。

第四节　CRISPR 与病毒减毒

一、CRISPR–Cas 系统起源

CRISPR–Cas 最初发现是细菌和古生菌适应性免疫机制的重要组成部分，以抵抗外来质粒和噬菌体的入侵。CRISPR–Cas（clustered regularly interspaced short palindromic repeats）为成簇间隔规律的短回文重复序列，Cas 则为 CRISPR–associated 蛋白。CRISPR–Cas 系统于 2002 年被提出[37]，推测 CRISPR 结构和 Cas 蛋白具有免疫防御功能、在保护遗传因子中发挥重要作用。研究证实，CRISPR–Cas 系统在原核生物中起抗病毒作用，该系统通过 CRISPR RNA（crRNA）特异性识别、结合噬菌体 DNA，通过反式激活 crRNA 引导 Cas 蛋白识别并切割外源 DNA。

二、CRISPR–Cas 工作原理

CRISPR–Cas 系统可以针对任何类型的基因或基因组区域，允许位点定向的基因编辑，如突变、敲除、插入和删除。根据 Cas 蛋白的不同和效应子模块的设计原则，CRISPR–Cas 系统被分为两类六型：第一类 CRISPR–Cas 系统利用多蛋白效应复合物，第二类 CRISPR–Cas 系统利用单一蛋白效应器。其中，来自化脓性链球菌、有着单个效应蛋白的第二类中的 Cas9，是目前在生物工程、生物技术和转化研究应用中使用最广泛的 CRISPR–Cas 系统[38]。CRISPR–Cas9 系统主要由 crRNA 和 Cas9 蛋白组成，只需要单个引导 RNA（sequence– specific guide RNA，sgRNA）就能精确切割靶基因。2012 年证实，Cas9–crRNA 复合物在体外有切割靶标 DNA 的能力，双链断裂（double–stranded breaks，DSBs）发生在原间隔体相邻基序上游的三个核苷酸上，切割后的 DSBs 主要通过非同源末端连接（non–homologous end joining，NHEJ）或同源定向修复（homology–directed repair，HDR）途径进行 DNA 修复，成为试管中第一个基因编辑工具[39]。2013 年，张锋教授实验室首次应用 CRISPR–Cas9 系统对真核细胞基因组进行编辑[40]。此后，以 CRISPR–Cas9 系统为代表的新一代 CRISPR 基因编辑技术在生命科学领域得到了发展和广泛的应用。如制作基因编辑动物模型、遗传病的基因治疗、动 / 植物遗传性状改良和生物育种等[41–43]。2020 年，因 CRISPR–Cas 划时代的技术创新和对生命科学的巨大贡献，Charpentier 和 Doudna 被授予诺贝尔化学奖。

CRISPR–Cas 技术是近年来兴起的第三代基因编辑技术，与前两代基因编辑技术——类转录激活样因子效应核酸酶（transcription activator–like effector nuclease，TALEN）技术和锌指核酸酶（zinc–finger nuclease，ZFN）技术相比，CRISPR–Cas9 技术不需要繁琐费时地根据基因靶位点重新设计蛋白质，仅需要改变 sgRNA。CRISPR–Cas 的广泛应用已被证明是一种更强大、简单、高效和直接的方法，对病毒基因组编辑、疾病的诊断和治疗等具有巨大潜力。

三、CRISPR–Cas 在病毒研究中的应用

CRISPR–Cas 已经被广泛应用于各种重组疫苗的研究，包括靶向病毒、细菌、真菌、动物细胞、寄生虫和植物等。CRISPR–Cas9 系统已成功应用于多种不同病毒的基因编辑，主要集中在抗病毒治疗、病毒毒力因子功能研究、病毒载体研究、重组基因工程疫苗研发等方面。此外，CRISPR–Cas9 还被用于研究病毒与宿主的相互作用，通过全基因组筛选，鉴别病毒复制所必需的宿主因子。CRISPR–Cas 系统理论上可以靶向真核细胞中的任何 dsDNA 序列，包括细胞的基因组 DNA 和外源病毒的 dsDNA。经过近年来广泛的研究，利用 CRISPR–Cas 系统已实现对多种人类和动物病毒的抗病毒编辑，以防止病毒感染[44]。

四、CRISPR–Cas 与病毒减毒

CRISPR–Cas9 基因编辑技术与其他病毒基因组编辑技术相比，具有高效、特异、多功能性、灵活、简单和低成本等优点。近年来，用 CRISPR–Cas9 系统进行动物病毒疫苗的研究不断增加，在疫苗研究中得到了广泛应用（表 10–1）。主要的应用分述如下。

表 10–1　基于 CRISPR–Cas9 的基因编辑技术重组病毒物种用于动物疫苗开发

病毒	毒株 / 血清型	靶标基因	分类	应用	参考文献
伪狂犬病毒（Pseudorabies virus，PRV）	BarthaK61	*EP0*，*UL50*	插入	敲入大于 4kb 的 DNA 基因盒到伪狂犬病毒基因组用来表达外源基因	［46］
	HNX	*TK*，*gE*	删除	双基因删除发展减毒疫苗	［47］
	HeN1	*TK*，*gI*，*gE*	突变	三基因删除发展减毒疫苗	
	NY	*TK*，*gI*，*gE*	删除	三基因删除发展减毒疫苗	［48］
非洲猪瘟（African swine fever virus，ASFV）	Georgia07	*8-DR*	删除	发展减毒疫苗	［55］
火鸡疱疹病毒（Herpesvirus of Turkeys，HVT）	FC–126	*gB*，*gI*，*gE*	突变	发展高免疫原性的多价减毒疫苗	［49］
		UL45/46	插入	发展重组疫苗 HVT–IBDV–VP2.	
		UL45/46，*HVT65/66* *US2*	插入	设计重组疫苗 HVT–VP2–gDgI–HA 预防新城疫、感染喉气管炎病毒和禽流感	［50］
		UL45/46	插入	构建二价火鸡疱疹病毒 HVT–H7N9–HA 疫苗株	［51］
		HVT-BAC 的部分片段	删除	构建重组 rHVT–H9N2–HA 疫苗株	［52］

续表

病毒	毒株 / 血清型	靶标基因	分类	应用	参考文献
鸭病毒性肠炎病毒（Duck enteritis virus，DEV）	C-KCE	*UL27/UL2*，*US7/US8*	插入	构建潜在三价疫苗 C-KCE-HA/PrM-E 预防 禽流感 H5N1、鸭坦布苏病毒和鸭病毒性肠炎病毒感染	[53]
	VR-684	*UL27/UL26*	插入	构建重组二价疫苗 DEV-AIV vaccine.	
感染性喉气管炎病毒（Infections laryngotracheitis virus，ILTV）	GaHV-1 strain	*UL22/UL2*，*UL47/UL4*	删除 / 插入	删除基因 TK 和 US4；插入 NDV-F 到 ILTV 构建稳定疫苗载体	

（一）通过基因缺失、替换和（或）插入对病毒基因组进行修饰

经 CRISPR-Cas9 插入标记蛋白和报告基因，使病毒感染可视化，便于纯化等后续研究。用 CRISPR-Cas9 敲入技术，构建了一株稳定表达萤火虫荧光素酶和增强型绿色荧光蛋白（eGFP）的重组伪狂犬病病毒（Pseudorabies，PRV）毒株[45]。在单细胞荧光激活细胞分选的辅助下，可以在单轮筛选中获得纯的重组病毒。通过同源臂和单个或双 gRNA 的 HDR 可以实现基因替换和交换。NHEJ 介导的 CRISPR-Cas9 系统可敲入约 4 kb 大小的 DNA 片段至 PRV 基因组，敲入的阳性率为 50%，使 PRV 成为有前景的疫苗开发载体[46]。在随后的研究中，通过 CRISPR-Cas9 系统成功构建了 *TK* 和 *gE* 基因双缺失的 PRV 疫苗候选株[47]。基于 PRV 变体（NY 株），最近通过同源 DNA 重组和经 CRISPR/Cas9 的基因编辑技术构建了一个 *gE/gI/TK* 三重缺失突变体[48]。*gE/gI/TK* 基因三重缺失的 HeN1 PRV 毒株已被证明完全减毒，并可对亲本 PRV 攻毒提供免疫保护。CRISPR-Cas9 基因编辑技术为控制潜在的新变种 PRV 疫苗的快速研发提供了条件。

其他病毒的减毒情况如下。2016 年 CRISPR/ Cas9 介导的火鸡减毒活疫苗载体——火鸡疱疹病毒（Turkey herpesvirus）基因组编辑[49]：将红色荧光蛋白（RFP）表达盒插入 HVT 基因组 UL45/UL46 区构建供体质粒，然后将其插入利用 Cre-Lox 系统去除 RFP 基因，将传染性法氏囊病病毒（IBDV）的 *VP2* 基因插入 UL45/UL46 区域构建重组 HVT/IBDV-VP2 疫苗。将 ILTV gD/gI 和禽流感病毒（AIV）-H9N2 血凝素（*HA*）基因表达盒分别插入 HVT/IBDV-VP2 重组病毒的 065/066 和 US2 区，形成了三次插入的 HVT-VP2- gDgI-HA 候选疫苗[50]。一些学者尝试用 CRISPR-Cas9 和病毒 HDR 系统将 AIV H7N9-HA 表达盒插入 HVT 基因组相同的 UL45/UL46 位点，成功构建了 HVT-H7N9-HA 候选二价疫苗[51]。此外，在 HVT-BAC 基因组 UL45/UL46 区域插入了 H9N2 的 *HA* 基因，再用 CRISPR-Cas9 系统删除 HVT-BAC 残留片段，生成重组 rHVT-H9N2-HA 疫苗株[52]。也有学者对其他家禽疱疹病毒进行了类似的研究：用 CRISPR-Cas9 和 HDR 系统将高致病性禽流感的 *HA* 基因、鸭坦布苏病毒的前膜（PrM）和 *gE* 基因插入 DEVC-KCE 株基因组的 UL27/UL26 和 US7/US8 区域，开发出一种潜在的三价疫苗，以预防禽流感、鸭坦布苏病毒和鸭病毒性肠炎病毒的感染[53]。用 NHEJ-CRISPR-Cas9 和 Cre-Lox 系统将禽流感 H5N1-HA 插入鸭病毒性肠炎病毒基因组的 UL27/UL26 区域，制备重组 DEV-AIV 疫苗[54]。采用同样的策略，从传染性喉气管炎病毒的病毒基因组中删除胸苷激酶（TK）和 *US4* 基因，插入新城疫病毒的融合（*F*）基因，对感染性喉气管炎病毒的复制和 F 蛋白的表达没有不良影响。这是首次尝试敲除毒力因子并将异源基因插入病毒基因组以产生多价重

组疫苗。这些研究证实了 CRISPR-Cas9 系统可用于快速高效的禽疱疹病毒基因组修饰和重组疫苗的研制。

用 CRISPR-Cas9 从猪巨噬细胞中敲除 ASFV 毒力株 Georgia07 基因组中非必需基因 8-DR，成功拯救重组病毒，为后续研制非洲猪瘟控制疫苗奠定基础[55]。基于 CRISPR-Cas9 的基因组编辑技术也被应用于产生针对犬传染病的疫苗。犬瘟热是由犬瘟热病毒引起的最重要的传染病之一。用 CRISPR-Cas9 基因编辑，构建了一种含有犬瘟热病毒样颗粒并同时表达 *M*、*H* 和 *F* 基因的高效重组病毒[56]。该病毒可以组装犬瘟热病毒样颗粒，在狐狸和水貂中比亲本病毒株提供更快的血清转化，提高狗、狐狸和水貂的抗体阳性率。表明 CRISPR-Cas9 系统未来可以用于快速有效的疫苗研发。

（二）生产疫苗细胞系的构建

由于大多数新一代疫苗是在细胞培养系统中生产的，增加病毒滴度或抗原的生产是疫苗生产的主要优先步骤。基因组编辑技术的最新进展也打开了一个相对未开发的研究领域，即构建基因工程细胞系，提高疫苗产量。与野生型细胞比较，这种工程细胞可提供更高滴度的病毒。CRISPR-Cas9 介导的代谢工程也被推广到提高疫苗抗原的生产。如敲除中华仓鼠卵巢（Chinese hamster ovary，CHO）细胞系的谷氨酰胺基因编码的谷氨酰胺合成酶，改善谷氨酰胺代谢选择系统，可提高这些细胞中疫苗抗原的生产潜力[57]。敲除 CHO 细胞中的 DNA 甲基转移酶 Dnmt3a 提供了一种全基因组甲基化比率低、转基因表达长期稳定的增强细胞系，可提供高水平生产重组蛋白（包括疫苗抗原）的新体系[58]。

五、CRISPR-Cas 系统应用的展望

近年来的研究进展表明，CRISPR-Cas9 技术进行基因重组具有优势。CRISPR-Cas9 系统可以特异靶向基因组，避免了早期非特异性方法带来的一系列筛选和分析问题。较高的编辑效率，使重组病毒的基因组修饰和筛选更容易、更快。CRISPR-Cas9 所引起的双链断裂和修复快速、高效、可预测、可控，有效提高了筛选效率，保证了重组稳定性。基于 CRISPR-Cas9 的策略可以实现多个位点的同步编辑，有利于提高重组的确定性和保真度。针对目标位置、修复效率、脱靶效应的评估，开发了多种预测工具和分析方法，有效地消除了编辑误差和脱靶效应。这些技术优点对重组疫苗的开发具有重要价值。利用基于 CRISPR-Cas9 的策略，可以对稳定可靠的基因重组位点进行大规模的评估和筛选，从而很好地解决了其他传统方法所遇到的重组疫苗的可控性和稳定性问题。通过对不同毒力基因或基因位点的多次敲除，也可以进一步提高疫苗减毒的可预测性和安全性。CRISPR-Cas9 系统有助于探索病毒减毒和病毒 - 宿主相互作用的机制和影响因素，从而降低宿主传播的可能性和毒性逆转，深化和完善疫苗开发。通过 CRISPR-Cas9 平台，通过优化启动子元件、筛选重组位点、融合免疫促进蛋白等多种措施，可以提高重组病毒的免疫原性。到目前为止，CRISPR-Cas9 系统已经广泛应用于广泛的细胞和病毒，这将大大扩大重组疫苗的开发范围。此外，该技术简单、快速，不需要几轮遗传操作和昂贵的试剂，可以大大降低疫苗研发成本。

尽管 CRISPR-Cas9 系统有许多优点，但要在重组疫苗的研究和开发领域进一步发展，还需要克服一些限制因素。需要更好的方法来解决 Cas9/gRNA 编辑速度与病毒复制速度不一致的问题。应进一步探索影响修复效率的关键因素，从而缩小两者之间速度差距，从而提高修复效率。RNA 病毒重组策略的开发也需要进一步重视。CRIPSR-Cas9 具有很高的灵活性和修改能力，可以通过结合许多其他技术来进一步改进，以弥补缺陷并促进技术进步。我们相信，具有高效、多功能、灵活、位点针

对性强等优点的 CRISPR–Cas 基因组编辑技术将促进针对哺乳动物和人类疾病的重组疫苗和载体的更快发展。

第五节　工具病毒和可视化感染模型建立及疫苗评估

一、工具病毒的构建

（一）RNA 工具病毒构建

RNA 病毒的工具病毒构建主要采用反向遗传学（reversed genetics）手段。反向遗传学是通过定点突变某基因，研究其表型来确定该基因功能的遗传学研究方法。反向遗传学是在获得生物体基因组全部序列的基础上，通过对靶基因进行编辑，如突变、基因插入或敲除等，再构建含有病毒生活周期必需基因的基因组，从而研究其基因组的结构与功能，以及这些基因编辑可能对其表型、性状有何种影响。

反向遗传学在分子病毒学领域主要是指将野生 RNA 病毒的 cDNA 通过“拯救”的方法产生重配病毒，通过此项技术能够实现病毒基因片段的重配及毒株的减毒。正链 RNA 病毒和负链 RNA 病毒遗传特点不同，正链 RNA 病毒的 mRNA 能够直接启动病毒合成过程；负链 RNA 病毒的 mRNA 不具有感染性，负链 RNA 病毒的 cDNA 需要病毒全部蛋白质的参与下才能完成病毒的复制和转录。

反向遗传学通过减毒突变和基因重配的方法，推动了许多 RNA 病毒的减毒活疫苗的研发，如流感病毒、呼吸合胞病毒、冠状病毒、布尼亚病毒、狂犬病毒、登革病毒、日本脑炎病毒等。

通过反向遗传学技术，将报告基因 *GFP*、*RFP*、*YFP* 等插入 cDNA，使报告基因与病毒蛋白融合表达或非融合表达，构建工具病毒 / 报告病毒，最终使病毒感染可视化，形成可视化感染的细胞模型 / 动物模型。用于可视化实时追踪感染、致病机制研究、评估疫苗效果、药物筛选和药效评估等。

（二）DNA 工具病毒构建

DNA 病毒的工具病毒构建主要基于细菌人工染色体（BAC）。BAC 对于大 DNA 病毒特别尤其重要，如疱疹病毒。因疱疹病毒的基因组 DNA 太大（＞125 kb），无法在单个质粒或黏粒中克隆。为了分离含 BAC 的重组病毒，BAC 载体还应携带报告基因和筛选标记，如 GFP、β– 半乳糖苷酶、抗生素抗性基因或代谢基因等。此外，BAC 序列的两端通常包含两个 LoxP 位点，以便在生产重组病毒时切除 BAC 载体。

常用的突变 BAC DNA 的方法有随机转座子和定点突变。定点突变利用同源重组在病毒基因中产生特定突变。相反，转座子突变产生了大量 BAC 突变体，但突变是随机的，需要测序或 PCR 来确定突变位点。基于 BAC 遗传改造平台，可以对病毒的基因进行系统性的敲除，获得不同病毒基因缺失的突变体，研究单个基因的功能[59, 60]。由此确定病毒基因组中的非必需的毒性基因靶标，实施遗传改造以获得减毒突变体。

病毒 BAC 可视化标记。通过在病毒 BAC 基因组中添加报告基因 / 标记分子，如 GFP、RFP、荧光素酶报告基因等，使病毒感染可视化，便于量化病毒复制水平和追踪病毒感染，研究病毒的发病机制等。GFP 报告基因通常被插入 BAC DNA 中[61–63]。荧光素酶报告子也可以插入病毒 BAC 中，可设计萤光素酶活性与病毒复制相关。因萤光素酶报告允许在同一培养物、不处死小鼠的条件下进行多次测量，追踪感染的发生发展，这明显优于处死小鼠采样后的病毒滴度测定法。对研究器官培养物和体内感染特别有优势[60, 64, 65]。

1. HSV-1-H129-BAC 与 HSV-1 工具病毒

罗敏华团队建立了 HSV-1-H129-BAC 遗传改造平台，对 HSV-1 的 H129 毒株进行了系列改造，研发了携带 2x *GFP* 和 2x *mGFP* 的 H129-G4，该病毒荧光强度高，与 fMOST 技术联用可进行鼠脑的全脑尺度感染示踪，并展示单神经元水平的感染（图 10-2）。敲除病毒在神经元内复制所必需的 *TK* 基因，再通过 AAV-TK 补偿 *TK*，首次实现目标脑区顺向跨单级的感染示踪，填补了顺向跨单级神经环路示踪工具的空白，实现了 0 到 1 的突破[30]。靶向 H129 的晚期结构基因 *gK*，同时构建突变型 gK 的包装细胞，获得突变型 *gK* 囊膜化的顺向跨单级示踪工具 H129-dgK-G4，实现了更高标记强度和示踪效率、顺向特异性更高的目标脑区顺向跨单级的感染示踪[66]。

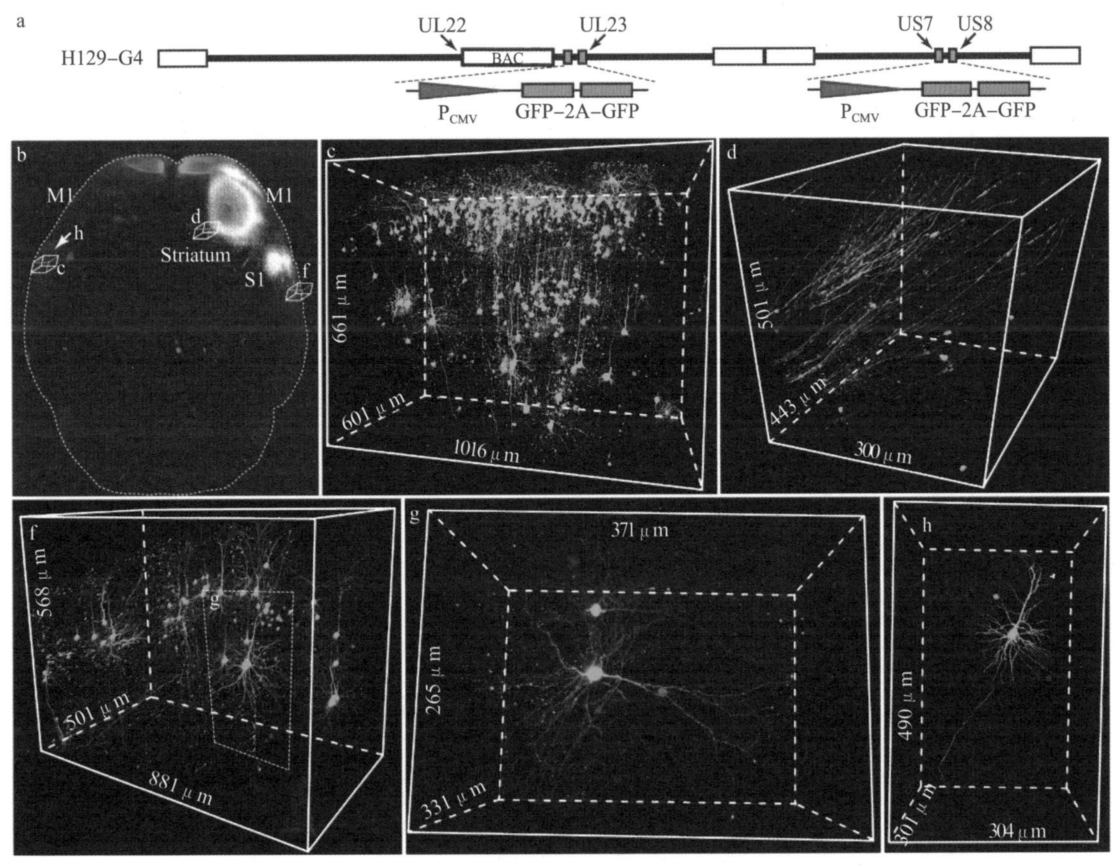

图 10-2　H129-G4 全脑尺度单神经元水平可视化感染[29]

a. H129-G4 基因组结构；b. H129-G4 示踪工具注射于野生型 C57BL/6 小鼠大脑的 M1，注射后第四天收取全脑，冠状切片；与 fMOST 技术结合重构获得的全脑 3D 图；c–h. 代表性 M1 下游脑区包括对侧 S1（c）、纹状体（d）、同侧 S1（f）中的信号以及同侧 S1（g）和对侧 M1（h）中代表性神经元

构建 HSV-1 扩增子和以 H129 为辅助病毒的 H129-BAC 重组突变体，研发出以 H129-dTK-T2-*pac*^{Flox} 作为辅助病毒，H129 扩增子作为示踪病毒的 $H129_{Amp}$ 示踪工具系统。该系统将辅助病毒与示踪病毒混合后，单次注射，5 天后可高亮标记下游神经元（图 10-3）；且示踪病毒跨突触抵达下游神经元后毒性低，结合光遗传学工具 AAV-DIO-ChR2 可进行功能研究的突破；结合 H129-dgK-G4 顺向跨单级示踪工具，实现了顺向跨两级示踪的突破[67]。

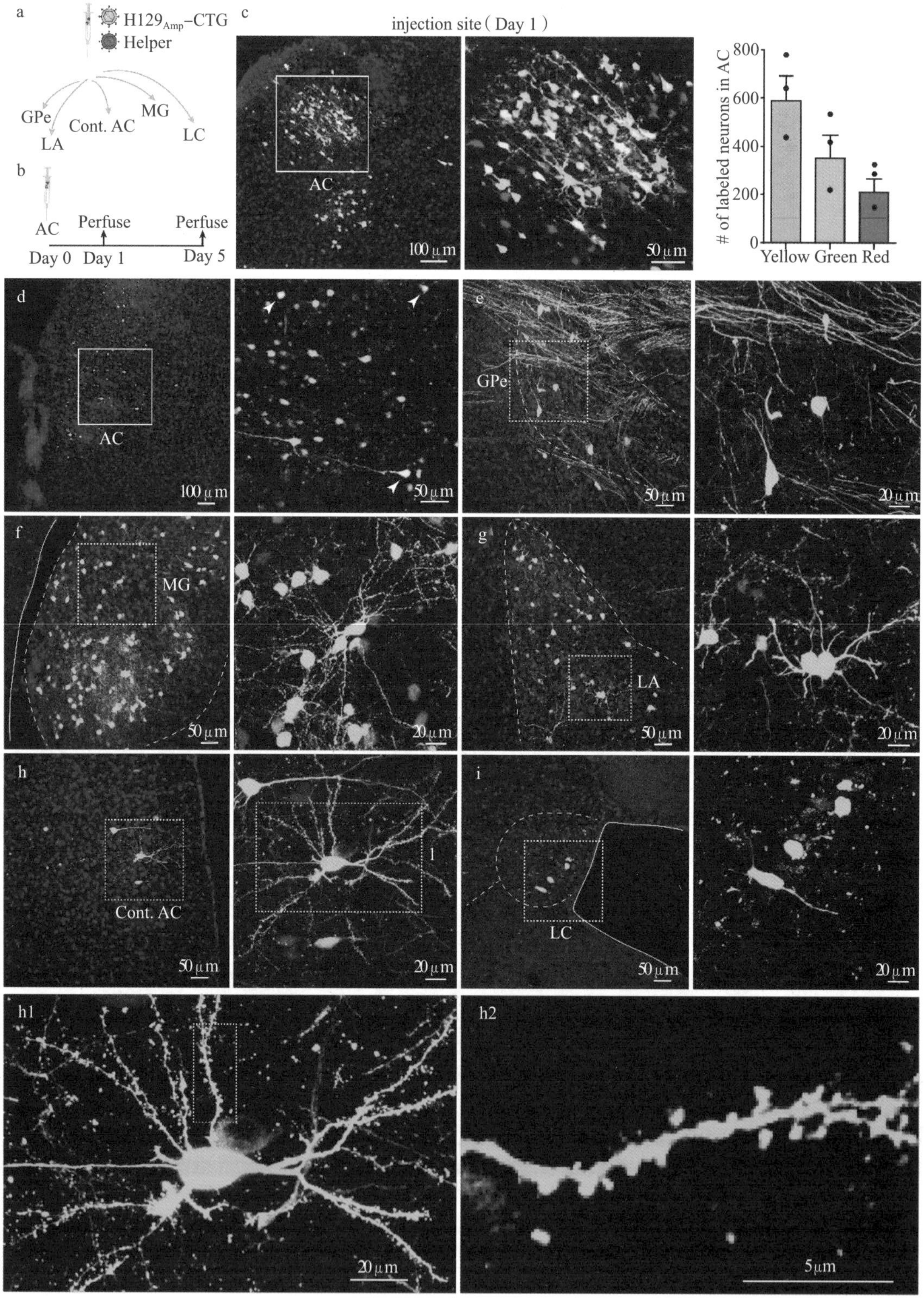

图 10-3　$H129_{Amp}$ 工具系统顺向跨单级示踪听觉皮层（auditory cortex，AC）下游脑区 [67]

a. 听觉皮层投射通路示意简图；b. 病毒 $H129_{Amp}$-CTG 1.5×10^8 pfu/ml 和 H129-dTK-T2-pac^{Flox} 1.5×10^8 pfu/ml 1∶1 混合物（300nl）注射到 AC（AP：-2.80mm；ML：-4.13mm；DV：-2.38mm），注射后 1 天和 5 天收样、切片、DAPI 染色后成像；c. 注射后 1 天，代表性的注射位点标记与统计图；d–i. 注射后 5 天，代表性的注射位点 AC（d）及下游（e–i）标记图。右侧为图中圈出部分的放大图

2. MCMV-K181-BAC 与 MCMV 工具病毒

构建鼠巨细胞病毒（MCMV）K181 毒株（MCMV-K181）的 BAC（MCMV-K181-BAC），加入标记 / 报告基因获得工具病毒，用于追踪病毒感染与病毒减毒。该工具病毒是一个重组的 MCMV-K181 毒株（图 10-4），包括一个报告基因表达盒，一个 BAC 骨架，其中所述 BAC 骨架和报告基因表达盒一起插入 MCMV-K181 毒株基因组的 M06 和 M07 之间；报告基因表达盒包括三个示踪因子编码序列，从 5′ 到 3′ 依次为第一荧光蛋白 eGFP、第一连接子 T2A、第二荧光蛋白 ZsGreen1、第二连接子 P2A、荧光素酶 NanoLuc、PolyA 序列。该表达盒转录成一个转录子，在翻译后，形成三个示踪因子，依次为第一荧光蛋白、第二荧光蛋白、荧光素酶。由此构建成高亮度标记的重组工具病毒 MCMV-K181-eGFP-NLuc-ZsGreen1（K181-Nluc/Green）。该工具病毒实现了可视化活体实时监测 MCMV 感染在小鼠体内的时空分布。同时也可以针对其上的毒力因子进行遗传学操作以达到减毒目的。

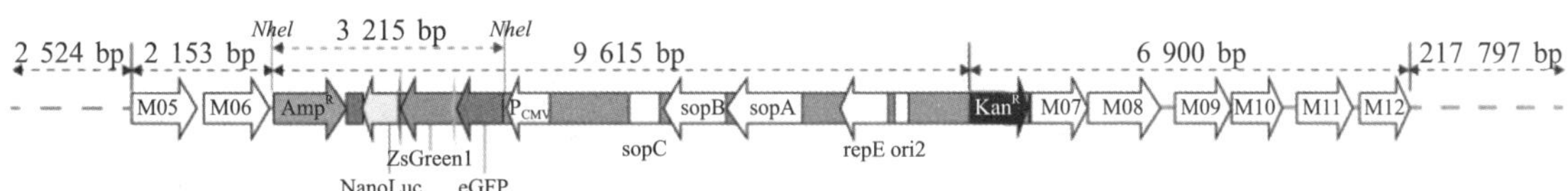

图 10-4　K181-Nluc/Green 的结构示意图

M06 和 *M07* 为 MCMV 基因组相邻的两个基因；Amp^R 为氨苄青霉素抗性基因；NanoLuc 为 Nano-luciferase 的简写；*ZsGreen1* 为绿色荧光蛋白基因，与 GFP 序列不同。

二、可视化感染的细胞模型

（一）HSV-1 可视化感染的细胞模型

单纯疱疹病毒 1 型（Herpes simplex virus type Ⅰ，HSV-1）可在多种细胞类型中建立感染，感染中枢神经系统导致脑损伤，因此其毒性备受关注。HSV-1 的多个毒株在神经系统中可双向传播，仅 H129 株（H129）顺向传播，即从胞体沿轴突运输至末端并感染下游神经元。罗敏华团队在 H129-BAC 基础上进行遗传改造，构建 H129 的系列工具病毒，研发和优化了神经环路示踪工具体系，包括：顺向跨多级示踪工具 H129-G4；顺向跨单级示踪工具 H129-ΔTK-tdT[29]；高效标记下游神经元，顺向特异性更高的顺向跨单级示踪工具 H129-dgK-G4[66]；标记亮度高、试验周期短、操作简单及低 / 无毒性的顺向跨单级示踪工具 $H129_{Amp}$[67]。为了更好地优化 H129- 衍生的神经环路示踪工具，需要进一步解析 H129 在神经元轴突顺向转运和跨神经元传播机制。通过构建不同病毒粒子结构中荧光标记的 HSV-1 野生型 / 缺失的工具病毒，可直接通过活细胞成像直接观察和分析病毒粒子的轴突转运和跨突触传播特征。

1. 用于可视化研究的 HSV-1 重组病毒——工具病毒

文献报道 HSV-1 顺向运输有“Separate”和“Married”两种模式[68]。“Separate”模式：病毒核衣壳和包膜分别运输至轴突远端，在此经第二次包膜化，装配成完整、具感染性的病毒粒子，再释放并传播至下级神经元。“Married”模式：核衣壳和包膜形成完整病毒粒子，运输到轴突末端释放并传播至下级神经元。为观察病毒的轴突运输模式，构建了病毒包膜和衣壳分别带不同荧光蛋白的重组病毒 H129-gD-GFP-VP26-mCherry（H129-G/R）（图 10-5a）。不同大小胶体金颗粒标记的免疫电镜证实了 VP26-mCherry 和 gD-GFP 在病毒粒子内（图 10-5b）。此外，大部分 VP26-mCherry+ gD-GFP+ 与 gB 共定位（图 10-5c），表明重组 H129-G/R 表达的 VP26-mCherry 和 gD-GFP 可以标识病毒粒子[69]。

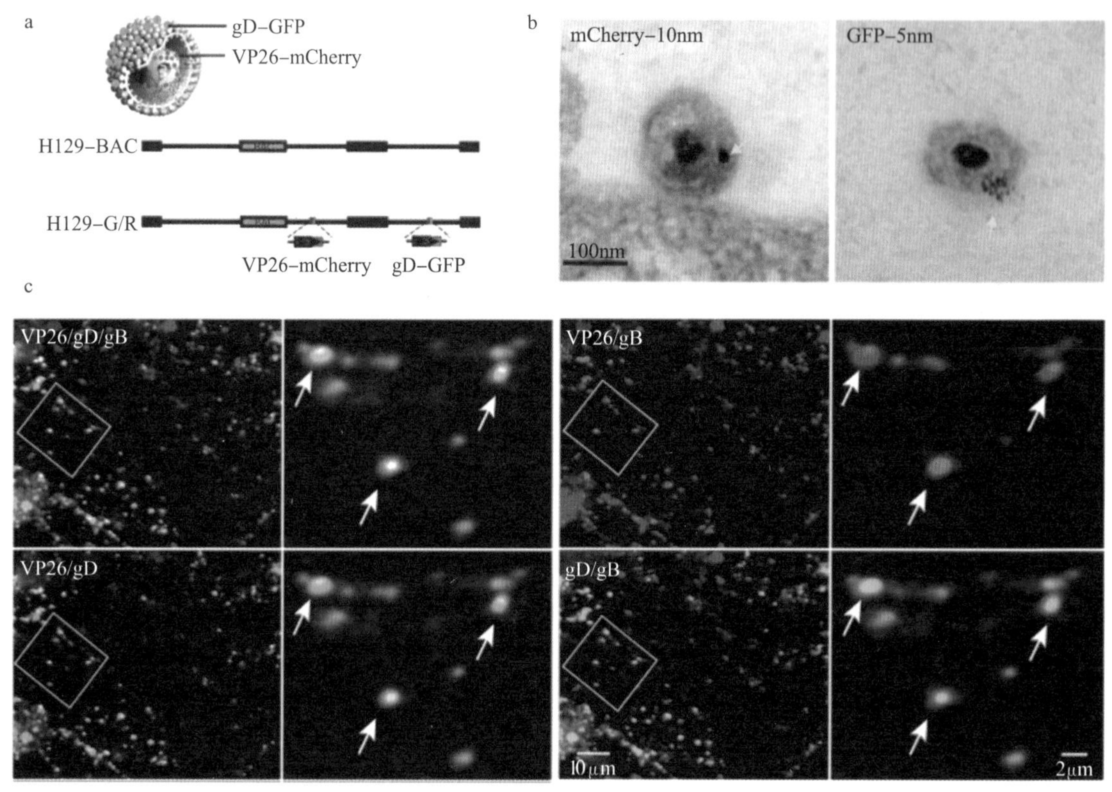

图 10-5 H129-G/R 双荧光标记病毒的构建与鉴定[69]

a. H129-G/R 基因结构图；b. H129-G/R 免疫胶体金颗粒标记透射电镜观察结果；c. IFA 结果显示：H129-G/R 感染神经元后与病毒囊膜蛋白 gB 的共定位分析

2. 微流控系统实时示踪病毒（HSV-1、VZV）的复制、运输 / 传播特征

建立体外微流控神经元培养系统（图 10-6a），用 H129-G/R 研究其入侵感染、复制后运输和传播特性等。体外微流控神经元培养系统可将神经元胞体与轴突分隔，并分别控制病毒感染进入位点（胞体 / 轴突末端）。对轴突等部位分别进行共聚焦活细胞实时成像，测量和统计荧光标记的病毒运输的方向、模式、速度和效率等。将皮层神经元体外培养至 14 天时，在微流控左侧腔室（胞体）加入病毒，并通过控制液面差防止病毒扩散至右侧腔室（图 10-6b）。按以上培养条件，以 MOI=1 感染右侧神经元胞体，在感染后 8 小时病毒核衣壳 / 衣壳蛋白充满细胞核，同时在细胞质中出现少数核衣壳。在感染后 12 和 16 小时，在细胞质和细胞膜边缘观察到较多的核衣壳。从活细胞成像结果，看见病毒粒子在轴突中运输，推断病毒的生活周期为 12 小时左右（图 10-6c）。此外，利用微流控系统可单独对神经元轴突中转运的病毒粒子进行活细胞成像（图 10-6d）。活细胞成像结果展示不同时间序列下转运中的病毒衣壳和由囊膜包裹的完整病毒粒子（图 10-6e）[69]。此外，VZV 的皮膜蛋白 ORF7 参与神经细胞内的病毒包膜的装配，其缺失严重影响了病毒在神经细胞间的传播[10]，囊膜化与神经元中传播阻断帮助万泰评估其 ORF7 缺失的新疫苗在神经元中传播特性。

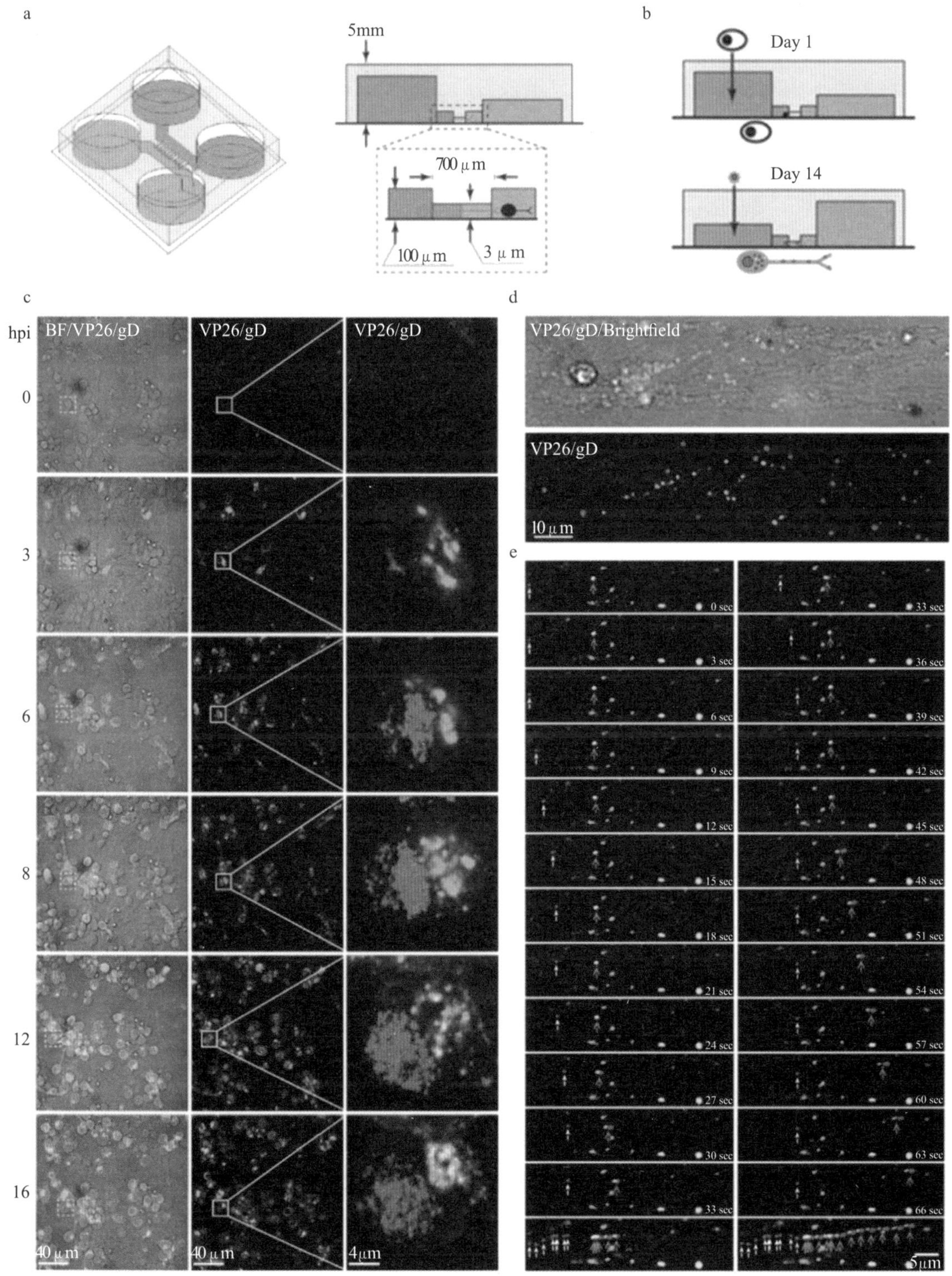

图 10-6　微流控系统与病毒粒子的轴突运输[69]

a. 微流控系统结构示意图；b. 实验流程示意图；c. 不同感染时相下，病毒粒子的亚细胞分布；d. 图 a 虚线放大微通道区域：轴突（白光），VP26-mCherry（红色）和 gD-GFP（绿色）；e. H129-G/R 病毒粒子沿轴突顺向运动的代表性图像。按时间顺序截取不同图像

（二）CMV 可视化感染的细胞模型

鼠巨细胞病毒（Murine cytomegalovirus，MCMV）是最早分离并在细胞培养中增殖的一种巨细胞

病毒[70]。MCMV 可引起鼠的急性、潜伏和持续感染[71]。CMV 属 β 疱疹病毒亚科，感染具有严格的种属特异性，即 HCMV 只感染人和人源细胞，MCMV 只感染鼠和鼠源细胞。MCMV 主要在小鼠胚胎成纤维细胞系 NIH3T3 或是原代培养鼠胚胎成纤维细胞（mouse embryo fibroblasts，MEF）中培养和增殖[72]。

MCMV 能感染多种类型的细胞，包括巨噬细胞、树突细胞、上皮细胞、内皮细胞、成纤维细胞、平滑肌细胞等[72]。在小鼠体内，鼻黏膜和颌下腺是 MCMV 高效复制的主要部位，MCMV 也可以在脑、脾、肝、肾中感染与增殖[73]。传统用于构建细胞感染模型的 MCMV 毒株型主要有 Smith、K181 和 HaNa1 等[74, 75]，但大部分都不携带荧光标记蛋白，无法可视化实时监测病毒在细胞内，更无法监测动物体内的感染情况。通过遗传改造，在 MCMV 病毒基因组插入荧光标记蛋白基因，可构建表达荧光标记蛋白的 MCMV。原则上荧光蛋白可以与目的基因融合表达，或插入基因组中替代非必需基因。目前已报道的表达荧光标记蛋白的 MCMV，如：①K181 MCMV-eGFP，在 MCMV K181 株的基因组 M07 中插入 *eGFP* 基因[76]；②MCMVIE1/3GFP，保留 IE1，eGFP 融合到 IE3 的 C 端表达[77]等。

携带荧光标记的工具病毒可构建可视化感染细胞模型，实时追踪病毒感染情况等，用于中和抗体水平检测和免疫接种诱导的体液免疫水平的判定，抗病毒药物筛选和初步效果的评判，病毒复制机制的研究等。

三、可视化感染的动物模型

（一）HSV 可视化感染的动物模型

单纯疱疹病毒（Herpes simplex virus，HSV）为人类易感病毒，其感染有原发、潜伏、再发、再感染的复杂感染核致病性。HSV 属 α 疱疹病毒亚科，有包膜的双链线性 DNA 病毒。根据血清型，分为 HSV-1 和 HSV-2 两型。HSV-1 主要感染口、唇、眼部的皮肤与黏膜，引发疱疹性角膜炎、疱疹性视网膜炎、疱疹性面瘫；感染中枢神经系统，导致疱疹性脑炎等。HSV-2 感染生殖道，引发生殖道疱疹，因潜伏感染与复发，导致生殖器疱疹反复发作；生殖道疱疹与新生儿围产期感染及先天性感染相关。在人体研究 HSV 的感染与潜伏激活机制等十分困难，因 HSV 原发感染大部分呈无症状感染，且 HSV 在神经节中潜伏。因此，动物模型对研究 HSV 感染、潜伏激活等问题不可或缺。

HSV 感染的动物种类主要有小鼠、豚鼠、大鼠和兔子等。由于鼠的遗传背景清晰、基因工程小鼠种类丰富、转基因小鼠构建技术成熟，而广泛用于动物模型构建。豚鼠和兔子则因其易建立 HSV 的潜伏激活，主要用于潜伏激活研究，同时豚鼠模型用于生殖道感染研究。动物模型的构建可通过后足垫注射、眼部感染、滴鼻或直接中枢病毒注射等，用于构建系统性感染、疱疹性角膜炎、疱疹性视网膜炎、疱疹性面瘫疱、疹性脑炎等。传统用于构建动物模型的 HSV 株型繁多，如 McKrae、KOS、17 syn+、F 株等，但大部分都不携带荧光标记蛋白，无法直接观察与追踪病毒的感染路径与潜伏部分等。通过遗传改造，在 HSV 病毒基因组插入荧光标记蛋白基因，可构建表达荧光标记蛋白的 HSV。已有诸多表达荧光标记蛋白的 HSV 如：①HSV-1-GFP，在 HSV-1 KOS 株的基因组中插入 CMV 启动子控制的 *eGFP* 基因[78]；②HSV-GFP，HSV-1 17 syn+ 株基因组中插入 *eGFP* 基因[79]；③H129-G4，HSV-1 H129 株基因组中插入 4 个 *GFP* 基因[30]；④H8，HSV-1 H129 株与携带 GFP 基因 AAV 的杂合病毒 HSV/AAV[80]；⑤携带红色标记蛋白的 HSV-Red[81]与 H129-VP26-mCherry[69]；⑥携带红绿双色的 H129-G/R[69]与 H129-GR[81]等。

通过注射携带荧光标记基因的病毒构建动物模型，有望追踪病毒感染路径、感染与潜伏的具体部位等，构建 HSV 可视化感染的动物模型。

（二）CMV 可视化感染的动物模型

因 HCMV 感染有严格种属特异性，即 HCMV 仅感染人与人源细胞，迄今仍缺乏动物模型[82]。不同种属的 CMV 在基因组结构上的高度保守性、致病特性相似度高，所以 CMV 感染小动物或非人灵长类动物成为良好动物模型。主要动物模型有小鼠、豚鼠、大鼠和猕猴等，对应小鼠巨细胞病毒（Murine CMV，MCMV）、豚鼠巨细胞病毒（Guinea pig CMV，GPCMV）、大鼠巨细胞病毒（Rat CMV，RCMV）恒河猴巨细胞病毒（Rhesus CMV，RhCMV）[83]。MCMV 与 HCMV 在基因组结构、基因表达范式、细胞嗜性以及致病特性等方面高度相似[84]。且人早期胚胎发育阶段与小鼠胚胎发育阶段吻合：小鼠胎脑在孕 11 天开始发育，人胎脑发育对应于孕 8 周后开始，脑的初期发育过程也十分相似[85]。因此 MCMV 感染的小鼠模型是应用最广泛模拟 HCMV 感染的动物模型。其他的动物模型如 GPCMV 感染的豚鼠模型适用于研究母体免疫状态对胎儿免疫功能的影响以及胎盘在先天性 CMV 感染中扮演的重要作用等其他方面研究[86]。RhCMV 感染的恒源猴模型，其饲养条件与繁育成本较高，该模型应用也比较少[87]。小鼠模型不仅能很好地模拟先天性 HCMV 感染所出现的临床症状，以便跟踪研究脑损伤以及相关的神经功能发育异常的机制，且小鼠的繁殖条件以及各种实验操作都相对便利简单，因此 MCMV 感染小鼠模型已被认为是整体研究 CMV 感染致病机制的有利工具。

传统用于构建 CMV 感染小鼠模型的 MCMV 毒株多，如 Smith、K181 株等。通过遗传改造，在 MCMV 病毒基因组插入荧光蛋白基因或者荧光素酶报告基因来指征体内外病毒感染，初步实现可视化。目前已报道的表达荧光蛋白的 MCMV，如：①MCMV-EGFP，用 MCMV e1 启动子控制的表达 eGFP 的 Smith-MCMV[88]；②Smith-MCMV IE1/3 gfp，在 *IE1* 基因外显子 5 的 C 端融合表达了 eGFP[77]；③MCMV-eGFP，在 K181 BAC 骨架上表达表达 eGFP 的 K181-MCMV[76]。目前已报道的表达荧光素酶报告基因的 MCMV，如：①M78-LUC，在 *M78* 基因的 C 端通过 T2A 连接萤火虫萤光素酶报告基因[89]；②IEp-LUC，用 HCMV 的 CMV 启动子控制萤火虫萤光素酶报告基因替换 *M157* 基因[90]。但是实时活体可视化的 CMV 感染的小鼠模型未见报道，主要原因是 MCMV 工具病毒仍有不足：①单拷贝荧光蛋白基因，亮度不够，荧光成像深度有限，GFP 激发光和发射光均易被组织吸收、淬灭，难以获得活体动物各内脏器官中的荧光信号；②目前应用到的萤火虫萤光素酶荧光强度较弱，灵敏度低。为了克服上述缺点，我们将分子更小且荧光信号更灵敏的 Nanoluc 荧光素酶、绿色荧光蛋白 eGFP 和 ZsGreen1 串联表达，得到了更强的荧光信号，可无创活体可视化实时追踪病毒在体内传播、分布的工具病毒，为追踪病毒感染路径、抗病毒药物筛选与评价、中和抗体的体内评估提供了良好的可视化动物模型。

第六节　小结与展望

病毒减毒有多种方法，具体应用需要根据各自平台的条件和优势进行取舍。

在病毒基因组上加上报告基因，如荧光蛋白等，将病毒变成工具病毒（tool virus），使病毒感染可视化，构建可视化感染的细胞和动物模型，实现实时无创可视化监测病毒感染进程。

一、可视化细胞模型

①可用于监测病毒复制进程，研究病毒复制机制；②结合高内涵成像技术进行高通量药物筛选；③展示抗病毒药物作用环节，揭示抗病毒机制；④用于中和抗体水平检测，评判免疫效果；⑤结合微流控体外神经元培养体系，展示病毒在神经元中的复制、传播特性，可帮助判定神经减毒毒株的减毒特性。

二、可视化动物模型

①活体实时无创可视化监测病毒在动物体内感染的进程，实时监测感染性疾病的发生、发展和结局；②可视化评估抗病毒、免疫保护效果。

（罗敏华，曾文波，杨　波，周月鹏，熊　锋，秦海滨）

参考文献

［1］Takahashi M，OTSUKA T，OKUNO Y，et al.Live vaccine used to prevent the spread of varicella in children in hospital［J］. Lancet，1974，2（7892）：1288–1290.

［2］Theiler M，Smith H H. The Effect of Prolonged Cultivation in Vitro Upon the Pathogenicity of Yellow Fever Virus［J］. J Exp Med，1937，65（6）：767–786.

［3］Koprowski H，Jervis G A，Norton T W. Immune responses in human volunteers upon oral administration of a rodent–adapted strain of poliomyelitis virus［J］. Am J Hyg，1952，55（1）：108–124.

［4］Fox J P，KOPROWSKI H，CONWELL D P，et al. Study of antirabies immunization of man；observations with HEP Flury and other vaccines，with and without hyperimmune serum，in primary and recall immunizations［J］. Bull World Health Organ，1957，17（6）：869–904.

［5］Sabin A B，MICHAELS R H，ZIRING P，et al. Effect of oral poliovirus vaccine in newborn children. II. Intestinal resistance and antibody response at 6 months in children fed type I vaccine at birth［J］. Pediatrics，1963，31：641–650.

［6］Plotkin S A，Farquhar J D，Katz M，et al. Attenuation of RA 27–3 rubella virus in WI–38 human diploid cells［J］. Am J Dis Child，1969，118（2）：p. 178–85.

［7］Bernstein D I，Smith V E，Sherwood J R. et al. Safety and immunogenicity of live，attenuated human rotavirus vaccine 89–12［J］. Vaccine，1998，16（4）：381–387.

［8］Si L，Xu H，Zhou X，et al. Generation of influenza A viruses as live but replication–incompetent virus vaccines［J］. Science，2016，354（6316）：1170–1173.

［9］Gao Q，PALESE P. Rewiring the RNAs of influenza virus to prevent reassortment［J］. Proc Natl Acad Sci U S A，2009，106（37）：15891–15896.

［10］Jiang H F，Wang W，Jiang X，et al. ORF7 of Varicella–Zoster Virus Is Required for Viral Cytoplasmic Envelopment in Differentiated Neuronal Cells［J］. J Virol，2017，91（12）.

［11］Selariu A，Cheng T，Tang Q，et al. ORF7 of varicella–zoster virus is a neurotropic factor［J］. J Virol，2012，86（16）：8614–8624.

[12] Gomi Y, Imagawa T, Takahashi M, et al. Oka varicella vaccine is distinguishable from its parental virus in DNA sequence of open reading frame 62 and its transactivation activity [J]. J Med Virol, 2000, 61 (4): 497–503.

[13] Gomi Y, OZAKI T, NISHIMURA N, et al. DNA sequence analysis of varicella–zoster virus gene 62 from subclinical infections in healthy children immunized with the Oka varicella vaccine[J]. Vaccine, 2008, 26 (44): 5627–5632.

[14] Yamanishi K. Molecular analysis of the Oka vaccine strain of varicella–zoster virus [J]. J Infect Dis, 2008, 197 Suppl 2: S45–48.

[15] Zhe–wen C. Stability of Live Attenuated Varicella Vaccine Oka Strain during Subculture [J]. Chin J Biologicals, 2010, 23 (12): 1333–1337.

[16] Nishiyama S, Ikegami T. Temperature–sensitive mutations for live–attenuated Rift Valley fever vaccines: implications from other RNA viruses [J]. Front Microbiol, 2015, 6: 787.

[17] Nogales A, Martinez–Sobrido L. Reverse Genetics Approaches for the Development of Influenza Vaccines [J]. Int J Mol Sci, 2016, 18 (1).

[18] Nogales A, RODRIGUEZ L, CHAUCHÉ C, et al. Temperature–Sensitive Live–Attenuated Canine Influenza Virus H3N8 Vaccine [J]. J Virol, 2017, 91 (4).

[19] Belshe R B, EDWARDS K M, VESIKARI T, et al. Live attenuated versus inactivated influenza vaccine in infants and young children [J]. N Engl J Med, 2007, 356 (7): 685–696.

[20] Maassab H F. Plaque formation of influenza virus at 25 degrees C [J]. Nature, 1968, 219 (5154): 645–646.

[21] Maassab H F, Bryant M L. The development of live attenuated cold–adapted influenza virus vaccine for humans [J]. Rev Med Virol, 1999, 9 (4): 237–244.

[22] Girard M P, Cherian T, Pervikov Y, et al. A review of vaccine research and development: human acute respiratory infections [J]. Vaccine, 2005. 23 (50): 5708–5724.

[23] Tsfasman T M, MARKUSHIN S G, AKOPOVA I I, et al. Molecular mechanisms of reversion to the ts+ (non–temperature–sensitive) phenotype of influenza A cold–adapted (ca) virus strains [J]. J Gen Virol, 2007, 88 (Pt 10): 2724–2729.

[24] Egorov A, GARMASHOVA L M, NEVEDOMSKAIA G N, et al. [Immunogenicity of attenuated reassortants of influenza A virus /Leningrad/134/47/57 (H2N2) for mice, depending on their genome] [J]. Vopr Virusol, 1994, 39 (5): 198–201.

[25] Cunliffe N A, Nakagomi O. A critical time for rotavirus vaccines: a review[J]. Expert Rev Vaccines, 2005, 4 (4): 521–532.

[26] Schumacher U, HANDKE W, JURAK I, et al. Mutations in the M112/M113–coding region facilitate murine cytomegalovirus replication in human cells [J]. J Virol, 2010. 84 (16): 7994–8006.

[27] Warden C, Tang Q, Zhu H. Herpesvirus BACs: past, present, and future [J]. J Biomed Biotechnol, 2011, 2011: 124595.

[28] Sharan S K, THOMASON L C, KUZNETSOV S G, et al. Recombineering: a homologous recombination–based method of genetic engineering [J]. Nat Protoc, 2009, 4 (2): 206–223.

[29] Zhao F, Shen Z Z, Liu Z Y, et al. Identification and BAC construction of Han, the first characterized HCMV clinical strain in China [J]. J Med Virol, 2016, 88 (5): 859–870.

[30] Zeng W B, JIANG H F, GANG Y D, et al. Anterograde monosynaptic transneuronal tracers derived from herpes simplex virus 1 strain H129 [J]. Mol Neurodegener, 2017, 12 (1): 38.

[31] Koonin E V, Yutin N. Evolution of the Large Nucleocytoplasmic DNA Viruses of Eukaryotes and Convergent Origins of Viral Gigantism [J]. Adv Virus Res, 2019, 103: 167–202.

[32] Sutter G, Moss B. Nonreplicating vaccinia vector efficiently expresses recombinant genes. Proceedings of the

National Academy of Sciences of the United States of America, 1992, 89 (22): 10847–10851.

[33] Smith CC, Aurelian L. Reduction of herpes simplex virus neurovirulence using virus-specific ribonucleotide reductase-deficient mutants. Ann Neurol. 1990, 28 (2): 169–176.

[34] Wang D, Shenk T. Human cytomegalovirus virion protein complex required for epithelial and endothelial cell tropism [J]. Proc Natl Acad Sci U S A, 2005, 102 (50): 18153–18158.

[35] Wang W, Fan J, Sun Y, et al. A novel herpes simplex virus type 1 vaccine vector based on simian virus 5 [J]. Virus research, 2019, 259, 1–9.

[36] Chiuppesi F, Nguyen J, Park S, et al. Development of a Novel High-Throughput Assay for Identifying Entry Inhibitors of Enveloped Viruses. J Virol. 2018, 92 (16): e00408-18.

[37] Jansen R, Embden JD, Gaastra W, et al. Identification of genes that are associated with DNA repeats in prokaryotes [J]. Mol Microbiol, 2002, 43 (6): 1565–1575.

[38] Makarova K S, Wolf Y I, Iranzo J, et al. Evolutionary classification of CRISPR-Cas systems: a burst of class 2 and derived variants [J]. Nat Rev Microbiol, 2020, 18 (2): 67–83.

[39] Gasiunas G, Barrangou R, Horvath P, et al. Cas9-crRNA ribonucleoprotein complex mediates specific DNA cleavage for adaptive immunity in bacteria [J]. Proc Natl Acad Sci U S A, 2012, 109 (39): E2579–2586.

[40] Cong L, Ran F A, Cox D, et al. Multiplex genome engineering using CRISPR/Cas systems [J]. Science, 2013, 339 (6121): 819–823.

[41] Wang H, Yang H, Shivalila C S, et al. One-step generation of mice carrying mutations in multiple genes by CRISPR/Cas-mediated genome engineering [J]. Cell, 2013, 153 (4): 910–918.

[42] Kou Z, Wu Q, Kou X, et al. CRISPR/Cas9-mediated genome engineering of the ferret [J]. Cell Res, 2015, 25 (12): 1372–1375.

[43] Liao H K, Gu Y, Diaz A, et al. Use of the CRISPR/Cas9 system as an intracellular defense against HIV-1 infection in human cells [J]. Nat Commun, 2015, 6: 6413.

[44] Abbott T R, Dhamdhere G, Liu Y, et al. Development of CRISPR as an Antiviral Strategy to Combat SARS-CoV-2 and Influenza [J]. Cell, 2020, 181 (4): 865–876 e12.

[45] Tang Y D, Liu J T, Wang T Y, et al. Comparison of Pathogenicity-Related Genes in the Current Pseudorabies Virus Outbreak in China [J]. Sci Rep, 2017, 7 (1): 7783.

[46] Xu A, Qin C, Lang Y, et al. A simple and rapid approach to manipulate pseudorabies virus genome by CRISPR/Cas9 system [J]. Biotechnol Lett, 2015, 37 (6): 1265–1272.

[47] Liang X, Sun L, Yu T, et al. A CRISPR/Cas9 and Cre/Lox system-based express vaccine development strategy against re-emerging Pseudorabies virus [J]. Sci Rep, 2016, 6: 19176.

[48] Zhao Y, Wang L Q, Zheng H H, et al. Construction and immunogenicity of a gE/gI/TK-deleted PRV based on porcine pseudorabies virus variant [J]. Mol Cell Probes, 2020, 53: 101605.

[49] Yao Y, Bassett A, Nair V. Targeted editing of avian herpesvirus vaccine vector using CRISPR/Cas9 nucleases [J]. Vaccine Technol, 2016, 1: 1–7.

[50] Tang N, Zhang Y, Sadigh Y, et al. Generation of A Triple Insert Live Avian Herpesvirus Vectored Vaccine Using CRISPR/Cas9-Based Gene Editing [J]. Vaccines (Basel), 2020, 8 (1).

[51] Chang P, Ameen F, Sealy J E, et al. Application of HDR-CRISPR/Cas9 and Erythrocyte Binding for Rapid Generation of Recombinant Turkey Herpesvirus-Vectored Avian Influenza Virus Vaccines[J]. Vaccines (Basel), 2019, 7 (4).

[52] Liu L, Wang T, Wang M, et al. Recombinant turkey herpesvirus expressing H9 hemagglutinin providing protection against H9N2 avian influenza [J]. Virology, 2019, 529: 7–15.

[53] Zou Z, Huang K, Wei Y, et al. Construction of a highly efficient CRISPR/Cas9-mediated duck enteritis virus-

based vaccine against H5N1 avian influenza virus and duck Tembusu virus infection [J]. Sci Rep, 2017, 7(1): 1478.

[54] Chang P, Yao Y, Tang N, et al. The Application of NHEJ–CRISPR/Cas9 and Cre–Lox System in the Generation of Bivalent Duck Enteritis Virus Vaccine against Avian Influenza Virus [J]. Viruses, 2018, 10(2).

[55] Borca M V, Holinka L G, Berggren K A, et al. CRISPR–Cas9, a tool to efficiently increase the development of recombinant African swine fever viruses [J]. Sci Rep, 2018, 8(1): 3154.

[56] Gong Y, Chen T, Feng N, et al. A highly efficient recombinant canarypox virus–based vaccine against canine distemper virus constructed using the CRISPR/Cas9 gene editing method [J]. Vet Microbiol, 2020, 251: 108920.

[57] Grav L M, la Cour Karottki K J, Lee J S, et al. Application of CRISPR/Cas9 Genome Editing to Improve Recombinant Protein Production in CHO Cells [J]. Methods Mol Biol, 2017, 1603: 101–118.

[58] Jia Y L, Guo X, Lu J T, et al. CRISPR/Cas9–mediated gene knockout for DNA methyltransferase Dnmt3a in CHO cells displays enhanced transgenic expression and long–term stability [J]. J Cell Mol Med, 2018, 22(9): 4106–4116.

[59] Dunn W, Chou C, Li H, et al. Functional profiling of a human cytomegalovirus genome [J]. Proc Natl Acad Sci U S A, 2003, 100(24): 14223–14228.

[60] Zhang Z, Selariu A, Warden C, et al. Genome–wide mutagenesis reveals that ORF7 is a novel VZV skin–tropic factor [J]. PLoS Pathog, 2010, 6(7): e1000971.

[61] Nagaike K, Mori Y, Gomi Y, et al. Cloning of the varicella–zoster virus genome as an infectious bacterial artificial chromosome in Escherichia coli [J]. Vaccine, 2004, 22(29–30): 4069–4074.

[62] Delecluse H J, Hilsendegen T, Pich D, et al. Propagation and recovery of intact, infectious Epstein–Barr virus from prokaryotic to human cells [J]. Proc Natl Acad Sci U S A, 1998, 95(14): 8245–8250.

[63] Delecluse H J, Kost M, Feederle R, et al. Spontaneous activation of the lytic cycle in cells infected with a recombinant Kaposi's sarcoma–associated virus [J]. J Virol, 2001, 75(6): 2921–2928.

[64] Zhang Z, Huang Y, Zhu H. A highly efficient protocol of generating and analyzing VZV ORF deletion mutants based on a newly developed luciferase VZV BAC system [J]. J Virol Methods, 2008, 148(1–2): 197–204.

[65] Zhang Z, Rowe J, Wang W, et al. Genetic analysis of varicella–zoster virus ORF0 to ORF4 by use of a novel luciferase bacterial artificial chromosome system [J]. J Virol, 2007, 81(17): 9024–9033.

[66] Yang H, Xiong F, Qin H B, et al. A novel H129–based anterograde monosynaptic tracer exhibits features of strong labeling intensity, high tracing efficiency, and reduced retrograde labeling [J]. Mol Neurodegener, 2022, 17(1): 6.

[67] Xiong F, Yang H, Song Y G, et al. An HSV–1–H129 amplicon tracer system for rapid and efficient monosynaptic anterograde neural circuit tracing [J]. Nat Commun, 2022, 13(1): 7645.

[68] Miranda–Saksena M, Denes C E, Diefenbach R J, et al. Infection and Transport of Herpes Simplex Virus Type 1 in Neurons: Role of the Cytoskeleton [J]. Viruses, 2018, 10(2): 92.

[69] Dong X, Zhou J, Qin H B, et al. Anterograde Viral Tracer Herpes Simplex Virus 1 Strain H129 Transports Primarily as Capsids in Cortical Neuron Axons [J]. J Virol, 2020, 94(8): e01957–19.

[70] Ebeling A, Keil G M, Knust E, et al. Molecular cloning and physical mapping of murine cytomegalovirus DNA [J]. J Virol, 1983, 47(3): 421–433.

[71] Rawlinson W D, Farrell H E, Barrell B G. Analysis of the complete DNA sequence of murine cytomegalovirus [J]. J Virol, 1996, 70(12): 8833–8849.

[72] van Den Pol A N, Mocarski E, Saederup N, et al. Cytomegalovirus cell tropism, replication, and gene transfer in brain [J]. J Neurosci, 1999, 19(24): 10948–10965.

[73] Fonseca Brito L, Brune W, Stahl F R. Cytomegalovirus (CMV) Pneumonitis: Cell Tropism, Inflammation, and Immunity [J]. Int J Mol Sci, 2019, 20 (16): 3865.

[74] Zhang S, Xiang J, Van Doorsselaere J, et al. Comparison of the pathogenesis of the highly passaged MCMV Smith strain with that of the low passaged MCMV HaNa1 isolate in BALB/c mice upon oronasal inoculation [J]. Vet Res, 2015, 46 (1): 94.

[75] Smith L M, McWhorter A R, Masters L L, et al. Laboratory strains of murine cytomegalovirus are genetically similar to but phenotypically distinct from wild strains of virus [J]. J Virol, 2008, 82 (13): 6689–6696.

[76] Redwood A J, Messerle M, Harvey N L, et al. Use of a murine cytomegalovirus K181–derived bacterial artificial chromosome as a vaccine vector for immunocontraception [J]. J Virol, 2005, 79 (5): 2998–3008.

[77] Martínez F P, Cosme R S, Tang Q. Murine cytomegalovirus major immediate–early protein 3 interacts with cellular and viral proteins in viral DNA replication compartments and is important for early gene activation [J]. J Gen Virol, 2010, 91 (Pt 11): 2664–2676.

[78] Reinert L S, Lopušná K, Winther H, et al. Sensing of HSV–1 by the cGAS–STING pathway in microglia orchestrates antiviral defence in the CNS [J]. Nat Commun, 2016, 7: 13348.

[79] Pina M M, Cunningham C L. Ethanol–seeking behavior is expressed directly through an extended amygdala to midbrain neural circuit [J]. Neurobiol Learn Mem, 2017, 137: 83–91.

[80] Su P, Ying M, Han Z, et al. High–brightness anterograde transneuronal HSV1 H129 tracer modified using a Trojan horse–like strategy [J]. Mol Brain, 2020, 13 (1): 5.

[81] Abdoli S, Roohvand F, Teimoori–Toolabi L, et al. Construction of Various gamma34.5 Deleted Fluorescent–Expressing Oncolytic herpes Simplex type 1 (oHSV) for Generation and Isolation of HSV–Based Vectors [J]. Iran Biomed J, 2017, 21 (4): 206–217.

[82] Schleiss M R. Developing a Vaccine against Congenital Cytomegalovirus (CMV) Infection: What Have We Learned from Animal Models? Where Should We Go Next? [J]. Future Virol, 2013, 8 (12): 1161–1182.

[83] Lisni B, Lisnic V J, Jonjic S, et al. Rodent Models of Congenital Cytomegalovirus Infection [J]. Methods Mol Biol, 2021, 2244: 365–401.

[84] Lee M, Abenes G, Zhan X, et al. Genetic analyses of gene function and pathogenesis of murine cytomegalovirus by transposon–mediated mutagenesis [J]. J Clin Virol, 2002, 25 Suppl 2: S111–122.

[85] Lodato S, Shetty A S, Arlotta P. Cerebral cortex assembly: generating and reprogramming projection neuron diversity [J]. Trends Neurosci, 2015, 38 (2): 117–125.

[86] Tsutsui Y. Developmental disorders of the mouse brain induced by murine cytomegalovirus: animal models for congenital cytomegalovirus infection [J]. Pathol Int, 1995, 45 (2): 91–102.

[87] Rivailler P, Kaur A, Johnson R P, et al. Genomic sequence of rhesus cytomegalovirus 180.92: insights into the coding potential of rhesus cytomegalovirus [J]. J Virol, 2006, 80 (8): 4179–4182.

[88] Arai Y, Ishiwata M, Baba S, et al. Neuron–specific activation of murine cytomegalovirus early gene e1 promoter in transgenic mice [J]. Am J Pathol, 2003, 163 (2): 643–652.

[89] Farrell H, Oliveira M, Macdonald K, et al. Luciferase–tagged wild–type and tropism–deficient mouse cytomegaloviruses reveal early dynamics of host colonization following peripheral challenge [J]. J Gen Virol, 2016, 97 (12): 3379–3391.

[90] Farrell H E, Davis–Poynter N, Bruce K, et al. Lymph Node Macrophages Restrict Murine Cytomegalovirus Dissemination [J]. J Virol, 2015, 89 (14): 7147–7158.

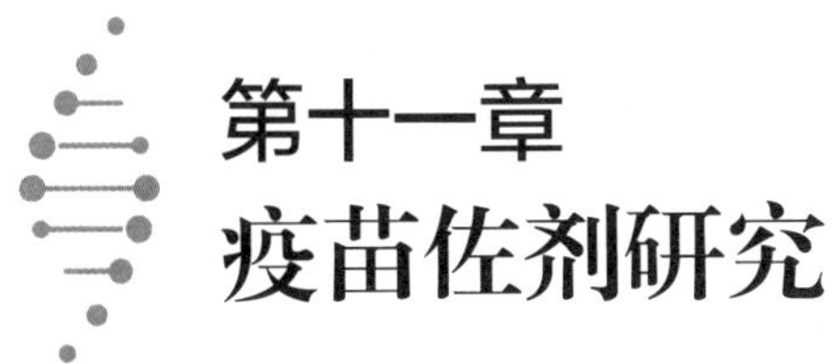

第十一章 疫苗佐剂研究

第一节　佐剂作用机制

疫苗通常含有抗原和其他分子，如防腐剂、稳定剂（冻干疫苗）和佐剂。现代疫苗越来越离不开佐剂的作用，尤其是以基因工程产物为特征的抗原必须辅以佐剂才能达到良好的免疫效果。佐剂可激活天然和适应性免疫应答能力、增强机体对抗原免疫反应水平、延长免疫持续时间、降低抗原使用剂量、改变抗体类型诱导特定免疫类型，如 Th1 或者 Th2 型免疫反应。

传统佐剂系统是在现有免疫学理论未证明之前通过偶然机会发现的，与此不同，新型佐剂系统的设计和开发开始于 20 世纪 90 年代末，一直持续到今天，通过理性和严谨的科学方法，研究佐剂的有效性和安全性。佐剂功能组分大致可分为三种：①输送系统，矿物类例如氢氧化铝和磷酸铝、油乳类例如 MF59、AS03、AF03 和脂质纳米粒子；②病原相关分子模式（pathogen-associated molecular patterns，PAMP），例如 CpG 1018、R848、Flagellin；③危险相关分子模式（damage-associated molecular patterns，DAMP），如诱导细胞死亡。最初基于经验方法开发的佐剂能够促进对疫苗抗原诱导的特异性体液免疫应答：佐剂与抗原同时注入机体，一方面通过改变抗原的物理性状，使抗原易被抗原呈递细胞吞噬；另一方面形成抗原库使抗原缓慢释放，延长抗原在体内滞留时间，增加抗原摄取来改善免疫反应。其后，发现大部分佐剂成分可通过模式识别受体（pattern recognition receptor，PRR）激活先天免疫应答，在局部形成炎性细胞浸润、炎性因子表达为特点的炎症反应，从而调动抗原提呈细胞（ANTIGEN-PRESENTING CELL，APC）转化，并促进其成熟，捕获抗原的 APC 转移到淋巴结内通过提呈抗原给 T 细胞，从而启动了适应性免疫反应。因此，在疫苗筛选佐剂的过程中要充分考虑所用抗原的特性以及针对的感染性疾病的特征选用相应类型的佐剂，增强其免疫反应。

第二节　化学佐剂

一、油佐剂

（一）油乳佐剂历史

油乳佐剂是经验性疫苗佐剂，具体又可分为油佐剂和乳佐剂。两者均含有对佐剂效力至关重要的碳氢化合物油脂，但乳佐剂在处方中增加了表面活性剂和水相。乳佐剂应用于实验动物的最早记载可追溯到 1916 年[1]，而以石蜡为代表的油佐剂研究兴起于 20 世纪 30 年代[2]。油佐剂通常与干粉样抗原混合并以油混悬液的形式接种。乳佐剂以弗氏不完全佐剂为代表，在人用疫苗临床中的应用始于 20 世纪 50 年代，该制剂是一种油包水（water-in-oil，W/O）型乳剂[3-6]。此后，随着人们对油乳佐剂认知的深入和对疫苗安全性需求的不断提高[3, 7-13]，其类型和组成成分也经历了多次迭代更新，如 W/O 型佐剂 Montanide ISA 720/51；水包油（oil-in-water，O/W）型佐剂 SAF（Syntex adjuvant formulation，SAF）；O/W 型纳米乳 MF59、AS03 和 AF03 等。油乳佐剂前期代表性历史变迁事件如图 11-1 所示。

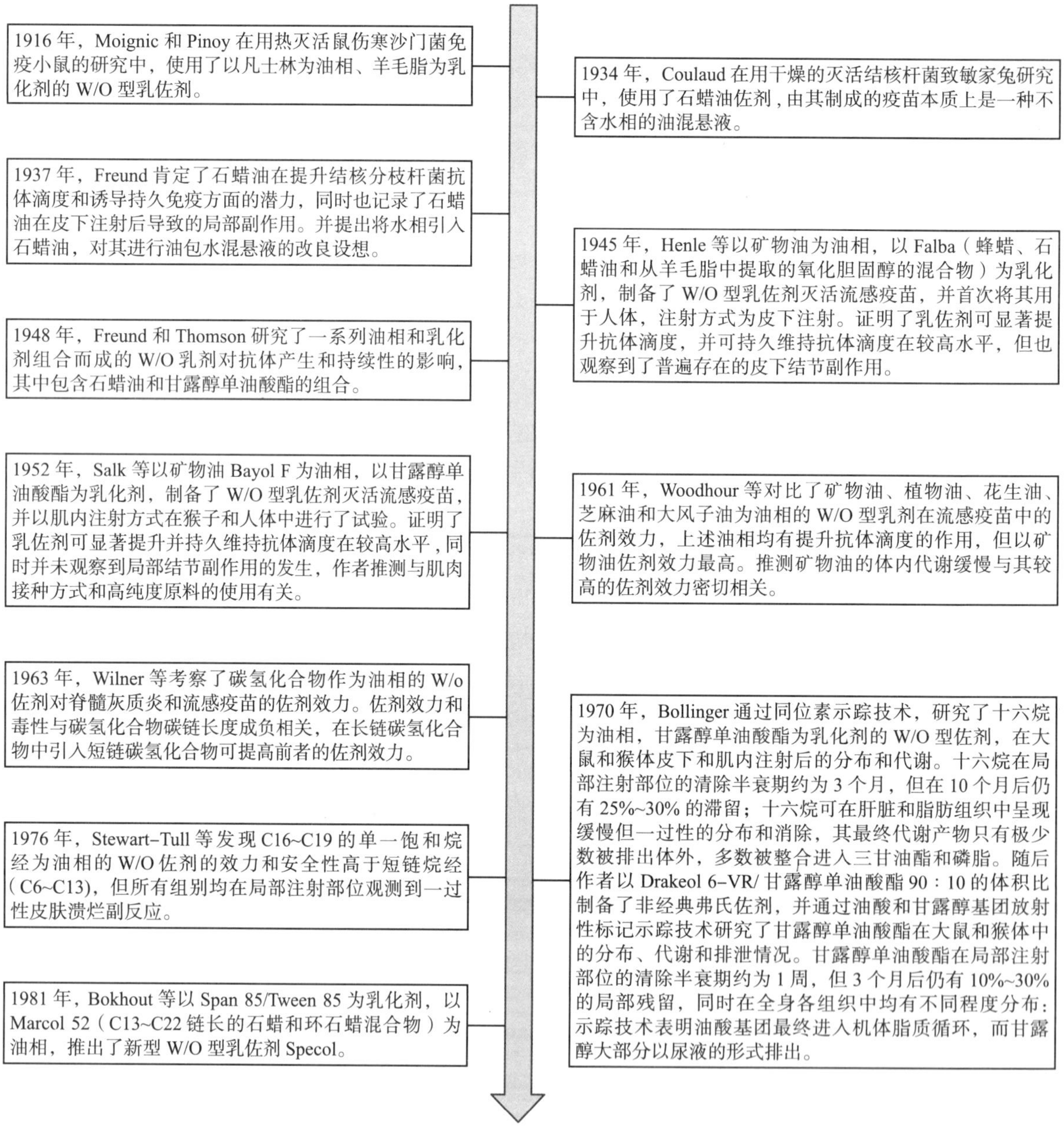

1916 年，Moignic 和 Pinoy 在用热灭活鼠伤寒沙门菌免疫小鼠的研究中，使用了以凡士林为油相、羊毛脂为乳化剂的 W/O 型乳佐剂。

1934 年，Coulaud 在用干燥的灭活结核杆菌致敏家兔研究中，使用了石蜡油佐剂，由其制成的疫苗本质上是一种不含水相的油混悬液。

1937 年，Freund 肯定了石蜡油在提升结核分枝杆菌抗体滴度和诱导持久免疫方面的潜力，同时也记录了石蜡油在皮下注射后导致的局部副作用。并提出将水相引入石蜡油，对其进行油包水混悬液的改良设想。

1945 年，Henle 等以矿物油为油相，以 Falba（蜂蜡、石蜡油和从羊毛脂中提取的氧化胆固醇的混合物）为乳化剂，制备了 W/O 型乳佐剂灭活流感疫苗，并首次将其用于人体，注射方式为皮下注射。证明了乳佐剂可显著提升抗体滴度，并可持久维持抗体滴度在较高水平，但也观察到了普遍存在的皮下结节副作用。

1948 年，Freund 和 Thomson 研究了一系列油相和乳化剂组合而成的 W/O 乳剂对抗体产生和持续性的影响，其中包含石蜡油和甘露醇单油酸酯的组合。

1952 年，Salk 等以矿物油 Bayol F 为油相，以甘露醇单油酸酯为乳化剂，制备了 W/O 型乳佐剂灭活流感疫苗，并以肌内注射方式在猴子和人体中进行了试验。证明了乳佐剂可显著提升并持久维持抗体滴度在较高水平，同时并未观察到局部结节副作用的发生，作者推测与肌肉接种方式和高纯度原料的使用有关。

1961 年，Woodhour 等对比了矿物油、植物油、花生油、芝麻油和大风子油为油相的 W/O 型乳剂在流感疫苗中的佐剂效力，上述油相均有提升抗体滴度的作用，但以矿物油佐剂效力最高。推测矿物油的体内代谢缓慢与其较高的佐剂效力密切相关。

1963 年，Wilner 等考察了碳氢化合物作为油相的 W/o 佐剂对脊髓灰质炎和流感疫苗的佐剂效力。佐剂效力和毒性与碳氢化合物碳链长度成负相关，在长链碳氢化合物中引入短链碳氢化合物可提高前者的佐剂效力。

1970 年，Bollinger 通过同位素示踪技术，研究了十六烷为油相，甘露醇单油酸酯为乳化剂的 W/O 型佐剂，在大鼠和猴体皮下和肌内注射后的分布和代谢。十六烷在局部注射部位的清除半衰期约为 3 个月，但在 10 个月后仍有 25%~30% 的滞留；十六烷可在肝脏和脂肪组织中呈现缓慢但一过性的分布和消除，其最终代谢产物只有极少数被排出体外，多数被整合进入三甘油酯和磷脂。随后作者以 Drakeol 6-VR/ 甘露醇单油酸酯 90：10 的体积比制备了非经典弗氏佐剂，并通过油酸和甘露醇基团放射性标记示踪技术研究了甘露醇单油酸酯在大鼠和猴体中的分布、代谢和排泄情况。甘露醇单油酸酯在局部注射部位的清除半衰期约为 1 周，但 3 个月后仍有 10%~30% 的局部残留，同时在全身各组织中均有不同程度分布；示踪技术表明油酸基团最终进入机体脂质循环，而甘露醇大部分以尿液的形式排出。

1976 年，Stewart-Tull 等发现 C16~C19 的单一饱和烷经为油相的 W/O 佐剂的效力和安全性高于短链烷经（C6~C13），但所有组别均在局部注射部位观测到一过性皮肤溃烂副反应。

1981 年，Bokhout 等以 Span 85/Tween 85 为乳化剂，以 Marcol 52（C13~C22 链长的石蜡和环石蜡混合物）为油相，推出了新型 W/O 型乳佐剂 Specol。

图 11-1　油乳佐剂前期代表性历史变迁事件

（二）弗氏（完全 / 不完全）佐剂

弗氏佐剂是 Jules Freund 等发明的一种以矿物油为油相，以甘露醇单油酸酯为乳化剂的 W/O 型乳剂。经典的弗氏佐剂处方中，矿物油和甘露醇单油酸酯的比例为 85/15（v/v %），使用前通常和同体积含有抗原的水相经剪切混合，所得乳剂粒径都在微米尺度。弗氏佐剂具体又可分为弗氏完全佐剂（Freund's complete adjuvant，FCA）和弗氏不完全佐剂（Freund's incomplete adjuvant，FIA）。前者含有热灭活分枝杆菌，而后者不含该成分。FCA 可以诱导产生抗原特异性细胞免疫和体液免疫，而 FIA 主要诱导产生体液免疫[14]。FCA 诱导产生的细胞免疫主要来源于热灭活分枝杆菌。热灭活分支杆菌成分复杂，可能含有多种具有免疫激活作用的物质，如作用于 TLR9 受体的 CpG 寡脱氧核苷酸[15]，作用于细胞内 NOD2 受体的胞壁酰二肽（*N*–acetyl muramyl–L–alanyl–D–isoglutamine，Muramyl Dipeptide，MDP）[16]，作用于 C 型凝聚素 Mincle 的海藻糖二霉菌酸酯（trehalose dimycolate，TDM）[17]、脂阿拉伯甘露聚糖（lipoarabinomannans，LAM）[18]。这些成分在局部注射部位可与 W/O 乳剂一起通过诱发炎症反应招募免疫细胞、促进抗原递呈和 DC 细胞成熟，并可在局部注射部位和引流淋巴结通过模式识别受体刺激募集来的免疫细胞，并使其分泌 Th1 偏向型细胞因子[18, 19]。弗氏佐剂可高效调控免疫响应的另一原因，是其注射后可通过 W/O 型乳剂在体内形成抗原储库，并缓慢释放抗原。研究表明，弗氏佐剂疫苗接种后 0.5 小时至 8 天移除局部注射部位，相较于未移除组，会导致抗原特异性抗体滴度不同程度的降低；接种后 14 天移除接种部位不会影响接种后前 5 周的抗体滴度，但 5 周后的抗体滴度会比未移除组略低[20]。弗氏佐剂在细胞和分子水平的具体免疫调控机制还有待进一步研究。

弗氏佐剂可通过腹腔注射、肌内注射、皮下注射等途径使用，但其黏度较大，注射较为困难。此外，制备过程中油水混合时所用设备和剪切力大小会显著影响乳剂的理化性质，进而对佐剂效力产生影响。弗氏佐剂注射后通常会导致无菌脓肿、肉芽肿和肌肉组织硬结等副作用。上述副作用的严重程度通常与抗原组成与纯度、分枝杆菌剂量、乳剂剂量以及油相和表面活性剂所含杂质含量（如短链烷烃和游离脂肪酸）有关[21, 22]。弗氏完全佐剂主要应用于实验动物抗体获取和自身免疫性疾病模型构建。弗氏不完全佐剂副作用相对较小，在兽用疫苗领域应用广泛且有数十年历史，多用于禽用和鱼用疫苗，而其在人用疫苗（脊髓灰质炎、流感和破伤风疫苗）中的应用仅仅持续了约 20 年。其停用的主要原因是矿物油在体内代谢清除缓慢以及由此产生的副作用。值得注意的是，随着油相组分研究的深入和油脂纯化工艺的不断提升，目前弗氏佐剂使用的矿物油和甘露醇单油酸酯均为精炼所得（如去除了可能致癌的多环芳烃），且必须符合相应的质量标准。此外，弗氏完全佐剂现在所用的分枝杆菌均为无毒的结核分枝杆菌 H37Ra 或乳酪分支杆菌。上述改良在确保佐剂效力的同时，可一定程度地提高佐剂的安全性。但由于经典弗氏佐剂自身固有的副作用，以及安全性更高的改进型乳佐剂不断涌现，其在动物中的使用正受到越来越多的限制。

基于弗氏佐剂的改进型 W/O 型乳佐剂研究有诸多报道，基本遵循两条思路：①针对油相及相关表面活性剂的改进；②可替代分枝杆菌的免疫增强剂的开发。期间出现了 Adjuvant 65[23]、NH_2 乳佐剂[24]及其他类似佐剂等。目前，仍在使用并可通过商业化途径获得的主要是 Specol[13]、Montanide ISA[25]和 TiterMax[26]。上述所有改进型的 W/O 型乳佐剂中，仅有 Montanide ISA 51 和 720 获准用于人用疫苗临床试验（HIV、疟疾和肿瘤）。鉴于 Montanide ISA 51 和 720 仍然存在一定的副作用，它们更可能应用于风险收益比可接受程度相对宽松的肿瘤治疗领域。如用于治疗非小细胞肺癌的 CIMAVax® EGF 疫苗即采用了 Montanide ISA 51 佐剂，该疫苗已在古巴等南美国家获批[27]。

Montanide ISA 系列佐剂均由 Seppic 公司开发，本质上属于 IFA 佐剂类似物。上述佐剂的具体组成和特点见表 11–1。

表 11–1　弗氏佐剂及其改进型 W/O 型乳佐剂

佐剂组分及特点	FCA	FIA	Specol	Montanide ISA 51*	Montanide ISA 720	TiterMax Classic	TiterMax Gold
油	Paraffin oil	Paraffin oil	Markol 52	Mineral oil	Squalene	Squalene	Squalene
乳化剂	Mannide monooleate	Mannide monooleate	Span85 /Tween85（54/46，v/v）	Mannide monooleate	Mannide monooleate	Span 80	Span 80
免疫增强剂	killed Mycobacterium tuberculosis	——	——	——	——	Copolymer CRL–8941	Copolymer CRL–8300
附加稳定剂	——	——	——	——	——	Silica micropar–ticule	——
油 / 乳化剂比（v/v）	85/15	85/15	90/10	88/12–92/8	NA	NA	NA
最优水 / 油比（v/v）	50/50	50/50	40/50	50/50	30/70	50/50	50/50
储存条件	2~8℃，不能冷冻	2~8℃ 不能冷冻	2~8℃ 不能冷冻	2~8℃	2~8℃	–70~4℃	–70~–4℃

FCA，Freund's Complete Adjuvant；FIA，Freund's Incomplete Adjuvant；NA，not available；*ISA，Incomplete Seppic Adjuvant.

（三）SAF 佐剂

SAF 全称为 syntex adjuvant formulation，由美国加州 Syntex Laboratories 公司于 20 世纪 80 年代研发，是一种 O/W 乳佐剂[28, 29]。SAF 的设计初衷基本遵循前述弗氏佐剂改进思路。一方面通过油相替换，避免弗氏佐剂中矿物油导致的肉芽肿；另一方面选用免疫增强剂苏氨酰胞壁酰二肽（*N*–acetyl muramyl–L–threonyl–D–isoglutamine，Threonyl–MDP）发挥免疫增强剂作用。此外，SAF 相较于弗氏佐剂改进最大的地方是，通过 W/O 向 O/W 型乳剂类型的转变和表面活性聚合物的引入提高抗原递呈效率，其原理是可携载抗原的 O/W 型乳剂注射后可通过局部组织引流实现抗原在引流淋巴结的聚集[30]。这与弗氏佐剂注射后抗原主要聚集在注射部位不同。该佐剂含有 5%（w/v）角鲨烷或角鲨烯、2.5%（w/v）Pluronic® L121、0.2%（w/v）吐温 80 和可变剂量的免疫增强剂 Threonyl–MDP，溶剂为 pH 7.4 的磷酸盐缓冲液[30, 31]。上述物料经高压均质处理后的累积平均粒径（Z– 均粒径，ISO 13321 和 ISO 22412 也称为谐波强度平均颗粒直径）为 150~160 nm，可在 4℃和室温条件下长期保存。角鲨烷是深海鲨鱼肝脏油脂提取物角鲨烯经完全加氢后的产物。由于分子内缺少双键，角鲨烷比角鲨烯抗氧化能力更强。角鲨烷和角鲨烯均为人体内源性物质。Pluronic L121（也称 poloxamer 401）是由亲水性聚氧乙烯与疏水性聚氧丙烯共价形成的三嵌段共聚物，数均分子量约为 4400，亲水亲油平衡值（hydrophile–lipophile balance，HLB）约为 1，是 W/O 型乳化剂，可以通过吸附于油相界面辅助油相分散。在 SAF 处方中，Pluronic L121 可通过氢键和亲疏水相互作用吸附抗原，促进抗原递呈，并可通过补体激活作用增强疫苗免疫原性[28, 29]。吐温 80 由失水山梨醇单油酸酯与环氧乙烷聚合形成，

HLB 值约为 15，是典型的 O/W 型乳化剂。Threonyl-MDP 用于取代弗氏佐剂中结核分枝杆菌成分，佐剂活性与 MDP 免疫增强剂相当或略优，但安全性更好。

以 SAF 为佐剂的疫苗只需在乳剂制备完成后与抗原简单混合均匀，因此不涉及弗氏佐剂的混合剪切乳化过程，可更大程度保证抗原的构象表位不受影响。由于 SAF 是 O/W 型乳剂，因此黏度较低，易于注射。SAF 可以诱发产生针对特定蛋白抗原的体液免疫和细胞免疫[31]。SAF 曾在小鼠、豚鼠和灵长类动物中作为各种疫苗的佐剂使用，但其在人体中的应用仅限于 HIV gp120 重组亚单位疫苗和肿瘤疫苗临床试验。研究结果表明，SAF 可显著增强疫苗免疫原性，但仍存在较为普遍的副作用，该副作用与 Threonyl-MDP 用量有关。

与 SAF 类似，以角鲨烷为油相的佐剂还有 DETOX 佐剂、CoVaccine HT 佐剂和 IDEC Pharmaceuticals 公司研发的 PROVAX 佐剂（也被称为 AF 佐剂或 L121-adjuvant）[32-35]。DETOX 佐剂含有的免疫增强剂成分是分枝杆菌细胞骨架和 MPL，CoVaccine HT 佐剂中的免疫增强剂成分是蔗糖脂肪酸硫酸酯[36, 37]。而 PROVAX 佐剂不含有免疫增强剂，由 5%（w/v）角鲨烷、0.2%（w/v）吐温 80 和 1.25%（w/v）Pluronic® L121 组成[32, 33]。PROVAX 佐剂可以改善蛋白抗原在抗原递呈细胞中的递呈动力学，并通过激活含有胱氨酸的天冬氨酸蛋白水解酶（cysteinyl aspartate specific proteinase，Caspase），诱发抗原特异性 CTL 免疫响应[38]。因此，该佐剂在研究报道中多用于肿瘤疫苗。前述佐剂为后续 O/W 型乳佐剂的改进和发展奠定了重要基础。

（四）角鲨烯纳米乳佐剂（MF59/AS03/AF03/SE）

SAF 的早期处方研究中，明确说明角鲨烷和角鲨烯均可作为油相，但后期的研究中因稳定性较好而最终确定使用角鲨烷[28]。两者均属于人体内源性物质，但角鲨烷含量低于角鲨烯，主要存在于皮脂腺分泌物中。而角鲨烯是人体胆固醇合成的前体分子，在肝脏由角鲨烯合成酶合成，含量相对丰富。这一定程度提升了角鲨烯在体内安全性和审批监管方面的认可度。角鲨烯在佐剂效力方面通常优于其他植物来源的油脂，如大豆油和花生油等；而且角鲨烯或角鲨烷作为单一化合物，相比于其他植物油脂更易于进行质量控制。前述 W/O 型乳佐剂 Montanide ISA 720 和 TiterMax 中也均使用了角鲨烯。目前制备佐剂用的角鲨烯主要来源于鲨鱼肝脏，也有使用植物提取来源的角鲨烯，如橄榄油等。未来基于工程化改造酵母的生合成途径有望成为新的角鲨烯原料来源[39]。

目前，广泛应用于上市疫苗中的角鲨烯纳米乳佐剂是 MF59，由 Chiron 公司开发，组成成分见表 11-2。MF59 通常采用高压均质设备制备，Z- 均粒径约为 160 nm，可进行无菌过滤处理。Chiron 开发 MF59 的初衷是获得一种黏度低，可在体内生物降解，并可作为两亲性免疫增强剂胞壁酰三肽 - 磷脂酰乙醇胺（muramyl tripeptide-phosphatidyl ethanolamine，MTP-PE）的佐剂载体[40]。MTP-PE 是免疫增强剂 MTP（一种 MDP 类似物）与磷脂酰乙醇胺（PE）分子的共价偶联物，具有明显的表面活性剂特征，并可激活单核细胞和巨噬细胞分泌多种促炎细胞因子[31, 41]。MTP-PE 由于其亲水性头部和疏水性基团的比例，在 PBS 缓冲体系中稳定 O/W 鲨烯纳米乳佐剂方面的表现劣于传统表面活性剂，如吐温和司盘。最终，吐温 80 与司盘 85 的组合取代了 MTP-PE，而且所得佐剂在吸附 MTP-PE 的同时并不会影响乳剂的粒径和稳定性。MTP-PE 在兔子和豚鼠中呈现出明显的剂量依赖性免疫增强作用，但在羊和狒狒等大动物中，MTP-PE 的加入并不能在提升抗原免疫原性方面带来明显益处。为此，研究人员逐渐把研究重心由 MTP-PE/MF59 组合转向 MF59。有趣的是，以脂质体为载体的 MTP-PE（商品名 Mifamurtide）于 2009 年被欧洲药监局 EMA 批准用于针对骨肉瘤的辅助治疗，目前已在 40 多个国家获批使用[42]。

表 11-2 角鲨烯纳米乳佐剂组成、特征及上市产品情况

佐剂	角鲨烯（% w/v）	乳化剂 1（% w/v）	乳化剂 2（% w/v）	附加成分（% w/v）	缓冲溶剂	Z- 均粒径（nm）	上市产品
MF59	3.9	0.47% 吐温 80	0.47% Span 85	——	柠檬酸缓冲体系 pH 6.0	160	Focetria/Celtura（H1N1） Aflunov/Audenz（H5N1） Fluad/Fluad Pediatric（季节性流感）
AS03	4.3	1.94% 吐温 80	——	4.75% α-tocopherol	磷酸盐缓冲液 pH 6.8	160	Prepandrix（H5N1） Pandemrix（H1N1） Covifenz（新冠疫苗）
AF03	4.96	0.96% Ceteareth-12	0.76% Span 80	0.92% 甘露醇	磷酸盐缓冲液 pH 7.4	90	Humenza（H1N1）
SE	3.44	0.76% Lecithin	0.0364% Pluronic F68	0.02% α-tocopherol	含 1.8% v/v 甘油的磷酸铵缓冲液 pH 5.1	95	——

* 为了便于比较，处方组成成分含量比例均按照上市产品中推荐用量 2 倍浓度计算。

MF59 在体内安全性良好，肌内注射后可聚集于注射部位附近引流淋巴结，这一现象依赖于乳剂制剂这一形式，因为单独注射角鲨烯并未观察到类似现象[43]。虽然佐剂在引流淋巴结的聚集可在生发中心诱发产生系列更加有益的免疫调控事件，但注射部位引流淋巴结并非 MF59 在体内分布的主要组织。通过给小鼠肌内注射含有 ^{3}H 标记角鲨烯和 CM-Dil 染料的 MF59，研究者发现注射后 4 小时约有 36% 的佐剂滞留于肌肉组织，50% 的佐剂分布于肌内注射部位周围的腹股沟脂肪，同时在注射部位引流淋巴结、肝、脾、肾和血中均可检到 CM-Dil 染料荧光信号。注射 2 天后，引流淋巴结中的 MF59 达到峰值，但仅为注射剂量的 0.1%~0.3%，不过在 15 天后仍可检测到佐剂在引流淋巴结的存在[43]。此外，研究者采用碘标记角鲨烯技术给家兔肌内注射 MF59，发现注射后 6 小时仅有约 10% 的角鲨烯残留在注射部位，5 天后局部残留约 5%[40]。上述研究表明，相同注射方式，佐剂在不同的动物中可能会有不同的组织分布和淋巴结聚集特征。

MF59 发挥佐剂作用并不要求抗原吸附于乳剂的油水界面，事实上大多数抗原与 MF59 的相互作用较弱甚至没有相互作用[40, 43]。因此，以其为佐剂的疫苗注射后不会产生类似于弗氏佐剂和 SAF 佐剂在注射部位或淋巴结的抗原储库作用。MF59 发挥显著佐剂效力的前提是其与抗原在注射部位一定程度的时空共定位。时空共定位可以确保 MF59 通过炎症反应招募和激活抗原递呈细胞（如单核细胞、粒细胞和 DC 细胞），并促进处于同一免疫微环境中的抗原的有效递呈和淋巴结引流[43, 44]。有研究表明，在注射位点邻近的条件下，MF59 在注射抗原前 24 小时至注射抗原后 1 小时注射，所诱发产生的免疫响应基本无差别[40]。抗原在肌内注射部位通常具有与 MF59 佐剂不同的清除特征参数。如小鼠中 MF59 在肌肉中的半衰期是 42 小时，而来源于 HSV-2 的可溶性抗原 gD2 的半衰期小于 3 小时，但两者在注射后均大量存在于肌肉组织中[43]。

以 MF59 为佐剂的季节性流感疫苗 Fluad 于 1997 年首次在意大利获批上市，随后陆续获得其他国家、欧洲 EMA 和美国 FDA 的批准。Chiron 公司于 2006 年被 Novartis 收购，Novartis 又于 2015 年将其流感疫苗部分分拆并于 CLS 公司共同成立 Seqirus 公司。这一过程中，Fluad 作为一款针对 65 岁及以上老年人的预防性季节流感疫苗一直得以保留，而且其适用人群也逐渐拓展到 6~23 月龄的婴幼儿群体。鉴于 MF59 在真实世界应用过程中表现出的流感疫苗免疫增强作用和可接受的安全性，其

也被普遍应用于流感大流行疫苗中，如2020年美国FDA批准的针对H5N1流感病毒的Audenz疫苗等。与MF59类似的佐剂还包括AS03、AF03和SE等，其具体处方组成和特征见表11-2。其中，AS03为葛兰素史克公司开发，而AF03来自赛诺菲。AS03佐剂的油相不同于其他佐剂，除了含有角鲨烯还包括生育酚α-tocopherol。在临床前研究中，生育酚的存在确实可以一定程度上增强机体体液免疫响应，但尚缺乏头对头的比较研究说明其相对于MF59的具体优势。值得说明的是，AS03处方中加入特定量的分子佐剂MPL和QS-21，即临床试验中被广泛使用的AS02佐剂。目前，上述佐剂均有相关产品上市或处于不同临床研究阶段。上述四种角鲨烯纳米乳佐剂在临床应用中展现出的优势也较为类似：①具有显著抗原剂量节省作用；②可显著提升体液免疫和细胞免疫；③可增加特异性抗体的交叉广谱性和亲和力；④适用于婴幼儿、65岁及以上老年人和免疫抑制性人群。

值得注意的是，AS03和SE的工业化制备均采用与MF59类似的高压均质技术，而AF03基于其使用的特有表面活性剂理化性质特征采用了创新性相逆转制备技术。即先将初乳剂加热到一定温度，而后对其进行降温处理。降温过程中，乳剂的类型由W/O转变为O/W[45]。相逆转技术的关键是，乳剂中的乳化剂需具有温度敏感性疏水基团暴露特征（如带有氧乙烯基的非离子型乳化剂Ceteareth-12），即可通过疏水基团的分子内暴露和埋没实现由高温下疏水到低温下亲水的特性转变，进而在温度变化过程中实现乳剂类型的转换和粒径的均一化（表11-2）。

（五）油乳佐剂的不足与展望

佐剂作为疫苗的重要组成成分，在临床上得以推广应用的根本是其自身的安全性、佐剂效力和长期稳定性。早期的油乳佐剂在诱导产生体液免疫和细胞免疫方面表现优异，但其安全性欠佳。其毒副作用的来源主要是油相和乳化剂组成以及体内可代谢性，另一部分来源于佐剂处方中添加的免疫增强剂。这部分佐剂可通过原辅料质量纯度管控提升佐剂的安全性，并通过处方组成和乳化剂改进解决黏度较大导致的使用不便问题，但其未来的应用场景可能仍将局限于对疫苗副作用接受程度相对较高的肿瘤治疗领域。值得一提的是，采用高纯度原料制备的无菌油乳佐剂通常可在4℃氮气保护条件下储存数年或更久。

相对于W/O型乳佐剂，O/W型乳佐剂具有较低的黏度，安全性也有了较大提升，但其佐剂效力（尤其是在细胞免疫调控方面）通常劣于经典弗氏佐剂和Montanide ISA 51，而且在细胞免疫类型调控方面通常较为受限。这些问题可通过添加合适的免疫增强剂来解决。事实上，后续一些列以角鲨烯为油相的改进型佐剂，如MF59、AS03、AF03和SE等，均可作为复合佐剂中的基础佐剂来加以应用（如AS02和GLA-SE）[46, 47]。其处方依据是，乳剂中含有的油相可以荷载脂溶性免疫增强剂（如MPL），而作为外相的水相又可作为水溶性免疫增强剂的理想溶剂（如QS-21和PolyI：C等）。基于不同的免疫增强剂的纳米乳佐剂可以更加精细地调控不同抗原所需的免疫响应，是未来新型佐剂疫苗研究和开发的重要候选。不过，不同复合佐剂在体内组织、细胞和分子水平的具体协同机制和安全性还有待于进一步研究。此外，油乳佐剂及其复合佐剂针对特定抗原（尤其是呼吸道相关病原微生物相关抗原）在诱发产生黏膜免疫方面的潜力、相关机制和安全性等还有待进一步确认。从临床应用的角度而言，未来基于角鲨烯纳米乳佐剂的新型复合佐剂开发还需考虑其长期稳定性问题，以及与候选抗原的兼容性问题。

二、脂质载体相关佐剂

1974年脂质体首次被应用于疫苗的载体，从此拉开了脂质体作为免疫增强剂的序幕[48]。脂质体具有类细胞膜结构、高生物相容性、低免疫原性等一系列优势，是一种较为理想的疫苗载体，并且能够促进机体对抗原产生免疫应答，兼具佐剂和载体功能，因而广泛用作疫苗－佐剂递送系统（VADS）。灭活/死亡的寄生虫、微生物或者水溶性的抗原均可以被包裹到脂质体的亲水腔、封装到脂质双分子层中或者吸附到脂质体膜的表面；抗原多肽可以通过酰基链修饰到脂质体膜上；而免疫共刺激配体可以在多聚体的帮助下或者直接耦合作用连接到脂质体的表面。脂质体可以保护抗原免受酶的降解并且增加生物膜的吸收率，从而提高生物利用度和治疗窗口。研究表明，脂质体能够使疫苗实现较高的免疫刺激作用[49]。虽然脂质体在应用中显示出良好的效果，但作为疫苗佐剂，脂质体仍存在一些问题[50, 51]。脂质体磷脂中的不饱和脂肪酸在贮存过程中易氧化为溶血磷脂，进而破坏其他脂质体膜。微脂质体有聚集的趋势，容易导致被包裹的抗原丢失。因此，脂质体的稳定性问题亟待解决。，其在临床使用前仍需更深入的探索和研究。基于脂质的纳米颗粒及其他可生物降解的纳米粒是目前新型佐剂研究的热点。现今，许多研究从单独某个脂质分子的结构设计（自佐剂材料）和协同递送不同免疫激动剂（颗粒载体）的角度去研究基于脂质的纳米颗粒在佐剂方向应用。基于 LNP 脂质的纳米颗粒在 mRNA 疫苗研发中担任着双重角色，作为载体保护 mRNA 免受核糖核酸酶（RNase）的降解，并将其递送至体内细胞的胞质溶胶中，以便将其转化为蛋白质。其次，LNP 间接介导它们的佐剂作用，例如，通过抗原仓库效应、通过将 mRNA 递送到可感知的隔室、通过将抗原引导至抗原呈递细胞和（或）通过破坏细胞并释放与损伤相关的分子模式。本书在 mRNA 疫苗章节有更为详细地介绍，本章就不再赘述。

（一）佐剂载体

佐剂载体（virosome）是 Crucell 的重要技术平台，其实是通过模拟病毒结构而成的人造“毒空壳”，其可以帮助将疫苗抗、DNA–RNA，或治疗性药物直接输送到宿主细胞中。佐剂载体是非复制的“人工病毒”（包膜病毒经去污剂处理后去除病毒核衣壳后形成的脂质体），其中脂双层含有病毒脂膜成分以及额外添加的磷脂，脂膜双层上插有病毒包膜蛋白。和传统的疫苗相比，佐剂载体具有更好的免疫原性和耐受性，并且无须免疫佐剂。基于它们相对较高的耐受性和安全性，FDA 已经批准几种佐剂载体作为人类使用的纳米载体。Epaxal 是第一款上市的脂质体剂型的疫苗，也是第一款基于病毒颗粒技术平台佐剂载体的疫苗产品，1993 年在欧洲上市。Epaxal 主要是 DOPE 和 DOPC 混合制备的脂质病毒体，病毒糖蛋白被嵌插在磷脂双分子层上，而疫苗株 RG–SB 结合在脂质体表面，粒径在 150 nm 左右，一次注射可获得免疫效果长达 20 年。流感疫苗 Inflexal V，同样是基于病毒颗粒技术佐剂载体开发研制的脂质体疫苗，1997 年欧洲上市。临床试验显示，其免疫效果与耐受性均较普通的流感疫苗有提高。基于佐剂载体的系统由于其结构和成分的多变性可直接诱导固有免疫应答中效应细胞对它的摄取，从而影响下游适应性 T、B 细胞的活化。

1. AS01

AS0 佐剂系统是将经典佐剂分子（包括明矾、乳剂和脂质体）进行合理组合，并与免疫刺激分子联合使用（如 TLR 受体激动剂等）。AS01 是一种包含单磷酸酰脂质 A（3–O–desacyl–4′–monophosphoryl lipid A，MPL）和皂素 QS–21 的脂质体佐剂。MPL 是从细菌的脂多糖（lipopolysaccharide，LPS）中分离出含有单个磷酸基团的免疫活性的化学成分[52]。MPL 具有 6 条酰基侧链和 1 个磷酸基，与 LPS 相比明显缺少了多糖侧链。MPL 诱导了强 TRIF 相关但弱 MyD88 相关的免疫反应[53]以及具有抗发炎特性的 IL–10[54]。

AS01 系统中的另一个成分是来自皂树皮（quillaja saponaria）的皂苷天然产物：QS–21。相比其他类型的佐剂，例如葡聚糖类佐剂细菌核苷类、细菌脂多糖类佐剂，QS–21 佐剂在目标抗原刺激抗体应答和 T 细胞应答方面等都有显著优势。QS–21 的使用同时也带来了某些挑战，例如难以从其天然来源中提取和纯化以及相关的低产量[55]，溶血特性导致剂量限制性毒性[56]，在生理 pH 条件下水解不稳定性[57]。MPL 和 QS–21 共同存在于含有胆固醇的脂质体中，可以消除 QS–21 的溶血活性。MPL 与 QS–21 具有协同作用，AS01 能够诱导新的通路，而这些通路仅在 MPL 或 QS–21 单独作用下不会被触发。

在 2015 年 7 月，由 GSK 研发的 RTS，S/AS01 疫苗，被欧洲药监局批准为全球第一个可应用于人体的疟疾疫苗，该疫苗以 AS01 为佐剂，以重组恶性疟原虫环子孢子蛋白 –HBsAg 融合蛋白（RTS，S）为抗原。2018 年，一种新的水痘 – 带状疱疹病毒糖蛋白 E（gE）亚单位疫苗 Shingrix 获批用于预防成年人带状疱疹。Shingrix 中使用的佐剂系统称为 AS01B（AS01 以包含不同剂量的成分命名），包含 50 μg/MPL 和 50 μg QS–21 的脂质体佐剂。与其他 gE/AS01 制剂相比，gE/AS01B 候选疫苗诱导分泌 IL–2 或 IFN–γ 的 $CD4^+T$ 细胞的频率更高。Shingrix 用于 50 岁及以上的成年人时，总体有效率达到 97.2%，且明显不因年龄差异而变化。

2. Matrix M

Matrix M 是一种用于 Novax 生产的 NVX–CoV2373 新冠肺炎疫苗的联合佐剂，是一种用皂苷、胆固醇和磷脂制备的第三代脂质体纳米颗粒结构。这种以部分皂素为基础的佐剂可刺激注射部位的抗原呈递细胞，并增强抗原向局部淋巴结的呈递。可诱导 Th1 和 Th2 型体液和细胞免疫，可作为佐剂用于包括 COVID–19 在内的疫苗接种。R21/Matrix–MTM 疟疾疫苗，获得加纳食品和药物管理局的批准。在接种三剂主要疫苗后一年进行的 R21/Matrix–M 加强剂试验中，疫苗对疟疾的高效力呈现持续性。R21/Matrix–M 疟疾疫苗是一种低剂量疫苗，其特征为可以适中的成本进行大规模生产，使得非洲国家可获得数亿剂疫苗以应对严重的疟疾负担。

（二）基于脂质分子佐剂的自佐剂纳米材料

近年来，一些合成的高分子和脂质纳米材料作为疫苗佐剂出现，它们具有自佐剂特性，可用于肿瘤免疫治疗，这些自佐剂材料具有免疫活性，能有效地引发先天免疫反应（图 11–2）。另一个值得注意的特征是，这些自佐剂材料具有相对简单的化学结构，这些合成材料的物理化学优越性可以简化疫苗制剂的制造程序。也有研究者对可同时介导 mRNA 传递并通过 STING 途径提供靶向佐剂刺激的脂质进行系统研究。研究团队主要设计了一类具有杂环状头部基团的脂质分子结构，研究证明，通过 A2–Iso5–2DC18 可以激活 BMDC 细胞的 STING 通路，与 mRNA 结合以配制脂质纳米颗粒（LNP），来改善细胞内在化，从而进一步改善 STING 途径的细胞内激活[58]。此外，聚酰胺（PAMAM）树枝状聚合物与不同的脂质尾部以不同的接枝比例连接，与 DSPE–PEG 2000、PAMAM–12 和 OVA mRNA 混合以形成脂质纳米颗粒[59]。发现基于 PAMAM–12 纳米疫苗不仅促进了高效的 mRNA 翻译，并在体外和体内引起了强大的 T 细胞反应。令人感兴趣的是，PAMAM–12 本身被发现能诱导促炎症细胞因子的产生，如 IL–1β、IL–6 和 IFN–γ。PAMAM–12 主要通过 TLR 4 信号通路激活 DC。

一些天然激动剂由于其不利的物理化学特征而具有非常有限的体内应用。环一磷酸鸟苷（cGAMP）是 cGAS 的天然产物（环 GMP–AMP 合酶），由于磷酸二酯键的净负电荷和水解，因此遇到低细胞内化和酶不稳定性等问题[60]。因此，需要疫苗中免疫受体激动剂的合理设计以优化其药物行为并放大激动剂的效力，同时最小化 PPR 激动剂的毒副作用。天然产物分子通常表现出一定的脂质功能化，得以微调其药代动力学和（或）药效学特性。天然化合物通常利用脂化的方式调节其药代动力学和药效学特性。众所周知的例子包括苔藓植物素、毒胡萝卜素、达托霉素和佛波酯。有脂质结构的高生物活性药物的例子包括芬戈莫德（FTY720）、eliglustat、palmostatin B、沙美特罗和奥利司他。

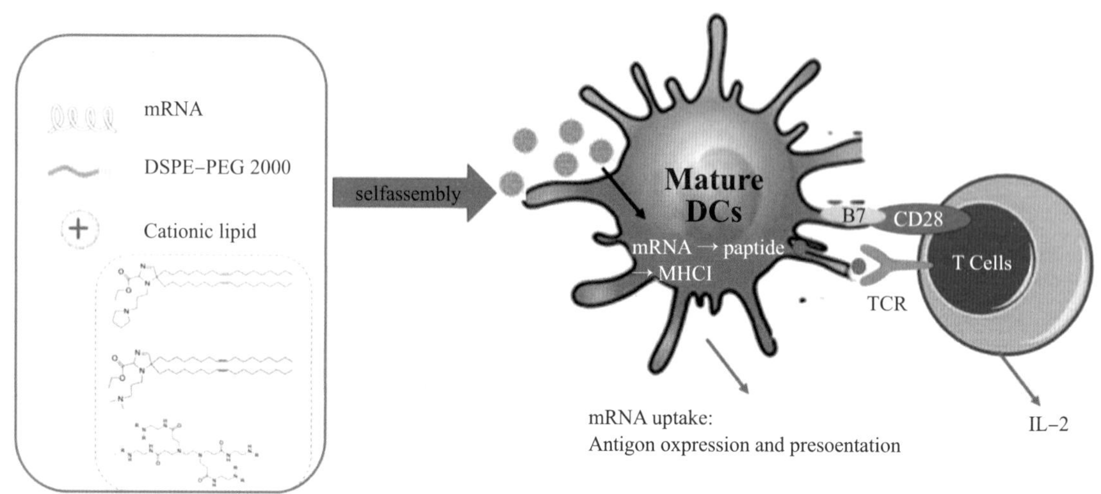

图 11–2　新型阳离子脂质化合物用于 mRNA 递送

（三）脂质载体相关佐剂的不足与展望

脂质纳米颗粒是一种优良的疫苗佐剂，具有无免疫副作用、毒副作用小、在体内可无毒分解等优点。作为载体，可以利用自身结构的特点（含有亲水部位和疏水部位）能够将抗原和佐剂迅速传递给免疫细胞，激活体内免疫系统。并且可以改善分子佐剂本身溶血问题，提高免疫功能。临床上，在流感疫苗、疟疾和新型冠状肺炎方面都有应用。与球形脂质纳米载体相比，非球形的脂质颗粒具有更长的血液循环半衰期和更高的细胞内化频率。因此基于脂质成分新型脂质纳米载体应运而生。目前，由于脂质卷具有独特多层螺旋状结构，其内部几乎不含水，避免了包载物质被酶或其他化学成分降解，在佐剂递送方面表现出良好的效果。以脂质卷为载体的疫苗可通过胃肠道或鼻内给药途径，产生黏膜免疫，并增强 IgG 和 T 细胞对致病性抗原的反应[61]。其次，增强佐剂的肿瘤渗透性进而达到最大治疗剂量是目前面临的一大困难挑战。此外，脂质纳米盘（lipid nanodiscs，LNDs）具有合适的弹性和变形特性，因此表现出一定的肿瘤渗透性[60]。其中开发了脂质纳米盘和纳米级配位聚合物作为递送载体。Dane 等人将干扰素基因刺激因子（STING）激活的环状二核苷酸（CDNs）与 PEG 磷脂偶联形成脂质药物，在细胞摄取后在核内体肽酶裂解时释放活性 STING 激动剂。利用分子动力学模拟，与最先进的 PEG 化脂质体相比，LNDs 的肿瘤渗透能力更强，这可能是由于 LNDs 具有合适的弹性和变形特性[60]。OMVs 是理想的纳米疫苗递送载体，其原因在于组成细菌外膜的外膜蛋白、脂多糖、鞭毛等均属于可被宿主识别的病原相关分子模式（pathogen–associated molecular patterns，PAMPs），可被宿主的非特异性免疫 Toll 样受体识别，增强免疫原性。因此，在不进行任何工程化的前提下，OMVs 本身就是一种良好的免疫佐剂。此外，OMVs 相较于细胞外囊泡的优势在于，随着合成生物学技术的发展，利用基因回路的编程可以实现细菌外囊泡组分的可控调节。

为了提高免疫激动剂的免疫作用，除了从载体选择上改变策略，也可以共同递送多种免疫激动剂，更好地模拟微生物入侵并引发更有效的细胞免疫。在研究中，研究者合成一种没有复杂化学结构双免疫佐剂新抗原肽纳米疫苗（BanNVs），主要包括单磷酸脂质 A（MPLA）、米法姆特（MFT）、重组鞭毛蛋白（rFljB）和含有 CpG 的单链 DNA，以协同触发多种 PRRs 的激活[62]。Yong Taik Lim 等提出了一种动力学激活纳米佐剂（K- 纳米佐剂），动态整合两波先天免疫刺激，从而产生有效的抗肿瘤免疫，而不会耗尽免疫细胞[63]。

现阶段，多种佐剂系统已被设计用来增强或诱导疫苗的免疫反应。基于新型疫苗对高效、安全的佐剂的需求，以及 AS01 和其他脂质体佐剂在临床试验中的积极经验，脂质载体相关佐剂在免疫临床实践中的特殊应用将在未来几年中不断增长。此外，对现有免疫激动剂进行改造或者通过高通量筛选出具有佐剂效应的类脂分子，为佐剂研发提供了新的思路。

三、无机盐佐剂

（一）传统铝佐剂（alhydrogel 和 adju-phos）简介

目前，在美国 FDA 批准上市的 81 种人用预防性疫苗中，25 种含有铝盐佐剂，包括百白破（DTaP）、甲肝病毒（HAV）、乙肝病毒（HBV）、人乳头瘤病毒（Human papillomavirus，HPV）和炭疽（Anthrax）等疫苗[64–69]。在所有注册的疫苗产品中，铝佐剂是使用时间最长、应用最广泛的佐剂[70]。

铝佐剂根据其各自的类型分别应用于不同的疫苗中[71]。常用的铝盐佐剂根据其化学组成可以分为羟基氧化铝佐剂、磷酸铝佐剂及无定型羟基磷酸铝硫酸盐[72]。目前通常使用的商业化铝盐佐剂 Alhydrogel® 为羟基氧化铝佐剂（aluminum oxyhydroxide，AH）的半结晶形式，佐剂的实际形态为氢氧化铝经脱水结晶后的产物 γ-AlOOH。其微观结构由直径约 20 nm，长 100~400 nm 的针状纳米颗粒组成[71, 73]，可以形成粒径约为 20 μm 的多孔、形状不规则的聚集体[74]。常用的商业化铝盐佐剂 Adju-Phos® 为羟基磷酸铝（aluminum hydroxyphosphate，AP）的无定形盐，从化学组成上被认定为 $Al(OH)_x(PO_4)_y$，产物表现为非晶态。其微观结构为直径约 50 nm 的片状颗粒网络，在水中可以形成大小约为 3 μm 的松散聚集体[71, 73]。除羟基氧化铝和磷酸铝外，无定型羟基磷酸铝硫酸盐佐剂（Aluminum hydroxyphosphate sulfate，AAHS）也是一种常用的商业化铝佐剂。其沉淀过程通常由 $KAl(SO_4)_2$ 作为前驱体以提供 Al^{3+}，当存在 SO_4^{2-} 时，所形成的佐剂沉淀物将是 AAHS，这是由于体系中 SO_4^{2-} 对羟基和磷酸根离子的具有一定的取代作用[75]。同时，AAHS 微观上表现为无定型的网格结构[64, 76]。

由于化学组成不同，不同铝佐剂所表现的物理化学性质也存在显著差异。羟基氧化铝佐剂表面的铝离子与两性羟基通过配位作用结合，可以根据溶液的 pH 来接受或给出质子。羟基氧化铝的等电点为 11.4，因此在 pH 为 7.4 的中性条件下颗粒表面带正电荷[77]。商业化的磷酸铝佐剂的磷铝比（P/Al）通常为 1.1~1.15，等电点为 4.6~5.6，在 pH 为 7.4 的中性条件下表现为负电性[76]。AAHS 与磷酸铝相似，其 P/Al 为 0.3，等电点约为 7.0，在中性条件下趋向于表面电中性[78]。

（二）工程纳米铝佐剂设计及机制研究

作为一种在疫苗中广泛使用的生物纳米材料[80]，铝盐佐剂固有的物理化学特性是决定材料 – 生物界面效应的重要因素[74, 80, 81]。因此，将“工程”的概念融入铝盐佐剂的设计与构建，聚焦和关注材料形成过程中的控制机制，实现佐剂材料理化性质的精确调控，将有助于更好地理解佐剂 – 抗原、佐剂 – 细胞、佐剂 – 机体之间的相互作用，实现铝盐佐剂的安全使用和进一步优化设计。基于此，本章节对羟基氧化铝和磷酸铝两种常用铝佐剂的现有研究进行了综述，包括材料的工程设计及物理化学特性介导的体内外作用机制和免疫应答规律。

1. 纳米羟基氧化铝

（1）粒径和形貌

铝盐佐剂在流体动力学系统中的异质性和聚集能力，导致铝佐剂相对尺寸大小不够明确，直接限制了材料大小与体内免疫增强能力的构效关系研究。Li 等人的一项研究表明，羟基氧化铝纳米粒子的佐剂活性高于传统羟基氧化铝微粒，并且显著降低了原位炎症的发生[82, 83]，这可能归结于纳米颗粒与抗原结合能力的提升。相比于微米级的颗粒，纳米级的羟基氧化铝佐剂更容易被 APCs 摄取，引发溶酶体损伤和 NLRP3 炎性小体激活，表现出更优的佐剂效应[68]。另有研究发现，当羟基氧化铝佐剂的粒径由 517~950 nm 降低至 275~435 nm 时，对抗原的吸附能力显著提高，并且在水相中的分散性和稳定性也有明显改善[84]。

然而，形貌对羟基氧化铝佐剂免疫效应的影响并不能简单归结于粒径大小。Sun 等人通过水热合成法成功制备了一系列不同形貌的羟基氧化铝（aluminum hydroxide，AlOOH）纳米佐剂[74]。结果显示，与纳米片（nanoplates）、纳米多面体（nanopolyhedra）结构相比，棒状羟基氧化铝佐剂（AlOOH nanorods）可以诱导更高的细胞因子水平和氧化应激，并在很大程度上减轻了局部炎症反应。此外，棒状 AlOOH 纳米颗粒显著促进了骨髓源性树突细胞（bone marrow–derived dendritic cells；BMDCs）的成熟和激活，并且在小鼠体内诱导更高水平的抗原特异性 IgG_1 和 IgE 抗体效价。该研究表明，细胞对 AlOOH 佐剂的摄取以及后续免疫响应并非简单地表现为与其粒径大小呈负相关，进一步的深入研究需要考虑材料的形貌等因素。

（2）表面电荷

抗原可以通过多种机制与铝盐佐剂结合，在 pH 7.4 的生理条件下带正电的羟基氧化铝将与带负电的抗原发生静电作用，从而促进佐剂与抗原的表面吸附[85]。Rinella 等人发现通过上调缓冲液中的磷酸根含量，商业化羟基氧化铝的表面电性由正转变为负，因此对等电点大于 7 的抗原的吸附能力明显提高[86]。此外，研究人员证明，表面电荷在羟基氧化铝纳米棒的细胞摄取方面具有重要作用，进而影响 OVA 特异性 IgG_1 和 IgE 的抗体的产生[87]。

（3）晶体结构

铝盐佐剂的晶体结构的不同直接导致了其免疫刺激活性的水平的差异。Sun 等人通过调控水热合成过程中羟基氧化铝晶体生长的时间和温度条件，成功制备了不同结晶度的 γ-AlOOH 纳米佐剂。研究发现，结晶度较低的 AlOOH 纳米棒易发生团聚，形成粒径较大的聚集体，更容易被抗原递呈细胞摄取[74]。然而，晶体结构对无机佐剂的免疫效应的影响不仅来源于结晶度，晶体中的原子具有特定的排列顺序，因此对整个颗粒表面的物理化学性质具有直接影响，进一步影响无机结构与抗原或免疫细胞的相互作用。

（4）表面官能团

是纳米颗粒设计中的一个关键特征，对抗原递送和促进免疫应答效率有着重要的影响[87, 88]。Sun 等人通过化学修饰对棒状 AlOOH 纳米材料进行了成功改性，包括氨基（$-NH_2$）阳离子基团和磺酸基（$-SO_3H$）阴离子基团的表面修饰[81]。该研究表明，$-NH_2$ 阳离子基团修饰的 AlOOH 纳米棒更易被抗原递呈细胞摄取，引发更显著的 NLRP3 炎性小体激活、溶酶体损伤以及细胞内氧化应激反应。铝佐剂表面官能化与免疫应答之间的构效关系在 OVA 抗原模型中得到了验证。前文所述的铝佐剂缓冲液中 SO_4^{2-} 的提升，从本质上亦是为佐剂表面提供一定程度的官能团修饰，从而引发免疫学效应差异[86]。此外，表面官能化的差异在化学成键和配体交换作用中也扮演着极为重要的角色[89]，相关理论仍有待进一步探索。

（5）表面自由能

在 AlOOH 晶体的形成过程中，层间氢键断裂导致的 AlOOH 片层卷曲，本质上是增加（010）晶面的表面暴露占比从而降低材料整体表面能的过程[90, 91]。对于棒状结构的 AlOOH，当材料沿［100］晶轴方向生长时表现出最低的体系能量，因此工程纳米羟基氧化铝佐剂的晶体生长取向决定了材料的表面自由能[92, 93]。Liang 等人近期的一项研究表明，高长径比的 AlOOH 佐剂由于[97]方向的优势生长表现出较低的表面自由能，具有较高的表面疏水性能，显著增强了佐剂 – 磷脂膜之间的亲和力，促进了佐剂和抗原的高度摄取和树突细胞的有效激活[94]。相关构效关系在乙肝表面抗原病毒样颗粒（hapatitis B surface antigen virus–like particles，HBsAg VLP）和新冠刺突蛋白受体结合域（SARS–CoV–2 RBD）抗原模型中进一步得到了验证。

此外，铝佐剂的悬浮稳定性同样是影响佐剂活性的重要因素之一。Bi 等人通过可控的结晶过程和原子耦合介导的聚集原理成功制备了自组装的米粒状羟基氧化铝纳米佐剂库（AlOOH Nanorices），在纯水和生理盐水缓冲液中均表现出良好的悬浮稳定性[95]。吸附乙肝表面抗原病毒样颗粒（HBsAg VLP）、人乳头瘤病毒（HPV）或牛血清白蛋白（bovine serum albumin，BSA）后，佐剂 – 抗原复合物的沉降速率较低。进一步的机理研究表明，该佐剂悬浮稳定性的提高可以归结于颗粒内聚集导致的表面自由能降低，进而诱导更高水平体液免疫应答。该研究表明，纳米粒子聚集的工程化调控提供了提高材料悬浮稳定性的设计新策略。

（6）表面改性提高 Th1 型细胞免疫

Orr 等人通过使用聚丙烯酸（polyacrylic acid，PAA）作为稳定剂对商业化羟基氧化铝佐剂 Alhydrogel 进行表面改性和再分散，形成直径 75~100 nm 的“纳米铝”（nanoalum），该佐剂可以在不使用 TLR 4 激动剂的情况下促进 Th1 型细胞免疫的产生[96]。该研究选用结核抗原 ID93 进行动物实验，加强免疫一周后 PAA：nanoalum 组小鼠表达 IFN–γ 或 TNF 的 $CD4^+$ T 细胞比例明显提升，表明了 Th1 型细胞免疫的有效激活。这种通过 PAA 作为低分子阴离子聚合物抑制铝佐剂的聚集策略弥补了铝佐剂自身细胞免疫的不足。

（7）羟基氧化铝佐剂稳定的 Pickering 乳液体系

基于铝佐剂的颗粒属性，Peng 等人使用羟基氧化铝纳米颗粒作为角鲨烯 / 水界面处的稳定剂，通过颗粒在油水界面排布的方式构建了铝佐剂稳定的 Pickering 乳液体系（alum–stabilized pickering emulsion，PAPE），实现了高效的体液和细胞免疫激活能力[97]。该体系能够有效提升疫苗体液和细胞免疫应答的协同效果，有望为新型佐剂的设计提供可行策略。同时，该颗粒化乳液的制备原料均为临床批准材料，在注射部位炎症、主要脏器组织切片以及血清生化指标检测等评价中均表现出良好的生物安全性。该研究采用三种商业化铝佐剂制备了颗粒化乳液，均能够显著提升细胞免疫和体液免疫效果，表明了颗粒化乳液技术在构建安全高效的疫苗通用佐剂平台方面的潜力。

2. 纳米磷酸铝

针对磷酸铝佐剂，目前主要通过化学沉淀法进行制备，所制备的产物为环状结构的无定型材料。Burrel 等人研究表明，在羟基磷酸铝颗粒的合成过程中，其物理化学性质例如尺寸、表面电荷、零电荷点等，可以通过羟基与磷酸盐的比例进行控制[98, 99]。

基于对该微观过程控制的理解，Liang 等人通过分子设计实现了佐剂产物 P/Al 的调控，成功制备了表面电荷可控的工程纳米磷酸铝佐剂 AAHPs。表面正电性的佐剂 Posi 由于磷酸根取代程度较低，表现出相对较高的表面羟基含量。该研究揭示了磷酸铝发挥免疫活性的体外作用机制，工程纳米磷酸铝佐剂 AAHPs 能够通过诱导细胞膜扰动引起钾离子外排的现象产生，诱导表面电荷依赖的细胞摄取行为。该构效关系在金黄色葡萄球菌（MntC 和 mSEB）和人类乳头瘤病毒样颗粒（Human papillomavirus virus-like particle，HPV VLP）抗原模型中得到了验证。

此外，研究表明磷酸铝佐剂可以增强 α 酪蛋白的细胞摄取并促进 APCs 的抗原呈递[100]。同时，磷酸铝的稳定性对于疫苗配方至关重要，Vrieling 等人的一项研究表明，商业化磷酸铝佐剂可以通过精氨酸或天冬氨酸来稳定，防止颗粒重新聚集，在白喉疫苗模型中诱导更高水平的特异性 IgG[101]。由于磷酸铝佐剂的诸多物化性质目前仍不确定，针对磷酸铝佐剂的免疫增强机制目前尚未有系统的研究。因此，构建物理化学特性明确、可控的磷酸铝纳米佐剂，将有助于理解磷酸铝发挥体内外佐剂活性的作用机制，为铝佐剂的合理设计和优化提供理论依据。

3. 铝佐剂 – 抗原相互作用

疫苗制剂中铝盐佐剂与抗原的相互作用是影响疫苗免疫增强作用的决定性因素之一[102-104]。因此，控制抗原与佐剂的吸附是优化疫苗免疫效应的有效策略。然而，决定抗原吸附的内在物理化学性质尚不清楚，这限制了新疫苗制剂的进一步优化和开发。

工程纳米材料表现出良好可控控制的特性，调控纳米佐剂材料的物理化学性质是改善抗原吸附行为，优化疫苗免疫原性的潜在策略[74, 80, 81]。Yu 等人设计并合成了物化特性可控的羟基氧化铝纳米佐剂（AlOOH NRs），并成功验证了佐剂的关键物性参数对抗原吸附及吸附后抗原稳定性的影响[105]。研究选择乙型肝炎表面抗原病毒样颗粒（HBsAg VLP）、新冠刺突蛋白受体结合域（SARS-CoV-2 RBD）、牛血清白蛋白（BSA）和卵清蛋白（ovum albumin，OVA）等作为模型抗原，通过构建佐剂与抗原的吸附等温线，揭示了抗原的吸附能力、吸附强度与纳米佐剂的比表面积、表面羟基的相关性。同时，研究发现，表面羟基较多的 AlOOH 纳米棒对抗原结构和稳定性的破坏更大。这些结果表明，虽然抗原在不同纳米颗粒表面的吸附十分复杂，但纳米材料可控的物化特性为佐剂与抗原的相互作用探究提供了可行的思路，有利于更好地从机制上理解佐剂与抗原吸附之间的构效关系。

抗原在与铝佐剂进行吸附后，会引发其结构的变化，进而影响蛋白构象表位及其稳定性，甚至免疫原性。Agarwal 等人认为轮状病毒重组蛋白在铝盐佐剂上的吸附会导致二硫键的形成和脱酰胺变化[106]。D'Souza 等人表明重组炭疽疫苗抗原在铝佐剂凝胶上的吸附导致的脱酰胺化是疫苗效力降低的直接原因[107]。然而，由于铝佐剂和配方辅料的干扰，在佐剂 – 抗原吸附过程中对抗原的稳定性监测与表征存在着巨大的挑战[108]。

由于铝盐佐剂对抗原稳定性可能产生的潜在破坏，开发更为稳定的疫苗制剂极为重要。疫苗中各种药物赋形剂可以通过与抗原的相互作用如优先水合、静电作用和氢键作用等帮助稳定抗原[109]，但有研究表明赋形剂会影响佐剂与抗原的相互作用。Peek 等人发现山梨糖醇的存在抑制了疟疾抗原在佐剂上的吸附[110]。相反，甘油的存在增强了重组蓖麻毒素在氢氧化铝佐剂上的吸附[110]。在赋形剂的存在下，吸附在铝盐佐剂上的抗原的稳定性均有所提高。因此，在构建物化特性可控的纳米佐剂的基础上，有必要深入研究赋形剂在疫苗配方中对佐剂与抗原的影响机制，以提高疫苗的有效性和稳定性。

4. 铝佐剂的不足与展望

本文综述了现有研究中两种常用的铝佐剂本征物理化学性质介导的体内外作用机制和免疫应答规律。现有研究聚焦铝盐佐剂的固有理化性质对“佐剂 – 抗原、佐剂 – 细胞、佐剂 – 机体”之间相互作用的本质影响，明确影响铝盐佐剂免疫效应的关键物性参数，初步探究了工程纳米铝盐佐剂的免疫作用机制。

同时，尽管工程的方法已经为铝佐剂的优化和设计提供一定思路，铝佐剂细胞免疫相对薄弱的问题仍然是其开发和应用的一大难题[73]，成为限制相关其临床应用和转化的关键挑战之一。铝佐剂作为常见的疫苗吸附制剂，也是第一个被批准用于人的、得到公认的疫苗佐剂。抗原蛋白质主要是通过疏水相互作用，静电吸引和配体交换吸附到铝佐剂上。在这些相互作用中，已经确定通过脂质磷酸盐进行的配体交换具有最强的吸附作用。目前，许多研究利用这种物理相互作用来创建可以吸附到明矾和抗原上的小分子佐剂，以最大程度地提高抗原 / 佐剂的共同递送，增强细胞免疫作用。例如，研究者通过利用含有磷酸基团的脂质结构对苯并萘啶（benzonaphthyridine，BZN，TLR7 激动剂）进行化学修饰，增强 BZN 类似物的水溶性，可以促进吸附到明矾上，与抗原一起递送。随着疫苗研发对佐剂诱导体液、细胞免疫的协同应答和免疫持久性不断提出较高的需求[111，112]，针对铝佐剂的优化设计及与其他佐剂的联合使用已经成为必然趋势（如联合免疫刺激分子 MPL 用于 HPV 的 AS04）。此外，纳米材料的生物界面效应是个复杂的控制过程，与诸多因素有关。现有研究主要探究了佐剂材料的理化性质的影响。实际应用过程中，复杂的生物微环境因素仍需进一步考虑。

综上，工程铝佐剂的研究思路为生物纳米材料的设计与优化提供了方向，其关键物性与免疫活性之间构效关系的建立将有望拓展应用于其他佐剂体系、纳米药物载体、DNA 或 mRNA 递送系统等研究领域，进一步促进纳米材料的生物医学应用与临床转化。

四、小分子药物佐剂

（一）从已上市临床药物中发现的新化合物佐剂

从已上市的临床化药中新发现免疫增强的佐剂作用，不仅可以使药物焕发青春，也可以使开发佐剂的时间大大地缩短，尤其是在安全方面的数据和资料为新适应证提供了大量数据，具有较高的可靠性。

1. 咪喹莫特

咪喹莫特是一种小分子免疫调节，治疗外生殖器 / 肛周疣。最早发现各种类似咪喹莫特（$C_{14}H_{16}N_4$, R838）的咪唑喹啉衍生物：瑞西莫特（$C_{17}H_{22}N_4O_2$, R848）[113]、CL097（$C_{13}H_{14}N_4O$）[114]、CL075（$C_{13}H_{13}N_3S$）[115]、溴吡酮（$C_{10}H_8BrN_3O$）[116]、替洛龙（$C_{25}H_{34}N_2O_3$）[117]、洛索立滨（$C_{13}H_{17}N_5O_6$）和伊萨托利滨（$C_{10}H_{12}N_4O_6S$）[118]，显示具有免疫刺激和产生抗病毒活性 1 型干扰素（IFN-α 和 β）的作用，随后发现这些分子通过 TLR 激活诱导干扰素。咪唑喹啉衍生物多为 TLR7/8 双重激动剂，其中在 C-4 位的游离胺基和在 C-2 位正丁基[119]分别为最佳激活 TLR7/8 活性的基团。CL097 是水溶性咪唑喹啉衍生物，与瑞西莫特（R848）类似，CL097 是 TLR7/8 双重激动剂诱导 NF-kβ 活化。TLR7/8 激动剂 - 抗原偶联物显示显著 T 细胞和 B 细胞反应比非偶联混合物佐剂和抗原。例如，3M-012，一种胺化的瑞西莫特与人类免疫缺陷病毒（HIV）Gag 蛋白偶联或流感病毒通过 PEG 连接产生有效的抗感染免疫作用[120，121]。在呼吸道合胞病毒疫苗研究中，TLR7/8 激动剂偶联热敏性的聚合物诱导高滴度抗 RSV F 抗体。咪唑喹啉衍生物 CL3707 偶联到 TLR2 激动剂脂肽片段 Pam2Cys 显示出增强小鼠抗 HIV 感染的体液免疫应答[122]。3M-052 是脂溶性咪唑喹啉衍生物，在结构上类似于小分子 TLR-7/8 激动剂雷西莫特，具有 18-C 脂肪酰基链，该链赋予佐剂分子一定的疏水性，减少全身播散。因此，改善预防接种部位和引流淋巴器官的生物利用度。由于3M052的结构中具有单链脂质结构，利于插入脂质体双层中，在其颗粒表面显示激活TLR受体的药效团。3M-052成功诱导了疫苗特异性的长寿命骨髓浆细胞（bone marrow-long-lived PCs，BM-LLPC），有助于诱导针对HIV的持久免疫力[123]。此外，在新冠疫苗研究中也有一定的进展，研究发现用含有3M-052/Alum佐剂的多聚SARS-CoV-2受体结合域（RBD）纳米颗粒免疫猕猴，可引发针对BatCov、SARS-CoV-1、SARS-CoV-2和SARS-CoV-2变种B.1.1.7、P.1和B.1.351的交叉中和抗体（cross-nAb）应答[124]。

2. 西咪替丁和吡喹酮

西咪替丁（Cimetidine，CIM）是一种H2受体拮抗剂，在临床上用于治疗胃溃疡和十二指肠溃疡。吡喹酮（Praziquantelas，PZQ）是一种临床上治疗血吸虫病的有效药物。在前期研究证明两者分别促进免疫应答的基础上，Xiaoping Xie证明了用于HBV DNA疫苗的CIM和PZQ佐剂的组合可以诱导更强的抗原特异性$CD4^+$和$CD8^+T$细胞反应，较高的IgG2a / IgG1比率，HBsAg特异性CD4+T和CD8+T细胞分泌IFN-γ和IL-17A+增加，抗原特异性CTL反应也显着升高，这对于根除乙型肝炎病毒（HBV）感染细胞至关重要[125]。

3. 尼扎替丁

尼扎替丁（Nizatidine，NIZ）与西咪替丁密切相关，是一种组胺H2受体逆激动剂，主要用作抗酸药物。Shuang Wang证明它增强了抗体和T细胞介导的免疫反应。对C57BL/6小鼠的单次免疫阻止了IL-10上调并增强了Th1 / Th2双极化。重要的是，用NIZ联合H5N1疫苗显着改善了动物攻毒保护效果，减少了肺组织中的病毒载量[126]。

（二）从化合物库和中草药中发现的新化合物佐剂

极大补充了不同作用途径的佐剂种类。

1. Dac51

Yi Liu开发了一种小分子化合物Dac51，可以抑制m6A去甲基化酶肥胖基因（m6a demethylase fat mass and obesity associated，FTO）的活性，阻断FTO介导的免疫逃逸。FTO是肿瘤利用的重要表观转录组调节因子，通过调节糖酵解代谢来逃避免疫监视。FTO敲低损害肿瘤细胞的糖酵解活性，恢复$CD8^+T$细胞的功能，从而抑制肿瘤生长。FTO与检查点阻断剂协同作用能更好地控制肿瘤，可作为潜在的候选佐剂[127]。

2. SB-3CT

SB-3CT是基质金属蛋白酶（matrix metalloproteinases，MMPs）抑制剂，Youqiong Ye发现SB-3CT联合抗PD-1和（或）抗CTLA4治疗在黑色素瘤和肺癌小鼠模型中具有疗效。其对MMP2/9的抑制促进抗肿瘤免疫显着降低了肿瘤负荷并延长了生存时间，研究发现SB-3CT显著降低了癌细胞中PD-L1的mRNA和蛋白质水平。SB-3CT治疗增强了PD-1或CTLA-4阻断治疗原发性和转移性肿瘤的治疗效果[128]。

3. 环孢素 A

环孢素 A（cyclosporin A，CsA）是一种免疫抑制剂药物，通常用于抑制器官移植后的排斥反应。Chaofan Li 等人应用小剂量的 CsA 作为呼吸道合胞病毒（Respiratory syncytial virus，RSV）预防性疫苗佐剂，通过对 RSV G 蛋白联合 CSA 疫苗的免疫效果研究显示，该疫苗不仅可以产生高滴度中和抗体，同时可以在二级淋巴器官诱导大量调节性 T 细胞（Treg）产生，避免了疫苗引发的炎症反应（vaccine-enhanced disease，VED）造成的肺部病理损伤[129]。随后 Shuren Zhang 等人发现这群疫苗诱导的 Treg 跟传统的 Treg 不同，它们能够促进 B 细胞的抗体产生，具有 Tfh 细胞功能，高表达 ICOS，CD40 L 同时分泌大量细胞因子 IL-10[130]。该系列研究发现以免疫调节剂为 RSV 疫苗的佐剂具有多重免疫调节作用机制，对改善疫苗免疫保护效果具有重要意义。

这些研究成果提示，通过发现小分子化药新的免疫机制，研究小分子化药作为新型佐剂调控免疫应答的特征，为佐剂研究开辟了新的研究路径。由于一些传统小分子化药已在临床上应用多年，具有丰富的临床安全性数据，为成功开发新型疫苗佐剂奠定重要的安全性基础。

五、植物来源佐剂

Quil-A 皂苷是南美皂树（quillaja saponaria）树皮的提取物，三萜糖苷的天然产物，能激活和调节免疫系统且作为植物来源的免疫佐剂引起极大关注。Quil-A 最早是 Dalsgaard 等人通过透析、阴离子交换和凝胶过滤色谱法从皂树树皮的水溶性缓冲液提取到的小分子，该物质在薄层色谱法 TLC（thin-layer chromatography，TLC）报告为单一条带[131]。后续发现该部分仍是一种非均相皂苷混合物，通过反相 HPLC 分离出了几十个峰的多个糖苷成分。其中位于第 21 个峰的物质被证明具有明显的佐剂效果，故最终被命名为 QS-21。QS-21 结构上由一个支链三糖、皂皮酸苷元、一个桥接的线性四糖和一个假二聚酰基侧链组成。QS-21 是两种异构分子 QS-21-Api 和 QS-21-Xyl（2∶1）[132]的混合物，它们四糖糖链的糖基末端有所不同（图 11-3）。Wang 等人于 2005 年完成了基于商品原料皂皮酸到最终得到 QS-21-Api 的化学合成[133]。Kim 等人在此基础上又相继完成了 QS-21xyl 的合成[134]。

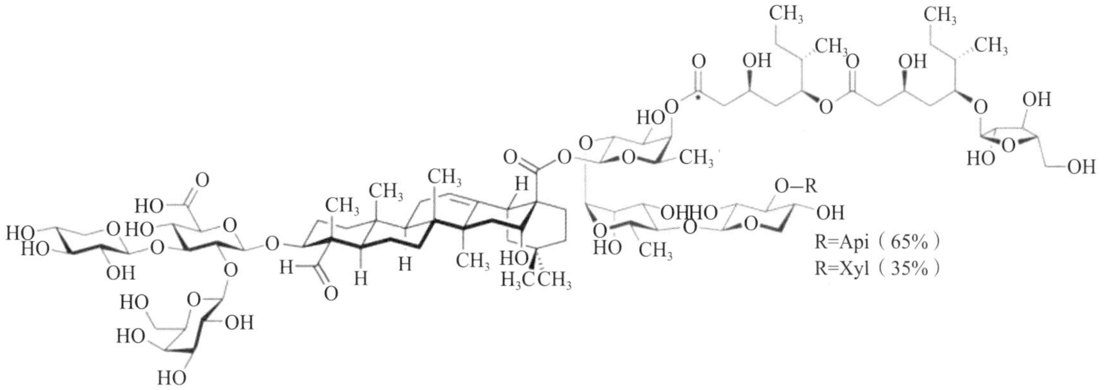

R=Api（65%）
R=Xyl（35%）

图 11-3　QS-21 的分子结构

（Ragupathi G，Gardner JR，Livingston PO，Gin DY. Natural and synthetic saponin adjuvant QS-21 for vaccines against cancer. Expert Rev Vaccines. 2011 Apr；10（4）：463-70）

QS-21 佐剂在小鼠、豚鼠、猴子和狒狒的临床前研究中显示出对多种抗原均存在有效佐剂活性和低毒性（QS21 细胞毒性很强，低毒性文献需引用说明）。这种佐剂与疫苗联合使用能刺激 Th1 和

Th2 免疫反应[135]，因此是针对传染病、肿瘤和其他疾病疫苗的有力候选佐剂。尽管 QS-21 的作用机制尚不明确，但也提出了多种假说，QS-21 可能与细胞表面凝集素结合，促进抗原进入 APC，同时产生大量增强 T 和（或）B 细胞反应的细胞因子。Didierlaurent 等人提出外源性抗原和 QS-21 依赖于胆固醇依赖性内吞作用被 DC 摄取并聚集在溶酶体内[136]，因其对胆固醇具有极好的亲和力，与含有胆固醇的膜接触后形成孔洞，抗原泄露入胞质中，进一步加工成抗原肽与 MHC- Ⅰ组装，并在 DC 表面上呈递给 $CD8^+T$ 细胞以产生 CTL。最近一项小鼠 APC 细胞的研究指出 QS-21 是 NLRP3 炎症小体的激活剂。QS-21 与 MPL A 联合使用，可激活 ACS-NLRP3 炎症小体，随后释放 Caspase-1 依赖性促炎细胞因子 IL-1 β /IL-18，其可分别促进 Th17 细胞成熟或驱动 INF- γ 介导的 Th1 反应[137]。

QS-21 具备优越的免疫原性、有效性和安全性，多种疫苗都使用了 QS-21 作为佐剂的重要组成，其中包括 2015 年 EMA 批准一种疟疾疫苗（Mosquirix ™）包含 RTS，S/AS01，可在欧洲以外地区使用，目前正在撒哈拉以南地区试验并供日常使用。与 RTS，S/AS02 相比，RTS，S/AS01 表现出良好的耐受性，诱导了高水平的抗 CSP IgG 滴度以及更多表达 IL-2、IFN- γ 、TNF- α 或 CD40 L 的 CSP 特异性 $CD4^+T$ 细胞，能明显保护免受恶性疟原虫攻击[138]。2017 年美国 FDA 已批准一种名为 HZ/su（Shingrix ™）的带状疱疹疫苗，包含 gE/AS01，自 2018 年 3 月已在欧盟商业化。HZ/su（Shingrix ™）带状疱疹疫苗 AS01 佐剂系统内含 MPL 和 QS-21 两部分，二者有协同作用，在健康成人中诱导强烈且持久的体液免疫和细胞免疫反应。AS01 诱导产生的 IFN- γ 在免疫后 6 小时达到峰值（300 pg/ml），而 MPL 或 QS-21 单独不能显著诱导 IFN- γ 的产生[139]。在临床试验中，HZ/su 在 50 岁或以上的参与者中显示出 97.2% 的整体疫苗效力，表明疫苗接种者感染带状疱疹风险显著降低[140]。2021 年美国 Novovax 公司以 QS-21 为主要成分研制的 Matrix M 佐剂与新冠病毒 Spike 抗原配合，完成了临床Ⅲ期研究，证明该佐剂具有高水平的保护效果，在多国已被批准紧急使用。

第三节　生物分子佐剂

一、细胞因子佐剂

（一）细胞细胞因子佐剂 - 粒细胞 - 巨噬细胞集落刺激因子

抗原提呈细胞（APC）的激活被认为是启动先天性免疫反应和获得性免疫反应的关键因素，尤其是树突状细胞（DC），它是 APC 中最有效的。树突状细胞的招募和（或）激活在诱导保护性免疫方面很重要。一旦 DC 被激活，它们就迁移到淋巴器官，然后与 B 和 T 细胞相互作用，启动适应性免疫反应。粒细胞巨噬细胞集落刺激因子（granulocyte-macrophage colony stimulating factor，GM-CSF）是由多种免疫细胞如 T 细胞、单核巨噬细胞产生的多功能细胞因子，负责巨噬细胞、中性粒细胞和各种 APC 的增殖、分化和激活。GM-CSF 对多种免疫应答都起到重要作用，包括促进 T 细胞增殖和增强抗体应答。GM-CSF 的佐剂活性部分是基于增强 APC 募集和激活的能力所介导，后者触发抗原内化、加工和呈递到淋巴细胞。此外，通过增加 DC 的数量和成熟，GM-CSF 增强了对疫苗的免疫应答。

GM-CSF 已在多种动物和临床试验中作为疫苗佐剂用于前列腺癌、皮肤癌、乳腺癌、宫颈癌和肺癌的抗肿瘤免疫治疗。Parenky 等人以前列腺癌细胞系肿瘤相关抗原（tumor associated antigen，TAA）制备口服微粒疫苗，与单独接受疫苗微粒组相比，环磷、酰胺和 GM-CSF 联合佐剂组小鼠肿瘤体积减少 5 倍，$CD8^+T$ 和 $CD4^+T$ 细胞显著升高，Treg 细胞显著减少[141]。Ding 等人利用 Fms 样酪氨酸激酶 3 配体（FMS-like tyrosine kinase 3 ligand，FLT3 L）和 GM-CSF 作为 HPV16 疫苗的新佐剂[142]，其中 FLT3 L 发挥加速 DC 细胞成熟功能[143]，该研究发现新佐剂组明显增加了 HPV16 E6/E7 疫苗对体内肿瘤生长和转移的抑制作用且小鼠生存期获得改善。在细胞毒性淋巴细胞杀伤试验中，FLT3 L 和 GMCSF 联合佐剂组提高了 HPV16 E6/E7 疫苗接种小鼠的脾淋巴细胞杀伤 B16 细胞的能力，这些佐剂或可用于宫颈癌的治疗。

GM-CSF 也被用作抗病毒感染的佐剂，最近的一项 HIV 试验将 GM-CSF 佐剂应用于 Vacc-C5（一种多肽疫苗）来改善疫苗的免疫原性，并帮助提高 T 细胞免疫水平只报告了微小的变化[144]。正在进行的一项试验评估 GM-CSF 佐剂用于搭载 COVID-19 抗原的 DC 的疫苗能否增强抗 COVID-19 免疫反应，该项研究尚未完成，后续结果还需等待（NCT04386252）。

（二）Th1 细胞细胞因子佐剂

在免疫应答和免疫调节中，辅助性 T 细胞对抗原提呈细胞活化成熟发挥重要功能。遇到特定抗原后，辅助性 T 细胞克隆增殖分化为功能迥异的亚群，包括 Th1、Th2、Th17，它们针对不同病原体的免疫应答。Th1 细胞在 IL-12、IFN-γ 多种细胞因子诱导下分化，主要介导细胞免疫及炎症，其分泌的 IFN-γ、IL-12、IL-2 促进靶向杀伤感染细胞、肿瘤细胞及异常细胞。

1. IFN-γ

IFN-γ 是Ⅱ型干扰素唯一成员，由活化 T 细胞和自然杀伤细胞分泌，是调节适应性免疫和固有免疫重要的桥梁。该细胞因子的主要功能包括促进 NK、$CD8^{+}T$ 和 $CD4^{+}T$ 细胞的活化和增殖以及增强 naïve T 细胞向 Th1 细胞分化。

Bandera 等人联合应用 GM-CSF 和 IFN-γ 辅助治疗对抗真菌治疗无效且非中性粒细胞减少的肺曲霉病，给药期间观察到Ⅰ型细胞因子数量增加，患者临床症状得以改善[145]。

2. IL-12

IL-12 含有两个亚单位 p35 和 p40，由活化的抗原呈递细胞产生，包括 DC、单核细胞、嗜中性粒细胞和巨噬细胞。IL-12 最重要的功能是刺激 NK 和 T 细胞分泌 IFN-γ，并促进这些细胞增殖和杀伤感染细胞的能力。在临床前疫苗研究中，表达 IL-12 质粒 pIL-12 已被证明能增强猕猴的细胞和体液免疫应答[146]，但早期对人类的 DNA 疫苗与 IL-12 pDNA 联合应用的研究未能增强免疫应答[147]。在 HVTN 080 中，表达 IL-12 质粒 pIL-12 与电穿孔联用没有统计学意义，但 IL-12 仍显示具备免疫佐剂能力[148]。对于埃博拉疫苗研究，Suschak 等人发现将细胞因子佐剂 IL-12、GM-CSF 和 IFN-αβ 其中任意一种与 EBOV GP DNA 疫苗共递送可显著提高疫苗的免疫原性，同时，联合佐剂疫苗诱导高水平 $CD4^{+}T$ 细胞应答为 EBOV 攻击提供更好的保护[149]。在针对抗单纯疱疹病毒 2（herpes simplex virus 2，HSV-2）疫苗研究中，比较电转染表达全长 HSV-2 糖蛋白免疫原的 DNA 疫苗辅以 IL-12 细胞因子佐剂和重组 HSV-2 gD 亚单位疫苗辅以传统明矾和单磷酸脂 a（MPL）佐剂的免疫应答效果，在提高小鼠生存率、减轻临床症状方面 DNA 疫苗与 HSV-2 减毒活疫苗 HSV-2 0ΔNLS 效果类似[150]，并提出佐剂多价 DNA 疫苗有望成为候选 HSV-2 疫苗。一项评估 HIV-1 治疗性疫苗安全性和免疫原性的研究指出由 IM-EP 递送 HIV-1 MAG/ 低剂量 IL-12 DNA 疫苗通过增强 $CD4^{+}T$ 而非 $CD8^{+}$ T 对抗多种 HIV-1 抗原应答[151]。IL-12 在结核病感染中发挥关键作用，Morelli 等人以 DNA-A85A 初次免疫、DNA-IL-12/MVA85A 加强免疫的免疫程序，IFN-$\gamma^{+}CD4^{+}$ 和 IFN-$\gamma^{+}CD8^{+}$anti-Ag85A

淋巴细胞显著扩增，抗 Ag85A IgG 水平显著升高，有效降低结核分枝杆菌感染风险[152]。Foroutan 等人针对弓形虫感染的 DNA 疫苗，将多表位 pcROP8 与 pcIL-12 联合接种 BALB/c 小鼠，该血清中抗弓形虫 IgG 抗体滴度水平显着升高，这种抗体可以限制速殖子对宿主细胞受体的附着，在控制感染方面发挥着关键作用[153]。

除了在调节早期炎症反应和促进 Th1 诱导分化中的关键作用外，一些研究表明 IL-12 具有一定抗肿瘤功能。当 IL-12 单独给药或与基于肿瘤细胞或树突细胞的疫苗联合给药时，IL-12 诱导的 IFN-γ 产生已被证明可预防 HER2/ neu 转基因小鼠乳腺癌的发生[154, 155]，在该模型中，中和 IFN-γ 以及消耗 NK 细胞强烈抑制 IL-12 的抗肿瘤活性。Vonderheide 等人编码全长优化 hTERT 序列（INO-1400 或 INO-1401）的 DNA 质粒，联合 IL-12 DNA 质粒（INO-9012），以在局部切除和标准新辅助或辅助治疗后的 NED 高危实体瘤患者中产生更高程度的 hTERT 细胞免疫应答，包括产生大量 IFN-γ，活化更多 $CD4^+$T 细胞和 $CD8^+$T 细胞以及活化的 $CD8^+$ CTL[156]。

3. IL-2

IL-2 是活化 T 细胞分泌的多效性细胞因子，细胞毒性 T 细胞（cytotoxic T cell，CTL）、NK 细胞（natural killer cell）、自然杀伤 T 细胞（natural killer T-cells，NKT）细胞和树突状细胞也能产生少量 IL-2。自 20 世纪 70 年代首次将 IL-2 定性为 T 细胞生长因子以来，IL-2 的免疫调节作用已被广泛研究，在促进 T 细胞增殖和分化和增强机体的免疫监视功能中发挥着重要作用。同时，IL-2 作为佐剂已被证明是通过促进淋巴细胞增殖和活化来增强抗原特异性体液和细胞免疫。Xu 等人构建双顺反子 DNA 疫苗（pVAA-IRES-IL-2），共表达鳗弧菌的 VAA 基因和 IL-2 基因，免疫鱼后其体内 $sIgM^+$、$CD4\text{-}1^+$、$CD4\text{-}2^+$ 淋巴细胞和 VAA 特异性抗体显著增加，IL-2 可提高 VAA DNA 疫苗的保护效力[157]。Wen 等人构建了 IL-2-GMCSF 融合蛋白，能显着促进 DC2.4 细胞的吞噬、增殖和细胞因子分泌[158]。除了固有的细胞因子活性外，IL-2-GM-CSF 还可以增强脾细胞在体外对多种肿瘤细胞系的杀伤效果。灭活 B16F10 小鼠黑色素瘤细胞联合 IL-2-GM-CSF 免疫保护 30% 黑色素瘤小鼠。

（三）Th2 细胞细胞因子佐剂

IL-4 和 IL-13 是由 Th2 细胞产生的细胞因子，对 T 细胞和 B 细胞发育、维持 Th1 和 Th2 平衡及激活体液免疫都是非常重要的。IL-4 和 IL-13 由相邻基因编码，并共享转录调控元件，由不同免疫细胞差异表达并发挥不同的免疫学功能。其中淋巴结 T 滤泡辅助细胞（Tfh）表达的 IL-4 介导体液免疫反应诱导 B 细胞分化，而 IL-13 介导组织反应，包括嗜酸性粒细胞的募集和寄生虫的清除。

为增强猪对断奶后多系统性消耗综合征（postweaning multisystemic wasting syndrome，PMWS）的抵抗力，Chen 等人构建了猪 IL-2 和融合 IL-4/6 基因的重组质粒（VRIL 4/6-2），并包封在壳聚糖（CS）纳米颗粒中[159]。与单独注射 PCV2 疫苗组相比，PCV2 疫苗辅以 VPIL4/6-2-CS 处理的仔猪血清中 IgG2a 水平升高且活化的 $CD4^+$、$CD8^+$T 细胞显著增加。

（四）Th17 细胞细胞因子佐剂

IL-22 是 IL-10 家族细胞因子的一员，由活化的 T 细胞包括 Th17 细胞、Th22 细胞和自然杀伤（NK）细胞产生，具有抗微生物侵入、抗凋亡、促进组织器官增殖重塑的生物学功能。IL-22 作为分子佐剂可以显著提高 HBV DNA 疫苗诱导的 $CD8^+$T 细胞分泌 IL-17 水平和 HBsAg 特异性 CTL 的水平。Wu 等人将 pVaX-IL-22 用于 HBV DNA 疫苗（pcD-S2）分子佐剂，与单独用 pcD-S2 免疫的小鼠相比，HBsAg-

特异性抗体应答没有增强，然而抗原特异性 $CD8^+$ 细胞毒性 T 淋巴细胞（Tc17）中 IL–17 表达水平升高[160]。重要的是，在 HBsAg 转基因小鼠中，pVaX–IL–22 与 T 淋巴细胞增强和 HBsAg– 阳性肝细胞减少相关。这些结果表明，IL–22 可以作为 HBsAg DNA 疫苗的一种有效的佐剂来增强细胞免疫应答。

（五）记忆性 T 细胞细胞因子佐剂

免疫记忆是接种疫苗机体应答最重要的一环，免疫记忆的能力决定机体再次遭遇相同抗原时，是否做出更高效、迅速的反应。疫苗就是模拟首次接触抗原的状态，使得机体识别并记住该抗原，产生保护性免疫记忆，抵抗真实病原体入侵。绝大多数疫苗都是依赖抗体发挥作用的，但面对一些高度变异或持续性感染的病原体，抗体的保护效果甚微，需要记忆性 T 细胞参与。有多种细胞因子参与记忆性细胞产生的过程，如 IL–2、IL–4、IL–7、IL–15 和 IL–21。

1. IL–12

IL–12 具备增强 T 和 NK 细胞的增殖和杀伤能力，可激活 Th1 并诱导 IFN–γ 和其他细胞因子的产生，同时能增加保护性抗体应答。IL–12 可以诱导强大的黏膜免疫，有利于对抗呼吸道疾病，在预防流感和肺炎球菌疾病方面有着显著的功效。Xie 等人评估电穿孔作为递送方法和 IL–12 作为 NDV DNA 疫苗佐剂的效果，构建 chIL–12 的真核表达质粒，并 NDV F 基因 DNA 疫苗结合，与单一 DNA 疫苗组相比，病毒脱落减少，只有 10% 的鸡口咽拭子在 3 DPC 时对病毒呈阳性，此后，病毒分离均为阴性[161]。Hu 等人通过合理组合策略，先给予编码松弛素基因 DNA 治疗，然后结合 FOLFOX（5–氟尿嘧啶、亚叶酸和奥沙利铂的组合）和 IL–12 基因 DNA 治疗诱导了中央记忆 $CD8^+$T 细胞，以消除 CT26–FL3 肿瘤细胞建立的侵袭性 CRC 肝转移[162]。

2. IL–15

IL–15 是 IL–2 家族的一种细胞因子，具有与 IL–2 相似的调节适应性和先天性免疫系统的功能，在调节幼稚 T 细胞和记忆 T 细胞的稳态中起着关键作用。将 DNA 疫苗与细胞因子联合施用可提高其效力。先前关于 HIV–1 疫苗的研究表明，IL–15 的联合免疫可显著增强抗原特异性记忆 T 细胞和长期免疫[163，164]。联合应用 IL–21 和 IL–15 可增强 DNA 疫苗 pVAX–MIC8 和 pVAX–CDPK1 保护性免疫效果[165，166]。Sun 等人构建 pcDNA3.1–Ag85A–IL–15 质粒肌内注射免疫小鼠，与 pcDNA3.1 空载体和 pcDNA3.11–Ag85A 对照组相比，小鼠肺中分泌型 IgA（sIgA）（209 ± 21 lg/ml）明显增加，Ag85A 血清 IgG 应答增强，其具有结核分枝杆菌抗原 85A（Ag85A）疫苗新佐剂的潜力[167]。在针对炭疽疫苗研究中，Park 等人以炭疽杆菌保护性抗原（protective antigen，PA）为抗原，减毒痘苗病毒株 KVAC103 为载体，联合 IL–15 共免疫小鼠与单独表达 PA KVAC103 的小鼠组相比，抗 PA IgG 滴度和抗炭疽杆菌孢子攻击的存活率增加[168]。Marx 等人共表达 IL–15 增强酪氨酸羟化酶（tyrosine hydroxylase，TH）DNA 疫苗治疗神经母细胞瘤，小鼠的肿瘤缓解率提高到 45.5%，并有效降低自发转移，但未检测到肿瘤浸润性 $CD8^+$T 细胞水平显著升高[169]。

3. IL–21

IL–21 属于 IL–2γ 链受体细胞因子家族成员，在促进 B 细胞成熟和浆细胞分化方面发挥功能。最近的研究表明，T 滤泡辅助细胞（follicular helper T cell，TFH）分泌的 IL–21 在生发中心（GC）反应中起着关键作用，包括诱导长期活性浆细胞（long–lived plasma cells，LLPC）形成，抗体亲和成熟和免疫球蛋白类别转换。IL-21还可以改善抗原特异性$CD8^+$ T细胞免疫应答。至少有三种不同机制解释IL-21对抗体应答方面的影响：①直接作用于GC B细胞以诱导其分化并维持其增殖；②作为Tfh细胞发育和分化的自分泌生长因子；③通过诱导活化的胞苷脱氨酶（Induced activation of cytidine deaminase，AID）表达来影响免疫球蛋白（immunoglobulin，Ig）类别的转换。IL-21在适应性免疫应答中起着关键作用，具有疫苗免疫佐剂的潜力，以促进生发中心反应活性，增强疫苗诱导的保护性抗体的滴度或亲和力。Kvistad等人发现IL-21佐剂增强SIV^+年老恒河猴（RMs）流感疫苗诱导的抗体应答，其免疫调节机制可能是降低$CD11b^+$单核细胞频率，增加$TIGIT^+$ pTfh细胞频率，从而促进B细胞向$Lin^-CD20^+CD10^-CD21^{lo}CD27^+$激活记忆B细胞分化[170]。老年$HIV^+$人群或可补充IL-21改善疫苗免疫反应。IL-21作为多效细胞因子，也产生基于细胞免疫应答保护，通过质粒或重组病毒注射给药IL-21可有效诱导HBV特异性$CD8^+$ T细胞反应，清除小鼠体内HBV[171]。IL-21诱导的$CD8^+$ T细胞足以保护治愈的小鼠免受HBV再次攻击，以及在过继转移时，幼鼠体内无持续存在的HBV[172]。Tang等人构建的基于DC细胞的壳聚糖纳米颗粒携带的DNA疫苗（pRSC-NLDC145.gD-IL-21），可有效靶向角膜DC细胞，并通过引发强烈的体液和细胞免疫反应显著减轻原发性和复发性单纯疱疹病毒性角膜炎（herpes simplex keratiti，HSK）小鼠的症状[173]。

IL-21作为佐剂在疫苗接种中对抗体应答的影响仍存在一定争议。一项研究显示IL-21佐剂提高了HIV DNA疫苗的抗体滴度[174]，另一项研究则显示了相反的效果[175]，这两项研究的主要区别在于IL-21给药的时间。在观察到抗体应答改善的研究中，疫苗接种后三天给予IL-21[174]，而另一项研究与疫苗同时给予IL-21质粒，并观察到抑制的抗体应答[175]，IL-21给药时机或影响抗体免疫应答，后续机制还需探索。Fan等人以DNA初次免疫-MVA加强免疫为免疫策略，HIV-1 gag抗原联合应用IL-21细胞因子佐剂，在疫苗接种后的多个时间点显著增加抗体亲和力[176]。

（六）趋化因子佐剂

趋化因子是一类对靶细胞具有趋化效应的小分子，调节各种树突状细胞和T细胞成熟和迁移。趋化因子的分子量为8~14kDa，通常含有四个高度保守的半胱氨酸残基形成两个二硫键。根据其分子前两个半胱氨酸残基排列，可分为CXC（α）、CC（β）、C（γ）和CX3C（δ）四个亚族。其中，外源性趋化因子作为分子佐剂增强机体对DNA疫苗的免疫强度。

1. CCL19（MIP-3beta）

CCL19是一种主要在次级淋巴器官表达的CC趋化因子亚家族成员，与其同源受体CCR7相互作用，在向次级淋巴器官招募应答性免疫细胞（包括抗原特异性或非特异性T细胞、B细胞和成熟DC细胞）中起着关键作用。CCL19作为分子佐剂已在多种免疫模型中被证明有效，并且能够与疫苗候选抗原（包括HSV-1 gB[177]、HIV-1 Env[178]和伪狂犬病病毒gB[179]）结合，促进抗原特异性体液和细胞免疫应答。Hartoonian等人将CCL19与丙型肝炎病毒（Hepatitis C virus，HCV）核心DNA疫苗的联合递送增强Th1细胞介导的免疫应答，其表现为：IFN-γ、Grzb释放增加和抗原特异性IgG2a/IgG1比率升高[180]。

CCL19在鱼类生物致病性感染期间高度表达，增强对病原体的抵抗力[181]，其分子功能已在多种鱼类中得到研究[181-183]，这就包括其作为DNA分子佐剂的研究。Kim等人以斑马鱼为模型，给予VHSVG蛋白的DNA疫苗的同时辅以CCL19a.2分子佐剂，通过上调IFN-γ和Mx免疫相关基因的表达而参与早期非特异性防御，在机体未获得疫苗抗体保护前产生最初保护[184]。

2. CCL20

CCL20 是一种由上皮细胞表达的趋化因子，表达量较低，与未成熟 DC 细胞上存在的 CCR6 受体相互作用，发挥其功能选择性地将这些细胞招募抗原位点。同样，它增加了 DC 捕获和呈递抗原的能力。Hartoonian 等人以电穿孔的方式皮下免疫 pCCL20 可迅速将免疫细胞招募到注射部位，增强 HCV 核心 DNA 疫苗产生的局部和全身免疫应答[185]。Guo 等人发现 GFP 模拟抗原，构建 CCL20-GFP DNA 疫苗诱导以 IgG2a 或 IgG1 应答为主的体液免疫[186]。Song 等人的研究指出，在 HIV Gag DNA 疫苗免疫前三天注射 pCCL20 可引起 Th1 型免疫反应和 CTL 反应，免疫后注射 pCCL20 诱导偏向 Th2 型免疫[187]。

二、模式识别受体 PRR 相关佐剂

模式识别受体（pattern recognition receptor，PRR）是一类能直接识别病原体、凋亡宿主细胞和受损衰老细胞表面特定分子结构的受体。先天免疫细胞如树突状细胞、巨噬细胞的 PRR 通过识别细菌、真菌和病毒表面病原体相关分子模式（pathogen-associated molecular patterns，PAMPs）或宿主衍生的损伤相关分子模式（damage-associated molecular patterns，DAMPs）来感知特征微生物分子。PRRs 连接着先天免疫系统和适应性免疫系统[188]。病原微生物中一些独特的、保守的成分可以诱导激活 T 细胞所需的第二信号，从而调控在正常条件下的适应性免疫被激活[189, 190]。此外，宿主体内还有一类受体可以通过与基因重排无关的方式识别致病微生物并及时激活第二信号。通过与配体的识别和结合，PRRs 可产生非特异性抗感染、抗肿瘤等免疫保护作用。有许多不同种类的免疫增强剂，包括各种先天激活系统的激动剂，如 Toll 样受体（TLRs）、NOD 样受体（NOD Like receptors，NLRs）、RIG-I 样受体（RIG-I like receptors，RLRs）和 C 型凝集素受体（C-Type Lectin receptors，CLRs）。表 11-3 总结了目前所知的 PRRs 及其配体信息，其中大部分为近十年新发现的 PRR。

表 11-3　PRR、配体及免疫反应

PRR 类型		PAMP	下游信号分子	下游细胞因子
Toll 样受体（Toll like receptor，TLR） 细胞表面受体	TLR1	细菌脂多肽	MyD88，TRAF，caspase IRFs，NF-κB，AP-1	IL-1β TNF-α IFN-α，IFN-β IFN-γ
	TLR2	细菌脂蛋白 细菌脂多肽		
	TLR3	病毒 dsRNA		
	TLR4	内毒素（LPS）		
	TLR5	细菌鞭毛		
	TLR6	真菌糖多肽		
	TLR7-8	合成分子		
	TLR9	细菌 CpG DNA		
	TLR10	细菌 DNA		
	TLR11（mouse）	细菌蛋白、寄生虫		
	TLR12（mouse）			
	TLR13（mouse）	细菌核糖体 RNA		

续表

<table>
<tr><th colspan="2">PRR 类型</th><th>PAMP</th><th>下游信号分子</th><th>下游细胞因子</th></tr>
<tr><td rowspan="10">NOD 样受体
（NOD like receptor，NLR）
细胞内受体</td><td>NOD1</td><td rowspan="10">胞内病原分子</td><td rowspan="10">MyD88，TRAF，caspase
IRFs，NF-κB，AP-1</td><td rowspan="10">IL-1β
TNF-α
IFN-α，IFN-β
IFN-γ</td></tr>
<tr><td>NOD2</td></tr>
<tr><td>NAIPs</td></tr>
<tr><td>NLRCs</td></tr>
<tr><td>NLRP1</td></tr>
<tr><td>NLRP3</td></tr>
<tr><td>NLRP6</td></tr>
<tr><td>NLRP7</td></tr>
<tr><td>NLRP12</td></tr>
<tr><td>NLRX</td></tr>
<tr><td rowspan="3">RIG-1 样受体
（RIG like receptor，RLR）</td><td>RIG-1</td><td rowspan="3">胞内病毒 RNA</td><td rowspan="3">MyD88，TRAF6，caspase
IRFs，NF-κB</td><td rowspan="3">IL-1β
IFN-α，IFN-β</td></tr>
<tr><td>MDA5</td></tr>
<tr><td>LGP2</td></tr>
<tr><td rowspan="3">C 类凝集素受体
（C-type lectin receptor，CLR）</td><td>Dectin-1</td><td>葡聚糖</td><td rowspan="3">MyD88，TRAF，caspase
IRFs，NF-κB</td><td rowspan="3">IL-1β
IFN-α，IFN-β</td></tr>
<tr><td>MR</td><td rowspan="2">甘露糖</td></tr>
<tr><td>DC-SIGN</td></tr>
<tr><td rowspan="6">胞内 DNA 感知分子
（cyotsol dsDNA sensor，CDS）</td><td>DAI</td><td rowspan="6">胞内双链 DNA</td><td rowspan="6">MyD88，TRAF，caspase
IRFs，NF-κB</td><td rowspan="6">IL-1β
IFN-α，IFN-β</td></tr>
<tr><td>RIG-I</td></tr>
<tr><td>cGAS</td></tr>
<tr><td></td></tr>
<tr><td>LRRFIP1</td></tr>
<tr><td>AIM2</td></tr>
</table>

基于以上工作，疫苗和佐剂工作者希望可以利用 DAMP 和 PAMP 配体增强先天性免疫及适应性免疫启动信号，从而增强疫苗效果[191]。

（一）Toll 样受体激动剂佐剂

Toll 样受体（Toll-like receptor，TLRs）是先天免疫系统中最早发现的 PRRs 之一，在炎症反应中起着重要作用[192, 193]。研究人员利用 TLR 激动剂启动先天免疫系统的应答，作为候选佐剂来提高疫苗的免疫原性。表 11-4 总结了 TLR 激动剂在临床试验中的应用。

表 11-4 TLR 激动剂在临床试验中的应用

激动剂	试验阶段	靶点	应用	NCT 号	状态
MGN1703	Ⅱ	TLR9	HIV-1	NCT02443935	已完成
gp100	Ⅱ	TLRs	黑色素瘤	NCT00960752	已完成
MAGE-3	Ⅱ	TLRs	黑色素瘤	NCT00960752	已完成

续表

激动剂	试验阶段	靶点	应用	NCT 号	状态
Insulin	Ⅱ	TLRs	胰岛素阻抗	NCT01151605	未知
CBLB612	Ⅱ	TLR2/6	乳腺癌	NCT02778763	已完成
OM–174	Ⅰ	TLR2/4	实体瘤	NCT01800812	已完成
GL100	Ⅰ / Ⅱ	TLR4	滤泡性淋巴瘤，边缘区 b 细胞淋巴瘤（仅在剂量增加时允许）	NCT02501473	进行中
	Ⅱ		Ⅲ期和Ⅳ期成人软组织肉瘤	NCT02180698	进行中
EMD 1201081	Ⅱ	TLR9	头颈部鳞状细胞癌	NCT01040832	已完成
Resiquimod	Ⅰ	TLR7/8	老年流感疫苗佐剂	NCT01737580	已完成
CpG7909	Ⅱ	TLR9	HIV	NCT00562939	已完成
	Ⅱ		非霍奇金淋巴瘤，蕈样真菌病	NCT00185965	已完成
DSP–0509	Ⅱ	TLR7	实体瘤	NCT03416335	招募中
SD–101	Ⅰ	TLR9	慢性丙型肝炎	NCT04050085	已完成
	Ⅰ		转移性胰腺癌，Ⅳ期胰腺癌，AJCC v8	NCT04050085	招募中
Imiquimod	Ⅱ	TLR7	乳腺癌，转移性乳腺癌，复发性乳腺癌	NCT00899574	已完成
	Ⅱ			NCT01421017	已完成
GSK1795091	Ⅰ	TLR4	癌症	NCT02798978	已完成
GSK2245035	Ⅱ	TLR7	轻度哮喘和过敏性鼻炎	NCT01788813	已完成
Motolimod	Ⅱ	TLR8	卵巢癌	NCT02431559	进行中
VTX–2337	Ⅱ	TLR8	头颈部局部晚期、复发或转移性鳞状细胞癌（SCCHN）	NCT01334177	已完成
Poly ICLC	Ⅰ / Ⅱ	TLR3	黑色素瘤	NCT01079741	已完成
	Ⅰ		皮肤 T 细胞淋巴瘤	NCT02061449	进行中
	Ⅰ / Ⅱ		黑色素瘤	NCT04364230	招募中

TLR1 和 TLR2 在质膜上表达，可以识别细菌的饱和脂肪酸、三酰化脂蛋白和肽聚糖形成的异质二聚体[194，195]。SMU–Z1 在小鼠白血病模型中表现出特异性 TLR1/TLR2 信号通路的激活，并表现出抗白血病的抗肿瘤免疫[196]。SMU–Z1 具有较高的作用特异性和较低的体内毒性，值得进一步开发作为 TLR2 介导的抗肿瘤免疫治疗的潜在候选药物。Pam_3CSK_4–CDG^{SF} 联合 STING 激动剂均可引起机发体液免疫及细胞免疫，联合给药后肿瘤生长明显受到抑制[197]。

TLR3 位于细胞内体，能对病毒 dsRNA 首先做出响应，在诱导抗病毒反应中起着重要作用。早在 TLRs 被发现之前，人们就发现一种合成的 dsRNA，polyriboisosinic：polyribocytidylic acid［poly（I：C）］能高度诱导 IFN 的产生[198]。当 TLR3 识别 poly（I：C）后，Ⅰ型 IFN 由传统树突状细胞（cDC）产生，对于 cDC 有效交叉呈现抗原以进行后续 $CD8^+$ T 细胞反应尤为关键[199]。然而，单独使用 poly（I：C）对人体的毒性可能太大[200]。因此，poly（I：C）的衍生物，如 poly（ICLC）和 poly（$IC_{12}U$），以及替代合成 TLR3 激动剂（如 ARNAX，IPH 3102 和 RGC100）已经被开发出来，目前正在研究用于感染性疾病[201-204]和癌症[193, 205]。Poly（$IC_{12}U$）与 ARNAX 被人们专门设计用来降低 Poly（I：C）的毒性。Poly（$IC_{12}U$）通过不匹配的尿嘧啶和鸟苷残基降低毒性[206]，然而 ARNAX 作为 TLR3 的特殊配体化合物规避了来源于 poly（I：C）激活的 MAVS 通路所带来的毒性[207]。Poly（ICLC）作为佐剂在抗肿瘤多肽疫苗中能促进大量内源性肿瘤反应性细胞毒性 T 细胞（CTL）的形成，poly-L- 赖氨酸和羧甲基纤维素有助于 poly（I：C）进入胞浆并从核内体逃逸，这可能激活 TLR3 和 MDA5 通路[208]。

TLR4（应提及 MPL 在疫苗佐剂，如 AS04 和 AS01B 中的应用）是 TLR 家族中一个独特的成员，它需要辅助蛋白髓样分化因子 2（myeloid differentiation factor 2，MD-2）来做出反应[209, 210]。GSK1795091 是一种有效的 TLR4 激动剂，目前已应用于癌症治疗临床试验中[211]。TLR5 对细菌鞭毛蛋白起作用。最近的研究表明，HMGB1 可以结合 TLR5，启动其下游 NF-κB 信号通路并诱导促炎细胞因子，为开发 TLR5 信号调节剂提供了一个新的治疗靶点[212]。

TLR7/8（应提及其配体在印度新冠灭活疫苗中作为佐剂的应用）的激活可诱导 Ⅰ 型干扰素、白介素 -12、肿瘤坏死因子 -α 和白介素 -1β 高表达，高度诱导 Th1 免疫反应[213]。TLR7/8 和 TLR9 激动剂激活和诱导 cDC 成熟，同时也动员炎症单核细胞（$CD14^+$、$CD16^+$）的产生[213]。人工合成的小分子咪唑喹啉类化合物，如咪喹莫特（imiquimod，R837）、瑞西喹莫特（resiquimod，R848）和新型化合物 Selgantolimod（GS-9688）已被用于感染性疾病和肿瘤疫苗佐剂[214, 215]。目前，从结构上进行改造的 TLR7/8 衍生物以强化免疫反应。研究报道了一种新型的脂化 TLR7/8 配体，其结构上是在咪唑喹啉的 7 号位和 2 号位引入了脂质磷酸结构。通过体外和体内数据表明了脂质磷酸化的引入也影响了对 TLR8 受体的激活程度。它们作为强佐剂在小鼠中促进流感病毒特异性 Th1 和 Th17 极化 T 细胞反应和体液反应，且无明显毒性[216]。此外，新型脂化的 TLR7/8 配体与无细胞百日咳疫苗联用，克服了新生儿对无细胞百日咳疫苗接种的低反应性[217]。

TLR9（应提及其配体在乙肝亚单位疫苗中的应用）能被未甲基化的 DNA 激活[117]。TLR9 激动剂 CpG 寡核苷酸（CpG ODN）模拟了 TLR9 配体具有良好的抗肿瘤潜力（如 IMO-2055、MGN-1703、MGN-1704）[218]。TLR9 激动剂 CpG 7909 已进入临床试验，在乙肝病毒和疟疾疫苗的免疫效果上有一定潜力[219]。IC31 作为人类结核病佐剂疫苗佐剂的试验目前正在进行中[220-223]，并考虑在登革热疫苗中使用[224]。

（二）NOD 样受体激动剂佐剂

NLRs 是细胞内 PRRs，由三个域组成：①中央核苷酸结合结构域（central nucleotide-binding domain，NBD），又称 NACHT 结构域；②在 C 端有用于识别配体的富含亮氨酸的重复序列（leucine-rich repeats，LRRs）；③N 端效应结构域，即蛋白质相互作用结构域，如响应 caspase 的激活[225, 226]。在 NLRs 家族中，最深入的研究集中在 NOD1 和 NOD2 蛋白上。NOD1 主要识别革兰阴性菌细胞壁上的二氨基膦酸[227]。NOD2 除了能识别所有细菌细胞壁的胞壁酰二肽（muramyl dipeptide，MDP）外，还能识别病毒的单链 RNA（ssRNA）[228]。CL429 是一种嵌合佐剂，含有 Pam2C（TLR2 激动剂）和莫拉丁酯（murabutide，NOD2 激动剂）免疫刺激基团。CL429 被用于 HIV-1 亚单位疫苗佐剂，与单个激动剂或非结合 TLR2 和 NOD2 激动剂的混合相比，CL429 增加了 HIV-1 p-24 抗原特异性 IgG 和 IgA 抗体滴度[229, 230]。在体内卵白蛋白（OVA）免疫模型中，与 NOD2 或 TLR9 激动剂负载的颗粒相比，NOD2 和 TLR9 激动剂负载的中孔二氧化硅颗粒在细胞因子产生和增强 $CD4^+$ TH1 和体液反应方面表现出协同效果。Tukhvatulin 及其同事还通过将 TLR4（MPLA）激动剂和 NOD2（MDP）激动剂吸附到明矾颗粒上，研究了 NOD/TLR 的协同作用[231]。通过激活 TLR4 而不是 TLR9，使 TH1 和 TH2 反应以及 OVA 特异性 IgG 抗体在多个亚群（IgG1、IgG2 和 IgG3）都得到增强。

（三）RIG-1 样受体激动剂佐剂

RIG-1 样受体［retinoic acid-inducible gene-Ⅰ（RIG-Ⅰ）-like receptors，RLRs］同样也是细胞内 PRRs。在先天抗病毒免疫中，除了 TLR7 和 TLR9 识别病毒核酸外，大多数其他类型的细胞通过 RLRs 识别病毒核酸，诱导抗病毒免疫应答[232, 233]。目前发现的 RLR 家族成员主要包括三个：RIG-I、黑色素瘤分化相关基因 5（melanoma differentiation-associated gene 5，MDA5）和遗传生理学实验室 2（laboratory of genetics and physiology 2，LGP2）[234]。RLR 参与先天免疫系统对病毒感染的识别，其激动剂包括 polyI：C[233]。最新研究表明，在弥漫性 α 发射放射治疗（diffusing alpha-emitting radiation therapy，DaRT）转移性和低免疫原性肿瘤时联合 RIG-Ⅰ可以放大由 DaRT 激活的全身性抗肿瘤免疫，可以抑制肿瘤生长和转移[235]。

（四）C 类凝集素受体激动剂佐剂

C 类凝集素受体（C-type lectin receptors，CLRs）属于吞噬型 PRRs。它通过 PRRs 识别和结合 PAMP，将病原体吞入细胞质囊泡中消化直至清除[236]。CLR 在 DCs、巨噬细胞及一些组织细胞上表达，识别病原微生物表面的糖类受体时需要 Ca^{2+} 的参与[237]。甘露糖和双膦酸盐（bisphosphonate，BP）修饰的磷酸钙（calcium phosphate，CP）纳米颗粒（nanoparticles，NPs）通过靶向 APCs 上的 CLRs 作为高效疫苗传递载体，增强了 APCs 对肿瘤抗原的摄取，增强了肿瘤 DNA 疫苗的抗肿瘤免疫反应[238]。C 型凝集素结构域家族（C-type lectin domain family 10，member A，CLEC10A）作为 CLRs 的成员，在调节先天免疫和适应性免疫中起着至关重要的作用，它的表达与肺腺癌模型中肿瘤浸润免疫细胞（tumour-infiltrating immune cells，TIICs）显著相关，具有作为癌症免疫治疗靶点的巨大潜力[239]。

（五）胞内 DNA 感知分子佐剂

TLRs 和 CLRs 是膜相关受体，而 RLRs 是胞质核苷酸感知分子。来自病原体（非自身 DNA，包括病毒和细菌 DNA）或宿主基因组［自身 DNA，包括损坏的线粒体 DNA（mtDNA）、染色体不稳定（chromosome instability，CIN）损坏的核 DNA、微核中的胞质 DNA 和细胞碎片］的胞质 DNA 是先天免疫系统的强大激活剂。然而，这些 PRRs 是细胞类型或 DNA 序列特异性的[240]，因此排除了它们作为通用细胞质 DNA 传感器的功能。环状 GMP-AMP（cGAMP）合成酶（cGAS）自 2013 年发现以来被认为是最重要的胞质 DNA 传感器之一[241]。cGAS 在各种细胞类型中以 DNA 序列无关但 DNA 长度依赖的方式识别和响应胞质 DNA，从而激活固有免疫反应。cGAMP 与内质网膜上的干扰素基因蛋白的刺激因子（stimulator of interferon genes protein，STING）结合[242]，进一步招募 TBK1，促进 IRF3 磷酸化及干扰素 β（IFNβ）的产生，从而触发炎症，激活适应性免疫[243, 244]。STING 激活由许多候选 DNA 感知分子调控，包括 cGAS、IFI16、DDX41、MRE11 和 Lsm14A[245]。2'3'-cGAMP 作为一种强有力的 STING 激动剂，通过促进肿瘤浸润的 T 细胞，在触发先天免疫以促进抗癌治疗方面表现出强大的抗肿瘤免疫保护效果[246]。2'3'-cGAMP 与抗免疫检查点封锁（抗 PD-L1）联合给药在抑制小鼠黑色素瘤生长方面表现出协同作用[247, 248]。外源添加 Mn^{2+} 可以有效激活人或小鼠细胞的 cGAS-STING 通路，显著促进宿主抗原提呈细胞对于肿瘤抗原的提呈能力，显著促进细胞毒性 T 细胞在肿瘤组织内的浸润和肿瘤特异性杀伤。蒋争凡等尝试将 Mn^{2+} 和 PD-1 抗体联合使用（“锰免疗法”），发现 Mn^{2+} 在多种肿瘤模型中都可以显著增强 PD-1 抗体的肿瘤治疗效果[249]。环二核苷酸在微生物学和免疫学领域具有重要意义。它们作为第二信使，被认为参与胞质 DNA 免疫反应的信号转导。其中一种二核苷酸——环二磷酸腺苷（cyclic di-GMP，c-di-GMP），能刺激免疫系统。c-di-GMP 在胞浆中被 ATP 依赖性的 RNA 解旋酶（DDX41）识别，与 STING 形成复合物，通过 TANK 结合激酶 1- 干扰素调节因子 3（tank binding kinase 1-interferon regulatory factor 3，TBK1-IRF3）通路触发信号，诱导Ⅰ型干扰素的产生。在小鼠模型中，C-di-GMP /YSK05 脂质体诱导了较高水平的 CD80、CD86 和 MHC Ⅰ类的表达，促进抗原特异性细胞毒性 T 细胞活性，抑制肿瘤生长[250]。

三、其他生物分子佐剂

（一）共刺激分子佐剂

目前关于 T 细胞完全激活倾向于两信号假说。除了由 T 细胞受体（T cell receptor，TCR）复合物与肽 - MHC 复合物的同源相互作用组成的抗原特异性信号（信号 1）外，T 细胞还依赖额外的共刺激信号（信号 2）来实现完全激活。T 细胞共刺激信号是宿主保护和免疫病理过程的重要调节因子。阳性共刺激信号是有效免疫启动的必要条件，缺少共刺激信号会导致 T 细胞反应失败和 T 细胞无能[251]。共刺激分子及其受体有很多种，例如 B7-CD28 超家族成员［CD28/CTLA-4：CD80（B7-1）/CD86（B7-2）、ICOS：ICOS-L 等］，TNF-R/TNF 超家族成员［CD40：CD40 L、4-1BB/4-1BBL、OX40/OX40 L、CD27/CD70、GITR/GITRL、CD30/CD30 L、HVEM/LIGHT 等］，及其他共刺激分子（如 VCAM-1、VLA-4、LFA-3、ICAM-1、ICAM-2、LFA-12 等）。

共刺激因子的表达对 T 细胞的激活及免疫反应的增强有重要的作用。APX005M 是一种 CD40 激动剂，在 APX005M 的首次人体研究中，免疫药理学研究显示，抗原呈递细胞强烈激活，全身 IL-12 水平增加，治疗后 T 细胞激活增加[252]。表达 4-1BBL 的疫苗载体展示出强大抗肿瘤作用，与 OVA_{null} 疫苗相比，OVA_{4-1BBL} 疫苗使 $CD8^+$ T 细胞数量增加 1.6 倍[253]。WO2019223733 专利中抗 OX40 抗体在植入结肠肿瘤 MC38 细胞的小鼠 C57 模型中具有抗肿瘤活性，剂量为 0.4mg/kg、2mg/kg 和 10mg/kg 时，对肿瘤生长的抑制作用分别为 53%、60% 和 94%[254]。CD40 质粒与口蹄疫抗原共表达增强了抗体反应[255]。

（二）补体分子佐剂

补体级联由经典途径、凝集素途径或旁路途径触发，与其他免疫和生理系统合作，通过整合先天免疫和适应性免疫，介导细胞碎片和凋亡细胞的清除，促进正常组织和器官发育及损伤后组织修复[256]。C1~C9 是 9 种常见的补体，除此之外，构成补体功能网络的还有 50 多种蛋白质[257]。

虽然传统上认为补体是通过辅助介导效应反应来增强肿瘤免疫反应，但现在越来越多的人认为补体通过抑制肿瘤微环境中的免疫负反馈，从而成为抑制肿瘤进展的促炎因素[258, 259]。补体蛋白，如 C3 片段，C3a-C3aR 或 C5a-C5aR1，通过招募和激活骨髓来源抑制细胞（myeloid-derived suppressor cells，MDSC），调节性 T 细胞（regulatory T cells，Treg cells）或 M2 肿瘤相关巨噬细胞，降低抗肿瘤 T 细胞反应的能力，推动了利用这些靶点的治疗方案形成[259, 260]。肺癌、皮肤癌和结肠癌同基因模型的临床前研究表明，结合免疫检查点阻断抗程序性细胞死亡 1/ 程序性细胞死亡 1 配体 1（anti-programmed cell death 1/programmed cell death 1 ligand 1，anti–PD–1/PDL–1）与 C5a–C5aR1 靶向增强抗肿瘤 CD8$^+$ T 细胞应答的临床前景[261, 262]。对此，Innate Pharma 公司启动了临床Ⅰ/Ⅱ期研究（STellAR–001），在实体肿瘤患者中，测试 durvalumab（一种 anti–PDL1 单克隆抗体）与 IPH5401（一种抗 C5aR1 单克隆抗体）联合使用的安全性和有效性（NCT03665129）。

（三）氨基酸及多肽类佐剂

胞壁酰二肽（muramyl dipeptide，MDP）是从分枝杆菌细胞壁中分离得到的具有活性的最小结构片段，能被 NOD2 识别，但不被 TLR2 识别或 TLR2 与 TLR1 或 TLR6 共表达。NOD2 在细胞内刺激后可以活化巨噬细胞及树突状细胞，激活 NF–κB 途径。MDP 具有很强的佐剂活性，能增强体液免疫和细胞免疫，提高疫苗、菌苗、病毒亚单位以及寄生虫苗的保护力。

哺乳动物快速激肽传统上被描述为神经肽，包括 P 物质（substance P，SP）、神经激肽 A（neurokinin A，NKA）和神经激肽 B（neurokinin B，NKB），它们是含有 10~11 个氨基酸的短肽。超速激肽通过三个已知的超速激肽受体 NK1、NK2 和 NK3 发挥生物学效应。其中 SP 对 NK1 亲和力最强，NKA 对 NK2 亲和力最强，NKB 对 NK3 亲和力最强[263]。2000 年，在老鼠体内发现了第四种哺乳动物快速激肽，血红素激肽 –1（Hemokinin–1，HK–1）是最近新发现的速激肽家族成员，主要来源于免疫细胞[264]。HK–1 在体外可以促进前 B 细胞和前 T 细胞的增殖，保护其存活。2012 年，Chen 等证明将 HK–1 作为 DNA 疫苗分子佐剂，可以显著增强 DNA 疫苗的免疫效果，特别是增强抗体介导的体液免疫反应[265]。

四、类毒素佐剂

1. 霍乱毒素

CT 是霍乱弧菌分泌的一种具有 ADP– 核糖基转移酶活性的毒素蛋白，是霍乱弧菌引起腹泻的主要因素。研究发现，CT 作为一种天然具有聚合物结构的生物大分子，已应用于许多研究领域。CT 具有良好的装载抗原的效率和免疫刺激作用[266, 267]，CT 通常用于增强免疫应答或将免疫应答类型诱导为 Th1 和 Th17 类型，使用时也有一些意想不到的抗原释放效果。CT 的 B 亚基（CTB）已被用作一种市售霍乱疫苗 Dukoral® 部分，因为其具有良好的安全性和有效的佐剂活性[268]。CT 也是众所周知可诱导强大的黏膜免疫的佐剂。它能够通过靶向黏膜免疫系统增强抗原特异性黏膜免疫，例如肠黏膜相关淋巴组织（intestinal mucosa–associated lymphoid tissue，GALT）和支气管黏膜相关淋巴组织（bronchial mucosa–associated lymphoid tissue，BALT）[269]。CTB 帮助抗原内化到黏膜表皮细胞中，尤其是通过受体介导的内吞作用进入胃肠道淋巴结的 M 细胞，随后将抗原转运到免疫细胞。在一项研究中，枯草芽孢杆菌菌株表达的 1A751 / CTB–TEpiAs 口服疫苗用于预防手足口病，显示在肠道灌洗液中显著升高 IgA 滴度[270]。为了进一步提高安全性和佐剂活性，科学家对天然 CT 的毒性相关氨基酸残基作了突变。单突变体 CTA1（R7K/R9K）具有更好的安全性和佐剂活性。CTA1–DD 与 H3N2 疫苗经鼻腔免疫，显示提升保护效果[271]。将 CTA1–DD 和流感病毒裂解物混合加载到纳米多糖颗粒形成疫苗，其具有抑制流感感染的作用[272]。

2. 大肠埃希菌不耐热肠毒素

LT（enterotoxin of *Escherichia coli*）是一种增强疫苗特异性全身和黏膜免疫的佐剂。LT 和抗原在水性缓冲液中混合后配制成疫苗，促进对抗原的免疫应答。与许多抗原库型佐剂不同，无须复杂制备或吸附过程就能形成抗原 / 佐剂疫苗[273-276]）。通过 LT 的免疫刺激特性和细胞结合作用，增强抗原的摄取和黏膜免疫水平[277-279]。LT 作为免疫佐剂的研究报道很多，如在对破伤风毒素、无活性的流感病毒毒素、幽门螺旋杆菌、重组脲酶、脑膜炎球菌、沙门菌、减毒的狂犬病病毒、肺炎球菌的表面蛋白、麻疹病毒的合成蛋白等的研究中都有应用。

第四节　小结与展望

佐剂的研究一直是制约疫苗发展的卡脖子问题，虽然近些年出现了多种新型佐剂。但是我们依然不能忽视佐剂研发面临的难题。首先，佐剂的安全性评估周期长：佐剂的安全性需要在临床前、临床开发的所有阶段进行评估，并在上市后继续进行。监管机构要求对疫苗佐剂进行彻底的临床前评估，以确定潜在的不良反应。通过佐剂对先天免疫反应的激活，对免疫应答的诱导等方面评估疫苗诱导的免疫介导的疾病风险。临床试验期间的安全性评估可能以临床前研究结果、目标人群的特征以及同类佐剂或其他佐剂的经验为指导建议。由于临床试验通常招募的受试者数量有限，罕见的严重不良事件在获得许可之前可能无法识别。因此，批准后监管部门在更广泛的人群里持续评估和监测佐剂安全性。其次，缺乏佐剂的体内外有效性的评价系统：含有铝佐剂的脑膜炎球菌疫苗诱导显著的体液免疫反应，而铝佐剂在体外刺激条件下不会促进树突状细胞（dendritic cell，DC）直接成熟，但可以在体内促进 DC 的成熟。如果注射部位或引流淋巴结的关键靶细胞类型可鉴定，或者关键应答 Biomarkers 可以找到，那么将可以构建佐剂评价体外筛选平台即可提供快速且信息丰富的方法来改善佐剂设计。再次，佐剂作用机制的复杂性：由于佐剂的理化性质可以促进抗原直接在淋巴结（lymph node，LN）中或是在注射部位激活免疫，所以佐剂具有多个潜在的作用位点和靶向细胞，而使得佐剂参与诱导的免疫反应类型较为复杂。所以对于佐剂的深入研究还需要包括佐剂动力学和抗原的剂量和动力学，它们决定定性和定量免疫应答水平；佐剂是否可以促进抗体多样性，以及佐剂组合之间是否促进持久的抗体或 T 细胞反应。我们需要应用反向疫苗学和系统疫苗学于所有辅助技术（可适当运用单细胞测序技术），这些技术有可能阐明佐剂的作用机制，优化当前佐剂潜力，指导新型佐剂的合理开发，用于对抗具有挑战性的病原体，如结核杆菌、艾滋病和疟原虫。

（王　宾，钟一维，张　勇，孙冰冰，陈春英，刘　晶）

参考文献

[1] MOIGNIC L E，PINOY P E. Les vaccins en emulsion dans les corps gras ou "lipovacccins" [J]. Comptes Rendus de la Société de Biologie，1916，79：201-203.

[2] COULAUD E. ETAT Allergique durable，obtenu chez les animaux de laboratoire，par injection sous - cutanée de bacilles tuberculeux morts enrobés dans la paraffine solide [J]. Rev Tuberculose，1934，2：850-855.

[3] SALK J E, BAILEY M L, LAURENT A M. The use of adjuvants in studies on influenza immunization. II. Increased antibody formation in human subjects inoculated with influenza virus vaccine in a water in–oil emulsion [J]. Am J Hyg, 1952, 55 (3): 439–456.

[4] FREUND J J, CASALS, HOSMER E P. Sensitization and Antibody Formation after Injection of Tubercle Bacilli and Paraffin Oil [J]. Proceedings of the Society for Experimental Biology and Medicine, 1937, 37: 509–513.

[5] HENLE W, HENLE G. Effect of Adjuvants on Vaccination of Human Beings Against Influenza [J]. Proceedings of the Society for Experimental Biology and Medicine, 1945, 59 (2): 179–181.

[6] FREUND J, THOMSON K J, et al. Antibody formation and sensitization with the aid of adjuvants [J]. J Immunol, 1948, 60 (3): 383–398.

[7] SALK J E, Laurent A M. The use of adjuvants in studies on influenza immunization. I. Measurements in monkeys of the dimensions of antigenicity of virus–mineral oil emulsions [J]. J Exp Med, 1952, 95 (5): 429–447.

[8] WOODHOUR A F, JENSEN K E, WARREN J. Development and application of new parenteral adjuvants [J]. J Immunol, 1961, 86: 681–689.

[9] WILNER B I, et al. Vaccine Potentiation by Emulsification with Pure Hydrocarbon Compounds [J]. J Immunol, 1963, 91: 210–229.

[10] BOLLINGER J N. Metabolic fate of mineral oil adjuvants using 14C–labeled tracers. II. Mannide monooleate [J]. J Pharm Sci, 1970, 59 (8): 1088–1092.

[11] BOLLINGER J N. Metabolic fate of mineral oil adjuvants using 14C–labeled tracers. I. Mineral oil [J]. J Pharm Sci, 1970, 59 (8): 1084–1088.

[12] STUEWART–TULL D E, et al. Immunosuppressive effect in mycobacterial adjuvant emulsions of mineral oils containing low molecular weight hydrocarbons [J]. Int Arch Allergy Appl Immunol, 1976, 52 (1–4): 118–128.

[13] BOKHOUT B A, GAALEN V C, HEIJDEN V D P J. A selected water–in–oil emulsion: Composition and usefulness as an immunological adjuvant [J]. Veterinary Immunology and Immunopathology, 1981, 2 (5): 491–500.

[14] HEEGER P S, et al. Revisiting tolerance induced by autoantigen in incomplete Freund's adjuvant [J]. J Immunol, 2000, 164 (11): 5771–5781.

[15] CHU R S, et al. CpG oligodeoxynucleotides act as adjuvants that switch on T helper 1 (Th1) immunity [J]. J Exp Med, 1997, 186 (10): 1623–1631.

[16] Behr M A, DIVANGAHI M. Freund's adjuvant, NOD2 and mycobacteria [J]. Curr Opin Microbiol, 2015, 23: 126–132.

[17] MIYAKE Y, YAMASAKI S. Immune Recognition of Pathogen–Derived Glycolipids Through Mincle [J]. Adv Exp Med Biol, 2020, 1204: 31–56.

[18] ISHIKAWA E, MORI D, YAMASAKI S. Recognition of Mycobacterial Lipids by Immune Receptors [J]. Trends Immunol, 2017, 38 (1): 66–76.

[19] KAYRAKLIOGLU N, HORULUOGLU B, KLINMAN D M. CpG Oligonucleotides as Vaccine Adjuvants [J]. Methods Mol Biol, 2021, 2197: 51–85.

[20] FREUND J. The effect of paraffin oil and mycobacteria on antibody formation and sensitization; a review [J]. Am J Clin Pathol, 1951, 21 (7): 645–656.

[21] BRODERSON J R. A retrospective review of lesions associated with the use of Freund's adjuvant [J]. Lab Anim Sci, 1989, 39 (5): 400–405.

[22] POWERS J G, et al. Comparison of immune and adverse effects induced by AdjuVac and Freund's complete adjuvant in New Zealand white rabbits (Oryctolagus cuniculus) [J]. Lab Anim (NY), 2007, 36 (9): 51–58.

[23] WEIBEL R E, et al. Ten-year follow-up study for safety of adjuvant 65 influenza vaccine in man [J]. Proc Soc Exp Biol Med, 1973, 143(4): 1053–1056.

[24] ISEKI K, et al. Evaluation of a new oil adjuvant for use in peptide-based cancer vaccination [J]. Cancer Sci, 2010, 101(10): 2110–2114.

[25] VAN DOORN E, et al. Safety and tolerability evaluation of the use of Montanide ISA51 as vaccine adjuvant: A systematic review [J]. Hum Vaccin Immunother, 2016, 12(1): 159–169.

[26] HENKER L C, et al. Immune protection conferred by recombinant MRLC (myosin regulatory light chain) antigen in TiterMax Gold (R) adjuvant against experimental fasciolosis in rats [J]. Vaccine, 2017, 35 (4): 663–671.

[27] SAAVEDRA D, CROMBET T. CIMAvax-EGF: A New Therapeutic Vaccine for Advanced Non-Small Cell Lung Cancer Patients [J]. Front Immunol, 2017, 8: 269.

[28] BYARS N E, ALLISON A C. Adjuvant formulation for use in vaccines to elicit both cell-mediated and humoral immunity [J]. Vaccine, 1987, 5(3): 223–228.

[29] ALLISON A C, BYARS N E. An adjuvant formulation that selectively elicits the formation of antibodies of protective isotypes and of cell-mediated immunity [J]. J Immunol Methods, 1986, 95(2): 157–168.

[30] ALLISON A C, BYARS N E. Syntex adjuvant formulation [J]. Res Immunol, 1992, 143(5): 519–525.

[31] XU S, et al. Impact of adjuvants on the biophysical and functional characteristics of HIV vaccine-elicited antibodies in humans [J]. NPJ Vaccines, 2022, 7(1): 90.

[32] RAYCHAUDHURI S, et al. Induction of antigen-specific class I-restricted cytotoxic T cells by soluble proteins in vivo [J]. Proc Natl Acad Sci U S A, 1992, 89(17): 8308–8312.

[33] HANNA N, HARIHARAN K. Development and application of PROVAX adjuvant formulation for subunit cancer vaccines [J]. Adv Drug Deliv Rev, 1998, 32(3): 187–197.

[34] BLOM A G. Hilgers L A T. Sucrose fatty acid sulphate esters as novel vaccine adjuvants: effect of the chemical composition [J]. Vaccine, 2004, 23(6): 743–754.

[35] HILGERS L A T, BLOM A G. Sucrose fatty acid sulphate esters as novel vaccine adjuvant [J]. Vaccine, 2006, 24: S81–S82.

[36] BODEWES R, et al. A single immunization with CoVaccine HT-adjuvanted H5N1 influenza virus vaccine induces protective cellular and humoral immune responses in ferrets [J]. J Virol, 2010, 84(16): 7943–7952.

[37] LONGENECKER B M, et al. Immune responses of mice and human breast cancer patients following immunization with synthetic sialyl-Tn conjugated to KLH plus detox adjuvant [J]. Ann N Y Acad Sci, 1993, 690: 276–291.

[38] SHEN S S. Yang Y W. Dynamics of antigen delivery and the functional roles of L121-adjuvant [J]. Vaccine, 2015, 33(35): 4341–4348,

[39] MENDES A, AZEVEDO-SILVA J, FERNANDES J C. From Sharks to Yeasts: Squalene in the Development of Vaccine Adjuvants [J]. Pharmaceuticals(Basel), 2022, 15(3).

[40] OTT G, BARCHFELD G L, CHERNOFF D, et al. MF59. Design and evaluation of a safe and potent adjuvant for human vaccines [J]. Pharm Biotechnol, 1995, 6: 277–296.

[41] KLEINERMAN E S, JIA S F, GRIFFIN J, et al. Phase II study of liposomal muramyl tripeptide in osteosarcoma: the cytokine cascade and monocyte activation following administration [J]. J Clin Oncol, 1992, 10(8): 1310–1316.

[42] MEYERS P A. Muramyl Tripeptide-Phosphatidyl Ethanolamine Encapsulated in Liposomes (L-MTP-PE) in the Treatment of Osteosarcoma [J]. Adv Exp Med Biol, 2020, 1257: 133–139.

[43] DUPUIS M, MCDONALD D M, OTT G. Distribution of adjuvant MF59 and antigen gD2 after intramuscular

injection in mice [J]. Vaccine, 1999, 18 (5–6): 434–439.

[44] GOLL J B, JAIN A, JENSEN T L, et al. The antibody landscapes following AS03 and MF59 adjuvanted H5N1 vaccination [J]. NPJ Vaccines, 2022, 7 (1): 103.

[45] HAENSLER J. Manufacture of Oil–in–Water Emulsion Adjuvants [J]. Methods Mol Biol, 2017, 1494: 165–180.

[46] HEEKE D S, LIN R, RAO E, et al. Identification of GLA/SE as an effective adjuvant for the induction of robust humoral and cell–mediated immune responses to EBV–gp350 in mice and rabbits [J]. Vaccine, 2016, 34 (23): 2562–2569.

[47] BIAN L, ZHENG Y, GUO X, et al. Intramuscular Inoculation of AS02–Adjuvanted Respiratory Syncytial Virus (RSV) F Subunit Vaccine Shows Better Efficiency and Safety Than Subcutaneous Inoculation in BALB/c Mice [J]. Front Immunol, 2022, 13: 938598.

[48] ALLISON A C, GREGORIADIS G. Liposomes as immunological adjuvants [J]. Nature, 1974, 252 (5480): 252–252.

[49] TANDRUP SCHMIDT S, FOGEO C, KORSHOLM K S, et al. Liposome–Based Adjuvants for Subunit Vaccines: Formulation Strategies for Subunit Antigens and Immunostimulators [J]. 2016, 8 (1): 7.

[50] BOKS M A, AMBROSINI M, BRUIJNS S C, et al. MPLA incorporation into DC–targeting glycoliposomes favours anti–tumour T cell responses [J]. J Control Release, 2015, 216: 37–46.

[51] OBEROI H S, YORGENSEN Y M, MORASSE A, et al. PEG modified liposomes containing CRX–601 adjuvant in combination with methylglycol chitosan enhance the murine sublingual immune response to influenza vaccination [J]. J Control Release, 2016, 223: 64–74.

[52] TAKAYAMA K, RIBI E, CANTRELL J L. Isolation of a nontoxic lipid A fraction containing tumor regression activity [J]. Cancer Res, 1981, 41 (7): 2654–2657.

[53] STEINHAGEN F, KINJO T, BODE C, et al. TLR–based immune adjuvants [J]. Vaccine, 2011, 29 (17): 3341–3355.

[54] LATZ E, VISINTIN A, LIEN E, et al. Lipopolysaccharide rapidly traffics to and from the Golgi apparatus with the toll–like receptor 4–MD–2–CD14 complex in a process that is distinct from the initiation of signal transduction [J]. J Biol Chem, 2002, 277 (49): 47834–47843.

[55] KENSIL C R, PATEL U, LENNICK M, et al. Separation and characterization of saponins with adjuvant activity from Quillaja saponaria Molina cortex [J]. J Immunol, 1991, 146 (2): 431–437.

[56] KENSIL C R, KAMMER R. QS–21: a water–soluble triterpene glycoside adjuvant [J]. Expert Opin Investig Drugs, 1998, 7 (9): 1475–1482.

[57] CLELAND J L, KENSIL C R, LIM A, et al. Isomerization and formulation stability of the vaccine adjuvant QS–21 [J]. J Pharm Sci, 1996, 85 (1): 22–28.

[58] MIAO L, LI L, HUANG Y, et al. Delivery of mRNA vaccines with heterocyclic lipids increases anti–tumor efficacy by STING–mediated immune cell activation [J]. Nat Biotechnol, 2019, 37 (10): 1174–1185.

[59] ZHANG H, YOU X, WANG X, et al. Delivery of mRNA vaccine with a lipid–like material potentiates antitumor efficacy through Toll–like receptor 4 signaling [J]. Proc Natl Acad Sci U S A, 2021, 118 (6).

[60] DANE E L, BELESSIOTIS–RICHARDS A, BACKLUND C, et al. STING agonist delivery by tumour–penetrating PEG–lipid nanodiscs primes robust anticancer immunity [J]. Nat Mater, 2022, 21 (6): 710–720.

[61] ACEVEDO R, PÉREZ O, ZAYAS C, et al. Cochleates derived from Vibrio cholerae O1 proteoliposomes: the impact of structure transformation on mucosal immunisation [J]. PLOS ONE, 2012.

[62] NI Q, ZHANG F, LIU Y, et al. A bi–adjuvant nanovaccine that potentiates immunogenicity of neoantigen for combination immunotherapy of colorectal cancer [J]. Science Advances, 2020, 6 (12): eaaw6071.

[63] JIN S M, YOO Y J, SHIN H S, et al. A nanoadjuvant that dynamically coordinates innate immune stimuli activation enhances cancer immunotherapy and reduces immune cell exhaustion [J]. Nature Nanotechnology, 2023, 18 (4): 390–402.

[64] SHI S, ZHU H, XIA X, et al. Vaccine adjuvants: Understanding the structure and mechanism of adjuvanticity [J]. Vaccine, 2019, 37 (24): 3167–3178.

[65] CAULFIELD M J, SHI L, WANG S, et al. Effect of alternative aluminum adjuvants on the absorption and immunogenicity of HPV16 L1 VLPs in mice [J]. Hum Vaccin, 2007, 3 (4): 139–145.

[66] CLAPP T, MUNKS M W, TRIVEDI R, et al. Freeze–thaw stress of Alhydrogel (R) alone is sufficient to reduce the immunogenicity of a recombinant hepatitis B vaccine containing native antigen[J]. Vaccine, 2014, 32 (30): 3765–3771.

[67] MAHBOUBI A, FAZELI M R, DINARVAND R, et al. Comparison of the adjuvanticity of aluminum salts and their combination in hepatitis B recombinant protein vaccine in assessed mice[J]. Iran J Immunol, 2008, 5 (3): 163–170.

[68] RUWONA T B, XU H, LI X, et al. Toward understanding the mechanism underlying the strong adjuvant activity of aluminum salt nanoparticles [J]. Vaccine, 2016, 34 (27): 3059–3067.

[69] WANG S , LI X, FISHER K, et al. Enhanced type I immune response to a hepatitis B DNA vaccine by formulation with calcium– or aluminum phosphate [J]. Vaccine, 2000, 18 (13): 1227–1235.

[70] HASSETT K J, COUSINS M C, RABIA L A, et al. Stabilization of a recombinant ricin toxin A subunit vaccine through lyophilization [J]. European Journal of Pharmaceutics and Biopharmaceutics, 2013, 85 (2): 279–286.

[71] SUN B, XIA T. Nanomaterial–based vaccine adjuvants [J]. Journal of Materials Chemistry B, 2016, 4 (33): 5496–5509.

[72] ROMERO MENDEZ I Z, SHI Y, HOGENESCH H, et al. Potentiation of the immune response to non–adsorbed antigens by aluminum–containing adjuvants [J]. Vaccine, 2007, 25 (5): 825–833.

[73] HOGENESCH H. Mechanism of immunopotentiation and safety of aluminum adjuvants [J]. Front Immunol, 2012, 3: 406.

[74] SUN B, JI Z, LIAO Y, et al. Engineering an Effective Immune Adjuvant by Designed Control of Shape and Crystallinity of Aluminum Oxyhydroxide Nanoparticles [J]. ACS Nano, 2013, 7 (12): 10834–10849.

[75] HEM S L, HOGENESCH H. Relationship between physical and chemical properties of aluminum–containing adjuvants and immunopotentiation [J]. Expert Review of Vaccines, 2007, 6 (5): 685–698.

[76] CAULFIELD M J, SHI L, WANG S, et al. Effect of Alternative Aluminum Adjuvants on the Absorption and Immunogenicity of HPV16 L1 VLPs in Mice [J]. Human Vaccines, 2014, 3 (4): 139–145.

[77] AL–SHAKHSHIR, R, REGNIER F, WHITE J L, et al. Effect of protein adsorption on the surface charge characteristics of aluminium–containing adjuvants [J]. Vaccine, 1994, 12 (5): 472–474.

[78] SHIRODKAR S, HUTCHINSON R L, PERRY D L, et al. Aluminum Compounds Used as Adjuvants in Vaccines [J]. Pharm Res, 1990, 7 (12): 1282–1288.

[79] MALIK M A, WANI M Y, HASHIM M A. Microemulsion method: A novel route to synthesize organic and inorganic nanomaterials [J]. Arabian Journal of Chemistry, 2012, 5 (4): 397–417.

[80] LIANG Z, YANG Y, YU G, et al. Engineering aluminum hydroxyphosphate nanoparticles with well–controlled surface property to enhance humoral immune responses as vaccine adjuvants [J]. Biomaterials, 2021, 275: 120960.

[81] SUN B, JI Z, LIAO Y, et al. Enhanced Immune Adjuvant Activity of Aluminum Oxyhydroxide Nanorods through Cationic Surface Functionalization [J]. ACS Appl Mater Interfaces, 2017, 9 (26): 21697–21705.

[82] LI X, HUFNAGEL S, XU H, et al. Aluminum (Oxy) Hydroxide Nanosticks Synthesized in Bicontinuous

Reverse Microemulsion Have Potent Vaccine Adjuvant Activity [J]. ACS Appl Mater Interfaces, 2017, 9 (27): 22893–22901.

[83] LI X, ALDAYEL A M, CUI Z. Aluminum hydroxide nanoparticles show a stronger vaccine adjuvant activity than traditional aluminum hydroxide microparticles [J]. Journal of controlled release: official journal of the Controlled Release Society, 2014, 173: 148–157.

[84] 胡高翔，毕跃东，吴永超，等. 氢氧化铝佐剂氨水法配制工艺优化 [J]. 生物技术世界, 2014 (7): 64–65.

[85] HOGENESCH H. Mechanism of Immunopotentiation and Safety of Aluminum Adjuvants [J]. Frontiers in Immunology, 2013, 3 (406).

[86] RINELLA J V, WHITE J L, HEM S L. Treatment of aluminium hydroxide adjuvant to optimize the adsorption of basic proteins [J]. Vaccine, 1996, 14 (4): 298–300.

[87] FROMEN C A, ROBBINS G R, SHEN T W, et al. Controlled analysis of nanoparticle charge on mucosal and systemic antibody responses following pulmonary immunization [J]. Proc Natl Acad Sci U S A, 2015, 112 (2): 488–493.

[88] SAYIN B, SOMAVARAPU S, LI X W, et al. Mono–N–carboxymethyl chitosan (MCC) and N–trimethyl chitosan (TMC) nanoparticles for non–invasive vaccine delivery [J]. Int J Pharm, 2008, 363 (1–2): 139–148.

[89] SMOLENSKY E D, PARK H Y, BERQUÓ T S, et al. Surface functionalization of magnetic iron oxide nanoparticles for MRI applications–effect of anchoring group and ligand exchange protocol [J]. Contrast Media Mol Imaging, 2011, 6 (4): 189–199.

[90] MOTTA A, GAIGEOT M P, COSTA D. Ab Initio Molecular Dynamics Study of the AlOOH Boehmite/Water Interface: Role of Steps in Interfacial Grotthus Proton Transfers [J]. The Journal of Physical Chemistry C, 2012, 116 (23): 12514–12524.

[91] PRANGE M P. Predicting Surface Energies and Particle Morphologies of Boehmite (γ–AlOOH) from Density Functional Theory [J]. The Journal of Physical Chemistry C, 2018, 122 (19): 10400–10412.

[92] VALETTE A. Interplay of Solid–Liquid Interactions and Anisotropic Aggregation in Solution: The Case Study of γ–AlOOH Crystallites [J]. The Journal of Physical Chemistry C, 2021, 125 (47): 26049–26060.

[93] HE T, XIANG L, ZHU S. Different nanostructures of boehmite fabricated by hydrothermal process: effects of pH and anions [J]. CrystEngComm, 2009, 11 (7): 1338–1342.

[94] LIANG Z, WANG X, YU G, et al. Mechanistic understanding of the aspect ratio–dependent adjuvanticity of engineered aluminum oxyhydroxide nanorods in prophylactic vaccines [J]. Nano Today, 2022, 43: 101445.

[95] BI S, LI M, LIANG Z, et al. Self–assembled aluminum oxyhydroxide nanorices with superior suspension stability for vaccine adjuvant [J]. J Colloid Interface Sci, 2022, 627: 238–246.

[96] ORR M T, KHANDHAR A P, SEYDOUX E, et al. Reprogramming the adjuvant properties of aluminum oxyhydroxide with nanoparticle technology [J]. NPJ Vaccines, 2019, 4 (1): 1–10.

[97] PENG S, CAO F, XIA Y, et al. Particulate Alum via Pickering Emulsion for an Enhanced COVID–19 Vaccine Adjuvant [J]. Advanced Materials, 2020, 32 (40): 2004210.

[98] LANA S, BURRELLA C T J, DARRELL SCHULZE, et al. Aluminium phosphate adjuvants prepared by precipitation at constant pH. Part Ⅰ composition and structure [J]. Vaccine, 2000, 19 (2): 275–281.

[99] LANA S, BURRELLA C T J, DARRELL SCHULZE, et al. Aluminium phosphate adjuvants prepared by precipitation at constant pH. Part Ⅱ physicochemical properties [J]. Vaccine, 2001, 19 (2): 282–287.

[100] MOREFIELD G L, SOKOLOVSKA A, JIANG D, et al. Role of aluminum–containing adjuvants in antigen internalization by dendritic cells in vitro [J]. Vaccine, 2005, 23 (13): 1588–1595.

[101] VRIELING H, BALLESTAS M E, HAMZINK M, et al. Stabilised aluminium phosphate nanoparticles used as vaccine adjuvant [J]. Colloids Surf B Biointerfaces, 2019, 181: 648–656.

[102] HANSEN B, BELFAST M, SOUNG G, et al. Effect of the strength of adsorption of hepatitis B surface antigen to aluminum hydroxide adjuvant on the immune response [J]. Vaccine, 2009, 27(6): 888–892.

[103] IYER S, HOGENESCH H, HEM S L. Effect of the degree of phosphate substitution in aluminum hydroxide adjuvant on the adsorption of phosphorylated proteins [J]. Pharm Dev Technol, 2003, 8(1): 81–86.

[104] MOREFIELD G L. A rational, systematic approach for the development of vaccine formulations [J]. AAPS J, 2011, 13(2): 191–200.

[105] YU G, LIANG Z, YU Z, et al. Engineering the hydroxyl content on aluminum oxyhydroxide nanorod for elucidating the antigen adsorption behavior [J]. NPJ Vaccines, 2022, 7(1): 62.

[106] AGARWAL S, HICKEY J M, MCADAMS D, et al. Effect of Aluminum Adjuvant and Preservatives on Structural Integrity and Physicochemical Stability Profiles of Three Recombinant Subunit Rotavirus Vaccine Antigens [J]. J Pharm Sci, 2020, 109(1): 476–487.

[107] D'SOUZA A J, MAR K D, HUANG J, et al. Rapid deamidation of recombinant protective antigen when adsorbed on aluminum hydroxide gel correlates with reduced potency of vaccine [J]. J Pharm Sci, 2013, 102 (2): 454–461.

[108] BRITO L A, MALYALA P, O'HAGAN D T. Vaccine adjuvant formulations: a pharmaceutical perspective [J]. Semin Immunol, 2013, 25(2): 130–145.

[109] KAMERZELL T J, ESFANDIARY R, JOSHI S B, et al. Protein–excipient interactions: mechanisms and biophysical characterization applied to protein formulation development [J]. Adv Drug Deliv Rev, 2011, 63 (13): 1118–1159.

[110] PEEK L J, MARTIN T T, NATION C E, et al. Effects of stabilizers on the destabilization of proteins upon adsorption to aluminum salt adjuvants [J]. J Pharm Sci, 2007, 96(3): 547–557.

[111] 蒋平平，王汀．新冠病毒的免疫性和新冠疫苗研发进展 [J]．中国药剂学杂志，2022，20(1): 1–7.

[112] 喻吉．人用疫苗佐剂及其免疫学机制研究现状 [J]．免疫学杂志，2018，34(9): 811–817.

[113] TAKEUCHI O, AKIRA S. Pattern recognition receptors and inflammation [J]. Cell, 2010, 140 (6): 805–820.

[114] HEMMI H, KAISHO T, TAKEUCHI O, et al. Small anti–viral compounds activate immune cells via the TLR7 MyD88–dependent signaling pathway [J]. Nat Immunol, 2002, 3(2): 196–200.

[115] DIEBOLD S S, KAISHO T, HEMMI H, et al. Innate antiviral responses by means of TLR7–mediated recognition of single–stranded RNA [J]. Science, 2004, 303(5663): 1529–1531.

[116] FEDERICO S, POZZETTI L, PAPA A, et al. Modulation of the Innate Immune Response by Targeting Toll–like Receptors: A Perspective on Their Agonists and Antagonists [J]. J Med Chem, 2020, 63 (22): 13466–13513.

[117] ANWAR M A, SHAH M, KIM J, et al. Recent clinical trends in Toll–like receptor targeting therapeutics [J]. Med Res Rev, 2019, 39(3): 1053–1090.

[118] KAUSHIK D, DHINGRA S, PATIL M T, et al. BBIQ, a pure TLR7 agonist, is an effective influenza vaccine adjuvant [J]. Hum Vaccin Immunother, 2020, 16(8): 1989–1996.

[119] MILLER R L, GERSTER J F, OWENS M L, et al. Imiquimod applied topically: a novel immune response modifier and new class of drug [J]. Int J Immunopharmacol, 1999, 21(1): 1–14.

[120] WILLE–REECE U, FLYNN B J, LORÉ K, et al. HIV Gag protein conjugated to a Toll–like receptor 7/8 agonist improves the magnitude and quality of Th1 and $CD8^+$ T cell responses in nonhuman primates [J]. Proc Natl Acad Sci U S A, 2005, 102(42): 15190–15194.

[121] HOLBROOK B C, D′ AGOSTINO R B J R, AYCOCK S T, et al. Adjuvanting an inactivated influenza vaccine with conjugated R848 improves the level of antibody present at 6months in a nonhuman primate neonate model

[J]. Vaccine, 2017, 35(45): 6137–6142.

[122] FRANCICA J R, LYNN G M, LAGA R, et al. Thermoresponsive Polymer Nanoparticles Co–deliver RSV F Trimers with a TLR–7/8 Adjuvant [J]. Bioconjug Chem, 2016, 27(10): 2372–2385.

[123] KASTURI S P, RASHEED M A U, HAVENAR–DAUGHTON C, et al. 3M–052, a synthetic TLR–7/8 agonist, induces durable HIV–1 envelope–specific plasma cells and humoral immunity in nonhuman primates [J]. Science Immunology, 2020, 5(48): eabb1025.

[124] SAUNDERS K O, LEE E, PARKS R, et al. Neutralizing antibody vaccine for pandemic and pre–emergent coronaviruses [J]. Nature, 2021, 594(7864): 553–559.

[125] XIE X, GENG S, LIU H, et al. Cimetidine synergizes with Praziquantel to enhance the immune response of HBV DNA vaccine via activating cytotoxic CD8(+) T cell [J]. Hum Vaccin Immunother, 2014, 10(6): 1688–1699.

[126] WANG S, WU B, XUE J, et al. Nizatidine, a small molecular compound, enhances killed H5N1 vaccine cell–mediated responses and protects mice from lethal viral challenge [J]. Hum Vaccin Immunother, 2014, 10(2): 461–868.

[127] LIU Y, LIANG G, XU H, et al. Tumors exploit FTO–mediated regulation of glycolytic metabolism to evade immune surveillance [J]. Cell Metab, 2021, 33(6): 1221–1233 e11.

[128] YE Y, KUANG X, XIE Z, et al. Small–molecule MMP2/MMP9 inhibitor SB–3CT modulates tumor immune surveillance by regulating PD–L1 [J]. Genome Med, 2020, 12(1): 83.

[129] LI C, ZHOU X, ZHONG Y, et al. A Recombinant G Protein Plus Cyclosporine A–Based Respiratory Syncytial Virus Vaccine Elicits Humoral and Regulatory T Cell Responses against Infection without Vaccine–Enhanced Disease [J]. J Immunol, 2016, 196(4): 1721–1731.

[130] ZHANG S, ZHAO G, SU C, et al. Neonatal priming and infancy boosting with a novel respiratory syncytial virus vaccine induces protective immune responses without concomitant respiratory disease upon RSV challenge [J]. Hum Vaccin Immunother, 2020, 16(3): 664–672.

[131] Dalsgaard K. Saponin adjuvants [J]. Archiv für die gesamte Virusforschung, 1974, 44(3): 243–254.

[132] SOLTYSIK S, BEDORE D A, KENSIL C R. Adjuvant activity of QS–21 isomers [J]. Ann N Y Acad Sci, 1993, 690: 392–395.

[133] WANG P, KIM Y J, NAVARRO–VILLALOBOS M, et al. Synthesis of the potent immunostimulatory adjuvant QS–21A [J]. J Am Chem Soc, 2005, 127(10): 3256–3257.

[134] KIM Y J, WANG P, NAVARRO–VILLALOBOS M, et al. Synthetic studies of complex immunostimulants from Quillaja saponaria: synthesis of the potent clinical immunoadjuvant QS–21Aapi [J]. J Am Chem Soc, 2006, 128(36): 11906–11915.

[135] KENSIL C R, Saponins as vaccine adjuvants [J]. Crit Rev Ther Drug Carrier Syst, 1996, 13(1–2): 1–55.

[136] DIDIERLAURENT A M, LAUPÈZE B, DI PASQUALE A, et al. Adjuvant system AS01: helping to overcome the challenges of modern vaccines [J]. Expert Rev Vaccines, 2017, 16(1): 55–63.

[137] MARTY–ROIX R, VLADIMER G I, POULIOT K, et al. Identification of QS–21 as an Inflammasome–activating Molecular Component of Saponin Adjuvants* [J]. Journal of Biological Chemistry, 2016, 291(3): 1123–1136.

[138] KESTER K E, CUMMINGS J F, OFORI–ANYINAM O, et al. Randomized, double–blind, phase 2a trial of falciparum malaria vaccines RTS, S/AS01B and RTS, S/AS02A in malaria–naive adults: safety, efficacy, and immunologic associates of protection [J]. J Infect Dis, 2009, 200(3): 337–346.

[139] COCCIA M, COLLIGNON C, HERVÉ C, et al. Cellular and molecular synergy in AS01–adjuvanted vaccines results in an early IFN γ response promoting vaccine immunogenicity [J]. NPJ Vaccines, 2017, 2: 25.

[140] SHAH R A, LIMMER A L, NWANNUNU C E, et al. Shingrix for Herpes Zoster: A Review [J]. Skin Therapy Lett, 2019, 24(4): 5–7.

[141] PARENKY A C, AKALKOTKAR A, MULLA N S, et al. Harnessing T–cell activity against prostate cancer: A therapeutic microparticulate oral cancer vaccine [J]. Vaccine, 2019, 37(41): 6085–6092.

[142] DING Z, ZHU H, MO L, et al. FLT3 L and granulocyte macrophage colony–stimulating factor enhance the anti–tumor and immune effects of an HPV16 E6/E7 vaccine [J]. Aging (Albany NY), 2019, 11 (24): 11893–11904.

[143] YUAN X, QIN X, WANG D, et al. Mesenchymal stem cell therapy induces FLT3 L and CD1c (+) dendritic cells in systemic lupus erythematosus patients [J]. Nat Commun, 2019, 10(1): 2498.

[144] BREKKE K, SOMMERFELT M, ÖKVIST M, et al. The therapeutic HIV Env C5/gp41 vaccine candidate Vacc–C5 induces specific T cell regulation in a phase I/II clinical study [J]. BMC Infect Dis, 2017, 17(1): 228.

[145] BANDERA A, TRABATTONI D, FERRARIO G, et al. Interferon–gamma and granulocyte–macrophage colony stimulating factor therapy in three patients with pulmonary aspergillosis [J]. Infection, 2008, 36(4): 368–373.

[146] CHONG S Y, EGAN M A, KUTZLER M A, et al. Comparative ability of plasmid IL–12 and IL–15 to enhance cellular and humoral immune responses elicited by a SIVgag plasmid DNA vaccine and alter disease progression following SHIV (89.6P) challenge in rhesus macaques [J]. Vaccine, 2007, 25(26): 4967–4982.

[147] KALAMS S A, PARKER S, JIN X, et al. Safety and immunogenicity of an HIV–1 gag DNA vaccine with or without IL–12 and/or IL–15 plasmid cytokine adjuvant in healthy, HIV–1 uninfected adults [J]. PLoS One, 2012, 7(1): e29231.

[148] KALAMS S A, PARKER S D, ELIZAGA M, et al. Safety and comparative immunogenicity of an HIV–1 DNA vaccine in combination with plasmid interleukin 12 and impact of intramuscular electroporation for delivery [J]. J Infect Dis, 2013, 208(5): 818–829.

[149] SUSCHAK J J, BAGLEY K, SHOEMAKER C J, et al. The Genetic Adjuvants Interleukin–12 and Granulocyte–Macrophage Colony Stimulating Factor Enhance the Immunogenicity of an Ebola Virus Deoxyribonucleic Acid Vaccine in Mice [J]. J Infect Dis, 2018, 218 (suppl_5): S519–S527.

[150] BAGLEY K C, SCHWARTZ J A, ANDERSEN H, et al. An Interleukin 12 Adjuvanted Herpes Simplex Virus 2 DNA Vaccine Is More Protective Than a Glycoprotein D Subunit Vaccine in a High–Dose Murine Challenge Model [J]. Viral Immunol, 2017, 30(3): 178–195.

[151] JACOBSON J M, ZHENG L, WILSON C C, et al. The Safety and Immunogenicity of an Interleukin–12–Enhanced Multiantigen DNA Vaccine Delivered by Electroporation for the Treatment of HIV–1 Infection [J]. J Acquir Immune Defic Syndr, 2016, 71(2): 163–171.

[152] MORELLI M P, DEL MEDICO ZAJAC M P, PELLEGRINI J M, et al. IL–12 DNA Displays Efficient Adjuvant Effects Improving Immunogenicity of Ag85A in DNA Prime/MVA Boost Immunizations [J]. Front Cell Infect Microbiol, 2020, 10: 581812.

[153] FOROUTAN M, BARATI M, GHAFFARIFAR F. Enhancing immune responses by a novel multi–epitope ROP8 DNA vaccine plus interleukin–12 plasmid as a genetic adjuvant against acute Toxoplasma gondii infection in BALB/c mice [J]. Microb Pathog, 2020, 147: 104435.

[154] CHEN Y, EMTAGE P, ZHU Q, et al. Induction of ErbB–2/neu–specific protective and therapeutic antitumor immunity using genetically modified dendritic cells: enhanced efficacy by cotransduction of gene encoding IL–12 [J]. Gene Ther, 2001, 8(4): 316–323.

[155] NANNI P, NICOLETTI G, DE GIOVANNI C, et al. Combined allogeneic tumor cell vaccination and systemic

interleukin 12 prevents mammary carcinogenesis in HER-2/neu transgenic mice[J]. J Exp Med, 2001, 194(9): 1195–1205.

[156] VONDERHEIDE R H, KRAYNYAK K A, SHIELDS A F, et al. Phase 1 study of safety, tolerability and immunogenicity of the human telomerase (hTERT) -encoded DNA plasmids INO-1400 and INO-1401 with or without IL-12 DNA plasmid INO-9012 in adult patients with solid tumors [J]. J Immunother Cancer, 2021, 9(7): e003019.

[157] XU H, XING J, TANG X, et al. Generation and functional evaluation of a DNA vaccine co-expressing Vibrio anguillarum VAA protein and flounder interleukin-2 [J]. Fish Shellfish Immunol, 2019, 93: 1018–1027.

[158] WEN Q, XIONG W, HE J, et al. Fusion cytokine IL-2-GMCSF enhances anticancer immune responses through promoting cell-cell interactions [J]. J Transl Med, 2016, 14: 41.

[159] CHEN Y, SONG T, XIAO Y, et al. Enhancement of immune response of piglets to PCV-2 vaccine by porcine IL-2 and fusion IL-4/6 gene entrapped in chitosan nanoparticles [J]. Res Vet Sci, 2018, 117: 224–232.

[160] WU B, ZOU Q, HU Y, et al. Interleukin-22 as a molecular adjuvant facilitates IL-17-producing CD8+ T cell responses against a HBV DNA vaccine in mice [J]. Hum Vaccin Immunother, 2013, 9(10): 2133–2141.

[161] XIE P, LI Y, LI Y, et al. Immune effect of a Newcastle disease virus DNA vaccine with IL-12 as a molecular adjuvant delivered by electroporation [J]. Arch Virol, 2020, 165(9): 1959–1968.

[162] HU M, ZHOU X, WANG Y, et al. Relaxin-FOLFOX-IL-12 triple combination therapy engages memory response and achieves long-term survival in colorectal cancer liver metastasis [J]. J Control Release, 2020, 319: 213–221.

[163] CALAROTA S A, CALAROTA S A, DAI A, et al. IL-15 as memory T-cell adjuvant for topical HIV-1 DermaVir vaccine [J]. Vaccine, 2008, 26(40): 5188–5195.

[164] OH S, BERZOFSKY J A, BURKE D S, et al. Coadministration of HIV vaccine vectors with vaccinia viruses expressing IL-15 but not IL-2 induces long-lasting cellular immunity [J]. Proc Natl Acad Sci U S A, 2003, 100(6): 3392–3397.

[165] CHEN J, LI Z, HUANG S, et al. Protective efficacy of Toxoplasma gondii calcium-dependent protein kinase 1 (TgCDPK1) adjuvated with recombinant IL-15 and IL-21 against experimental toxoplasmosis in mice [J]. BMC Infect Dis, 2014, 14: 487.

[166] LI Z Y, CHEN J, PETERSEN E, et al. Synergy of mIL-21 and mIL-15 in enhancing DNA vaccine efficacy against acute and chronic Toxoplasma gondii infection in mice [J]. Vaccine, 2014, 32(25): 3058–3065.

[167] SUN L, YUAN Q, XU T, et al. Novel adjuvant for immunization against tuberculosis: DNA vaccine expressing Mycobacterium tuberculosis antigen 85A and interleukin-15 fusion product elicits strong immune responses in mice [J]. Biotechnol Lett, 2017, 39(8): 1159–1166.

[168] PARK D B, AHN B E, SON H, et al. Construction of a bivalent vaccine against anthrax and smallpox using the attenuated vaccinia virus KVAC103 [J]. BMC Microbiol, 2021, 21(1): 76.

[169] MARX M, ZUMPE M, TROSCHKE-MEURER S, et al. Co-expression of IL-15 enhances anti-neuroblastoma effectivity of a tyrosine hydroxylase-directed DNA vaccination in mice [J]. PLoS One, 2018, 13(11): e0207320.

[170] KVISTAD D, PALLIKKUTH S, SIRUPANGI T, et al. IL-21 enhances influenza vaccine responses in aged macaques with suppressed SIV infection [J]. JCI Insight, 2021, 6(20).

[171] SHEN Z, YANG H, YANG S, et al. Hepatitis B virus persistence in mice reveals IL-21 and IL-33 as regulators of viral clearance [J]. Nat Commun, 2017, 8(1): 2119.

[172] SHEN Z, LIU J, WU J, et al. IL-21-based therapies induce clearance of hepatitis B virus persistence in mouse models [J]. Theranostics, 2019, 9(13): 3798–3811.

[173] TANG R, ZHAI Y, DONG L, et al. Immunization with dendritic cell-based DNA vaccine pRSC-NLDC145. gD-IL21 protects mice against herpes simplex virus keratitis [J]. Immunotherapy, 2018, 10(3): 189-200.

[174] BOLESTA E, KOWALCZYK A, WIERZBICKI A, et al. Increased level and longevity of protective immune responses induced by DNA vaccine expressing the HIV-1 Env glycoprotein when combined with IL-21 and IL-15 gene delivery [J]. J Immunol, 2006, 177(1): 177-191.

[175] FENG C, JIN J, ZOU Q, et al. Interleukin-21 inhibits humoral response to an HIV DNA vaccine by enhancing Bcl-6 and Pax-5 expression [J]. Viral Immunol, 2012, 25(2): 131-140.

[176] FAN W, WAN Y, LI Q. Interleukin-21 enhances the antibody avidity elicited by DNA prime and MVA boost vaccine [J]. Cytokine, 2020, 125: 154814.

[177] TOKA F N, GIERYNSKA M, ROUSE B T. Codelivery of CCR7 ligands as molecular adjuvants enhances the protective immune response against herpes simplex virus type 1 [J]. J Virol, 2003, 77(23): 12742-12752.

[178] HU K, LUO S, TONG L, et al. CCL19 and CCL28 augment mucosal and systemic immune responses to HIV-1 gp140 by mobilizing responsive immunocytes into secondary lymph nodes and mucosal tissue [J]. J Immunol, 2013, 191(4): 1935-1947.

[179] HAN Y W, ALEYAS A G, GEORGE J A, et al. Genetic co-transfer of CCR7 ligands enhances immunity and prolongs survival against virulent challenge of pseudorabies virus [J]. Immunol Cell Biol, 2009, 87(1): 91-99.

[180] HARTOONIAN C, SEPEHRIZADEH Z, TABATABAI YAZDI M, et al. Enhancement of Immune Responses by Co-delivery of CCL19/MIP-3beta Chemokine Plasmid With HCV Core DNA/Protein Immunization [J]. Hepat Mon, 2014, 14(3): e14611.

[181] CHEN C, HU Y H, XIAO Z Z, et al. SmCCL19, a CC chemokine of turbot Scophthalmus maximus, induces leukocyte trafficking and promotes anti-viral and anti-bacterial defense [J]. Fish Shellfish Immunol, 2013, 35(5): 1677-1682.

[182] AROCKIARAJ J, BHATT P, HARIKRISHNAN R, et al. Molecular and functional roles of 6C CC chemokine 19 in defense system of striped murrel Channa striatus [J]. Fish Shellfish Immunol, 2015, 45(2): 817-827.

[183] CHEN F, LU X, NIE L, et al. Molecular characterization of a CC motif chemokine 19-like gene in ayu (Plecoglossus altivelis) and its role in leukocyte trafficking [J]. Fish Shellfish Immunol, 2018, 72: 301-308.

[184] KIM J Y, KIM H J, PARK J S, et al. DNA vaccine dual-expressing viral hemorrhagic septicemia virus glycoprotein and C-C motif chemokine ligand 19 induces the expression of immune-related genes in zebrafish (Danio rerio) [J]. J Microbiol, 2022, 60(10): 1032-1038.

[185] HARTOONIAN C, SEPEHRIZADEH Z, MAHDAVI M, et al. Modulation of hepatitis C virus core DNA vaccine immune responses by co-immunization with CC-chemokine ligand 20 (CCL20) gene as immunoadjuvant [J]. Mol Biol Rep, 2014, 41(9): 5943-5952.

[186] GUO J H, FAN M W, SUN J H, et al. Fusion of antigen to chemokine CCL20 or CXCL13 strategy to enhance DNA vaccine potency [J]. Int Immunopharmacol, 2009, 9(7-8): 925-930.

[187] SONG R, LIU S, LEONG K W, Effects of MIP-1 alpha, MIP-3 alpha, and MIP-3 beta on the induction of HIV Gag-specific immune response with DNA vaccines [J]. Mol Ther, 2007, 15(5): 1007-1015.

[188] JANEWAY C A, JR. Approaching the asymptote? Evolution and revolution in immunology [J]. Cold Spring Harb Symp Quant Biol, 1989, 54 Pt 1: 1-13.

[189] NETEA M G, JOOSTEN L A, LATZ E, et al. Trained immunity: A program of innate immune memory in health and disease [J]. Science, 2016, 352(6284): aaf1098.

[190] CERNY J, STRIZ I. Adaptive innate immunity or innate adaptive immunity [J]. Clin Sci (Lond), 2019, 133(14): 1549-1565.

[191] COFFMAN R L, SHER A, SEDER R A. Vaccine Adjuvants: Putting Innate Immunity to Work [J]. Immunity, 2010, 33(4): 492–503.

[192] IWASAKI A, MEDZHITOV R. Regulation of adaptive immunity by the innate immune system [J]. Science, 2010, 327(5963): 291–295.

[193] FITZGERALD K A, KAGAN J C. Toll-like Receptors and the Control of Immunity[J]. Cell, 2020, 180(6): 1044–1066.

[194] HUSSEIN W M, LIU T Y, SKWARCZYNSKI M, et al. Toll-like receptor agonists: a patent review (2011 – 2013) [J]. Expert Opin Ther Pat, 2014, 24(4): 453–470.

[195] JIN M S, KIM S E, HEO J Y, et al. Crystal structure of the TLR1-TLR2heterodimer induced by binding of a tri-acylated lipopeptide [J]. Cell, 2007, 130(6): 1071–1082.

[196] CEN X, ZHU G, YANG J, et al. TLR1/2 Specific Small-Molecule Agonist Suppresses Leukemia Cancer Cell Growth by Stimulating Cytotoxic T Lymphocytes [J]. Adv Sci (Weinh), 2019, 6(10): 1802042.

[197] HU H G, WU J J, ZHANG B D, et al. Pam3CSK4-CDG (SF) Augments Antitumor Immunotherapy by Synergistically Activating TLR1/2 and STING [J]. Bioconjug Chem, 2020, 31(11): 2499–2503.

[198] FIELD A K, TYTELL A A, LAMPSON G P, et al. Inducers of interferon and host resistance. II. Multistranded synthetic polynucleotide complexes [J]. Proc Natl Acad Sci U S A, 1967, 58(3): 1004–1010.

[199] OKAHIRA S, NISHIKAWA F, NISHIKAWA S, et al. Interferon-beta induction through Toll-like receptor 3 depends on double-stranded RNA structure [J]. DNA and Cell Biology, 2005, 24(10): 614–623.

[200] ROBINSON R A, DEVITA V T, LEVY H B, et al. A phase I-II trial of multiple-dose polyriboinosic-polyribocytidylic acid in patieonts with leukemia or solid tumors [J]. J Natl Cancer Inst, 1976, 57(3): 599-602.

[201] KASTENMULLER K, ESPINOSA D A, TRAGER L, et al. Full-length Plasmodium falciparum circumsporozoite protein administered with long-chain poly (I.C) or the Toll-like receptor 4 agonist glucopyranosyl lipid adjuvant-stable emulsion elicits potent antibody and $CD4^+$ T cell immunity and protection in mice [J]. Infect Immun, 2013, 81(3): 789–800.

[202] FLYNN B J, KASTENMÜLLER K, WILLE-REECE U, et al. Immunization with HIV Gag targeted to dendritic cells followed by recombinant New York vaccinia virus induces robust T-cell immunity in nonhuman primates [J]. Proc Natl Acad Sci U S A, 2011, 108(17): 7131–7136.

[203] FLAMAR A L, CONTRERAS V, ZURAWSKI S, et al. Delivering HIV Gagp24 to DCIR Induces Strong Antibody Responses In Vivo [J]. PLoS One, 2015, 10(9): e0135513.

[204] TAKEDA Y, TAKAKI H, FUKUI-MIYAZAKI A, et al. Vaccine adjuvant ARNAX promotes mucosal IgA production in influenza HA vaccination [J]. Biochem Biophys Res Commun, 2018, 506(4): 1019–1025.

[205] OHLFEST J R, ANDERSEN B M, LITTERMAN A J, et al. Vaccine injection site matters: qualitative and quantitative defects in CD8 T cells primed as a function of proximity to the tumor in a murine glioma model [J]. J Immunol, 2013, 190(2): 613–620.

[206] MARTINS K A, BAVARI S, SALAZAR A M. Salazar, Vaccine adjuvant uses of poly-IC and derivatives [J]. Expert Rev Vaccines, 2015, 14(3): 447–459.

[207] MATSUMOTO M, TATEMATSU M, NISHIKAWA F, et al. Defined TLR3-specific adjuvant that induces NK and CTL activation without significant cytokine production in vivo [J]. Nat Commun, 2015, 6: 6280.

[208] SULTAN H, WU J, KUMAI T, et al. Role of MDA5 and interferon-I in dendritic cells for T cell expansion by anti-tumor peptide vaccines in mice [J]. Cancer Immunol Immunother, 2018, 67(7): 1091–1103.

[209] JERZYNSKA J, STELMACH W, BALCERAK J, et al. Effect of Lactobacillus rhamnosus GG and vitamin D supplementation on the immunologic effectiveness of grass-specific sublingual immunotherapy in children with

allergy [J]. Allergy Asthma Proc, 2016, 37(4): 324-334.

[210] PERI F, CALABRESE V. Toll-like receptor 4 (TLR4) modulation by synthetic and natural compounds: an update [J]. J Med Chem, 2014, 57(9): 3612-3622.

[211] LICEA-PEREZ H. Development of an ultra-sensitive assay for the determination of an aminoalkyl glucosaminide 4-phosphate, GSK1795091, in plasma to support a first time in human study [J]. Analytical Methods, 2018, 10(25): 3074-3080.

[212] DAS N, DEWAN V, GRACE P M, et al. HMGB1 Activates Proinflammatory Signaling via TLR5 Leading to Allodynia [J]. Cell Rep, 2016, 17(4): 1128-1140.

[213] KWISSA M, NAKAYA H I, OLUOCH H, et al. Distinct TLR adjuvants differentially stimulate systemic and local innate immune responses in nonhuman primates [J]. Blood, 2012, 119(9): 2044-2055.

[214] KIEFFER M E, PATEL A M, HOLLINGSWORTH S A, et al. Small molecule agonists of toll-like receptors 7 and 8: a patent review 2014-2020 [J]. Expert Opin Ther Pat, 2020, 30(11): 825-845.

[215] AMIN O E, COLBECK E J, DAFFIS S, et al. Therapeutic Potential of TLR8 Agonist GS-9688 (Selgantolimod) in Chronic Hepatitis B: Remodeling of Antiviral and Regulatory Mediators [J]. Hepatology, 2021, 74(1): 55-71.

[216] MILLER S M, CYBULSKI V, WHITACRE M, et al. Novel Lipidated Imidazoquinoline TLR7/8 Adjuvants Elicit Influenza-Specific Th1 Immune Responses and Protect Against Heterologous H3N2 Influenza Challenge in Mice [J]. Front Immunol, 2020, 11: 406.

[217] DOWLING D J, BARMAN S, SMITH A J, et al. Development of a TLR7/8 agonist adjuvant formulation to overcome early life hyporesponsiveness to DTaP vaccination [J]. Sci Rep, 2022, 12(1): 16860.

[218] SMITH D A, CONKLING P, RICHARDS D A, et al. Antitumor activity and safety of combination therapy with the Toll-like receptor 9 agonist IMO-2055, erlotinib, and bevacizumab in advanced or metastatic non-small cell lung cancer patients who have progressed following chemotherapy [J]. Cancer Immunol Immunother, 2014, 63(8): 787-796.

[219] ELLIS R D, WU Y, MARTIN L B, et al. Phase 1 study in malaria naive adults of BSAM2/Alhydrogel (R) +CPG 7909, a blood stage vaccine against P. falciparum malaria [J]. PLoS One, 2012, 7(10): e46094.

[220] SULIMAN S, LUABEYA A K K, GELDENHUYS H, et al. Dose Optimization of H56: IC31 Vaccine for Tuberculosis-Endemic Populations. A Double-Blind, Placebo-controlled, Dose-Selection Trial [J]. Am J Respir Crit Care Med, 2019, 199(2): 220-231.

[221] HUSSEIN J, ZEWDIE M, YAMUAH L, et al. A phase I, open-label trial on the safety and immunogenicity of the adjuvanted tuberculosis subunit vaccine H1/IC31 (R) in people living in a TB-endemic area [J]. Trials, 2018, 19(1): 24.

[222] NORRBY M, VESIKARI T, LINDQVIST L, et al. Safety and immunogenicity of the novel H4: IC31 tuberculosis vaccine candidate in BCG-vaccinated adults: Two phase I dose escalation trials [J]. Vaccine, 2017, 35(12): 1652-1661.

[223] MEARNS H, GELDENHUYS H D, KAGINA B M, et al. H1: IC31 vaccination is safe and induces long-lived TNF-alpha(+)IL-2(+)CD4 T cell responses in M. tuberculosis infected and uninfected adolescents: A randomized trial [J]. Vaccine, 2017, 35(1): 132-141.

[224] BERNARDO L, PAVÓN A, HERMIDA L, et al. The two component adjuvant IC31 (R) potentiates the protective immunity induced by a dengue 2 recombinant fusion protein in mice [J]. Vaccine, 2011, 29(25): 4256-4263.

[225] KIM Y K, SHIN J S, NAHM M H. NOD-Like Receptors in Infection, Immunity, and Diseases [J]. Yonsei Med J, 2016, 57(1): 5-14.

[226] BARBE F, DOUGLAS T, SALEH M. Advances in Nod-like receptors (NLR) biology [J]. Cytokine Growth Factor Rev, 2014, 25 (6): 681-697.

[227] PASHENKOV M V, DAGIL Y A, PINEGIN B V. NOD1 and NOD2: Molecular targets in prevention and treatment of infectious diseases [J]. International Immunopharmacology, 2018, 54: 385-400.

[228] GIRARDIN S E, BONECA I G, VIALA J, et al. Nod2 is a general sensor of peptidoglycan through muramyl dipeptide (MDP) detection [J]. Journal of Biological Chemistry, 2003, 278 (11): 8869-8872.

[229] GARCIA-CORDERO J L, NEMBRINI C, STANO A, et al. A high-throughput nanoimmunoassay chip applied to large-scale vaccine adjuvant screening [J]. Integr Biol (Camb), 2013, 5 (4): 650-658.

[230] PAVOT V, ROCHEREAU N, RESSÉGUIER J, et al. Cutting edge: New chimeric NOD2/TLR2 adjuvant drastically increases vaccine immunogenicity [J]. J Immunol, 2014, 193 (12): 5781-5785.

[231] TUKHVATULIN A I, DZHARULLAEVA A S, TUKHVATULINA N M, et al. Powerful Complex Immunoadjuvant Based on Synergistic Effect of Combined TLR4 and NOD2 Activation Significantly Enhances Magnitude of Humoral and Cellular Adaptive Immune Responses [J]. PLoS One, 2016, 11 (5): e0155650.

[232] YONEYAMA M, ONOMOTO K, JOGI M, et al. Viral RNA detection by RIG-I-like receptors [J]. Curr Opin Immunol, 2015, 32: 48-53.

[233] REHWINKEL J, GACK M U, RIG-I-like receptors: their regulation and roles in RNA sensing [J]. Nat Rev Immunol, 2020, 20 (9): 537-551.

[234] BARRAL P M, SARKAR D, SU Z Z, et al. Functions of the cytoplasmic RNA sensors RIG-I and MDA-5: key regulators of innate immunity [J]. Pharmacol Ther, 2009, 124 (2): 219-234.

[235] DOMANKEVICH V, EFRATI M, SCHMIDT M, et al. RIG-1-Like Receptor Activation Synergizes With Intratumoral Alpha Radiation to Induce Pancreatic Tumor Rejection, Triple-Negative Breast Metastases Clearance, and Antitumor Immune Memory in Mice [J]. Front Oncol, 2020, 10: 990.

[236] FREEMAN S A, GRINSTEIN S. Phagocytosis: receptors, signal integration, and the cytoskeleton [J]. Immunol Rev, 2014, 262 (1): 193-215.

[237] EBNER S, SHARON N, BEN-TAL N. Evolutionary analysis reveals collective properties and specificity in the C-type lectin and lectin-like domain superfamily [J]. Proteins, 2003, 53 (1): 44-55.

[238] SUN B, ZHAO X, WU Y, et al. Mannose-Functionalized Biodegradable Nanoparticles Efficiently Deliver DNA Vaccine and Promote Anti-tumor Immunity [J]. Acs Applied Materials & Interfaces, 2021, 13 (12): 14015-14027.

[239] HE M, HAN Y, CAI C, et al. CLEC10A is a prognostic biomarker and correlated with clinical pathologic features and immune infiltrates in lung adenocarcinoma [J]. Journal of Cellular and Molecular Medicine, 2021, 25 (7): 3391-3399.

[240] RATHINAM V A, FITZGERALD K A. Innate immune sensing of DNA viruses [J]. Virology, 2011, 411 (2): 153-162.

[241] SUN L J, WU J, DU F, et al. Cyclic GMP-AMP Synthase Is a Cytosolic DNA Sensor That Activates the Type I Interferon Pathway [J]. Science, 2013, 339 (6121): 786-791.

[242] WU J X, SUN L, CHEN X, et al. Cyclic GMP-AMP Is an Endogenous Second Messenger in Innate Immune Signaling by Cytosolic DNA [J]. Science, 2013, 339 (6121): 826-830.

[243] ZHONG B, YANG Y, LI S, et al. The adaptor protein MITA links virus-sensing receptors to IRF3 transcription factor activation [J]. Immunity, 2008, 29 (4): 538-550.

[244] SUN W X, LI Y, CHEN L, et al. ERIS, an endoplasmic reticulum IFN stimulator, activates innate immune signaling through dimerization [J]. Proceedings of the National Academy of Sciences of the United States of America, 2009, 106 (21): 8653-8658.

[245] XIAO T S, FITZGERALD K A. The cGAS-STING Pathway for DNA Sensing [J]. Molecular Cell, 2013, 51(2): 135-139.

[246] WANG H, HU S, CHEN X, et al. cGAS is essential for the antitumor effect of immune checkpoint blockade [J]. Proceedings of the National Academy of Sciences of the United States of America, 2017, 114(7): 1637-1642.

[247] RITCHIE C, CORDOVA A F, HESS G T, et al. SLC19A1 Is an Importer of the Immunotransmitter cGAMP [J]. Molecular Cell, 2019, 75(2): 372-381.

[248] LUTEIJN R D, ZAVER S A, GOWEN B G, et al. SLC19A1 transports immunoreactive cyclic dinucleotides [J]. Nature, 2019, 573(7774): 434-438.

[249] LV M, CHEN M, ZHANG R, et al. Manganese is critical for antitumor immune responses via cGAS-STING and improves the efficacy of clinical immunotherapy [J]. Cell Res, 2020, 30(11): 966-979.

[250] MIYABE H, HYODO M, NAKAMURA T, et al. A new adjuvant delivery system 'cyclic di-GMP/YSK05 liposome' for cancer immunotherapy [J]. Journal of Controlled Release, 2014, 184: 20-27.

[251] JENKINS M K, CHEN C A, JUNG G, et al. Inhibition of antigen-specific proliferation of type 1murine T cell clones after stimulation with immobilized anti-CD3monoclonal antibody [J]. J Immunol, 1990, 144(1): 16-22.

[252] FAKIH M. Phase 1 study to evaluate the safety and tolerability of the CD40 agonistic monoclonal antibody APX005M in subjects with solid tumors [J]. Journal for Immunotherapy of Cancer, 2017, 5.

[253] WANG R, FREYWALD A, CHEN Y, et al. Transgenic 4-1BBL-engineered vaccine stimulates potent Gag-specific therapeutic and long-term immunity via increased priming of CD44(+) CD62 L (high) IL-7R(+) CTLs with up- and downregulation of anti- and pro-apoptosis genes [J]. Cellular & Molecular Immunology, 2015, 12(4): 456-465.

[254] MENG X, YANG J, DONG M, et al. Regulatory T cells in cardiovascular diseases [J]. Nat Rev Cardiol, 2016, 13(3): 167-179.

[255] XU H Q, ZHAO G, HUANG X, et al. CD40-expressing plasmid induces anti-CD40 antibody and enhances immune responses to DNA vaccination [J]. Journal of Gene Medicine, 2010, 12(1): 97-106.

[256] RICKLIN D, HAJISHENGALLIS G, YANG K, et al. Complement: a key system for immune surveillance and homeostasis [J]. Nat Immunol, 2010, 11(9): 785-797.

[257] ARBOREA G, KEMPER C, KOLEV M. Intracellular complement-the complosome-in immune cell regulation [J]. Molecular Immunology, 2017, 89: 2-9.

[258] REIS E S, MASTELLOS D C, RICKLIN D, et al. Complement in cancer: untangling an intricate relationship [J]. Nat Rev Immunol, 2018, 18(1): 5-18.

[259] AJONA D, ORTIZ-ESPINOSA S, PIO R. Complement anaphylatoxins C3a and C5a: Emerging roles in cancer progression and treatment [J]. Semin Cell Dev Biol, 2019, 85: 153-163.

[260] MEDLER T R, MURUGAN D, HORTON W, et al. Complement C5a Fosters Squamous Carcinogenesis and Limits T Cell Response to Chemotherapy [J]. Cancer Cell, 2018, 34(4): 561-578.

[261] AJONA D, ORTIZ-ESPINOSA S, MORENO H, et al. A Combined PD-1/C5a Blockade Synergistically Protects against Lung Cancer Growth and Metastasis [J]. Cancer Discov, 2017, 7(7): 694-703.

[262] ZHA H, HAN X, ZHU Y, et al. Blocking C5aR signaling promotes the anti-tumor efficacy of PD-1/PD-L1 blockade [J]. Oncoimmunology, 2017, 6(10): e1349587.

[263] STEINHOFF M S, VON MENTZER B, GEPPETTI P, et al. Tachykinins and Their Receptors: Contributions to Physiological Control and the Mechanisms of Disease [J]. Physiological Reviews, 2014, 94(1): 265-301.

[264] ZHANG Y, LU L, FURLONGER C, et al. Hemokinin is a hematopoietic-specific tachykinin that regulates B

lymphopoiesis [J]. Nature Immunology, 2000, 1 (5): 392–397.

[265] CHEN X, ZHANG W, GAO W, et al. Hemokinin-1 As an Adjuvant Molecule Enhancing Humoral and Memory Responses to HBsAg DNA Vaccination [J]. Viral Immunology, 2012, 25 (4): 289–296.

[266] AFFANDI A J, GRABOWSKA J, OLESEK K, et al. Selective tumor antigen vaccine delivery to human CD169 (+) antigen-presenting cells using ganglioside-liposomes [J]. Proc Natl Acad Sci U S A, 2020, 117 (44): 27528–27539.

[267] MIURA R, SAWADA S I, MUKAI S A, et al. Antigen Delivery to Antigen-Presenting Cells for Adaptive Immune Response by Self-Assembled Anionic Polysaccharide Nanogel Vaccines [J]. Biomacromolecules, 2020, 21 (2): 621–629.

[268] WIERZBA T F. Oral cholera vaccines and their impact on the global burden of disease [J]. Hum Vaccin Immunother, 2019, 15 (6): 1294–1301.

[269] LI M, WANG Y, SUN Y, et al. Mucosal vaccines: Strategies and challenges [J]. Immunol Lett, 2020, 217: 116–125.

[270] HU B, LI C, LU H, et al. Immune responses to the oral administration of recombinant Bacillus subtilis expressing multi-epitopes of foot-and-mouth disease virus and a cholera toxin B subunit [J]. J Virol Methods, 2011, 171 (1): 272–279.

[271] FAN X T, WANG Y L, SU Q D, et al. Intranasal Immunization Using CTA1-DD as a Mucosal Adjuvant for an Inactivated Influenza Vaccine [J]. Biomed Environ Sci, 2019, 32 (7): 531–540.

[272] QUAN LE M, YE L, BERNASCONI V, et al. Prevention of influenza virus infection and transmission by intranasal administration of a porous maltodextrin nanoparticle-formulated vaccine [J]. Int J Pharm, 2020, 582: 119348.

[273] COLEMAN B L, MCGEER A J, HALPERIN S A, et al. A randomized control trial comparing immunogenicity, safety, and preference for self- versus nurse-administered intradermal influenza vaccine [J]. Vaccine, 2012, 30 (44): 6287–6293.

[274] JOSEFOWICZ S Z, NIEC R E, KIM H Y, et al. Extrathymically generated regulatory T cells control mucosal TH2 inflammation [J]. Nature, 2012, 482 (7385): 395–399.

[275] SINGH J, BHATIA R, GANDHI J C, et al. Outbreak of viral hepatitis B in a rural community in India linked to inadequately sterilized needles and syringes [J]. Bull World Health Organ, 1998, 76 (1): 93–98.

[276] AYLWARD B, KANE M, MCNAIR-SCOTT R, et al. Model-based estimates of the risk of human immunodeficiency virus and hepatitis B virus transmission through unsafe injections [J]. Int J Epidemiol, 1995, 24 (2): 446–452.

[277] NORTON E B, BAUER D L, WELDON W C, et al. The novel adjuvant dmLT promotes dose sparing, mucosal immunity and longevity of antibody responses to the inactivated polio vaccine in a murine model [J]. Vaccine, 2015, 33 (16): 1909–1915.

[278] NOVOTNY L A, CLEMENTS J D, BAKALETZ L O. Kinetic analysis and evaluation of the mechanisms involved in the resolution of experimental nontypeable Haemophilus influenzae-induced otitis media after transcutaneous immunization [J]. Vaccine, 2013, 31 (34): 3417–3426.

[279] LEE S, PICKING W L, TZIPORI S. The immune response of two microbial antigens delivered intradermally, sublingually, or the combination thereof [J]. Microbes Infect, 2014, 16 (9): 796–803.

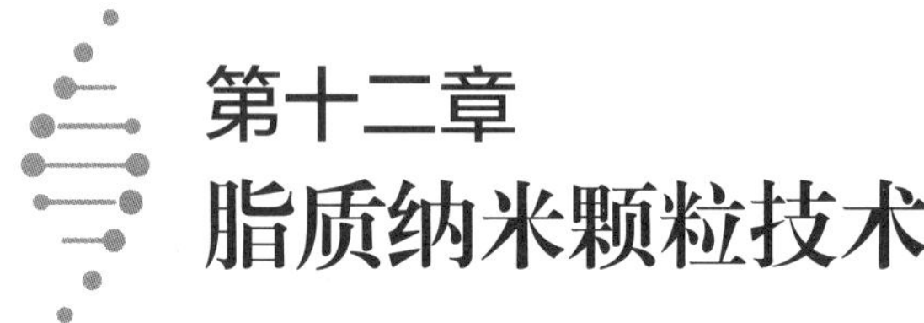

第十二章 脂质纳米颗粒技术

第一节 概述

一、脂质纳米载体简介

（一）脂质纳米颗粒

脂质纳米颗粒（lipid nanoparticle，LNP）是由两种或者两种以上（通常为四种）脂质所构成的纳米级脂质体系，常用于核酸药物的递送。它由传统的脂质体发展而来，与传统脂质体不同的是，LNP不具有封闭的脂质双分子层结构和内层水核。虽然对LNP一种经典的结构描述是内层核酸药物和脂质形成反相胶束核，外层脂质包围这些反胶束核形成稳定的纳米结构（图12–1），实际上LNP内部的核酸–脂质复合物的状态尚不是十分清楚，需要更多的研究来确认LNP的形态[1–3]。常见的LNP由四种组分构成：可电离阳离子脂质、胆固醇、辅助磷脂和聚乙二醇（Polyethylene glycol，PEG）–脂质共轭物（PEG–脂质）。

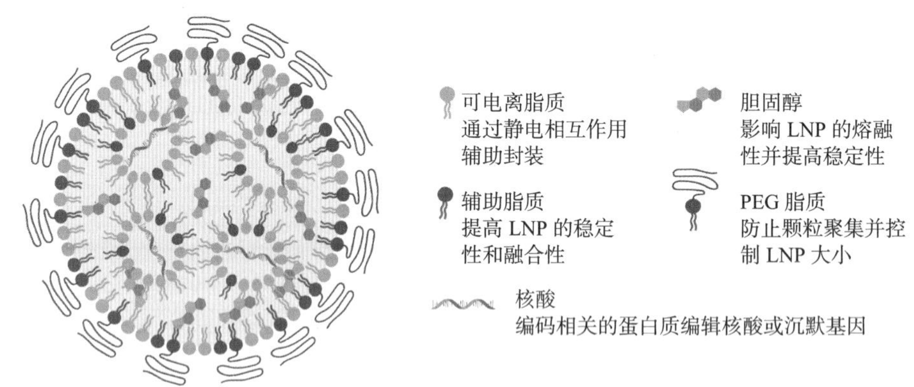

图12–1 LNP的经典结构示意图

可电离阳离子脂质是LNP中至关重要的成分之一，这些脂质通常具有pH依赖的电离性：在生理pH下呈中性，但在酸性体内环境中发生电离而带正电。利用这一特点，可电离阳离子脂质在酸性pH下可以通过静电相互作用与核酸复合从而实现对核酸的高效封装；由于在生理pH下不发生电离，LNP的血液循环时间得到延长，并且毒性显著降低；当LNP被内吞进入细胞后，由于受到内体酸性环境的影响，可电离阳离子脂质发生电离，带正电的脂质造成内体膜稳定性的破坏，从而促进核酸药物内体逃逸进入细胞质中发挥相应的作用[1, 4, 5]。可电离阳离子脂质的这种依赖于pH电离的性质主要来源于其头部基团的叔胺等可电离脂质结构，目前临床批准使用的可电离阳离子脂质（DLin-MC3-DMA[6]，SM-102[7]，ALC-0315[5]）均含有叔胺头基。可电离脂质的 pK_a 对LNP的核酸递送至关重要，它通过影响LNP的结构、内吞以及内体逃逸等来决定LNP的最终效率。Jayaraman等人通过一个包含56种可电离脂质的库研究了脂质 pK_a 在LNP体内递送siRNA中的作用，结果显示，脂质 pK_a 与肝脏基因沉默效率存在紧密的相关性，最佳 pK_a 范围为6.2~6.5，同时他们从中鉴定出了最有效的脂质之一——DLin-MC3-DMA（pK_a 6.44）[8]。值得注意的是，针对siRNA递送优化的LNP制剂并不一定适用于mRNA和DNA等其他核酸的递送[9, 10]。来自Moderna的一个团队合成了30种可电离脂质，并确定“Lipid H”（SM-102）（pK_a 6.68）是用于mRNA疫苗递送的最佳可电离脂质。包含该脂质的LNP具有良好的生物降解性、耐受性、蛋白表达和免疫原性，同时其性能优于基于DLin-MC3-DMA的LNP[11]。因此，进一步阐明可电离脂质的 pK_a 在LNP递送核酸过程中发挥的作用和潜在机制具有十分重要的意义，将有助于开发更加高效的核酸递送载体。

胆固醇是天然细胞膜的组成成分，通过填补LNP分子之间的间隙，胆固醇增强了LNP的稳定性，因此是LNP不可或缺的结构脂质之一，通常占总脂质含量的20%~50%[5]。此外，胆固醇还可以影响LNPs的膜融合行为，进而影响颗粒内吞和药物释放[12, 13]。辅助磷脂是LNP中另一种重要的结构脂质，它们主要位于颗粒表面，少量存在于内核中，占总脂质含量的10%~20%[14]。这些两亲性的脂质能够自发组织形成脂质双分子层，同时具有较高的相转变温度，因此对于维持LNP结构的稳定十分重要[15]。同时，辅助磷脂还会影响LNP的膜融合行为以及生物分布[1, 15-17]。二硬脂酰磷脂酰胆碱（1,2-distearoyl-sn-glycero-3-phosphorylcholine，DSPC）是目前唯一临床批准的LNP辅助磷脂，在FDA批准的siRNA-LNP药物（Onpattro）和mRNA-LNP COVID-19疫苗（mRNA-1273和BNT162b2）中均有使用[5, 18]。二油酰磷脂酰乙醇胺（dioleoyl phosphatidylethanolamine，DOPE）是另一种在临床前研究中最常使用的辅助磷脂，具有相对较小的头基和两条大的不饱和油酰链，因此具有圆锥形的几何结构。这种几何结构有助于膜融合过程中脂质六方相（H_{II}）的形成，从而能够促进核酸的内体逃逸、增强胞质递送[15]。有多项研究表明，与DSPC相比，DOPE可以提高LNP的RNA转染效率[15, 19, 20]。尽管如此，DOPE可能会引起LNP稳定性降低、过度融合导致细胞毒性等问题，因此尚需要更多的研究证明其可靠性[15]。

PEG-脂质由亲水的PEG聚合物和疏水的脂质缀合而成，在LNP的组装过程中，由于PEG链的亲水性和空间位阻，PEG-脂质会分布在LNP表面且PEG链朝外，脂质端则作为锚定基团将PEG-脂质锚定在LNP上。PEG链的空间位阻效应可以防止LNP在制备过程中因为酸性pH和乙醇环境发生融合聚集，有利于形成均一、稳定的LNPs，保证了其储存稳定性，同时通过改变PEG-脂质的含量还可以调节LNP的粒径。但值得注意的是，PEG也会阻碍细胞对LNP的摄取以及LNP的内体逃逸过程，从而对核酸的细胞内递送产生不利影响[5, 21]。因此，需要合理设计LNP中PEG-脂质的化学特性，包括接枝密度和锚链长度，以优化递送效率。一般而言，PEG-脂质在LNP中的含量较低（$<2\%$），同时具有较短的锚定脂质链（烷基/酰基链中的碳原子数为14）使得PEG-脂质易于在体内从LNP上解离，从而最大程度地减少PEG对LNP递送过程的干扰[1, 5, 22, 23]。

LNP技术的发展和成熟得益于基因治疗和核酸药物的发展[1, 4]。核酸容易受核酸酶作用而降解，同时具有负电荷和较大的尺寸，阻碍了其被细胞吸收。因此，核酸药物常常需要依赖于药物递送系统，防止核酸降解，同时增强细胞对核酸的摄取[24]。最初人们尝试用脂质体包载核酸，但中性脂质和被动载药的方式大大限制了脂质体的载药率。因此，永久阳离子脂质被添加到脂质体组分中，可使阳离子脂质通过静电相互作用和核酸能够很好地结合，从而提升了核酸包封效率。然而，强正电荷的存在使得这种体系具有较大的毒性，限制了其生物应用。可电离阳离子脂质的出现成为 LNP 技术发展中的重大突破，由于仅在酸性 pH 条件下带正电荷而在血液 pH 下不带电，在解决永久阳离子脂质毒性问题的同时实现了对核酸的高效负载并可以帮助核酸进行内体逃逸[1]。2018 年，FDA 批准了第一个 siRNA 药物 Patisiran，该药物通过 LNP 实现 siRNA 的肝部递送，用于由遗传性甲状旁腺素介导淀粉样变性引起的成人周围神经病的治疗，从而也使 LNP 首次在临床上得到应用[25]。这极大地推动了 LNP 技术的发展，尤其是在疫苗领域，多款基于 LNP 的 COVID-19mRNA 疫苗已经获批使用，还有更多的基于 LNP 的核酸疫苗进入了临床研究，用于传染性疾病或肿瘤的预防及治疗[3, 18, 26, 27]。

尽管 LNP 是非常有前景的核酸递送载体，但随着应用和研究范围的逐步拓展和深入，一些与 LNP 相关的不良反应也逐步被报道。可电离脂质已被证明可以激活炎症通路，这种特性一方面使得 LNP 具有内在的佐剂效应，可以增强免疫反应[28]。但另一方面，也可能导致严重的炎症反应和副作用[29, 30]。因此，进一步阐明这些脂质诱导炎症激活的机制十分重要，将有助于合理设计新一代可电离脂质以平衡有利的佐剂效应和不利的炎症反应。此外，有临床数据表明 mRNA-LNP COVID-19 疫苗引起了比传统疫苗略高的过敏反应发生率[31, 32]。PEG- 脂质被认为是“罪魁祸首”之一，抗 PEG 抗体与 LNP 表面 PEG- 脂质的作用可能会导致补体激活，进而引起补体激活相关的假性过敏（complement activation-related pseudoallergy，CARPA）反应。因此，采取措施避免 PEG- 脂质带来的不利影响，如改造 PEG 的结构以减小 PEG 的免疫原性或使用其他 PEG 的替代物等，对于 LNP 核酸疫苗的安全性具有重要意义[33, 34]。

（二）纳米脂质体

脂质体是由磷脂、胆固醇等作为膜材料而形成的一类类似生物膜结构的闭合型囊泡物质。在一定条件下，当脂质体分散在水相中时，通过疏水相互作用，脂质体的疏水性的基团自发地聚集，亲水性基团亦相互聚集，最终体系稳定，形成“头碰头，尾对尾”的封闭环状多层结构，保证整个体系的吉布斯自由能维持最低状态（图 12-2）。

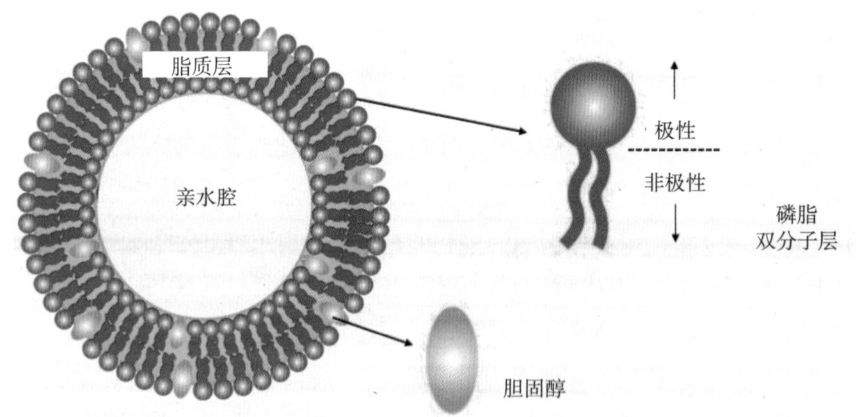

图 12-2　纳米脂质体的结构示意图

20 世纪 60 年代，脂质体结构被首次报道[35]。在 20 世纪 70 年代初期，脂质体开始作为药物载体，首先被作为 β- 半乳糖苷酶的载体，用于治疗糖原积累疾病[36]。自此，脂质体在药物递送平台得到了广泛地研究。脂质体具有类似于生物膜的磷脂双分子层，由于其良好的生物相容性和较低的毒性，如今已被广泛应用于癌症、真菌和病毒感染治疗等方面。能够通过改变脂质组成、进行表面修饰、选择合适的制备方法等手段，对脂质体的性质（稳定性、靶向性、生物利用度及缓控释等）进行调控，以达到理想的治疗效果[37, 38]。脂质体可包裹脂溶性和水溶性药物，但水溶性药物分布在脂质体的内外两水相，易泄漏，包封率普遍偏低，稳定性较差。适当补充疫苗与佐剂应用，以及理化特性对效应的可能影响

脂质体能够负载各种不同的生物活性化合物，其中心的亲水腔可以包裹亲水性分子，磷脂双分子层中能够负载疏水性药物，并且可以通过化学共轭反应对脂质体的脂质头部基团进行功能化修饰，实现药物的靶向递送以及控制释放[39]。纳米脂质体在稳定性、吸收和体内分布等方面具有纳米粒子的特殊效应，可以将亲水性、疏水性及两亲性药物直接输送至靶组织，发挥药效作用。纳米脂质体作为药物载体运送药物抵达靶组织、靶细胞进而发挥药效的过程，可以通过被动靶向和主动靶向两个过程来实现。被动靶向是指纳米脂质体利用人体各器官生理特征及差异而选择性的富集在某些器官或病灶部位。由于单核巨噬系统（mononuclearphagocytic system，MPS）的调理作用使脂质体在体内被快速清除，通过聚乙二醇修饰的方法能够有效增加其体内的半衰期。此外，减小脂质体的粒径也可以使脂质体逃避单核巨噬细胞的吞噬。纳米脂质体的被动靶向效率不但与人体器官本身的差异有关，也与其自身的理化性质密切相关，脂质体的粒径与电荷是影响被动靶向效率的主要因素。粒径小于 100 nm 的脂质体易于避免单核细胞的吞噬作用，当粒径大于 100 nm 时脂质体会被动靶向至网状内皮系统。在脑靶向研究中，荷负电脂质体依靠免疫系统进入脑，而阳离子脂质体是通过吸附介导的胞吞作用通过血 – 脑屏障进行药物转运[40, 41]。与被动靶向相比，纳米脂质体的主动靶向不仅能够增加药物被靶细胞摄取的机率，还可以有效地降低药物的不良反应。纳米脂质体的主动靶向可进一步分为物理化学靶向、受体靶向和抗体靶向。纳米脂质体靶向治疗具有低毒、低成本并有助于克服多药耐药性（multidrugresistance，MDR）等优点，但是对于主动靶向脂质体而言，脂质体表面靶头存在数目直接与其寻靶能力相关，脂质体表面的靶头密度过高会引起免疫原性，并不利于脂质体进一步穿透进入细胞内部，形成“结合位点障碍”。此外，进入体循环的纳米脂质体易被单核巨噬细胞吞噬，在采用静脉注射途径给药后，易于浓集在内皮细胞丰富的组织，而靶部位的有效药量减少，目前常采用 PEG 化修饰以逃逸单核巨噬细胞的吞噬。生物大分子相关脂质体常更难保存，采用冻干方法保存带有生物大分子靶头的靶向脂质体[42, 43]。

随着对脂质体的不断深入研究，其作为药物递送载体在抗肿瘤、抗菌、抗寄生虫、疫苗佐剂以及基因治疗方面得到了广泛的应用[44–48]。

基因治疗干预遗传性疾病的相关基因功能，为分子水平治疗疾病打开了大门。在众多的非病毒基因载体中，阳离子脂质体作为一种 DNA 和 siRNA 的载体进行基因的传递和基因沉默的相关研究。在 1992 年实施了第一个脂质体人类基因试验，此后各种商业化合成的脂质被用来合成阳离子脂质体进行转染，包括 DOTMA、DOTAP、DC–Chol 等[49]。

然而，脂质体在应用中仍存在一些问题。其中，脂质体的稳定性问题极大地限制了其临床使用和工业化生产，主要体现于体内稳定性和体外稳定性[50, 51]。对于体内稳定性，造成脂质体受到应用限制的原因有：脂质体在血液循环中容易被清除；脂质体制剂在含有不饱和酰基链的情况下，其磷脂易发生氧化而产生对人体有害的物质，增加人体的负担；属于胶体分散体系的脂质体，由于其热力学不稳定性易引起药物的突释，增加体内的不良反应。体外较差的稳定性主要有以下原因造成：脂质体的理化性质不稳定，在贮存过程中脂质体易聚集融合，导致药物的泄漏以及粒径发生变化；磷脂的氧化会改变双层膜的流动性，降低脂质体的有效期。

（三）其他人工磷脂系统

1. 脂质纳米盘

作为一种新兴的纳米药物递送系统，脂质纳米盘（lipid nanodiscs，LND）具有生物相容性好、药物负载能力高、长循环等优势，已被应用于抗肿瘤药、抗菌药的靶向递送研究，在生物膜蛋白的分离、纯化和结构解析方面亦有深入的研究。脂质纳米圆盘是一种具有双层磷脂膜片结构的盘状纳米粒，由磷脂材料和骨架材料构成。对于难溶性药物及两亲性多肽药物，LND具有良好的负载能力。其骨架材料具有天然靶向性，并通过对骨架材料进行化学修饰获得特异靶向性，在药物递送领域中受到日益增长的关注[52]。与脂质体相比，LND的构成材料类似而处方不同，其特殊的盘状结构使其不易被网状内皮系统吞噬，具有长循环效果、良好的生物相容性和更高的药物亲和力，在药物递送领域具有良好的应用前景[53]。

LND呈扁圆形盘状，结构类似于细胞膜碎片，主要由双层磷脂（14~18个C）和维持圆盘形状的骨架分子（6~8个C的磷脂、表面活性剂）构成。磷脂分布在圆盘中心，与胆固醇共同形成双层膜结构；骨架分子分布在圆盘边缘，用于限制LND的形状，具有类似胶束的疏水性内核（图12-3），亦称为盘状胶束（discoidal micelles）或双层膜微胞（bicelles）[54]。在双层磷脂中可以通过掺杂其他的具有相同链长度而不同头部基团的磷脂成分来改变LND的表面电荷，实现其多功能性。构成骨架分子的短链磷脂形成一个高曲率区域降低聚集体的边缘能量，起到稳定LND的作用。其大小可通过处方比例进行调节，盘状平面的直径一般为10~70 nm，厚度一般为4~6 nm[55]。LND独特的空间大小使其具备了穿透皮肤角质层间隙的能力，并且它可以改变皮肤的生物物理参数和皮肤的屏障功能，增加药物的渗透能力，在皮肤给药方面表现出巨大的应用潜能。LND独特的空间结构使其在体内循环和规避网状内皮系统吞噬方面展现出独有的优势。长径比（aspect ratio，AR）表示粒子长轴与短轴长度的比例，是影响粒子综合性能的重要参数。当颗粒的体积一致时，血流对不同形状（盘状和长椭球状，AR为10或5）颗粒的阻力相近，而AR大的粒子对血管边缘的黏附力更强。盘状、长椭球状、球状粒子对血管边缘的黏附力依序下降，即AR大的盘状粒子对目标表面黏附作用强。血管中血流呈层流状，存在一定的剪切速率，牵制着血流中的粒子从贴近血管壁处回到血流中。红细胞主要在管腔中心流动，在接近生理条件的剪切速率（1600 s^{-1}）下，AR大的粒子相比于球形粒子更倾向于靠近血管壁分布，与细胞的接触面积更大，因而具有更大的概率黏附并穿透血管壁进入病灶部位[56]。球形纳米粒的胞吞是通过粒子与膜接触后，膜内陷形成小泡被摄入胞内。而非球形纳米粒则需要旋转至一定的角度，使粒子沿长轴落于膜表面上，然后发生膜内陷、胞吞，胞吞过程不易发生[57]。因此相较于球形粒子，盘状粒子不易被网状内皮系统清除，在肝脏内分布更少，在体内的循环时间更长，具有一定的应用优势。

脂质纳米盘结合了脂质体和传统胶束的优势，具有优越的粒径可控性和生物相容性。与胶束相似，脂质纳米盘的单分散性很好，因此对于脂质纳米盘更容易形成均匀的混合物；另一方面，脂质纳米盘相比胶束又少了很多去污剂成分且保持良好的双层结构属性，因此LND不仅在膜蛋白的研究领域被广泛应用，在药物递送领域亦逐渐崭露头角[58, 59]。

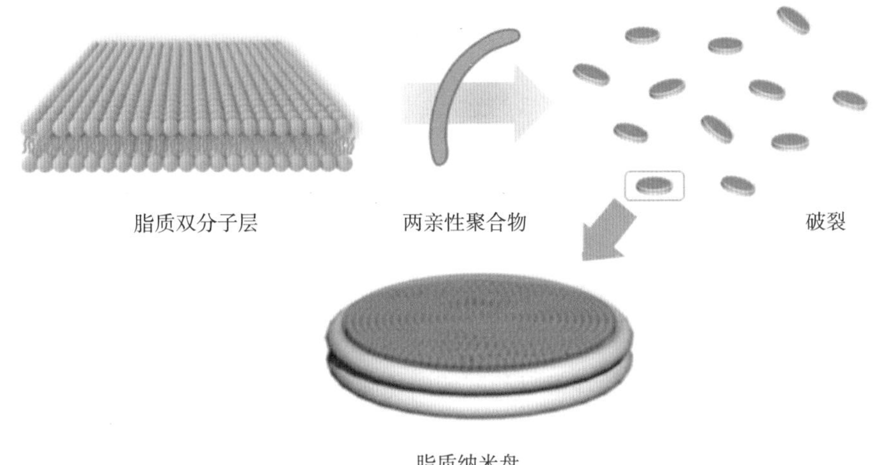

图 12-3　LND 的经典结构及其形成过程

脂质纳米盘的应用范围在皮肤相关疾病的治疗和经皮给药的研究中表现出优越的应用前景。一种利用胆固醇衍生物和1,2-二己酰磷脂酰胆碱（1,2-Diheptanoyl-sn-glycero-3-phosphocholine，DHPC）、二肉豆蔻酰磷脂酰胆碱（dimyristoyl phosphatidylcholine，DMPC）制备的脂质纳米盘被用于研究这种 LND 渗入皮肤深度的能力及对角质层的影响，研究表明，脂质纳米盘能够增加皮肤的渗透性并降低皮肤的水合作用，在皮肤类疾病的治疗以及经皮给药技术方面的应用中表现出广阔的应用前景。研究人员人利用 DMPC 和 DHPC 两种磷脂制备形成的 LND 作用于皮肤，实验结果发现，LND 可以增加皮肤的渗透性和弹性参数，降低皮肤的水合作用，且不影响皮肤角质层的微观结构，无促进红斑以及可见的刺激性症状的产生[60]。此外，在 LND 中掺杂一定的神经酰胺用于皮肤的处理也进行了一定的研究。而且由不同磷脂成分组成的 LND 在皮肤给药方面的应用也逐渐被开发[60, 61]。

构建出具有高载药能力、能够克服生理障碍、将有效药物输送给实体肿瘤的纳米载体始终是一项艰巨的任务。为了提高纳米载体的抗肿瘤治疗效果，常从以下几个方面考虑进行改善：①调节纳米颗粒的大小，进行表面修饰，以延长其在血液中的循环，促进通过生物屏障，从而增加肿瘤中积累的纳米载体的数量[62, 63]。②构建具有多种治疗功能的纳米颗粒，利用协同效应，降低有效药物剂量，降低药物毒性[64, 65]。③改变纳米载体的几何形状，突破传统的球形结构。纳米载体的形状不仅可以影响载体的细胞内化过程，还可以影响其生物分布和血液循环时间，并可能促进肿瘤组织内的积累[66, 67]。一种类似于红细胞几何形状的纳米盘[68]，利用 BCN 表面的羧基和羟基与芳香族抗癌药物阿霉素（Adriamycin，DOX）的带电官能团相互作用，提高纳米盘的载药能力。同时，结合纳米盘能够吸收并将近红外光（near Infrared，NIR）转化为热的特性，实现 NIR 响应的药物释放的同时产生能够破坏肿瘤细胞的热能。装载 DOX 的纳米盘，在 NIR 激活的化疗和光热联合疗法的双重治疗表现出优越的抗肿瘤效果。纳米颗粒的大小、形状、电荷、表面化学性质和刚度都是影响肿瘤穿透性的重要参数[69]。一些研究指出，尺寸为 100 nm 左右、高纵横比的纳米材料的穿透能力较高[70, 71]。通过将有 STING 激活能力的环二核苷酸（cyclic dinucleotides，CDNs）结合到聚乙二醇化的脂质（CDN-PEG-lipid）上，利用一个可裂解的中间体将它们整合到脂质纳米盘中，自组装形成盘状纳米颗粒[72]。静脉注射给药时，CDN-PEG-lipid（LND-CDNs）显示出比脂质体更有效的肿瘤穿透能力和优越的肿瘤细胞摄取能力，进而有效的激活抗肿瘤 T 细胞，表现出良好的抗肿瘤治疗效果。在核酸递送方面，由于脂质纳米盘具有独特的疏水层，作为药物载体的脂质纳米盘能够有效装载疏水类药物实现安全递送。而基于脂质纳米盘的对水溶性 siRNA 递送的研究较少。当脂质纳米盘通过引入合成的阳离子脂质使其表面被覆正电荷，利用静电吸附使 siRNA 与纳米盘表面引入的带正电脂质结合，从而产生水溶性载体，用于 siRNA 的转运和递送[73]。

除了作为皮肤药物、抗肿瘤药物以及核酸的运输载体之外，纳米盘也可以作为抗菌剂等药物载体进行抑菌杀虫的作用[74]。

LND 具有生物相容性高、易贴附血管壁、在体内不易被清除等特点，在疏水药物和两亲性多肽药物的载药和递送方面相较其他类型的纳米制剂具有明显的优势目前已经在抗肿瘤、抗菌药物的靶向递送领域展现了一定的应用前景。虽然盘状粒子在药物递送中具有一定的优势，但目前大多数研究均只针对刚性无机材料纳米粒，鲜有研究直接考察柔性脂质圆盘和细胞及机体的相互作用，LND 的细胞摄取和胞内命运还有待进一步研究。在高度稀释或者温度升高的条件下，磷脂的脂质圆盘结构会发生改变，其结构会变成大的囊泡、片层结构或者棒状胶束结构，作为药物载体的 LND，其稳定性亦是一个需要解决的关键问题[75]。此外，由于对 LND 的研究尚未形成成熟的体系，此类制剂还没有上市剂型和统一的评价标准，其工业化制备的手段仍需进一步研究与开发。

2. 脂质纳米晶 / 脂质卷

1975 年首次提出“nanocochleates”这一概念，该粒子由于其空间结构类似于蜗牛的螺旋卷而得名[76]。研究人员以磷脂酰丝氨酸（phosphatidylserine，PS）作为磷脂，钙离子作为桥联剂，在浴式超声仪中通过融合方法制备出了第一个脂质纳米晶，在 20 世纪 80 年代和 90 年代被用作抗原和多肽的载体，尺寸约 500 nm[77]。脂质卷是由带负电荷的磷脂双分子层在带正电的桥联剂（如 $CaCl_2$）介导下形成的长管状超分子自聚体，呈螺旋状的独特多层结构，结构类似于雪茄的圆柱形（图 12–4）。其独特的紧密堆积双层结构内部几乎没有内水相，具有较高的稳定性，可避免内部包封物质的降解，保护包封的物质不受外界环境或酶的影响[77]。

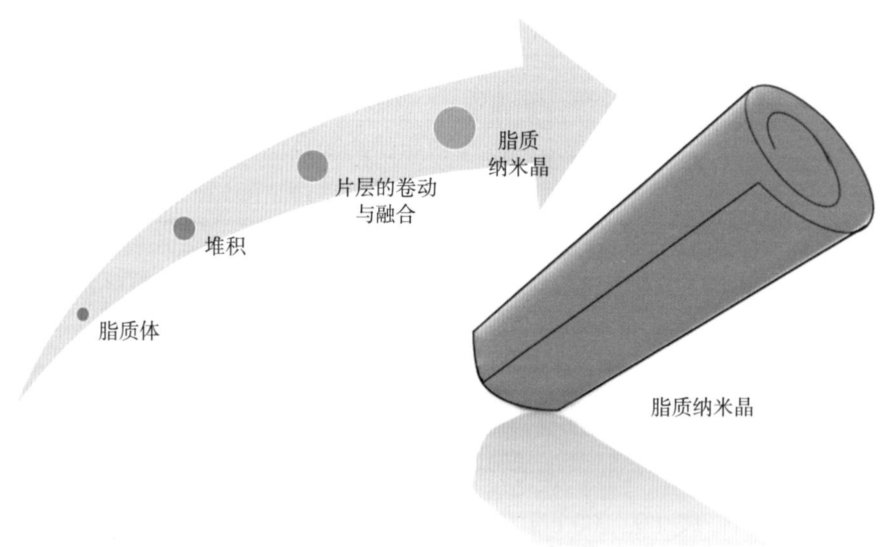

图 12–4　脂质纳米晶的形成机理以及结构示意图

脂质卷作为药物的载体，具有防止药物氧化、提高生物膜透过性以及减少用药剂量等优点，特别适合于大分子或疏水性小分子、带电荷、口服生物利用度差的药物。小分子抗癌药物如雷洛昔芬、非瑟酮和阿霉素、蛋白质和肽类药物，均被载入脂质卷以改善治疗作用。脂质卷一般为微米级粒子并且容易聚合，常通过肌内注射或口服给药，而不适合静脉注射或眼部给药。构成脂质卷的阴离子脂质材料磷脂酰丝氨酸（PS）可作为巨噬细胞或树突状细胞（dendritic cell，DCs）表面受体的配体靶点，能够有效促进 APCs 对脂质卷运载抗原的摄取与提呈，促进 T 辅助细胞活化，诱导产生细胞毒性 T 淋巴细胞（cytotoxic T lymphocyte，CTL），表现出脂质卷在疫苗递送方面较大的应用价值[78]。在过去的几十年里，脂质卷作为抗菌药物、基因及疫苗抗原等药物的载体得到了广泛的研究。

关于脂质卷的形成机制尽管已经有相关理论的提出，但是具体细节并不十分清楚。目前为大多数人所认可的形成机制的理论指出，双层膜的融合导致脂质卷形成了高轴比的微观结构[79]。该理论认为，在脂质卷的形成过程中，磷脂头部基团与阳离子桥联剂之间的相互作用导致双层膜卷曲形成雪茄状的脂质卷（图 12–4）。加入二价阳离子后，通过脱水和磷脂头部基团的强固化作用，脂质分散体之间融合，进而产生稳定的高熔点结晶相，得到具有结晶状态的脂肪族酰基链的脂质复合物，形成十分稳定的雪茄状圆柱体结构。此外，具有手性结构的磷脂分子有利于相邻分子之间形成特定的空间堆积，有助于双层膜卷曲形成耳蜗结构的脂质卷。脂质卷形成的动态过程涉及持续的自聚过程，包括非限制的成核和粒子的生长[80]。首先，快速成核形成起始模板，然后模板聚合、结合、增长成为脂质卷粒子。粒子进一步将脂质卷形成过程的中间体化分为三级结构。初级结构是不含阳离子桥联剂的脂质体和胶束等。向初级结构中添加阳离子后，引发相互结合、变形、融合，并形成具有一定顺序的片段聚集体，聚集后的多层中间结构随即产生具有二级结构的双层带状物。由于系统倾向于自由能最小化，进一步促进粒子的聚集和生长，而表面积、表面能的减少和高能的调节，最终导致形成复杂的多层结构。带状物经过聚集和融合形成一系列热力学稳定的、典型的叠层三级结构。叠层可以通过进一步聚合形成脂质卷；同时，叠层也可以经过融合形成宽性状不规则的片层结构后再卷起形成脂质卷，或者叠层形成稳定的网状结构后最终通过卷曲形成脂质卷。

不同的给药途径会影响装载于脂质卷所装载的药物释放。口服给药时，脂质卷从肠道吸收并通过消化道上皮细胞将药物运输到体循环。脂质卷的双层边缘与肠细胞膜相互作用时产生的高张力为细胞膜融合提供了驱动力，增强了封装药物的吸收[81]。脂质卷本身的脂质膜结构可以通过吸附、胞吞或膜融合等方式使被包封的物质进入细胞，促进药物或其它物质的细胞内化。在正常状态下，由 ATP 依赖的脂质转运体的活性调节下 PS 主要分布在真核细胞内膜。当膜的不对称性发生改变时，膜的生化特性会发生剧烈变化。PS 在翻转酶的作用下翻转到细胞外侧，会被免疫细胞识别为体内危险信号而产生局部的清除反应[82]。作为颗粒物质的脂质卷易被 M 细胞捕获，通过上皮屏障易位，完成循环的完整的脂质卷能够被巨噬细胞吸收，随后运送到感染部位。肠胃外给药时，脂质卷将直接进入血液循环与细胞膜融合使药物进入细胞质。细胞的摄取机制及细胞内转运途径常概括为内吞和胞饮。内吞是真核细胞进行物质交换的基本生物过程[83]，胞饮是指细胞对溶解或分散在液体中溶质的摄取过程[84]。胞饮可根据机制的不同分为大胞饮、网格蛋白介导的胞吞、小窝蛋白介导的胞吞及非网格蛋白 / 小窝蛋白介导的胞吞[85]。大胞饮主要是细胞膜在刺激下变形形成巨胞饮体，内吞外源性物质，多为非选择性地摄取大分子物质（颗粒尺寸从亚微米到微米）[86]。摄取过程包括形成内陷的膜褶，然后脱落形成囊泡继而进入细胞内腔室[87]。细胞摄取外源性物质的主要途径是网格蛋白介导的胞吞，内吞颗粒的直径范围为 100~300 nm[88]。细胞通过组装网格蛋白包被的内陷小窝来包裹颗粒，形成包含跨膜受体及其配体的囊泡，包被网格蛋白的囊泡使细胞膜发生变形，塌陷成一个囊泡芽，成熟后脱落。随后，细胞内囊泡经历网格蛋白的脱落后与核内体融合，并聚集摄取的颗粒[89]。经由大胞饮和网格蛋白途径摄取的物质很难逃过细胞溶酶体的降解，而小窝蛋白介导的摄取可以避免在溶酶体大量聚集。外源性物质和小窝蛋白形成的带配体的小泡不与溶酶体发生融合，从而发生溶酶体逃逸现象[90]。当脂质卷载体进入机体后，由于其主要成分是磷脂酰丝氨酸，易被巨噬细胞吞噬，随着钙离子浓度不断降低，脂质卷逐渐解开螺旋结构，从而释放转载的药物，经过大胞饮、网格蛋白和 / 或小窝蛋白介导途径最终被细胞摄取。

天然来源的磷脂和钙离子组成的脂质卷，被认为具有更高安全性和更好生物相容性。体内研究显示，通过不同途径（静脉内、鼻内、腹腔内或口服）多次给药后，载药脂质卷对动物的健康状况无任何不良影响。除此之外，研究表明高剂量的脂质卷对同一动物未产生副作用，进一步验证了脂质卷的安全性。作为一种基于脂质的系统，脂质卷可以用于递送基因、蛋白质、抗原和疫苗。由于其独特的多层结构，脂质卷系统在面对恶劣的环境时具有较高的药物保护能力，并且可以降低药物毒性，提高生物利用度，提高治疗效果[77, 91]。

纳米脂质卷作为药物传递载体的优势如下[77]。

（1）脂质在纳米脂质卷中不易受到氧化，在冻干后能保持结构，与脂质体相比更加稳定。

（2）可以与生物大分子很好地结合，疏水性高分子可包封在纳米脂质卷的脂质双分子层结构中。

（3）药物包封与脂质晶体结构中，保护药物因环境因素而降解，载药量较高。

（4）脂质双分子层基质是细胞膜组成成分之一，具有生物相容性，无免疫原性、毒性和过敏性，降低药物对胃的刺激性和副作用。

（5）利用纳米脂质卷的溶蚀和分散能够使生物分子在体内缓释或定时释放。

（6）可提高药物的口服生物利用度，如水溶性差的药物、多肽蛋白等。

作为各种药物载体，脂质卷目前主要用于口服、黏膜或透皮给药。与脂质体、聚合物纳米粒等载体相比，脂质卷能够更好地促进药物透过生物膜，从而提高生物利用度、降低不良反应。并且通过配体修饰，脂质卷也可以实现主动靶向，成为肿瘤靶向递送载体。通过黏膜或肠道外途径接种（包括口服、鼻内、肌内或皮下注射）的以脂质卷为载体的疫苗，能够诱导机体产生由抗体和免疫细胞所介导的强效而持久的黏膜和循环免疫反应，在疫苗佐剂的应用方面具有显著优势[92]。由阴离子脂质材料（如磷脂酰丝氨酸）与二价阳离子（Ca^{2+} 和 Mg^{2+}）相互作用而形成的脂质卷具有独特多层螺旋状结构，其内部几乎不含水，避免了包载物质被酶或其他化学成分降解。通过脂质卷的溶蚀和分散作用，还可以实现物质在体内外的可控释放。以 PS 为代表的组成脂质卷的阴离子脂质可作为巨噬细胞或 DCs 表面受体的配体靶点，促进抗原内化并将药物释放进入内溶酶体途径，有效促进 APCs 对脂质卷运载抗原的摄取与提呈，促进 Th2 $CD4^+$ T 细胞的激活，最终导致 B 细胞增殖，产生抗体[93]。大多数病原体都是通过穿过黏液膜传播的，然而注射疫苗很少能诱导有效的黏膜免疫反应[94]。由于大量的黏膜相关淋巴组织（mucosa-associated lymphoid tissue，MALT）组成的广泛性黏膜免疫网络，黏膜疫苗能够在抗原暴露部位和远端粘膜有效诱导系统和黏膜免疫反应[95, 96]。以脂质卷为载体的疫苗可通过胃肠道或鼻内给药途径，产生黏膜免疫，并增强免疫球蛋白 G（Immunoglobulin G，IgG）和 T 细胞对致病性抗原的反应[97]。口腔黏膜作为新的疫苗接种部位，能够避免抗原受到胃肠道降解失活的影响[98]，有效地诱导针对多种抗原的系统和黏膜免疫反应[99]。此外，可以将基因整合到脂质卷中以实现靶向递送，避免不良反应的发生。然而，由于受到易聚集、粒径较大和生产成本高等因素的限制，脂质卷未能走向临床。形成和维持脂质卷螺旋结构所必需的二价阳离子（Ca^{2+}）是引起脂质卷的聚集现象的主要因素，有研究表明，在脂质卷中加入柠檬酸作为分散剂和稳定剂，能够有效打破颗粒间钙依赖的交联，形成稳定的分散状态，维持脂质卷的超微结构，减少聚集现象。脂质卷药物在制备方法、储存时间、稳定性及在生命体中的传输性能等方面尚需开展大量的研究工作。

（四）天然磷脂纳米颗粒

由于生命体内的生物被膜的主要构成是磷脂，通过收集、纯化与改造一些生物膜系统及其代谢产物，可以制备得到天然磷脂纳米颗粒。这些天然磷脂纳米颗粒由于来自生物体，因此具有良好的生物安全性。同时，依照其不同的生物来源与物质构成，天然磷脂纳米颗粒可以对应实现不同的生物学功能，因此具有十分良好的应用前景与研究意义。

1. 细胞外泌体

不论是真核生物或是原核生物的细胞，都会分泌外囊泡（extracellular vesicles，EVs）。作为参与细胞间沟通的重要组成部分，EVs 可参与到与相邻细胞，甚至向远端细胞传递物质与细胞信号的生物活动中来。其携带的蛋白质、核酸、各种代谢物等可对其他细胞的基因表达、生存增殖、免疫反应、程序性死亡、迁移转移等多种生物过程进行调控与作用[100]。外泌体（exosomes）是一类尺寸较小的细胞外囊泡，由于其粒径与纳米材料相当，使其具有更好的应用前景，因此被更为广泛的研究与功能化使用。

（1）外泌体的生物来源

外泌体的生物产生源于细胞膜的双重内陷与细胞内多囊泡体（multivesicular bodies，MVBs）的形成[101]。在诸多多囊泡体中，一种名为腔内囊泡（intraluminal vesicles，ILVs）的多囊泡体最终与细胞膜融合并通过胞吐的形式产生外泌体（图 12–5）。

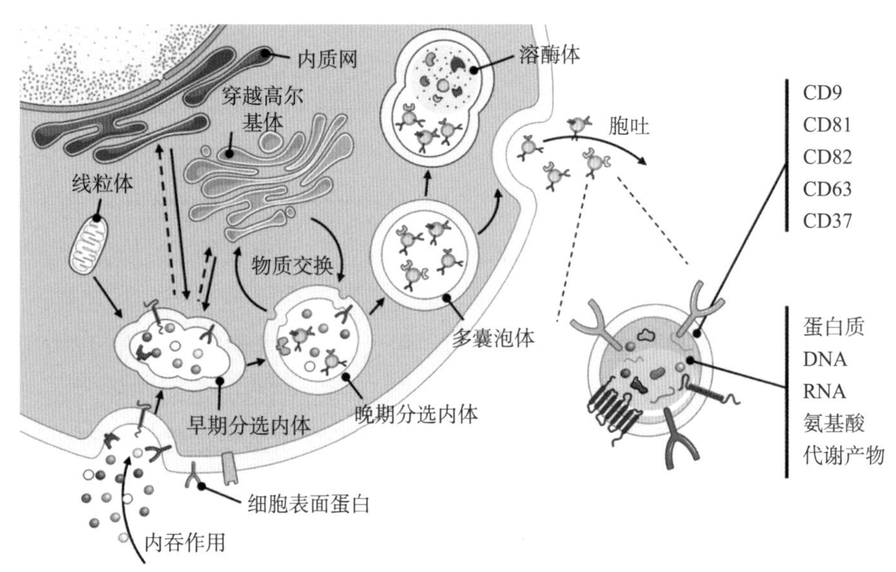

图 12–5　外泌体在细胞内的形成过程与生物组成

在外泌体形成的初期，细胞膜会首先向内凹陷成杯状结构以便将细胞表面蛋白与胞外可溶性蛋白都包裹进入囊泡，形成早期分选内体（early–sorting endosome，ESE）[102–104]。随后，这些早期分选内体或相互融合，或进一步在反式高尔基体与内质网的加工作用下逐渐成熟，形成晚期分选内体（late–sorting endosome，LSE）。紧接着，内体限制膜向内凹陷，形成包含腔内囊泡（早期外泌体）的多囊泡体。这些多囊泡体最终与溶酶体或自噬小体融合逐步被降解，或者向细胞膜移动进而融合并从细胞释放出去[103, 105]，形成外泌体。

多种物质参与了外泌体的起源与生物合成过程，包括 Ras 相关蛋白 GTPase Rab、Sytenin–1、

TSG101、syndecan-1、ESCRT、ALIX、SNARE 蛋白复合体、磷脂、神经酰胺、鞘磷脂酶等[106-108]，但这些物质是如何在体内有效参与调控外泌体的形成过程仍有待验证。此外，外泌体的形成与分泌也与细胞的种类、培养环境和细胞基因组的健康状况有着很大的关系[106]。

（2）外泌体的性质

外泌体是一种由细胞分泌的微小外囊泡，其粒径为 40~160 nm[101]，其可携带多种生物信号分子，如多种酶、膜蛋白（受体）、糖基化的脂质或蛋白分子、调节因子、mRNA 等[109]。由于是源于细胞膜系统分泌的产物，外泌体通常会保留整合细胞膜的膜上特异蛋白，这也使得外泌体可以与其他分泌体相区分。研究表明，一些四次跨膜蛋白（CD81、CD82、CD37、CD63、CD9）会在外泌体的膜表面高表达[110, 111]，并可以用来表征外泌体的存在与形成。这些四次跨膜蛋白本身不具备催化活性，但它们通过协助其他膜上蛋白的移动、功能、稳定与寡聚化，进而参与生物的生命活动过程[111]。

外泌体具有多重异质性，例如细胞的来源不同、携带的各种物质不同、粒径大小不均匀、作用受体不相同，则产生不同的生物效应。外泌体大小的不均匀性可能源于多囊泡体限制膜内陷的不均一，其同时也会导致外泌体内含物的异质性[106]。外泌体可以包含膜蛋白，胞质内和核内蛋白，细胞外基质蛋白，代谢产物和核酸（即 mRNA，非编码 RNA 和 DNA）[112-114]。其所携带的物质的不同，也可以反向揭示分泌这些外泌体的细胞的一些信息。例如，通过对乳腺癌细胞外泌体蛋白组学的分析，可以用于确定其细胞源是上皮样或间充质样细胞[115]。而一些细胞外泌体的内容物或其膜表面受体的特异性也揭示了在外泌体生成及其内容物装载过程中似乎存在一定的物质分选机制。基于这样的分选机制，不同的外泌体表面可表达多种不同的细胞表面受体，从而作用于不同的受体细胞，产生不同的生物效应。例如，一组外泌体可能诱导细胞凋亡，另一组外泌体可能诱导细胞的保持活性，而其他的外泌体可以激活免疫反应等[101]。上述外泌体的多重异质性，组成了复杂多变又具有特异性的外泌体系统。

（3）外泌体的生物作用与应用

由于外泌体的多重异质性，依照其组成成分的不同，在对不同的受体细胞作用时，其可能对生物体的不同反应产生影响，包括生长发育、免疫调节、生物代谢、肿瘤形成等[116, 117]。而基于这些作用过程，也可以功能化特异的外泌体以实现特定的治疗、调控目的。

肿瘤的转移与发展已被证实与多种外泌体的内含蛋白相关。研究发现，从肿瘤间质中提取出的外泌体可以通过对细胞外基质组分的调节（例如纤连蛋白）直接诱导细胞的定向迁移[118]，也可以通过对金属蛋白酶的运输参与侵袭性伪足（invadopodia）的调控与产生中来进而促进细胞迁移[119]。胰腺癌细胞分泌的外泌体可以向全身的其他器官迁移释放，创造出一个富含 TGF-β、纤连蛋白、可吸引巨噬细胞的趋化因子的纤维化环境，为肿瘤的转移生长提供潜在靶点[120]。而研究表明，不同的肿瘤外泌体会携带靶向特异器官与细胞通路的整合素（integrins，ITG）激活肿瘤转移生长的靶点[119]。为此，可以设计特异性设计携带不同 ITG 的外泌体，以诱导肿瘤向非要害部位迁移，避免恶性转移瘤的发生[119]。

外泌体同时参与到机体的免疫调节中来。Cossetti 等人研究发现神经元干细胞可以通过外泌体的 IFN-γ/Ifngr1 受体 - 配体结合激活靶细胞的 STAT1 细胞信号通路以增强免疫反应[121]，表明机体自身可通过外泌体调节免疫反应。此外，由抗原呈递细胞（antigen presenting cells，APC）分泌的一些外泌体膜表面可能携带具有抗原肽段的 MHC-Ⅱ分子与共刺激因子，尽管其与 APC 的抗原呈递效率相比作用较弱，但依然可以诱导 T 细胞激活[122-124]。基于这样的生物特性，外泌体已被用作纳米疫苗实现抗原的有效呈递。Hartman 等人利用乳凝集素 C1C2 结构域对外泌体的特异性靶向功能，将肿瘤抗原 CEA 与 HER2 偶联到乳凝集素上，使外泌体表面携带肿瘤抗原，实现外泌体作为肿瘤疫苗的抗原呈递作用[125]。

外泌体作为一种细胞外囊泡，已被广泛研究与应用。但由于其细胞来源多样、组分复杂，使得外泌体对其受体细胞的作用难以透彻解析。因此，需要有更为精确的表征手段对外泌体的异质性、内含物组分及其功能进行更为详尽的描述，以便使其更好地功能化并用于疾病的治疗与生命活动的调控。

2. 细菌外膜囊泡

细菌外膜囊泡（outer-membrane vesicles，OMVs）是一种由革兰阴性菌（少数革兰阳性菌）外膜起泡形成的天然脂质纳米颗粒[126]，通常为双层膜结构。OMVs 的产生有五种可能的模型进行解释：第一，肽聚糖与细菌外膜的共价连接的缺失与重构，使得细菌外膜的延展性与流动性增加，最终导致了囊泡的形成；第二，肽聚糖片段或其他错误折叠的蛋白侵入在周质空间后进一步挤压外膜，对外膜形成压力，最终导致囊泡的形成；第三，细菌外膜的部分区域所含带负电的脂多糖（lipopolysaccharide，LPS）较多，引起局部电荷排斥，导致外膜隆起形成囊泡；第四，VacJ/Yrb ABC 转运体的表达受到抑制时会使磷脂在细菌外膜上积累，进而引起外膜的隆起，这些转运体的作用是帮助磷脂逆向转运出外膜以保持外膜的平衡；此外，一些细菌中存在能使外膜形变的弯曲诱导因子，例如 B 带脂多糖、喹诺酮（quinolone，PQS）等，这些因子通过诱导外膜构型变化出芽形成囊泡[127, 128]。作为理想的纳米疫苗递送载体，OMVs 所具备的细菌外膜蛋白、脂多糖、鞭毛等均可以病原体相关分子模式（pathogen-associated molecular patterns，PAMP）被宿主识别，增强免疫原性，发挥免疫佐剂的功能。

（五）功能修饰的天然纳米材料

1. 细胞膜涂层纳米颗粒

纳米颗粒（Nanoparticles，NPs）目前在药物递送、光热治疗、诊断成像、光动力治疗和核酸递送等方面显示出巨大的应用潜力，其主要的优势有：①保护目标“货物”，避免其体内递送过程中失活或降解；②可设计的靶向性和可控释放性；③允许批量生产。尽管有这些优势，但只有少数 NPs 可以成功获得美国食品药品管理局（Food and Drug Administration，FDA）的临床转化批准。两个主要阻碍 NPs 临床转化的障碍：①网状内皮系统（reticuloendothelial system，RES）对外来物质的识别和清除；②体内循环环境复杂，具有高水平蛋白质和循环免疫细胞，进一步促进 NPs 清除。而细胞作为生物学最基本的单位之一，在复杂的生理环境中，它需要与多种蛋白质和细胞以及细胞外基质接触并作用，以完成它的使命。因此按照仿生设计的原则，利用从天然细胞中分离得到的细胞膜包覆 NPs，结合天然材料和人造纳米材料的优点，这可能是对纳米颗粒表面功能化的一种有效简便的方法。这个设想于 2011 年被第一次实现并报道，研究人员通过低渗透压破裂红细胞膜去除内容物后，机械挤压将膜破裂形成的囊泡融合聚乳酸 - 乙醇酸共聚物［Poly（lactic-co-glycolic acid），PLGA］纳米颗粒，实验结果表明，涂有红细胞膜的纳米颗粒显示出更好的体内稳定性和循环半衰期[129]。这项工作证明了细胞膜涂层技术的可行性，开创了一种新型仿生纳米颗粒——细胞膜涂层纳米颗粒。在此之后，越来越多其他类型的细胞膜被用于修饰纳米颗粒，以增强原纳米颗粒的性能。其中研究较多的有红细胞膜、血小板膜、白细胞膜、肿瘤细胞膜等，由这些细胞膜制备的新型仿生纳米颗粒在药物递送、免疫治疗、肿瘤疫苗都显现出巨大潜力。目前进一步靶向修饰、功能化膜涂层以及与各种治疗策略的联合是仿生膜涂层 NPs 领域的一个主要发展方向。

（1）红细胞膜涂层

红细胞，作为人体血液中数量最多的血细胞，是人体内通过血液运送氧气最主要的媒介。长达 120 天的寿命使红细胞具有天然的体内长循环优势。这种优势主要是由于红细胞膜表面具有可以逃逸吞噬细胞清除和降解的 CD47 和信号调节蛋白 α 的受体[130]。并且红细胞内没有细胞核和细胞器，该特点使得分离并纯化红细胞膜变得简单且易操作。也许正是因为红细胞膜的这些优点，使它成为第一种被用于制备细胞膜涂层纳米颗粒的膜涂层，也是目前该领域使用最多、研究结果最丰富的膜涂层之一。

在药物递送方面，红细胞膜涂层纳米颗粒的主要优势是较长的药物循环时间。膜涂层还是一层物理屏障，在一定程度上可以减缓药物在循环过程中的扩散。并且已有研究证明，红细胞膜涂层在一定程度上可以提供纳米颗粒的免疫相容性。在小鼠淋巴癌模型中，使用红细胞膜涂层的聚乳酸 – 乙醇酸纳米颗粒作为递送阿霉素的载体，与直接给药相比，不仅更有效地抑制肿瘤的生长，且在多次注射后都没有在小鼠血清中检测到抗红细胞抗体[131]，这进一步证明了红细胞膜涂层纳米颗粒的生物安全性。PEG 修饰是一种传统的用于提高纳米颗粒循环时间的方法。但多次给药后，PEG 修饰的纳米颗粒的循环时间通常由于免疫反应产生的抗 PEG 抗体——IgM 和 IgG，而逐渐缩短[132]。使用红细胞膜涂层则可以避免免疫反应的干扰，达到多次有效延长药物循环时间的效果。提高靶向性对于设计药物递送体系也十分必要，现已有多种方法被用于设计表面功能化的红细胞膜涂层纳米颗粒。其中配体 – 链接分子 – 红细胞膜链接分子 – 红细胞膜的设计模式应用最为广泛[133]。在一种递送阿霉素的 PLGA 体系中，PLGA 纳米颗粒被红细胞膜包覆后，使用两性离子 2–（甲基丙烯酰氧基）乙基胆碱磷酸盐（2–methacryloyloxyethyl phosphorylcholine，MCP）与红细胞膜通过静电作用相连，PEG 作为连接分子，叶酸（folic acid，FA）作为靶向配体，可以有效增强药物在肿瘤部位的富集[134]。光敏剂、磁响应材料等也经常被设计与红细胞膜涂层纳米颗粒连用，被输送到目标部位发挥治疗作用。有研究将吲哚菁绿作为光敏剂与全氟三丁胺和人血清白蛋白制成纳米颗粒，外面包裹红细胞膜，用于肿瘤光热和光动力治疗[135]。

在免疫治疗、医学成像等方面，细胞膜涂层纳米颗粒也有出色的研究成果。最早被报道的红细胞膜涂层纳米颗粒在免疫方向的研究是针对淋巴器官的抗毒素疫苗，主要成分是红细胞膜包裹 PLGA 纳米颗粒和人类白细胞抗原，这种纳米疫苗表现出更高的效力，且不良反应更少[136]。在肿瘤免疫治疗方面，有研究使用多肽和甘露糖修饰的红细胞膜包裹的 PLGA 纳米颗粒，该疫苗可以靶向淋巴器官内的抗原呈递细胞，有效地抑制肿瘤的生长和转移[137]。有研究表明，叶酸修饰的红细胞膜包覆的转化纳米颗粒可用于肿瘤成像，且在人血清中几乎不吸附任何蛋白，不会形成蛋白冠[138]。

红细胞膜作为一种生物源性的材料，在某些情况下已经可以取代 PEG，克服多次给药的限制。红细胞膜涂层作为仿生涂层应用新材料的首选，主要是因为红细胞在体内长循环的能力，且红细胞膜提取过程相对简单。此外，红细胞膜涂层 NPs 还是最具临床转化潜力的材料，因为输血是很常见的，有可能使用血型匹配的红细胞膜作为膜源以最大优化生物相容性，进而广泛用于临床实践。这些创新性的见解表明红细胞膜涂层纳米颗粒具有广泛的生物医学应用前景。

（2）血小板膜涂层

随着红细胞膜涂层纳米颗粒在各方面的成功应用，各种其他血细胞膜也相继被开发用于制备仿生纳米颗粒。血小板因为具有独特的靶向血管损伤部位阻止血栓形成和维持血液循环完整性的能力，与其相关的膜涂层研究也十分丰富。血小板是从骨髓成熟的巨核细胞胞质裂解脱落下来的小块胞质，和红细胞一样，它也不具有细胞核，极大地有利于其应用。血小板还参与多种生理过程的调节，如感染、炎症和癌症等。这些功能的具体作用机制尚不清楚，但可以明确的是，这与血小板膜上的各种蛋白受体是密切相关的，如 CD44、CD47、CD55、CD59 和 P 选择素等。通过膜涂层技术可以将血小板上的这些标志物转移到纳米颗粒上，从而使纳米颗粒也具有相关的免疫逃逸作用和血管内皮细胞黏附能力。

免疫性血小板减少性紫癜（idiopathic thrombocytopenic purpura，ITP）是一种由缺少血小板引起的止血困难的病症。有研究利用血小板膜涂层纳米颗粒设计了一种用于治疗 ITP 的特异性疗法，这些仿生纳米颗粒作为诱饵与病理产生的抗血小板抗体结合，从而防止血小板的减少，达到特异性治疗的目的[139]。在血栓的靶向治疗方面，血小板膜涂层纳米颗粒也有出色的表现。有研究使用血小板膜包裹溶栓药物，利用血小板膜上的整合素 GP Ⅱ b– Ⅲ a 和 P 选择素特异性锚定血栓，这种仿生纳米颗粒可以在不影响全身止血的情况下有效实现靶向纤溶[140]。在多发性骨髓瘤的蛋白酶抑制剂联合疗法中，血栓等并发症使治疗效果大打折扣，使用血小板膜包覆的纳米颗粒向骨髓瘤部位靶向递送硼替佐米和组织纤溶酶原激活剂，可以减少血栓的形成，改善硼替佐米的治疗效果[141]。在肿瘤治疗方面，血小板与血液中循环肿瘤细胞（circulating tumor cells，CTCs）的识别和相互作用引起了人们的广泛关注。CTCs 在肿瘤转移中起着至关重要的作用，使用肿瘤坏死因子相关的凋亡诱导配体（TNF–relatedapoptosis–inducingligand，TRAIL）修饰血小板膜，再包覆纳米凝胶微球递送阿霉素，可以在血液循环中特异性识别并杀死 CTCs，以防止肿瘤转移[142]。与该策略类似的是，使用血小板膜包覆的二氧化硅微粒也具备良好的靶向杀伤 CTCs 的能力[143]。将血小板膜用于包覆磁性四氧化三铁纳米颗粒，提高了纳米颗粒在肿瘤部位的富集，并且可以同时实现肿瘤磁共振成像和光热治疗[144]。这些基于血小板膜衍生的纳米药物平台为开创新型仿生材料提供了新思路。

（3）白细胞膜涂层

白细胞通常被称为免疫细胞，具有活跃的迁移能力，除了存在于血管内，还广泛存在于淋巴系统、脾以及身体的其他组织中。白细胞不是一个单一的细胞群，根据其形态、功能和来源部位可以分为三大类：粒细胞、单核细胞和淋巴细胞。当病毒入侵人体时，白细胞作为免疫系统的一部分，会聚集在病毒入侵部位，发挥防卫作用，帮助机体抵抗外来病原。与红细胞和血小板相同，白细胞膜的表面也具有丰富的长循环和免疫逃逸相关的受体位点，如 CD47、CD45、CD11a 和 CD49。虽然白细胞膜的获取并不像红细胞和血小板那样容易，但其独特的免疫功能促使大家愿意付出努力。

早在 2012 年，就有课题组证明了白细胞膜涂层的二氧化硅纳米颗粒可以实现体内长循环和免疫逃逸，特异性识别肿瘤内皮细胞，并在肿瘤内富集，是一种有潜力的肿瘤药物递送体系[145]。随后在 2015 年，有研究证明使用巨噬细胞膜涂层的二氧化硅纳米颗粒递送阿霉素可提高载药量，可以有效抑制肿瘤的生长[146]。和红细胞、血小板一样，白细胞可以参加血液循环的特点吸引了众多课题组开展白细胞膜纳米颗粒在抑制肿瘤转移方面的研究。有研究表明，抗体修饰的白细胞膜涂层的磁性四氧化三铁纳米颗粒可以在 15 分钟内捕获全血中 90% 的肿瘤细胞，这对检测肿瘤细胞是否转移意义重大[147]。还有研究使用中性粒细胞膜涂层的 PLGA 纳米颗粒递送卡非米佐，可以预防肿瘤细胞的转移并且阻止已转移肿瘤细胞的进一步发展[148]。还有研究利用巨噬细胞膜涂层提高金纳米颗粒的肿瘤靶向性，以增强光热疗法的效果[149]。白细胞靶向炎症部位的能力也不容忽视，有研究证明白细胞膜涂层纳米颗粒可以实现有效地向炎症部位递送地塞米松[150]，并且该研究是首次实现将质膜等复杂材料配制成脂囊。在败血症治疗方面，巨噬细胞仿生纳米颗粒表现出巨大潜力。这些巨噬细胞膜涂层的仿生 PLGA 纳米颗粒可以结合并中和内毒素，防止免疫反应被激活，并可以隔离促炎细胞因子，阻止它们增强脓毒症级联反应[151]。

（4）干细胞膜涂层

干细胞是一类具有无限自我更新能力的细胞，相关围绕干细胞研究表明其对肿瘤具有显著的趋向性与迁移性[152]，因此利用干细胞膜制成的膜涂层纳米颗粒既可以实现相似的特异性靶向功能，又能利用其膜表面标志物实现对细胞的修复。在一项研究中，研究人员使用髓源间充质干细胞对负载有化疗药物 DOX 的明胶纳米颗粒进行包封后以实现对肿瘤的药物递送，实验结果表明，干细胞膜涂层的纳米颗粒在细胞摄取后依然能够维持其结构的稳定性，这极大地延长了药物释放的时间；同时发现具有干细胞膜涂层的纳米颗粒相较于单一的纳米颗粒与小分子药物具有更强的体外杀伤肿瘤细胞的效果，这可能是由于干细胞膜包被以后可诱导肿瘤细胞更多地摄入纳米颗粒[153]。此外，干细胞以其强大的再生与可分化功能使之在再生医学领域具有深远与广泛的研究应用前景。将心脏干细胞中的生长因子提取出来并装载进入 PLGA 中，并使用干细胞膜涂层可以制备得到具备心肌细胞修复功能的颗粒。由于使用干细胞涂层，颗粒表面仍然保留了干细胞的相关标志，在生长因子的辅助下可诱导心肌细胞相关表型的改变，进而提高心肌细胞的增殖能力并使之重新肌化，修复心脏损伤[154]。

（5）肿瘤细胞膜涂层

肿瘤细胞的细胞膜相较正常细胞具有更好的自我靶向能力和免疫调节能力，因此利用肿瘤细胞涂层技术可以实现更好地药物递送。

肿瘤细胞的自我靶向能力主要源于肿瘤细胞的归巢效应（即单个肿瘤细胞向肿瘤组织选择性迁移的生物效应），利用肿瘤细胞膜涂层可以实现颗粒在对应相同类型肿瘤部位的富集[155]。利用这一特点，已有研究表明，利用肿瘤细胞膜涂层对纳米颗粒进行修饰后，可以增强对血 - 脑屏障（brain-blood barrier，BBB）有效穿透，实现对恶性脑胶质瘤的药物递送与治疗[156]。由于肿瘤细胞膜上具有多种信号，例如可以抑制单核巨噬细胞吞噬作用的 CD47，可逃避免疫检查的 PD-1 等，使得附有肿瘤细胞膜涂层的纳米颗粒可以在生物体内实现更长的循环时间，而不被免疫系统识别清除[157]。当佐剂与肿瘤细胞膜协同存在于纳米颗粒中，该体系可有效实现抗原的识别与呈递，刺激肿瘤特异性免疫。肿瘤细胞膜涂层包封免疫佐剂的思路为肿瘤疫苗的个性化治疗提供了广泛的应用前景。

（6）其他细胞膜涂层

随着膜涂层技术的逐渐成熟，已有越来越多的研究集中于利用不同细胞的膜结构与包被实现更为广泛的生物应用。例如胰腺 B 细胞可通过分泌胰岛素降低血糖含量，研究人员便使用胰腺 B 细胞膜涂层以增强对糖尿病的治疗[158]。他们使用 B 细胞膜包被纳米纤维，制备了可通过细胞膜相互作用诱导 B 细胞生长的细胞支架。这一思路也可沿用至其他依赖于细胞相互作用的生物应用中来。此外，一些研究使用细菌膜涂层以实现更好的免疫激活作用，例如在介孔硅表面包覆细菌膜可以提高中性粒细胞对其的吞噬作用，以靶向中性粒实现药物递送[159]。

（7）杂交细胞膜涂层（hybrid membrane coating）

上述已对多种细胞的细胞膜涂层功能进行了详尽阐述，而有时涂层设计需要结合多种细胞膜的优势进而更加有效地发挥其生理功能。例如使用红细胞与血小板的杂交细胞膜涂层能保留红细胞膜与血小板表面用于自身识别的 CD47，以抑制巨噬细胞吞噬的作用，同时也保留了红细胞乙酰胆碱酯酶（AChE）的活性与血小板膜上用于凝血聚集的 CD41 和 CD61[160]。利用白细胞膜与血小板膜进行融合，包裹磁性微球后形成的免疫磁性颗粒，可以通过血小板与肿瘤细胞的相互作用，捕获血液中的 CTCs，同时利用白细胞膜对同源白细胞的免疫逃逸功能，实现更长的血液循环时间[161]。近期，有课题组使用细菌膜与肿瘤细胞膜进行杂交涂层，制得个性化的肿瘤疫苗，实验发现细菌膜的引入可以提高DC的成熟度，实现更好的免疫激活作用。多种细胞膜的杂交有助于保留组成杂交膜各组分的生理特性，并综合多种细胞膜优势，使其在材料隐蔽、肿瘤靶向、疾病治疗等多方面起到增效作用。

二、脂质纳米载体用于疫苗研发的背景

疫苗是对抗传染病最有效的策略，全球免疫战略导致天花被根除，而其他一些疾病（脊髓灰质炎、麻疹等）则濒临灭绝。常规的疫苗由减毒或灭活的微生物及其碎片成分制备，但此类疫苗可能存在一定的安全性问题，例如引起过敏等不良反应。此外，它们通常需要冷链来维持稳定性，而且难以实现大规模制备。为了克服这些限制，新一代疫苗如亚单位疫苗、核酸疫苗被研发和使用，这些疫苗由碳水化合物、纯化蛋白质、纯化多肽或DNA、RNA制备而成，相对于传统的疫苗具有更高的安全性和耐受性。然而，这些疫苗也面临了新的挑战。一方面，由于去除了原始生物体的致病特征，这些成分的免疫原性较低或无免疫原性，因此需要添加佐剂来增强免疫效果[162, 163]。另一方面，疫苗成分需要有效递送到特定的部位或细胞才能发挥作用，而单独的这些成分容易受到生物体的复杂环境所降解，同时被细胞摄取效率低下，因此需要高效的药物载体来帮助递送[164]。

基于脂质的天然或人工合成纳米载体因其优良的性质在疫苗研发领域受到广泛的关注。第一，脂质纳米载体可以有效地保护抗原成分免受宿主复杂生理环境的降解。由于脂质的两亲性质，脂质纳米载体既可以负载亲水性成分也可以负载疏水性成分。第二，脂质纳米载体的成分多样，通过调节这些成分可以获得具有不同理化性质的载体，进而调节药代动力学等行为来获得具有最佳免疫效果的疫苗[165]。第三，得益于其颗粒性质，脂质纳米载体与抗原呈递细胞的相互作用较单纯的抗原有显著提升，因此增强了抗原的免疫激活效果[166]。第四，某些脂质纳米载体本身具有免疫增强效果，因此可以发挥载体和佐剂双重效果[167]。第五，脂质纳米载体的组分具有较高的生物相容性或本身来源于生物体，因此具有很好的安全性[168]。

Gregoriadis和Allison于1974年首次报道了脂质体具有诱导免疫反应的能力[169]。自此以后，脂质体成为广泛研究的疫苗递送系统。多样性和可塑性是脂质体的关键优势，通过改变配方，可以得到具有不同尺寸、尺寸分布、表面电荷等性质的脂质体。此外，根据负载物的化学性质，水溶性化合物（如蛋白质、多肽、核酸、糖类、半抗原）可以被包裹在水性内部空腔中，而亲脂性化合物（如脂肽、抗原、佐剂、连接分子）则被嵌入脂质双层中，同时抗原等分子还可以通过吸附或稳定的化学连接附着在脂质体表面。通过不同脂质体、抗原和佐剂分子之间的组合，可以得到多种多样的个性化定制疫苗[170]。LNP是在脂质体的基础上发展而来的一种核酸疫苗递送载体。虽然阳离子脂质体具有很高的核酸负载效率，但是强正电荷的存在一方面会通过破坏细胞膜的正常结构引起很强的不良反应，另一方面会造成血浆蛋白对载体的调理，进而导致核酸药物的快速清除[171]。可电离阳离子脂质的出现解决了载体负载效率和副作用之间的矛盾，这类脂质在酸性pH下与核酸复合，并在胆固醇、辅助磷脂和PEG–脂质的共同作用下形成纳米颗粒，通过中性pH下的电荷转变，纳米颗粒的结构得到稳定，同时核酸被高效负载在颗粒中。纳米颗粒被细胞内吞后，低pH环境造成可电离阳离子脂质的电离，从而促进核酸药物的内体逃逸[172]。LNP的这种作用方式与传统阳离子脂质体相比具有显著的优势，因此在核酸疫苗尤其是mRNA疫苗的递送中获得了巨大的成功。其他的人工脂质纳米颗粒如脂质纳米盘、脂质纳米晶等，因为具有特殊的结构，在进行疫苗递送时具有独特的优势，例如可增强抗原和佐剂的淋巴结递送、对抗原更好的保护、可调节免疫反应的类型等，因此在疫苗领域也得以广泛关注[173–175]。

一些来源于生物体的脂质纳米颗粒如外泌体、细菌外膜囊泡等，也可以作为疫苗递送的天然纳米

载体。根据不同细胞来源，外泌体携带不同的蛋白质、脂质、糖缀合物和核酸等分子，具备多种生物活性。1998 年，Zitvogel 等研究发现树突状细胞来源的外泌体富含 MHC- Ⅰ复合物、MHC- Ⅱ复合物等多种免疫调节蛋白，能够在体内诱导抗肿瘤 T 细胞免疫反应，首次证实了外泌体作为疫苗的潜力，开辟了外泌体疫苗的里程碑[176]。自此，外泌体被广泛用于肿瘤疫苗和传染病疫苗研究。细菌外膜囊泡与外泌体类似，含有多种细菌衍生成分，包括酶、毒力因子、细菌特异性抗原和各种病原体相关分子模式（PAMP）等，具有出色的免疫刺激特性，能够诱导保护性免疫反应。因此，细菌外膜囊泡在首次发现后不久即被用于疫苗研究。细菌外膜囊泡在疫苗应用中具有很多优势，一方面，源自细菌的天然外膜囊泡本身是一种优良的抗细菌疫苗，在体内免疫后可以诱导针对母体细菌的特异性体液免疫和细胞免疫。另一方面，PAMP 的存在使得细菌外膜囊泡具备佐剂效果，能够增强抗原所引起的特异性免疫反应[177]。此外，通过基因工程的手段可以对细菌外膜囊泡的成分进行可控调节，从而增强信号转导和抗原呈递[178, 179]。

随着形式的不断拓展和研究的不断深入，基于脂质的人工或天然纳米颗粒已经逐步成为疫苗领域不可缺少的一部分，既丰富了疫苗递送的方式，也为开发新佐剂提供了新的思路。脂质纳米载体在疫苗中的应用也极大地推动了脂质纳米颗粒技术的发展，如原料合成、制备技术等。另一方面，脂质纳米颗粒技术的发展也给疫苗带来了变革性的进步，尤其是近几年来 mRNA-LNP 技术在 COVID-19 疫苗中的成功，促进了第三代核酸疫苗的快速发展。

第二节　脂质纳米载体制备技术

一、脂质纳米粒 LNP 的制备技术

与小分子药物相比，核酸的分子量很大，使用传统的脂质体制备技术如薄膜分散法等制备 LNP 难以实现高核酸包封率，同时产生的颗粒尺寸不均一，需要借助均质技术（高压均质机）或者挤出技术（聚碳酸酯膜过滤器）来控制粒径，且在此过程中封装在颗粒内部的核酸药物容易发生泄漏，因此难以实现大规模生产[180]。21 世纪初，稳定的核酸脂质颗粒（stabilized nucleic acid lipid particle，SNALP）制备技术的发展为这一领域带来了革命性的变化[181]。在该制备技术中，脂质首先被溶解在适当浓度的乙醇中，然后在特定的条件下（温度、流速）使用 T 型管混合器将该溶液与含有核酸的酸性缓冲液混合。如图 12-6 所示，当这两种溶液混合时，由于乙醇被缓冲液迅速稀释，脂质溶解度降低，可电离脂质和带负电荷的核酸通过静电相互作用发生种子样聚集，然后通过范德华相互作用形成成熟的纳米颗粒，使得核酸被高效包封在颗粒中[182]。具体来说，溶解在乙醇中的可电离脂质的头部基团在酸性缓冲液中被静电吸引到阴离子核酸上，向内排列以包围核酸，从而导致倒胶束结构的形成。若混合过程发生得足够快，这些反胶束没有时间发生聚集，而是随着脂质的析出被迅速包裹，最终形成纳米颗粒[183]。但这一过程形成的颗粒不稳定，需要使用中性缓冲液进一步稀释直至得到稳定的纳米颗粒。在进一步稀释过程中，由于 pH 上升，可电离脂质重新变成中性形式，这减少了颗粒之间的静电排斥作用，导致小颗粒逐步发生融合，直至外层的 PEG- 脂质的含量高至足以抑制 LNP 的进一步融合，即达到平衡形成最终的 LNP[184]。这种逐步乙醇稀释的方法适用于广泛的配方条件和核酸类型，可实现高核酸封装效率（＞80%）并可得到粒径小、稳定性好的纳米颗粒，因此是目前首选的 LNP 制备技术[181, 185]。

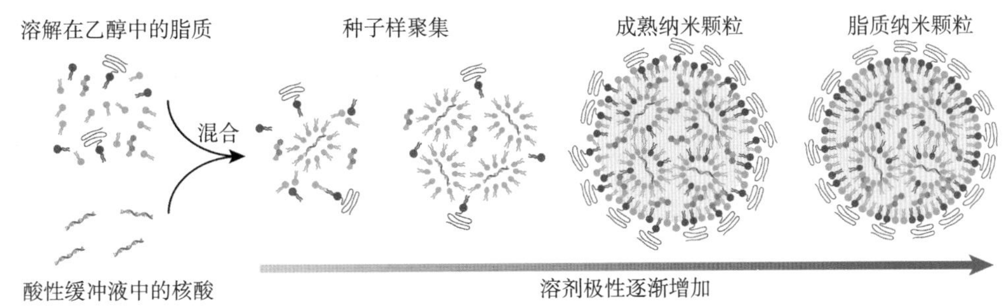

图 12-6　LNP 形成机制示意图

两相混合过程中的各种参数，如流量比（flow rate ratio，FRR）、总流速（total flow rate，TFR）等对最终形成的 LNP 的尺寸具有决定性影响[186]。如图 12-7 所示，当乙醇相被缓冲溶液快速稀释到临界乙醇浓度时，会形成小尺寸的 LNP，而缓慢的稀释则会形成大尺寸的 LNP。因此，精确地控制这些参数对实现更精确、更稳定和可重复的 LNP 制备过程十分重要，微流体混合技术为此提供了一种有效的工具[187, 188]。微流体具有精确可调的特性和小的特征混合时间尺度，非常适合快速脂质自组装过程，且有利于单分散粒径分布。同时微流体技术对样品消耗量低，可快速优化样品制备条件，易于放大[180, 182, 188]。这些独特的优势使得微流体技术被广泛用于基础研究和临床产品中的 LNP 制备。

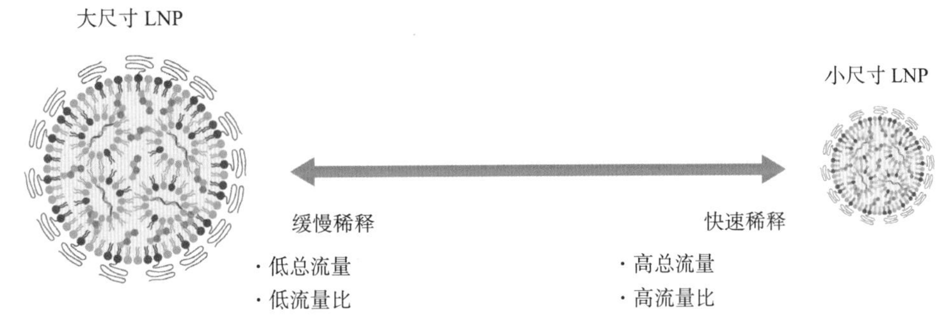

图 12-7　LNP 形成行为与流体动力学之间关系

除了 FRR 和 TFR，微流体混合通道的设计也是影响两相混合效率和最终 LNP 尺寸和均一度的关键因素。目前已经有多种微流体混合器设计得到探索，包括混沌混合器、T 形、Y 形、环形、挡板型和人字形结构（图 12-8）[182]。

T 形或 Y 形微流体装置是制备 LNP 最简单的结构，它包含两个相对的通道，分别包含乙醇相和水相，这些溶液在另一个方向上合并到一个通道中，并在两相的界面处诱导纳米粒子的自组装。这种混合器的设计简单、易于制造，但容易形成长层流，导致无法实现两相充分混合，往往会产生大尺寸的 LNP[182, 188]。为了提高乙醇稀释率，流体动力聚焦（hydrodynamic flow-focusing，HFF）微流混合器被用于 LNP 的制备，与 T 形或 Y 形混合器不同，在这种混合器中连续水相从两侧注入，围绕中间的乙醇相，以在界面处诱导鞘流。由于增加了乙醇 - 水界面，乙醇在该系统中被更快地稀释，使得脂质自组装更加迅速[188]。

混沌混合器通过在微流体通道内引入湍流解决了层流引起的低混合效率的问题。交错式人字形微混合器（staggered herringbone micromixer，SHM）是最具代表性的混沌混合器之一，其具有带槽的内部结构而不是扁平通道。相较于 HFF，人字形结构引起的高雷诺数和快速混沌平流混合缩短了混合时间尺度，即使在较低流速下也能产生更高的混合效率[189]。Precision NanoSystems 发布的 NanoAssemblr® Benchtop 系统即采用了这种混合器结构用于 LNP 合成。另一种具有代表性的混沌混合器采用了环形设计，这种混合器利用 Dean 涡流进行溶液混合[190]。当流体通过环形微通道

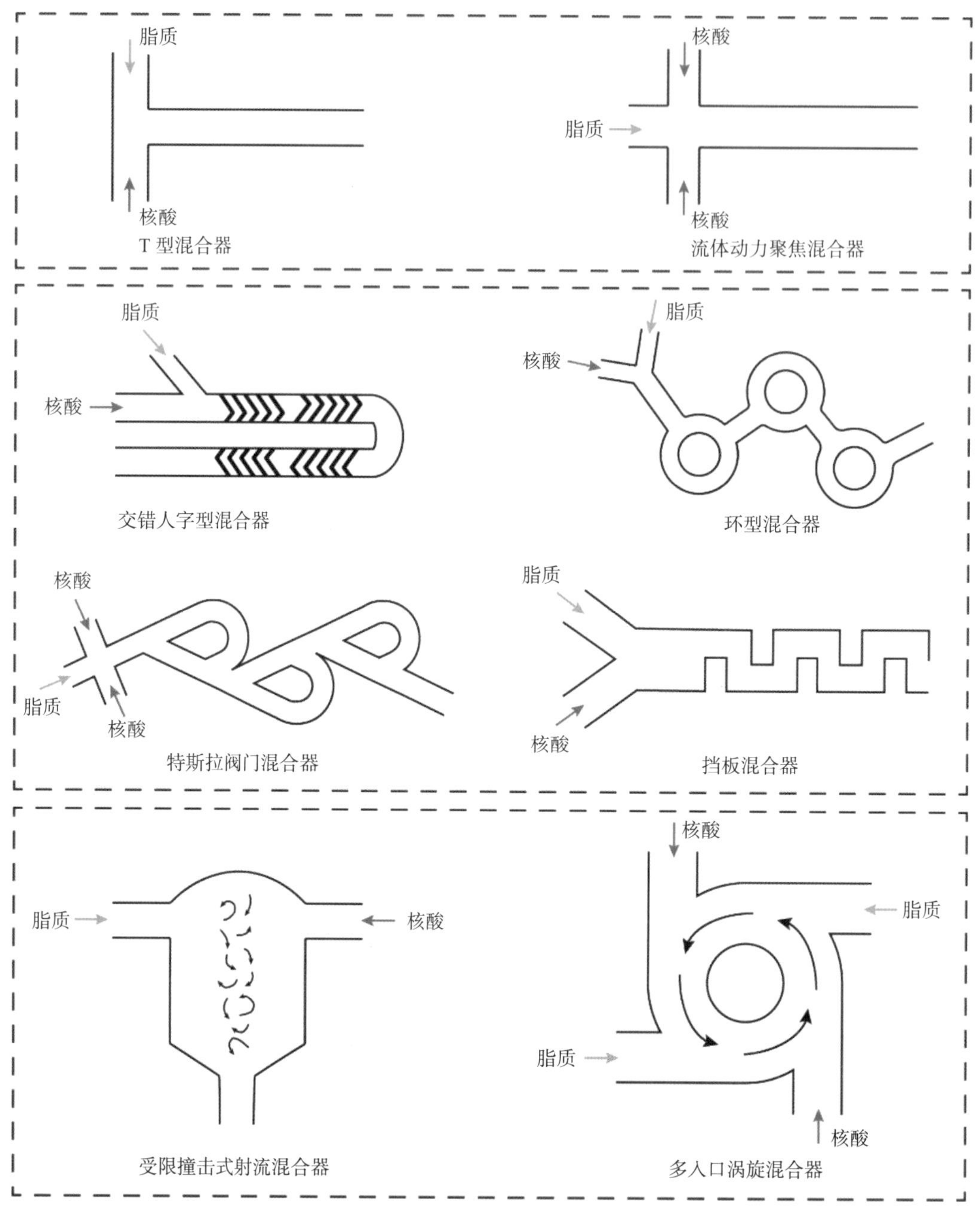

图 12-8　不同的微流体混合器设计

时，两股液流相遇并通过离心力形成涡流，在每个环形结构的交界处碰撞导致有效混合。此外，相较于 SHM，这种环形混合器能够在不改变任何工艺参数的情况下放大产量[191]。这些优点使得环形混合器在商业微流体设备中被广泛应用，Precision NanoSystems 的 NanoAssemblr® Ignite ™、NxGen Blaze ™和 GMP 系统均采用了这种类型的微流体通道结构[191]。此外，特斯拉阀的结构也被用于微流体混合器的设计，这种设计允许流体优先在一个方向上流动，从而避免了不必要的回流所带来的问题，优化了混合效率[192]。具有挡板结构的微流体装置也是一种被广泛研究的混合器类型，这种装置在微通道中保持了乙醇和缓冲溶液的分层流动，而在挡板结构处，乙醇被二次流迅速稀释[188]。通过这种混合器，可以合成尺寸范围为 20~100 nm 且间隔为 10 nm 的 LNP，这是使用其他混沌混合器设计难以实现的[193]。

为了解决微流体方法难以实现大规模生产的问题，人们设计了闪速纳米沉淀（flash nanoprecipitation,

FNP）法来同时实现均相混合和大规模制备[194]。受限冲击射流混合器（confined impingement jets mixer，CIJM）和多入口涡流混合器（multi-inlet vortex mixer，MIVM）是两种具有代表性的 FNP 方法。在 CIJM 中，不同的溶液相从相反方向注入混合室并快速碰撞以形成高湍流，可以通过过饱和在毫秒范围内生产 LNP。但这种方法需要混合过程中相对液流的动量相等，且仍然面临腔室内的逆流等问题。MIVM 利用沿旋转方向引入腔室的多个入口来避免这些问题，可以在保持动态微混合的同时在液流入口之间使用更大的流速差异[194]。此外，MIVM 相较于 CIJM 具有可扩展性，通过额外组装输入流来提高生产率。同时设备组件易于组装 / 拆卸，确保以可重现的方式连续合成[195]。

二、纳米脂质体的制备技术

脂质体按结构类型可分为以下三种[196]。

1. 单层脂质体（unilamellar vesicles）

单层脂质体是由一层双分子脂质膜形成的囊泡，又分为小单层脂质体（small unilamellar vesicles，SUV）和大单层脂质体（large unilamellar vesicles，LUV）。小单层脂质体粒径大小常在 20~80 nm，能够均匀分布，内水相体积小，不稳定，易发生脂质体的融合。大单层脂质体是一种双分子层脂质体，粒径一般为 100~1000 nm，相比于 SUV，其内水相体积较大，稳定性较好，包封率相较多层脂质体更高。

2. 多层脂质体（multilamellar vesicles，MLV）

多层脂质体是双分子脂质膜与水交替形成的多层结构的囊泡，一般由 5 层或更多层的同心板（concentric lamellae）组成，仅仅由较少层数的同心板组成的囊泡（2~4 层的多层脂质体）又称为寡层脂质体（oligo -lamellarvesicles，OLVs）。多层脂质体的粒径大小范围在 100 nm~5 μm，具有良好的稳定性，但包封容量较低。脂质体囊泡的大小会影响脂质体循环半衰期，同时粒径大小和双分子脂质膜的数量是影响制剂的包封量的重要因素。

3. 多囊脂质体（multi -vescularliposomes，MVL）

多囊脂质体由许多非同心囊泡构成，每个囊泡中包裹着装载制剂的水溶液。以 5~50 μm 的粒径为主，稳定性好，包封容积较大。

纳米脂质体一般是指粒径在 10~500 nm 的脂质体，通常为小单层或者大单层类的脂质体。根据脂质体的表面电荷又可分为：正电荷脂质体、负电荷脂质体和中性脂质体。

制备脂质体通常需要经历四个基本阶段：①有机溶剂的干燥；②脂质在水介质中的分散，使脂质分散在含有所需包封的水溶性物质的水溶液中，初步形成脂质体；③纯化，进一步形成脂质体；④分析最终产品。

目前，制备脂质体的方法较多，常用的有薄膜法、反相蒸发法、溶剂注入法和复乳法等，这些方法一般称为被动载药法，而 pH 梯度法、硫酸铵梯度法一般被称为主动载药法。被动载药法中脂质体的形成和药物的装载同步完成，而主动载药法则是先形成空白脂质体再载入药物。

（一）被动载药技术

是否采用被动载药技术，取决于脂质体在形成期间包封特定体积水相的能力。对于亲水性药物，经被动载药脂质体包封率与脂质体所在的水相体积有关，脂质体本身性质取决于分散体系的磷脂浓度、层室数和脂质体形态。亲脂性药物与磷脂双层相互作用，因此，包封率取决于磷脂类别及其浓度。形态学参数不影响药物包封率。使用被动载药技术，水溶性药物被包裹在脂质体的水相内，而脂溶性药物被包裹在脂质体的双层（脂质相）中。被动载药技术又分为传统脂质体制备方法和现代脂质体制备方法两大类。

1. 传统脂质体制备方法

（1）薄膜水化法（thin-film hydration）

薄膜分散法又叫干膜分散法，是最基本和应用最广泛的一种制备脂质体的方法。首先，将磷脂和胆固醇等类脂以及脂溶性药物溶于有机溶剂，然后将溶液置于圆底烧瓶中，利用旋蒸仪旋转减压蒸干，磷脂在烧瓶内壁上形成薄膜。然后加入一定量的水相缓冲溶液，充分振荡烧瓶使脂质膜水化脱落，得到脂质体。所得的脂质体为 MLV，粒径较大（1~5 μm）且不均匀，且重复性差，不适于大批量的生产。为降低其粒径大小，使 MLV 转变为 LUV 或 SUV，可以通过不同的分散方法处理。其中超声分散法和挤压法为主要的应用方法。薄膜分散法一般适用于脂溶性物质的包埋。

1）超声分散法（sonication）：薄膜水化法制备的样品经超声波分散处理，分离得到粒径更小、分布均匀的脂质体。超声法包括两种。

①探头型超声。超声探头直接浸入脂质体中进行超声分散，由于在超声过程中会释放较强的能量导致局部产热，因此需将被超声的溶液的容器浸没于冰水浴中。此法处理时间较短（一般为几分钟），若超声处理 1 小时，脂质会发生去酯化。需要注意的是，超声过程中，探头中的钛会脱落而污染脂质体。

②水浴型超声。与探头型超声相比，该方法更易控制脂质溶液的温度，超声材料被保护在无菌容器中或惰性气体中。但是水浴型超声比较费时，均匀性有待提高。

2）薄膜 – 挤压法（membrane extrusion）：使薄膜水化法制得的脂质体在外力的挤压下通过固定孔径的滤膜，使脂质体的粒径变小且均匀的方法称薄膜 – 挤压法。当把薄膜法制备的大小不一的 MLV 连续通过孔径 1.0~0.1 μm 的聚碳酸酯膜后，得到粒径大小均匀的脂质体。有研究表明，在合适的挤压压力下，MLV 只通过单一的聚碳酸酯膜可获得单分散脂质体，并能明显提高其包封率。

（2）逆相蒸发法（reverse phase evaporation method，REV）

逆相蒸发法又叫反向蒸发法，最早是由 Szoka 等人发现并提出的。此法是在由缓冲水相和有机相的混合物经超声形成的反胶束的基础上制得的，其中缓冲水相含有待包封入脂质体的水溶性分子，有机相溶有两亲性磷脂。通过缓慢除去有机相使反胶束转变成黏稠凝胶状，在凝胶塌陷过程的临界点，部分反胶束破裂，加入水相介质（如磷酸缓冲液）得到的悬浊液即纳米脂质体。由于反胶束的破裂产生了过量磷脂，在余下的胶束周围形成完整的双分子层，形成囊泡。REV 脂质体可由各种脂质和类脂混合物（如胆固醇）制得，其内水相体积 – 脂质比手摇法制得的脂质体或多层脂质体高 4 倍。REV 脂质体在低离子强度缓冲液（1 μmol/L NaCl）条件下，可得到 65% 的水相包封率，当离子强度增高时，包封率降低。该方法可用于包封小分子、大分子和高分子物质，如抗生素、胰岛素、免疫球蛋白、酶、核酸等。该法的主要缺点是当包封物质接触有机溶剂和短时超声，会导致核酸链断裂或蛋白质变性。

（3）溶剂注入法（solvent-injection techniques）

溶剂注入法多采用乙醇注入法和乙醚注入法，此类方法是将类脂等脂质溶于有机溶剂中（油相），然后将油相匀速注入水相中，搅拌挥尽有机溶剂，超声后得到脂质体。其中，由于乙醇可以与水以任意比例进行混溶，但是乙醚和水不能混溶，因此通常在60℃条件下将乙醚加入到水相中，以除掉乙醚，从而形成脂质体。溶剂注入法对于脂溶和水溶性物质均适用，所制备的脂质体颗粒粒径小，分散比较均匀，但包封率低，一般与其他方法联用。

1）乙醚注入法（ether injection）：将乙醚或乙醚甲醇脂质溶液通过细孔针头慢慢注入55~65℃或减压的缓冲溶液中，在真空条件下乙醚蒸发形成单层脂质体。溶剂注入法中往往存在有机溶剂残留的问题，相较于乙醇注入法，乙醚注入法残留的较少。该方法的主要缺点是所制备的脂质体粒径不均匀（70~200 nm），包封物质易暴露于高温有机溶剂中，由于有机溶剂对某些溶质有害，因此不适合将蛋白质掺入脂质体。

2）乙醇注入法（ethanol injection）：将脂质乙醇混合液通过细针头快速注入到大量的缓冲溶液中，形成囊泡。乙醇注入法通过将含有脂质的乙醇溶液注入到大量水相，无需经过任何中间过程，可以在没有超声处理过的情况下形成单双层脂质体，克服了薄膜水化法的不足。该方法中乙醇为脂质分子提供了较大的表面积，从而减少了双分子层的厚度和双层磷脂片段（bilayer phospholipid fragments，BPF）闭合期间的弯曲刚度，有助于SUV的形成。此方法主要存在以下缺点：脂质体粒径不均匀（30~110 nm）；脂质体悬浮液浓度很低；溶于水相的包封材料包封率极低；乙醇与水易形成共沸物，使乙醇难以从磷脂膜中去除；生物活性大分子易被乙醇灭活。

（4）冻融法（freezing thawing method）

冻融法是将预先制备好的脂质体悬浊液快速冷冻，形成冰晶破坏脂质体膜，再融化使其重新形成脂质体，经过反复几次冷冻－融解操作获得最终的脂质体溶液。反复冻融可以提高脂质体的包封率，颗粒均匀但粒径较大，溶解过程通常要在加热条件下进行，耗时久，循环次数多，还需氮气保护以提高磷脂和药物的稳定性。该制备方法适于较大量的生产，对于不稳定的药物最适合。

（5）French 压力法

French 压力法通过一个小孔挤压，使MLVs形成单层脂质体。利用French压力法制备脂质体的重要特征是蛋白质等热敏性物质不因超声处理导致的变性，该方法制备的脂质体包封物质保留时间相比于超声和表面活性剂去除法更长，适合处理不稳定的材料。French压力法所制备的脂质体优于超声法，所得脂质体大于超声的SUVs，稳定性更好，适合用于包封敏感大分子。其缺点是制备温度难以控制，且制备量较小（最大容量为50 ml）。

（6）复乳法（multiple emulsion method）

复乳法是指先将少量水相与一定量的磷脂油相进行第一次初乳化，形成W/O的反相胶团。随后减压除去部分溶剂（亦可不除），再加入大量的水相进行二次乳化，形成W/O/W型复乳。减压蒸发除去有机溶剂，即得脂质体。复乳法制备的脂质体包封率为20%~90%。由于复乳法所制得的脂质体多为非同心多囊结构，内水相体积巨大，适合于包封水溶性药物，能增加包封率，并具有缓释效果，但由于微粒易聚集不能静注给药。

2. 现代脂质体制备方法

超临界流体逆相蒸发法（the super critical fluid reverse phase evaporation，SRPE）是用超临界流体代替有机溶剂制备脂质体的一种新方法。采用超临界流体逆相蒸发法制得的脂质体包封率高、粒径小、稳定性强，并且制备过程简单，无有机溶剂污染。超临界流体作为抗溶剂，脂质体溶液过饱和进而生成沉淀。在接近临界点条件下操作的超临界抗溶剂法能有效控制脂质体的粒径分布，灵活选择溶剂。超临界流体逆相蒸发法的开发有望实现脂质体的大规模生产。

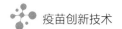

（1）复乳 – 冻干法（freeze drying of double emulsions）

将磷脂以及药物分散于与水互溶的有机相，与水相形成单一的溶液，加入冻干保护剂冷冻干燥，得冻干脂质体。冻干脂质体在遇水后自发形成的均匀分散的 MLV，然后通过挤压法降低粒径大小。该法制备的脂质体具有良好的稳定性，避免了脂质体混悬液在贮存期间易出现的聚集、融合、药物泄漏及磷脂氧化等问题。制备过程是在较低的温度下进行的，适合用于热敏性物质的包封。该方法通过添加糖类（蔗糖、海藻糖）以防止包封物质的泄漏以及粒径的增加。包封率较低是该法的主要缺点。

（2）膜接触器法（membrane contactor for preparation of liposomes）

膜接触器法是一种改进的乙醇注入方法，将含磷脂的乙醇溶液通过超滤膜挤出到水相中获得脂质体。该法可以通过控制水相 / 有机相流速比来控制粒径的大小，药物包封率较高，适合工业化的连续化生产。

（二）主动载药法

主动载药法是一种利用脂质体内外水相跨膜的离子或化合物梯度实现药物装载的方法。先制备出不含药物的空白脂质体建立囊泡内外的离子梯度。外水相中，以中性形式存在的药物能够自由通过磷脂双分子层，在药物浓度梯度的作用下，药物自外而内进入脂质体内部，在脂质体内水相中的药物被质子化转化为离子形式，丧失跨膜能力而被封于囊泡内部。对于某些两亲性药物由于油水分配系数受介质 pH 和离子强度的影响较大，利用主动载药法制得的脂质体包封率较高。主动载药法具有包封率高、稳定性好等特点，但需要进行透析除盐等步骤且操作时间长。其中主动载药技术最成功的应用实例是阿霉素（Dox）脂质体。铜离子（Cu^{2+}）可以与阿霉素的蒽核结合形成稳定的复合物（Cu–Dox），因此可以通过 Cu^{2+} 梯度将阿霉素加载到脂质体中。研究人员通过将紫杉醇（Paclitaxel，PTX）和 DOX 与单硫醚键结合，合成异质二聚体前药紫杉醇 –S– 阿霉素（PTX–S–DOX，PSD），通过 Cu^{2+} 梯度的主动载药方法将 PSD 装载到脂质体中（图 12–9）[197]。

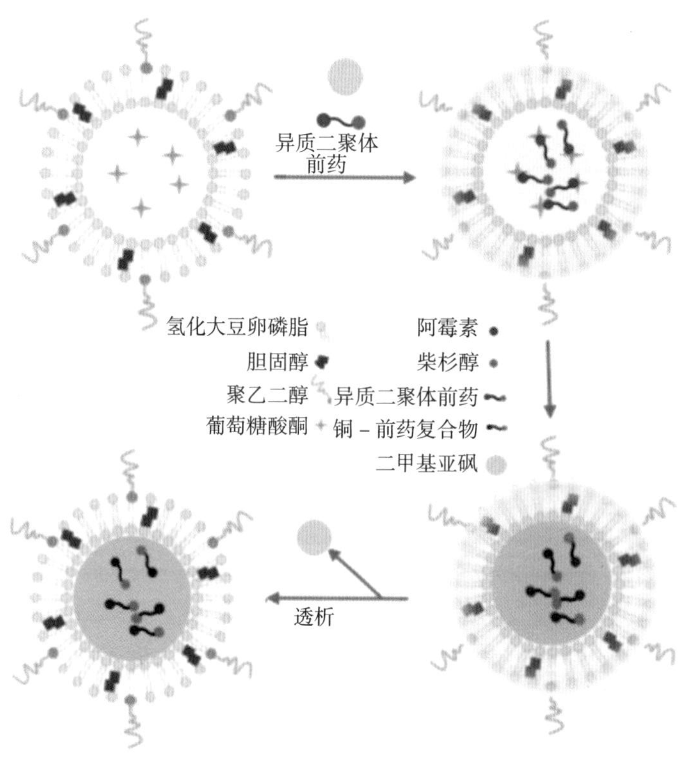

图 12–9　PSD 制备流程

1. pH 梯度法

pH 梯度法通过调节脂质体内外水相的 pH，形成一定的 pH 梯度差，具有一定弱酸性或弱碱性的药物顺着 pH 梯度，在外水相中以分子形式跨越磷脂膜进入内水相，并以离子形式被包封在内水相中[198]。随着内外水相 pH 梯度的增加，进入内水相的药物含量也相应增加，进而提高包封率和载药量。

2. 硫酸铵梯度法

硫酸铵梯度法适用于两亲弱碱性药物，特别是蒽醌类药物（如多柔比星）。梯度载药的机理目前认为是由于硫酸铵分子及离子对脂质双分子膜的渗透系数不同，氨分子渗透系数（0.13 cm/s）较高，能很快扩散到外水相中；H^+的渗透系数远小于氨分子。因此每 1 分子氨扩散出去，内水相就相当于多出 1 个 H^+，以致脂质体内水相呈酸性，形成 pH 梯度，梯度大小由［NH_4^+］外水相 /［NH_4^+］内水相比例决定[199]。两亲弱碱性药物进入脂质体后，聚集的质子化弱碱性药物使内水相 pH 升高，导致更多的氨分子溢出，推动更多药物进入脂质体，直至内水相中 NH_4^+消耗完。SO_4^{2-} 的渗透系数较低，可与进入内水相的蒽醌类药物结合，形成溶解度更低的硫酸盐，有利于提高包封率，增强药物在脂质体内的稳定性。药物进入内水相后与阴离子（H^+、SO_4^{2-}）结合后稳定存在于脂质体内水相（图 12–10）。

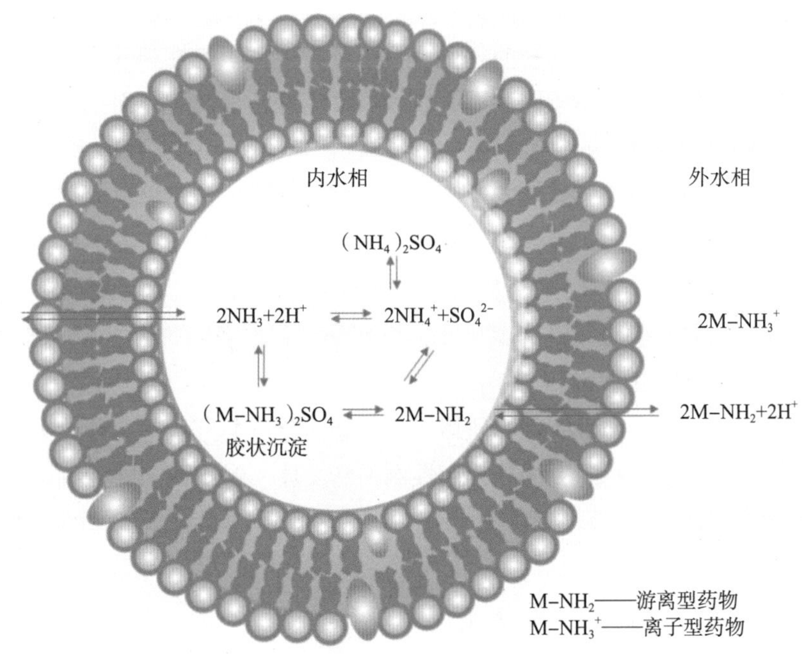

图 12–10　硫酸铵梯度法原理示意图

3. 醋酸钙梯度法

醋酸钙梯度法通过醋酸钙的跨膜运动产生的醋酸钙浓度梯度（内水相的浓度高于外水相），由于醋酸的渗透参数比 Ca^{2+} 大得多，所以醋酸很少穿越双分子膜留在脂质体内部，但却参与了质子转运。大量质子从脂质体内部转运到外部产生 pH 梯度，而 pH 的不平衡为包载和聚集弱碱药物提供了高效驱动力。在 pH 梯度的驱动下，药物向内水相聚集，使预制备好的空白脂质体中成功载入药物。

4. 其他梯度法

阿糖胞苷和柔红霉素复合脂质体能够随着药物的分布和消除，在恶性细胞内维持有效的摩尔比，以针对肿瘤环境的复杂性进行有效的治疗[200]。阿糖胞苷在葡萄糖酸铜缓冲液中被动地进入内水相中，柔红霉素在葡萄糖酸铜产生的梯度差下，与 Cu^{2+} 络合主动进入内水相中，制成复合脂质体，用于治疗继发和伴有骨髓增生异常综合征相关细胞遗传学异常的急性髓系白血病。采用蔗糖八硫酸酯三乙醇胺梯度法制备的伊立替康脂质体，有效提高了伊立替康的装载稳定性，改善了药物的治疗指数。当通过喜树碱化合物（如伊立替康）与包封多硫酸酯化阴离子捕获剂（如蔗糖八硫酸酯）的脂质体反应制备载药脂质体时，所得载药脂质体的稳定性取决于捕获剂 – 脂质体中硫酸酯基团的初始浓度和脂质体中包封的喜树碱与磷脂的比率。盐酸伊立替康三水合物活性物质溶解在水相溶液中，随后将其与脂质体混合，通过主动载药方式，伊立替康八硫酸蔗糖盐更稳定的封装于脂质体[201]。

不同性质的药物在脂质体制备过程中需要选择合适的制备方法，以制备出粒径均匀、载药量高、包封率好的脂质体。根据药物的不同性质可分为水溶性、脂溶性和两性制剂，分别有各自适宜的制备方法。

水溶性制剂脂质体的制备：水溶性制剂的脂质体结构中内水相体积应尽可能大，因此，制备大单层或多囊脂质体最宜。常用的制备方法有逆相蒸发法、乙醚注入法、冻融法、复乳法、超临界流体逆相蒸发法和复乳 – 冻干法。

脂溶性制剂脂质体的制备：脂溶性制剂可嵌入脂质双分子膜，其包封量与膜材量成正比，适合于各种制备方法。根据所制备脂质体的靶向特征，可以分为被动靶向性和其他靶向性脂质体的制备。具有被动靶向性的脂质体是指纳米脂质体利用人体各器官生理特征及差异而选择性的富集在某些器官或病灶部位。由于 MPS 的调理作用会使脂质体在体内快速地清除，因此目前多采用 PEG 修饰的方法增加其体内的半衰期。此外，减小脂质体的粒径也可以逃避脂质体被单核巨噬细胞的吞噬。其他靶向性脂质体包括物理靶向、化学靶向、受体靶向和抗体靶向，统称为主动靶向脂质体。主动靶向性脂质体利用所处环境的物理化学因素的变化以及配体受体的结合使药物主动富集在特定的病灶组织。制备被动靶向性脂质体可选择薄膜分散法；其他靶向性脂质体的制备可选择薄膜 – 超声法、乙醇注入法、French 压力法和复乳 – 冻干法。

两性制剂脂质体的制备：两性制剂脂质体由于容易泄露或不宜包封，理论上不适宜制备。但是可以通过以主动载药法为代表的特殊方法获得两性制剂脂质体。对于两亲性药物，主动载药法能够提高脂质体的包封率和稳定性。

三、其他人工磷脂系统制备技术

（一）脂质纳米盘制备技术

脂质纳米盘结构类似细胞膜碎片，由磷脂分子和骨架分子通过一定的制备方法制备而成，常见的磷脂分子包括 DMPC、1- 棕榈酰基 -2- 油酰基卵磷脂（1-palmitoyl-2-oleoyl-sn-glycero-3-phosphocholine，POPC）、心磷脂（cardiolipin，CL）等长链脂质（14~18 个 C）；骨架成分主要包括 PEG- 磷脂（6~8 个 C）、蛋白质或其他聚合物，形成一个高曲率区域降低聚集体的边缘能量，起到稳定纳米盘的作用。磷脂和胆固醇在圆盘中央用于形成双层膜结构，骨架分子分布在圆盘外周用于限制 LND 的形状[202]。

不同类型的LND常由固定的材料合成。PEG稳定的LND主要以磷脂、胆固醇和二硬脂酰磷脂酰乙醇胺－聚乙二醇（PEG-DSPE）作为原材料合成，在所得结构中PEG密集的分布于圆盘外周，磷脂和胆固醇分布在圆盘中心，形成类似胶束的疏水内核。亲脂类药物常分布在疏水内核，两亲性药物吸附于曲率大的外周（PEG-脂质化合物层）。由于PEG-DSPE分子间存在排斥力，当其含量较高时，脂质双层的临界张力导致膜破裂，从而形成盘状至球状的胶束。因此可以通过改变PEG-DSPE的比例，控制LND的形成以及水合粒径[53]。骨架分子的主要组成为磷脂和蛋白质，磷脂分子排列在LND中央，具有两亲性α－螺旋蛋白质以带状方式排列在LND外圈，疏水面朝磷脂酰基链，极性面朝向溶剂[203]。作为支架的蛋白质主要为载脂蛋白（apolipoproteins，Apo），多种血浆人源载脂蛋白已被证明在体外具有形成LND的能力，此类LND的结构类似于新生时的高密度脂蛋白颗粒[204, 205]。两亲性共聚物也可被用于制备LND，其中最常见的为苯乙烯－马来酸（styrene-maleic acid，SMA）共聚物，SMA共聚物围于磷脂膜外周，通过调节聚合物的组成及聚合物与脂质的比例来改变LND的粒径。两亲性共聚物作为骨架的LND被广泛应用于膜蛋白的提取、纯化和结构鉴定[206]。

LND常见的制备方法有薄膜水化－超声分散法、薄膜水化－挤出法、DMSO加入法、冻干复溶法和混合孵育法，根据各制备方法的特点，应用于不同类型的LND。

1. 薄膜水化－超声分散法

将磷脂、胆固醇、脂溶性药物和PEG化物溶于有机溶剂，旋转蒸发出去有机溶剂，在圆底烧瓶中形成薄膜。向烧瓶中加入磷酸盐缓冲液（PBS）或生理盐水，在磷脂相转变点以上的温度条件下水化，再通过超声处理，使制剂粒径均一[207]。两亲性药物在水化时溶于水相载入，或水化后通过共孵育载入。

2. 薄膜水化－挤出法

首先，将磷脂、胆固醇、脂溶性药物和PEG化物溶于有机溶剂，随后旋蒸成膜，加入水相水化后，通过聚碳酸酯膜挤出形成LND[208]。

本方法与薄膜水化－超声分散法，常用于PEG稳定的LND的制备。PEG稳定的LND相较于脂质体具有更高的膜亲和力，更利于应用于包载疏水性药物和两亲性药物。两亲性带正电的多肽药物在体内具有一定的毒性，且易在酶的作用下被快速降解清除，PEG稳定的LND能够高效吸附两亲性正电多肽，降低多肽药物的体内毒性并使其在体内稳定存在。由于PEG易被功能化，因而可对其进行修饰从而获得靶向递送药物的功能。

3. DMSO加入法

先将磷脂溶解于有机溶剂中，氮气吹干后用PBS或生理盐水涡旋水化，再加入溶解有疏水性药物及蛋白的二甲基亚砜（dimethyl sulfoxide，DMSO）溶液，经短暂水浴超声后，在PBS或生理盐水中透析去除DMSO[74]。需要注意的是，DMSO加入法需要进行透析过程，可能导致药物的泄漏，使载药量和包封率下降。

4. 冻干复溶法

将脂质材料、蛋白及药物按一定比例溶解于冰醋酸中，冷冻干燥去除冰醋酸后，再加入水相溶剂水合，通过振摇和反复冻融获得载药LND[209]。该方法要求材料均溶解于可冻干溶剂中，对药物、材料的溶解性有一定限制。

本方法与DMSO加入法主要被应用于包载疏水性药物制备蛋白质作为骨架的LND，采用Apo或其类似物作为LND的支架，能够使LND具有一定的靶向能力。

5. 混合孵育法

将磷脂减压干燥后，利用强力涡旋使其分散在含有SMA的PBS中，并经过多次冻融循环或超声制备得产物[210]。该法主要用于制备两亲性共聚物作为骨架的LND，多应用于膜蛋白提取和结构鉴定，被用作药物递送系统的研究工作目前少有报道。

（二）脂质纳米晶 / 纳米卷制备技术

脂质纳米晶是由稳定的磷脂阳离子沉淀形成的紧密的多层堆积结构，具有连续的螺旋状固体脂质双层片。该结构是由带负电荷的脂质体与二价阳离子相互作用形成的，通过触发脱水和自组装过程，进而自发排列形成具有典型雪茄形状的复杂系统。根据所使用的磷脂和桥联剂的类型，脂质纳米晶能够形成不同的形态：使用二油酰磷脂酰丝氨酸（1,2-dioleoyl-sn-glycero-3-phosphate，DOPS）时，获得均匀的雪茄形颗粒；当使用棕榈酰油酰磷脂酰丝氨酸（palmitoyloleoyl phosphatidyl serine，POPS）时，获得平面薄片；使用大豆磷脂酰丝氨酸（PS）时，则获得的脂质纳米晶为球形薄片。当改变桥接剂时，脂质纳米晶会发生由纤维状到球状结构的变化。由于其独特的结构，药物既可以嵌入磷脂双分子层中，也可以夹在双分子层间，进而有效保护封装药物免受恶劣条件的影响[211]。

纳米脂质卷是由固体脂质双层板卷起形成螺旋状的独特多层结构，结构类似于雪茄的圆柱形，由简单的天然材料构成稳定的磷脂－离子沉淀物，一般为磷脂酰丝氨酸和钙。形成脂质纳米晶的原材料主要包括磷脂、桥联剂、胆固醇、包封药物以及其他成分，不同的材料在脂质纳米晶的形成和作用特点发挥着不同的作用。

1. 形成脂质纳米晶原料

（1）脂类

脂类是制备脂质纳米晶的核心材料，主要为带负电荷的磷脂，用于制备带负电荷的脂质体。常见的有磷脂酰丝氨酸（phosphatidylserine，PS），磷脂酸（phosphatidic acid，PA），甘油磷脂（phosphatidyl glycerol，PG），磷脂酰肌醇（phosphatidylinositol，PI）[212]。根据磷脂的头基、脂肪链和醇的不同，磷脂通常分类为甘油磷脂和鞘磷脂。甘油磷脂是真核细胞中的主要磷脂，以甘油为骨架的磷脂，所有天然存在的甘油磷脂都具有 α－和L－构型。根据不同的酰基部分，甘油磷脂包括PS、PA、PI、PG等。甘油磷脂通常是脂质体的特定成分，用以构建高生物相容性、无毒性、可完全生物降解性以及全身和非全身给药后表现出非免疫原性的脂质体。构成脂质纳米晶的脂类可以是一种磷脂，亦可用组合磷脂以制备出更稳定、多功能的脂质体。对于一些酸性磷脂，如PA、PG和PI，它们的水化结构可能对脂肪酸的组成敏感，如：在Ca^{2+}存在的环境中下，具有饱和脂肪酸结构的磷脂可以观察到脂质卷结构，然而，由不饱和脂肪酸组成的PA形成六方（HII）相，同样具有不饱和脂肪酸的PG和PI会在加入Ca^{2+}后形成双分子层结构[213, 214]。在形成脂质卷的过程中，当PS含量减少时，诱导融合所需的Ca^{2+}和Mg^{2+}浓度增加[215]。

（2）桥联剂

用于维持脂质纳米晶的卷片结构，常见的桥联剂有：二价金属阳离子（Ca^{2+}、Mg^{2+}、Ba^{2+}、

Zn^{2+}）[216]、生物活性分子（妥布霉素、聚赖氨酸、寡酰基赖氨酸）[217]、阿米卡星[218]与低浓度 Ca^{2+} 联合使用。由于形成和维持脂质卷螺旋结构所必需的二价阳离子容易引起聚集现象，限制了脂质纳米晶的实际应用。

（3）胆固醇

胆固醇作为非必需成分能够在不改变结合剂和磷脂的化学计量的条件下影响脂质纳米晶的结构，甾醇胆固醇为胆固醇的代表物质[219]。胆固醇不会显著改变 Ca^{2+} 与 PS 分子的结合性质，然而，胆固醇的存在会导致酰基链堆积的紊乱，增加界面和极性区域的固定化程度。胆固醇在决定生物膜的流动性方面起着重要的结构作用，它通过干扰凝胶堆积使凝胶相具有一定的流动性，通过诱导双分子层的顺序使液晶相具有一定的刚性。在 Ca^{2+} 的存在下，胆固醇改变了特定磷脂的侧向相行为，使层状相不稳定，促进了六方（HII）相的形成[220]。

（4）其他组成

为克服脂质纳米晶易聚集的问题，通过加入聚集抑制剂以改变脂质纳米晶的表面性质，如酪蛋白、甲基纤维素、白蛋白[221]。此外，将柠檬酸加入脂质纳米晶中作为分散剂和稳定剂，以有效打破颗粒间的交联，形成稳定的分散状态，从而维持脂质纳米晶的超微结构，减少聚集现象的发生[212]。

（5）被包封的药物

磷脂的亲水性和疏水部分允许其携带疏水性、亲水性和两亲性药物，带电荷（正 / 负）的药物也能够形成脂质纳米晶，在递送核酸、蛋白质以及肽的应用中发挥着巨大的应用潜力[222]。

2. 制备方法

1975 年，以磷脂酰丝氨酸作为磷脂、钙离子作为桥联剂，在浴式超声仪中通过融合方法制备出了第一个脂质纳米晶[76]。随着研究的不断深入，目前已经有多种方法用于制备脂质纳米晶，其中通过前期是否形成脂质体将制备方法分为脂质体法、非脂质体法和其他方法。

（1）脂质体法

1）水凝胶法：先通过膜水化法制备脂质体（SUVs），再将亲水聚合物溶液（如葡聚糖、PEG）加入脂质体中，形成分散体。合成的分散体添加到另一种不混溶的聚合物溶液中，如聚乙烯吡咯烷酮（polyvinyl pyrrolidone，PVP）、聚乙烯醇（polyvinyl alcohol，PVA），形成双相系统。然后加入桥联剂（$CaCl_2$），形成脂质纳米晶[223]。与其他方法相比，水凝胶法制备的脂质纳米晶分布均匀。

2）捕获法：通过向水中添加磷脂或向磷脂膜中添加磷脂的含水部分来制备脂质体，在所得的脂质体中加入 $CaCl_2$ 可以产生脂质纳米晶[224]。通过捕获法制备出脂质纳米晶的堆叠薄片或聚集体，可添加牛血清白蛋白等聚集抑制剂以减少其聚集。

3）耳蜗前脂质体法（LC 法）：通过添加脂质和洗涤剂形成初始脂质体，然后进行透析，去除洗涤剂形成脂质体。将制备的脂质体在 $CaCl_2$ 溶液环境中进行透析，从而形成脂质纳米晶。由于在该方法中形成的中间脂质体很小，所制备的脂质纳米晶粒径通常很小（50~100 nm）[225]。

4）二元水乳法：采用薄膜法或 pH 法形成脂质体，然后将制备的脂质体与亲水聚合物混合。脂质体相注入另一种不混溶的聚合物溶液中，形成一个两相体系。向其中加入 $CaCl_2$ 溶液，从一相扩散到另一相，脂质纳米晶形成[226]。此后，用缓冲溶液洗掉凝胶。利用二元水乳法可以制备尺寸小于 100 nm 的脂质纳米晶。

（2）非脂质体法

1）直接耳蜗透析法（direct calcium dialysis method，DC 法）：将洗涤剂加入到脂质溶液中，然后

用 $CaCl_2$ 溶液透析，去除洗涤剂，生成脂质纳米晶。所用洗涤剂包括离子型（胆酸盐、脱氧胆酸盐）和非离子型［Tween ™、Brij ™、Triton ™、含有糖头基团（如烷基糖苷，最好是正辛基 – β –D– 葡萄糖苷）］[227]。与 LC 法相比，DC 法不涉及脂质体的形成，由于在透析环境为 Ca^{2+} 溶液，洗涤剂脱离体系和 Ca^{2+} 促使耳蜗形成的两个过程同时进行，使所形成的脂质纳米晶具有较大的，因而生成体积较大。

2）乳化 – 冻干法：先制备出乳液体系，再进行冻干，得到的冻干粉复水后获得脂质纳米晶。其中乳液体系形成过程为：将脂质溶于油相（O），含有桥联剂和低温保护剂的溶液作为内水相（W_1），缓冲液作为外水相（W_2）。利用超声将油相和内水相混合，制备 W_1/O 型乳液，再将主乳剂加入外水相 W_2 中，混合形成 $W_1/O/W_2$ 双乳剂[92]。该法获得的纳米级的脂质纳米晶质地均匀、性质稳定，常被用于制备亚微米尺寸的脂质纳米晶。

3）微流体法：脂质溶解于乙醇溶液，桥联剂溶解于水相缓冲液，被包封的药物根据其溶解度加入一相中，将以上两种溶液注入微流体设备室，在室中形成脂质载体悬浮液，进一步冻干，形成脂质纳米晶[228]。

（3）其他方法

溶剂注入法：将胆固醇分散在有机溶剂中，控制温度（40~75℃），快速将有机溶液注射到水相中，得到水相胆固醇微晶体悬浮液。溶剂注入法是以胆固醇作为结构基础，所包封的药物随其亲疏水性决定所处相。

四、天然磷脂纳米颗粒制备技术

（一）外泌体的制备技术

由于不同的细胞会产生不同的外泌体，在分离纯化外泌体时首先应针对研究对象进行选择。在对目标细胞进行孵育培养一段时间后，取出上清液用于分离外泌体。目前对外泌体分离纯化的主要方法包括超速离心法、超滤管浓缩法、色谱法、PEG 聚合物沉淀法等[229]。

1. 差速超速离心法

差速超速离心法是当前应用最为广泛的分离技术，也是对细胞外泌体分离的金标准，其通过对离心转速的分步调整，离心力可从 2000 g 梯度升高至 100,000 g 以实现外泌体与细胞、细胞碎片和其他杂质的有效分离[230, 231]。由于其操作简便、技术要求低且无需对样品进行复杂预处理，超速离心法被广泛应用于细胞培养基、血清、脑脊液等多种来源中的外泌体[232–234]。

2. 超滤法

类似传统过滤方法，超滤法使用具有不同截留分子量（molecular weight cut–off，MWCO）的超细纳米膜从临床样本或实验细胞培养基中分离出细胞外泌体。

3. 色谱法

使用色谱法对外泌体进行分离，即是利用层析理论中待分离物在流动相与固定相发生作用的能力不同实现的物质分离方法。对外泌体的分离既可使用排阻层析，即仅依靠固定相的分子筛效应，依照外泌体与其他细胞碎片的分子量大小进行分离；也可利用外泌体表面的特异性靶标分子（CD9、CD63、

CD81 等[235-237]）设计抗原－抗体结合的亲和层析，使外泌体与其他微囊泡或细胞碎片有效分离。

4. 聚合物沉淀法

类似于乙醇介导的核酸沉淀，一些高亲水性聚合物的引入，可以与本在外泌体周围的水分子作用，干扰外泌体表面的水分子膜，导致其聚集沉淀。在这些高分子聚合物中，PEG 是一种经广泛使用与研究，并具有良好生物安全的外泌体沉淀剂，目前围绕 PEG 已有多种商业化试剂盒[238]。在对外泌体使用 PEG 聚沉前，首先需对细胞培养液进行预处理以除去细胞与细胞碎片等较大的杂质，随后加入分子量在 6~20 kDa PEG 在 4℃孵育过夜，最后将悬液在 1500 g 下离心剂即可得到外泌体[239, 240]。

5. 免疫沉淀法

使用带有抗体的亚微米级磁性颗粒等沉淀介质利用外泌体表面的特异性靶标分子（CD9、CD63、CD81 等[235, 237, 241]）设计抗原－抗体结合的，可使外泌体与其他微囊泡或细胞碎片高效分离。由于在对外泌体分离时需要使用抗原－抗体的特异性结合，因此需要在处理时控制 pH、温度等外部影响防止外泌体表面抗原因刺激失活。

（二）细菌外囊泡表面抗原的表达

细菌外囊泡（OMVs）具有良好的免疫刺激能力，其表面的病原体相关分子模式（PAMP）可以作为免疫佐剂增强免疫刺激，因此常常通过抗原融合表达的方式将抗原装载进入 OMVs 中。OMVs 可以通过对其来源细菌的基因工程化，实现不同的抗原表型，即使用合成生物学手段，使 OMVs 携带所需的抗原蛋白。

OMVs 表面抗原的表达主要依赖于对宿主革兰阴性菌质粒的构建，通常可使用 SpyTag（SpT）/SpyCatcher（SpC）或 SnoopTag（SnT）/SnoopCatcher（SnC）的“标签捕手”偶联系统协助抗原蛋白与膜铆钉蛋白的连接[242, 243]。将 SpC 或 SnC 捕手与膜表面铆钉蛋白 ClyA 融合后，这些捕手蛋白可与标记有 SpT 或 SnT 的抗原蛋白自动连接，使抗原在膜表面表达[244]。除了 ClyA 以外，还有一些膜蛋白也可作为抗原表位的支架，例如血红蛋白酶、外膜蛋白 A/C/F[245]与冰核蛋白[246]。

1. 细菌外囊泡的提取与分离[244]

在使用小分子启动子激活剂与细菌共孵育后，需对生成的目标 OMVs 进行提取与分离。首先将细菌培养液置于离心管中，在 4℃ 5000 *g* 条件下离心 10 分钟，取上清液。将所得上清液通过 0.45 μm 过滤器进行过滤，并使用 50kDa 超滤管将过滤液进行浓缩后，通过 0.22 μm 过滤器进行过滤。将所得过滤液置于两个超滤管中，使用超速离心机在 4℃ 150000 *g* 条件下离心 3 小时。随后，弃去上清液，使用 PBS 将所得 OMVs 重悬后，在 4℃ 150000 *g* 条件下继续离心 2 小时，弃去上清液，再次使用 PBS 重悬后，获得 OMVs。所得 OMVs 可在 –20℃或 –80℃保存一个月。

由于 OMVs 剂量以其携带的蛋白总含量为衡量标准，在对 OMVs 进行提取分离后，一般需使用 RIPA 裂解液提取蛋白后，使用二辛可宁酸法（BCA）对 OMVs 总蛋白进行定量，以确定提取分离的 OMVs 产量。

2. 高压均质法制备细菌仿生膜囊泡[178]

近期有课题组报道了使用高压均质仪挤膜法用于制备类 OMVs 的细菌仿生膜囊泡（bacteria

biomimetic vesicles，BBVs）。这种仿生膜具有 OMVs 相类似的可调表达靶抗原的功能，同时使用物理方法均质挤膜制备，可实现更为单一的内含物包封，减少不必要的蛋白、DNA、RNA 等扰动物质的副作用。

其制备方法区别于一般 OMVs 在于：将培养所得菌液直接在 1200 bar 高压下经高压均质仪快速泄压三次，随后将所得悬浮液经梯度离心与超速离心分离纯化得到。实验表明，相较于 OMVs，BBVs 产率更高，且组分更为单一。

五、功能修饰的天然纳米材料

1. 细胞膜涂层的制备技术

（1）细胞膜的提取

不同的细胞膜在提取过程中，存在细微差异。对于无核的细胞而言（例如哺乳动物成熟红细胞与血小板），对细胞膜的提取较为便捷简单。在将目标细胞从其生物来源提取出来以后，可直接使用低渗溶液或反复冻融的方法使细胞破裂。随后，使用差速离心的方法，可以将细胞内溶解的蛋白与膜结构分离并得到目标细胞的细胞膜[139, 247]。而例如淋巴细胞、肿瘤细胞等的真核细胞膜的提取相对复杂。从组织中对细胞进行分离培养后，需使用低渗溶液联合反复冻融或超声破碎法对细胞进行充分破碎，随后使用不连续蔗糖梯度离心法（或差速离心法）以去除细胞核与胞质内细胞器，得到纯净的细胞膜[248]。所得的细胞膜使用等离子浓度的缓冲溶液溶解，置于液氮中保存备用[249]。

（2）内核纳米载体

内核纳米载体是细胞膜涂布纳米颗粒的实际有效载荷，因此具有十分重要的意义。近些年，不同的纳米材料已被应用于细胞膜涂布纳米颗粒的内核，包括最初使用的 PLGA、二氧化硅、介孔硅材料、脂质体、有机金属框架材料（metal organic frameworks，MOFs）等[250]。内核纳米载体不仅仅作为细胞膜涂层的支撑骨架，还可以发挥其性质和特殊功能，因此其制备过程应当结合所需执行的生物功能进行合成[250]。

（3）细胞膜融合

细胞膜融合最常用的两种技术是机械挤出法和超声处理法。使用机械挤出法是通过外力作用将细胞膜与纳米颗粒的混合物依次通过不同孔隙大小的透膜，使细胞膜围绕纳米颗粒重新排布，形成具有细胞膜涂层的纳米颗粒[251, 252]；而超声法主要通过超声波能量对两种成分的作用，使细胞膜与纳米颗粒自组装形成“核 – 壳结构”[253]。除此以外，还可以使用电脉冲使细胞膜产生瞬时空隙，使纳米颗粒进入细胞膜，实现膜包被[254]。

六、纳米脂质颗粒的表征分析

严格、精确的表征手段为脂质纳米颗粒在各个领域中日益广泛的应用中能够提供标准化的质量评估与追踪[255]。表征过程的一般原则是制备出的纳米颗粒需要具备目标性能的有效性和安全性。颗粒的形态大小、囊泡的融合和聚集状态、脂质颗粒的内部结构是影响脂质纳米颗粒稳定性以及物理化学特性的重要参数。这些参数会进一步影响颗粒的在体内的生物分布、生物利用度、靶向部位的吸收和分布，以及可能的副作用。脂质纳米颗粒的表征技术的日臻成熟为脂质纳米颗粒的设计、制备及质量控制提供了便捷明晰的标准，为纳米脂质体、其他人工磷脂系统及天然磷脂纳米颗粒的进一步研究提供了更直观的研究手段。然而，由于脂质纳米颗粒空间结构的复杂性和易聚集性，使用多种表征技术对脂质纳米晶的典型形态、不同的聚集状态和特殊的内部结构等特征进行评估与监控是必要的[212, 217, 219]。本章以脂质纳米晶和天然磷脂颗粒为代表，对脂质纳米颗粒的表征技术进行了简略的总结。

（一）脂质纳米晶的表征分析

1. 脂质纳米晶的形态、大小和多分散性表征

尺寸和形状是胶体分散体的两个重要参数，由于脂质纳米晶为典型的雪茄形状，具有各向异性，使得其空间结构的描述比球形粒子的更加复杂。同时，作为药物递送系统，要确定并控制其多分散性和聚集程度。

（1）光散射技术

动态光散射（dynamic light scattering，DLS）是一种广泛应用于测量尺寸和多分散性分布的技术，通常应用于纳米或低微米范围内的胶体悬浮液。该技术通过分析激光散射的波动，以确定粒子的布朗运动，从而确定粒子的平均水动力直径。DLS 技术的一种变体是纳米粒子跟踪分析（nanosight tracking analysis，NTA），其中一些纳米粒子的单个布朗运动经过激光散射，得到了颗粒大小和浓度的分布。该结果与传统的 DLS 不同，NTA 的测定结果代表单个纳米颗粒而不是平均结果，更容易区分多分散样品中的不同群体。用于将扩散常数与直径联系起来的算法仍然假设粒子是球形的，因此所得结果与具有的各向异性脂质纳米晶的相关性仍然有一定差距，导致雪茄形状的脂质纳米晶的平均直径的实际测量出现误差。该技术具有快速、简单和精确的操作以及对大颗粒的敏感性的优势，仍是测量脂质纳米晶大小的标准程序[256]。

（2）显微技术

在一些研究中，光学显微镜被用作表征脂质纳米晶的一种直接方法。它在评估大尺寸的脂质纳米晶时非常有效，可以观察到颗粒的形态，也可以检测聚集的存在。但是由于该技术受限于其较低的分辨率，在光学显微镜下不能详细观察到脂质纳米晶的形态，仅限于较大的颗粒或聚集的观察。随着技术的不断发展，以冷冻断裂电子显微镜、透射电子显微镜、扫描电子显微镜为代表的更先进的微观表征技术在纳米尺寸的颗粒研究中发挥着重要的作用。

2. 囊泡的融合和聚集状态

（1）浊度

浊度是光散射的一种形式，通过囊泡悬浮液的光散射特性或光密度的变化来监测颗粒大小或形状的变化，相关技术已被用于跟踪在添加二价阳离子后脂质体融合为脂质纳米晶的过程[257]。其中紫外分光光度计能够区分囊泡的融合和可逆的聚集，可用于评估脂质纳米晶的稳定性[258]。

（2）电动电势 / ζ 电势

ζ 电势，也称电动电势，是胶体粒子在电场下运动的胶体粒子的滑动 / 剪切平面上的电势。根据脂质纳米晶形成的原理，ζ 电势可以区分系统在到达最终产物之前通过的不同聚集状态。通常，最终产品将比前驱体系统呈现更高的正电位 Zeta 值。Zeta 电位的变化能够表征脂质纳米晶的物理化学性质的改变，有助于研究脂质纳米晶在环境中的稳定性[219]。

（3）荧光光谱学

荧光光谱可以用于探测脂膜的状态，从而确定脂质纳米晶的结构。具有荧光特性的 6- 十二烷基 -N,N- 二甲基 -2- 萘胺（1-［6-（dimethylamino）-2-naphthalenyl］-1-dodecanone，Laurdan）由于其对周围环境的敏感性而经常被使用。Laurdan 位于极性头基和磷脂酰基链之间的界面，当磷脂双分子层发生从凝胶相到液晶相的转变时，Laurdan 发射和激发光谱发生红移，且红移程度会因偶极弛豫而受到水分子存在的影响[259]。因此，可以通过监测 Laurdan 的荧光变化，用于检测脂质纳米晶是否形成。

（4）差示扫描量热法

差示扫描量热法（differential scanning calorimetry，DSC）用于测量样品在暴露于温度变化环境时的热流，常被用于表征磷脂基体系。纯磷脂在一个特定的温度下显示出酰基链从固体到液态的明显相变，称为相变温度。在相变过程中，该温度的改变和热流可以提供关于药物 – 脂质相互作用、脂质的状态以及药物传递系统中的熔化和再结晶行为的信息[260]。当加入二价阳离子后，脂质体的相变温度发生变化，形成相应的相图，通过相变温度的变化用于检测脂质纳米晶中脂质的比例。DSC 还可以用于探测脂质纳米晶系统和封装药物之间的相互作用，当药物包封于脂质纳米晶时，由于药物与磷脂双分子层之间具有一定的相互作用，通常没有药物的熔化峰特征。

3. 内部结构表征

（1）X 射线衍射

X 射线衍射提供了关于脂质双分子层结构分子尺度方面的信息。X 射线散射 / 衍射实验通常分为小角（SAXS/D）和广角（WAXS/D）实验，两种技术都基于相同的物理原理，区别在于衍射 2θ 的范围不同：SAXS 的衍射 2θ 范围为 0.03°~9°，而 WAXS 的衍射 2θ 角范围为 9°~100°。SAXS 可以揭示磷脂双分子层的相关性和顺序的变化，用于确定与其他成分结合时为制得脂质纳米晶结构所需的负脂质的比例。WAXS 用于研究 1~10 Å（< 1 nm）范围内的粒子，用于探索酰基链的特征。X 射线衍射是研究脂质纳米晶内部结构及封装药物对其结构的影响的有效技术，特别是可以用于区分紧密排列的脂质纳米晶双层和距离更远的多层囊泡（MLV）。此外，X 射线衍射可以通过改变桥联剂的量，进一步表征和理解在多层膜囊泡转化为脂质纳米晶的过程中，中间结构的区别特征[80]。

（2）傅里叶变换红外分光镜

磷脂的结构组织也可以通过傅里叶变换红外分光镜（fourier transform infrared spectrometer，FTIR）光谱来探测，利用该技术可以直接检测特定磷脂位点上的离子诱导的扰动情况，并通过所得数据得到相位变化的结构相关性。利用该技术能够确定磷脂组织的特定阶段，并研究桥联剂与磷脂的相互作用[212]。通过研究酰基链区、碳酸酯界面区和极性区的 FT-IR 光谱变化，对脂质纳米晶的结构和结构内活性分子和脂质之间的相互作用展开研究。

（3）核磁共振

核磁共振（nuclear magnetic resonance，NMR）能够提供关于磷脂组装过程中分子的环境以及添加二价阳离子时空间结构的变化的信息。磷脂中的 ^{31}P 和分子不同部分的 ^{2}H（氘）是最常见的用于监测的同位素，利用 ^{31}P 核磁共振和氘核磁共振，能够研究在磷脂酰丝氨酸与磷脂酰胆碱或磷脂酰乙醇胺的混合系统中添加钙离子后系统的结构变化[261]。此外，利用氘核磁共振还可以探究不同金属阳离子与不同比例的 POPC 和 POPS 双分子层结合的特点。

4. 与生物系统的相互作用

通过加入荧光脂质或编码荧光蛋白的基因，可用于研究脂质纳米晶与吞噬细胞的相互作用以及其在体内的吸收（absorption）、分布（distribution）、代谢（metabolism）及排泄（excretion）情况[262]。Asprea 等人开发了一种基于磷脂酰丝氨酸（PS）或磷脂酰胆碱（PC）、胆固醇和钙离子的脂质纳米晶（NCs），以克服穿心莲内酯（AN）低水溶性、碱性条件下不稳定和在肠道内快速代谢等问题[263]。在人工胃液（pH 2）和人工肠液（pH 7）中，AN–NCs 表现出优越的物理稳定性。进一步，通过将荧光素异硫氰酸酯封装到脂质纳米晶中，通过共聚焦显微镜观察到巨噬细胞对脂质纳米晶的高摄取现象。进一步证明了脂质纳米晶具有高稳定、单分散、安全性好以及良好的生物相容性和细胞渗透等特点。

5. 其他与脂质纳米晶相关的研究

此外，还应考虑脂质纳米晶中药物封装稳定性[219]，颗粒的形状和组成对其在生物系统中的行为的影响[264]，磷脂与钙离子对脂质纳米晶体内吸收与分布的影响[265]。疏水、两亲性、带负电荷或带正电荷的药物很容易插入 PS 双分子层。脂质纳米晶与脂质体的不同之处在于，脂质纳米晶内部无水，呈杆状和刚性结构，在胃肠道环境中具有良好的稳定性。并且由于脂质纳米晶的非水结构，其不易被氧化，冻干后可保持稳定的结构，具有良好的储存特性[266]。脂质纳米晶的特殊脂质组成也会影响它们与细胞和生物环境的相互作用。考虑到细胞膜所表现出来的负电荷，相关研究指出，带正电荷的粒子比中性或带负电荷的粒子具有更好的可吸收性[267]。脂质纳米晶表面富集的钙更有利于纳米颗粒与细胞膜的相互作用，从而提高药物的吸收。脂质纳米晶的磷脂酰丝氨酸成分则使它们在靶向巨噬细胞时表现出独特优势[226]。

（二）天然磷脂纳米颗粒的表征分析

对具有天然磷脂膜结构的纳米颗粒的表征通常使用 DLS 与透射电子显微镜（transmission electron microscopy，TEM）进行观察与测定。具有磷脂膜结构的纳米颗粒在 DLS 下可以对其水合粒径及均匀性进行测定与评价。一般而言，当测定所得的多分散系数（polydispersity index，PDI）小于 0.2 时，制备所得的纳米颗粒具有良好的均匀性。使用 TEM 可以对纳米颗粒的形貌进行描述，在对其进行制样时，需使用 1%（wt/wt）醋酸双氧铀染色液对 OMVs 进行染色，以便在 TEM 下更好的观察[244, 268]。

对其蛋白组分的分析，可以使用蛋白质凝胶电泳（western blot，WB）对特异性组分进行定性与半定量分析，也可通过质谱等手段对其蛋白组分进行组学分析。对于 OMVs 表达的目标蛋白可以通过融合表达绿色荧光蛋白（green fluorescent protein，GFP），利用激光扫描共聚焦显微镜（confocal laser scanning microscopy，CLSM）或者流式细胞术（flow cytometry）可实现更为可视化的表征。

第三节　实例及应用

一、DNA 疫苗

DNA 疫苗是继减毒疫苗、灭活疫苗、亚单位疫苗之后发展起来的第三代疫苗，通过将特定抗原蛋白或多肽编码 DNA 序列转染到生物体细胞中诱导针对多种疾病的特异性免疫反应。1992 年，Tang

等人发现在小鼠中注射含有人类生长激素基因组拷贝的质粒能够引起针对该激素的特异性体液免疫反应，由此推动了 DNA 疫苗的发展[269]。相对于传统的灭活、减毒疫苗以及亚单位疫苗，DNA 疫苗仅需要能表达抗原的 DNA，因此具有更加简便的生产过程和更加低廉的成本。同时，由于 DNA 质粒仅编码特定的抗原蛋白 / 多肽，因此诱导产生的免疫反应更加具有针对性。更为重要的是，DNA 疫苗能够同时诱导体液免疫和细胞免疫，具有更佳的保护效果[270]。截至目前，已经有五种兽用 DNA 疫苗获批使用[271]。SARS-CoV-2 的爆发极大地推动了 DNA 疫苗领域的发展，印度于 2021 年 8 月批准了 SARS-CoV-2 疫苗 ZyCoV-D 的紧急使用，使其成为世界上第一个被批准用于人体的 DNA 疫苗[272]。

DNA 疫苗的作用过程包括体内质粒接种宿主细胞和宿主细胞表达基因两个阶段。DNA 疫苗给药后，宿主细胞会吸收 DNA 质粒，质粒利用细胞质中的微管及其相关的运动蛋白组成的网状结构到达细胞核。随后，质粒上所携带的基因通过宿主细胞的转录和翻译机制表达，所产生的蛋白被呈递至细胞表面或分泌出细胞从而成为免疫系统的目标，进而引起针对性的细胞免疫和体液免疫反应[273]。与病毒感染细胞不同的是，质粒 DNA 不存在用于辅助感染细胞的结构且容易被核酸酶降解，宿主细胞对裸露质粒 DNA 的吸收受到限制。电穿孔、基因枪等物理方法是最常用的 DNA 疫苗递送策略，但强电场或者机械作用会造成严重的细胞损伤，引起使用者身体疼痛。因此，采用非物理方式如药物递送载体来增强 DNA 疫苗的胞内递送成为该领域的研究热点[274-278]。

常见的 DNA 疫苗递送系统包括病毒载体和非病毒载体。病毒具有极强的将遗传物质引入细胞并利用宿主细胞的机制来表达遗传物质的能力。受此启发，通过去除病毒本身的致病基因并引入含感兴趣的目的基因的质粒 DNA，可以利用病毒的感染机制进行质粒 DNA 的高效递送，这些改造后的病毒被称为病毒载体[270, 279]。虽然病毒载体是目前最常用的 DNA 疫苗递送系统，但是非病毒载体正受到越来越多的关注，因为病毒载体存在较大的安全隐患，包括诱发先天免疫反应、可能逆转到病毒的野生型形式、转基因整合到宿主基因组的风险，此外，宿主对病毒载体预先存在的免疫力也可能导致疫苗递送失效[273]。非病毒载体是指使用合成或天然化合物作为基因传递的载体，这些系统更加安全且具有较高的递送效率，它们主要通过胞内囊泡将 DNA 转移到细胞中，其中一小部分 DNA 被释放到细胞质中并迁移到细胞核，从而在细胞核中发生转基因转录，随后在细胞质中翻译产生外来抗原蛋白[273, 280]。如图 12-11 所示，APC 在诱导 DNA 疫苗的免疫反应中起主导作用，载有抗原的 APC 通过传入淋巴管进入引流淋巴结，然后通过 MHC 与 T 细胞受体（T cell receptor，TCR）的结合以及共刺激分子的结合将抗原多肽呈递给幼稚 T 细胞。具体而言，一方面，被直接转染的 APC 通过 MHC Ⅰ分子将内源性抗原肽呈递给 $CD8^+$ T 细胞并引起活化，产生细胞毒性 T 淋巴细胞，从而激活细胞免疫；另一方面，APC 吞噬凋亡的转染细胞或者分泌性的抗原蛋白后通过 MHC Ⅱ分子将抗原肽呈递给 $CD4^+$ T 细胞，这些抗原刺激的 $CD4^+$ T 细胞可以分化为辅助性 T 细胞。活化的 $CD4^+$ T 辅助细胞既可以通过分泌细胞因子增强细胞免疫，也可以与 B 细胞活化所需的共刺激分子结合，激活体液免疫。此外，如果 B 细胞表面表达的 B 细胞受体（B cell receptor，BCR）识别捕获蛋白抗原，并获得预激活的抗原特异性 $CD4^+$ T 细胞的帮助，便可诱发体液免疫反应[281]。

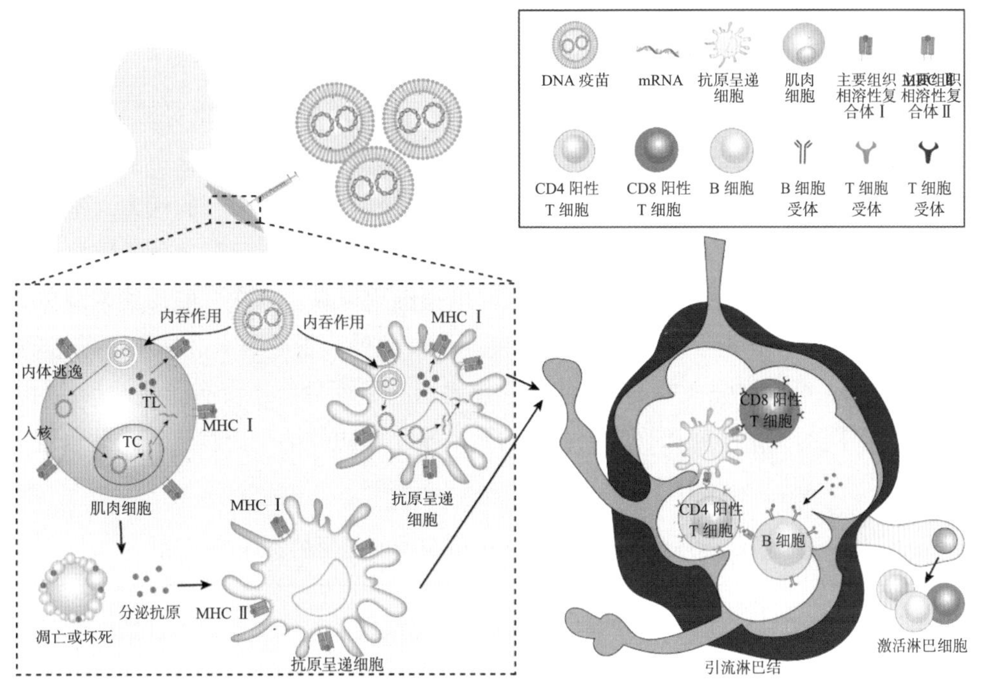

图 12-11　DNA 疫苗诱导适应性免疫反应的作用过程

脂质纳米载体是一类重要的非病毒载体。阳离子脂质体是应用最为广泛的质粒 DNA 递送脂质纳米载体，DNA 质粒既可以通过静电相互作用结合在脂质体表面，也可以包裹在亲水核心内，通过形成这样的复合物，阳离子脂质体可以保护质粒 DNA 不被核酸酶降解，并促进其跨细胞膜转运和内体逃逸[275, 282, 283]。除此之外，脂质体也被证明具有佐剂作用，在小鼠和非人灵长类动物中诱导抗体水平和 T 细胞免疫水平升高[284]。1987 年，Phillip Felgner 等人用含有阳离子脂质 DOTMA 的脂质体与 DNA 复合，成功实现了对哺乳动物细胞的转染[285]。自此以后，大量的阳离子脂质被合成和研究，利用阳离子脂质体用于 DNA 疫苗递送也得到了十分广泛的关注[286]。1997 年，Gregory Gregoriadis 等人将编码乙肝抗原 S 区的质粒 DNA 封装进 PC，DOPE 和 DOTAP 组成的阳离子脂质体中，与裸露 DNA 或 DNA 和预先形成的阳离子脂质体形成的复合物相比，产生了超过 100 倍的 IgG_1 抗体滴度并增加了 IFN-γ 和 IL-4 的水平[287]。Wesley L. Fotoran 等人用由三种脂质组成的阳离子脂质体装载编码疟疾抗原的质粒，在小鼠体内引起了强烈的针对疟疾蛋白的体液免疫[288]。除了用阳离子脂质体包载质粒 DNA，将质粒 DNA 与制备好的阳离子脂质体进行复合也是一种有效的 DNA 疫苗制备手段。G. Hermanson 等人设计了编码炭疽杆菌保护性抗原和致死因子的单价或二价质粒 DNA 疫苗，与阳离子脂质体混合后通过肌内注射给药，在实验用家兔体内产生了与吸入炭疽疫苗相当的免疫反应[289]。Allegra Peletta 等将编码 SARS-CoV-2 刺突蛋白的质粒 DNA 与 DPPC，DOPE 和 DOTAP 组成的阳离子脂质体进行复合制成 DNA 疫苗，通过肌内注射后，该疫苗诱导产生了与肌肉电穿孔相当的抗体滴度[290]。除了阳离子脂质体，其他脂质纳米载体如非离子表面活性剂囊泡（Niosome）[291]、LNP[9, 292-294] 等也被用于质粒 DNA 的递送研究中。通过将编码乙肝表面抗原的 DNA 质粒封装进 Niosomes 中，S.P.Vyas 等制备了一种局部表皮给药的 DNA 疫苗，在小鼠体内诱导了与肌内注射重组乙肝表面抗原蛋白相当的抗体滴度和细胞因子水平[295]。此外，Niosomes 还与空心微针一起用于表皮疫苗接种，成功地诱导了针对 DNA 质粒编码抗原的体液和细胞免疫[296]。

继减毒灭活疫苗和亚单位疫苗之后，DNA 疫苗以其独特的优势受到了广泛的关注，在应对传染疾病和肿瘤中发挥了重要作用。虽然目前已经有多种兽用和一种人用 DNA 疫苗获批使用，但尚存不足的递送效率和递送方式限制了 DNA 疫苗的进一步临床应用[3]。一方面，质粒 DNA 容易被核酸酶降解，导致仅仅很少一部分 DNA 能成功被细胞所摄取。另一方面，更为重要的是，质粒 DNA 区别于其他类型的抗原，必须进入细胞核中才能发挥作用。然而，在非分裂细胞中，核膜极大地限制了这一过程，导致 DNA 疫苗免疫原性不足。纳米技术为 DNA 疫苗赋予了新的活力，基于脂质的纳米颗粒成为质粒 DNA 非常有潜力的递送载体。首先，脂质纳米载体具有负载大分子质粒 DNA 的能力，可以有效地保护质粒 DNA 免受核酸酶的降解，同时增强细胞摄取。其次，脂质纳米载体可以同时负载质粒 DNA 和佐剂，进一步增强 DNA 疫苗的免疫原性。此外，脂质纳米载体易于进行功能化修饰，通过修饰核定位信号，可以增强质粒 DNA 的细胞核递送。尽管目前还没有脂质纳米载体在 DNA 疫苗中得到批准，但前期的大量研究和临床上获批的其他基于脂质的纳米药物已经为此奠定了坚实的基础（表 12–1）[297, 298]。

表 12–1　脂质纳米载体在 DNA 疫苗中的应用的临床前研究

针对疾病	DNA/ 编码抗原	载体	给药方式	参考文献
乙型肝炎	pRc/CMV HBS 编码乙肝抗原 S 区	阳离子脂质体	肌内注射	[287]
疟疾	pcDNA3–PfRH5–HBs 编码网织红细胞结合蛋白同系物 5 与 HBsAg 融合蛋白	阳离子脂质体	腹腔注射	[288]
炭疽	PA pDNA，LF pDNA 编码保护抗原和致死因子蛋白	阳离子脂质体	肌内注射	[289]
SARS–CoV–2	pCMVkan–S 编码 SARS–CoV–2 刺突蛋白	阳离子脂质体	肌内注射	[290]
乙型肝炎	编码乙肝表面抗原 HBsAg	非离子表面活性剂囊泡	局部给药	[299]
安第斯病毒，寨卡病毒	pWRG/AND–M，pWRG/ZIKV–JE–prME 编码 Gn/Gc 包膜糖蛋白，ZIKV 糖蛋白	LNP	肌内注射	[300]
肿瘤，原虫感染	pCpGfree–OVA（0），pCpGfree–TgPF 编码鸡卵清白蛋白，弓形虫前纤维蛋白	LNP	皮下注射	[301]
肿瘤	编码鸡卵清白蛋白	阳离子脂质体	静脉注射	[302]

二、mRNA 疫苗

mRNA 疫苗同 DNA 疫苗一样属于第三代疫苗，通过将编码抗原的 mRNA 分子递送进入细胞并借助细胞本身的翻译机制产生抗原蛋白，从而刺激机体产生适应性免疫反应。具体来说，mRNA 从核内体释放后，由核糖体翻译成抗原蛋白质，然后翻译的蛋白质主要通过两种方式激活免疫系统：①蛋白质被蛋白酶体降解为多肽，随后通过主要组织相容性复合 I 类（MHC Ⅰ）分子呈递至细胞表面并激活 $CD8^+$ T 细胞，后者通过分泌穿孔素和颗粒酶杀死感染细胞；②分泌到细胞外的蛋白质被抗原呈递细胞吞噬并降解成多肽，随后由 MHC Ⅱ类分子呈递到细胞表面并被 $CD4^+$ T 细胞识别，激活的 $CD4^+$ T 细胞既可以通过分泌细胞因子激活细胞免疫，也可以通过共激活 B 细胞激活体液免疫（图 12–12）[22]。

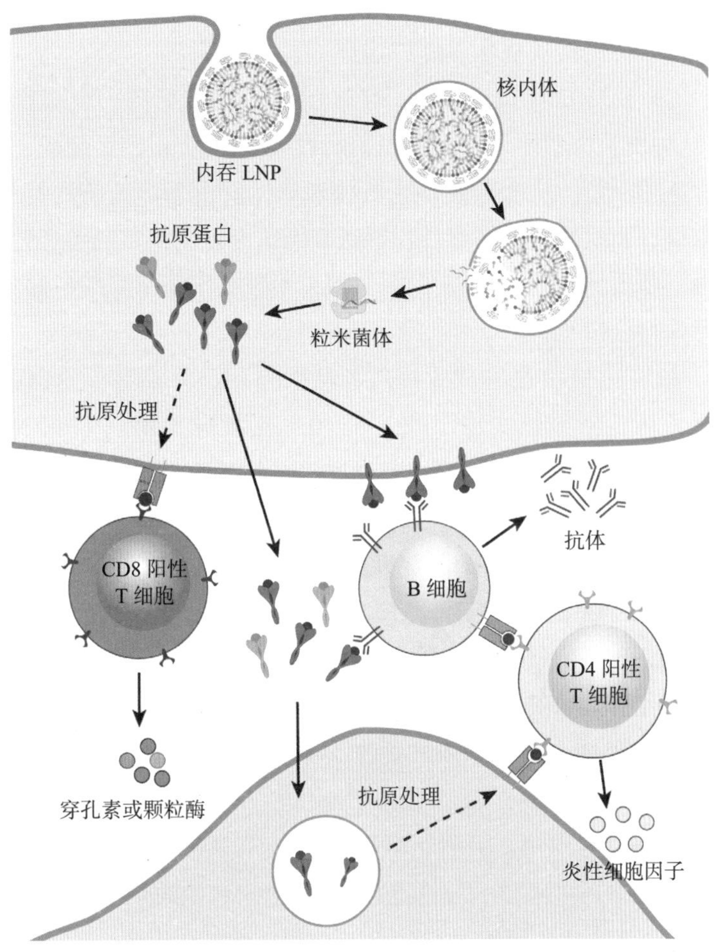

图 12-12　mRNA 疫苗诱导的细胞免疫和体液免疫反应

与 DNA 疫苗相比，mRNA 疫苗具有许多独特的优势，尤其是在 SARS-CoV-2 疫苗研发呈爆发式增长以来，已经逐步超越 DNA 疫苗成为更有竞争力的核酸疫苗。mRNA 只需要内化到细胞质中就可以一步翻译成抗原蛋白，因此 mRNA 的蛋白质表达速率和量级通常高于 DNA 疫苗。同时由于 mRNA 不能整合到基因组序列中，避免了造成插入突变的风险[303，304]。Jon A.Wolff 等人于 1990 年首次报道了体外转录 mRNA 在小鼠体内具有翻译活性[305]。在随后的一项研究中，Gustav F. Jirikowski 等通过下丘脑注射抗利尿激素编码 mRNA 逆转了大鼠尿崩症，证实了 mRNA 在体内的治疗效果[306]。1993 年，Frédéric Martinon 等人用脂质体装载编码流感病毒核蛋白的 mRNA，在小鼠体内诱导产生了病毒特异性细胞毒性 T 淋巴细胞[307]。然而，这些较早的探索并没有像 DNA 疫苗一样迅速引起科学界对 mRNA 疫苗的关注，主要是由于对 mRNA 的稳定性差、先天免疫原性高和体内给药效率低的担忧[3，303]。直到 21 世纪初，mRNA 纯化[308]和序列优化技术[309]的创新在一定程度上解决了 mRNA 稳定性和免疫原性的问题，使得 mRNA 逐步成为疫苗开发领域备受关注的对象。

mRNA 疫苗开发所面临的另一个问题就是 mRNA 的胞内递送，mRNA 需要进入细胞质中才能发挥作用，因此增强 mRNA 的细胞摄取和内体逃逸对于实现 mRNA 疫苗的免疫效果至关重要。然而，裸露 mRNA 分子量大、具有负电性且易受核酸酶降解，极大地限制了其胞内递送效率，10000 个裸露 mRNA 分子仅有 1 个能成功进入细胞质中[308，309]，这意味着开发合适的递送载体来增强 mRNA 保护、提高 mRNA 的细胞内吞及内体逃逸具有十分重要的意义。截至目前，已经有多种 mRNA 递送载体被研究和使用，包括阳离子肽、聚合物纳米颗粒、脂质纳米载体等，其中脂质纳米载体已经在临床获批用于 mRNA 疫苗[310, 311]，取得了巨大成功和广泛关注，已经有更多的脂质纳米载体 –mRNA 的疫苗正在临床试验中，用于传染性疾病和肿瘤的治疗（表 12–2）。

Frédéric Martinon 等人于 1993 年报道了第一个 mRNA 疫苗的研究，也是首次将脂质纳米载体用于 mRNA 疫苗当中，这种疫苗由脂质体和编码流感病毒核蛋白的 mRNA 制成，在小鼠中诱导了病毒特异性细胞毒性 T 细胞应答[307]。从那时起，脂质纳米载体就由于其独特的特性在 mRNA 疫苗中的研究中备受关注。一方面，脂质纳米载体在药物递送领域研究广泛，其制备工艺较为成熟，合成简便且易调控[4]；另一方面，脂质纳米载体可以保护 mRNA 不被核酸酶所降解，并且能够增强内体逃逸，从而有利于 mRNA 的胞内表达[22, 312]。

含有可电离阳离子脂质的 LNP 已经成为目前最常用的 mRNA 载体，这得益于 LNP 在体内小干扰 RNA（siRNA）递送方面的实质性发展。FDA 于 2018 年批准了第一个 siRNA 药物——Patisiran，用于治疗由遗传性甲状旁腺素介导淀粉样变性引起的成人周围神经病，从而也成为首个通过临床试验并进入市场的 LNP–RNA 药物[25]。Patisiran 的成功使 LNP 成为 RNA 疗法中非常有前景的递送系统，随着人们对 mRNA 疫苗用于传染病预防的关注度的日渐提升，已有许多 mRNA–LNP 疫苗在近年进入临床试验，其中部分已经在临床获批使用。

肌内注射是 mRNA–LNP 疫苗最主要的给药方式（表 12–2），一方面由于肌肉部位存在大量驻留 / 浸润抗原呈递细胞，有利于 mRNA 疫苗的摄取、加工和呈递。此外，LNP 还可以直接通过肌肉组织中的淋巴管进入引流淋巴结，诱发适应性免疫反应。另一方面，肌内注射相对于皮下、皮内注射等疫苗接种途径所引起的局部副作用更小且注射难度较小[4, 313]。肌内注射后，mRNA–LNP 被肌肉细胞等体细胞和抗原呈递细胞内化，随后 mRNA 翻译成抗原蛋白，激活体液免疫和细胞免疫。正如前面所述，经优化的静脉给药 LNP 并不一定适用于肌内注射，而是需要进一步针对性的设计。可电离脂质的结构、pK_a 以及核酸和脂质的质量比等因素均在很大程度上影响 LNP 的肌内 mRNA 递送以及随后的免疫效果[11, 314, 315]。静脉给药是具有吸引力的 mRNA–LNP 疫苗给药方式。通过静脉注射，mRNA–LNP 理论上可以在脾脏以及全身多个淋巴结富集，这是肌内注射等方式难以实现的。由于这些次级淋巴器官中存在丰富的免疫细胞，静脉注射 mRNA–LNP 疫苗可以诱导比肌内注射更强的抗原特异性免疫反应[4]。然而，静脉给药的 LNP 也面临着诸多挑战，其中肝脏富集是最为主要的问题。由于肝脏特殊的解剖学结构以及 LNP 与血液蛋白的相互作用，经静脉注射的 LNP 会在肝脏迅速且大量地富集[316]。这对于 mRNA–LNP 疫苗是不利的，因此必须发展新的 LNP 系统以允许在静脉注射后将 mRNA 疫苗靶向递送到脾脏或淋巴结等具有丰富免疫细胞的组织中。通过对 LNP 进行靶向修饰或配方优化，可以改善 mRNA–LNP 的生物分布、增强免疫器官或免疫细胞靶向[16, 317–323]。一方面，用免疫细胞表面特征分子的配体对 LNP 进行修饰，可以增强这些免疫细胞对 LNP 的摄取，这些靶向配体分子包括甘露糖以及抗 CD4、CD5 的特异性抗体等[323–325]。值得注意的是，其中一些靶标对免疫细胞发挥功能至关重要，所以使用这些配体的潜在副作用不应该被忽视。另一方面，LNP 的理化性质对其静脉给药后的生物分布有很大甚至决定性作用，主要是通过影响 LNP 表面蛋白冠的组成[320]。因此，通过合理设计 LNP 配方来调节 LNP 的理化性质，也可以实现免疫器官或免疫细胞靶向[16, 326, 327]。一般而言，在 LNP 中添加具有阴离子特征的脂质有利于实现脾脏的靶向。例如，Cheng 等人通过在传统四组分 LNP 的基础之上添加第五种永久阴离子脂质，成功实现了 mRNA 的脾脏特异性递送[16]。呼吸道给药，包括鼻内滴注和雾化吸入给药，也是备受关注的一种 mRNA 疫苗接种途径，尤其是在传染病疫苗中。由于与病毒进入人体的途径相似，与传统的疫苗接种方法相比，呼吸道给药可以诱导更有力的免疫反应，尤其是黏膜免疫[328]。因此，开发针对传染病的呼吸道 mRNA 疫苗是相当有吸引力的[329, 330]。同样值得注意的是，呼吸道给药会导致一些新的挑战出现，例如雾化过程中的剪切力、鼻腔和肺部的黏液等。因此，为肌肉注射或者静脉注射而优化的 mRNA–LNP 疫苗，不能仅仅通过改变给药途径就应用于呼吸道给药，而是需要进行特殊设计和进一步优化。

作为一项革命性的创新，mRNA–LNP 疫苗在控制 COVID–19 大流行中发挥了独特作用，截至 2022 年 10 月 28 日，共有 49 种 COVID–19 疫苗获批或获得紧急使用授权，其中 8 种是基于 mRNA–LNP 技术的 mRNA 疫苗。由 Pfizer 和 BioNTech 共同开发的 COVID–19 疫苗 BNT162b2 是第一个获得紧急使用授权的 COVID–19 疫苗，同时也是第一个获得许可的 mRNA–LNP 疫苗[3]。这款疫苗由 LNP 与编码膜锚定 SARS–CoV–2 病毒全长刺突蛋白的 mRNA 所组成。Ⅲ期临床试验表明，在间隔三周接种两针后，BNT162b2 对 16 岁及以上人群的保护率可达 95%，并且在随后的六个月里疫苗的有效率仍达到 91.3%[311, 331]。Moderna 开发的 mRNA–1273 编码 SARS–CoV–2 的全长预融合刺突蛋白，并且使用了与 BNT162b2 不同的 LNP 配方，是获得美国政府紧急使用授权的第二款 COVID–19 疫苗，并且已于 2022 年 1 月 31 日获得了美国食品药品管理局（FDA）的正式批准[22]。临床试验结果表明，在青少年和成人中，mRNA–1273 普遍具有良好的耐受性和安全性[310]。到目前为止，还没有发现严重的安全问题。一项涉及 30420 人的Ⅲ期临床试验显示，18 岁及以上的受试者间隔 28 天注射两剂 100 μg/mRNA–1273 产生的疫苗有效性为 94.1%，在 12~17 岁的青少年中也产生了类似的免疫反应[310, 332]。随着各种 SARS–CoV–2 变异株的出现，Pfizer/BioNTech 和 Moderna 又分别在前期基础上开发了二价疫苗。2022 年 8 月，美国 FDA 分别授权了 Moderna 的二价疫苗在 18 岁及以上个体中用作单次加强针和 Pfizer–BioNTech 的二价疫苗在 12 岁及以上个体中用作单次加强针的紧急使用。2022 年 9 月 29 日，由沃森生物和苏州艾博生物共同研发的 mRNA 疫苗 AWcorona 获得印度尼西亚国家食品药品监督管理局的紧急使用授权。该疫苗由编码刺突蛋白 RBD 结构域的 mRNA 和 LNP 组成，其安全性、耐受性和免疫原性已在中国 18~59 岁健康成人的随机、双盲和安慰剂对照Ⅰ期临床试验中得到证实[333]。目前正在进行一项多区域Ⅲ期临床试验，以测试 AWcorona 的功效（NCT04847102）。除了上述获得使用许可的疫苗，已经有更多的 mRNA–LNP COVID–19 疫苗进入了临床试验[22]。

mRNA–LNP 技术也被用于其他传染病疫苗的研究中。Giuseppe Ciaramella 等于 2017 年报道了第一个针对两种高毒力甲型流感毒株 H10N8 和 H7N9 的 mRNA–LNP 疫苗，这两种疫苗分别由 LNP 和编码 H10N8 和 H7N9 流感病毒血凝素的 mRNA 组成。后期的临床试验证明这两种 mRNA–LNP 疫苗具有良好的耐受性和免疫原性。在间隔三周肌内注射接种两次 H10mRNA–LNPs 疫苗后，所有 23 例受试者的 HAI 滴度均大于 1：40，且 87% 的受试者的 MN 滴度大于 1：20。同时，H10N8mRNA–LNP 疫苗的反应原性与 AS03 佐剂 H1N1 疫苗相当[334]。在接种了 25 μg/H7N9 mRNA–LNP 疫苗的受试者中，有 96.3% 的 HAI 滴度大于 1：40 且所有受试者的 MN 滴度大于 1：20[335]。Moderna 的呼吸道合胞病毒（respiratory syncytial virus，RSV）候选疫苗 mRNA–1777 在年轻和老年健康成年人中普遍耐受良好，产生特异性体液和细胞免疫，但在Ⅰ期临床后无新的进展。但是，经过进一步工程改造和密码子优化，Moderna 的新 RSV 候选疫苗 mRNA–1345 在相同剂量水平下产生了比 mRNA–1777 高近 8 倍的 RSV–A 中和抗体滴度。同时在年轻和老年受试者中在所有的剂量下均有良好的耐受性，目前这款疫苗已进入Ⅲ期临床试验（NCT05330975）。LNP–mRNA 的配方也被探索用于寨卡病毒疫苗中，例如 Moderna 的寨卡病毒候选疫苗 mRNA–1893，它由包载编码寨卡病毒前膜和包膜蛋白 mRNA 的 LNP 所组成[336]。mRNA–1893 的Ⅰ期临床试验中期数据表明，10 μg 和 30 μg 剂量分别诱导了 94% 和 100% 的血清转化，且两种剂量水平都有良好的耐受性。CureVac 开发的狂犬病毒疫苗 CV7202 由

LNP 封装编码狂犬病毒糖蛋白的 mRNA 所组成，在 I 期临床试验中，CV7202 表现出与获批的狂犬病疫苗 Rabipur 相似的中和抗体滴度且耐受性良好[337]。还有更多基于 mRNA–LNP 技术的传染病疫苗在临床研究中取得了不错的效果[3, 18]。mRNA–LNP 技术在 COVID–19 疫苗上的巨大成功使得该技术被公认为是一种潜在的具有变革性的传染病疫苗模式，相信随着该技术在 COVID–19 疫苗上应用的进一步成熟，将会有更多的 mRNA 疫苗获得成功。

mRNA 疫苗的一些关键特征，包括可迅速开发和制备以及能够编码整个抗原的能力，使其在 COVID–19 疫苗和其他传染病疫苗中获得了成功，同时也使其成为在肿瘤疫苗中特别有前景的技术平台。此外，许多患者的肿瘤对目前的免疫靶向药物具有耐药性，为 mRNA 疫苗创造了新的机会[27]。通过将编码肿瘤相关抗原或者肿瘤特异性抗原的 mRNA 递送进抗原呈递细胞中并表达，mRNA 肿瘤疫苗可以诱导强烈的抗肿瘤体液和细胞免疫。将 mRNA 体外转染到 DCs 进行过继转移是最初常用的递送手段，但随着近年来多家制药公司在非病毒 mRNA 载体上的探索和成功，利用这些载体进行直接给药已经成为 mRNA 肿瘤疫苗的主流趋势[26, 338]。目前，多种基于脂质纳米载体 –mRNA 配方的肿瘤疫苗正处于临床试验阶段且进展迅速。

脂质体及其衍生物是 mRNA 肿瘤疫苗中使用广泛的载体之一。1995 年，Robert M. Conry 等借助脂质体成功在小鼠成纤维细胞中实现了编码人癌胚抗原 mRNA 的转染和表达，首次对肿瘤疫苗进行了概念验证[339]。阳离子脂质体可以通过静电相互作用与带负电荷的 mRNA 形成阳离子脂质复合物（Lipoplex，LPX），从而促进抗原呈递细胞的内吞，已经有多款基于 LPX 的 mRNA 肿瘤疫苗目前正处于临床试验阶段[26]。例如，BioNTech 基于 RNA–LPX 配方开发了 FixVac 技术平台，该技术平台旨在利用 mRNA 表达共享肿瘤相关抗原激活抗原特异性抗肿瘤 T 细胞免疫反应。BNT111 是利用该平台制造的第一款肿瘤疫苗，它编码 4 种在 90% 以上黑色素瘤患者中出现的肿瘤相关抗原，旨在通过与 PD–1 抑制剂联用，防止 T 细胞耗竭，提高黑色素瘤患者的预后[340]。I 期临床试验数据表明，第六次免疫后脾脏的代谢活性增加，证实了 FixVac 的靶向递送和其对驻留免疫细胞的激活效果。第八次免疫后，超过 75% 的患者对至少一种肿瘤相关抗原产生免疫应答。此外，FixVac 与抗 PD1 抗体的联用增强了 FixVac 的抗肿瘤作用[340]。除了 BNT111，还有多项基于 FixVac 技术平台的 mRNA 肿瘤疫苗正在接受临床评价，如 BNT112（NCT04382898）、BNT113（NCT03418480）、BNT115（NCT04163094）、BNT116（NCT05142189）。

LNP 在 COVID–19 疫苗上的成功使其成为一种富有潜力 mRNA 肿瘤疫苗递送载体，一些使用 mRNA–LNP 配方的个体化肿瘤疫苗也进入了临床试验。例如，Moderna 开发的肿瘤疫苗 mRNA–4157，这是一种基于 mRNA–LNP 技术的新生抗原肿瘤疫苗，可编码多达 34 种肿瘤新生抗原。一项 I 期临床研究（NCT03313778）分别评估了 mRNA–4157 单独和联合免疫检查点抑制剂在切除实体肿瘤和不可切除实体肿瘤患者中的免疫原性。治疗诱导了新生抗原特异性 T 细胞，同时没有引起严重的不良反应。在单药治疗组，中位随访时间 8 个月中，除一位患者外，其他患者在研究期间保持了无肿瘤状态。使用类似的 LNP 配方制备的 mRNA 疫苗在胃肠道肿瘤患者中也能引起特异性 T 细胞免疫（NCT03480152）[341]。Moderna 开发的另一种肿瘤疫苗 mRNA–5671 同样也是基于脂质纳米颗粒的 mRNA 肿瘤疫苗，该疫苗针对 4 个 KRAS 突变。目前一项临床研究正在评估 mRNA–5671 作为单一疗法或与派姆单抗联合使用，在 KRAS 突变的非小细胞肺癌、结直肠癌或胰腺癌患者中的治疗效果（NCT03948763）。

mRNA 疫苗因其高效、安全和可快速大量制备等特点，给疫苗的发展带来了革命性的变化。与此同时，mRNA 易降解、细胞摄取率低以及难以长期保存的问题也推动了 mRNA 递送载体的飞速发展。脂质纳米载体在这一领域获得了巨大成功，临床获批的多款 mRNA 疫苗均基于脂质纳米颗粒载体，证实了其在 mRNA 递送中的潜力。下一步，如何进一步增强脂质纳米载体的递送效率[342, 343]、如何提高 mRNA 的稳定性[27, 322]、如何实现组织器官特异性的靶向[16, 318, 321, 344]及如何降低载体的副作用[32, 345]等将是这一领域需要着力解决的问题。

表 12-2　脂质纳米载体在 mRNA 疫苗中的应用

名称 / 开发者 / 阶段	针对疾病	mRNA 类型 / 编码抗原	载体	给药方式	NCT 号 / 参考文献
传染病疫苗					
BNT162b2 BioNTech，Pfizer 已批准	SARS-CoV-2	核苷修饰 mRNA 编码膜锚定 SARS-CoV-2 病毒全长刺突蛋白	LNP	肌内注射	[346]
mRNA-1273 Moderna 已批准	SARS-CoV-2	核苷修饰 mRNA 编码 SARS-CoV-2 病毒的全长预融合刺突蛋白	LNP	肌内注射	[347]
TAK-919 Takeda，Moderna 已批准	SARS-CoV-2	核苷修饰 mRNA 编码跨膜预融合 SARS-CoV-2 病毒刺突蛋白	LNP	肌内注射	NCT04677660
AWcorna Walvax 已批准	SARS-CoV-2	未修饰 mRNA 编码分泌型刺突蛋白 RBD	LNP	肌内注射	ChiCTR2000034112 ChiCTR2000039212 ChiCTR2100041855 NCT04847102
mRNA-1851 Moderna Ⅰ期临床试验	甲型流感病毒（H7N9）	修饰的 mRNA 编码 H7N9 血球凝集素	LNP	肌内注射	NCT03345043
mRNA-1345 Moderna Ⅲ期临床试验	呼吸道合胞病毒	修饰的 mRNA 编码稳定的预融合 F 糖蛋白	LNP	肌内注射	NCT04528719 NCT05330975
mRNA-1893 Moderna，BARDA Ⅱ期临床试验	寨卡病毒	修饰的 mRNA 编码寨卡病毒 prM-E 结构蛋白	LNP	肌内注射	NCT04064905 NCT04917861
CV7202 CureVac AG Ⅰ期临床试验	狂犬病毒	未修饰的 mRNA 编码狂犬病毒糖蛋白	LNP	肌内注射	NCT03713086
LSNME/SW1 vaccine 约翰霍普金斯大学医学院 临床前研究	SARS-CoV-2	编码 SARS-CoV-2 病毒刺突蛋白，融合蛋白 LSNME	外泌体	肌内注射	[348]
肿瘤疫苗					
mRNA-4157 Moderna Ⅱ期临床试验	实体肿瘤	编码多种肿瘤新生抗原	LNP	肌内注射	NCT03313778 NCT03897881
mRNA-5671 Moderna Ⅰ期临床试验	非小细胞肺、胰腺和结直肠癌	编码四种 KRAS 突变	LNP	肌内注射	NCT03948763

续表

名称 / 开发者 / 阶段	针对疾病	mRNA 类型 / 编码抗原	载体	给药方式	NCT 号 / 参考文献
BNT111 BioNTech Ⅱ期临床试验	晚期黑色素瘤	编码 NY-ESO-1、酪氨酸酶、MAGE-A3 和 TPTE	脂质体	静脉注射	NCT02410733 NCT04526899
BNT112 BioNTech Ⅰ期临床试验	前列腺癌	编码激肽释放酶 2，激肽释放酶 3，前列腺酸性磷酸酶，同源框蛋白 Hox-B13，NK3 同源框蛋白 1	脂质体	静脉注射	NCT04382898
BNT113 BioNTech Ⅱ期临床试验	头颈癌	编码 HPV16 E6 和 E7 癌蛋白	脂质体	静脉注射	NCT04534205 NCT03418480
BNT115 BioNTech Ⅰ期临床试验	卵巢癌	编码卵巢癌肿瘤相关抗原	脂质体	静脉注射	NCT04163094
BNT116 BioNTech Ⅰ期临床试验	非小细胞肺癌	编码非小细胞肺癌肿瘤相关抗原	脂质体	静脉注射	NCT05142189 NCT05557591

三、亚单位疫苗

亚单位疫苗（subunit vaccines）是一类仅用少数筛选出具有免疫活性的片段进行免疫刺激的疫苗。相比于灭活全病原体抗原，亚单位疫苗的优势在于由于仅使用少量筛选抗原，避免了无关抗原的干扰与刺激，进而降低疫苗的副作用，因此具有更高的安全性，对免疫功能低下的患者也更加友好。

从天然的微生物或细胞中分离和纯化天然抗原的成本很高，且不易获得足够的疫苗抗原。为此，人们通过基因重组技术，将拟用作疫苗抗原的编码基因导入受体细菌或细胞后，使其高效表达对应抗原蛋白，并通过分离、提取、修饰以获得大量的亚单位疫苗。这种通过基因工程化制备得到的重组亚单位疫苗（recombinant subunit vaccines）具有产量大、纯度高、安全性好等优点[349]。然而，亚单位疫苗同时由于携带抗原较少，其免疫原性较低，往往需要多次注射或辅以免疫佐剂才能有效激活免疫。因此，发展一种高效的抗原载体，以便使抗原可以有效的向免疫系统呈递，进而形成免疫反应成为了亚单位疫苗的重要改良方式[350]。

1. 乙型肝炎表面抗原疫苗

重组乙型肝炎疫苗（recombivax HB）是全球第一个商业化的亚单位疫苗[351]，于 1986 年被美国食品药物管理局（FDA）批准用于乙型肝炎病毒（heptavax-B，HBV）的预防与管控。作为最早批准的亚单位疫苗，Recombivax HB 使用乙肝病毒表面抗原（hepatitis B surface antigen，HBsAg），并在酿酒酵母中表达生产，再组装成病毒样颗粒（virus-like particles，VLPs），形成具有免疫刺激作用的抗原疫苗。相较于灭活乙肝病毒，使用表面抗原作为筛选抗原，具有更好的安全性与耐受性，但也不可回避地面临免疫原性低的问题[352]。为了解决这一问题，乙肝疫苗需要多次注射，并辅以铝佐剂或其他免疫佐剂，以便达到对乙型肝炎病毒的特异性免疫。利用脂质纳米颗粒作为疫苗佐剂与载体对 HBsAg 进行包封，也可有效提高乙肝疫苗的免疫效果。由于 HBsAg 是一种带负电的脂蛋白，使用阳离子脂质体（例如2,3–二油氧基丙基三甲基氯化铵，DOTAP[353]或N'，N'–二甲基乙二胺基氨甲酰基胆固醇，DC–Chol）可以显著提高HBsAg的包封率，增强疫苗活性。一些研究者通过使用不对称可电离氨基脂质、DSPC、胆固醇与PEG2000–DME来构建脂质纳米颗粒，同时包封HBsAg与免疫佐剂IMO–2125（TLR 9激动剂），发现可以有效提高HBV表面抗原疫苗的应答能力，这可能是由于可电离脂质在细胞内吞LNP后可对溶酶体逃逸造成显著的增强效果，进而协助释放免疫佐剂与表面抗原HBsAg，显著增强B细胞与$CD8^+$ T细胞的抗原特异性免疫反应[354]。B细胞抗原需暴露才能接触B细胞，应强调可能的脂质包封需要考虑的对应设计。

2. 口服细菌外囊泡亚单位疫苗

随着合成生物学的发展，利用基因转化技术，可将各种抗原编码基因插入细菌质粒中，使其在细菌囊泡内或细菌囊泡膜上特异性表达抗原蛋白，组成仅具有几个抗原的亚单位疫苗。使用天然磷脂纳米颗粒细菌外囊泡可以通过细菌外囊泡上的多种病原相关分子模式（PAMP）激活免疫细胞的TLRs，可以有效活化固有免疫反应，进而协同影响抗原蛋白在免疫系统中的交叉呈递与获得性免疫的形成。近年来，围绕工程化细菌与其分泌外囊泡作为特异病原体疫苗的研究层出不穷，但都难以回避细菌或其外囊泡在人体血液或组织中也存在显著安全隐患[355, 356]。如何安全有效地使用细菌或其衍生物递送抗原，成为了下一阶段的研究方向。

口服细菌外囊泡原本被设计用于胃肠道致病菌（例如幽门螺杆菌）的预防，由于细菌外囊泡本身就携带对应的细菌的抗原蛋白，因此口服摄入细菌外囊泡可直接作用于胃肠道黏膜，实现对致病菌的特异性免疫。有研究显示，使用沙鼠适应性幽门螺杆菌OMVs对小鼠进行口服预防，能够有效增强小鼠对幽门螺杆菌的抵抗能力，其引起的强烈免疫反应与黏膜免疫抗性明显高于使用霍乱毒素作为佐剂的幽门螺杆菌全细胞疫苗，并发现OMVs可以更好地激活Th2细胞的免疫反应，增强疫苗应答能力[357]。

由于细菌外囊泡可以由细菌原位产生，且产生的细菌外囊泡可以穿透肠道上皮组织与皮下丰富的免疫细胞相互作用，利用口服细菌在胃肠道中定植激活后，分泌外囊泡以实现递送疫苗，为安全有效地抗原呈递提供了可能。近期，有课题组通过对细菌基因元件的构建，将肿瘤抗原与IgG抗体的Fc段编码基因连接并表达在细菌外膜上，并通过Fc段与树突状细胞的Fc受体结合增强细菌外囊泡在结肠上皮组织的穿透，并提高树突状细胞对细菌外囊泡与肿瘤抗原的摄取水平，以提高肿瘤疫苗的免疫原性，促进肿瘤治疗[134]。

3. 肿瘤细胞膜涂层的个性化亚单位疫苗

对肿瘤的疫苗设计也可使用肿瘤细胞膜涂层实现个性化与肿瘤亚型特异性的免疫治疗。肿瘤细胞膜涂布的生物材料本身兼具良好的生物隐蔽性与免疫激活能力。肿瘤细胞膜上具有可被免疫细胞识别的抗原分子，部分研究者在肿瘤细胞膜涂层表面修饰甘露糖，使其与抗原呈递细胞膜上的甘露糖受体结合，增强膜涂布的纳米颗粒被抗原呈递细胞的吞噬摄取，增强肿瘤抗原呈递[358]。肿瘤钙网蛋白（Calreticulin，CRT）是肿瘤细胞发生免疫原性细胞死亡（imunogenic cell death，ICD）时暴露的重要抗原。通过对含有免疫佐剂R837的PLGA纳米颗粒包被已被诱导ICD在膜上表达CRT的肿瘤细胞膜，在进入生物体内后可以被DC细胞摄取，增强免疫反应，触发同源肿瘤组织的免疫原性死亡，从而实现对特定肿瘤的个性化治疗与预防，增强亚单位疫苗的免疫活性[249]。

利用脂质纳米颗粒作为亚疫苗载体，可以改善亚单位疫苗免疫原性差的问题，同时保留良好的安全性与耐受性，提高疫苗的应答率与保护率，对今后的亚单位疫苗研发与优化起到了良好的启发作用。但当前在设计时，如何有效地将病原体抗原与佐剂和脂质载体整合，提高疫苗有效成分的包封与递送效率，如何降低脂质纳米粒子中少量但可能引起强烈免疫扰动的杂质，如何有效简化亚单位的制备工艺流程使之更加适用于临床实践等问题，仍需要更多的研究加以验证和探索。

第四节　小结与展望

在过去的几十年里，由于高额的开发经费和漫长的研发时间，新药研发经受着巨大的挑战。随着在疾病治疗过程中不良反应和耐药性的不断出现，提高“老药”的安全性和治疗效率成为亟待突破的目标。为了解决当前的挑战，如何为特定的作用部位提供有效的剂量是目前着重研究的一个热点问题，即药物要在正确的位置和时间充分发挥作用。纳米药物递送系统成为一种很有前途的工具，可以缓解“老药”的治疗困境，并为致力于精确、智能、个性化的疾病治疗愿景提供崭新的思路。一方面，通过将治疗药物封装在递送载体，提高药物在生理环境中的水溶性，并保护药物在恶劣环境中免于降解。另一方面，该运载工具可以通过设计赋予多种功能，如靶向性和可控性，使得药物在一定时间和地点释放一定的量。受生物体细胞膜的结构启发设计的脂质纳米颗粒，是由具有生物相容性和可生物降解性的脂质分子组成的纳米级脂质体系，是纳米药物递送体系中最常用的载体。尽管已经开发了各种纳米技术，但因为其低免疫原性、生物相容性、结构简单性和丰富扩展功能，脂质纳米颗粒仍是最有前途的平台之一，在（预）临床应用方面具有较大潜力，有利于疾病治疗的临床转化与应用。迄今为止，在已上市的 100 种纳米药物和处于临床试验以及其他阶段的 563 种纳米药物中，脂质纳米颗粒占比高达 33%，在治疗癌症、免疫性疾病、心脏病和病原体感染等多种疾病方面发挥着重要的作用。

本章从分类概述和技术合成方面对脂质纳米颗粒技术进行了详细的讲述。对脂质纳米粒、纳米脂质体、其他人工磷脂系统（脂质纳米盘和脂质纳米晶）以及天然磷脂纳米颗粒（细胞外泌体、细胞膜涂层颗粒和细菌外囊泡）的结构组成与合成技术分别进行了分类与总结，并针对脂质纳米颗粒在疫苗方面的应用展开了介绍。从 20 世纪 90 年代初脂质纳米颗粒的首次合成，到 2018 年 siRNA 药物 Patisiran 首次被 FDA 批准用于临床治疗，以及 2020 年以来多款基于 LNP 的 COVID-19 疫苗获批使用，脂质纳米颗粒的开发取得了巨大的进展。尽管脂质纳米颗粒技术在应用方面取得了喜人的成绩，但是该技术从制备到表征以及临床转化所涉及的许多方面仍有面临着许多挑战。

一、脂质纳米颗粒技术的精准化与智能化

1. 精准制备——高通量筛选与机器学习

从纳米颗粒的大小、多分散性、表面电位到靶向配体的表面密度，物理化学性质是决定脂质纳米颗粒体内药代动力学和药效学特性、靶向性和治疗指标的关键因素。如何高效筛选脂质纳米颗粒的制备配方，对其物理性质进行精确表征，是对脂质纳米颗粒进行精准把控的重要着眼点。相比于资源密集型和耗时性的传统试错策略，近年来，高通量筛选与机器学习（machine learning，ML）技术日臻成熟并广泛应用，激发了药物配方筛选等广泛领域的大量创新。通过用现有的数据来训练计算模型，允许特定药物配方的预测，有助于筛选理想的配方，提高封装药物的水溶性和稳定性，延长药物保

质期。

基于 LNPs 的 mRNA 的递送过程中，脂质成分（即可电离脂质、PEG 脂质、结构脂质和辅助脂质）的组成优化常发挥着不可或缺的作用。然而，新型脂质成分和 LNPs 成分的体外筛选受到传统脂质纳米颗粒制备方法的低通量限制。在研发过程中，为达到 LNPs 在体内过程中表现出最佳状态，常需要在体外筛选大量的新型脂质，优化其组成和物理化学性质。为解决这些问题，研究人员建设了一个自动高通量筛选平台，通过自动液体处理系统，结合优化的混合参数，以实现精确混合和可重复的 mRNA LNP 制备，筛选出可电离脂质并制备出相应的 LNPs[359]。此外，该平台能够被集成到一个用于 LNPs 性能控制、理化特征化和生物评价的全自动工作流程中，为脂质开发和 mRNA LNPs 先导物的优化和候选物的选择提供了高效便捷的途径，推进临床前 mRNA LNPs 的开发。

机器学习（ML）是人工智能（artificial intelligence，AI）的一个分支，其目的是通过训练基于数据体的计算模型来建造相关模型。从癌症诊断到新药物和药物靶点的识别，以及蛋白质结构的预测，ML 在医药领域的影响越来越不可忽视。制剂配伍是新药发现和开发的一个重要阶段。传统的制剂配伍的开发依赖于迭代试错，需要大量的资源密集型和耗时的体外和体内实验。ML 为药物制剂的发展提供了前所未有的加速力，为新材料的发现、创新配方的出现，以及新的相关理论的产生提供了动力。ML 已经被应用于解决当前制剂筛选面临的固有挑战，包括预测辅料对 API 溶解度的影响，确定蛋白质的化学和胶体的稳定性，预测制剂的物理稳定性，确定原料药的装载能力及载体的释药能力。

高通量筛选与机器学习将成为药学领域中不可或缺的工具，为药物产品的开发提供了筛选与指导，将最有前途的候选材料呈现于数据驱动之下的人工智能。未来，将需要制药、数据和计算机多学科之间继续进行密切的跨学科合作，为药物科学的迅猛发展提供技术支持，不断发现新材料、新配方和新知识。

2. 精准递送——智能纳米递送系统

为提高药物递送的准确性，常通过相互作用实现配体和受体之间的最佳结合，表现出放大的识别和增强的靶向性。在 LNPs 表面进行靶向分子修饰是实现细胞靶向递送最直接的方法。但随着疾病的进展和并发症的出现，多个受体往往同时且异质上调，控制脂质纳米颗粒表面靶向配体的密度和多样性至关重要。精确和可控地调节表面配体的呈现（即局部配体密度、配体分布、配体取向和配体构象）仍然是一个主要的挑战。此外，当 LNPs 上形成蛋白冠时，由于配体目标被掩蔽，靶向效率受到巨大的影响。新的位点特异性偶联反应的发现及受体和配体间相互作用的新机制的发现将催化未来更多的解决方案。高通量筛选在靶向 LNPs 的研发中发挥着重要的作用。研究人员通过将“DNA 条形码”和深度测序技术关联，开发了一种新型高通量筛选技术—— FIND[360]。将携带 Cre mRNA 和特定序列的 DNA 条形码的 LNPs 注入特定转基因小鼠体内后，结合 DNA 深度测序的方法能够鉴别出特定细胞靶向的 LNPs 载体，实现高精准、高通量的筛选效率。

以 mRNA 疫苗为研究热点的核酸疫苗被视为继（减毒）灭活疫苗、亚单位疫苗之后的第三代新型疫苗，被认为是递送 mRNA 最好的选择之一，为进一步拓宽 mRNA 的应用场景，研发靶向递送 LNPs 技术至关重要。然而，LNPs 的靶向器官主要是肝脏，这限制了 LNPs 的广泛应用，如何让 LNPs 靶向肝外组织成为一大研究热点。研究团队提出了一种名为 SORT（Selective ORgan Targeting）的选择性器官靶向脂质纳米颗粒，通过向 mRNA LNPs 中添加补充成分（SORT 分子），精确地改变体内 RNA 传递谱，并将组织特异性基因传递和编辑作为 SORT 分子的百分比和生物物理性质的函数[16]。通过调节 LNPs 内部电荷，进而影响纳米颗粒的组织趋向性，使 LNP 的靶向范围扩展到了肝脏以外器官，解决了 LNP 肝外靶向难题。

作为药物递送系统，LNPs 在靶细胞、靶组织或靶器官富集程度越高，治疗效果越显著，对正常细胞、组织或器官不良反应越小。LNPs 在血液中易被单核巨噬细胞吞噬，能够靶向单核巨噬细胞、淋巴组织、肿瘤或炎症部位，实现天然富集。单核巨噬细胞与人体免疫有关，LNPs 靶向巨噬细胞可用于肺结核、人类免疫缺陷、癌症等多种疾病治疗。巨噬细胞最容易摄取粒径小的带负电的 LNPs[361]。基于毛细淋巴管基底膜不完整或缺失，LNPs 可随淋巴引流在淋巴结富集，在抑制肿瘤转移、消除炎症和疫苗免疫等治疗中发挥直接作用。通过肌内注射的 mRNA LNPs 疫苗诱导的免疫介导性肝炎和其他自身免疫事件（如免疫性血小板减少性紫癜）是一种已知的现象。造成该现象的原因需要从核酸和载体两方面讨论：许多核酸能够引起哺乳动物免疫系统的激活，导致干扰素和促炎因子的释放；而作为载体的 LNPs 由于其颗粒性质，能够被抗原提呈细胞（APC）摄取，交联 APC 表面受体，发挥免疫佐剂的作用。当 SARS-CoV-2mRNA 疫苗在全球进行大规模接种后，在少数个体中出现了自身免疫性肝炎发作的病例。目前尚不能定论接种 SARS-CoV-2mRNA 疫苗与自身免疫炎性肝炎的发作具有相关性，相关研究认为该现象的发生可能是短暂的药物诱导导致的肝损伤，或是 SARS-CoV-2 诱导的独特的抗原特异性免疫激活导致的免疫性副作用。mRNA 疫苗在 COVID-19 大流行期间取得的巨大成功，凸显了 mRNA 技术的巨大潜力，尽管还有一些疑问尚存，但是未来 mRNA LNPs 领域的研究定会拨云见日、更进一步。

二、脂质纳米颗粒技术的临床转化与相关技术的革新

1. 脂质纳米颗粒的可控性与稳定性

脂质纳米颗粒在体内的递送过程涉及复杂的内环境，如酶、蛋白质、pH、缺氧和还原剂等。脂质纳米颗粒的理化性质是确保其体内稳定性的主要因素。阳离子或可电离的脂质纳米颗粒通常用于核酸的包封，它们可以在血液循环过程中吸附天然蛋白质，并被蛋白冠包裹，抑制受体识别，加速脂质纳米颗粒的清除。聚乙二醇（PEG）化作用通常用于提高脂质纳米颗粒的稳定性，特别是在长循环时减少蛋白冠的形成。PEG 化可以通过减少颗粒聚集提高其体内稳定性，PEG 修饰的 LNPs 可以减少肾脏和 MPS 介导的清除效应，进而延长纳米颗粒的血液循环时间，其效应程度取决于聚乙二醇 - 脂质的比例和性质（如聚乙二醇的摩尔质量和脂质长度）。然而，PEG 作为一种合成聚合物，在体内难以降解，其本身的免疫原性和体内的抗 PEG 抗体的广泛存在影响纳米药物治疗指标并诱导细胞毒性。近年来，PEG 替代品的发掘成为一个研究思路，在提高脂质纳米颗粒的稳定性、延长体内循环时间的同时具有可降解性。

脂质纳米颗粒的长期储存问题，特别是装载生物分子（如蛋白质或核酸）的脂质纳米颗粒，是脂质纳米颗粒技术成果转化的另一个瓶颈。LNP 的储存条件，需要考虑 pH、温度和物理状态等。天然脂质通常是可生物降解的，随着时间的推移在水溶液环境中被氧化。同时，脂质是热敏感分子，它们的熔化温度会影响脂质纳米颗粒从凝胶态到液态的转变，而玻璃化转变温度表明高阶脂质双分子层转变为随机构象。纳米颗粒载体在长期储存过程中的不稳定问题，限制了其临床应用潜力。低温储存和纳米颗粒冻干是克服 LNPs 稳定性问题而使用最广泛的方法。然而，冻干技术尽管可以略微延长保质期，但限制 LNPs 的口服可用性。冷链运输能够保证疫苗在运储过程中的活性，但是冷藏或冷冻储存的要求导致生产和运输成本增加。因此，开发具有适宜的相转变温度和高递送能力的新型稳定脂质是极其迫切的。配方中添加低温保护剂和稳定剂（如蔗糖、海藻糖、甘露醇）是延长脂质纳米颗粒保质

期的替代解决方案。

2. 临床转化与技术革新

对于普通脂质纳米载体，大多数细胞可以耐受超过 1 mg/ml 的脂质纳米颗粒，不会造成任何明显的 DNA 损伤或细胞活力损失，然而，某些通常用于基因传递的阳离子脂质在高浓度下可能会破坏细胞膜，新的生物相容性和可生物降解的脂类的研发需要不断推进。对于载药的脂质纳米颗粒，体外和体内结果之间的相关性需要进行仔细验证。脂质纳米颗粒通常通过在不同组织中的分布来验证靶向性，但是体内检测过程的成本常常是昂贵的，并且测试时间较长。为了加快精密纳米医学的发展，建立一个可靠的体外或体外平台是不可或缺的。目前一些新兴技术正不断推进，如芯片上的器官和类器官，显示出了其促进药物制剂的临床转化的潜力。大脑类器官的发展使人类大脑领域揭开了神秘的面纱，通过整合疾病的基因突变，大脑类器官具有应用于神经退行性疾病的潜力。相较于传统的单层培养，大脑类器官作为一个三维（3D）体外模型，使人们对病理条件的认知和见解走向了更深的层次。

为推进脂质纳米颗粒成功进入市场，大规模的制造能力是不可或缺的。本章中提到的制备技术中，许多方法的放大制备受到了配方和设施的限制。其中微流控技术具有处理样品微量级、快速混合、快速传质，精确控制反应条件和试剂的添加等特点，极大地减少成本效益和缩短生产时间。大规模生产中微流控设备通过被复制，实现数百或数千个完全相同的设备的并行化，从而实现连续合成和生产力的提高。微流体平台真正彻底改变了工艺放大和大规模生产的传统概念，显著缩短了从实验室级合成到工业级制造的转化发展。此外，随着原子化、数字化、优化机器学习等新技术的快速发展，微流体可以实现整个制造过程的自动化，确保对制备质量的精确控制。微流体和机器学习的联结将使基于微流控器件的设计参数的 NP 特性预测成为可能，有助于设计纳米药物合成的自动控制工具，缩短甚至消除昂贵的设计迭代和过程优化。然而，即使是目前最有前途的微流控平台的放大方法，在毫升级控制液体流动和混合与在升级控制的过程亦存在差别。未来，制定规范化过程和条件的创新是值得进行深刻的探索。

尽管纳米药物在发展过程中存在着许多困难与挑战，但其仍将是药物传递领域中发展最快的领域之一，许多新的系统将在体外和体内被开发和表征。新的成像技术或多模态成像模式将被开发与纳米疗法相结合，具有治疗能力的纳米药物将在不久的未来进入临床试验。

（陈春英，刘　晶，张晓玉，胡明棣，王明戈，戴一帜，黄　月）

参考文献

[1] SAMARIDOU E, HEYES J, LUTWYCHE P. Lipid nanoparticles for nucleic acid delivery: Current perspectives [J]. Adv Drug Delivery Rev, 2020, 154: 37–63.

[2] KRAFT J C, FREELING J P, WANG Z, et al. Emerging research and clinical development trends of liposome and lipid nanoparticle drug delivery systems [J]. J Pharm Sci, 2014, 103(1): 29–52.

[3] PILKINGTON E H, SUYS E J, TREVASKIS N L, et al. From influenza to COVID–19: Lipid nanoparticle mRNA vaccines at the frontiers of infectious diseases [J]. Acta Biomater, 2021, 131: 16–40.

[4] HOU X, ZAKS T, LANGER R, et al. Lipid nanoparticles for mRNA delivery[J]. Nat Rev Mater, 2021, 6(12): 1078–1094.

[5] EYGERIS Y, GUPTA M, KIM J, et al. Chemistry of Lipid Nanoparticles for RNA Delivery [J]. Acc Chem Res, 2022, 55(1): 2–12.

[6] JAYARAMAN M, ANSELL S M, MUI B L, et al. Maximizing the potency of siRNA lipid nanoparticles for hepatic gene silencing in vivo [J]. Angewandte Chemie, 2012, 124(34): 8657–8661.

[7] SABNIS S, KUMARASINGHE E S, SALERNO T, et al. A novel amino lipid series for mRNA delivery: improved endosomal escape and sustained pharmacology and safety in non–human primates [J]. Mol Ther, 2018, 26(6): 1509–1519.

[8] JAYARAMAN M, ANSELL S M, MUI B L, et al. Maximizing the Potency of siRNA Lipid Nanoparticles for Hepatic Gene Silencing In Vivo** [J]. Angew Chem Int Ed, 2012, 51(34): 8529–8533.

[9] KULKARNI J A, MYHRE J L, CHEN S, et al. Design of lipid nanoparticles for in vitro and in vivo delivery of plasmid DNA [J]. Nanomed Nanotechnol Biol Med, 2017, 13(4): 1377–1387.

[10] KAUFFMAN K J, DORKIN J R, YANG J H, et al. Optimization of Lipid Nanoparticle Formulations for mRNA Delivery in Vivo with Fractional Factorial and Definitive Screening Designs [J]. Nano Lett, 2015, 15(11): 7300–7306.

[11] HASSETT K J, BENENATO K E, JACQUINET E, et al. Optimization of Lipid Nanoparticles for Intramuscular Administration of mRNA Vaccines [J]. Mol Ther Nucleic Acids, 2019, 15: 1–11.

[12] YANG S–T, KREUTZBERGER A J B, LEE J, et al. The role of cholesterol in membrane fusion [J]. Chem Phys Lipids, 2016, 199: 136–143.

[13] HERRERA M, KIM J, EYGERIS Y, et al. Illuminating endosomal escape of polymorphic lipid nanoparticles that boost mRNA delivery [J]. Biomater Sci, 2021, 9(12): 4289–4300.

[14] KULKARNI J A, WITZIGMANN D, LEUNG J, et al. On the role of helper lipids in lipid nanoparticle formulations of siRNA [J]. Nanoscale, 2019, 11(45): 21733–21739.

[15] CHENG X, LEE R J. The role of helper lipids in lipid nanoparticles (LNPs) designed for oligonucleotide delivery [J]. Adv Drug Delivery Rev, 2016, 99: 129–137.

[16] CHENG Q, WEI T, FARBIAK L, et al. Selective organ targeting (SORT) nanoparticles for tissue–specific mRNA delivery and CRISPR–Cas gene editing [J]. Nature Nanotechnology, 2020, 15(4): 313–320.

[17] ZHANG R, EL–MAYTA R, MURDOCH T J, et al. Helper lipid structure influences protein adsorption and delivery of lipid nanoparticles to spleen and liver [J]. Biomater Sci, 2021, 9(4): 1449–1463.

[18] CHAUDHARY N, WEISSMAN D, WHITEHEAD K A. mRNA vaccines for infectious diseases: principles, delivery and clinical translation [J]. Nat Rev Drug Discovery, 2021, 20(11): 817–838.

[19] ÁLVAREZ–BENEDICTO E, FARBIAK L, MáRQUEZ RAMíREZ M, et al. Optimization of phospholipid chemistry for improved lipid nanoparticle (LNP) delivery of messenger RNA (mRNA) [J]. Biomater Sci, 2022, 10(2): 549–559.

[20] KAUFFMAN K, DORKIN J R, YANG J H, et al. Opitimization of lipid nanoparticle formulation for mRNA Delivery in vivo with fractional and definitive screening designs [J]. Nana Lett, 2015(11): 7300–7306.

[21] SHI F, WASUNGU L, NOMDEN A, et al. Interference of poly (ethylene glycol) –lipid analogues with cationic–lipid–mediated delivery of oligonucleotides; role of lipid exchangeability and non–lamellar transitions [J]. Biochem J, 2002, 366(1): 333–341.

[22] FANG E, LIU X, LI M, et al. Advances in COVID–19mRNA vaccine development [J]. Signal Transduction Targeted Ther, 2022, 7(1): 94.

[23] KUMAR V, QIN J, JIANG Y, et al. Shielding of lipid nanoparticles for siRNA delivery: impact on physicochemical properties, cytokine induction, and efficacy [J]. Mol Ther Nucleic Acids, 2014, 3: e210.

[24] WITZIGMANN D, KULKARNI J A, LEUNG J, et al. Lipid nanoparticle technology for therapeutic gene

regulation in the liver [J]. Adv Drug Delivery Rev, 2020, 159: 344–363.

[25] AKINC A, MAIER M A, MANOHARAN M, et al. The Onpattro story and the clinical translation of nanomedicines containing nucleic acid–based drugs [J]. Nat Nanotechnol, 2019, 14(12): 1084–1087.

[26] LORENTZEN C L, HAANEN J B, MET Ö, et al. Clinical advances and ongoing trials on mRNA vaccines for cancer treatment [J]. Lancet Oncol, 2022, 23(10): e450–e458.

[27] BARBIER A J, JIANG A Y, ZHANG P, et al. The clinical progress of mRNA vaccines and immunotherapies [J]. Nat Biotechnol, 2022, 40(6): 840–854.

[28] ALAMEH M–G, TOMBáCZ I, BETTINI E, et al. Lipid nanoparticles enhance the efficacy of mRNA and protein subunit vaccines by inducing robust T follicular helper cell and humoral responses[J]. Immunity, 2021, 54(12): 2877–92.e7.

[29] NDEUPEN S, QIN Z, JACOBSEN S, et al. The mRNA–LNP platform's lipid nanoparticle component used in preclinical vaccine studies is highly inflammatory [J]. iScience, 2021, 24(12).

[30] MOGHIMI S M, SIMBERG D. Pro–inflammatory concerns with lipid nanoparticles[J]. Mol Ther, 2022, 30(6): 2109–2110.

[31] BIGINI P, GOBBI M, BONATI M, et al. The role and impact of polyethylene glycol on anaphylactic reactions to COVID–19nano–vaccines [J]. Nat Nanotechnol, 2021, 16(11): 1169–1171.

[32] SZEBENI J, STORM G, LJUBIMOVA J Y, et al. Applying lessons learned from nanomedicines to understand rare hypersensitivity reactions to mRNA–based SARS–CoV–2 vaccines [J]. Nat Nanotechnol, 2022, 17: 337–346.

[33] CHEN J, RIZVI A, PATTERSON J P, et al. Discrete Libraries of Amphiphilic Poly (ethylene glycol) Graft Copolymers: Synthesis, Assembly, and Bioactivity [J]. J Am Chem Soc, 2022, 144(42): 19466–19474.

[34] NOGUEIRA S S, SCHLEGEL A, MAXEINER K, et al. Polysarcosine–functionalized lipid nanoparticles for therapeutic mRNA delivery [J]. ACS Appl Nano Mater, 2020, 3(11): 10634–10645.

[35] BANGHAM A D, STANDISH M M, WATKINS J C. Diffusion of univalent ions across the lamellae of swollen phospholipids [J]. J Mol Biol, 1965, 13(1): 238–252.

[36] GREGORIADIS G L P, RYMAN BE. enzyme entrapment in liposomes source febs lett so 1971 apr 14.2.95.99 [J]. FEBS Lett, 1971.

[37] HUANG H, CRUZ W, CHEN J, et al. Learning from biology: synthetic lipoproteins for drug delivery [J]. Wiley Interdiscip Rev Nanomed Nanobiotechnol, 2015, 7(3): 298–314.

[38] SKALICKOVA S, NEJDL L, KUDR J, et al. Fluorescence Characterization of Gold Modified Liposomes with Antisense N–myc DNA Bound to the Magnetisable Particles with Encapsulated Anticancer Drugs (Doxorubicin, Ellipticine and Etoposide) [J]. Sensors (Basel), 2016, 16(3): 290.

[39] ANDRESEN T L, JENSEN S S, JøRGENSEN K. Advanced strategies in liposomal cancer therapy: Problems and prospects of active and tumor specific drug release [J]. Progress in Lipid Research, 2005, 44(1): 68–97.

[40] MAMOT C, NGUYEN J B, POURDEHNAD M, et al. Extensive Distribution of Liposomes in Rodent Brains and Brain Tumors Following Convection–Enhanced Delivery[J]. Journal of neuro–oncology, 2004, 68(1): 1–9.

[41] AFERGAN E, EPSTEIN H, DAHAN R, et al. Delivery of serotonin to the brain by monocytes following phagocytosis of liposomes [J]. Journal of Controlled Release, 2008, 132(2): 84–90.

[42] GHAGHADA K B, SAUL J, NATARAJAN J V, et al. Folate targeting of drug carriers: A mathematical model [J]. Journal of Controlled Release, 2005, 104(1): 113–128.

[43] ISHIDA T, KASHIMA S, KIWADA H. The contribution of phagocytic activity of liver macrophages to the accelerated blood clearance (ABC) phenomenon of PEGylated liposomes in rats [J]. J Control Release, 2008, 126(2): 162–165.

[44] NORTHFELT D W, MARTIN F J, WORKING P, et al. Doxorubicin encapsulated in liposomes containing surface-bound polyethylene glycol: pharmacokinetics, tumor localization, and safety in patients with AIDS-related Kaposi's sarcoma [J]. Journal of clinical pharmacology, 1996, 36(1): 55-63.

[45] ONG J C, SUN F, CHAN E. Development of stealth liposome coencapsulating doxorubicin and fluoxetine [J]. J Liposome Res, 2011, 21(4): 261-271.

[46] AZEVEDO E G, RIBEIRO R R, DA SILVA S M, et al. Mixed formulation of conventional and pegylated liposomes as a novel drug delivery strategy for improved treatment of visceral leishmaniasis [J]. Expert opinion on drug delivery, 2014, 11(10): 1551-1560.

[47] ALHARIRI M, AZGHANI A, OMRI A. Liposomal antibiotics for the treatment of infectious diseases [J]. Expert opinion on drug delivery, 2013, 10(11): 1515-1532.

[48] NICOLOSI D, CUPRI S, GENOVESE C, et al. Nanotechnology approaches for antibacterial drug delivery: Preparation and microbiological evaluation of fusogenic liposomes carrying fusidic acid [J]. Int J Antimicrob Agents, 2015, 45(6): 622-626.

[49] GINN S L, AMAYA A K, ALEXANDER I E, et al. Gene therapy clinical trials worldwide to 2017: An update [J]. J Gene Med, 2018, 20(5): e3015.

[50] RAMANA L N, SHARMA S, SETHURAMAN S, et al. Investigation on the stability of saquinavir loaded liposomes: implication on stealth, release characteristics and cytotoxicity [J]. Int J Pharm, 2012, 431(1-2): 120-129.

[51] JUNG S H, KIM S K, JUNG S H, et al. Increased stability in plasma and enhanced cellular uptake of thermally denatured albumin-coated liposomes [J]. Colloids Surf B Biointerfaces, 2010, 76(2): 434-440.

[52] DENISOV I G, SLIGAR S G. Nanodiscs for structural and functional studies of membrane proteins [J]. Nature structural & molecular biology, 2016, 23(6): 481-486.

[53] JOHANSSON E, ENGVALL C, ARFVIDSSON M, et al. Development and initial evaluation of PEG-stabilized bilayer disks as novel model membranes [J]. Biophysical chemistry, 2005, 113(2): 183-192.

[54] ZHANG W, WANG Z, WU C, et al. The effect of DSPE-PEG (2000), cholesterol and drug incorporated in bilayer on the formation of discoidal micelles [J]. European journal of pharmaceutical sciences: official journal of the European Federation for Pharmaceutical Sciences, 2018, 125: 74-85.

[55] LIN L, WANG X, GUO Y, et al. Hybrid bicelles as a pH-sensitive nanocarrier for hydrophobic drug delivery [J]. RSC advances, 2016, 6(83): 79811-79821.

[56] UHL C G, GAO Y, ZHOU S, et al. The Shape Effect on Polymer Nanoparticle Transport in a Blood Vessel [J]. RSC advances, 2018, 8(15): 8089-8100.

[57] ZHANG Y N, POON W, TAVARES A J, et al. Nanoparticle-liver interactions: Cellular uptake and hepatobiliary elimination [J]. J Control Release, 2016, 240: 332-348.

[58] ZHANG W, SUN J, HE Z. The application of open disk-like structures as model membrane and drug carriers [J]. Asian Journal of Pharmaceutical Sciences, 2013, 8(3): 143-150.

[59] ZHANG W, SUN J, LIU Y, et al. PEG-stabilized bilayer nanodisks as carriers for doxorubicin delivery [J]. Molecular pharmaceutics, 2014, 11(10): 3279-3290.

[60] BARBOSA-BARROS L, BARBA C, CóCERA M, et al. Effect of bicellar systems on skin properties [J]. Int J Pharm, 2008, 352(1-2): 263-272.

[61] RODRíGUEZ G, BARBOSA-BARROS L, RUBIO L, et al. Bicellar systems as modifiers of skin lipid structure [J]. Colloids Surf B Biointerfaces, 2011, 84(2): 390-394.

[62] VERMA A, STELLACCI F. Effect of Surface Properties on Nanoparticle-Cell Interactions [J]. Small, 2010, 6(1): 12-21.

[63] BLANCO E，SHEN H，FERRARI M. Principles of nanoparticle design for overcoming biological barriers to drug delivery [J]. Nature Biotechnology，2015，33 (9)：941–951.

[64] MA L，KOHLI M，SMITH A. Nanoparticles for Combination Drug Therapy [J]. ACS Nano，2013，7 (11)：9518–9525.

[65] BAE Y H，PARK K. Targeted drug delivery to tumors：Myths，reality and possibility [J]. Journal of Controlled Release，2011，153 (3)：198–205.

[66] YANG K，MA Y–Q. Computer simulation of the translocation of nanoparticles with different shapes across a lipid bilayer [J]. Nature Nanotechnology，2010，5 (8)：579–583.

[67] VáCHA R，MARTINEZ–VERACOECHEA F J，FRENKEL D. Receptor–Mediated Endocytosis of Nanoparticles of Various Shapes [J]. Nano Letters，2011，11 (12)：5391–5395.

[68] MU Q，WANG H，GU X，et al. Biconcave Carbon Nanodisks for Enhanced Drug Accumulation and Chemo–Photothermal Tumor Therapy [J]. Advanced Healthcare Materials，2019，8 (8)：1801505.

[69] ZHU X，VO C，TAYLOR M，et al. Non–spherical micro– and nanoparticles in nanomedicine [J]. Materials Horizons，2019，6 (6)：1094–1121.

[70] DING J，CHEN J，GAO L，et al. Engineered nanomedicines with enhanced tumor penetration [J]. Nano Today，2019，29：100800.

[71] CABRAL H，MATSUMOTO Y，MIZUNO K，et al. Accumulation of sub–100 nm polymeric micelles in poorly permeable tumours depends on size [J]. Nature Nanotechnology，2011，6 (12)：815–823.

[72] DANE E L，BELESSIOTIS–RICHARDS A，BACKLUND C，et al. STING agonist delivery by tumour–penetrating PEG–lipid nanodiscs primes robust anticancer immunity [J]. Nature Materials，2022，21 (6)：710–720.

[73] GHOSH M，REN G，SIMONSEN J B，et al. Cationic lipid nanodisks as an siRNA delivery vehicle [J]. Biochemistry and cell biology = Biochimie et biologie cellulaire，2014，92 (3)：200–205.

[74] BURGESS B L，HE Y，BAKER M M，et al. NanoDisk containing super aggregated amphotericin B：a high therapeutic index antifungal formulation with enhanced potency [J]. International journal of nanomedicine，2013，8：4733–4743.

[75] RODRíGUEZ G，SORIA G，COLL E，et al. Bicosomes：bicelles in dilute systems [J]. Biophysical journal，2010，99 (2)：480–488.

[76] PAPAHADJOPOULOS D，VAIL W J，JACOBSON K，et al. Cochleate lipid cylinders：formation by fusion of unilamellar lipid vesicles [J]. Biochimica et biophysica acta，1975，394 (3)：483–491.

[77] TILAWAT M，BONDE S. Nanocochleates：A potential drug delivery system [J]. Journal of Molecular Liquids，2021，334.

[78] ICHIHASHI T，SATOH T，SUGIMOTO C，et al. Emulsified phosphatidylserine，simple and effective peptide carrier for induction of potent epitope–specific T cell responses [J]. PloS one，2013，8 (3)：e60068.

[79] GOLDSTEIN A S，LUKYANOV A N，CARLSON P A，et al. Formation of high–axial–ratio–microstructures from natural and synthetic sphingolipids [J]. Chemistry and physics of lipids，1997，88 (1)：21–36.

[80] NAGARSEKAR K，ASHTIKAR M，STEINIGER F，et al. Understanding cochleate formation：insights into structural development [J]. Soft matter，2016，12 (16)：3797–3809.

[81] SYED U M，WOO A F，PLAKOGIANNIS F，et al. Cochleates bridged by drug molecules [J]. Int J Pharm，2008，363 (1–2)：118–125.

[82] QUAN H，KIM Y，PARK H C，et al. Effects of phosphatidylserine–containing supported lipid bilayers on the polarization of macrophages [J]. Journal of Biomedical Materials Research Part A，2018 (10)：2625–2633.

[83] DI PUCCHIO T，CHATTERJEE B，SMED–SöRENSEN A，et al. Direct proteasome–independent cross–

presentation of viral antigen by plasmacytoid dendritic cells on major histocompatibility complex class I [J]. Nature Immunology, 2008(9): 551-557.

[84] BANCHEREAU J, STEINMAN R M. Dendritic cells and the control of immunity [J]. Nature, 1998, 392(6673): 245-252.

[85] MENG W, PARKER T L, KALLINTERI P, et al. Uptake and metabolism of novel biodegradable poly (glycerol-adipate) nanoparticles in DAOY monolayer [J]. Journal of Controlled Release, 2006(3): 314-321.

[86] NAM H Y, KWON S M, CHUNG H, et al. Cellular uptake mechanism and intracellular fate of hydrophobically modified glycol chitosan nanoparticles [J]. Journal of Controlled Release, 2009(3): 259-267.

[87] MERCER J, HELENIUS A. Gulping rather than sipping: macropinocytosis as a way of virus entry [J]. Current Opinion in Microbiology, 2012(15): 490-499.

[88] DOHERTY G J, MCMAHON H T. Mechanisms of Endocytosis[J]. Annual Review of Biochemistry, 2009(78): 857-902.

[89] WEINBERG J, DRUBIN D G. Clathrin-mediated endocytosis in budding yeast [J]. Trends in Cell Biology, 2012(22): 1-13.

[90] WANG L H, ROTHBERG K G, ANDERSON R G. Mis-assembly of clathrin lattices on endosomes reveals a regulatory switch for coated pit formation [J]. Journal of Cell Biology, 1993(5): 1107-1117.

[91] GOULD-FOGERITE S, KHEIRI M, ZHANG F, et al. Cochleate Delivery Vehicles: Applications in Vaccine Delivery [J]. Journal of Liposome Research, 2000: 11-18.

[92] WANG N, WANG T, ZHANG M, et al. Using procedure of emulsification-lyophilization to form lipid A-incorporating cochleates as an effective oral mucosal vaccine adjuvant-delivery system (VADS) [J]. International Journal of Pharmaceutics, 2014(468): 39-39.

[93] ICHIHASHI T, SATOH T, SUGIMOTO C, et al. Emulsified phosphatidylserine, simple and effective peptide carrier for induction of potent epitope-specific T cell responses [J]. PLOS ONE, 2013(3): e60068.

[94] CHEN D, ZEHRUNG D. Desirable Attributes of Vaccines for Deployment in Low-Resource Settings [J]. Journal of Pharmaceutical Sciences, 2013, 102(1): 29-33.

[95] CAMPO J D, ZAYAS C, ROMEU B, et al. Mucosal immunization using proteoliposome and cochleate structures from Neisseria meningitidis serogroup B induce mucosal and systemic responses [J]. Methods, 2009(4): 301-308.

[96] LYCKE N. Recent progress in mucosal vaccine development: potential and limitations [J]. Nature Reviews Immunology, 2012(8): 592-605.

[97] ACEVEDO R, PéREZ O, ZAYAS C, et al. Cochleates derived from Vibrio cholerae O1 proteoliposomes: the impact of structure transformation on mucosal immunisation [J]. PLOS ONE, 2012(10): e46461.

[98] CUTLER C W, JOTWANI R. Dendritic cells at the oral mucosal interface [J]. Journal of Dental Research, 2006(8): 678-689.

[99] WANG N, WANG T, ZHANG M, et al. Using procedure of emulsification-lyophilization to form lipid A-incorporating cochleates as an effective oral mucosal vaccine adjuvant-delivery system (VADS) [J]. International Journal of Pharmaceutics, 2014, 468(1): 39-49.

[100] TKACH M, THERY C. Communication by Extracellular Vesicles: Where We Are and Where We Need to Go [J]. Cell, 2016, 164(6): 1226-1232.

[101] KALLURI R, LEBLEU V S. The biology, function, and biomedical applications of exosomes [J]. Science, 2020, 367(6478): eaau6977.

[102] KALLURI R. The biology and function of exosomes in cancer [J]. The Journal of Clinical Investigation, 2016, 126(4): 1208-1215.

[103] VAN NIEL G, D'ANGELO G, RAPOSO G. Shedding light on the cell biology of extracellular vesicles [J]. Nature Reviews Molecular Cell Biology, 2018, 19(4): 213–228.

[104] MCANDREWS K M, KALLURI R. Mechanisms associated with biogenesis of exosomes in cancer [J]. Molecular Cancer, 2019, 18(1): 52.

[105] KAHLERT C, KALLURI R. Exosomes in tumor microenvironment influence cancer progression and metastasis [J]. Journal of Molecular Medicine, 2013, 91 (4): 431–437.

[106] MATHIEU M, MARTIN-JAULAR L, LAVIEU G, et al. Specificities of secretion and uptake of exosomes and other extracellular vesicles for cell–to–cell communication [J]. Nature Cell Biology, 2019, 21 (1): 9–17.

[107] BEBELMAN M P, SMIT M J, PEGTEL D M, et al. Biogenesis and function of extracellular vesicles in cancer [J]. Pharmacology & Therapeutics, 2018, 188: 1–11.

[108] CIARDIELLO C, CAVALLINI L, SPINELLI C, et al. Focus on Extracellular Vesicles: New Frontiers of Cell–to–Cell Communication in Cancer [J/OL]. 2016, 17(2): 10.3390/ijms17020175.

[109] PEGTEL D M, GOULD S J. Exosomes [J]. Annual Review of Biochemistry, 2019, 88(1): 487–514.

[110] ESCOLA J M, KLEIJMEER M J, STOORVOGEL W, et al. Selective enrichment of tetraspan proteins on the internal vesicles of multivesicular endosomes and on exosomes secreted by human B–lymphocytes [J]. J Biol Chem, 1998, 273(32): 20121–20127.

[111] HEMLER M E. Tetraspanin proteins mediate cellular penetration, invasion, and fusion events and define a novel type of membrane microdomain [J]. Annu Rev Cell Dev Biol, 2003, 19: 397–422.

[112] PATHAN M, FONSEKA P, CHITTI S V, et al. Vesiclepedia 2019: a compendium of RNA, proteins, lipids and metabolites in extracellular vesicles [J]. Nucleic Acids Research, 2019, 47 (D1): D516–D519.

[113] KEERTHIKUMAR S, CHISANGA D, ARIYARATNE D, et al. ExoCarta: A Web–Based Compendium of Exosomal Cargo [J]. Journal of Molecular Biology, 2016, 428(4): 688–692.

[114] VAN BALKOM B W M, EISELE A S, PEGTEL D M, et al. Quantitative and qualitative analysis of small RNAs in human endothelial cells and exosomes provides insights into localized RNA processing, degradation and sorting [J]. Journal of Extracellular Vesicles, 2015, 4(1): 26760.

[115] WEN S W, LIMA L G, LOBB R J, et al. Breast Cancer–Derived Exosomes Reflect the Cell–of–Origin Phenotype [J]. PROTEOMICS, 2019, 19(8): 1800180.

[116] CHOI D, MONTERMINI L, KIM D K, et al. The Impact of Oncogenic EGFRvIII on the Proteome of Extracellular Vesicles Released from Glioblastoma Cells [J]. Mol Cell Proteomics, 2018, 17(10): 1948–1964.

[117] KANG Y H, BISWAS A, FIELD M, et al. STAT1 signaling shields T cells from NK cell–mediated cytotoxicity [J]. Nat Commun, 2019, 10(1): 912.

[118] SUNG B H, KETOVA T, HOSHINO D, et al. Directional cell movement through tissues is controlled by exosome secretion [J]. Nat Commun, 2015, 6(1): 7164.

[119] HOSHINO A, COSTA–SILVA B, SHEN T–L, et al. Tumour exosome integrins determine organotropic metastasis [J]. Nature, 2015, 527(7578): 329–335.

[120] COSTA–SILVA B, AIELLO N M, OCEAN A J, et al. Pancreatic cancer exosomes initiate pre–metastatic niche formation in the liver [J]. Nature Cell Biology, 2015, 17(6): 816–826.

[121] COSSETTI C, IRACI N, MERCER TIM R, et al. Extracellular Vesicles from Neural Stem Cells Transfer IFN–γ via Ifngr1 to Activate Stat1 Signaling in Target Cells [J]. Molecular Cell, 2014, 56(2): 193–204.

[122] RAPOSO G, NIJMAN H W, STOORVOGEL W, et al. B lymphocytes secrete antigen–presenting vesicles [J]. J Exp Med, 1996, 183(3): 1161–1172.

[123] VINCENT–SCHNEIDER H, STUMPTNER–CUVELETTE P, LANKAR D, et al. Exosomes bearing HLA–

DR1molecules need dendritic cells to efficiently stimulate specific T cells [J]. Int Immunol, 2002, 14(7): 713-722.

[124] ZITVOGEL L, REGNAULT A, LOZIER A, et al. Eradication of established murine tumors using a novel cell-free vaccine: dendritic cell-derived exosomes [J]. Nat Med, 1998, 4(5): 594-600.

[125] HARTMAN Z C, WEI J, GLASS O K, et al. Increasing vaccine potency through exosome antigen targeting [J]. Vaccine, 2011, 29(50): 9361-9367.

[126] TOYOFUKU M, NOMURA N, EBERL L. Types and origins of bacterial membrane vesicles [J]. Nature Reviews Microbiology, 2019, 17(1): 13-24.

[127] KASHYAP D, PANDA M, BARAL B, et al. Outer Membrane Vesicles: An Emerging Vaccine Platform [J]. Vaccines, 2022, 10(10): 1578.

[128] SARTORIO M G, PARDUE E J, FELDMAN M F, et al. Bacterial Outer Membrane Vesicles: From Discovery to Applications [J]. Annual Review of Microbiology, 2021, 75(1): 609-630.

[129] HU C M, ZHANG L, ARYAL S, et al. Erythrocyte membrane-camouflaged polymeric nanoparticles as a biomimetic delivery platform [J]. Proc Natl Acad Sci U S A, 2011, 108(27): 10980-10985.

[130] OLDENBORG P A, ZHELEZNYAK A, FANG Y F, et al. Role of CD47 as a marker of self on red blood cells [J]. Science, 2000, 288(5473): 2051-2054.

[131] LUK B T, FANG R H, HU C M, et al. Safe and Immunocompatible Nanocarriers Cloaked in RBC Membranes for Drug Delivery to Treat Solid Tumors [J]. Theranostics, 2016, 6(7): 1004-1011.

[132] RAO L, BU L L, XU J H, et al. Red Blood Cell Membrane as a Biomimetic Nanocoating for Prolonged Circulation Time and Reduced Accelerated Blood Clearance [J]. Small, 2015, 11(46): 6225-6236.

[133] FANG R H, HU C M, CHEN K N, et al. Lipid-insertion enables targeting functionalization of erythrocyte membrane-cloaked nanoparticles [J]. Nanoscale, 2013, 5(19): 8884-8888.

[134] YUE Y, XU J, LI Y, et al. Antigen-bearing outer membrane vesicles as tumour vaccines produced in situ by ingested genetically engineered bacteria [J]. Nature Biomedical Engineering, 2022, 6(7): 898-909.

[135] REN H, LIU J, LI Y, et al. Oxygen self-enriched nanoparticles functionalized with erythrocyte membranes for long circulation and enhanced phototherapy [J]. Acta Biomater, 2017, 59: 269-282.

[136] HU C M, FANG R H, LUK B T, et al. Nanoparticle-detained toxins for safe and effective vaccination [J]. Nat Nanotechnol, 2013, 8(12): 933-938.

[137] YUANYUAN GUO, DONG WANG, QINGLE SONG, et al. Erythrocyte Membrane-Enveloped Polymeric Nanoparticles as Nanovaccine for Induction of Antitumor Immunity against Melanoma [J]. ACS Nano, 2015, 9(7): 15.

[138] RAO L, MENG Q F, BU L L, et al. Erythrocyte Membrane-Coated Upconversion Nanoparticles with Minimal Protein Adsorption for Enhanced Tumor Imaging [J]. ACS Appl Mater Interfaces, 2017, 9(3): 2159-2168.

[139] WEI X, GAO J, FANG R H, et al. Nanoparticles camouflaged in platelet membrane coating as an antibody decoy for the treatment of immune thrombocytopenia [J]. Biomaterials, 2016, 111: 116-123.

[140] PAWLOWSKI C L, LI W, SUN M, et al. Platelet microparticle-inspired clot-responsive nanomedicine for targeted fibrinolysis [J]. Biomaterials, 2017, 128: 94-108.

[141] HU Q, QIAN C, SUN W, et al. Engineered Nanoplatelets for Enhanced Treatment of Multiple Myeloma and Thrombus [J]. Adv Mater, 2016, 28(43): 9573-9580.

[142] HU Q, SUN W, QIAN C, et al. Anticancer Platelet-Mimicking Nanovehicles[J]. Adv Mater, 2015, 27(44): 7043-7050.

[143] LI J, AI Y, WANG L, et al. Targeted drug delivery to circulating tumor cells via platelet membrane-functionalized particles [J]. Biomaterials, 2016, 76: 52-65.

[144] RAO L, BU L-L, MENG Q-F, et al. Antitumor Platelet-Mimicking Magnetic Nanoparticles [J]. Advanced Functional Materials, 2017, 27(9).

[145] PARODI A, QUATTROCCHI N, VAN DE VEN A L, et al. Synthetic nanoparticles functionalized with biomimetic leukocyte membranes possess cell-like functions [J]. Nat Nanotechnol, 2013, 8(1): 61-68.

[146] XUAN M, SHAO J, DAI L, et al. Macrophage Cell Membrane Camouflaged Au Nanoshells for in Vivo Prolonged Circulation Life and Enhanced Cancer Photothermal Therapy [J]. ACS Appl Mater Interfaces, 2016, 8(15): 9610-9618.

[147] XIONG K, WEI W, JIN Y, et al. Biomimetic Immuno-Magnetosomes for High-Performance Enrichment of Circulating Tumor Cells [J]. Adv Mater, 2016, 28(36): 7929-7935.

[148] KANG T, ZHU Q, WEI D, et al. Nanoparticles Coated with Neutrophil Membranes Can Effectively Treat Cancer Metastasis [J]. ACS Nano, 2017, 11(2): 1397-1411.

[149] XUAN M, SHAO J, DAI L, et al. Macrophage Cell Membrane Camouflaged Mesoporous Silica Nanocapsules for In Vivo Cancer Therapy [J]. Adv Healthc Mater, 2015, 4(11): 1645-1652.

[150] MOLINARO R, CORBO C, MARTINEZ J O, et al. Biomimetic proteolipid vesicles for targeting inflamed tissues [J]. Nat Mater, 2016, 15(9): 1037-1046.

[151] THAMPHIWATANA S, ANGSANTIKUL P, ESCAJADILLO T, et al. Macrophage-like nanoparticles concurrently absorbing endotoxins and proinflammatory cytokines for sepsis management [J]. Proc Natl Acad Sci U S A, 2017, 114(43): 11488-11493.

[152] SHAH K. Mesenchymal stem cells engineered for cancer therapy [J]. Advanced Drug Delivery Reviews, 2012, 64(8): 739-748.

[153] GAO C, LIN Z, JURADO-SáNCHEZ B, et al. Stem Cell Membrane-Coated Nanogels for Highly Efficient In Vivo Tumor Targeted Drug Delivery [J]. Small, 2016, 12(30): 4056-4062.

[154] TANG J, SHEN D, CARANASOS T G, et al. Therapeutic microparticles functionalized with biomimetic cardiac stem cell membranes and secretome [J]. Nat Commun, 2017, 8(1): 13724.

[155] ZHU J-Y, ZHENG D-W, ZHANG M-K, et al. Preferential Cancer Cell Self-Recognition and Tumor Self-Targeting by Coating Nanoparticles with Homotypic Cancer Cell Membranes[J]. Nano Letters, 2016, 16(9): 5895-5901.

[156] WANG C, WU B, WU Y, et al. Camouflaging Nanoparticles with Brain Metastatic Tumor Cell Membranes: A New Strategy to Traverse Blood-Brain Barrier for Imaging and Therapy of Brain Tumors [J]. Adv Funct Mater, 2020, 30(14): 1909369.

[157] LIU R, CAO Z, WANG L, et al. Multimodal oncolytic bacteria by coating with tumor cell derived nanoshells [J]. Nano Today, 2022, 45: 101537.

[158] CHEN W, ZHANG Q, LUK B T, et al. Coating nanofiber scaffolds with beta cell membrane to promote cell proliferation and function [J]. Nanoscale, 2016, 8(19): 10364-10370.

[159] SHAO J, XUAN M, ZHANG H, et al. Chemotaxis-Guided Hybrid Neutrophil Micromotors for Targeted Drug Transport [J]. Angewandte Chemie International Edition, 2017, 56(42): 12935-12939.

[160] DEHAINI D, WEI X, FANG R H, et al. Erythrocyte-Platelet Hybrid Membrane Coating for Enhanced Nanoparticle Functionalization [J]. Adv Mater, 2017, 29(16): 10.1002.

[161] RAO L, MENG Q-F, HUANG Q, et al. Platelet-Leukocyte Hybrid Membrane-Coated Immunomagnetic Beads for Highly Efficient and Highly Specific Isolation of Circulating Tumor Cells [J]. Adv Funct Mater, 2018, 28(34): 1803531.

[162] DEL GIUDICE G, RAPPUOLI R, DIDIERLAURENT A M. Correlates of adjuvanticity: A review on adjuvants in licensed vaccines; proceedings of the Semin Immunol, F, 2018[C]. Elsevier.

[163] COFFMAN R L, SHER A, SEDER R A. Vaccine adjuvants: putting innate immunity to work [J]. Immunity, 2010, 33 (4): 492–503.

[164] PEEK L J, MIDDAUGH C R, BERKLAND C. Nanotechnology in vaccine delivery [J]. Adv Drug Delivery Rev, 2008, 60 (8): 915–928.

[165] HENRIKSEN-LACEY M, KORSHOLM K S, ANDERSEN P, et al. Liposomal vaccine delivery systems [J]. Expert opinion on drug delivery, 2011, 8 (4): 505–519.

[166] BACHMANN M F, JENNINGS G T. Vaccine delivery: a matter of size, geometry, kinetics and molecular patterns [J]. Nat Rev Immunol, 2010, 10 (11): 787–796.

[167] CHATZIKLEANTHOUS D, O' HAGAN D T, ADAMO R. Lipid–based nanoparticles for delivery of vaccine adjuvants and antigens: toward multicomponent vaccines [J]. Mol Pharmaceutics, 2021, 18 (8): 2867–2888.

[168] MARASINI N, GHAFFAR K A, SKWARCZYNSKI M, et al. Liposomes as a vaccine delivery system [M]. Micro and Nanotechnology in vaccine Development. Elsevier. 2017: 221–239.

[169] ALLISON A C, GREGORIADIS G. Liposomes as immunological adjuvants [J]. Nature, 1974, 252 (5480): 252.

[170] SCHWENDENER R A. Liposomes as vaccine delivery systems: a review of the recent advances [J]. Ther Adv Vaccines, 2014, 2 (6): 159–182.

[171] LIU C, ZHANG L, ZHU W, et al. Barriers and Strategies of Cationic Liposomes for Cancer Gene Therapy [J]. Mol Ther Methods Clin Dev, 2020, 18: 751–764.

[172] WANG C, ZHANG Y, DONG Y. Lipid Nanoparticle–mRNA Formulations for Therapeutic Applications [J]. Acc Chem Res, 2021, 54 (23): 4283–4293.

[173] KUAI R, OCHYL L J, BAHJAT K S, et al. Designer vaccine nanodiscs for personalized cancer immunotherapy [J]. Nat Mater, 2017, 16 (4): 489–496.

[174] CAMPO J D, ZAYAS C, ROMEU B, et al. Mucosal immunization using proteoliposome and cochleate structures from Neisseria meningitidis serogroup B induce mucosal and systemic responses [J]. Methods, 2009, 49 (4): 301–308.

[175] TILAWAT M, BONDE S. Nanocochleates: A potential drug delivery system [J]. J Mol Liq, 2021, 334: 116115.

[176] ZITVOGEL L, REGNAULT A, LOZIER A, et al. Eradication of established murine tumors using a novel cell–free vaccine: dendritic cell derived exosomes [J]. Nat Med, 1998, 4 (5): 594–600.

[177] LI M, ZHOU H, YANG C, et al. Bacterial outer membrane vesicles as a platform for biomedical applications: An update [J]. J Controlled Release, 2020, 323: 253–268.

[178] HUA L, YANG Z, LI W, et al. A Novel Immunomodulator Delivery Platform Based on Bacterial Biomimetic Vesicles for Enhanced Antitumor Immunity [J]. Adv Mater, 2021, 33 (43): 2103923.

[179] FENG Q, MA X, CHENG K, et al. Engineered Bacterial Outer Membrane Vesicles as Controllable Two–Way Adaptors to Activate Macrophage Phagocytosis for Improved Tumor Immunotherapy [J]. Adv Mater, 2022, 34 (40): 2206200.

[180] CARVALHO B G, CECCATO B T, MICHELON M, et al. Advanced Microfluidic Technologies for Lipid Nano–Microsystems from Synthesis to Biological Application [J]. Pharmaceutics, 2022, 14 (1): 141.

[181] SAMARIDOU E, HEYES J, LUTWYCHE P. Lipid nanoparticles for nucleic acid delivery: Current perspectives [J]. Adv Drug Delivery Rev, 2020, 154–155: 37–63.

[182] SEO H, JEON L, KWON J, et al. High–Precision Synthesis of RNA–Loaded Lipid Nanoparticles for Biomedical Applications [J]. Adv Healthcare Mater, 2023, n/a (n/a): 2203033.

[183] CULLIS P R, HOPE M J. Lipid Nanoparticle Systems for Enabling Gene Therapies [J]. Mol Ther, 2017, 25

（7）：1467–1475.

［184］KULKARNI J A，DARJUAN M M，MERCER J E，et al. On the Formation and Morphology of Lipid Nanoparticles Containing Ionizable Cationic Lipids and siRNA［J］. ACS Nano，2018，12（5）：4787–4795.

［185］Lipid Nanoparticles Enabling Gene Therapies：From Concepts to Clinical Utility［J］. Nucleic Acid Ther，2018，28（3）：146–157.

［186］ROCES C B，LOU G，JAIN N，et al. Manufacturing Considerations for the Development of Lipid Nanoparticles Using Microfluidics［J］. Pharmaceutics，2020，12（11）：1095.

［187］PRAKASH G，SHOKR A，WILLEMEN N，et al. Microfluidic fabrication of lipid nanoparticles for the delivery of nucleic acids［J］. Adv Drug Delivery Rev，2022，184：114197.

［188］MAEKI M，UNO S，NIWA A，et al. Microfluidic technologies and devices for lipid nanoparticle-based RNA delivery［J］. J Controlled Release，2022，344：80–96.

［189］CHEN D，LOVE K T，CHEN Y，et al. Rapid Discovery of Potent siRNA-Containing Lipid Nanoparticles Enabled by Controlled Microfluidic Formulation［J］. J Am Chem Soc，2012，134（16）：6948–6951.

［190］XIA G，LI J，TIAN X，et al. Analysis of Flow and Mixing Characteristics of Planar Asymmetric Split-and-Recombine（P-SAR）Micromixers with Fan-Shaped Cavities［J］. Industrial & Engineering Chemistry Research，2012，51（22）：7816–7827.

［191］WEBB C，FORBES N，ROCES C B，et al. Using microfluidics for scalable manufacturing of nanomedicines from bench to GMP：A case study using protein-loaded liposomes［J］. Int J Pharm，2020，582：119266.

［192］HU P，WANG P，LIU L，et al. Numerical investigation of Tesla valves with a variable angle［J］. Physics of Fluids，2022，34（3）.

［193］KIMURA N，MAEKI M，SATO Y，et al. Development of the iLiNP Device：Fine Tuning the Lipid Nanoparticle Size within 10 nm for Drug Delivery［J］. ACS Omega，2018，3（5）：5044–5051.

［194］HU H，YANG C，LI M，et al. Flash technology-based self-assembly in nanoformulation：Fabrication to biomedical applications［J］. Mater Today，2021，42：99–116.

［195］CHENG J C，OLSEN M G，FOX R O. A microscale multi-inlet vortex nanoprecipitation reactor：Turbulence measurement and simulation［J］. Appl Phys Lett，2009，94（20）.

［196］SHARMA A，SHARMA U S. Liposomes in drug delivery：Progress and limitations［J］. International Journal of Pharmaceutics，1997，154（2）：123–140.

［197］YU J，WANG Y，ZHOU S，et al. Remote loading paclitaxel–doxorubicin prodrug into liposomes for cancer combination therapy［J］. Acta Pharmaceutica Sinica B，2020，10（9）：1730–1740.

［198］ EH B，LASIC D D. Kinetics of Accumulation of Molecules into Liposomes［J］. The Journal of Physical Chemistry B，1998，102（16）：3036–3043.

［199］HARAN G，COHEN R，BAR L K，et al. Transmembrane ammonium sulfate gradients in liposomes produce efficient and stable entrapment of amphipathic weak bases［J］. Biochimica et Biophysica Acta（BBA）-Biomembranes，1993，1151（2）：201–215.

［200］MAYER L D，TARDI P，LOUIE A C. CPX-351：a nanoscale liposomal co-formulation of daunorubicin and cytarabine with unique biodistribution and tumor cell uptake properties［J］. International journal of nanomedicine，2019，14：3819–3830.

［201］DRUMMOND D C，NOBLE C O，GUO Z，et al. Development of a Highly Active Nanoliposomal Irinotecan Using a Novel Intraliposomal Stabilization Strategy［J］. Cancer Research，2006，66（6）：3271–3277.

［202］FOX C A，ELLISON P，IKON N，et al. Calcium-induced transformation of cardiolipin nanodisks［J］. Biochimica et biophysica acta Biomembranes，2019，1861（5）：1030–1036.

［203］MARTIN D D，BUDAMAGUNTA M S，RYAN R O，et al. Apolipoprotein A-I assumes a “looped belt” conformation on reconstituted high density lipoprotein[J]. The Journal of biological chemistry, 2006, 281(29): 20418-20426.

[204] RYAN R O. Nanodisks: hydrophobic drug delivery vehicles[J]. Expert opinion on drug delivery, 2008, 5(3): 343-351.

[205] NUMATA M, GRINKOVA Y V, MITCHELL J R, et al. Nanodiscs as a therapeutic delivery agent: inhibition of respiratory syncytial virus infection in the lung [J]. International journal of nanomedicine, 2013, 8: 1417-1427.

[206] SLIGAR S G, DENISOV I G. Nanodiscs: A toolkit for membrane protein science [J]. Protein science: a publication of the Protein Society, 2021, 30(2): 297-315.

[207] WANG H, WANG X, XIE C, et al. Nanodisk-based glioma-targeted drug delivery enabled by a stable glycopeptide [J]. J Control Release, 2018, 284: 26-38.

[208] REIJMAR K, EDWARDS K, ANDERSSON K, et al. Characterizing and Controlling the Loading and Release of Cationic Amphiphilic Peptides onto and from PEG-Stabilized Lipodisks [J]. Langmuir: the ACS journal of surfaces and colloids, 2016, 32(46): 12091-12099.

[209] KUAI R, SUBRAMANIAN C, WHITE P T, et al. Synthetic high-density lipoprotein nanodisks for targeted withalongolide delivery to adrenocortical carcinoma [J]. International journal of nanomedicine, 2017, 12: 6581-6594.

[210] TANAKA M, HOSOTANI A, TACHIBANA Y, et al. Preparation and Characterization of Reconstituted Lipid-Synthetic Polymer Discoidal Particles[J]. Langmuir: the ACS journal of surfaces and colloids, 2015, 31(46): 12719-12726.

[211] LIPA-CASTRO A, LEGRAND F X, BARRATT G. Cochleate drug delivery systems: An approach to their characterization [J]. Int J Pharm, 2021, 610: 121225.

[212] BOZó T, WACHA A, MIHáLY J, et al. Dispersion and stabilization of cochleate nanoparticles [J]. European journal of pharmaceutics and biopharmaceutics: official journal of Arbeitsgemeinschaft fur Pharmazeutische Verfahrenstechnik eV, 2017, 117: 270-275.

[213] GRAHAM I, GAGNE J, SILVIUS J R. Kinetics and thermodynamics of calcium-induced lateral phase separations in phosphatidic acid containing bilayers [J]. Biochemistry, 1985, 24(25): 7123-7131.

[214] NAYAR R, SCHMID S L, HOPE M J, et al. Structural preferences of phosphatidylinositol and phosphatidylinositol-phosphatidylethanolamine model membranes. Influence of Ca2+ and Mg2+ [J]. Biochimica et Biophysica Acta(BBA)- Biomembranes, 1982, 688(1): 169-176.

[215] DüZGüNE § N, NIR S, WILSCHUT J, et al. Calcium- and magnesium-induced fusion of mixed phosphatidylserine/phosphatidylcholine vesicles: Effect of ion binding [J]. The Journal of Membrane Biology, 1981, 59(2): 115-125.

[216] FLACH C R, MENDELSOHN R. A new infrared spectroscopoic marker for cochleate phases in phosphatidylserine-containing model membranes [J]. Biophysical journal, 1993, 64(4): 1113-1121.

[217] SARIG H, OHANA D, EPAND R F, et al. Functional studies of cochleate assemblies of an oligo-acyl-lysyl with lipid mixtures for combating bacterial multidrug resistance [J]. FASEB J, 2011, 25(10): 3336-3343.

[218] SHUDDHODANA, JUDEH Z. Insights into the mechanism of formation of non-conventional cochleates and its impact on their functional properties [J]. Journal of Molecular Liquids, 2021: 335.

[219] ASPREA M, TATINI F, PIAZZINI V, et al. Stable, Monodisperse, and Highly Cell-Permeating Nanocochleates from Natural Soy Lecithin Liposomes [J]. Pharmaceutics, 2019, 11(1): 34.

[220] CHOI S, WARE W, JR., LAUTERBACH S R, et al. Infrared spectroscopic studies on the phosphatidylserine bilayer interacting with calcium ion: effect of cholesterol [J]. Biochemistry, 1991, 30(35): 8563-8568.

[221] NAGARSEKAR K, ASHTIKAR M, STEINIGER F, et al. Micro-spherical cochleate composites: method development for monodispersed cochleate system [J]. J Liposome Res, 2017, 27(1): 32–40.

[222] YÜCEL Ç, ALTINTA Y, DE IM Z, et al. Novel Approach to the Treatment of Diabetes: Embryonic Stem Cell and Insulin-Loaded Liposomes and Nanocochleates [J]. Journal of Nanoscience and Nanotechnology, 2019.

[223] PATRA M, SALONEN E, TERAMA E, et al. Under the Influence of Alcohol: The Effect of Ethanol and Methanol on Lipid Bilayers [J]. Biophysical Journal, 2006, 90(4): 1121–1135.

[224] FELLER S E, BROWN C A, NIZZA D T, et al. Nuclear Overhauser Enhancement Spectroscopy Cross-Relaxation Rates and Ethanol Distribution across Membranes [J]. Biophysical Journal, 2002, 82 (3): 1396–1404.

[225] SHENDE P, KHAIR R, GAUD R S. Nanostructured cochleates: A multi-layered platform for cellular transportation of therapeutics [J]. Drug Development and Industrial Pharmacy, 2019, 45(6): 869–881.

[226] PAWAR A, BOTHIRAJA C, SHAIKH K, et al. An insight into cochleates, a potential drug delivery system [J]. RSC Advances, 2015. DOI: 10.1039/C5RA0855OK.

[227] TILAWAT M, BONDE S. Nanocochleates: A potential drug delivery system [J]. Journal of Molecular Liquids, 2021 (34). DOI: 10.1016/J.MOLLI. 2021. 116115.

[228] NAGARSEKAR K, ASHTIKAR M, STEINIGER F, et al. Micro-spherical cochleate composites: method development for monodispersed cochleate system [J]. Journal of Liposome Research, 2017, 27(1): 32–40.

[229] LI X, HUFNAGEL S, XU H, et al. Aluminum (Oxy) Hydroxide Nanosticks Synthesized in Bicontinuous Reverse Microemulsion Have Potent Vaccine Adjuvant Activity [J]. ACS applied materials & interfaces, 2017, 9(27): 22893–22901.

[230] JOHNSTONE R M, ADAM M, HAMMOND J R, et al. Vesicle formation during reticulocyte maturation. Association of plasma membrane activities with released vesicles (exosomes) [J]. J Biol Chem, 1987, 262 (19): 9412–9420.

[231] JOHNSTONE R M, BIANCHINI A, TENG K. Reticulocyte maturation and exosome release: transferrin receptor containing exosomes shows multiple plasma membrane functions [J]. Blood, 1989, 74 (5): 1844–1851.

[232] TRAN P H L, WANG T, YIN W, et al. Development of a nanoamorphous exosomal delivery system as an effective biological platform for improved encapsulation of hydrophobic drugs [J]. Int J Pharm, 2019, 566: 697–707.

[233] MULLER L, HONG C S, STOLZ D B, et al. Isolation of biologically-active exosomes from human plasma [J]. J Immunol Methods, 2014, 411: 55–65.

[234] LIVSHITS M A, KHOMYAKOVA E, EVTUSHENKO E G, et al. Isolation of exosomes by differential centrifugation: Theoretical analysis of a commonly used protocol [J]. Sci Rep, 2015, 5: 17319.

[235] ZAROVNI N, CORRADO A, GUAZZI P, et al. Integrated isolation and quantitative analysis of exosome shuttled proteins and nucleic acids using immunocapture approaches [J]. Methods, 2015, 87: 46–58.

[236] KANG Y T, KIM Y J, BU J, et al. High-purity capture and release of circulating exosomes using an exosome-specific dual-patterned immunofiltration (ExoDIF) device [J]. Nanoscale, 2017, 9(36): 13495–13505.

[237] LIU C, SU C. Design strategies and application progress of therapeutic exosomes [J]. Theranostics, 2019, 9 (4): 1015–1028.

[238] YANG D, ZHANG W, ZHANG H, et al. Progress, opportunity, and perspective on exosome isolation – efforts for efficient exosome-based theranostics [J]. Theranostics, 2020, 10(8): 3684–3707.

[239] GARCÍA-ROMERO N, MADURGA R, RACKOV G, et al. Polyethylene glycol improves current methods

for circulating extracellular vesicle-derived DNA isolation [J/OL]. 2019, 17 (1): 75 [10.1186/s12967-019-1825-3

[240] DOU Y-Q, KONG P, LI C-L, et al. Smooth muscle SIRT1 reprograms endothelial cells to suppress angiogenesis after ischemia [J]. Theranostics, 2020, 10 (3): 1197-1212.

[241] KANG Y-T, KIM Y J, BU J, et al. High-purity capture and release of circulating exosomes using an exosome-specific dual-patterned immunofiltration (ExoDIF) device [J]. Nanoscale, 2017, 9 (36): 13495-13505.

[242] VEGGIANI G, NAKAMURA T, BRENNER M D, et al. Programmable polyproteams built using twin peptide superglues [J]. Proc Natl Acad Sci U S A, 2016, 113 (5): 1202-1207.

[243] KEEBLE A H, BANERJEE A, FERLA M P, et al. Evolving Accelerated Amidation by SpyTag/SpyCatcher to Analyze Membrane Dynamics [J]. Angew Chem Int Ed Engl, 2017, 56 (52): 16521-16525.

[244] ZHAO X, ZHAO R, NIE G. Nanocarriers based on bacterial membrane materials for cancer vaccine delivery [J]. Nature Protocols, 2022, 17 (10): 2240-2274.

[245] GNOPO Y M D, WATKINS H C, STEVENSON T C, et al. Designer outer membrane vesicles as immunomodulatory systems – Reprogramming bacteria for vaccine delivery [J]. Adv Drug Deliv Rev, 2017, 114: 132-142.

[246] HO C L, TAN H Q, CHUA K J, et al. Engineered commensal microbes for diet-mediated colorectal-cancer chemoprevention [J]. Nature Biomedical Engineering, 2018, 2 (1): 27-37.

[247] RAO L, BU L-L, XU J-H, et al. Red Blood Cell Membrane as a Biomimetic Nanocoating for Prolonged Circulation Time and Reduced Accelerated Blood Clearance [J]. Small, 2015, 11 (46): 6225-6236.

[248] CAO H, DAN Z, HE X, et al. Liposomes Coated with Isolated Macrophage Membrane Can Target Lung Metastasis of Breast Cancer [J]. ACS Nano, 2016, 10 (8): 7738-7748.

[249] XIONG X, ZHAO J, PAN J, et al. Personalized Nanovaccine Coated with Calcinetin-Expressed Cancer Cell Membrane Antigen for Cancer Immunotherapy [J]. Nano Letters, 2021, 21 (19): 8418-8425.

[250] LIU Y, LUO J, CHEN X, et al. Cell Membrane Coating Technology: A Promising Strategy for Biomedical Applications [J]. Nano-Micro Letters, 2019, 11 (1): 100.

[251] CHOI B, PARK W, PARK S B, et al. Recent trends in cell membrane-cloaked nanoparticles for therapeutic applications [J]. Methods, 2020, 177: 2-14.

[252] QIN M, DU G, SUN X. Biomimetic cell-derived nanocarriers for modulating immune responses [J]. Biomater Sci, 2020, 8 (2): 530-543.

[253] COPP J A, FANG R H, LUK B T, et al. Clearance of pathological antibodies using biomimetic nanoparticles [J]. Proc Natl Acad Sci U S A, 2014, 111 (37): 13481-13486.

[254] RAO L, CAI B, BU L L, et al. Microfluidic Electroporation-Facilitated Synthesis of Erythrocyte Membrane-Coated Magnetic Nanoparticles for Enhanced Imaging-Guided Cancer Therapy[J]. ACS Nano, 2017, 11 (4): 3496-3505.

[255] MüLLER R H, MäDER K, GOHLA S. Solid lipid nanoparticles (SLN) for controlled drug delivery – a review of the state of the art [J]. European Journal of Pharmaceutics and Biopharmaceutics, 2000, 50 (1): 161-177.

[256] MOURDIKOUDIS S, PALLARES R M, THANH N T K. Characterization techniques for nanoparticles: comparison and complementarity upon studying nanoparticle properties [J]. Nanoscale, 2018, 10 (27): 12871-12934.

[257] DÜZGÜNE N, OHKI S. Calcium-induced interaction of phospholipid vesicles and bilayer lipid membranes [J]. Biochimica et Biophysica Acta (BBA) – Biomembranes, 1977, 467 (3): 301-308.

[258] NIR S, BENTZ J, WILSCHUT J, et al. Aggregation and fusion of phospholipid vesicles [J]. Progress in Surface Science, 1983, 13 (1): 1-124.

[259] RAMANI K, BALASUBRAMANIAN S V. Fluorescence properties of Laurdan in cochleate phases [J]. Biochimica et biophysica acta, 2003, 1618(1): 67–78.

[260] CHIU M H, PRENNER E J. Differential scanning calorimetry: An invaluable tool for a detailed thermodynamic characterization of macromolecules and their interactions [J]. J Pharm Bioallied Sci, 2011, 3(1): 39–59.

[261] TILCOCK C P, BALLY M B, FARREN S B, et al. Cation–dependent segregation phenomena and phase behavior in model membrane systems containing phosphatidylserine: influence of cholesterol and acyl chain composition [J]. Biochemistry, 1984, 23(12): 2696–2703.

[262] PHAM T T, GUEUTIN C, CHERON M, et al. Development of antileishmanial lipid nanocomplexes [J]. Biochimie, 2014, 107 Pt A: 143–153.

[263] ASPREA M, TATINI F, PIAZZINI V, et al. Stable, Monodisperse, and Highly Cell–Permeating Nanocochleates from Natural Soy Lecithin Liposomes [J]. Pharmaceutics, 2019, 11(1): 34.

[264] BANERJEE A, QI J, GOGOI R, et al. Role of nanoparticle size, shape and surface chemistry in oral drug delivery [J]. J Control Release, 2016, 238: 176–185.

[265] FOROOZANDEH P, AZIZ A A. Insight into Cellular Uptake and Intracellular Trafficking of Nanoparticles [J]. Nanoscale Res Lett, 2018, 13(1): 339.

[266] PHAM T T H, GUEUTIN C, CHERON M, et al. Development of antileishmanial lipid nanocomplexes [J]. Biochimie, 2014, (107): 143–153.

[267] FOROOZANDEH P, AZIZ A A. Insight into Cellular Uptake and Intracellular Trafficking of Nanoparticles [J]. Nanoscale Research Letters, 2018, 13(1): 339.

[268] FANG R H, KROLL A V, GAO W, et al. Cell Membrane Coating Nanotechnology [J]. Adv Mater, 2018, 30(23): 1706759.

[269] TANG D–C, DEVIT M, JOHNSTON S A. Genetic immunization is a simple method for eliciting an immune response [J]. Nature, 1992, 356(6365): 152–154.

[270] LIU M A. DNA vaccines: an historical perspective and view to the future [J]. Immunol Rev, 2011, 239(1): 62–84.

[271] JAZAYERI S D, POH C L. Recent advances in delivery of veterinary DNA vaccines against avian pathogens [J]. Vet Res, 2019, 50(1): 1–13.

[272] MALLAPATY S. India's DNA COVID vaccine is a world first–more are coming[J]. Nature, 2021, 597(7875): 161–162.

[273] PEREIRA V B, ZURITA–TURK M, SARAIVA T D, et al. DNA vaccines approach: from concepts to applications [J]. 2014.

[274] FARRIS E, BROWN D M, RAMER–TAIT A E, et al. Micro–and nanoparticulates for DNA vaccine delivery [J]. Exp Biol Med, 2016, 241(9): 919–929.

[275] LIM M, BADRUDDOZA A Z M, FIRDOUS J, et al. Engineered nanodelivery systems to improve DNA vaccine technologies [J]. Pharmaceutics, 2020, 12(1): 30.

[276] ALPAR H O, PAPANICOLAOU I, BRAMWELL V W. Strategies for DNA vaccine delivery [J]. Expert Opinion on Drug Delivery, 2005, 2(5): 829–842.

[277] JORRITSMA S H T, GOWANS E J, GRUBOR–BAUK B, et al. Delivery methods to increase cellular uptake and immunogenicity of DNA vaccines [J]. Vaccine, 2016, 34(46): 5488–5494.

[278] SHI B, ZHENG M, TAO W, et al. Challenges in DNA Delivery and Recent Advances in Multifunctional Polymeric DNA Delivery Systems [J]. Biomacromolecules, 2017, 18(8): 2231–2246.

[279] TRAVIESO T, LI J, MAHESH S, et al. The use of viral vectors in vaccine development [J]. npj Vaccines, 2022, 7(1): 75.

[280] ZHANG M, HONG Y, CHEN W, et al. Polymers for DNA Vaccine Delivery [J]. ACS Biomater Sci Eng, 2017, 3(2): 108–125.

[281] KUTZLER M A, WEINER D B. DNA vaccines: ready for prime time? [J]. Nat Rev Genet, 2008, 9(10): 776–788.

[282] TEJEDA-MANSIR A, GARCíA-RENDóN A, GUERRERO-GERMáN P. Plasmid-DNA lipid and polymeric nanovaccines: a new strategic in vaccines development [J]. Biotechnol Genet Eng Rev, 2019, 35(1): 46–68.

[283] TANG J, CAI L, XU C, et al. Nanotechnologies in Delivery of DNA and mRNA Vaccines to the Nasal and Pulmonary Mucosa [J]. Nanomaterials, 2022, 12(2): 226.

[284] LAY M, CALLEJO B, CHANG S, et al. Cationic lipid/DNA complexes (JVRS-100) combined with influenza vaccine (Fluzone®) increases antibody response, cellular immunity, and antigenically drifted protection [J]. Vaccine, 2009, 27(29): 3811–3820.

[285] FELGNER P L, GADEK T R, HOLM M, et al. Lipofection: a highly efficient, lipid-mediated DNA-transfection procedure [J]. Proc Natl Acad Sci, 1987, 84(21): 7413–7417.

[286] EWERT K K, SCODELLER P, SIMóN-GRACIA L, et al. Cationic liposomes as vectors for nucleic acid and hydrophobic drug therapeutics [J]. Pharmaceutics, 2021, 13(9): 1365.

[287] GREGORIADIS G, SAFFIE R, DE SOUZA J B. Liposome-mediated DNA vaccination [J]. FEBS Lett, 1997, 402(2-3): 107–110.

[288] FOTORAN W L, SANTANGELO R, DE MIRANDA B N, et al. DNA-loaded cationic liposomes efficiently function as a vaccine against malarial proteins [J]. Mol Ther-Methods Clin Dev, 2017, 7: 1–10.

[289] HERMANSON G, WHITLOW V, PARKER S, et al. A cationic lipid-formulated plasmid DNA vaccine confers sustained antibody-mediated protection against aerosolized anthrax spores [J]. Proc Natl Acad Sci, 2004, 101(37): 13601–13606.

[290] PELETTA A, PROMPETCHARA E, THARAKHET K, et al. DNA Vaccine Administered by Cationic Lipoplexes or by In Vivo Electroporation Induces Comparable Antibody Responses against SARS-CoV-2 in Mice [J]. Vaccines, 2021, 9(8): 874.

[291] GRIJALVO S, PURAS G, ZáRATE J, et al. Cationic niosomes as non-viral vehicles for nucleic acids: Challenges and opportunities in gene delivery [J]. Pharmaceutics, 2019, 11(2): 50.

[292] CUI L, RENZI S, QUAGLIARINI E, et al. Efficient Delivery of DNA Using Lipid Nanoparticles [J]. Pharmaceutics, 2022, 14(8): 1698.

[293] ALGARNI A, PILKINGTON E H, SUYS E J A, et al. In vivo delivery of plasmid DNA by lipid nanoparticles: the influence of ionizable cationic lipids on organ-selective gene expression [J]. Biomater Sci, 2022, 10(11): 2940–2952.

[294] SCALZO S, SANTOS A K, FERREIRA H A, et al. Ionizable Lipid Nanoparticle-Mediated Delivery of Plasmid DNA in Cardiomyocytes [J]. Int J Nanomed, 2022: 2865–2881.

[295] VYAS S, SINGH R, JAIN S, et al. Non-ionic surfactant based vesicles (niosomes) for non-invasive topical genetic immunization against hepatitis B [J]. Int J Pharm, 2005, 296(1-2): 80–86.

[296] PAMORNPATHOMKUL B, NIYOMTHAM N, YINGYONGNARONGKUL B-E, et al. Cationic niosomes for enhanced skin immunization of plasmid DNA-encoding ovalbumin via hollow microneedles [J]. AAPS PharmSciTech, 2018, 19(1): 481–488.

[297] SAVLA R, BROWNE J, PLASSAT V, et al. Review and analysis of FDA approved drugs using lipid-based formulations [J]. Drug Dev Ind Pharm, 2017, 43(11): 1743–1758.

[298] THI T T H, SUYS E J A, LEE J S, et al. Lipid-Based Nanoparticles in the Clinic and Clinical Trials: From

Cancer Nanomedicine to COVID-19 Vaccines [J]. Vaccines (Basel), 2021, 9(4): 359.

[299] VYAS S P, SINGH R P, JAIN S, et al. Non-ionic surfactant based vesicles (niosomes) for non-invasive topical genetic immunization against hepatitis B [J]. Int J Pharm, 2005, 296(1): 80-86.

[300] MUCKER E M, KARMALI P P, VEGA J, et al. Lipid Nanoparticle Formulation Increases Efficiency of DNA-Vectored Vaccines/Immunoprophylaxis in Animals Including Transchromosomic Bovines [J]. Sci Rep, 2020, 10(1): 8764.

[301] MAETA M, MIURA N, TANAKA H, et al. Vitamin E Scaffolds of pH-Responsive Lipid Nanoparticles as DNA Vaccines in Cancer and Protozoan Infection [J]. Mol Pharmaceutics, 2020, 17(4): 1237-1247.

[302] U'REN L, KEDL R, DOW S. Vaccination with liposome–DNA complexes elicits enhanced antitumor immunity [J]. Cancer Gene Ther, 2006, 13(11): 1033-1044.

[303] PARDI N, HOGAN M J, PORTER F W, et al. mRNA vaccines—a new era in vaccinology [J]. Nat Rev Drug Discovery, 2018, 17(4): 261-279.

[304] ZHANG C, MARUGGI G, SHAN H, et al. Advances in mRNA vaccines for infectious diseases [J]. Front Immunol, 2019: 594.

[305] WOLFF J A, MALONE R W, WILLIAMS P, et al. Direct gene transfer into mouse muscle in vivo [J]. Science, 1990, 247(4949): 1465-1468.

[306] JIRIKOWSKI G F, SANNA P P, MACIEJEWSKI-LENOIR D, et al. Reversal of diabetes insipidus in Brattleboro rats: intrahypothalamic injection of vasopressin mRNA [J]. Science, 1992, 255(5047): 996-998.

[307] MARTINON F, KRISHNAN S, LENZEN G, et al. Induction of virus-specific cytotoxic T lymphocytes in vivo by liposome-entrapped mRNA [J]. Eur J Immunol, 1993, 23(7): 1719-1722.

[308] MARUGGI G, ZHANG C, LI J, et al. mRNA as a transformative technology for vaccine development to control infectious diseases [J]. Mol Ther, 2019, 27(4): 757-772.

[309] SAHIN U, KARIKó K, TüRECI Ö. mRNA-based therapeutics—developing a new class of drugs [J]. Nat Rev Drug Discovery, 2014, 13(10): 759-780.

[310] BADEN L R, EL SAHLY H M, ESSINK B, et al. Efficacy and safety of the mRNA-1273 SARS-CoV-2 vaccine [J]. N Engl J Med, 2021, 384(5): 403-416.

[311] POLACK F P, THOMAS S J, KITCHIN N, et al. Safety and efficacy of the BNT162b2 mRNA Covid-19 vaccine [J]. N Engl J Med, 2021, 384(16): 1576-1578.

[312] TENCHOV R, BIRD R, CURTZE A E, et al. Lipid Nanoparticles — From Liposomes to mRNA Vaccine Delivery, a Landscape of Research Diversity and Advancement [J]. ACS Nano, 2021, 15(11): 16982-17015.

[313] ZENG C, ZHANG C, WALKER P G, et al. Formulation and delivery technologies for mRNA vaccines [M]. Springer. 2022, 440: 71-110.

[314] TILSTRA G, COUTURE-SENéCAL J, LAU Y M A, et al. Iterative Design of Ionizable Lipids for Intramuscular mRNA Delivery [J]. J Am Chem Soc, 2023, 145(4): 2294-2304.

[315] CHEN K, FAN N, HUANG H, et al. mRNA Vaccines Against SARS-CoV-2 Variants Delivered by Lipid Nanoparticles Based on Novel Ionizable Lipids [J]. Adv Funct Mater, 2022, 32(39): 2204692.

[316] DILLIARD S A, SIEGWART D J. Passive, active and endogenous organ-targeted lipid and polymer nanoparticles for delivery of genetic drugs [J]. Nat Rev Mater, 2023, 8(4): 282-300.

[317] PATTIPEILUHU R, ARIAS-ALPIZAR G, BASHA G, et al. Anionic Lipid Nanoparticles Preferentially Deliver mRNA to the Hepatic Reticuloendothelial System [J]. Adv Mater, 2022, 34: 2201095.

[318] QIU M, TANG Y, CHEN J, et al. Lung-selective mRNA delivery of synthetic lipid nanoparticles for the

treatment of pulmonary lymphangioleiomyomatosis [J]. Proc Natl Acad Sci, 2022, 119 (8): e2116271119.

[319] QIU M, GLASS Z, CHEN J, et al. Lipid nanoparticle-mediated codelivery of Cas9mRNA and single-guide RNA achieves liver-specific in vivo genome editing of Angptl3 [J]. Proc Natl Acad Sci, 2021, 118 (10): e2020401118.

[320] DILLIARD S A, CHENG Q, SIEGWART D J. On the mechanism of tissue-specific mRNA delivery by selective organ targeting nanoparticles [J]. Proc Natl Acad Sci, 2021, 118 (52): e2109256118.

[321] CHEN J, YE Z, HUANG C, et al. Lipid nanoparticle-mediated lymph node-targeting delivery of mRNA cancer vaccine elicits robust CD8+ T cell response [J]. Proc Natl Acad Sci, 2022, 119 (34): e2207841119.

[322] CAO Y, HE Z, CHEN Q, et al. Helper-Polymer Based Five-Element Nanoparticles (FNPs) for Lung-Specific mRNA Delivery with Long-Term Stability after Lyophilization [J]. Nano Lett, 2022, 22 (16): 6580–6589.

[323] RURIK J G, TOMBáCZ I, YADEGARI A, et al. CAR T cells produced in vivo to treat cardiac injury [J]. Science, 2022, 375 (6576): 91-96.

[324] GOSWAMI R, O'HAGAN D T, ADAMO R, et al. Conjugation of mannans to enhance the potency of liposome nanoparticles for the delivery of RNA vaccines [J]. Pharmaceutics, 2021, 13 (2): 240.

[325] TOMBáCZ I, LACZKó D, SHAHNAWAZ H, et al. Highly efficient CD4+ T cell targeting and genetic recombination using engineered CD4+ cell-homing mRNA-LNPs [J]. Mol Ther, 2021, 29 (11): 3293-3304.

[326] LOPRESTI S T, ARRAL M L, CHAUDHARY N, et al. The replacement of helper lipids with charged alternatives in lipid nanoparticles facilitates targeted mRNA delivery to the spleen and lungs [J]. J Controlled Release, 2022, 345: 819-831.

[327] GOMI M, SAKURAI Y, SATO M, et al. Delivering mRNA to Secondary Lymphoid Tissues by Phosphatidylserine-Loaded Lipid Nanoparticles [J]. Adv Healthcare Mater, 2023, 12 (9): 2202528.

[328] HAMEED S A, PAUL S, DELLOSA G K Y, et al. Towards the future exploration of mucosal mRNA vaccines against emerging viral diseases; lessons from existing next-generation mucosal vaccine strategies [J]. npj Vaccines, 2022, 7 (1): 71.

[329] KIM J, JOZIC A, LIN Y, et al. Engineering Lipid Nanoparticles for Enhanced Intracellular Delivery of mRNA through Inhalation [J]. ACS Nano, 2022, 16 (9): 14792–14806.

[330] LOKUGAMAGE M P, VANOVER D, BEYERSDORF J, et al. Optimization of lipid nanoparticles for the delivery of nebulized therapeutic mRNA to the lungs [J]. Nat Biomed Eng, 2021, 5 (9): 1059-1068.

[331] THOMAS S J, MOREIRA JR E D, KITCHIN N, et al. Safety and efficacy of the BNT162b2mRNA Covid-19 vaccine through 6months [J]. N Engl J Med, 2021, 385 (19): 1761-1773.

[332] ALI K, BERMAN G, ZHOU H, et al. Evaluation of mRNA-1273 SARS-CoV-2 vaccine in adolescents [J]. N Engl J Med, 2021, 385 (24): 2241-2251.

[333] CHEN G-L, LI X-F, DAI X-H, et al. Safety and immunogenicity of the SARS-CoV-2 ARCoV mRNA vaccine in Chinese adults: a randomised, double-blind, placebo-controlled, phase 1 trial [J]. The Lancet Microbe, 2022, 3 (3): e193-e202.

[334] BAHL K, SENN J J, YUZHAKOV O, et al. Preclinical and clinical demonstration of immunogenicity by mRNA vaccines against H10N8 and H7N9 influenza viruses [J]. Mol Ther, 2017, 25 (6): 1316-1327.

[335] FELDMAN R A, FUHR R, SMOLENOV I, et al. mRNA vaccines against H10N8 and H7N9 influenza viruses of pandemic potential are immunogenic and well tolerated in healthy adults in phase 1 randomized clinical trials [J]. Vaccine, 2019, 37 (25): 3326-3334.

[336] RICHNER J M, HIMANSU S, DOWD K A, et al. Modified mRNA vaccines protect against Zika virus infection [J]. Cell, 2017, 168 (6): 1114-25. e10.

[337] ALDRICH C, LEROUX–ROELS I, HUANG K B, et al. Proof–of–concept of a low–dose unmodified mRNA–based rabies vaccine formulated with lipid nanoparticles in human volunteers: A phase 1 trial [J]. Vaccine, 2021, 39(8): 1310–1318.

[338] KOWALSKI P S, RUDRA A, MIAO L, et al. Delivering the messenger: advances in technologies for therapeutic mRNA delivery [J]. Mol Ther, 2019, 27(4): 710–728.

[339] CONRY R M, LOBUGLIO A F, WRIGHT M, et al. Characterization of a messenger RNA polynucleotide vaccine vector [J]. Cancer Res, 1995, 55(7): 1397–1400.

[340] SAHIN U, OEHM P, DERHOVANESSIAN E, et al. An RNA vaccine drives immunity in checkpoint–inhibitor–treated melanoma [J]. Nature, 2020, 585(7823): 107–112.

[341] CAFRI G, GARTNER J J, ZAKS T, et al. mRNA vaccine–induced neoantigen–specific T cell immunity in patients with gastrointestinal cancer [J]. The Journal of clinical investigation, 2020, 130(11): 5976–5988.

[342] LIU S, CHENG Q, WEI T, et al. Membrane–destabilizing ionizable phospholipids for organ–selective mRNA delivery and CRISPR–Cas gene editing [J]. Nat Mater, 2021, 20(5): 701–710.

[343] LEE S M, CHENG Q, YU X, et al. A Systematic Study of Unsaturation in Lipid Nanoparticles Leads to Improved mRNA Transfection In Vivo [J]. Angew Chem Int Ed, 2021, 60(11): 5848–5853.

[344] SAGO C D, LOKUGAMAGE M P, LOUGHREY D, et al. Augmented lipid–nanoparticle–mediated in vivo genome editing in the lungs and spleen by disrupting Cas9 activity in the liver[J]. Nat Biomed Eng, 2022: 1–11.

[345] NDEUPEN S, QIN Z, JACOBSEN S, et al. The mRNA–LNP platform's lipid nanoparticle component used in preclinical vaccine studies is highly inflammatory [J]. Iscience, 2021, 24(12): 103479.

[346] Pfizer/BioNTech: Comirnaty[Z]. VIPER Group COVID19 Vaccine Tracker Team. 2023.

[347] TEAM V G C V T. Moderna: Spikevax[Z]. 2023

[348] TSAI S J, ATAI N A, CACCIOTTOLO M, et al. Exosome–mediated mRNA delivery in vivo is safe and can be used to induce SARS–CoV–2 immunity [J]. J Biol Chem, 2021, 297(5).

[349] FRANCIS M J. Recent Advances in Vaccine Technologies [J]. Vet Clin North Am Small Anim Pract, 2018, 48(2): 231–241.

[350] ZHANG Z, LI D, LI X, et al. PEI–modified macrophage cell membrane–coated PLGA nanoparticles encapsulating Dendrobium polysaccharides as a vaccine delivery system for ovalbumin to improve immune responses [J]. International Journal of Biological Macromolecules, 2020, 165: 239–248.

[351] VALENZUELA P, MEDINA A, RUTTER W J, et al. Synthesis and assembly of hepatitis B virus surface antigen particles in yeast [J]. Nature, 1982, 298(5872): 347–350.

[352] HEIDA R, BORN P A, TAPIA–CALLE G, et al. Assessing the Immunomodulatory Effect of Size on the Uptake and Immunogenicity of Influenza– and Hepatitis B Subunit Vaccines In Vitro [J]. Pharmaceuticals, 2022, 15 (7): 887.

[353] YU G, HAO P L, HAN X X, et al. Immunopotentiation of cationic liposome DOTAP as an adjuvant of hepatitis B vaccine [J]. 2016, 29: 1017–20 and 26.

[354] SWAMINATHAN G, THORYK E A, COX K S, et al. A novel lipid nanoparticle adjuvant significantly enhances B cell and T cell responses to sub–unit vaccine antigens [J]. Vaccine, 2016, 34(1): 110–119.

[355] VAN DER POL L, STORK M, VAN DER LEY P. Outer membrane vesicles as platform vaccine technology [J]. Biotechnol J, 2015, 10(11): 1689–1706.

[356] MICOLI F, MACLENNAN C A. Outer membrane vesicle vaccines [J]. Semin Immunol, 2020, 50: 101433.

[357] LIU Q, LI X, ZHANG Y, et al. Orally–administered outer–membrane vesicles from Helicobacter pylori reduce H. pylori infection via Th2–biased immune responses in mice [J]. Pathog Dis, 2019, 77(5): ftz050.

[358] YANG R, XU J, XU L, et al. Cancer Cell Membrane–Coated Adjuvant Nanoparticles with Mannose

Modification for Effective Anticancer Vaccination [J]. ACS Nano, 2018, 12(6): 5121-5129.

[359] CUI L, PEREIRA S, SONZINI S, et al. Development of a high-throughput platform for screening lipid nanoparticles for mRNA delivery [J]. Nanoscale, 2022, 14(4): 1480-1491.

[360] SAGO C D, LOKUGAMAGE M P, PAUNOVSKA K, et al. High-throughput in vivo screen of functional mRNA delivery identifies nanoparticles for endothelial cell gene editing [J]. 2018, 115(42): E9944-E52.

[361] KELLY C, JEFFERIES C, CRYAN S-A. Targeted liposomal drug delivery to monocytes and macrophages [J]. Journal of Drug Delivery, 2011: 727241.

中篇 生产工艺与接种

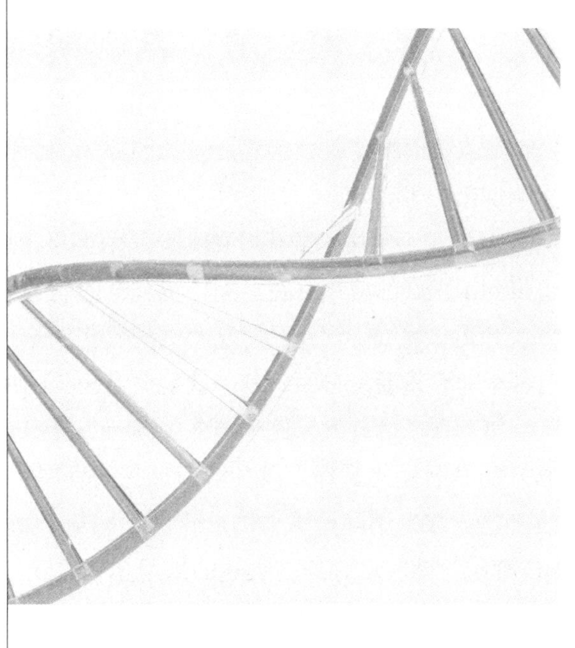

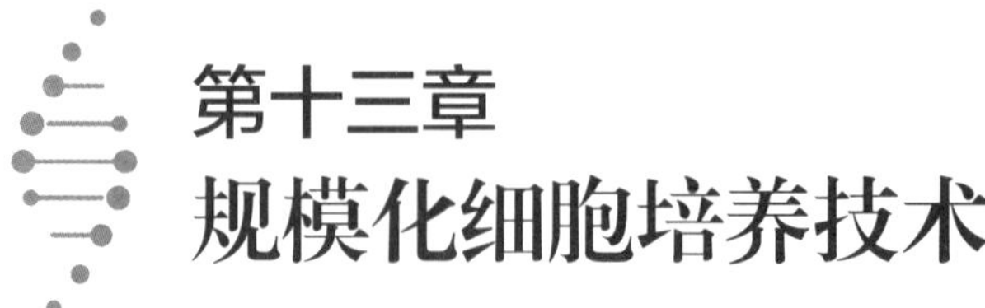

第十三章 规模化细胞培养技术

第一节　大规模细胞培养发展趋势

疫苗是人类对抗传染性疾病最有效的方法，而疫苗生产工艺直接影响疫苗的有效性和安全性，同时也影响疫苗的生产效率。

在过去的几十年中，规模化细胞培养技术得到了快速的发展，基础技术趋于成熟，在人用疫苗领域也得到了很好的应用。在早期传统疫苗的制备过程中，大多数采用动物体内扩增的方法，但是由于该方法有很多弊端，现在已经基本被规模化细胞培养生产病毒疫苗的技术所代替[1]。在这类型技术中，有两个非常重要的方面，其一就是病毒相关的技术，包括种毒的制备、接毒工艺等；其二就是大规模细胞培养技术的开发，这个非常关键，直接影响整个上游工艺以及后续疫苗的成本，这其中就包括培养基的发展优化过程，以及培养工艺的发展优化过程。传统疫苗生产以灭活苗为主，这些疫苗的上游工艺大多采用贴壁培养的形式。近些年，新型疫苗类型不断进入临床阶段并且申报上市，包括 CHO 细胞等哺乳动物细胞表达的重组蛋白疫苗，HEK293 细胞包装的腺病毒载体疫苗等，这些新型疫苗中所使用的上游工艺大多采用悬浮培养的形式。以上内容是上游大规模工艺中需要重点考虑的因素。

一、毒株的制备技术

现代关于疫苗的定义：疫苗是针对疾病或者致病原相关的蛋白（多肽）、多糖或者核酸，以一种或者多种成分，直接或者通过载体接种进入机体后，诱导产生的特异性体液和（或）细胞免疫，从而使机体获得该疾病的免疫力。从疫苗的类型上来看，有灭活疫苗、减毒活疫苗、重组蛋白质疫苗、细菌多糖疫苗（多糖 – 蛋白结合疫苗）、核酸疫苗、病毒载体疫苗等。其中，灭活疫苗、减毒活疫苗和病毒载体疫苗的上游工艺中会有接毒的过程，需要制备种毒。

对于灭活疫苗，通常会选择抗原全、免疫原性和遗传稳定性良好的病毒毒种，但是这种病毒一般毒力较强。此后，还会对不同的病毒株进行交叉保护性评估和遗传稳定性评估，最终生产的病毒疫苗一般会选择化学灭活剂等进行灭活处理，使用灭活苗工艺的疫苗品种包括乙脑、狂犬、出血热等，甚至是 COVID–19 大流行期间，国内科兴、国药等疫苗公司快速研发生产的新冠灭活疫苗也属于灭活类疫苗。

对于减毒活疫苗，一般需要进行一些处理降低病毒的毒力，从而更适合于做种毒进行疫苗的生产[2]，这些处理方法如下。

（一）体内、外传代减毒

将病毒以在体内或者体外细胞培养的方式进行多次传代，从而达到病毒毒力降低，且免疫原性良好的毒株。有些病毒在不同的细胞中传代具有不同的减毒效果，如乙脑病毒，20 世纪 60 年代曾使用鸡胚细胞传代减毒，但是经过 200 代的传代研究后，仍然不能得到理想的减毒毒株，后来使用地鼠肾细胞传代减毒的方案，在 100 代时就得到了合适的减毒毒株。

（二）低温培养筛选

为了降低病毒毒力，可以采用低温连续传代的方式，即将病毒接种细胞后置于 36~37℃的培养环境中，之后逐步降低培养温度，比如 33℃、30℃甚至更低的温度。经过低温适应的毒株，在 37℃培养时，其病毒复制受限，或者仅能进行病毒复制，但是对人或者动物无致病性。比如流感病毒在原代鸡胚细胞中逐步降温培养，最终在 25℃培养条件下病毒增殖良好但是毒力减弱。这些冷适应株病毒只能在上呼吸道增殖，产生免疫力，但不能在下呼吸道增殖，从而不引发流感疾病。

（三）诱变减毒

除了上述方法，还可以通过化学或者物理方法诱变使病毒基因发生变化，从而筛选获得毒力降低的病毒毒株。

例如，伤寒 Ty21a 活疫苗株是 20 世纪 70 年代瑞士 Gennanier 用亚硝基胍处理伤寒 Ty2 菌株而获得的减毒株。该减毒株缺失尿苷二磷酸半乳糖 -4- 异构酶（UDP-Gal-4-epimerase），无 GalE 酶活性，不能合成半乳糖，在外部无半乳糖供给时，其正常细胞壁脂多糖合成受阻，不形成细胞壁，故又称细胞壁缺陷突变株，导致 Ty21a 株毒力丧失。

我国使用的人用炭疽皮肤划痕活疫苗弱毒株是炭疽野毒株 A16 经紫外线照射诱变后在含血清培养基上选育得到的无荚膜水肿型 A16R 弱毒株。其免疫原性较好，残余毒力适当，可部分致死小鼠和豚鼠，但不致死家兔。疫苗株 A16R 与野毒株 A16 相对比丢失了编码荚膜的 PX02 大质粒。

二、细胞分类及介绍

用于人用疫苗生产的细胞包括原代细胞、二倍体细胞和传代细胞，一般会根据需要选择合适的细胞类型。

（一）原代细胞

原代细胞是指从机体取出后立即培养的细胞。一般来说，把第一代至第十代以内的培养细胞称为原代细胞，原代细胞一般不能无限传代，经过一定代次的培养之后，会逐步衰老死亡和凋亡。

根据来源不同，常用原代细胞有猴肾细胞、地鼠肾细胞、鸡胚成纤维细胞等，该类型细胞一般受外源因子污染的概率比较小，因此其致瘤性极低。迄今为止，使用原代细胞批准生产的人用疫苗有：猴肾细胞用于生产脊髓灰质炎病毒疫苗，地鼠肾细胞生产乙型脑炎疫苗、狂犬疫苗，鸡胚成纤维细胞生产麻疹减毒活疫苗、狂犬病灭活疫苗、流行性腮腺炎减毒活疫苗，牛肾细胞生产轮状减毒活疫苗等。

（二）二倍体细胞

体细胞中含有两个染色体组的细胞，称为二倍体细胞，二倍体细胞株来源于正常人胎儿组织，主要用于培养病毒制备疫苗等。二倍体细胞一般只能传代培养 50~100 代，是一种半传代细胞。

其实，动物来源的细胞均存在潜在的非人源的 DNA 或病毒污染，给纯化工艺带来了挑战，同时也给接种疫苗的人群带来潜在的外源性病毒感染风险甚至致癌风险。世界卫生组织（WHO）于 2007 年使用人二倍体细胞（human diploid cell，HDC）MRC-5 构建了细胞库，并于 2010 年提议用 HDC 替代原代猴肾细胞用于生产脊髓灰质炎病毒疫苗及其他病毒疫苗[3]。与原代猴肾细胞比较，HDC 低温保存时可保持较低的群体倍增水平，并可建立冷冻保存的细胞库，日后可扩展为数十年的标准化细胞来源，且不含外源因子，接种免疫缺陷动物后不形成肿瘤。

放眼全球，现已有很多使用二倍体细胞生产的疫苗进行临床试验的项目。在 ClinicalTrial.gov 网站上记录的总项目数是 49 项（截至 2022 年），而其中有近一半项目来自中国。

二倍体细胞以人二倍体细胞居多，也存在动物二倍体细胞，目前全球用于疫苗生产的二倍体细胞包括已建库并且获批生产的有动物二倍体细胞 FRhL-2（猕猴胚胎肺二倍体细胞）和人二倍体 WI-38、MRC-5，在中国建库的有人二倍体 2BS、KMB17 细胞。

FRhL-2 细胞是 1969 年科学家从一只雄性胚胎恒河猴的肺中分离出的成纤维细胞。FRhL-2 细胞可用于生产轮状病毒和狂犬病疫苗，武汉博沃生物使用 FRhL-2 细胞制备的四价口服轮状病毒活疫苗已经获得临床申报许可，可见，动物来源的二倍体细胞同样具备用于生产高质量疫苗的潜力。

WI-38 细胞是 1961 年 Hayflick 从怀孕女性肺组织中分离出来的人二倍体细胞，经过多次传代仍然保留典型的二倍体染色体特征，并且具有很强的易感性。1962 年第一次制备出采用 WI-38 作为细胞基质的人二倍体细胞疫苗。随后的几十年里，WI-38 细胞被应用于甲型肝炎疫苗、狂犬病疫苗、麻疹疫苗等多种疫苗的制备。但 WI-38 细胞由于各种原因，供应出现问题，因此逐渐被 MRC-5 等细胞替代。

MRC-5 细胞是 1966 年 JACOBS 等从正常男性胎儿肺组织中分离出来，其易感性与 WI-38 相似，但相比于 WI-38，MRC-5 的增殖能力更强。同时，MRC-5 在冷冻保存后复苏仍然能够维持冻存前的增殖能力和病毒生产能力，因此它也成为目前应用最广的人二倍体细胞之一。表 13-1 列出了 MRC-5 细胞进行疫苗生产的产品和临床Ⅲ期情况。

表 13-1　使用 MRC-5 细胞生产疫苗的上市和临床Ⅲ期情况

产品	状态
Varilix®：Oka 株冻干减毒水痘疫苗	已上市
Imovax®：狂犬病灭活疫苗	已上市
Havrix®：甲型肝炎疫苗	已上市
风疹减毒活疫苗（天津津斯特疫苗）	Ⅲ期临床试验
冻干人用狂犬病疫苗（安徽智飞龙科马）	Ⅲ期临床试验
冻干人用狂犬病疫苗（北京民海生物）	Ⅲ期临床试验
其他	研发中

2BS 细胞是 1973 年北京生物制品研究所从 3 月龄女性胎儿肺组织分离出来，目前多用于水痘减毒疫苗生产。2BS 细胞制备的脊髓灰质炎病毒疫苗、甲型肝炎病毒疫苗等，也同样有很好的表现，同时由于其无毒性、无致癌性，相比于动物来源的细胞如猴肾细胞等，具有更高的安全性。表 13–2 列出了使用 2BS 细胞生产疫苗在研情况。

表 13–2　使用 2BS 细胞生产疫苗的临床Ⅲ期和临床前研究情况

产品	状态
冻干人用狂犬病疫苗（成都生物制品研究所）	Ⅲ期临床试验
其他：脊髓灰质炎病毒疫苗、单纯孢疹病毒（HSV）疫苗、乙脑病毒疫苗、戊型肝炎病毒疫苗等	研发中

KMB–17 细胞是 1981 年中国医学科学院从 4 月龄女性胎儿肺组织分离出来的，其增殖能力和病毒生产能力与 MRC–5 细胞相似，但其核型的稳定性比 MRC–5 更高。KMB–17 细胞已经被用于 H_2 甲型肝炎疫苗的生产，它也成功被应用于狂犬病疫苗、脊髓灰质炎减毒活疫苗等疫苗的生产。表 13–3 列出了使用 KMB–17 细胞生产疫苗产品和临床研究情况。

表 13–3　使用 KMB–17 细胞生产疫苗的临床前研究情况

产品	状态
冻干甲型肝炎减毒活疫苗	已上市
Ⅰ型Ⅲ型脊髓灰质炎减毒活疫苗（人二倍体细胞）	已上市
肠道病毒 71 型灭活疫苗（人二倍体细胞）	已上市
其他：甲型肝炎疫苗、脊髓灰质炎病毒疫苗、戊型肝炎病毒疫苗、腮腺炎疫苗、轮状病毒疫苗、肠道病毒疫苗、登革热病毒疫苗、流感病毒疫苗等	研发中

除了早期开发的细胞，近年来国内很多生物医药公司也在不断开发拥有自主产权的人二倍体细胞株。如科兴中维开发的 SV–1、沃森生物开发的 Walvax–2 等，也都获得了较好的疫苗生产表现。

因为其安全性和生产优势，特别是在去除疫苗中宿主细胞的 DNA 污染方面具有极大的优势，人二倍体细胞已经在疫苗生产领域有非常多的应用。例如，WI–38 细胞生产风疹疫苗，MRC–5 用于生产 VZV、HAV 和肠病毒 71（EV71）等疫苗。人二倍体灭活疫苗的安全性和有效性已经得到充分证明。Shi–yuan Wang 等[4]通过检索和分析自 1980 年以来 27 篇文献，综合评价和比较了人二倍体灭活疫苗（HDCV）、纯化 Vero 细胞狂犬疫苗（PVRV）和纯化鸡胚细胞疫苗（PCECV）三种狂犬疫苗在暴露前接种后所导致的局部疼痛、发热、虚弱等症状的发生率，发现 HDCV 的综合不良反应率仅为 3.2%，明显低于 PVRV 的 11.7% 和 PCECV 的 26.0%，证明采用人二倍体细胞生产的狂犬疫苗在免疫原性方面确实优于另外两种疫苗。

尽管使用人二倍体细胞生产的疫苗不良反应低，免疫效果好，但由于人二倍体细胞增殖慢、产率低、成本高等问题，导致其生产的疫苗价格昂贵，因此在应用和推广上仍有很大的困难。培养基筛选、生物反应器选择、细胞培养工艺和病毒感染工艺优化等，将是人二倍体细胞在疫苗领域应用推广上面非常重要的影响因素，需要进一步探索经济、高效的生产工艺。

（三）传代细胞

传代细胞系来源于肿瘤细胞或者转化性细胞，导致其能够在体外无限代次的生长。有些细胞使用不同的培养基或者培养方式多次传代之后，可以分为很多亚系，其亚系之间的生物学特性有所差异。来源于肿瘤细胞的细胞系不能用于疫苗等生物制品生产，而来源于转化性细胞，比如 Vero 细胞，已经被广泛应用于多种疫苗的生产过程。应用于疫苗行业的细胞基质，应考虑的原则包括：细胞历史背景清晰；来自转化性细胞；有特定的传代代次，无致瘤性；对病毒敏感，能够产生高滴度的病毒产品；得到的病毒产品与原病毒株相比，没有明显的变异；容易规模化放大生产。常用于疫苗产品的传代细胞系包括：非洲绿猴肾细胞（Vero 细胞）、中国仓鼠卵巢细胞（CHO 细胞）、犬肾细胞（MDCK 细胞）、昆虫细胞 SF-9 等。

1. Vero 细胞

Vero 细胞是一种非洲绿猴肾细胞，它是染色体不正常的非整倍体细胞系，可以无限代次传代。在致瘤性检测方面，162~265 代的 Vero 细胞具有小鼠裸鼠致瘤性，127~140 代的 Vero 细胞实验组为阴性，因此大多数疫苗企业使用代次为 130~140 代的 Vero 细胞进行疫苗的生产，可以 1：4 消化分传。

用于疫苗生产的 Vero 细胞分别是 ATCC 编号为 CCL-81 的细胞株，以及 ECACC 编号为 88020401 的细胞株。最早使用 Vero 细胞生产的疫苗是灭活脊髓灰质炎疫苗和灭活狂犬疫苗，现已经证明 Vero 细胞对多种病毒敏感，比如麻疹病毒、呼肠孤病毒、猴腺病毒、流感病毒、呼吸道合胞病毒、痘苗病毒、轮状病毒、乙脑病毒、COVID-19 新冠病毒等。在 COVID-19 大流行期间，基于 Vero 细胞的新冠灭活苗研发是非常重要的技术路线。

2. CHO 细胞

CHO 细胞株是从中国仓鼠卵巢细胞分离培养得到的，它可以贴壁培养，消化传代 1：3~1：10 分传，也可以悬浮培养，对剪切力和渗透压有较高的忍受能力，其优点在于所表达的蛋白具有较好的翻译后修饰。

CHO 细胞具有多个分支，其中常用的比如 CHO-K1，其细胞株 ATCC 的编号为 CCL-61，且 CHO 细胞仅以基因工程化细胞株用于抗体和疫苗的生产制备，我国已经利用 CHO 细胞成功生产乙肝疫苗。CHO 细胞用于抗体生产的悬浮培养技术已经非常成熟，在 COVID-19 疫苗研发的过程中，CHO 细胞培养生产 COVID-19 疫苗也是重要的技术路线之一。

3. MDCK 细胞

MDCK 细胞是从英国成年小猎犬肾脏分离培养得到的细胞株，可以贴壁培养，也可以驯化进行悬浮培养。用于疫苗生产的 MDCK 细胞株其 ATCC 编号为 CCL-34，ECACC 编号为 MDCK 841211903 和 MDCK 33016 细胞株。欧洲已经批准使用 MDCK 细胞生产流感疫苗，其培养生产的流感疫苗比鸡胚生产的疫苗滴度高 2-10 倍，且病毒变异性更小。MDCK 细胞可以感染多种病毒，包括柯萨奇病毒 B3~B5、腺病毒、呼肠孤病毒、脊灰病毒等。

4. SF-9 细胞

SF-9 细胞是草地贪夜蛾卵巢细胞，生长繁殖快，既可以贴壁培养，也可以悬浮培养。昆虫细胞的培养条件比较特殊，合适的培养温度为 27℃，pH 控制偏酸性，为 6.0~6.4，能耐受很高的渗透压，最适渗透压为 340~390mOsm/kg，培养过程中不需要 CO_2。

早在 1977 年由美国农业研究中心建立 IPLB-SF 21 AE 细胞株，1983 年从 IPLB-SF 21 AE 亚克隆得到一株细胞株 IPLB-SF-9。一般来说，基于 SF-9 细胞的疫苗，一般是利用昆虫细胞的杆状病毒包装系统，生产重组蛋白疫苗。葛兰素史克已成功开发出了基于 SF-9 细胞株的人乳头瘤病毒 VLP 疫苗。

5. 其他细胞系

致瘤性细胞系包括 PER.C6、HEK293 及 MDCK 细胞等，其中 PER.C6 细胞是 18 周龄人胚胎视网膜细胞，其是含有 5 型腺病毒的 E1A、E1B 基因质粒的细胞株。HEK293 细胞是人的胚胎肾细胞，它有很多分支，易于悬浮培养，能高效地转染质粒，也能够感染腺病毒。目前，已经有国家批准了使用上述某些致瘤性细胞进行疫苗生产，但是美国 FDA 对于这些细胞仍然存有疑虑，将其列为需要进一步研究考察的细胞基质。在 COVID-19 大流行期间，使用 HEK293 细胞生产的腺病毒疫苗，也获得了紧急批准上市。

目前，尚没有十全十美的细胞株，每个细胞株都有其各自的优缺点，我们需要根据各自疫苗的特点选择合适的细胞株和上游工艺。

三、细胞培养基

细胞培养基是细胞培养所需的营养物质，虽然每种细胞培养都有一定的差异，但整体的营养需求是比较相似的。细胞培养基的发展也经历了一系列的变化，最早期的细胞培养主要采用贴壁的形式，所选用的培养基也多是经典培养基加血清的形式，经典培养基如 DMEM 等提供细胞生长所需的氨基酸、维生素、糖和微量元素等，血清提供细胞生长所需的贴壁因子、生长因子、多肽以及各种蛋白质，是细胞能够贴附生长所必须的因素。随着细胞培养技术的发展，一些疫苗所使用的细胞株被驯化成了全悬浮的细胞株，比如 CHO 细胞、MDCK 细胞、SF-9 细胞、HEK293 细胞等，它们可以在无血清培养基中全悬浮培养，大大降低了细胞消化传代的复杂性，规模化培养更容易实现；也有一些细胞株虽然依然是以贴壁的形式生长，但是所使用的培养基已经从含血清的形式，发展成了无血清贴壁培养基，目前已经有一些临床阶段的疫苗产品使用无血清贴壁培养的工艺，因为血清的去除，大大降低了血清所带来的批次不稳定性和病毒污染的风险等，但该类型的培养方式依然存在诸多挑战，需要规模化细胞培养技术的进一步发展。

（一）经典培养基

经典培养基一般是配方公开的培养基。常用于疫苗生产的基础培养基，首先是 M199 培养基，它是由 Earle's 平衡盐或者 Hank's 平衡盐配制而成，最早用于鸡胚成纤维细胞的培养研究；BME 培养基，也称之为 Eagle 培养基，含有 12 种氨基酸、8 种维生素、L- 谷氨酰胺和平衡盐系统；MEM 培养基是在 Eagle 培养基的基础上去除了生物素和赖氨酸，但增加了其他氨基酸的含量；DMEM 培养基是改良版本的 Eagle 培养基，其中的氨基酸含量是 MEM 的 2 倍，维生素是 MEM 的 4 倍，平衡盐也进行了浓缩。

RPMI-1640 主要是针对淋巴细胞培养而设计的，可以用来培养悬浮类型的淋巴细胞；Ham's F10 是含有微量元素的培养基，可用于在低血清情况下进行克隆筛选，能够用于二倍体细胞的培养；Ham's F12 是用于克隆 CHO 细胞而开发的，由于 F12 的组分非常多样化，而 DMEM 的组分浓度较高，所以经常将 DMEM 和 F12 进行 1：1 混合使用，从而增加培养基的表现性能，由于 DMEM/F12 只需要较少的血清就可以有很好的培养效果，所以经常使用其作为无血清培养基的基底培养基。

另外，对于经典培养基来说，L- 谷氨酰胺和葡萄糖显得非常重要，它们是非常重要的能源物质，很多培养过程中需要额外添加。

（二）血清

血清是从动物血液中提取的，一般指血液凝固后，在血浆中除去纤维蛋白原得到的淡黄色透明液体，其主要作用是提供基本的营养物质，包括激素、各种生长因子、结合蛋白、促贴壁因子等，促进细胞贴壁生长，同时让细胞免受剪切力的影响。血清成分非常复杂，至今依然有相当多的成分尚不清楚。

疫苗生产过程中一般使用牛血清，由于牛产地的不同，血清品质也有差异，一般新西兰和澳洲的牛血清较为优质。根据采血时间的不同，分为胎牛血清、新生牛血清和小牛血清。胎牛血清一般指 3~8 月胎龄牛的心脏穿刺取血，中国药典关于新生牛血清的定义是指出生 14 小时内未进食的新生牛采血分离得到的血清；小牛血清是指出生 10~30 天动脉取血分离得到的血清。关于各个血清的定义，国内与国外会有所差异，比如关于新生牛血清，国外定义是出生 14 天内的新生牛采血。不管如何定义，胎牛血清、新生牛血清和小牛血清中所含的生长因子水平是依次降低的，抗体水平是依次升高的，价格水平也是依次降低的，人用疫苗一般会选择胎牛血清或者新生牛血清。

（三）无血清贴壁培养基

无血清贴壁培养基一般以经典培养基为基础，比如 DMEM/F12 等，添加贴壁因子，从而使细胞在不含血清的情况下，也可以贴壁生长。无血清贴壁培养方式是未来的发展方向，其能够减少血清的使用，从而在下游纯化的过程中减少了白蛋白去除的难度，但该工艺本身也有一定的技术问题需要突破，比如血清可以终止细胞消化过程，但无血清贴壁培养过程中，因为没有血清的使用，所以需要采用添加胰酶抑制剂或稀释的方式终止胰酶的消化过程，但是这两种方式都对细胞存在一定损伤作用，且随着消化传代次数的增加，损伤累积，最终可能出现细胞状态不好的情况。排除这些技术问题，无血清贴壁培养工艺本身是有很大优势的，也是疫苗上游细胞培养领域未来的发展趋势。

（四）无血清悬浮培养基

从疫苗所使用的细胞种类来看，有些细胞是很容易驯化成无血清悬浮培养方式的，比如 CHO 细胞、SF-9 细胞、MDCK 细胞、HEK293 细胞等。因此无血清悬浮培养基就显得十分重要，而诸如 CHO 细胞等在抗体领域应用已经十分广泛，所以无血清悬浮培养基的技术也已经很成熟。因为 CHO 细胞的培养以 Fed-batch 的形式居多，即使用基础培养基传代扩增细胞，直到 N 代时，按照一定细胞密度接种细胞，然后间隙进行补料操作，从而能够实现 2 周左右时间的培养过程。

1. 无血清悬浮培养基的发展历程

第一代无血清悬浮培养基是不含血清的，但是含有植物来源或者微生物来源的水解物和蛋白质成分；第二代无血清悬浮培养基叫无蛋白培养基，是不含血清和蛋白质，但是会含有水解物的培养基，水解物一般是成分不明确的复合物，能够提供氨基酸、维生素、多肽等生长因子，对细胞的生长有促进作用，但一般存在批次间差异，所以在后续的发展中，逐步被替换掉了；第三代无血清培养基叫化学成分限定的培养基（简称 CD 培养基），它不含血清和蛋白质，同时不含水解物，严格意义的 CD 培养基是不含因子类物质的，但是某些厂家的 CD 培养基依然会含有胰岛素、IGF 等生长因子，需要我们在使用中进行辨别。CD 培养基因为组成成分十分明确，因此批间差异很小，是重组蛋白类疫苗无血清悬浮培养工艺中优选的培养基，但是对于一些病毒疫苗产品，CD 培养基对病毒的稳定性并不一定有很好的保障作用，因此这种情况下，非 CD 培养基可能是更优的选择。

无血清培养基一般包含：12 种必需氨基酸以及谷氨酰胺、天冬酰胺、谷氨酸、天冬氨酸等；十多种维生素，比如维生素 B_1、B_2、B_5、B_6、B_{12} 及烟酰胺、生物素、叶酸等；糖类，主要以葡萄糖为主，一般其含量为 30mM 左右，也有因为乳酸问题，而采用果糖、半乳糖等其他糖类物质代替葡萄糖；大宗离子，比如钙、镁、锌、钠、钾、磷等，它们对维持渗透压的平衡非常重要，以及钠钾泵控制物质进出细胞；微量元素，比如铜、铁、锌、硒等，这些微量元素虽然含量很少，都是 ppm 级别的，但是它们对细胞培养至关重要，因为它们是很多酶的活性中心，控制着细胞的各种代谢，比如铜离子影响着细胞的乳酸代谢，锌离子和铁离子影响着细胞的生长，另外，如果因为其他大宗物料中引入了微量元素的杂质，将会对最终的培养结果产生影响，这也是 CD 培养基批次间稳定性的控制关键；保护类物质，比如 P188（也叫 F68），它是聚醚类物质，能够保护细胞免受剪切力的伤害，对于高密度细胞培养工艺，需要增加 P188 的含量，从而增加保护作用；除此之外，核酸类物质、多肽、水解物、蛋白质等也会因为培养基类型的不同而出现在其中。

无血清培养基的控制指标一般包含 pH、渗透压、浊度、微生物限度、内毒素含量等。无血清培养基干粉本身的 pH 可能是偏酸性的，但是配制成液体后，其 pH 一般是中性，这主要和培养基体系中的缓冲系统有关。培养基中一般使用的缓冲系统是碳酸氢钠 - 二氧化碳平衡系统，同时也会有磷酸根缓冲系统，有些为了增加缓冲效果，也会添加缓冲能力更强的物质，比如 HEPES 等。培养基的渗透压是非常关键的参数，一般在 280~320mOsm/kg 范围，但是有些细胞比较特殊，比如 SF-9 昆虫细胞，它就适合在高渗透压的环境中生长，其最适渗透压是 340~390mOsm/kg。

2. 无血清悬浮培养基中的补料培养基

对于病毒类型的疫苗来说，有些病毒能够快速导致细胞凋亡，接毒后一般 3~5 天就会收获产品，比如腺病毒、脊髓灰质炎病毒等，这类培养工艺就只需要一个基础培养基；有些病毒并不会让细胞快速死亡，而是可以持续收获产品，比如狂犬病毒，这类培养工艺依然只需要一个基础培养基或者灌流培养基。对于重组蛋白类型的疫苗，因为采用 Fed-batch 的工艺，因此需要一个基础培养基的同时，还需要一套补料培养基。

补料培养基的组成成分一般不会多于基础培养基，它主要是为了补充在细胞培养的过程中被代谢消耗掉的物质，比如糖类、氨基酸、维生素等，但是这些物质的含量都会比基础培养基中高很多，一般会是基础培养基的 2~10 倍；同时由于补料的体积一般占初始体积的 20%~60%，所以也需要考虑大宗离子和微量元素物质的浓度不被稀释，所以补料培养基中大宗离子和微量元素的含量会是基础培养基的 1~3 倍水平。从上面的信息可以看出，补料培养基的组分浓度是很高的，那么如何让高浓度的物质在中性条件下很好地维持溶解状态就显得十分重要。必需氨基酸中的几个氨基酸在中性条件下溶解度有限，所以会把这些氨基酸拿出来做成碱溶的高浓度氨基酸溶液，从而达到很好的补料效果，比如 HyClone 的 Cell Boost 7a7b。而那些高浓度的中性补料，一般在室温条件下存放时间很短，很容易就会析出，从而影响细胞培养阶段的工艺。

第二节　大规模细胞培养技术应用

疫苗生产所使用的规模化细胞培养，根据细胞类型的不同，分为贴壁依赖性细胞和非贴壁依赖性细胞，其中贴壁依赖性细胞包括 Vero 细胞、二倍体细胞等，虽然现在也有很多公司研究 Vero 细胞的无血清悬浮培养工艺，但是都还不够成熟，现在使用 Vero 细胞上市的产品，都是贴壁培养的形式，并且大多是微载体培养工艺；对于非贴壁依赖性细胞，主要是使用无血清悬浮培养的工艺。无论哪种类型的细胞，其培养方式都分为批次培养（batch）、补料批次培养（fed-batch）和灌流培养（perfusion）等形式。

一、细胞培养的工艺分类

批次培养就是只使用一款培养基作为基础培养基进行细胞培养，批次培养的周期一般较短，为 3~7 天，最终产品一般也是一次性收获。对于很多疫苗产品的生产，由于毒种接种细胞，培养一段时间后会导致细胞凋亡，所以接毒后一般培养 3~5 天，就会完成病毒产品的生产。

补料批次培养会使用两款以上的培养基，其中一款作为基础培养基，用于细胞的传代培养，以及接种后的培养基使用，当然，有些工艺会使用专门的传代培养基进行细胞的扩增，在 N-1 代或者 N-2 代更换为生产培养基进行细胞的传代和 N 代接种操作，细胞接种完成后称为第 0 天；另一款作为补料培养基，补料培养基的浓度一般较高，会在接种后的某一时间点进行补料，对于 CHO 细胞来说，一般是在第 3 天开始隔天补料，补料策略因补料培养基的不同而不同，总体目的就是补充被细胞消耗的营养成分，从而让细胞能够培养更久的时间。对于 CHO 细胞来说，这种补料批次培养的方式一般会维持两周的时间，培养时间比批次培养长很多。

灌流培养一般指细胞接种以后，待细胞长到一定的细胞密度后，开始每天更换培养基，比如移除培养上清，同时添加新的培养基。灌流培养方式的优点在于，相较于批次培养，它能够及时移除代谢副产物，同时补加新的培养基，因此细胞能够达到更高的细胞密度。在灌流培养过程中，一个非常重要的概念叫作 CSPR，它是指单个细胞每天所消耗的培养基的体积，该指标一方面反映了灌流培养基的性能，灌流培养基的营养越均衡，越适合于所培养的细胞，则 CSPR 越小；另一方面，CSPR 也反映了细胞的性能，较小的 CSPR 能够节省灌流培养过程中所使用的培养基的量，通常认为，当 CSPR 低于 30pl/cell/day 时，表示该工艺从经济性和细胞表现的角度会比较合适。对于悬浮类型的细胞来说，灌流培养需要的特殊工艺过程是对悬浮细胞的截留过程，一般会使用 0.22 μm 孔径的滤膜来截留细胞，根据截留装置的工作原理不同，可以分为切向流（TFF）和往复切向流（ATF），一般认为 ATF 的剪切力更小，对细胞的损伤小，而 TFF 的剪切力主要来自于泵系统，所以现在有人将用于 TFF 的蠕动泵更换成磁悬浮泵，将大大减少来自泵的剪切力。对于贴壁类型的细胞培养工艺，往往使用固定床或者微载体的工艺进行细胞培养，固定床工艺的优势是容易实现灌流培养，因为细胞和载体都是固定在反应器中的，无需额外的设备进行截留；而对于微载体工艺，现在也有一些基于沉降原理的截留装置，可以实现微载体的高密度灌流培养，微载体用量可达 18 g/L 及以上水平，从而实现高细胞密度灌流培养过程。

二、反应器控制的关键参数

规模化细胞培养技术需要合适的生物反应器进行，一般生物反应器的关键控制参数包括 pH、DO、温度、搅拌转速、通气等，合适的控制参数，能够让细胞更好地生长，从而实现病毒的生产。

pH 表示细胞培养环境的酸碱度，一般来说，大部分细胞培养需要偏中性的条件，个别细胞比如昆虫细胞更适合在偏酸性的条件下生长。以批次培养方式为例，整个过程中，pH 的变化是呈曲线型的，在培养初期，pH 呈中性，随着细胞进入对数期生长，开始产生乳酸，导致 pH 下降，随着细胞进入稳定期，乳酸被消耗，则 pH 会有一定幅度的回升。对于反应器类型的细胞培养，可以通过补加碱液和通二氧化碳的形式来控制 pH 在合理的范围内，通常所用的碱液包括氢氧化钠、碳酸氢钠、碳酸钠等。

DO 表示培养液中溶解氧的含量，一般 DO 控制在 40% ± 10% 的范围内，并且对于多数细胞来说，DO 的耐受范围很广，曾有研究表明在 20%~80% 的 DO 条件下，CHO 细胞均能很好地生长。对于反应器控制来说，一般使用空气或者氧气来提高 DO 的含量，细胞生长和维持本身会消耗氧气，从而导致 DO 下降，当氧气供给和消耗达到平衡时，DO 就会维持在一个较小的范围内。

培养温度是细胞培养过程中非常关键的参数，它不仅能显著影响细胞的生长，还会影响营养物质的代谢、目标产物的表达等，是上游工艺开发过程中需要重点考察的关键参数之一。对于大多数细胞来说，37℃是比较合适的培养温度，少数细胞，比如昆虫细胞在 27~28℃的条件下较适合生长。对于接毒后 3 天就收获产物的批次工艺来说，由于工艺培养时间较短，一般不会采取降温操作。在补料批次培养的过程中，如果培养后期细胞活率维持得不好，可以在细胞长到最大细胞密度的前一天进行降温操作，一般所降温度为 33~35℃，这样不仅可以提高培养后期细胞的活率，还可以增加目标产物的表达。

搅拌转速是规模化培养细胞的重要参数，它直接影响罐内液体的混合均匀程度以及气液的混合均匀程度，一般认为随着罐体积的增大，混合均匀度会有所下降，或者说随着罐体积的增加，液体混合均匀所需要的时间更久。搅拌转速会随着罐体积的改变而不同，但是体积输入功率一般会维持在一个合适的范围内。

通气一般包括底层通气和表层通气，表层通气一般选择空气，其主要目的是保证罐内的正压状态；底层通气一般包括氧气、二氧化碳和空气，底通氧气是为了补充被细胞消耗的溶解氧，底通二氧化碳是为了平衡 pH，底通空气一方面可以补充溶解氧，另一方面也可以带走多余的二氧化碳。一般底通氧气和二氧化碳选择关联 DO 和 pH 设定值，底通空气会选择恒通，对于那些对剪切力敏感的细胞，不建议底通恒通空气。

三、生物反应器放大的原则

规模化细胞培养一定离不开工艺放大过程，一般在小试阶段进行工艺开发，此时多选择 3 L 左右规模的生物反应器，确定细胞接种密度及培养时的 pH、DO、温度、搅拌转速、通气等工艺参数。待工艺参数优化确定后，会进行工艺放大和转移，最终实现临床和商业化规模的生产。生物反应器的放大准则也经历了一系列的发展，第一阶段主要是基于经验法和公式法的理论计算，第二阶段主要是基于 CFD 流体力学模拟的方法，第三阶段则是混合模型的设计和指导，目前使用最多的是经验法和公式计算法。

在上游工艺放大的过程中，有些工艺参数是非体积依赖性的，比如接种密度、pH、DO、温度等，它们在放大的过程中不受培养体积的影响；而另一类工艺参数是体积依赖性参数，会随着规模放大而改变，比如搅拌、通气等。那么在放大的过程中最主要的就是对搅拌转速、通气等参数的考量，放大中需要参考的放大准则有很多，往往需要综合考量各个参数后选择合适的条件。

基于搅拌的放大准则包括 *P/V* 体积输入功率、混合时间、叶尖搅拌转速等。*P/V* 表示体积输入功率，如公式 13–1 所示，一般认为，*P/V* 在 10~40 W/m^3 的范围内比较合理，根据公式 13–1 在放大过程中不变的原则，可以计算出放大后的搅拌转速值。混合时间表示液体从不均匀到均匀混合时所需的时间，如公式 13–2 所示，一般认为混合时间小于 60 秒能够满足反应器的混合度要求，混合时间可以在特定条件下进行实际测量。叶尖速度指反应器中搅拌桨的叶尖速度，反应器中搅拌桨周围的剪切力是最大的，如公式 13–3 所示，一般认为叶尖速度在 1~2m/s 的范围内比较合适。

$$\frac{P}{V}=\frac{N_e\cdot\rho_1\cdot n^3\cdot d^5}{V} \qquad (13\text{–}1)$$

$$\frac{\Theta_1}{\Theta_2}=\frac{N_2}{N_1} \qquad (13\text{–}2)$$

$$V_t=\pi N d_i(\text{m/s}) \qquad (13\text{–}3)$$

公式 13–1 中，N_e 为搅拌桨的功率准数；ρ_1 为液体密度，单位 kg/m^3；n 为搅拌转速，单位 rps；d 为搅拌桨的直径，单位 m；V 为培养体积，m^3。公式 13–2 中，N_1 为混合时间 Θ_1 下的示踪剂浓度，N_2 为混合时间 Θ_2 下的示踪剂浓度。公式 13–3 中，d_i 为搅拌桨直径，单位 m；N 为搅拌转速，单位 rps；π 为圆周率。

基于通气的放大准则包括 VVM 和表观通气速率等。其中，VVM 表示单位液体体积的通气量，一般认为 VVM $<$ 0.03 比较合适。表观通气速率和 VVM 相差一个罐体内料液的高度。除此之外，K_La 也可以表征罐体的通气和混合，K_La 称为体积溶氧系数，K_L 表示液相总传质系数，a 表示每单位体积发酵液中气液的界面。由于 a 很难测定，K_La 常合并为一个常数，表示溶氧的速率。通常情况下，K_La 可以实际监测计算出来，详细的操作过程这里不赘述。

对于固定床工艺来说，其独特结构，使得在工艺放大过程中只需考虑液体流经固定床区域的流速保持恒定或一定的比例，即可实现反应器的线性放大。

无论是何种培养工艺形式，实际操作中，贴壁类型的细胞和悬浮类型的细胞还是会有比较大的差异点，后续会有详细讨论。

四、贴壁类型细胞的规模化培养

贴壁类型的细胞培养一般需要一个介质进行细胞贴附，比如 2D 平面类型的方瓶、转瓶[5]、细胞工厂[6]等，3D 类型的固定床[7]工艺、微载体[8]工艺等。一般来说，细胞工厂的放大只能通过叠加更多个细胞工厂来完成，但是微载体或者固定床工艺就可以通过线性放大来实现规模的扩大培养。

（一）Vero 细胞微载体工艺规模化培养

微载体是一种密度比水略重的球形载体，它一般是葡聚糖或者纤维素材质的，表面交联 DEAE 带正电荷的物质或者是变性胶原，从而增加细胞在其表面的贴附作用。微载体本身分为很多类型，有的是只供细胞在球表面贴附的微载体，如 Cytodex1（表面交联带正电荷的 DEAE）和 Cytodex2（表面交联变性胶原），该类型的微载体能够提供的比表面积范围为 2700~4400 cm^2/g，微载体水合后的膨胀系数范围为 15~20 ml/g；有的微载体能够让细胞贴附在球表面和大孔内径中，如 Cytopore1 和 Cytopore2，它们的区别主要在表面所带正电荷的密度不同，Cytopore 能够提供的比表面积非常大，可达 11000 cm^2/g，微载体水合后的膨胀系数也较大，为 40 ml/g。所有这些微载体的沉降系数在 12~16 cm/min，所以对于一般高度为 1 m 的反应器来说，微载体能在 10 分钟内完成沉降，这对于半量换液等操作来说，十分便捷[9]。

微载体在使用之前需要水合和灭菌的前处理，水合一般是使用无钙镁离子的 PBS 溶液多次清洗微载体，并让微载体完全溶胀；水合完成的微载体就可以使用灭菌锅在 121℃，30 分钟条件下进行湿热灭菌操作。

对于 Vero 细胞来说，一般使用微载体 Cytodex1 进行细胞的培养。所使用的培养基一般是经典培养基 DMEM 添加血清的形式。Cytodex1 的用量一般为 3~5 g/L，此时只需要批次培养的方式就可以实现细胞的扩增；当微载体 Cytodex1 的用量达 10 g/L 水平时，一般批次培养的方式并不能够给细胞提供充足的营养从而让细胞长满每个球，这个时候一般会选择半量换液等形式，及时补充新的营养物质进去，从而更好地支持细胞的生长；当微载体 Cytodex1 用量达到 10~20 g/L 时，往往需要借助灌流培养的方式，持续供给营养，从而达到更高的细胞密度。

Cytodex1 每个球上能够接种 10~20 个细胞，培养 3~7 天的时间，每个球上长至 100~200 个细胞。在细胞接种阶段，设置温度 37℃，pH 7.0~7.4，DO 40% ± 10%，为了细胞更好地贴附到载体上，一般可以选择间歇式搅拌，或者只添加终体积 30%~50% 的培养基，从而增加细胞对微载体贴附的概率，一般接种后 8 小时或者培养过夜后，细胞就可以全部完成贴附。因为 Vero 细胞能耐较高剪切力，接种细胞后直接开启正常搅拌即可，对于 1~3 L 规模的反应器，搅拌转速可以设置为 30~60 r/min，具体可根据反应器体积和搅拌桨的类型进行优化。培养 3~5 天后，细胞就可以长满微载体。

微载体工艺的关键点是球转球工艺，而球转球工艺的关键点是微载体上细胞的消化和转移。微载体上细胞的消化比细胞工厂上的细胞消化难一些，一般先使用无钙镁离子的 PBS（PBS 体积：微载体体积 =1：1~2：1）润洗两遍，再使用 1× 胰酶（胰酶体积：微载体体积 =1：1）润洗一遍微载体，会更容易消化细胞，最后使用 1× 胰酶（胰酶体积：微载体体积 =1：1~2：1）进行细胞的消化，消化过程一般设置处于 37℃下，消化 15~20 分钟，取样显微镜观察有 90% 的细胞脱落，即可加入血清终止消化过程，建议消化时间不超过 30 分钟，细胞消化前后状态如图 13–1 所示。

对于微载体球转球工艺，细胞消化完成后，可将细胞和老的微载体一同转入下一级反应器中，反应器中已经提前装有所需的完全培养基，待细胞重新贴附后即可完成细胞的接种工作，开始新一轮的 Vero 细胞培养。对于 3~5 g/L 微载体用量，其规模化培养的工艺流程如图 13–2 所示。

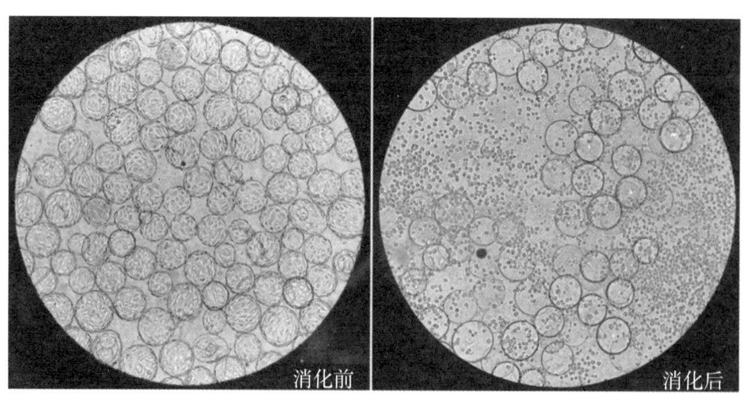

图 13-1　微载体上细胞消化前后图片（消化后可以明显看到细胞从微载体上脱落下来）

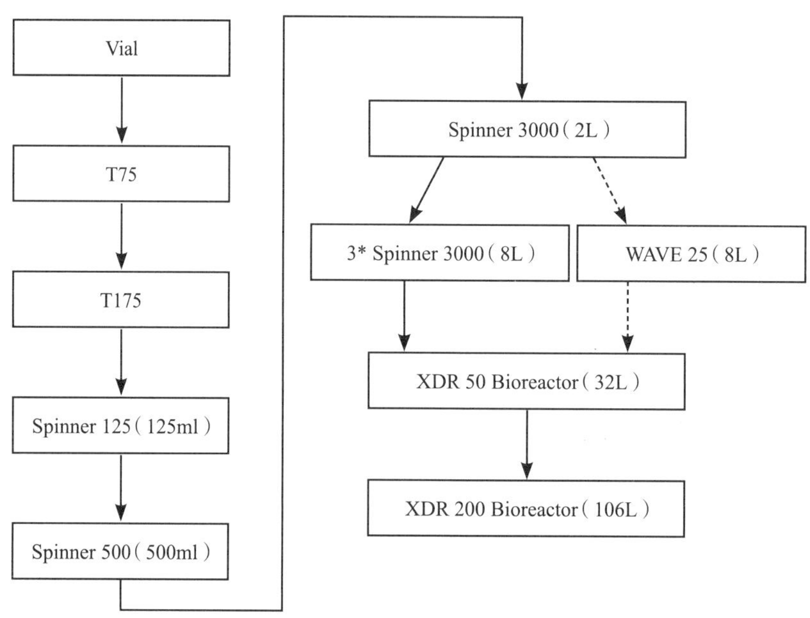

图 13-2　微载体工艺流程图

对于微载体细胞培养工艺，除了上述搅拌式反应器可以使用外，波浪式反应器也可以用于Vero 细胞的培养和接毒。如使用 wave 波浪式反应器进行 Vero 细胞的培养，生产轮状病毒，该工艺中 Vero 细胞复苏使用方瓶，随后将细胞扩增至细胞工厂，N 代使用 wave 波浪式反应器，微载体Cytodex1 用量为 3 g/L，培养体积 25 L，培养过程中使用无血清贴壁培养基 VaccineXpress，pH 控制在 7.1 ± 0.1，混合通气为 5% 二氧化碳，摆动振幅为 100%，Vero 细胞接种密度为（0.3~0.4）× 10^6 cells/ml，细胞接种后 2 小时，摇摆转速为 6 r/min，培养 48 小时开始调整摇摆转速 10 r/min，当细胞密度达到（0.8~1.2）× 10^6 cells/ml 时，开始接毒，接毒 MOI 为 0.1，接毒后待细胞病变后开启收获过程。

（二）二倍体细胞固定床规模化培养

根据 WHO 数据显示，在法国、中国等均有应用人二倍体细胞生产的疫苗上市销售[5]。目前，已有不少研究报道了人二倍体细胞不同方式的规模化培养，例如细胞工厂、转瓶、微载体、固定床反应器等。从技术发展来说，贴壁细胞大多数是在细胞工厂或转瓶中培养的，但这些系统缺乏参数调控，需要大量人工劳动，同时对培养空间要求很高。微载体技术作为一种替代方案，通过在生物反应器中使用，可以调控培养条件，大幅减少占地面积和劳动力需求，潜在地提高生产率。然而，对于一些企业来说，将 2D 培养工艺转移到微载体所需的专业知识以及开发流程需要耗费大量的时间会是一个巨大的障碍，而且搅拌式悬浮生物反应器给细胞带来的剪切和气泡损伤同样是业界头疼的问题。

片状载体和固定床反应器的出现很好地解决了以上问题。片状载体通常是 0.5~3 cm 的圆形或长方形薄片，采用聚酯类高分子制成的纤维材料。聚酯纤维材料无细胞毒性且适合细胞贴附，片状载体的显微结构是一些复杂交错的纤维（图 13–3），复杂纤维结构对内部细胞的保护大大降低了剪切力和气泡给细胞带来的损伤风险。因此片状载体可以解决微载体在悬浮体系中难以避免的搅拌剪切和深层通气气泡问题。另外，由于片状载体的复杂纤维结构，使得每克片状载体可以提供超过 1000 cm^2 贴壁面积，相比于传统的细胞工厂，片状载体能够利用更小的占地面积、容器体积实现更大的生产规模。

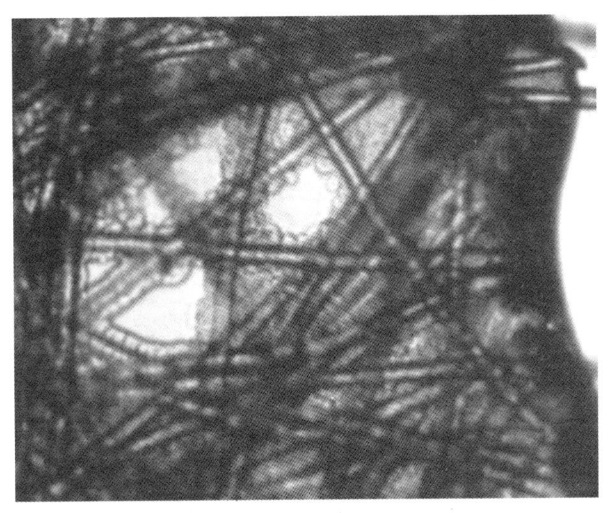

图 13–3　片状载体微观结构

固定床生物反应器是将细胞贴附在一个填充了一定量片状载体的载体床层，使细胞在培养过程中始终处于相对静止的状态，并通过培养基的流动提供营养供应及气体交换的一类生物反应器。固定床反应器有其独特的技术优势。

1. 低剪切损伤

由于片状载体在固定床中，其位置固定，不会随着液体的流动而移动，因此细胞也不会随着液体流动，使得搅拌和通气模块与固定床部分（细胞）可以完全分隔开来。搅拌和气泡对于细胞的剪切损伤是影响细胞活率的关键参数，固定床反应器的搅拌桨与固定床部分是分离开来的，因此一旦细胞贴附在载体上，细胞几乎不受搅拌剪切的影响。而对于通气方式，目前市面上有通过将鼓泡区域与固定床区域分隔开的方式，也有通过表面通气以及独特的高度差设计形成瀑布流进行气体交换的方式，前者由于仍然属于鼓泡方式，仍会有少量气泡会侵入固定床中从而影响细胞生长，后者在气体交换效率和气泡控制方面更优，使得细胞能够在固定床中实现更高密度的培养。

2. 简易的灌流培养

固定床反应器的培养基中不存在细胞或者微载体，所有细胞都贴附在片状载体上并且被固定在固定床区域。因此，固定床反应器能够轻松实现灌流培养，灌流时直接将培养液抽走并以相同速度流加新鲜培养基即可，不需要考虑外加截留装置来截留细胞或微载体。

3. 容易工艺转移

虽然片状载体给细胞提供了 3D 结构的培养环境有别于方瓶、细胞工厂等 2D 环境，但由于在固定床反应器中，细胞被固定在固定床区域，依靠低速的液体流动源源不断地为细胞提供氧气和营养，因此在固定床反应器中培养的细胞状态，更贴近于方瓶或细胞工厂等 2D 培养容器中的细胞状态。这使得早期在方瓶或细胞工厂中的培养工艺转移到固定床反应器时不需要进行过多的工艺参数摸索，大大节省了工艺转移过程的工艺开发时间。大量的工艺转移实践已经证明，贴壁细胞从 2D 培养工艺转移到固定床反应器培养工艺，细胞的生长状态相似。

印度有学者[10]研究了 Vero 细胞和 MRC-5 细胞在 iCELLis 反应器上的培养情况，同时分别接种了狂犬病毒、甲肝病毒及基孔肯雅病毒（Chikungunya viruses）以获得病毒增殖数据。在用 Vero 细胞生产狂犬病毒时，病毒产量为 1.8×10^9 TCID50。在 MRC-5 细胞感染甲肝病毒 21 天后，在 iCELLis Nano 生物反应器上的产量几乎是细胞工厂培养基质的 2 倍。而基孔肯雅病毒在 MRC-5 细胞上的增殖时，iCELLis Nano 反应器耗用的培养基最少。

美国制药公司默沙东[11]曾开发了一种基于贴壁细胞的病毒生产平台，并用以培养 MRC-5 细胞生产溶瘤病毒。在实验中，他们选用了 2.65 m^2 和 4 m^2 两种规格的 iCELLis Nano 生物反应器，并分别以 8000 cells/cm^2 和 10,000 cells/cm^2 的密度接种，同时测试了 MOI=1 和 MOI=10 两种病毒接种量。研究结果表明，iCELLis Nano 比 10 层细胞工厂可收获单位培养面积下的病毒滴度更高；提高 MOI 可以获得更高的病毒滴度。

大量研究[12]证实，iCELLis 生物反应器可以用于培养各种生产细胞系，如 Vero、HEK293、MDCK 等，而且 iCELLis 也能实现多种病毒稳定、良好的高滴度生产，如 MVA、疱疹病毒、副黏病毒、流感病毒、腺病毒、腺相关病毒等，同时 iCELLis 也已经应用于多种商品化生物制剂的生产。

五、悬浮类型细胞的规模化培养

在疫苗领域，原代细胞和二倍体细胞多是贴壁培养形式，且很难驯化成悬浮培养的细胞形式，但是对于传代细胞系来说，有很多细胞本身就是比较适合悬浮培养的，比如 CHO 细胞、HEK293 细胞、SF-9 细胞等，悬浮培养的方式让这些细胞更容易规模化放大生产。

（一）CHO 细胞规模化培养

CHO 细胞在抗体领域应用非常广泛，近几年开始在疫苗领域也有所应用，主要用来表达一些抗原蛋白。CHO 细胞一般会构建成稳定的细胞系，构建完成后只需要培养 CHO 细胞，实现外源蛋白的表达，所以不管在疫苗领域，还是在抗体领域，CHO 细胞的培养工艺都比较类似。对于悬浮类型的 CHO 细胞，其培养过程中需要使用无血清基础培养基和补料培养基。在细胞传代过程中，可以使用无血清基础培养基 ActiPro，一般按照（0.5~1.0）$\times10^6$ cells/ml 的密度接种细胞，培养 3 天左右，待细胞密度长到（4~6）$\times10^6$ cells/ml 时进行传代，待细胞量足够时，开启 N 代补料批次培养，对于 2000 L 规模的搅拌式反应器 XDR-2000，设置温度 36.8℃，pH 为 7.0 ± 0.1，DO 为 $40\%\pm10\%$，搅拌转速 100 r/min，初始装液体积 1500 L，细胞接种密度 $0.5{\sim}1.0\times10^6$ cells/ml，接种后记为第 0 天，培养第 3、5、7、9、11、13 天开始补料，每次补料 CB 7a 3% 以及 CB 7b 0.3%，期间检测葡萄糖代谢情况，当葡萄糖浓度低于 2 g/L 时，补加至 6 g/L，当细胞培养至第 14 天时，结束培养过程，深层过滤去掉细胞，收获上清进行目的抗原蛋白的纯化操作。

（二）HEK293 细胞规模化培养

HEK293 细胞一般被用来生产腺病毒载体疫苗，利用腺病毒载体将外源目的抗原基因带入人体内细胞，在体内细胞表达抗原后从而达到疫苗免疫效果，目前已经有批准上市的新冠疫苗使用该方式；与 CHO 细胞不同的是，分子构建阶段会把目的基因整合到腺病毒载体上，从而制作出种毒，腺病毒载体包装的过程就是接毒的过程。首先将 HEK293 细胞进行传代培养扩增，使用

CDM4HEK293 无血清培养基，一般按照（0.3~0.8）× 10^6 cells/ml 的密度接种，生长 2~4 天后，当细胞密度达到（3~6）× 10^6 cells/ml 时，继续稀释传代，当细胞密度达到所需要量后，进行 N 代的细胞培养。以 200 L 搅拌式生物反应器 XDR-200 为例，设置培养温度为 36.8℃，pH 为 7.1 ± 0.1，DO 为 40% ± 10%，搅拌转速 120 r/min，初始装液量 200 L，细胞接种密度（0.5~0.8）× 10^6 cells/ml，接种后记为第 0 天，培养 1~2 天后，当细胞密度达到（1~3）× 10^6 cells/ml 时，进行接毒，接毒 MOI 为 2，接毒后培养 3 天，待细胞发生病变后开始收获目标产物。

（三）SF-9 细胞规模化培养

昆虫细胞一般使用杆状病毒表达载体系统生产重组蛋白疫苗，分子构建阶段会将目的基因构建在质粒上，共转染进入昆虫细胞制备出带有目的基因的杆状病毒种毒，随后规模化培养昆虫细胞 SF-9，并且接毒就可以实现重组蛋白疫苗的生产。昆虫细胞本身的培养过程比较特殊，它更喜欢高渗透压的培养基，比如 SFX-INSECT 无血清培养基，其渗透压为 350~380 mOsm/kg。传代阶段，一般以（0.5~1.0）× 10^6 cells/ml 的细胞密度接种，培养 3~4 天，待细胞密度达到（6~10）× 10^6 cells/ml 时，继续进行稀释传代。以 200 L 搅拌式生物反应器为例，设置培养温度为 27℃，pH 为 6.2 ± 0.1，DO 为 50% ± 10%，搅拌转速 110 r/min，初始培养体积 200 L，细胞接种密度（0.5~1.0）× 10^6 cells/ml，培养 1~2 天后，待细胞密度达到（2~5）× 10^6 cells/ml 时，进行接毒，接毒 MOI 为 1，接毒后培养 3 天，待细胞发生病变后开始收获目标产物。

无论是贴壁依赖性细胞还是非贴壁依赖性细胞，与传统培养方式相比，使用生物反应器进行大规模细胞培养均体现出明显的优势。对于贴壁依赖性细胞来讲，其需要贴附在特定的表面才能正常生长及扩增，且其多数具有接触抑制，因此贴壁面积是决定贴壁细胞放大规模的最关键因素。不论是微载体还是片状载体，均为细胞提供了超大贴附面积，相比于细胞工厂，在相同的厂房面积内，可以提供更高的厂房利用效率，对于生产厂房尺寸的需求大大降低，可以为企业节省大量的土地成本、厂房建设成本、运行成本和管理成本。目前的固定床反应器技术可以实现在 3 m^2 的厂房空间内实现最高 500 m^2 的贴壁面积。对于非贴壁依赖性细胞，大规模生物反应器的培养方式更加具有不可取代的优势，与传统方式相比，能够稳定高效地控制温度、pH、DO，得到详细的细胞生长曲线，方便培养过程控制的同时具有更优的合规性。

第三节　规模化细胞培养技术的展望

一、灌流培养技术的发展与应用

灌流培养技术是上游规模化细胞培养的发展趋势，不论是贴壁类型的细胞培养，还是悬浮类型的细胞培养，都可以应用灌流技术。对于贴壁培养来说，有些工艺本身就很适合灌流技术，比如固定床工艺，因为载体和细胞都是固定在反应器中的，所以培养基的灌流技术就很容易实现，只需要按照按一定速率泵出培养基，同时补充新的培养基就可以实现，不需要担心细胞截留的问题；而贴壁细胞培养中的微载体工艺，因为细胞贴附在微载体上后，会伴随载体悬浮在培养体系中，所以其灌流技术，需要截留微载体，然后泵出培养上清，微载体的截留一般会选择基于沉降原理的截留装置搭配滤网的截留形式，微载体本身较培养基的密度高，容易沉降，同时微载体的直径在 200 μm 左右，使用

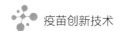

80 μm 的筛网就可以截留微载体。对于悬浮培养类型的细胞，截留装置相对成熟，一般是中空纤维，有基于切向流截留装置 TFF，和往复切向流截留装置 ATF，悬浮细胞培养的灌流工艺也发展出了更多的形式，包括细胞培养阶段使用灌流方式增加细胞密度，或者生产阶段使用灌流方式连续收获产物，或者灌流和补料批次培养的方式相结合等。

（一）高密度微载体灌流培养工艺

当微载体的使用量高于 10 g/L 时，最好使用灌流培养的方式给细胞持续补充营养。根据终产品的特性，有些病毒产品可以持续收获，比如狂犬病毒。以 Vero 细胞高密度微载体灌流培养生产狂犬病毒为例，细胞复苏阶段使用滚瓶进行细胞培养，待细胞量足够后，转移到 N–1 代 5 L 规模的 NBS 反应器中，微载体 Cytodex1 用量 18 g/L，培养基使用经典培养基 DMEM 添加 10% FBS，反应器装液量 4 L，设置培养温度 36.8℃，pH 不控制，DO 为 60% ± 10%，搅拌转速 60 r/min，Vero 细胞接种密度（1.0~1.2）$\times 10^6$ cells/ml，接种后记为第 0 天，第 1~6 天使用血清含量为 5% 的培养基每天灌流 2~3 倍初始培养体积，第 6 天取样计数细胞密度为 1.0×10^7 cells/ml，收集微载体并消化细胞，待 90% 细胞脱落后使用血清终止消化过程，并将细胞和老的微载体转入 N 代反应器中。N 代使用 50 L 一次性搅拌式生物反应器 XDR–50，微载体 Cytodex1 总用量为 12 g/L，使用 10% 血清含量的经典培养基，培养体积为 35 L，设置培养温度为 36.8℃，pH 不控制，DO 为 60% ± 10%，搅拌转速为 45 r/min，Vero 细胞接种密度（0.8~1.0）$\times 10^6$ cells/ml，接种后记为第 0 天，第 1~5 天使用血清含量为 5% 的培养基每天灌流 2~3 倍初始培养体积，第 6~7 天使用血清含量为 1% 的培养基每天灌流 3 倍初始培养体积，第 7 天按照 MOI 为 0.1 的条件接毒，接毒后使用不含血清的培养基每天灌流 1 个培养体积，接毒后第 3 天开始收毒，可以持续收毒 2 周。接毒后，微载体上的细胞会有一定脱落现象（图 13–4），这是正常现象，最终收获的上清会进行纯化等系列操作。

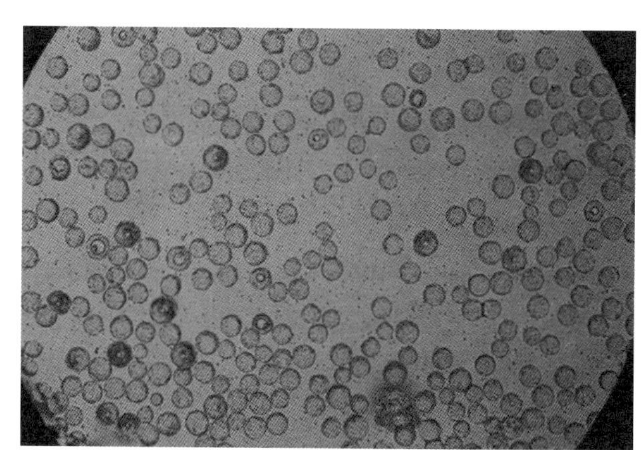

图 13–4　接毒后微载体上细胞的状态
（观察到细胞有一定脱落）

（二）固定床灌流培养工艺

由于 iCELLis 系列填充床（固定床）生物反应器的独特设计，完全符合线性放大的特性，在放大过程中不需要考虑搅拌策略、深层通气策略等对细胞的影响，这使得在研发级别的 iCELLis nano 中得到的研发数据，可以通过线性放大的方式应用到生产级别的 iCELLis 500+ 反应器。填充床（固定床）生物反应器除了为贴壁细胞提供低剪切力的 3D 培养环境外，由于细胞贴附在 3D 载体上，使得这类反应器能够在无需细胞截留装置的参与即可轻松实现灌流培养。这给连续表达和分泌的病毒疫苗、病毒载体提供了连续生产的可能，从而大幅降低生产成本。

以下案例为[13]采用 HEK293 细胞系在 iCELLis 500+ 反应器中进行培养表达腺病毒载体（Ad5）的研究。本案例中主要使用 iCELLis nano 的 0.8 m^2、2.67 m^2、4 m^2 三种规格的反应器进行实验，实验中对比了自循环和连续灌流两种不同的补料策略对病毒产量的影响。同时，还进行了 iCELLis nano 放大到 iCELLis 500+ 的可行性研究。

培养条件：

- 细胞接种密度 7000~13,000 cells/cm^2，pH 7.2（通过 CO_2 表面通气和 7.5% $NaHCO_3$ 调控），溶氧控制为 50%（通过 Air 和 O_2 表面通气调控），温度为 37℃。
- 培养至第 5 天进行感染，感染后 48~56 小时收获。
- Nano 实验 1 至实验 5 采用循环的方式进行补料，实验 6 采用感染后灌流的补料策略，实验 7 采用全程灌流的补料策略。
- 每天测量葡萄糖和乳酸，并采用裂解的方式计算 PET 载体上的细胞数量。

表 13-4 为 T 瓶、iCELLis Nano 和 iCELLis 500+ 细胞培养的产量对比数据。Nano 实验 7，即采用全程灌流的补料策略，其平均产率优于其他 4m^2 贴壁面积的产率，这表明灌流补料策略对病毒产量有影响。

表 13-4　培养结果汇总

	贴壁面积（cm^2）	总产量（vp）	产率（vp/cm^2）
T175	175	8.1×10^{11}	4.6×10^{9}
Nano 实验 1	8，000	7.3×10^{13}	9.9×10^{9}
Nano 实验 2	8，000	4.4×10^{13}	5.6×10^{9}
Nano 实验 3	40，000	1.0×10^{14}	2.6×10^{9}
Nano 实验 4	26，700	1.0×10^{13}	3.7×10^{9}
Nano 实验 5	40，000	6.1×10^{13}	1.6×10^{9}
Nano 实验 6	40，000	6.3×10^{13}	1.6×10^{9}
Nano 实验 7	40，000	1.6×10^{14}	4.0×10^{9}
iCELLis 500	1，000，000	6.1×10^{15}	6.1×10^{9}

图 13-5 展示了 7 个 iCELLis Nano 实验中的细胞密度变化曲线，从图中也可以看出，采用全程灌流模式的实验 7，其细胞密度能够维持较高水平，并且在感染后细胞密度的下降不明显。

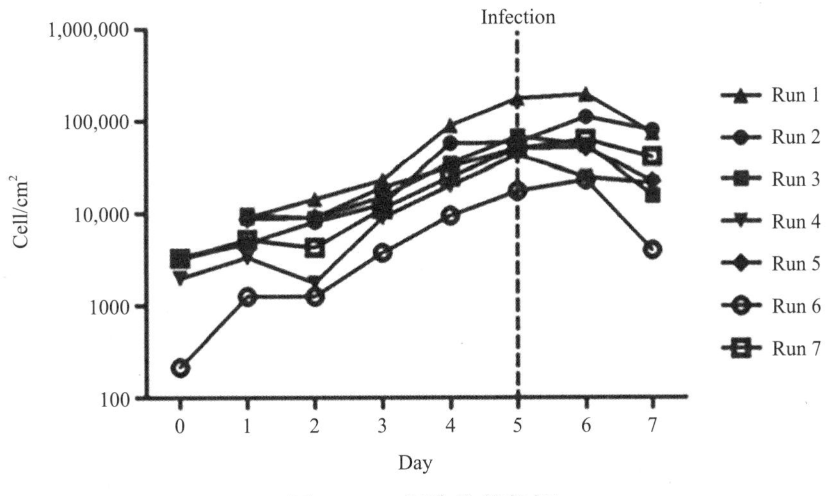

图 13-5　细胞生长数据

对于如二倍体细胞、HEK293 细胞（贴壁细胞系）、Vero 细胞等贴壁细胞而言，固定床生物反应器可以作为重点的考量方法。固定床生物反应器，如 iCELLis 系列，提供一个低剪切环境，并且由于其贴壁特性特别容易实施连续灌流培养，从而有效降低其生产成本，这对于原本生产成本高昂的二倍体细胞来讲更加重要。

另外一项研究[14]，在 0.53m² 反应器上运行了 4 个批次，接种细胞密度为 10,000 cells/cm²，培养基为 850 ml DMEM+10%FBS+25mM HEPES，培养线速度为 1.2 cm/s，温度为 37℃，DO 为 50%，pH 为 7.2 ± 0.1。培养 4 天后，细胞密度达到 122,000 cells/cm²，换液后开始转染。转染阶段控制 pH 6.9 ± 0.1，总 DNA 比为 0.2 μg DNA/cm²=1.6 μg DNA/million cells，转染试剂：总 DNA=3：1，质粒比为 5：5：1。第 5~8 天产毒，从转染后 24 小时开启灌流，每天 1 个反应器体积，泵出的培养基置于控温水浴箱中 4℃保存，共收获 2.55 L 产物。转染后 48 小时开始从反应器和灌流瓶中取样用 qPCR 测转染实验。最终产物转导至 HT-1080 细胞（图 13-6）。

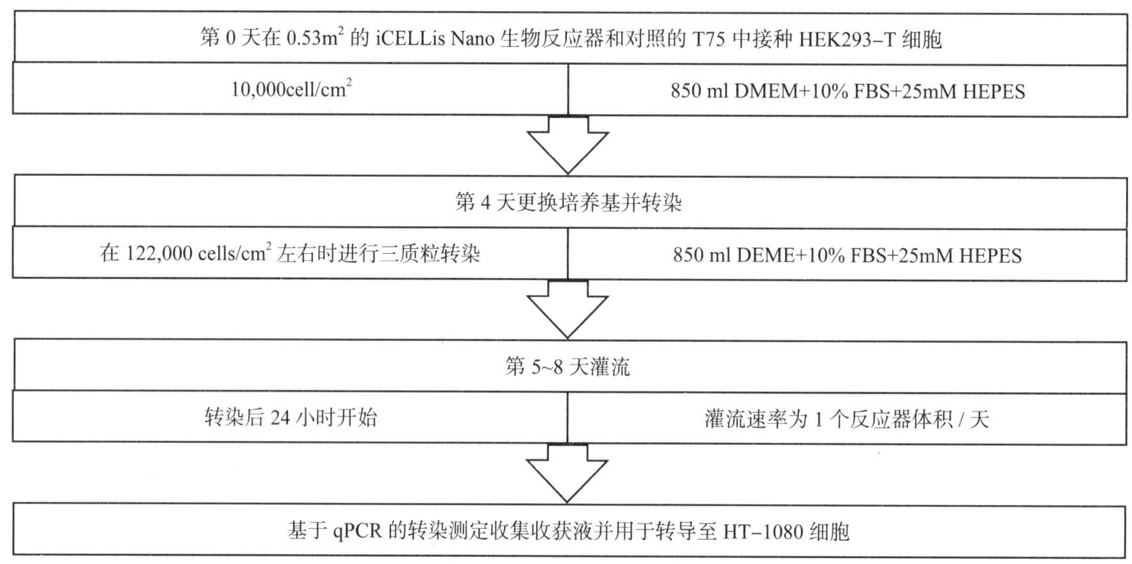

图 13-6 iCELLis 生物反应器工艺流程图

研究证明，在 iCELLis Nano 生物反应器中使用灌流策略成功地提高了慢病毒的收率。如果在 pH、转染孵育时间、收获时间点、灌流速率等方面进一步优化，可获得更高的产量。同时，这种灌注策略可以直接转移到 iCELLis 500+ 生物反应器，这将加快工艺转移到最终的生产规模并提升经济效益。

（三）悬浮类型细胞的灌流培养工艺

现阶段，悬浮类型细胞的培养主要以补料批次培养的方式为主，未来灌流培养的方式将成为趋势。COVID-19 大流行期间，灌流培养技术已成功应用于已上市的新冠腺病毒载体疫苗的生产中。新冠腺病毒载体疫苗的生产使用 HEK293 细胞，在细胞培养阶段，使用灌流培养技术，细胞接种为（0.3~0.8）× 10^6 cells/ml，每天灌流 1~3 倍的培养体积，让细胞最终达到一定的密度，如（1.0~2.0）× 10^7 cells/ml，随后将细胞稀释到（1.0~3.0）× 10^6 cells/ml 的细胞密度，24 小时后进行腺病毒的接毒过程，接毒后 3 天开始收获最终产物。

对于 CHO 细胞来说，抗体领域有很成熟的灌流培养技术，值得疫苗领域借鉴。一方面包括使用 wave 波浪式反应器进行种子细胞的灌流培养，wave 波浪式反应器本身可以搭配漂浮式滤膜截留装置，滤膜孔径 7 μm，小于细胞普遍的直径（13~20 μm），另外由于截留装置漂浮在波浪式反应器的培养液上面，不容易造成细胞堵塞，使用这种波浪式反应器进行细胞培养，在每天灌流 3 倍培养体积的情况下，CHO 细胞的密度最大可达 2.0×10^{9} cells/ml，这样的高密度种子细胞可以直接接种 1000~2000 L 的搅拌式生物反应器，从而大大节省培养时间及中间 200~500 L 的种子罐。另一方面，可以在 N 代生产阶段使用灌流技术，以 200 L 灌流培养为例，设置培养温度为 36℃，较低的培养温度有利于细胞的维持和产物的表达，pH 为 6.9 ± 0.1，DO 为 $40\%\pm10\%$，搅拌转速为 120 r/min，接种细胞密度 $0.3\sim0.8\times10^{6}$ cells/ml，每天灌流 1~2 倍培养体积，待细胞达到一定密度后，开启 Bleeding 模式，每天释放 10%~30% 的细胞，能够让细胞密度维持在稳定水平，在这样的条件下，200 L 培养规模每天可以表达 0.2~0.4 g/L 的蛋白，灌流培养 20 天就可以得到 8 g/L 的产物，而同样规模的补料批次培养方式，14 天的工艺只能够得到 2 g/L 左右的产物。N 代的灌流培养能够在较小规模的反应器上得到更大规模反应器上补料批次培养所得到的产物总量。上述灌流培养的方式，都是将细胞截留在罐内，蛋白产物随上清持续收获，除此之外，还可以使用双膜柱的截留装置，一根膜柱将细胞和蛋白产物一同截留在反应器中，无产物的上清液排出，累积培养 2~3 天，再使用另一根 0.22 μm 孔径的膜柱将蛋白产物和上清一同收获，然后循环往复进行直到培养结束。这样的灌流培养方式一方面可以提高产物产量，另一方面能够使下游纯化操作分批集中进行，从而节约生产成本。

灌流培养和补料批次培养各自有自己的优势和不足，企业可以根据具体的项目特点，选择性地结合灌流培养和补料批次培养进行上游工艺的开发，从而得到更高的产量和更好质量的疫苗产品。

二、一次性产品的使用

随着一次性技术的发展，为了符合 GMP 要求，一次性反应器显示出了它的优势。用于 GMP 大规模生产的 XDR 50–2000 一次性生物反应器，以及 iCELLis 500+ 固定床生物反应器，基于便捷使用、一次性的理念，材料不含动物源成分，经过伽马辐照灭菌，无需对料液接触部件进行清洁验证。相比于传统不锈钢培养容器，一次性生物反应器的人工操作、无菌操作大大减少，使得操作过程的污染风险降到最低，提高药品生产的安全性。反应器配备了一次性传感器监控温度、压力、DO、pH 及细胞密度（可选项），配合无菌连接器的使用可以实现即插即用，对生产环境的要求也大大降低。另外，符合 21 CFR Part 11 要求的软件，实现整个生产过程的完整数据记录和管理。

三、培养基的优化与发展

无血清贴壁培养基和各种疫苗生产细胞株的无血清悬浮培养基是未来疫苗领域大规模细胞培养技术的发展方向之一。虽然现今的无血清培养基技术已经有了空前的发展，但是在疫苗领域，依然有继续优化的空间。

对于贴壁依赖性细胞，贴壁培养的方式仍是必须，但是血清的剔除，能够降低很多血清来源成分的残留，比如白蛋白的残留等，目前市面上还没有发展非常完善的无血清贴壁培养基，并且针对 Vero 细胞和二倍体细胞来讲，其无血清贴壁培养基的组成也不尽相同，二倍体细胞对无血清培养基的要求更高，技术层面的难度也更大。

对于非贴壁依赖性细胞，适合各类疫苗生产细胞株的无血清悬浮培养基对整个培养过程都显得尤为重要。对于 CHO 细胞、HEK293 细胞、SF9 细胞等，已经有了比较成熟的无血清培养基，这些无血清培养基大多可以支持比较好的细胞生长过程，但是对于重组蛋白、病毒等的产量以及质量的改善仍有提高空间，需要深入理解培养基组分对终产物产量以及质量的影响，从而开发出能够高效表达高质量疫苗终产物的无血清培养基。

四、在线监控系统的应用

细胞培养是生物制药中的关键技术，细胞生长状态会影响产毒过程从而影响疫苗的质量。在细胞大规模培养过程中，温度、pH 和 DO 的检测可以通过直接插入生物反应器中的探头实现；营养物质和副产物，如葡萄糖、谷氨酸、乳酸、铵离子的检测，通过离线取样上清液并进行生化检测；细胞参数的检测，比如活细胞密度、细胞直径、细胞活率等，多通过离线取样培养液并通过光学方式进行测定。因此对于细胞培养过程的检测，主要依赖于离线检测技术，存在一定的时间滞后性，无法实现对细胞培养过程的及时干预。随着在线监测系统的发展和应用，已经可以通过原位显微镜实现在线细胞密度的检测；通过拉曼光谱技术以及比尔定律实现在线生化参数定量检测；甚至有在线质谱技术的应用，实现培养基组分以及目标分子的表征检测。这些在线监测系统的加入，可实现培养策略的自动化，以及生产工艺过程中质控点的在线放行，尽量减少人为操作引入的干扰，是大规模细胞培养未来的发展方向。

（张理想，章　祺，刘　静）

参考文献

[1] ANA F R, HUGO R S, MIGUEL R G, et al. Coroadinha, Viral vaccines and their manufacturing cell substrates: New trends and designs in modern vaccinology [J]. Bioethanol, 2015, 10: 1329-1344.

[2] 赵凯. 疫苗研究与应用[M]. 北京：人民卫生出版社，2013.

[3] WHO Expert Committee on Biological Standardization. Recommendations for the evaluation of animal cell cultures as substrates for the manufacture of biological medicinal products and for the characterization of cell banks // WHO Expert Committee on Biological Standardization. Sixty-first report [J]. WHO TRS, 2010, 978: Annex 3.

[4] WANG S Y, SUN J F, LIU P, et al. Immunogenicity and safety of human diploid cell vaccine (HDCV) vs. purified Vero cell vaccine (PVRV) vs. purified chick embryo cell vaccine (PCECV) used in post-exposure prophylaxis: a systematic review and meta-analysis [J]. Human Vaccine & Immunotherapeutic, 2022, 18: 11.

[5] 徐道俊，段清堂，鲁卫东，等. 狂犬 CTN-1V 株在人二倍体细胞 Walvax-2 株上的病毒收获液制备工艺研究 [J]. 药物生物技术，2017，24（5）：381-385.

[6] YANG X, WAN M M, CAI L J, et al. Interferon Inhibition Enhances the Pilot-Scale Production of Rabies Virus in Human Diploid MRC-5 Cells [J]. Viruses, 2022, 14: 49.

[7] RAJENDRAN R, LINGALA R, VUPPU S K, et al. Assessment of packed bed bioreactor systems in the production of viral vaccines [J]. AMB Express, 2014, 4: 25.

[8] YANG J J, GUERTIN P, JIA G D, et al. Large-scale microcarrier culture of HEK293T cells and Vero cells in single-use bioreactors [J]. AMB Express, 2019, 9: 70.

[9] Cytiva 微载体操作指南 [S].

[10] Rajendran. Assessment of packed bed bioreactor systems in the production of viral vaccines [J]. AMB Express, 2014, 4: 25.

[11] Sable J, Amiglir A, Daniels C, et al. Oncolytic Virus Production Using MRC-5 Cells in Pall’s iCELLis® Nano

Bioreactor is Equivalent in High and Low Compaction Beds [J]. Pall Poster, 2020: S150–S151.

[12] Onraedt A. Virus production from bench scale to industrial scale: new technologies that intensify, simplify virus manufacturing and increase overall process efficiency [J]. Pall Poster, 2015.

[13] LESCH H P, HEIKKILÄ K M, LIPPONEN E M, et al. Process Development of Adenoviral Vector Production in Fixed Bed Bioreactor: From Bench to Commercial Scale [J]. Human Gene Therapy, 2015, 26(8): 560–571.

[14] Piriya Yoganatban. Perfusion enables increased lentivirus production using the iCELLis bioreactor system [J]. Pall application note. 2020.

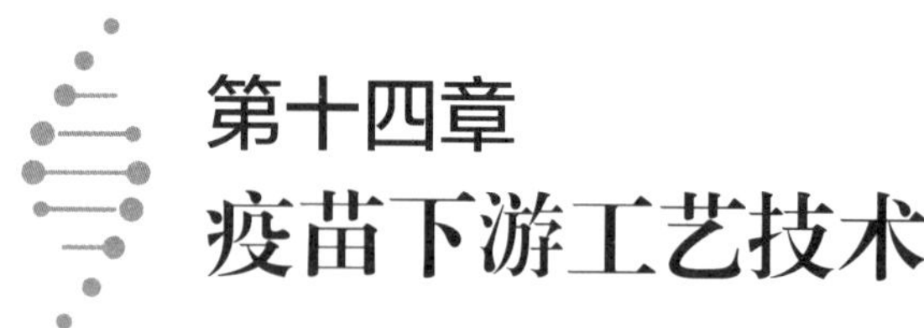

第十四章 疫苗下游工艺技术

第一节 疫苗下游工艺技术分类

疫苗的有效抗原成分是细菌、病毒、来源于病原体的亚单位抗原，或基于基因工程技术的重组蛋白、质粒 DNA、mRNA 或病毒载体等。但在规模化生产过程中会产生许多杂质成分，例如培养基成分、细菌、酵母菌的菌体成分以及其他分泌物、细胞碎片、宿主细胞蛋白、宿主细胞核酸、内毒素、底物等，此外还会存在产品相关杂质，如降解片段和聚集体等。随着科学技术的发展和人们对疫苗安全性与副作用认识的加深，疫苗的纯化制备技术越来越引起企业和监管机构的重视，企业应采用先进的纯化技术最大限度的去除杂质成分，实现疫苗产品质量的提升。

用于疫苗纯化的常用工艺技术包括细胞破碎、澄清工艺、层析工艺及超滤工艺。细胞破碎主要适用于亚单位疫苗提取、胞内表达的重组蛋白类疫苗，如重组乙肝疫苗、重组人乳头瘤病毒疫苗；澄清工艺主要包括离心技术及过滤技术，离心技术是利用离心力将不同密度的物质进行分离，包括高速离心技术及超速离心技术，高速离心用于细胞破碎后细胞碎片的分离，超速离心技术基于密度差异用于疫苗的精细纯化。过滤技术在澄清工艺中的应用主要包含深层过滤技术和中空纤维切向流微滤技术；层析工艺是疫苗纯化领域的重要的纯化技术，包括离子交换层析、分子筛层析、疏水相互作用层析、亲和层析及复合模式层析技术，一个完整的疫苗纯化工艺一般包括 2~3 步不同原理的层析步骤；切向流过滤技术主要应用于料液的浓缩及缓冲液置换，常用的两种形式有中空纤维膜柱和平板膜包。

疫苗的种类多样，不同种类的疫苗可能采用不同的制备技术，如全菌体、全病毒的减毒或灭活疫苗、提取的亚单位疫苗均采用不同的纯化技术；随着疫苗技术的发展，同一种疫苗可采用不同的技术路线进行制备，可实现灭活疫苗、重组蛋白疫苗、病毒载体疫苗、mRNA 疫苗、DNA 疫苗 5 种不同技术路线的规模化生产，不同种类或不同技术路线的疫苗其纯化制备技术也不尽相同。

一、细胞破碎

在某些类型的疫苗组分的生产工艺中，经过细胞培养后，有效的疫苗组分不能释放出细胞外，例如大肠埃希菌表达的包涵体蛋白、酵母表达的非分泌型蛋白、大肠埃希菌培养的超螺旋质粒等。对于此种类型的疫苗，需要对培养细胞进行破碎释放出目的抗原，才能进行下一步的分离纯化。常用的细胞破碎方法[1]如下。

（一）高压破碎

高压破碎利用超高压能量使样品通过狭缝瞬间释放，在剪切效应、空穴效应、碰撞效应的作用下破碎细胞。高压细胞破碎属于机械破碎，避免了化学破碎方法可能产生的化学残留，此种方法适用于大规模生产。

（二）裂解液裂解

裂解液破碎使用的裂解液包括酶制剂、碱液、变性剂及表面活性剂等。利用酶、表面活性剂、碱液等使细胞膜、细菌胞壁等破裂，或是改变细胞壁或细胞膜的通透性，最终使大部分细胞壁及细胞膜成分裂解，释放出细胞内的产物如蛋白、超螺旋质粒、病毒等。代表性的应用为碱液用于 DNA 疫苗大规模生产中大肠埃希菌的破碎，此方法可用于大规模生产。

（三）球磨机破碎

球磨机破碎是指将不同大小的玻璃球混于细胞悬液中，然后将悬液置于优质玻璃或不锈钢容器中，容器的中部是一个不锈钢轴，以电力带动轴转动，通常为 2000~4000 r/min，细胞在转动中与玻璃珠碰撞，达到破碎的目的。球磨机有实验室规模设备，也有适用于工业生产用的设备，流速可达 100~1200 L/h。

（四）超声波破碎

超声对细胞的作用主要有热效应、空化效应和机械效应。超声波破碎细胞是利用超声波（通常 20000Hz）在液体中的分散效应，使液体产生空化的作用，从而使液体中的固体颗粒或细胞组织破碎。该方法在研究阶段使用较多，超声过程易产生热量，相同频率下转头越大超声力越小，故不宜用于大规模生产。

（五）反复冻融

反复冻融适用于动物细胞和某些革兰阴性菌。当细胞冷冻至 –20℃或 –70℃时，细胞内外的水分和某些无机盐成分形成结晶，引起细胞膜的破坏，反复冻融的过程可使细胞完全破坏。但此方法不适合细胞壁较厚和强硬的细胞，也不适用需长时间解冻的大体积细胞。

二、澄清工艺

澄清技术主要包含离心技术和过滤技术。离心技术是利用离心力将不同密度的物质进行分离。过滤技术主要用于多种成分混合物的分离，指利用特定的分离介质在一定压差下将不同大小的物质分离。过滤技术在澄清工艺中的应用广泛，主要包含深层过滤技术以及中空纤维切向流微滤技术。

（一）离心技术

离心技术在疫苗生产工艺中的应用包括高速离心技术及超速离心技术，高速离心用于细胞破碎后细胞碎片的分离，超速离心技术基于密度差异用于疫苗组分的精细纯化。

离心技术常使用的概念为转子每分钟的转速（revolutions per minute，RPM，r/min）。离心力的产生与转子（或称转头）半径、转速及样品质量有关。离心力是衡量离心机最重要的参数之一，它的计量单位符号为 g，即重力加速度[2]。离心力通常用地球引力的倍数来表示，因而称为相对离心力“RCF”；或者用数字乘以“g”来表示，例如 35000 × g，表示相对离心力为 35000。

根据不同的目的来选择离心机及转头所产生的离心力。通常，以普通离心法去除细胞等大颗粒物质，同时普通离心法也能够部分去除细胞碎片、亚细胞成分。高速离心法比较适合于去除细胞碎片、亚细胞成分。超速离心法适合于分离生物大分子或病毒等。在超速或高速离心时，转子高速旋转会发热从而引起温度升高，所以必须采用冷冻系统，使转头和样品温度保持在一定范围内。

（二）直流过滤技术

1. 直流澄清过滤技术简介

直流过滤分为表面过滤和深层过滤两种。表面过滤是通过滤材表面对颗粒的捕捉，通过筛分实现过滤。过滤介质在对流体中的固体颗粒杂质进行拦截时，依靠的主要是孔径的大小，滤材表面会停留及堆积一些料液中的悬浮杂质颗粒。滤网、薄膜等是非常有代表性的表面过滤类型。

深层过滤则与表面过滤相对，过滤介质依靠滤板的厚度纵深，能在纵向深度中捕捉颗粒。一般来说，深层过滤介质都是由纤维构成滤材，通过介质空隙形成的十分曲折和细长的迷宫式通道，实现对于颗粒杂质的捕获。因此，这种捕获并不仅仅是在介质的外表面发生的，更多大程度上是在介质的全部空隙内发生的。同时，在热运动和流体的动力作用下，通道内壁会有部分细小杂质颗粒被滤材以静电吸附等方式捕获。近些年来，随着膜技术的不断发展，除了传统的纤维素基架，很多企业和研究机构也研制了高性能的人工合成的深层滤材。

2. 深层过滤器的介绍

深层过滤在生物制品领域也有很长时间的应用历史。在血液制品中，利用 Cohn 法低温乙醇沉淀分离过程中，组分之间的分离就是采用深层过滤以及硅藻土助滤剂来分离悬浮颗粒，用于制备白蛋白和免疫球蛋白，同时，早期石棉滤板也作为最终蛋白溶液的“除菌过滤”使用。深层过滤广泛引用与生物制品的工艺中，是一种成本效益比较好的预过滤形式，其本身的制作过程中使用的原材料并不昂贵，主要包括纤维素、无机助滤剂以及高分子湿强树脂[3]。

纤维纸浆主要来源于硬质木材和软质木材。硬木的纤维比较短，形成的滤板表面比较平整光滑，而且，短纤维可以形成比较致密的结构，形成的孔隙体积比较小。软木的纤维较长，制作成的滤板孔隙体积较大，机械强度更好，表面也更加粗糙。

深层过滤中第二个比较重要的组成成分便是助滤剂。大多数的深层滤材助滤剂是硅藻土和（或）珍珠岩。这两种无机助滤剂均来自自然界的沉积物。珍珠岩是一种类玻璃状的光滑结构的火山灰。珍珠岩颗粒均一，不同大小的颗粒具有不同的孔隙率。硅藻土来自于浮游生物的化石遗骸。淡水硅藻土来源于少于 20 种不同的硅藻，而咸水硅藻土则来自于成千上万种不同的硅藻种类。硅藻土在滤板纸浆中较为松散，形成结构的空隙率也比较大。相比较珍珠岩，硅藻土在滤板中机械强度的贡献也比较低。与珍珠岩一样，不同的硅藻土也有不同的颗粒度，所形成滤板的颗粒截留能力也就不同[4]。

深层滤材中的另一个主要成分是树脂，树脂一方面是增加滤板的湿强度，另一方面则是提供正电势，从而使得深层滤板能在内部正电荷部位吸附细小颗粒。

3. 深层过滤技术在疫苗工艺中的应用

深层过滤在细菌多糖类疫苗的澄清工艺中有广泛应用，如肺炎多糖疫苗，其来源于肺炎链球菌，肺炎链球菌为革兰阴性、带荚膜的双球菌，其荚膜多糖为重要致病因子。肺炎多糖的工艺通常包括肺炎链球菌培养，杀菌和收获，超滤浓缩，荚膜多糖提取和纯化等步骤。其中，在收获澄清阶段，通常有离心或深层过滤两种工艺选择。通常而言，深层过滤放大性更优异，滤出液浊度更低，更有利于后续超滤工艺的保护，另外作为一次性产品，其硬件和维护成本更低，目前有厂家采取添加硅藻土进行深层过滤或者离心配合深层进行澄清的方案。

此外，深层滤器在病毒类灭活疫苗工艺中也有广泛应用。制备灭活病毒疫苗的大致路径为：接种病毒—病毒培养—收获病毒液—澄清去除组织或细胞碎片—浓缩病毒—灭活病毒—提取和纯化病毒。通常而言，在细胞或者组织碎片的澄清中，深层过滤是一种比较有效的技术手段，但是传统的深层过滤由于含有硅藻土等助滤剂，对病毒吸附比较严重，很难获得较好的回收率。近年来也有更加适合病毒液澄清的深层过滤产品问世，比如 PALL Seitz P® HP Series V100P 新型深层过滤滤材，在满足澄清效果的前提下，数据显示对于流感病毒等有很好的收率表现。另外，Bio10、Bio20 等 PALL Seitz® Bio 系列深层滤板也因为不含助滤剂，在澄清工艺中具有更好的病毒收获水平。目前，也有全人工合成高分子材料构成的深层过滤产品在市场上应用，对于病毒有更好的收获水平，同时滤材的溶出水平更低。

（三）切向流过滤技术

1. 切向流过滤技术简介

除了深层过滤，澄清过滤技术的另一种常用的技术手段便是切向流技术。切向流过滤是指液体流动与过滤方向垂直的过滤形式，与传统的液体死端过滤相比，切向流过滤方式的滤材更不容易污堵，滤速衰减更慢，且通常能重复使用，具有滤速快、效率高的优点。

不同膜材具有不同的分离截留精度，图 14–1 从孔径分布的角度区分了反渗透、纳滤、超滤和微滤。当膜材精度在超滤范畴内，即为切向流超滤，通常用于样品的浓缩和缓冲液置换；当膜材精度在微滤范围内，即为切向流微滤，常用于细胞 / 菌体裂解液的澄清。

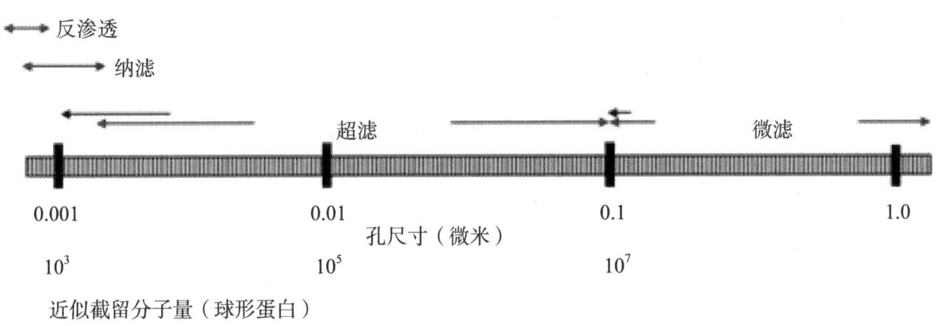

图 14–1　不同过滤模式与孔径大小的对应关系示意图

使用切向流微滤进行澄清多采用切向流中空纤维微滤技术，中空纤维膜是功能纤维材料与分离膜技术交叉形成的新型膜技术产品，具有单位体积装填密度高、过滤面积大、成本相对低的优势，是分离膜领域中发展快、规模大、产值高的一类新型膜技术。中空纤维组件及其装备广泛应用于污水处理、海水淡化、石油化工、食品饮料，血液透析以及药物纯化领域。中空纤维超 / 微滤膜是产量最大、发展最为成熟的膜品种，2020 年全球中空纤维超 / 微滤膜市场规模约 1232 亿元，美国、日本、欧洲等发达国家在高性能中空纤维产品上处于技术和创新领先地位，中国在中空纤维超 / 微滤膜上也在发展中，2020 年市场规模达到 267.9 亿元。中空纤维纳滤膜、反渗透膜和疏水膜的规模化产品目前主要由美国、日本及欧洲提供，中国起步较晚，研发主体以高校、科研院所为主，其规模化产品的关键技术有待发展[5]。

2. 切向流中空纤维微滤技术在疫苗工艺中的应用

在疫苗澄清工艺中，中空纤维切向流微滤技术应用较为广泛。与切向流超滤技术不同，在中空纤维切向流微滤中，通常需要限制透过端的过滤速度，控制方法包括在透过端增加泵或者控制阀门。透过端控制的目的是限制不溶性污染物颗粒在对流作用下沉积在膜表面，让切向流及时冲刷上游颗粒，避免堵塞膜孔。

在百日咳的制备工艺中，切向流中空纤维微滤的方式进行菌体收集浓缩和洗涤也是一种比较灵活、经济、稳定的收集方法。白喉类毒素常用的生产流程是液体培养基培养产毒的白喉杆菌，通过离心或过滤进行菌体分离，用甲醛处理外毒素上清使其变成类毒素，类毒素后续进行进一步的纯化和浓缩以得到合适的剂量。在菌体分离环节，利用中空纤维微滤进行澄清和洗滤，工艺应用成熟，平均滤速度通常大于 20 LMH，透过上清液澄明透亮，相比离心工艺更加简便，更有利于后续纯化工艺，同时，产毒效价絮状单位稳定无损失。

三、层析技术

层析技术用于物质分离始于 20 世纪初，1903 年俄国植物学家 Tswett 用石油醚萃取植物色素，然后注入装填有碳酸钙的玻璃柱，并以石油醚冲洗，得到分离的黄色、绿色区带，所以称为色谱，色谱分离又称为层析（chromatography）。层析技术是利用不同物质的性质差异，包括分子大小、电荷、疏水性等，在不相混溶的两相中分配系数的不同而实现的物质分离。其中一相为固定相（现代层析技术中通常为层析填料），另一相为流动相（现代层析技术中通常为能使目标物质稳定且具有分离效果的缓冲液）。

在众多分离纯化领域技术中，层析技术是一项关键的技术，它通常在分离纯化工序的后端，决定着产品的纯度和收率。与其他分离分离纯化技术相比，层析具有以下特点：①分辨率高，成熟的层析填料及层析设备技术，可以得到具有较高的理论塔板数的层析柱，用于分离高纯度生物制品；②重复性好，易于放大，自动化程度高；③生产效率高，随着层析填料技术的发展，可在生产规模实现更高流速的层析工艺。

层析技术发展到今天，已有非常广泛的应用，并成功应用在单克隆抗体、胰岛素、疫苗、血液制品及基因治疗领域的商业化规模的生产中。随着新型疫苗技术的不断突破性发展及监管部门对疫苗产品质量要求的不断提升，层析技术在疫苗领域的应用也在逐渐完善，由传统的沉淀法、离心法逐步替代为层析法，由单一模式的层析步骤扩展到多种模式的层析技术组合。

根据层析原理的不同，可以将层析技术分为六大类[6]：凝胶过滤层析、离子交换层析、疏水层析、亲和层析、复合模式层析和反相层析。各个层析技术的原理及应用如表 14-1 所示。

表 14-1　层析技术原理及应用

层析种类	分离原理	疫苗领域应用	代表填料
凝胶过滤层析	分子大小差异	乙肝疫苗、狂犬疫苗、流感疫苗	Sepharose 4 FF、Sepharose 6 FF
离子交换层析	分子表面电荷差异	重组乙肝疫苗、重组 HPV 疫苗、重组带状疱疹疫苗、重组 RSV 疫苗	Capto Q、Capto DEAE、Capto S
疏水层析	分子疏水基团疏水性差异	重组乙肝疫苗、mRNA 疫苗	Capto Butyl ImpRes、Capto phenyl ImpRes
亲和层析	生物特异性相互作用	DNA 疫苗、重组新冠疫苗、重组 RSV 疫苗	Capto plasmidselect、Capto DeVirs
复合模式层析	两种或两种以上层析原理共同作用	重组新冠疫苗、mRNA 疫苗	Capto Adhere、Capto MMC、Capto core 700
反相层析	分子极性差异	疫苗领域应用较少	Source 15 RPC

（一）凝胶过滤层析

凝胶过滤层析（gel filtration chromatography）实际上是一种分配层析技术，即根据溶质分子在两相（流动相和固定相）中的分配系数的差异（在这里是溶质分子大小和形状）进行分离的纯化技术，故又称体积排阻层析或分子体积层析[7]（size exclusion chromatography）。这种方法利用分子大小分级分离而不存在化学结合，因此降低了因不可逆结合所导致的蛋白质损失和失活。

凝胶过滤是根据蛋白质分子大小不同而达到分离目的的。广义上来讲，凝胶是指一类具有三维空间多空网状结构的微团物质，如琼脂糖凝胶、葡聚糖凝胶等。当含有不同物质的样品溶液缓慢流经凝胶层析柱时，各种物质在柱内不仅是向下移动的，而且还在做无定向的扩散运动。分子直径不小于凝胶孔径的分子不能进入凝胶颗粒的微孔里，只能在凝胶颗粒之间的孔隙中运动，向下移动的速度最快；而分子直径比凝胶孔径小的分子除了在凝胶颗粒间隙中扩散之外，还可以进入凝胶颗粒的微孔之中，因此分子直径小的物质向下移动的速度要小于直径大的物质，大小分子物质在凝胶柱中走过的路径不同，因而按照一定的顺序流出柱外而达到分离目的。图 14-2 为凝胶过滤层析分离不同分子大小物质的示意图。

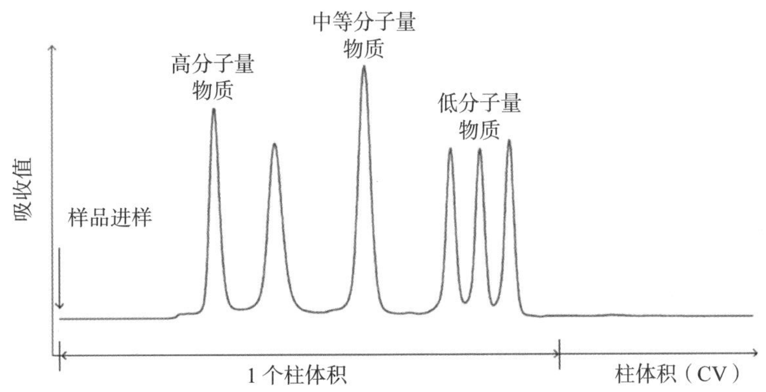

图 14-2　凝胶过滤层析分离不同分子大小物质的示意图

一般采用溶质分子在固定相和流动相之间的分配系数 K_d 来表示凝胶过滤层析的特性。

$$K_d=(V_e-V_0)/V_i$$

公式中，V_e 表示某物质从层析柱内完全被洗脱出来时的洗脱体积；V_0 表示层析柱内凝胶颗粒之间空隙的总体积，即外水体积；V_i 表示层析柱内凝胶颗粒内部微孔的总容积，又称内水体积。

正常情况下，K_d 值应该在 0~1 之间，当某种成分的 K_d 值为 0 时，意味着这种成分完全被排阻在凝胶颗粒的微孔之外，而最先被洗脱下来。当另一种成分的 K_d 值为 1 时，意味着这一成分完全不被排阻，可以自由地扩散进入凝胶颗粒内部的微孔中，最后被洗脱出来。大部分物质 K_d 值介于 0~1，K_d 值小的最先流出，K_d 值大的随后流出。

凝胶过滤层析的另一个重要的特征常数是分辨率（Resolution）。分辨率通常用 R_s 表示。

$$R_S = \frac{V_{e2} - V_{e1}}{1/2\,(W_1 + W_2)}$$

V_{e2} 和 V_{e1} 分别代表两个物质的洗脱体积；W_1 和 W_2 分别代表两个峰的峰宽（图 14–3）。两个物质要完全分开，R_s 必须要大于或等于 1。影响分辨率的因素有很多，包括凝胶类型、上样体积、流速、温度、柱高等。

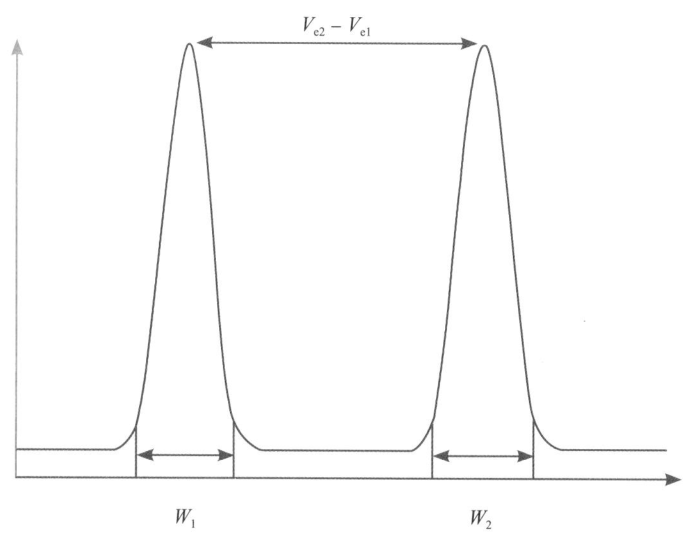

图 14–3　层析分辨率示意图

最常用的凝胶过滤层析填料包括葡聚糖凝胶（dextran）和琼脂糖凝胶（agarose），不同类型的填料具有不同的分离范围（表 14–2）。

表 14–2　常用的凝胶过滤填料汇总

填料	分子量范围 Da（球状蛋白）	主要用途
Sephadex G–10	$< 7 \times 10^2$	脱盐、缓冲液置换
Sephadex G–25	$(1\text{~}5) \times 10^3$	脱盐、缓冲液置换
Superdex 30	$< 1 \times 10^4$	精细分离、蛋白分析
Superdex 75	$3 \times 10^3\text{~}7 \times 10^4$	精细分离、蛋白分析
Superdex 200	$3 \times 10^4\text{~}6 \times 10^6$	精细分离、蛋白分析
Sepharose 4FF	$6 \times 10^4\text{~}3 \times 10^7$	病毒颗粒的分离
Sepharose 6FF	$1 \times 10^4\text{~}4 \times 10^6$	病毒颗粒的分离

续表

填料	分子量范围 Da（球状蛋白）	主要用途
Sephacryl S-100	1×10^3~1×10^5	蛋白精细分离
Sephacryl S-200	5×10^3~2.5×10^5	蛋白精细分离
Sephacryl S-300	1×10^4~1.5×10^6	病毒颗粒的分离
Sephacryl S-400	2×10^4~8×10^6	病毒颗粒的分离

（二）离子交换层析

离子交换层析（ion-exchange chromatography）是利用带电的溶质分子与填料上的离子交换基团之间的可逆的静电相互作用力差异进行物质分离的一种层析技术。根据填料带电基团的不同可以分为阴离子交换层析和阳离子交换层析，若带电基团呈正电性，则能与带负电的分子结合，称为阴离子交换层析，反之为阳离子交换层析[8]。

离子交换层析是一种吸附层析，蛋白质等电点是进行离子交换层析的重要依据，在 pH 接近中性的溶液中，裸露在蛋白质分子表面的精氨酸、赖氨酸、组氨酸残基带正电荷，而酸性氨基酸、谷氨酸和天门冬氨酸残基带负电荷。当溶液中蛋白质正电荷与负电荷相等时，静电荷为零，蛋白质分子在电场中不发生移动，此时溶液的 pH 即为蛋白质的等电点。当溶液的 pH 高于蛋白质的等电点时，蛋白质带负电荷，可与阴离子交换填料结合，当溶液的 pH 低于蛋白质的等电点时，蛋白质带正电荷，可与阳离子交换填料结合。溶液的 pH 与蛋白质等电点相差越大，他们之间静电相互作用越强，反之则弱。一般进行离子交换层析的最佳缓冲液 pH 与蛋白质的等电点相差一个单位。这样既可以保证蛋白质分子与离子交换填料结合，又可以采用较温和的条件进行洗脱。

离子交换层析可以采用流穿模式，即目的物质不与离子交换填料结合，杂质与离子交换填料结合，也可以采用结合洗脱模式，即目的物质与离子交换填料结合，杂质流穿或与填料结合，通过梯度洗脱将目的物质与杂质分离，通常结合洗脱模式的离子交换层析的过程包括平衡、上样、清洗、洗脱、再生、清洁和保存 7 个步骤。图 14-4 为离子交换层析的流程示意图。

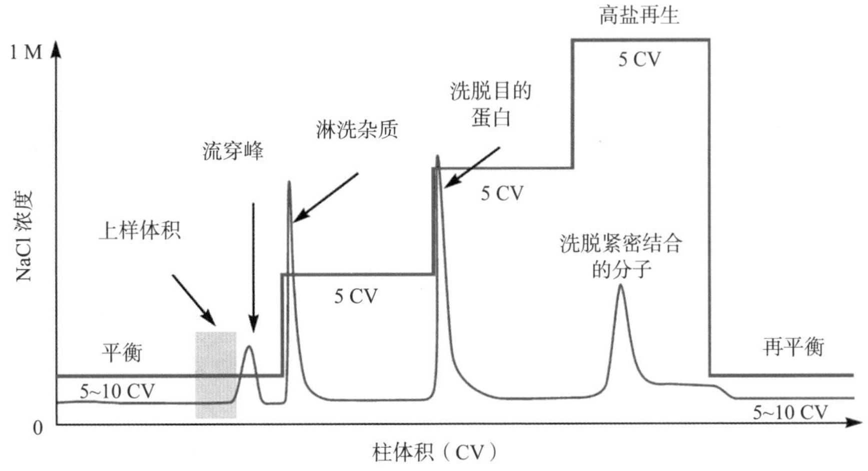

图 14-4　离子交换层析的流程示意图

常用的离子交换基团及常见的离子交换填料分别如表 14-3 和表 14-4 所示。

表 14-3 常用离子交换基团

	类型	功能基团
阴离子交换基团		
季铵（Q）	强阴离子	$-CH_2-N^+-(CH_3)_3$
二乙氨乙基（DEAE）	弱阴离子	$-CH_2-CH_2-N^+-(CH_2-CH_3)_2$
阳离子交换基团		
磺丙基（SP）	强阳离子	$-CH_2-CH_2-CH_2-SO_3^-$
磺酸甲酯（S）	强阳离子	$-CH_2-SO_3^-$
羧甲基（CM）	弱阳离子	$-CH_2-COO^-$

表 14-4 常用离子交换填料

商品名称	粒径（μm）	活性基团	交换容量
Capto Q	90	$-N^+(CH_3)_3$	0.16~0.22mmol Cl^-/ml
Capto Q ImpRes	40	$-N^+(CH_3)_3$	0.15~0.18mmol Cl^-/ml
Capto DEAE	90	$-N^+H(CH_2CH_3)_2$	0.29~0.35mmol Cl^-/ml
Capto Q XP	75	$-N^+(CH_3)_3$	0.095~0.125mmol Cl^-/ml
Capto S	90	$-SO_3^-$	0.11~0.14mmol Na^+/ml
Capto SP ImpRes	40	$-CH_2CH_2CH_2SO_3^-$	0.13~0.16mmol（H^+）/ml
Capto S ImpAct	50	$-SO_3^-$ 和吡咯烷酮	0.063mmol（H^+）/ml

（三）疏水相互作用层析

疏水相互作用层析（hydrophobic interaction chromatography）是利用生物大分子表面疏水基团与偶联在填料表面的疏水基团之间的疏水相互作用进行分离的一种技术。亲水性蛋白质分子的表面均含有一定的疏水性基团，疏水性氨基酸（如亮氨酸、缬氨酸、酪氨酸和苯丙氨酸）含量较多的，蛋白质的疏水性基团多，其疏水作用也越大[9]。一般情况下，蛋白质分子在高离子强度的缓冲溶液中，表面疏水部位的水化层被破坏，疏水部位局部暴露，蛋白质的疏水部位便与填料上的疏水基团结合。相反，当溶液中离子强度降低时，蛋白质分子表面的水化层形成，蛋白质分子和填料疏水基团之间的疏水相互作用减弱。

疏水填料的配基主要为大小不等的烷基侧链或芳香基团，在长链烷烃基团中，随着碳链的增长，疏水相互作用增强，常用的疏水基团作用强弱顺序是：Butyl ＜ Octyl ＜ Phenyl。蛋白质分子与疏水填料的结合力取决于诸多因素，包括蛋白质分子疏水基团的分布、填料疏水配基的性质、配基密度、盐离子种类、盐离子浓度、温度等。

1. 离子强度及种类的影响

不同的金属离子对蛋白质与填料的疏水作用影响不同，高价阴离子盐析作用大，其作用的强弱顺序如下。

阴离子：$PO_4^{3-} > SO_4^{2-} > CH_3COO^- > Cl^- > Br^- > NO_3^- > ClO_4^- > I^- > SCN^-$

阳离子：$NH_4^+ > Rb^+ > K^+ > Na^+ > Cs^+ > Li^{2+} > Mg^{2+} > Ca^{2+} > Ba^{2+}$

在疏水相互作用层析中，主要利用硫酸铵、硫酸钠和氯化钠等盐溶液为流动相，在略低于盐析点的浓度下上样，使蛋白质分子与疏水填料基团结合，然后逐渐降低流动相离子强度进行洗脱。

2. 洗脱液性质对疏水相互作用的影响

疏水相互作用层析中，对于洗脱困难的情况，可以在洗脱液中加入介电常数比较小的物质，如乙醇、乙醚等，可以减弱疏水基团之间的相互作用，增加洗脱的收率。

3. 温度对疏水相互作用的影响

疏水相互作用的吸附过程随着温度的升高而增强，蛋白质疏水部位的去水化过程有利于与填料疏水基团的吸附，蛋白质分子水化过程一般为放热过程，去水化过程为吸热过程，疏水性吸附一般也为吸热过程，因此，疏水相互作用的吸附平衡常数随温度的升高而增大。

常用的疏水相互作用层析填料如表 14–5 所示。

表 14–5　常用疏水填料

填料	基团	粒径（μm）
Capto Butyl	正丁基	90
Capto Butyl ImpRes	正丁基	40
Capto Phenyl	苯基	90
Capto Phenyl ImpRes	苯基	40
Capto Butyl–S	硫化丁基	90
Capto Octyl	辛基	90

（四）亲和层析

亲和层析（affinity chromatography）是利用待分离物质和它的特异性配体间具有特异的亲和性结合，从而达到分离目的的一类特殊层析技术。具有专一亲和力的生物分子对或者配体 – 配基对主要有抗原与抗体、DNA 与互补 DNA 或 RNA、酶与它的底物或竞争性抑制剂、激素或药物与它们的受体、维生素和它的特异结合蛋白、糖蛋白与它相应的植物凝集素等。每对配对反应物之间都有一定的亲和力[10]。

由于亲和层析具有高度的选择性，因此对目标蛋白质具有较高的分辨率和高的载量，纯化效率可达数千倍，并且具有很高的回收率。目标蛋白质与配体之间的生物学相互作用，可以是静电相互作用、疏水相互作用、范德华力或氢键产生的。由于亲和填料与目的蛋白之间的相互作用是可逆的，因此可以将目标蛋白从亲和填料上洗脱，洗脱可以采用特异性竞争的配基，也可以采用非特异性洗脱方式，如改变 pH、离子强度或溶液的极性。

用于亲和层析的典型的生物间相互作用：①酶，底物类似物、抑制剂、辅助因子；②抗体，抗原、病毒、细胞；③凝集素，多糖类、糖蛋白、细胞表面受体、细胞；④核酸，互补碱基序列、组蛋白、核酸聚合酶、核酸结合蛋白；⑤激素和维生素，受体、载体蛋白；⑥谷胱甘肽，谷胱甘肽 –S– 转移酶、GST 融合蛋白；⑦金属离子，His 标签蛋白、具有组氨酸的天然蛋白、表面具有半胱氨酸或色氨酸的蛋白。

亲和层析的常用的洗脱方式包括 pH 值洗脱、离子强度洗脱、竞争性洗脱、促溶洗脱及降低洗脱液极性洗脱。

疫苗生产工艺中常用的亲和层析填料如表 14–6 所示。

表 14–6　疫苗工艺常用亲和填料及用途

亲和层析填料	目标配基	粒径（μm）	用途
Capto Plasmidselect	2– 羟基吡啶硫酮	40	DNA 疫苗、超螺旋质粒的纯化
Capto AVB	重组蛋白	50	腺相关病毒的纯化
Capto Heparin	肝素	90	病毒的纯化
Capto Lentil Lectin	扁豆来源金属蛋白	75	糖蛋白及含糖蛋白病毒的纯化
Capto DeVirs	硫酸葡聚糖	75	流感病毒、黄热病毒、重组呼吸道合胞疫苗的纯化

（五）复合模式层析

复合模式层析（multimodal chromatography）是指利用一种以上相互作用的模式，彼此单独或者协同发挥作用将物质进行分离的一种层析方式。根据实验条件的不同，相互作用的种类不同，主要包括静电作用、疏水相互作用、氢键、π – π 相互作用、亲硫相互作用等[11]。

常见的复合模式层析填料包括离子交换配基和疏水配基的复合，部分复合模式层析包含三种层析模式，如 Capto Core 700，复合了分子筛层析、离子交换层析和疏水相互作用层析三种层析模式，是在病毒类疫苗领域应用非常广泛的复合模式填料（图 14–5）。

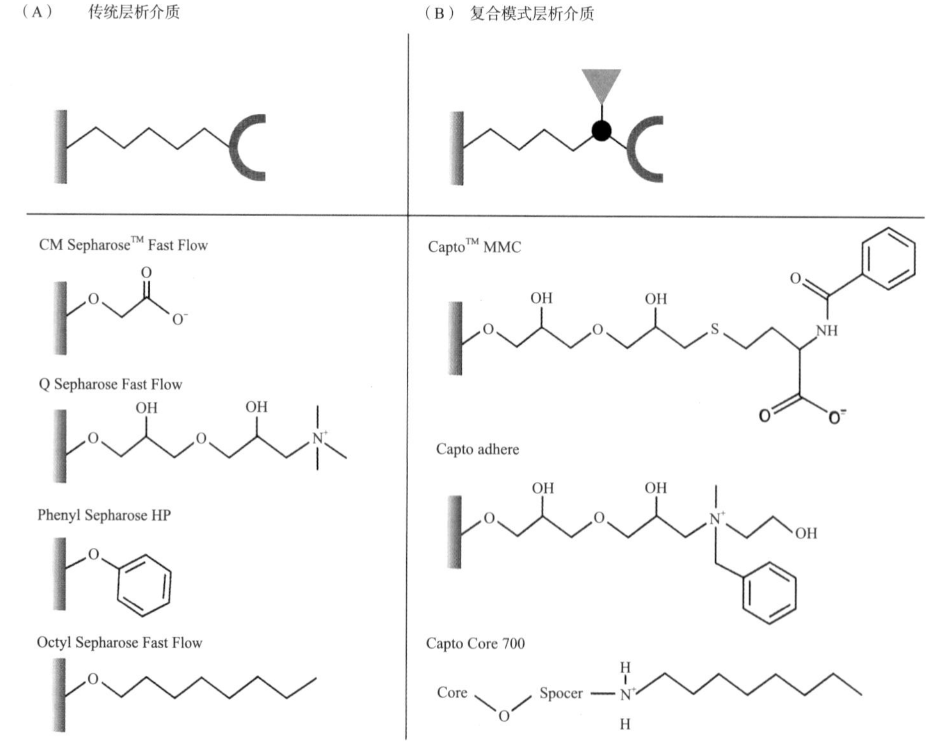

图 14–5　典型的复合模式填料

复合模式层析在传统层析模式达不到预期效果的情况下，通过扩展操作窗口提供纯化工作流程中的新型解决方案，如相对于单一离子交换介质来说，样品电导率过高，需要减少纯化步骤的数量，或传统介质的选择性不足以提供所需要的目标蛋白纯度时。

在复合模式层析中，在结合 / 洗脱模式与流穿模式之间的选择比使用单一方法更加复杂，因为在复合模式层析中会发生多种类型的相互作用，而且这些各个相互作用的强度通常取决于整体工艺条件。例如，与传统离子交换填料相比，复合模式层析的结合 pH 范围通常会扩大，这也为复合模式介质提供了独特的选择性和通常更广泛的操作窗口（图 14–6）。蛋白质等电点通常不是选择复合模式填料正确的结合和洗脱 pH 的良好指标，因此条件的筛选至关重要，通常可选用高通量筛选工具，如 96 孔板或微型层析柱（PreDictor plates 和 RoboColumn ™）。必要时使用 DoE（design of experiment，实验设计）完成筛选研究的实验设计，典型的筛选因素是 pH 和电导率，为了有助于选择筛选的 pH 范围，可以用微量的样品和小层析柱进行 pH 梯度洗脱实验，确立样品的洗脱 pH。常见的复合模式填料如表 14–7 所示。

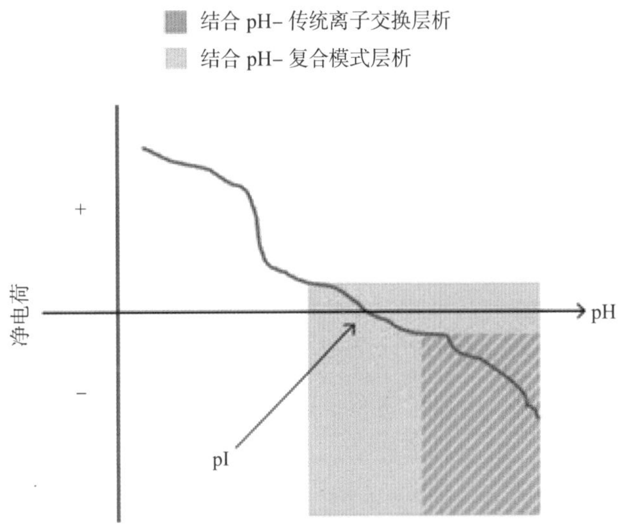

图 14–6　离子交换填料及复合模式填料结合 pH 范围

表 14–7　常用复合模式填料

复合模式层析填料	配基	粒径（μm）	作用力
Capto adhere	– 苄基甲基乙醇胺	75	静电相互作用、疏水相互作用、氢键
Capto adhere ImpRes	– 苄基甲基乙醇胺	40	静电相互作用、疏水相互作用、氢键
Capto MMC	N– 苯甲酰同型半胱氨酸	75	静电相互作用、疏水相互作用、氢键、嗜硫相互作用
Capto MMC ImpRes	N– 苯甲酰同型半胱氨酸	40	静电相互作用、疏水相互作用、氢键、嗜硫相互作用
Capto Core 700/400	辛胺	90	静电相互作用、疏水相互作用、氢键、分子筛作用

四、切向流过滤技术

（一）切向流过滤技术简介

切向流过滤（tangential flow filtration，TFF）是一种压力驱动的，根据分子尺寸的膜分离过程。切向流过滤则是指液体的流动方向是平行于膜表面的，在压力的作用下只有一部分液体穿过滤膜进入下游，这种操作方式也有人称之为“错流过滤”（cross flow filtration）。由于切向流在过滤过程中对膜包的表面进行不停地“冲刷”，所以在这种操作模式下有效地缓解了大颗粒和分子在膜上的堆积，这就使得这种操作模式在很多应用中具有独特的优势。在疫苗产品的下游纯化工艺中，切向流过滤常被用于料液的浓缩和缓冲液置换，更好地衔接各个工艺步骤。此外，在分子量较大的疫苗产品工艺中，由于膜孔径较大，切向流过滤还可以起到杂质去除的目的。切向流过滤工艺的主要控制参数包括超滤膜的截留分子量（molecular weight cut-off，MWCO），超滤膜面积，过膜压力（trans membrane pressure，TMP），切向流速（cross forward flow，CFF）。

目前疫苗产品的浓缩及缓冲液置换还是采用常规超滤 TFF 技术，即流体通过多次再循环的方式，切向通过膜的表面，在运行过程中比膜截留分子量大的目标分子得到了保留，然而小分子和缓冲液通过了膜，从而达到目标分子的浓缩及缓冲液的更换，物料运行方式如图 14-7 所示。目前市面上广为使用的超滤 TFF 产品形式有中空纤维以及平板膜包，各个厂家产品设计原理较为相似，主要针对膜材质、膜内部构造、流道设计等有差异性，可以依据料液的性质、过滤性能、可放大性及生产成本几个维度思考评估。典型平板膜包及中空纤维膜柱结构如图 14-8 所示。在疫苗生产工艺应用中，不同产品所需的超滤膜包截留分子量各有不同，例如在百日咳疫苗的生产过程中，使用截留分子量为 10 kDa 的膜包进行类毒素的浓缩，而对于流感病毒类疫苗经常选用截留分子量为 100 kDa 或 300 kDa 的产品。

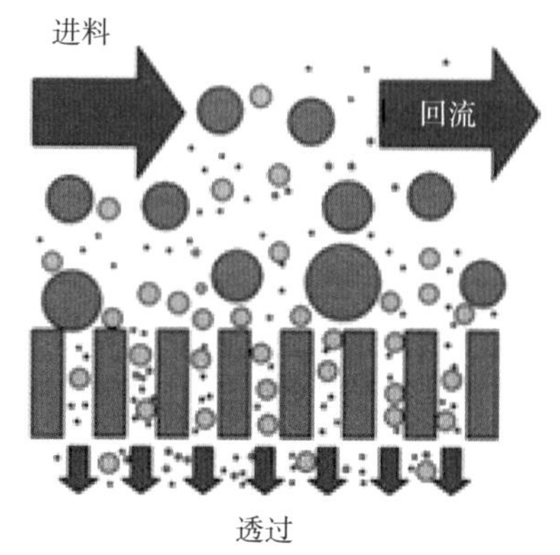

图 14-7　TFF 技术中物料运行方式

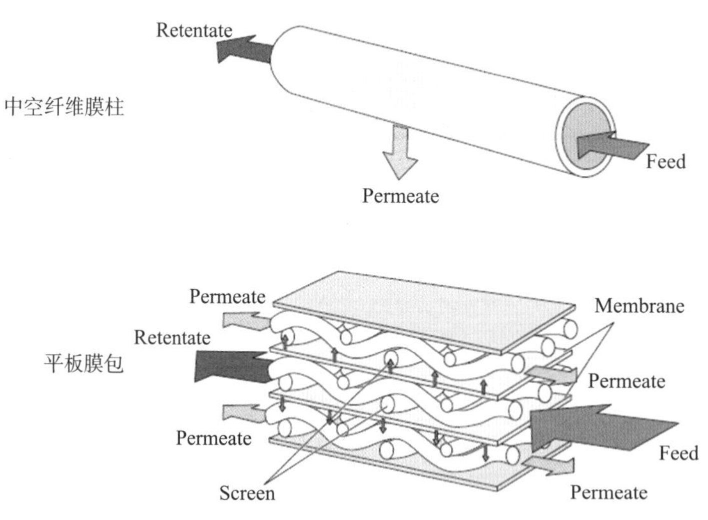

图 14-8　中空纤维膜柱（上）及平板膜包（下）示意图

（二）单向流 TFF 技术简介

采用传统的切向流超滤 TFF 技术，无论是中空纤维还是超滤膜包，主要的潜在风险是上游料液在浓缩过程中始终在上游流路中循环，会长时间承受泵、管路和超滤设备的剪切力作用，其积累效果对分子结构的损伤不容忽视。单向流 TFF 技术（single-pass TFF，SPTFF）通过膜结构的内部改变，使料液在膜包内单向流动一次，在回流端获得浓缩后的料液，通过增加流路长度达到浓缩效果。这种技术大幅度降低了料液循环次数，并大大降低膜包剪切力，对剪切比较敏感的分子具有保护作用，而且物料在系统中的停留时间短暂，不需要循环回流到物料储液罐中，夹杂空气和产生泡沫的机会大大减少。图 14–9 对比了传统超滤方式及单向流超滤方式的不同[12]。SPTFF 的特性充分降低了得率损失的可能性，以及最大限度的降低了对目标组分的伤害，且简化的系统设计消除了因为泵的剪切力造成的对脆弱蛋白破坏的风险。

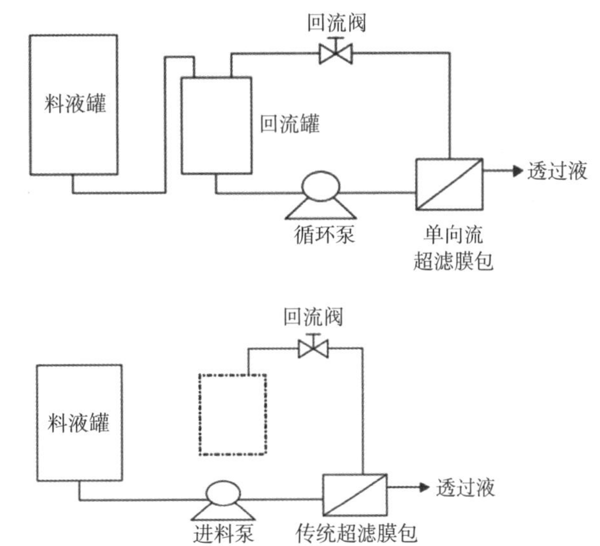

图 14–9　传统超滤方式（上）及单向流超滤方式（下）示意图

SPTFF 单向流超滤技术，是通过在紧凑的空间内将多个膜包进行串联排布，延长流路使得料液在单次通过切向流模块即可实现高倍率浓缩，减少料液反复在系统中循环对产品质量造成影响，运行示意图见图 14–10。SPTFF 可广泛应用于连续流平台、高浓制剂制备、剪切力敏感的物料浓缩工艺，在疫苗领域可应用于对剪切力敏感的产品浓缩，如病毒载体疫苗、病毒灭活疫苗工艺等领域。SPTFF 单向切向流技术可采用多级串联模组灵活搭配，依据料液情况来实现不同程度的浓缩需求[13]。在针对有高浓缩倍数需求及剪切力敏感的疫苗产品来说，无需经过常规切向流技术的料液往复循环模式，选用 SPTFF 技术可大幅度降低由系统引起的产品质量风险。对比常规超滤循环模式，这种不同运行模式下，由于进口料液状态的变化，滤速也呈现了不一样的表现（图 14–11）。

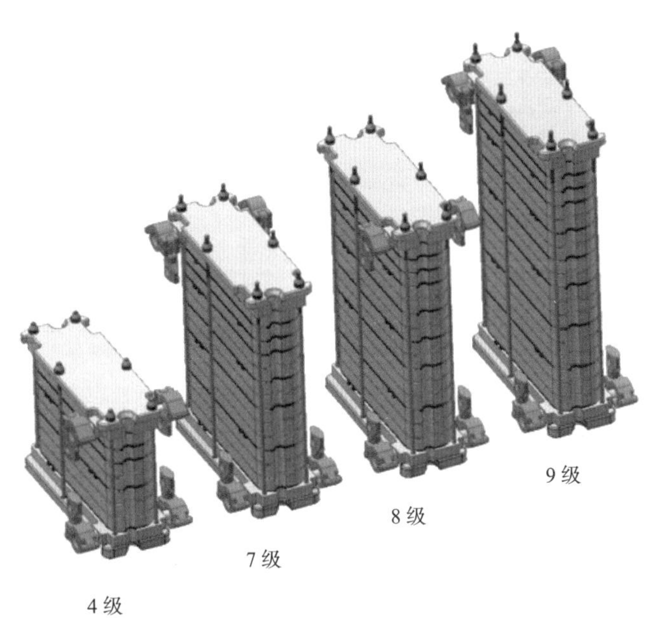

图 14–10　Cadence ™ Single pass TFF 不同级数灵活配置

单向流超滤在大分子病毒的浓缩应用中优势显著，尤其对于有囊膜或有刺突的敏感病毒来说，如在工艺中囊膜受损或刺突脱落，会导致免疫原性大大降低。常规超滤技术由于上游流路中循环，有持续的剪切力存在，长时间运行可能对病毒的活性造成不利影响。这种情况下，选择单向流超滤技术可以大幅降低剪切力对目标抗原的损伤。另一方面，SPTFF 的多级设计还可以满足高浓缩倍数的需求，以及连续生产的需求。例如，300kDa SPTFF 系统可以轻松实现对于狂犬病毒高倍浓缩的生产，而且可有效降低 HCP 及 DNA 含量。

五、除菌过滤技术

（一）除菌过滤的一般要求

生物制品灭菌常用的方法包括湿热灭菌、干热灭菌、环氧乙烷灭菌、过滤除菌、辐照灭菌。选用哪种灭菌方式，应充分考虑制剂的特点，疫苗作为不可耐受热灭的一类无菌制剂，通常会选择

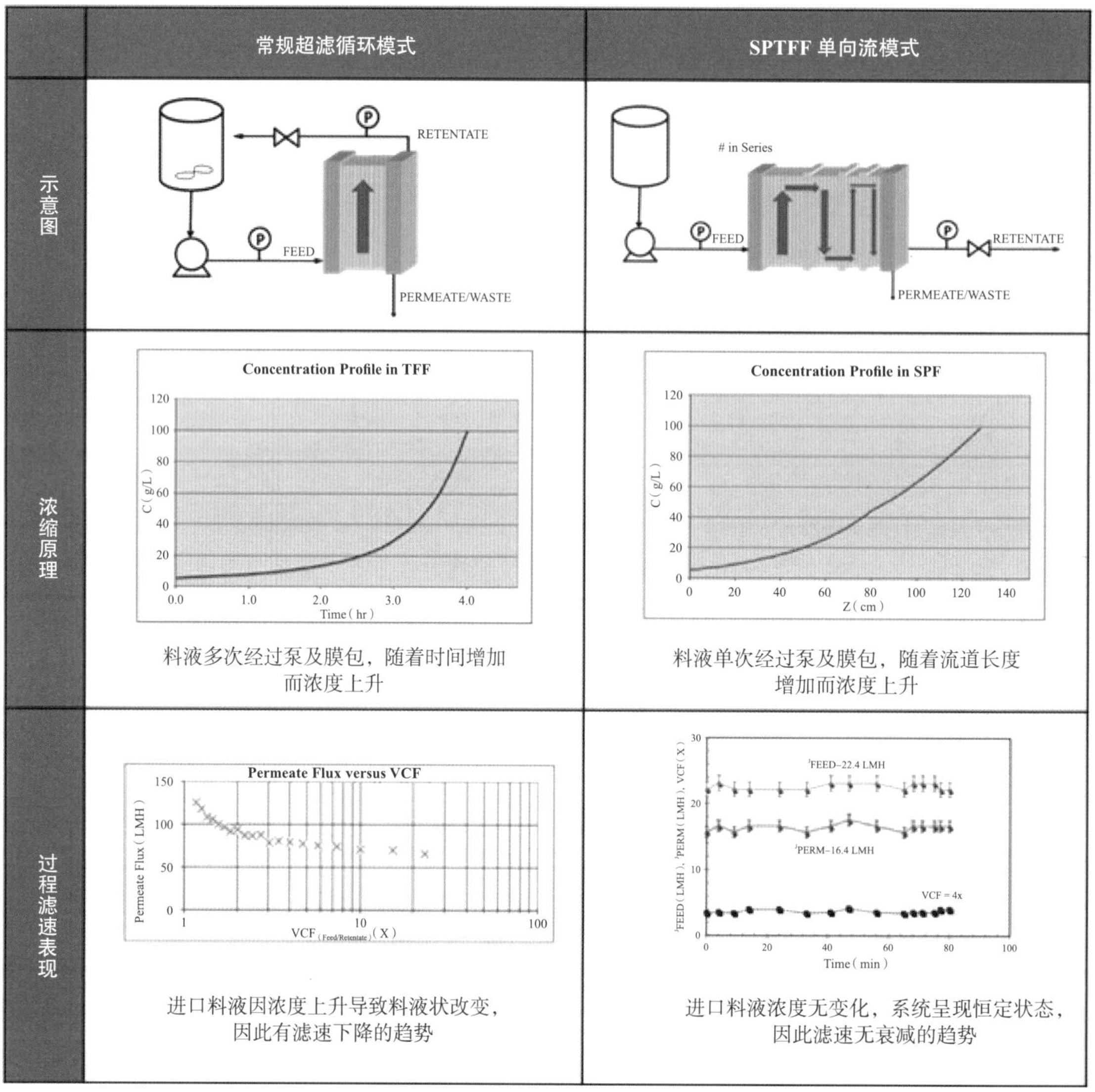

	常规超滤循环模式	SPTFF 单向流模式
示意图	RETENTATE FEED PERMEATE/WASTE	# in Series FEED RETENTATE PERMEATE/WASTE
浓缩原理	Concentration Profile in TFF C（g/L） Time（hr） 料液多次经过泵及膜包，随着时间增加而浓度上升	Concentration Profile in SPF C（g/L） Z（cm） 料液单次经过泵及膜包，随着流道长度增加而浓度上升
过程滤速表现	Permeate Flux versus VCF Permeate Flux（LMH） VCF (Feed/Retentate)（X） 进口料液因浓度上升导致料液状改变，因此有滤速下降的趋势	FEED~22.4 LMH PERM~16.4 LMH VCF = 4x FEED（LMH）, PERM（LMH）, VCF（X） Time（min） 进口料液浓度无变化，系统呈现恒定状态，因此滤速无衰减的趋势

图 14-11　常规超滤技术与 SPTFF 技术差异对比

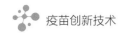

除菌过滤来保证药品的无菌性。除菌过滤器是常用的除菌过滤工具，根据 ASTM 838-15，用挑战水平≥ 1×10^7 cfu/cm^2 有效过滤面积的缺陷型假单胞菌对过滤器进行挑战，经过适当验证，可以稳定重现产生无菌滤出液的过滤器被称为除菌过滤器，精度通常为 0.2/0.22 μm。除菌过滤由于其灭菌效力有限，所以应尽可能降低除菌过滤的风险，首先针对除菌过滤前的料液的微生物水平应≤ 10 cfu/100 ml，另外过滤系统的设计也推荐冗余设计。

（二）除菌过滤的选择

除菌过滤器的选择需要考量的因素通常包含过滤器形式、滤膜材质、过滤通量及过滤载量等。过滤器的形式主要分为滤芯形式以及囊氏形式。滤芯需要配合不锈钢滤壳使用，重复使用的滤壳需要清洁以及清洁验证。而囊氏过滤器本身带有外壳（通常为 PP 材质），使用后可以直接抛弃，相对便捷。常用的亲水滤膜材质有聚丙烯（PES）、聚偏二氟乙烯（PVDF）、尼龙（Nylon）、醋酸纤维素（NC）。PES 材质因可以实现渐变孔的制膜工艺[14]，其载量和通量通常较高；PVDF 材质的溶析出物水平通常最低。载量和通量一方面与待过滤物料的性质相关（如浓度、黏度、颗粒粒径等），同时也与滤膜材质和制膜工艺有关系。相同膜材质因制膜工艺不同，过滤特性也会有差异，例如 PALL Supor® EKV 和 PALL Supor® ECV，两款同为 PES 材质滤膜，但 Supor® ECV 针对一些高黏度物料表现较为优异。这两种过滤器在多种类型的的疫苗都被报道有广泛使用，如病毒载体疫苗[15]、DNA 疫苗[16]、OMV 疫苗（外膜囊泡疫苗）[17，18]等。

（三）除菌过滤器的验证

无论选择哪种灭菌方式都应经过验证，过滤除菌也不例外。对于除菌过滤来说，验证包含两大部分，一部分为除菌过滤器本身的核心验证，包含过滤器的一些固有属性，如耐温耐压、细菌挑战等，通常由过滤器的生产企业完成；另一部分为基于除菌过滤工艺的验证，需考虑到产品类型、过滤批量、过滤温度及压力等工艺参数，由制药企业主导完成。

在除菌过滤器的使用环节中，完整性检测是重中之重，对于完整性检测的要求，虽然不同地区法规要求不尽相同，但差异的部分仅在使用前且灭菌后的检测，也就是使用前灭菌后完整性测试（pre use post sterilization integrity test，PUPSIT）。2020 版欧盟 GMP 附录一（2022.8.25）更新之后，将 PUPSIT 的要求从必须变为特殊情况可评估。我国 2018 年《除菌过滤技术应用指南》[19]要求除菌过滤器使用后，必须采用适当的方法立即对其完整性进行测试并记录，除菌过滤器使用前，应当进行风险评估来确定是否进行完整性测试，并确定在灭菌前还是灭菌后进行。当进行灭菌后使用前完整性测试时，需要采取措施保证过滤器下游的无菌性。表 14–8 列举了不同地区对于完整性检测的要求。

表 14–8　不同地区对完整性检测要求

地区	使用前 – 灭菌后	使用后
中国	风险评估是否执行	需要做
欧盟	不执行需要风险评估	需要做
美国	可以做	需要做

众所周知，欧盟 GMP 附录一关于 PUPSIT 的征求意见曾在业内引发激烈的讨论。争论的焦点在于需要对已灭菌的过滤组件下游进行操作，加大了工艺的复杂性，增加了产品污染的风险。但是 PUPSIT 的优势在于：①可以规避由于过滤器使用中发生掩蔽效应而导致的完整性测试出现假阴性的错误结果（即原本不合格的膜孔在过滤中被堵塞使得使用后测试通过的假阴性结果），提高了药品的安全保障。且这种掩蔽效应不是猜想，已被业界证实[20]；②避免了过滤后发现测试不合格而带来的产品报废的风险。针对第一点，可以通过过滤工艺筛选时做充分的载量摸索研究，并保有足够的安全余量来降低风险。但经过多次讨论，最终 PUPSIT 依旧在欧盟 GMP 附录一中被保留下来，仅在特殊的情况下可以通过充分的评估来代替。因此疫苗生产企业在保留评估手段的前提下，也需要具备执行 PUPSIT 的能力，以适应在全球化的趋势下推动我们的疫苗“走出去”。

1. PUPSIT 的设计

（1）什么样的过滤系统才能够满足 PUPSIT 的操作要求，既能对过滤器的下游进行操作，也不破坏过滤系统的无菌性。如果原本简单的过滤系统已不能满足需求，则需要重新设计制造。对不锈钢系统来说改造是个较大的工程，还需对 SIP 及清洁等操作重新评估验证，对时间成本和金钱成本都有较大考验。那么使用一次性除菌过滤系统就能快速的解决这个问题，需要说明的是，一次性系统的可提取物是需要评估的。

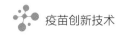

（2）什么样的过滤系统才称得上好？“好”意味着既能满足工艺（包括 PUPSIT）需求，又能方便操作和使用。换句话说，就是一个能够满足需求的最简单设计，许多过滤系统设计虽然能满足工艺需求，但是在过滤器下游引入过多的组件，这显然增加了操作的难度，同时也增加了无菌的风险。

在设计 PUPSIT 过滤系统时首先需要充分了解药液特性和工艺流程，有几个关键的参数会影响设计的方向（图 14-12）：①过滤前是否需要水或缓冲液冲洗，冲洗可以降低可提取物水平；②是否可以使用产品作为润湿溶液做完整性检测；③产品是否与水相容；④是否容许少量水混进药品中。前期需要冲洗或者使用水润湿，那么在过滤器的下游需要有接收冲洗液的容器，如果使用料液润湿来进行完整性检测，那么接收润湿液的容器就可以省去，如采用一边过滤一边灌装的方式过滤组件下游仅需一个缓冲袋便可以与灌装管路对接（图 14-14）。但并不是所有的药液都可以作为润湿溶液，用水作为润湿溶液时，设计的进口应增加一个水路，过滤器下游也应增加接收冲洗废液的接收袋（图 14-14）。最极端的一种情况是需要使用水做前期工作但是料液又不能与水相容，这就需要在过滤药液前充分干燥过滤系统，可以使用无菌气体吹扫的方式，那么在过滤器下游还需增加一个气体除菌过滤器（filterB），吹扫气体可以从 filterA 进入，经过 product filter 再从 filterB 排出（图 14-15）。

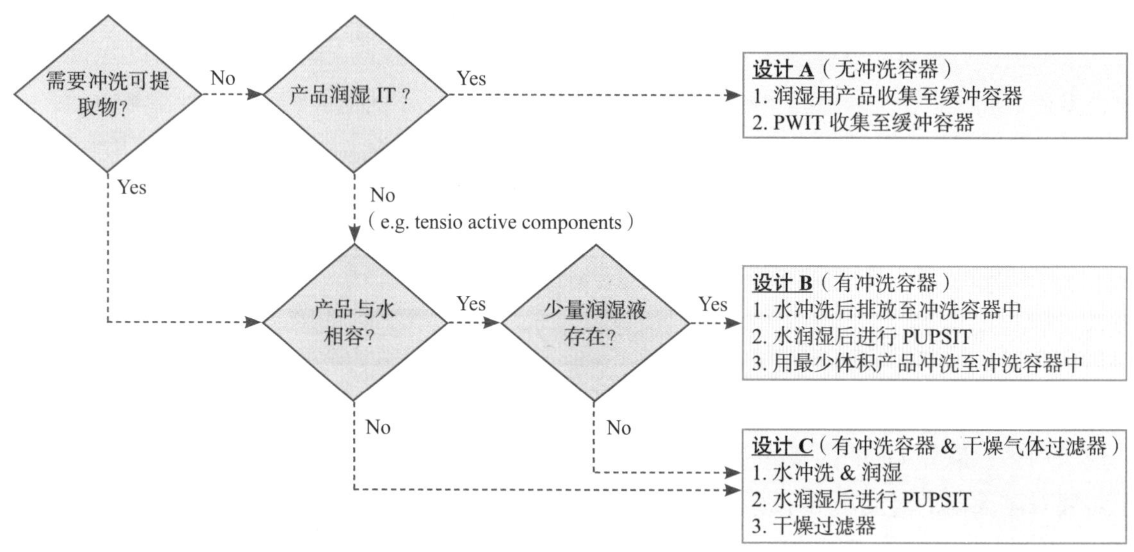

图 14-12　设计决策树

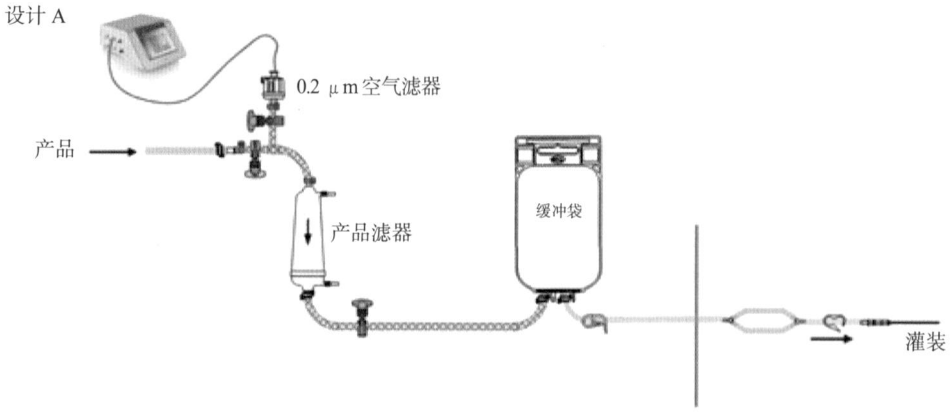

图 14-13　PUPSIT 设计 A

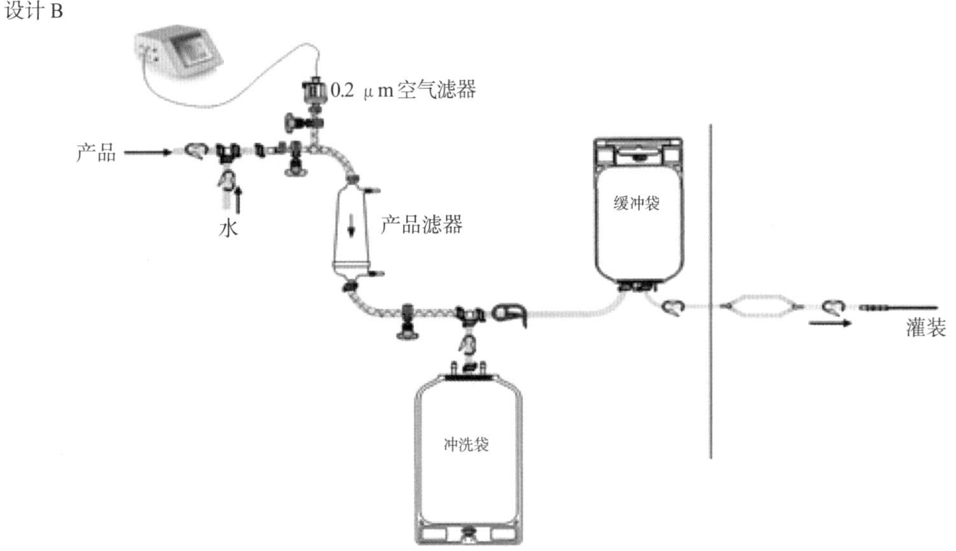

图 14-14　PUPSIT 设计 B

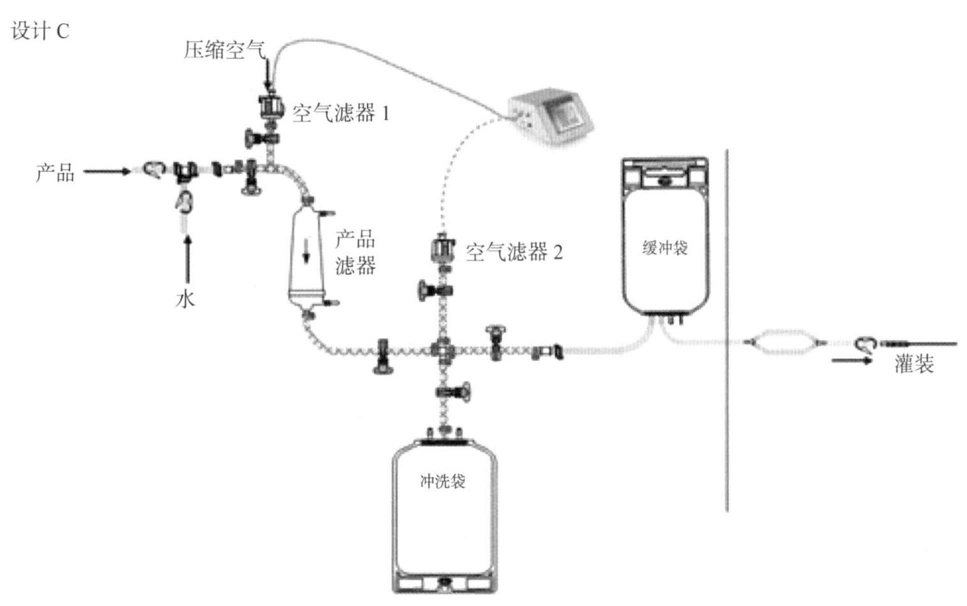

图 14-15　PUPSIT 设计 C

在灭菌法中，除菌过滤由于其灭菌效力有限，并非首选的灭菌方式，所以应尽可能降低除菌过滤的风险，首先针对除菌过滤前的料液的微生物水平应≤ 10 cfu/100 ml，另外过滤系统的设计也推荐冗余设计。

为了达到除菌过滤工艺之前微生物水平≤ 10 cfu/100 ml 的要求，通常也会采用除菌过滤器来降低微生物负荷，那么这个定义为微生物负荷控制的过滤器可不按照除菌过滤工艺来管理，也就是使用前后的完整性测试不是必须的。

在过滤系统的设计上，除了单级过滤和两级过滤，还有更具保障性的冗余过滤系统。单级过滤是指一只过滤器即可构成除菌过滤单元；两级过滤是指需要两只过滤器共同作用才可达到除菌过滤的目的；冗余过滤则是风险性更低的一种设计，每只过滤器单独都可以达到完全除菌的目的，次要过滤器仅作为首要过滤器的安全保障，靠近灌装点的为首要过滤器，远离灌装点的为次要过滤器。

针对这几种不同的过滤系统设计，如遵循 PUPSIT 流程，每只过滤器是否需要检测（表 14-9），可以看出冗余过滤系统执行 PUPSIT 的工艺难度较高。这里需要思考的是，冗余过滤本身就是一种保障过滤形式，而 PUPSIT 也是一种保障过滤方法，在执行 PUPSIT 的前提下选择冗余过滤系统带来的风险控制收益与其复杂操作带来的风险成比例[21]。

表 14–9　不同过滤系统 PUPSIT 执行要求

方式	描述	作用	使用前 – 灭菌后	使用后
单级	单只滤器即为一个过滤单元	NA	需要	需要
两级	多只滤器共同作用成为一个过滤单元（例如两只）	NA	需要	需要
冗余	冗余滤器作为首要滤器的安全保障	首要	需要	需要
		冗余	需要	非必须 *

* 首要过滤器检测不通过时检测

图 14–16 为支持 PUPSIT 的冗余过滤系统设计，系统相对复杂，复杂的系统在运输储存和安装环节容易被损坏，如硬质的配件划伤袋体，或管路弯折导致接头受力超出限度，或者安装时发生拖拽，潜在的风险就是泄漏。为了规避这些问题，可以将复杂的系统拆分设计，如图 14–16 分为两个部分，中间可以用无菌连接器对接。

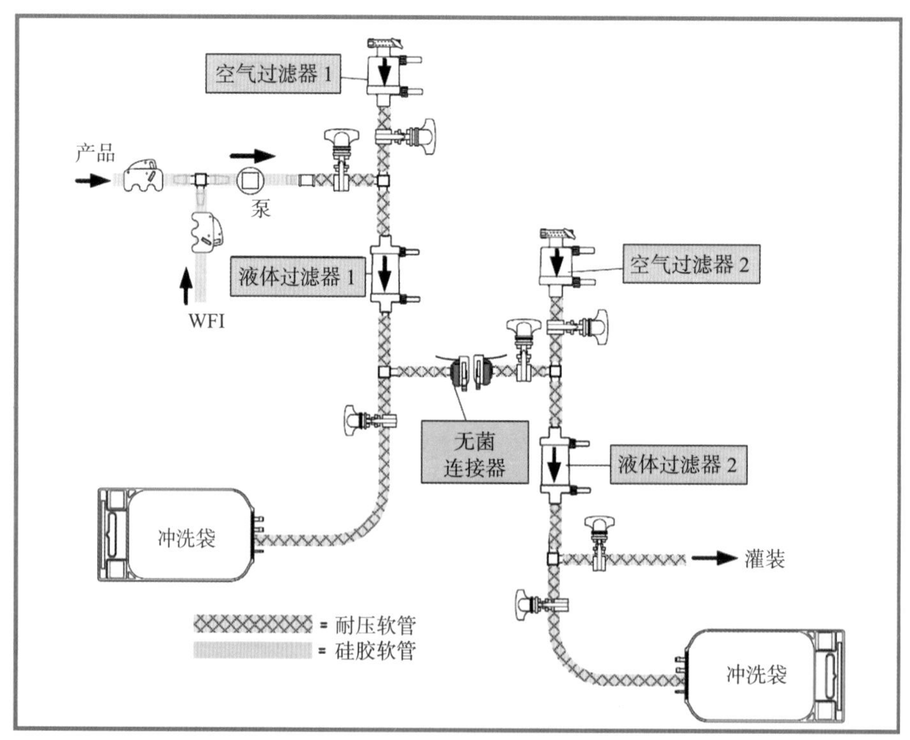

图 14–16　支持 PUPSIT 的冗余过滤设计

2. PUPSIT 使用阶段的影响因素

（1）润湿流体

最为常见的完整性检测润湿流体是水，过滤器的生产厂家会提供水为润湿溶液的参数。除了水以外，过滤器生产厂家还会提供其他低表面张力流体如 IPA 水溶液或乙醇水溶液作为润湿流体的参数，这类流体往往更容易润湿滤膜，针对使用后的过滤器有更强的润湿效果，但需注意的是，使用前通常不使用这类表面张力的有机溶剂，原因在于评估其清洗和残留是非常困难的。除此之外，还可以选择使用药液作为润湿流体，该参数需通过验证实验获得，并非所有的药液都适合作为润湿流体。那么如何选择使用前完整性检测的润湿溶剂，水和产品分别有什么优劣势呢？表 14–10 是较为直观的对比。

表 14–10　润湿流体优劣势对比

润湿液类型	优势	劣势
水	厂家直接提供参数 成本低 不会堵塞过滤器	稀释料液 增加了额外的风险步骤，如高压吹扫
产品	无需引入其他溶液操作最为简单 没有稀释的风险	1. 参数需验证获得，并非所有物料都适合 2. 产品波动或变更需重新研究参数 3. 产品在高压下通过滤膜的风险 4. 如不丢弃润湿液可提取物会进入料液 5. 不能提前准备测试，影响工艺时间

（2）完整性检测方法

亲水过滤器完整性检测的方法通常有泡点（BP）和前进流（FF），两种都是被法规认可的方法。两种方法由于其原理的差异各自也有一些局限性，前进流检测与膜面积及膜厚度有关，灵敏性高于泡点。但较小面积的过滤器前进流值更低不容易被检测推荐使用泡点法，而较大面积的过滤器检测泡点时膜孔数量多泡点分散度较高因此精度低，另外针对高精度的过滤器（≤ 0.1 μm），泡点压力非常高，操作风险大，建议采用前进流。如使用一次性过滤系统，除了上述差异外，还需要考虑的是，前进流检测的压力是固定的，而泡点检测是不断压力是不断升高的，并且同一款过滤器的泡点压力高于前进流检测压力，而一次性系统由一次性的软管和塑料组件构成，耐压性能上不能比不锈钢管路，从耐压风险角度出发前进流检测更有优势（表 14–11）。

表 14–11　完整性检测方法

过滤器有效面积	推荐的测试方法
$> 2.2m^2$	FF
$0.03\sim2.2m^2$	FF、BP
$< 0.03m^2$	BP

3. 干燥系统

首先需要明确干燥系统的必要性。产生担忧的原因在于水润湿完整性检测后残留的水分进入药液。事实上，完整性检测是一个加压的环节，系统中的流动水分会被排出，测试结束后仅有滤膜上还会残留水分，其数量取决于滤膜的面积，通常一只面积约为 0.6 m^2 的 25 cm 过滤器滤膜残留水分约为 300 ml，而 25 cm 的过滤器能过滤的常规物料体积保守评估也在百升规模以上，其对浓度带来的影响微乎其微。缓解的方式可以考虑：①将所有物料过滤完再灌装，稀释效应最低；②如在线过滤灌装，可以在灌装前，使用一定体积的药液润洗系统，润洗体积需根据不同系统做研究决定。如果水会影响料液稳定性，则应完全排出，可以使用吹扫的方式，在设计环节介绍的设计 C 可以做吹扫的操作，但这种操作的风险在于：压力高，吹扫压力需高于泡点压力；时间长，多长时间可以吹干系统需要验证数据支撑；在长时间的高压吹扫下，一次性系统的稳定性则是一个较高的风险。此时做 PUPSIT 对过滤风险的降低，与其操作带来的额外风险就需要慎重评估。

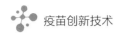

PUPSIT 设立的初衷在于规避风险，如过滤器掩蔽或产品报废带来的药品安全性以及企业财务的风险。质量源于设计，在设计环节就需充分了解工艺目的及工艺流程，获得最优的设计，往往推进后续环节顺利进行。在实施环节，也需要充分考量各步骤不同操作的优缺点，结合药品特性及车间布局选择最适合企业的一种方式。

六、除病毒过滤技术

在重组蛋白类疫苗的生产制造过程中，针对病毒安全风险的控制，除病毒过滤工艺作为一种稳健性极强的病毒去除工艺，被广泛使用。针对哺乳动物细胞以及昆虫细胞培养体系，内源性病毒污染风险可能存在于细胞系，培养过程使用的生物试剂如动物血清；外源性病毒污染风险可能来自生产操作空间及人员、亲和纯化中配体的污染、受污染的原料等。

（一）除病毒过滤基本原理

目前常见的除病毒过滤方式为直流过滤（死端过滤），该过滤方式剪切力较低，产品收率通常较高，操作也相对简便。除病毒过滤的截留机制主要是尺寸排阻（筛分）机制。微观来看，病毒颗粒有可能被截留在滤膜表面，也可能被截留在滤材深度的内部，准确地说，是一种深度尺寸排阻机制（图 14-17）。

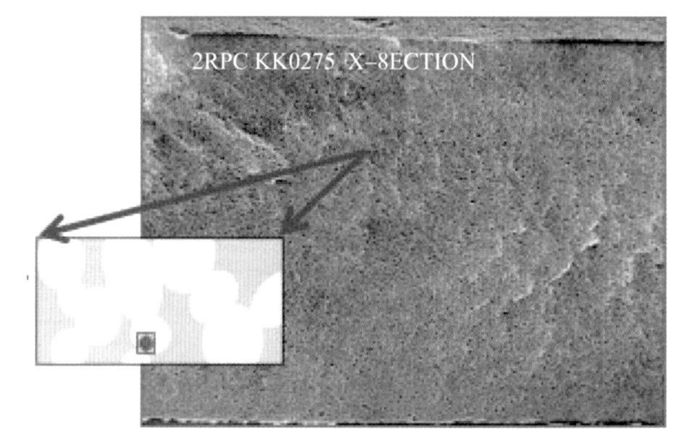

图 14-17　除病毒滤膜示意图

（二）除病毒过滤器的选择

常用的除病毒过滤器有聚醚砜（PES）和聚偏二氟乙烯（PVDF）两种材质，过滤膜材料的性质、膜的构造方式、孔隙率等诸多因素都会影响到过滤速度。通常，PES 膜材的滤速比 PVDF 膜材的快，孔隙率越高速度越快，但是孔隙率太高对膜材的强度会有影响，所以需要在孔隙率和强度之间取得平衡。通常滤速快也意味着单位时间内拦截的聚体、杂质以及颗粒物增多，从而伴随着更快的滤速衰减。因此，对于除病毒过滤器，在保证病毒截留性能的基础上，期待更快的过滤速度、更高的过滤载量、更稳定的过滤性能及更简便的操作。如图 14-18 所示是一款 PES 材质的高滤速高载量的除病毒过滤器，同时，打褶滤芯的设计方式使得其操作如操作除菌滤芯一样方便简易[22]。

对于稳定性较差或易产生聚体的样品，或者样品纯度较低，往往会对快速过滤 PES 膜构成挑战。成熟的做法是通过添加有效的预过滤来减少滤速衰减，从而提高载量。但是当样品浓度较高（比如蛋白含量大于 25 g/L）或者样品黏度较大，采用更耐污堵的除病毒过滤器是更好的选择，比如 SV4 产品。

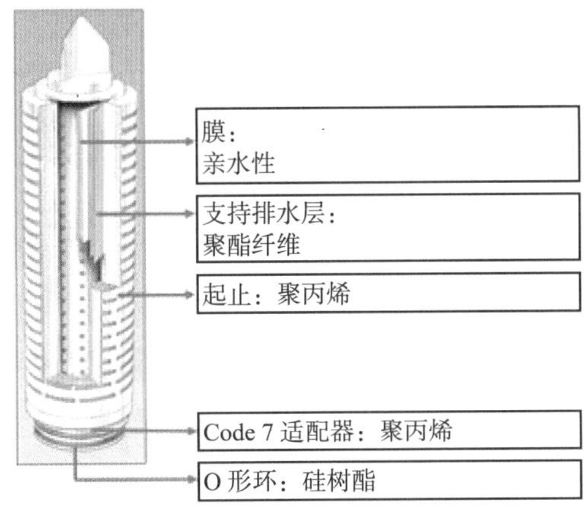

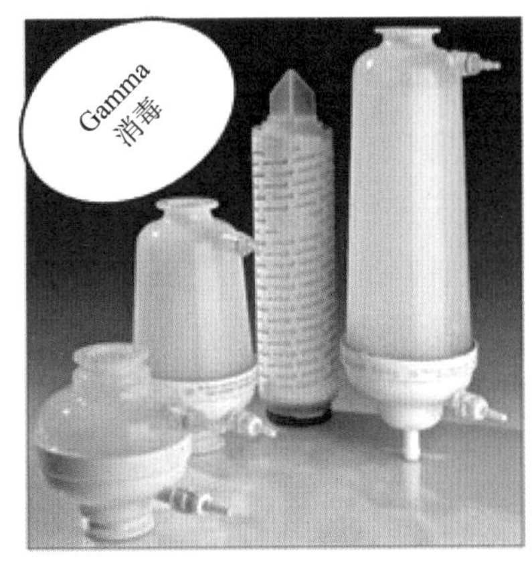

图 14-18　PRIME 除病毒过滤器

（三）除病毒过滤工艺开发重要考量因素

除病毒过滤工艺的开发过程中，通常包含可滤性测试工艺建立以及病毒清除验证两个重要环节。其中，蛋白浓度、滤速衰减、压差、载量、预过滤选择等都是影响除病毒过滤工艺的关键因素[23]。

在病毒清除验证中，我们通常根据中国《生物组织提取制品和真核细胞表达制品的病毒安全性评价技术审评一般原则》和 ICH Q5A[24] 来展开，常见的模型病毒如表 14-12 所示，模型病毒的选择通常尽可能覆盖脂包膜病毒、非脂包膜病毒、DNA 病毒、RNA 病毒等不同种类的病毒。

表 14-12　常用除病毒过滤验证的模型病毒

病毒名称	缩写	科	属	自然宿主	基因组	囊膜	大小（nm）	形态	理化抗性
鼠细小病毒	MVM	细小病毒	细小病毒	鼠	单链 DNA	无	18~24	20 面体	极高
呼肠孤病毒 3 型	Reo3	呼肠孤病毒	正呼肠孤病毒	可变	双链 RNA	无	60~80	球形	中
伪狂犬病毒	PRV	疱疹病毒	水痘病毒	猪	线状双链 DNA	有	120~200	球型	中
鼠白血病病毒	X-MuLV	及转录病毒	C 型原癌病毒	小鼠	单链逆转录 RNA	有	80~110	球形	低

第二节　规模化下游工艺技术应用实例

一、灭活类疫苗工艺实例

（一）新型复合模式填料在灭活类疫苗纯化工艺中的应用

SARS-CoV-2 病毒直径 60~140 nm，主要有 4 种结构蛋白，分别为 S 蛋白、N 蛋白、M 蛋白和 E 蛋白。其中 S 蛋白是病毒表面最重要的膜蛋白，也是引起免疫应答的重要抗原，是抗原设计的关键靶点。对于灭活疫苗来说，高效、快速完成病毒纯化的同时减少表面 S 蛋白的损伤也是至关重要的。

Capto core 700 是一种复合模式的层析填料，由含有辛胺基团的核心和惰性的外壳组成，惰性外壳上有大小及分布均匀的孔，可以排阻分子量大于 700kDa 的分子，阻止其经由外壳上的孔进入核心，常见的宿主蛋白、DNA 片段、核酸酶等杂质可以进入孔内与带正电荷和疏水基团的辛胺配基结合，从而达到分离的目的。相对于传统单一模式的凝胶过滤层析，Capto core 700 复合模式层析处理量大、流速快，具有良好的化学稳定性和机械性能，易于实现大规模生产。

北京生物制品所的灭活新冠疫苗采用 Capto Core 700 复合模式填料进行商业化生产。其工艺步骤如下[25]：VERO 细胞培养并进行病毒扩增，收获病毒液，加入 β－丙内酯于 2~8℃冰箱内灭活，多级微滤膜进行过滤，除去细胞碎片及部分杂蛋白，然后通过截留分子量为 300kDa 的超滤膜进行超滤，浓缩体积 10 倍以上。向料液中加入 Benzonase 核酸酶，室温下放置 2 小时降解 VERO 细胞中残留的 DNA。Benzonase 处理好的病毒料液进行复合模式柱层析，上样体积为柱体积的 15%，与单一模式凝胶过滤层析 Sepharose 4FF 相比，此工艺回收率高、处理量大、流速快，产品质量无差异。

（二）单向流 TFF 在灭活类疫苗纯化工艺中的应用

单向流 TFF 技术也成功应用于灭活类新冠疫苗的规模化生产。经过传统平板膜包实验测试显示新冠灭活疫苗在进行 20 倍浓缩后，病毒形态发生了明显变化，产品回收率低，并出现膜包容易堵塞、难以清洗等问题。为了获得更好的产品质量并解决工艺问题，尝试采用 SPTFF 技术（$0.13m^2$ 膜面积，截留分子量 300kDa，聚醚砜材质）进行 10 L 同等物料进行小试测试，在进行浓缩 20 倍的测试过程中，整个过程滤速平稳并且超滤结束后膜包易于清洗，病毒形态完好，产品回收率有了很大的提升。根据小试结果随后分别进行 200 L、1200 L 放大测试，浓缩倍数达到 15 倍，洗滤倍数为 3 倍，平均滤速达到 120 LMH，产品中病毒形态完好，产品回收率达到 80% 以上。

（三）新型深层过滤介质在灭活类疫苗纯化工艺中的应用

对于大多数生物制品，包括病毒疫苗，细胞培养液的细胞及细胞碎片的去除对于后续纯化工艺有较大的影响。有效的澄清步骤能将细胞、细胞碎片、不溶性沉淀、聚集体等杂质与病毒液分离。该步骤主要关注杂质去除能力，病毒回收率、可放大性，以及对于下游工艺的保护能力，从而使得整体工艺高效经济。

通常而言，针对细胞培养液，基于纤维素的深层过滤是澄清工艺的首选，然而，在病毒颗粒产品的澄清工艺中，基于纤维素的深层工艺却并非第一选择，主要在于回收率的限制。近年来，Pall 开发了一种新型深层过滤材料，即 V100P，该滤材表现出很好的杂质去除能力和很低的病毒截留性能，使得回收率大大提升。V100P 能有效降低浊度，从而保护后续的工艺步骤，比如 0.45 μm 微生物负荷控制单元。通常浊度不太高时（~120NTU），V100P 载量高于 200 L/m^2。对于更高的浊度，V100P 可以联合其他预过滤精度，如 Pall Seitz K900P，组合成双层滤材用来澄清。

该滤器在来源于 HEK293 和 MDCK 细胞的灭活流感病毒的工艺中得到成功应用[26-28]，相对于多级直流过滤和普通的深层滤器，病毒的回收率相当，浊度更低，载量提高 2~5 倍，可达 200 L/m^2（图 14-19）。

此外，不同规格的 V100P 深层滤器保证了放大的连续性。SUPRAcap 50、SUPRAcap 100 和 Stax 囊式深层过滤膜堆提供了针对不同规模（从＜ 1 L 到＞ 1000 L）的对应滤器，从而保证可放大性得以实现，放大载量表现偏差在 ±15% 以内。不同面积（0.1 m^2，22 cm^2）的 V100P 滤器其滤出液浊度及载量相当（图 14-20），放大规模的回收率高于小试测试，其原因一方面是 HA 分析的偏差，另一方面是在放大规模滤器上流体分布上会更加均匀。

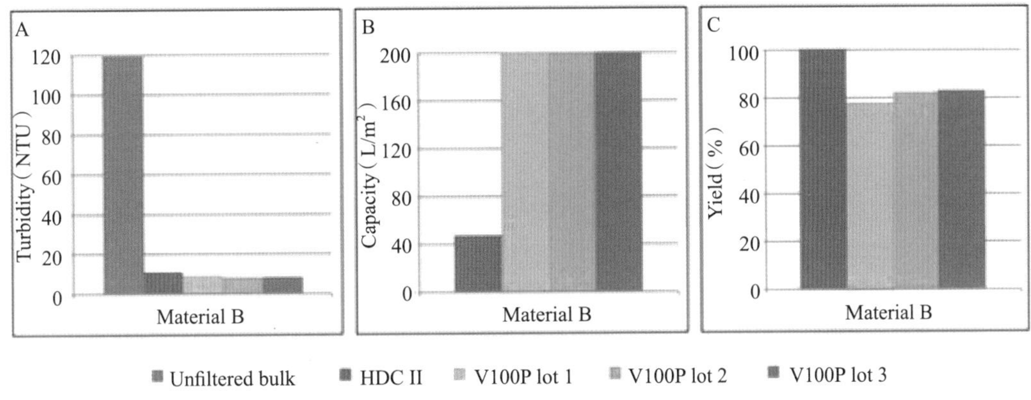

图 14-19　不同批次的 V100P 与标准澄清多级平面膜过滤工艺 HDC100 对比

A. 浊度；B. 载量；C. 收率

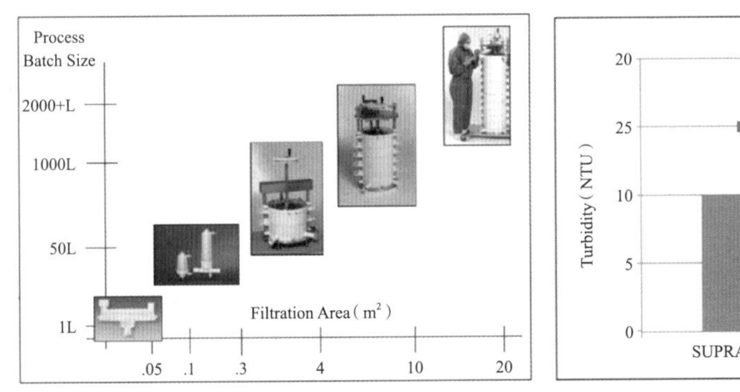

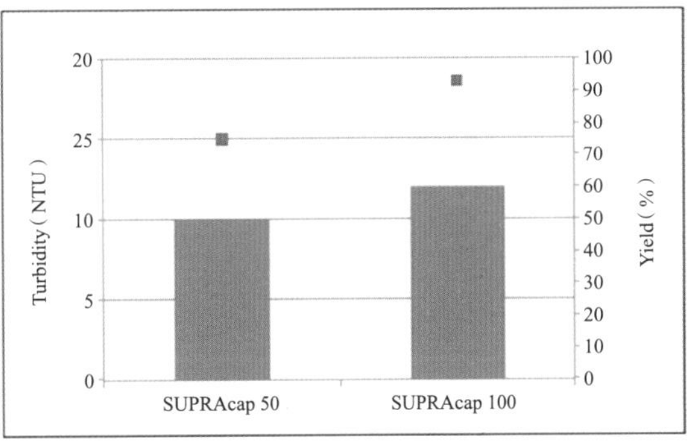

图 14-20　不同规格 V100P 滤器及过滤效果对比数据

二、重组类疫苗工艺实例

（一）重组 RSV 疫苗的生产工艺

呼吸道合胞病毒（Respiratory syncyial virus，RSV）是一种反式单链 RNA 病毒，共编码 11 种蛋白，其中 G 和 F 表面蛋白在 RSV 吸附和融合过程中发挥重要作用，是产生中和抗体最重要的抗原位点，也是诱导机体产生免疫原性和抗病毒的最主要靶点。感染呼吸道合胞病毒会导致黏液分泌增加及产生炎症，导致气道变窄，是引起婴幼儿、老年人及免疫功能缺陷患者下呼吸道感染的重要病原体。RSV 疫苗研发源自 20 世纪 60 年代，福尔马林灭活疫苗（FI-RSV）的失败严重打击了 RSV 疫苗的研发热情，增加了 RSV 疫苗研发的商业风险，使 RSV 疫苗研发举步维艰。当前有四大类正在开发的呼吸道合胞病毒疫苗，即减毒活疫苗、病毒载体疫苗、重组亚单位（颗粒）疫苗和核酸疫苗。

葛兰素史克研发的针对老年人的基于 Pre F 结构的 RSV 疫苗临床Ⅲ期试验重症保护率 94.1%，已在商业化规模进行生产[29]。该重组亚单位疫苗由 CHO 细胞表达，培养过程采用 fed batch 模式，细胞培养密度达（10~14）$\times 10^6$ cells/ml，表达滴度达 0.8 g/L。培养结束后，采用两级的深层过滤以去除细胞碎片等杂质，然后经过 0.22 μm 过滤器过滤以降低微生物负荷。

澄清后的料液经过吐温 80 孵育进行病毒灭活，病毒灭活后的料液由亲和填料 Capto DeVirs 进行捕获，RSV Pre F 蛋白可以与 Capto DeVirs 结合，大量的宿主蛋白流穿，经过高盐洗脱，使蛋白得到提纯并起到浓缩的作用。第二步层析为离子交换层析，采用 Capto Q ImpRes 高分辨阴离子交换填料，结合洗脱模式用于去除宿主蛋白、宿主核酸，同时也是病毒清除的步骤。第三步层析为复合模式层析，采用 Capto Adhere 阴离子与疏水相互作用复合填料的结合洗脱模式，该步骤主要用于去除高低分子量的产品相关杂质和宿主蛋白，并具有良好的病毒去除效果。Capto Adhere 洗脱液经过纳滤膜过滤以进行病毒去除，然后再经过 50kDa 的超滤膜进行浓缩及缓冲液的调整。图 14–21 为其重组 RSV 疫苗的工艺流程图。

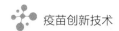

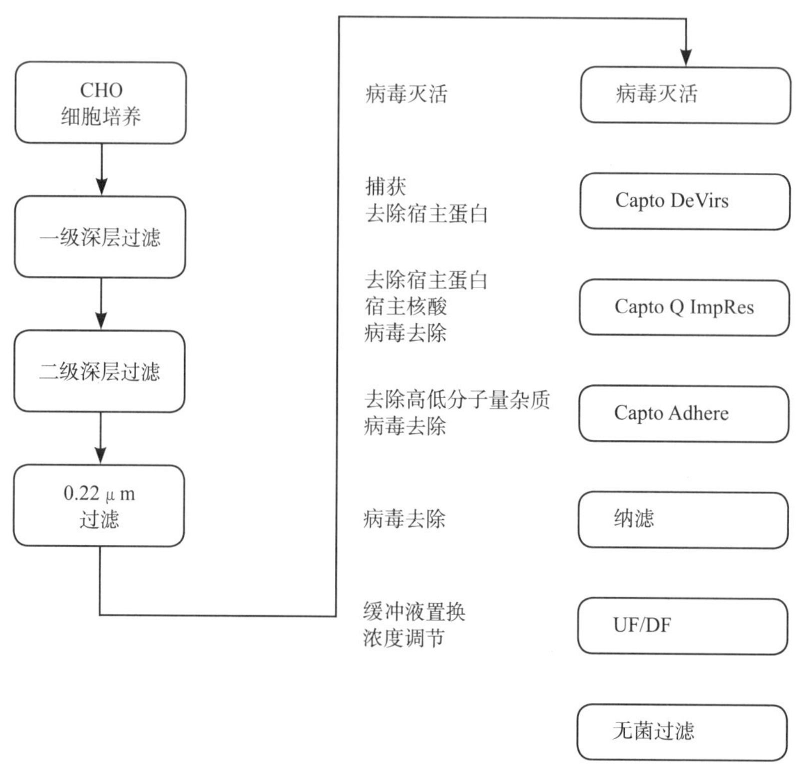

图 14–21　重组 RSV 疫苗的生产工艺流程图

（二）昆虫细胞表达重组流感疫苗纯化工艺

FDA 批准上市的基于昆虫细胞表达的人用重组疫苗有葛兰素史葛的二价重组人乳头瘤病毒疫苗 Cervarix™ 和赛诺菲的重组流感疫苗 Flublock™。由于不需要进行耗时的稳定细胞株建立，昆虫细胞 – 杆状病毒表达载体系统的瞬时转染对于季节性流感疫苗的生产有很大的优势。

Flublock 于 2013 年经 FDA 批准上市，它的生产工艺过程经历了流感病毒 HA 基因的克隆、GMP 条件下杆状病毒库的建立、杆状病毒的扩增、HA 蛋白的表达生产、HA 蛋白的纯化等步骤。HA 蛋白表达于昆虫细胞胞内，培养结束后进行细胞的收获与裂解，采用非离子型表面活性剂提取 HA 蛋白，经深层过滤，阳离子交换层析、疏水层析，阴离子交换膜层析及超滤步骤得到最终的原液。该工艺从 2 L、10 L、100 L、650 L 逐级进行工艺放大及技术转移，最终在 2500 L 规模成功放大生产[30–32]。

三、mRNA 疫苗工艺实例

（一）新型复合模式填料在 mRNA 疫苗纯化工艺中的应用

mRNA 疫苗是一种新型疫苗类型，已上市的 mRNA 疫苗为 Pfizer 和 Moderna 的新型冠状病毒疫苗，表现了良好的保护力。mRNA 疫苗的工艺工程包括质粒模板的制备、质粒线性化、体外转录反应、加帽过程、mRNA 纯化、脂质纳米颗粒的制备及无菌灌装等工艺步骤。

mRNA 的纯化一般采用 oligo dT 的亲和层析填料进行捕获，除去 NTP 底物、酶类、模板 DNA 等杂质，高分辨的离子交换、疏水填料或反相层析填料进行精细纯化去除片段或 dsRNA 等产品相关杂质。而是否需要第二步的精细纯化取决于体外转录反应 IVT 后的产品质量，通过对体外转录反应的工艺优化，可以减少 IVT 反应后片段和 dsRNA 的含量。

GSK 采用了另外一种层析捕获方式，即采用 Capto core 700 复合模式层析[33]。由于 mRNA 分子量较大，而 NTP、酶类、消化后的模板 DNA 分子量较小，因此，经过 Capto core 700 后，mRNA 分子不能进入填料孔内而流穿，小分子量杂质进入填料孔内而与内部基团结合。杜克大学同样采用了这种多模式层析的纯化平台[34]，并验证了在 GMP 规模下的可行性及稳定性，此平台适用于 1118~2869nt 的 mRNA 分子，回收率为 73%~95%。图 14-22 为此平台工艺流程图。

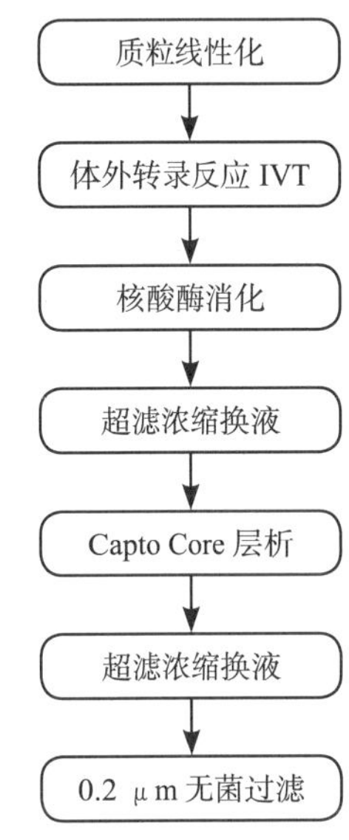

图 14-22　mRNA 疫苗工艺路线图

（二）单向流 TFF 在 mRNA 疫苗纯化工艺中的应用

历经 2020 年全球范围内的新冠病毒感染，对于疫苗的研发有极高的迫切需求，在陆续通过 Moderna 及 Pfizer/BioNTech 的 mRNA 疫苗，市场开始注意到 mRNA（信使核糖核酸）疫苗 / 药物的可行性与优势。借由药物递送系统（如 Liposome、lipid nanoparticle 等）来包裹 mRNA 更能确保有效的进入细胞，其中又以脂质纳米颗粒 LNP 为目前最广泛使用的载体，在制备 mRNA-LNP 复合物的制剂工艺中如何保障在浓缩换液过程中产品质量的稳定性是需要重点关注的[35]。

经过中空纤维及平板膜包实验测试显示粒径及 PDI 明显增大的情况，为了获得更好的产品质量解决现有工艺的问题，尝试采用 SPTFF 进行浓缩换液两次操作，进而实现产品残留乙醇含量＜0.2%，并且针对 LNP 产品质量检测，显示在 SPTFF 操作后粒径变化＜ 10% 以及 PDI 能有更均一的表现（图 14-23）。在 SPTFF 工艺参数优化中，四级模组使用 Omega PES 300kDa 与 100kDa 相比，在不发生产品穿透的前提下能实现更高的浓缩倍数。进一步依据目标浓缩倍数需求（10~40 倍），对其进口压力由高至低的进行参数摸索，对应出两者之间的关系，此外需特别注意，初始料液的乙醇含量会影响到浓缩的性能表现，因此要针对特定料液来测试操作参数。将本次实验的策略设定为初始料液稀释 10 倍后进行第一阶段的浓缩，控制 TMP 在约 0.1 bar 即可实现 26 倍浓缩，使用缓冲液稀释回收料液，并且稀释至初始体积量后进行第二阶段的浓缩，在同样的控制参数操作下可实现 23 倍浓缩，并且观察压力及浓缩倍率在此次两阶段浓缩过程稳定（图 14-24），总结两阶段的超滤工艺转化率皆达到 87% 以上（图 14-25），浓缩结束后采用顶洗策略回收料液。由于此实验料液受限，因此测试载量约＞ 7 L/m^2，后续可进一步使用足够的料液进行载量摸索，观察其工艺压力及浓缩倍率的变化。最后在使用后清洁使用 0.5M NaOH 室温循环清洗 1 小时，膜包清洗恢复率达到 97.8%。

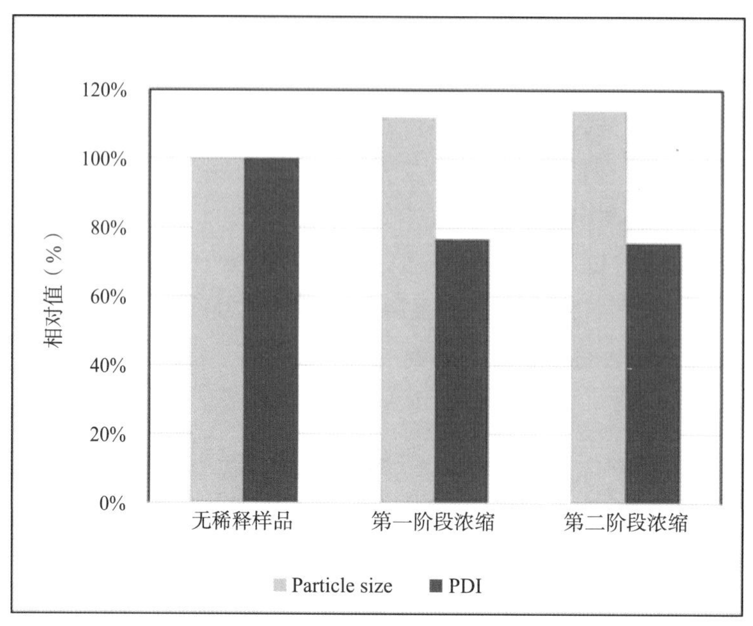

图 14-23　SPTFF 两阶段浓缩换液后质量结果

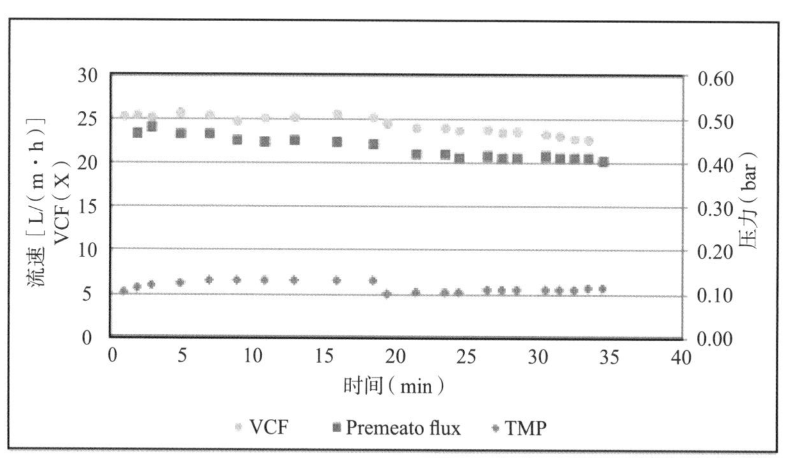

图 14-24　SPTFF 两阶段浓缩换液过程曲线图

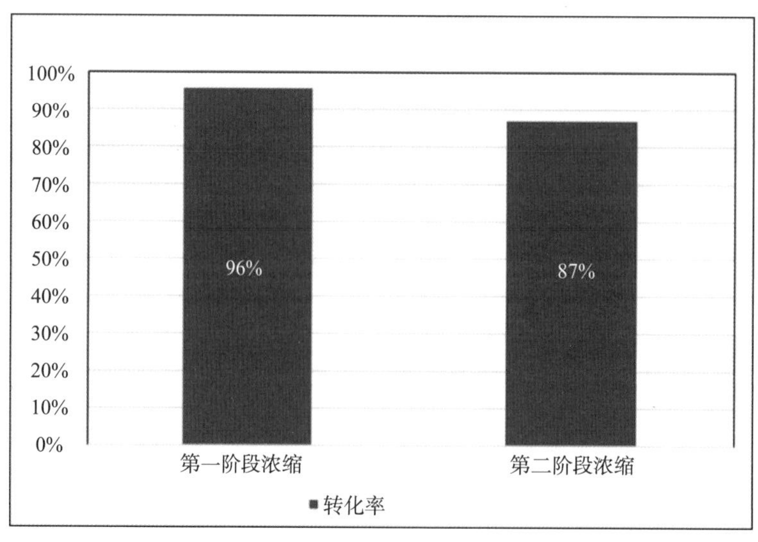

图 14-25　SPTFF 两阶段浓缩换液转化率结果

依据小试阶段开发实验数据对比三种不同的切向流产品，在相同处理载量进行放大，不难发现，由于转化率的差异性，通常单向切向流技术 SPTFF 可大幅度降低进口流速配置（表 14–13），进而对于超滤设备配制驱动泵的流速要求降低，并且相对应的缩小配备的流路管道设计，可降低系统死体积来实现更高浓缩倍率。

表 14–13　切向流技术数据对比

	中空纤维	平板膜包	单向流 TFF
处理量	25 L	25 L	25 L
膜面积	$0.7m^2$	$0.7m^2$	$0.7m^2$
进口流速	约 300 L/h	约 200 L/h	约 20 L/h
转化率	5%~15%	10%~40%	60%~95%

注：不同料液可能会有差异性，须以实际料液测试为主

转化率 = 透过流速 / 进口流速（QP/QF），转化率越高表示非截留物的透过率越高，可有效提高浓缩效率

四、DNA 疫苗工艺实例

DNA 疫苗为超螺旋质粒形式的疫苗，由大肠埃希菌发酵并经下游纯化生产，除了作为 DNA 疫苗外，更为广泛的应用为作为病毒载体转染的原料和 mRNA 体外转录的模板。大肠埃希菌发酵可以在不锈钢或一次性发酵罐中进行，生产规模由 200 L 到 1000 L 不等。发酵结束后需要对菌体进行收集和洗涤、加入碱液进行细菌的裂解，而后通过多级过滤或深层过滤得到澄清的料液。常用的下游工艺由三步法层析组成[36]，澄清的料液首先通过截留分子量为 100 kDa 或 300 kDa 的中空纤维超滤系统进行浓缩，然后经 Sepharose 6 FF 分子筛层析去除碱裂解后的 RNA 组分，相对于氯化钙或硫酸铵沉淀法，层析法去除 RNA 更加彻底，避免了超螺旋质粒的共沉淀，回收率高。此步骤通常采用 2.1M 硫酸铵溶液作为平衡液，可直接衔接第二步层析，而不需要再进行缓冲液的置换。分子筛层析后的样品直接进行第二步亲和层析，Capto plasmidselect 为嗜硫亲和层析填料，该步骤可有效去除发酵或碱裂解过程中产生的开环质粒，提高超螺旋质粒的比例。亲和层析的洗脱液经适当稀释后进行高分辨离子交换层析 Capto Q ImpRes，去除内毒素、宿主蛋白及宿主核酸成分。经过三步层析后的样品再通过超滤进行缓冲液的置换和浓度的调节，最终得到质量合格的原液。整体的工艺流程图如图 14–26 所示。

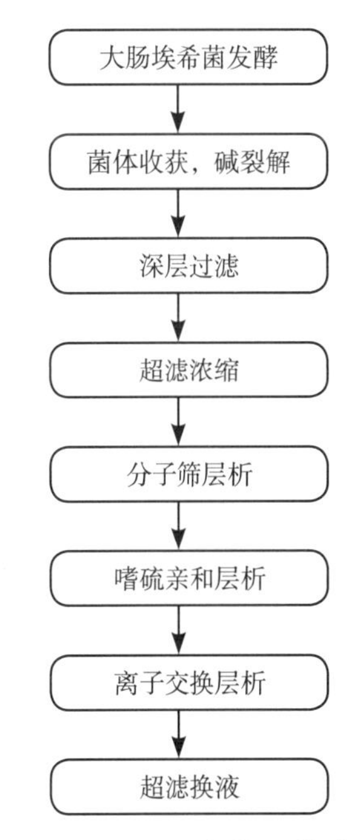

图 14–26　DNA 疫苗工艺路线图

五、病毒载体疫苗实例

病毒载体疫苗也是一种新型疫苗，最常用的为腺病毒载体疫苗，此外还有基于流感病毒和痘病毒的载体疫苗。2019 年美国 FDA 批准默沙东用于预防埃博拉病毒的疫苗 Ervebo 上市，康希诺研发的

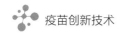

埃博拉疫苗 Ad5-EBOV 及腺病毒载体新冠疫苗克威莎也相继获新药批准。

（一）腺病毒载体疫苗纯化实例 1

腺病毒载体疫苗一般采用悬浮 HEK293 细胞培养，可采用一次性生物反应器培养，避免设备清洁验证，缩短工艺时间，避免交叉污染。细胞培养和接毒后，达到预计的病毒产量后，需要对细胞进行裂解以释放腺病毒，裂解剂通常选用温和的非离子表面活性剂，如吐温 20。裂解后的料液需要添加一定量的核酸酶和镁离子去除料液中的宿主核酸，然后通过多级的死端过滤或深层过滤进行澄清。在进行层析前，通过切向流过滤对料液进行浓缩和缓冲液置换，一般采用 300 kDa 的截留孔径的中空纤维膜柱，剪切力控制在 2000~4000 s^{-1}。层析步骤采用一步离子交换层析捕获和一步复合模式精纯，捕获步骤可选用 Capto Q ImpRes 琼脂糖离子交换填料，可有效去除宿主蛋白和宿主核酸成分，复合模式填料 Capto core 700 可有效排阻腺病毒，而经消化的核酸成分进入孔内与配基结合得到进一步的去除，上样体积可达 30 个柱体积，回收率可达 90% 以上。最后经切向流过滤进行缓冲液的置换并进行无菌过滤。下游工艺流程图如图 14-27 所示[37，38]。

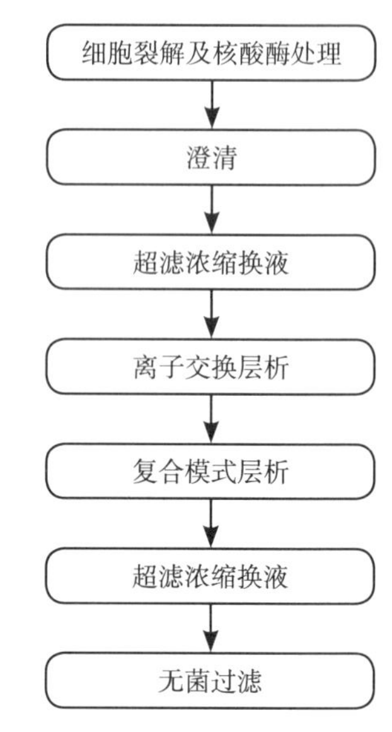

图 14-27　病毒载体疫苗工艺路线图

（二）腺病毒载体疫苗纯化实例 2

ChAdOx1nCoV-19（AZD1222，Vaxzevria）是阿斯利康开发的一种基于腺病毒载体的针对 SARS-CoV-2 的有效疫苗，迄今为止，该病毒载体的规模化生产为全球提供了很大一部分低成本的 COVID-19 疫苗。该疫苗的起始开发的下游工艺主要是病毒收获液裂解—核酸酶消化—深层过滤滤板澄清—超滤浓缩及更换缓冲液（Omega ™ T-series 300kDa 平板膜包，截留分子量为 300kDa，材质为聚醚砜）—阴离子交换层析纯化—除菌过滤（Supor® EKV 0.2 μm 除菌级过滤器）[39]，在此工艺中，TFF 步骤被确定为下游工艺放大的关键瓶颈，因为 TFF 过程中裂解物浓度过高会导致含 HCP 和 DNA 的产品聚集体增加的风险；如为了降低该风险降低浓度来提高过程中产品的稳定性，则需要更多体积的洗滤缓冲液进行处理，那么意味着需要更大面积的 TFF 膜包面积。改进后的工艺将 TFF 超滤浓缩处理工艺放在阴离子交换层析之后，先后在 10 L、50 L 和 1000~4000 L 收获液体积的规模进行下游工艺，整体下游工艺的回收率为 60%~65%，该工艺的产品质量在可接受的范围内（表 14-14）。与原始工艺的产品质量相比，病毒颗粒 / 感染率的比值在两种工艺中是类似的，残余宿主细胞 DNA 均低于检测限值，以及广泛接受的上限 10ng / 剂量的 10% 以下。在这种优化后的下游工艺，即实现了高回收率及可靠的产品质量，并且在较大的生产规模上（1000~4000 L）体现上体现了工艺的稳健性。

表 14-14　腺病毒载体疫苗产品质量

质量属性	离子交换层析之后	终产品
单步回收率	92	N/A
整体回收率	N/A	60

续表

质量属性	离子交换层析之后	终产品
病毒颗粒：感染比例（VP/IU）	100	73
宿主蛋白残留（$ng/5 \times 10^{10}$ VP）	177	43
宿主核酸残留（$ng/5 \times 10^{10}$ VP）	＜1	＜1

第三节　技术展望

一、连续化生产

灌流培养工艺实现了上游工艺的连续化生产，在产品产量、质量及成本等方面表现出显著优势。在疫苗生产工艺中常用的细胞类型包括 VERO 细胞、人二倍体细胞、HEK293 细胞、昆虫细胞和 CHO 细胞，其中 HEK293 细胞及 CHO 细胞均有成功采用灌流培养的实例。如采用 HEK293 细胞进行灌流培养生产腺病毒的工艺中，细胞密度可达 30×10^7 cells/ml，细胞活率 99%，而批次培养细胞密度仅为 3.8×10^6 cells/ml，细胞活率 96%，灌流培养的细胞产毒量达到 1.7×10^{10}IFU/ml，对比灌流培养和批次培养单细胞产毒量，采用灌流培养方式单细胞产量增加约 10 倍，单罐产能扩大近 100 倍[40]。

连续的下游工艺在成熟度和稳健性上还需要进行进一步摸索，目前常见的下游连续生产是用多柱连续层析的方式（图 14–28），而采用吸附洗脱模式的层析步骤的连续化设计存在一定挑战。多柱连续层析的方式主要是把相同的层析填料填充在 2 个以上较小体积的层析柱中，在进样阶段优化条件使层析填料的载量达到最大，增加填料载量和减少保留时间可以提高生产效率，从而节省填料和缓冲液的用量。以三柱连续串联为例[41]，其操作步骤分为三步：第一步，第一根和第二根层析柱串联并进样，直至第一根层析柱吸附饱和，第二根层析柱达到 50% 穿透状态；第二步，第二根和第三根层析柱串联，继续上样至第三根柱子达到 50% 穿透的状态，同时，第一根层析柱开始预洗、洗脱、再生和再平衡等一系列操作，再平衡后的第一根层析柱准备进行第 2 轮的蛋白结合；第三步，第二根层析柱达到蛋白最大结合量，开始进入预洗、洗脱、再生和再平衡等一系列操作，恢复到待结合蛋白状态，同时，第三根层析柱和第一根层析柱串联，继续上样。整个过程往复进行，从而形成连续生产模式。传统的层析模式填料的使用效率比较低，而连续层析在早期工艺开发及后续放大生产中会表现出明显的填料及成本节省的优势。当然这种改变也带来相应的挑战，如更多柱子之间的连接带来系统设计的复杂性，需要相应的阀路设计以满足工艺的需求，提高了设备资金的投入。

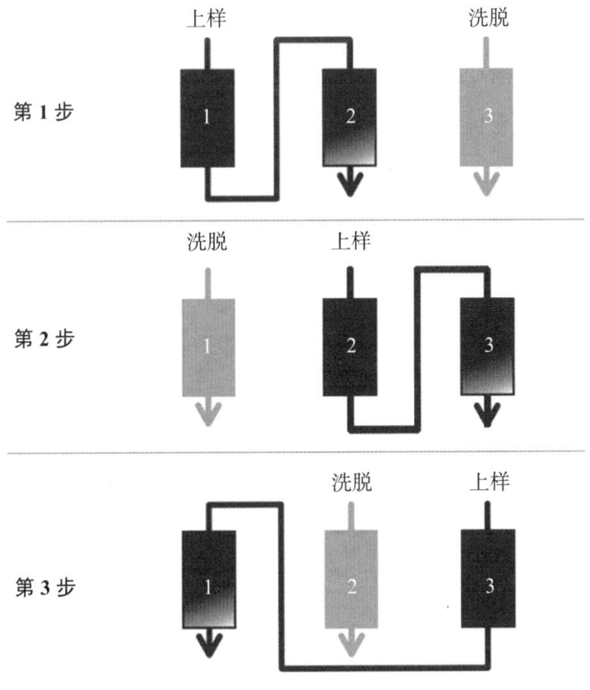

图 14–28　多柱连续层析示意图

二、层析机理建模

下游层析工艺的开发除了基于大量的单因素筛选实验及数理模型的DOE实验外，还可以采用基于机理模型的数字模拟进行工艺方法的开发，这也是一种新型的将数字孪生技术用于层析工艺开发的方法。机理建模可以加深对工艺的理解，还可带来更稳定的工艺和更佳的性能（例如在产量或通量方面）。该方法对技术转移也非常有益，因为它支持切换可放大的预测模型，而不仅仅是传递大量数据。

机理模型在生物制药产品的整个生命周期中具有明显优势，在产品生命周期的早期阶段，根据较少的实验数据校准的简单工艺模型可以用来设计下游工艺，该模型在初期可以缩短项目进入临床阶段的时间。当开始生产临床样品并处理临床批次间的任何意外行为时，这种工艺理解的作用更加凸显。在产品生命周期的任意阶段，都可以将更多实验数据输入机理模型中，以提高其预测能力。由此产生的高质量模型可用于设计和优化最终生产工艺，并形成整体的工艺理解。通过机理工艺模型，工厂操作员可以接受下游工艺单元的数字孪生培训，并同步进行新设施的建设或验证。在计算机模型上可以模拟和训练很少发生的生产故障或无法在真实设施中重现的场景。等到常规运行开始后，通过机理模型驱动的软传感器可直接观察层析柱，一旦出现偏差或不明确的工艺行为，机理模型可用作根因调查工具来识别和了解故障的因果关系并确定预防措施。机理建模的优点是它可以加快工艺开发，并提供更好的工艺，在模型校准上投入的时间相应地减少了所需的实验次数，从而节省了时间和资源（例如样品和填料介质）。

Cytiva的GoSilico ™软件是目前一种常用的层析机理建模的软件，罗氏及勃林格殷格翰等制药公司均采用GoSilico ™软件进行了工艺开发、工艺放大及工艺表征相关工作的研究，并取得了不错的进展，通过该软件可以基于层析机理构建的模型的方式极大提升生物制药下游工艺的效率[42-45]。

三、新型层析技术

目前常用的层析介质为琼脂糖或有机聚合物的多孔微球，通过微球在层析柱内的均匀有效地排列，达到一定的塔板数对物质进行分离。该类型层析介质的优点是能得到较高的分辨率，但由于微球之间的排列形成了较大的对流扩散及传质阻力，影响了层析的效率，且蛋白的动态结合载量依赖于保留时间。虽然近年来各大供应商不断改进微球的刚性，提高其最大的工艺流速，但生物制药的快速发展带来的生物药品的需求不断增加，提高生物药品的生产效率也是药品生产商关注的重点。

新型层析技术，如Fibro层析[46]，是基于电纺纤维素材质，具有开孔结构，传质由对流控制，可显著缩短研究和工艺开发的时间，并且真正实现了商业化生产中层析工艺操作的一次性解决方案。纤维素层析可实现较高的载量，保留时间仅为几秒钟，最快在几分钟内就可完成一次完整的运行。

基于其快速、高效的特点，该新型层析技术可以运用在早期研发和临床和商业化生产的不同阶段。早期研发阶段可以通过纤维素层析快速捕获到大量的候选分子，大大节省了工艺时间。临床和商业化生产中，可以采用纤维素层析进行单柱的连续生产，通常在单个生产批次中使用100~200次循环纯化，工艺时间与常规单步层析时间相当，减少了层析介质保存验证、装柱及柱效测定等工作，生产效率较传统层析提高了20倍以上。

（孙洪林，王　静，范恒瑞，时　涛，刘　静）

参考文献

[1] AVSHALOM MIZRAHI. Downstream processes: equipment and techniques [J]. Adv Biotechnol Processes, 1988: 122–125.

[2] Rickwood D. Preparative centrifugation: A practical approach [M]. Oxford University Press, New York, 1993.

[3] 朱俊杰. 纤维深层过滤器的最新发展及应用 [J]. 过滤与分离, 1996: 110–113.

[4] 吴章平, 李桂水. 深层过滤的研究及评述 [J]. 过滤与分离, 2003(13): 25–27.

[5] 肖长发. 我国中空纤维膜技术与产业发展战略研究 [J]. 中国工程科学, 2021(123): 153–160.

[6] Cytiva. Strategies for Protein Purification [J/OL]. https://cdn.cytivalifesciences.com/api/public/content/digi–15680–pdf.

[7] Cytiva. Size exclusion Chromatography [J/OL]. Principle and Method. https://cdn.cytivalifesciences.com/api/public/content/digi–11639–pdf.

[8] Cytiva. Ion exchange Chromatography Chromatography [J/OL]. Principle and Method. https://cdn.cytivalifesciences.com/api/public/content/digi–13101–pdf.

[9] Cytiva. Hydrophobic interaction and Reversed Phase Chromatography [J/OL]. Principle and Method. https://cdn.cytivalifesciences.com/api/public/content/7–_H1 gO0ikaVp8rY9IKlRg–pdf.

[10] Cytiva. Affinity Chromatography [J/OL]. Principle and Method. https://cdn.cytivalifesciences.com/api/public/content/digi–11660–pdf; https://cdn.cytivalifesciences.com/api/public/content/digi–11495–pdf.

[11] Cytiva. Multimodal Chromatography [J/OL]. Principle and Method. https://cdn.cytivalifesciences.com/api/public/content/digi–16870–pdf.

[12] Validation of Tangential Flow Filtration in Biopharmaceutical applications, Parenteral Drug Association, Inc., Technical Report No. 15(Revised 2009).

[13] Cytiva. Understanding single–pass tangential flow filtration and the New Era of Bioprocessing [J/OL]. https://cdn.cytivalifesciences.com/api/public/content/YFL3cUkhrk27OY2bNIB_bA–pdf?v=556ce4b9.

[14] TAYLOR. Retention characteristics of sterile filters–effect of pore size and structure [J]. J Membrane. Sci, 2021(635): 119436.

[15] JOE C C. Manufacturing a chimpanzee adenovirus–vectored SARS–CoV–2 vaccine to meet global needs [J]. Biotechnol. Bioeng, 2022(119): 48.

[16] PORA H. Commentaries & analyses–efficient plasmid purification strategies simplify scale up of gene therapy and DNA vaccines [J]. Asia–Pacific. Biotech, 2006(14): 767–771.

[17] DERRICK M C. An OMV vaccine derived from a capsular group B meningococcus with constitutive FetA expression: preclinical evaluation of immunogenicity and toxicity [J]. PLoS One, 2015: e0134353.

[18] VAN dER LEY. C. P. An intranasal OMV–based vaccine induces high mucosal and systemic protecting immunity against a SARS–CoV–2 infection [J]. Front, 2021(12): 781280.

[19] 除菌过滤技术及应用指南 [S]. 国家食品药品监督管理总局, 2018.

[20] FERRANTE S, M L, DIXIT M, et al. Test process and results of potential masking of sterilizing–grade filters [J]. PDA J. Pharm. Sci. Technol, 2020(5): 509–523.

[21] STEVE E. Points to Consider for implementation of pre–use post–sterilization integrity testing (PUPSIT) [J]. Parenter. Drug Assoc, 2020: 1555–1563.

[22] PALL Pall Kleenpak Nova capsules and cartridges with Pegasus Prime virus removal filter membrane.

[23] PDA, Virus filtration, technical report No.41. PDA Journal of Pharmaceutical Science and Technology, Vol 62, No.S–4.

[24] ICH Q5A, Viral safety evaluation of biotechnology products derived from cell lines of human or animal origin.

[25] 新型冠状病毒 Vero 细胞灭活疫苗病毒液的纯化方法 [P]. 中国专利：202010537733.4. 2020-8-25.

[26] LE RU A, JACOB D, TRANSFIGURACION J, et al. Scalable production of influenza virus in HEK-293cells for efficient vaccine manufacturing [J]. Vaccine, 2010(28): 3661-3671.

[27] GENZEL Y, BEHRENDT I, KÖNIG S, et al. Metabolism of MDCK cells during cell growth and influenza virus production in large-scale microcarrier culture [J]. Vaccine, 2004(22): 2202-2208.

[28] COLLINS M, LARI H, ANDERSON S, et al. Investigating flow distribution and its effects on scale-up. Performance of a multicapsule depth filtration system. BioProcess International, 2009(9): 46-52.

[29] Antigen purification method [P]. 国际专利：WO2020026147A1.

[30] KATHLEEN M. Holtz. Production of a Recombinant Influenza Vaccine Using the Baculovirus Expression Vector System [J]. BioProcessing Journal, 2003, 1(1): 35-40.

[31] KEYANG K, HOLTZ K M, ANDERSON K, et al. Expression and purification of an influenza hemagglutinin—one step closer to a recombinant protein-based influenza vaccine [J]. Vaccine, 2006(24): 2176-2185.

[32] BUCKLAND B, BOULANGER R, FINO M, et al. Technology transfer and scale-up of the Flublok recombinant hemagglutinin(HA) influenza vaccine manufacturing process [J]. Vaccine, 2014(32): 5496-5502.

[33] RNA purification method [P]. 国际专利：WO2014140211A1.

[34] DURHAM. Development of mRNA manufacturing for vaccines and therapeutics: mRNA platform requirements and development of a scalable production process to support early phase clinical trials [J]. Translation Research, 2022, 242: 38-55.

[35] SZABÓ G T, MAHINY A J, VLATKOVIC I. Covid-19mrna vaccines: Platforms and current developments [J]. Molecular Therapy, 2022(5): 1850-1868.

[36] PlasmidSelect Xtra for downstream processing of supercoiled plasmid DNA. Cytiva, Application Note 28-4094-85 AA.

[37] Scalable process for adenovirus production. Cytiva, Application Note KA877080618AN.

[38] Downstream process development for efficient purification of adenovirus. Cytiva, Application Note KA876080618AN.

[39] JOE C. Manufacturing a chimpanzee adenovirus-vectored SARS-CoV-2 vaccine to meet global needs [J]. Biotechnol Bioeng, 2021: 1-11.

[40] Method for preparing adenivirus vector vaccine by means of perfusion culture process [P]. 国际专利：WO 2022/095987 A1.

[41] Continuous chromatography in downstream processing of a monoclonal antibody. Cytiva, Application Note 29170800 AA.

[42] Federico Rischawy, Good modeling practice for industrial chromatography; Mechanistic modeling of ion exchange chromatography of a bispecific antibody [J]. Computers and Chemical Engineering, 2019, 130: 106532.

[43] SALEH D, WANG G, RISCHAWY F, et al. In silico process characterization for biopharmaceutical development following the quality by design concept [J]. Biotechnol Progress, 2021, 37: (6): e3196.

[44] BRISKOT T, STÜCKLER F, WITTKOPP F, et al. Prediction uncertainty assessment of chromatography models using Bayesian inference [J]. Journal of Chromatography A, 2019, 1587: 101-110.

[45] High-throughput downstream processing using cellulose fiber chromatography and ÄKTA ™ chromatography systems [J]. Gytiva. Application Note KA6218091118PO.

[46] High-throughput and single-use mAb purification with Fibro chromatography. Cytiva, Application Note CY12568-07Apr20-PT.

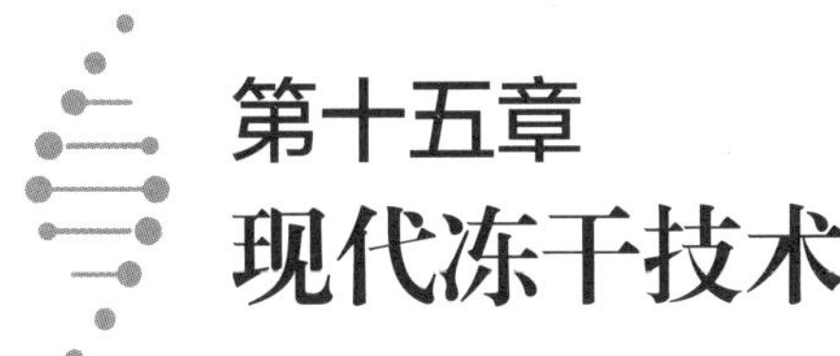

第十五章 现代冻干技术

第一节 简介

常见的生物材料包括细菌、真菌、病毒、蛋白质和糖类等，一般都具有较高的水分含量（≥ 80%，w/w），其活性受 pH、温度、光照、冷冻、机械力和有机溶剂等多种因素影响，在加工和储运过程中容易降解失活。由于水分子可以促进蛋白流动，因而液态的生物制品更容易受到上述因素的影响，固态的蛋白质因流动性几乎停滞而不易发生变形、变性、沉淀和降解等行为，所以，固态的生物制品一般较稳定，长期保存的生物制品大多采用低温冷冻或制成冻干品的方式保存。

冷冻干燥（freeze-drying 或 lyophilization）技术早期被应用于食物的储存，在古代的美洲、亚洲和北欧均有利用原始的冷冻干燥技术保存食物的记载[1]。最早的冻干方法可追溯至公元前 1250 年，爱斯基摩人利用低温干燥的环境将鱼肉冷冻后脱水，从而实现食物的长期保存。利用自然条件下的低温低气压环境来干燥生物材料是极其缓慢的过程，1890 年 Altmann 首次报道了冻干机，并利用该冻干设备制造低温低气压的环境加速冻干过程，获得了干燥的生物组织。1935 年，Elser 等发明了第一台商业用冻干机，最先采用了低温冷阱和主动加热的技术手段缩短干燥时间。现在，冷冻干燥技术已被广泛应用于多种生物材料的保存，包括抗生素、蛋白质、激素、病毒、疫苗、细菌、真菌、血清、脂质体和活性药物等。相对于低温或超低温冷冻的液体储存方式，通过冷冻干燥方法制备的生物制品有诸多优点，例如易于使用和储存、运输成本低和稳定性优良等。将生物制品进行脱水干燥可以很大程度上解决其液态不稳定的问题。大量经冷冻干燥制备的生物制品在 2~8℃下储存的有效期能达到 2 年左右，有的甚至更长。市场上大约有 50% 生物药物是以冻干形态储存的，也是目前最为流行的一种剂型。

第二节 现代冻干技术

一、真空冷冻干燥技术

真空冷冻干燥技术（vacuum freeze-drying technology）是一种发展最成熟的生物制品干燥技术，因其能实现无菌工艺、操作便捷和成本相对较低等特点，是目前疫苗干燥领域应用最广泛的干燥技术。

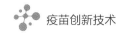

（一）冻干原理

真空冷冻干燥技术，也称为冷冻干燥，简称为冻干，具体过程为：将含有大量水分的物质预先进行降温冻结成固体，然后在适当的真空环境下使物质中的水分直接从固体中升华出去，而物质本身留在冻结的冰架中，获得的干燥制品不仅保留了原有的固体骨架结构和形态，而且稳定性也得到显著改善。冷冻干燥技术的基本原理为水的升华过程。水有固、液、气三种状态，其状态随温度和气压变化的趋势如图 15–1 所示，图中 OA、OB、OC 三条曲线分别表示冰和水蒸气、冰和水、水和水蒸气两相共存时的压力和温度之间的关系，分别称为升华曲线、溶化曲线和蒸发曲线。三线的交汇点 O 为固、液、气三相共存的状态，称为三相点，对应的温度为 0.01℃（绝对温度为 273.16 K），压力为 0.611 kPa。在三相点以下，不存在液相，若将环境压力维持在三相点压力以下，且提供热能，冰可不经液相直接升华为气相，从而实现去除物质中水分的目的。一个典型的真空冷冻干燥过程可分为恒压降温（图 15–1“a–b 阶段”）、恒温降压（图 15–1“b–c 阶段”）、恒压升温（图 15–1“c–d 阶段”）这三个热力学过程[2]。

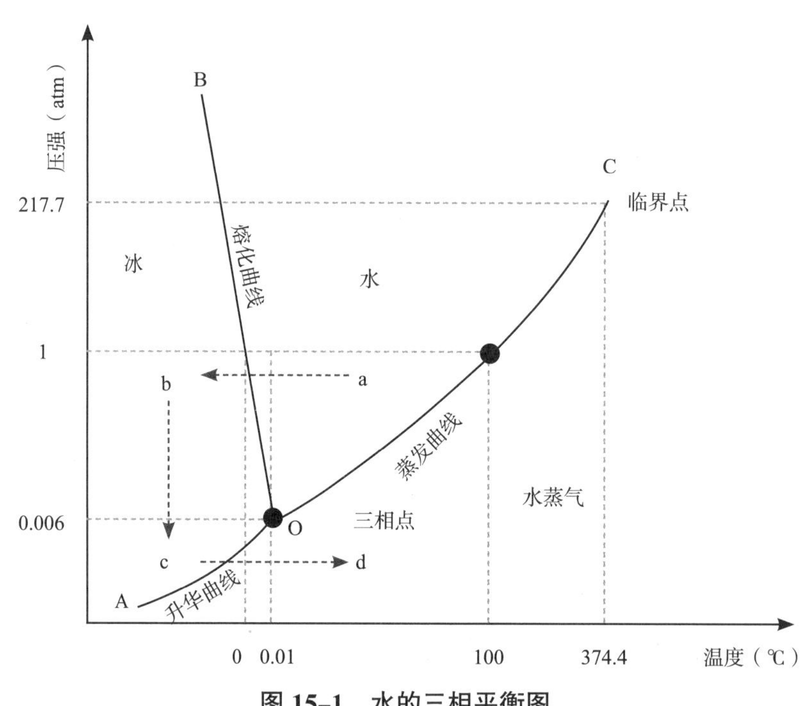

图 15–1　水的三相平衡图

真空冷冻干燥技术是一门横跨多个学科的干燥技术，涉及制剂、真空、制冷、传热传质理论和自动化控制等方面[3]。冻干过程是水的物态变化和移动的过程，它的基本原理就是物料在低温低压下传热传质的过程。冷冻干燥方法主要包括三个步骤（图 15–2）：冷冻、一次干燥（升华干燥）和二次干燥（解吸干燥）。

冷冻是将溶液冷却到一定温度，在此温度下，水和固体被充分结晶，或者冰晶和固体被包围在一个玻璃态浓缩固体中。自由水的固化，使干燥后产品与干燥前有相同的形态，防止抽真空干燥时起泡、浓缩、收缩和溶质移动等不可逆变化的产生。在冷冻步骤中，当溶液温度下降到 0℃以下的某一温度时，溶液内的水结成冰晶并进一步增长，随着冰晶生成，液态水逐渐减少，溶液内的溶质浓度随之升高，溶质浓度达到溶解上限时开始结晶析出，当达到某一温度时，溶液完全转变为固态。根据溶液成分的不同，可形成两种不同状态的固体，一种是在某一温度时，所有溶质形成规则的晶体结构，这时的温度称为该溶液的共晶点温度（eutectic temperature，T_e）；另一种是在某一温度时，浓缩溶液（例如大部分双糖和蛋白溶液）变为黏度极大、流动性差的无定型结构，此时的温度称为该溶液的玻璃态转变温度（glass transition temperature，T_g）。

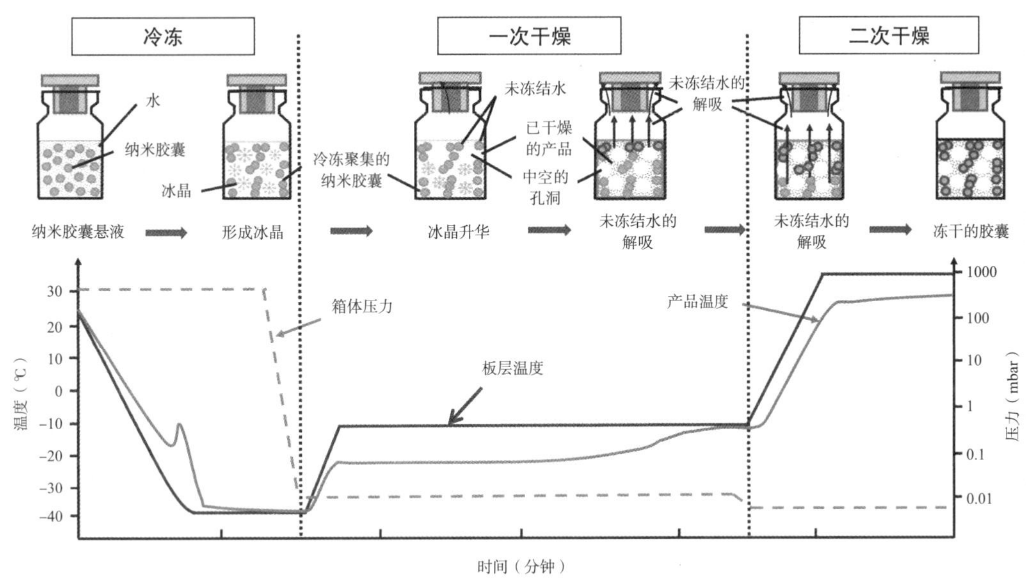

图 15–2　冷冻干燥过程示意图[4]

一次干燥也称为升华干燥。将冷冻后的产品置于密闭的真空容器中加热，产品中冰晶就会升华成水蒸气逸出，从而使产品脱水干燥。干燥是从外表面开始逐步向内推移的，已干燥层和冷冻部分的分界面称为升华界面。冰晶升华后，其原先所占据的空间成为空穴，可作为后续升华过程中水蒸气的逸出通道。在生物制品中，升华界面以约 1mm/h 的速率向下推进。当全部冰晶被去除时，第一阶段干燥过程就完成了，此过程可去除 90% 左右的水分。干燥层呈多孔蜂窝状海绵体结构，此结构与温度有关。当基质温度较高时，其刚性降低，当温度达到某一临界值时，固体基质的刚性不足以维持蜂窝状结构将发生塌陷，此临界温度称为冻干物料的坍塌温度（collapse temperature，T_c），也叫崩解温度。

二次干燥也称解吸干燥。在一次干燥结束后，产品内还存在 5%~10% 的结合水。这部分结合水主要以吸附、渗透或化学结合的形式存在于产品内，这部分水分无法通过一次干燥的升华条件去除，需要通过升温或减压的方法进一步创造升华条件去除产品内结合水分。通常，化学药品的最终水分含量控制在 1% 以下，生物制品最终水分含量控制在 3% 以下。

经冻干的产品不仅含水量低，而且疏松多孔、表面积增大，因而吸湿性强，易受氧化影响，为便于保存，需进一步密封和包装。对于生物制品，在冻干过程结束时，在冻干箱内真空加塞或包装，或向箱内充入无菌的空气或氮气，然后在无菌室内将容器封口。经冻干的生物材料一般可在室温或 4℃环境下长期保存。

（二）冻干模型

真空冷冻干燥过程的三个阶段都包含着复杂的热量传递与物质传输过程。在一次干燥阶段，冷冻样品中的自由水分吸收热量在低气压下通过升华方式被除去；在二次干燥阶段，结合水吸收热量发生解吸并升华被除去。冻干理论研究实际上研究的是每个阶段的传热与传质过程，以及如何控制与强化传热传质速率。传统的冻干工艺优化是通过实验方法或试错方式进行的。试验方法优化冻干参数是个费时费力且成本高昂的过程。冻干理论研究不仅可以指导制定合理的冻干曲线，优化冻干工艺，减少新产品的开发时间，而且还有助于提高产品质量，降低能耗和节约生产成本。另外，冻干理论研究还被应用于优化改进冻干设备结构，提高冻干效率。

截至目前，国内外研究者基于不同的制品形状、不同的干燥阶段和不同的假设条件等，提出了多种真空冷冻干燥数学模型[5]，用来描述干燥时的传热传质过程。总体来说，可归纳为三种模型，即冰界面均匀退却的一维稳态模型、简化非稳态过程而得出的准稳态模型以及非稳态模型。其他模型一般是对上述三种传统理论的发展和修正。刘军等编著的《真空冷冻干燥》一书中对相关数学模型进行了详细论述[6]，本章仅对相关基本模型及其发展进行简单介绍。

1. 一维稳态模型

最早的冷冻干燥数学模型是 Sandall 与 King 等于 1967 年提出的一维稳态模型，也称为冰界面均匀退却模型（uniformly retreating ice front model，URIF）[7]。该模型认为，冻干物品中存在着一个厚度可以忽略的升华界面，升华界面将待冻干物品分为已干燥层和冷冻层，升华过程只发生在升华界面上，界面升华出来的水蒸气通过多孔干燥层扩散到冷凝器表面。随着升华过程的进行，升华界面逐渐向内部的冷冻层均匀退却，其后产生多孔的绝对干燥层。URIF 模型属于一维稳态模型，模型假设升华过程是个稳态过程，升华界面温度和物料表面温度恒定不变，干燥层内水蒸气分压力不变，热量和质量传递都是一维的且传递方向垂直于物料表面。而实际的冷冻干燥过程一般是非稳态的，所以该模型仅在计算升华干燥阶段即初始 60%~90% 水分去除时比较准确，其不能准确描述解吸干燥过程及参数变化。该模型优点是简单、所需参数少、求解容易，能较好地模拟形状单一和组织结构均匀的物料的升华干燥过程。故此模型只能应用于对质量要求不高的食品冻干或仅用于产品的冻干时间预测。

2. 准稳态模型

1968 年，Dryer 和 Sunderland 等提出了准稳态冻干模型[8]。当冻干物料的厚度较小时，物料侧面的热质传递对整个冻干过程影响不大，此时在冻干模型中只考虑沿厚度方向的一维热质传递是可行的。当物料的形状接近于球形或高径比较大且热质可以从周围传递的圆柱体时，也可只考虑沿径向的一维热质传递。他们给出了升华界面的温度和平衡压力的函数关系，获得了质热传递数学模型。

3. 非稳态模型

1979 年，Liapis 和 Litchfield 等建立了升华 – 解吸模型，属于一维非稳态模型[9]。该模型认为，在升华界面发生升华过程的同时，在多孔干燥层内也发生着解吸过程，水蒸气在通过多孔干燥层时，无论是质量还是热量均发生变化。物料内部冷冻区冰晶的升华和干燥区内吸附水的解吸是同一时刻进行的。该模型综合考虑了多个因素，突破了 URIF 模型中的一些限制，较好地模拟了冷冻干燥的实际过程，因而在预测干燥时间上更为准确，其应用范围也更广一些。该模型适合于可简化成平板状的物料，如牛奶的冻干。但由于该模型所需参数较多，计算过程复杂，其精确解很难求出。在实际问题中，可根据具体情况通过对方程作适当简化后，利用数值方法求其近似解。

1997 年，Mascarenhas 等提出二维轴对称升华 – 解吸模型[10]。该模型认为，圆柱形瓶中的物料状况关于中心轴对称，热量可以从瓶底、物料表面和瓶的侧面输入，考虑结合水的解吸但忽略水蒸气的径向流动。1998 年，Sheehan 和 Liapis 提出了瓶装药品冷冻干燥的多维非稳态模型[11]。该模型的主要假设条件是：升华界面厚度无限小；由水蒸气和非凝性气体构成的二元混合气体充满整个干燥层的空隙；在升华界面，水蒸气分压力和冷冻层的冰相平衡；已干燥层中，固相和气相处于热力学平衡状态；冷冻层被认为是均质的，其导热系数、密度及比热均不随时间变化，且溶解气体部分忽略不计。该模型的简化条件相对来说较少，能较好地模拟冻干过程，与实际情况比较接近，但求解较困难，所需参数较多。

目前，神经网络被广泛地应用于各个行业，已经有一部分研究者将人工神经网络应用于真空冷冻干燥的研究中[12]。真空冷冻干燥系统具有非线性、滞后性，用一般的数学方法难于精确表述与控制，而神经网络具有对非线性系统非常好的处理、识别功能。采用神经网络模型预测冷冻干燥过程特性，具有实施容易和预测精度高的特点，其预测结果可为冷冻干燥设备的操作和控制提供依据。

目前对冷冻干燥问题的数值模拟已开始向非稳态方向发展。非稳态模型精度较高，不过考虑因素也较多，导致求解较困难。在求解时，可根据实际情况进行适当简化以减少计算量。同时，在特定条件下，用准稳态模型来代替非稳态模型也是不错的选择。近年来计算机及各种编程软件和计算软件的发展，使得对冷冻干燥进行更精确的模拟成为可能[13]。由于良好的冻干模型有助于冻干工艺的设计和工艺放大，一些大型的制药公司对冻干过程建模非常感兴趣。冻干模型结合过程分析技术（process analytical technology，PAT）可对冻干过程进行实时监测，基于相关数据，分析产品的关键参数，设计冻干曲线。相对于传统的依靠经验或试错法建立冻干工艺的方法，电脑建模方法更准确可靠。但是，电脑建模存在两个主要的挑战，一是如何建立一种简单快速的方法确定传热传质的参数；二是如何将干燥条件的异质性引入模型中。从学术角度考虑，冻干过程的建模将从宏观尺度向微观尺度发展，由模拟传热传质过程向预测产品中活性成分降解过程方向发展，但该过程的实现仍面临着不小的挑战。

（三）冻干工艺

生物材料冷冻真空干燥的目的是冻干后保持生物制品的活性，适合较长期保存，方便长途运输，可快速复溶使用。高质量的成品与良好的冻干工艺是密不可分的。一般一个完整的冻干周期需要数天甚至数周的时间，因此冷冻干燥是一个非常耗时耗能的过程。如何保证生物制品在冻干过程中和冻干后储存过程中的稳定性是冻干工艺优化的主要考虑因素，另外在保证冻干品稳定性的同时，优化冻干参数和提高冻干效率以控制成本，在实际生产过程中也是往往需要考虑的。真空冷冻干燥全程可以分为五个阶段，即前处理、冷冻、一次干燥、二次干燥和后处理。冻干的工艺过程必须分段制定，然后连成整体，形成温度、压力和时间的关系曲线，即冻干曲线。制定正确的冻干曲线也就是研究优化的冻干工艺。基于目标物质、保护剂和设备性能而设计优化包含冷冻、一次干燥和二次干燥全过程的冻干工艺是获得良好冻干品的关键。

1. 冻干配方结构

生物制品的冻干工艺研究是以冻干配方为基础的。冻干配方按功能分类，一般包括生物活性成分、保护剂、缓冲液和赋形剂等。优良的冻干配方可以减少冻干和储存过程中各种不利因素对生物制品活性的影响，从而保证冻干的顺利进行并延长储存周期。一个合理的配方取决于一系列因素，包括生物制品的本身特点、使用方式和外观要求等。深刻理解冻干配方中各成分在冻干和储存过程中的作用及其机制，对设计优化冻干配方有理论的指导意义。

（1）缓冲液

缓冲液的作用一般是溶解生物活性成分并保持一定的 pH 缓冲范围和离子强度。目前一些 pH 缓冲体系已被商业化应用，例如磷酸盐缓冲液和组氨酸 – 盐酸缓冲液。为了防止在冷冻浓缩和固体阶段 pH 发生变化，冻干配方中一般避免使用可结晶的 pH 调节剂。在基于糖类的冻干配方中，缓冲盐往往是一种塑化剂，因此，在保证缓冲能力的前提下，使用低浓度的 pH 调节剂，有助于改善冻干产品的稳定性。很多注射用冻干品配方中含有 NaCl，其主要作用为渗透压调节剂。但 NaCl 的塑化作用不利于蛋白的稳定性，所以低的盐离子浓度有助于改善冻干过程中蛋白稳定性。氨基酸已被用作冻干配方中的 pH 调节剂（L– 组氨酸）和结晶骨架剂（甘氨酸）。氨基酸还具有稳定蛋白的效果，氨基酸的一些区别于糖类的特性引起了研究者的兴趣，例如 L– 精氨酸可防止蛋白的聚集，从而改善溶液的稳定性[14]。一些非水溶性物质很难在水溶液中进行冻干，现在有种观点是使用水共溶剂，主要是指叔丁醇，该溶剂有多个优点，其可提高药物的溶解度、加速升华速率、降低复溶时间和改善产品稳定性等。但在实际应用中存在一些弊端需要综合考虑，如需要特殊设备、溶剂残留和毒性等[15]。

（2）保护剂

生物制品是有生命或有生物活性的物质，在冻干前，常常需要添加保护剂，以减少材料受低温损伤和脱水损伤。保护剂按照其发挥保护作用的阶段，可分为三种：液体水溶液保护剂、冷冻保护剂和固体保护剂。多种糖类、糖醇和氨基酸可在水溶液中通过排斥作用提高蛋白的热变性温度，保护蛋白的高级结构。它们同样可以在冷冻溶液中通过热力学机制保护蛋白。在冷冻溶液中保护蛋白的赋形剂称为冷冻保护剂，而在冻干过程中保护蛋白的赋形剂被称为冻干保护剂。

目前，关于冻干保护剂的保护机制主要存在三种假说，即“玻璃态假说”“水替代假说”和“优先排阻假说”[16-18]，这三种假说并不相互排斥，它们从不同角度分析了冻干保护剂的保护机制，但迄今为止都不能完全解释冷冻干燥中的保护机制。一些糖类和糖醇分子通过分子间氢键结合蛋白，置换蛋白表面维持构象的水分子。这些糖类或糖醇不仅可以维持固体中蛋白的天然构象，还可以改善储存稳定性，主要原理是其阻止了埋藏在蛋白内部的化学活性基团的暴露[19]。蔗糖和海藻糖是最常用的冻干保护剂，其可通过水置换作用和玻璃化包埋作用保护蛋白。糖与蛋白的质量比大约为 1∶1 时即可满足稳定蛋白分子的作用。选择蔗糖还是海藻糖作为稳定剂，需要根据目标蛋白和预期用途决定。添加蔗糖的冻干品可保留更多的二级结构，但是基于蔗糖的无定型固体处在较高温度下时，易发生物理变化和化学降解，这主要是由于其具有较低的 T_g 以及分解后产生还原性糖。近期一些研究发现，在蔗糖玻璃化结构中，局部区域的动力学参数 β – 弛豫（β –relaxation）与蛋白及其他药物的稳定性存在显著的相关性[20]。海藻糖由于具有较高的 T_g，显示出良好的物理稳定性，并可抑制晶体的生长。一些小的多元醇和糖醇（例如甘油、山梨醇）在基于二糖的无定型固体中显示出额外的蛋白稳定作用，其主要是通过水置换作用和填补分子孔隙实现的[21]。但是，过量的小分子多元醇会通过塑化效应增加系统中分子的流动性，进而使蛋白变得不稳定。大的多糖分子（例如右旋糖酐）由于空间位阻效应，一般不会形成充分的水置换作用。有些多糖可形成低流动性的玻璃化固体，蛋白可埋藏在其中，从而阻止其发生物理或化学改变，改善储存稳定性。多糖和多元醇在单溶剂冷冻溶液和干燥固体中具有不同的内在转变温度。大的多糖分子常常显示出高的 T_g。由于在冷冻浓缩溶液和干燥固体中，单糖和小分子醇的物理稳定性低，不适合作为冻干配方中的主要稳定剂。另外，不推荐使用还原性糖，其可能与蛋白发生美拉德反应（Maillard reaction）。一些表面活性剂和多聚物可在冻干过程中保护某些蛋白。例如，水溶液和冻干的蛋白配方中常添加 Tween 80，其可降低蛋白在冰水界面的结构变化和降低容器表面的吸附。一些聚合物如聚乙烯吡咯烷酮和右旋糖酐，可通过空间位阻效应阻止蛋白亚基的解离。

（3）赋形剂

为改善冻干品多孔结构的稳定性，可在冻干前添加改善冻干品热机械性能的材料，如添加右旋糖酐、甘露醇等具有较高热稳定性的赋形剂。对于不同种类的赋形剂，其功能不尽相同。有的赋形剂可使冻干品保持美观的外形和足够的力学强度，避免坍塌；有的可提高物料的坍塌温度，形成合理的微观孔隙结构，改善传热传质过程，使冷冻干燥过程更高效；有的可改善冻干产品的 pH 和溶解性，降低产品质量损害程度，保证和维持生物制品的活性。在一些生物制品的冻干配方中，有些赋形剂能够同时发挥多重效果：在固体含量少的冻干品中，赋形剂用于生成稳定的结构，防止固体离子被水蒸气流从容器中带出（填充剂）；调节 pH（缓冲剂）；避免或诱发结晶；在冷冻过程中保护有效活性成分（冷冻保护剂）；在冷冻干燥过程中保护其活性成分（冻干保护剂）；在储存过程中减小活性成分的变化。高分子量赋形剂，如右旋糖酐、聚乙烯吡咯烷酮、聚乙二醇或环糊精，可加速干燥过程和增加稳定性，主要是由于其可增加 T_g。一般情况下，尽量降低低分子量赋形剂的使用量，以免降低 T_g，然而近期一些研究显示，加入一种塑化剂，如甘油或山梨醇，可通过降低 T_g 来改善蛋白的稳定性，这可能与其降低玻璃态流动性有关[22]。

2. 冻干过程

由于被冻干物料的品种、特性和状态不尽相同，其真空冷冻干燥工艺也不尽相同。对于同一种物料，因装料量不同，所用冻干机的性能不同，冻干工艺也不完全一样。因此，对于每一种物料都应该做冻干工艺实验，测定其共晶点温度，给出冻干工艺曲线，确定最佳工艺流程。冻干工艺曲线参数包括搁板的温度、冷凝器的温度、冻干箱的真空度、制品过冷的程度、结晶的程度、坍塌温度、溶液的共晶点、共熔点等，优化冻干工艺曲线就是找到最佳的参数组合。目前国内外对冻干工艺的研究主要集中于冻干过程中对晶核形成和晶体成长进行控制，使整个冻干过程置于严格控制之下，用科学的、可量化的、准确的方式和标准来确定冻干终点。

（1）冷冻

早期冻干过程的优化主要集中在首次和二次干燥步骤，随着对冻干过程了解的不断深入，研究者开始意识到冷冻过程的重要性。在整个冻干过程中，冷冻步骤本身就是一个主要的脱水步骤。溶液中的水以纯固体冰形式从待冻干溶液中“剥离”，导致溶液浓度上升。冰核形成和冰晶生长的速度决定了冷冻物的外观形态，进而决定了最终冻干物的性质。冷冻过程还可影响瓶内和瓶间的均一性、一次与二次干燥的性能、残余水分含量以及复溶时间。可以说，冷冻步骤是冻干过程中最复杂和最重要的一步[23]。

共晶点温度是指制品中水分完全冷冻成冰晶时的温度。制品冷冻的最终温度应低于制品共晶点温度并确保制品冻实，冷冻后制品的中心温度必须低于共晶点温度，以保证物料中的溶液能全部冷冻，否则，抽真空时会有少量液体“沸腾”产生气泡，使产品表面凹凸不平。各种物料的共晶点温度是不一样的，预冻之前必须测得。实际制定工艺曲线时，一般预冻温度要比共晶点温度低 5~10℃。

溶液结晶的晶粒的数量和大小除与溶液本身的性质有关外，还与晶核生成速度和晶体生长速率有关，而这两者又随冷却速度和温度而变化。一般来说，冷却速度愈快，过冷温度愈低，所形成的晶核数量越多，晶体来不及生长就被冷冻，此时所形成的晶粒数量越多，晶粒越细；反之，晶粒数量越少，晶粒越大。晶体的形状也与冷冻温度有关。冷冻速率直接影响冰晶大小，冰晶大小决定了冻干品的孔隙大小，孔隙大小影响了干燥速率。冰晶大小可通过测量干燥后产品中孔隙的大小而测得。速冻产生的冰晶较小，对细胞的影响较小，不利于升华，但冻干后溶解快，能反映出产品原来的组织结构和性能，只是冷冻速率高，所需的能耗也高；慢冻产生的冰晶较大，有利于升华，但冻干后溶解慢。所以，需要试验一个合适的降温速率，以得到较高的存活率、较好的物理性状和溶解度，且利于干燥过程中的升华。

冷冻基质的特性（冰晶的数量与大小）取决于冰核形成的温度，或者过冷度（supercooling），而由于冻干过程的随机属性，目前一般还无法充分控制过冷度。由于在冷冻过程中，冰核可在不同的温度下形成，因此干燥产物的非均一性是很难避免的。冷冻之后一次干燥之前的退火处理，可通过奥斯特瓦尔德成熟（Ostwald ripening）作用促进冰晶的生长，从而降低一次干燥过程中的异质性[24]。但在聚合物溶液或蛋白－糖体系中，有时退火处理也会促进缓冲成分的结晶和相分离，导致冻干过程中的不稳定。

目前有多种可控冰核作用的技术，包括搅拌、电流、冰雾、增压降压、超声和真空等。相比其他技术，冰雾技术[25]和增压降压技术[26]是最有潜力的控制冰核作用的两种方法，已在实验室级别和商业化级别冻干机上使用，并且目前已应用于商用化冻干品的制备[27]。增压降压技术具体过程为，向冻干箱内注入一定体积的气体（例如氮气或氩气）加压至 18~28 psig，接着将所有冻干瓶内产品的温度降至一定水平。温度达到平衡状态后，快速释放压力，这样所有冻干瓶的成核过程本质上是在同一时间被激发的，从而形成大小均一的冰核。冰雾成核技术提供了一种可商业化应用的成核方法。首先将含有待冻干产品的瓶子预冷至一定温度，然后将无菌液氮与水蒸气混合后形成的冰雾注入冻干箱内，冰雾进入冻干瓶后可作为冰核诱发冰晶产生，使待冻干物内发生快速均一的成核作用（图 15–3）。该技术的关键点是产生足够多的冰雾以充满冻干箱和冻干瓶。该方法所需设备简单，便于消毒灭菌，可以与常规的不同级别的冻干机兼容配合使用。

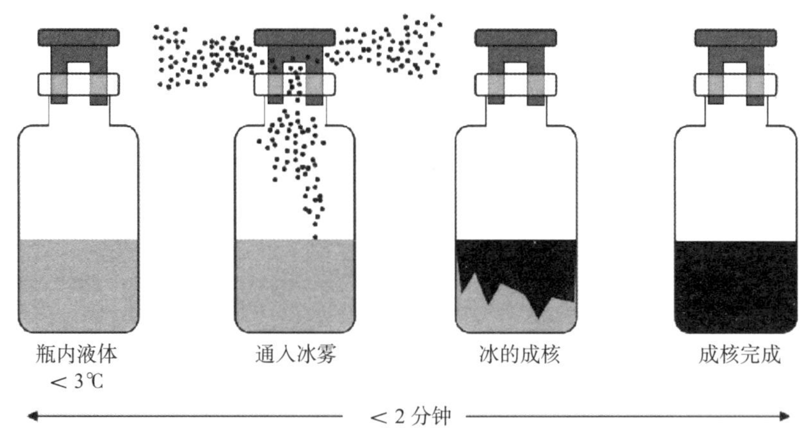

图 15–3　冰雾成核技术

（2）一次干燥

一次干燥是冻干步骤中用时最长的一个步骤，优化缩短一次干燥时间一般是产业化研究的主要关注点。在一个特定体系中，将样品温度维持在稍低于关键温度（T_g，T_c），一般都可实现快速的一次干燥过程。几种加速一次干燥过程的新技术已被报道，例如在初次干燥过程中，将产品保持在稍高于 T_c 的温度，在此温度下，孔的结构仍保持不变，孔壁上由于黏液的有限流动产生很多小洞，即微小坍塌，物质交换通道迂曲度降低，导致物质流通加大，从而加速了升华过程[28]。该技术认为冷冻浓缩的蛋白溶液具有很高的黏度，因而流动性非常有限，即使干燥过程中温度高于 T_g，也不会出现可见的坍塌。该技术可将干燥时间缩短一半以上，并且对蛋白稳定性无显著影响。

在降温阶段通过主动冰核作用诱导产生较大的冰晶[29]和热处理冻干溶液，加速上层蒸气交换，也是一种很有潜力的方法[30]。传统的逐渐冷却的冻干架子在不同温度时诱导产生不均匀的成核，导致产生小的冰晶和含有微小孔径的固体层，从而阻碍蒸汽的扩散。诱导产生大的均一性冰晶有助于冰层的快速升华[31]。

循环压力法是在冷冻干燥过程中，周期性地升高和降低冻干箱的气压以提高干燥速率的方法。实验研究表明，与恒定压力的冻干过程相比，循环压力法可以缩短干燥时间。从有效性和经济性方面考虑，循环压力法由于总是偏离最优操作条件的冷冻干燥过程，所以并不优于冻干箱压力优化的恒压法。是否采用循环压力法冻干应该针对实际情况决定。

目前，将微波技术应用于真空冷冻干燥，是现今食品冷冻中最具有潜力的研究方向之一。利用微波高频电磁场（915MHz 和 2450MHz）使极性分子快速旋转而发热，可以穿过已干层在冰冻物内部产生热量，解决了真空状态下传热不良的问题；同时由于升华界面温度高，有利于水蒸气向外扩散，非常适合于非热敏性物料的加热处理。虽然微波干燥有许多优点，诸如节能、效率高和加热方式独特等，但是目前微波干燥还处于实验阶段，主要面临的问题有：物料易发生受热不均导致产品性能下降；干燥室易发生辉光放电现象；微波调控难，对温度的控制不够及时；成本高等。

（3）二次干燥

二次干燥时，制品的温度可提高到其允许的最高温度以下，使结合水和吸附于干燥层中的水获得足够的能量从分子吸附中解吸出来。二次干燥过程中，缓慢加热隔板至 25~40℃，并在低气压下保持数小时，以去除多微孔固体中的残留水分（通常低于 1%）。残留水分的去除导致非结晶固体的玻璃化温度升高。二次干燥所需持续的时间应通过试验确定，以确保残余水分含量达到预定值（一般制品残余水分的质量分数为 1%~4%），也可按第一阶段升华时间的 0.35~0.5 倍进行预估。冻干终点的判定对于产品的质量（尤其是产品的残余水分含量）有着很大的影响。目前一般是依靠经验或者手动方法（如压力升法）来判断冻干是否结束，而国外出现了专业化的公司专门从事不同产品冻干曲线的研究，采用相关仪器来检测可被量化的参数，以帮助操作人员来判断冻干是否结束，这样做可以提高冻干质量，增强对冻干过程的可控性，缩短冻干时间。

（四）冻干设备与相关技术

1. 冻干机

冷冻真空干燥设备简称冻干机，是实现冻干工艺必备的装置。冻干机的组成主要包括冷冻干燥箱、真空系统、制冷系统、加热系统、液压系统和自动控制系统等，一些冻干机还会配备清洗系统、消毒灭菌系统、化霜系统、取样系统、称重系统、水分在线测量系统和拍照系统等辅助系统。

真空冷冻干燥设备有多种分类方法。①按冻干面积，冻干机通常可分为小型实验室用冻干机（0.1~0.3m³）、中型实验用冻干机（0.5~5m³）和大型冻干机设备（50m³ 以上）。②按其应用范围或用途，冻干设备可分为医药用、食品用和试验用三种类型。其中，医药用的生产型冻干设备必须符合 GMP 规范标准，需满足无菌化、无尘化、高度可靠、维护简便等要求；医药用冻干机一般采用在线消毒灭菌系统（sterilizing in place，SIP）以保证灭菌彻底、无死角。同时辅以原位清洗系统（cleaning in place，CIP），对干燥室、冷凝器、主阀及管道进行就地清洗并预设排液坡度，保证无液体滞留。直接接触药品的设备材质一般选用 304 或 316 不锈钢，内表面粗糙度 Ra 值一般应小于 0.8 μm。行业标准 JB/T 20032–2012《药用真空冷冻干燥机》中对医药用真空冷冻干燥机的结构设计、性能参数及相应的检验方法进行了明确规定。③按照生产方式，冻干机可分为间歇式、周期式和连续式。目前国内冻干机还是以周期式或间歇式为主。近年来，连续式真空冷冻干燥机设备在国内外开始探索和使用，连续式真空冷冻干燥设备的特点是适于品种单一而产量庞大、原料充足的产品生产，容易实现自动化控制，简化了人工操作和管理。

早期的冻干机主要是不锈钢制造的，并且体型较大，造价较高。冻干机越大，升降温所需的时间越长，能耗也越大。现在冻干机的开发设计，在保证安全的前提下，越来越注重降低冻干成本和能耗，更注重冻干设备与冻干过程的环境友好性。Ganguly 等[32]报道了一种仿真模拟框架与冻干系统模型，可以定量分析生产级冻干机的设计对产品干燥效果及冻干机性能的影响，例如在蒸汽传输管道中增加阀门 / 挡板系统，蒸汽传输速率提高了 2.2 倍，进一步将挡板向下游冷凝器方向移动 10 cm，蒸汽传输速率提高 54%，这提示通过优化改进冻干机设计可一定程度上改善冻干机性能。为了降低冻干成本和缩短冻干时间，冻干机的程序控制单元与软件系统不断改进，体型也在不断优化缩小。目前最新型冻干机可将冻干周期由 16~20 小时缩短至 8~10 小时。目前大部分医药用冻干机配备了蒸汽灭菌装置，蒸汽灭菌过程意味着要对冻干机进行加热和降温，能耗是非常高的。现在一些新型低能耗灭菌方法正在被开发出来，例如过氧化氢气体灭菌法。在一定的压力下（约 0.02mbar），将过氧化氢气体通入冻干机中需要灭菌的地方，由于高的真空度，只需要少量的过氧化氢气体便可覆盖冻干机整个内表面区域。过氧化氢气体灭菌法的日常运行成本非常低，大约是蒸汽灭菌法的 1/4。该方法所需设备简单，不需要高压管道，不存在高压或高温相关的安全风险。冻干工艺的优化是个费事费力的过程，目前市场上已出现一些智能化的冻干机，可以使冻干工艺的优化过程变得快速省力。基于操作者输入的产品信息特点和瓶子规格，结合过程中产品温度检测和准稳态热质传递模型，可自动生成冻干参数，编制冻干曲线。相关研究显示，使用该类型系统开发冻干工艺可以节省约 78% 的开发时间，成本也大大降低。

2. 冻干容器

传统的生物制品的冻干和储存一般是在玻璃瓶中进行的。为了提高冻干性能，目前市场上出现了一些改进的新型玻璃瓶，如 Schott TopLyo ™管状瓶，该瓶子具有定制优化的几何外形，既可增加瓶身结实度，又有利于冻干时的热传递；瓶内壁上涂有一层厚约 40 nm 的疏水层，有效避免了溶液的挂壁残留。EasyLyo ™模制瓶通过较轻的瓶重和扁平的瓶底来增加热传导性能，提高干燥效率。环烯烃聚合物取代传统包装材料用于制备冻干容器是一个新兴的趋势，一些塑料容器具有表面惰性和不易破碎的特点，有助于改善冻干品的均一性，但塑料容器有个较大的缺点，就是高的水通透性。对于需要橡胶塞密封的冻干品来说，冻干品与瓶塞存在一个缓慢的水分交换过程，从而导致冻干品在储存过程中水分残留量增加。瓶塞中的水分残留量取决于瓶塞的处理工艺，另外瓶塞的化学成分对水分残留又有一定的影响。

传统冻干品的稀释与使用一般需要结合注射器操作。现在市场上出现一些注射器包装的冻干品。冻干品存放在双室注射器或双室盒中，冻干物品在一室，稀释液在另一室中。一般首先将生物制品在注射器中冻干，然后将一个隔离物塞入注射器管中，再将稀释液装入另一室中。预装注射器的冻干品对终端使用者来说是非常方便的，只需推动活塞即可，有利于降低染菌风险并可准确控制剂量。新型冻干容器的出现，虽然带来了便利，但也给冻干程序的设计与制备方法提出了新的挑战。

安瓿瓶一般被用于高纯度高价值生物参考物质的冻干。WHO 推荐使用玻璃安瓿瓶来制备生物参考物质，以降低水分或氧气进入的风险。但是安瓿瓶需要在冻干机外使用火烧密封，在外部，水分和氧气水平都会增加，同时火烧密封时燃烧产生的水也会影响冻干品的水分残留量。然而近期有报道设计了一种可以和冻干机兼容的特殊毛细管闭合装置，充当瓶塞的作用，该装置可有效减少水分与氧气的进入[33]。

3. 冻干相关检测技术

21 世纪初，美国 FDA 开始从严格的终产品检测向质量源自设计（quality by design，QbD）的质量管理理念转变。QbD 的主要内容包括鉴别、理解和控制关键过程与产品参数，要求对药物制造过程中关键过程参数的设计空间进行评估。随着这些管理理念逐渐被制药工业界接受，QbD 和 PAT 成为现在冻干工艺开发的主要考虑问题。这也催生了一系列单瓶或单批技术的开发，以便监控关键产品参数与冻干过程参数。

（1）冻干关键参数的检测

冻干的关键参数主要有热力学参数（T_c 和 T_e）和动力学参数（T_g），现在已有多种热分析方法用于确定冻干关键参数。根据检测的原理的不同可将其分为以下几类：量热方法、力学方法、光学方法和电学方法等[34]。

量热方法主要有差示扫描量热法（differential scanning calorimetry，DSC）和差示热分析法（differential thermal analysis，DTA）。DSC 技术通过对比分析升温时样品的焓变化来检测冷冻液体和固体样品的晶体或无定型状态，现已被广泛应用各种药物的分析。调谐式 DSC 在传统 DSC 线性升温方式的基础上增加了正弦调谐，对微弱的能量变化事件检测更灵敏，是目前检测冻干过程中热力学转变和估计关键温度的主要方法。为了进一步观察冻干物品的外观，有研究将光学显微镜与 DSC 技术结合，开发出了光学 DSC 技术，该技术可在检测样品热力学数据的同时，利用反射光模式对样品外观进行光学观察[35]。DTA 技术通过对样品和参考品进行升降温，利用二者温度随时间变化趋势的差异来分析样品的状态。DTA 技术的主要缺陷就是需要在冻干瓶内安装热电偶温度探头，这可能会影响检测结果的准确性。

力学方法主要有热力学分析（thermo mechanical analysis，TMA）和动态力学热量分析（dynamic mechanical thermal analysis，DMA）。TMA 技术先对样品施加一个恒定的机械压力，然后观察温度的变化对样品长度或体积的影响。该技术已被用于研究在 T_g 温度区域冷冻溶液的力学特点。DMA 是一种流变学技术。与 TMA 方法不同，DMA 技术施加在样品上的机械压力是按照一定频率变化的，主要检测样品力学系数或刚度随温度的变化趋势。DMA 检测玻璃化转变的灵敏度比 DSC 技术高，是另一种有效检测冻干关键温度的方法。

冻干关键参数的光学检测方法主要是指冻干显微镜（freeze-drying microscopy，FDM）。透射光冻干显微镜（light transmission FDM，LT-FDM）主要是被用来检测原料的坍塌温度。在两层盖玻片间加入一滴（1~2 μl）液体制成一层薄膜，冷冻后抽真空，温度以 1℃ /min 的速度升高，开始升华，使用显微镜观察薄膜的物理状态的改变，当冻干物由固体变为粘稠液体时的温度即为坍塌温度。LT-FDM 方法检测的是一种二维的样品，该方法检测的结果与实际冻干瓶中物质的 T_c 可能有较大差异[36]。近几年，光学相干断层成像冻干显微镜（optical coherence tomography-based FDM，OCT-FDM）逐渐被用于 T_c 的检测。OCT 技术是用激光模拟替代超声波，使用迈克尔逊干涉仪检测背向散射光的强度和反射延迟时间来对冻干物的横断面进行成像，分辨率为 5~8 μm，该技术可以对冻干瓶内高 3~4mm 的冻干物进行三维成像。相对于 LT-FDM，OCT-FDM 可直接对冻干瓶内物质的坍塌温度进行检测，不需要将被冻干物制成薄膜，其检测的结果也更加准确[37]。相关研究显示，产品温度每提高 1℃，一次干燥时间即可缩短约 13%，因此，通过 OCT-FDM 等方法准确检测产品的坍塌温度，对于缩短冻干周期和降低成本是非常有益的。

电学方法主要包括热电分析（thermo electric analysis，TEA）和介电分析（dielectric analysis，DEA）。检测时先对样品施加一定的电流，然后观察样本电学性质随温度的变化趋势，这一类技术可提供样品在一定温度范围内间质（非溶剂）相的状态信息。Her 等[38]利用 TEA 技术研究发现添加 0.1% 的电解质可使 T_g 降低 0.5~1℃，并且 TEA 技术检测的 T_g 要比 DSC 检测的高。

（2）冻干过程分析技术

冻干过程分析技术，按照其应用范围可分为以下四类。

1）产品温度检测技术。冻干过程中涉及多次温度调整过程，精确检测和控制产品的温度对保证产品质量至关重要。产品温度一般使用传统的有线温度检测设备检测，如热电偶温度检测器和电阻温度检测器。热电偶温度检测器一般用于实验室规模的冻干，而电阻温度检测器由于其结实耐用和便于灭菌的特点，常用于产业级的冻干。有线温度检测方法是一种侵入性温度检测方法，需要将温度探头插入冻干瓶中，检测结果仅是单个冻干瓶内的温度并不能代表整批冻干品的温度。温度探头的插入还可能影响成核与冷冻过程，导致检测结果不能完全反映真实情况。目前有研究报道了无线的温度检测设备，例如温度远程监控系统（temperature remote interrogation system，TEMPRIS）[39]。TEMPRIS 技术检测结果与传统的热电偶温度检测技术有良好的一致性，可适应不同的冻干规模，由于检测探头是无线的，可将检测探头放置于冻干室内的任意位置。但是该技术也是一种侵入性检测技术，存在影响成核与冷冻过程的问题。

2）一次干燥终点判定与干燥过程监测技术。冷冻干燥过程是个耗时长、费用高的干燥过程。冻干的三个步骤中，一次干燥是耗时最长的一步，因此准确判定一次干燥终点，可有效缩短冻干时间，节约成本。一次干燥时，水分通过升华作用不断从产品中逸出，随着水分的减少，升华速率逐渐降低，当到达一次干燥终点时，水分升华基本停止，产品温度逐渐升高至与冻干架温度一致，空气中水蒸气含量也发生显著降低，这些指标均可用来判定一次干燥的终点。大多数情况下，一次干燥的终点是通过检测产品热电偶判定的，当产品温度达到冻干架温度的时间，即代表一次干燥的终点。但是相对于其他冻干瓶，含有热电偶传感器的冻干瓶在较高温度时即可结晶，其干燥速度也较快，所以其并不能准确完全反映整个批次所有冻干瓶的一次干燥终点。现在有一些新的技术可基于冻干箱中气体成分变化来判定一次干燥终点，即当气体中水蒸气含量出现显著下降并恒定不变时，即可判定为一次干燥的终点，主要包括以下四类方法：对比压力变化的测量方法（皮拉尼真空计或其他电容压力计）、露点监测器（电子水分传感器）、监测水蒸气浓度的可调谐半导体激光吸收光谱（tunable diode laser absorption aspectroscopy，TDLAS）技术和 Lyotrack 等离子体光谱（plasma emission spectroscopy，PES）技术。另外也可通过冷凝器压力检测和压力温度检测（manometric temperature measurement，MTM）技术来判定一次干燥终点。有研究对比分析了不同的一次干燥终点判定技术，研究认为皮拉尼真空计是目前判定一次干燥终点的最好方法，其具有价格低、可蒸汽灭菌和便于安装等优点[40]。

3）一次干燥和二次干燥过程可基于传热传质理论进行监测。随着冻干过程分析技术的发展，干燥过程监测已变得相对简单，现在常用的方法有 MTM 与 TDLAS。MTM 技术需要在冻干箱和冷凝器之间加装一个可快速开关的隔离阀，隔离阀每隔 1 分钟关闭一次，然后检测冻干箱内压力随时间的变化关系，以此来拟合计算相关参数。TDLAS 是一种非接触式光谱技术，可直接检测冻干箱与冷凝器间连接导管内的水蒸气的温度、密度和流速，结合已知的导管横截面积，可推算出水蒸气的质量流动速率，基于质热传递模型可进一步计算出冻干的关键参数。相对于 MTM 方法，TDLAS 技术可以在一次干燥和二次干燥过程中准确测定冻干参数，不需要使用隔离阀，这样可以进行持续监测而且不会出现隔离阀关闭后冻干品温度升高的问题。

4）水分含量检测技术。由于冻干过程是去除产品中的水分过程，因此引入实时检测水分残留量的技术是非常重要的。近红外光谱（near-infrared spectroscopy，NIR）技术可实现对一个批次内所有冻干瓶内产品的水分残留量进行监测，每分钟可检测高达 3000 瓶。另外，TDLAS 技术也可以通过检测升华速率的变化来间接反映产品中的水分残留量。

二、新型干燥技术

目前已有很多商业化的生物制品是通过真空冷冻干燥方法制备的，但该技术也存在一些缺点，例如干燥时间长与能耗高导致成本较高；昂贵的设备采购成本与维护成本；冷冻干燥过程中蛋白易发生结构变化，难以完全复原天然蛋白的构象；冷冻干燥方法最终制备的是块状成品，而无法制备粉末状产品。传统的冷冻干燥通常工艺要求分批加工，无法连续生产，加工效率较低，容器间的不均一性会影响产品质量属性，这对于大容量生物制品来说是一个潜在的缺点。为克服这些传统冷冻干燥技术的缺点，一些特殊的技术手段如热风、微波、超声和红外等被应用到了传统的真空冷冻干燥过程中，这些技术显著提高了干燥效率、降低干燥成本。另外，近些年，从食品、化学等领域也引入了一些新一代的干燥技术到生物制品的干燥处理过程中。

目前已报道很多新一代的干燥技术，每种技术都有其优缺点（表 15-1）[41]。基于去除水的机制，干燥方法可分为多种亚类：基于升华的干燥方法，如冷冻干燥、喷雾冷冻干燥；基于蒸发的干燥方法，如泡沫干燥、喷雾干燥；基于沉淀的干燥方法，如超临界流体干燥方法。

表 15-1　不同干燥技术的比较

干燥程序	工艺参数	承受的压力	优点	限制	冻干品特性
冷冻干燥	•溶质浓度 •冷却温度 •冷冻速率 •干燥温度 •干燥压力	•结晶 •pH 改变 •脱水压力 •离子强度改变 •界面压力 •冰晶形成	•干燥过程不需要高温 •剂量准确 •水分含量可控 •复溶时间短 •良好的物理外观 •分散均匀 •适用于空气敏感型材料	•不能制备微小颗粒 •方法建立成本高 •处理时间长 •过程复杂 •维护费用高 •暴露于冰水界面	•完整的块状结构 •表面积高 •颜色均匀 •一致性 •良好的外观 •高强度
泡沫干燥	•发泡压力 •干燥温度 •干燥压力	•界面张力 •脱水压力	•无冷冻过程 •室温干燥，节能 •稳定性好	•质量均一性差 •干燥时间长 •发泡过程难控制	•泡沫状 •外形不均一 •表面积低
喷雾干燥	•溶质浓度 •进料流速 •热空气流速 •添加剂溶解度 •入口温度	•热压力 •雾化压力 •机械压力 •界面张力 •脱水压力	•简单 •方便的系统 •成本低 •单步处理 •可扩展性 •可重复性 •可制备颗粒 •良好的雾化	•产率（50%~70%） •不适合空气敏感型材料 •非无菌	•细粉 •空心颗粒 •收缩 •增韧 •球形、环形或有孔形状

续表

干燥程序	工艺参数	承受的压力	优点	限制	冻干品特性
喷雾冷冻干燥	• 溶质浓度 • 进料流速 • 固体含量	• 雾化压力 • 界面压力 • 冷冻压力 • 脱水压力	• 冷冻快速 • 可制备颗粒 • 高产量 • 出色的雾化效果 • 无菌干燥	• 三个步骤（耗时） • 高成本 • 颗粒易碎 • 复杂 • 不方便（需要液氮）	• 球形多孔颗粒 • 重量轻 • 表面光滑 • 密度非常低 • 表面积高
超临界流体干燥	• 溶质浓度 • 进料流速 • 共溶剂流速 • SCF 流速 • 温度 • 压力 • 喷嘴尺寸	• 雾化压力 • 脱水压力	• 处理速度快 • 可制备颗粒 • 温和的工艺条件 • 无菌干燥 • 可扩展性	• 接触有机溶剂 • 方法需要特殊建立 • 高成本	• 球形 • 光滑的表面

1. 泡沫干燥技术

泡沫干燥技术是一种新兴的干燥技术，已被广泛应用于食品领域。其具体原理是，先对物料进行前期预处理，加入发泡剂，配合抽真空等手段使物料膨松成泡沫状，然后在真空下加热完成一次和二次干燥，从而除去物料中的水分。

泡沫干燥工艺的处理过程主要有溶液的配制、预处理、发泡、一次干燥和二次干燥等几个步骤。泡沫干燥制剂配方与冷冻干燥类似，包括保护剂、稳定剂、表面活性剂、缓冲液和赋形剂等，泡沫冷冻干燥的制剂组方中额外添加了发泡剂等成分。发泡剂是用于抽真空时使悬浮液膨胀成泡沫状结构的物质，Tween® 和 Pluronic® 表面活性剂是生物制剂中常用的发泡剂，浓度一般低于 1%。一些研究者为了使发泡过程更加可控稳定，会加入一些泡沫稳定剂例如羟甲基纤维素和聚乙烯吡咯烷酮来抑制泡沫的破裂和降低干燥后泡沫的脆性。发泡的手段有多种，可以通过调节温度与真空度，使悬浮液在较低温度下沸腾成泡沫；可以通过充注隋性气体，增加悬浮液中的气泡数量；还可以在悬浮液中添加化学药品，通过化学反应来产生气泡等。泡沫干燥的干燥过程中需要严格控制温度和压力。如果压力在给定的隔板温度下降低得过快，蒸发冷却成为主导过程而导致溶液冻结和发泡抑制；如果压力降低得太慢，水分仅蒸发而不沸腾，会使液体变稠，阻碍发泡作用。通过逐步降低腔室压力，同时允许一个较短的平衡期，可以显著降低干燥过程中的活性物质的损失。

泡沫干燥技术能够在接近环境温度（即 15~25℃）下完成药品的干燥，与需要低温或高温干燥的过程相比，不仅降低了能源消耗，而且过程更经济。此外，泡沫干燥过程不会经历冷冻结冰过程，可避免蛋白质的聚集。与冻干材料相比，泡沫干燥材料通常具有较低的比表面积，稳定性增强。

泡沫干燥技术在疫苗开发方面已有较多的研究案例。Lovalenti 等[42]为了制造一种稳定的固体剂型减毒 H1N1 流感疫苗，平行对比了冷冻干燥、喷雾干燥和泡沫干燥三种干燥方法。研究数据显示，相比另外两种干燥方法，使用泡沫干燥方法加上合适的制剂组方可以将减毒 H1N1 流感疫苗的稳定性提高 1 个数量级。Ohtake 等[43]利用优化的制剂组方及泡沫干燥工艺开发出一种可在室温保存的伤寒沙门菌 Ty21a 减毒活疫苗，稳定性研究数据显示，泡沫干燥的 Ty21a 疫苗可在 37℃保存 4 周或 25℃保存 42 周，而作为对比，通过冷冻干燥方法制备的商业化 Ty21a 疫苗 Vivotif ™仅能在 37℃稳定保存 12 小时或在 25℃稳定保存 2 周[44]。

泡沫干燥工艺在中试放大和商业化生产方面面临着较多挑战。与传统冷冻干燥工艺一样，无菌工艺对泡沫干燥过程也是一个较大的挑战。另外，泡沫干燥过程会引入一些特殊的不利因素影响产品稳定性，例如与空穴作用有关的表面张力作用。相对于传统冷冻干燥技术，泡沫干燥中样品的比表面积较小，水分解吸速率较慢，导致二次干燥过程需要更长的时间和更多的能量损耗。发泡阶段的真空度需要经过详细优化并严格控制，以避免发泡过程中因气压偏高导致的溶液发泡不充分或气压偏低引起的快速沸腾溢出瓶外。由于泡沫干燥本身的特点，干燥成品的外观具有较大的不均一性，这对产品质量表征及质量控制带来一定的困难。在某些情况下，西林瓶之间和西林瓶内泡沫密度和水分的不均匀性会导致一些西林瓶内的药品在加工过程中或处理后经历泡沫坍塌。

2. 喷雾干燥技术

喷雾干燥（spray drying，SD）技术是目前除了冷冻干燥技术以外最成熟的一种干燥技术，被广泛应用于生物制品的干燥。喷雾干燥技术是将溶液通过喷嘴喷射到干燥室中形成微小液滴（即雾化），随后在热干燥介质中通过非常快速的热交换进行脱水，最终获得分散性良好的颗粒状制品。相对于冷冻干燥技术，喷雾干燥技术过程中一般不需要冷冻或抽真空，只需单个步骤即可完成药品的干燥，具有能耗低、操作相对温和、处理时间短和可连续生产的特点。该技术在生物制品方面主要应用领域有可生物降解的微型胶囊、肺部给药和黏膜免疫等药物的制备方面。

喷雾干燥流程大体可分为 3 个阶段[45]（图 15–4）：①雾化。含有疫苗与佐剂的溶液被雾化成小液滴并喷入到干燥气流介质中；液滴喷洒方向与干燥气流一般有 3 种流向，包括反流、并流和混流。由于多数疫苗都是热敏感的，因此，一般选择并流模式进行干燥，这样可以使刚喷出的水分含量最多的液滴与温度最高的干燥气流接触，而干燥的颗粒与下游的低温干燥气流接触，从而降低疫苗在干燥过程的热失活风险。②液滴干燥。干燥温度取决于流入气体的温度，一般在 60~220℃。在起始干燥阶段，溶液中的水分开始迅速蒸发，随着液滴外围的微环境中蒸汽达到饱和，疫苗液滴与干燥气体之间的蒸汽交换达到平衡状态，这时的蒸发量可用干燥速率常数表示，此时的颗粒的温度被定义为湿球温

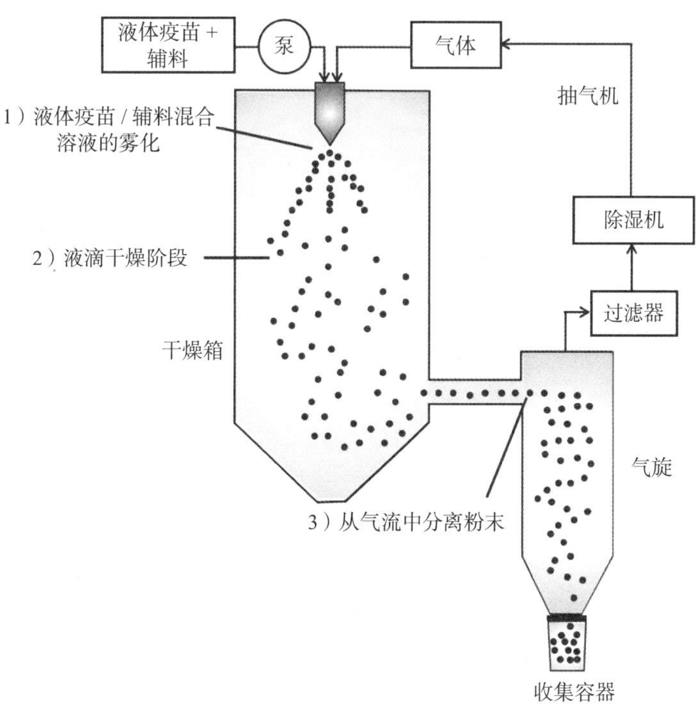

图 15–4　喷雾干燥的工艺流程

度。随着液滴中水分的逐渐蒸发，当疫苗液滴表面的蒸汽饱和条件无法继续维持时，液滴或颗粒中的水分含量将开始下降并进入第二阶段的干燥状态。当足够的水分蒸发时，液滴中剩余的固体物质形成一个单独的颗粒。③颗粒分离。使用旋风分离器或袋式过滤器将干燥的颗粒从工艺气流中分离出来。旋风分离器比较常用，其原理是基于颗粒与干燥气体的密度差异。袋式过滤器使用了过滤截留或静电沉淀的原理。干燥气体在开放系统中被释放到环境中，或经过过滤、除湿，并在封闭系统中返回到干燥单元。分离的疫苗颗粒可作为散装粉末或在控制条件下储存在不同的容器中。也可以进一步加工散装疫苗粉末，例如额外干燥、封装或涂层。喷雾干燥过程中，颗粒形成时间与起始的液滴大小、液滴的组成成分和蒸发速率呈一定的函数关系。蒸发速率取决于系统的热量和质量传递效率。在确定颗粒大小和目标生产速率的情况下，颗粒的形成速率是影响喷雾干燥整体时间一个关键参数，进而决定了设备规格和工艺参数。传统批次生产型喷雾干燥设备的颗粒生产速率一般是在 g/h 级别，而商业化系统每年产量在吨级。

由于传统喷雾干燥技术需要使用中 / 高温的干燥介质，有可能使抗原变性失活，不适合用于热敏感性的生物制品，因此，在此技术基础上发展出喷雾冷冻干燥（spray freeze-drying，SFD）技术。这是一种包括喷雾干燥和冷冻干燥元素的干燥方法（图 15-5）。具体步骤包括雾化、快速冷冻和升华干燥[46]。雾化是将疫苗溶液喷入一种低温的介质（如液氮）中进行雾化，液滴快速冷冻成冰颗粒。收集悬浮的冷冻液滴，转到预冷却的架子上进行干燥。该步骤主要通过冰的升华作用进行干燥，与传统的冻干过程中的一次干燥步骤原理一致，但由于 SFD 中的颗粒具有较高的表面积比，其干燥的速度要远快于传统冻干方法。SFD 已被报道用于制造多种疫苗，包括炭疽疫苗、流感疫苗、鼠疫疫苗和铝佐剂吸附的白喉 / 破伤风 / 乙肝疫苗等[27]。喷雾冷冻干燥在制备含铝佐剂的疫苗方面比冷冻干燥具有优势。铝佐剂对冷冻很敏感，在冷冻干燥过程中容易团聚。有研究表明，通过喷雾冷冻干燥可以限制铝佐剂颗粒的聚集，而不损失佐剂活性。

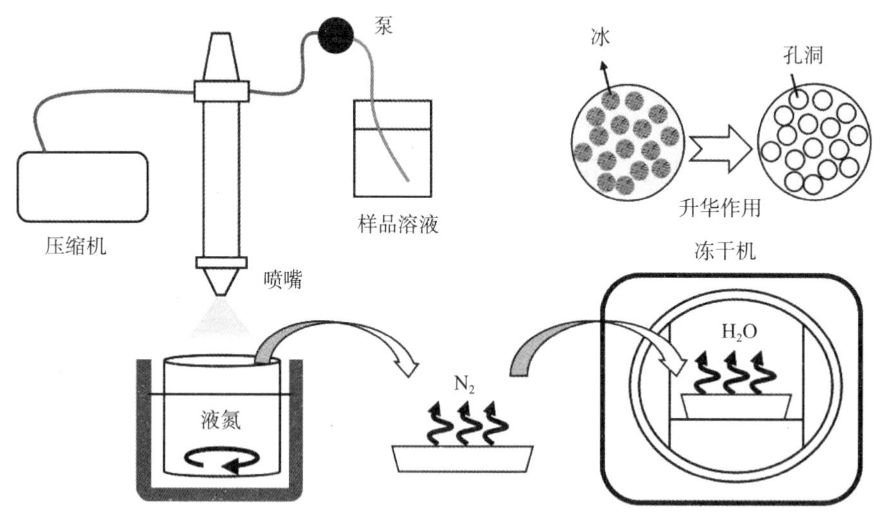

图 15-5　喷雾冷冻干燥原理示意图

喷雾干燥技术也存在一些缺点，除了在冷冻和干燥过程中的压力，会使生物活性物质承受额外的压力，包括雾化时的剪切力和水 – 汽表面张力。对于喷雾干燥工艺，全程保持无菌也是一个较大的挑战。另外，喷雾干燥如果要制备含水量非常低的疫苗，有时需要再增加二次干燥步骤。

3. 超临界流体干燥技术

超临界流体干燥（supercritical fluid drying，SCFD）技术是利用超临界流体的特性而开发的一种新型干燥方法。随着温度和压力的变化，物质会相应的呈现出固态、液态、气态三种相态。除三相点外，分子量不太大的物质还存在一个临界点（图 15-6），临界点由临界温度、临界压强和临界密度构成。当把处于气液平衡的物质升温升压时，热膨胀引起液体密度减少，压力升高使气液两相的界面逐渐消失，当物质的温度、压力均处于临界点以上时，物质会相变成同时拥有液态及气态特征的流体，即超临界流体（supercritical fluid，SCF）。超临界流体兼具液体与气体的性质，黏度和扩散系数接近气体，而密度和溶剂化能力接近液体。物质在超临界流体中的溶解度，受压力和温度的影响很大。可以利用升温、降压等手段将超临界流体中所溶解的物质分离析出，达到分离萃取的目的。超临界干燥技术一般使用超临界流体状态的二氧化碳或一氧化二氮来帮助干燥过程。由于二氧化碳在接近常温条件下可轻易即达到临界点（临界温度为 31.1℃，临界压力为 73.8 bars），并且化学性质不活泼、无色无味无毒、纯度高、价格便宜和容易获得等特点，因此，二氧化碳成为目前超临界流体技术运用最广泛的超临界流体介质。

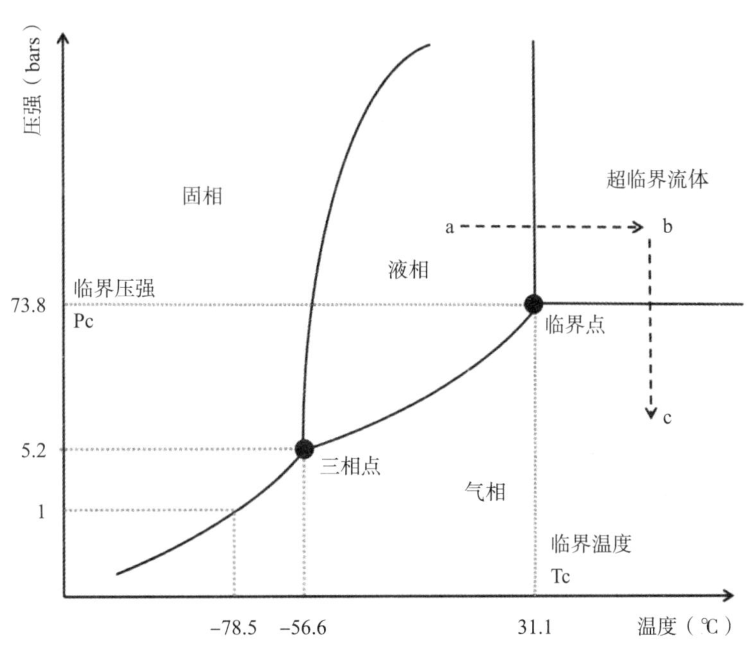

图 15-6　二氧化碳的相态图

超临界流体干燥技术目前主要有两种类型：①SCF 被用作蛋白在溶液中的抗溶剂和水分萃取剂。具体原理为，含辅料的疫苗水溶液首先与 SCF 混合，SCF 与溶液中的水分发生温和、快速地交换，将水分替换出来，蛋白溶液被浓缩（图 15-6“a-b 阶段”）；随着溶液浓度的升高及 SCF 溶解到溶液中，溶液中的蛋白和其他辅料开始沉淀析出，形成颗粒，颗粒中的残留的水分进一步被 SCF 萃取去除。然后，通过改变温度与压力参数将流体从超临界态变为气态（图 15-6“b-c 阶段”）从被干燥原料中释放出来，最终达到干燥的效果。②SCF 辅助喷雾干燥。蛋白质溶液一般在雾化前与超临界流体混合，然后在大气条件下通过喷嘴喷射，液体混合物的快速减压和压缩 SCF 的膨胀导致液滴的精细喷射雾化，这种气溶胶被加热的气体（通常是氮气，25~65℃）迅速干燥成微米级别的颗粒。该过程类似于一个典型的喷雾干燥过程，SCF 被用作喷射剂或沸腾剂，以促进雾化过程缩减干燥时间。二氧化碳被用作一种雾化辅助剂，允许在较低的温度下干燥，这可能有利于热敏疫苗的干燥。

超临界流体干燥技术的优点之一是在干燥过程中没有表面张力效应，也不发生液－气相变化。使用超临界流体干燥技术进行干燥的物质不会发生收缩、碎裂，能够在很大程度上保持被干燥物的结构与状态，有效防止物料的的团聚、凝集（图 15–7）。由于其具有操作条件温和、成本低、具备消毒杀菌作用、可制备微粒样成品和易放大的优点，近期在制药领域越来越受到关注。目前该技术已被应用于干燥胰岛素、溶菌酶、肌红蛋白、白蛋白、过氧化氢酶和碱性磷酸酶等[47]。

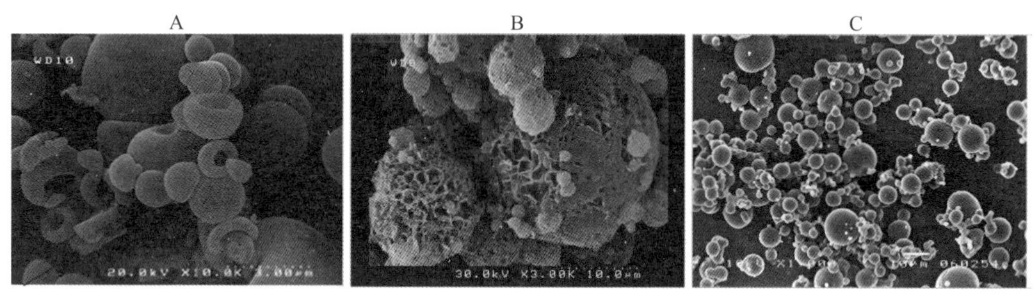

图 15–7　扫描电镜下的不同干燥方法制备的颗粒形态[41]

A. 喷雾干燥；B. 喷雾冷冻干燥；C. 超临界流体干燥

第三节　干燥技术在疫苗中的应用

一些疫苗，特别是减毒活疫苗，是热不稳定的，在运输和储存过程中常发生疫苗效价降低甚至失效的情况。由于冻干品具有良好的稳定性和方便运输等特点，为了改善疫苗的稳定性，冷冻干燥技术在开发的早期便被应用于疫苗领域。1909 年，第一个天花疫苗的冷冻干燥剂型在美国发表[48]，随后卡介苗和天花疫苗被制成干粉。20 世纪 50 年代，Collier 开发出一种牛痘病毒的冻干工艺[49]，用主要含蛋白胨的赋形剂替代常用的苯酚防腐剂，疫苗的稳定性得到显著改善，极大地推动了疫苗流通和后续天花在全球范围内的根除，后来该工艺被世界各地的实验室改进并应用于大规模冻干疫苗的制备。基于抗原的类型，人用疫苗主要分为七大类，包括灭活疫苗、减毒活疫苗、类毒素疫苗、亚单位疫苗、结合型疫苗、核酸疫苗和重组载体疫苗。冻干剂型的人用疫苗约占已上市疫苗品种的 30% 左右。活病毒疫苗、活菌疫苗、灭活病毒疫苗、多糖疫苗等均有较成熟的冻干剂型上市。除了口服脊髓灰质炎疫苗（OPV）外，几乎所有的活病毒疫苗和全细胞细菌疫苗都是冻干形态的[50]。在《中华人民共和国药典》2020 年版中收载有包括口服和注射用疫苗共 54 种，其中 21 种是冻干制剂疫苗（表 15–2）。

表 15–2 《中国药典（三部）》（2020 年版）中收录的冻干疫苗

序号	疫苗名称	《中国药典（三部）》页码
1	重组 B 亚单位 / 菌体霍乱疫苗（肠溶胶囊）	78
2	A 群脑膜炎球菌多糖疫苗	82
3	A 群 C 群脑膜炎球菌多糖疫苗	84
4	A 群 C 群脑膜炎球菌多糖结合疫苗	86

续表

序号	疫苗名称	《中国药典（三部）》页码
5	ACYW135 群脑膜炎球菌多糖疫苗	89
6	皮上划痕用鼠疫活疫苗	118
7	皮上划痕人用布氏菌活疫苗	122
8	皮内注射用卡介苗	124
9	乙型脑炎减毒活疫苗	130
10	冻干乙型脑炎灭活疫苗（Vero 细胞）	134
11	黄热减毒活疫苗	149
12	冻干人用狂犬病疫苗（Vero 细胞）	151
13	冻干人用狂犬病疫苗（人二倍体细胞）	154
14	冻干甲型肝炎减毒活疫苗	156
15	麻疹减毒活疫苗	171
16	腮腺炎减毒活疫苗	174
17	风疹减毒活疫苗（人二倍体细胞）	177
18	水痘减毒活疫苗	179
19	麻疹腮腺炎联合减毒活疫苗	181
20	麻疹风疹联合减毒活疫苗	183
21	麻腮风联合减毒活疫苗	185

相对于液体剂型的疫苗，冻干疫苗在稳定性、效期、运输的便利性等方面有显著优势，并且能够更好地满足无菌要求。但是冻干疫苗也存在一些缺陷，例如额外的冻干步骤、制作成本高、设备昂贵、冻干过程影响免疫原性和含佐剂疫苗不易冻干等。设计疫苗的剂型时主要考虑两个方面的因素，即疫苗的稳定性与佐剂依赖性，基于此，大体可将疫苗分为以下四类。第一类，疫苗本身属于佐剂依赖型且液体状态下相对较稳定。由于目前含佐剂疫苗的冻干工艺尚不成熟，冻干过程易破坏佐剂的结构使其聚集沉淀，影响疫苗的免疫原性，所以目前对于此类疫苗，一般是在液体剂型的基础上优化解决稳定性问题。含佐剂的疫苗一般使用液体剂型[51]，例如甲肝灭活疫苗、人乳头瘤病毒重组疫苗、乙肝重组疫苗等。第二类，疫苗本身不属于佐剂依赖型并且液态稳定性良好，液体剂型的稳定性足以满足商业化需要，此类疫苗一般使用液体剂型，例如脊髓灰质炎减毒活疫苗和灭活疫苗、伤寒多糖疫苗和减毒活疫苗、破伤风亚单位疫苗、轮状病毒减毒活疫苗、肺炎球菌多糖疫苗和流感灭活疫苗等。第三类，疫苗本身不属于佐剂依赖型且液态稳定性很差。此类疫苗一般是加入稳定剂后制成冻干剂型，例如水痘减毒活疫苗、结核减毒活疫苗、黄热病减毒活疫苗、风疹减毒疫苗、狂犬灭活疫苗、脑膜炎球菌多糖疫苗和麻疹减毒活疫苗等。第四类，疫苗本身属于佐剂依赖型且液态稳定性较差，含佐剂的冻干剂型是首选。

一、疫苗的冻干配方

与其他药物不同，疫苗主要应用于健康的人群，涉及范围非常广泛，因此，安全性和有效性是疫苗研发过程中必须要重点关注的两个方面。在设计疫苗冻干配方时，不仅要考虑疫苗的稳定性，还需要考虑递送机制、目标人群和必要的佐剂以保证疫苗的免疫原性。疫苗的成分比较复杂，一般包括蛋白质、多糖、核酸和脂类物质等，而联合疫苗进一步增加了疫苗配方的复杂性。另外，疫苗一般是通过注射途径使用，这给疫苗配方设计提出更高的要求，只能使用种类有限的被认为安全的辅料（表15-3）。明胶和人血白蛋白也经常被用来作疫苗的稳定剂，其在保持疫苗活性、维持冻干骨架强度等方面显示了良好的性能，但由于明胶的动物来源风险和人血白蛋白的人源污染物风险，现在逐渐不再提倡使用。国外已有批准使用重组人血白蛋白来替代人血来源的白蛋白作为疫苗保护剂。也有研究尝试使用植物来源的蛋白来替代明胶作为水痘减毒活疫苗的稳定剂，结果显示使用含有角叉菜胶、大豆蛋白水解物和蔗糖的稳定剂也可达到良好的稳定效果。

表 15-3　冻干疫苗常用辅料及其作用

疫苗辅料	常见种类	作用
盐类	硫酸铵，氯化钙，氯化钠，氯化镁，氯化钾	渗透压调节剂
缓冲液	琥珀酸，磷酸钠，磷酸钾，组氨酸，HEPES，Tris	pH 缓冲剂
糖和多元醇	环糊精，蔗糖，山梨醇，海藻糖，乳糖，甘油，甘露醇	稳定作用
氨基酸	精氨酸，脯氨酸，甘氨酸，谷氨酸，天冬氨酸	稳定作用，集聚调节剂，骨架剂
表面活性剂	Pluronic 188/407，Tween 20/80，月桂醇硫酸酯	空气表面相互作用，减轻表面吸附作用
抗氧化剂	维生素 C，谷胱甘肽，蛋氨酸，硫辛酸	防止氧化
聚合物	右旋糖酐，聚乙二醇	骨架剂，降低凝固点
防腐剂	间甲酚，苯酚，2-苯氧乙醇，氯丁醇，对羟基苯甲酸甲酯	抗菌剂

值得注意的是，很难存在一种通用的保护剂或冻干配方，需要根据每种疫苗的特点进行专门的优化。疫苗冻干的关键点是保持疫苗的效价，并且冻干后有良好的稳定性。一个稳健的冻干配方理论上需要满足产品温度的微小变化不会对产品的最终质量产生负面影响。

以减毒活疫苗为例，疫苗的抗原成分一般包括蛋白质、多糖、核酸和脂类物质等，而冻干过程中导致疫苗效价降低的主要原因往往与疫苗的天然完整性改变有关，包括蛋白不稳定（构象改变、降解和凝集）、核酸降解、脂质双层膜改变（相转变、机械损伤和融合）、内部微环境的改变（内部生成冰晶与渗透压改变）和外部微环境改变（pH 和渗透压改变）等[52]。因此，在优化冻干配方时，需要深入分析影响疫苗稳定性的主要原因，有针对性地筛选优化冻干配方。有研究发现，2 型单纯疱疹病毒（herpes simplex virus type 2，HSV-2）在高渗透的缓冲液中的冻干活性回收率要远高于低渗透压缓冲液，主要由于在高渗透压缓冲液中，病毒内部的水分溢出，皮质层蛋白浓度升高，从而降低了成核温度，抑制了病毒内部冰晶的产生与生长[53]。冷冻过程中，缓冲成分的结晶可能导致 pH 的改变，也可能影响疫苗的效价。流感疫苗在 pH 7.1 的缓冲液中 4℃可稳定保存 1 个月，而 pH 过高或过低均会导致滴度的显著降低。流感亚单位疫苗中凝血酶原 HA 的构象对冻干过程中 pH 的降低也是高度敏感的[54]。麻疹病毒在中性 pH 环境中较稳定，在低温或酸性环境下，病毒颗粒易出现聚集沉淀的现象，而添加明胶等赋形剂后可显著抑制病毒颗粒的凝集[55]。对于一些包膜病毒，冻干过程还会影响膜表面蛋白和脂质膜的结构，进而影响疫苗的效价。麻疹疫苗是一种需要冻干和冷链运输的减毒活疫苗，早期研究中发现添加 $MgSO_4$ 后可显著改善疫苗的稳定性[56]。口服型脊髓灰质炎疫苗（oral poliovirus vaccine，OPV）被证明可能在一些免疫功能不全的人群中引起疫苗相关性麻痹型脊髓灰质炎，现在 WHO 提倡使用灭活脊髓灰质炎疫苗（inactivated poliovirus vaccine，IPV）。但是由于 IPV 需要冷链运输和储存，不能冷冻，限制了疫苗的使用和推广。目前有多个研究尝试在开发冻干剂型的 IPV 疫苗。Shin 等[57]通过大量筛选评估不同的配方体系建立了一个可有效回收 D 抗原的冻干配方并成功冻干了 IPV。该研究发现，添加了表面活性剂 Tween 20 或 Pluronic F-68 后可显著降低 D 抗原的损失，并且该冻干配方也参考了 IPV 与 OPV 的液体配方，添加了 1mmol/L 的 $MgSO_4$ 作为稳定剂。

二、不同制剂类型疫苗的冻干工艺

早期很多疫苗冻干工艺主要是基于经验主义或少量的试错试验建立的，缺乏系统的研究，关于疫苗冻干参数的优化过程及其对疫苗稳定性的影响的研究文献也比较少，特别是一次干燥和二次干燥参数（温度、时间和压力）等，几乎不被关注。Zhai 等[53]比较了不同的冷冻速度对 HSV-2 感染活性的影响。对比隔板冷却、液态丙烷冷却和液氮冷却三种不同的冷却速度，液氮冷却可最大程度上保留病毒的活性，提示高冷冻速率所形成的小的冰晶有利于病毒活性的稳定。Schneid 等[58]基于一种细菌疫苗的配方研究了一次干燥的参数对产品稳定性影响，研究发现一次干燥温度提高 2℃，终产品加速后的活细胞数降低 44% 左右，说明一次干燥参数的选择对于产品的稳定性也有显著的影响，选择一次干燥参数时需要非常谨慎。

现代 QbD 的管理理念要求对疫苗制造过程中关键过程参数的设计区间进行评估，而 PAT 相关技术的发展和广泛应用，使得大部分企业或研究机构可以对冻干工艺进行系统地研究与优化，相关难度和成本也大大降低。常规疫苗的冻干工艺与其他生物制品类似，此处不再详细介绍，本部分只对一些较新的疫苗干燥工艺进行介绍。

1. 铝佐剂疫苗

目前很多商业化的疫苗需要使用铝佐剂（包括氢氧化铝、磷酸铝、硫酸铝钾和混合铝盐）作为疫苗佐剂，由于铝佐剂和其他佐剂如水包油乳剂在冻干过程中容易发生相分离、聚结和聚集，易导致疫苗效价降低，从而限制了疫苗冻干制剂的开发，所以一些含有佐剂的疫苗一般呈液体状态。含佐剂疫苗在储存和运输过程中一般要保存在 2~8℃，既不能冷冻又不能放置于室温，故严重限制了疫苗的流通与使用。对于需要使用佐剂，但液体状态下又不稳定的疫苗，目前主要有三种解决方法，一种是加入稳定剂如甘油、PEG300 和丙二醇等来抑制低温时佐剂的凝集；第二种策略是将抗原成分与佐剂分开制备，抗原进行单独冻干，使用前将冻干品与含佐剂的稀释液混合，这样既可规避了液态蛋白稳定性差，又可解决佐剂冻干难等问题，例如葛兰素史克公司的重组带状疱疹疫苗、诺华与赛诺菲巴斯德公司的脑膜炎球菌多糖结合疫苗；第三种策略是使用特殊的干燥技术将含佐剂的疫苗制备成固体，例如真空泡沫干燥、喷雾干燥和喷雾冷冻干燥等。其中喷雾干燥的一个优点是没有冷冻步骤，这可能允许将冷冻敏感的佐剂掺入干燥的制剂中，但目前也仅仅停留在临床前研究阶段。喷雾冷冻干燥以及后续的复溶过程可能会引起佐剂凝集，从而影响疫苗的免疫原性，现在一般通过使用低浓度的铝佐剂、提高冷冻速率和增加赋形剂浓度等方法来降低佐剂的凝集[59]。薄膜冻干（thin-film freeze-drying，TFFD）技术也被报道成功将含铝佐剂的液体疫苗制备成干粉疫苗[60]，该方法首先将在疫苗溶液中添加低浓度（2%，w/v）的海藻糖，然后将少量溶液在不到 1 秒的时间内展开在低温基质上，溶液冻结成一层薄膜，接着进行冷冻干燥，最终制备出含高浓度铝佐剂的冻干疫苗，疫苗在制备和复溶过程中均未出现凝集，免疫原性也未出现显著降低。

2. 干粉状疫苗

疫苗鼻内途径免疫具有免疫方便和医从性良好的特点，目前已有很多研究证实了液体疫苗鼻内免疫的有效性和安全性，例如已上市的减毒流感病毒疫苗 FluMist® 和 Nasovac®。但是液体疫苗一般稳定性较差，一些临床前研究数据显示干粉疫苗也可进行鼻内免疫。鼻内免疫的疫苗一般需要添加壳聚糖等黏膜黏着剂以增加抗原在黏膜上的停留时间，提高免疫原性。SD 和 SFD 干燥技术是目前制造鼻内免疫疫苗的主要方法。首先将疫苗成分包裹在黏膜黏着剂制备的颗粒中，然后再制备成干粉[61]。SCFD 干燥技术也被用于制造粉末剂型的疫苗，例如冻干机联合二氧化碳辅助雾化技术的疫苗冻干方法。冻干设备中一般有两个管道，一个管道为含有稳定剂、佐剂和抗原的水溶液，另一管道为超临界二氧化碳流体，二者在高压下混合，然后喷入大气压下的干燥室内，超临界流体与水溶液中的二氧化碳快速扩张，产生微米等级的液滴，随后液滴被加热的氮气干燥，最终生成的产物通过滤网收集。该方法已被用于制备氢氧化铝佐剂的乙肝疫苗，制备的疫苗稳定性良好，66℃放置 43 天，效价与免疫原性基本保持不变[62]。该方法同样被用于制备可吸入粉末剂型的减毒麻疹疫苗。与冷冻干燥方法类似，该方法需要加入表面活性剂或多糖来作为稳定剂。SD 方法也被用于制备粉末剂型的卡介苗，其稳定性要优于使用传统冻干方法制备的疫苗。亮氨酸被用作主要的赋形剂，其可能是通过减少 SD 过程中渗透压损伤来起到保护疫苗活性成分的作用。

3. 脂质体佐剂疫苗

脂质体是一层或多层脂质双分子膜以同心圆的形式包封而成，兼具佐剂和载体的功能。脂质体佐剂可显著增强抗原的免疫原性且副作用较小[63]。脂质体佐剂已广泛应用于细菌、病毒、原生动物和肿瘤等多种疫苗的制备，目前已上市的脂质体佐剂疫苗有甲肝疫苗 Epaxal® 和灭活流感疫苗 Inflexal® V。但是很多脂质体佐剂制备的疫苗配方表现出天然的物理和化学不稳定性，限制了其在疫苗领域的应用。一种比较理想的解决办法就是将脂质体疫苗进行冻干，去除体系中的水分形成固体相，降低分子的流动性，抑制磷脂的水解和其他物理、化学方面的不稳定性。然而冻干过程中，脂质体易发生破碎、融合或聚集，有研究显示，不加稳定剂时，冻干后脂质体的直径可增加 30 倍左右[64]。为了开发冻干型脂质体佐剂疫苗，需要在配方中加入糖类等冻干保护剂来稳定脂质体。

脂质体的粒径、组成成分和表面物理特性对脂质体佐剂效果及稳定性有较大的影响。冻干过程或复溶过程中脂质体泄漏或粒径增大的两个主要原因是脂质体膜由胶体向水相转变时的相分离和脂质体膜融合。因此，改善脂质体稳定性的方法需要满足以下两点：①在邻近的双层膜间形成屏障，抑制脂质体的融合，这个主要由稳定剂的 T_g 决定；②与脂质直接相互作用，替代脂质双层膜周围的水分子，降低相转变温度，抑制脂质体的泄漏，这个主要取决于稳定剂与脂质形成氢键的能力。常见的冷冻保护剂主要是一些双糖，例如蔗糖、乳糖和海藻糖等。海藻糖是最常用的一种赋形剂，海藻糖具有较高的 T_g，并且可以通过氢键与脂质双分子直接相互作用[65]。

冻干过程参数对脂质体稳定性也有较显著的影响。快速的冷冻速率可形成良好的冰晶，使冻干保护剂均匀分布，从而减少对脂质体双层膜结构的破坏。然而另一方面，在冷冻时，脂质体外部溶液首先形成冰晶并被逐渐冷冻浓缩，较慢的冷冻速率有利于水分子由脂质体内向外分布渗透，从而减少内部冰晶的产生，避免脂质体的破裂，所以实际应用中需进行权衡选择冷冻速率。另外，冷冻温度也是一个非常关键的参数，其可影响冷冻速率、冰核速率、冰晶生长速率和冻干物的形态。相对来说，干燥过程对脂质体的影响较小，主要影响最终产品的水分残留量。

除了常规的冷冻干燥方法，一些新型的干燥技术如喷雾干燥也被用于脂质体疫苗的制备。Ingvarsson 等[66]使用阳离子脂质体佐剂 CAF01 和含有海藻糖、乳糖的稳定剂制备了一种喷雾干燥的粉末状疫苗，研究发现喷雾干燥时，海藻糖和乳糖可在脂质体周围形成玻璃态结构，从而起到稳定脂质体的作用，另外，研究还发现快速的干燥速率有助于避免相分离和脂质体聚集。

4. 信使核糖核酸（messenger RNA，mRNA）疫苗

mRNA 疫苗是将外源靶抗原的基因序列通过转录、合成等工艺制备而成，并通过特定的递送系统导入机体细胞，通过在体内表达目的蛋白，刺激机体产生特异性免疫学反应，从而使机体获得免疫保护的一种核酸疫苗。mRNA 疫苗可同时诱导细胞免疫和体液免疫，有效性较高，在设计和构建上具有快速性、应变性以及简单的全合成制备等优势。在新型冠状病毒大范围感染期间，mRNA 疫苗在临床上的安全性和保护效力得到进一步验证，使得 mRNA 疫苗技术得到广泛关注并推动其快速发展。当前 mRNA 脂质纳米载体（lipid nanoparticle，LNP）疫苗的一个缺点是稳定性较差，必须在低温下储存，这无疑增加了疫苗的保存和运输的难度和成本，限制了疫苗的大规模推广普及。

对药品制剂进行冷冻干燥是增加药品稳定性和有效期的常用方法。但 LNP 的冻干并不容易。与传统液体制剂不同，LNP 是一种多组分系统，通常由可离子化的脂质、胆固醇、辅助型脂质、聚乙二醇化磷脂和稳定剂（蔗糖或海藻糖）组成，不同的脂类物质需按照一定的比例混合，经过严格的处理工艺后形成 LNP。LNP 的物理化学参数，包括颗粒大小、多分散性、适当的负载封装等，对于发挥生物活性非常重要，因此在冻干前后及后续储存、使用过程中需要保持稳定。仔细选择冻干缓冲液、过程工艺参数和储存温度是至关重要的。冻干过程中结晶和真空脱水产生的应力可能会降低大分子或 LNP 的稳定性，导致生物活性丧失。添加适当的冷冻保护剂，如海藻糖、蔗糖和甘露醇，有助于保持 LNP 的稳定性。

已有多个研究报道成功冻干了 mRNA-LNP 疫苗。可离子化的脂类是 LNP 最重要的组成成分，其介导了核酸在细胞质内的转运过程。Suzuki 等[67]对可离子化的脂类及冻干缓冲液进行系统的筛选优化，制备的 mRNA-LNP 新冠冻干疫苗在 25℃存放 1 个月后，仍可以在小鼠和非人灵长类上诱导产生强烈的免疫反应。Hong 等[68]基于阳离子脂质体开发了一种冻干的 mRNA 新冠候选疫苗，冻干复溶后的疫苗在小鼠上仍可诱导出较强的体液免疫和细胞免疫。Muramatsu 等[69]报道了一种高效制备核苷修饰的 mRNA-LNP 冻干疫苗的方法，首先将各脂类组分按照一定的配比溶解在乙醇中，再与含有核酸的低 pH 水溶液混合搅拌，乙醇逐渐蒸发，当乙醇浓度的降低至无法溶解脂类时，便自动形成 LNP，最后再置换到冻干缓冲液（5mmol/L Tris 8.0，10% 蔗糖和 10% 麦芽糖）中，使用传统的真空冷冻干燥方法进行冻干，获得的终产物外观呈白色致密的蛋糕体样。稳定性研究数据显示冻干后的 mRNA-LNP 疫苗室温储存 12 周和 4℃储存 24 周物理化学性质没有显著变化，也未观察到疫苗表达活性和免疫原性的降低。该研究为克服核苷修饰 mRNA-LNP 疫苗的长期储存难题提供了一个潜在的解决方案。

第四节　小结与展望

疫苗是预防和控制传染病最重要和最有效的手段。据 WHO 估计，在全球，接种疫苗每年避免 200 万 ~300 万人死亡，如果全球疫苗接种覆盖率能得到提高，甚至可以额外避免 150 万人死亡。而全球疫苗接种覆盖率的提高受限于多种因素，如在偏远地区，疫苗处方的热不稳定性是限制其广泛使用的主要障碍。干燥的固体疫苗制剂可显著提高疫苗的稳定性，降低对冷链运输的依赖，因此干燥固体疫苗制剂的开发及相关干燥技术的进步将有助于促进疫苗的大范围推广和突发传染性疾病的预防控制。相对于液体和冷冻制剂的疫苗，干燥固体疫苗制剂的开发要更复杂。首先需基于生产成本、疫苗的性质特点和给药方式等因素选择合适的干燥技术路线，并在此基础上进行干燥参数的建立和制剂组方的筛选等。在疫苗领域，真空冷冻干燥技术仍然是目前应用最广泛和最成熟的金标准干燥技术。但传统冻干方法存在冻干效率低、周期长和冻干前后活性物质损失大等问题，为解决这些问题，一些新的辅助干燥技术（例如热风、微波、超声或红外等）被应用到疫苗冻干过程中，显著提高了干燥效率。另外，冻干设备在不断优化改进，逐渐向高效节能、连续式生产、自动化和智能化等方向发展。冻干产品的稳定性及质量一致性依赖于稳健的冻干工艺，传统的冻干工艺开发是个费时费力的过程，现阶段已有很多新的技术被应用于辅助冻干工艺的开发，包括各类测量溶液 T_e、T_g 等关键参数的技术、冻干过程分析技术和冻干终点判定技术等，丰富准确的过程分析数据与不断完善的冻干理论模型相结合，使冻干工艺的开发越来越简便。随着对疫苗剂型需求的多样化，一系列应用于食品、农业和化工等工业领域的干燥技术被引入到了疫苗干燥领域，包括喷雾干燥、喷雾冷冻干燥和超临界流体干燥等技术，部分干燥技术已经被证实具有良好的商业化应用可行性。

（叶祥忠，杨立生）

参考文献

[1] MERYMAN H T. Historical recollections of freeze-drying [J]. Developments in biological standardization, 1976, 36: 29-32.

[2] 赵凡，韩峰，陈雨，等. 真空冷冻干燥技术在疫苗研发与生产中的应用 [J]. 真空, 2021: 58-60.

[3] 钱应璞. 冷冻干燥制药工程与技术 [M]. 北京：化学工业出版社, 2008.

[4] DEGOBERT G, AYDIN D. Lyophilization of Nanocapsules: Instability Sources, Formulation and Process Parameters [J/OL]. 2021, 13(8): 10.3390/pharmaceutics13081112.

[5] 彭润玲，徐成海，张世伟，等. 真空冷冻干燥过程传热传质理论研究的动态 [J]. 真空与低温, 2006, 12(1): 11.

[6] 刘军，彭润玲. 真空冷冻干燥 [M]. 北京：化学工业出版社, 2021.

[7] SANDALL O C, KING C J, WILKE C R. The relationship between transport properties and rates of freeze-drying of poultry meat [J]. AIChEJ, 1967, 13(3): 428-438.

[8] DYER D F, SUNDERLAND J E. Heat and Mass Transfer Mechanisms in Sublimation Dehydration [J]. Journal of Heat Transfer, 1968, 90(4): 379-384.

[9] LITCHFIELD R J, LIAPIS A I. An adsorption-sublimation model for a freeze dryer [J]. Chemical Engineering

Science, 1979, 34(9): 1085–1090.

[10] MASCARENHAS W J, AKAY H U, PIKAL M J. A computational model for finite element analysis of the freeze–drying process [J]. Computer Methods in Applied Mechanics and Engineering, 1997, 148(1): 105–124.

[11] SHEEHAN P, LIAPIS A I. Modeling of the primary and secondary drying stages of the freeze drying of pharmaceutical products in vials: numerical results obtained from the solution of a dynamic and spatially multi-dimensional lyophilization model for different operational policies [J]. Biotechnology and bioengineering, 1998, 60(6): 712–728.

[12] DRAGOI E-N, CURTEANU S, FISSORE D. Freeze–drying modeling and monitoring using a new neuro-evolutive technique [J]. Chemical Engineering Science, 2012, 72: 195–204.

[13] 徐成海，张世伟，彭润玲，等. 真空冷冻干燥的现状与展望 [J]. 真空，2008, 45(2): 1–11.

[14] IZUTSU K-I, FUJIMAKI Y, KUWABARA A, et al. Effect of counterions on the physical properties of l–arginine in frozen solutions and freeze–dried solids [J]. International journal of pharmaceutics, 2005, 301(1): 161–169.

[15] TEAGARDEN D L, BAKER D S. Practical aspects of lyophilization using non–aqueous co–solvent systems [J]. European journal of pharmaceutical sciences: official journal of the European Federation for Pharmaceutical Sciences, 2002, 15(2): 115–133.

[16] CHANG L, SHEPHERD D, SUN J, et al. Mechanism of protein stabilization by sugars during freeze–drying and storage: Native structure preservation, specific interaction, and/or immobilization in a glassy matrix? [J]. Journal of pharmaceutical sciences, 2005, 94(7): 1427–1444.

[17] ARAKAWA T, PRESTRELSKI S J, KENNEY W C, et al. Factors affecting short–term and long–term stabilities of proteins [J]. Advanced Drug Delivery Reviews, 2001, 46(1): 307–326.

[18] MENSINK M A, FRIJLINK H W, VAN DER VOORT MAARSCHALK K, et al. How sugars protect proteins in the solid state and during drying (review): Mechanisms of stabilization in relation to stress conditions [J]. European Journal of Pharmaceutics and Biopharmaceutics, 2017, 114: 288–295.

[19] CLELAND J L, LAM X, KENDRICK B, et al. A specific molar ratio of stabilizer to protein is required for storage stability of a lyophilized monoclonal antibody [J]. Journal of pharmaceutical sciences, 2001, 90(3): 310–321.

[20] CICERONE M T, DOUGLAS J F. β–Relaxation governs protein stability in sugar–glass matrices [J]. Soft matter, 2012, 8(10): 2983–2991.

[21] BELLAVIA G, PACCOU L, GUINET Y, et al. How does glycerol enhance the bioprotective properties of trehalose? Insight from protein–solvent dynamics [J]. The journal of physical chemistry B, 2014, 118(30): 8928–8934.

[22] CICERONE M T, SOLES C L. Fast Dynamics and Stabilization of Proteins: Binary Glasses of Trehalose and Glycerol [J]. Biophysical Journal, 2004, 86(6): 3836–3845.

[23] KASPER J C, FRIESS W. The freezing step in lyophilization: Physico–chemical fundamentals, freezing methods and consequences on process performance and quality attributes of biopharmaceuticals [J]. European Journal of Pharmaceutics and Biopharmaceutics, 2011, 78(2): 248–263.

[24] SEARLES J A, CARPENTER J F, RANDOLPH T W. Annealing to optimize the primary drying rate, reduce freezing - induced drying rate heterogeneity, and determine T'g in pharmaceutical lyophilization [J]. Journal of pharmaceutical sciences, 2001, 90(7): 872–887.

[25] PATEL S M, BHUGRA C, PIKAL M J. Reduced pressure ice fog technique for controlled ice nucleation during freeze–drying [J]. AAPS PharmSciTech, 2009, 10(4): 1406–1411.

[26] KONSTANTINIDIS A K, KUU W, OTTEN L, et al. Controlled nucleation in freeze-drying: effects on pore size in the dried product layer, mass transfer resistance, and primary drying rate [J]. Journal of pharmaceutical sciences, 2011, 100(8): 3453-3470.

[27] WALTERS R H, BHATNAGAR B, TCHESSALOV S, et al. Next generation drying technologies for pharmaceutical applications [J]. Journal of pharmaceutical sciences, 2014, 103(9): 2673-2695.

[28] JOHNSON R E, OLDROYD M E, AHMED S S, et al. Use of Manometric Temperature Measurements (MTM) to Characterize the Freeze-Drying Behavior of Amorphous Protein Formulations [J]. Journal of pharmaceutical sciences, 2010, 99(6): 2863-2873.

[29] GOSHIMA H, DO G, NAKAGAWA K. Impact of Ice Morphology on Design Space of Pharmaceutical Freeze-Drying [J]. Journal of pharmaceutical sciences, 2016, 105(6): 1920-1933.

[30] GEIDOBLER R, WINTER G. Controlled ice nucleation in the field of freeze-drying: fundamentals and technology review [J]. European journal of pharmaceutics and biopharmaceutics: official journal of Arbeitsgemeinschaft fur Pharmazeutische Verfahrenstechnik eV, 2013, 85(2): 214-222.

[31] BEECH K E, BIDDLECOMBE J G, VAN DER WALLE C F, et al. Insights into the influence of the cooling profile on the reconstitution times of amorphous lyophilized protein formulations [J]. European journal of pharmaceutics and biopharmaceutics: official journal of Arbeitsgemeinschaft fur Pharmazeutische Verfahrenstechnik eV, 2015, 96: 247-254.

[32] GANGULY A, ALEXEENKO A A, SCHULTZ S G, et al. Freeze-drying simulation framework coupling product attributes and equipment capability: Toward accelerating process by equipment modifications [J]. European Journal of Pharmaceutics and Biopharmaceutics, 2013, 85(2): 223-235.

[33] PHILLIPS P K, DAWSON P J, DELDERFIELD A J. The use of DIN glass ampoules to freeze-dry biological materials with a low residual moisture and oxygen content [J]. Biologicals: journal of the International Association of Biological Standardization, 1991, 19(3): 219-221.

[34] KETT V, MCMAHON D, WARD K. Freeze-drying of protein pharmaceuticals--the application of thermal analysis [J]. Cryo letters, 2004, 25(6): 389-404.

[35] YUAN S, DILLER K R. An optical differential scanning calorimeter cryomicroscope [J]. Journal of microscopy, 2005, 218(Pt 2): 85-93.

[36] PIKAL M J, SHAH S. The collapse temperature in freeze drying: Dependence on measurement methodology and rate of water removal from the glassy phase [J]. International journal of pharmaceutics, 1990, 62(2): 165-186.

[37] GRECO K, MUJAT M, GALBALLY-KINNEY K L, et al. Accurate Prediction of Collapse Temperature using Optical Coherence Tomography-Based Freeze-Drying Microscopy [J]. Journal of pharmaceutical sciences, 2013, 102(6): 1773-1785.

[38] HER L-M, JEFFERIS R P, GATLIN L A, et al. Measurement of Glass Transition Temperatures in Freeze Concentrated Solutions of Non-Electrolytes by Electrical Thermal Analysis [J]. Pharmaceutical Research, 1994, 11(7): 1023-1029.

[39] NAIL S, TCHESSALOV S, SHALAEV E, et al. Recommended Best Practices for Process Monitoring Instrumentation in Pharmaceutical Freeze Drying—2017 [J]. Pharmaceutical Research, 2017, 18(7): 2379-2393.

[40] PATEL S M, DOEN T, PIKAL M J. Determination of end point of primary drying in freeze-drying process control [J]. AAPS PharmSciTech, 2010, 11(1): 73-84.

[41] EMAMI F, VATANARA A, PARK E J, et al. Drying Technologies for the Stability and Bioavailability of Biopharmaceuticals [J]. Pharmaceutics, 2018, 10(3).

[42] LOVALENTI P M, ANDERL J, YEE L, et al. Stabilization of Live Attenuated Influenza Vaccines by Freeze Drying, Spray Drying, and Foam Drying [J]. Pharmaceutical research, 2016, 33(5): 1144–1160.

[43] OHTAKE S, MARTIN R, SAXENA A, et al. Room temperature stabilization of oral, live attenuated Salmonella enterica serovar Typhi–vectored vaccines [J]. Vaccine, 2011, 29(15): 2761–2771.

[44] CRYZ S J, JR., PASTERIS O, VARALLYAY S J, et al. Factors influencing the stability of live oral attenuated bacterial vaccines [J]. Developments in biological standardization, 1996, 87: 277–281.

[45] KANOJIA G, HAVE R T, SOEMA P C, et al. Developments in the formulation and delivery of spray dried vaccines [J]. Human vaccines & immunotherapeutics, 2017, 13(10): 2364–2378.

[46] OKUDA T, SUZUKI Y, KOBAYASHI Y, et al. Development of Biodegradable Polycation–Based Inhalable Dry Gene Powders by Spray Freeze Drying [J]. Pharmaceutics, 2015, 7(3): 233–254.

[47] JOVANOVIC N, BOUCHARD A, HOFLAND G W, et al. Stabilization of proteins in dry powder formulations using supercritical fluid technology [J]. Pharmaceutical research, 2004, 21(11): 1955–1969.

[48] SHACKELL L F. AN IMPROVED METHOD OF DESICCATION, WITH SOME APPLICATIONS TO BIOLOGICAL PROBLEMS [J]. 1909, 24(3): 325–340.

[49] COLLIER L H. The development of a stable smallpox vaccine [J]. The Journal of hygiene, 1955, 53(1): 76–101.

[50] PATH. Summary of stability data for licensed vaccines [Z]. 2012.

[51] 周洋，耿兴超，汪巨峰，等. 疫苗佐剂最新研究进展 [J]. 生物医药前沿，2013，(1): 34–42.

[52] HANSEN L J J, DAOUSSI R, VERVAET C, et al. Freeze–drying of live virus vaccines: A review [J]. Vaccine, 2015, 33(42): 5507–5519.

[53] ZHAI S, HANSEN R K, TAYLOR R, et al. Effect of Freezing Rates and Excipients on the Infectivity of a Live Viral Vaccine during Lyophilization [J]. Vaccine, 2004, 20(4): 1113–1120.

[54] AMORIJ J P, MEULENAAR J, HINRICHS W L J, et al. Rational design of an influenza subunit vaccine powder with sugar glass technology: Preventing conformational changes of haemagglutinin during freezing and freeze–drying [J]. Vaccine, 2007, 25(35): 6447–6457.

[55] KISSMANN J, AUSAR S F, RUDOLPH A, et al. Stabilization of measles virus for vaccine formulation [J]. Hum Vaccin, 2008, 4(5): 350–359.

[56] MELNICK J L. Thermostability of poliovirus and measles vaccines [J]. Dev Biol Stand, 1996, 87: 155–60.

[57] SHIN W–J, HARA D, GBORMITTAH F, et al. Development of Thermostable Lyophilized Sabin Inactivated Poliovirus Vaccine [J]. mBio, 2018, 9(6): e02287–18.

[58] SCHNEID S C, STäRTZEL P M, LETTNER P, et al. Robustness testing in pharmaceutical freeze–drying: Inter–relation of process conditions and product quality attributes studied for a vaccine formulation [J]. Pharmaceutical Development and Technology, 2011, 16(6): 583–590.

[59] MAA Y–F, ZHAO L, PAYNE L G, et al. Stabilization of Alum–Adjuvanted Vaccine Dry Powder Formulations: Mechanism and Application [J]. Journal of pharmaceutical sciences, 2003, 92(2): 319–332.

[60] LI X, THAKKAR S G, RUWONA T B, et al. A method of lyophilizing vaccines containing aluminum salts into a dry powder without causing particle aggregation or decreasing the immunogenicity following reconstitution [J]. Journal of controlled release: official journal of the Controlled Release Society, 2015, 204: 38–50.

[61] TROWS S, SCHERLIEß R. Carrier–based dry powder formulation for nasal delivery of vaccines utilizing BSA as model drug [J]. Powder Technology, 2016, 292: 223–231.

[62] SIEVERS R E, QUINN B P, CAPE S P, et al. Near–critical fluid micronization of stabilized vaccines, antibiotics and anti–virals [J]. The Journal of Supercritical Fluids, 2007, 42(3): 385–391.

[63] ALLISON A C, GREGORIADIS G. Liposomes as immunological adjuvants [J]. Nature, 1974, 252(5480):

252.

[64] MOHAMMED A R, BRAMWELL V W, COOMBES A G, et al. Lyophilisation and sterilisation of liposomal vaccines to produce stable and sterile products [J]. Methods, 2006, 40(1): 30–38.

[65] INGVARSSON P T, YANG M, NIELSEN H M, et al. Stabilization of liposomes during drying [J]. Expert Opinion on Drug Delivery, 2011, 8(3): 375–388.

[66] INGVARSSON P T, SCHMIDT S T, CHRISTENSEN D, et al. Designing CAF–adjuvanted dry powder vaccines: spray drying preserves the adjuvant activity of CAF01 [J]. Journal of controlled release: official journal of the Controlled Release Society, 2013, 167(3): 256–264.

[67] SUZUKI Y, MIYAZAKI T, MUTO H, et al. Design and lyophilization of lipid nanoparticles for mRNA vaccine and its robust immune response in mice and nonhuman primates [J]. Molecular therapy Nucleic acids, 2022, 30: 226–240.

[68] HONG H C, KIM K S, AE PARK S, et al. An mRNA vaccine against SARS–CoV–2: Lyophilized, liposome–based vaccine candidate EG–COVID induces high levels of virus neutralizing antibodies [J]. bioRxiv, 2021: 2021.03.22.436375.

[69] MURAMATSU H, LAM K, BAJUSZ C, et al. Lyophilization provides long–term stability for a lipid nanoparticle–formulated, nucleoside–modified mRNA vaccine [J]. Mol Ther, 2022, 30(5): 1941–1951.

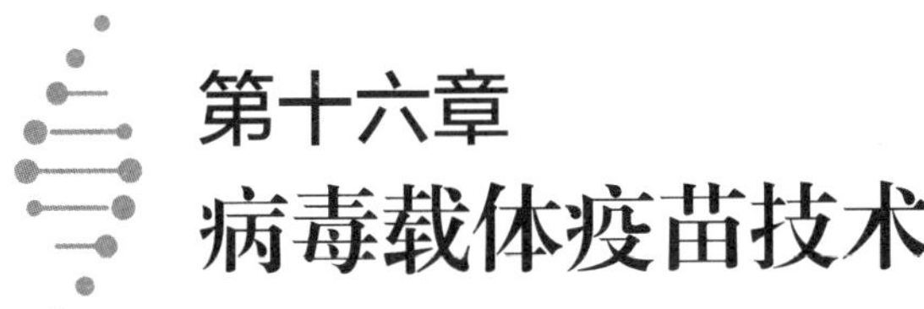

第十六章 病毒载体疫苗技术

第一节 病毒载体疫苗概述

一、病毒载体疫苗简史

随着分子生物学技术和遗传操作技术的广泛应用，重组病毒载体疫苗得到了很大的发展。整合了外源保护性抗原基因的重组病毒，免疫机体后表达出相应目的蛋白，并在没有外源性佐剂的情况下诱导强烈的细胞免疫以及体液免疫。病毒载体可以诱导先天免疫和适应性免疫反应，而不涉及烈性传染病原体[1]，是一种安全疫苗载体平台，已经是一种较为广泛使用的疫苗技术。20 世纪 70 年代，重组病毒载体首次作为疫苗递送系统[2]，第一个表达外源基因的病毒载体由猿猴病毒 40（Simian virus 40，SV40）病毒改造而来[3]。此后有人将乙肝表面抗原基因插入一种改良的牛痘病毒中来开发乙肝疫苗[4]。目前，已有多款上市的病毒载体疫苗产品，如登革热疫苗、埃博拉病毒（Ebola virus，EBOV）疫苗、新冠病毒疫苗等，具体进展如图 16–1 所示[5]。

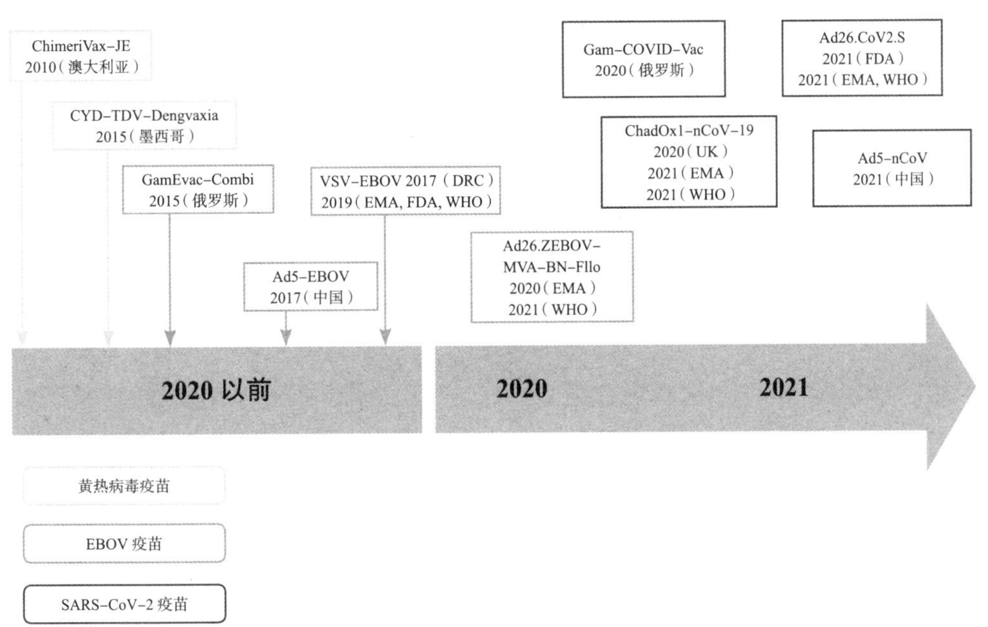

图 16–1　应用于临床的病毒载体疫苗开发进展

二、病毒载体的优缺点分析

目前在疫苗研发中应用的病毒载体有腺病毒、痘病毒、流感病毒、口炎病毒和新城疫病毒等（表16-1）。这些病毒载体具有共同的优点，首先是可以激活炎症信号通路，自带佐剂效应。此外，病毒载体可以通过基因设计或者衣壳改造修饰，实现疫苗抗原靶向递送。在机体原位生产抗原，可以减轻或避免异源表达的一些常见技术问题，比如折叠错误、糖基化不正确、抗原纯度较低等，而且降低了抗原结构稳定性的要求。对于重组蛋白疫苗，重组蛋白在生产工艺中和在长期储存时的结构稳定，常常是抗原设计和工艺开发中的挑战。另外，通常病毒载体可以在接种者体内一段时间内持续表达抗原，比如腺病毒载体可以表达7~14天，可以使得B细胞得到更好的亲和成熟，提高抗体的亲和力和免疫持久性。病毒载体侵染宿主细胞可以激活免疫系统，经历组织相容性复合物Ⅰ（major histocompatibility complex-Ⅰ，MHC-Ⅰ）分子的抗原呈递过程，能够诱导包括细胞毒性T淋巴细胞在内的强烈、持久的细胞反应，从而根除病毒感染的细胞[6]。例如，康希诺与陈薇院士团队合作研发的基于人5型腺病毒（Adenovirus type 5，Ad5）载体新冠疫苗以及强生研发的基于人26型腺病毒（Adenovirus type 26，Ad26）载体的新冠疫苗，在接种后诱导了S特异性I型辅助T细胞（Type I helper T cells，TH1）导向的$CD4^+$和$CD8^+$ T细胞反应[7]。在接种单剂或两剂强生Ad26载体新冠疫苗8个月后，显示出稳定的$CD8^+$ T细胞反应[8]。此外，在小鼠和人类试验中发现腺病毒载体疫苗可以通过黏膜相关恒定T（Mucosal-associated invariant T，MAIT）细胞诱导强大的T细胞免疫[9]。更重要的是，病毒载体具备感染黏膜系统的能力，因此病毒载体疫苗可以通过黏膜途径给药，使其具有多方面的显著优势：①由于黏膜免疫是生物体防御外来病原体的第一道防线，因此以病毒为载体进行疫苗的递送可以迅速有效地激活黏膜以及系统免疫[10-17]。从COVID-19的预防中发现鼻腔黏膜免疫系统分泌的分泌型免疫球蛋白A（Secretory immunoglobulin A，sIgA）才能真正阻止病毒的入侵，而通过肌内注射并不能有效地激活黏膜免疫系统，不能有效刺激鼻腔黏膜免疫系统分泌sIgA[18, 19]。②病毒载体通过黏膜免疫之后可在一定程度上减轻预存免疫的中和抗体对病毒载体的中和作用[20]。③病毒载体疫苗通过黏膜免疫之后在黏膜组织部位的组织驻留，T细胞和sIgA通常具有比中和抗体（Neutralization antibody，Nab）更广谱的抗病毒效应，这对于COVID-19这样的高频突变的通过呼吸道传播的病毒具有得天独厚的优势[21, 22]。④病毒载体开发的黏膜疫苗填补了疫苗领域的空白。许多获得许可的COVID-19疫苗的临床试验结果显示，老年人的疗效低于年轻人[21]，而通过吸入的黏膜疫苗在老年人和年轻人中发现效果没有显著差异[23, 24]。

表16-1 不同病毒载体对比

载体名称	基因组（kb）	基因组类型	包装容量（kb）	免疫应答	优势	劣势	参考文献
腺病毒载体	26~45	无包膜的DNA病毒	7.5	体液免疫，细胞免疫	基因组研究充分，易于操作；外源基因转导效率高；基因包载容量较大；易于工业生产	人体中载体预存抗体水平较高	[25]
流感病毒载体	13.5	有包膜的RNA病毒	1.5	体液和细胞免疫	广泛的宿主范围；易于操纵的基因组	有限的转基因能力；基因重组的安全问题	[26-28]

续表

载体名称	基因组（kb）	基因组类型	包装容量（kb）	免疫应答	优势	劣势	参考文献
痘病毒载体	130~300	有包膜的DNA病毒	25	低/中度抗体反应和强细胞免疫反应	基因组的包装灵活性；在宿主体内没有基因组整合；表达一种	病毒免疫调节基因的存在	[29]
麻疹病毒载体	16	有包膜的RNA病毒	6	体液、细胞和黏膜免疫反应	获得许可的麻疹减毒活疫苗是有效和安全的；宿主缺乏基因组整合	有限挑战模型；病毒滴度低	[30, 31]
新城疫病毒载体	15	有包膜RNA病毒	4	体液、细胞和黏膜免疫反应	生长滴度高；宿主缺乏基因组整合；人体内没有针对新城疫病毒的抗体	免疫原性不如其他副黏病毒载体疫苗	[32]
口炎病毒载体	11	有包膜RNA病毒	6	体液和细胞免疫应答	不担心毒力逆转、残留毒力或病毒重组；小而容易操作的基因组；复制快，生长滴度高	具有安全风险	[33]
狂犬病毒载体	12	有包膜RNA病毒	6.5	主要是体液免疫	小而容易操作的基因组；设计为灭活二价疫苗	有恢复毒性的潜在风险；免疫原性不如VSV载体	[34, 35]
副流感病毒载体	15	有包膜RNA病毒	4	体液、细胞免疫和黏膜免疫	适用于儿科和呼吸系统疾病；安全的；基因组稳定性	有预存免疫和安全风险	[36]

病毒载体疫苗面临的共有问题是载体免疫，尤其是以人源腺病毒为载体的疫苗预存免疫非常明显[37-40]。目前克服载体预存免疫的策略包括：首先可以增加疫苗使用剂量；其次，采用在人群中阳性率较低的病毒作为载体；此外，还可以采用不同的给药途径或者采用异源序贯的免疫策略，这些策略可以在一定程度上可降低预存免疫的影响。为进一步解决预存免疫对疫苗开发的影响，研究确认抗载的免疫优势表位以及相应的基因组修饰实现免疫逃逸是至关重要的，如腺病毒载体中和的主要决定因素在Hexon蛋白的高变区（hypervariable regions，HVRs）中，为克服腺病毒载体预存免疫，可通过用稀有血清型腺病毒的相应HVRs替换Hexon蛋白表面的7个短高变区以成功绕过抗腺病毒载体免疫[41]。

三、病毒载体选择策略

病毒载体以复制能力划分可以分为复制型和复制缺陷型病毒载体。复制载体的一个优点是它们模仿自然感染，导致细胞因子和共刺激分子的诱导，提供有效的辅助作用。同时，复制型病毒载体疫苗进入宿主具有持续复制并表达抗原的特点，提供了额外的免疫应答保护，相反，较强的复制能力可能伴随着较高的不良反应风险，特别是在免疫功能低下的个体，如孕妇、婴儿和老年人中。复制缺陷病毒载体通常比复制型病毒载体更安全，如腺病毒载体通过删除复制因子，得到复制缺陷型病毒载体等，以进一步提升载体安全性，但可能需要更高的剂量或初始强化才能引起足够的免疫反应[42]。因此，要考虑安全性风险对病毒载体进行合理选择。

安全性和免疫原性是疫苗设计中需要考虑的关键问题，更多时候要在其中进行平衡选择。对于具有高致死率的致死性出血热病毒疫苗，如马尔堡病毒、EBOV，复制性口炎病毒载体具有单剂量免疫即可快速激发强大的免疫原性的特点，因此是一种合理的选择。对于流感和COVID–19等经常出现的呼吸道疾病，腺病毒载体、流感病毒载体以及副流感病毒载体通过黏膜给药能够模拟病毒自然感染情况，是一种合适的选择。

此外，不同载体疫苗的异源序贯可增强免疫原性和持久性，同时最大限度地降低了抗载体免疫力并发挥效益，规避单一载体序贯免疫的局限性。如俄罗斯卫星五号Sputnik V新冠疫苗，选择了人Ad5和Ad26载体进行异源序贯，显示了良好的安全性和免疫原性[43]；在接种两剂灭活疫苗的人群中，加强肌注或吸入的Ad5载体新冠疫苗，显示了更好的中和抗体水平[44]。

总之，选择可复制、单轮复制、复制缺陷或灭活的病毒载体，是安全性和免疫原性之间的平衡，并取决于给定病原体和目标群体的特性。

第二节 载体开发技术与应用

一、腺病毒载体技术

1. 腺病毒载体发展历史

腺病毒是一种非包膜双链DNA病毒，其衣壳为正二十面体，直径在80~100 nm，于20世纪50年代首次被发现[45]。腺病毒基因组已完成测序，病毒组装和复制机制研究也非常充分，可以通过反向遗传学进行基因操作。其次，腺病毒具有非常广泛的宿主细胞趋向性，可以侵染分裂或者非分裂细胞，包括上皮细胞和内皮细胞以及肝细胞和成肌细胞等[45]。此外，腺病毒载体具有高度的免疫原性，感染宿主后引发炎性先天免疫反应，自身具有佐剂作用[46, 47]，因此，腺病毒载体疫苗通常不需要额外添加佐剂。这一特征对于疫苗产品开发具有先天优势。更重要的是，腺病毒载体可以在连续传代细胞系中复制，如HEK293、Per.C6等，可以实现快速和大规模生产。目前，腺病毒载体技术已应用在多种不同疫苗产品，包括EBOV、寨卡病毒（Zika virus，ZIKV）和严重急性呼吸综合征冠状病毒（Severe acute respiratory syndrome coronavirus 2，SARS–CoV–2）[48–51]。已有多款新冠疫苗上市，大规模新冠疫苗的接种，更进一步证明了腺病毒载体的安全性有效性。

Ad5是疫苗开发中应用最广泛的载体，也是研究最为充分的载体。为了在人体中安全有效地使用Ad5载体，通过基因工程对Ad5基因组进行了改进。目前，腺病毒载体技术已经过三次迭代（腺病毒基因组以及载体基因结构如图16–2所示）：第一代复制缺陷型腺病毒载体，通过缺失E1/E3基因构建，将目的基因插入到E1/E3区域，包载容量可以达到7.5 kb，可以实现目的基因高效的转导[52]。但是，一代腺病毒载体，由于载体基因组与插入到包装细胞系HEK293中的E1部分具有同源性，因此在大规模生产过程中可能出现恢复复制能力的腺病毒（Replication–competent adenovirus，RCA）的风险。这样的风险在不含E1/E3上下游同源序列的Per.C6细胞中是基本不存在的。第二代腺病毒载体，在E1/E3缺失的基础上，额外删除E2/E4基因，进一步提高包载容量，可以实现12 kb外源基因插入，并可能降低形成RCA的可能性，然而，总体产量显著低于第一代腺病毒载体[53]。第三代腺病毒载体也被称为辅助依赖型或无肠腺病毒载体，通过删除几乎所有的基因组序列，仅保留了包装必须序列，即包装信号以及反向末端重复序列（inverted terminal repeat，ITR）构建[54, 55]。第三代腺病毒载体具有包载容量大，可以高达 35 kb，它可以插入多个转基因表达盒，但其构建难度较大，免疫原性低于前两代载体，而且存在辅助病毒污染的可能性。近年来，又推出了病毒非依赖性的无肠腺病毒载体，在三代腺病毒载体的基础上，通过构建骨架质粒来替代辅助病毒，排除了病毒污染的风险，而且从理论上没有产生 RCA 的可能性[56]。

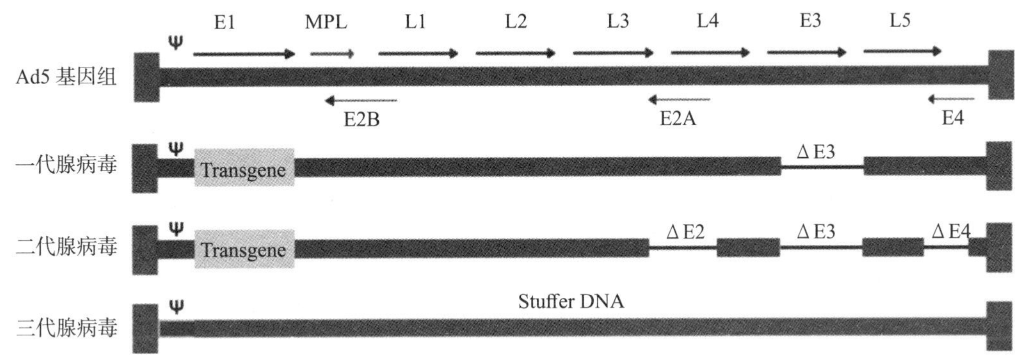

图 16-2　腺病毒基因组和基于腺病毒的载体的示意图

2. 腺病毒载体的应用

目前，美国食品药品管理局（Food and Drug Administration，FDA）、欧洲药品管理局（European Medicines Agency，EMA）、中国国家药品监督管理局、俄罗斯卫生部和（或）世界卫生组织（World Health Organization，WHO）有条件批准的基于腺病毒载体的 COVID-19 疫苗，其设计均是将 SARS-CoV-2 全长刺突蛋白 Spike 编码基因[57-59]，插入到复制缺陷型腺病毒载体基因组中（表 16-2）。其中，强生疫苗 Spike 蛋白序列设计，引入了稳定融合前构象的两个脯氨酸突变，并删除 furin 切割位点。康希诺和阿斯利康则采用组织纤溶酶原激活剂（tissue plasminogen activator，tPA）信号肽替换了 S 蛋白信号肽。

表 16-2　已批准的腺病毒载体 COVID-19 疫苗的抗原和方案

疫苗名称	疫苗研发单位	腺病毒血清型	抗原	给药方案
Ad26.COV2.S	强生	Ad26	spike	单次方案
ChAdOx1nCoV-19（AZD1222）	阿斯利康	ChAdOxl（AdY25）	spike	两针方案
Ad5-nCoV	康希诺	Ad5	spike	单针方案
Gam-COVID-Vac（Sputnik V）	伽马勒国家流行病学和微生物学研究中心（俄罗斯）	Ad26，Ad5	spike	双针方案（Ad26 初免，Ad5 加强免）

基于腺病毒载体技术开发的新冠疫苗有两种给药方案，强生与康希诺采用了单针给药方案。强生研发的 Ad26.COV2.S 在阿根廷、巴西、智利、哥伦比亚、墨西哥、秘鲁、南非和美国进行的多中心Ⅲ期试验，总计入组 44000 多名志愿者。康希诺与陈薇院士研发的 Ad5-nCoV 在阿根廷、智利、墨西哥、巴基斯坦和俄罗斯联邦进行的一项随机双盲研究（NCT04526990），共计入组 30000 多名志愿者。临床结果显示单次注射疫苗后疫苗有效率均达到 WHO 推荐保护效率[60]。

阿斯利康研发的 AZD1222 采用了同源双针给药方案，其在英国、巴西和南非进行的随机双盲Ⅲ

期临床试验，共计有 23000 多名志愿者参加。俄罗斯伽马勒国家流行病学和微生物学研究中心研发的 Sputnik V 采用异源双针给药方案，其在俄罗斯开展的一项近 22,000 名志愿者的随机双盲Ⅲ期临床研究。临床结果显示不论是同源双针方案的 AZD1222 还是异源双针方案的 Sputnik V，疫苗有效率均达到 WHO 推荐保护效率[48]。

此外，还有其他基于腺病毒载体技术开发的疫苗产品。如康希诺与陈薇院士研发的基于 Ad5 载体 EBOV 疫苗，基于 Ad26 载体 ZIKV 疫苗[51]以及基于 Ad26 载体与 MVA 载体的 EBOV 疫苗，其中 EBOV 疫苗已获得 EMA 批准[61]。

二、流感病毒载体技术与应用

流感病毒（Infulenza A virus，IAV）属于单链负义 RNA（(–) ssRNA）病毒，其基因组长度为 13kbp，由 8 个节段组成，总共编码 14 种蛋白，病毒颗粒为球形囊膜结构病毒。

随着 1980 年第一篇利用反向遗传学构建重组流感病毒的研究公布，IAV 作为病毒载体的潜力也逐渐显现出来[62]。科学家们开始尝试以不同的方式对 IAV 进行改造，在过去的几十年时间里科学家们尝试了在 IAV 的 HA、NA、NS、PB2 和 M 蛋白上尝试进行基因插入[26]。不同的基因编辑方法可能使重组的 IAV 产生不同的表型，得到毒力减弱且安全的流感载体。研究表明含有截短的 NS1 基因的 IAV 疫苗很可能获得毒力减弱的 IAV 的表型；NA 编码区的替换将导致病毒 NA 蛋白缺失，因此这些病毒在注射后复制效率非常低，大量的实验数据为 IAV 载体的开发提供了良好的理论依据[63, 64]。

IAV 作为疫苗用病毒载体，载体本身能够起到一个类佐剂的效应，即在不使用任何佐剂的情况下能够使机体产生良好的细胞免疫的应答，能够有效地提升低免疫原性抗原的效果[65, 66]。由于 IAV 本身具有呼吸道的侵染性，因此疫苗能够在肌注与滴鼻免疫两种免疫方式中进行选择[26]。IAV 作为载体的主要优势有 4 点：①宿主广泛；②基因插入简单方便；③载体高度减毒安全性好；④生产工艺简单[67]。尽管如此，IAV 载体还是有自身的短板，这主要体现在两方面：一方面目前的研究表明 IAV 载体最大只能插入 1.5 kbp 的片段，这在目前所有病毒载体中处于载量最低水平；另一方面研究发现当流感载体疫苗通过滴鼻免疫有可能与机体感染的野生毒株产生重新组合，从而使得病毒载体的复制功能恢复，留下了潜在的安全问题[68]。

目前万泰生物的 dNS1–RBD 新冠疫苗以 IAV 为载体，将新型冠状病毒刺突蛋白的受体结合结构域（receptor binding domain，RBD）插入到 IAV 的 NS1 基因中，并通过反向遗传学构建出减毒的流感载体疫苗；dNS1–RBD 的接种方式为鼻喷，该免疫方式也是流感载体优势之一。通过鼻喷的方式进行免疫能够有效地激发机体的黏膜反应。该疫苗已在国内获批紧急使用，临床数据表明该疫苗对于新型冠状病毒的感染具有一定安全性和有效性[13, 69]。

总的来说 IAV 载体在疫苗研发领域有着巨大的潜能。黏膜免疫是目前疫苗研发的重要方向，而 IAV 载体与这个方向具有高度的切合性。虽然其本身目前具有很大的局限性，但随着科学研究的进一步发展，也许能够克服 IAV 载体本身的一些缺陷，使其成为一个优秀的疫苗开发工具。

三、痘病毒载体技术与应用

痘病毒是一种大型且复杂的 DNA 病毒，其病毒颗粒直径往往能够达到 220~450 nm，病毒颗粒主要呈现出椭圆形或砖状（图 16–3）。与其他的 DNA 病毒不同，痘病毒的 DNA 复制发生在细胞的细胞质中，而其他的 DNA 病毒的 DNA 复制发生在细胞核中[70]。天花病毒在人类历史上夺走了数亿人的性命，却也催生出了人类历史上的第一款疫苗——牛痘病毒疫苗（Vaccinia virus vaccines，VACV），同一时期并将其作为基因表达载体[71，72]。最初的牛痘疫苗也存在着一定缺陷，在免疫功能低下或患有皮肤病的人群中往往会出现严重的副反应甚至导致死亡，也因此不断探寻着新的天花疫苗的突破，最终诞生了一款基于安卡拉痘病毒（Modified Vaccinia Ankara，MVA）的减毒活天花疫苗，目前该疫苗由 Bavarian Nordic（BN）公司以 IMVANEX/IMVAMUNE 的商品名继续在市销售[73，74]。减毒活天花疫苗的问世，再加上痘病毒本身基因组庞大且稳定的特性，痘病毒被作为疫苗开发用病毒载体进行了大量的研究，并有大量的研究结果被报道，多个产品进入临床研究，表明痘病毒可能是一种良好的疫苗载体[75]。

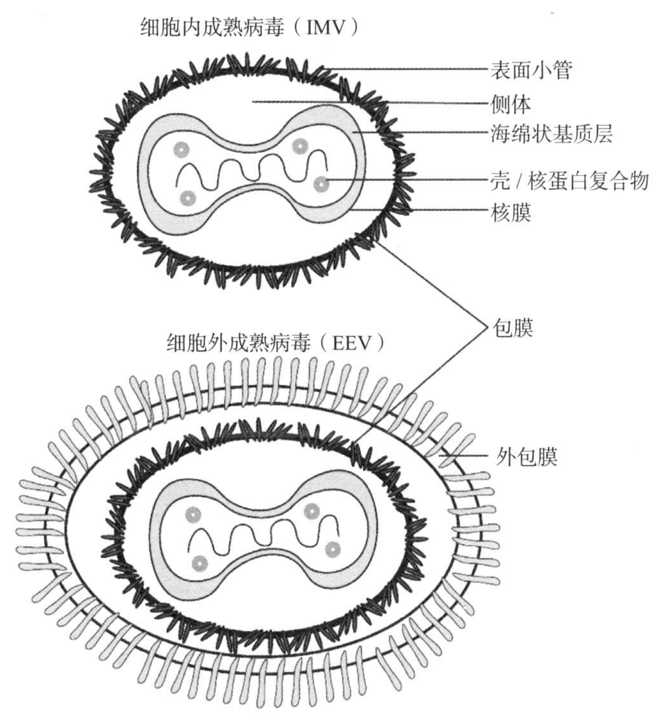

图 16-3　痘病毒病毒颗粒示意图

目前用于疫苗研发的痘病毒载体主要有三种：安卡拉痘病毒（MVA）、金丝雀痘病毒（ALVACL）和纽约减毒牛痘病毒（NYVAC）[76]。痘病毒载体的优点主要有 3 点：①由于病毒本身基因组庞大，因此基因组中有多个可以进行基因编辑的位点，外源基因的装载量也是目前所有病毒载体中最大的，约 25 kbp；②痘病毒载体本身不会与宿主的基因组整合，具有良好的安全性；③外源基因载量大这一优点还使得痘病毒载体可以携带多个外源基因进入体内并产生病毒样颗粒（virus-like protein，VLP）从而提升免疫原性增强疫苗效果，这是别的病毒载体无法做到的[77]。现阶段疫苗开发上用的最多的主要是重组的 MVA，有大量的重组 MVA 疫苗进入临床。但是近些年一系列的研究发现单独的使用重组的 MVA 疫苗其产生的效果不及其作为其他疫苗的加强免疫的效果好，因此重组的 MVA 载体疫苗应该用在两种情况下：①增强天然抗原暴露后的人群中的免疫力，如呼吸道合胞病毒；②在异源情况下使用，即重组的 MVA 疫苗接种之后使用不同的接种方式或载体来提供相同的重组抗原[76]。

继 MVA 载体后，Sementis 开发一款新的痘病毒载体——Sementis Copenhagen 载体（SCV）。SCV 通过缺失哥本哈根牛痘病毒株一种重要的病毒组装蛋白 D13 L 构建[78]。在小鼠的安全性探究实验上 SCV 不会导致免疫低下小鼠产生不良反应，并且临床研究结果表明 SCV 与 MVA 载体一样无法产生具有感染性的后代，但是 SCV 基因的扩增功能仍然被保留，外源基因也能够从扩增的基因组中进行表达（图 16–4）[79]，从而使得 SCV 比 MVA 载体拥有更好的有效性[80]。MVA 的扩增往往是在鸡胚上进行的，而 SCV 可以利用 CHO 进行扩增，能够有效地规避鸡胚生产带来的一系列问题，如污染风险、固有的批次差异、缺乏细胞库选择以及有限的制造放大能力[81, 82]。目前以 SCV 为基础科学家们开发了针对基孔肯雅病毒（Chikungunya virus，CHIKV）和 ZIKV 的重组疫苗，并在非灵长类动物上取得了良好的效果。SCV 作为第三代痘病毒载体具有良好的疫苗开发潜能，并解决了第二代痘病毒载体 MVA 的不足之处[79, 83]。

病毒扩增

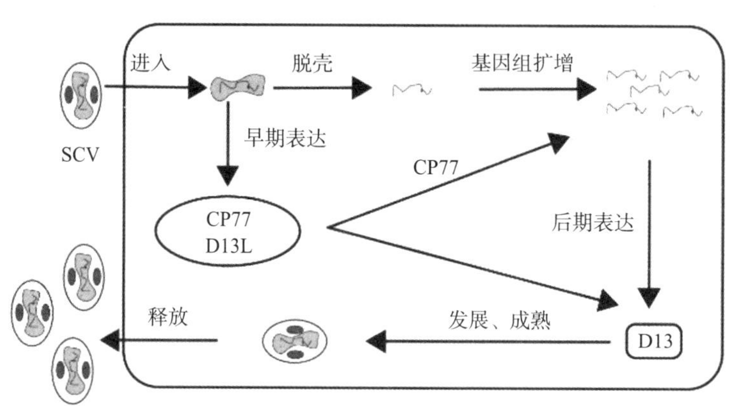

疫苗接种

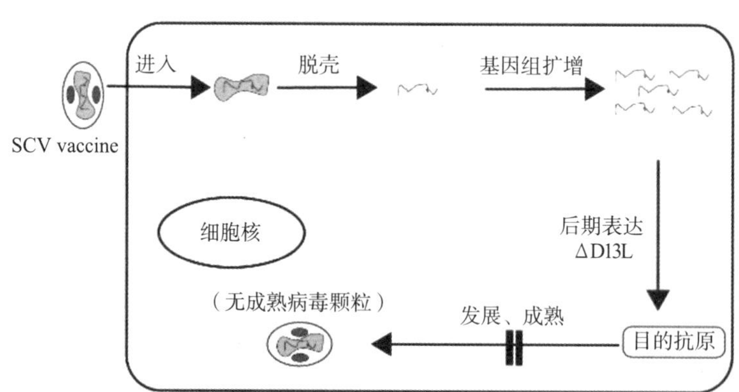

图 16–4　SCV 作用过程示意图

针对痘病毒载体作为疫苗的病毒载体目前仍然存在一些不同的声音，但是随着更多的产品能够进入临床研究，痘病毒载体的潜力也将更加明朗。

四、其他病毒载体技术与应用

在重组病毒载体设计领域，除上述提及的腺病毒载体疫苗技术外，还有很多其他类型的病毒也适用于疫苗载体的开发，例如麻疹病毒、水疱性口炎病毒、痘病毒、流感病毒、仙台病毒、副流感病毒、新城疫病毒和狂犬病毒等。

1. 麻疹病毒载体

麻疹病毒（Measles virus，MeV）属于副黏病毒科麻疹病毒属，是一种非分段负链 RNA 病毒（Non-segmented negative sense RNA viruses，NNSV）。MeV 在宿主细胞中的复制严格发生在没有 DNA 中间物的细胞质中，并且不会整合到宿主基因组中，这使得 MeV 作为载体应用时具有重要的生物安全意义[84]。科学家利用反向遗传学技术，将病毒从克隆 DNA 中拯救出来，并利用该技术将外源基因插入至 MeV 基因组中，外源基因大小约为 6kb 或者更多[85]。并且由于 MeV 基因组缺乏重组，插入的外源基因可以保持高度稳定性。Mateo 等人将拉沙热病毒的糖蛋白和核蛋白整合到 Schwarz 麻疹疫苗载体中，证明了 MeV 整合多种外源基因的能力[85, 86]。MeV 的生物安全性、重组稳定性及对外源插入基因的耐受性使得 MeV 成为一种良好的疫苗设计的病毒载体平台。

在一些动物实验中发现，重组麻疹病毒（rMeV）疫苗可以同时诱导针对 MeV 和重组的外源抗原的体液免疫响应，如猿猴免疫缺陷病毒（Simian immunodeficiency virus，SIV）[84]、艾滋病病毒（Human immunodeficiency virus，HIV）[87]、乙型肝炎[88]、登革热病毒[89]和西尼罗病毒[90]等。默沙东的 V591 是基于 rMeV 载体的减毒活疫苗，使用 Schwarz 株，编码 SARS-CoV-2 全长刺突蛋白 Spike 编码基因，是首批进入临床试验的 SARS-CoV-2 候选疫苗之一（临床试验编号 NCT04498247）[91]。虽然 V591 可以在动物（猕猴、转基因小鼠）实验中可引起强烈且持久的体液和细胞免疫反应，但其临床结果显示 V591 在人体上免疫原性不足，中和抗体水平和 IgG 抗体滴度水平低下，预示 V591 提供的保护效果不佳，其开发已提前终止。使用 rMeV 作为疫苗载体的一个主要缺点是人群对 MeV 的预存免疫，之所以在动物实验中 rMeV 诱导的免疫应答水平较高，因为描述的大多数实验都是在没有预存免疫的动物中进行的。

在临床试验中疫苗的免疫原性并不会都受限于病毒载体的预存免疫。另一项进入临床 Ⅰ 期 / Ⅱ 期的基于 rMeV 载体的减毒活疫苗为基孔肯雅病毒疫苗（MV-CHIK）（临床试验编号 NCT02861586，NCT03101111），同样采用 Schwarz 株[92]。MV-CHIK 编码 CHIKV 的衣壳和包膜结构蛋白，尽管受试者中存在对 MeV 的预存免疫，但 MV-CHIK 体现出良好的耐受性和免疫原性，免疫响应水平持续长达 6 个月，并且两剂疫苗可以实现 100% 的血清转化率。

除上述应用外，基于 MeV 病毒载体疫苗进入临床研究阶段的还有 HIV 疫苗和 ZIKV 疫苗。

2. 水疱性口炎病毒载体

水疱性口炎病毒（Vesicular stomatitis virus，VSV）属于弹状病毒科水疱性病毒属，是一种（-）ssRNA 病毒，也是一种包膜的 NNSV，呈子弹状。VSV 含有 5 种结构蛋白：核蛋白（N）、磷酸化蛋白质（P）、RNA 聚合酶（L）、基质蛋白（M）以及糖蛋白（G）。VSV 本身在人群中几乎没有预存免疫，血清阳性率低，是一种具有潜力的疫苗载体平台。VSV 作为病毒载体构建时，G 糖蛋白基因被敲除，使其自我复制缺陷，同时增加外源基因载量，其负载能力至少为 45 kb，这是一种通用的 VSV 载体设计策略（图 16-5）。一般来说，表达外源基因的 rVSV 质粒转染哺乳动物细胞，包括稳定表达 T7 聚合酶（BHK-T7）的幼鼠肾细胞或 HEK293T，随后 rVSV 通过感染非洲绿猴肾 Vero 细胞或 HEK-293 细胞进一步繁殖。

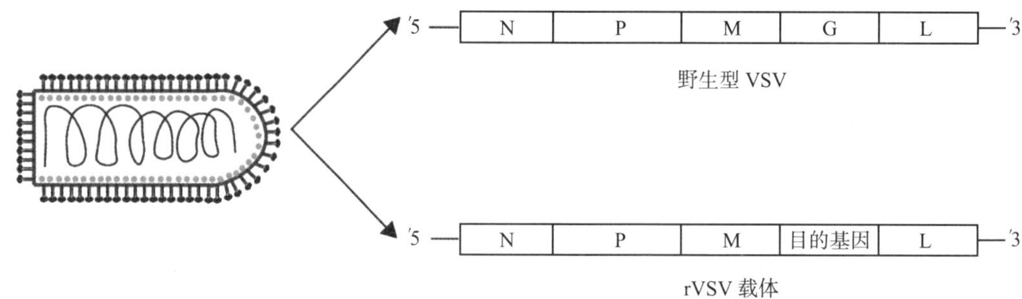

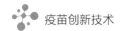

图 16-5 野生型 VSV 基因组和 rVSV 载体设计策略示意图[93]

埃博拉疫苗（Ervebo V920）就是基于其通用设计策略而研发而成，通过反向遗传学技术，将 EBOV G 蛋白替换 VSV 的 G 蛋白获得的重组 VSV（rVSV）疫苗。临床结果显示该疫苗在不同人群中都非常有效，疫苗接种可以诱导高效的中和性 IgM 抗体水平。Ervebo V920 是在 2019 年 FDA 批准的首个埃博拉疫苗，同时也是第一个经 FDA 批准的病毒载体疫苗。采用相同病毒载体设计策略对 rVSV 载体进行评估，以开发对抗其他病毒的 VSV 载体疫苗，包括苏丹病毒（Sudan virus，SUDV）[94] 和本迪布焦病毒（Bundibugyo virus，BDBV）[95] 以及 SARS-CoV-2[96] 和 ZIKV[97] 等。例如在新冠疫苗设计中，郑爱华研究团队将 G 蛋白替换为新冠病毒 S 蛋白，得到 rVSV 新冠疫苗，后续并针对新冠突变株 β 和 δ 设计了不同突变株疫苗。该团队在非人灵长类中评估了免疫方式对疫苗免疫原性的影响。结果表明，通过喷鼻免疫诱导的中和抗体水平比肌内注射高 8 倍[98]。

3. 新城疫病毒载体

新城疫病毒（Newcastle disease virus，NDV）属于副黏病毒科禽副黏病毒属，是一种 NNSV。NDV 病毒粒子为多形性，多数呈球形，直径约 100 nm，具有双层脂质膜。与腺病毒、疱疹病毒和痘病毒载体基因组可编码大量蛋白质相比，NDV 仅编码 7 种蛋白质：核衣壳蛋白（N）、磷蛋白（P）、矩阵蛋白（M）、融合蛋白（F）、血凝素蛋白 - 神经氨酸酶（HN）、大聚合酶蛋白（L）和一个由 P 基因的 RNA 编辑的附加蛋白（V）。NDV 载体疫苗的构建是在噬菌体 T7 RNA 聚合酶启动子的控制下，用编码 N、P 和 L 蛋白的质粒转染细胞，采用反向遗传学技术从克隆 cDNA 中拯救出 NDV。一般来说，NDV GS 和 GE 序列两侧的外源基因作为额外转录单位插入 NDV 基因组的 3′ 非编码区。由于极性梯度转录，外源基因在靠近基因组 3′ 端时表达效率更高。虽然外源基因可以插入在 NDV 的任意两个基因之间，但研究发现 P 和 M 基因之间的插入位点最有利于外源蛋白的高效表达和 NDV 的复制[99, 100]。NDV 具有良好的稳定性，可容纳外源基因的长度至少为 4.5 kb。

NDV 的低毒力毒株，如 LaSota 和 B1，被广泛改造并用于疫苗载体设计。基于 NDV 载体的疫苗开发多为兽用，例如禽类、猪和牛等，研究发现 NDV 可在哺乳动物中本身具有佐剂功能，可诱导产生干扰素，有助于诱导获得性免疫的产生。近年来，NDV 载体的疫苗在人类医学领域中也取得了一些进展，例如设计了用于递送 HIV Gag 抗原的 NDV 载体疫苗，在小鼠上经滴鼻接种可以诱导 Gag 特异性的 T 细胞免疫应答[101]。基于 NDV 载体的新冠疫苗临床前研究显示能够在非洲绿猴中激发高滴度中和体，该产品已进入临床研究阶段[102, 103]。

4. 副流感病毒载体

副流感病毒（Parainfluenza virus，PIV）属于副黏病毒科副黏病毒属，是一种（-）ssRNA 病毒。PIV 可以通过结合细胞表面上普遍存在的唾液酸残基感染几乎所有哺乳动物细胞，但它不会产生导致宿主细胞损伤和死亡的细胞病变效应。PIV 载体不含致病基因，尽管宿主（包括许多动物物种）对 PIV5 易感，但迄今没有充分证据表明这些宿主的感染会引起典型症状和疾病。此外，因为 PIV 生命周期中无 DNA 阶段，所以其重组或插入宿主细胞 DNA 以进行遗传修饰的风险小。PIV 因其安全性、基因组稳定性和可在多种细胞系中培养的能力而成为极具潜力的疫苗设计病毒载体。PIV 作为病毒载体时涉及到多种血清型，包括 PIV1、PIV2、PIV3 和 PIV5。B/HPIV3 是牛 / 人嵌合 PIV，由牛 PIV3（BPIV3）Kansas 毒株组成，其中 BPIV3 的 HN 和 F 糖蛋白被人源 PIV3 JS 毒株取代。

基于 PIV 载体的 RSV 疫苗通过附加转录单元表达 RSV 融合前构象（prefusion conformation，Pre–F）蛋白，其跨膜结构域和胞质尾区结构域被 B/HPIV3 F 取代[104]，以最大程度地将外源蛋白融合至病毒粒子并增加其免疫原性。仓鼠和非洲绿猴实验中，rB/HPIV3–RSV–pre–F 加强免诱导的 RSV 中和抗体水平显著高于用 RSV 减毒活疫苗加强免疫的效果，已进入临床阶段。

5. 狂犬病毒载体

狂犬病毒（Rabies virus，RABV）属于弹状病毒科狂犬病毒属，是一种（–）ssRNA 病毒。RABV 可以在靶细胞中高效复制和转录，且人群中 RABV 血清阳性率极低，在用于病毒载体疫苗设计领域具有应用潜力。由于 RABV 本身对人体的致命性，减毒活 RABV 载体疫苗的开发存在安全隐患，因此 RABV 载体的灭活疫苗与佐剂结合是常用的设计。RABV G 蛋白是病毒致病性的主要因素，在疫苗载体设计时决定了减毒趋向性，是基因设计的主要靶标[35]。

对于病毒性出血热，研究人员基于 RABV BNSP333 载体构建了一种表达 ZEBOV GP 抗原的复制缺陷型 VLP。在小鼠模型中，经活的或灭活的候选疫苗接种后可诱导体液免疫，并对 RABV 和 EBOV 的致命攻击具有保护效力。进一步评估表明，具有复制能力的载体疫苗对 EBOV 感染具有 100% 的保护作用，而复制缺陷疫苗或灭活疫苗仅提供 50% 的保护作用[105]。

SUDV 和马尔堡病毒（Marburg virus，MARV）疫苗也是基于同样的策略开发的。FILORAB3 是一种基于 RABV BSNP333 载体表达 MARV 安哥拉株密码子优化 GP 抗原的 MARV 疫苗。灭活 FILORAB3 疫苗配合 toll 样受体 4（Toll–like receptor 4，TLR–4）通路激动剂（GLA–SE），可以强烈诱导 MARV GP 特异性的 IgG 抗体。然而与上述 EBOV 感染不同的是，复制型的 FILORAB3 疫苗接种组小鼠死于致命攻击，而免疫缺陷型的灭活 FILORAB3 疫苗配合佐剂 GLA–SE 的单剂免疫具有完全保护作用。原因是 NK 细胞依赖的抗体介导的细胞毒性（Antibody–dependent cell–mediated cytotoxicity，ADCC）作用在小鼠的免疫保护中发挥了关键作用，这与基于 RABV 载体的 LASV 疫苗的保护机制一致[106]。RABV 载体也被广泛用于 LASV 和裂谷热病毒（Rift valley fever virus，RVFV）等分节基因组病原体的疫苗开发，除此之外，RABV 载体也被用于针对 SARS–COV–2、针对于尼帕病毒以及亨德拉病毒等的疫苗开发。

6. CMV 病毒载体

巨细胞病毒（Cytomegalovirus, CMV）属于 β – 疱疹病毒科，是一种有包膜 DNA 病毒。CMV 作为疫苗载体的优势是可以引发并维持强大的、长期的效应 $CD8^+$ T 细胞[107]和记忆 T 细胞响应，其标志性特征是具有“记忆膨胀”（memory inflation）效应，指 CMV 诱导的针对少数免疫优势抗原表位的强大和持续的 T 细胞应答不会在长期内衰退，甚至会由于抗原反复刺激而数年或终身维持效应记忆状态，予这些膨胀的 T 淋巴细胞更优更快的保护效力[108, 109]。作为疫苗载体，CMV 另外两个通用优势：一是 CMV 高流行率形成的预存免疫并不会抑制 CMV 载体疫苗的效力，甚至 CMV 可以在已经感染的宿主上加强感染。二是 CMV 可以容纳非常大的外源基因片段，因为可以从 CMV 中去除超过 50 kb 的基因而不影响病毒复制。

由于 CMV 感染具有高度的宿主特异性，因此在临床前研究阶段多用小鼠巨细胞病毒（Mouse cytomegalovirus，MCMV）或恒河猴巨细胞病毒（Rhesus monkey cytomegalovirus，RhCMV）。针对于 HIV 疫苗研制，在灵长类动物上用猴免疫缺陷病毒（Simian immunodeficiency virus，SIV）作为模型，因此研究人员在恒河猴上，将 RhCMV 作为疫苗载体，在 68-1 毒株上基因改造表达 SIV 的三种蛋白：Gag 蛋白、Rre-TaT-Nef 融合蛋白、包膜蛋白 Env[110]。这三种疫苗都可以在恒河猴模型中诱导效应记忆表型的特异性 $CD4^+$ 和 $CD8^+$ T 淋巴细胞应答，且前两种疫苗可以诱导中和抗体产生，在恒河猴 SIV 感染模型中实现 30% 的完全抑制。但是这种 RhCMV 载体是可复制的并且具有传播能力，因此有可能在免疫功能低下的受试者中引起疾病。为了提高安全性用于后续临床研究，研究者将 RhCMV 载体中编码 pp71 外壳蛋白的 Rh110 基因敲除得到 ΔRh110 RhCMV/SIV，使其在体内传播缺陷，但仍然能够感染 RhCMV 抗体阳性的恒河猴，并高效产生效应记忆 T 细胞反应[111]。且在动物水平上显示，针对恒河猴阴道内 SIVmac239 的攻击，ΔRh110 RhCMV/SIV 表现出 59% 的清除率。以 CMV 为载体的疫苗进入临床 Ⅰ 期的研究是 2020 年一项人巨细胞病毒（Human cytomegalovirus，HCMV）载体的 T 细胞 HIV 疫苗（VIR-1111）。VIR-1111 作为一种概念验证疫苗，旨在验证这种新疫苗可以引发不同于其他艾滋病病毒疫苗的潜在保护性免疫反应，例如 CMV 载体疫苗对 $CD8^+$ T 细胞的重编程作用，对 HIV 病毒感染的长效预防和保护。

第三节　病毒载体疫苗生产工艺与质控策略

一、病毒载体疫苗生产工艺

目前，基于细胞培养的病毒载体疫苗的生产受到越来越多的关注，发展速度非常快，这得益于以下几点优势：基于细胞培养的生产过程的一方面不依赖于鸡蛋的供应，最大限度地减少交叉污染或过敏反应。另一方面成分限定的无血清培养基更加促进了细胞培养的发展，保证了生产工艺的重现性。此外，生物反应器的快速发展，使得基于细胞培养的病毒载体疫苗生产工艺更易于放大，强大的在线分析质控能力，进一步保证了生产工艺的稳定以及产品的质量。细胞培养的工艺技术能够加快生产速度，保证疫苗供应，尤其在应对像新冠这样的大流行疫情，可展现出巨大的优势。

病毒载体疫苗的生产工艺实现流程化，也得到了简化。生产流程包括包含抗原基因的毒种构建，然后进行病毒扩增培养、收集、纯化、浓缩、超滤、制剂以及灌装。对于复制缺陷型病毒载体疫苗，其生产过程中病毒载体不会产生感染性病毒颗粒，生产工艺更加安全。这里以腺病毒载体生产工艺流程概述常规病毒载体疫苗生产流程。

生产用毒种构建以及传代信息必须清晰，建立三级种子批，并且按照《中国药典》三部（现行版）“生物制品生产检定用菌毒种管理及质量控制”规定进行放行检定，并符合“生物制品生产检定用菌毒种管理及质量控制”[《中国药典》三部（现行版）]的有关规定。

原液生产工艺目前有批式、流加以及灌流等方式，不同生产方式的生产流程基本相似。上游工艺主要包括细胞复苏、细胞传代、病毒接种、病毒收获；下游工艺主要包括裂解、澄清、层析、超滤以及原液制备。上游生产工艺中，培养基是关键的物料，目前细胞培养基本都采用无血清、无动物源、化学成分限定的培养基；腺病毒载体疫苗生产一般采用 HEK293 系列细胞系进行生产，并且采用悬浮细胞培养生物反应器，细胞复苏后经过细胞传代扩繁并转移到生物反应器，待细胞生产至合适的细胞密度，进行病毒侵染。腺病毒一般培养 48 小时后即可收获病毒培养液。

病毒裂解释放是生产工艺中关键的一步，目前常用的有两种方式，其一是离心收集细胞，使用裂解液重悬细胞后，放入 –60℃及以下冻存，然后取出融化，通过冻融的方式使细胞裂解，释放病毒；其二是在线裂解，向反应器内加入一定浓度的化学裂解剂，作用一段时间后，裂解细胞，释放病毒。第二种方式更适合大规模生产。取裂解后的病毒液，离心去除细胞碎片，收集上清后，通过深层过滤或微滤进一步去除杂质，得到病毒澄清液，可进一步通过层析方法进行纯化。腺病毒载体纯化方式一般采用单步离子交换层析或离子交换层析与复合模式层析两步层析联合使用，进一步纯化去除杂质。层析获得病毒，超滤换液至能够稳定保存腺病毒的缓冲液中，最后再加入保护剂等，搅拌均匀后进行无菌过滤，制备得到疫苗原液。

二、病毒载体疫苗质控策略

近年，重组病毒载体技术的疫苗在过去几年中已经得到了评估，随着病毒载体技术的多款埃博拉病毒疫苗获得上市许可，以及病毒载体技术的新冠疫苗获得了紧急应用，病毒载体疫苗的质控技术得到了飞速发展。目前广泛使用的病毒载体主要是不可复制载体，包括通过实验室方法减毒而无法在人体内复制（如 MVA），以及通过删除病毒复制基因，使病毒不能在宿主中复制或者将复制限制为少于 1 个复制周期（如腺病毒载体）。

在重组病毒载体疫苗生产过程中主要涉及重组病毒毒种的制备，细胞基质的制备，重组病毒的培养收获、纯化工艺以及制剂等步骤，因其生产过程复杂且多步操作，为保证重组病毒载体疫苗的质量，在生产的关键步骤设置检定项目。重组病毒载体疫苗生产用细胞系主要有人二倍体细胞系、连续细胞系、鸡胚细胞等。重组腺病毒疫苗，目前使用最广泛的是连续细胞系（如 HEK293SF–3F6 细胞，Per. C6 细胞系）。当腺病毒基因组和生产细胞系基因组之间存在广泛的同源性区域时，产生具有复制能力的病毒（Replication–competent adenovirus，RCA）风险升高。因此复制缺陷型病毒载体（如 Ad5 等）在改细胞系中生产，需要检测是否产生 RCA。

疫苗生产用细胞株应采用种子批系统，建立三级细胞库，分别为细胞种子（cell seed）、主细胞库（master cell bank，MCB）和工作细胞库（working cell bank，WCB）。用于疫苗生产的细胞株需进行全面的检定，主要包括以下几个方面：细胞鉴别、外源因子和内源因子的检查、成瘤性／致瘤性检查等。必要时还须进行细胞生长特性、细胞染色体检查以及细胞均一性和稳定性检查。上述检测内容对于 MCB 细胞和 WCB 细胞及生产限定代次细胞均适用。

疫苗生产用毒种应采用种子批系统，建立三级种子库，分别为原始种子（original seed）、主种子批（master seed lot）和工作种子批（working seed lot）。生产用毒种应进行全面检定，一般应包括鉴别试验（对重组载体目的蛋白基因或目的蛋白的鉴别）、病毒滴度、外源污染因子检查（无菌、分枝杆菌、支原体、外源病毒因子检查）。必要时，还应关注主要功能基因、全基因序列等项目。考察种子批的遗传稳定性研究，通常应自主种子批代次起至少超过疫苗中病毒代次 5 代以上[112]。且在疫苗生产的过程中，应尽可能减少毒种的传代次数，以降低发生遗传变异的风险。

病毒载体疫苗在生产过程中对病毒收获液、原液、半成品以及成品应进行严格的质量控制，以确保最终产品的质量。

（1）在病毒收获液阶段，应设置无菌检查、支原体检查和病毒感染滴度（infection forming unit，IFU）等检定指标，保证病毒收获液无细菌、真菌和支原体的污染，为疫苗安全提供保障。

（2）在原液阶段，应设置安全指标（如：无菌检查、细菌内毒素检查、复制型腺病毒 RCA 等）、鉴别试验（如：目的基因鉴别、病毒载体鉴别、病毒衣壳蛋白鉴别、重组病毒形态等）、含量测定（病毒颗粒数）、效力试验（如：病毒感染滴度、目的抗原表达等）、纯度与杂质测定（如：重组病毒纯度、病毒聚集、不完整病毒占比、宿主细胞 DNA 残留、宿主细胞蛋白质残留、核酸酶残留（如在工艺过程中引入）以及在工艺过程中引入的其他杂质等），可根据工艺路线和多批检定数据，经充分评估后，将上述检定指标分别归纳至放行检定项目或者过程控制项目中。

（3）在半成品阶段，应设置无菌检查指标。主要考虑到，在半成品制备过程中，添加辅料如赋形剂、稳定剂等，或者使用制剂溶液直接稀释原液，有可能引入污染；因此设置无菌检查项目，可更好地保证半成品处于无菌状态。

（4）在成品阶段，应设置理化指标（如外观、可见异物检查、装量、pH 及渗透压摩尔浓度等）、安全性指标（如：无菌检查、细菌内毒素检查、异常毒性等）、鉴别试验（目的基因鉴别、病毒载体鉴别、病毒衣壳蛋白鉴别、重组病毒形态等）、含量测定（病毒颗粒数）、效力试验（病毒感染滴度、目的抗原表达等），对于重组腺病毒载体疫苗一般需要检测腺相关病毒（AAV）。可根据工艺路线和多批检定数据，经充分评估后，将上述检定指标分别归纳至放行检定项目或者过程控制项目中。

美国、欧洲等国家的监管机构针对病毒载体疫苗新冠疫苗的开发提供了指导[113，114]。EDQM 于 2020 年 11 月发布了第一个关于 COVID-19 重组病毒载体疫苗质量控制的分析策略选项。USP 于 2021 年 7 月提供了病毒载体 COVID-19 疫苗的质量评估项目和测试方法的工具包[115]。

鉴别是病毒载体疫苗非常关键的控制指标，目前常用的鉴别方法为基于基因水平和蛋白水平的鉴别。基因水平鉴别试验包括：聚合酶链反应（polymerase chain reaction，PCR）法、定量聚合酶链式反应（quantitative polymerase chain reaction，qPCR）法、基因序列测定法。其中 qPCR 法既可以定性鉴别目的基因，也可以定量检测病毒基因组滴度（又称：病毒颗粒数）。蛋白水平的鉴别试验主要是基于免疫学原理的技术手段，如 WB、ELISA、Dot Blot 法。随着分析检定技术的发展，更多种鉴别手段运用到病毒的鉴别试验中，如 LC-MS、电镜等。

含量测定是疫苗产品的关键质量参数，在腺病毒项目中，采用经典的紫外分光光度法测定总病毒颗粒数，该方法操作简单，检测偏差相对较低，易于方法转移，适用于质量控制。近年，随着病毒载体疫苗的发展，出现了多种分析方法用于病毒总病毒颗粒的测定，如尺寸排阻色谱（size-exclusion chromatography，SEC）、离子交换色谱（anion exchange high performance liquid chromatography，AEX-HPLC）以及基于聚合酶链式反应的 qPCR 和 dPCR（digital polymerase chain reaction，dPCR）法。

有效性是疫苗产品最重要的控制指标，在病毒载体疫苗中有效性指标通常包括病毒感染滴度和目的抗原的表达。病毒感染滴度和目的抗原的表达的测定，通常是基于细胞的试验，即将重组腺病毒接种于合适的细胞，然后基于免疫技术进行分析感染细胞或者表达产物。也可采用 TCID50 法进行病毒感染滴度的测定，但是该方法的检测偏差较大。

在纯度方面，尤其要关注病毒载体的聚集，这是因为大多数病毒对热比较敏感易发生聚集。通常，采用动态光散射（dynamic light scattering，DLS）进行病毒聚集分析。此外，还应关注残留的宿主细胞蛋白质、宿主细胞 DNA 以及生产过程中引入的杂质。

安全性指标中重点应着重关注无菌、支原体、外源因子、RCA 等，具体的检测方法可依据各国药典、指导原则进行制定。

第四节　病毒载体疫苗给药策略

一、病毒载体疫苗的免疫学特征

病毒载体的免疫反应有其固有的独特之处。一是病毒载体自身可激活先天免疫系统，其释放的细胞因子可增强目标抗原的免疫应答。二是目标抗原以基因的形势递送到宿主体内，进行目的抗原表达，从而诱导抗原特异性的体液免疫应答和细胞免疫应答形成适应性免疫保护。

具体地说，病毒衍生的衣壳或包膜蛋白构成外源蛋白，可成为先天免疫系统的靶标（图 16-6）。先天免疫受体或模式识别受体（pattern recognition receptors，PRRs）通过识别保守的分子基序（如触发抗病毒免疫的独特核酸构象）来检测病毒。TLRs 是先天免疫传感系统的重要组成部分，主要有 9 种。病毒载体被先天免疫细胞识别后，可以激活一种或多种 TLR，通过包括髓细胞分化初始反应基因 88（Myeloid differentiation primary response gene 88，MyD88）、核因子 κB（nuclear factor κB，NF-κB）等一系列信号通路传导（图 16-7），释放多种炎性细胞因子、趋化因子、干扰素（interferons，IFN）和肿瘤坏死因子（tumor necrosis factors，TNF）等造成局部炎症反应的环境。

病毒载体感染细胞后，其携带的目标基因在宿主细胞内表达抗原蛋白。这些抗原蛋白通过主动释放或细胞裂解后进入局部环境中，被抗原呈递细胞（antigen-presenting cell，APC）捕获，从而诱导出抗原特异性抗体和 T 细胞免疫应答。

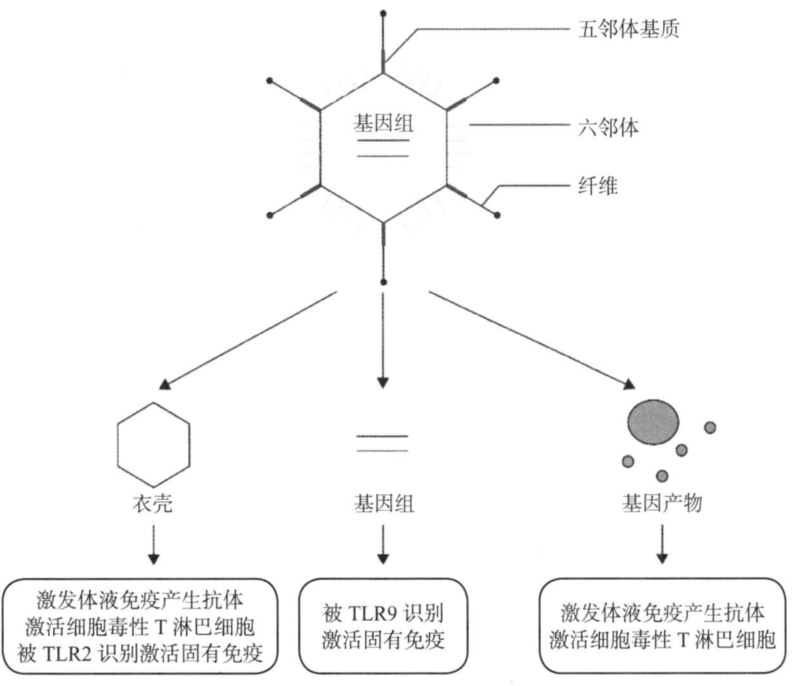

图 16-6　病毒载体疫苗在体内激活先天免疫和获得性免疫的机制[116]

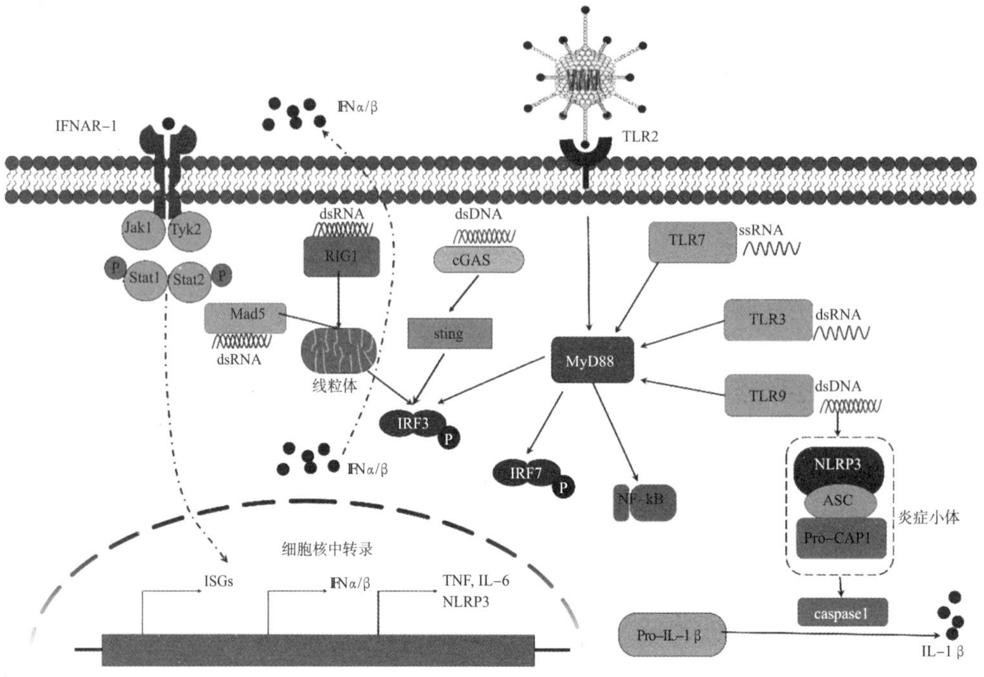

图 16-7　对不同病毒载体的免疫反应有贡献的先天免疫传感和信号通路

二、肌内给药途径的免疫应答

病毒载体疫苗经肌内注射后，感染宿主细胞。目标抗原在宿主细胞表达后被抗原呈递细胞捕获，进而诱导出抗原特异性 $CD4^+$ T 细胞和 $CD8^+$ T 细胞，同时刺激 B 细胞分化为浆细胞，产生以抗体为主的体液免疫应答（图 16-8），从而形成免疫保护[67]。虽然抗原主要停留在注射部位，但是免疫应答是以脾脏为核心诱导出抗原特异性体液免疫应答和细胞免疫应答。

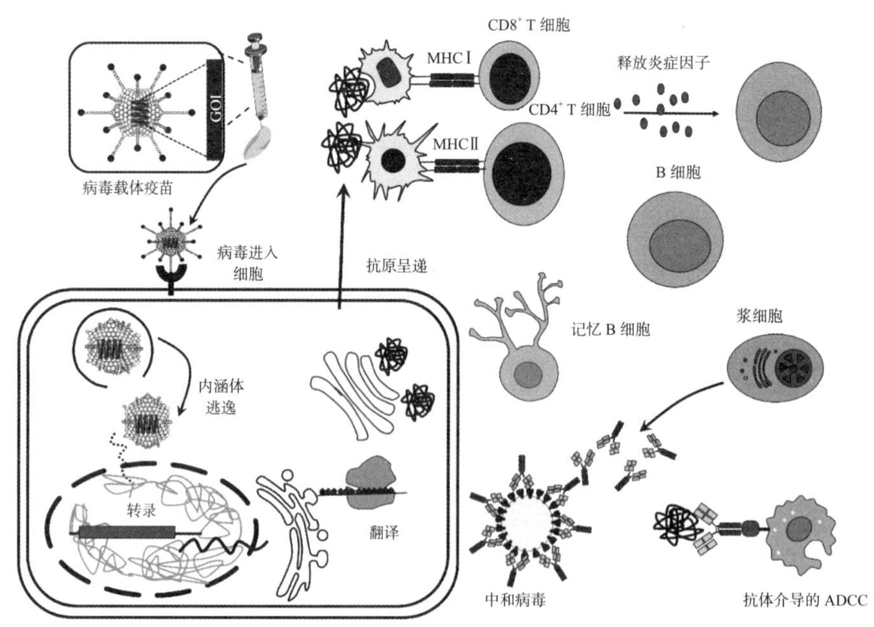

图 16-8　肌内注射后，免疫诱导部位和免疫效应部位的通路

病毒载体疫苗可以在肌内注射部位和淋巴结诱发两次先天免疫反应。其中第一次是由载体本身免疫原性诱导，具体表现在注射部位巨噬细胞数量的显著上升；与此同时，引流淋巴结（draining lymph node，DLN）的抗原呈递细胞和 T/B 细胞受病毒载体的刺激，开始扩增。第二次是由特异性抗原诱导，引流淋巴结的免疫细胞扩增，主要以 T 细胞、B 细胞、自然杀伤细胞（natural killer cell，NK）和树突状细胞（dendritic cell，DC）为主[117]。

病毒载体疫苗肌内注射后，目标抗原表达主要在诱导部位的肌肉细胞中，脾脏很少。在评价免疫应答的效应部位时，抗原特异性细胞免疫应答主要在脾脏进行发育和成熟。与淋巴结不同，脾脏缺乏传入淋巴管，所有细胞和抗原都通过血液进入脾脏，因此肌肉诱导免疫应答时的各种细胞因子和免疫细胞，都是通过血液进入脾脏实现信息交换。因此全身肌肉作为免疫诱导部位时，免疫应答的主要发育和成熟的效应部位在脾脏。

总之，病毒载体疫苗肌内注射途径诱导的免疫应答特点，一是病毒载体本身的衣壳蛋白和携带目标基因激活免疫系统，造成先后两次先天免疫激活。二是虽然目标抗原的表达局限在肌肉局部诱导部位，但是抗原特异性免疫应答的发育和成熟主要在脾脏中产生体液免疫应答和细胞免疫应答。

三、黏膜给药途径的免疫应答

“平等黏膜免疫系统”（common mucosal immune system）一词是由约翰·比恩斯托克在近 40 年前提出。从那时起，黏膜免疫系统受到了极大的关注，并被描述为组织、细胞和效应分子的集成网络，保护宿主免受黏膜表面的感染和环境损伤[118]。黏膜免疫系统是以黏液层为特点的组织或器官形成的免疫系统。最近的研究表明，黏膜组织作为一个全身性的免疫系统共同发挥作用。全身的各种黏膜组织是抵御外界病原体入侵的第一道防线（图 16–9）。黏膜组织是一个复杂的系统，必须整合微生物群、黏液层、相关保护化合物、上皮细胞和固有层组织驻留免疫细胞之间的相互作用。值得注意的是，微生物群落和固有层组织驻留免疫细胞的状态都会影响宿主的免疫防御能力[118]。

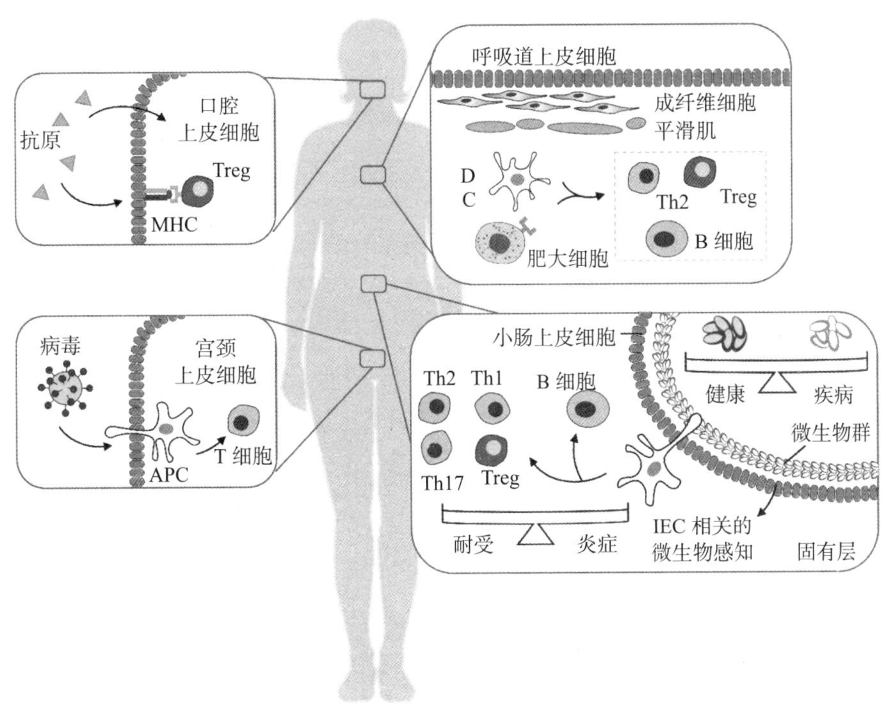

图 16–9　黏膜免疫系统的组成

在呼吸道黏膜免疫组织中，先天和适应性免疫反应受到严格调控，并在病原体清除、免疫调节和组织修复之间保持平衡。与肌肉给药途径相比，重组病毒载体疫苗的滴鼻给药途径可诱导局部和系统免疫反应（图 16-9）。疫苗接种和病毒进入黏膜后，浆细胞产生 sIgA 以及分泌型免疫球蛋白 M（secretory immunoglobulin M，sIgM），来抵御相对应的病原体。同时，先天免疫细胞被招募。其中一些细胞加工并将抗原传递给抗原呈递细胞，主要是 DC 细胞。激活的 DC 细胞转移到引流淋巴结，在 T 细胞区，DC 诱导未致敏 T 细胞并导致 T 细胞扩增，进一步激活 B 细胞。活化的 B 细胞进入生发中心（germinal center，GC），进行扩增，形成记忆 B 细胞和高亲和力浆细胞。具体过程如图 16-10 所示：①病毒载体疫苗是通过黏膜组织递送和重组病毒而进入宿主。②皮下黏膜浆细胞局部分泌 sIgA。③抗原由先天免疫细胞和抗原呈递细胞识别和加工。④免疫细胞募集，包括中性粒细胞、NK 细胞和单核细胞。⑤激活的 DC 通过传入淋巴管转移到引流淋巴结，启动适应性免疫应答。在淋巴结 T 细胞区，外源抗原在二类主要相容复合体Ⅱ（major histocompatibility complex classⅡ，MHC-Ⅱ）上呈递，诱导 $CD4^+$ T 细胞应答，而内源抗原在 MHC-Ⅰ上加工并呈递到 $CD8^+$ T 细胞。⑥抗原呈递细胞促进 $CD4^+$ 和 $CD8^+$ T 细胞的成熟和扩增。$CD8^+$ 细胞毒性 T 细胞和 $CD4^+$ 辅助性 T 细胞亚群转移回感染部位。⑦活化的 B 细胞经过扩增和 B 细胞受体（B cell receptor，BCR）的体细胞高频突变，显著增强对抗原呈递细胞上靶点的特异性结合。⑧与滤泡辅助性 T 细胞（follicular helper T cell，Tfh）的相互作用导致 B 细胞分化和类别转换为长寿记忆 B 细胞和高亲和力浆细胞，并转移到感染部位或维持为长寿命记忆群体。

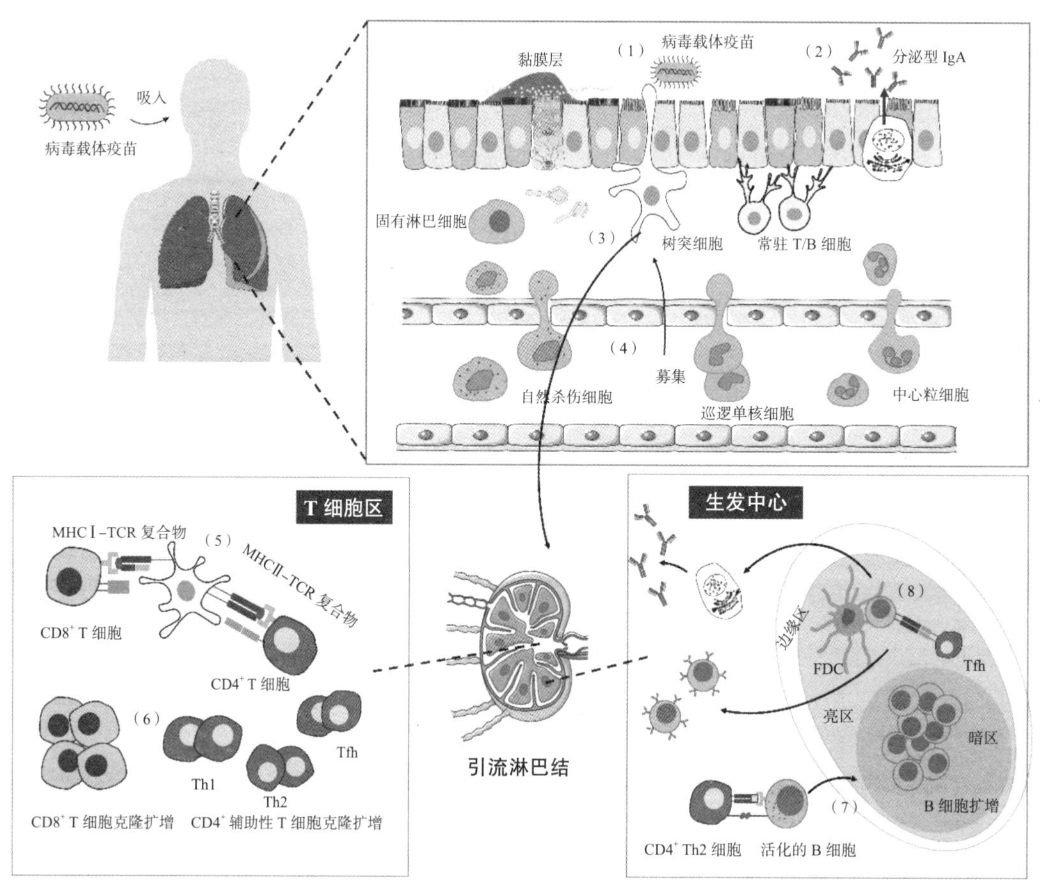

图 16-10　黏膜给药的病毒载体疫苗诱导的局部和外周免疫应答

载体疫苗激活免疫的能力可以打破黏膜免疫耐受，因此适用于黏膜给药。印度巴拉特生物科技国际（Bharat Biotech）公司和俄罗斯 Generium 都开发了鼻喷腺病毒载体新冠疫苗。康希诺公司和军事医学院陈薇团队，在上市肌注腺病毒载体新冠疫苗的基础上，改变给药途径，以 Aerogen 的筛网震动雾化器将疫苗雾化成 3 μm 左右的颗粒，通过主动吸入肺部进行免疫。其临床研究显示，吸入雾化后的克威莎，不但在上呼吸道诱导了黏膜免疫，而且在血清中诱导比肌内注射更强的体液免疫应答和细胞免疫应答，且持续时间更久[44]。从效果上看，吸入给药可以看成是肌注加鼻喷的综合免疫方式。此外，基于黏膜免疫系统开发的鼻喷流感病毒载体疫苗（dNS1-RBD）可以激发强烈的黏膜免疫和系统免疫，临床研究显示，该疫苗有良好的安全性和有效性。

第五节 小结与展望

利用病毒载体疫苗平台，能够及时应对突发公共卫生事件。在冠状病毒病大流行期间，病毒载体疫苗在人体临床试验中取得了显著进展，并在短时间内获得批准。虽然有效的免疫反应和保护作用已被赋予，但这些病毒载体疫苗的内在特性和优势尚未得到充分利用，特别是黏膜传递和黏膜免疫。在治疗性癌症疫苗中也可以看到，病毒载体疫苗的进展依赖于对病毒生物学的进一步了解以及对病毒与宿主免疫系统之间相互作用的最新见解。

（朱 涛，邵 娟，赵佳雨，马丽巧，隋秀文，邓 捷，曹龙龙，苗 伟，杨泽宁）

参考文献

[1] TRAVIESO T, LI J, MAHESH S, et al. The use of viral vectors in vaccine development [J]. NPJ vaccines, 2022, 7(1): 75.

[2] SMITH G L, MACKETT M, MOSS B. Infectious vaccinia virus recombinants that express hepatitis B virus surface antigen [J]. Nature, 1983, 302(5908): 490-495.

[3] JACKSON D A, SYMONS R H, BERG P. Biochemical method for inserting new genetic information into DNA of Simian Virus 40: circular SV40 DNA molecules containing lambda phage genes and the galactose operon of Escherichia coli [J]. Proceedings of the National Academy of Sciences of the United States of America, 1972, 69(10): 2904-2909.

[4] MOSS B, SMITH G L, GERIN J L, et al. Live recombinant vaccinia virus protects chimpanzees against hepatitis B [J]. Nature, 1984, 311(5981): 67-69.

[5] MCCANN N, O'CONNOR D, LAMBE T, et al. Viral vector vaccines [J]. Current opinion in immunology, 2022, 77: 102210.

[6] CHANG A, YU J. Fighting Fire with Fire: Immunogenicity of Viral Vectored Vaccines against COVID-19 [J]. Viruses, 2022, 14(2).

[7] STEPHENSON K E, LE GARS M, SADOFF J, et al. Immunogenicity of the Ad26.COV2.S Vaccine for COVID-19 [J]. Jama, 2021, 325(15): 1535-1544.

[8] BAROUCH D H, STEPHENSON K E, SADOFF J, et al. Durable Humoral and Cellular Immune Responses 8 Months after Ad26.COV2.S Vaccination [J]. The New England journal of medicine, 2021, 385(10): 951-953.

[9] PROVINE N M, AMINI A, GARNER L C, et al. MAIT cell activation augments adenovirus vector vaccine immunogenicity [J]. Science (New York, NY), 2021, 371(6528): 521-526.

[10] ZENS K D, CHEN J K, FARBER D L. Vaccine-generated lung tissue-resident memory T cells provide heterosubtypic protection to influenza infection [J]. JCI insight, 2016, 1(10).

[11] LAU Y F, SANTOS C, TORRES-VÉLEZ F J, et al. The magnitude of local immunity in the lungs of mice induced by live attenuated influenza vaccines is determined by local viral replication and induction of cytokines [J]. Journal of virology, 2011, 85(1): 76-85.

[12] VAN DOREMALEN N, PURUSHOTHAM J N, SCHULZ J E, et al. Intranasal ChAdOx1nCoV-19/AZD1222 vaccination reduces viral shedding after SARS-CoV-2 D614G challenge in preclinical models [J]. Science translational medicine, 2021, 13(607).

[13] TIONI M F, JORDAN R, PENA A S, et al. Mucosal administration of a live attenuated recombinant COVID-19 vaccine protects nonhuman primates from SARS-CoV-2 [J]. NPJ vaccines, 2022, 7(1): 85.

[14] KING R G, SILVA-SANCHEZ A, PEEL J N, et al. Single-Dose Intranasal Administration of AdCOVID Elicits Systemic and Mucosal Immunity against SARS-CoV-2 and Fully Protects Mice from Lethal Challenge [J]. Vaccines, 2021, 9(8).

[15] HASSAN A O, KAFAI N M, DMITRIEV I P, et al. A Single-Dose Intranasal ChAd Vaccine Protects Upper and Lower Respiratory Tracts against SARS-CoV-2 [J]. Cell, 2020, 183(1): 169-184.e113.

[16] AMBROSE C S, WU X, JONES T, et al. The role of nasal IgA in children vaccinated with live attenuated influenza vaccine [J]. Vaccine, 2012, 30(48): 6794-6801.

[17] BOLEY P A, LEE C M, SCHROCK J, et al. Enhanced mucosal immune responses and reduced viral load in the respiratory tract of ferrets to intranasal lipid nanoparticle-based SARS-CoV-2 proteins and mRNA vaccines [J]. Journal of nanobiotechnology, 2023, 21(1): 60.

[18] CORBETT K S, NASON M C, FLACH B, et al. Immune correlates of protection by mRNA-1273 vaccine against SARS-CoV-2 in nonhuman primates [J]. Science(New York, NY), 2021, 373(6561): eabj0299.

[19] OH J E, SONG E, MORIYAMA M, et al. Intranasal priming induces local lung-resident B cell populations that secrete protective mucosal antiviral IgA [J]. Science immunology, 2021, 6(66): eabj5129.

[20] RICHARDSON J S, PILLET S, BELLO A J, et al. Airway delivery of an adenovirus-based Ebola virus vaccine bypasses existing immunity to homologous adenovirus in nonhuman primates [J]. Journal of virology, 2013, 87(7): 3668-3677.

[21] AL KAABI N, ZHANG Y, XIA S, et al. Effect of 2 Inactivated SARS-CoV-2 Vaccines on Symptomatic COVID-19 Infection in Adults: A Randomized Clinical Trial [J]. Jama, 2021, 326(1): 35-45.

[22] DEBISARUN P A, GÖSSLING K L, BULUT O, et al. Induction of trained immunity by influenza vaccination - impact on COVID-19 [J]. PLoS pathogens, 2021, 17(10): e1009928.

[23] TENFORDE M W, OLSON S M, Self W H, et al. Effectiveness of Pfizer-BioNTech and Moderna Vaccines Against COVID-19 Among Hospitalized Adults Aged ≥ 65 Years - United States, January-March 2021 [J]. MMWR Morbidity and mortality weekly report, 2021, 70(18): 674-679.

[24] ZHONG J, LIU S, CUI T, et al. Heterologous booster with inhaled adenovirus vector COVID-19 vaccine generated more neutralizing antibodies against different SARS-CoV-2 variants [J]. Emerging microbes & infections, 2022, 11(1): 2689-2697.

[25] SAKURAI F, TACHIBANA M, MIZUGUCHI H. Adenovirus vector-based vaccine for infectious diseases [J]. Drug metabolism and pharmacokinetics, 2022, 42: 100432.

[26] GERLACH T, ELBAHESH H, SALETTI G, et al. Recombinant influenza A viruses as vaccine vectors [J]. Expert review of vaccines, 2019, 18(4): 379-392.

[27] MCDONALD S M, NELSON M I, TURNER P E, et al. Reassortment in segmented RNA viruses: mechanisms and outcomes [J]. Nature reviews Microbiology, 2016, 14(7): 448-460.

[28] SU S, WONG G, SHI W, et al. Epidemiology, Genetic Recombination, and Pathogenesis of Coronaviruses[J]. Trends in microbiology, 2016, 24(6): 490–502.

[29] GARCÍA-ARRIAZA J, CEPEDA V, HALLENGÄRD D, et al. A novel poxvirus-based vaccine, MVA-CHIKV, is highly immunogenic and protects mice against chikungunya infection [J]. Journal of virology, 2014, 88(6): 3527–3547.

[30] MCLEAN H Q, FIEBELKORN A P, TEMTE J L, et al. Prevention of measles, rubella, congenital rubella syndrome, and mumps, 2013: summary recommendations of the Advisory Committee on Immunization Practices (ACIP) [J]. MMWR Recommendations and reports: Morbidity and mortality weekly report Recommendations and reports, 2013, 62 (Rr–04): 1–34.

[31] UEDA S. Development of measles vaccines in Japan [J]. Vaccine, 2009, 27(24): 3230–3231.

[32] GANAR K, DAS M, SINHA S, et al. Newcastle disease virus: current status and our understanding [J]. Virus research, 2014, 184: 71–81.

[33] FATHI A, DAHLKE C, ADDO M M. Recombinant vesicular stomatitis virus vector vaccines for WHO blueprint priority pathogens [J]. Human vaccines & immunotherapeutics, 2019, 15(10): 2269–2285.

[34] SCHER G, SCHNELL M J. Rhabdoviruses as vectors for vaccines and therapeutics [J]. Current opinion in virology, 2020, 44: 169–182.

[35] GOMME E A, WANJALLA C N, WIRBLICH C, et al. Rabies virus as a research tool and viral vaccine vector [J]. Advances in virus research, 2011, 79: 139–164.

[36] CHEN Z. Parainfluenza virus 5-vectored vaccines against human and animal infectious diseases [J]. Reviews in medical virology, 2018, 28(2).

[37] GEISBERT T W, BAILEY M, HENSLEY L, et al. Recombinant adenovirus serotype 26 (Ad26) and Ad35 vaccine vectors bypass immunity to Ad5 and protect nonhuman primates against ebolavirus challenge [J]. Journal of virology, 2011, 85(9): 4222–4233.

[38] XIANG Z, LI Y, CUN A, et al. Chimpanzee adenovirus antibodies in humans, sub-Saharan Africa [J]. Emerging infectious diseases, 2006, 12(10): 1596–1599.

[39] PARIS R, KUSCHNER R A, BINN L, et al. Adenovirus type 4 and 7 vaccination or adenovirus type 4 respiratory infection elicits minimal cross-reactive antibody responses to nonhuman adenovirus vaccine vectors [J]. Clinical and vaccine immunology: CVI, 2014, 21 (5): 783–786.

[40] SUMIDA S M, TRUITT D M, LEMCKERT A A, et al. Neutralizing antibodies to adenovirus serotype 5 vaccine vectors are directed primarily against the adenovirus hexon protein [J]. Journal of immunology (Baltimore, Md: 1950), 2005, 174(11): 7179–7185.

[41] ROBERTS D M, NANDA A, HAVENGA M J, et al. Hexon-chimaeric adenovirus serotype 5 vectors circumvent pre-existing anti-vector immunity [J]. Nature, 2006, 441(7090): 239–243.

[42] ROBERT-GUROFF M. Replicating and non-replicating viral vectors for vaccine development [J]. Current opinion in biotechnology, 2007, 18(6): 546–556.

[43] JONES I, ROY P. Sputnik V COVID-19 vaccine candidate appears safe and effective [J]. Lancet (London, England), 2021, 397(10275): 642–643.

[44] WU S, HUANG J, ZHANG Z, et al. Safety, tolerability, and immunogenicity of an aerosolised adenovirus type-5 vector-based COVID-19 vaccine (Ad5-nCoV) in adults: preliminary report of an open-label and randomised phase 1 clinical trial [J]. The Lancet Infectious diseases, 2021, 21(12): 1654–1664.

[45] HALEY K P, OVERHAUSER J, BABISS L E, et al. Transformation properties of type 5 adenovirus mutants that differentially express the E1A gene products [J]. Proceedings of the National Academy of Sciences of the United States of America, 1984, 81(18): 5734–5738.

[46] CRYSTAL R G. Adenovirus: the first effective in vivo gene delivery vector [J]. Human gene therapy, 2014, 25 (1): 3-11.

[47] IACOBELLI-MARTINEZ M, NEMEROW G R. Preferential activation of Toll-like receptor nine by CD46-utilizing adenoviruses [J]. Journal of virology, 2007, 81 (3): 1305-1312.

[48] VOYSEY M, CLEMENS S A C, MADHI S A, et al. Safety and efficacy of the ChAdOx1nCoV-19 vaccine (AZD1222) against SARS-CoV-2: an interim analysis of four randomised controlled trials in Brazil, South Africa, and the UK [J]. Lancet (London, England), 2021, 397 (10269): 99-111.

[49] LOGUNOV D Y, DOLZHIKOVA I V, SHCHEBLYAKOV D V, et al. Safety and efficacy of an rAd26 and rAd5 vector-based heterologous prime-boost COVID-19 vaccine: an interim analysis of a randomised controlled phase 3 trial in Russia [J]. Lancet (London, England), 2021, 397 (10275): 671-681.

[50] ZHANG Y, ZENG G, PAN H, et al. Safety, tolerability, and immunogenicity of an inactivated SARS-CoV-2 vaccine in healthy adults aged 18-59 years: a randomised, double-blind, placebo-controlled, phase 1/2 clinical trial [J]. The Lancet Infectious diseases, 2021, 21 (2): 181-192.

[51] SALISCH N C, STEPHENSON K E, WILLIAMS K, et al. A Double-Blind, Randomized, Placebo-Controlled Phase 1 Study of Ad26.ZIKV.001, an Ad26-Vectored Anti-Zika Virus Vaccine [J]. Annals of internal medicine, 2021, 174 (5): 585-594.

[52] BETT A J, HADDARA W, PREVEC L, et al. An efficient and flexible system for construction of adenovirus vectors with insertions or deletions in early regions 1 and 3 [J]. Proceedings of the National Academy of Sciences of the United States of America, 1994, 91 (19): 8802-8806.

[53] WANG Q, FINER M H. Second-generation adenovirus vectors [J]. Nature medicine, 1996, 2 (6): 714-716.

[54] KOCHANEK S, CLEMENS P R, MITANI K, et al. A new adenoviral vector: Replacement of all viral coding sequences with 28kb of DNA independently expressing both full-length dystrophin and beta-galactosidase [J]. Proceedings of the National Academy of Sciences of the United States of America, 1996, 93 (12): 5731-5736.

[55] PARKS R J, CHEN L, ANTON M, et al. A helper-dependent adenovirus vector system: removal of helper virus by Cre-mediated excision of the viral packaging signal [J]. Proceedings of the National Academy of Sciences of the United States of America, 1996, 93 (24): 13565-13570.

[56] LEE D, LIU J, JUNN H J, et al. No more helper adenovirus: production of gutless adenovirus (GLAd) free of adenovirus and replication-competent adenovirus (RCA) contaminants [J]. Experimental & molecular medicine, 2019, 51 (10): 1-18.

[57] WU F, ZHAO S, YU B, et al. A new coronavirus associated with human respiratory disease in China [J]. Nature, 2020, 579 (7798): 265-269.

[58] VAN DOREMALEN N, LAMBE T, SPENCER A, et al. ChAdOx1nCoV-19 vaccine prevents SARS-CoV-2 pneumonia in rhesus macaques [J]. Nature, 2020, 586 (7830): 578-582.

[59] ZHU F C, GUAN X H, LI Y H, et al. Immunogenicity and safety of a recombinant adenovirus type-5-vectored COVID-19 vaccine in healthy adults aged 18 years or older: a randomised, double-blind, placebo-controlled, phase 2 trial [J]. Lancet (London, England), 2020, 396 (10249): 479-488.

[60] SADOFF J, GRAY G, VANDEBOSCH A, et al. Safety and Efficacy of Single-Dose Ad26.COV2.S Vaccine against Covid-19 [J]. The New England journal of medicine, 2021, 384 (23): 2187-2201.

[61] WU L, ZHANG Z, GAO H, et al. Open-label phase I clinical trial of Ad5-EBOV in Africans in China [J]. Human vaccines & immunotherapeutics, 2017, 13 (9): 2078-2085.

[62] PARVIN J D, PALESE P, HONDA A, et al. Promoter analysis of influenza virus RNA polymerase [J]. Journal of virology, 1989, 63 (12): 5142-5152.

[63] MARTINA B E, VAN DEN DOEL P, KORAKA P, et al. A recombinant influenza A virus expressing

domain Ⅲ of West Nile virus induces protective immune responses against influenza and West Nile virus [J]. PloS one, 2011, 6(4): e18995.

[64] DE GOEDE A L, BOERS P H, DEKKER L J, et al. Characterization of recombinant influenza A virus as a vector for HIV-1 p17Gag [J]. Vaccine, 2009, 27(42): 5735-5739.

[65] SEREINIG S, STUKOVA M, ZABOLOTNYH N, et al. Influenza virus NS vectors expressing the mycobacterium tuberculosis ESAT-6 protein induce CD4+ Th1 immune response and protect animals against tuberculosis challenge [J]. Clinical and vaccine immunology: CVI, 2006, 13(8): 898-904.

[66] LI S, RODRIGUES M, RODRIGUEZ D, et al. Priming with recombinant influenza virus followed by administration of recombinant vaccinia virus induces CD8+ T-cell-mediated protective immunity against malaria [J]. Proceedings of the National Academy of Sciences of the United States of America, 1993, 90(11): 5214-5218.

[67] WANG S, LIANG B, WANG W, et al. Viral vectored vaccines: design, development, preventive and therapeutic applications in human diseases [J]. Signal Transduct Target Ther, 2023, 8(1): 149.

[68] MEHLE A, DUGAN V G, TAUBENBERGER J K, et al. Reassortment and mutation of the avian influenza virus polymerase PA subunit overcome species barriers [J]. Journal of virology, 2012, 86(3): 1750-1757.

[69] ZHU F, ZHUANG C, CHU K, et al. Safety and immunogenicity of a live-attenuated influenza virus vector-based intranasal SARS-CoV-2 vaccine in adults: randomised, double-blind, placebo-controlled, phase 1 and 2 trials [J]. The Lancet Respiratory medicine, 2022, 10(8): 749-760.

[70] MOSS B. Poxvirus DNA replication [J]. Cold Spring Harbor perspectives in biology, 2013, 5(9).

[71] MACKETT M, SMITH G L, MOSS B. Vaccinia virus: a selectable eukaryotic cloning and expression vector [J]. Proceedings of the National Academy of Sciences of the United States of America, 1982, 79(23): 7415-7419.

[72] PANICALI D, PAOLETTI E. Construction of poxviruses as cloning vectors: insertion of the thymidine kinase gene from herpes simplex virus into the DNA of infectious vaccinia virus [J]. Proceedings of the National Academy of Sciences of the United States of America, 1982, 79(16): 4927-4931.

[73] ANON. Vaccinia (smallpox) vaccine. Recommendations of the Immunization Practices Advisory Committee (ACIP) [J]. MMWR Recommendations and reports: Morbidity and mortality weekly report Recommendations and reports, 1991, 40 (Rr-14): 1-10.

[74] GREENBERG R N, HURLEY M Y, DINH D V, et al. A Multicenter, Open-Label, Controlled Phase Ⅱ Study to Evaluate Safety and Immunogenicity of MVA Smallpox Vaccine (IMVAMUNE) in 18-40 Year Old Subjects with Diagnosed Atopic Dermatitis [J]. PloS one, 2015, 10(10): e0138348.

[75] SRINIVASAN RAJSRI K, RAO M. Poxvirus-driven human diseases and emerging therapeutics [J]. Therapeutic advances in infectious disease, 2022, 9: 20499361221136751.

[76] PROW N A, JIMENEZ MARTINEZ R, HAYBALL J D, et al. Poxvirus-based vector systems and the potential for multi-valent and multi-pathogen vaccines [J]. Expert review of vaccines, 2018, 17(10): 925-934.

[77] KATO H, TAKAYAMA-ITO M, IIZUKA-SHIOTA I, et al. Development of a recombinant replication-deficient rabies virus-based bivalent-vaccine against MERS-CoV and rabies virus and its humoral immunogenicity in mice [J]. PloS one, 2019, 14(10): e0223684.

[78] LIU L, COOPER T, HOWLEY P M, et al. From crescent to mature virion: vaccinia virus assembly and maturation [J]. Viruses, 2014, 6(10): 3787-3808.

[79] ELDI P, COOPER T H, LIU L, et al. Production of a Chikungunya Vaccine Using a CHO Cell and Attenuated Viral-Based Platform Technology [J]. Molecular therapy: the journal of the American Society of Gene Therapy, 2017, 25(10): 2332-2344.

[80] MEYER H, SUTTER G, MAYR A. Mapping of deletions in the genome of the highly attenuated vaccinia virus MVA and their influence on virulence [J]. The Journal of general virology, 1991, 72(Pt 5): 1031–1038.

[81] WHITE K M, AYLLON J, MENA I, et al. Influenza B virus reverse genetic backbones with improved growth properties in the EB66® cell line as basis for vaccine seed virus generation [J]. Vaccine, 2018, 36(9): 1146–1153.

[82] GENZEL Y. Designing cell lines for viral vaccine production: Where do we stand? [J]. Biotechnology journal, 2015, 10(5): 728–740.

[83] PROW N A, LIU L, NAKAYAMA E, et al. A vaccinia–based single vector construct multi–pathogen vaccine protects against both Zika and chikungunya viruses [J]. Nature communications, 2018, 9(1): 1230.

[84] ZUNIGA A, WANG Z, LINIGER M, et al. Attenuated measles virus as a vaccine vector [J]. Vaccine, 2007, 25(16): 2974–2983.

[85] MATIĆ Z, ŠANTAK M. Current view on novel vaccine technologies to combat human infectious diseases [J]. Applied microbiology and biotechnology, 2022, 106(1): 25–56.

[86] MATEO M, REYNARD S, JOURNEAUX A, et al. A single–shot Lassa vaccine induces long–term immunity and protects cynomolgus monkeys against heterologous strains [J]. Science translational medicine, 2021, 13 (597) eabf6348.

[87] LORIN C, DELEBECQUE F, LABROUSSE V, et al. A recombinant live attenuated measles vaccine vector primes effective HLA–A0201–restricted cytotoxic T lymphocytes and broadly neutralizing antibodies against HIV–1 conserved epitopes [J]. Vaccine, 2005, 23(36): 4463–4472.

[88] VALLE J R D, DEVAUX P, HODGE G, et al. A Vectored Measles Virus Induces Hepatitis B Surface Antigen Antibodies While Protecting Macaques against Measles Virus Challenge[J]. Journal of virology, 2007, 81(19): 10597–10605.

[89] BRANDLER S, LUCAS–HOURANI M, MORIS A, et al. Pediatric Measles Vaccine Expressing a Dengue Antigen Induces Durable Serotype–specific Neutralizing Antibodies to Dengue Virus [J]. PLOS Neglected Tropical Diseases, 2007, 1(3): e96.

[90] DESPRÈS P, COMBREDET C, FRENKIEL M–P, et al. Live Measles Vaccine Expressing the Secreted Form of the West Nile Virus Envelope Glycoprotein Protects against West Nile Virus Encephalitis [J]. The Journal of Infectious Diseases, 2005, 191(2): 207–214.

[91] VANHOUTTE F, LIU W, WIEDMANN R T, et al. Safety and immunogenicity of the measles vector–based SARS–CoV–2 vaccine candidate, V591, in adults: results from a phase 1/2 randomised, double–blind, placebo–controlled, dose–ranging trial [J]. EBioMedicine, 2022, 75: 103811.

[92] REISINGER E C, TSCHISMAROV R, BEUBLER E, et al. Immunogenicity, safety, and tolerability of the measles–vectored chikungunya virus vaccine MV–CHIK: a double–blind, randomised, placebo–controlled and active–controlled phase 2 trial [J]. Lancet(London, England), 2019, 392(10165): 2718–2727.

[93] TRAVIESO T, LI J, MAHESH S, et al. The use of viral vectors in vaccine development [J]. NPJ vaccines, 2022, 7(1): 75.

[94] GEISBERT T W, DADDARIO–DICAPRIO K M, WILLIAMS K J, et al. Recombinant vesicular stomatitis virus vector mediates postexposure protection against Sudan Ebola hemorrhagic fever in nonhuman primates [J]. Journal of virology, 2008, 82(11): 5664–5668.

[95] MIRE C E, GEISBERT J B, MARZI A, et al. Vesicular stomatitis virus–based vaccines protect nonhuman primates against Bundibugyo ebolavirus [J]. PLoS Negl Trop Dis, 2013, 7(12): e2600.

[96] KAPADIA S U, ROSE J K, LAMIRANDE E, et al. Long–term protection from SARS coronavirus infection conferred by a single immunization with an attenuated VSV–based vaccine [J]. Virology, 2005, 340(2): 174–

182.

[97] EMANUEL J, CALLISON J, DOWD K A, et al. A VSV-based Zika virus vaccine protects mice from lethal challenge [J]. Scientific reports, 2018, 8(1): 11043.

[98] LI H, ZHANG Y, LI D, et al. Enhanced protective immunity against SARS-CoV-2 elicited by a VSV vector expressing a chimeric spike protein [J]. Signal Transduct Target Ther, 2021, 6(1): 389.

[99] CARNERO E, LI W, BORDERIA A V, et al. Optimization of human immunodeficiency virus gag expression by newcastle disease virus vectors for the induction of potent immune responses [J]. Journal of virology, 2009, 83(2): 584-597.

[100] ZHAO H, PEETERS B P H. Recombinant Newcastle disease virus as a viral vector: effect of genomic location of foreign gene on gene expression and virus replication[J]. The Journal of general virology, 2003, 84(Pt 4): 781-788.

[101] NAKAYA Y, NAKAYA T, PARK M S, et al. Induction of cellular immune responses to simian immunodeficiency virus gag by two recombinant negative-strand RNA virus vectors [J]. Journal of virology, 2004, 78(17): 9366-9375.

[102] HE L, ZHONG J, LI G, et al. Development of SARS-CoV-2 animal vaccines using a stable and efficient NDV expression system [J]. Journal of medical virology, 2023, 95(1): e28237.

[103] SUN W, LEIST S R, MCCROSKERY S, et al. Newcastle disease virus(NDV) expressing the spike protein of SARS-CoV-2 as vaccine candidate [J]. BioRxiv: the preprint server for biology, 2020, Jul28, 221861.

[104] LIANG B, MATSUOKA Y, LE NOUËN C, et al. A Parainfluenza Virus Vector Expressing the Respiratory Syncytial Virus (RSV) Prefusion F Protein Is More Effective than RSV for Boosting a Primary Immunization with RSV [J]. Journal of virology, 2020, 95(2), e01512-20.

[105] BLANEY J E, MARZI A, WILLET M, et al. Antibody quality and protection from lethal Ebola virus challenge in nonhuman primates immunized with rabies virus based bivalent vaccine [J]. PLoS pathogens, 2013, 9(5): e1003389.

[106] ABREU-MOTA T, HAGEN K R, COOPER K, et al. Non-neutralizing antibodies elicited by recombinant Lassa-Rabies vaccine are critical for protection against Lassa fever [J]. Nature communications, 2018, 9(1): 4223.

[107] CICIN-SAIN L, SYLWESTER A W, HAGEN S I, et al. Cytomegalovirus-specific T cell immunity is maintained in immunosenescent rhesus macaques [J]. Journal of immunology (Baltimore, Md: 1950), 2011, 187(4): 1722-1732.

[108] MÉNDEZ A C, RODRÍGUEZ-ROJAS C, DEL VAL M. Vaccine vectors: the bright side of cytomegalovirus [J]. Medical microbiology and immunology, 2019, 208(3-4): 349-363.

[109] CICIN-SAIN L. Cytomegalovirus memory inflation and immune protection [J]. Medical microbiology and immunology, 2019, 208(3-4): 339-347.

[110] HANSEN S G, VIEVILLE C, WHIZIN N, et al. Effector memory T cell responses are associated with protection of rhesus monkeys from mucosal simian immunodeficiency virus challenge [J]. Nature medicine, 2009, 15(3): 293-299.

[111] HANSEN S G, MARSHALL E E, MALOULI D, et al. A live-attenuated RhCMV/SIV vaccine shows long-term efficacy against heterologous SIV challenge [J]. Science translational medicine, 2019, 11, 501.

[112] 国家药典委员会. 中华人民共和国药典 [M]. 2020 年版，北京：中国医药科技出版社, 2020.

[113] WHO operational tool for efficient and effective lot release of SARS-CoV-2(Covid-19) vaccine version 1. In; 2021.

[114] European Directorate for the Quality of Medicines and HealthCare (EDQM). Guideline for pandemic

COVID–19 vaccine（Non–replicating adenovirus– vectored vaccine）. In；2021.

[115] United States Pharmacopeia（USP）. USP COVID–19 vaccine quality assessment toolkits. In；2021.

[116] SHIRLEY J L，DE JONG Y P，TERHORST C，et al. Immune Responses to Viral Gene Therapy Vectors [J]. Molecular therapy：the journal of the American Society of Gene Therapy，2020，28（3）：709–722.

[117] COLLIGNON C，BOL V，CHALON A，et al. Innate Immune Responses to Chimpanzee Adenovirus Vector 155 Vaccination in Mice and Monkeys [J]. Frontiers in immunology，2020，11：579872.

[118] GILL N，WLODARSKA M，FINLAY B B. The future of mucosal immunology：studying an integrated system–wide organ [J]. Nature immunology，2010，11（7）：558–560.

第十七章
DNA 疫苗技术

自 1990 年首次报道肌内注射质粒 DNA 能在小鼠体内表达基因产物以来已经过去了 30 多年，至今已有一款人用和 5 款兽用 DNA 疫苗上市销售，还有百余种预防或治疗人类疾病的 DNA 疫苗进入了Ⅰ～Ⅲ期临床试验。人们通过改进质粒 DNA 上游构建、改变质粒 DNA 剂型、加入分子佐剂、采用电脉冲导入和微针递送等方法大幅增强了 DNA 疫苗的人体免疫原性。与此同时，大规模纯化和制备临床级别 DNA 疫苗生产技术也日臻完善。相比于其他疫苗，DNA 疫苗能够规避掉蛋白疫苗纯化和病毒灭活或减毒过程的高成本、抗原的不正确折叠和病毒变异的高风险等不利因素。DNA 疫苗的生产工艺相对简单、易制备、稳定性及安全性好等特点使得其在疫苗领域具有良好发展前景。未来 DNA 疫苗递送技术平台的优化和建立正推动着 DNA 疫苗快速发展，成为保障公众健康的利器。

第一节　DNA 疫苗简史

一、DNA 疫苗的诞生

1990 年 Wolff 等偶然发现给小鼠肌内注射外源性重组质粒后，质粒编码蛋白可在体内稳定表达两个月甚至更久[1]。1993 年王宾等发现用 Bupivicaine 预处理小鼠肌肉组织大幅提高编码人类免疫缺陷病毒（Human immunodeficiency virus，HIV）GP160 蛋白的 DNA 质粒诱导 GP160 特异性中和抗体的效价[2]。1994 年默克公司的 Ulmer 及美国麻省州立大学 Lu 等证实小鼠肌内注射编码甲型流感病毒 HA 蛋白或核心蛋白（nucleo protein，NP）的重组 DNA 质粒可有效抵抗不同亚型致死剂量流感病毒的攻击[3]，预示着 DNA 载体质粒可以像传统疫苗一样发挥抗感染交叉保护作用。随后大量的动物实验结果显示，DNA 疫苗接种后既能产生细胞免疫又能引起体液应答。1994 年在日内瓦召开的专题会议上将这种疫苗定名为“核酸疫苗”，并称之为“第三代疫苗技术”。

二、DNA 疫苗与第三次疫苗革命

传统疫苗包括死疫苗、蛋白或多糖亚单位疫苗和减毒活疫苗三大种类，前两者主要通过诱导 $CD4^+$ T 淋巴细胞和体液免疫应答来达到免疫保护的目的，通常难以获得终生免疫保护效果。相比于传统的灭活疫苗，DNA 疫苗激发稍弱的体液免疫反应与更强的细胞免疫反应；减毒活疫苗能够同时诱导体液和细胞免疫应答，并获得终生或较长久的免疫保护效果。但减毒活疫苗有“毒力返祖”的安

全顾忌，若减毒太彻底，则会降低疫苗的免疫原性。DNA 疫苗注入体内并被细胞摄取后，质粒 DNA 进入细胞核中，进而通过转录和翻译在体内表达外来抗原，既能诱导体液免疫，也能刺激细胞应答。质粒 DNA 与活病毒不同，不会复制，故不存在“毒力返祖”类的安全问题。鉴于此，DNA 疫苗在传染性疾病的治疗和预防方面均受到广泛关注。随后的大量实验结果揭示，质粒 DNA 具有如下的重要特征和优势：①能诱导机体产生包括抗体（antibody，Ab）、辅助性 T（helper T，Th）细胞和细胞毒性 T 淋巴细胞（cytotoxic T lymphocytes，CTL）在内的获得性免疫应答；②在体内表达的蛋白在模拟野生型病原微生物抗原表位的三维结构方面优于传统疫苗，而且疫苗质粒的双链 DNA 中含有具免疫佐剂功能的 CpG 序列，对外加佐剂的要求较低；③DNA 疫苗质粒的构建是将病原体的基因克隆到载体中，不必冒操作病原毒株的危险；④DNA 疫苗质粒的上游易于构建，纯化技术简单、生产成本低廉、疫苗成品可在室温保存，不需要冷链运输；⑤各种质粒 DNA 疫苗的不同之处只在于克隆进去的基因来自不同的病原体或者肿瘤。由于载体相同，因此不同的疫苗可以采用基本相似的纯化技术来制备和生产。基于上述优点，DNA 疫苗被看作是第三次疫苗革命。

三、DNA 疫苗在动物免疫中的成功应用

大量的动物实验结果证明 DNA 疫苗能在动物体内产生理想的免疫应答，疫苗的保护效力试验能达到预期指标。在过去 30 年里，动物（包括鱼、鼠、鸡、猫、狗、猪和猴等）用 DNA 疫苗的研发取得了长足进步。2005 年 Fort Dodge 公司率先成功注册了世界第一个预防马西尼罗病毒感染的 DNA 疫苗。到目前为止，共有 5 个动物 DNA 疫苗产品陆续上市，包括防止鲑鱼传染性造血组织坏死病毒的 DNA 疫苗、用于治疗狗黑色素瘤的 DNA 疫苗、降低母猪分娩期间发病率和死亡率的 DNA 疫苗产品。2018 年美国 FDA 批准了用于 H5N1 型流感的 DNA 疫苗在鸡中的有条件使用。中国农业科学院哈尔滨兽医研究研制的用于预防 H5 亚型禽流感的 DNA 疫苗获得国家一类新兽药证书，成为我国获批的首个 DNA 疫苗产品。

四、DNA 疫苗人体试验中的挫折与改良

由于 DNA 疫苗在小动物实验中的理想结果，在 1998 年就开始了 DNA 疫苗治疗艾滋病的首次临床试验[4]。其后大量针对 HIV 其他抗原、不同种类病毒以及肿瘤的 DNA 疫苗纷纷进入临床试验。这些早期临床试验未发现 DNA 疫苗质粒会整合到染色体 DNA 或诱导自身免疫反应的任何证据，证明了 DNA 疫苗的人体安全性。然而遗憾的是，早期 DNA 疫苗临床试验的结果大多令人失望。DNA 疫苗在人体内诱导产生的抗体效价偏低，$CD4^+$ T 淋巴细胞的应答非常弱，$CD8^+$ T 淋巴细胞反应更是难以测得。DNA 疫苗在人体试验中的弱免疫原性成为其发展的瓶颈。究其原因，DNA 疫苗质粒分子较大，通过肌内注射进入体内的 DNA 疫苗质粒绝大部分因难以通过胞膜而滞留在细胞间隙，随后被迅速降解。有研究报告证明，能够进入细胞内的质粒 DNA 只占注射总量的千万分之一[5]。这一困境使得 DNA 疫苗技术在始创后很快进入了十余年的沉寂期。直至第二代 DNA 疫苗技术的兴起，DNA 疫苗方迎来新的发展机遇。

第二代 DNA 疫苗技术主要从以下四个方面来提升疫苗质粒在大动物和人体内的免疫原性。

1. DNA 序列优化以提升质粒表达效率

根据哺乳动物细胞的密码子偏好性对质粒 DNA 中的编码序列进行优化以增加细胞的抗原表达量、去除编码基因上游的隐蔽调控序列等措施大幅度改善了 DNA 疫苗的表达效率和免疫原性[6,7]。

2. 提高质粒进入靶细胞的效率

利用脂质体、纳米颗粒和细胞穿膜肽等小分子或多聚物可以帮助质粒 DNA 穿过细胞膜。除此之外，DNA 疫苗递送辅助技术包括电脉冲（电击或电穿孔）[8]、基因枪（无针注射器）[9]、超声波等技术亦能辅助 DNA 疫苗质粒进入细胞，大幅度提升其表达效率，增强了免疫后 $CD8^+$ T 细胞免疫反应以及细胞因子的激活水平[10]。

3. 改变递送途径与递送方式

DNA 疫苗的递送途径由原先的单纯肌内注射扩展至皮下、皮内、黏膜甚至外周淋巴结。2021 年，肺黏膜免疫（经鼻喷雾给药）的 DNA 疫苗临床试验结果显示该途径可诱导很好的抗体生成并提供良好的抗病毒保护。直接递送淋巴结的免疫方式改善了共刺激分子的表达，并已在黑素瘤和其他晚期实体瘤患者的Ⅰ/Ⅱ期临床试验中进行了有意义的探索[11]。近年来兴起的各种微针技术为 DNA 疫苗的皮内递送提供了极佳的便利条件[12]。皮层内富含抗原提呈细胞（APC，如朗格汉斯细胞），因此 DNA 疫苗的皮内递送效果显著优于肌内注射。

4. 改变 DNA 疫苗的剂型

将 DNA 疫苗与不同的分子佐剂相结合，促进 APC 的活化，从而进一步提高 DNA 疫苗的免疫效果[13, 14]。

随着在以上四个方面的不断进化，DNA 疫苗免疫效率大幅度提升，在近几年的临床试验中有了明显起色。尤其是在应对突发性传染病中，如新冠肺炎、高致病性禽流感、中东呼吸综合征（Middle East respiratory syndrome，MERS）、寨卡热和裂谷热等方面，DNA 疫苗在临床中的初步效果得到了验证。

五、新冠疫情中的 DNA 疫苗

新冠疫情为 DNA 疫苗带来了新的发展机遇。针对新冠病毒的 DNA 疫苗的保护作用在恒河猴中得到了验证。2021 年 8 月，印度 Cadila Healthcare 公司的新冠 DNA 疫苗 ZyCoV-D 获得紧急授权许可，成为世界上第一种人用 DNA 疫苗（12 岁及以上儿童和成人）[15]。在 2021 年 7 月的临床试验中，ZyCoV-D 使用 PharmaJet® 无针涂药器给药，对于预防有症状感染的有效率为 67%。当时，在全球范围有多个团队正在从事人用 DNA 新冠疫苗的研发。已知有 130 余种处在Ⅰ期临床试验中，有 20 余种处在Ⅱ期临床试验阶段，进入Ⅲ期临床试验的有 3 种[16]。其中美国 Inovio 公司与中国艾棣维欣生物自 2020 年起开始共同开发新冠 DNA 疫苗 INO-4800。该疫苗由编码 SARS-CoV-2 刺突蛋白 S1 和 S2 亚基的优化 DNA 质粒组成，经电脉冲辅助肌内注射递送到体内细胞，已完成了第Ⅰ和Ⅱ期临床试验[17, 18]。

第二节 DNA 疫苗研发路线概述

相比于全病毒灭活疫苗和亚单位蛋白或多糖疫苗，DNA 疫苗具有制备工艺简单、易于存储以及诱导更强细胞免疫反应的优势。然而作为核酸疫苗的一种，DNA 疫苗质粒本身只是编码目标抗原的模板，并非“成品”疫苗抗原。完成接种后，疫苗质粒首先被组织细胞捕获并加以转录以“指导”完成目标抗原的现场制作，再由所产生的目标抗原刺激宿主免疫系统、诱导特异性免疫应答与免疫记忆。可见 DNA 疫苗的免疫效果很大程度上依赖于组织细胞对疫苗质粒的摄取和表达效率。基于此，DNA 疫苗的研发起始阶段主要着眼于表达载体构建、抗原编码基因的密码子优化、疫苗制剂研发、疫苗接种途径选择等。除此之外，DNA 疫苗研发的中后期离不开产业化生产、临床前有效性和安全性评价、临床试验等主要环节。本节对 DNA 疫苗研发路线进行概述，后续章节对部分关键环节有更详细说明。

一、基因表达载体构建

所谓 DNA 疫苗本质上就是一种 DNA 基因表达载体质粒，除了目标抗原编码基因（目的基因）外还含有启动子、终止子、标记基因等组件。DNA 疫苗构建就是利用基因重组技术在基因表达载体的启动子下游插入目的基因序列，后面接以 Poly（a）和转录终止序列。标记基因是一种已知功能或已知序列的基因，能够起着特异性标记作用。启动子可驱动目的基因表达，终止子则是在转录过程中提供转录终止信号的 DNA 序列。一般选择病原体的保护性抗原基因作为目的基因。目的基因可以是单个抗原编码基因或者数个基因的组合，也可以是编码蛋白抗原决定簇的核苷酸序列。将构建好的 DNA 表达载体质粒在大肠埃希菌中扩增后，经提取和纯化并验证其在真核细胞中的表达后即可用于宿主动物的免疫，验证其诱导保护性免疫应答能力。

二、抗原编码基因的密码子优化

由于病毒、细菌和寄生虫等病原体对密码子的使用与哺乳动物细胞有很大差异，DNA 疫苗中的目标抗原编码序列通常需要密码子优化才能在哺乳动物细胞中高效表达。在日本血吸虫、流感病毒、肉毒杆菌、HIV、人乳头瘤病毒（HPV）等的 DNA 疫苗研究中均发现密码子优化增强免疫效果的现象。但值得一提的是，不是所有的密码子优化都能增加疫苗的效力。一项关于疟疾 DNA 疫苗的研究显示，在小鼠中使用未经密码子优化的 DNA 质粒进行免疫时，T 细胞反应和对疟原虫的保护效果较密码子优化质粒更强。

三、疫苗制剂研发

DNA 裸质粒肌内注射的免疫原性较低，其主要原因是肌注 DNA 质粒仅有小部分被肌肉细胞摄取并成功表达。一般说来，DNA 质粒在组织中被细胞摄取和表达的过程面临以下障碍：①体液中淀粉样蛋白的阻断；②细胞膜的隔离作用；③细胞内溶酶体的降解；④细胞对摄入质粒 DNA 的表达调控。为提高 DNA 疫苗的免疫原性，人们通过制剂研发对 DNA 加以保护使其不易被降解，同时增加被组织细胞摄取和表达的效率。例如，脂质体是由磷脂和胆固醇分子排列组成的脂质双层球形囊泡，可与细胞脂膜融合。DNA 质粒既可以结合到脂质体表面，也可以包裹在脂质体的疏水核心内，以便于 DNA 疫苗质粒进入细胞，提高转染效率。此外，尚可利用常规免疫佐剂或免疫分子佐剂加强机体对 DNA 疫苗的免疫应答，包括铝佐剂、多糖、脂质体和聚合物等。

四、选择最佳接种途径与递送辅助方式

DNA 疫苗可经肌内、皮内、皮下或者黏膜等途径递送，不同递送途径的免疫效果不尽相同。通过鼻腔黏膜进行 DNA 疫苗免疫的优势在于有效刺激黏膜免疫反应，所产生的分泌型 IgA 分布于黏膜表面，对预防呼吸道传染病更具价值。然而 DNA 质粒在黏膜表面的摄取和表达效率不高，需加强 DNA 疫苗黏膜递送的制剂学研究。已知肌内注射 DNA 疫苗辅以电脉冲（electroporation，EP）刺激可大幅提高肌细胞的转染率。EP 提供的少量电流导致组织细胞膜局部穿孔以允许 DNA 穿膜入胞。在 HPV-DNA 疫苗的临床试验中，EP 显著增强疫苗诱导特异性 $CD8^+$ T 细胞的能力。皮下注射 DNA 疫苗主要通过成纤维细胞和角质化细胞的转染，也可通过 EP 来增强 APC 的转染。近年来微针皮内递送技术得到迅速发展，微针递送 DNA 疫苗显示出令人鼓舞的结果。

五、DNA 疫苗质粒的产业化生产

与小规模实验室制备不同，大规模制备质粒 DNA 的瓶颈问题是回收率偏低。细菌裂解液中质粒 DNA 只占核酸总量的 1%~2%。现有的分子生物学技术和层析填料主要用来纯化蛋白质分子，质粒 DNA 分子比蛋白质大得多，所带电荷也不同。故大规模制备质粒 DNA 不能套用纯化蛋白质的技术和方法，需要研究开发新的填料、技术和方法。大规模制备质粒 DNA 的第二方面挑战来自对纯度的高要求。内毒素的负电荷与质粒 DNA 相似，线性和开环质粒 DNA 的核酸序列与超螺旋质粒 DNA 相同、分子量一样。鉴于此，提取获得高纯度超螺旋质粒 DNA 难度非常大，往往需要牺牲疫苗质粒的收获量来保证所需要的纯度。第三个挑战是临床试验的疫苗接种剂量大（以毫克计算）但注射体积小，故必须提高质粒 DNA 的浓度。而采用乙醇、异丙醇或 PEG 沉淀等方法对 DNA 质粒进行浓缩常伴随超螺旋结构受损、残余化学物质和盐难以清除等难题，甚至会影响疫苗的安全性[19]。

六、临床前评价

与任何其他疫苗的研发过程一样，DNA 疫苗进入临床试验前需要进行充分的有效性和安全性评价。有效性评价是指获得疫苗样品后，采用感染动物模型（如新冠病毒的小鼠或恒河猴感染模型）来评价疫苗免疫原性和保护效果、推断临床试验的剂量和程序。疫苗的临床前安全性评价至少要包括动物单次给药（急性）毒性和重复性给药（长期毒性）评价。一般在动物实验中证明安全有效后才能向监管部门申请进入人体临床试验。

七、临床试验

疫苗临床试验是通过接种受试者通过科学方法评估疫苗在人体的安全性、免疫原性和疫苗效力的临床研究。疫苗的临床试验需在国家药品监督管理部门批准的情况下方可开展，一般分为Ⅰ～Ⅳ期。Ⅰ期临床试验的重点是观察安全性，主要通过少数健康志愿者作为受试者（一般为成人）来确定人体对疫苗不同剂量的耐受性，以获得初步安全性结果。Ⅱ期临床试验需扩大受试样本量和目标人群，目的是评价疫苗在人群中初步有效性并进一步确认疫苗安全性以及免疫程序和免疫剂量。Ⅲ期临床试验需要的样本量更大，对于传染病一般要观察一个流行周期来确定疫苗对易感人群的保护率，该期是获得注册批准的基础。Ⅳ期临床试验是疫苗注册上市后，对疫苗实际应用人群的安全性和有效性进行综合评价。

第三节　DNA 疫苗优化策略

为克服 DNA 裸质粒免疫原性偏低的问题，人们尝试了多种改进和增强 DNA 疫苗免疫原性的策略并已取得长足进展。下面简要介绍几项常见的 DNA 优化策略。

一、目标抗原的选择与加工

从免疫应答的一般规律来说，目标抗原本身的特性是决定 DNA 疫苗免疫原性的最关键因素之一，故在 DNA 疫苗的设计中首先要在目标蛋白的选择上下功夫。应遵循如下几项基本原则进行目标抗原选择：①优势抗原或优势表位；②保守性强的抗原或表位；③能引发长期免疫记忆的抗原或表位；④有效诱导体液和细胞免疫应答的抗原。其次，还可以将源自相同或不同病原体的抗原编码基因进行串联构建，实现更加广谱的保护效果。例如，在新冠病毒 DNA 疫苗研发过程中发现，编码非典冠状病毒（Beta coronavirus that causes severe acute respiratory syndrome，SARS-CoV）和新冠病毒（SARS-CoV-2）变异株受体结合域（receptor-binding domain，RBD）串联组合的 DNA 疫苗具有更好的免疫原性，免疫实验动物后诱导产生了针对新冠病毒野生株、Beta、Delta 和 Omicron 等变异株的交叉识别和交叉中和抗体，发挥抗病毒交叉保护作用[20, 21]。

二、目标基因优化

DNA 疫苗与传统蛋白质疫苗不同，其需要在体内通过转录、翻译和表达等一系列过程产生目标抗原。由于密码子的摇摆性，同一个蛋白分子可以由不同序列的 DNA 分子来编码。不同物种对于密码子的偏好使得多数病毒、细菌等病原生物蛋白的 DNA 编码序列在哺乳动物细胞的表达效率偏低。对微生物抗原编码基因的密码子进行修正使其适应哺乳动物宿主的 tRNA 库，有可能最大化病原体基因在人或动物源真核细胞中表达效率，此即所谓的密码子优化，是保证 DNA 疫苗体内表达效率，提高免疫效果的重要手段之一。常用目标基因优化策略整理于表 17-1 中。

表 17-1　常用目标基因优化策略

靶点	目的	优化手段
转录（DNA- > RNA）	提高转录效率	载体具有强启动子与中止子
翻译（RNA- >蛋白质）	提高核糖体翻译起始	Kozak 序列
	提高真核翻译效率	密码子优化
目的蛋白降解	提高降解效率	加入泛素相关序列
目的蛋白提呈	提高提呈效率	去除咪表基因提呈保护区段
目的蛋白定位	定位分泌型、胞内型	加入信号肽序列

密码子优化后核糖体可以更加迅速地用更少能量穿过进而更高效地翻译蛋白。关于翻译系统的研究表明，一段 1.6 kb 长的密码子优化后的序列比非优化序列快 1.5 分钟完成翻译[22]。密码子优化后的 mRNA 翻译率为每秒 4.9 个密码子，而非优化 mRNA 的翻译率仅为每秒 3.1 个密码子，增加了 58%[23]。实验表明最佳密码子替换罕见密码子可以显著增加蛋白质的表达量[24]。密码子优化有利于 mRNA 稳定，引入部分稀有密码子直接导致了 mRNA 的稳定性下降。对比分析密码子使用频率表和密码子对转录本稳定性的关系，发现改变一个转录本密码子的最优性可以增加或减少其稳定性达 10 倍，而减少基因构建体的密码子最优性可以减少核糖体整体的延伸率和翻译效率[25]。通过最佳密码子和非最佳密码子聚集在 mRNA 的不同位置有助于最大限度地提高翻译的保真度和效率。除此之外，已知稀有密码子或近源密码子的数量增加会增加蛋白质分子的错误折叠[26]，密码子优化还可促进编码蛋白的正确折叠。但也应该指出，将全部基因序列均替换为最佳密码子未必会得到最佳效果。例如，若将萤光素酶中的密码子全部替换为最佳密码子，虽然会大大提升蛋白质的产量，但很多表达的蛋白质分子不具功能[22]。在 DNA 疫苗编码序列的优化过程中，从人体细胞内特异性 tRNA 的丰度到 mRNA 结构的预测都需要被考虑在内。不含稀有密码子与复杂二级结构的序列被认为是最优序列，而含有 kozak 序列的 DNA 片段则有更强的抗原表达能力。序列终止密码子以及 polyA 结构决定着 mRNA 在体内的稳定性[27]，目前常用的质粒载体通常将牛生长素终止子（bovine growth hormone terminator，pbGH_poly［A］）作为终止序列[28]。

总之，对病原体来源的编码基因进行密码子优化是提升 DNA 疫苗在体内表达效率的重要方法之一。在 DNA 疫苗应用领域中，密码子优化的应用十分广泛。例如，密码子优化的 HPV16 E6/E7 DNA 疫苗在 C57/BL6 小鼠模型上翻译效率显著改善，免疫原性增强，$CD8^+$ T 细胞免疫应答显著提高[29, 30]。另外，密码子优化提高了针对鸡传染性囊病（infectious bursal disease virus，IBDV）的 DNA 疫苗诱导的特异性免疫保护作用[31]。而在鼠和鸡两种动物模型中，通过密码子第三位 GC 含量优化后的 DNA 疫苗翻译效率以及免疫原性均得到显著改善[32]。在肿瘤模型中，密码子优化后的 DNA 疫苗显著提高了抗原表达量以及 $CD8^+$ T 细胞的瘤内募集作用[33]。

三、载体优化

为进一步提升 DNA 疫苗在体内表达效率，除了对目的基因设计和密码子优化之外对质粒载体的选择和优化亦应予考虑。选择合适启动子在 DNA 疫苗构建中至关重要，因为质粒载体中的启动子强度在很大程度上决定着 DNA 疫苗的免疫效果。CMV/immediate early 启动子与 CMV-chicken- β -actin

（CAGG）启动子是广泛使用且效果较好的 DNA 疫苗启动子，能够在哺乳动物细胞内启动较高水平的组成性表达，并且不抑制下游序列的通读。一般用于 DNA 疫苗的质粒载体均含有原核复制信号以及氨苄霉素抗性基因等细菌元素序列，这都可能带来一定的安全隐患。例如，pcDNA3.1 质粒中的氨苄霉素选择标记换作卡那霉素选择标记后诱发了机体的自身免疫问题[34]。除此之外，DNA 质粒的载体骨架、诱导序列、一致性序列（consensus sequence）以及共刺激序列等都会对 DNA 疫苗的免疫效果产生影响，均属 DNA 疫苗构建过程成中载体优化所需考虑的因素。最后，为了后续阶段增加质粒的收获量、降低成本，往往会选择高拷贝的质粒载体。

四、DNA 疫苗质粒的纳米颗粒化

将 DNA 疫苗质粒进行纳米颗粒化处理是优化疫苗递送、提高免疫效率的一种手段。用纳米材料包裹质粒 DNA 有助于抑制核酸酶对质粒的降解，延长释药，提高免疫原性。例如，编码乙型肝炎表面抗原（HBsAg）的治疗性 DNA 疫苗与聚乳酸 - 乙醇酸共聚物（PLGA）和溴化十六烷基三甲基铵联合形成的纳米颗粒制剂能增加引流淋巴结中表达 HBs 抗原的 APC 数量、提高抗体滴度和 T 细胞免疫反应[35]。表达口蹄疫病毒（FMDV）抗原（P1-2A3C3D）和 GM-CSF 的 DNA 疫苗与 PLGA 联合制剂能提高羊的 T 细胞反应和中和抗体，增强疫苗保护效果[36]。编码肿瘤抗原（ZYC300 和 ZYC101）的质粒 DNA 包裹至可生物降解高分子材料中，在 I 期临床试验的癌症患者体内被证明能更有效诱导免疫反应并改善临床症状[37]。

脂质体是由磷脂和胆固醇组成的纳米级泡状小体，尤其适用于核酸疫苗的递送。脂质体包裹 DNA 疫苗可起到保护和缓释作用。脂质体可被细胞膜融合，继而将 DNA 释放至细胞内进行表达。另外，脂质体还具有导向作用。在化学合成聚合物磷脂上连接抗体、蛋白质、多肽、配体分子等，既可避免脂质体被非特异性吞噬，又可使其向特异性靶位归巢。有研究发现[38]，包裹 DNA 疫苗的脂质体经过修饰，通过与一些 DC 表面受体分子（如 CD11c/CD18 和 DEC-205）结合将抗原靶向定位至抗原提呈细胞上，以提高体液和细胞介导的免疫应答。一种针对麻疹病毒血凝素和融合糖蛋白的 DNA 疫苗与阳离子脂质体联合的制剂，能提高猕猴的中和抗体滴度和 IFN-γ 的表达量。基于阳离子脂质体成分的佐剂 Vaxfectin® 与针对流感病毒 NP 和 M2 蛋白的 DNA 疫苗联合使用后，有效保护小鼠抵抗致死剂量的活病毒攻击[39]。I 期临床试验中，Vaxfectin/H5N1 流感 DNA 疫苗制剂诱导的保护性抗体滴度和 T 细胞明显提升[40]。脂质体佐剂的局限在于注射局部出现不良反应的比例较高、长期稳定性较差等。

五、化学佐剂与 CpG

Wang 等于 1993 年发现麻醉药物布比卡因（bupivacaine）可以增进质粒 DNA 进入肌肉细胞并提高外源基因的表达效率，这是最早用于 DNA 疫苗的化学小分子佐剂。其后，左旋咪唑（levamisole）、西咪替丁（cimetidine）、吡喹酮和咪喹莫特（imiquimod）等小分子化合物也被相继发现可增强 DNA 疫苗的免疫原性。Jin 等报道左旋咪唑显著增强 DNA 疫苗在小鼠实验中的免疫效果，机体呈现 Th1 型免疫应答[41, 42]。咪喹莫特是一种小分子 Toll 样受体 7（toll like receptor 7，TLR-7）激动剂，可通过激活天然免疫反应而发挥抗病毒及抗肿瘤作用。有研究者利用咪喹莫特及其衍生物瑞喹莫德作为佐剂与编码卵白蛋白的质粒 DNA 共同免疫小鼠，发现其能增加 DC 数量并促其成熟，提高 CTL 反应[43]。组胺 H2 受体的拮抗剂西咪替丁原是一种抗胃酸药物，也能够通过 GPCR 受体激活 Akt 通路激活 DC 和巨噬细胞以增强免疫反应。该分子能增强编码 HBsAg 的 DNA 疫苗（pcD-S2）的免疫原性，提高 Ig2a/IgG1 的比值和抗原特异性 $CD4^+$ T 细胞 IL-4 和 IFN-γ 的水平，诱导强烈的抗原特异性 CTL 反应。此外，Zou 等人发现另一种治疗血吸虫病的药物吡喹酮也具有 DNA 疫苗佐剂作用。吡喹酮能使免疫 pcD-S2 DNA 疫苗后的小鼠产生强效的 T 细胞反应，同时通过抑制 TGF-β 和 TGF-β/Smad2/3 信号转导抑制 Treg 细胞活性[44]。

早期研究发现含有诸如 AGCGCT、AACCTT 和 CACCTG 等回文序列的寡脱氧核苷酸能有效触发机体的免疫反应。后续工作证实所有刺激性回文序列均是以未甲基化的 CpG 双核苷为核心基序，而甲基化 CpG 基序则能导致疫苗免疫原性降低。外源未甲基化 CpG 的添加或在质粒链中增加 CpG 序列能提升 DNA 疫苗的免疫原性。现已查明 CpG-DNA 能够与 TLR-9 结合，加速 DC 的成熟并增强其功能，募集大量的抗原提呈细胞（antigen present cell，APC）到炎症部位[45]。除 DC 外，CpG-DNA 还可对单核细胞、巨噬细胞和 NK 细胞有明显的活化作用，加强细胞因子 IL-1、IL-6、GM-CSF、TNF、IFN-γ、MHC-Ⅱ、B7 的表达。在编码 HPV E7 抗原的质粒 DNA 疫苗中添加 CpG 序列，增强了 IFN-γ 和颗粒酶 B 的表达，提升抗肿瘤反应[46]。

六、免疫分子佐剂

DNA 疫苗的免疫分子佐剂是指一类编码细胞因子或趋化因子等免疫调节分子的 DNA 质粒，与编码外来抗原的 DNA 疫苗共同免疫宿主后，可以在机体内自行表达并通过所表达的免疫分子起到免疫调节作用，提高 DNA 疫苗免疫效果。除此之外，其他免疫分子，如补体 C3d 分子、细胞凋亡与泛素化调控分子和 TBK1 分子[47]，亦被作为 DNA 疫苗的免疫分子佐剂加以研究。在 T 细胞激活的双信号模型中，提供第二信号的分子又称共刺激分子，包括 CD80/CD86 以及细胞膜表面 TNF 配体/受体超家族等。上调 DCs 表面的共刺激分子有助于提高 T 细胞活性，这使得共刺激分子具有被作为分子佐剂的可能。也有一些将 CD80、CD86、CTLA-4、CD40 和 CD40 L 等共刺激分子作为 DNA 免疫佐剂的研究报道[46]。

细胞因子是由组织细胞分泌、具有介导和调节炎症和造血过程的小分子蛋白质。在抗原提呈过程中和免疫激活起始阶段，细胞因子不仅影响 T 细胞激活和功能分化，同时也具有细胞间传递信息的作用，对抗原提呈后的信号进行放大和调节。细胞因子编码 DNA 序列可以方便地插入 DNA 疫苗载体中，与抗原在体内相对长时间共表达，这也正克服了传统细胞因子半衰期短、保存不便等缺点。近年来，多种与免疫细胞活化相关的细胞因子（包括 IL-2、IFN-g、IL-12、IL-21、IL-9）被作为 DNA 疫苗佐剂广泛测试并取得了不错的效果（表 17-2）。

表 17-2　细胞因子佐剂研究举例

分子佐剂	DNA 疫苗	免疫方式	模型动物	佐剂效果
IL-2	HIV	肌内	小鼠	明显增强细胞免疫水平，促进 Th 细胞增殖
		肌内	恒河猴	增强体液免疫水平
	SHIV	肌内、滴鼻	恒河猴、黑猩猩	增强免疫反应，提高保护效率
IL-2	HCV	肌内	小鼠	提高血清阳转率，增强 Th 细胞增殖及 CTL 水平
	HBV	肌内	小鼠	增强 CTL 水平，提高 IgG1、IgG2 抗体水平

续表

分子佐剂	DNA 疫苗	免疫方式	模型动物	佐剂效果
IFN-γ	HIV	肌内	恒河猴、黑猩猩	增强 T 细胞介导的免疫反应
	SIV	皮内	恒河猴、黑猩猩	增强体液免疫及 T 细胞增殖水平，但并不能提高病毒血症保护效率
	H1N1	肌内	小鼠	增强初生小鼠 Th1 反应
IL-12	HIV	肌内 + 电脉冲导入	恒河猴、黑猩猩	增强 T 细胞反应
IL-21 IL-9	HIV 口蹄疫	肌内 肌内	小鼠 小鼠	增强 CTL，提高抗体滴度 提高特异性抗体滴度，增强 CD8 T 细胞反应

趋化因子是一类结构相似、分子质量为 8~10kDa、具有趋化功能的细胞因子。目前已发现的趋化因子已有 50 种，其分子结构中均含由 4 个半胱氨酸形成的两个分子内二硫键，主要通过跨膜偶联 G 蛋白受体发挥趋化功能。在适应性免疫反应中，趋化因子可以介导 APC 和抗原特异性淋巴细胞定位于淋巴器官周边，并诱导细胞因子的极化。趋化因子这一系列免疫调节作用以及相较之细胞因子较小的毒性，使其成为理想的 DNA 分子佐剂。已有数种趋化因子佐剂在小鼠疫苗研究中有不俗表现（表 17-3）。

表 17-3　趋化因子佐剂研究举例

分子佐剂	DNA 疫苗	免疫方式	佐剂效果
MIP-1α 或 MIP-3α	HIV	肌内	增强 CTL 反应及保护效果 在疫苗免疫前 3 天注射 MIP-3α 质粒可增强 CTL 反应及保护效果
PANTES	Influenza	基因枪	增强体液、细胞免疫水平
IP-10	HPV	皮内	诱导 $CD4^+$ $CD8^+$ T 细胞并有一定抑制宫颈癌效果
CCR7	HSV-1	滴鼻	与 CCR7-L 共同免疫增强 IgG 与 IgA 水平，在攻毒时提高特异性 $CD8^+$ T 细胞 IFN-γ 的分泌

七、电脉冲与基因枪导入

在最初的研究中，DNA 疫苗的接种方式为单纯肌内注射。但注入肌肉组织的质粒 DNA 大多在细胞外被降解，只有少量肌纤维细胞成功摄取质粒 DNA 并加以转录与表达。有研究表明，将质粒 DNA 注射到肌肉组织后，只有 5% 左右的质粒 DNA 能够进入肌肉细胞和抗原提呈细胞，10% 左右能进入血循环，其余质粒 DNA 在 90 分钟内就会被组织中的核酸内切酶降解。

体外试验中用电穿孔法辅助 DNA 进入细胞已有将近 30 年的历史，又称电脉冲导入法。电穿孔法可电击短暂打开细胞膜，上百倍地提高了细胞摄取 DNA 疫苗的能力。体内试验中，电脉冲导入法克服了接种 DNA 疫苗转染效率低的难题，增强了 DNA 表达水平，提高了免疫反应程度。此外，电脉冲刺激本身也是免疫系统可感知的重要“危险信号”，具有免疫刺激作用。电穿孔造成的局部组织损伤能引起炎症，并募集 DC、巨噬细胞和淋巴细胞至注射部位，因此具有一定的“佐剂”效果。如今，电脉冲导入法辅助 DNA 疫苗接种的显著效果在人和多种临床前实验动物（如啮齿类动物、猴）中已得到充分验证。

在小鼠上，活体电击可以扩大 HIV-1 型 Env DNA 疫苗的细胞和体液免疫反应，能使 DNA 疫苗剂量降低 10 倍，募集更多的炎症细胞。HPV 感染是导致宫颈癌的主要因素。2012 年，电脉冲导入治疗性 HPV16/18 候选 DNA 疫苗（VGX-3100）在 I 期临床试验中通过了安全性、耐受度和免疫原性结果验证。电脉冲导入使 DNA 疫苗在体内的免疫原性增加了 10 至 100 倍，诱导了高水平的功能性 $CD4^+$ 和 $CD8^+$ T 细胞以及高亲和力的抗 E6/E7 抗体。Capone 等在小鼠和非人灵长类动物上验证了电脉冲导入法对丙肝病毒（Hepatitis C virus，HCV）DNA 疫苗免疫的有效性（Capone，2006）。对比单独注射裸质粒组，电击免疫导入 HCV 疫苗能诱导较强及持续性的 $CD4^+$ 和 $CD8^+$ T 细胞反应。Innovio 的新冠 DNA 疫苗临床试验采用电脉冲导入法进行免疫，亦取得了理想的免疫效果[17, 18]。

除了电脉冲法之外，另外一个基因导入的物理方法是高压无针注射法，又称基因枪法、生物弹法、微粒枪法或微粒轰击法。根据加速装置基因枪可分为爆炸式、电动式和气动式。基本原理为：经适当处理的质粒 DNA 均匀地吸附于钨粉或金粉颗粒表面，利用基因枪的爆炸、高压放电或高压气体作驱动力，发射出 DNA 微弹，高速穿透细胞膜，进入胞质。单次可向数以千计的细胞导入基因，目标命中率高、操作简单、效率高。有实验表明，用基因枪方法给小鼠两次接种流感病毒血凝素 DNA 疫苗（每次 1 μg），能诱导足以抵御致死量流感病毒攻击的保护效果。如用肌内注射则需 300 μg DNA 注射 3 次才能诱导小鼠产生足够的中和抗体。有意思的是，基因枪法免疫小鼠主要偏向于诱导 Th2 反应，主要产生 IgG1 亚型抗体，诱导 CTL 的能力较弱。与此不同，肌内注射 DNA 或电穿孔法导入 DNA 主要激活 Th1 细胞，产生 IgG2a 抗体，能诱导较强的 CTL 反应。

虽然电脉冲导入法和基因枪法在促进 DNA 疫苗免疫效果方面取得了重要进展，但是它们在未来商业化应用中仍然有许多需要改进之处。比如如何解决在实施过程中受试者产生的疼痛和不适感，以及对于肥胖的人群如何能够保证注射至肌肉部位。

八、微针皮内递送

虽然电脉冲和基因枪递送能大幅度提高 DNA 疫苗的体内表达效率和免疫效果，但额外使用的医疗器械以及受试者的疼痛和不适体验又反过来束缚其应用推广。因此，开发新的更加方便且高效的 DNA 疫苗递送系统仍然是疫苗研发领域的一个主攻方向。

DNA 疫苗导入组织部位的不同不仅将显著影响其转染和表达效率，也将决定其所诱导免疫应答的特点。皮肤是最容易触发免疫反应的组织部位，因为皮层中分布有大量的抗原提呈细胞（如对异物刺激超级敏感朗格汉斯细胞和 DC 细胞）。微针（microneedles，MN）是一种皮内药物递送技术。Henry 等人于 1998 年首次将微针应用于透皮给药研究，开启了微针技术进入药物递送领域的时代[48]。阵列微针贴片（microneedle array patch，MAP）由多个微米级的细小针尖以阵列的方式连接在基座上制成。近年来可溶性微针（dissolvable MN，D-MAP）已成为发展趋势。近十年来已有数百篇关于 D-MAP 作为药物或者疫苗递送系统开发的论文发表。该技术是将生物可降解聚合物材料和药物制备成足够强度的微针阵列，在穿过角质层屏障刺入皮肤后，由可降解材料形成的针体在组织微环境中迅速降解，药物同步释放，药物分子经皮下组织吸收进入体内[49, 50]。D-MAP 除了用于各种药物和激素类物质的皮内递送之外，在灭活病毒和重组蛋白组分疫苗的递送上均有尝试[51]。D-MAP 的生产技术相对简单，图 17-1 显示了微针工艺简要流程[20]。

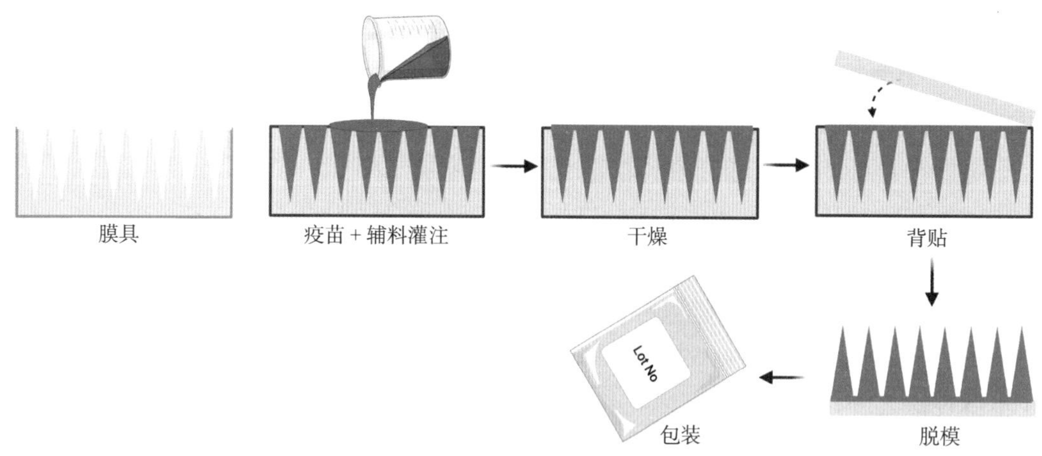

图 17-1　微针制备过程示意图

在没有电脉冲辅助的条件下肌内或皮下注射 DNA 质粒的免疫效果通常不理想，而 D-MAP 递送的 DNA 疫苗无需电脉冲辅助也能引起较强免疫反应（图 17-2）[20, 21]。一种可能的解释是，疫苗贴片递送使得疫苗分子与大面积皮层中的许多抗原提呈细胞直接接触，对免疫系统形成强烈的刺激。拿一个 1 cm^2 大小的 DNA 疫苗贴片来说，500~1000 个可溶性微针阵列可直接刺激大约 50 万个朗格汉斯细胞。另外，固有免疫细胞对颗粒性物质的刺激尤其敏感。贴敷 DNA 疫苗贴片使得 500~1000 个由 DNA 质粒 / 辅料组成的锥状"针尖"进入皮内，对皮内层的固有免疫细胞构成较强的物理刺激，启动了细胞内吞注入 DNA 的通路。D-MAP 在 DNA 疫苗递送上的应用虽尚处于起步阶段，倘若 DNA 疫苗贴片的免疫保护效果通过临床试验得到验证，我们将见证疫苗领域的一次重大革命。

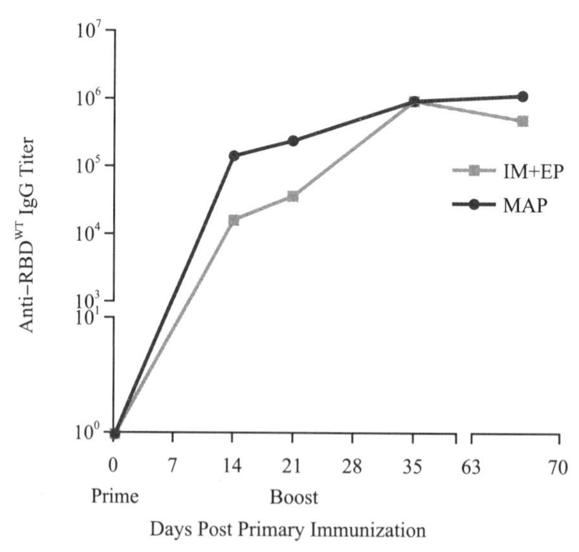

图 17-2　DNA 电击仪辅助免疫与微针贴片免疫效果的对比

编码新冠病毒 S 蛋白的候选疫苗质粒（20 μg）经肌内注射 + 电脉冲刺激（IM+EP）或者微针贴片（MAP）于第 0 和第 21 天免疫 BALB/c 小鼠，ELISA 测定结合野生型新冠病毒 RBD 的血清 IgG 抗体滴度。

与大多传统或创新疫苗相比，DNA 疫苗贴片具有如下特点：①摆脱了繁杂的生产程序，制造成本低廉；②可在室温运输或储存，极大地摆脱了冷链依赖；③摆脱了电击仪、注射针头、注射器及西林瓶等传统器械的束缚；④贴片疫苗接种就像贴敷创可贴一样简单，甚至可以在家中独立完成，很大程度上摆脱了对疫苗接种专业人员的依赖。可以设想，未来疫苗将是“Band-Aid-Like Device”。世界卫生组织（WHO）曾将“新冠病毒变异株突破第一代疫苗防护”“全球范围内普及新冠疫苗接种的技术与经济障碍”以及“部分人群因害怕疫苗接种而对新冠疫苗的抵触情绪”列为当前威胁人类健康的三大挑战。面对不断变异进化的新型冠状病毒，能够对新型变异毒株发挥泛特异性交叉保护作用的“广谱”疫苗成为新冠疫苗的发展方向。

第四节　DNA 疫苗的产业化开发

DNA 疫苗生产过程可分为上、中和下游三个阶段。上游包括基因重组质粒、宿主菌（如 DH5、DH10B 和 JM108）、原代和工程菌种子库的构建。中游主要是细菌发酵，下游则是质粒 DNA 的分离和纯化制备。毫克数量级的质粒 DNA 为供应实验室使用的小规模制备；从 100mg 到 1 g 数量级的质粒 DNA 为供应临床前研究的中试规模制备；从克到千克数量级的质粒 DNA 为供应临床试验用的大规模制备。本节重点对工程菌发酵和质粒纯化技术进行详述。

一、DNA 疫苗质粒的大规模制备

（一）质粒 DNA 工程菌的发酵培养

“高产”和“优质”是 DNA 疫苗工程菌发酵培养的两个主要目标。前者要从每升细菌培养液中获得尽可能多的菌体，再从每克菌体中提取到尽可能多的质粒 DNA。后者则是尽可能提高所提取质粒 DNA 中超螺旋质粒 DNA 的比例。尽管不同 DNA 疫苗工程菌的发酵培养条件和参数各有不同，但一般应遵守如下三个原则：① 当处理质粒 DNA 产量和质量的矛盾时，要在保证质量的前提下提高产量；②不要追求过快的工程菌增殖生长速度，生长速度过快会影响 DNA 质粒的拷贝数[52]；③ 将细菌的培养温度控制在 30~34℃有利于提高质粒 DNA 的质量[53]。

小规模的烧瓶摇床培养是为了制备毫克级别的实验室用途质粒 DNA，或者是为了提供转种到生物反应器或发酵罐中的菌种。小规模的培养往往难以优化培养条件和参数。在生物反应器或发酵罐中，可以通过调整溶氧率、温度和酸碱度 pH 来控制细菌的培养发酵。菌体的收集取决于制备和生产的规模，少量制备可以采用普通的离心法，中试生产则必须使用连续离心法。可将收集好的菌体膏保存在 -80~-20℃，以备质粒 DNA 下一步纯化。

（二）质粒 DNA 纯化技术

规模化制备或生产质粒 DNA 的下游技术主要包括细菌裂解、固相和液相分离、质粒 DNA 的提取和纯化、浓缩、除菌过滤和分装等 5 个基本程序。目前国际上有几种纯化技术和相关填料可以用于 DNA 质粒的纯化。如 Cytiva 公司推出的三步层析法：第一步是利用了去除 RNA 的 Sepharose 6 FF，再将去了 RNA 的超螺旋质粒吸附在 PlasmidSelect Xtra/Capto PlasmidSelect 柱上，最后对超螺旋质粒进行精纯的 Capto Q ImpRes 柱。该方法已经被应用于许多 DNA 疫苗和 DNA 质粒的产品中。另外一个是匈牙利 BIA 公司的整体柱（Monoliths）系统。与传统层析技术所采用渗透扩散（diffusion flow）的原理不同，整体柱是一次性交联成型的大孔径基质材料，有适合于实验室开发、中试生产和 GMP 批量生产等不同规格的整体柱可以选择。DEAE 整体柱通常能获得浓度 2~5 mg/ml、超螺旋比例高达 95% 的质粒 DNA。具有动态吸附 5~10 g/L 质粒 DNA 的能力，甚至有可能达到 15 g/L。整体柱具备互相交联的大孔径渠道，采用对流传输（convective mass transfer）的原理，故流速快是整体柱技术最大的优点，且在高流速条件下整体柱依然能保持很高的动态载量，提高质粒 DNA 的超螺旋比例[54, 55]。另外，随着 DNA 质粒产品的多样化，以及对其生产效率、成本和纯度要求的不断提高，国内也逐步开发出一些有特色的纯化方法。其中以艾棣维欣生物制品公司为例，该公司采用国产填料开发出了两步法优化工艺，第一步使用了阴离子交换层析，第二步使用了疏水层析。该两步法不仅在成本上大幅度降低，而且超螺旋质粒 DNA 的纯度超过了 96% 以上，为我国的 DNA 疫苗和 DNA 质粒产品推广和应用发挥了积极推动作用。

二、DNA 疫苗质粒生产的质控

DNA 疫苗作为一种人用或者兽用的生物制剂，其研制过程包括临床前的实验室研究阶段、临床试验阶段（Good Clinical Practice，GCP）和生产上市阶段（Good Manufacturing Practice，GMP）。在相应的阶段中，对于 DNA 疫苗的质量要求和控制条件都有明确规定。国际上质粒 DNA 疫苗的质控依据主要是世界卫生组织、美国 FDA 和欧盟 EMEA 的三种指导原则[56, 57]。中国的质量控制依据是由中国食品药品检定研究院制定的指导原则。

（一）临床前试验阶段的产品质控要求

质量控制的原则是保证产品的质量、工艺的连续性和稳定性，其关键在于生产过程的监控，包括生产过程中的各项操作记录以及各种原料、中间物和预装产品的监控，以及最终包装制品的质量检定。

（1）外观检查

根据样品的特征建立外观的质量标准。

（2）pH 检测

可根据一般生物制品的要求建立标准，一般为 7.2 ± 0.5。

（3）DNA 含量的检测

应建立检测含量的方法，其实测值应与制品的标示量相符。

（4）纯度

质粒 DNA 的纯度采用紫外吸收法，检测样品在波长为 260 nm 和 280 nm 的紫外吸收值，并计算 A_{260}/A_{280} 值，要求其比值在＞ 1.75 以上的总体纯度。主要评价纯化的重组 DNA 制品中是否含有宿主 RNA、DNA 和蛋白的污染。每毫克 DNA 制品中的残余有明确要求，其中宿主菌 DNA 含量不超过 2 μg/mg，每个人用剂量不超过 5 mg。目前检测方法有 DNA 探针杂交法、荧光染色法和定量 PCR 法。定量 PCR 法逐步成为了检测制品中残留的宿主 DNA 含量的方法。在该方法的研究时应建立宿主 DNA 的标准品，并对该类试剂的敏感性和特异性进行验证。宿主菌 RNA 的残留检测，过去多采用琼脂糖凝胶电泳的方法检测制品中有无 RNA，要求无明显的 RNA 带型，但随着灵敏性和定量的要求，定量 PCR 法将逐步取代琼脂糖凝胶电泳法。宿主蛋白的检测要求其含量应不超过 1 μg/mg，每人用剂量不超过 5 mg。可以检测样品在波长为 260 nm 和 280 nm 的紫外吸收值，并计算 A_{260}/A_{280} 的比值，评价制品的总体纯度，要求其比值在 1.75 以上，目前多采用酶联免疫法（enzyme linked immunosorbent assay，ELISA）或氨基酸分析法检测制品中宿主蛋白的残余量，在该方法的研究过程中应建立宿主蛋白的定量标准，并对检测方法的敏感性和特异性进行验证，其性能可满足实验的要求。

（5）质粒大小的均一性和结构分析

主要是分析质粒的超螺旋结构与线性和开环结构的比例。一般采用琼脂糖凝胶电泳的方法对制品进行电泳分析，并用扫描仪对电泳结果进行扫描，分析各带型所占的比例，一般要求环状结构的重组质粒所占的比例在 90% 以上。目前逐步使用 HPLC 法替代了琼脂糖凝胶法分析超螺旋质粒结构与线性和开环结构的比例。

（6）鉴别试验

主要是对重组质粒的特征以及是否含有正确的插入片段进行分析。目前多用质粒 DNA 测序方法分析插入的基因片段的大小是否与预计的大小一致，插入的基因序列是否有突变，接头序列拼接是否有误。

（7）体外效力试验

体外转染哺乳动物细胞，检测其表达量，需建立定量检测表达抗原的方法以及表达抗原的定量标准，并对该检测方法的敏感性以及定量的准确性进行验证；还应检测表达抗原的大小应与预计大小相同，制定各表达抗原的量和图谱的质量控制标准。

（8）无菌试验

应检测需氧菌、厌氧菌以及支原体等，制品中应无该类微生物的污染。

（9）热原试验

主要检测制品中有无热原物质，可用鲎试剂检测细菌的内毒素，要求内毒素的含量不高于 0.01 EU/μg；每个人用剂量不超过 20 EU，也可以用其他方法检测制品的热源。

（10）抗生素及其他添加物质残余量的检测

由于 DNA 载体一般使用抗菌素的选择性标记，重组 DNA 的研制和制备过程中采用含抗菌素的选择性培养基进行培养，在纯化制品中对抗菌素含量应进行限制。应建立检测抗菌素的检测方法并制定抗生素残留量的要求。在重组 DNA 的培养和纯化工艺中，可能需要添加一些其他物质或基质，如纯化工艺中可能需要乙醇等有机溶剂，这些物质可能对人体有潜在的危害，应在纯化制品中限制其含量，因此，应建立检测方法并制定残留量的标准。

（11）安全性试验

该试验是控制制品质量的重要指标。一般性安全试验主要在小鼠、豚鼠或者兔子中进行实验，一般小鼠腹腔接种 1 个人用剂量，豚鼠接种 5 个人用剂量，兔子、豚鼠接种 1 个人用剂量。由于 DNA 疫苗制品与一般生物制品相比有其特殊性，在安全性方面除了一般的安全性还应考虑特异性安全性。

（12）稳定性试验

由于 DNA 超螺旋结构的不稳定性，而且超螺旋结构比例的多少可能影响重组 DNA 的转染率，在该类制品的稳定性试验中应主要考虑超螺旋结构的稳定性。应建立检测超螺旋质粒稳定性的实验方法，并建立相应的质量标准。

（13）生物效价

由于用于预防的 DNA 制剂所发生作用的原理不同，评价其生物效价的方法也不同。如果 DNA 制剂是通过免疫反应发生作用的，则应评价其免疫动物后诱导出的体液免疫和 / 或细胞免疫的生物效价。在评价体液免疫效价时，应选择实验动物的品系，建立检测动物血清抗体的诊断试剂，并对该类试剂进行验证，可以计算小鼠 ED_{50} 以及抗体产生的滴度。如有必要还应当建立评价抗体质量的方法，对抗体质量进行评价；在评价细胞免疫效价时，应当建立检测评价细胞免疫的方法（如抗原的特异性 CTL 反应方法、Elispot 方法或流式细胞仪检测方法等），也可通过对细胞因子的定量检测评价其细胞免疫情况，如属于常规检定项目，该类方法应稳定、重复性好、可操作性强，并制定相应的质量标准。若开发的品种已有上市的蛋白类疫苗，其评价方法应参照有关蛋白类疫苗的评价方法。若有动物模型，可进行动物保护性试验。

（14）佐剂或递送系统的质量评价

如在最终重组 DNA 制品含有佐剂或递送物质，则应建立检测该类物质的量以及与质粒 DNA 结合率的方法，并制定质量标准。

（二）临床研究用样品要求

用于临床试验的疫苗在质量控制方面需要符合药物级别的要求，在生产环境方面要符合 cGMP 的硬件和软件要求。原则上对质粒 DNA 的质量控制指标主要包括四个内容：①DNA 疫苗中超螺旋结构质粒 DNA 的比例要占到 80% 以上；②在 DNA 疫苗中与大肠埃希菌宿主菌株相关的主要不纯物质（包括染色体 DNA、RNA 和蛋白质）均不能超过 1% 的阈值；③与疫苗安全性关系最大的是细菌内毒素，每毫克 DNA 疫苗中不能超过 20 EU；④可以量化的效力试验方法。对申请 I 期临床试验的申报者，应在 GMP 条件下至少生产一批代表性的 DNA 质粒产品，其每批产量一般不少于 1000 人份，产品质量标准必须通过中国食品药品检定研究院进行质量复核检验，并获得该机构的鉴定合格证书。

三、DNA 疫苗临床前阶段的安全评价与要求

DNA 疫苗在产业化的进程中有一些有别于传统疫苗的特殊安全要求，集中表现在如下几方面：DNA 疫苗构建、DNA 疫苗的生产工艺、药理、毒理和生物分布、质量控制及检定要求。由于 DNA 疫苗最终将应用于人类疾病的预防和治疗，在从研发到临床试验的全程中应关注疫苗本身的毒性评估，同时通过对生产工艺和原辅料的质量控制来确保疫苗的稳定性和安全性，为生产阶段打下坚实基础。在临床试验之前，DNA 疫苗需要通过临床前研究、取得相应结果并获得管理方的批准后方可开展临床试验，本部分主要介绍临床前阶段的要求。

（一）DNA 载体

DNA 疫苗的构建需要考虑载体的各种控制元件对哺乳动物的影响及与人类基因发生同源交换的概率等。要做 DNA 载体的全长核苷酸序列与已知人类基因的同源性比较和分析。对 DNA 载体的控制元件和选择标记序列（如真核启动子、增强子、终止序列、抗生素抗性标记等）进行分析，尤其关注病毒性启动子、哺乳动物细胞或病毒终止子。若使用非常用性或特殊控制元件应提供其安全性、对基因产物表达的影响以及使用利弊等进行分析。建议避免使用抗青霉素或其他常用药用抗生素，最好使用无抗性标记的 DNA 载体，若需要抗性标记，则可使用抗卡那霉素或新霉素的抗性标记。

（二）目的基因

目的基因将在宿主体内进行表达，故需要对基因本身的结构、序列、大小、来源以及表达产物特性进行综合评价分析；明确目的基因选择的依据以及其表达蛋白在预防中的作用。将目的基因来源的病原体与我国主要流行株的核苷酸和氨基酸同源性进行比对并明确其血清型、基因型和亚型，对该种

基因型或血清型的流行情况进行分析，若存在不同的血清型或基因型，应对所选择的血清型或基因型与其他血清型或基因型交叉反应或交叉保护性进行分析和研究。若对目的基因进行了修饰，应对其修饰后的基因序列以及修饰后基因与人类已知基因序列的同源性进行分析。若在表达的目的重组蛋白以外有其他氨基酸寡肽同时表达时，应对寡肽的作用和选择的依据进行分析。并对基因修饰或重组的利弊权衡进行分析。若与调节免疫反应的因子等同时表达，则应对这类分子进行详细的分析，包括因子的大小、表达量及免疫学反应等。若这种因子未批准上市，则应对这类分子进行单独的药理和毒理学研究。

（三）三级种子库与质粒生产工艺控制

由于 DNA 疫苗的生产是建立在含有重组质粒的宿主菌的发酵生产之上的，为了保障生产工艺的稳定、安全和质量可控，必须建立相应的三级种子库制度，对转化大肠埃希菌的条件进行优化。①建立原始种子库：对种子库的遗传稳定性进行分析，要明确该种子库可以传代的次数。②在此基础上建立主种子库和工作种子库，并应保证该类种子库无噬菌体和其他外源因子的污染；并对细菌的遗传背景进行分析和检测，保证库中细菌的遗传背景包括染色体组型、表型未发生改变；应检测细菌的形态学，保证种子细菌的均一性；应检测导入基因的存在状态。并对工作中种子库的规模、保存条件、扩增条件、传代过程中质粒的稳定性（拷贝数及表达量）、允许的传代次数等进行研究。为进行临床试验，种子库的建立应在符合 GMP 要求的生产的环境中完成。

（四）对佐剂或递送物质的要求

如果在重组 DNA 终制品中使用佐剂或呈递物质，则对以下问题进行研究或提供相关材料：①对于已经明确有佐剂效应或者已经商品化的佐剂和呈递物质，只需提供该类制剂的组分或化学组成，国内外使用该类制剂的情况，无需再进行毒理和安全性研究。若国内外均未使用过该类佐剂或呈递物质，则必须对其作用原理、安全性及佐剂效应进行详细的研究并建立切实可行的评价方法。②对该类制剂的制备工艺进行优化，若使用脂质体或多肽类物质时，由于脂质体的形成及多肽类合成过程的随机性，不可能达到一般化学合成物的均一性及纯度，为此应对不同批号间保证安全有效的可以达到的最大均一性的程度进行研究，并制定可以接受的质量标准。③若该类制剂需与重组 DNA 制品结合，则应对结合工艺进行优化，建立检测结合率、结合均一性的方法，并制定结合标准。

（五）药理药效学评价

DNA 疫苗的药理学实验主要包括发生作用的原理、生物效价与剂量的关系、免疫程序和接种途径与效果的关系等。应建立适当的实验及检测方法来评价该类制品的免疫原性或生物效价，如果有动物模型或可建立动物模型，可以采用动物模型直接评价该类制剂的生物效价，如：对一些有动物模型的感染性疾病，可以采用病毒的攻击实验来评价该类制剂的保护效果，而且要建立剂量与生物效价的关系，通过实验优化免疫程序和接种途径。

（六）毒理学评价

在毒理学方面主要考虑接种部位的病理反应、机体产生的抗核酸抗体反应、基因整合和必要时的致瘤性分析等。除此之外尚有持久性、耐受性以及生物分布的评价。由于抗原在机体内长期表达可能诱发机体的免疫耐受或产生自身免疫反应，应对抗原在机体中的表达持续时间进行动力学分析；重组

DNA 接种到人体以后可能诱发产生抗核酸抗体，应建立核酸抗体的检测方法并对机体产生该类抗体的情况进行分析。

（七）药代动力学及生物分布评价

药代动力学主要包括重组 DNA 的分布、持续时间等。若疫苗 DNA 整合到人体基因可能造成人体基因的断裂或重排，进而诱发染色体的不稳定性，导致遗传毒性或致瘤反应。故在临床前研究中应对基因整合的可能性进行分析。最好在猴体内进行实验，建立检测基因整合的方法，对重组 DNA 在接种部位组织及其他组织、器官的分布进行检测分析。对重组 DNA 在分布组织和器官中持续时间进行追踪检测分析，在分布的组织及器官中是否发生整合进行检测。在该类研究中尤其注意重组 DNA 制品在生殖腺中是否有分布和整合。如果实验证明重组 DNA 分布于大部分组织或器官，或者该类制品将长期用于控制或预防非致命性疾病时，应对该类制品的致瘤性进行研究。尤其当重组 DNA 中有与人基因同源性很高的序列或有已知的潜在的致瘤性基因序列时更应进行致瘤性分析，并建立相应的细胞或裸鼠检测方法。这里还应该指出的是，尽管在 DNA 疫苗研究初期人们对于注射 DNA 质粒进入机体是否会引起基因改变存在着安全上的疑虑，但后续的大量实验结果使这一疑虑逐渐打消。有研究结果表明，质粒 DNA 注射到肌肉组织的局部以后，如果不马上采用电导入的方法，只有 5% 左右的质粒 DNA 能够进入肌肉细胞和抗原提呈细胞，10% 左右能进入血循环，剩余的未能进入细胞的质粒 DNA 很快就会被组织中的核酸内切酶降解。进入血循环的质粒 DNA 于 15 分钟达到最高峰，但是已经降解了 20%，1 小时后降解 34%，24 小时降解 86.8%，1 周后降解 96.8%。少量质粒 DNA 也能通过尿液和粪便排泄，1 周后就测试不出来阳性的 PCR 结果，但是在尿液和粪便中从未测试出质粒 DNA 编码的抗原[58]。

（八）质粒 DNA 与细胞染色体整合的安全性考量

DNA 疫苗质粒能模拟活病毒进入细胞核中，通过转录和翻译在体内表达病原抗原，既能诱导体液免疫应答，也能诱导细胞免疫应答。因其缺乏复制功能和播散能力，质粒 DNA 没有传统疫苗可能返祖和二次感染的危险性。由于大部分质粒 DNA 在进入机体组织后很快被清除，故安全系数较高。已有的Ⅰ期临床试验的结果均证明接种 DNA 疫苗不会引起严重的局部或全身性反应；至今还没有任何有关 DNA 疫苗技术可能造成质粒 DNA 整合到细胞染色体中的安全性报告。即使质粒 DNA 有随机整合到细胞染色体中的可能性，这种概率也要远低于细胞的自发突变率[59]。正因为此，美国 FDA 在 2007 年修订 DNA 疫苗的指导原则时删除了 1996 年版中要求申报临床试验的 DNA 疫苗必须做细胞染色体整合试验的要求。取而代之的是只要用 PCR 技术证明在注射了质粒 DNA 以后，与每微克宿主染色体 DNA 伴随的质粒 DNA 的拷贝数目不超过 3 万，不需要证明是否整合，就可以通过审核标准[57]。但第二代 DNA 疫苗的免疫原性显著增强，在接种策略上采用了初免和异源加强免疫（prime-boost）的程序。尤其是借助了电导入的疫苗递送技术，增加了质粒 DNA 整合到细胞染色体中的可能性。因此在推进临床Ⅲ期试验时，需要持续关注质粒 DNA 临床应用的安全性。从理论上讲，质粒 DNA 的整合会造成细胞染色体的不稳定，诱导染色体的基因断裂或重组；激活癌基因或灭活抑癌基因等情况的发生[60]。

第五节　人用 DNA 疫苗临床研究举例

距 1990 年首次报道肌注质粒 DNA 能在小鼠体内表达基因产物已过去了 30 多年，这一重大发现催生了 DNA 疫苗技术的出现与发展。自 2005 年以来，数款兽用 DNA 疫苗也已获批上市销售，其中包括三款传染病（针对马西尼罗河脑炎病毒、大马哈鱼造血坏死病毒、鸡 H5N1 型流感病毒）预防性的 DNA 疫苗、一款狗黑色素瘤治疗性疫苗 Oncept™[61] 和用于增加断奶小猪存活率的生长激素释放激素的基因治疗质粒 DNA[62, 63]。DNA 疫苗在马、鸡和狗等动物中的成功应用说明，DNA 疫苗在大动物体内免疫原性差的问题是能被克服的，人用 DNA 疫苗免疫效果不理想的瓶颈问题最终也能被克服。随着改进后的第二代 DNA 疫苗的兴起，尤其是电导入技术的介入，如今 DNA 疫苗在人类感染性疾病以及肿瘤的预防或治疗上的应用研究取得了长足进展，进入Ⅰ～Ⅲ期临床试验的人用 DNA 疫苗已有百余种，其中多数为防治传染病的疫苗，三分之一左右为治疗肿瘤的疫苗。在我国，已被国家药监局批准进入临床试验的有艾滋病 DNA 疫苗、乙型肝炎 DNA 疫苗、新冠 DNA 疫苗以及治疗缺血性坏死的 DNA 疫苗[64]。本节就 DNA 疫苗在人体的临床应用研究举例介绍。

一、在病毒性疾病上的应用研究

（一）乙型肝炎 DNA 疫苗

第一例治疗性乙肝 DNA 疫苗的临床试验是以编码乙肝病毒（Hepatitis B virus，HBV）包膜蛋白的质粒 DNA 为基础开展的，结果显示部分受试者 HBV DNA 和血清 HBeAg 下降，两名病毒滴度最低患者血清转阴[65]。Yang 等人采用以人 IL-12 分子为佐剂、编码 S、S1、S2、X、C 等多种抗原的 HBV DNA 疫苗联合拉米夫啶进行临床试验。治疗结束后，联合治疗组中一半患者出现了病毒学反应，显著高于药物治疗组。在有病毒反应的患者体内记忆性 T 细胞在治疗后 40 周内持续存在。其中两例患者在联合治疗后 3 年一直未再检测到病毒[66]。采用以 IL-2 和 IFN-γ 融合蛋白表达基因作为佐剂的双质粒 DNA 疫苗电脉冲导入患者体内并结合拉米夫啶治疗，结果显示免疫后患者 SFC 增加两倍、T 细胞应答显著提升、病毒特异性 $CD8^+$ T 细胞增加；在 HBV DNA 拷贝数较低的部分患者中病毒 DNA 量下降 2 个数量级[67]。Hoa 等在 HBeAg 阳性患者中开展了一项包含 S/pre-S1/pre-S2 的 DNA 疫苗联合拉米夫啶治疗的随机对照临床试验。试验将患者分为三组：疫苗组、药物组和联合治疗组，结果显示联合治疗组对病毒的抑制作用显著增强，同时抗 HBs 应答者表现出较高 HBeAg 血清转换率和对 HBV DNA 水平的显著抑制作用[68, 69]。Senturk 等在慢性乙肝患者中进行了编码 pre-S2 的疫苗免疫并联合拉米夫啶治疗，该治疗在 26% 患者中引发了 HBeAg 血清转换，经过 24 周的治疗，四分之一患者出现了持续应答，多数应答者具有较高 ALT 水平和较低的病毒滴度[70]。

（二）丙型肝炎病毒 DNA 疫苗

HCV 归类为黄病毒科，丙型肝炎病毒属，为单股正链 RNA 病毒。Tripep AB 公司对一款基于 HCV 非结构蛋白 NS3/4A 基因的 DNA 疫苗开展了临床试验Ⅰ/Ⅱa 期，以评价在血清型为 HCV Ⅰ型病毒载量小于 800,000 IU/ml 的病患体内其安全性和免疫效应。两名受试者的病毒载量分别降低了 1.2 和 2.4 个数量级，并且发生了与病毒载量降低相吻合的 HCV 特异性细胞免疫[71]。表达 HCV 结构蛋白和重组核心蛋白的另一种丙肝治疗性疫苗（CIGB-230）也进入了Ⅰ期临床试验，6名对干扰素和利巴韦林治疗无反应的患者在间隔4周后接种了6针该疫苗，受试者绝大部分血液中持续监测出中和抗体和特异性抗HCV核心蛋白的T细胞[72]。这些试验都提示DNA治疗性疫苗有望在未来和干扰素以及利巴韦林联用可以成为治疗HCV的有效治疗手段。

（三）人类免疫缺陷病毒DNA疫苗

HIV属于逆转录病毒科，慢病毒属中的人类慢病毒组，分为1型和2型。HIV可引起病死率极高的AIDS，而全世界存活HIV携带者及艾滋病患者超过三千万。迄今为止还没有一种疫苗诱导的免疫应答能完全清除或有效抑制HIV复制。Fernandez-Cruz等以编码包括*nef*、*rev*或HIV-1型*tat*调节基因的DNA疫苗免疫无症状的HIV-1型感染者后，可引发HIV-1特异性细胞免疫应答，但无法控制病毒的复制[73]。在接受联合抗逆转录病毒治疗（antiretroviral therapy，cART）的患者中同样证实了这一结果。此外，在接受cART治疗的HIV感染者中验证了另外两种候选疫苗，其中一种是编码env/rev和gag/pol基因的疫苗，另一种为编码HIVA免疫原的疫苗，二者均不能显著增强病毒特异性的$CD4^+$和$CD8^+$ T细胞应答。DermaVir疫苗是一种将融合了15种HIV抗原的单质粒DNA与聚乙烯亚胺-甘露糖和葡萄糖整合而形成的毫微型颗粒，在局部应用中将DNA抗原递送至朗格汉斯细胞中，其效果在最近的临床试验治疗中得到了初步验证[74]。

由吉林大学疫苗研究中心和长春百克药业公司共同研制的复合型抗艾滋病毒疫苗是我国获批进入Ⅰ期临床试验的首支艾滋病疫苗。Ⅰ期临床试验已证实了疫苗的安全性，Ⅱ期试验第一阶段采用重组痘苗M-GPE，第二阶段为核酸疫苗D-GPEi与M-GPE的联合免疫试验。中国疾病预防控制中心与北京生物制品研究所联合研制的DNA-天坛痘苗复合型艾滋病疫苗也已开展Ⅱ期临床试验以进一步验证疫苗的免疫原性，该疫苗免疫原选自我国流行最广的HIV毒株CRF-07，包括*gag*、*pol*、*env*和*nef* 4个基因，疫苗的载体选用天坛株痘苗病毒。

（四）冠状病毒DNA疫苗

编码SARS-CoV刺突蛋白的重组质粒DNA疫苗在健康成人Ⅰ期临床试验中也显示出良好的安全性和免疫原性。所有受试者在接种疫苗后仅报告轻微的注射部位反应，未报告中重度不良事件。10例受试者中有8例检测到SARS-Cov特异性抗体，所有接种者中检测到特异性$CD4^+$ T细胞反应，20%受试者中检测到$CD8^+$ T细胞反应。中和抗体反应在第8~12周达到高峰[75]。

Inovio公司的MERS疫苗INO-4700的Ⅰ期临床试验结果表明，健康成人中具有良好的安全性和免疫原性，未发现与疫苗相关的严重不良事件。疫苗能够在95%的受试者中激发高水平抗体，在近90%的受试者中激发T细胞免疫反应。抗体应答的持续时间可以维持60周[76]。

在当前国内普遍接种灭活疫苗的情况下，Inovio与艾棣维欣公司联合开发的编码新冠病毒原型株刺突蛋白DNA疫苗在异源加强免疫临床试验中也取得理想结果。目前结果分析可以看出，两针次灭活疫苗基础免疫结束后的6个月间隔期使用艾棣维欣DNA疫苗加强免疫后4周对受试者进行中和抗体检测，结果显示DNA疫苗作为加强针能够显著提高中和Omicron变异株的能力[17, 18]。

2021年印度批准了一款用无针注射枪递送的新冠DNA疫苗紧急使用，当时其是唯一批准上市DNA疫苗的国家[15]。该DNA疫苗（ZyCoV-D）在人体中的免疫程序为3针方式（0、28、56天）。该疫苗通过3期临床试验证明，3针免疫后在人体中诱导产生了抵抗Delta突变株新冠病毒的保护效力为67%。

二、在寄生虫性疾病上的应用研究

寄生虫的 DNA 疫苗研究主要涉及疟疾、血吸虫病、利什曼原虫和支原体等，其中疟疾 DNA 疫苗研究进展令人瞩目。按照疟原虫生活史疟疾疫苗可分为三大类：红细胞前期疫苗、红细胞内期疫苗和有性期疫苗。如果根据疟疾疫苗抗原的类型和生产方式，可以将疟疾疫苗分成全虫减毒活疫苗、重组合成蛋白质或多肽亚单位疫苗和 DNA 或载体疫苗。重组亚单位合成多肽或蛋白质疟疾疫苗主要诱导机体产生以抗体反应为主的体液免疫反应；而对于主要寄生在宿主细胞内的疟原虫感染，细胞免疫反应（尤其是特异性细胞毒 T 淋巴细胞）则更为重要。DNA 疫苗既能诱导体液免疫也能诱导细胞免疫，因此备受疟疾疫苗研究者的青睐。

英国牛津大学的学者用编码疟疾红细胞外期抗原的 DNA 疫苗进行了一系列Ⅰ期和Ⅱa 期临床试验。在加强免疫后用不同抗原株的人疟原虫攻击 2 名志愿者得到完全保护，其中 1 名保护者在 6 个月和 20 个月后再攻击仍然得到保护，保护效应超过 10 个月，并能测到外周循环中的记忆 T 细胞。

美国海军医学研究中心和 Walter Reed 陆军医学研究院构建了 5 价 DNA 疫苗 MuStDO5。该疫苗由分别编码不同恶性疟原虫红细胞外期抗原：环子孢子蛋白（*Pf*CSP）、凝血酶致敏蛋白相关黏附蛋白 / 子孢子表面蛋白 2（*Pf*TRAP/SSP2）、恶性疟原虫输出蛋白 –1（*Pf*Exp–1）、肝脏期抗原 –1（*Pf*LSA–1）和肝脏期抗原 –3（*Pf*LSA–3）的 5 个 DNA 质粒组成。对 31 名未接触疟疾的健康成年志愿者进行Ⅰ期临床试验结果显示，该疫苗可诱导抗原特异、MHC 限制的 T 细胞反应，且疟疾攻击后 T 细胞反应增强。该组研究者又用表达恶性疟原虫环子孢子蛋白（CSP）和恶性疟原虫裂殖子顶端膜抗原 1（AMA1）的 DNA 质粒和不增殖人血清 5 型腺病毒载体分别作基础免疫和增强免疫的 NMRC–M3V–D/Ad–PfCA DNA 疫苗，在感染性蚊虫叮咬人志愿者攻击试验，15 位试验者中 4 位（27%）获得完全保护，且该保护作用与 AMA1 特异性 $CD8^+$ 和 $CD4^+$ T 细胞反应有关。

三、在肿瘤治疗上的应用研究

针对恶性肿瘤，常用的治疗方案有外科手术切除、化学治疗、放射治疗以及免疫治疗等。然而传统的治疗方法在克服肿瘤复发和转移方面有很大局限性。寻找一种能够激活机体肿瘤免疫活性的治疗方式已经成为恶性肿瘤治疗的重要发展方向之一。20 世纪 90 年代中期，治疗性肿瘤疫苗概念得到越来越多的认同，各种研究和开发工作方兴未艾。肿瘤治疗性疫苗能够诱导机体产生特异性抗肿瘤免疫效应，一方面有利于清除外科手术后残留的肿瘤细胞，另一方面能够产生免疫记忆，防止肿瘤复发与转移。随着人们对肿瘤抗原编码基因的识别和鉴定技术的进步，以 DNA 疫苗代表的肿瘤疫苗得到了迅速发展[77, 78]。

（一）黑色素瘤 DNA 疫苗

恶性黑色素瘤是一种神经外胚层实体肿瘤，在高加索人种中发病率较高。黑色素瘤的免疫原性较强，或许是肿瘤 DNA 疫苗最合适的研究对象与模型。已有不少黑色素瘤 DNA 疫苗在动物模型中取得了好效果，尤其是一些采用异种化策略、使用病毒递送系统或使用 IL–2 作为免疫佐剂的疫苗。这些 DNA 疫苗所选择的靶抗原包括 gp100、胃泌素释放肽（gastrin–releasing peptide，GRP）、黑色素瘤相关抗原（melanoma associated antigens genes，MAGE–1）、MART–1、MUC–18/MCAM、酪氨酸酶相关蛋白 1（Human tyrosinase related protein-1，TRP-1/gp75），TRP-2、酪氨酸酶和凋亡抑制蛋白（survivin）等。一项对Ⅳ期黑色素瘤患者的Ⅰ/Ⅱ期临床试验研究表明，瘤内注射 Synchrotope MA2M 质粒 DNA 疫苗可诱导机体产生针对黑色素瘤相关抗原的体液和细胞免疫应答。Synchrotope MA2M 是一种双价 DNA 疫苗，分别编码 Melan-A（MART-1）和酪氨酸激酶两个具有抗肿瘤活性的抗原表位。另一种四价 DNA 疫苗 Synchrovax SEM 含有 Melan-A（26-35）、Melan-A（31-96）、酪氨酸激酶（1-9）、酪氨酸激酶（369-377）四种抗原表位编码序列，在临床试验中该 DNA 疫苗可诱发机体抗原特异性的免疫反应[79]。Gp100 是一种黑色素瘤特异性抗原，应用编码 gp100 和酪氨酸激酶的双价 DNA 疫苗的同时，分别联合应用 IL-2 或 GM-CSF 作为佐剂，临床试验中可诱导机体产生特异性免疫应答，并产生了一定的抗肿瘤效应[80]。借助治疗狗黑色素瘤 DNA 疫苗成功的东风，美国 Vical 公司研制的编码人 IL-2 质粒 DNA 治疗黑色素瘤患者的试验已经进入了Ⅲ期临床试验[59]。2017 年 Ott 等在 6 名黑色素瘤患者上接种个性化针对肿瘤新抗原的 DNA 疫苗，4 名患者后 25 个月没有复发，而 2 名患有复发疾病的患者随后接受抗 PD-1 治疗最终肿瘤完全消退[81]。将 DNA 疫苗技术用于人类肿瘤，尤其是晚期肿瘤的免疫治疗或与化疗联合使用的辅助治疗措施将是一个临床应用更广阔的天地。

（二）前列腺癌 DNA 疫苗

在世界范围内，前列腺癌发病率在男性所有恶性肿瘤中位居第二。早期诊断的前列腺癌标准治疗方式包括前列腺癌切除、冷冻治疗、放射治疗和内分泌治疗等。这些治疗方式虽然可以取得一定效果，但同时也有产生严重副作用的风险，例如尿失禁和性功能异常。前列腺癌细胞通常生长缓慢，因此对于 DNA 疫苗会有足够的时间来激发机体免疫并打破免疫耐受。目前，已有数个前列腺癌 DNA 疫苗进行了小规模的临床试验，其所针对的靶点包括前列腺特异性抗原（prostate-specific antigen，PSA）、前列腺六次跨膜上皮抗原（six-segment transmembrane epithelial antigen of prostate，STEAP）、前列腺干细胞抗原（prostate stem cell antigen，PSCA）、前列腺特异性膜抗原（prostate-specific membrane antigen，PSMA）和前列腺酸性磷酸酶（prostatic acid phosphatas，PAP）等[82]。

PSMA 是最早的前列腺癌 DNA 疫苗的靶点之一。最近的一项Ⅰ/Ⅱ期临床试验以电脉冲的方式向患者肌肉内递送 PSMA 编码 DNA 疫苗。在 18 个月的随访期内，受试者体内可检测到较强的免疫反应。另一项关于抗前列腺癌 DNA 疫苗 pTVG-HP/PAP（编码人 PAP）的Ⅰ/Ⅱa 临床试验，共纳入了 22 名出现复发但仍未转移的前列腺癌患者，采用皮内方式免疫 6 次，每次间隔 14 天，并在每次免疫时给予 200 μg GM-CSF 作为佐剂。在整个过程中所有 22 名患者均未出现明显副作用，其中 7 名患者的前列腺特异性抗原倍增时间（prostate-specific antigen doubling time，PSADT）至少增加了 1 倍，在 10 名患者中检测到了 PAP 特异性 T 淋巴细胞反应，3 名患者的 PAP 特异性 $CD8^+$ T 淋巴细胞反应性提高了 3 倍。有趣的是，所有患者均未检测出 PAP 特异性体液免疫应答。后续的研究表明疫苗免疫次数与 PAP 特异性 T 淋巴细胞反应之间可能存在正相关关系[83]。

一项Ⅰ期临床试验评估了抗前列腺癌 DNA 疫苗 pVAX/PSA 的安全性、可行性与免疫原性。该试验纳入了 9 名雄激素抵抗性前列腺癌患者，采用了皮内免疫的方式间隔 4 周共免疫 5 次，并且在每次免疫前 2 天开始连续 3 天在免疫部位皮下注射 40 μg GM-CSF，在每次免疫后 1 天开始连续 7 天在免疫部位皮下注射 75 μg IL-2。这两个佐剂在临床前研究中已被证明可以增强该疫苗的免疫效果。在从 100~900 μg pVAX/PSA 的剂量范围内，均未观察到剂量限制性毒性，同时未出现超过 WHO 2 级的治疗副作用，此外也未发生与疫苗相关的自身免疫性疾病。药效学结果表明有 3 名接受最高剂量

（900 μg pVAX/PSA）患者的 PSA 特异性干扰素 γ 分泌性 T 淋巴细胞数得到了提高，并且三分之二患者的前列腺特异性抗原倍增时间得到了延长[84]。

（三）乳腺癌 DNA 疫苗

乳腺癌系我国女性常见的恶性肿瘤，且近年来该病的发生率已居女性恶性肿瘤的首位。尽管以手术治疗为主、多种治疗为辅的临床综合治疗模式明显提高了乳腺癌患者的生存率，但晚期和复发性乳腺癌的治疗仍是困扰临床医师的难题。随着乳腺癌相关基因研究的进展，乳腺癌治疗性 DNA 疫苗有望成为治疗晚期及复发性乳腺癌的有效手段[85]。HER2/neu 是一种在乳腺癌中高表达的肿瘤相关抗原[86]，目前抗乳腺癌 DNA 疫苗研究多以其为靶点，且已有多个疫苗进入临床试验阶段。V930 是一种双质粒疫苗，两种质粒分别编码 HER2 和 CEA 抗原。Merck 公司开展了一项 I 期临床试验来评价 DNA 疫苗 V930 的安全性与有效性。该研究纳入了临床分期为Ⅱ、Ⅲ和Ⅳ的乳腺癌患者，采用电脉冲导入的方式进行免疫，研究结果表明患者可耐受整个免疫过程且未出现严重副反应，但是通过 ELISPOT 方法未能检测到针对 CEA 和 HER2 的免疫反应[87]。Salazar 等人开展了抗人乳腺癌 DNA 疫苗初免和蛋白疫苗加强免疫（Prime-Boost）的临床试验研究（Clinical Trials.gov identifier：NCT00363012）。表达 HER2 的晚期乳腺癌和卵巢癌患者先接受编码 HER2 ICD 蛋白的 pNGVL3-hICD DNA 疫苗的初免，6 个月之后再接受 HER2 ICD 蛋白疫苗皮内增强免疫。对注射位点进行活检并对浸润性 T 细胞和抗原递呈细胞进行分群分析，同时收集血样检测 HER2 ICD 免疫应答的情况，目前尚无相关结果报道。

（四）宫颈癌 DNA 疫苗

宫颈癌是一种与 HPV 感染密切相关的肿瘤，在 99.7% 的宫颈癌患者可检测到 HPV 的 DNA 拷贝。HPV 病毒总共有超过 100 种亚型，其中 16 和 18 型 HPV 病毒与宫颈癌关系最为密切。DNA 疫苗不仅可诱导机体产生体液免疫应答来预防新的 HPV 感染，而且可以诱导产生细胞免疫应答来消除已经存在的感染，因此 DNA 疫苗是预防和治疗宫颈癌的理想方式。研究表明，HPV E6 和 E7 抗原在肿瘤的产生和持续阶段都发挥着重要作用，在 HPV 相关的宫颈癌和前期病变中都是构成性表达，因此 E6 和 E7 抗原都是 HPV 治疗性疫苗的理想靶点。一种 E6/E7 双价疫苗联合电脉冲导入递送已经在灵长类动物中取得了很好的结果，目前正在进行 I 期临床试验。

ZYC101（Eisai pharmaceutical）是一种含有多个 HPV-16 E7 特异性 CTL 表位的 DNA 疫苗，已经在 CIN2/3 级患者和高分级宫颈癌患者中进行了两项 I 期临床试验，结果表明免疫过程可被患者很好地耐受。ZYC101a（包含有 HPV-16 和 HPV-18 的 E6 和 E7 CTL 表位的 DNA 疫苗）已经进入了Ⅱ/Ⅲ期临床试验阶段。疫苗组患者病灶清除率高于对照组，但统计学差异并不显著。然而，在 25 岁以下的 CIN2/3 患者中，疫苗组的病灶清除率显著高于对照组。另一种 DNA 疫苗 pNGVL4a-Sig/E7detox/HSP70（NCI）也完成了 I 期临床试验，该疫苗编码结果表明其虽然能够被很好地耐受，但未能有效显著诱导体内的体液免疫和细胞免疫应答。

2015 年底，由美国 Inovio Pharmaceuticals 公司开发的宫颈癌治疗性 DNA 疫苗 VGX-3100 的Ⅱ期临床试验结果在柳叶刀上发布，VGX-3100 通过激活抗原特异性 $CD8^+$ T 细胞，持续清除 HPV-16、18 型病毒感染，治疗 HPV 引发的宫颈癌前病变[88]。VGX-3100 在临床Ⅱ期试验中表现出良好的治疗效果和耐受性，有望在规避手术治疗的同时，降低宫颈癌的患病风险。该研究于 2017 年进入全球多中心Ⅲ期临床试验。

（五）淋巴瘤 DNA 疫苗

在恶性淋巴瘤的治疗中，残留病灶仍是导致肿瘤反复复发的主要原因。B 细胞淋巴瘤肿瘤细胞表面的免疫球蛋白分子存在独特型位点，是 DNA 疫苗的理想靶点，因此抗独特型 DNA 疫苗有可能达到治疗和预防肿瘤复发的目的，并且在动物模型中获得了良好的效果。Hawkins 等人开展了第一个抗独特型滤泡型 B 细胞淋巴瘤 DNA 疫苗的Ⅰ/Ⅱ临床试验[89]。该试验纳入了临床化疗后病情缓解的滤泡型淋巴瘤患者，肌内注射编码独特型 scFV 的 DNA 疫苗进行免疫，结果发现 38% 的患者可诱导产生抗独特型体液和细胞免疫应答，并能持续数月。在另一项 B 细胞淋巴瘤 DNA 疫苗的研究中，分别将患者肿瘤的 scFv 连接到 IgG2a 和 κ 型小鼠免疫球蛋白重链和轻链恒定区构建双质粒 DNA 疫苗。同样采取肌内注射的方式进行两次双质粒疫苗免疫，结果发现 50% 的患者可诱导出现抗独特型体液和细胞免疫应答；此外，有三分之一的患者在进行疫苗免疫的同时给予 GM-CSF 质粒作为佐剂，结果发现部分患者的体液和细胞免疫水平得到了增强。

第六节　DNA 疫苗的发展前景与挑战

伴随着对 DNA 疫苗作用机制的深入理解，DNA 疫苗佐剂以及递送方式不断得到优化。新技术的发展为进一步提高 DNA 疫苗的效力提供了更大机会。从产品开发的角度看，DNA 疫苗的技术平台一旦确定后，生产工艺和质量控制体系可以通用和复用，不因抗原的基因变化而改变。所以 DNA 疫苗平台技术方面的标准化程度更高，能够减少临床前的大量工作，适合新产品的快速开发。基于近年来 DNA 疫苗开发和研究的进展，WHO 于 2020 年 8 月更新了关于 DNA 疫苗研发的指导原则（WHO/BS/2020.2380），指出 DNA 疫苗的主要优点为：①制备 DNA 疫苗只需要进行核酸物质的重组操作，无需要考虑蛋白质抗原结构、修饰、稳定性及工艺过程带来的变化等因素，制备快速简单；②所使用的外来抗原编码基因片段不复制、不整合，不良反应极少；③外来抗原编码基因片段在宿主细胞中表达，可同时激活细胞和体液免疫反应；④在室温下稳定和易于大规模生产；⑤对病毒突变位点快速修改后的 DNA 疫苗制备简单便捷，易于紧跟病毒变异情况开发交叉保护性疫苗。WHO 的这一立场为 DNA 疫苗的后续发展吹响了号角，随着新型递送系统的开发和不断完善，DNA 疫苗体内表达的效率亦会不断提升。预计 DNA 疫苗是未来新型疫苗的重点发展方向之一，在传染病和肿瘤的防治中具有广阔的临床应用前景[90]。

在今后的研发过程中，DNA 疫苗仍将面对如下挑战。

1. 免疫原性挑战

DNA 疫苗人体试验中需要注射毫克级别的 DNA 质粒并辅以电脉冲或高压无针注射以达到所需的免疫效果，而 mRNA 疫苗仅需微克级别的疫苗量即可诱导高效免疫应答。虽然电脉冲刺激和高压无针注射两种物理方法大幅度提高了 DNA 疫苗的体内表达效率和免疫效果，但额外使用的医疗器械以及其给受试者造成的疼痛或不适感又反过来束缚其应用推广。因此说 DNA 疫苗的免疫原性挑战也是递送系统的挑战。质粒 DNA 疫苗的表达效率之所以不及 mRNA 高，是因为其进入细胞核需要跨越几道屏障，即通过内吞作用或胞饮作用穿过磷脂细胞膜，避免内体、溶酶体和胞质核酸酶的降解，最终跨核转运。因此，开发新的更加方便且高效的 DNA 疫苗递送系统和适用于 DNA 疫苗的穿膜佐剂，仍然是疫苗研发领域的一个主攻方向。

2. 有效性挑战

由于持续产生少量抗原，DNA 疫苗可能会导致耐受性，而不是免疫力。这与婴儿、儿童和老人尤其相关。由于免疫系统发育不成熟，新生儿容易对外来抗原产生耐受性。这是一个令人担忧的问题，因为 DNA 疫苗编码的蛋白质是在 MHC-Ⅰ类背景下内源性产生和表达的，它可能被免疫系统识别为自身，导致对该蛋白质的耐受[91]。

3. 安全性挑战

疫苗的大规模生产涉及到耐抗生素标记物，当质粒用于临床试验时，受试者可能会对相同的抗生素产生耐药性，并转移到携带的细菌或病毒中[59, 92]。将部分或全部质粒序列整合到宿主基因组导致抑癌基因失活或致癌基因激活，或导致染色体不稳定（断裂和突变）的风险虽然小，但不能完全不予考虑。应该在临床试验或者使用中评估质粒 DNA 在被免疫者体内的持久性。

（王　宾，高晓明，祖　铖）

参考文献

[1] WOLFF J A, MALONE R W, WILLIAMS P, et al. Direct gene transfer into mouse muscle in vivo [J]. Science, 247 (4949 Pt 1): 1465–1468.

[2] WANG B, UGEN, K E, SRIKANTAN V, et al. Gene inoculation generates immune responses against human immunodeficiency virus type 1 [J]. Proc Natl Acad Sci USA, 90 (9): 4156–4160.

[3] ULMER J B, DONNELLY J J, PARKER S E, et al. Heterologous protection against influenza by injection of DNA encoding a viral protein [J]. Science, 259 (5102): 1745–1749.

[4] MACGREGOR R R, BOYER J D, UGEN K E, et al. First human trial of a DNA-based vaccine for treatment of human immunodeficiency virus type 1 infection: safety and host response [J]. J Infect Dis, 178 (1): 92–100.

[5] LEDWITH B J, MANAM S, TROILO P J, et al. Plasmid DNA vaccines: Investigation of integration into host cellular DNA following intramuscular infection in mice [J]. Intervirology, 43 (4–6): 258–272.

[6] DEML L, BOJAK A, STECK S, et al. Multiple effects of codon usage optimization on expression and immunogenicity of DNA candidate vaccines encoding the human immunodeficiency virus type 1 Gag protein [J]. J Virol, 2001, 75 (22): 10991–11001.

[7] WANG Y Y, CHANG X L, TAO Z Y, et al. Optimized codon usage enhances the expression and immunogenicity of DNA vaccine encoding Taenia solium oncosphere TSOL18 gene [J]. Mol Med Rep, 2015, 12 (1): 281–288.

[8] BRODERICK K E, HUMEAU L M. Electroporation-enhanced delivery of nucleic acid vaccines [J]. Expert Rev Vaccines, 2015, 14 (2): 195–204.

[9] BORGGREN M, NIELSEN J, BRAGSTAD K, et al. Vector optimization and needle-free intradermal application of a broadly protective polyvalent influenza A DNA vaccine for pigs and humans [J]. Hum Vaccin Immunother, 2015, 11 (8): 1983–1990.

[10] GRAHAM B S, ENAMA M E, NASON M C, et al. DNA vaccine delivered by a needle-free injection device improves potency of priming for antibody and $CD8^+$ T-cell responses after rAd5 boost in a randomized clinical trial [J]. PLoS One, 2013, 8 (4): e59340.

[11] RIBAS A, WEBER J S, CHMIELOWSKI B, et al. Intra-Lymph Node Prime-Boost Vaccination against Melan A and Tyrosinase for the Treatment of Metastatic Melanoma: Results of a Phase 1 Clinical Trial [J]. Clin Cancer Res, 2011, 17(9): 2987-2996.

[12] ZHANG S, ZHAO S, JIN X, et al. Microneedles Improve the Immunogenicity of DNA Vaccines [J]. Hum Gene Ther, 2018, 29(9): 1004-1010.

[13] ZHAO Y G, WEI Z T, YANG H, et al. Enhance the anti-renca carcinoma effect of a DNA vaccine targeting G250 gene by co-expression with cytotoxic T-lymphocyte associated antigen-4 (CTLA-4) [J]. Biomed Pharmacother, 2017, 90: 147-152.

[14] CHEN Y L, CHANG M C, CHIANG Y C, et al. Immuno-modulators enhance antigen-specific immunity and anti-tumor effects of mesothelin-specific chimeric DNA vaccine through promoting DC maturation [J]. Cancer Lett, 2018, 425: 152-163.

[15] MOMIN T, KANSAGRA K, PATEL H, et al. Safety and Immunogenicity of a DNA SARS- CoV-2 vaccine (ZyCoV-D): Results of an open-label, non-randomized phase Ⅰ part of phase Ⅰ/Ⅱ clinical study by intradermal route in healthy subjects in India [J]. E Clinical Medicine, 2021, 38: 101020.

[16] LI L, Petrovsky N. Molecular mechanisms for enhanced DNA vaccine immunogenicity [J]. Expert Rev Vaccines, 15(3): 313-329.

[17] TEBAS P, YANG S P, BOYER J D, et al. Safety and immunogenicity of INO-4800 DNA vaccine against SARS-CoV-2: A preliminary report of an open-label, Phase 1 clinical trial[J]. E Clinical Medicine, 31(2021): 100689.

[18] KRAYNYAK K A, BLACKWOOD E, AGNES J, et al. SARS-CoV-2 DNA Vaccine INO-4800 Induces Durable Immune Responses Capable of Being Boosted in a Phase 1 Open-Label Trial [J]. The Journal of infectious diseases, 225(11), 1923-1932.

[19] XENOPOULOS A, PATTNAIK P. Production and purification of plasmid DNA vaccines: is there scope for further innovation? [J]. Expert Rev Vaccines, 13(12): 1537-1551.

[20] FAN F, ZHANG X, ZHANG Z, et al. Potent Immunogenicity and Broad-Spectrum Protection Potential of Microneedle Array Patch-Based COVID-19 DNA Vaccine Candidates Encoding Dimeric RBD Chimera of SARS-CoV and SARS-CoV-2 Variants [J]. Emerging Microbes & Infections, 2023, 12(1): 2202269.

[21] DING Y, FAN F, XU X, et al. A COVID-19 DNA Vaccine Candidate Elicits Broadly Neutralizing Antibodies Against Multiple SARS-CoV-2 Variants Including the Currently Circulating Omicron BA.5, BF.7, BQ.1 and XBB [J]. Vaccines(Basel), 11(4), 778.

[22] YU C H, DANG Y, ZHOU Z, et al. Codon Usage Influences the Local Rate of Translation Elongation to Regulate Co-translational Protein Folding [J]. Mol Cell, 2015, 59(5): 744-754.

[23] YAN X, HOEK T A, VALE R D, et al. Dynamics of Translation of Single mRNA Molecules In Vivo [J]. Cell, 2016, 165(4): 976-989.

[24] KOMAR A A, LESNIK T, REISS C. Synonymous codon substitutions affect ribosome traffic and protein folding during in vitro translation [J]. FEBS Lett, 1999, 462(3): 387-391.

[25] HOEKEMA A, KASTELEIN R A, VASSER M, et al. Codon replacement in the PGK1 gene of Saccharomyces cerevisiae: experimental approach to study the role of biased codon usage in gene expression [J]. Mol Cell Biol, 1987, 7(8): 2914-2924.

[26] ZHANG G, HUBALEWSKA M, IGNATOVA Z. Transient ribosomal attenuation coordinates protein synthesis and co-translational folding [J]. Nat Struct Mol Biol, 2009, 16(3): 274-280.

[27] MONTGOMERY D, SHIVER J, LEANDER K, et al. Heterologous and homologous protection against influenza A by DNA vaccination: optimization of DNA vectors [J]. DNA and cell biology, 12(9): 777-783.

[28] SAADE F, PETROVSKY N. Technologies for enhanced efficacy of DNA vaccines [J]. Expert review of vaccines, 11 (2): 189–209.

[29] LIN C T, TSAI Y C, HE L, et al. A DNA vaccine encoding a codon–optimized human papillomavirus type 16 E6 gene enhances CTL response and anti–tumor activity [J]. J Biomed Sci, 2006, 13 (4): 481–488.

[30] LORENZ F K, WILDE S, VOIGT K, et al. Codon optimization of the human papillomavirus E7 oncogene induces a $CD8^+$ T cell response to a cryptic epitope not harbored by wild- type E7[J]. PLoS One, 2015, 10 (3): e0121633.

[31] LI K, GAO L, GAO H, et al. Codon optimization and woodchuck hepatitis virus posttranscriptional regulatory element enhance the immune responses of DNA vaccines against infectious bursal disease virus in chickens [J]. Virus Res, 2013, 175 (2): 120–127.

[32] STACHYRA A, REDKIEWICZ P, KOSSON P, et al. Codon optimization of antigen coding sequences improves the immune potential of DNA vaccines against avian influenza virus H5N1 in mice and chickens [J]. Virol J, 2016, 13 (1): 143.

[33] DATTA D, BANSAL G P, KUMAR R, et al. Evaluation of the Impact of Codon Optimization and N–Linked Glycosylation on Functional Immunogenicity of Pfs25 DNA Vaccines Delivered by In Vivo Electroporation in Preclinical Studies in Mice [J]. Clin Vaccine Immunol, 2015, 22 (9): 1013–1019.

[34] ZHOU Q, WANG F, ZHANG Y, et al. Down–regulation of Prdx6 contributes to DNA vaccine induced vitiligo in mice [J]. Mol Biosyst, 2011, 7 (3): 809–816.

[35] HE X, JIANG L, WANG F, et al. Augmented humoral and cellular immune responses to hepatitis B DNA vaccine adsorbed onto cationic microparticles [J]. J Control Release, 107 (2): 357–372.

[36] NIBORSKI V, LI Y, BRENNAN F, et al. Efficacy of particle–based DNA delivery for vaccination of sheep against FMDV [J]. Vaccine, 24 (49–50): 7204–7213.

[37] KLENCKE B, MATIJEVIC M, URBAN R G, et al. Encapsulated plasmid DNA treatment for human papillomavirus 16–associated anal dysplasia: a Phase I study of ZYC101 [J]. Clin Cancer Res, 8 (5): 1028–1037.

[38] ALTIN J G, VAN BROEKHOVEN C L, PARISH C R. Targeting dendritic cells with antigen–containing liposomes: antitumour immunity [J]. Expert Opin Biol Ther, 4 (11): 1735–1747.

[39] JIMENEZ G S, PLANCHON R, WEI Q, et al. Vaxfectin–formulated influenza DNA vaccines encoding NP and M2 viral proteins protect mice against lethal viral challenge [J]. Hum Vaccin, 3 (5): 157–164.

[40] SMITH L R, WLOCH M K, YE M, et al. Phase 1 clinical trials of the safety and immunogenicity of adjuvanted plasmid DNA vaccines encoding influenza A virus H5hemagglutinin [J]. Vaccine, 28 (13): 2565–2572.

[41] JIN H, KANG Y, ZHENG G, et al. Induction of active immune suppression by co–immunization with DNA– and protein–based vaccines [J]. Virology, 337 (1): 183–191.

[42] JIN H, LI Y, MA Z, et al. Effect of chemical adjuvants on DNA vaccination [J]. Vaccine, 22 (21–22): 2925–2935.

[43] THOMSEN L L, TOPLEY P, DALY M G, et al. Imiquimod and resiquimod in a mouse model: adjuvants for DNA vaccination by particle–mediated immunotherapeutic delivery [J]. Vaccine, 22 (13–14): 1799–1809.

[44] ZOU Q, ZHONG Y, SU H, et al. Enhancement of humoral and cellular responses to HBsAg DNA vaccination by immunization with praziquantel through inhibition TGF- β /Smad2, 3 signaling [J]. Vaccine, 28 (8): 2032–2038.

[45] TAKESHITA F, GURSEL I, ISHII K J, et al. Signal transduction pathways mediated by the interaction of CpG DNA with Toll–like receptor 9 [J]. Semin Immunol, 16 (1): 17–22.

[46] KIM T G, KIM C H, WON E H, et al. CpG–ODN–stimulated dendritic cells act as a potent adjuvant for E7

protein delivery to induce antigen-specific antitumour immunity in a HPV 16 E7-associated animal tumour model [J]. Immunology, 112(1): 117-125.

[47] COBAN C, KOBIYAMA K, AOSHI T, et al. Novel strategies to improve DNA vaccine immunogenicity [J]. Current gene therapy, 11(6): 479-484.

[48] SHARMA S, HATWARE K, BHADANE P, et al. Recent advances in microneedle composites for biomedical applications: Advanced drug delivery technologies [J]. Mater Sci Engineer C, 2019, 103: 109717.

[49] MENON I, BAGWE P, GOMES K B, et al. Microneedles: A New Generation Vaccine Delivery System [J]. Micromachines, 2021, 12, 435.

[50] BEDIZ B, KORKMAZ E, KHILWANI R, et al. Dissolvable microneedle arrays for intradermal delivery of biologics: fabrication and application [J]. Pharm Res, 2014; 31: 117-135.

[51] LIAO J F, LEE J C, LIN C K, et al. Self-Assembly DNA Polyplex Vaccine inside Dissolving Microneedles for High-Potency Intradermal Vaccination [J]. Theranostics, 2017, 7(10): 2593-2605.

[52] WANG Y. Spatial distribution of high copy number plasmids in bacteria [J]. Plasmid, 91: 2-8.

[53] CAI Y, RODRIGUEZ S, HEBEL H, et al. DNA vaccine manufacture: scale and quality [J]. Expert Rev Vaccine, 8(9): 1277-1291.

[54] BICHO D, CARAMELO-NUNES C, SOUSA A, et al. Purification of influenza deoxyribonucleic acid-based vaccine using agmatine monolith [J]. J Chromatogr B, 1012-1013: 153-161.

[55] ALMEIDA A M, QUEIROZ J A, SOUSA F. Optimization of supercoiled HPV-16 E6/E7 plasmid DNA purification with arginine monolith using design of experiments [J]. J Chromatogr B, 978-979: 145-150.

[56] WHO Technical Report Series No.941 (2007) www.who.int/biologicals/publications/trs/areas/vaccines/dna; Committee for Veterinary Medicinal Products: note for guidance: DNA vaccines non-amplifiable in eukaryotic cells for veterinary use. www.emea.europa.eu/pdfs/vet/iwp/000798en.pdf

[57] US FDA: Guidance for Industry: Considerations for plasmid DNA vaccines for infectious disease indications, 2007.www.fda.gov/downloads/biologicsbloodvaccines/guidancecomplianceregulatoryinformation/guidances/vaccines.

[58] FAUREZ F, DORY D, LE MOIGNE V, et al. Biosafety of DNA vaccines: new generation of DNA vectors and current knowledge on the fate of plasmids after injection [J]. Vaccine, 2010, 28(23): 3888-3895.

[59] KUTZLER M A, WEINER D B. DNA vaccines: ready for prime time? [J] Nat Rev Genet, 9(10): 776-788.

[60] LIU M A. DNA vaccines: an historical perspective and view to the future [J]. Immunol Rev, 239(1): 62-84.

[61] BERGMAN P J, CAMPS-PALAU M A, MCKNIGHT J A, et al. Development of a xenogeneic DNA vaccine program for canine malignant melanoma at the Animal Medical Center [J]. Vaccine, 24(21): 4582-4585.

[62] KHAN A S, BODLES-BRAKHOP A M, FIOROTTO M L, et al. Effects of maternal plasmid GHRH treatment on offspring growth [J]. Vaccine, 28(8): 1905-1910.

[63] PERSON R, BODLES-BRAKHOP A M, POPE M A, et al. Growth hormone-releasing hormone plasmid treatment by electroporation decreases offspring mortality over three preganancies [J]. Mol Ther, 16(11): 1891-1897.

[64] CUI S, GUO L, LI X, et al. Clinical Safety and Preliminary efficacy of plasmid pUDK-HGF expressing human Hepatocyte Growth Factor (HGF) in patients with critical limb ischemia[J]. Eur J Vasc Endovasc Surg, 50(4): 494-501.

[65] MANCINI-BOURGINE M, FONTAINE H, SCOTT-ALGARA D, et al. Induction or expansion of T-cell responses by a hepatitis B DNA vaccine administered to chronic HBV carriers [J]. Hepatology, 40(4): 874-

882.

[66] YANG S H, LEE C G, PARK S H. Correlation of antiviral T-cell responses with suppression of viral rebound in chronic hepatitis B carriers: a proof-of-concept study [J]. Gene Ther, 13 (14): 1110-1117.

[67] Yang F Q, Yu Y Y, Wang G Q, et al. A pilot randomized controlled trial of dual-plasmid HBV DNA accine mediated by in vivo electroporation in chronic hepatitis B patients under lamivudine chemotherapy [J]. Journal of Viral Hepatitis, 19 (8): 581-593.

[68] HOA P T, HUY N T, THU LE T, et al. Randomized controlled study investigating viral suppression and serological response following pre-S1/pre-S2/S vaccine therapy combined with lamivudine treatment in HBeAg-positive patients with chronic hepatitis B [J]. Antimicrob Agents Chemother, 53 (12): 5134-5140.

[69] ZAGURY D, LE BUANEC H, MATHIAN A, et al. IFN-alpha kinoid vaccine-induced neutralizing antibodies prevent clinical manifestations in a lupus flare murine model [J]. Proc Natl Acad Sci U S A, 106 (13): 5294-5299.

[70] SENTURK H, TABAK F, OZARAS R, et al. Efficacy of pre-S-containing HBV vaccine combined with lamivudine in the treatment of chronic HBV infection [J]. Digestive diseases and sciences, 54 (9): 2026-2030.

[71] SALLBERG M, FRELIN L, DIEPOLDER H M, et al. A first clinical trial of therapeutic vaccination using naked DNA delivered by in vivo electroporation shows antiviral effects in patients with chronic hepatitis C [J]. J Hepatol, 50 (Suppl1): S18-19.

[72] ALVAREZ-LAJONCHERE L, SHOUKRY N H, GRA B, et al. Immunogenicity of CIGB-230, a therapeutic DNA vaccine preparation, in HCV-chronically infected individuals in a Phase I clinical trial [J]. J Viral Hepat, 16 (3): 156-167.

[73] FERNANDEZ-CRUZ E, MORENO S, NAVARRO J, et al. Therapeutic immunization with an inactivated HIV-1 Immunogen plus antiretrovirals versus antiretroviral therapy alone in asymptomatic HIV-infected subjects [J]. Vaccine, 22 (23-24): 2966-2973.

[74] GUDMUNDSDOTTER L, WAHREN B, HALLER B K, et al. Amplified antigenspecific immune responses in HIV-1 infected individuals in a double blind DNA immunization and therapy interruption trial [J]. Vaccine, 29 (33): 5558-5566.

[75] MARTIN J E, LOUDER M K, HOLMAN L A, et al. A SARS DNA vaccine induces neutralizing antibody and cellular immune responses in healthy adults in a phase I clinical trial [J]. Vaccine, 2008, 26 (50): 6338-6343.

[76] MODJARRAD K, ROBERTS C C, MILLS K T, et al. Safety and immunogenicity of an anti-Middle East respiratory syndrome coronavirus DNA vaccine: a phase 1, open-label, single-arm, dose-escalation trial [J]. The Lancet Infectious Diseases, 2019, 19 (9): 1013-1022.

[77] YANG B, JEANG J, YANG A, et al. DNA vaccine for cancer immunotherapy [J]. Hum Vaccin Immunother, 10 (11): 3153-3164.

[78] LOPES A, VANDERMEULEN G, PR AT V. Cancer DNA vaccines: current preclinical and clinical developments and future perspectives [J]. J Exp Clin Cancer Res, 2019, 38 (1): 146.

[79] WEBER J, BOSWELL W, SMITH J, et al. Phase 1 trial of intranodal injection of a Melan-A/MART-1 DNA plasmid vaccine in patients with stage Ⅳ melanoma [J]. J Immunother 31 (2): 215-223.

[80] PERALES M A, YUAN J, POWEL S, et al. Phase Ⅰ / Ⅱ study of GM-CSF DNA as an adjuvant for a multipeptide cancer vaccine in patients with advanced melanoma [J]. Mol Ther, 16 (12): 2022-2029.

[81] OTT P A, HU Z T, KESKIN D B, et al. An immunogenic personal neoantigen vaccine for patients with melanoma (vol 547, pg 217, 2017) [J]. Nature, 2018, 555 (7696): 402.

[82] ZAHM C D, COLLURU V T, MCNEEL D G. DNA vaccines for prostate cancer [J]. Pharmacol Ther, 174: 27-42.

[83] BECKER J T, OLSON B M, JOHNSON L E, et al. DNA vaccine encoding prostatic acid phosphatase (PAP) elicits long-term T-cell responses in patients with recurrent prostate cancer [J]. J Immunother, 33 (6): 639-647.

[84] PAVLENKO M, ROOS A K, LUNDQVIST A, et al. A phase I trial of DNA vaccination with a plasmid expressing prostate-specific antigen in patients with hormone-refractory prostate cancer[J]. Br J Cancer, 91 (4): 688-694.

[85] XIA Q, ZHANG F F, GENG F, et al. Anti-tumor effects of DNA vaccine targeting human fibroblast activation protein α by producing specific immune responses and altering tumor microenvironment in the 4T1murine breastcancer model [J]. Cancer Immunol Immunother, 65 (5): 613-624.

[86] GLUCK S, ARTEAGA C L, OSBORNE C K. Optimizing chemotherapy-free survival for the ER/HER2-positive metastatic breast cancer patient [J]. Clin Cancer Res, 17 (17): 5559-5561.

[87] DIAZ C M, CHIAPPORI A, AURISICCHIO L, et al. Phase 1 studies of the safety and immunogenicity of electroporated HER2/CEA DNA vaccine followed by adenoviral boost immunization in patients with solid tumors [J]. J Transl Med, 11: 62.

[88] TRIMBLE C L, MORROW M P, KRAYNYAK K A, et al. Safety, efficacy, and immunogenicity of VGX-3100, a therapeutic synthetic DNA vaccine targeting human papillomavirus 16 and 18 E6 and E7 proteins for cervical intraepithelial neoplasia 2/3: a randomised, double-blind, placebo-controlled phase 2b trial [J]. Lancet, 386 (10008): 2078-2088.

[89] HAWKINS R E, ZHU D, OVECKA M, et al. Idiotypic vaccination against human B-cell lymphoma. Rescue of variable region gene sequences from biopsy material for assembly as single-chain Fv personal vaccines [J]. Blood, 83 (11): 3279-3288.

[90] HOBERNIK D, BROS M. DNA Vaccines-How Far From Clinical Use? [J]. Int J Mol Sci, 2018, 19 (11): 3605.

[91] MOR G, YAMSHCHIKOV G, SEDEGAH M, et al. Induction of neonatal tolerance by plasmid DNA vaccination of mice [J]. The Journal of Clinical Investigation, 1996, 98 (12): 2700-2705.

[92] MAIRHOFER J, PFAFFENZELLER I, MERZ D, et al. A novel antibiotic free plasmid selection system: advances in safe and efficient DNA therapy [J]. Biotechnology Journal, 2008, 3 (1): 83-89.

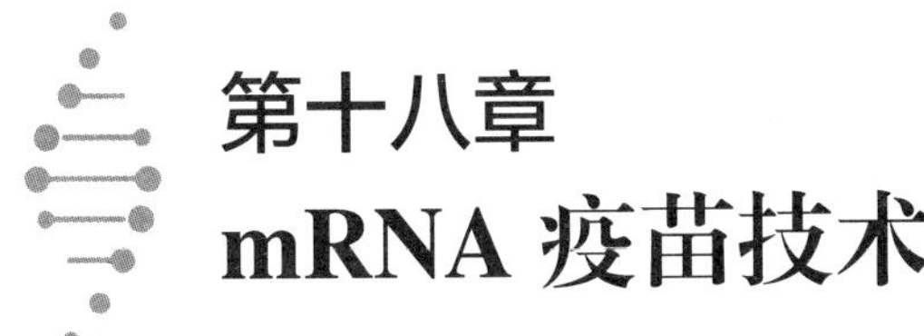

第十八章 mRNA 疫苗技术

第一节　mRNA 疫苗技术概念及简介

一、定义

信使核糖核酸（messenger ribonucleic acid，mRNA）是一种携带遗传信息的单链 RNA 分子，是脱氧核糖核酸（deoxyribonucleic acid，DNA）编码蛋白质的中间产物，最早由布伦纳等人于 1961 年发现。mRNA 疫苗参照生理性 mRNA 的主要生物学功能，通过体外转录技术合成编码抗原的 mRNA 分子，并利用脂质纳米颗粒（lipid nanoparticles，LNP）等技术将其递送到细胞中，在体内借用"自身细胞"翻译生产通常由病原体感染或癌细胞突变引入的目标抗原蛋白，从而刺激机体产生获得性免疫反应，最终促使机体识别和摧毁相应的病原体或癌细胞。通常可根据不同疾病构建特异性抗原的 mRNA 序列，由脂质纳米载体颗粒包裹运送至细胞，从而达到预防疾病作用。

疫苗接种后，封装在脂质纳米颗粒中的编码抗原的 mRNA 进入细胞内，利用机体自身细胞核糖体合成抗原。该抗原或者被细胞内的蛋白酶体等分解成较小的肽段，或者通过高尔基体等转运到细胞外部。在细胞内酶解的抗原多肽片段与内质网上的组织相容性复合Ⅰ类分子（major histocompatibility complex Ⅰ，MHC-Ⅰ）结合递呈到细胞表面，被杀伤性 T 细胞识别，从而诱导细胞介导的免疫清除途径，称为"内源性抗原"的识别途径；另一方面，细胞外的抗原分子可被巨噬细胞等抗原递呈细胞吞噬，在溶酶体内分解成较小的肽段，与另一种组织相容性复合Ⅱ类分子（major histocompatibility complex Ⅱ，MHC-Ⅱ）相结合递呈到细胞表面，从而被辅助性 T 细胞识别，刺激 B 细胞分泌抗原中和性抗体，启动体液免疫，称为"外源性抗原"的识别途径。

二、结构与分类

mRNA 疫苗根据其遗传特征可分为非复制型 mRNA 疫苗、复制型 mRNA 疫苗和环状 mRNA 疫苗三种。非复制型 mRNA 疫苗结构简单，仅提供编码目标抗原的编码信息，经过优化和修饰的 mRNA 可大大增强其生物活性。复制型的 mRNA 疫苗可以传递编码目标抗原和其他基因的遗传信息，如病毒 RNA 聚合酶，使信使 RNA 能够自我复制。此外，环状 RNA 由于其天然的稳定性，最近也被用于 mRNA 疫苗的开发。

非复制型 mRNA 疫苗即传统的 mRNA 形式，不具有 mRNA 序列的自我复制能力，包含一个开放阅读框（open reading frame，ORF），编码目标抗原的基因，其两侧为 5′ 和 3′ 非编码区（untranslated region，UTR），5′ 端包含一个 7- 甲基鸟苷帽结构（5′ -cap），而 3′ 端包含一个多聚腺苷酸尾（poly A tail）部结构，这种结构提高了 mRNA 的稳定性，同时提高了 mRNA 翻译的准确性和效率。在 mRNA 疫苗的制备过程中，利用修饰核苷酸（如假尿苷和 N- 甲基 - 假尿苷）等技术，能够显著抑制机体对外源 mRNA 的识别，降低毒副作用，减少不良的先天免疫系统反应，并提高 mRNA 的翻译效率[1, 2]。目前大部分在研及上市 mRNA 疫苗均为非复制型 mRNA 疫苗。

复制型 mRNA 疫苗可以利用自身的 RNA 序列作为模板进行自我复制，是基于甲病毒基因组改造而来的一种 mRNA 疫苗，其将编码抗原的基因插入到 RNA 病毒（甲病毒）的基因组中，在非复制 mRNA 的序列基础上还具有编码一种 RNA 依赖的 RNA 聚合酶（RNA-dependent RNA polymerase，RDRP）复合物的序列。该复合物用于 mRNA 的自扩增，增加了 mRNA 翻译的幅度和持续时间，从而增加了目标抗原的产量。与非复制 mRNA 疫苗相比，自扩增 mRNA 能够翻译更多的候选抗原，免疫反应更强，持续时间更长[3]。

环状型 mRNA 疫苗是一种高度稳定的单链 RNA，具有共价闭合环结构，缺乏核酸外切酶识别所需要的末端基序，不易被核酸外切酶降解，比线型 mRNA 更加稳定，环状 mRNA 不含 5′ -cap 结构和 3′ -poly A 尾结构，且不需要引入修饰碱基。环状 RNA 可克服线性 mRNA 技术局限，在生产、递送和治疗方面都具有一定的优势（图 18-1~ 图 18-3）。

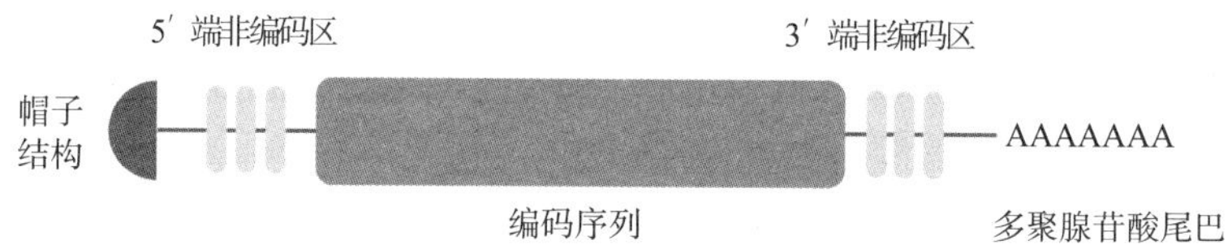

图 18-1　非复制型 mRNA 疫苗示意图

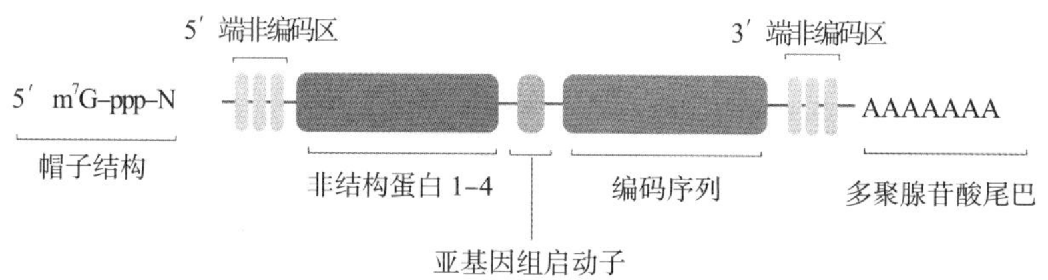

图 18-2　复制型 mRNA 疫苗示意图

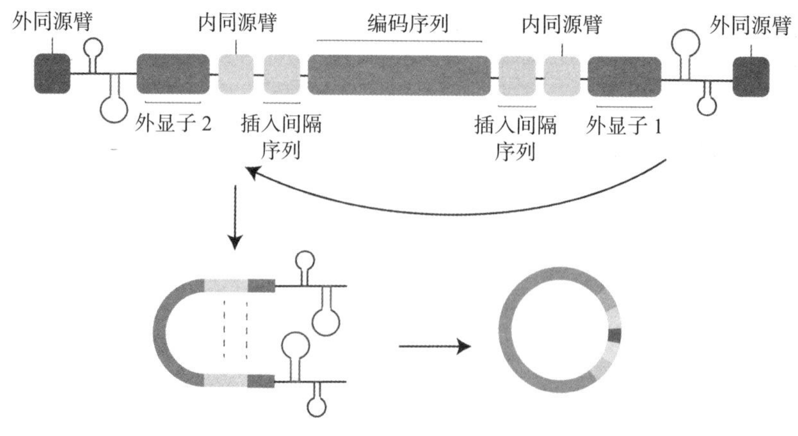

图 18-3　环状 mRNA 疫苗合成示意图

三、发展历程

1961 年，科学家首次发现 mRNA 是一种细胞内遗传信息传递的载体并使用鱼精蛋白作为 RNA 递送系统；1978 年，脂质体被用于递送 mRNA 到小鼠细胞中以表达相关蛋白；1984 年，首次利用一种来自病毒的 RNA 合成酶体外转录合成了具有生物活性的 mRNA。在 1990 年，乔恩·沃尔夫等人将体外合成的 mRNA 注射至小鼠骨骼肌内，发现在骨骼肌细胞内有特定蛋白质的表达，这是 mRNA 疫苗的雏形。2005 年，德鲁·韦斯曼和卡塔琳·考里科研究发现尿苷修饰的 mRNA 能够逃避免疫传感器的信号识别，从而避免了外源 mRNA 被免疫系统直接清除，解决了 mRNA 应用研究中的一大难题，极大地推动了 mRNA 疫苗的研究与发展。早期 mRNA 不稳定性问题和递送难题导致其研究进展缓慢，脂质纳米颗粒（lipid nanoparticles，LNP）递送技术的出现奠定 mRNA 技术的落地基础。递送载体对改善 mRNA 疫苗的稳定性和翻译效率有非常重要的作用，LNP 体系的成功应用极大地推动了 mRNA 的应用发展。

经过 30 多年的研究和发展，已有很多候选 mRNA 疫苗进入临床试验阶段。据相关统计，全球累计有超过 150 种 mRNA 疫苗及药物研究管线（pipeline），主要针对传染病、肿瘤疾病等，且目前大多数管线处于早期或临床实验阶段[4，5]。

新冠疫情的暴发，极大地凸显了 mRNA 疫苗的优势。2020 年 1 月 10 日公布新冠病毒基因序列，BioNTech 和 Moderna 公司都在第一时间开始了 mRNA 疫苗的研发工作。两家公司的新冠 mRNA 疫苗均采用脂质纳米颗粒包裹编码新冠病毒刺突蛋白 mRNA 的疫苗设计方案。当疫苗进入人体细胞即可通过导入的外源 mRNA 合成大量刺突蛋白，诱导机体免疫系统识别该蛋白从而产生对新冠病毒的免疫以抵抗病毒感染。Moderna 公司于 1 月 13 日完成 mRNA 疫苗序列研究工作，2 月 7 日完成首批样品的制备，mRNA-1273 产品于 2020 年 3 月 3 日进入 Ⅰ 期临床，并于 3 月 16 日完成首例受试者接种，成为全球首个进入临床的新冠疫苗。同年 11 月 18 日，辉瑞与 BioNTech 合作研发的新冠病毒 mRNA 疫苗 BNT162b2 Ⅲ期临床结果显示疫苗的整体保护效率高达 95%，2020 年 12 月 2 日，BNT162b2 在英国获得紧急使用授权，成为全球首个获得使用授权上市的新冠疫苗，也是全球首款 mRNA 疫苗，2020 年 12 月 11 日，BNT162b2 同样获得美国 FDA 批准的紧急使用权。同年 12 月 18 日，Moderna 公司的 mRNA 疫苗 mRNA-1273 也获得美国 FDA 批准的紧急使用权。2021 年 8 月 23 日和 2022 年 1 月 31 日，基于新冠疫情形势和新冠 mRNA 疫苗良好的临床数据，FDA 完全批准了 Comirnaty（BNT162b2）和 Spikevax（mRNA-1273）的上市使用。mRNA 疫苗研发的里程碑事件如表 18-1 所示[6]。

表 18-1　mRNA 疫苗研发的里程碑事件

时间	里程碑事件	参考文献
1961	首次发现 mRNA 是一种遗传信息传递的载体	Brenner，1961
1961	首次使用鱼精蛋白作为 RNA 的递送载体	Smull，et al，1961
1963	发现 mRNA 可以诱导干扰素的生成	Isaacs，et al，1963
1973	DC 细胞被确定为特殊的抗原递呈细胞	Steinman，1973
1975	mRNA 帽子结构的发现，并于 1983 年开始商业化生产帽子类似物	Furuichi，Y，et al，1975； Muthukrishnan S Fau，et al，1975

续表

时间	里程碑事件	参考文献
1978	首次使用脂质体体外递送 mRNA	Dimitriadis，1978
1984	SP6mRNA 聚合酶的使用及商业化，1985 年 T7mRNA 聚合酶商业化	Krieg Pa Fau－Melton，1984
1989	首次使用阳离子脂质体递送 mRNA，并首次提出 mRNA 药物的概念	Malone RW，1989
1990	直接注射裸 mRNA 在小鼠体内表达	Wolff J A，1990
1993	首次发现 mRNA 疫苗诱导细胞免疫	Martinon，1993
1995	mRNA 在小鼠体内表达肿瘤抗原，mRNA 可以诱导体液免疫	Conry，et al，1995
1999	体内注射 mRNA 诱导抗肿瘤 T 细胞反应	Zhou，et al，1999
2001	提出抗逆转帽子类似物（ARCA）	Stepinski，et al，2001
2002	基于体外转染 mRNA 的 DC 细胞的首个临床试验开展	
2005	首次证明化学修饰 mRNA 降低免疫原性	Karikó K，et al，2005
2008	获得直接注射裸 mRNA 疫苗的临床授权	Weide，et al，2009
2008	证明核苷酸修饰的 mRNA 的稳定性和翻译效率提高	Karikó，et al，2008
2008	BioNTech 成立，开发基于 mRNA 的候选药物	
2009	mRNA 首次在人体上使用，用于癌症免疫治疗	Weide，et al，2009
2010	阳离子脂质体用于制造 LNP	Semple，et al，2010
2010	首次临床前试验使用 mRNA 转染的 DC 细胞	Kreiter，et al，2010
2010	Moderna 公司成立，名字意为 Modified RNA	
2011	FLT3 提高了 mRNA 疫苗的效力	Kreiter，et al，2011
2012	自我复制 mRNA-LNP 疫苗的提出	Geall，et al，2012
2012	首次证明 mRNA 疫苗对流感病毒、呼吸道合胞病毒的保护	Geall，et al，2012
2013	皮下注射 I 型 IFN 减弱了 RNA 疫苗效力	Pollard，et al，2013
2013	Derrick Rossi 利用尿苷修饰的 mRNA 成功将体细胞重编程为胚胎样干细胞	Mandal and Rossi，2013
2017	流感 mRNA-LNP 疫苗的首次人体试验	Bahl K，et al，2017
2017	个性化 mRNA 癌症疫苗的首次人体试验	Sahin，et al，2017
2018	FDA 批准 Onpattro，即首个 RNA-LNP 制剂	
2020	两款新冠 mRNA 疫苗获 FDA 紧急使用授权	Dagan，et al，2021；Jackson，et al，2020
2021	两款新冠 mRNA 疫苗获 FDA 批准上市	

四、主要特点

mRNA 疫苗因制造的简便性、固有的免疫原性、快速量产性以及不会造成插入突变的风险，使其在研发和生产方面具备显著优势。①mRNA 可以直接作为蛋白的翻译模板，利用人体作为“生物反应装置”，与体外表达的抗原蛋白相比，mRNA 利用机体自身细胞生产的候选抗原蛋白，结构含有更多的修饰，更接近体内真实的抗原结构，能激发体液与细胞双重免疫机制，免疫原性强，无需佐剂；②mRNA 在理论上可以表达任意候选蛋白，如生理因子、治疗抗体、病毒蛋白等，突破现有专利以及毒株、菌株等方面的限制，且 mRNA 可同时表达多个候选蛋白，可被开发为多价疫苗、联合疫苗等；③mRNA 疫苗研发成功后，可以快速开发出同一系统的更多系列产品成为通用型平台技术，且其生产相对简单且周期较短，3~4 个月内即可完成符合药品生产质量管理规范（GMP）的生产及质量控质（QC），有助于应对新突发传染病；④mRNA 疫苗标准化生产场地要求低，可以共线生产所有产品，既不涉及病原体，也不涉及细胞培养或发酵体系，安全性高，一个设施可以生产所有的 mRNA 疫苗，且共享同一套质量体系、生产设备以及操作人员。

第二节　mRNA 疫苗相关技术

一、mRNA 序列设计及优化

mRNA 疫苗产生抗原蛋白的序列及稳定性决定了其激活的特异免疫的精确性和活性，抗原蛋白的序列和结构由 mRNA 序列影响和控制。然而，mRNA 分子化学性质不稳定、容易降解，导致抗原蛋白表达不足，进而影响免疫原性和成药性，通过优化 RNA 结构元件可提高抗原表达量和延长抗原表达时间。目前 mRNA 序列的设计和优化主要包括四部分：开放阅读框、5′ 和 3′ 的 UTR 区，5′ 端帽子结构和 3′ Poly（A）尾，具体设计和优化技术详见第八章。

二、mRNA 递送技术

mRNA 分子到达特定的靶细胞并产生足够的目标蛋白时，才能实现预期的 mRNA 治疗效果。由于 mRNA 的尺寸较大且带负电荷，很难通过细胞膜阴离子脂质双分子层。此外，mRNA 在体内被先天免疫系统细胞吞噬并被核酸酶降解，因此，mRNA 的细胞内传递更具挑战性。mRNA 疫苗的递送载体主要分为病毒载体和非病毒载体。病毒载体的 mRNA 递送效率较高，但是其 mRNA 荷载量有限且存在一定的安全隐患。相较而言，非病毒载体能有效负载 mRNA 并保护其不被降解，具有较高的核酸药物负载能力和较低的免疫原性。非病毒载体可进一步分为脂质递送系统、聚合物递送系统等。

（一）脂质递送系统

基于脂质或类脂化合物的载体是目前临床上最先进的 mRNA 递送载体。各种合成的和天然衍生的脂质被用于制备脂质体或脂质纳米颗粒。LNP 通常由四种成分组成，包括可电离脂质或阳离子脂质、胆固醇、辅助磷脂和聚乙二醇脂，它们共同包裹和保护脆弱的 mRNA 分子。LNP 是一种具有均匀脂质核心的脂质囊泡，首先带负电荷的核酸和带正电荷的脂质之间通过静电结合，然后，通过脂质组分之间的疏水作用和范德华作用进行组装，进而形成 LNP。LNP 在 mRNA 递送中具有许多优势，包括易于配制、模块化、生物相容性和大的 mRNA 有效载荷容量。2015 年，首次报道使用 LNPs 作为 mRNA 递送系统，目前所有开发或批准临床使用的新冠 mRNA 疫苗都是采用脂质纳米颗粒。

阳离子脂质和可电离脂质可通过静电相互作用启动自组装的第一步。含有阳离子脂质的脂质复合物仍然广泛用于 mRNA 递送，然而阳离子脂质带有季铵基团，带正电荷，这可能导致潜在的细胞毒性和相对较短的血液循环时间。为了克服阳离子脂类的局限性，进一步提高 mRNA 的递送效率，许多具有可电离氨基头的可电离脂质被开发出来。可电离脂质在生理 pH 下呈中性，在酸性 pH 下可质子化。与阳离子脂质相比可电离脂质毒性降低，循环时间延长，从而可进入许多组织。可电离脂质在酸性 pH 下的质子化不仅方便 mRNA 在酸性缓冲液中缩聚和包封，还方便了 mRNA 从酸性内体中逃脱，将 mRNA 释放到细胞质中[7]。4-(*N,N*- 二甲基氨基）丁酸（二亚油基）甲酯（DLin-MC3-DMA）是美国 FDA 批准的第一款用于小干扰 RNA（small interfering RNA，siRNA）的可电离脂质，基于 DLin-MC3-DMA 的 LNP 也已被用于开发各种 mRNA 的递送[8]。此外，许多其他有效的可电离脂质也被开发出来，如（(4- 羟基丁基）氮杂二烷基）双（己烷 -6,1- 二基）双（2- 己基癸酸酯）(ALC-0315)（用于上市的新冠疫苗 BNT162b2）和十七烷 -9- 基 -8-（(2- 羟乙基）(6- 氧代 -6-（(十一烷氧基）己基）氨基）辛酸酯）(SM-102)（用于上市的新冠疫苗 mRNA-1273）。ALC-0315 和 SM-102 的头部基团还含有一个末端羟基，可以减少头部基团的水化作用，提高与核酸的氢键相互作用，从而可能提高转染能力。

LNP 中其他三种成分胆固醇、辅助性脂质和聚乙二醇化脂质也促进纳米颗粒的形成和功能。胆固醇是一种天然存在的脂质，它通过填充脂质之间的间隙来增强纳米颗粒的稳定性，并在细胞吸收过程中帮助与内体膜融合。辅助性脂质调节纳米颗粒流动性，并通过促进脂质相变来提高疗效，从而帮助膜与内源性小体融合。聚乙二醇化脂质稳定 LNP，通过限制脂质融合调节纳米颗粒大小，并通过减少与巨噬细胞的非特异性相互作用增加纳米颗粒半衰期[9]。

（二）聚合物递送系统

聚合物是一种能够递送 mRNA 疫苗的功能材料。像脂质一样，聚合物保护 mRNA 免受 RNase 降解。阳离子聚合物包括聚乙烯亚胺（PEI）、树枝状大分子聚丙烯亚胺（PPI）及聚氨酯（PAE）等。阳离子聚合物将核酸浓缩成多聚体复合物，多聚体从核内体逃逸的机制尚不确定，一种可能的机制是聚合物的质子缓冲导致了核内体的渗透膨胀和破裂，即质子海绵效应。PEI 是研究最为广泛用于核酸递送的聚合物。PEI 制剂也被用于小鼠模型中递送编码来自各种流感毒株的血凝素抗原的自我扩增 mRNA。尽管 PEI 已显示出较好的体内疗效，但由于其电荷密度大，其毒性也阻碍了其发展。使用低分子量的 PEI，掺入 PEG，与环糊精和二硫键结合可以减轻 PEI 的毒性[10]。

（三）肽基递送系统

除以上递送系统外，肽基递送系统也被证明具有较好的递送效果，如鱼精蛋白肽、穿透肽等。基于鱼精蛋白递送研发的针对癌症的治疗性 mRNA 疫苗以及狂犬病的预防性 mRNA 疫苗均已进入临床试验阶段。作为递送载体，多肽应该包含一系列带正电的氨基酸，如赖氨酸和精氨酸。这允许在带正电荷的多肽和带负电荷的 mRNA 之间形成静电相互作用，从而能够自发形成复合物保护 mRNA，使其不易被 RNA 酶降解[11]。

（四）电穿孔

电穿孔通过产生电击来破坏细胞膜，以便在细胞内传递核酸。通过调节电压、电容、电阻等因素，如细胞数量、密度、RNA 数量、脉冲时间等，可以提高传递效率。电穿孔已用于基于树突状细胞 mRNA 疫苗的临床试验。

（五）其他递送系统

仿生载体是近年来迅速兴起的一种新型药物递送系统，通常是利用内源性物质、固有蛋白质的功能、内源性过程或某些生物结构来构建的。内源性物质包括细胞、生物膜、蛋白质和细胞器等。外泌体粒径小，由脂质双层微小细胞囊泡组成，是供体细胞和受体细胞间传递遗传信息的递送系统，内源性物质降低了固有免疫应答。使用内源性外泌体进行 mRNA 疫苗的开发，具有安全性较高、穿过生物膜的渗透性好、可以通过抑制单核吞噬细胞系统清除和提高细胞递送效率来增加体内循环时间等优势[12]。目前外泌体已成功递送 mRNA 等用于肿瘤、阿尔茨海默病等的治疗。

综上，mRNA 疫苗进入细胞的最佳传递载体的使用对于疫苗的有效性至关重要。裸 mRNA 易于降解，因此在体内的疗效有限。基于脂质纳米颗粒已被证明能够成功地在人体中递送 mRNA 疫苗。然而，目前存在的递送系统在临床中的疗效仍有待进一步研究（表 18–2）。

表 18–2　用于 mRNA 疫苗的主要递送系统

递送系统	组成	核糖核酸	疾病
聚合物递送系统	聚乙酰胺	促红细胞生成素（EPO）mRNA	贫血和骨髓发育不良
	聚乙烯亚胺	HIV–1 gag mRNA	艾滋病
	聚 β– 氨基酯	eGFP mRNA	不适用
	DEAE– 葡聚糖	荧光素酶编码 mRNA	不适用
脂类	DOTAP/DOPE	HxB–2 HIV–1 gag 抗原 mRNA	艾滋病
	含 DSPE–PEG 和 DSPE–PEG–AA 的 DOTAP/ 胆固醇［1∶1］脂质体	HSV Ⅰ胸苷激酶 mRNA	肿瘤
脂类	A18	卵清蛋白 mRNA	黑色素瘤
	cKK–E12 型	HER2 抗体 mRNA	肿瘤
	DOTAP/DOPE［1∶1］	HIV–1 抗原 gag mRNA	艾滋病
脂质–聚合物递送系统	TT3∶DOPE∶胆固醇∶DMG–PEG2000，PLGA 核	萤火虫荧光素酶（FLuc）mRNA 和 eGFP mRNA	不适用
	PBAE∶C14–PEG2000	FLuc mRNA	不适用
	PBAE∶EDOPC/DOPE/DSPE–PEG	卵清蛋白 mRNA	不适用
肽和肽聚合物递送系统	PepFect14	表皮生长因子 mRNA	卵巢癌
	RALA	eGFP–mRNA OVA–mRNA	不适用
	RALA–PLA	eGFPmRNA FLuc mRNA	不适用

三、mRNA 疫苗质控技术

mRNA 疫苗具有研发和生产周期短、易大规模生产的特点，但其生产涉及复杂的工艺流程，如大量体外转录、mRNA 加工修饰、mRNA 脂质体包裹等，导致 mRNA 疫苗质控也面临挑战。2020 年 8 月，国家药品监督管理局药品审评中心颁布《新型冠状病毒预防用 mRNA 疫苗药学研究技术指导原则（试行）》[13]。2021 年 12 月，世界卫生组织发布了“评估基于 RNA 的传染病预防性疫苗的质量、安全性和有效性，监管考虑因素”的文件[32]。这两项技术指南明确了现阶段对 mRNA 疫苗药学研发技术的基本要求。另外，美国药典委员会发表的“Analytical Procedures for mRNA Vaccines”[33]技术指导文件也提供了评估 mRNA 特性、纯度、含量、完整性和安全性等关键质量属性的方法。根据 mRNA 疫苗相关指南和已上市 mRNA 疫苗披露的研究资料，结合 mRNA 原液和制剂的理化特性和工艺特点，mRNA 疫苗原液和制剂的关键质量参数包括鉴定、序列完整性及准确性、加帽率、纯度、含量、包封率、纳米颗粒平均粒径及分散系数、杂质、生物学活性和安全性指标等[13-16]。针对 mRNA 原液和制剂的质控项，用到的质控技术详细介绍如下。

（一）mRNA 原液质控技术

mRNA 疫苗原液阶段质控项主要包括 mRNA 鉴定和杂质控制两个部分。mRNA 鉴定包括外观、鉴别、pH、序列长度、序列完整性及准确性、含量、Poly（A）尾结构或长度和纯度等指标。疫苗杂质包括产品相关杂质（如不完整 mRNA、双链 RNA 等）和工艺相关杂质（如残留蛋白酶、DNA 模板残留、金属离子残留等）[13-16]。除了常规检测项，以下将对 mRNA 特异性质控技术进行介绍。

1. mRNA 序列确认

mRNA 序列的准确性可通过 Sanger 测序（sanger sequencing）和高通量测序（next generation sequencing，NGS）技术确定，另外，还可以使用 mRNA mapping 和反转录 – 聚合酶链反应（reverse transcription–polymerase chain reaction，RT–PCR）方法对序列进行鉴别。

（1）Sanger 测序技术

Sanger 测序属于双脱氧链终止法 DNA 测序。其原理是利用 2′,3′ – 双脱氧核苷三磷酸（2′,3′ –ddNTP）作为链终止试剂，通过 DNA 聚合酶催化和引物延伸产生一系列长度相差一个碱基的寡核苷酸，进行电泳分离，通过放射自显影或荧光确定 DNA 的序列[17]。但对 mRNA 进行测序时需要将 RNA 逆转录为 cDNA，然后按照 DNA 测序方法进行测序。

（2）NGS 测序技术

包括文库制备、聚类生成、测序和生物信息数据分析等过程[15]。文库制备首先对 mRNA 进行富集和分离，之后对 mRNA 进行片段化处理，用随机引物进行反转录为 cDNA，回收纯化后的 cDNA 片段应进行末端修复及 5' 端磷酸化，并在 3' 端加上适当的接头进行扩增，进入边合成边测序阶段。

（3）RNase Sequence Mapping 技术

除了常规的测序方法外，目前比较新颖的序列鉴别技术还有基于液相色谱质谱联用 LC–MS 的 Mapping 方法。该方法先用 RNase T1 将 mRNA 进行部分酶切，使 mRNA 进行片段化，用质谱检测片段化的 mRNA 分子量，使用新开发的数据分析软件对片段化的 mRNA 进行拼接比对[18]。

另外，RT–PCR 也可用于 mRNA 的鉴定，主要分为逆转录和 mRNA 扩增两个步骤。

2. mRNA 含量测定

可采用逆转录数字 PCR（RT–dPCR）法或逆转录定量 PCR（RT–qPCR）法和紫外光谱法。

（1）RT–dPCR 或 RT–qPCR 法

需先将 mRNA 逆转录为 cDNA 并扩增，然后在数字或定量 PCR 系统上定量。USP 指南[15]推荐了 Bio–Rad Droplet Digital PCR 系统和一步法 RT–ddPCR 试剂盒。利用该方法，可在微滴中同时完成逆转录和扩增，无需标准曲线即能够快速、精确地对 mRNA 进行定量。但数字 PCR 系统成本高、通量有限、操作繁琐。

（2）紫外光谱法

mRNA 分子中的碱基集团含有共轭双键，它们对紫外光有强烈吸收，在最大吸收波长 260 nm 处，核酸溶液的吸收强度与含量成正比关系，可根据朗伯比尔定律计算其含量[19]。利用紫外吸收法可快速、非破坏性、直接测定 mRNA 含量，但是无法区分出 DNA、RNA、降解核酸、游离核苷酸及其他杂质。目前该方法是检测 mRNA 含量的最常用方法。

3. mRNA 完整性和纯度检查

mRNA 在制备、加工、配方和长期储存过程中可能会发生降解，因此通过对 mRNA 的纯度及完整性分析，对于产品质量保证和优化制造工艺至关重要。mRNA 纯度及完整性分析方法主要有凝胶电泳法、毛细管电泳法和 HPLC 法。

（1）凝胶电泳法

是评估 mRNA 完整性的最常用的方法，样品进行变性凝胶电泳，并用溴化乙锭（EtBr）进行染色。该方法简单快速，但样品用量较多，操作原理是通过电泳时两端的高电压引起的电介质离子流所产生的焦耳热，引起黏度和速度梯度变化，使区带较宽，分离效率低，并且不能进行定量分析。

（2）毛细管电泳法

是以石英毛细管为分离通道，以高压直流电场为驱动力，根据 mRNA 片段的电泳淌度（单位电场强度下的迁移速度）按照分子的大小进行分离。该方法可进行 0.2~10.0 kb 范围内的分析[20]。该方法简便、快速、灵敏度和分辨率高，目前已成为 mRNA 完整性和纯度的常规检定方法。

（3）HPLC 法

可用于 mRNA 纯度分析的 HPLC 技术包括分子排阻高效液相色谱法（SEC-HPLC）、离子对反相高效液相色谱法（IP-RP-HPLC）和离子交换高效液相色谱法（IEC-HPLC）。可以根据分离目的选择合适的色谱方法，也可以采用不同色谱对 mRNA 纯度进行综合评价。

4. 加帽率

帽子结构是 mRNA 转录后修饰非常重要的调节元件，影响 mRNA 翻译效率和稳定性[39]。因此能够得到精确的加帽效率就至关重要。为方便加帽率检测，需要通过 mRNA 内切酶切割体外转录的 mRNA，释放出长 20~30 nt 的 5′ 端加帽或未加帽切割产物。目前报道的 mRNA 内切酶有 RNase H 和核酶（ribozyme）。

RNase H 可以特异性水解 DNA-RNA 杂交链中的 RNA，因此需要设计一段探针，该探针是一段带有生物素标记的核苷酸和脱氧核苷酸杂合链，近 5′ 端为 6 个脱氧核苷酸，探针和 mRNA 退火后，经 RNase H 酶切，然后用包被了链霉亲和素磁珠对 mRNA 纯化，捕获得到 5′ 端加帽或未加帽片段[21]。

核酶是具有催化功能的小分子 RNA，可以在 mRNA 特异性位点对其进行切割，该酶同时行使内切酶和探针的功能，切割后不需要对 mRNA 进行分离纯化，即可进行下一步分析[22]。

经上述两种酶切方法得到的 mRNA 片段，可利用 LC-MS、毛细管电泳或离子对反相高效液相色谱法[15]对加帽率进行检测。

5. Poly（A）尾分布

Poly（A）尾可以协同帽子结构提高翻译效率，维持 mRNA 稳定性，同时可能影响免疫应答反应，是基因表达的主要调节因子[23]。

和检测加帽率相似，检测 Poly（A）尾也需要利用 RNase T1 酶或 RNase H 对 mRNA 特异性切割，释放 Poly（A）尾片段，可选择使用 Oligo（dT）的磁珠将 Poly（A）尾从核酸碎片中分离出来，最后利用 LC-MS[24]、毛细管电泳或离子对反相高效液相色谱对 Poly（A）尾长度和分布[15]进行分析。

6. DNA 模板残留

残留 DNA（rDNA）具有传染性（通过艾滋病毒等病毒）、致癌性（通过 RAS 等癌基因）、免疫原性（通过细菌中富含 CpG 的序列）和突变（通过转座子、反转录转座子和 DNA 重组）的潜在风险。因此对生物制品中 rDNA 的残留量进行质量控制是必要的[25]，目前 DNA 残留检测主要有四种方法，包括分子杂交、荧光染料、阈值法及荧光定量 PCR 法[26]。

（1）DNA 探针杂交法

供试品中的外源性 DNA 经变性为单链后吸附于固相膜上，在一定条件下可与相匹配的单链 DNA 复性而重新结合杂交成为双链 DNA。将特异性单链 DNA 探针标记后，与吸附在固相膜上的供试品单链 DNA 杂交，并使用与标记物相应的显示系统显示杂交结果，与已知含量的阳性 DNA 对照比对后，可测定供试品中外源性 DNA 残留量。

（2）荧光染料法

应用双链 DNA 荧光染料与双链 DNA 特异结合形成复合物，在波长 480 nm 激发下产生超强荧光信号，可用荧光酶标仪在波长 520 nm 处进行检测，在一定的 DNA 浓度范围内以及在该荧光染料过量的情况下，荧光强度与 DNA 浓度成正比，根据供试品的荧光强度，计算供试品中的 DNA 残留量。

（3）阈值

阈值分析系统基于两种 DNA 序列非特异性蛋白即单链 DNA（ssDNA）结合蛋白（SSB）和抗 ssDNA 的单抗。变性的单链 DNA 与生物素标记的 SSB 和尿素酶标记的抗 ssDNA 单抗相连接；加入抗生蛋白链菌素后 DNA- 蛋白质复合物可以被捕获于生物素化膜上；将膜放入含有尿素溶液的读数仪中尿素酶催化尿素分解成 NH_3 和 CO_2 导致 pH 发生变化，读数仪根据 pH 的变化换算成 DNA 含量[27]。

（4）荧光定量 PCR 法

PCR 反应过程中可通过荧光标记的特异性探针或荧光染料掺入而检测 PCR 产物量，通过连续监测反应体系中荧光数值的变化，可即时反映特异性扩增产物量的变化。在反应过程中所释放的荧光强度达到预设的阈值时，体系的 PCR 循环数（Ct 值）与该体系所含的起始 DNA 模板量的对数值呈线性关系。采用已知浓度的 DNA 标准品，依据以上关系，构建标准曲线，对特定模板进行定量分析，测定供试品中的外源 DNA 残留量。

除上述常规检测方法外，还有新发展的 DNA 检测技术，包括全基因组扩增技术、风车测试法、磁性纳米微粒检测 DNA、荧光高通量分析及电容生物传感器检测恒量 DNA 的方法[28-30]。

7. 蛋白酶残留

mRNA 疫苗在生产过程中添加了各种蛋白酶（如 T7 聚合酶、加帽酶等），需对 mRNA 原液中蛋白蛋白酶残留进行控制。

常见的蛋白检测方法对于 mRNA 疫苗中蛋白酶残留检测的适用性各有不同。凯氏定氮法检测灵敏度低（毫克水平），不满足纳克或微克级残留蛋白的定量要求。Folin- 酚试剂法（Lowry 法）、BCA 法以及 Bradford 法在检测时容易受溶剂干扰，建立方法时需考虑适用性和定量准确性。另外，ELISA 作为蛋白检测方法之一，可以对单一蛋白进行检测，针对 mRNA 中不同种类的蛋白酶残留，需要开发特异的 ELISA 方法。除常规检测方法外，Nano orange 法是近些年开发的蛋白检测方法，该方法检测蛋白灵敏度高、对溶剂兼容性好，也可用于蛋白酶残留检测[31, 32]。

8. dsRNA

在 mRNA 的生产及体外转录过程中，产生的 dsRNA 可引起体内炎症反应[33, 34]，因此，在 mRNA 疫苗生产过程中需要对 dsRNA 残留量进行必要的质控。目前，基于 dsRNA 抗体对 dsRNA 的 α 螺旋结构的特异性识别原理，可采用均相时间分辨荧光法（HTRF 法）、酶联免疫法（ELISA 法）和斑点印迹法（Dot Blot 法）对 dsRNA 进行定量检测。

（1）HTRF 法（均相时间分辨荧光法）

HTRF 法结合了荧光共振能量转移技术（FRET）和时间分辨测量（TR），需要先将检测样品和抗体工作液充分混合，当供体和受体分子（即 dsRNA 和抗 dsRNA 抗体）非常接近时，通过荧光共振能量转移产生信号，荧光信号的强弱与产物的浓度成正比[35]，从而对 dsRNA 进行定量分析。

（2）ELISA 法（酶联免疫检测法）

ELISA 检测方法是首先将抗 dsRNA 抗体包被于固相酶标板中，然后加入待测样品充分孵育结合，再与二抗 – 酶标抗体孵育，通过固相载体上抗原 – 抗体的特异性反应与酶催化底物相结合，而对供试品中 dsRNA 进行定性或定量分析。

（3）Dot Blot 法（斑点印迹法）

Dot Blot 法是先将待检样品固定至尼龙膜上，再用特异性抗 dsRNA 抗体与固定相上的样品孵育结合，用缓冲液洗去未结合的抗体，然后再与酶标抗体 IgG–HRP 特异性结合，通过酶学反应进行显色，从而对样品进行定量分析。

此三种方法均是采用了 dsRNA 与相应的特异性抗体结合的原理对 dsRNA 进行定量分析。其中，HTRF 检测方法相关的研究报道较少，关于此方法对应的抗体，适用检测的 dsRNA 的种类和片段大小也未进行研究报道。ELISA 法检测的背景吸收值较大，可能存在抗体的非特异性结合而使与样品中 dsRNA 的结合能力减弱的风险。Dot Blot 方法仪器曝光条件和斑点等多种因素的影响，可能导致高浓度样品曝光过度或低浓度样品曝光不足而无法参与计算，斑点大小差异也可能导致扫描灰度差异造成样品检测浓度的差异[36]。

（二）mRNA 疫苗制剂质控技术

mRNA 疫苗制剂是将 mRNA 包封于脂质纳米颗粒中。mRNA 疫苗成品质控除了常规（外观、装量、pH）、安全性和生物学活性项目外，质控项目主要针对 mRNA 鉴定（鉴别、含量、纯度、完整性），递送系统各组分鉴定（鉴别、含量），制剂特性项目（包封率、纳米颗粒粒径、分散系数（PD1）、Zeta 电位）以及工艺相关杂质残留（有机溶剂等）3 个部分[13–16]。相关的质控技术介绍如下。

1. 纳米颗粒粒径及分散系数（PDI）

LNP 颗粒大小影响着生物体内的免疫原性[37]，因此纳米颗粒粒径及分散系数是一项重要的评估指标。现有的纳米颗粒粒径及 PDI 的检测技术有电子显微镜法和动态光散射法（DLS）[38]。

（1）电子显微镜法

是对纳米材料尺寸、形貌、表面结构和微区化学成分研究最常用的方法。该方法具有可靠性和直观性，但测量结果缺乏整体统计性以及对一些不耐强电子束轰击的纳米颗粒样品较难得到准确的结果。

（2）动态光散射法

是通过测量样品散射光强度的起伏变化得出样品的平均粒径及粒径分布。该方法速度快，可获得精确的粒径分布。但该结果受样品的粒度大小以及分布影响较大，只适用于测量粒度分布较窄的颗粒样品且测试中样品不发生明显的聚团和快速沉降现象。

2. 包封率

包封率对 mRNA-LNP 是非常重要的指标，表示包裹在脂质纳米颗粒内部的 RNA 占全部 RNA 的比例。通过包封率的检测，不仅可以研究 LNP 配方和包封参数，也能够监测 mRNA-LNP 稳定性随时间发生的改变。mRNA 疫苗包封率的检测一般有 RiboGreen 和 IEX-HPLC 两种方法[39，40]。

（1）RiboGreen 法

RiboGreen 是一种荧光染料，当其处于游离态时，RiboGreen 几乎没有荧光活性；当 RiboGreen 与单链 mRNA 结合时，荧光活性将大幅增加。检测中首先对 mRNA-LNP 溶液中游离在 LNP 颗粒外的 mRNA 进行检测，随后用表面活性剂如 Triton-X100 破坏 LNP 结构，释放出内部的 mRNA，进而检测出溶液中的总 mRNA 含量，从而计算得到包封率[41]。RiboGreen 法操作简单，且测定的包封率通常在 90% 左右[39]。

（2）离子交换高效液相色谱法

利用离子交换高效液相色谱法（IEX-HPLC 法）可对包封的 mRNA 和游离态 mRNA 进行分离和检测[42]。

然而，对于相同的 mRNA-LNP 产物，两种方法可能会有不同的结果，Schoenmaker L 等人报道 IEX-HPLC 包封率结果与体内读数的相关性优于 RiboGreen 数据[39，42]。这表明，即使是比较成熟的技术，如 RiboGReen 检测，也应该在产品研究时进行详细验证。

3. 脂质含量和有关物质

脂质含量和脂质有关物质可利用 HPLC 法进行分析[43]。但是由于 LNP 的脂类组分缺乏用于紫外检测的发色团，所以需要通用检测器对脂质进行检测。目前，常用于脂质检测的检测器包括蒸发光散射（ELSD）检测器和电雾式（CAD）检测器和质谱（MS）检测器等。

4. 生物学活性

主要是指检测生物药物活性 / 效价的方法。生物学活性是确保疫苗有效性的最重要指标。生物学活性的检测包括体外和体内生物学活性。

（1）体外活性检测（体外抗原表达量检测）

通常采用体外转染哺乳动物细胞、检测其表达量。可通过 ELISA 法或报告基因法，对目的抗原进行定量。

（2）体内效价试验

体内生物学活性检测应体现疫苗体液免疫和细胞免疫。体液免疫效价检测方法可采用结合抗体（总抗体）、中和抗体、以毒攻毒保护等多种检测形式。细胞免疫的方法可利用细胞因子 Elispot 检测评价特异性 CTL 反应等方法进行评价。

其中，检测结合抗体常用的实验方法有酶联免疫分析（ELISA）、化学发光免疫分析（CLIA）、胶体金免疫层析分析（GICA）等，这类检测的优点是相对简单、便捷，对实验要求低，不需要使用到活病毒。

检测中和抗体的实验方法包括 VNT（病毒中和试验）和 pVNT（假病毒中和试验）[44]等。前者又包含 PRNT（蚀斑减少中和试验）和微量细胞中和试验（MRNT）。其中 PRNT 是中和抗体检测的金标准（又分 PRNT50 和 PRNT90），但缺点是耗时长，且必须在 P3 实验室才能开展。

5. 其他

mRNA 制剂中针对 mRNA 的检测需要首先将 mRNA 从脂质纳米颗粒中提取出来。有文献报道采用乙醇[43]或异丙醇[45]沉淀和离心的方法提取 siRNA 和 mRNA。mRNA 从 mRNA-LNP 提取后，mRNA 序列准确性、mRNA 完整性和纯度等检测可参照上文 mRNA 原液检测方法。

此外，mRNA 疫苗作为无菌注射剂，常规的注射剂检测项如渗透压摩尔浓度、不溶性微粒、可见异物、无菌和细菌内毒素等其他检测项可参考药典方法进行检测。

mRNA 疫苗作为一种新型疫苗，其质控项目和技术仍缺乏经验。目前，我国 mRNA 疫苗质控方面缺乏统一的检测方法和标准物质，随着研发经验的积累和技术指南的完善，将推动质控方法的标准化应用。

四、mRNA 疫苗规模化制备技术

相比于传统的灭活疫苗和重组蛋白疫苗，mRNA 疫苗的给药剂量很小，目前已上市的 Pfizer / Modena 的新冠一代疫苗的给药剂量分别是 30 μg 和 100 μg，所以目前 mRNA 疫苗的商业化生产规模也相对较小[46]。mRNA 疫苗与制剂的生产过程都遵循严格的监管准则，必须符合现行的 cGMP，以确保产品的安全性、有效性和质量[47]。

目前用于临床试验或商业化销售的 mRNA 疫苗的生产过程必须遵循《国际人用药品注册技术协调会》（ICH）的 Q7 指南。国内目前尚未有 mRNA 疫苗相关产品上市，但临床研究阶段的样品生产制备除了遵循《中国药典》的一般原则外，还需要遵循《新型冠状病毒预防用 mRNA 疫苗药学研究技术指导原则（试行）》和《体内基因治疗产品药学研究与评价技术指导原则（试行）》。

目前 mRNA 原液制备的工艺主要分为酶法加帽（两步法）和共转录加帽（一步法）[48]。酶法加帽工艺是在 T7 转录酶的催化作用下，以 NTP 为底物转录产生未加帽的 mRNA，经过下游纯化后，在牛痘加帽酶和二氧甲基转移酶的作用下，以 S- 腺苷甲硫氨酸（SAM）和 GTP 为底物，进行 5′ 端加帽。共转录加帽是在转录反应体系中直接加入帽子类似物，转录的同时进行加帽，工艺相对简单。目前各大 mRNA 企业主要采用的均是一步法工艺，也是未来 mRNA 疫苗规模化制备的主流工艺，这里主要阐述共转录加帽工艺[49]。

mRNA 疫苗的规模化生产主要分为四步：第一步，模板质粒 DNA 的制备；第二步，mRNA 原液的合成与纯化；第三步，mRNA 原液的包封；第四步，质量控制与灌装[50]。

（一）mRNA 疫苗原液规模化制备技术

1. 模板质粒 DNA 的制备

随着基因治疗领域和 mRNA 疫苗的快速发展，高质量的质粒被认为是重要的起始原材料，其需求不断增长[51, 52]，因此能够持续大量制备高纯度、高质量 pDNA 越来越重要。模板质粒 DNA 的制备是 mRNA 原液转录的基础，其制备方法通常采用质粒 DNA 扩增或 PCR 扩增。目前大部分企业的工艺是质粒 DNA 扩增，通常采用工程菌 *E. coli* 发酵来扩增，以工程菌 *E. coli* 工作库甘油菌为起始原料，经菌体复苏发酵、菌体裂解澄清、质粒层析纯化、质粒浓缩换液等步骤得到成品模板质粒 DNA，再通过内切酶反应和纯化获得 mRNA 转录起始的线性化 DNA 模板。

（1）菌体复苏发酵

工作库菌种一般保存于 -80℃冰箱中，取出后经水浴、空气浴或程序复苏仪复苏至室温，在生物安全柜中接种于种子液培养基中，完成甘油菌复苏和扩增后，可接种至发酵反应器中。对于毫克级或者小规模生产可以选用摇瓶法或玻璃发酵罐，但对于最终工业规模的生产来说一般采用更大规模的不锈钢发酵罐，通过控制发酵的通氧量、搅拌速率、过程 pH 和分批补料技术，最终实现高密度培养[53, 54]。稳定的发酵工艺应该是一个至少三次抽检且结果相同的培养过程，以确保生物质质量不变，这也是 GMP 的要求[55]。

工业规模的发酵菌体收集常选用中空纤维或微滤膜包切向流过滤[56]，开放式的通道能够处理高固含量、高黏度样品，并且具有较好的线性放大能力，这对于工业生产十分友好，而且也可根据固含量高低选择不同内径中空纤维以收集和清洗菌体。

（2）菌体裂解澄清

菌体裂解有多种方法如超声破碎、高压均质破碎等，但大规模制备最常用的方法仍然是 SDS- 碱裂解法[57]。该过程中悬浮细胞被碱性萃取试剂破坏，质粒从宿主细胞中释放出来，通过酸性醋酸钾溶液的中和，使宿主蛋白、基因组 DNA 和细胞碎片与十二烷基硫酸钾一起沉淀，质粒留在溶液中，达到从大多数宿主成分中分离出来的目的。主要步骤分为重悬、裂解、中和沉淀、澄清取上清等。

碱裂解后溶液体积较大，且沉淀黏度高，这只能通过预过滤或离心和随后的深层过滤来解决，但是无论哪种方式都应关注剪切力对质粒的影响，因其可能会破坏超螺旋质粒的结构，这是因为超螺旋质粒被认为是最理想形态，且 FDA 等监管机构建议在治疗应用中使用至少 80% 的质粒是超螺旋的[58–60]。

去除沉淀的澄清液进一步通过切向流过滤（TFF）进行浓缩换液以配合下游纯化工艺，同时 TFF 还能够一定程度去除 RNA、HCP、HCD 以及防止层析填料污染和减少层析负荷的作用，为降低质粒损坏 TFF 过滤工艺需要考虑质粒的剪切敏感性。

（3）质粒层析纯化

色谱纯化是通过多个操作单元将质粒从残留杂质中分离出来达到精纯的目的。包括阴离子交换（AEX）色谱法[61]、疏水（HIC）色谱法[62]、分子排阻（SEC）色谱法[63]以及亲和色谱法[64, 65]等。

目前工业化质粒生产最主流的方法为经典的三步法[66, 67]，即由 Cytiva 公司开发的分子排阻凝胶色谱、亲和层析和离子交换色谱的三步法纯化可在 GMP 级别下持续稳定生产百克至千克规模的质粒 DNA。首先裂解液经浓缩换液至高浓度的硫酸铵缓冲液中，经琼脂糖凝胶色谱纯化可去除 RNA、HCP、HCD 等相对尺寸小的杂质，使质粒达到较高纯度，得到的质粒可直接上样至嗜硫配基亲和层析色谱[66]，此时开环和超螺旋质粒均与填料结合，上样结束后，在高浓度的硫酸铵缓冲液条件亲和层析选择性吸附提纯超螺旋质粒，开环质粒流穿，直到使用低浓度的硫酸铵和氯化钠的缓冲液才能将超螺旋质粒洗脱，亲和层析色谱通过强大的开环超螺旋分离能力达到了富集超螺旋质粒的目的。经过前两步层析，质粒的纯度和均一性进一步提高，最后采用阴离子交换色谱，以去除内毒素及 HCP 等痕量杂质，经过此步，内毒素含量可降至 FDA 建议量 40 EU/mg 以下[68]。

（4）质粒浓缩换液

纯化后的质粒溶液同裂解液的超滤浓缩一样，使用中空纤维或平板膜包，将质粒浓缩换液至下游要求的缓冲液中，这个超滤一般使用 100kDa 的孔径来截留质粒，必要时可根据待处理质粒特性筛选孔径大小。用于后续工艺流程的质粒一般换液至 Buffer TE 中保存。

（5）模板质粒 DNA 线性化

目前工业化生产上的线性化质粒 DNA 可以通过内切酶反应获得。在 mRNA 制备过程中，为有效合成特定长度的 mRNA，提高目标产物纯度，以彻底线性化的质粒作为转录模板至关重要。酶切反应时质粒浓度、内切酶浓度、孵育时间、温度等是需要优化和控制的重要工艺参数。WAVE 生物反应器或一次性反应罐是目前工业级别的大规模酶切反应常用设备。以 WAVE 生物反应器为例，将环状质粒和内切酶加入反应缓冲液和注射用水（WFI），再泵入预先加热至 37℃的反应袋中，固定反应袋后设置 WAVE 反应器的摇摆速度和摇摆角度，反应将持续 3~4 小时。

（6）线性化质粒纯化

线性化质粒酶切产物纯化主要包括阴离子交换色谱法和超滤结合的方法，阴离子交换色谱分离是基于待分离成分在不同盐浓度下带电量差异进行分离的方法，在较高盐浓度条件时，寡核苷酸、蛋白以及低分子量 mRNA 不能被特异性吸附而流穿[69]，同时非线性化质粒相比线性质粒具有更高的电荷密度，更难洗脱[70]，超滤法可以利用线性质粒与内切酶分子或环状质粒的分子大小或拓扑形态的差异进行分离纯化，达到去除酶切反应中残留物和非线性质粒的目的。因此两者结合可以去除酶切反应体系中的相关杂质和少量的非线性化质粒达到线性质粒产物纯化的目的，获得符合质量标准的线性化质粒。

2. mRNA 原液的合成与纯化

（1）mRNA 原液的合成

mRNA 疫苗原液的（DS）生产过程从体外合成 mRNA 反应开始。这种用于 mRNA 疫苗生产的体外转录反应首先将所有反应成分添加到生物反应器中。这些反应成分包括：核苷酸（腺苷 -5′ - 三磷酸，（ATP）、1- 甲基假尿嘧啶 -5′ - 三磷酸（P-UTP）、胞苷 -5′ - 三磷酸（CTP）、鸟苷 -5'- 三磷酸（GTP）、线性模板 DNA、T7 RNA 聚合酶、RNase 酶抑制剂、5′ - 帽类似物、亚精胺、二硫苏糖醇（DTT）、氯化镁（$MgCl_2$）、焦磷酸酶、无核酸酶纯化水和维持 pH 的缓冲液[71]。

目前生产上进行大规模 mRNA 的体外转录是在 WAVE 生物反应器或一次性反应罐中进行；其中 WAVE 反应器使用更多，其主要包括一个摇摆器；转录反应体系一般是在一次性使用的生物反应器的袋中进行。以辉瑞新冠 mRNA 疫苗商业化制备为例，体外转录反应（IVT）在一次性反应袋中进行。首先将袋加热至反应温度 37℃，将反应缓冲液、DNA 模板、核苷酸单体、用于共转录加帽的帽类似物以及注射用水泵入反应袋中，最后再泵入相对应的 T7 RNA 聚合酶，完成后开始转录反应。设置适当的 WAVE 反应器的摇摆速度和摇摆角度，以避免反应内容物过度摇晃，IVT 反应一般持续 2~6 小时[72]。

在 mRNA 生产过程中需要严格控制 DNA 残留，DNA 酶处理可以降解转录模板 DNA。IVT 反应结束之后，进行 DNase I 消化步骤，降解 IVT 反应后残留的转录模板 DNA。加入 DNase I 后，在相同的温度、pH 和摇摆条件下，在 WAVE 生物反应器中孵育 30 分钟。DNase I 消化完成后，将袋内的反应物泵入一个储罐进行后续的 mRNA 原液纯化[72]。

（2）mRNA 原液的纯化

IVT 反应物中出来产物除 mRNA 以外还有很多产品相关杂质和工艺相关杂质，这些杂质对 mRNA 疫苗的药效以及安全性有影响，需要在下游的纯化过程中去除。主要杂质包括 dsRNA、不完整 mRNA、DNase I、磷酸酶、质粒 DNA、游离 NTP、Triton X-100、T7 RNA 聚合酶、帽类似物、氯化镁、Tris 缓冲液、亚精胺和二硫苏糖醇等。目前规模化生产过程中去除这些杂质的工艺步骤主要有切向流过滤和层析纯化[72]。

一般 mRNA 分子量都大于 100kDa，选择不同孔径的切向流超滤膜包或者中空纤维，能够快速地去除反应产物中的工艺相关杂质[73]。而对于产品相关杂质，例如 dsRNA、不完整 mRNA 或截短的 mRNA 需要再通过层析方式进行去除。目前 mRNA 层析纯化方式主要如下。①Oligo（dT）亲和层析：通过与 Poly A 尾结合，可以去除大部分 NTPs、酶、DNA 等杂质，但不能区分 dsRNA 和截短型 RNA。②离子交换色谱 IEC：通过等电点不同来做纯化，对 dsRNA 和截短型 RNA 都有一定的区分能力，一般作为精制纯化。IEC 在单抗生产中已经很成熟，可以实现工艺快速放大[74]。③疏水层析 HIC：可以作为精制纯化步骤，进一步区分 dsRNA 与截短型 RNA，但此方法放大有难度[74]。④离子对反向色谱法：可以很好地通过疏水性来区分目标产物，分离效果佳，但是反相柱难以放大，且乙腈毒性也较大[75]。

以辉瑞新冠 mRNA 疫苗规模化生产为例，目前比较成熟 mRNA 纯化工艺流程主要是先切向流过滤，再加层析纯化，再使用另一步切向流过滤，以去除所有工艺和产品相关杂质，得到高纯度的单链 mRNA[72，73]。

IVT 反应产物溶液首先用切向流动过滤设备（TFF1）进行超滤，目的是从 IVT 产物溶液中去除 mRNA 外的其他成分，包括酶、NTP、帽子类似物和盐离子等。因为在下游层析纯化之前不需要进行缓冲液置换。因此，TFF1 使用 10 个体积的水进行洗滤（10 DV），一般 98% 的 mRNA 将在截留液中被回收。

切向流过滤的产物通过第二步的基于纤维素的液相层析可有效去除大小在 21~500 bp 之间的 dsRNA，保留单链 mRNA，dsRNA 可以与纤维素填料结合。该工艺使用层析缓冲液中含有一定的乙醇（体积比）、水、NaCl、EDTA 和 HEPES。一定浓度的乙醇有利于 dsRNA 和 ssRNA 结合到纤维素层析柱上。mRNA 反应液流穿过层析柱，超过 96% 的 dsRNA 会与纤维素层析柱结合。温度不影响 mRNA 的回收率，但未结合的 dsRNA 的百分比会提高，因此这个过程将在室温下进行。

第二步切向流过滤目的是从层析产物溶液中除去除 mRNA 外的所有工艺相关杂质，主要包括：HEPES、EDTA、氯化钠和乙醇，并进行缓冲液置换。根据 mRNA 的分子量，一般选择合适的超滤膜包。TFF2 使用 10 体积的洗滤（10 DV），一般 98% 的 mRNA 将在截留液中回收。

mRNA 疫苗原液的规模化制备的最后一步是除菌过滤，第二步切向流过滤步骤后，使用除菌过滤设备进行除菌过滤。除菌过滤的目的是通过去除被过滤样品中的所有细菌和微生物污染物，来确保

mRNA 产品的无菌性。在生产过程中，mRNA 产品一般使用 0.2 μm 膜直接过滤至最终的储存容器中，预期过滤器的产品回收率可达 100%。

由于 mRNA 的不稳定性，因此 mRNA 原液的保存和运输对于冷冻保存缓冲体系以及冷冻过程控制要求更高，需要进行冷冻工艺的开发和控制。生产中一般采用温度均一、程序可控的冷冻设备，通常为冻融一体机。

（二）mRNA 疫苗制剂规模化制备技术

现在 mRNA 疫苗的工艺制备方法主要是通过将含 mRNA 的水相与有机相进行快速混合，通过电荷相互作用促使 mRNA 包封至 LNP 中，然后纯化 mRNA–LNP，并将缓冲液置换为最终制剂缓冲液，而后进行除菌过滤、灌装分装、冻干（如果有必要）、包装等。

1. mRNA 脂质纳米颗粒的包封

21 世纪以来，已基于乙醇注射法开发了几种脂质纳米颗粒的规模化制备方法。T 结构混合器已被用来以受控方式混合有机相和水相，用以生产 pDNA–LNP、siRNA–LNP 和 mRNA–LNP，同时，也存在两种微流体方法来生产 LNP：MHF 和 SHM（交错的人字形混合器的微流体混合）。

上述三种快速混合方法在设备的 3D 结构上有所不同，但它们都具有在受控环境中诱导有机相和水相快速混合的能力。因此，LNP 生产的一般原理是相同的。LNP 是在两个可混相的快速混合引起环境极性的快速增加条件下形成的。这种快速混合会导致脂质分子过饱和，从而导致 LNP 的自组。在这方面，这些生产方法被认为是自下而上的方法，因为 LNP 可以自组装成所需的结构，而无需进一步应用缩小尺寸的方法。与传统的 LNP 生产方法相比，快速混合工艺的主要好处是增强了对物理化学性质的控制，提高了包封效率，并提高了放大能力。

由于内部空间中存在大量脂质和核酸，因此假设 mRNA–LNP 形成电子致密核心结构。乙醇和水流混合后，首先发生的相互作用是阳离子脂质和带负电荷的核酸之间的相互作用。随着溶剂极性逐渐增加，疏水性倒胶束结构结合，形成 LNP 的核心。随着混合的继续，更多的极性脂质（如 PEG 脂质和 DSPC）覆盖在纳米沉淀物的表面。

（1）T 型接头混合

1999 年，Hirota 首次描述了在基于脂质的药物输送中使用 T 型接头混合，作为一种生产 DNA–脂质复合物的方法，提供了一种宏观混合方法的替代方法。与宏观混合方法（例如，涡旋）相比，T 型接头混合器提供了一个受控的混合环境，从而使得脂质复合物的可重复生产成为可能。当 T 型接头中的两个输入流发生碰撞时会发生快速混合，从而导致输出流发生湍流。这种生产方法也已应用于 mRNA–LNP 的生产。LNP 形成的机制是基于脂质沉淀，这是因为溶剂极性在乙醇相稀释到水相时有增加。但是，关于流量和流速比（FRR）等操作控制对多分散指数（PDI）和 mRNA–LNP 粒径的影响的可用数据有限。然而，这些变量的影响可以使用来自 LNP 生产的数据来说明，该 LNP 包含封装氧化铁纳米颗粒的三油酸甘油酯的疏水核心。对于这些系统，增加流速会导致更小的粒径。例如，在 10 ml/min 的流速下，发现颗粒尺寸为 75 nm ± 6 nm；而在 40 ml/min 的流速下，形成了更小的颗粒（36 nm ± 2 nm）。在较低流速下，与较高流速相比，PDI 更高，这表明可使用流速调整颗粒特性。

与传统方法相比，T 型接头混合器封装效率通常更高。然而，由于确保快速混合需要高流速，这种方法在实验室规模的使用受到限制，这可能难以在小规模实验室中应用。因此，T 型接头混合器是 mRNA–LNP 大规模生产的公司所需的一种生产方法。

传统 T 型接头混合器设置的替代方法是使用微流体 T 型混合器。在这些微流体设计方案中，溶液先层流然后混合，以相对较慢的扩散为特征。在扩散混合中，混合程度取决于流道的长度和两个流体接触的表面积。在较高的雷诺数下，由于流速较高，混乱的流量会提高混合效率。较短的混合时间导致传质效应的影响降低，进而避免传质效应会导致的脂质聚集和异质粒子群。Stroock 等已经表明，添加人字形结构可以改善 Y 形通道在低雷诺数下的混合，从而可以确保在较低流速下进行快速至毫秒级别的混合。这提供了准备小规模批次生产的机会，且可能优于 T 型接头混合设计。

（2）微射流混合技术

用于可重复和可扩展的方式制造的脂质体。微射流混合技术是一种连续流技术，系统内的流动具有层流特征。这些层流条件导致界面力占主导地位的有机相和水相之间有明确定义的界面。通过使用操作参数影响此界面，可以获得对尺寸和 PDI 的控制。

以当前主流的微射流混合技术来说，Pfizer/BioNTech 采用的是冲击式射流混合器 IJM，通过高压使 mRNA 溶液与脂质体溶液形成两股射流对冲混合，强烈的湍流使各组分充分混合，同时乙醇相被稀释，溶液 pH 变化，脂质体析出形成脂质纳米颗粒并与 mRNA 形成包封复合物，生产 mRNA 的规模通常在 0.1~100 g 级别。

彼得·库利斯（Pieter Cullis）小组首创了使用 SHM 通过混沌平流进行 LNP 生产的微流体混合，随后由 Precision Nanosystems 商业化。开发该方法的目的是改进对混合过程的控制并缩短混合时间。其主要特征是控制两个可混相的毫秒级混合，通常是有机相和水性缓冲液。交错的人字形混合器的结构允许两种流体有效地相互包裹，从而导致流体之间的界面呈指数级扩大，从而确保快速混合。脂质分子环境的极性突然快速增加会导致过饱和，并被认为会导致 LNP 的形成。已发现颗粒大小和大小分布受总流速和 FRR 控制。对于商业仪器，例如 NanoAssemblr，微流体方法的几何形状是预先确定的。因此，尺寸和尺寸分布不会受到微流控芯片设计的影响。结果发现，可以改变的参数（例如脂质成分和有效载荷）会影响 LNP 的大小和形态。使用 SHM 生产的 LNP 可以通过微流控芯片的并行化轻松扩大。

SHM 产生的 LNP 之间的形态差异：脂质成分不仅决定 LNP 大小，还决定形态。当使用 SHM 生产 LNP 时，可以根据冷冻透射电镜 TEM 图像区分两种不同的形态：包含电子致密核心的粒子和（多）层状纳米粒子。形态学的差异归因于脂质组成的差异以及与核酸有效载荷的相互作用。

脂质和核酸的配方和包装特性之间的相互作用在很大程度上决定了 SHM 形成的 LNP 的形态，并且这些 LNP 的电子致密形态偏离了传统的脂质体层状结构。此外，封装效率受特定脂质组合的包装特性的影响。

2. mRNA–LNP 的纯化

包封好的 mRNA–LNP 溶液中含有有机试剂、无机盐类和多种脂质等杂质，需要去除杂质并将溶液置换为中性缓冲液，而剪切力较温和的膜包或者中空纤维则为一个很好的选择，它可以去除未被包封的各种原料、杂质，从而浓缩 LNP，去除杂质同时置换缓冲液。包封好的 LNP 溶液中含有未被包封的 mRNA，使用 Seplife Oligo dT20 亲和层析，可吸附未被包封的 mRNA，大幅提高包封率。

（1）切向流过滤工艺

切向流过滤（TFF）可对 mRNA–LNP 进行浓缩、除杂质，操作体积可以从几毫升到几千升不等。TFF 是一种加压膜分离技术，即在一定的压力下，使小分子溶质和溶剂穿过一定孔径的特制的薄膜，而使大分子溶质不能透过，留在膜的一边，从而使大分子物质得到了部分的纯化。在 TFF 过程中，水溶液在压力推动下，流经膜表面，小于膜孔的溶剂（水）及小分子溶质透过膜，成为净化液（滤过液），比膜孔大的溶质及溶质团被截留，随水流排出，成为浓缩液。超滤过程为动态过滤，分离是在流动状态下完成的。溶质仅在膜表面有限沉积，超滤速率衰减到一定程度而趋于平衡，且通过清洗可以恢复。

TFF 具有诸多的优越性能，其处理量大，处理时间短，产品收率高，适用于 mRNA-LNP 的纯化。

超滤膜的材质有许多种，不同材质超滤膜的特点也不相同，一般常用的超滤膜材质有聚醚砜和再生纤维素。聚醚砜膜的通透性好，流速较快，耐酸碱能力强。再生纤维素膜的吸附率低，有利于提高收率。

在切向流过滤系统中，其工艺条件取决于具体的应用。必须考虑的重要工艺参数包括：切向流速、过膜压力、温度和产品特性（浓度、黏度）等。

这些参数中如果有任何一个发生变化，都会影响 TFF 工艺的质量和可靠性，任何 TFF 工艺的操作条件都必须通过操作细节、评估结果来确定，并在试验之后对操作条件进行必要的评估和修正。

TFF 操作过程中使用到的膜包、中空纤维及部件均可重复使用，所以确保在每次操作期间保持可靠的处理和保养可最大限度地增加膜包和中空纤维的使用寿命。

（2）亲和层析

是利用生物分子间专一的亲和力而进行分离的一种层析技术。通过将具有亲和力的两个分子中一个固定在不溶性基质上，利用分子间亲和力的特异性和可逆性，对另一个分子进行分离纯化。被固定在基质上的分子称为配体，配体和基质是共价结合的，构成亲和层析的固定相，称为亲和吸附剂。亲和层析时首先选择与待分离的生物大分子中有亲和力的物质作为配体。并将配体共价结合在适当的不溶性基质上。将制备的亲和吸附剂装柱平衡，当样品溶液通过亲和层析柱时，待分离的生物分子就与配体发生特异性的结合，从而留在固定相上；而其他杂质不能与配体结合，仍在流动相中，并随洗脱液流出，这样层析柱中就只有待分离的生物分子。通过适当的洗脱液将其从配体上洗脱下来，就得到了纯化的待分离物质。LNP 溶液中含有未被包封的 mRNA，mRNA 通常含有大量的 PolyA，使用 Seplife Oligo dT20 亲和层析，可吸附未被包封的 mRNA，大幅提高 mRNA-LNP 的纯度。

（3）除菌过滤

纯化的 mRNA-LNP 溶液在高温下不稳定，一般大规模生产需要采用除菌过滤。除菌过滤是指采用物理截留的方法去除液体中的微生物，以达到无菌药品相关质量要求。通常，除菌级过滤器指在工艺条件下每平方厘米有效过滤面积可以截留≥ 10^7 CFU（colony forming unit，集落 / 菌落形成单位）的缺陷短波单胞菌（Brevundimonas diminuta，曾用名：缺陷假单胞菌）的过滤器。除菌过滤工艺通常选用 0.22 μm（更小孔径或相同过滤效力）的除菌级过滤器。

常用的滤器厂家中，进口的有 Pall、Sartorius、Cytiva、Milipore 等，国产的有乐纯、科百特等。

（4）灌装分装

mRNA-LNP 药液可以灌装于安瓿瓶或西林瓶中。装载疫苗（尤其是新冠病毒 mRNA 疫苗）的玻璃小瓶非常难制造，因为疫苗瓶由专用玻璃制成，须耐低温且耐磨损。疫苗瓶由专用玻璃制成，通常容纳 2 ml 至 100 ml 的液体，平均高度 45 mm，宽 11.5 mm。此外疫苗瓶须保证耐低温，并且能够承受在全球范围运输中所造成的磨损。

若灌装到西林瓶中进行冻干，药液灌装后，需进行半加塞操作，即将胶塞加到玻瓶顶部，并最终在冻干机内压塞封口。

（5）mRNA-LNP 冻干

许多传统疫苗可以在 2~8℃冷藏条件下储存至少 6 个月，然而，大多数当前的 mRNA 疫苗由于稳定性差，需要储存在 -20℃或 -70℃，这严重限制了 mRNA 疫苗的仓储与配送。冻干（冷冻干燥）通常用于制药或食品行业，通过去除药物配方中的水来增加各种产品的稳定性和保质期。以冷冻干燥的形式，mRNA-LNP 疫苗可解除对于冷链系统的依赖。

冻干是在低温真空环境下将物料中的水分去除的工艺，其过程可以分为：预冻，升华干燥，解析干燥。预冻是将物料的自由水固化，防止真空干燥时产生起泡、抽缩、浓缩和溶质移动等不可逆变化，减少因温度下降引起物质的可溶性降低和物质特性的变化。升华干燥也称一次干燥或初始干燥，在此阶段冰晶升华成水蒸气逸出，从而使产品脱水干燥。解析干燥也称为二次干燥，经历过此阶段干燥后，产品中剩余的结合水将被除去。

mRNA-LNP 的冷冻干燥是一项更复杂的技术，因为冷冻和脱水过程引入了使载体结构变形的机械力，导致载体聚集、mRNA 断裂或泄漏。纳米脂质颗粒是由特定类型的脂质按一定比例，使用明确的工艺精心组装而成的。其物理化学参数，如颗粒大小、分散系数和适当的包封率，对生物性能至关重要，必须在冻干过程中和随后的储存中不发生明显变化。此外，有研究人员表明，即使 mRNA-LNP 保留了它们的完整性和包封率，由于未知原因，冻干后体内转染效率大大降低。故需在冻干前加入适宜的冻干保护剂，选择合适的冻干缓冲液，采用适当的工艺，则可大大减轻甚至消除冻干对 mRNA-LNP 的破坏。

在 mRNA-LNP 的预冻阶段，根据配方的不同需要选择合适的降温速率和恰当的最终温度。合适的降温速度能避免颗粒粒径及分散系数过大的改变，有时为追求瞬间冷冻效果会选择液氮冷冻干燥机。预冻的最终温度应低于溶液的共晶点温度或玻璃化转变温度，以保证能使悬浮 LNP 的溶液能全部冻结，否则，抽真空的时候会有少量液体“沸腾”产生气泡，使产品表面凹凸不平。冻干保护剂可以降低冷冻和融化过程对 mRNA-LNP 的损坏，目前研究较多的 LNP 冻干保护剂主要为糖类，如海藻糖、蔗糖和麦芽糖等。在宾州大学 /BioNtech 对冻干型 mRNA-LNP 的研究中使用的保护剂为 10% 蔗糖与 10% 麦芽糖。在升华干燥阶段，干燥温度应低于样品的共晶点，该阶段中，温度和压力对 mRNA-LNP 的粒径和包封率有较大影响。解析干燥温度也应防止过高，避免 LNP 双分子层结构熔融。

目前的研究中，冻干型 mRNA 疫苗展现出了在不同存放温度下良好的稳定性和体内表达活性。通过冻干工艺处理后的 mRNA-LNP 仍具备正常的免疫原性，并且关键理化参数并未发生显著改变。通过冻干工艺提升 mRNA 疫苗的热稳定性，将在未来促进 mRNA 疫苗发展方面发挥关键作用。

（6）包装

包装对保证 mRNA-LNP 在贮存期内的质量具有重要作用，应该认真对待。在包装前要先印字，印上注射剂的名称、规格及批号。目前已形成了印字、装盒、贴签及包装等一体的印包装联动机，大大提高了印包效率。

第三节　实例及应用进展

一、传染病 mRNA 疫苗

mRNA 疗法在传染病疫苗中有良好的应用前景。迄今为止，许多国家已经开展了针对新冠病毒、寨卡病毒、流感、狂犬病和巨细胞病毒等病毒性传染疾病的mRNA疫苗的临床试验。mRNA疫苗平台的一个关键优势是能够在很短的时间内进行工业化的生产，mRNA的制备避免了传统病毒性传染病疫苗生产过程中冗长的细胞培养和纯化程序以及严格的生物安全措施。一旦病毒抗原序列可用，临床规模的mRNA疫苗可以在数周内快速设计和制造。

（一）新冠病毒

2020年3月，Moderna的mRNA–1273作为第一个针对SARS–CoV–2的mRNA疫苗，仅用了42天就进入了Ⅰ期临床试验。截止2023年1月，全球已有四款新冠mRNA疫苗上市，分别为BioNTech与辉瑞合作研发的BNT162b2，以及Moderna研发的mRNA–1273、mRNA–1273.222和mRNA–1273.214。其中BNT162b2和mRNA–1273编码原始毒株S蛋白，mRNA–1273.222编码原始毒株和BA.1毒株的S蛋白，mRNA–1273.214编码原始毒株和BA.4/5毒株的S蛋白。除此之外，全球有12款新冠mRNA疫苗进入临床Ⅲ期，40多款进入临床试验阶段，占所有类型新冠疫苗的23%。

Moderna和BioNTech公司作为最早进行新冠mRNA疫苗研发的机构，研发的新冠mRNA疫苗都是基于S蛋白抗原，并使用了LNP递送系统。其中mRNA–1273和BNT162b2的Ⅲ期临床试验结果表明，预防有症状新冠肺炎的有效性分别为94.5%和95%。新冠二价mRNA疫苗mRNA–1273.214的临床Ⅱ/Ⅲ期的实验结果表明，二价疫苗作为免疫加强针，与单价mRNA–1273疫苗具有相似的安全性，触发的靶向Omicron变异株的中和抗体反应要优于以mRNA–1273作为加强针。

国内，石药集团的新型冠状病毒mRNA疫苗（SYS6006）是我国首个纳入紧急使用的mRNA疫苗；苏州艾博联合军事医学研究院、沃森生物共同研制的新冠mRNA疫苗ARCoV，斯微生物研发的新冠mRNA疫苗SW–BIC–21分别在印度尼西亚和老挝获得紧急使用授权；复星医药与BioNTech联合研制的mRNA疫苗复必泰暂未在大陆上市，但已经获得香港特区食品及卫生局许可作紧急使用。截止2023年1月，国内已有十几款新冠mRNA疫苗纳入紧急使用或进入临床试验阶段。

（二）流感病毒

流感病毒每年导致全球290,000~650,000人死亡。传统流感疫苗是鸡胚灭活流感病毒疫苗，生产时间长，纯化困难。此外，这些病毒在鸡胚中发生变异以获得最佳生长，可能会导致其对人类无效。因此，需要替代的抗原靶点和生产方法。体外转录的合成mRNA可以满足这一需求，并确保在出现全新流感毒株的情况下快速生产出疫苗。此外，也有科学家致力于研制一种无需每年修改的通用型流感疫苗，该疫苗将赋予对几种流感毒株（异源免疫）和亚型（异亚型免疫）的免疫力。目前全球多家机构开展了季节型或通用型流感mRNA疫苗研发。其中Moderna研发的mRNA–1010是一款4价mRNA流感疫苗，可以编码四种季节性流感病毒的血凝素（HA）基因，已进入临床Ⅲ期试验。BioNTech与辉瑞合作研发的4价mRNA流感疫苗BNT161随后也进入临床Ⅲ期试验[76]。

（三）呼吸道合胞病毒

呼吸道合胞病毒（Respiratory syncytial virus，RSV）是全球急性下呼吸道感染的主要原因。据估计，每年有60000名5岁以下儿童因感染呼吸道合胞病毒死亡，超过14000名65岁以上的老年人因此死亡。最初尝试研发的RSV疫苗是减活或灭活疫苗，然而在前后开展的多项研究中，全球第一个进入临床研究的辉瑞的RSV福尔马林灭活疫苗并没有起到预想中的作用，反而出现了疾病增强作用（ERD），导致接种人员在感染RSV后病情加重。由于出现了受试儿童死亡事件，FDA紧急暂停了所有 RSV 疫苗的临床研究，自此，RSV 疫苗的研发进入了相当长的沉默期。目前的 RSV 候选疫苗主要靶向高度保守的 F 蛋白，mRNA 疫苗可以通过设计编码序列来表达稳定的 F 蛋白构像。在临床前研究中，编码天然 RSV F 蛋白或稳定融合前构象的 mRNA 疫苗使用阳离子纳米乳剂或 LNPs 成功递送至体内，没有观察到 VAED 的情况。目前，Moderna 开发的成人用 RSV mRNA 疫苗 mRNA-1345 已经进入临床Ⅲ期试验，同时，儿童用 RSV mRNA 疫苗 mRNA-1345 也进入了临床Ⅰ期试验。

（四）艾滋病毒

根据联合国艾滋病规划署和世界卫生组织的最新数据，2022 年底时，全球约有 3800 万人携带 HIV 病毒，预计到 2030 年将多达 4200 万人。仅在 2020 年，新增感染 150 万例，死亡 68 万例。尽管进行了 30 多年的研究，但尚未开发出有效的疫苗，这主要是因为艾滋病毒（Human immune-deficiency virus，HIV）包膜蛋白具有显著的抗原多样性，以及隐藏关键包膜蛋白表位的密集“聚糖屏障”。由国际艾滋病疫苗倡议协会（IAVI）、Scripps 研究所、Moderna 等组织机构和公司共同开发 mRNA HIV 疫苗 mRNA-1644 在 2021 年 8 月正式启动临床试验。这是全球首个在人体中进行的 HIV 预防性 mRNA 疫苗临床试验。2022 年 12 月，一项关于该 HIV mRNA 疫苗的小型Ⅰ期临床试验显示出积极结果，研究结果表明，一种实验性 HIV 疫苗能够在 97% 的疫苗接种者体内诱导了广泛中和抗体前体反应，并且具有良好的安全性。此外，Moderna 公司的另一款 HIV 预防性三聚体 mRNA 疫苗 mRNA-1574 也已进入临床Ⅰ期试验。除此之外，BioNTech 也部署了 HIV mRNA 疫苗的研发，目前正处于临床前试验阶段。

二、肿瘤 mRNA 疫苗

大多数肿瘤疫苗与预防传染病疫苗的预防作用不同，其通常用作肿瘤的治疗。肿瘤疫苗的主要作用为诱导 $CD8^+$ T 细胞对肿瘤源性抗原产生有效的免疫反应，从而阻止肿瘤的生长[77]。肿瘤 mRNA 疫苗可以同时递送覆盖多种肿瘤特异性抗原或体细胞肿瘤突变的多种抗原，引起体液和细胞介导的免疫反应并可以减少疫苗耐药的可能性[78]，主要组织相容性复合物（major histocompatibility complex，MHC）将抗原呈递到肿瘤细胞表面，促使活化的 T 细胞通过其表面的 T 细胞受体（T-cell receptor，TCR）对肿瘤细胞进行特异性识别和杀伤，从而抑制肿瘤的生长。截至 2022 年 12 月 30 日，全球共有 51 个肿瘤 mRNA 疫苗处于临床阶段，其中进行或已完成临床Ⅰ期的有 34 个，处于临床Ⅱ期的有 26 个，目前尚无肿瘤 mRNA 疫苗进行到临床Ⅲ期，FDA 尚未批准一种基于 mRNA 的治疗性癌症疫苗[79]。

（一）国外肿瘤 mRNA 疫苗

1. BNT111

在一系列共享癌症抗原（FixVac）固定组合的 mRNA 疫苗中，BNT111 是第一种包含了共享肿瘤相关抗原的固定组合的疫苗，在 50 例患者中，超过 39 例（75%）检测到针对一种或多种肿瘤相关抗原的免疫应答，此外，BNT111 诱导 $CD4^+$ 和 $CD8^+$ T 细胞免疫应答。17 例患者接受 BNT111 联合标准抗 pd -1 治疗；其中 6 例（35%）患者出现部分缓解，2 例（12%）患者出现部分缓解且病情稳定。25 例患者接受了单药 BNT111 治疗，其中 3 例（12%）患者达到部分缓解，7 例（28%）患者达到病情稳定。FixVac BNT111 正在一项随机Ⅱ期试验（NCT04526899）中进行评估，单独或联合抗 PD-1

抗体西米普利单抗，用于抗 PD-1 难治性或复发性不可切除的Ⅲ期和Ⅳ期黑色素瘤患者[80]。

2. mRNA-4157

是一种封装在脂质纳米颗粒个性化的新生抗原癌症 mRNA 疫苗，可编码 34 种抗原。mRNA-4157 可在完全切除的实体肿瘤患者中作为单一治疗或不可切除的实体肿瘤患者中与帕母单抗联合使用，该治疗诱导了新抗原特异性 T 细胞，没有导致严重的不良事件（3 级或更严重）。13 例患者接受了 mRNA-4157 单药治疗，除 1 例患者外，所有患者尚未复发，无瘤状态最长时间已达 72 周。在接受联合治疗的 19 名可评估患者中，1 名（5%）患者在接种疫苗前有完全缓解，2 名（11%）患者有部分缓解，5 例（36%）患者病情稳定，5 例（36%）患者病情进展已证实，2 例（11%）患者病情进展未证实。在 10 例 HPV 阴性的头颈部鳞状细胞癌患者中，总缓解率为 50%：2 名患者完全缓解和 3 名患者部分缓解，同时，4 名患者疾病稳定，疾病控制率（DCR）达到 90%。目前 mRNA-4157 联用帕姆单抗治疗黑色素瘤的Ⅱb 期临床达到终点，计划于 2023 年启动Ⅲ期临床并快速拓展到其他肿瘤。该Ⅱb 期临床将肿瘤 mRNA 疫苗和 PD-1 抗体作为术后防复发的辅助治疗手段，研究表明：相比于 PD-1 抗体单药，联合治疗可以将复发或死亡风险降低 44%。

3. mRNA-5671

致癌基因 KRAS 突变是人类癌症中最常见的突变，但其靶向难度较大。例如，mRNA-5671 是 Moderna 与默沙东合作开发的癌症 mRNA 疫苗，其编码了 4 种 KRAS 突变蛋白（G12C、G12D、G12V 和 G13C），可用于治疗非小细胞肺癌（non-small-cell lung cancer，NSCLC）、结直肠癌和胰腺癌。在一项Ⅰ期多中心临床试验中，验证了 mRNA-5671 单药治疗和 mRNA-5671 与帕姆单抗联合治疗的安全性和耐受性。在 26 例Ⅳ期 NSCLC 患者的Ⅰb 期临床试验中，该疫苗联合放疗显示，84% 的患者抗原特异性免疫应答升高，80% 的患者抗原特异性抗体水平升高，40% 的患者体内产生功能 T 细胞，52% 的患者产生多种抗原特异性免疫反应[81]。

4. CV9201

是一种基于 RNActive 技术平台的癌症 mRNA 疫苗，编码 5 种非小细胞肺癌抗原。在一项Ⅰ期 / Ⅱa 期剂量递增试验中，46 名局部晚期（n=7）或转移性（n=39）NSCLC 患者以及一线治疗后病情稳定的患者接受了 5 次皮内 CV9201 注射（400~1600 μg mRNA）。该试验的主要目的是评估安全性，次要目标包括评估针对 5 种抗原的抗体和 T 细胞反应以及免疫细胞群的变化。结果表明，所有 CV9201 剂量水平均耐受良好，Ⅱa 期的推荐剂量为 1600 μg。大多数不良事件为轻度至中度注射部位反应和流感样症状。3 名（7%）患者出现 3 级相关不良事件。未发生相关的 4/5 级或相关的严重不良事件。在Ⅱa 期，63% 的可评估患者在治疗后检测到针对抗原的特异性免疫应答。在 18/30（60%）可评估患者中，活化的 $IgD^{+}CD38^{hi}$ B 细胞的频率增加了两倍以上。在Ⅱa 期，9/29（31%）可评估患者病情稳定。2 年和 3 年生存率分别为 26.7% 和 20.7%。CV9201 耐受性良好，治疗后可检测到免疫反应，支持进一步的临床研究[82]。

5. BI1361849

勃林格殷格翰公司与 CureVac 公司以及 Unilfarma 公司合作开发了一款肿瘤 mRNA 疫苗 BI-1361849。这是一款基于 RNActive 技术平台的皮内注射疫苗，包含编码 6 种肿瘤相关抗原（NY-

ESO-1、MAGE-C2、MAGE-C1、Survivin、5T4 和 MUC1）的修饰 mRNA，用于治疗非小细胞肺癌（NSCLC）。Ⅰb 期临床研究评估了 BI1361849 联合局部放疗对Ⅳ期非小细胞肺癌（NSCLC）患者的有效性和安全性（n=26）。最常报告的不良事件（AE）为轻中度注射部位反应和流感样症状，无严重不良事件。完全缓解、部分缓解、疾病稳定和疾病进展的患者数量分别为 0、1、12 和 12。中位无进展生存期和中位总生存期分别为 2.9 和 14 个月。联合低剂量放疗和标准维持疗法治疗Ⅳ期 NSCLC 患者，BI1361849 具有良好的耐受性和免疫原性。2017 年 12 月，在美国启动了 BI-1361849 与度伐利尤单抗以及替西木单抗联用治疗 NSCLC 的Ⅰ/Ⅱ期临床试验。

（二）国内肿瘤 mRNA 疫苗

1. SM-Neo-Vac-1

斯微生物的编码新生抗原个性化肿瘤 mRNA 疫苗 SM-Neo-Vac-1 在 2022 年 1 月获得澳洲Ⅰ期临床批件，并已经完成 50 μg 剂量组爬坡入组工作。SM-Neo-Vac-11 是世界范围内首个获得临床批件的自主研发国产个性化肿瘤 mRNA 疫苗。目前，该疫苗已同步在国内多家医院开展临床研究，本次与复旦大学附属中山医院合作的项目是国产个性化肿瘤 mRNA 疫苗在全球首个肝癌术后的临床研究。斯微生物个性化肿瘤 mRNA 疫苗在全球首个肝癌术后的临床研究中，通过对患者的肿瘤组织以及血液样本开展全外显子以及 RNA-seq 的测序，再利用斯微生物自主搭建的 AI 预测平台 SmartNeo，精准预测每一位患者的个性化肿瘤新抗原，并通过设计和优化获得个性化的产品序列，经过质粒以及原液快速高效地生产。最终通过斯微生物自主知识产权的新型纳米材料（Lipopolyplex，LPP）递送平台系统包裹 mRNA，通过多点注射的方式递送到患者体内，从而精准有效地激活患者特异性免疫，斯微生物的个性化肿瘤 mRNA 疫苗是一种为每个癌症患者量身定制的治疗性肿瘤疫苗[83]。

2. 靶向 Survivin DC 细胞注射液

2023 年 1 月 10 日，国家药品监督管理局药品审评中心官网信息显示，启辰生物研发的治疗脑胶质母细胞瘤的 mRNA-DC 疫苗——靶向 Survivin DC 细胞注射液获得临床试验批准（批准号：2023 LP00065），成为全球首个获批开展临床试验的靶向 Survivin 蛋白的 mRNA-DC 肿瘤治疗性疫苗产品。

启辰生物基于肿瘤相关抗原（Tumor-associated antigen，TAA）的个体化 mRNA-DC 癌症疫苗可用于治疗脑胶质母细胞瘤（GBM）和非小细胞肺癌（NSCLC），并在临床取得阶段性成果，此项临床试验共入组 10 例患者，包括 5 例晚期胶质母细胞瘤（GBM）和 5 例肺癌脑转移瘤（NSCLC），入组的 10 例脑部肿瘤患者的中位生存期显著延长，且都没有产生明显的毒副反应。对每位患者的肿瘤组织进行分子表达谱分析，并筛选到 3~13 个不等的高表达肿瘤相关抗原，采取 DC 细胞负载 mRNA 的方式制成个体化细胞疫苗，用于患者的免疫治疗。同时，联用 poly I：C、咪喹莫特作为免疫佐剂，肺癌患者部分联用抗 PD-1 单抗。该研究还对 21 例肺癌穿刺样本及 8 例肺癌脑转移瘤样本进行了 TAA 及肿瘤微环境抑制因子（TME）的分析。结果表明，大部分患者 TAA 及 TME 的表达具有较大的差异性。同时，对两例患者（1 例 GBM、1 例肺癌脑转移瘤）不同时期及不同发病部位的肿瘤病灶进行了 TAA 及 TME 分析检测，结果表明，在肿瘤进展的不同阶段，TAA 及 TME 的表达均呈现动态变化。治疗组患者的中位生存期分别为 19 个月（GBM）及 17 个月（NSCLC），而对照组患者的中位生存期则分别为 11 个月（GBM）及 7 个月（NSCLC）[84]。

第四节　小结与展望

经过数十年的研究，mRNA 疫苗已成为疫苗开发的一个有前途的技术平台。在新冠肺炎出现之前，mRNA 技术主要用于开发新的癌症治疗药物，并显示出良好的效果。新冠肺炎的大流行促进了 mRNA 疫苗平台的发展，并将其作为一种预防和治疗多种传染病的手段，新一代疫苗已逐步普及并受到越来越多的关注。与传统疫苗不同，mRNA 理论上能够表达所有抗原蛋白，可用于治疗传统药物或疫苗无力应对的多种疾病包括新型病毒、癌症等，且具有生产周期短、成本低、灵活性高、污染容易控制等优点。虽然 mRNA 疫苗有诸多优势，但其仍旧面临着运输、储存的巨大挑战。据报道，辉瑞公司的 BNT162b2 疫苗需要在超低温环境中（–70℃）储存，在 2~8℃只能存储 24 小时，大大增加了运输及储存难度；而 Moderna 表示，mRNA–1273 疫苗需要在零下 20℃条件下储存，在 2~8℃的条件下可稳定保存 30 天，因此 mRNA 疫苗在储存方面仍有许多难题需要克服，其稳定性也需要进一步的探索和优化。

（王升启，杨　静，宋更申，李航文，龙晋蓉，曹艺明，于常笑，
孙会胜，张　震，桑　野，张晋瑜，王环宇，董　开）

参考文献

[1] FANG E Y，LIU X H，LI M，et al. Advances in COVID–19mRNA vaccine development [J]. Signal Transduct Target Ther，2022，7(1)：94.

[2] XU S Q，YANG K P，LI R，et al. mRNA vaccine era–mechanisms，drug platform and clinical prospection [J]. Int J Mol Sci，2020，21(18)：6582.

[3] KIM J，EYGERIS Y，GUPTA M，et al. Self–assembled mRNA vaccines [J]. Adv Drug Deliv Rev，2021，170：83–112.

[4] 医药行业 mRNA 产业链深度报告：第三代核酸疫苗技术颠覆性创新 [EB/OL]. [2023–02–16]. https://baijiahao.baidu.com/s?id=1739666645133207038&wfr=spider&for=pc.

[5] DOLGIN E. The tangled history of mRNA vaccines [J]. Nature，2021，597(7876)：318–324.

[6] SASSO J M，AMBROSE B J B，TENCHOV R，et al. The progress and promise of RNA Medicine — An arsenal of targeted treatments [J]. J Med Chem，2022，65(10)：6975–7015.

[7] ZHANG Y B，SUN C Z，WANG C，et al. Lipids and lipid derivatives for RNA delivery [J]. Chem Rev，2021，121(20)：12181–12277.

[8] VEIGA N，GOLDSMITH M，GRANOT Y，et al. Cell specific delivery of modified mRNA expressing therapeutic proteins to leukocytes [J]. Nat Commun，2018，9(1)：4493.

[9] EYGERIS Y，GUPTA M，KIM J，et al. Chemistry of lipid nanoparticles for RNA delivery [J]. Acc Chem Res，2022，55(1)：2–12.

[10] CHAUDHARY N，WEISSMAN D，WHITEHEAD K A. mRNA vaccines for infectious diseases：Principles，delivery and clinical translation [J]. Nat Rev Drug Discov，2021，20(11)：817–838.

[11] MCCARTHY H O，MCCAFFREY J，MCCRUDDEN C M，et al. Development and characterization of self–assembling nanoparticles using a bio–inspired amphipathic peptide for gene delivery [J]. J Control Release，

2014，189：141-149.

［12］WANG Z Z，POPOWSKI K D，ZHU D S，et al. Exosomes decorated with a recombinant SARS-CoV-2 receptor-binding domain as an inhalable COVID-19 vaccine［J］. Nat Biomed Eng，2022，6(7)：791-805.

［13］国家药品监督管理局．国家药监局药审中心关于发布《新型冠状病毒预防用疫苗研发技术指导原则（试行）》等5个指导原则的通告（2020年第21号）［EB/OL］.（2020-08-14）［2023-02-17］. https://www.nmpa.gov.cn/zhuanti/yqyjzxd/yqyjxd/20200814230916157.html.

［14］World Health Organization. Evaluation of the quality，safetyand efficacy of Rna-based prophy lactic vaccines for infectiousdiseases：regulatory considerations［EB/OL］.（2020-12-02）［2023-02-17］.

［15］US Pharmacopeia. USP mRNA vaccine chapter：analytical procedures for mRNA vaccines［EB/OL］.（2022-02-10）［2023-02-17］.

［16］张辉，刘建阳，毛群颖，等．mRNA疫苗质量控制进展［J］. 药学进展，2022，46(10)：745-750.

［17］国家药典委员会．中华人民共和国药典［M］. 2020年版．北京：中国医药科技出版社，2020.

［18］VANHINSBERGH C J，CRISCUOLO A，SUTTON J N，et al. Characterization and sequence mapping of large RNA and mRNA therapeutics using mass spectrometry［J］. Anal Chem，2022，94(20)：7339-7349.

［19］ROSEMEYER M A. Physical biochemistry. Applications to biochemistry and molecular biology［J］. FEBS Lett，1978，89(2)：345.

［20］RNA Analysis for CRISPR by capillary electrophoresis with laser-induced fluorescence detection，SCIEC Technical Note：RUO-MKT-02-10432-A.

［21］BEVERLY M，DELL A，PARMAR P，et al. Label-free analysis of mRNA capping efficiency using RNase H probes and LC-MS［J］. Anal Bioanal Chem，2016，408(18)：5021-5030.

［22］VLATKOVIC I，LUDWIG J，BOROS G，et al. Ribozyme assays to quantify the capping efficiency of in vitro-transcribed mRNA［J］. Pharmaceutics，2022，14(2)：328.

［23］PASSMORE L A，COLLER J. Roles of mRNA poly（A）tails in regulation of eukaryotic gene expression［J］. Nat Rev Mol Cell Biol，2022，23(2)：93-106.

［24］BEVERLY M，HAGEN C，SLACK O. Poly A tail length analysis of in vitro transcribed mRNA by LC-MS［J］. Anal Bioanal Chem，2018，410(6)：1667-1677.

［25］WANG X，MORGAN D M，WANG G，et al. Residual DNA analysis in biologics development：Review of measurement and quantitation technologies and future directions［J］. Biotechnol Bioeng，2012，109(2)：307-317.

［26］宗萍，管玉新，孙瑞杰．DNA残留检测新技术［J］. 临床检验杂志（电子版），2019，8(3)：177.

［27］王兰，王军志．关于生物制品残余DNA质量控制问题［J］. 中国新药杂志，2011，20(8)：678-683，687.

［28］LI J Y，LIU Q，ALSAMARRI H，et al. Label-free DNA quantification via a 'pipette，aggregate and blot'（PAB）approach with magnetic silica particles on filter paper［J］. Lab Chip，2013，13(5)：955-961.

［29］GÖRANSSON J，ZARDÁN G，STRÖMBERG M，et al. Sensitive detection of bacterial DNA by magnetic nanoparticles［J］. Anal Chem，2010，82(22)：9138-9140.

［30］NUMNUAM A，KANATHARANA P，MATTIASSON B，et al. Capacitive biosensor for quantification of trace amounts of DNA［J］. Biosens Bioelectron，2009，24(8)：2559-2565.

［31］HARVEY M D，BABLEKIS V，BANKS P R，et al. Utilization of the non-covalent fluorescent dye，NanoOrange，as a potential clinical diagnostic tool. Nanomolar human serum albumin quantitation［J］. J Chromatogr B Biomed Sci Appl，2001，754(2)：345-356.

［32］JONES L J，HAUGLAND R P，SINGER V L. Development and characterization of the NanoOrange protein quantitation assay：A fluorescence-based assay of proteins in solution［J］. BioTechniques，2003，34(4)：850-854，856，858passim.

[33] HUR S. Double-stranded RNA sensors and modulators in innate immunity [J]. Annu Rev Immunol, 2019, 37: 349-375.

[34] SCHNEIDER W M, CHEVILLOTTE M D, RICE C M. Interferon-stimulated genes: A complex web of host defenses [J]. Annu Rev Immunol, 2014, 32: 513-545.

[35] DEGORCE F, CARD A, SOH S, et al. HTRF: A technology tailored for drug discovery-a review of theoretical aspects and recent applications [J]. Curr Chem Genomics, 2009, 3: 22-32.

[36] 刘晶晶，李玉华. 3 种 mRNA 疫苗 dsRNA 残留量检测方法的比较 [J]. 药物分析杂志，2022，42 (11): 1941-1946.

[37] HASSETT K J, HIGGINS J, WOODS A, et al. Impact of lipid nanoparticle size on mRNA vaccine immunogenicity [J]. J Control Release, 2021, 335: 237-246.

[38] BOLUK Y, DANUMAH C. Analysis of cellulose nanocrystal rod lengths by dynamic light scattering and electron microscopy [J]. J Nanopart Res, 2013, 16 (1): 1-7.

[39] SCHOENMAKER L, WITZIGMANN D, KULKARNI J A, et al. mRNA-lipid nanoparticle COVID-19 vaccines: Structure and stability [J]. Int J Pharm, 2021, 601: 120586.

[40] DANIEL S, KIS Z, KONTORAVDI C, et al. Quality by Design for enabling RNA platform production processes [J]. Trends Biotechnol, 2022, 40 (10): 1213-1228.

[41] JONES L J, YUE S T, CHEUNG C Y, et al. RNA quantitation by fluorescence-based solution assay: RiboGreen reagent characterization [J]. Anal Biochem, 1998, 265 (2): 368-374.

[42] SCHARITER J, HASSETT K, SMITH M, et al. Methods of making lipid nanoparticles: US20200306191 [P]. 2020-10-01.

[43] LI L, FOLEY J P, HELMY R. Simultaneous separation of small interfering RNA and lipids using ion-pair reversed-phase liquid chromatography [J]. J Chromatogr A, 2019, 1601: 145-154.

[44] LIU K T, HAN Y J, WU G H, et al. Overview of neutralization assays and international standard for detecting SARS-CoV-2neutralizing antibody [J]. Viruses, 2022, 14 (7): 1560.

[45] PACKER M, GYAWALI D, YERABOLU R, et al. A novel mechanism for the loss of mRNA activity in lipid nanoparticle delivery systems [J]. Nat Commun, 2021, 12 (1): 6777.

[46] KIS Z, KONTORAVDI C, SHATTOCK R, et al. Resources, production scales and time required for producing RNA vaccines for the global pandemic demand [J]. Vaccines, 2020, 9 (1): 3.

[47] US Food and Drug Administration. chemistry, manufacturing, and control (CMC) information for human gene therapy investigational new drug applications (inds). 2021.

[48] ROSA S S, PRAZERES D M F, AZEVEDO A M, et al. mRNA vaccines manufacturing: Challenges and bottlenecks [J]. Vaccine, 2021, 39 (16): 2190-2200.

[49] GOTE V, BOLLA P K, KOMMINENI N, et al. A comprehensive review of mRNA vaccines [J]. Int J Mol Sci, 2023, 24 (3): 2700.

[50] KIS Z, TAK K, IBRAHIM D, et al. Pandemic-response adenoviral vector and RNA vaccine manufacturing [J]. NPJ Vaccines, 2022, 7 (1): 29.

[51] OHLSON J. Plasmid manufacture is the bottleneck of the genetic medicine revolution [J]. Drug Discov Today, 2020, 25 (11): 1891-1893.

[52] EON-DUVAL A. Large-scale manufacturing of plasmid DNA for gene therapy and DNA vaccination: Part 1: The suitability of current techniques to purify plasmid without adding RNase [J]. Biopharm international, 2003, 16 (8): 48-56.

[53] RUIZ O, MILADYS, JORGE, et al. Scalable technology to produce pharmaceutical grade plasmid DNA for gene therapy//Gene Therapy – Developments and Future Perspectives [M]. InTech, 2011.

[54] VOSS C, SCHMIDT T, SCHLEEF M, et al. Effect of ammonium chloride on plasmid DNA production in high cell density batch culture for biopharmaceutical use [J]. J Chem Technol Biotechnol, 2004, 79(1): 57–62.

[55] SCHMIDT T, SCHLEEF M, FRIEHS K, et al. Hochzelldichtefermentation zur Gewinnung von Plasmid-DNA für Gentherapie und genetische Impfung [J]. BIOforum, 1999, 22: 174–177.

[56] XENOPOULOS A, PATTNAIK P. Production and purification of plasmid DNA vaccines: Is there scope for further innovation? [J]. Expert Rev Vaccines, 2014, 13(12): 1537–1551.

[57] BIRNBOIM H C, DOLY J. A rapid alkaline extraction procedure for screening recombinant plasmid DNA [J]. Nucleic Acids Res, 1979, 7(6): 1513–1523.

[58] LEVY M S, COLLINS I J, TSAI J T, et al. Removal of contaminant nucleic acids by nitrocellulose filtration during pharmaceutical-grade plasmid DNA processing [J]. J Biotechnol, 2000, 76(2/3): 197–205.

[59] URTHALER J, SCHUCHNIGG H, GARIDEL P, et al. Industrial manufacturing of plasmid-DNA products for gene vaccination and therapy [M] //Gene Vaccines. Vienna: Springer Vienna, 2011: 311–330.

[60] VOSS C, FLASCHEL E. Method for producing extra-chromosomal nucleic acid molecules: US20050244947 [P]. 2005-11-03.

[61] LI H J, BO H B, WANG J Q, et al. Separation of supercoiled from open circular forms of plasmid DNA, and biological activity detection [J]. Cytotechnology, 2011, 63(1): 7–12.

[62] BO H B, WANG J Q, CHEN Q Z, et al. Using a single hydrophobic-interaction chromatography to purify pharmaceutical-grade supercoiled plasmid DNA from other isoforms [J]. Pharm Biol, 2013, 51(1): 42–48.

[63] LATULIPPE D R, ZYDNEY A L. Size exclusion chromatography of plasmid DNA isoforms[J]. J Chromatogr A, 2009, 1216(35): 6295–6302.

[64] HITCHCOCK A G, SERGEANT J A, RAHMAN S F, et al. Scale-up of a plasmid DNA purification process [J]. BioProcess International, 2010, 8(11): 46–54.

[65] GOMES A G, AZEVEDO A M, AIRES-BARROS M R, et al. Studies on the adsorption of cell impurities from plasmid-containing lysates to phenyl boronic acid chromatographic beads[J]. J Chromatogr A, 2011, 1218(48): 8629–8637.

[66] HITCHCOCK A G, SERGEANT J A, RAHMAN S F, et al. Scale-up of a plasmid DNA purification process [J]. BioProcess International, 2010, 8(11): 46–54.

[67] HU C S, CHENG X C, LU Y X, et al. Gram-scale production of plasmid pUDK-HGF with current good manufacturing practices for gene therapy of critical limb ischemia[J]. Prep Biochem Biotechnol, 2016, 46(8): 844–849.

[68] Food and Drug Administration. Guidance for industry: Considerations for plasmid DNA vaccines for infectious disease indications [J]. Biotechnol Law Rep, 2007, 26(6): 641–648.

[69] GHANEM A, HEALEY R, ADLY F G. Current trends in separation of plasmid DNA vaccines: A review [J]. Anal Chim Acta, 2013, 760: 1–15.

[70] QUAAK S G, NUIJEN B, HAANEN J B, et al. Development and validation of an anion-exchange LC-UV method for the quantification and purity determination of the DNA plasmid pDERMATT [J]. J Pharm Biomed Anal, 2009, 49(2): 282–288.

[71] NIAZI S K. mRNA Therapeutics [M]. Boca Raton: CRC Press, 2022.

[72] LABARTA I, HOFFMAN S, SIMPKINS A. Manufacturing strategy for the production of 200million sterile doses of an mRNA vaccine for COVID-19. 2021.

[73] FAHR S, THIEL L, SENGOBA C. Mobile on-Demand (MOD) mRNA Vaccine Production: A Design and Optimal Location Study. 2021.

[74] ISSA W J, BARBERIO J L, AUNINS J G, et al. Ion exchange purification of mRNA: US10590161 [P].

2020-03-17.

[75] WEISSMAN D, PARDI N, MURAMATSU H, et al. HPLC purification of in vitro transcribed long RNA [J]. Methods Mol Biol, 2013, 969: 43-54.

[76] 角力后新冠时代, Moderna 计划解锁 mRNA 疫苗新应用 [EB/OL]. [2023-02-17]. https:// baijiahao. baidu. com/s?id=1749827905178362749&wfr=spider&for=pc

[77] COULIE P G, VAN DEN EYNDE B J, VAN DER BRUGGEN P, et al. Tumour antigens recognized by T lymphocytes: At the core of cancer immunotherapy [J]. Nat Rev Cancer, 2014, 14 (2): 135-146.

[78] MIAO L, ZHANG Y, HUANG L. mRNA vaccine for cancer immunotherapy [J]. Mol Cancer, 2021, 20 (1): 41.

[79] ClinicalTrials.gov [EB/OL]. [2023-02-17]. https://clinicaltrials.gov/.

[80] BioNTech Receives FDA Fast Track Designation for its FixVac Candidate BNT111 in Advanced Melanoma. [EB/OL]. [2023-02-17]. https://www.globenewswire.com/Newsroom.

[81] DUAN L J, WANG Q, ZHANG C L, et al. Potentialities and challenges of mRNA vaccine in cancer immunotherapy [J]. Front Immunol, 2022, 13: 923647.

[82] SEBASTIAN M, SCHRÖDER A, SCHEEL B, et al. A phase Ⅰ / Ⅱa study of the mRNA-based cancer immunotherapy CV9201 in patients with stage IIIB/IV non-small cell lung cancer [J]. Cancer Immunol Immunother, 2019, 68 (5): 799-812.

[83] 全球首个肝癌术后编码新生抗原 mRNA 个性化肿瘤疫苗进入临床 [EB/OL]. [2023-02-17]. https://mp.weixin.qq.com/s?__biz=MzA4ODY4MDE0NA==&mid=2247555730&idx=2&sn=825b5d8b4424eb0a3429309a5f694f31&chksm=9024292da753a03b68580141026fa79b4a050a9e6d8c39843c08f1fc8c4b661265118ee5b78e&scene=27.

[84] WANG Q T, NIE Y, SUN S N, et al. Tumor-associated antigen-based personalized dendritic cell vaccine in solid tumor patients [J]. Cancer Immunol Immunother, 2020, 69 (7): 1375-1387.

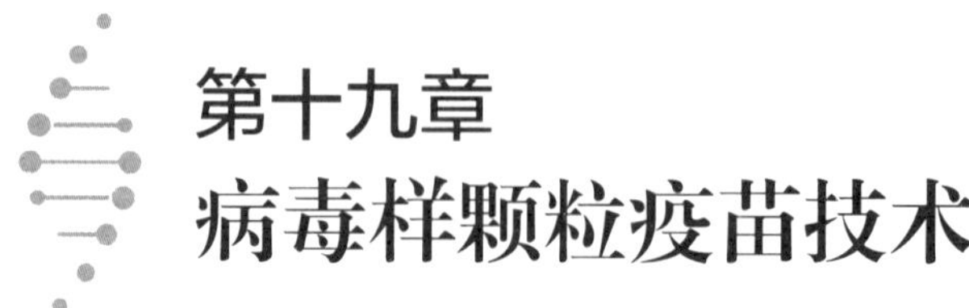

第十九章 病毒样颗粒疫苗技术

第一节 病毒样颗粒疫苗技术概述

一、病毒样颗粒概述

随着结构生物学的发展，越来越多的病毒颗粒结构可在原子水平上解析，从而加快了病毒样颗粒（virus like particles，VLPs）体外表达和正确组装的研发和应用[1-3]。广义的VLPs指的是具有病毒样、核心样、衣壳样等结构的纳米级颗粒，其在颗粒大小、颗粒对称性、自我组装能力上类似于天然病毒，但又不局限于特定的病毒结构[4]。这类VLPs不仅包含由病毒蛋白形成的颗粒，也包含由非病毒蛋白、工程蛋白等形成的具备对称性的颗粒[1,5]。狭义的VLPs是通过基因工程技术将病原体结构蛋白在外源表达系统中表达，正确折叠、组装成与病毒粒径相似的不含病毒基因组的VLPs，或者病原体在自然感染过程中结构蛋白自主装的不含病毒基因组的VLPs[5,6]。VLPs疫苗可将高度重复展示的抗原表位递呈给免疫细胞，诱导机体产生高效的体液免疫和细胞免疫[7,8]。此外，VLPs疫苗还可作为体内药物和佐剂递送系统，在预防病原体感染和肿瘤免疫治疗中发挥着无可替代的作用[9,10]。目前，已获批上市的VLPs疫苗包括乙型肝炎病毒（Hepatitis B virus，HBV）疫苗、人乳头瘤病毒（Human papillomavirus，HPV）疫苗、疟疾疫苗和戊型肝炎病毒（Hepatitis E virus，HEV）疫苗等。而针对新冠病毒、轮状病毒、肠道病毒EV71型、流感病毒、诺如病毒等的多种预防性疫苗，以及针对肿瘤、神经退行性疾病、慢性炎症等的治疗性疫苗尚处于临床试验阶段[2,6,8]。

二、病毒样颗粒的结构特点

病毒样颗粒的概念首次由Fraenkel-Conrat和Williams于1995年在描述重组烟草花叶病毒颗粒时提出[11]。之后在乙肝患者血清中首次发现并分离，在电镜下可见小的球形颗粒[7]，其仅有乙肝病毒表面抗原（hepatitis B surface antigen，HBsAg），而不含有乙肝病毒基因组。随后HBsAg在体外表达系统中成功表达，并自组装成类似于天然小球形颗粒的形态和空间结构，但不含病毒基因组[2]。因此，VLPs具有天然病毒的抗原表位和免疫原性，但失去了感染性和复制性，是重要的疫苗候选形式[6]。VLPs疫苗可克服传统疫苗中通常存在的问题，包括与减毒活疫苗相关的病原体传染、毒性逆转及突变的可能性以及与灭活疫苗相关的免疫原性降低、毒性不稳定、产量相对较低等问题。

大多数 VLPs 大小在 20~200 nm，这一粒径大小具有明显的优势，其易于进入淋巴结，并易于被抗原递呈细胞（antigen-presenting cell，APC），尤其是树突状细胞（dendritic cell，DC）摄取，从而利于通过主要组织相容性复合体（major histocompatibility complex，MHC）Ⅱ类分子进行抗原加工和呈递。VLPs 可以组装成不同的几何结构，通常为二十面体、球状或棒状的准对称结构等，具体取决于病毒的种类。通常情况下，病毒结构蛋白亚基可形成多种多聚体（二聚体、三聚体、五聚体、六聚体等），之后多聚体结构蛋白进一步聚集（五聚体、六聚体等）形成病毒颗粒，进而构成 VLPs[3, 5]。病毒结构蛋白的多聚体形式和天然的自组装能力，是形成 VLPs 的前提条件[3]。HBsAg 具有八面体对称结构，颗粒直径约 22 nm。HPV 的衣壳由 L1 和 L2 结构蛋白构成，首先由 L1 蛋白形成五聚体壳粒，之后 L1 五聚体单独或与 L2 蛋白一起组装成病毒颗粒[12]。此外，HPV 的 L1 蛋白在无 L2 蛋白的帮助下，也可单独形成 VLPs[13]。HEV 颗粒首先由开放阅读框 2（open reading frame 2，ORF2）表达的截短蛋白形成同源二聚体，之后二聚体聚集为六聚体壳粒，最后壳粒组装成二十面体对称的病毒颗粒[14]。

三、病毒样颗粒疫苗的分类

VLPs 的来源丰富、结构复杂、构建方法多样，可满足多种临床需求[2]。VLPs 疫苗可根据其来源、临床应用、包膜结构和组成成分等方式进行分类。根据 VLPs 的来源不同，VLPs 疫苗可分为天然 VLPs 和重组 VLPs。根据 VLPs 的临床应用不同，VLPs 疫苗可分为预防性疫苗和治疗性疫苗[4]。根据 VLPs 包膜结构的不同，VLPs 疫苗可分为无包膜 VLPs 和有包膜 VLPs（enveloped VLPs，eVLPs）[4, 9]，并与病原体的包膜类型息息相关。无包膜 VLPs 由病原体的一种或多种组分自组装而成，不含细胞膜成分，因此通常不包含宿主组分[15]。eVLPs 由病原体膜蛋白和细胞脂质膜组成，通常情况下病原体的一种或多种结构蛋白通过跨膜区锚定在宿主细胞膜结构上[1]。

本文重点描述根据 VLPs 的组成成分的分类方式。根据 VLPs 的组成成分不同，VLPs 疫苗可分为基于单一病毒结构蛋白自组装的 VLPs 疫苗、基于病毒结构蛋白组装的嵌合 VLPs 疫苗和基于非病毒自组装蛋白和工程化蛋白组装的嵌合 VLPs 疫苗[16]，以及内部核心含核酸、药物、多肽等的 VLPs 疫苗[4, 10]等。其中，嵌合 VLPs 指的是通过基因工程技术、化学偶联技术，将外源蛋白或表位融合在具备自组装能力的蛋白上，所形成的多抗原的 VLPs 疫苗。具备自组装能力的蛋白包括病毒结构蛋白、非病毒自组装蛋白和工程化蛋白。

（一）基于单一病毒结构蛋白自组装的 VLPs 疫苗

基于单一病毒结构蛋白自组装的 VLPs 疫苗，仅靠病毒自身的结构蛋白，以及表达系统提供的膜结构，即可完成自组装，不需要其他蛋白参与。基于单一病毒结构蛋白自组装的 VLPs 疫苗，其表面靶蛋白仅含病毒的结构蛋白，不含其余病毒蛋白或非病毒蛋白。目前，已上市或在研的绝大多数预防性 VLPs 疫苗均为基于单一病毒结构蛋白自组装的 VLPs 疫苗，其构建过程相对简单，能够引起机体的免疫反应，达到预防疾病的效果[6]。

基于单一病毒结构蛋白自组装的 VLPs 疫苗的构建需要重点考虑具备自组装能力的病原体选择、蛋白修饰对免疫原性的影响、表达系统的选择、表达工艺的优化等。只有本身具备自组装能力的病原体结构蛋白，如乙肝病毒核心抗原（hepatitis B core antigen，HBcAg）、HBsAg、HPV L1 蛋白、HEV ORF2 截断蛋白、人肠道病毒前体蛋白 P1（脊髓灰质炎病毒、柯萨奇病毒、肠道病毒 71 型）、诺如病毒 VP1 蛋白等，可构建为基于单一病毒结构蛋白自组装的 VLPs 疫苗。其中，人肠道病毒的前体蛋白 P1 可在 3CD 蛋白酶的作用下，分解为 VP0、VP1 和 VP3 蛋白，VP0 蛋白可进一步裂解为 VP2 和 VP4 蛋白。VP1、VP2、VP3 和 VP4 蛋白可组成五聚体结构，12 个五聚体结构可以构成完整的 VLPs。目前，关于肠道病毒 VLPs 疫苗的构建策略包括表达完整 ORF 片段、前体蛋白 P1 和 3CD 蛋白酶共表达、衣壳蛋白（VP0、VP1、VP3）共表达等[17]。此外，根据蛋白修饰对免疫原性的影响情况，选择合适的表达系统和生产纯化工艺，对成功构建基于单一病毒结构蛋白自组装的 VLPs 疫苗至关重要。

（二）基于病毒结构蛋白组装的嵌合 VLPs 疫苗

基于病毒结构蛋白组装的嵌合 VLPs 疫苗指的是利用某些病毒蛋白的自组装能力，构建非自我组装的异源蛋白的 VLPs 疫苗类型[18]。基于病毒结构蛋白组装的嵌合 VLPs 疫苗属于改良型 VLPs，其以病毒 VLPs 为载体，在其蛋白的有效部位插入或替换为其他病毒或肿瘤相关的抗原表位，形成一种多表位和多抗原的嵌合 VLPs 疫苗，从而诱导机体产生针对外源蛋白的免疫反应，用于病毒感染预防和肿瘤治疗[10]。

基于病毒结构蛋白组装的嵌合 VLPs 疫苗的构建需要重点考虑异源蛋白的关键免疫表位、VLPs 展示载体、免疫表位与 VLPs 展示载体的连接方式以及表位与载体的适配性等[6]。异源蛋白的 B 细胞抗原表位或 T 细胞抗原表位的筛选、免疫表位长度的筛选等，均会影响嵌合 VLPs 的效果。同样，VLPs 展示载体的选择、载体长度的选择、嵌合位点的选择，也对嵌合 VLPs 的组装和效果产生巨大影响。常用的 VLPs 展示载体包括 HBcAg VLP 载体[15]、HBsAg VLP 载体[19]、HPV L1 VLP 载体[20]、流感病毒 VLP 载体[21]、噬菌体载体（Qβ[22] 和 AP205[23]）等。HBcAg 可自发形成二十面体 VLPs 结构，外源性抗原表位可插入至 HBc 的 N 末端、C 末端或其内部免疫显性区，从而诱导机体产生针对外源性抗原的特异性免疫应答，用于抗病毒、细菌、疟原虫、肿瘤、阿尔茨海默病（淀粉样蛋白作为抗原）等疾病的疫苗设计[24]。HBsAg 颗粒具有接受和呈递外源抗原序列的良好能力，可作为嵌合抗原 VLPs 平台用于构建预防或治疗脊髓灰质炎、疟疾、登革热、人免疫缺陷病毒（HIV）等疾病的疫苗[25]。HPV L1 蛋白具有二十面体衣壳颗粒的结构特征，将 HPV L1 的 C 末端或 N 末端部分截短，可插入一定长度的外源抗原序列，可作为其他感染性疾病及治疗性疫苗的载体。流感病毒 VLP 载体可表达来自不同流行毒株的血凝素（hemagglutinin，HA）或神经氨酸酶（neuraminidase，NA）抗原表位，同时还可联合表达免疫刺激分子来增强流感的免疫原性，被用于制备广谱保护作用的通用型流感疫苗[26]。噬菌体 Qβ 和 AP205 为常用的噬菌体载体[27]，可递送各种外源抗原，主要用于非感染性疾病，如过敏[16]、肿瘤[28]、阿尔茨海默病[29]、自身免疫性疾病、高血压[30]、2 型糖尿病[31]、尼古丁依赖症[32]等的疫苗研发中。

抗原免疫表位或其他免疫刺激分子与 VLPs 展示载体的连接方式是通过基因工程技术、化学偶联技术、标签偶联技术等[33]，将抗原表位引入到载体特定区域或病毒外壳蛋白的表面[5]。其中，基因工程技术是将外源抗原基因片段与具备自我组装能力的病毒衣壳蛋白的基因片段融合，通过基因融合方式形成的嵌合 VLPs。融合方式主要有直接融合、连接子融合及蛋白替换等。化学偶联方式是指分别合成的外源抗原与 VLPs 载体，借助天然氨基酸的官能团，通过共价或非共价结合的化学修饰方式相连[34]。常用的五种天然氨基酸包括赖氨酸（氨基）、半胱氨酸（巯基）、酪氨酸（羟基）、谷氨酸和天冬氨酸（羧酸）。标签偶联技术指的是外源抗原与 VLPs 载体的末端分别融合表达一个标签和一个受体，通过标签和受体的识别和结合，实现外源抗原的附着[16]。常用的标签偶联系统包括 Biotin-Avidin、Halo Tag、Spy Tag/Spy Catcher 等[33]。

（三）基于非病毒自组装蛋白和工程化蛋白组装的嵌合 VLPs 疫苗

基于非病毒自组装蛋白和工程化蛋白组装的嵌合 VLPs 疫苗，指的是利用具有高度寡聚能力的非病毒蛋白和工程化纳米颗粒蛋白构建的含异源蛋白的 VLPs 疫苗类型[1, 18]。非病毒自组装蛋白通常含单一的蛋白成分，倾向于组装成稳定的高度寡聚的十二面体、二十面体结构等。常用的非病毒自组装蛋白包括铁蛋白、二氧四氢嘧啶合酶、二氢硫辛酰乙酰转移酶等[5]。其中，基于铁蛋白构建的呼吸道合胞病毒（Respiratory syncytial virus，RSV）纳米颗粒疫苗，在小鼠和非人灵长类动物实验中诱导产生的中和抗体滴度更高[35]。基于新型冠状病毒（SARS-CoV-2）的刺突蛋白 - 铁蛋白纳米颗粒疫苗可保护非人灵长类动物免受 SARS-CoV-2 原始毒株引起的疾病，并诱导出针对变异株的抗体保护[36]。工程化纳米颗粒蛋白指的是利用参数设计、合理计算得到的可形成二聚体、三聚体、四聚体或五聚体蛋白组分，进一步组合构建成几何对称的、高度寡聚的四面体、八面体、二十面体等复合物，如 T3+2 蛋白、O3+4CC 蛋白、I3+5CC 蛋白、T33-21 蛋白、I3-01 蛋白、I53-50 蛋白等[5]。其中，基于 I53-50 构建的 RSV 疫苗和 SARS-CoV-2 疫苗，具备二十面体构象，在动物体内的免疫原性均优于单体形式疫苗[37]。

（四）内部核心含核酸、药物、多肽等的 VLPs 疫苗

天然病毒结构蛋白内部的氨基酸残基对核酸具有亲和性，从而实现对病毒遗传物质的稳定包裹。因此，在制备 VLPs 疫苗时，通常需要通过解重聚等步骤去除内部的核酸。随着 VLPs 疫苗研究的深入，科研人员发现通过在 VLPs 内部核心额外添加的核酸，可作为佐剂，用于提高疫苗的免疫效果[38]。VLPs 内部携带的核酸大多为激活树突状细胞的佐剂，包括双链核糖核酸（double-stranded ribonucleic acid，dsRNA）、单链 RNA（single-stranded RNA，ssRNA）和非甲基化寡脱氧核苷酸（CpG oligodeoxynucleotides，CpG ODN）等，可激活 Toll 样受体（Toll-like receptors，TLR）通路[6]。核酸、药物、多肽等通常通过解聚和重聚工艺，实现 VLPs 内部核心的定位。在 VLPs 解聚状态下，大量带正电荷的精氨酸暴露，使得带负电荷的核酸佐剂与之结合。在 VLPs 重聚过程中，精氨酸一般位于病毒颗粒核心内部，因此与之结合的核酸佐剂也被包裹进入 VLPs 内部核心。噬菌体 Qβ 衣壳蛋白和 HBcAg 是常见的用于递送核酸佐剂的载体。其中，噬菌体 Qβ VLPs 常被用作嵌合 VLPs 的载体，用于增强外源抗原，如尼古丁半抗原、血管紧张素Ⅱ多肽等的免疫反应。噬菌体 Qβ 衣壳蛋白单体自组装过程中，VLPs 核心可捕获大量细菌 RNA，细菌 RNA 可作为病原体相关分子模式，由免疫细胞识别，继而发挥佐剂效应[39]。内部核心含核酸佐剂的 VLPs 疫苗被运输到树突状细胞等抗原提呈细胞后，VLPs 颗粒的蛋白外壳被降解，进而佐剂释放，并激活 TLR3、TLR7/8 和 TLR9 通路[39]。同样，VLPs 内部核心额外携带小分子化疗药物和多肽等，可作为药物的递送载体，启动机体精准的免疫反应，从而实现对肿瘤细胞的有效杀伤[10, 40]。

第二节　病毒样颗粒疫苗制备相关技术

一、病毒样颗粒疫苗的表达相关技术

依赖于不同的表达系统，目前已有 200 余种 VLPs 颗粒被制备和鉴定。常用的 VLPs 疫苗的表达

系统包括细菌表达系统、酵母细胞表达系统、昆虫细胞－杆状病毒表达载体系统、哺乳动物细胞表达系统、植物细胞表达系统以及无细胞蛋白表达体系等（表 19–1）[41, 42]。

表 19–1　制备 VLPs 疫苗的不同表达系统比较

项目	细菌表达系统	酵母细胞表达系统	昆虫细胞－杆状病毒表达载体系统	哺乳动物细胞表达系统	植物细胞表达系统	无细胞蛋白表达体系
常用宿主细胞	大肠埃希菌	酿酒酵母、毕赤酵母、汉逊酵母	Sf9、Sf21、Tn5	CHO、HEK293、Vero、BHK21	西红柿、马铃薯、烟草	不需要
外源基因存在形式	独立存在的表达质粒	表达载体整合于酵母基因组	杆状病毒重组穿梭载体	表达载体整合于细胞基因组	表达载体整合于植物细胞、病毒、细菌	独立存在的 DNA 或 mRNA
VLPs 类型	无包膜	无包膜	无包膜 / 有包膜	无包膜 / 有包膜	无包膜 / 有包膜	无包膜 / 有包膜
翻译后修饰情况	缺少翻译后修饰能力	一定程度的翻译后修饰能力	良好的糖基化、乙酰化、磷酸化修饰	准确且复杂的翻译后修饰能力	良好的翻译后修饰能力	一定程度的翻译后修饰能力
与天然蛋白相似度	★	★★	★★★	★★★★	★★	★★
外源蛋白产量	★★★★	★★★	★★★	★	★	★★
蛋白表达速度	★★★★	★★★	★★	★★★	★★	★★★
操作复杂程度	★	★★	★★★	★★★★	★★★★	★★★★
成本	★	★	★★★	★★★★	★★	★★★★
其他	内毒素引入、包涵体形成	蛋白胞外分泌、高度糖基化可能	适用于大分子蛋白的表达	细胞株稳定性差、免疫原性强	可口服途径免疫、产业化简便	适用于毒性蛋白的表达

注：★表示强度“弱”；★★表示强度“中”；★★★表示强度“较强”；★★★★表示强度“强”

（一）细菌表达系统

细菌表达系统制备疫苗通常依赖于独立存在的目的基因表达质粒，需要经过发酵、破碎、粗纯、层析、蛋白复性、再层析、佐剂配伍等步骤，其中蛋白复性过程中重组蛋白可自组装为病毒样颗粒。另外，重组蛋白的包涵体表达形式，可能是细菌表达系统所面临的特殊挑战。目前，厦门万泰生物基于大肠埃希菌表达系统，制备了 HEV VLPs 疫苗和 HPV 16/18L1 VLPs 二价疫苗，临床前数据和临床效果均显示出良好的安全性和有效性。同时，基于大肠埃希菌表达系统还可制备疟疾嵌合 VLPs 疫苗（MalariVax），该疫苗由 HBV 的核心蛋白和恶性疟原虫的环子孢子蛋白表位融合构成[43]。此外，多种基于大肠埃希菌表达系统开发的非传染性疾病的嵌合 VLPs 疫苗，如过敏、糖尿病、高血压、肿瘤、阿尔茨海默病等，也处于临床研究阶段。

细菌表达系统，尤其是大肠埃希菌表达系统，遗传背景清楚，具有放大操作简单、繁殖生长速度快、蛋白表达量高、生产成本低等优点，是生产 VLPs 疫苗常用的表达系统之一[44]。但由于细菌表达系统缺乏膜结构，因此仅适用于生产无包膜 VLPs 疫苗，并不适合用于生产有包膜 VLPs 疫苗。此外，细菌表达系统存在翻译后修饰系统缺乏、二硫键形成不完全、蛋白质溶解性差以及制备过程中可能产生内毒素等问题，制备的 VLPs 颗粒与病毒天然形式均在一定差异，因此细菌表达系统并不是构建 VLPs 的最佳表达系统。但由于细菌表达系统的操作简单、成本低，因此对于蛋白修饰对 VLPs 疫苗的免疫原性无显著影响的病原体，可以尝试使用细菌表达系统，从而提高疫苗的可及性。

（二）酵母细胞表达系统

酵母细胞表达系统作为 VLPs 疫苗的表达平台，可以表达无包膜 VLPs 和有包膜 VLPs。基于酵母表达系统已成功构建了三十余种病原体的 VLPs 疫苗，包括 HBV、HPV、尼帕病毒、诺如病毒、人细小病毒 B19、肠道病毒 71 型、柯萨奇病毒、轮状病毒、丙型肝炎病毒、登革热病毒、基孔肯尼亚热病毒（CHIKV）等[45]。目前，FDA 批准了基于酵母表达系统制备的 HBV VLPs 疫苗和 HPV L1 VLPs 疫苗。酵母细胞表达系统制备疫苗的过程包括种子库的制备、细胞的发酵、菌体收获、细胞破碎、细胞碎片和脂质去除、梯度离心和多步层析纯化、佐剂吸附、产品质控检定等。其中，大多数酵母细胞表达的 VLPs 为细胞内表达，需要经过细胞破碎工艺，但少数 VLPs 为分泌表达，可直接收获发酵液上清进行纯化。常用的酵母表达系统包括酿酒酵母、巴斯德毕赤酵母和多形汉逊酵母等。除酿酒酵母外的其他酵母细胞本身不含质粒，外源目的基因需构建在整合型穿梭质粒上，该载体可在大肠埃希菌中复制扩增，之后使用电转化法、原生质体转化法、氯化锂转化法、聚乙二醇转化法等方法进入酵母细胞，并整合到酵母细胞染色体基因组上，目的基因启动子激活后即可实现外源蛋白的表达。

酿酒酵母是第一个完成全基因组测序的真核细胞，其遗传背景清晰，使用重组酿酒酵母生产出了人类史上第一个重组乙肝 VLPs 疫苗。酿酒酵母菌株包括 S288c、A634A、BY4716、CEN.PK、SK1、BJ5464、BY4742、W303 等[46]。酿酒酵母本身含有 2μm 环质粒，因此酿酒酵母表达载体包括游离的自主复制型载体和整合于酵母染色体基因组的整合型载体。酿酒酵母天然质粒的拷贝数高，但在无选择压力时，质粒不稳定、易丢失。目前，酿酒酵母常用的整合型表达质粒包括 pYC2-E、pMIRY2、pYES2、pXP700-800 等载体[47]。酿酒酵母表达载体常用的启动子包括 ADH1、ADH2、GAL1-10、CUP1、PHO5 等[47, 48]。上述 pYC2-E 载体的蛋白表达受半乳糖激酶启动子的控制，以半乳糖为能源，启动半乳糖激酶启动子下游目的基因的转录和表达。

巴斯德毕赤酵母和多形汉逊酵母以甲醇为唯一碳源和能源，为甲醇营养型酵母表达系统。毕赤酵母具有乙醇氧化酶（aldehyde oxidase 1，AOX1）基因强启动子，该启动子以甘油、葡萄糖、乙醇作为碳源时，几乎不表达；以甲醇作为碳源时，能强烈诱导启动 AOXl 的信号转录和翻译。毕赤酵母由野生型石油酵母 Y11430 突变而来，常用菌株包括组氨酸脱氢酶缺陷型（GS115、KM71）、蛋白酶活性缺陷型（SMD1163、SMD1165、SMD1168）、甲醇利用型（甲醇利用正常型 Mut^+、甲醇利用缓慢型 Mut^s、甲醇不能利用型 Mut^-）[46]。毕赤酵母常用的表达载体为诱导型表达载体和组成型表达载体。诱导型表达载体 pPICZα-E Echo、pPIC9、pPIC9K 等，在甲醇诱导下依赖 AOX1 启动子启动目的蛋白表达[46]。组成型表达载体 pGAPZ 以磷酸甘油醛脱氢酶启动子为外源蛋白表达启动子，直接启动转录和表达，不需要诱导。毕赤酵母表达载体常用的启动子包括 AOX1、FLD1、GAP、PEX8、YPT1 等[47, 48]。

多形汉逊酵母的甲醇代谢途径关键酶、甲醇氧化酶（methanol oxidase，MOX）、甲醇脱氢酶（methanol dehydrogenase，FMD）等，在乙醇、高浓度的甘油和葡萄糖条件下，阻遏基因表达；在甲醇、低浓度的甘油和葡萄糖条件下，解除阻遏，诱导基因高表达。汉逊酵母具有生长温度宽泛、易于操作、表达产物可定位于过氧化物酶体、表达可控等优点。常用的汉逊酵母菌株包括 CBS4732

（CCY38-22-2、ATCC34438）、DL-1（NRRL-Y-7560、ATCC26012）、NCYC495（CBS1976、ATAA14754、NRLLY-1798）等[49]。汉逊酵母常用的表达质粒包括 pIHpH18IHp、pHIPX4、pGLG61、pFPMT121-MF α 1、pTPSMT-MF α 1、pHFMDG-A 等[46]。汉逊酵母表达载体常用的启动子包括 MOX、FMD、DAS、GAP、TPS 等[46-48]。

酵母细胞表达系统的遗传背景清晰，具有遗传操作方便、生长速度快、培养简单、表达蛋白产量高、生产成本效益高以及提供一定程度的转录翻译后修饰（糖基化修饰）等优点[50]，使表达的蛋白更加接近于天然蛋白，被广泛应用于 VLPs 疫苗的生产中，尤其是无包膜 VLPs 疫苗[45, 50]。其中，酿酒酵母易于操作和产业化，但菌株不稳定，存在高甘露糖糖基化问题，常被用于食品加工产业中。整合型载体可多拷贝整合于毕赤酵母和汉逊酵母基因组中，可提高外源蛋白的表达，但外源蛋白的翻译后修饰和哺乳动物有一定差异。

（三）昆虫细胞 - 杆状病毒表达载体系统

昆虫细胞 - 杆状病毒表达载体系统制备疫苗的过程包括杆状病毒转移载体的制备、表达目的蛋白的重组杆状病毒的制备、含重组杆状病毒的单克隆细胞的分离、昆虫细胞的发酵、细胞培养上清的收获、病毒样颗粒的纯化、佐剂吸附、产品质控检定（原液、半成品、成品）等。昆虫细胞 - 杆状病毒表达载体系统通常利用同源重组技术和 bac-to-bac 技术，实现外源蛋白的表达。同源重组技术指的是将线性化杆状病毒基因组和包含目的蛋白基因的杆状病毒转移载体共转染到昆虫细胞中，两者之间的同源重组可将目的基因转移到病毒基因组中，并重新激活复制必需基因。Bac-to-bac 技术则使用穿梭载体转染昆虫细胞，通过转座作用得到含外源蛋白完整转录单位载体的重组病毒，重组杆状病毒再次感染昆虫细胞后可大量表达外源蛋白。常用的昆虫细胞为 Sf9、Sf21、Tn5 等，常用的杆状病毒载体为加州多核多角体病毒、森邦比克斯核多角体病毒等。昆虫细胞 - 杆状病毒表达载体系统常用的发酵温度较低，昆虫细胞生长较为缓慢。细胞发酵完全后，加入 NP-40 等表面活性剂将昆虫细胞破碎，并通过离心等方式去除细胞碎片。之后通过密度梯度离心和层析等对 VLPs 进行纯化。经过对原液的纯度、抗原比活等进行检定后，将病毒样颗粒与佐剂配伍，制备成为疫苗成品。目前，我国批准了基于昆虫细胞 - 杆状病毒表达载体系统制备的 HPV L1 VLPs 疫苗。

昆虫细胞 - 杆状病毒表达载体系统具备真核生物蛋白翻译后修饰系统（糖基化、乙酰化、磷酸化等），含有多个强启动子使外源蛋白高效表达，并且可容纳大片段外源基因，从而表达多个外源蛋白或大分子蛋白[51]。杆状病毒特异感染节肢动物，不具对哺乳动物的感染能力，安全性好[52]。因此，基于该系统生成的重组蛋白可进行正确的折叠和修饰，VLPs 的结构和功能与天然蛋白更加相似，是生产有包膜和无包膜 VLPs 疫苗最常用的表达系统。但是，昆虫细胞生长缓慢、培养基昂贵，外源蛋白的糖基化修饰（甘露糖或海藻糖等的寡糖类）与哺乳动物细胞表达系统（唾液酸等的杂合型糖链）不同。另外，杆状病毒芽生病毒颗粒与 VLPs 的大小类似，共存于培养的上清中很难分离，因此 VLPs 疫苗的后续分离纯化困难，操作较为繁琐。

（四）哺乳动物细胞表达系统

哺乳动物细胞表达系统作为 VLPs 疫苗的表达平台，可以表达无包膜 VLPs 和有包膜 VLPs。哺乳动物细胞表达系统制备疫苗的过程包括工程细胞株的建立、细胞的发酵、细胞培养上清的收获、蛋白纯化、除菌过滤、佐剂吸附等。工程细胞株的构建和筛选是高效表达的前提，将含外源蛋白基因的表达载体转染细胞株，在合适的筛选工具辅助下，筛选出外源基因稳定整合细胞基因组、外源蛋白稳定高表达的工程细胞株，并用于后续发酵生产。大多数上市的生物制品使用 CHO、HEK293、Vero、BHK21、PER.C6、小鼠骨髓瘤样淋巴细胞（NS0 和 Sp2/0-Ag14）等细胞株进行生产[53]。对 CHO 细胞的驯化培养，筛选出了可悬浮培养且无需添加血清的细胞系，如 CHO-K1、CHO DG44、CHO-S 和 CHO DUXB11 等。其中 CHO DG44 细胞系的选择性标记为二氢叶酸还原酶（dihydrofolate reductase，DHFR），CHO-K1 的选择性标记为谷氨酰胺合成酶（glutamine synthetase，GS），这类细胞需要表达载体的辅助才可正常生长和表达[53]。

哺乳动物细胞表达系统制备 VLPs 疫苗的技术发展迅速，工程细胞株、载体设计和构建、密码子优化、基因扩增方法、转染方法、筛选工具等均有新技术和新方法出现。其中，含外源蛋白基因的表达载体的构建包括启动子筛选、脱氧核糖核酸（DNA）调控元件的筛选、多基因表达顺序和比例的调节、表达载体整合方式的优化、目的基因密码子优化、信号肽筛选等[53]。哺乳动物系统最常用的启动子为人巨细胞病毒（cytomegalovirus，CMV）启动子、SV40 启动子和 EF1α 启动子等[54]。多基因表达载体的优化包括转录因子调节元件的组合、内部核糖体进入位点（internal ribosome entry site，IRES）元件或顺反子的插入以及自切割 2A 肽序列的引入等。表达载体整合方式的优化包括基于染色质开放元件的整合系统（ubiquitous chromatin-opening elements，UCOEs）[55]、基于转座子的载体系统（PiggyBac 转座子）、靶向整合的载体平台（位点特异性重组酶系统 Cre-Lox 和 Flp-FRT 系统）[53]，从而提高整合效率。此外，人血清白蛋白、鼠血清白蛋白、组织型纤溶酶原激活剂、Ig 重链、人 IL-2、BM40 等蛋白的信号肽常被用于表达其他外源蛋白[56]。

哺乳动物细胞表达系统可以准确且复杂地完成翻译后修饰过程，重组蛋白可正确折叠、组装的 VLPs 在组成成分、分子结构、形状大小、空间构象、理化特性和生物学功能等方面均接近天然病毒蛋白，能够保证良好的免疫原性，是最理想的可用于生产有包膜和无包膜的 VLPs 疫苗的表达系统[57]。其中，CHO 细胞系来源于啮齿类动物，被人类病毒污染的风险小，是生产重组 VLPs 疫苗最常用的细胞系。然而，哺乳动物细胞表达系统的培养条件复杂、蛋白产量低、表达时间长、生产成本高、细胞株不稳定、潜在的哺乳动物病原体感染风险等，是该系统生产 VLPs 疫苗的一大挑战。此外，该系统构建的有包膜 VLPs 疫苗，在自组装过程中会携带非必需的表达细胞的膜蛋白，这可能给疫苗带来一定的副反应。

（五）植物细胞表达系统

植物细胞表达系统制备疫苗的过程包括转基因植物的构建、植物的培养和生长、外源蛋白的纯化、佐剂吸附、产品质控检定等。首先，通过转基因技术将外源蛋白基因稳定转入植物细胞基因组的方法，或使用植物病毒载体瞬时转入植物细胞的方法，构建转基因植物。随着转基因植物的扩增、培养、生长，实现重组 VLPs 在植物细胞中的表达与装配。之后收获转基因植株，进行破碎处理和外源蛋白的提取和纯化，该过程是植物细胞表达 VLPs 疫苗的关键步骤。之后对纯化的 VLPs 进行佐剂吸附和成品质控，植物细胞表达的 VLPs 疫苗的结构稳定，可经口服、黏膜等途径进行免疫。目前，常用的植物细胞包括西红柿、马铃薯、烟草和生菜等，常用的病毒载体包括豇豆花叶病毒、烟草花叶病毒等[58]。

植物细胞表达系统具有安全性好、蛋白表达较快、生产成本低廉、无哺乳动物病毒感染风险、产业化简便等优点，是新兴的 VLPs 疫苗生产的替换系统[59, 60]。植物细胞表达系统制备的 VLPs 的结构、组装和翻译后修饰与哺乳动物细胞相似，可用于研制针对人类和动物疾病的疫苗[60]。此外，植物细胞表达系统具有良好的灵活性和实用性，蛋白可在特定的细胞器、特定的植物部位、特定的植物生长阶段进行表达，工业化加工生产简单快捷。然而，植物细胞表达系统研究起步较晚，虽然生产的速度和产量等已显著提升，但 VLPs 的分离纯化具有一定难度，且植物源 VLPs 和其他细胞产生的 VLPs 具有一定差异，可能出现非预期的免疫应答。

（六）无细胞蛋白表达体系

无细胞蛋白表达体系指的是以合成的 DNA 或 mRNA 为模板，加入转录、翻译所需的底物和能量，利用细胞提取物中的酶和蛋白因子，在体外快速、高效表达目标蛋白的方法[61]。目前，基于细菌系统（大肠埃希菌）和哺乳动物细胞系统（兔网织红细胞、Hela、CHO）等的裂解物被用于重组蛋白的快速合成。其中，细菌系统裂解物制备的蛋白表达得率最高，而哺乳动物系统裂解物制备的蛋白具备天然翻译后修饰，蛋白长度完整、功能活性强。无细胞蛋白表达体系可作为体内表达系统的补充，用于生产有包膜和无包膜的 VLPs 疫苗。该体系不受细胞内复杂环境的影响，具有表达速度快、产物成分单一、蛋白产量高、可调控性强等优点，能够表达一些在体内表达系统难以构建的复杂蛋白，如毒性蛋白、非天然氨基酸替代蛋白等[62]。非天然氨基酸标记的 VLPs 可与相应蛋白质、核酸、聚乙二醇等结合，用于疾病诊断和药物递送。此外，无细胞蛋白表达体系的可控性较强，可以实现二硫键的控制，从而提高 VLPs 的稳定性。因此，无细胞蛋白表达体系具有巨大的应用潜力，但该体系的生产成本高昂、技术难度大、可扩展性有限。

二、靶抗原基因筛选相关技术

VLPs 疫苗制备过程中，首要考虑的参数为靶抗原基因序列的选择和靶抗原基因长度的确定，这是 VLPs 疫苗研究成败的关键。通常使用电镜观察技术、粒径测量技术和免疫评价技术等检测指标，评价不同靶抗原基因序列对 VLPs 形成的难易程度、VLPs 的均一性、稳定性、免疫原性等的影响[63]。首先，根据机体针对病原体产生的特异性抗体和细胞免疫反应，确定 VLPs 疫苗的靶抗原，例如 SARS-COV-2 的 Spike 蛋白、HPV 的 L1 蛋白、HBV 的 HBsAg 蛋白、恶性疟原虫的环孢子蛋白、流感病毒的 HA 蛋白等。对于具备自组装能力的靶蛋白，直接进行靶抗原的表达，构建成基于单一病毒结构蛋白自组装的 VLPs 疫苗；对于不具备自组装能力的靶抗原，需要筛选出适合的病毒自组装结构蛋白、非病毒自组装蛋白、工程化蛋白等与之共表达，构建成嵌合 VLPs 疫苗。此外，靶抗原序列的筛选需要结合已上市产品的基因序列、人群流行株代表序列、不同型别序列的保守性和交叉保护、B 细胞表位和 T 细胞表位的保守性等。

靶抗原基因长度的确定对于改变 VLPs 的胞内定位、提高 VLPs 的产量、稳定 VLPs 的结构至关重要。研究人员使用原位免疫金检测技术和电子显微镜观察技术，发现昆虫细胞 - 杆状病毒表达载体系统制备 HPV L1 VLPs 疫苗的生产过程中，L1 蛋白的 C 端核靶向和 DNA 结合信号的截短，可以防止 L1 蛋白的核定位，从而避免宿主内 VLPs 的形成[45]。同时 C 端截短形成的 L1 VLPs 疫苗的理化性质和免疫学反应的均一性、稳定性较好，目前 HPV 疫苗生产厂商多采用该策略[45]。此外，研究表明 HPV 58 型 L1 蛋白序列的 C 端氨基酸截短叠加 N 末端氨基酸的截短，可以进一步提升 VLPs 的产量[64]。因此，HPV L1 靶抗原基因长度的筛选可以提高 VLPs 的产量，从而降低生产成本，并且对 VLPs 的均一性和免疫原性有一定的提高作用。

三、纯化工艺相关技术

VLPs 疫苗的纯化工艺对疫苗安全性、抗原活性、免疫原性、稳定性等至关重要[65]。VLPs 疫苗的纯化工艺包括破碎、澄清、浓缩、捕获、层析等，部分 VLPs 疫苗还涉及解聚和重聚工艺[9, 66]。首先，根据所选发酵系统和抗原性质，判断抗原是否为胞外分泌。通常情况下，真核细胞表达系统通过有效的信号肽，可将蛋白从胞内释放到胞外，不需要进行细胞破碎步骤。而细菌和酵母表达系统则需要通过高压均质等方式将细胞裂解，从而释放抗原，以便进行下一步纯化。之后通常使用高速离心的方法，去除收获液中的细胞碎片，以减少后续纯化步骤的压力。VLPs 疫苗的澄清工艺包括深层过滤、微滤切向流过滤、超滤 / 渗滤等，进一步去除宿主细胞碎片和聚集体等的污染。VLPs 疫苗的捕获和浓缩是纯化的关键步骤，可显著减少后续操作体积，提高 VLPs 和其他杂质的比率。VLPs 的层析步骤可选择尺寸排阻层析、离子交换层析、疏水相互作用层析、亲和层析等，通过结合和洗脱的方式捕获 VLPs，去除宿主蛋白、宿主 DNA 和内毒素等，进一步提高抗原的纯度。VLPs 疫苗最终配制前，还需使用滤膜过滤器进行过滤除菌。稳定的纯化工艺可以保证抗原最终的回收率、抗原活性和纯度等，因此需制定相应的质控指标和检测方法对各纯化步骤、目标蛋白的回收率、产品关键质量属性、产品相关杂质、工艺相关杂质等的影响进行综合评估，从而实现纯化各步骤的可控。

对于 VLPs 疫苗最为特殊的纯化步骤是需要在初步纯化结束时，对纯化产物进行解聚和重聚工艺。以 HPV L1 VLPs 疫苗为例，通常使用含有还原剂的溶液对纯化产物进行稀释，使得 VLPs 解离，释放生产病毒样颗粒过程中带入的宿主 DNA 等。之后去除解离剂，在适宜的缓冲液中，VLPs 重新聚集。经过解聚和重聚过程，HPV L1 VLPs 的结构更加稳定、形态更加均一、免疫原性增强。但需要注意的是，并不是所有的 VLPs 疫苗均需进行解聚和重聚工艺。

四、制剂工艺相关技术

VLPs 疫苗制剂工艺的确定通常包括对缓冲液、稳定剂、防腐剂、表面活性剂、佐剂以及冻干疫苗的赋形剂成分等的考察，主要目的是通过合适的配方添加提高疫苗在存储、运输、应用过程中的稳定性、安全性和免疫原性[9]。VLPs 疫苗制剂工艺相关技术的确定，是以维持 VLPs 颗粒稳定性为前提的。其中，缓冲液、稳定剂、防腐剂的添加可以保护 VLPs 颗粒免受物理、化学不稳定因素的影响，佐剂的添加可以提高 VLPs 颗粒的免疫原性，冻干疫苗的赋形剂添加可最大限度地减小冻干工艺对 VLPs 颗粒的破坏。磷酸氢二钠、磷酸二氢钠、硼酸钠等常被用于疫苗的缓冲液，是制剂配方中最基础的物质。稳定剂包括糖（乳糖、蔗糖）、氨基酸（甘氨酸、L- 组氨酸）、蛋白质（重组人血白蛋白）和明胶等，可以防止 VLPs 疫苗内部发生化学反应，也可防止抗原成分附着在疫苗瓶上。表面活性剂如聚山梨酯 80（吐温 80）等，可防止疫苗成分的沉淀和结块，保持疫苗所有成分的混溶状态。铝盐（氢氧化铝、磷酸铝）、TLRs 激动剂（MEDI9197、poly I：C、CpG1018、MPL）、角鲨烯、皂苷、壳聚糖等是常见的 VLPs 佐剂成分，通过刺激特定类型的免疫反应和缓释能力，增加疫苗的免疫原性[67]。此外，VLPs 疫苗制剂工艺还应明确抗原剂量、多型别和变异株 VLPs 的剂量配比、抗原与佐剂的剂量比、抗原与佐剂的吸附工艺等。

五、质量控制与检定相关技术

全面的质量控制与检定是 VLPs 疫苗产品制备过程的重要组成部分，也是产业化放大过程中疫苗可比性研究的重要工作内容[9, 66]。VLPs 疫苗全面的质量控制与检定研究包括结构鉴定与确证、物理化学性状、纯度和杂质、效价和含量、佐剂以及药典规定的其他常规检定项目[68, 69]。VLPs 疫苗产品的结构特殊，对其原液、半成品、成品的检定需监测一些特殊指标。其中，对 VLPs 疫苗的结构鉴定与确证[9]包括氨基酸序列、氨基酸组成、N 端 /C 端测序、肽指纹图谱分析、翻译后修饰（糖基化、乙酰化、二硫键等），常用的检测方法分别是质谱法、液相色谱 - 质谱联用法、电泳法等。对 VLPs 疫苗的病毒颗粒形态、粒径大小、颗粒完整性和均一性、高级结构等[9]的检测，通常使用透射电子显微镜、冷冻电子显微镜和原子力显微镜等可视化分析技术，以及动态光散射、分子排阻 - 高效液相色谱（size exclusion–high–performance liquid chromatography，SEC–HPLC）、多角度光散射、电喷雾微分迁移率分析等技术。此外，分析超速离心法、圆二色性、差示扫描量热法、浊点分析法用于表征 VLPs 的生物物理特性，如沉降系数、二级结构、热稳定性、聚集倾向等。SDS–PAGE、SEC–HPLC、毛细管电泳法、疏水作用层析等，常用于检测 VLPs 的总纯度和完整 VLPs 颗粒的比例等。此外，由于 VLPs 疫苗可能存在解离和集合情况，在产品相关杂质的检测中，要重点关注 VLPs 的比活和体外相对效力。

第三节　病毒样颗粒疫苗的免疫特点与应用

一、病毒样颗粒疫苗的免疫特点

VLPs 的颗粒大小与病原体相似，可诱导机体产生类似于病原体感染的免疫反应，通常比重组亚单位疫苗具有更好的免疫原性[4]。VLPs 疫苗免疫机体后，可刺激产生适应性体液免疫应答和细胞免疫应答[70]。VLPs 疫苗的免疫原性依赖于病毒颗粒粒径、抗原表位密度、颗粒表面特性、立体结构等多个因素。VLPs 疫苗良好的免疫原性和保护能力在于其具备进入淋巴结的能力，并能被淋巴滤泡吸收和长期保留，可被抗原提呈细胞高效的摄取[16, 71]。VLPs 进入淋巴管并引流至淋巴结后，与 DC 表面上的模式识别受体结合，被 DC、巨噬细胞等专职 APC 吞噬摄取，可激活机体固有免疫，释放大量细胞因子，并促使 DC 的成熟[72]。摄取和加工 VLPs 后，DC 将抗原以抗原肽 –MHCⅡ类分子复合物的形式转运到细胞膜上，并递呈给 $CD4^+$T 细胞，促使初始 T 细胞的活化、增殖，并分化为 T 辅助细胞（T helper cells，Th）。其中 Th2 可辅助 B 细胞特异性体液免疫应答，Th1 可参与和辅助细胞免疫应答。此外，VLPs 还可启动 APC 的非经典抗原交叉提呈途径，将抗原以外源性 VLPs 抗原肽 –MHCⅠ类分子复合物的形式转运到细胞膜上，并提呈给 $CD8^+$T 细胞，其在 Th1 细胞的辅助下，可增殖分化为细胞毒 T 细胞，启动特异性细胞免疫反应。另外，VLPs 表面高度重复且构象正确的抗原表位，可被 B 细胞表面的功能性 B 细胞受体识别。在 Th2 细胞 CD40L 分子的共刺激信号下，B 细胞活化、增殖，并分化为浆细胞，分泌大量特异性抗体，发挥特异性体液免疫反应[70, 73]。此外，VLPs 高度重复的抗原表位还可作为非 T 细胞依赖性抗原，直接激活初始 B 细胞，而无需 Th 的辅助[10]。

二、病毒样颗粒疫苗的应用

目前，全球商业化的预防病原体感染的 VLPs 疫苗包括 HBV 疫苗、HPV 疫苗、戊肝疫苗、疟疾疫苗等（表 19–2）。重组表达 HBsAg 组成的 VLPs 疫苗，可用于预防乙肝病毒的感染，于 1986 年被批准上市。重组乙肝疫苗的安全性、可及性更好，因此重组乙肝疫苗逐渐代替血源乙肝疫苗。重组 HBsAg 疫苗为类似球状的颗粒性抗原，常用酵母表达系统和哺乳动物 CHO 细胞表达系统制备，其形态与天然乙肝病毒亚病毒颗粒高度相似[74]。其中，使用哺乳动物细胞表达系统制备的含 S、Pre–S1、Pre–S2 三种蛋白的 VLPs 疫苗，为新一代乙肝疫苗，具有良好的乙肝病毒预防保护作用。另外，研究发现 HPV L1 蛋白可单独组装成 VLPs[13]。使用酵母系统重组表达的 HPV L1 结构蛋白组成的 VLPs 疫苗，于 2006 年被批准用于宫颈癌的预防[12]。HPV L1 VLPs 疫苗为严格意义上的 VLP 结构，目前多个厂家使用酵母系统、昆虫－杆状病毒系统和细菌系统等不同的表达系统制备的 HPV 疫苗的免疫保护效果无显著差异。此外，我国 2011 年批准上市的重组表达 ORF2 截短基因编码的 p239 蛋白的 HEV 疫苗，被批准用于预防戊肝病毒感染[75]。细菌系统表达的戊肝病毒疫苗为类病毒颗粒结构，具有与天然 HEV 相似的表面结构特征，具有良好的免疫原性。疟疾疫苗为嵌合 VLPs 疫苗，以 HBsAg 为基础，并插入恶性疟原虫环孢子蛋白基因，用于预防镰状疟原虫的感染。酵母细胞表达系统制备的疟疾疫苗的形体与重组 HBsAg 疫苗类似，为类球状颗粒形式。VLPs 疫苗类似于病原体颗粒，可被抗原提呈细胞有效摄取和呈递，并诱导机体产生强烈的体液免疫应答和细胞免疫应答，其免疫保护效果优于其他疫苗形式。因此，上述商业化的 HBV 疫苗、HPV 疫苗、HEV 疫苗和疟疾疫苗，仅有 VLPs 形式的疫苗上市。

同时，研究人员正在积极研发针对 SARS–CoV–2[69, 76]、流感病毒[26]、诺如病毒[77]、轮状病毒[78]、肠道病毒 EV71 型[79]、CHIKV[80]、委内瑞拉马脑炎病毒、东方马脑炎病毒、西方马脑炎病毒[81]、RSV[82]、HIV[83]、寨卡病毒[84]、CMV[85]、恶性疟原虫[86]等感染性疾病的预防性 VLPs 疫苗（表 19–3）。新型冠状病毒 VLPs 疫苗的形态结构和免疫原性与天然病毒相似，可诱导机体产生高效的体液免疫和细胞免疫，是值得期待的二代新型冠状病毒疫苗。同样，目前常见的流感病毒疫苗为病毒裂解疫苗、减毒活疫苗、重组蛋白疫苗等，但由于流感病毒变异速度快、病毒株获取和重配难等问题的存在，亟待新一代流感疫苗的研发，而 VLPs 疫苗被视为通用型流感疫苗的候选形式。

表 19–2　商业化的 VLPs 疫苗

名称	疫苗针对的病毒或疾病	病毒遗传物质	抗原蛋白	VLPs 疫苗的表达系统	上市时间	研发单位
佳达修（Gardasil）	人乳头瘤病毒（HPV 6/11/16/18 型）	DNA 病毒	L1	酵母细胞表达系统（酿酒）	2006 年	Merck Sharp & Dohme LLC
佳达修 9（Gardasil–9）	HPV（6/11/16/18/31/33/45/52/58 型）	DNA 病毒	L1	酵母细胞表达系统（酿酒）	2007 年	Merck Sharp & Dohme LLC
希瑞适（Cervarix）	HPV（16/18 型）	DNA 病毒	L1	昆虫细胞－杆状病毒表达载体系统	2014 年	GlaxoSmithKline
馨可宁（Cecolin）	HPV（16/18 型）	DNA 病毒	L1	细菌表达系统	2020 年	厦门万泰沧海生物技术有限公司

续表

名称	疫苗针对的病毒或疾病	病毒遗传物质	抗原蛋白	VLPs 疫苗的表达系统	上市时间	研发单位
沃泽惠（Walvax）	HPV（16/18 型）	DNA 病毒	L1	酵母细胞表达系统（毕赤）	2022 年	玉溪泽润生物技术有限公司
益可宁（Hecolin）	戊型肝炎病毒（HEV）	RNA 病毒	ORF2（p239）	细菌表达系统	2012 年	厦门万泰沧海生物技术有限公司
Heplisav-B	乙型肝炎病毒（HBV）	DNA 病毒	HBsAg	酵母细胞表达系统（汉逊）	2017 年	Dynavax Technologies Corp
Engerix-B	乙型肝炎病毒（HBV）	DNA 病毒	HBsAg	酵母细胞表达系统（酿酒）	2018 年	GlaxoSmithKline
Recombivax HB	乙型肝炎病毒（HBV）	DNA 病毒	HBsAg	酵母细胞表达系统（酿酒）	2018 年	Merck Sharp & Dohme LLC
PreHevbrio（Sci-B-Vac）	乙型肝炎病毒（HBV）	DNA 病毒	S、Pre-S1、Pre-S2	哺乳动物细胞表达系统	2021 年	VBI Vaccines Inc.
重组乙型肝炎疫苗（酿酒酵母）	乙型肝炎病毒（HBV）	DNA 病毒	HBsAg	酵母细胞表达系统（酿酒）	1994 年	深圳康泰生物制品股份有限公司
重组乙型肝炎疫苗（汉逊酵母）	乙型肝炎病毒（HBV）	DNA 病毒	HBsAg	酵母细胞表达系统（汉逊）	2004 年	艾美汉信疫苗（大连）有限公司
重组乙型肝炎疫苗（CHO 细胞）	乙型肝炎病毒（HBV）	DNA 病毒	HBsAg	哺乳动物细胞表达系统	2015 年	华北制药金坦生物技术股份有限公司
Mosquirix（RTS, S/AS01）	疟疾	镰状疟原虫	HBsAg+ 恶性疟原虫环孢子蛋白	酵母细胞表达系统（酿酒）	2016 年	GlaxoSmithKline

表 19-3　在研的 VLPs 疫苗

名称	疫苗针对的病毒或疾病	遗传物质	抗原蛋白	VLPs 疫苗的表达系统	临床阶段	临床试验编号	研发单位
VBI-2901a	COVID-19 2019 冠状病毒病	RNA 病毒	MLV-Gag+SARS-CoV-2 S	哺乳动物细胞表达系统	Ⅰ期	NCT05548439	VBI Vaccines Inc.
VBI-2902a	COVID-19	RNA 病毒	MLV-Gag+SARS-CoV-2 S	哺乳动物细胞表达系统	Ⅰ期	NCT04773665	VBI Vaccines Inc.
VBI-2905a	COVID-19	RNA 病毒	MLV-Gag+SARS-CoV-2 S	哺乳动物细胞表达系统	Ⅰ期	NCT04773665	VBI Vaccines Inc.
LYB001	COVID-19	RNA 病毒	SARS-CoV-2 RBD	哺乳动物细胞表达系统	Ⅱ / Ⅲ期	NCT05137444	烟台派诺生物技术有限公司

续表

名称	疫苗针对的病毒或疾病	遗传物质	抗原蛋白	VLPs 疫苗的表达系统	临床阶段	临床试验编号	研发单位
ABNCoV2	COVID-19	RNA 病毒	Tag/Catcher-AP205+SARS-CoV-2 RBD	昆虫细胞-杆状病毒表达载体系统	Ⅰ期	NCT04839146	Bavarian Nordic
SARS-CoV-2 VLP Vaccine	COVID-19	RNA 病毒	M+N+E+ hexaproline modified S	哺乳动物细胞表达系统	Ⅰ期	NCT04818281	土耳其科学技术研究委员会
SARS-CoV-2 VLP Vaccine	COVID-19	RNA 病毒	M+N+E+ hexaproline modified S	哺乳动物细胞表达系统	Ⅱ期	NCT04962893	土耳其科学技术研究委员会
CoVLP（Covifenz）	COVID-19	RNA 病毒	流感 HA 跨膜区和胞质尾 + SARS-CoV-2 S	植物细胞表达系统	加拿大上市	NCT04662697	Medicago
CuMVTT-RBD	COVID-19	RNA 病毒	CuMVTT+ SARS-CoV-2 RBD	细菌表达系统	临床前	NA	Saiba Biotech
CuMVTT-RBM	COVID-19	RNA 病毒	CuMVTT+ SARS-CoV-2 RBM	细菌表达系统	临床前	NA	Saiba Biotech
H1 VLP	季节性流感	RNA 病毒	HA	植物细胞表达系统	Ⅰ期	NCT01302990	Medicago
H5 VLP	大流行性流感	RNA 病毒	HA	植物细胞表达系统	Ⅱ期	NCT01244867	Medicago
H7 VLP	大流行性流感	RNA 病毒	HA	植物细胞表达系统	Ⅰ期	NCT02022163	Medicago
Seasonal Quadrivalent VLP	季节性流感	RNA 病毒	HA	植物细胞表达系统	Ⅲ期	NCT03739112	Medicago
H1N1 VLP	季节性流感	RNA 病毒	HA+NA	昆虫细胞-杆状病毒表达载体系统	Ⅱ期	NCT01072799	Novavax
H5N1 VLP	大流行性流感	RNA 病毒	HA+NA	昆虫细胞-杆状病毒表达载体系统	Ⅰ/Ⅱ期	NCT00519389	Novavax
H7N9 VLP	大流行性流感	RNA 病毒	HA+NA	昆虫细胞-杆状病毒表达载体系统	Ⅰ/Ⅱ期	NCT02078674	Novavax

续表

名称	疫苗针对的病毒或疾病	遗传物质	抗原蛋白	VLPs 疫苗的表达系统	临床阶段	临床试验编号	研发单位
Quadrivalent Influenza VLP	季节性流感	RNA 病毒	HA+NA	昆虫细胞－杆状病毒表达载体系统	Ⅱ期	NCT02307851	Novavax
Influenza VLP Vaccine	季节性流感	RNA 病毒	HA+NA+M1	哺乳动物细胞表达系统	临床前	NA	Sanofi Pasteur
NoV GI.1/GII.4 Bivalent VLP Vaccine（HIL–214）	诺如病毒引起的急性胃肠炎	RNA 病毒	VP1	昆虫细胞－杆状病毒表达载体系统	Ⅱ/Ⅲ期	NCT05281094	HilleVax/Takeda
NoV GI.4/GII.4 Bivalent VLP Vaccine（rNV–2v）	诺如病毒引起的急性胃肠炎	RNA 病毒	VP1	植物细胞表达系统	Ⅰ期	NCT05508178	Icon Genetics GmbH
重组 GI.1/GII.4 型二价疫苗	诺如病毒引起的急性胃肠炎	RNA 病毒	VP1	酵母细胞表达系统（汉逊）	Ⅱ期	CTR20211467	国药中生生物技术研究院有限公司
重组 GI.1/GII.3 GII.4/GII.17 型四价疫苗	诺如病毒引起的急性胃肠炎	RNA 病毒	VP1	酵母细胞表达系统（毕赤）	Ⅰ/Ⅱ期	CTR20191769	智飞龙科马生物制药有限公司
Norovirus VLP Vaccine	诺如病毒引起的急性胃肠炎	RNA 病毒	VP1	植物细胞表达系统	临床前	NA	Medicago
MT–5625	轮状病毒	RNA 病毒	VP7+VP6+VP2+NSP4	植物细胞表达系统	Ⅰ期	NCT03507738	Medicago
重组肠道病毒 71 型疫苗	EV71 病毒引起的手足口病	RNA 病毒	衣壳蛋白前体 P1+ 非结构蛋白 3CD	酵母细胞表达系统（汉逊）	Ⅱ期	CTR20181475	深圳康泰生物制品股份有限公司
重组肠道病毒 71 型疫苗	EV71 病毒引起的手足口病	RNA 病毒	衣壳蛋白前体 P1+ 非结构蛋白 3CD	酵母细胞表达系统（汉逊）	Ⅰ期	CTR20222612	重庆博唯佰泰生物制药有限公司
PXVX0317	基孔肯尼亚热病毒（CHIKV）	RNA 病毒	C–E3–E2–6K–E1	哺乳动物细胞表达系统	Ⅲ期	NCT05072080	Emergent BioSolu tions
VRC–CHKVLP059–00–VP	基孔肯尼亚热病毒	RNA 病毒	C+E2+E1	哺乳动物细胞表达系统	Ⅱ期	NCT02562482	National Institute of Allergy and Infectious Diseases（NIAID）
VRC–WEVVLP073–00–VP	三价马脑炎病毒（EEEV+VEEV+WEEV）	RNA 病毒	C–E3–E2–6K–E1	哺乳动物细胞表达系统	Ⅰ期	NCT03879603	National Institute of Allergy and Infectious Diseases（NIAID）

续表

名称	疫苗针对的病毒或疾病	遗传物质	抗原蛋白	VLPs疫苗的表达系统	临床阶段	临床试验编号	研发单位
SRI–VEEV–01	委内瑞拉马脑炎病毒（VEEV）	RNA病毒	C–E3–E2–6K–E1	哺乳动物细胞表达系统	Ⅰ期	NCT03776994	SRI International
V–306	呼吸道合胞病毒（RSV）	RNA病毒	F–protein site II（FsII，palivizumab epitope）mimetic	哺乳动物细胞表达系统	Ⅰ期	NCT04519073	Virometix
HIV p17/p24：Ty–VLP	HIV引起的AIDS（艾滋病）	RNA病毒	HIV gag P24	酵母细胞表达系统（酿酒）	Ⅰ期	NCT00001053	National Institute of Allergy and Infectious Diseases（NIAID）
VBI–2501	寨卡病毒（ZIKV）	RNA病毒	MLV–Gag+Zika糖蛋白E+糖蛋白NS1	哺乳动物细胞表达系统	临床前	NA	VBI Vaccines Inc.
VBI–1501A	人巨细胞病毒（CMV）	DNA病毒	MLV–Gag+CMV糖蛋白gB+VSV G跨膜区和胞质尾	哺乳动物细胞表达系统	Ⅰ期	NCT02826798	VBI Vaccines Inc.
RH5.2–VLP	疟原虫感染引起的疟疾	恶性疟原虫	HBsAg+疟原虫网织红细胞结合蛋白5（Pf RH5）	昆虫细胞–杆状病毒表达载体系统	Ⅰ期	NCT05357560	University of Oxford
R21	疟原虫感染引起的疟疾	恶性疟原虫	HBsAg+疟原虫环孢子蛋白片段（CSP）	酵母细胞表达系统（毕赤）	Ⅱ期	NCT05252845	University of Oxford
Pfs25 VLP–FhCMB	疟原虫感染引起的疟疾	恶性疟原虫	LicKM载体+Pfs25（23aa–193aa）	植物细胞表达系统	Ⅰ期	NCT02013687	Fraunhofer，Center for Molecular Biotechnology
VLPM01	疟原虫感染引起的疟疾	恶性疟原虫	i–α VLP载体（CHIKV）+疟原虫环孢子蛋白片段（CSP）	哺乳动物细胞表达系统	Ⅰ期	NCT03867331	VLP Therapeutics
VLP Peanut	花生过敏	花生过敏原	CuMVTT+花生过敏原（Ara h2）	细菌表达系统	Ⅰ期	NCT05476497	Allergy Therapeutics
CYT002–NicQb	尼古丁依赖	尼古丁抗原	噬菌体Qβ衣壳蛋白+Nicotine	细菌表达系统	Ⅱ期	NCT00369616	Cytos Biotechnology AG
CYT003–QbG10	过敏性哮喘、鼻结膜炎、屋尘螨过敏	TLR9激动剂	噬菌体Qβ衣壳蛋白+CpG寡脱氧核苷酸	细菌表达系统	Ⅱ期	NCT00800332	Cytos Biotechnology AG

续表

名称	疫苗针对的病毒或疾病	遗传物质	抗原蛋白	VLPs 疫苗的表达系统	临床阶段	临床试验编号	研发单位
CYT006–AngQb	轻中度高血压	血管紧张素Ⅱ	噬菌体 Qβ 衣壳蛋白 + 血管紧张素Ⅱ（Ang Ⅱ）	细菌表达系统	Ⅱ期	NCT00710372	Cytos Biotechnology AG
CYT005–AllQbG10	对草花粉过敏的季节性过敏性鼻结膜炎	草花粉过敏原共同给药	噬菌体 Qβ 衣壳蛋白 + CpG 寡脱氧核苷酸	细菌表达系统	Ⅱ期	NCT00293904	Cytos Biotechnology AG
CYT005–AllQbG10	对屋尘螨过敏的鼻结膜炎和哮喘	屋尘螨过敏原共同给药	噬菌体 Qβ 衣壳蛋白 + CpG 寡脱氧核苷酸	细菌表达系统	Ⅱ期	NCT00574223	Cytos Biotechnology AG
CYT013–IL1bQb	2 型糖尿病	白细胞介素 1β	噬菌体 Qβ 衣壳蛋白 + 白细胞介素 1β	细菌表达系统	Ⅰ期	NCT00924105	Cytos Biotechnology AG
CAD106	阿尔兹海默症	Aβ	噬菌体 Qβ 衣壳蛋白 +Aβ 1–6 peptide	细菌表达系统	Ⅱ/Ⅲ期	NCT02565511	Novartis Pharmaceuticals
VBI–2601（BRII–179）	乙型肝炎病毒感染	DNA 病毒	S、Pre–S1、Pre–S2	哺乳动物细胞表达系统	Ⅱ期	NCT04749368	VBI Vaccines Inc.
VBI–1901	多形性胶质母细胞瘤	DNA 病毒	MLV–Gag+CMV 糖蛋白 B（gB）和磷蛋白 65（pp65）	哺乳动物细胞表达系统	Ⅰ/Ⅱ期	NCT03382977	VBI Vaccines Inc.
Vidutolimod（CMP–001）	前列腺癌	TLR9 激动剂	噬菌体 Qβ 衣壳蛋白 + CpG–A 寡脱氧核苷酸	细菌表达系统	Ⅱ期	NCT05445609	Emory University
CYT004–MelQbG10	恶性黑色素瘤	黑色素瘤自身抗原	噬菌体 Qβ 衣壳蛋白 + 黑色素瘤自身抗原 Melan–A	细菌表达系统	Ⅱ期	NCT00651703	Cytos Biotechnology AG

此外，VLPs 疫苗还被开发用于治疗非感染性疾病，其中针对花生过敏、屋尘螨过敏、草花粉过敏[16]、过敏性哮喘、尼古丁依赖[32]、高血压[41]、阿尔兹海默病[40]和 2 型糖尿病[31]等多种治疗性 VLPs 疫苗已进入临床试验阶段（表 19–3）。此外，将肿瘤特异性抗原或 TLR9 激动剂（CpG ODN）与载体蛋白结合形成的 VLPs，可用于治疗性癌症疫苗的开发，其中针对多形性胶质母细胞瘤疫苗、前列腺癌疫苗、黑色素瘤疫苗已进入临床研究阶段[10]（表 19–3）。

三、病毒样颗粒疫苗面临的挑战

病毒样颗粒疫苗具备一系列优点，但其构建和使用过程中还面临着诸多挑战。首先，VLPs 疫苗的装配难度较大。在抗原自组装的过程中，可能出现抗原表位失去自组装特性或错误组装的情况。因此，VLPs 疫苗的制备需要进行多轮的条件优化和筛选，制备过程的条件要求较高，研发难度很大。其次，VLPs 疫苗的生产成本较高。VLPs 的大规模生产工艺复杂，过滤、层析等纯化工艺繁杂，质控方法和分析方法先进且技术要求较高。为了保障疫苗的生产规模和产品质量，VLPs 疫苗的规模化生产、纯化、质控等全流程的成本均较高。此外，VLPs 制备过程中的参数改变，尤其是其下游纯化过程中可能存在的温度变化、pH 值改变、外部震荡和搅拌、溶液置换、化学处理等，会导致 VLPs 颗粒的粒径、完整性、均一性等发生改变。VLPs 疫苗的存储条件变化以及运输过程中的温度变化和震荡等，均可能影响 VLPs 疫苗的长期稳定性。

第四节　展望

病毒样颗粒疫苗具有类似天然病毒的抗原展示方式和免疫原性，并且结构稳定、质量可控、安全可靠，是疾病预防疫苗和治疗疫苗研发的理想平台。尽管病毒样颗粒疫苗的研发和生产过程面临着诸多挑战，但伴随着结构生物学、病毒学、疫苗学、免疫学的迅猛发展，众多病原体的构象愈加清晰，VLPs 的表达系统愈加丰富，结构愈加多样，研发、生产、检定等工艺愈加完善，因此 VLPs 疫苗相关技术的发展必将给疫苗研发带来更多机遇，有望成为预防新发传染病等多种病原体预防的重要手段。

（李倩倩，李智华，王佑春）

参考文献

[1] HEDDLE J G，CHAKRABORTI S，IWASAKI K. Natural and artificial protein cages：Design，structure and therapeutic applications [J]. Curr Opin Struct Biol，2017，43：148-155.

[2] ROLDÃO A，MELLADO M C M，CASTILHO L R，et al. Virus-like particles in vaccine development [J]. Expert Rev Vaccines，2010，9(10)：1149-1176.

[3] ZHANG X，XIN L，LI S W，et al. Lessons learned from successful human vaccines：Delineating key epitopes by dissecting the capsid proteins [J]. Hum Vaccin Immunother，2015，11(5)：1277-1292.

[4] YAN D，WEI Y Q，GUO H C，et al. The application of virus-like particles as vaccines and biological vehicles [J]. Appl Microbiol Biotechnol，2015，99(24)：10415-10432.

[5] NGUYEN B，TOLIA N H. Protein-based antigen presentation platforms for nanoparticle vaccines [J]. NPJ Vaccines，2021，6(1)：70.

[6] MOHSEN M O，BACHMANN M F. Virus-like particle vaccinology，from bench to bedside [J]. Cell Mol Immunol，2022，19(9)：993-1011.

[7] CHROBOCZEK J，SZURGOT I，SZOLAJSKA E. Virus-like particles as vaccine [J]. Acta Biochim Pol，2014，

61（3）：531–539.

［8］MOHSEN M O，ZHA L S，CABRAL–MIRANDA G，et al. Major findings and recent advances in virus–like particle（VLP）–based vaccines［J］. Semin Immunol，2017，34：123–132.

［9］NOORAEI S，BAHRULOLUM H，HOSEINI Z S，et al. Virus–like particles：Preparation，immunogenicity and their roles as nanovaccines and drug nanocarriers［J］. J Nanobiotechnology，2021，19（1）：59.

［10］MOHSEN M O，SPEISER D E，KNUTH A，et al. Virus–like particles for vaccination against cancer［J］. Wiley Interdiscip Rev Nanomed Nanobiotechnol，2020，12（1）：e1579.

［11］FRAENKEL–CONRAT H，WILLIAMS R C. Reconstitution of active tobacco mosaic virus from its inactive protein and nucleic acid components［J］. Proc Natl Acad Sci USA，1955，41（10）：690–698.

［12］WANG R J，PAN W，JIN L，et al. Human papillomavirus vaccine against cervical cancer：Opportunity and challenge［J］. Cancer Lett，2020，471：88–102.

［13］BISHOP B，DASGUPTA J，KLEIN M，et al. Crystal structures of four types of human papillomavirus L1 capsid proteins：Understanding the specificity of neutralizing monoclonal antibodies［J］. J Biol Chem，2007，282（43）：31803–31811.

［14］GUU T S，LIU Z，YE Q Z，et al. Structure of the hepatitis E virus–like particle suggests mechanisms for virus assembly and receptor binding［J］. Proc Natl Acad Sci U S A，2009，106（31）：12992–12997.

［15］ARORA U，TYAGI P，SWAMINATHAN S，et al. Chimeric Hepatitis B core antigen virus–like particles displaying the envelope domain III of dengue virus type 2［J］. J Nanobiotechnology，2012，10：30.

［16］PECHSRICHUANG P，NAMWONGNAO S，JACQUET A. Bioengineering of virus–like particles for the prevention or treatment of allergic diseases［J］. Allergy Asthma Immunol Res，2021，13（1）：23–41.

［17］BELLO A M，ROSHORM Y M. Recent progress and advances towards developing enterovirus 71 vaccines for effective protection against human hand，foot and mouth disease（HFMD）［J］. Biologicals，2022，79：1–9.

［18］LóPEZ–SAGASETA J，MALITO E，RAPPUOLI R，et al. Self–assembling protein nanoparticles in the design of vaccines［J］. Comput Struct Biotechnol J，2015，14：58–68.

［19］HO J K T，JEEVAN–RAJ B，NETTER H J. Hepatitis B virus（HBV）subviral particles as protective vaccines and vaccine platforms［J］. Viruses，2020，12（2）：126.

［20］HUBER B，SCHELLENBACHER C，SHAFTI–KERAMAT S，et al. Chimeric L2–based virus–like particle（VLP）vaccines targeting cutaneous human papillomaviruses（HPV）［J］. PLoS One，2017，12（1）：e0169533.

［21］KAEWBORISUTH C，WANITCHANG A，KOONPAEW S，et al. Chimeric virus–like particle–based COVID–19 vaccine confers strong protection against SARS–CoV–2 viremia in K18–hACE2mice［J］. Vaccines，2022，10（5）：786.

［22］TISSOT A C，SPOHN G，JENNINGS G T，et al. A VLP–based vaccine against interleukin–1 α protects mice from atherosclerosis［J］. Eur J Immunol，2013，43（3）：716–722.

［23］LIU X L，CHANG X Y，ROTHEN D，et al. AP205 VLPs based on dimerized capsid proteins accommodate RBM domain of SARS–CoV–2 and serve as an attractive vaccine candidate［J］. Vaccines，2021，9（4）：403.

［24］ROOSE K，BAETS S D，SCHEPENS B，et al. Hepatitis B core–based virus–like particles to present heterologous epitopes［J］. Expert Rev Vaccines，2013，12（2）：183–198.

［25］MARINI A，ZHOU Y，LI Y Y，et al. A universal plug–and–display vaccine carrier based on HBsAg VLP to maximize effective antibody response［J］. Front Immunol，2019，10：2931.

［26］KESHAVARZ M，MIRZAEI H，SALEMI M，et al. Influenza vaccine：Where are we and where do we go?［J］. Rev Med Virol，2019，29（1）：e2014.

［27］PUMPENS P，RENHOFA R，DISHLERS A，et al. The true story and advantages of RNA phage capsids as nanotools [J]. Intervirology, 2016, 59(2): 74–110.

[28] SABREE S A, LEMKE-MILTNER C D, BLACKWELL S E, et al. Monocytes exposed to immune complexes reduce pDC type 1 interferon response to vidutolimod [J]. Vaccines, 2021, 9(9): 982.

[29] WIESSNER C, WIEDERHOLD K H, TISSOT A C, et al. The second-generation active A β immunotherapy CAD106 reduces amyloid accumulation in APP transgenic mice while minimizing potential side effects [J]. J Neurosci, 2011, 31(25): 9323–9331.

[30] TISSOT A C, MAURER P, NUSSBERGER J, et al. Effect of immunisation against angiotensin II with CYT006-AngQb on ambulatory blood pressure: A double-blind, randomised, placebo-controlled phase IIa study [J]. Lancet, 2008, 371(9615): 821–827.

[31] SPOHN G, SCHORI C, KELLER I, et al. Preclinical efficacy and safety of an anti-IL-1 β vaccine for the treatment of type 2 diabetes [J]. Mol Ther Methods Clin Dev, 2014, 1: 14048.

[32] MCCLUSKIE M J, THORN J, GERVAIS D P, et al. Anti-nicotine vaccines: Comparison of adjuvanted CRM197 and qb-VLP conjugate formulations for immunogenicity and function in non-human Primates [J]. Int Immunopharmacol, 2015, 29(2): 663–671.

[33] BRUNE K D, HOWARTH M. New routes and opportunities for modular construction of particulate vaccines: Stick, click, and glue [J]. Front Immunol, 2018, 9: 1432.

[34] SHIMP R L Jr, ROWE C, REITER K, et al. Development of a Pfs25-EPA malaria transmission blocking vaccine as a chemically conjugated nanoparticle [J]. Vaccine, 2013, 31(28): 2954–2962.

[35] SWANSON K A, RAINHO-TOMKO J N, WILLIAMS Z P, et al. A respiratory syncytial virus (RSV) F protein nanoparticle vaccine focuses antibody responses to a conserved neutralization domain [J]. Sci Immunol, 2020, 5(47): eaba6466.

[36] JOYCE M G, KING H A D, ELAKHAL-NAOUAR I, et al. A SARS-CoV-2 ferritin nanoparticle vaccine elicits protective immune responses in nonhuman Primates [J]. Sci Transl Med, 2022, 14(632): eabi5735.

[37] MARCANDALLI J, FIALA B, OLS S, et al. Induction of potent neutralizing antibody responses by a designed protein nanoparticle vaccine for respiratory syncytial virus [J]. Cell, 2019, 176(6): 1420–1431, e17.

[38] FENG C, LI Y J, FERDOWS B E, et al. Emerging vaccine nanotechnology: From defense against infection to sniping cancer [J]. Acta Pharm Sin B, 2022, 12(5): 2206–2223.

[39] AKACHE B, WEERATNA R D, DEORA A, et al. Anti-IgE qb-VLP conjugate vaccine self-adjuvants through activation of TLR7 [J]. Vaccines, 2016, 4(1): 3.

[40] CHEN F M, WANG Y J, GAO J, et al. Nanobiomaterial-based vaccination immunotherapy of cancer [J]. Biomaterials, 2021, 270: 120709.

[41] LU W, ZHAO Z Z, HUANG Y W, et al. Review: A systematic review of virus-like particles of coronavirus: Assembly, generation, chimerism and their application in basic research and in the clinic [J]. Int J Biol Macromol, 2022, 200: 487–497.

[42] FUENMAYOR J, GÒDIA F, CERVERA L. Production of virus-like particles for vaccines [J]. N Biotechnol, 2017, 39 (Pt B): 174–180.

[43] NARDIN E H, OLIVEIRA G A, CALVO-CALLE J M, et al. Phase I testing of a malaria vaccine composed of hepatitis B virus core particles expressing *Plasmodium falciparum* circumsporozoite epitopes [J]. Infect Immun, 2004, 72(11): 6519–6527.

[44] WAHOME N, COOPER A, THAPA P, et al. Production of well-characterized virus-like particles in an *Escherichia coli*-based expression platform for preclinical vaccine assessments [J]. Methods Mol Biol, 2016, 1404: 437–457.

[45] KIM H J, KIM H J. Yeast as an expression system for producing virus-like particles: What factors do we need to

consider? [J]. Lett Appl Microbiol, 2017, 64 (2): 111–123.

[46] BAGHBAN R, FARAJNIA S, RAJABIBAZL M, et al. Yeast expression systems: Overview and recent advances [J]. Mol Biotechnol, 2019, 61 (5): 365–384.

[47] CELIK E, CALIK P. Production of recombinant proteins by yeast cells [J]. Biotechnol Adv, 2012, 30 (5): 1108–1118.

[48] GÜNDÜZ ERGÜN B, HÜCCETO ULLARI D, ÖZTÜRK S, et al. Established and upcoming yeast expression systems [J]. Methods Mol Biol, 2019, 1923: 1–74.

[49] STÖCKMANN C, SCHEIDLE M, DITTRICH B, et al. Process development in *Hansenula polymorpha* and Arxula adeninivorans, a re-assessment [J]. Microb Cell Fact, 2009, 8: 22.

[50] WETZEL D, ROLF T, SUCKOW M, et al. Establishment of a yeast-based VLP platform for antigen presentation [J]. Microb Cell Fact, 2018, 17 (1): 17.

[51] GOPAL R, SCHNEEMANN A. Production and application of insect virus-based VLPs [J]. Methods Mol Biol, 2018, 1776: 125–141.

[52] LIU F X, WU XD, LI L, et al. Use of baculovirus expression system for generation of virus-like particles: Successes and challenges [J]. Protein Expr Purif, 2013, 90 (2): 104–116.

[53] ZHU J, HATTON D. New mammalian expression systems[J]. Adv Biochem Eng Biotechnol, 2018, 165: 9–50.

[54] JAZAYERI S H, AMIRI-YEKTA A, BAHRAMI S, et al. Vector and cell line engineering technologies toward recombinant protein expression in mammalian cell lines [J]. Appl Biochem Biotechnol, 2018, 185 (4): 986–1003.

[55] ZHU J W. Mammalian cell protein expression for biopharmaceutical production [J]. Biotechnol Adv, 2012, 30 (5): 1158–1170.

[56] CHO H J, OH B M, KIM J T, et al. Efficient interleukin-21 production by optimization of Codon and signal peptide in Chinese Hamster ovarian cells [J]. J Microbiol Biotechnol, 2019, 29 (2): 304–310.

[57] BUFFIN S, PEUBEZ I, BARRIÈRE F, et al. Influenza A and B virus-like particles produced in mammalian cells are highly immunogenic and induce functional antibodies [J]. Vaccine, 2019, 37 (46): 6857–6867.

[58] BALKE I, ZELTINS A. Use of plant viruses and virus-like particles for the creation of novel vaccines [J]. Adv Drug Deliv Rev, 2019, 145: 119–129.

[59] BALKE I, ZELTINS A. Recent advances in the use of plant virus-like particles as vaccines [J]. Viruses, 2020, 12 (3): 270.

[60] HEMMATI F, HEMMATI-DINARVAND M, KARIMZADE M, et al. Plant-derived VLP: A worthy platform to produce vaccine against SARS-CoV-2 [J]. Biotechnol Lett, 2022, 44 (1): 45–57.

[61] PEREZ J G, STARK J C, JEWETT M C. Cell-free synthetic biology: Engineering beyond the cell [J]. Cold Spring Harb Perspect Biol, 2016, 8 (12): a023853.

[62] CHIBA C H, KNIRSCH M C, AZZONI A R, et al. Cell-free protein synthesis: Advances on production process for biopharmaceuticals and immunobiological products [J]. Biotechniques, 2021, 70 (2): 126–133.

[63] CHARLTON HUME H K, VIDIGAL J, CARRONDO M J T, et al. Synthetic biology for bioengineering virus-like particle vaccines [J]. Biotechnol Bioeng, 2019, 116 (4): 919–935.

[64] WANG Z R, ZHANG T, XU X M. Combined truncations at both N- and C-terminus of human papillomavirus type 58L1 enhanced the yield of virus-like particles produced in a baculovirus system [J]. J Virol Methods, 2022, 301: 114403.

[65] VICENTE T, ROLDÃO A, PEIXOTO C, et al. Large-scale production and purification of VLP-based vaccines [J]. J Invertebr Pathol, 2011, 107 (Suppl): S42–S48.

[66] ZELTINS A. Construction and characterization of virus-like particles: A review [J]. Mol Biotechnol, 2013,

53 (1): 92–107.

[67] CIMICA V, GALARZA J M. Adjuvant formulations for virus–like particle (VLP) based vaccines [J]. Clin Immunol, 2017, 183: 99–108.

[68] KUROKAWA N, LAVOIE P O, D'AOUST M A, et al. Development and characterization of a plant–derived rotavirus–like particle vaccine [J]. Vaccine, 2021, 39 (35): 4979–4987.

[69] YILMAZ I C, IPEKOGLU E M, BULBUL A, et al. Development and preclinical evaluation of virus–like particle vaccine against COVID–19 infection [J]. Allergy, 2022, 77 (1): 258–270.

[70] CAI X D, ZHENG W H, PAN S K, et al. A virus–like particle of the hepatitis B virus preS antigen elicits robust neutralizing antibodies and T cell responses in mice [J]. Antiviral Res, 2018, 149: 48–57.

[71] REDDY S T, VAN DER VLIES A J, SIMEONI E, et al. Exploiting lymphatic transport and complement activation in nanoparticle vaccines [J]. Nat Biotechnol, 2007, 25 (10): 1159–1164.

[72] MOHSEN M O, GOMES A C, VOGEL M, et al. Interaction of viral capsid–derived virus–like particles (VLPs) with the innate immune system [J]. Vaccines, 2018, 6 (3): 37.

[73] SINGH A. Eliciting B cell immunity against infectious diseases using nanovaccines [J]. Nat Nanotechnol, 2021, 16 (1): 16–24.

[74] LEBOSSÉ F, ZOULIM F. Hepatitis B vaccine and liver cancer [J]. Bull Cancer, 2021, 108 (1): 90–101.

[75] LI S W, ZHAO Q J, WU T, et al. The development of a recombinant hepatitis E vaccine HEV 239 [J]. Hum Vaccin Immunother, 2015, 11 (4): 908–914.

[76] KARPI SKI T M, O AROWSKI M, SEREMAK–MROZIKIEWICZ A, et al. The 2020 race towards SARS–CoV–2 specific vaccines [J]. Theranostics, 2021, 11 (4): 1690–1702.

[77] LAMPINEN V, HEINIMÄKI S, LAITINEN O H, et al. Modular vaccine platform based on the norovirus–like particle [J]. J Nanobiotechnology, 2021, 19 (1): 25.

[78] CHANGOTRA H, VIJ A. Rotavirus virus–like particles (RV–VLPs) vaccines: An update [J]. Rev Med Virol, 2017, 27 (6): e1954.

[79] WANG Z Y, ZHOU C L, GAO F, et al. Preclinical evaluation of recombinant HFMD vaccine based on enterovirus 71 (EV71) virus–like particles (VLP): Immunogenicity, efficacy and toxicology [J]. Vaccine, 2021, 39 (31): 4296–4305.

[80] CHEN G L, COATES E E, PLUMMER S H, et al. Effect of a chikungunya virus–like particle vaccine on safety and tolerability outcomes: A randomized clinical trial [J]. JAMA, 2020, 323 (14): 1369–1377.

[81] COATES E E, EDUPUGANTI S, CHEN G L, et al. Safety and immunogenicity of a trivalent virus–like particle vaccine against western, eastern, and Venezuelan equine encephalitis viruses: A phase 1, open–label, dose–escalation, randomised clinical trial [J]. Lancet Infect Dis, 2022, 22 (8): 1210–1220.

[82] QUAN F S, BASAK S, CHU K B, et al. Progress in the development of virus–like particle vaccines against respiratory viruses [J]. Expert Rev Vaccines, 2020, 19 (1): 11–24.

[83] CHEN C W, SAUBI N, JOSEPH–MUNNÉ J. Design concepts of virus–like particle–based HIV–1 vaccines [J]. Front Immunol, 2020, 11: 573157.

[84] LIN H H, YIP B S, HUANG L M, et al. Zika virus structural biology and progress in vaccine development [J]. Biotechnol Adv, 2018, 36 (1): 47–53.

[85] PEROTTI M, PEREZ L. Virus–like particles and nanoparticles for vaccine development against HCMV [J]. Viruses, 2019, 12 (1): 35.

[86] JELÍNKOVÁ L, JHUN H, EATON A, et al. An epitope–based malaria vaccine targeting the junctional region of circumsporozoite protein [J]. NPJ Vaccines, 2021, 6 (1): 13.

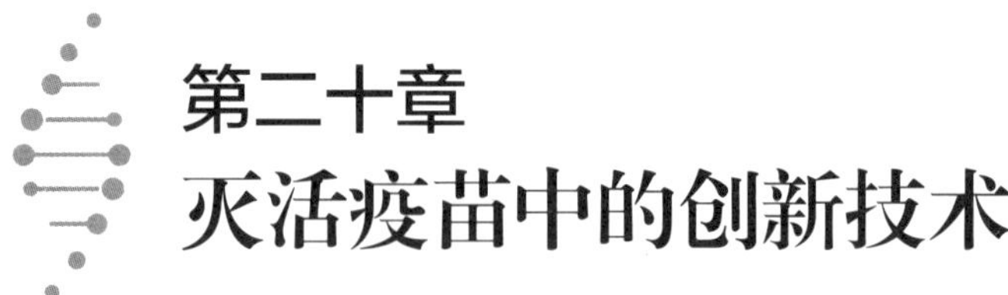

第二十章 灭活疫苗中的创新技术

第一节 灭活疫苗概述

一、灭活疫苗简介

早在1886年就有研究人员利用热灭活的细菌对鸽子进行免疫接种[1]，向科学界证明用灭活的病原体进行免疫接种可以提供预防传染病的保护效果。在20世纪初，人类开发出治疗伤寒、霍乱和鼠疫的第一批灭活细菌疫苗。而病毒灭活疫苗的开发相对较晚，在研究出支持病毒在宿主生物体外复制的细胞培养方法后，病毒灭活疫苗才开始大规模生产。灭活疫苗不是活疫苗，不能复制，这些疫苗即使在免疫缺陷者体内也不会致病。与减毒活疫苗相比，灭活疫苗受循环抗体的影响较小，因此可以在血液中存在抗体时接种，如婴儿期或接种含抗体的血液制品后接种。

灭活疫苗提供的免疫力通常不如减毒活疫苗持久。需要长期多次接种才能获得持续的免疫力。一般来说，第一剂不会产生保护性免疫，但会“激发”免疫系统。第二或第三剂后，保护性免疫反应开始产生。减毒活疫苗产生的免疫反应与自然感染非常相似，而灭活疫苗则不同，其免疫反应主要是抗体的产生。几乎不会产生细胞免疫。针对灭活抗原的抗体滴度会随着时间的推移而降低。因此，某些灭活疫苗可能需要定期加强免疫以提高抗体滴度。

灭活疫苗包括全细胞灭活疫苗，如脊髓灰质炎病毒（Poliomyelitis virus，PV）、甲型肝炎病毒（Hapatitis A virus，HAV）和狂犬病毒（Rabies virus，RV）疫苗；类毒素灭活疫苗，如白喉和破伤风类毒素。

（一）全细胞灭活疫苗

全细胞灭活疫苗是通过物理或化学方法杀死细菌或病毒，配合佐剂而制成的疫苗。全细胞灭活疫苗生产方法相对容易实现，并且与活疫苗相比，安全性有所提高。至今，已有多款全病毒灭活疫苗获得许可，例如脊髓灰质炎病毒、甲型肝炎病毒、流感病毒、狂犬病毒、日本脑炎病毒（Japanese encephalitis virus，JEV）和新型冠状病毒等。

一般来说，所有灭活病毒疫苗都遵循类似的生产过程。首先，病原体在底物上培养以产生大量抗原。过去几十年间，疫苗制造商使用原代细胞、组织、鸡胚甚至动物作为病毒繁殖的底物[2]。现今，疫苗制造商逐渐转向在连续细胞系上培养病毒，这样可以降低生产成本，提高疫苗安全性[3]。在病毒繁殖完成后，通常在灭活前对其进行纯化和浓缩。灭活可以使用化学方法、物理方法或者两者组合进行。

（二）类毒素灭活疫苗

类毒素灭活疫苗是一种通过对细菌毒素进行灭活产生的疫苗。细菌毒素在经过化学处理或者加热后毒性被抑制，仍会保留免疫原性，但并不会给患者引入带有活性的病原体。类毒素疫苗接种会诱导产生抗类毒素抗体，这些抗体能够与毒素结合并中和其毒性作用。类毒素疫苗的生产程序应严格控制，以实现毒素灭活，而不过度影响抗原表位结构。

研究人员偶然发现，通过福尔马林的作用可将白喉毒素转化为类毒素，该反应导致毒素内部分子之间的赖氨酸和咪唑基团发生交联，从而形成稳定的化学桥键。但该类毒素产品仍需要抗毒素来确保其安全性。同年，通过福尔马林和热灭活生产白喉类毒素，并在没有抗毒素的情况下用于安全诱导人的主动免疫，这是现代类毒素疫苗的基础。目前类毒素灭活疫苗主要指百日咳类毒素疫苗，白喉类毒素疫苗以及破伤风类毒素疫苗等。

安全有效的灭活疫苗的开发需要经过实验室研究和临床前研究，包括选用合适的动物模型（小鼠、豚鼠、兔子、猴等）进行免疫原性和安全性试验（包括急性毒性、过敏性试验、长期毒性、生殖毒性、遗传毒性、局部刺激等），判断疫苗的免疫原性和安全性。确保安全性后，还需进行保护力试验，即用活病毒进行攻毒试验，判断疫苗的有效性。在疫苗的工艺可控、质量稳定，且具备安全性及有效性的情况下，可申请临床试验，待获得临床批件后进行临床Ⅰ/Ⅱ/Ⅲ期试验。通常情况下，灭活疫苗从研发到上市至少要经过八年时间（表 20-1）。

表 20-1　疫苗研发流程与周期

阶段	内容	时间
实验室研究	菌毒种筛选、建库、细胞制备、病毒培育及灭活、疫苗的制备	3~5 年
临床前研究	免疫原性研究、动物安全性评价、有效性研究	
临床试验	Ⅰ、Ⅱ、Ⅲ期临床	3~6 年
上市申请	申请上市	2~5 年
四期临床	药物警戒	长期

与其他技术路线疫苗相比，灭活疫苗的研发平台较为成熟、生产工艺比较稳定、质量标准可控，同时具有国际通行的安全性和有效性评判标准。此外，在突发性传染病暴发时，与其他疫苗相比，灭活疫苗具备研发周期短的优势，是疫苗研发的首选。虽然灭活疫苗保留了病毒或细菌的完整结构，具备能引起机体免疫应答的完整活性成分，但由于病原体被灭活，使其在机体内不繁殖，刺激性较弱，因此需要添加佐剂并增加注射次数，才可产生好的免疫效果。

二、灭活疫苗的特点

（一）全细胞灭活疫苗

优势：灭活疫苗具备目前技术最成熟的技术路线，已被广泛应用于人类的疾病预防和控制；灭活疫苗中不含活病毒，无传染性毒力，安全性较高，不会出现“毒力返祖”现象；灭活疫苗中含有完整的病原体，免疫后机体可针对多个病原体抗原产生广泛免疫反应；灭活疫苗生产成本低廉，耐高温，允许长期储存。

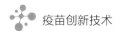

劣势：灭活疫苗免疫原性较弱，需要更大剂量和定期加强注射以获得持久保护，会增加潜在的不良事件和制造成本；灭活疫苗主要引起体液免疫反应，细胞免疫反应普遍较弱；病毒抗原结构可能在灭活过程中受损，从而导致抗原性受损；病毒抗原构象不稳定，会降低免疫原性。

（二）类毒素灭活疫苗

优势：制作简单且安全性高，采用传统的物理或化学手段灭活病原体，工艺成熟，风险可控；灭活病毒性质较为稳定，方便运输和保存；便于联合制作，灭活病毒仅保留免疫活性，并且性质稳定，因此较易制成联苗或多价苗，如百白破联合疫苗等。

劣势：抗原结构的损害，由于甲醛等化学试剂的加入，可能对抗原的三维结构产生一定影响，影响其免疫原性；接种剂次多，维持免疫的时间相对较短，且随时间免疫能力逐渐下落，因此需要多次注射，或者隔一段时间进行加强注射，才能达到预期的免疫效果；毒性残留以及逆转，由于甲醛等化学试剂的加入，毒性残留诱发不良反应。

三、灭活疫苗生产工艺全过程

灭活疫苗的生产工艺从菌毒种的选育开始，其次是菌毒种扩增、灭活和分离纯化等（图 20–1）。

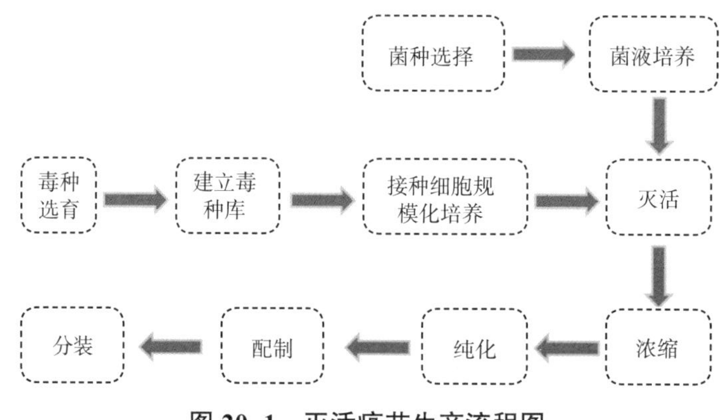

图 20–1　灭活疫苗生产流程图

（一）菌毒种选育及建库

不管细菌性和病毒性灭活疫苗，他们的核心都在于毒种或菌种。在病毒性灭活疫苗研制之初，应对不同地区及不同来源的病毒分离株进行遗传稳定性、传代稳定性及免疫原性等方面的比较，选择出免疫原性强且稳定传代的毒株作为灭活疫苗生产用毒株，并建立毒种库，后续进行细胞大规模培养。同样细菌性灭活疫苗首先也会选取毒力强且免疫原性好的多株菌株，通过定期复壮和鉴定选择出合格的菌种作为生产用菌种，后续将其进行增殖培养，质量标准达标后作为种子液，进行规模化细菌培养。

（二）培养收获及灭活

病毒培养的生产工艺参数主要包括接种量、感染时间、细胞基质培养条件等，待收获后，需进行全面的检定包括病毒滴度、抗原含量、蛋白含量、无菌、支原体、外源因子检测等，后续收获液需进行灭活，常用的灭活剂有甲醛和β-丙内酯等，而不同的灭活剂原理不同，在研制新的灭活疫苗时，应选择合适的灭活剂。而病原体能否被彻底灭活是生产工艺的关注重点，需对灭活进行充分的验证，待灭活验证通过后进行下一步工艺。

（三）浓缩与纯化

在灭活疫苗生产过程中，病原微生物灭活液中含有大量的细胞碎片、培养基残留、代谢物残留等杂质，且抗原含量低，难以直接用于疫苗半成品配制和生产。因此在保证免疫原性不受影响的前提下，需要选择合适的浓缩纯化工艺来提高抗原浓度及纯度。

（四）配制与分包装

疫苗的配制工艺中需要对佐剂的选择、搅拌速度、时间等参数进行研究，而佐剂-抗原复合物需进行制剂处方开发和吸附工艺研究。后续疫苗半成品进入分包装车间，进行灌装、灯检、贴签、装盒、赋码等工艺完成疫苗的制备。

第二节　灭活疫苗的工艺设计与技术应用

一、工艺开发中的关键技术

（一）高通量与自动化技术

传统工业生物技术面临开发周期长、筛选效率低等问题，为突破此瓶颈，世界各国致力于开发新一代的工艺研发和生产技术。将高通量与自动化技术和灭活疫苗的研发相结合，将极大缩短开发周期、降低研究成本，对疫苗乃至整个生物加工制造领域具有巨大的经济和社会价值。

高通量和自动化操作平台能在最基本的层面上获取对产品及其制备过程的详细信息，相关工具和技术主要包括：实验室自动化、微型化和平行化、快速连续过程、有效的实验设计、复杂数据的可视化和解析等[9]。工艺研发过程中的小型或微型化是实行高通量技术的前提，在此基础上可以实现从筛选到工艺研究的高通量和自动化，从而缩短从研发到生产的周期。微小型生物反应器是高通量技术的硬件基础，同时也是实现快速研发的核心设备，该反应器主要有以下三方面的优势：第一，基于此设备的高通量技术平台能极大缩短研发周期，实现对毒种的通量筛选；第二，该设备具有在线分析检测和过程反馈控制功能；第三，高度自动化的操作，能精准模拟生产环境，为后续工艺放大提供高质量数据[10, 11]。目前，高通量微小型生物反应器主要用于细胞株筛选、工艺优化以及工艺表征等方面，利用此设备可缩短产品研发周期，提高工艺稳健性及质量可控性，加快研发项目进入临床及商业化的进程。高通量微小型生物反应器主要分为微型生物反应器和小型生物反应器。与微型生物反应器相比，小型生物反应器与常规生物反应器相似度更高，更能精确模拟常规生物反应器的工作环境和条件。小型生物反应器已成为实验设计（design of experiment，DoE）的常用工具。基于完善的软件系统和高度自动化的操作系统，此类小型生物反应器均有良好的重复性和放大性，可用于过程研发及参数空间设计等工作。除微小型生物反应器外，其他新兴技术仪器在灭活疫苗工艺开发各个环节中的普及和使用，也将进一步提高研发效率，并能保证数据的准确、客观。集自动化和数字化于一体的细胞培养用机械臂，能够实现细胞培养的全流程自动化，从而提高细胞培养效率和统一制备质量标准；与传统半自动化的细胞计数和活率分析仪相比，全自动细胞分析仪真正实现了全自动化、高通量化以及数据记录的完整性化，从而保证实验结果快速、准确、稳定的输出；病毒培养过程中，新型病毒定量平台不仅操作简单易行，而且能实现对病毒颗粒的通量、快速检测，Spitteler 等在口蹄疫病毒疫苗制备过程中开发了一种基于高效液相色谱技术的病毒定量方法，可替代传统蔗糖密度梯度方法来实现对病毒颗粒的快速定量分析[12]；新型囊式过滤器的使用，有助于简化操作流程，并降低因病毒泄露而导致的潜在生物安全风险。

与其他新型疫苗相比，灭活疫苗的工艺较为成熟，同时也有更大的技术改进空间。高通量与自动化技术的应用是生物工艺领域的一次重大变革，也是未来疫苗工艺优化的主要方向和趋势。高通量与自动化技术平台在疫苗研发领域的深度应用，既需要将硬件设备升级为一体化工艺开发平台，同时也对软件系统的信息化提出较高要求，但毋庸置疑的是，高通量与自动化技术平台必将是未来疫苗工艺创新研发的核心环节。

（二）一次性技术

生物制药行业持续面临着上市时间加快、提高生产力和生产效率以及降低成本的巨大压力。疫苗制造商还面临其他挑战，包括小批量多样化的产品组合、需要快速反应的大流行疫情以及对清洁工艺的高要求，而新兴的一次性使用系统可有限解决这些问题。一次性使用后可丢弃的物品或设备构成了一次性使用系统，而基于一次性使用系统的技术，被称为一次性使用技术。一次性生物反应器相比于传统的不锈钢设备具有诸多优点：缩短产品上市时间；增加操作灵活性；降低污染风险；减少设施和设备的资本投资；缩短开机时间；简化生产过程控制；提高生产的稳定性；减少单元操作，不需要设备清洗与消毒灭菌；在药品生产质量管理规范（current good manufacture practices，cGMP）中简化生产过程设备的审核成本与周期等要求[13]。

一次性使用系统非常适合疫苗生产，因为它们增加了工艺灵活性，适合小批量生产，在需要大量疫苗的情况下，可以允许迅速扩大接种规模。另外，一次性使用系统可以在单一套件中填充多个产品，使产品生产过程中的停机时间最小化，从而使设备利用率最大化[14]。目前，一次性生物反应器（single–use bioreactors，SUBs）是商业疫苗生产的重点。有研究表明一次性塑料生物反应器的细胞生长动力学和病毒 / 重组蛋白产量与不锈钢容器相当[15]。SUBs 通过即插即用的方式相互连接，操作相对简单。它们可以在生产过程中利用最短的时间进行更换，节省了清洗和灭菌步骤，同时减少了交叉污染风险。由于不同使用条件的限制，一次性产品需要进行大量的工艺研究。尽管如此，与固定资产不锈钢设备相比，更快的更新速度以及较低的投资使得一次性产品更具有吸引力[16]。此外，因为依靠一次性用品的新生产设施的规划、安装和验证所涉及的复杂性大大降低，可以快速投入使用。对于疫苗生产而言，在发生大流行病或需要在新兴国家或发展中国家建立生产能力的情况下，这可能具有重大优势。一次性方案目前可以定制不同的一次性传感器，不同的喷注系统和各种机械搅拌系统（顶部或底部安装的叶轮、摇杆，可达 200 L 的工作容积的轨道激振器）[17]。

有国外公司装备了完整的一次性使用系统进行疫苗生产，该系统具有 7500 万剂的生产能力，配备了 200 L 的波浪式生物反应器，以生产基于昆虫细胞的 H5N1 流感疫苗，用于Ⅰ期和Ⅱ期临床试验的评估。与基于鸡胚或哺乳动物细胞培养的流感疫苗生产相比，工厂规模减小了 30%，设备成本减少了 200%[18]，因此一次性使用系统及技术未来可能是疫苗生产设施的有力选择。

二、上游生产工艺中的技术与革新

（一）细胞培养

在灭活疫苗的研发过程中，一个重要的问题便是使病毒能够在体外固定细胞中增殖，这样才能获得繁殖和扩增后的活病毒，之后再进行病毒灭活操作收获没有感染性的灭活全病毒。在运用细胞培养病毒之前，一些生物学家用动物系统培养病毒研制疫苗，例如 1796 年 Edward Jenner 将天花病毒接种在牛身上获得牛痘病毒疫苗用于预防天花[19]，第一支人用狂犬病疫苗是将病毒在兔子脑和脊髓中培养后获得[20]。1949 年，John Enders 等人成功利用体外的人体细胞培养了脊髓灰质炎野生病毒，从此实现了利用体外细胞繁殖和扩增病毒，这也成为灭活疫苗领域的一项重大突破[21]。

随着科技的不断发展，更多种类的细胞被发现并通过筛选用于体外培养病毒，到目前为止灭活疫苗的细胞选择主要可分为三种：第一种细胞来源为原代细胞，例如灵长类动物细胞、鸡胚细胞或兔子细胞等；第二代常用于病毒体外培养的细胞为人类二倍体细胞系；第三种是连续传代细胞系，其中较为常用的是非洲绿猴肾细胞（Vero 细胞），目前已经成功应用于脊髓灰质炎灭活疫苗和新冠病毒灭活疫苗等，并且已通过了世界卫生组织（WHO）预认证，但很多连续细胞系的研发并未完全成熟，其对于人体的安全程度还待评估中。

1. 原代细胞

目前灭活疫苗研发常用的原代细胞有灵长类动物细胞、鸡胚细胞或鸭胚细胞等，鸡胚细胞的首次使用可追溯到 20 世纪 30 年代，Goodpasture 等发现流感病毒可用鸡胚培养[22]。鸡胚中的卵黄囊可以为病毒的繁殖扩增提供营养，病毒可通过鸡胚的绒毛膜和尿囊合并后的绒毛尿囊膜接种。另外，人用狂犬病疫苗也曾经用鸭胚细胞培养，1956 年 Peck 等人发现鸭胚细胞培养狂犬病毒后制成的灭活疫苗可以减少神经并发症[23]。除此之外，原代兔肾细胞也曾用于研制风疹灭活疫苗，地鼠肾原代细胞可用于培养森林脑炎病毒等。这些原代细胞的培养方式简单，只需要基础培养基等即可实现大规模生产，并且由于原代细胞直接来自动物个体，并不具有致瘤性，最重要的是由于不同的原代细胞对特定的病毒具有较好的敏感性或含有特定的基因可合成病毒滴度较高的疫苗，其免疫效果相对较好。但如果疫苗中含有其他病原体可能会对人体造成伤害，所以需要选择无菌细胞，SPF 鸡胚（specific pathogen free，无特定病原体）曾经作为宿主细胞被广泛选择，这种细胞同时也是原代细胞，但其一个重要缺点就是培养周期过长，商业化生产需要耗费大量的时间精力。另外，原代细胞的来源不同，对培养病毒的质量和对病毒的敏感性也无法确定。原代细胞的动物来源容易被污染，并且部分接种者可能对原代细胞中的某些物质产生过敏反应，疫苗的安全性无法完全保证。因此，原代细胞逐渐被人二倍体细胞和连续细胞系等取代。

2. 传代细胞

（1）人二倍体细胞（The human embryonic lung diploid fibroblasts cells，2BS）

20 世纪 60 年代初期，Hayflick 和 Moorhead 从妊娠期女性胚胎组织中提取了 25 株人二倍体细胞，经过分离和鉴定后进行常规组织细胞培养，发现一年之内细胞在 −70℃的条件下仍能保持原有特性[24]。其中一株被命名为美国威斯达研究所 38 号细胞（Wistar Institute 38，WI−38）来自胚胎肺组织，由于细胞特性较好用于研制人用疫苗，这也是人二倍体细胞首次用于人用疫苗病毒培养。在接下来的近50年时间里，WI-38又被用于制备脊髓灰质炎、麻疹和甲型肝炎疫苗等[25]。1966年，来自英格兰的人胚肺细胞（medical research council cell strain-5，MRC-5）是取自于14周的男性胚胎肺组织一株人二倍体细胞，相对于WI-38，它的增殖性更强，可进行45次传代培养，因此，MRC-5在众多国家和地区替代了WI-38制备脊髓灰质炎、麻疹、风疹等灭活病毒疫苗[26]。中国医学科学院医学生物学研究所于1972年从4月龄女胎肺组织中分离出一株胚肺二倍体细胞（KMB-17）细胞，其各项指标与WI-38和MRC-5相当，且至少对71种病毒敏感。中国医学科学院医学生物学研究所利用KMB-17细胞成功研制出了甲型肝炎减毒活疫苗、甲型肝炎灭活疫苗、脊髓灰质炎减毒活疫苗和肠道病毒71型灭活疫苗。北京生物制品研究所于1973年从女性胚胎肺组织中分离出一株2BS细胞，在制备三价口服脊髓灰质炎减毒活疫苗的实验中发现利用该细胞制备的疫苗成品的免疫原性和安全性要优于原猴肾细胞制备的疫苗[27]。2BS细胞由此成为众多灭活疫苗繁殖扩增病毒的第一选择，此后，2BS细胞又应用于多种灭活疫苗的制备，1994年，上海生物制品研究所利用2BS细胞制备了甲型肝炎灭活疫苗，免疫效果优于甲肝减毒活疫苗[28]。

人二倍体细胞的一大优点是人源细胞，制备疫苗的安全性优于原代动物细胞，经过传代培养后可以检测细胞中是否含有病原体等致病因子或是否具有致瘤性，因此它成为世界卫生组织（World Health Organization，WHO）推荐制备疫苗的细胞之一，且细胞对于多种病毒较为敏感，疫苗的有效性也能相对得到保证。但是人二倍体细胞仍然具有一些缺点，一是来源和传代有限，目前常用的几个细胞系连续传代60余代之后可能会导致衰老[29]。二是人二倍体细胞的培养条件较为严格，培养基的要求较高并且细胞很难在无血清的条件下生长。三是大规模培养的工艺难度较大，人二倍体细胞的悬浮培养工艺仍然需要改进以扩大产量[30]。

（2）*动物细胞系*

由于原代细胞规模化生产难度较大且难以对细胞进行致病因子筛查，人二倍体细胞系来源和传代有限且因为大规模培养的工艺难度较大，商业化生产成本较高，一些由原代细胞发展出的动物细胞系逐渐走进人们的视野。PBS-12SF细胞系就是由通过电镜检查和逆转录酶实验筛选无病毒的一株鸡胚细胞，此种细胞可在无血清条件下生长且表达人流感病毒和禽流感病毒的Sia2-3Gal和Sia2-6Gal受体，这两个基因与流感病毒与受体细胞结合和复制密切相关，因此相比犬肾上皮连续细胞系（madin-daby canine kidney cells，MDCK）细胞和非洲绿猴肾细胞（VerdaReno或Vero细胞）需要胰酶处理提高病毒滴度，PBS-12SF细胞系不需额外处理也能获得高滴度的甲型流感病毒血凝素5型，神经氨酸酶1型亚型流感病毒（hemagglutinin 5，neuraminidase 1；H5N1），为对应的流感病毒疫苗的研制提供了便利[31]。

另外一种常见的禽类细胞系是EB66，它是由北京鸭卵黄细胞周围的细胞分裂形成的胚盘细胞在合适的环境下形成的胚胎干细胞，这种培养好的胚胎干细胞可以不断地分裂适合大规模的商品化生产[32]。经过多种实验探索，EB66已经成功在麻疹和流感病毒等疫苗中应用。

除了禽类细胞系，目前灭活疫苗中应用较为广泛的是Vero连续细胞系，它是由日本千叶大学两名学者从一只成年的非洲绿猴肾细胞中提取的，它的第124代被世界卫生组织收录到细胞库中作为疫苗等生物制品的病毒培养细胞，也是WHO推荐首选用于疫苗生产的细胞系。目前已经成功应用到脊髓灰质炎灭活疫苗、H5N1灭活病毒疫苗、乙型脑炎病毒疫苗、肠道病毒71型疫苗和轮状病毒疫苗等。Vero细胞系是WHO批准的第一个可用于人类疫苗生产的连续细胞系，它的首要优点便是在一定的传代次数之内细胞不具有致瘤性[33]。另外，Vero细胞具有广谱的病毒易感性，因此Vero细胞可以投入到多种病毒类疫苗的生产中。据研究，这种敏感性可能是由于Vero细胞的干扰素基因组有缺陷导致无法正常合成干扰素，而干扰素可以抑制病毒的复制[34]。培养 Vero 细胞的生物反应器微载体悬浮培养技术适用于高密度培养和大规模生产，但这种技术需要使用含血清或低血清的培养基。根据 2020 年版《中国药典》，培养基中的血清属于疫苗生产中的非目标成分应尽量减少，并且动物血清中含有的动物源性物质有潜在的风险性，因此，使用无血清的培养基是发展趋势[35]。但是目前国内的无血清培养基种类较少且培养的 Vero 细胞质量较低，国外的无血清培养基成本较高，对 Vero 细胞的大规模培养造成了一定的影响。Vero 细胞存在的另一个问题是在基因组中发现了内源性逆转录病毒序列，但可以通过高通量 RNA 测序技术检测确保疫苗的安全性。

相比于 Vero 细胞，MDCK 细胞培养流感病毒可获得免疫效力更高的疫苗，MDCK 来源于成年雌性 Cocker spaniel 犬的肾脏细胞，它对多种流感病毒具有广泛的敏感性，因此是生产流感病毒疫苗的优先选择。但是现有的研究表明 MDCK 细胞对裸鼠具有致瘤性，因此使用 MDCK 细胞生产的灭活疫苗是否对人类具有致瘤性以及怎样消除 MDCK 的致瘤性还需进一步研究。除了这四种常用于制备疫苗的连续传代细胞系，还有一些细胞系如中国仓鼠卵巢细胞（Chinese hamster ovary cell，CHO），也可用于重组蛋白疫苗的生产。

连续传代细胞系在目前疫苗生产中使用较为广泛且选择较多，因为来源广泛且具有无限的寿命，适用于大规模生产，但是连续细胞系最大的缺陷是可能具有致瘤性，在未来的发展中还需要免疫学、分子生物学等方面的技术进行进一步检测细胞的致瘤程度，也可通过基因编辑等技术增加或删除某些重要基因以去除细胞的致瘤性。

3. 细胞培养技术

自 20 世纪 40 年代初以来，已有 30 多种许可的人类疫苗是用鸡胚来培养的[51]。然而，该平台难以放大且工艺不稳定性，此外安全性有待提高。因此 20 世纪 50 年代建立了原代细胞培养的替代技术。随后，在 20 世纪 60 年代后期，连续传代细胞系被公认为适合人类疫苗生产的宿主，但直到 1977 年，才获得许可[52, 53]。随着生命科学的快速发展，细胞培养技术越来越受到人们的重视。

细胞培养工艺是疫苗生产中的重要环节，主要有传统的转瓶培养、细胞工厂培养和生物反应器培养技术。

（1）转瓶培养

转瓶培养技术是传统的细胞培养方式，将细胞接种于转瓶中，细胞可贴附于转瓶玻璃壁的四周，在培养过程中，转瓶通过轴承不断旋转，即可使细胞接触培养液和空气。瓶内的空间较大，可维持适合的溶氧量和溶液酸碱度（potential of hydrogen，pH），利于细胞吸收营养，进行代谢[54, 55]。常见的细胞转瓶的规格为 2 L 和 5 L，而为了适应贴壁细胞的生长，一般需要经过特殊表面处理。该转瓶工艺在传统疫苗大规模生产，如乙脑疫苗、狂犬疫苗和口蹄疫疫苗等产品中起到了关键性的作用。

虽然转瓶培养存在诸多优点，如投资少，简单，成熟，扩增仅需增加转瓶数量等优点，但传统的转瓶仍存在诸多不便，如劳动强度大、占用场地多、瓶间差异较难控制等，因此不适合大规模化生产。

（2）细胞工厂培养

在灭活疫苗的生产工艺中，细胞工厂培养细胞逐渐替代了曾经的转瓶培养[56]。细胞工厂是一种设计极为精巧的培养容器，其在有限的空间内最大限度地利用了培养表面，节省了厂房空间，可达到实现扩大产能的目的。目前使用较多的细胞工厂是一种多层细胞培养装置，分为 1 层、2 层、10 层和 40 层细胞工厂等，占地面积较小但是培养细胞密度较高，而且只需要简单的操作即可将培养基平均分配到每层细胞工厂，受污染风险低，其表面采用特殊材质提高了细胞的吸附性，节约厂房面积，方便操作。

目前细胞工厂培养已广泛应用于疫苗工业规模化生产，如轮状病毒疫苗、水痘减毒活疫苗、腮腺炎疫苗、肾综合征出血热灭活疫苗等。

然而，从细胞生长和收获的所有阶段，必须保持适合细胞的特定环境参数，仔细控制细胞生长的培养基等，如果仅靠人工，需要耗费大量的人力物力。同时由于严格的标准化要求和社会需求量的增加，自动化系统逐渐进入人们的视野，如机械臂和自动化设备，并成功应用于细胞培养中。

①机械臂的应用　细胞工厂培养的方式配合机械臂的使用，能够大大提高生产效率，降低劳动者的工作强度。

机械臂一般有三种运动方式，分别是伸缩、旋转和升降，通过这三种运动可以抓取细胞工厂培养细胞所需的各种物料，也可以根据生产需求，实现细胞培养过程中各步骤的自动化生产，确保疫苗生产的精确性。目前市面上常见的一种机械臂是应用于细胞工厂生产用料过程，细胞工厂主要由三类板组成，分别是底板、多个中间板以及顶层板，机械臂会带动机械手对三类板块依次进行抓取，点胶机械手将会对各种物料进行点胶粘合，由此便实现了物料的自动化添加。另外，由于细胞工厂的规格不同，在使用机械臂前，需要将各种参数调配好，以便抓取不同尺寸的细胞工厂。

②自动化设备　细胞工厂自动化系统将细胞工厂翻转装置和振荡装置合二为一，更加省时省力、减少插拔管路和人员进出操作间带来的风险，且全自动化生产降低了批次间的差异性。

从细胞工厂的放置到细胞在培养基内振荡混匀，以及换液和病毒收获等，操作人员也可通过屏幕观察和控制各个步骤的操作。细胞工厂自动化生产的优点众多，首先设备可达到 GMP 最高生产等级，全程无须操作人员进入，大大降低了人员对环境污染的可能性，确保疫苗生产的安全性与稳定性；其次降低了工作人员的工作强度，提高了生产效率。但是自动化设备的成本较高，安装设备前需要设置管线，优化空间布局等，前期投入成本较高。

总体来说，细胞工厂已被越来越多的疫苗生产企业所使用，而机械臂的使用为疫苗的大规模生产提供了坚实的基础，未来可能会被更多的企业与细胞工厂联合使用进行商业化大规模生产。虽然细胞工厂的占用空间为转瓶的 1/4，可实现在有限空间内提高产能的目的，但其仍有局限性，如易破裂、劳动强度大、一次性使用成本高等。

（3）生物反应器培养

1）生物反应器的分类　随着我国疫苗市场的迅速发展，细胞培养工艺经历了从大规模转瓶培养工艺技术向生物反应器培养工艺技术的转变。这种转变，表明我国疫苗生产技术正与国际技术发展接轨。

用于细胞培养的生物反应器按原理分类，可分为搅拌生物反应器、固定床生物反应器、中空纤维生物反应器及波浪式生物反应器等[57]。

搅拌生物反应器：在研究、中试和生产中应用最早且最为广泛的一种生物反应器。根据搅拌器的不同结构，将其分为机械搅拌式、海船式搅拌式、笼式通气搅拌式及旋转滤器结合推进式等。其可用于培养各种类型的动物细胞且工艺容易放大。

波浪式生物反应器：是一次性生物反应器（细胞袋为一次性产品，故无需清洗和验证），主要通过摇动板带动细胞袋内的培养基产生波浪促进其生长。适合全悬浮细胞培养及连续培养。

中空纤维生物反应器：培养容器为中空纤维筒，其通过导管与细胞培养基储液瓶、双向泵连接，组成流动的封闭培养系统。

固定床生物反应器：也称篮式生物反应器，用于细胞贴壁的载体填充于罐体篮子中，结合搅拌式反应器和细胞固定的技术，剪切力低。适用于高产量分泌性产品的悬浮或贴壁细胞及连续培养。

2）生物反应器载体的分类 用于细胞培养的生物反应器按细胞培养方式分类，可分为微载体培养、片状载体培养和全悬浮培养等。

微载体是融合悬浮培养优点的一种特殊的细胞贴壁培养模式。微载体培养最早是由 VanWezel 于1967 年提出来的，当时主要是将灭菌后的微载体和细胞悬液孵育一段时间，再转移至培养液中培养，借助搅拌系统，使微载体悬浮于培养液中[58]。微载体所用的材料主要包括明胶、塑料、纤维素、玻璃和葡聚糖 5 类。近年来国内外研发了聚苯乙烯微载体和甲壳质微载体等不同材料的微载体。适合微载体大规模培养的细胞主要有 Vero、乳仓鼠肾细胞（Baby hamster syrian kidney，BHK21）、MDCK、非洲绿猴胚胎肾细胞（Monkey embryonic kidney epithelial cells 145，Marc–145）、猪肾细胞（Porcine kidney cells，zuo）等。

片状载体是无纺聚酯纤维片，为一种细胞贴壁载体，其比表面积较大（1200 cm^2/g），可重复使用。自 20 世纪 90 年代美国推出片状载体与固定篮式搅拌系统联用后，已广泛应用于病毒性疫苗和基因药物治疗等生物制品的生产中，如脊髓灰质炎、流行性乙型脑炎、狂犬病以及新型冠状病毒感染等多种疫苗的生产[59, 60]，对于带动我国疫苗工艺的升级换代，提升企业的创新能力和核心竞争力具有引领示范作用。

3）工艺放大 灭活疫苗的工艺流程包括小试、中试和放大。产品工艺开发是在小容量生物反应器中进行的，即为小试，可节省空间、时间和资源，并达到低成本的目的；但后续为满足社会需求，在保持产品质量稳定的情况下，扩大产能，需将工艺扩大到中试或生产规模。其中，中试是从小试到工业化生产必经的环节，也是降低产业化风险的有效措施。因此，研发和生产阶段，生物反应器规模是否可放大是需要考虑的一个重要问题。

①篮式生物反应器中的工艺放大技术 篮式生物反应器目前已广泛应用于疫苗生产中。此外，北京生物制品研究所研发了具备自主知识产权的蜂窝交联的片状载体，细胞可附着于载体表面和内部进行生长，内部结构有利于保护细胞免受剪切力的影响，该片状载体在培养液中悬浮性好，不易发生粘连，可提高细胞的附着面积，其相同培养体积的细胞密度较微载体高 10 余倍，目前已成功应用于脊髓灰质炎病毒和新型冠状病毒灭活疫苗的生产，并极大提高了该灭活疫苗的产量[71]。

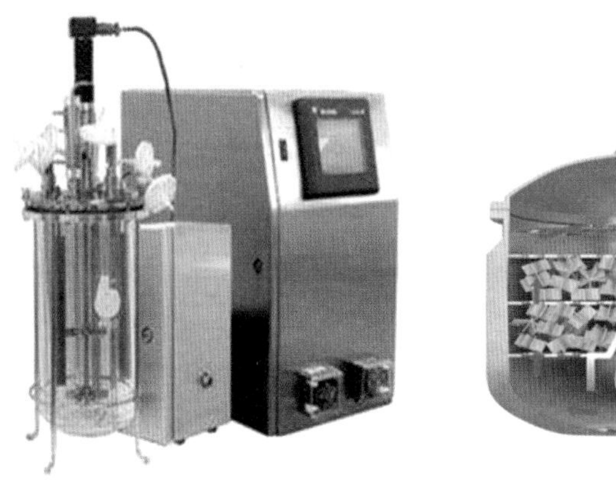
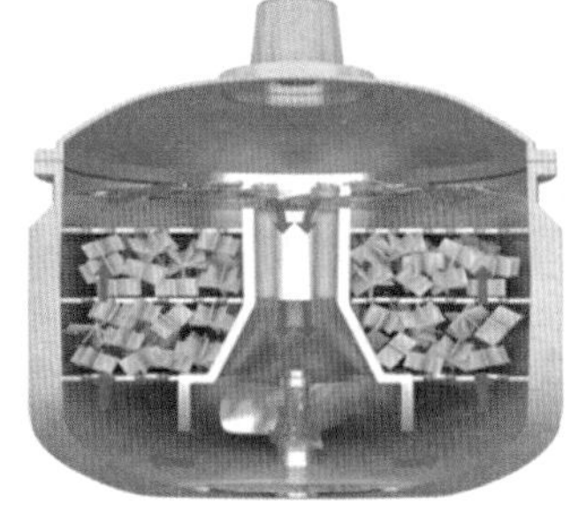

图 20–2 篮式生物反应器示意图

篮式生物反应器放大过程中会遇到一些瓶颈，如篮式生物反应器存在细胞在线消化难以实现规模放大的技术难题，如果采用传统的消化方法，持续 40~50 分钟，会造成细胞的过度消化而死亡。而面对这些技术问题，多以细胞工厂直接提供细胞种子，但 10 台 150 L 篮式反应器需要 300~400 个 40 层细胞工厂，因此，从厂房面积、操作人员等难以实现规模化生产。后续建立篮式生物反应器内片状载体上 Vero 细胞在线消化放大技术，1 台 40 L 篮式反应器可提供 2~3 台 150 L 篮式反应器所需的细胞种子，解决了篮式反应器逐级放大的技术难题。

具体工艺为：a. 排空生长液，打开反应器罐底阀，利用正压将反应器内的细胞生长液从罐底排空。b. 清洗细胞：随后将 PBS 溶液装置出液端与反应器进料端连接，打开反应器进料口阀门，用蠕动泵加入 PBS 溶液，浸泡后，打开反应器罐底阀，可将 PBS 溶液排出。c. 消化：将消化液的出液端与反应器的进料口进行连接，打开进料口阀门，用蠕动泵将其从进料口泵入，关闭阀门。d. 终止消化：将消化液全部排出。随后将细胞生长液出液端与反应器进料口连接，打开进料口阀门，用蠕动泵将生长液从进料口泵入。关闭进料口阀门，进行细胞悬液收获。这一系列操作突破了篮式反应器逐级放大的技术瓶颈，解决了篮式生物反应器与片状载体难以逐级放大实现生产化、规模化工艺的技术难题，建立篮式反应器“罐转罐”逐级放大的新模式[72]。

目前篮式反应器的逐级放大工艺较为成熟，并已成功应用于新型冠状病毒灭活疫苗的生产中，为提高产能，确保新冠病毒疫苗的供应，使新冠病毒灭活疫苗成为可及性和可负担性的全球公共卫生产品中发挥了不可忽视的作用。

②微载体球转球工艺放大技术　微载体是一种由葡聚糖、聚苯乙烯、胶原蛋白、明胶、纤维素或玻璃等材料制成的多孔或无孔球，直径一般在 100~500 μm 左右，作为细胞附着的载体，用于在生物反应器中悬浮培养贴壁细胞[73]。Van Wezel 在 1967 年首次提出使用微载体进行细胞培养，以 DEAE-Sephadex A 50 为材料的微载体，实现了贴壁细胞在带有搅拌的生物反应器中的高密度培养[74]。微载体技术广泛用于多种疫苗的工业生产，如脊髓灰质炎疫苗[75]、狂犬病疫苗[76]、流感疫苗[77]、手足口病疫苗[78]和甲型肝炎疫苗[79]等。

使用微载体进行细胞培养时，在扩大培养的过程中需要使用球转球工艺放大技术，将细胞从长满细胞的微载体上转移到空的微载体上，一般可以通过三种方式实现：动态球转球接种，静态球转球接种和胰酶消化后接种，下面将对这三种接种方式进行简述和对比。

动态球转球接种是指在细胞培养到一定程度后，更换培养基并加入新的微载体继续培养。细胞通过新旧微载体的碰撞从旧载体转移到新载体上，但由于培养过程中一直伴有搅拌，新旧微载体接触时间较短，不利于细胞的转移，导致空球率较高[80]。相比而言，静态球转球会在接种新载体后移除大部分培养基，静置培养一段时间，之后再添加培养基搅拌培养，增加了新旧微载体的接触时间，提高了细胞的转移效率，有效降低空球率[81]。需要注意的是，使用以上两种方法扩大培养，均存在细胞在微载体上分布不均匀，细胞生长状态不同的问题。出现此现象的原因是旧载体表面细胞老化，生长缓慢甚至多层生长，而新载体表面细胞生长空间较大，细胞生长活力高。这种不均一的细胞生长状态对疫苗的生产是不利的[61, 62]。第三种接种方式用胰酶将细胞从旧的微载体上消化下来，再将消化得到的细胞悬液接种到新的微载体上，使用这种接种方式，细胞在微载体上分布均匀，生长状态一致性好，较前两种方法更加适合疫苗的大规模生产[84]。在接种过程中，细胞与微载体的初始比例对于最终获得较高的细胞培养密度很重要，因为微载体之间的细胞转移在培养过程中很少见[85]，所以需要在初始接种时控制好比例，以保证较低的空微载体率[63, 64]。以常见的 Vero 细胞和 Cytodex-1 微载体为例，每个微载体 15 个细胞的接种比例可以获得较好的细胞附着效果[65, 66]。

综上，在使用微载体对贴壁细胞进行球转球工艺放大时，使用胰酶消化接种可以得到均一生长且状态良好的细胞。接种的过程中要优化细胞和微载体的比例，以获得高密度的细胞用于疫苗大规模生产。

③轨道振荡生物反应器的应用　轨道振荡生物反应器（orbitally shaken bioreactor，OSB）是一种细胞培养装置，可以用于单克隆抗体、重组蛋白药物、疫苗的生产。轨道振荡生物反应器有 2 部分组成，一部分是培养容器，另一部分是轨道振荡平台，下层轨道振荡平台的振动会促进培养基质的混合与被动充气，从而为细胞提供均匀的营养物质与溶氧量。

轨道振荡生物反应器具有混合快速均匀、氧转移率高、低剪切力的优点。其支持细胞的培养体积最高可达 2500L，也具有大规模化生产的能力[90]。同等规格的轨道振荡生物反应器与搅拌式生物反应器对比实验表明，轨道振荡生物反应器培养的细胞密度和细胞活力均高于搅拌式生物反应器[91]。

轨道振荡平台根据容器类型和容量分为不同类型，小规模轨道振荡生物反应器通常是指培养体积在 3L 以下的反应器，使用的容器为离心管或烧瓶（安装有通气阀）或微量滴定板等。大规模轨道振荡生物反应器是指培养体积在 3L 以上的生物反应器，使用的容器通常是圆柱状的，比如一次性使用的培养袋。对剪切力敏感的细胞，应该使用圆柱形的容器，方形或者有格挡的容器会产生很大的剪切力，损伤细胞。晃动的液波中含有能量，能量的总量、在液体中的分布情况与对细胞形成的剪切力大小密切相关。轨道振荡生物反应器通过对整个容器施加力量来相对均匀地分布能量，这样就可以将大部分的剪切力限定在容器表面。相比之下，在搅拌釜生物反应器中，叶轮搅拌产生的能量会传递给液体，在搅拌釜附近的液体有更大的剪切力，对附近的细胞会产生很大的损伤[92]。在轨道振荡生物反应器容器中，液体上层空间含有细胞培养过程所需的氧气，可以经被动或主动的方式完成充气。之后在容器的晃动过程中轨道振荡生物反应器利用流体动力学促进氧气向下层液体转移。循环晃动的液波可以在容器内表面形成薄薄的一层液膜，这大大增加液体与空气的接触面积，增加溶氧。另外，这种利用液膜表面完成溶氧的方式会限制气泡的形成，减少泡沫产生的剪切力对细胞造成的损伤[93]。

在灭活疫苗的研发与生产过程中，摇瓶和带排气阀的离心管被广泛用于克隆筛选、小规模的工艺优化，然而大规模的生产过程使用的是搅拌式生物反应器。摇瓶阶段的优化工艺转变到搅拌式生物反应器的阶段并不容易，需要复杂的参数优化才保证疫苗产量，这是因为二者采用不同原理为培养的细胞提供营养与氧气。相比之下，从摇瓶到轨道振荡生物反应器放大是相对容易的，这是因为摇瓶与轨道振荡生物反应器中培养基质混匀与氧气传输过程都是基于一致的流体动力学。而且小规格到大规格轨道振荡生物反应器系列（比如 SB10–X 系列）能够满足从克隆筛选、小规模工艺优化到大规模生产全流程开发的需要，使工艺放大更容易更迅速，能够保证突发疫情的疫苗研发的快速反应能力[67，68]

比如在甲型流感病毒疫苗的生产过程中，使用轨道振荡生物反应器 SB10–X 培养悬浮细胞 AGE1.CR.pIX。SB10–X 连接以中空纤维管为基础的灌输系统，这个灌输系统包括切向流过滤（tangential flow filtration，TFF）和交替切向流过滤（alternating tangential flow filtration，ATF），可以减少大分子等物质在膜表面堆积，提高过滤效率。在 SB10–X 反应器中，AGE1.CR.pIX 细胞可以维持较高密度（每毫升含有 50×10^6 细胞）与较高的细胞活力（细胞数量平均加倍时间为 32 小时），最终病毒产量是每个细胞 1000~3500 病毒颗粒。轨道振荡生物反应器在剪切力敏感细胞培养方面与工艺放大方面的优势，使其在未来可以替代广泛使用的搅拌式生物反应器，让疫苗研发生产企业具有应对流行性传染病的快速反应能力[96]。

（二）灭活工艺

灭活是指用物理或化学手段杀死病毒、细菌等。疫苗中的灭活需要考虑两点：一是为确保安全将病毒完全灭活，二是灭活后的病毒需保留诱导保护性免疫的重要表位，含有高质量的抗原，即灭活后的病毒，失去感染性、致病性和繁殖能力，但保留其免疫原性。下面将从灭活剂和灭活验证两方面进行介绍。

1. 灭活方法的选择

病原体灭活对于灭活疫苗的生产是至关重要的步骤。1995 年的“卡特惨案”是美国最严重的制药灾难之一。卡特实验室生产的 38 万剂灭活脊髓灰质炎病毒疫苗（IPV）接种给了健康儿童。然而，由于生产过程中病毒的纯化不充分，疫苗中细胞碎片的存在阻止了病毒颗粒与甲醛的充分接触，导致这些疫苗含有具有复制能力的脊髓灰质炎病毒。结果导致 4 万名接种疫苗的儿童感染了小儿麻痹症，51 人永久瘫痪，5 人死亡。除此之外，部分灭活疫苗在灭活后可能导致抗原构象变化，丧失免疫原性。使用福尔马林灭活的呼吸道合胞病毒（Respiratory syncytial virus，RSV）疫苗在婴幼儿中进行临床试验，结果显示疫苗不仅未能预防疾病，80% 的疫苗接种者在遇到 RSV 病毒感染后住院，而对照疫苗组只有 5% 住院。此外，两名疫苗接种者因疫苗引起的疾病增强而死亡。疾病的增强后来归因于不利的免疫反应，包括偏向于 Th2 型免疫反应和疫苗接种后缺乏中和抗体。此外，很大一部分疫苗诱导的抗体指向非保护性表位，这可能是由于福尔马林处理改变了诱导在保护中所必需的中和抗体的表位。福尔马林灭活麻疹疫苗也导致了类似的结果。疫苗确实诱导了中和抗体，但是免疫力迅速减弱，接受者重新获得了对麻疹的易感性。当再次感染麻疹病毒时，展现出更严重的非典型麻疹疾病。与 RSV 一样，增强的疾病与缺乏细胞溶解性 T 细胞反应和低中和抗体有关，同时也与甲醛诱导的麻疹 F 蛋白的构象改变有关。总的来说，有人认为甲醛处理后的疫苗抗原上的羰基对免疫原性产生了影响，这可能会改变保护效果和不良反应之间的平衡，或加剧疾病反应。这些不幸事件是对所有疫苗开发人员的警告。病原体的失活并不一定转化为默认引发保护性免疫的疫苗，在失活后抗原应保留诱导保护性免疫所需的抗原表位。

（1）灭活方法的分类

根据灭活剂的作用性质分为物理和化学灭活两类，不同物质采取的灭活方法和灭活剂不同。因此，合适的灭活方法对灭活疫苗是至关重要的。其中，化学灭活包括甲醛、戊二醛、2,2'- 二硫代二吡啶、β - 丙内酯、二乙烯亚胺、pH 等，物理灭活通常包括温度、紫外线灭活和伽马射线灭活等，详见表 20–2。

表 20–2　灭活方法及作用机制

试剂	类型	机制
甲醛	烷基化剂	腺嘌呤的单羟基甲基化 RNA 与衣壳蛋白的交联 通过在羟甲基化胺之间形成分子间和分子内亚甲基桥
	交联剂	
戊二醛	交联剂	通过与甲醛相同的机制使蛋白质交联
2,2'- 二硫代二吡啶	交联剂	通过氧化 S–H 基团使蛋白质交联，导致 S–S 桥的形成，从而导致含 S–H 的内部病毒蛋白的共价修饰和功能失活
β – 丙内酯	烷基化剂	RNA 和 DNA 烷基化
	交联剂	蛋白质交联
二乙烯亚胺	烷化剂	低浓度时使 RNA 和 DNA 烷基化 高浓度使鸟嘌呤或腺嘌呤的烷基化

续表

试剂	类型	机制
pH	变性剂	功能性蛋白变性
	RNA 降解	断裂磷酸二酯键
温度	变性剂	高温：功能性蛋白变性
	RNA 降解	低温：核酸降解
伽马射线	辐射	直接破坏基因组 形成破坏蛋白质的自由基
紫外线	辐射	尿嘧啶之间形成二聚体，阻止基因读取 引起衣壳蛋白的结构修饰

（2）常用灭活方法

目前可用于人的全病毒灭活疫苗中，大部分使用甲醛和 β－丙内酯作为灭活剂，详见表 20–3。

表 20–3　针对人类疾病的灭活病毒疫苗及灭活方法

疾病	灭活方法
流感	β－丙内酯或甲醛
甲型肝炎	甲醛
日本脑炎	甲醛
脊髓灰质炎	甲醛
狂犬病	β－丙内酯或苯酚
蜱传脑炎	甲醛
新型冠状病毒肺炎	β－丙内酯

甲醛是一种刺激性较强的致癌物质，因其有强烈的还原性，可分别与氨基、羧基、羟基、巯基作用，使得病毒的核酸和衣壳蛋白变性失活，因此导致病毒失去致病能力。甲醛灭活使用浓度一般为 0.1%~0.8%，工艺成熟且价格低廉，目前其可应用于灭活罗斯河病毒、登革热病毒、HPV、汉坦病毒、流感病毒、HAV 和 JEV。但该方法灭活时间长，一般需要在 37~39℃处理 24 小时以上或更长时间，且灭活效果受温度、pH、浓度、病原体含氮量等因素影响。如甲醛灭活 SARS–CoV–2 的研究中，发现甲醛可以温度依赖性的方式灭活病毒。该病毒无法在 4℃的低温下灭活。当在 25℃或 37℃的较高温度时，甲醛可以在 1 天后灭活大部分病毒。此外，甲醛灭活的一些疫苗可能会含有不完全灭活的病毒颗粒，进而导致疫苗接种后病毒的感染，如 20 世纪 80 年代 FMDV 疫苗和 70 年代中美洲委内瑞拉马脑炎病毒（Venezuelan equine encephalitis virus，VEEV）疫苗接种后造成的疫情暴发，这可能是由于甲醛导致核衣壳蛋白与 RNA 交联，RNA 不能被降解，或形成被蛋白包裹的病毒颗粒，仍保留一定的传染性，因此可能需要更高浓度的甲醛或在灭活过程中增加过滤工艺以去除交联形成的颗粒物质才能完全灭活这些病毒。

β－丙内酯于 1984 年被选作狂犬灭活疫苗的灭活剂后，已广泛用于各种疫苗的灭活，其是一种杂环类化合物（$C_3H_4O_2$），主要作为病毒 DNA 或 RNA 鸟嘌呤的烷化剂，对病毒具有较强的灭活作用。由于其直接与病毒核酸作用，而不作用于壳蛋白，因此不破坏病原体的免疫原性。此外，β－丙内酯虽是一种致癌物，但极易水解，在37℃水浴水解2小时后，降解为无毒性的人体脂肪代谢产物 β-羟基丙酸，因此安全性较高。目前，β-丙内酯可应用于黄热、非典冠状病毒、流感、RV和SARS-CoV-2的灭活。β-丙内酯的使用浓度和反应时间取决于病毒的类型，例如用 β-丙内酯在2~8℃下反应20~24小时，即可将SARS-CoV-2灭活。

β-丙内酯与甲醛相比，有各自的优势，如甲醛价格比 β-丙内酯低，但甲醛灭活效果在不同制品中表现有所差异，此外如去除不彻底，注射疫苗后，游离的甲醛会使机体产生刺激性反应，而 β-丙内酯不破坏蛋白结构，易水解、无残留，安全性更高。

表20-4　甲醛与 β-丙内酯对比表

	甲醛	β-丙内酯
作用原理	作用于病毒核酸与壳蛋白，破坏病原体的抗原	与病毒核酸相互作用，不作用于蛋白，可保持高免疫原性
灭活时间	37~39℃下24小时以上	37℃下2小时内即可完全水解；可缩短疫苗生产周期
反应残留	残留的甲醛增强不良反应	易水解，无残留且水解产物无毒无害
应用范围	传统灭活剂。常用于RNA病毒的灭活	新型灭活剂，现已广泛应用于流感、狂犬和新冠疫苗

其他灭活剂中，苯酚常温下是一种有毒且有腐蚀性的弱酸性无色结晶物质，微溶于水，易溶于有机溶液；其较少用于疫苗的研制，由于其使微生物蛋白质变性、抑制特异性酶系统，因此常用来灭活造成生物制品腐败的微生物[69]。《中国药典》三部中规定苯酚的浓度应不高于0.5%。

除化学灭活外，目前物理灭活仅应用于诊断抗原方面，一般很少用于疫苗生产。

（3）新型灭活方法

灭活病毒诱导的免疫反应不足被认为是由于基本表位的掩蔽，这推动了对不改变表位或扭曲免疫反应的替代灭活方法的研究，以确保高效的灭活疫苗保护性。目前有四种新的灭活方法，即超短脉冲激光、低能电子辐照、过氧化氢和伽马辐射。这些灭活方法是否会在疫苗生产中实施仍有待确定。

①超短脉冲激光技术　近年来，开发了一种新型超短脉冲（ultrashort pulsed，USP）激光技术，该技术能够高效、无化学地灭活各种病毒和细菌病原体。这种技术避免了引入潜在有毒化学品的危险，并且可以安全和有效地灭活病原体，可应用于包括药品和血液制品的灭菌，以及减毒或灭活疫苗的生产[70]。目前已被证明可以灭活多种病毒，包括HIV、流感病毒、HPV、HAV、脑心肌炎病毒等[71, 72]，作用原理主要是USP激光可激发病毒衣壳的机械振动，导致其传染性丧失，这种技术对于设计更复杂疫苗是较有吸引力的方法，此外其还具备以下优势：传统的病原体灭活方法（如福尔马林、热、紫外线和伽马射线）会导致疫苗的结构改变，导致中和抗体特异性降低，在某些情况下，还会导致Th2细胞介导的免疫病理学反应。而USP的可见光的光子在400~700 nm波长范围内，不会引起结构的改变，不会在蛋白质中破坏共价键产生羰基，从而降低了疫苗诱发的不良反应的风险[73]；由于蛋白质、DNA和RNA等生物分子对可见光的吸收很少，而USP激光产生的热量很低，因此基本不会破坏抗原的结构[73]；USP激光照射后未观察到蛋白质和核酸之间形成交联，因此，病原体相关分子模式没有受到破坏；USP激光照射期间，不会产生有毒或致癌化合物[74]。

研究表明，与福尔马林灭活的流感疫苗相比，用USP激光方法完全灭活的H1N1疫苗接种小鼠后，对致死剂量的H1N1流感病毒具有很强的保护作用，且小鼠脾脏中流感NP特异性的细胞免疫反应增加了 10 倍。对血凝素活性的评估以及中和试验表明，USP 激光辐射对病毒表面蛋白的结构没有显著影响。因此，USP 激光灭活疫苗可以作为生产通用疫苗的合适候选者[73]。

②低能电子辐照技术（low-energy electron irradiation，LEEI） 通常被认为是一种表面灭菌方法，其穿透能力远低于伽马辐照。使用低能电子（< 500 keV）可显著减少二次辐射，无需使用复杂的屏蔽结构进行保护或使用昂贵的设备，因此，此方法有利于在普通实验室、GMP 或高生物安全水平（bio-safety level，BSL）环境中实施[75]。LEEI 灭活病原体的主要机制是破坏病毒基因组，其可以在水性条件下使用，不会导致有毒化合物的产生。

研究表明，与福尔马林相比，用 LEEI 灭活的甲型流感病毒（H3N8）接种小鼠，在 H3N8 攻击后显著降低肺病毒载量，该疫苗对小鼠产生了强烈的保护作用[75]。Bayer 等人还评估了该技术对 RSV 的灭活效果，在灭活期间保持了 RSV 病毒结构的完整性，用其免疫小鼠后可保护小鼠免受病毒攻击[76]。因此，这种方法具有开发灭活疫苗的潜力，但后续安全性需进一步评估。

③过氧化氢灭活 Manna 等人提出了一种基于过氧化氢的疫苗平台[77]。氧化剂是哺乳动物先天免疫系统的重要组成部分[78]，并且将过氧化氢用作抗菌剂和防腐剂已经得到了很好的证实[79]。过氧化氢失活的机制是由羟基自由基攻击核苷引起的基因组损伤，导致单链或双链断裂，最终导致病毒失活[80]。然而，从未考虑过在灭活疫苗工业中使用过氧化氢，因为过氧化氢可能会不可逆转地破坏蛋白质的基本分子结构。与 β - 丙内酯和福尔马林相比，过氧化氢灭活一系列 DNA 和 RNA 病毒对抗原表位的损伤最小。此外，过氧化氢灭活疫苗被证明可以激发强烈的中和抗体反应以及有效的 T 细胞反应，并有效保护小鼠[77]。此外，与福尔马林相比，使用过氧化氢需要更短的失活时间，并分解成无毒产物（水和氧气）。过氧化氢是一种可行的、广谱的、有效的失活平台。

④伽马辐射灭活 有人认为，γ 辐射优于传统的化学方法（福尔马林和 β - 丙内酯），因为人们认为，在不破坏蛋白质结构的情况下，生物可以通过在遗传物质中产生链断裂而无法复制[81]。此外，γ 辐射具有高穿透能力，可以使病毒大量失活，储存在封闭容器中，甚至在冷冻状态下。此外，在失活后不需要去除化合物[81]。尽管有这些优点，但目前还没有 γ 辐射疫苗存在，这可能是由于福尔马林和 β - 丙内酯的成功，它们代表了成熟和监管认可的灭活方法，制造商可能更喜欢用于疫苗生产。此外，对 γ 辐射安全性的担忧也可能抑制了其在疫苗工业中的使用。然而，随着对 γ 辐射应用的更多研究发现这些担忧可能并不会影响安全性[82]。一种 γ 辐射的委内瑞拉马脑炎病毒（VEE）毒株在小鼠中显示出低剂量疫苗即可对皮下攻击产生保护作用[83]。伽马辐射也被用于灭活流感，其中观察到主要由交叉反应性 T 细胞介导的异型免疫改善[84，85]。

（4）展望

灭活是灭活疫苗制备的关键技术。随着新型病原体的不断发现，传统灭活剂已无法满足当前需要，虽然化学灭活疫苗的安全性风险降低，但由于一些病毒灭活后抗原表位会受到影响，表现出低免疫原性。截至目前，病毒灭活领域的主要目标是改进现有方法，大多数倾向于在灭活过程中改变程序，如使用浓度、反应时间等。另一种策略是使用不同灭活剂进行组合。

此外，寻找仅破坏核酸不改变抗原结构、成本低且无毒性的灭活方式，是提升灭活疫苗工艺的关键手段。目前，多种物理灭活的方法在疫苗开发上表现出很大的潜力，如已有多项与“辐射 - 疫苗”相关的专利，此外已有利用电离辐射的方法进行灭活疫苗研发的例子，如用 γ 射线灭活的 PV、流感病毒等可快速制备安全且高效的疫苗[86，87]。

随着灭活技术的不断成熟与发展，不久的将来，可找到针对更多病毒，且安全性及灭活效果更好的灭活剂，提升灭活工艺。

2. 灭活验证评价

在灭活病毒疫苗的生产过程中，病毒收获液在进行灭活处理后，在保证灭活病毒免疫原性的同时，还需要保证安全性。因此，灭活验证作为灭活后的关键步骤，需要证明灭活的有效性，确保灭活的病毒原液不含有感染性的病毒颗粒，为下游的纯化、浓缩和疫苗生产提供保障。

针对病毒的特性，适用于不同灭活疫苗的灭活验证试验方法已经建立并不断完善。现今，常用的灭活验证试验为将灭活后的收获液在细胞系传代、鸡胚传代或动物中接种培养，观察传代和接种后是否发生病变，以判断灭活收获液中是否存在活病毒。

（1）经典检测方法

①细胞传代　又称为盲传法，广泛应用于 SARS-CoV-2、PV 和 HAV 等灭活疫苗[88-91]。试验将适量体积或适量抗原浓度的病毒收获液接种于适宜的细胞单层培养，按照适宜细胞生长时间传代三次，观察细胞病变；细胞无病变，方能证明灭活验证合格。同时还可采用免疫荧光法或酶联免疫法检测传代中的细胞是否有病毒感染。以 SARS-CoV-2 灭活疫苗为例，灭活验证试验将灭活病毒收获液接种于含有单层 Vero 细胞的细胞培养瓶中，补加适量的细胞培养液后置于 36℃ ±1℃培养箱中培养 4 天，同时设置阴性和阳性对照；此后两次传代，将吸取的上清液接种于新的 Vero 细胞和培养液，每代在 36℃ ±1℃培养 4 天，并观察细胞病变。传代三次后，再传代一次，并使用新冠病毒特异检测抗体和荧光标记抗体检测细胞内是否存在病毒。合格标准为阴性对照和实验组每次传代均无细胞病变并且免疫荧光法检测为阴性，阳性对照细胞有病毒[90]。

②鸡胚传代　鸡胚作为天然的无菌生物反应器，不仅在全球的疫苗生产有着广泛应用，例如流感病毒疫苗和黄热病疫苗，还应用于流感病毒的灭活验证[88, 92-94]。流感病毒灭活验证试验会将灭活后病毒液进行 10 倍系列稀释，取 10^0、10^{-1}、10^{-2} 倍稀释的病毒液作为三组，每组选取 10 枚 9~11 日龄鸡胚，在鸡胚尿囊腔接种对应组别的病毒液，每胚 0.2ml，置于 33~35℃培养 72 小时。24 小时内死亡的鸡胚不计，每组鸡胚至少存活 80%。取存活鸡胚的尿囊液，每胚 0.5ml，并按组混合后，每组再次接种 10 枚鸡胚，每胚接种 0.2ml，置于 33~35℃培养 72 小时后，取尿囊液进行血凝试验。血凝反应为阴性，则证明灭活验证成功。

③动物接种　脑炎病毒（例如乙型脑膜炎病毒和森林脑炎病毒）和 PV 会造成脑部病变，通常在动物中进行灭活验证试验。《中国药典》中记录的乙型脑膜炎病毒和森林脑炎病毒灭活验证试验过程：取灭活病毒液接种于体重为 12~14 g 小鼠 8 只，每只分别在脑内接种 0.03 ml，腹腔接种 0.5 ml，作为第一代；7 天后处死三只接种的小鼠，取脑制成 10% 的脑悬液，在 6 只小鼠中脑内接种 0.03 ml 脑悬液，作为第二代；7 天后，重复上次操作接种第三代 6 只小鼠，接种后观察 14 天，3 天内死亡的小鼠不计（但死亡数不应超过总动物数的 20%），接种的小鼠需均存活，则灭活合格[88]。狂犬病毒的灭活验证与脑炎病毒方法相似，将灭活病毒液在单层 Vero 细胞中培养，每 3 cm^2 接种 1 ml，在 37°C 吸附 60 分钟后加入培养液（培养液与病毒液比例不超过 1∶3），每 7 天传一代，21 天后收获培养液，之后脑内接种体重为 11~13 g 小鼠 20 只，3 天内死亡的小鼠不计但死亡数应不超过总动物数的 20%，剩余小鼠观察 14 天，小鼠全部健存，方可证明灭活验证合格[88]。狂犬病毒的灭活验证也可略过细胞传代，直接将灭活病毒液接种小鼠脑内，接种后 14 或 21 天每日观察小鼠的症状[95, 96]。

由于动物接种灭活验证存在动物数量大、实验周期时间长和涉及动物伦理保护，国际组织建议开发体外检测方法逐步取代动物实验。以狂犬病毒灭活验证为例，将灭活病毒液在细胞系中培养，使用直接免疫荧光法配合荧光定量 PCR（real-time quantitative PCR，qPCR）检测培养前和培养后的样品，能准确并快速检测残留的活病毒，有希望取代小鼠脑内接种方法[97, 98]。

（2）新型检测方法

qPCR 技术具有特异性、灵敏度和快速性的特点，但由于其检测目标是病毒核酸，该技术本身没有区分传染性和非传染性病毒的能力。因此，qPCR 不能直接应用于病毒灭活验证研究。新型的基于预处理的 qPCR 技术，如酶处理 qPCR；单叠氮丙啶 qPCR 或单叠氮化乙锭 qPCR；整合细胞培养 –qPCR 为病毒灭活验证检测提供了可能。

①酶处理 qPCR[99] 其主要靶标是病毒衣壳受损的病毒粒子。当病毒灭活机制涉及衣壳损伤时，例如巴氏杀菌或暴露于游离氯和二氧化氯时，可以应用此方法。首先，感染性和灭活病毒之间的主要区别在于它们能够吸附到宿主细胞上，将其基因组注入宿主细胞并自我复制。但当衣壳被破坏时，内部核酸很容易被外部环境中的核酸酶降解。因为被破坏的衣壳比完整的衣壳更容易被蛋白酶 K（PK）降解，并暴露病毒核酸，因此利用核酸酶和 PK 的组合进行预处理，以消除灭活病毒存在产生的假阳性信号。在核酸酶降解灭活的病毒核酸后，理论上，只有传染性病毒才能通过 qPCR 检测到。

②单叠氮丙啶 qPCR 或单叠氮化乙锭 qPCR 单叠氮丙啶和单叠氮化乙锭是一类含有光诱导叠氮化物基团的核酸染料，可以穿透受损的衣壳，然后在暴露于可见光后共价交联到病毒核酸[100]。染料和核酸的复合物可以抑制 PCR 的扩增。因此，当灭活病毒用单叠氮丙啶或单叠氮化乙锭预处理时，核酸染料穿透灭活病毒受损的衣壳并与病毒核酸交联，从而在 qPCR 检测过程中抑制灭活病毒核酸的扩增。

③整合细胞培养 –qPCR 是利用宿主细胞作为分离感染性和非感染性病毒的有效工具，因为只有活病毒才能将其基因组注射到宿主细胞中进行扩增。首先病毒（含有灭活病毒和传染性病毒）接种宿主细胞，孵育一段时间让所有感染性病毒将其核酸注射到宿主细胞中。洗涤非感染性病毒数次以将其从细胞培养基中去除。随后，将细胞孵育优化一段时间以扩增细胞内病毒，降低定量下限并提高检测灵敏度。最后，提取细胞和病毒中的核酸，然后使用病毒特异性引物用于 qPCR，以量化病毒灭活后的感染性病毒。目前，整合细胞培养 –qPCR 已被用于肠道病毒的验证研究。其获得的结果与病毒灭活验证研究中致细胞病变效应方法获得的结果最相关，因此整合细胞培养 –qPCR 是致细胞病变效应方法的替代方案[101]。

（3）小结

灭活验证方法需根据病毒培养方式和致病机制量身定制。上述已建立的方法能够可靠验证病毒灭活效果，完成残留的活病毒检测，可为未来新病毒的灭活疫苗生产提供参考。已建立的灭活验证方法仍可逐步完善，提高准确度和检测速度，节省验证的时间，为疫苗生产提供保障。

3. 佐剂的选择

灭活疫苗通常需要依靠强大的佐剂才能发挥出较高的免疫原性[102]。疫苗的抗原应答可以分为 Th1 和 Th2 两种，Th1 型应答主要为细胞免疫反应，Th2 型应答是能够诱导中和抗体反应的体液免疫。传统的铝佐剂只能诱导 Th2 型应答，保护效率并不算高。白细胞介素 4（IL–4）细胞因子在 Th2 免疫反应中起着关键作用，可以作为 Th2 反应的判断标准。有研究发现，铝佐剂诱导产生的 IL–4，可以激活 Th2 免疫反应，但对 Th1 免疫反应具有抑制作用[103]。所以诱导 Th1 型免疫应答的佐剂也是新佐剂的研究方向。截至目前，近百年时间里美国 FDA 批准上市的新型佐剂也仅有六款，分别为 MF59、AS04、AS03、AS01、CpG1018，以及新冠紧急使用的 Matrix–M 佐剂。

从功能上看，佐剂大致分为三类。第一类是配合疫苗递送的佐剂，将必要量的疫苗抗原和免疫刺激剂，呈递给免疫系统以诱导免疫。比如铝佐剂、MF59、AS03 等佐剂。铝佐剂直接作用于树突状细胞（Dendritic cells，DCs）膜表面的脂类，使脂类发生重排，激活免疫受体信号一系列的分子反应。铝佐剂并不进入细胞，而是将抗原分子通过内吞作用递送到 DCs 细胞内。DCs 细胞表面的 MHC Ⅱ 与抗原分子结合，同时引发细胞内炎症吞噬作用。被激活的 DCs 细胞，通过 ICAM-1 和 LFA-1 连接，使 $CD4^+$T 细胞进行识别，进而激活 B 细胞，启动免疫反应[104]。

第二类是刺激免疫应答的佐剂。此类产品含有免疫刺激剂或增强剂，利用受体介导的信号通路来调节免疫反应，增强抗原的免疫原性。比如单磷酸脂质 A（MPL）、QS21、CpG1018 等。其中，CpG1018 佐剂是一种 Toll 样受体 9（TLR9）激动剂，既能够刺激 B 细胞，促进体液免疫，也能刺激 DCs 活化，进而刺激特异性 T 细胞，产生记忆细胞，其引起的中和抗体显著强于传统铝佐剂。CpG ODN 1018 是首个获批用于 HBV 的 TLR 激动剂佐剂。该产品 HEPLISAV-B ™由液态的 HBsAG 和 CpG ODN 1018（20 μg/ HBsAG 和 3mg CpG1018）组成[105]。该疫苗在临床试验中与较早的替代疫苗 Engerix-B ™进行了比较。受试者在第二次接种 HEPLISAV-B 后 1 周全部产生了针对 HBV 抗原的保护性抗体，并且无论年龄大小，都具有持久的 HBV 血清保护作用[106, 107]。而接受 Engerix-B ™治疗的个体需要第三剂才能显示保护性抗体反应[108]。HEPLISAV-B ™也能够在吸烟者、肥胖者和易感 HBV 感染的个体（慢性肾病患者）中诱导高血清保护率，这些人已知对 Engerix-B ™反应较低[109-111]。

第三类是由前两类佐剂组合而成的复合佐剂。如葛兰素史克的 AS04 和 AS01 佐剂。AS04 由铝佐剂和 MPL 两种成分所构成，其中 MPL 会吸附在铝剂上，激活 TLR4 反应。葛兰素史克的二价 HPV 疫苗 Cervarix，用的就是这种佐剂。AS01 是一种基于脂质体的佐剂，含有两种免疫刺激剂（MPLA 和 QS-21）。AS01 的标准形式由脂质体［含有二油基磷脂酰胆碱（DOPC）和胆固醇］、MPLA 和 QS-21 组成，其囊泡大小在 50~100 nm[112]。QS-21 是皂树皂苷（QuilA）的衍生物[113]。在小鼠实验中，单独使用 QS-21 可诱导高抗原特异性抗体[114]、$CD8^+$ T 细胞反应[115]、细胞毒性 T 淋巴细胞、Th1 细胞因子、细胞因子（IL-2 和 IFN-γ）的产生以及 IgG1 和 IgG2a 的等量产生[116-118]。作为佐剂，AS01 诱导抗原呈递细胞（APC），尤其是 DCs 和单核细胞的活化；MPLA 和 QS-21 的存在导致抗原特异性反应增加。AS01 通过激活干扰素细胞信号通路，增强细胞免疫应答，诱导抗体同型转换[114, 119, 120]。此外，观察到 AS01 佐剂疫苗增加了抗原特异性抗体的产生和 $CD4^+$ T 细胞反应[6]。AS01 被用作疟疾（RTS，S/AS01 或 moquirix ™）和带状疱疹（SHINGRIX ™）的佐剂疫苗[7]，这两种疫苗均为重组蛋白疫苗[7, 121]。

三、下游生产工艺中的技术与革新

（一）浓缩

在灭活疫苗生产过程中，病原微生物灭活液中含有大量的细胞碎片、培养基残留、代谢物残留等杂质，且抗原含量低，难以直接用于疫苗半成品配制和生产。尤其在进行多联多价疫苗配制和生产时，对各抗原的浓度要求更高。因此为了得到高浓度灭活病毒抗原，需要对病原微生物抗原进行浓缩。研究浓缩技术，选择适宜的最佳浓缩条件是灭活疫苗开发中的关键。

随着生物技术、高分子材料技术的快速发展，新的浓缩技术不断被开发和运用。目前在生物制品研究和生产领域主要应用的浓缩方法有冷冻干燥浓缩法、透析浓缩法、浓缩胶浓缩法、沉淀浓缩法、离心浓缩法、超滤浓缩法等。在不同生物制品研究和生产过程中，需要根据浓缩对象的理化性质及具体要求选择合适的浓缩方法。

1. 超滤浓缩法

超滤浓缩法是使用一种特制的薄膜对溶液中各种溶质分子进行选择性过滤的方法。当溶液在一定压力下（外源氮气压或真空泵压）通过膜时，溶液和小分子透过超滤膜，大分子受阻保留于原来溶液中，达到对生物大分子物质进行浓缩的目的。这一近年发展起来的新方法适于生物大分子尤其是蛋白质和酶的浓缩或脱盐，具有成本低、操作方便、条件温和、能较好地保持生物大分子活性、回收率高等优点，被广泛应用于医药、食品、环保、化工、能源等诸多领域。

（1）超滤膜分类

根据材质可以将超滤膜分为醋酸纤维、聚砜类、聚烯烃类、氟材料以及聚氯乙烯类等。

根据结构超滤膜可以分为四种类型：中空纤维膜、管式超滤膜、板框式超滤膜以及卷式超滤膜，四种不同的超滤膜具有不一样的特点。

中空纤维膜外形像纤维状，具有中空内腔，属于非对称膜。通常以聚砜、二甲基乙酰胺作为原料进行加工而成，过滤精度大致在 0.005~0.01 μm，根据型号的不同，中空纤维超滤膜的截留分子量在几千至几十万之间。中空纤维膜处理技术最早应用于水处理，用于制备纯水和污水处理等，并逐渐应用于抗原浓缩。中空纤维超滤膜进行浓缩的优点：可在室温、低压下进行浓缩或纯化，抗原物质不产生化学反应，可较好保持其生物活性；中空纤维膜具有较强的耐酸碱性能，可采用多种化学试剂清洗，超滤膜使用寿命长，可反复多次使用；中空纤维超滤膜冲击韧性高，抗污染能力强，单位膜总面积扩散系数大；安装简单，操作便捷，机械设备占地面积小。

管式超滤膜为内径 4~25 mm 的圆柱体或类圆柱体。管式超滤膜外形与管道类似所以被称为管式膜，膜孔径 0.01~0.1 μm，可截留分子量 500~500,000 的大分子物质。管式超滤膜具有安装便捷、抗压能力强、不易被污染等特点。可有效去除离子、小分子物质以及溶剂，从而达到浓缩生物大分子抗原物质的目的。

板框式超滤膜也被称为平板膜，通常将干板式膜组件重叠起来组成。这种超滤膜紧凑、简单、牢固，能够承受较大的压力，并且可以拆卸清洗，有效降低膜元件被污染的可能性。

卷式超滤膜是将多个膜卷绕到同一个产品中心管上，截留分子量范围是 1000~200,000，具有堆积密度大、结构紧凑、过滤效果优异以及安装、操作简单方便等特点，可承受压力比其他膜元件低。

（2）超滤技术

超滤技术除了膜包材质及形状外，其过滤技术的不同也影响浓缩效果，切向流过滤技术（tangential flow filtration，TFF）采用交叉流动的过滤形式，液体流动方向平行于膜表面，在压力作用下只有一部分液体穿过滤膜进入下游，截留的颗粒从膜的表面被“扫除”，这种操作方式也被称之为“错流过滤”。由于切向流在过滤过程中对膜包的表面进行不停地“冲刷”，所以在这种操作模式下有效缓解了大颗粒和大分子物质在膜表面的堆积，这种操作模式在很多应用中具有独特的优势。切向流过滤使滤膜表面的积垢程度降至最低，与此同时，切向流体也会产生垂直于滤膜的压力，推动溶质和小分子通过滤膜完成过滤。在普通直流过滤中，增加压力，仅能对混合物施加压力，而无助于分离的促进。相比之下，在切向流过滤模式中，通过混合物的再循环防止限制层的形成。因此，利用切向流过滤进行生物分子分离，效率更高，浓缩或渗滤速度更为快捷，是目前较为流行的超滤方式。

2. 沉淀浓缩法

沉淀浓缩法通过形成沉淀，将残留在液相或沉淀在固相中的非必要物质和成分去除，从而达到对生物大分子进行浓缩纯化的目的。该方法又分为盐析法、有机溶剂沉淀法、等电点沉淀法、酸碱沉淀法、非离子多聚体沉淀法等。

盐析法多用于各种蛋白质和酶的纯化浓缩，高浓度盐离子使蛋白质表面双电层厚度降低，静电排斥作用减弱，溶解度降低，进而发生沉淀；有机溶剂沉淀法是向水溶液中加入亲水性有机溶剂降低溶质的溶解度，有机溶剂沉淀法多用于生物小分子、多糖及核酸产品的纯化浓缩，有时也用于蛋白质沉淀浓缩；等电点沉淀法是利用两性物质在 pH 等于其等电点的溶液中溶解度下降的原理，主要用于氨基酸、蛋白质及其他两性物质的沉淀浓缩。此法多与其他方法结合使用；酸碱沉淀法是利用某些生物大分子能在酸或碱中溶解，而在碱或酸中可生成沉淀的性质达到浓缩的目的，这种沉淀反应是可逆的；非离子多聚体沉淀法最早用于提纯免疫球蛋白、沉淀一些细菌和病毒，近年来逐渐扩展应用于核酸和酶的分离提纯。这类非离子多聚物包括不同分子量的聚乙二醇（polyethylene glycol，PEG）、壬基酚聚氧乙烯醚（nonylphenol ethoxylates，NPEO）、葡聚糖、右旋糖酐硫酸钠等，其中应用最多的是聚乙二醇。

3. 浓缩胶浓缩法

浓缩胶是一种网状结构的高分子有机聚合物，具有较强的吸水性能。它能吸收小分子量的水、葡萄糖、蔗糖、无机盐离子等物质，从而达到浓缩生物大分子的目的，适宜浓缩 10,000 分子量以上的生物大分子物质。在蛋白质的浓缩研究中，蛋白质的回收率可达 80%~90%。在选用浓缩胶进行浓缩时，直接将浓缩胶加入被浓缩的溶液中即可，操作简单方便。但是，实验过程中浓缩溶液的 pH 值应大于被浓缩物质的等电点，以防止在浓缩胶表面产生阳离子交换，影响浓缩物质的回收效率。

4. 透析浓缩法

透析需要使用专用的半透膜进行，半透膜的孔径比离子和小分子大，但是比生物大分子小，因此可以使离子和水等溶剂小分子通过，但是生物大分子无法通过，从而达到分离浓缩生物大分子的目的。在灭活疫苗研发和生产过程中通常将半透膜制成袋状，也叫透析袋。将待浓缩的灭活液置于透析袋内，将透析袋置于水或相应的缓冲液中，盐和小分子物质不断扩散透析到袋外，样品溶液中的大分子抗原物质则被截留在袋内，直到透析袋内外两边的离子浓度达到平衡为止，从而达到对目的抗原进行浓缩的目的。透析的动力来源是半透膜两侧不同的离子浓度梯度所形成的扩散压。透析的速度与膜两侧的离子浓度梯度成正比，与膜面积和温度成正比，与膜的厚度成反比。

目前最常用的是用纤维素制成的透析膜，包括再生纤维素（regenerated cellulose，RC）透析膜、纤维素酯（cellulose ester，CE）膜、聚偏二氟乙烯（polyvinylidene difluoride，PVDF）膜，此外还有羊皮纸和玻璃纸等。

5. 离心浓缩法

离心浓缩法的原理是利用各抗原组分与溶剂密度的不同而在离心力条件下达到分离浓缩的目的。在灭活疫苗生产过程中根据抗原大小可以选取合适的离心力及离心时间等条件，从而使目的抗原形成沉淀，然后达到浓缩的目的。该方法操作简便、效果较好、最终样品位于离心管底部，便于回收，且不受温度限制，在室温条件下即可操作，适用于处理热敏感性强的样品。但是离心沉淀仅适合于小量抗原的浓缩，难以适用于大规模工业生产。

6. 冷冻干燥法（冻干法）

冷冻干燥技术简称冻干技术，最早出现于20世纪初，但直到20世纪50年代冷冻干燥技术才开始受到广泛关注，随后大量学者对该技术进行了深入研究。冷冻干燥技术是将真空、制冷和干燥技术结合发展起来的一种现代化技术，该技术是在常压下利用稀溶液与冰在冰点以下的固液相平衡关系来实现的，由于在低温常压下操作，可以保持易挥发物质和易变性物质的稳定性，避免温度过高对其造成的损伤，适用于对热敏感物质的浓缩。采用冷冻干燥法制备的抗原受外界条件影响小，生物大分子结构和生物活性稳定，可有效防止生物大分子变性，减少在浓缩过程中对生物大分子造成的损伤。此外冷冻干燥技术不需要使用有机溶剂，安全性更高，因此被广泛应用于疫苗生产和生物医学工程等领域。此外，冷冻干燥技术不仅适用于生物制药，也同时适用于食品、饮品、化学品行业等。

（二）层析纯化

疫苗在生产的过程中会出现一些杂质，如细胞碎片、杂蛋白和核酸等，因此，为得到高纯度和安全性的疫苗，需要除去这些杂质。传统的疫苗纯化多采用三氯甲烷抽提、密度梯度离心、聚乙二醇沉淀和凝胶过滤层析等方法。我国百日咳灭活疫苗先前采用酸沉淀法，即将菌体的培养液加甲醛灭活后，用HCl调节pH至3.8~4.4，静置十几小时后离心、洗涤。但随着国家对疫苗质量标准的提高，传统的纯化方法难以满足疫苗生产的质量需求。此外，病毒具有复杂的生物学特性，与其他生物制品（如抗体）相比，病毒的纯化并不是一项简单的任务。其中病毒的尺寸、形状和表面结构，以及病毒的理化特性，如等电点（isoelectricpoint，pI）、表面疏水性、病毒包膜的存在在纯化工艺的设计中发挥重要作用。目前出现了多种纯化工艺技术，如膜过滤法、分子筛层析、离子交换层析、亲和层析等。

1. 分子筛层析

分子筛层析又称凝胶过滤层析和体积排阻层析，主要填充网状或者是锥形微孔结构的凝胶，通过分子大小不同进行分离的方法。主要流程为：将凝胶装入一定高度的柱中，经过缓冲液进行平衡，随后将样品进入柱床后，用缓冲液冲洗大小不同的分子，由于大分子不能进入凝胶颗粒内部，即与洗脱液一起先流出凝胶柱，而小于凝胶颗粒的小分子则扩散进入颗粒内部，进而使小分子的流动速度减慢，从而物质就按其分子大小依次顺序从柱内流出，进而达到分离目的。除此之外，对于同样分子量的分子，线性分子移动快，环状分子移动慢。分子筛层析应用于病毒纯化具有明显的优势。针对病毒收获液或浓缩液，分子筛层析能够有效地将宿主细胞蛋白（host cell protein，HCP）、DNA和其他小分子从病毒液中分离出来，并且这种选择性能够广泛适用于所有病毒种类；分子筛层析填料通常使用琼脂糖等亲水性基质，通常对病毒的非特异性吸附较小，能够保证较高的回收率；分子排阻色谱法（size exclusion chromatography，SEC）是一种流穿（flow-through）模式层析法，分离不受缓冲液的影响，病毒纯化工艺能够在一个更适宜病毒稳定的缓冲液环境中进行，避免了吸附层析中苛刻的洗脱条件，在病毒类疫苗的生产中应用广泛，如新型冠状灭活疫苗和流感疫苗等。

在病毒类疫苗纯化工艺中，需要考量流速、柱床高度和上样量等因素。为了获得分离，使用适当的流速，确保有足够的时间允许分子可以弥散进入或流出柱料。分离的目的是尽可能短的时间里获得最高的分辨率，随着流速的增加分辨率降低，每个分离必须进行条件优化，获得这两个参数的最佳平衡。柱床高度影响纯化效果，柱床高度越高通常分辨率越高，但高度增加会导致反压增加和工艺时间延长，因此在生产中需要依据试验进行优化。另外影响纯化效果的因素是载量，通常在生产中，病毒样品的上样量通常是 1%~20% 柱体积。在病毒疫苗的纯化中，流速、柱高和载量等条件需要依据不同样品及分离目的进行摸索。

2. 离子交换层析

离子交换层析（ion–exchange chromatography，IEX）分离机制基于蛋白质的带电氨基酸与在给定 pH 下附着在柱上的带电配体之间的可逆相互作用[122]。这种相互作用取决于被分析蛋白质的 pI 和构象。通过增加盐浓度或 pH 梯度来洗脱蛋白质。离子交换层析有两种类型：阴离子交换色谱（anion–exchange chromatography，AEX）包括带季胺基（quantenary ammonium，Q）的强阴离子填料、带二乙氨乙基基团（diethylaminoethyl，DEAE）的弱阴离子填料和阳离子交换色谱（cation exchange chromatography，CEX）包括带磺酸基丙基（sulphopropyl，SP）的强阳离子填料、带羧甲基（carboxymethyl，CM）的弱阳离子填料。

离子交换层析对病毒的纯化方式主要有结合 – 洗脱（bind–elution）模式和流穿模式。在结合 – 洗脱模式中，病毒在缓冲液环境中通常带负电荷，能够与带正电荷的阴离子层析填料结合，通过改变缓冲液条件（通常是高浓度氯化钠），使病毒颗粒与官能团之间的作用减弱，病毒颗粒被洗脱下来。在流穿模式中，使杂质结合在填料上而目标病毒流穿，如杂质宿主细胞 DNA（host Cell DNA，HCD）的带有较多负电荷，能够与阴离子填料结合，而调整缓冲液使目的病毒流穿。流穿模式操作步骤少、缓冲液类型和体积小，无需苛刻的洗脱条件更易于病毒的稳定性，近年来在工艺中应用广泛。在流感疫苗的纯化中，通过两步流穿模式纯化，纯化液中宿主细胞杂蛋白（HCP）去除率可达 96.1%、HCD 去除率可达 99.7%，且工艺更高效易于线性放大[123]。

在病毒类疫苗纯化工艺中，缓冲液对层析的性能影响较大。缓冲液的种类、离子强度、pH 需要进行测试与优化。常用的阴离子缓冲液包括磷酸盐、乙酸盐、柠檬酸盐、Tris 缓冲液等，需要依据目的病毒和试验条件进行优化。缓冲液的离子强度是工艺中需要考量的因素，在结合 – 洗脱模式中，若样品的离子强度过高或者 pH 不合适，会导致样品无法吸附在填料上，影响目的病毒的回收率。IEX 既可以用于病毒捕获步骤也可用于精纯步骤，可以将 HCP– 病毒颗粒、HCD– 病毒颗粒，甚至是从样品中将完整的病毒颗粒与病毒颗粒碎片分离，在生物分离领域应用最为广泛。

多数灭活疫苗采用分子筛层析和离子交换层析的双重方法，如脊髓灰质炎灭活疫苗和 EV71 病毒疫苗[124, 125]，EV71 的纯化工艺是将 EV71 病毒浓缩液加入经 pH 7.2 的 PBS（洗脱液）平衡好的装有 Sephacryl S–400 HR 的层析柱中，继续用洗脱液洗脱，紫外检测器波长 280 nm 处检测，收集到的第二个流穿峰即为 EV71 病毒峰；随后将收集的 EV71 病毒液稀释后加入以用 pH 7.5，20mmol · L^{-1} 的 Tris–Cl 缓冲液平衡好的装有 Source 30Q 的层析柱中，再用缓冲液洗脱 1~2 个柱体积，随后用 pH 7.5，20mmol · L^{-1} 的 Tris–Cl 和 pH 7.5，20mmol · L^{-1} 的 Tris–Cl 进行梯度洗脱，收集到的第一个流穿峰即为 EV71 病毒峰，采用该凝胶过滤和离子交换组合层析的方法，制备的 EV71 灭活疫苗纯度高残留低。

3. 亲和层析

生物特异性亲和层析法（affinity chromatography，AC）是一种具有吸引力的层析方法，仅通过一步层析即可获得较高的纯度并将目的病毒浓缩，并且方法开发较离子交换层析简单许多。亲和层析原本主要用来纯化蛋白，其中 Protein A/G 纯化单克隆抗体已成为抗体行业的标准技术。病毒收获液中通常包含大量杂质如 HCP、HCD、培养基组分以及消泡剂等添加剂，料液的复杂性对纯化工艺带来巨大挑战，一些包膜病毒如 SARS-CoV-2 对剪切力敏感可给下游处理带来难度，亲和层析对料液的上样需求小、对目的样品具有高度选择性以及稳定的回收率，可以对病毒疫苗纯化工艺带来巨大利益。

凝集素（Lectin）能够与糖蛋白结合，将凝集素结合在基质上可用来纯化糖蛋白或糖脂样品。流感的表面抗原血凝素（HA）和神经氨酸酶（NA）是两种糖蛋白，能够与凝集素特异性结合，可用亲和层析的方式来纯化[126]。通过一步纯化，流感病毒的回收率可达 97%，HCP 与 HCD 的去除率可达 79% 和 99.9%，并且工艺稳定重现性高。Cellufine sulfate 填料是另一种常用的亲和层析填料，由低浓度的硫酸盐结合至纤维素填料制成，能够特异性亲和病毒表面的糖蛋白，可用于狂犬疫苗的生产，一步层析即可取得很高的抗原回收率[127]。

亲和层析在病毒疫苗领域一直未得到广泛应用，一个原因是填料成本高；另一个重要的原因是局限性大，目前用于病毒纯化的亲和层析填料较少，凝集素等填料本身是为糖蛋白的纯化设计的，病毒由于颗粒较大无法进入填料孔径，这限制了填料对病毒的载量。

4. 多模式填料

多模式或混合模式色谱法（mixed mode/multimodel chromatography，MMC）是一种新技术，在同一色谱介质中同时具有多种类型的相互作用，如离子相互作用、氢键和疏水相互作用。混合模式填料的一个众所周知的例子是陶瓷羟基磷灰石（ceramic hydroxyapatite，CHT），CHT 介质是一组钙离子亲和 / 阳离子交换的混合模态介质，许多病毒表面的负电荷使它们能够紧密地结合到 CHT 填料上，登革热病毒通过 CHT 进一步纯化，病毒的回收率可达 75%[128]。MMC 的另一个例子是 Capto Core 系列，Capto core 系列是一种兼具分子筛与离子交换的多模式填料，适合分离病毒样品。该填料的内部有带正电的辛胺基，能够吸附带负电的 DNA 与 HCP 等杂质，填料的惰性外壳对病毒不吸附，从而能够保障敏感病毒的活性。Capto core 700 广泛应用于 SARS-CoV-2 病毒的研究中，多种上市疫苗产品也使用该填料。对于直径较大的病毒分子（40 nm 以上）适用于 Capto core 700，在狂犬疫苗的纯化中，与传统的 Sepharose 6 FF 填料相比，Capto core 700 具有更高的载量和更好的杂质清除率[129]。对于直径较小的病毒，如脊髓灰质炎病毒（30 nm）适用于 Capto core 400，与传统纯化方式相比，使用 Capto core 400 纯化脊髓灰质炎病毒，可显著提高工作效率和杂质去除率。

Capto Core 系列填料相较于单一凝胶过滤填料具有更大的载样量、更稳定的化学性质（更大的 pH 和盐离子耐受范围）以及更高的病毒回收率和杂质去除率，也使病毒纯化工艺更加高效，在新冠疫苗的研发中得到了广泛的应用。新型冠状病毒灭活疫苗中复合填料选用 Capto Core 700，将复合填料 Capto Core 700 装入 XK50/60 层析柱中，柱床高度为 20~30 cm，首先采用 1mol/L 的 NaOH 冲洗 1 个柱体积的层析柱，在这一步可去除内毒素；随后再用 pH 值为 6.2~8.0 的 PBS 缓冲液作为洗脱液，平衡 2~5 个柱体积，接着将新型冠状病毒浓缩液泵入到层析柱中，上样体积为柱体积的 15%，继续用洗脱液洗脱，流速为 45cm/h；紫外检测器波长 280 nm 处检测，收集到的第一个流穿峰即为新型冠状病毒 Vero 细胞灭活疫苗病毒液的纯化液。

5. 膜层析

膜层析技术是在柱层析基础上研发出来的一种成熟的层析技术，具有很多优点和优势，越来越多地被应用于生物医药生产工艺的下游纯化环节。膜层析技术是以稳定化的再生纤维素为基架，偶联相应的离子交换、疏水等功能配基而形成的一系列膜层析产品。膜层析的内部结构设计跟传统的层析填料结构是不一样的。首先传统的层析填料是多孔的球形颗粒，其内部平均孔径是 15~50 nm。当生物分子较大时，会产生明显的排阻效应。而膜层析的一大特点是内部孔径为 3~5 μm，比较大，网状结构，排阻作用低，大大提高工作流速的同时保证了更低的反压。使用两步膜层析纯化流感病毒，病毒回收率可达 75%，HCP 与 HCD 的去除率分别为 76% 和 99.5%。

在层析中，柱体积是影响工艺成本的关键因素。在工艺中使用膜层析可以降低生产成本，提高工作效率。膜层析的高孔径保证了高流速和高载量，使得生产工艺更快地进行；另外的一大特点是缓冲液消耗小，可以降低缓冲液成本以及配制 / 储存缓冲液对工厂规模和设备的限制；目前市售的膜层析设备的另一个巨大优势是其一次性使用性，这最大限度地降低了原位清洁（clean in Place，CIP）、工艺验证工作的成本，促进了技术向 cGMP 的转移。

6. 整体柱

整体柱（monoliths）也是一种对流型装置，基于特殊的连续贯通的多孔材料特性，已成为传统颗粒填料层析柱具有吸引力的替代品。传统层析柱仅由大孔（15~50 nm 的孔）组成，而整体柱具有直径更大的孔道（1.3、2 或 6 μm），是传统层析填料的 20~50 倍，也比通常的病毒颗粒大许多。高度多孔结构使得病毒纯化过程中不存在涡流扩散，有更低的剪切力，因此，整体柱在病毒颗粒的生产应用非常瞩目，已经应用在多种基于病毒的产品，并且这种工艺有助于过程强化。牛痘病毒是一种较大的病毒颗粒（直径 300 nm），使用两步整体柱纯化，可达到 90% 的病毒回收率和 99% 的 HCD 去除率，并且料液前处理简单，整体工艺高效快捷。

7. 小结

在过去的几十年里，对预防性疫苗的需求不断增加，这迫使生物技术行业加快工艺开发阶段。需要开发具有更高生产率和耐用性的纯化工艺，以解决正在开发的病毒类疫苗面临相关的挑战。病毒由于其复杂的生物学特性，通常需要一种或多种层析方式组合以达到纯化目的，这就需要复杂的工艺设计与大量的筛选试验。通常下游工艺可占总生产成本的 60%~70%，工艺设计的驱动因素是产品回收率、可扩展性和批间稳定性的最大化，同时在适合的条件下操作，以保持病毒的稳定性。近年来随着生物治疗领域的发展，新的和改进的材料以及新的操作模式的出现，病毒类疫苗的生产得以实现更好的纯化工艺。

（王　辉，梁宏阳，梁跃霞，贺　瑶，潘明磊，何振玉，刘亚娣）

参考文献

［1］SALMON D E，SMITH T. On a new method of producing immunity from contagious diseases［J］. Am Vet Rev，1886，10：63-69.

［2］HESS R D，Regulatory，biosafety and safety challenges for novel cells as substrates for human vaccines［J］. Vaccine，2012，30（17）：2715-2727.

［3］BARRETT P N. Vero cell platform in vaccine production：moving towards cell culture-based viral vaccines［J］. Expert Rev Vaccines，2009，8（5）：607-618.

[4] STOVER C K. Recombinant vaccine delivery systems and encoded vaccines[J]. Curr Opin Immunol, 1994, 6(4): 568–571.

[5] YADAV T, Recombinant vaccines for COVID–19 [J]. Hum Vaccin Immunother, 2020, 16(12): 2905–2912.

[6] DIDIERLAURENT A M. Adjuvant system AS01: helping to overcome the challenges of modern vaccines [J]. Expert Rev Vaccines, 2017, 16(1): 55–63.

[7] LAUPEZE B. Adjuvant Systems for vaccines: 13 years of post–licensure experience in diverse populations have progressed the way adjuvanted vaccine safety is investigated and understood. Vaccine, 2019, 37(38): 5670–5680.

[8] VELLOZZI C. Safety of trivalent inactivated influenza vaccines in adults: background for pandemic influenza vaccine safety monitoring. Vaccine, 2009, 27(15): 2114–2120.

[9] NGIBUINI M. Automated Mini Bioreactor Technology for Microbial and Mammalian Cell Culture [J]. Innovations in Cell Culture, 2014: 3.

[10] 焦鹏，陈必强. 新一代生物工艺研发与制造技术及高通量微小型生物反应器 [J]. 中国工程科学，2016, 18(04): 44–50.

[11] 姚小员. 高通量微型生物反应器在生物制药行业中的应用 [J]. 中国新药杂志，2021, 30 (2): 22.

[12] Spitteler M A. Validation of a high performance liquid chromatography method for quantitation of foot–and–mouth disease virus antigen in vaccines and vaccine manufacturing [J]. Vaccine, 2019, 37(36): 5288–5296.

[13] 焦鹏. 国外一次性使用技术与一次性生物反应器在生物技术领域的应用现状 [J]. 生物产业技术，2013 (2): 46–50.

[14] JENNESS E, WALKER S. Advantages of single–use technology for vaccine fill–finish operations [J]. PDA Journal of Pharmaceutical Science and Technology, 2014, 68(4): 381–383.

[15] PATRONE M. Enhanced expression of full–length human cytomegalovirus fusion protein in non–swelling baculovirus–infected cells with a minimal fed–batch strategy [J]. Plos one, 2014, 9(3): e90753.

[16] FARID S S, WASHBROOK J, TITCHENER–HOOKER N J. Decision–support tool for assessing biomanufacturing strategies under uncertainty: stainless steel versus disposable equipment for clinical trial material preparation [J]. Biotechnology progress, 2005, 21(2): 486–497.

[17] EIBL R. Disposable bioreactors: the current state–of–the–art and recommended applications in biotechnology [J]. Applied microbiology and biotechnology, 2010, 86: 41–49.

[18] HAHN T J. Rapid manufacture and release of a GMP batch of avian influenza A (H7N9) virus–like particle vaccine made using recombinant baculovirus–Sf9 insect cell culture technology [J]. BioProcessing Journal, 2013, 12(2): 25.

[19] TOGNOTTI E. The eradication of smallpox, a success story for modern medicine and public health: What lessons for the future [J]. The Journal of Infection in Developing Countries, 2010, 4(5): 264–266.

[20] MEISTER J. Triumph and Controversy [J]. Arch Neurol, 1986, 43: 397–399.

[21] ENDERS J F, WELLER T H. ROBBINS F C. Cultivation of the Lansing strain of poliomyelitis virus in cultures of various human embryonic tissues [J]. Science, 1949, 109(2822): 85–87.

[22] TANIGUCHI, T. Cultivation of the Vaccinia and Varicella Viruses in the Chorio–Allantoic Membrane of the Chick Embryo; with Special References to the Preparation of the Bacteria–free Vaccine and Prophylactic Inoculation against Varicella [J]. Japanese Journal of Experimental Medicine, 1935, 13: 19–30.

[23] PECK F B, POWELL H M, CULBERTSON C G. Duck–embryo rabies vaccine: Study of fixed virus vaccine grown in embryonated duck eggs and killed with beta–propiolactone (BPL) [J]. Journal of the American Medical Association, 1956, 162(15): 1373–1376.

[24] HAYFLICK L, MOORHEAD P S. The serial cultivation of human diploid cell strains [J]. Experimental cell

research, 1961, 25(3): 585-621.

[25] OLSHANSKY S, HAYFLICK L. The role of the WI-38 cell strain in saving lives and reducing morbidity [J]. AIMS public health, 2017, 4(2): 127.

[26] JACOBS J. The status of human diploid cell strain MRC-5 as an approved substrate for the production of viral vaccines [J]. Journal of biological standardization, 1976, 4(2): 97-99.

[27] 杜桂枝. 人二倍体细胞2BS株制备三价脊髓灰质炎活疫苗免疫原性研究 [J]. 中国公共卫生学报, 1989(2): 83-85.

[28] 张秀娟. 甲型肝炎灭活疫苗的研制 [J]. 中国生物制品学杂志, 1994, 7(1): 5.

[29] BARRETT P N. Vero cell platform in vaccine production: moving towards cell culture-based viral vaccines [J]. Expert review of vaccines, 2009, 8(5): 607-618.

[30] 肖云喜. 用于疫苗生产的人二倍体细胞研究进展 [J]. 中国生物工程杂志, 2021, 41(11): 74-81.

[31] COUSSENS P M. Immortalized chick embryo cell line adapted to serum-free growth conditions and capable of replicating human and reassortant H5N1 influenza strains for vaccine production [J]. Vaccine, 2011, 29(47): 8661-8668.

[32] 王婧. 鸡胚及禽类细胞系在生物医药领域的应用及研究进展 [J]. 中国畜牧兽医, 2020, 47(11): 3783-3791.

[33] LEVENBOOK I S, PETRICCIANI J C, ELISBERG B L. Tumorigenicity of Vero cells [J]. Journal of biological standardization, 1984, 12(4): 391-398.

[34] EMENY J M, MORGAN M J. Regulation of the interferon system: evidence that Vero cells have a genetic defect in interferon production [J]. Journal of General Virology, 1979, 43(1): 247-252.

[35] 葛玉凤. Vero细胞培养及其在病毒疫苗生产中的应用 [J]. 中兽医医药杂志, 2021, 40(4): 34-37.

[36] MARCIANI D J. Genetically-engineered subunit vaccine against feline leukaemia virus: protective immune response in cats [J]. Vaccine, 1991, 9(2): 89-96.

[37] PETROSKY E. Use of 9-valent human papillomavirus (HPV) vaccine: updated HPV vaccination recommendations of the advisory committee on immunization practices [J]. Morbidity and Mortality Weekly Report, 2015, 64(11): 300.

[38] EMINI E A. Production and immunological analysis of recombinant hepatitis B vaccine [J]. Journal of Infection, 1986, 13: 3-9.

[39] PLOTKIN S A, W.O.M. DSc, and P.A. Offit [M]. Plotkin's Vaccines, 2017.

[40] CREGG J M. High-Level Expression and Efficient Assembly of Hepatitis B Surface Antigen in the Methylotrophic Yeast, Pichia Pastoris [J]. Bio/Technology, 1987, 5(5): 479-485.

[41] LIPOLD L, SIKON A, ROME E. Human papillomavirus vaccine: safe, effective, underused [J]. Clevel and Clinic journal of medicine, 2013, 80(1): 49.

[42] BELJELARSKAYA S. Baculovirus expression systems for production of recombinant proteins in insect and mammalian cells [J]. Molecular biology, 2011, 45: 123-138.

[43] FRANCIS M J. Recent advances in vaccine technologies [J]. Veterinary Clinics: Small Animal Practice, 2018, 48(2): 231-241.

[44] MARTELLI P. One dose of a porcine circovirus 2 subunit vaccine induces humoral and cell-mediated immunity and protects against porcine circovirus-associated disease under field conditions [J]. Veterinary microbiology, 2011, 149(3-4): 339-351.

[45] UTTENTHAL Å. Classical swine fever (CSF) marker vaccine: trial I. Challenge studies in weaner pigs [J]. Veterinary Microbiology, 2001, 83(2): 85-106.

[46] COX M M, HOLLISTER J R. FluBlok, a next generation influenza vaccine manufactured in insect cells [J].

Biologicals，2009，37（3）：182–189.

［47］BRIDGES C B. Prevention and control of influenza. Recommendations of the Advisory Committee on Immunization Practices（ACIP）［J］. MMWR Recomm Rep，2002，51（Rr–3）：1–31.

［48］DUNKLE L M. Efficacy of recombinant influenza vaccine in adults 50 years of age or older［J］. New England Journal of Medicine，2017，376（25）：2427–2436.

［49］DAI L. A universal design of betacoronavirus vaccines against COVID–19，MERS，and SARS［J］. Cell，2020，182（3）：722–733. e11.

［50］DAI L. Efficacy and safety of the RBD–dimer–based COVID–19 vaccine ZF2001 in adults［J］. New England journal of medicine，2022，386（22）：2097–2111.

［51］HILLEMAN M R. Vaccines in historic evolution and perspective：a narrative of vaccine discoveries［J］. Vaccine，2000，18（15）：1436–1447.

［52］HILLEMAN M R. History，precedent，and progress in the development of mammalian cell culture systems for preparing vaccines：safety considerations revisited［J］. J Med Virol，1990，31（1）：5–12.

［53］PESCHEL B. Comparison of influenza virus yields and apoptosis–induction in an adherent and a suspension MDCK cell line［J］. Vaccine，2013，31（48）：5693–5699.

［54］雷雯. 细胞转瓶培养技术研究进展［J］. 中国兽药杂志，2012，46（5）：4.

［55］MARKS D M. Equipment design considerations for large scale cell culture［J］. Cytotechnology，2003，42（1）：21–33.

［56］陈更新，孙旭东. 细胞工厂在国内生物制药领域的应用前景［J］. 首都医药，2012，（18）：1.

［57］王尚君，陈鸿飞. 生物反应器在生物医药产业中的研究进展［J］. 生物化工，2022，8（2）：161–163.

［58］胡显文. 用多孔微载体大规模长期培养动物细胞的方法［J］. 生物技术通报，2001（1）：45–48.

［59］张晋. 篮式生物反应器制备 Vero 细胞乙型脑炎灭活疫苗［J］. 中国生物制品学杂志，2008，21（12）：1085–1086+1093.

［60］杨屹. 应用篮式生物反应器制备 Vero 细胞人用狂犬病疫苗［C］. 2011 中国生物制品年会暨第十一次全国生物制品学术研讨会论文集，2011.

［61］孙祥明. Vero 细胞培养过程中球转球接种工艺的可行性研究Ⅰ. 动态球转球过程［J］. 华东理工大学学报，1999（6）：567–569.

［62］孙祥明. Vero 细胞培养过程中球转球接种工艺的可行性研究Ⅱ. 静态球转球过程［J］. 华东理工大学学报，1999（6）：570–573.

［63］FORESTELL S P. Development of the optimal inoculation conditions for microcarrier cultures［J］. Biotechnol Bioeng，1992，39（3）：305–313.

［64］NG Y C，BERRY J M，BUTLER M. Optimization of physical parameters for cell attachment and growth on macroporous microcarriers［J］. Biotechnol Bioeng，1996，50（6）：627–635.

［65］MUKHOPADHYAY A，MUKHOPADHYAY S N，TALWAR G P. Influence of serum proteins on the kinetics of attachment of Vero cells to cytodex microcarriers［J］. J Chem Technol Biotechnol，1993，56（4）：369–374.

［66］SOUZA M C D O，DA SILVA M F，DOS REIS C L. Influence of culture conditions on Vero cell propagation on non–porous microcarriers［J］. Brazilian Archives of Biology and Technology，2005，48：71–77.

［67］BURGIN T. Orbitally Shaken Single–Use Bioreactor for Animal Cell Cultivation：Fed–Batch and Perfusion Mode［J］. Methods Mol Biol，2020，2095：105–123.

［68］CORONEL J. Influenza A virus production in a single–use orbital shaken bioreactor with ATF or TFF perfusion systems［J］. Vaccine，2019，37（47）：7011–7018.

［69］李军英，张家友，杨晓明. 生物制品中常用灭活剂的研究进展［J］. 中国生物制品学杂志，2018，31（9）：1040–1043.

[70] TSEN S W. Prospects for a novel ultrashort pulsed laser technology for pathogen inactivation [J]. J Biomed Sci, 2012, 19(1): 62.

[71] TSEN K T. Inactivation of viruses by coherent excitations with a low power visible femtosecond laser[J]. Virol J, 2007, 4: 50.

[72] TSEN K T. Photonic approach to the selective inactivation of viruses with a near-infrared subpicosecond fiber laser [J]. J Biomed Opt, 2009, 14(6): 064042.

[73] TSEN S W. Chemical-free inactivated whole influenza virus vaccine prepared by ultrashort pulsed laser treatment [J]. J Biomed Opt, 2015, 20(5): 051008.

[74] SABBAGHI A. Inactivation methods for whole influenza vaccine production[J]. Rev Med Virol, 2019, 29(6): e2074.

[75] FERTEY J. Pathogens Inactivated by Low-Energy-Electron Irradiation Maintain Antigenic Properties and Induce Protective Immune Responses [J]. Viruses, 2016, 8(11).

[76] BAYER L. Immunization with an adjuvanted low-energy electron irradiation inactivated respiratory syncytial virus vaccine shows immunoprotective activity in mice. Vaccine [J]. 2018, 36(12): 1561-1569.

[77] AMANNA I J, RAUE H P, SLIFKA M K. Development of a new hydrogen peroxide-based vaccine platform [J]. Nat Med, 2012. 18(6): 974-979.

[78] VALKO M. Free radicals and antioxidants in normal physiological functions and human disease [J]. Int J Biochem Cell Biol, 2007, 39(1): 44-84.

[79] LINLEY E. Use of hydrogen peroxide as a biocide: new consideration of its mechanisms of biocidal action. J Antimicrob Chemother, 2012, 67(7): 1589-1596.

[80] TERMINI J. Hydroperoxide-induced DNA damage and mutations [J]. Mutat Res, 2000, 450(1-2): 107-124.

[81] FURUYA Y. Return of inactivated whole-virus vaccine for superior efficacy [J]. Immunol Cell Biol, 2012, 90 (6): 571-578.

[82] FRENZEN P D. Consumer acceptance of irradiated meat and poultry in the United States [J]. J Food Prot, 2001, 64(12): 2020-2026.

[83] MARTIN S S. Comparison of the immunological responses and efficacy of gamma-irradiated V3526 vaccine formulations against subcutaneous and aerosol challenge with Venezuelan equine encephalitis virus subtype IAB[J] . Vaccine, 2010, 28(4): 1031-1040.

[84] ALSHARIFI M, MULLBACHER A. The gamma-irradiated influenza vaccine and the prospect of producing safe vaccines in general [J]. Immunol Cell Biol, 2010, 88(2): 103-104.

[85] FURUYA Y. Cytotoxic T cells are the predominant players providing cross-protective immunity induced by gamma-irradiated influenza A viruses [J]. J Virol, 2010, 84(9): 4212-4221.

[86] BHATIA S S, Pillai S D, Ionizing Radiation Technologies for Vaccine Development-A Mini Review [J]. Front Immunol, 2022, 13: 845514.

[87] TOBIN G J. A novel gamma radiation-inactivated sabin-based polio vaccine [J]. PLoS One, 2020, 15 (1): e0228006.

[88] 国家药典委员会. 中华人民共和国药典（2020 年版）[M]. 北京：中国医药科技出版社.

[89] ABD-ELGHAFFAR A A. In-Vitro Inactivation of Sabin-Polioviruses for Development of Safe and Effective Polio Vaccine [J]. Vaccines, 2020, 8(4).

[90] WANG H. Development of an Inactivated Vaccine Candidate, BBIBP-CorV, with Potent Protection against SARS-CoV-2 [J]. Cell, 2020, 182(3): 713-721 e9.

[91] GAO Q. Development of an inactivated vaccine candidate for SARS-CoV-2 [J]. Science, 2020, 369(6499): 77-81.

[92] BUDOWSKY E I. Principles of selective inactivation of viral genome [J]. Archives of Virology, 1981, 68(3):

239–247.

[93] BUDOWSKY E I. Principles of selective inactivation of viral genome. VI. Inactivation of the infectivity of the influenza virus by the action of β -propiolactone [J]. Vaccine, 1991, 9(6): 398–402.

[94] HAHN R G, BUGHER J C. The Stability of Chick Embryo Yellow Fever Vaccine During Storage [J]. The Journal of Immunology, 1953, 70(4): 352.

[95] WIKTOR T J, FERNANDES M V, KOPROWSKI H. Cultivation of Rabies Virus in Human Diploid Cell Strain WI–38 [J]. The Journal of Immunology, 1964, 93(3): 353.

[96] JAGANNATHAN S, PACHAMUTHU R G, RAJENDRAN V. Kinetics Analysis of Beta–propiolactone with Tangential Flow Filtration (TFF) Concentrated Vero Cell Derived Rabies Viral Protein [J]. Journal of Biological Sciences, 2013, 13: 521–527.

[97] MOREIRA B L C. Inactivated rabies vaccines: Standardization of an in vitro assay for residual viable virus detection [J]. PLOS Neglected Tropical Diseases, 2020, 14(3): e0008142.

[98] LOURENC CORREIA MOREIRA B. Development and validation of a real–time RT–PCR assay for the quantification of rabies virus as quality control of inactivated rabies vaccines [J]. J Virol Methods, 2019, 270: 46–51.

[99] PECSON B M, MARTIN L V, KOHN T. Quantitative PCR for determining the infectivity of bacteriophage MS2 upon inactivation by heat, UV–B radiation, and singlet oxygen: advantages and limitations of an enzymatic treatment to reduce false–positive results [J]. Appl Environ Microbiol, 2009, 75(17): 5544–5554.

[100] LEIFELS M. Use of ethidium monoazide and propidium monoazide to determine viral infectivity upon inactivation by heat, UV– exposure and chlorine [J]. Int J Hyg Environ Health, 2015, 218(8): 686–693.

[101] ZHANG Y, QU S, XU L. Progress in the study of virus detection methods: The possibility of alternative methods to validate virus inactivation [J]. Biotechnol Bioeng, 2019, 116(8): 2095–2102.

[102] SCHIJNS V E , LAVELLE E C. Trends in vaccine adjuvants [J]. Expert Rev Vaccines, 2011, 10(4): 539–550.

[103] MARRACK P, MCKEE A S. MUNKS M W. Towards an understanding of the adjuvant action of aluminium [J]. Nat Rev Immunol, 2009, 9(4): 287–293.

[104] FLACH T L. Alum interaction with dendritic cell membrane lipids is essential for its adjuvanticity [J]. Nat Med, 2011, 17(4): 479–487.

[105] VOLLMER J, KRIEG A M. Immunotherapeutic applications of CpG oligodeoxynucleotide TLR9 agonists [J]. Adv Drug Deliv Rev, 2009, 61 (3): 195–204.

[106] HEYWARD W L. Immunogenicity and safety of an investigational hepatitis B vaccine with a Toll–like receptor 9 agonist adjuvant (HBsAg–1018) compared to a licensed hepatitis B vaccine in healthy adults 40–70 years of age [J]. Vaccine, 2013, 31 (46): 5300–5305.

[107] JILG W, SCHMIDT M, DEINHARDT F. Persistence of specific antibodies after hepatitis B vaccination [J]. J Hepatol, 1988, 6(2): 201–207.

[108] HALPERIN S A. Comparison of the safety and immunogenicity of hepatitis B virus surface antigen co–administered with an immunostimulatory phosphorothioate oligonucleotide and a licensed hepatitis B vaccine in healthy young adults [J]. Vaccine, 2006, 24(1): 20–26.

[109] JANSSEN J M. Immunogenicity of an investigational hepatitis B vaccine with a toll–like receptor 9 agonist adjuvant (HBsAg–1018) compared with a licensed hepatitis B vaccine in subpopulations of healthy adults 18–70 years of age [J]. Vaccine, 2015. 33 (31): 3614–3618.

[110] JANSSEN R S. Immunogenicity and safety of an investigational hepatitis B vaccine with a toll–like receptor 9 agonist adjuvant (HBsAg–1018) compared with a licensed hepatitis B vaccine in patients with chronic kidney disease [J]. Vaccine, 2013, 31 (46): 5306–5313.

[111] JANSSEN J M. Immunogenicity and safety of an investigational hepatitis B vaccine with a Toll–like receptor 9

agonist adjuvant (HBsAg-1018) compared with a licensed hepatitis B vaccine in patients with chronic kidney disease and type 2 diabetes mellitus [J]. Vaccine, 2015, 33(7): 833-837.

[112] ZHU D, TUO W. QS-21: A Potent Vaccine Adjuvant [J]. Nat Prod Chem Res, 2016, 3(4).

[113] KENSIL C R, KAMMER R. QS-21: a water-soluble triterpene glycoside adjuvant [J]. Expert Opin Investig Drugs, 1998, 7(9): 1475-1482.

[114] GARÇON N , VAN MECHELEN M. Recent clinical experience with vaccines using MPL- and QS-21-containing adjuvant systems [J]. Expert Rev Vaccines, 2011, 10(4): 471-486.

[115] SONG X, HU S. Adjuvant activities of saponins from traditional Chinese medicinal herbs [J]. Vaccine, 2009, 27(36): 4883-4890.

[116] SINGH M, O'HAGAN D T. Recent advances in veterinary vaccine adjuvants [J]. Int J Parasitol, 2003, 33(5-6): 469-478.

[117] SUN H X, XIE Y, YE Y P. Advances in saponin-based adjuvants [J]. Vaccine, 2009, 27(12): 1787-1796.

[118] LIU G. QS-21 structure/function studies: effect of acylation on adjuvant activity [J]. Vaccine, 2002, 20(21-22): 2808-2815.

[119] DENDOUGA N. Cell-mediated immune responses to a varicella-zoster virus glycoprotein E vaccine using both a TLR agonist and QS21 in mice [J]. Vaccine, 2012, 30(20): 3126-3135.

[120] VANDEPAPELIÈRE P. Vaccine adjuvant systems containing monophosphoryl lipid A and QS21 induce strong and persistent humoral and T cell responses against hepatitis B surface antigen in healthy adult volunteers [J]. Vaccine, 2008, 26(10): 1375-1386.

[121] LECRENIER N. Development of adjuvanted recombinant zoster vaccine and its implications for shingles prevention [J]. Expert Rev Vaccines, 2018, 17(7): 619-634.

[122] RUSTANDI R R. Ion-Exchange Chromatography to Analyze Components of a Clostridium difficile Vaccine [J]. Methods Mol Biol, 2016, 1476: 269-277.

[123] TSENG Y F. A fast and efficient purification platform for cell-based influenza viruses by flow-through chromatography [J]. Vaccine, 2018, 36(22): 3146-3152.

[124] 衡燮. Sabin 株脊髓灰质炎灭活疫苗纯化工艺的建立 [J]. 中国生物制品学杂志, 2010, 23(4): 3.

[125] 姜云水. Vero 细胞肠道病毒 71 型灭活疫苗的纯化及鉴定 [J]. 中国现代应用药学, 2015, 32(2): 5.

[126] OPITZ L, Lectin-affinity chromatography for downstream processing of MDCK cell culture derived human influenza A viruses [J]. Vaccine, 2007, 25(5): 939-947.

[127] KULKARNI P S. Development of a new purified vero cell rabies vaccine (Rabivax-S) at the serum institute of India Pvt Ltd [J]. Expert Rev Vaccines, 2017, 16(4): 303-311.

[128] KUROSAWA X Y. Purification of Dengue Virus Particles by One-Step Ceramic Hydroxyapatite Chromatography [J]. World Journal of Vaccines, 2012, 2(3): 155-160.

[129] 李旭. 应用复合纯化介质 Capto Core700 纯化狂犬病疫苗 [J]. 中国生物制品学杂志, 2018, 31(5): 5.

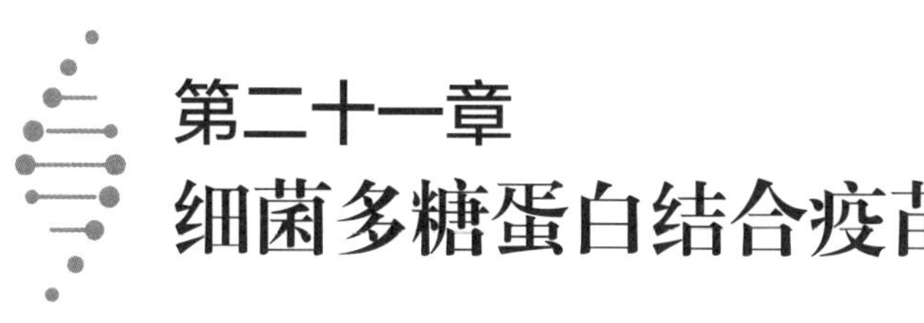

第二十一章 细菌多糖蛋白结合疫苗技术

第一节　多糖蛋白结合疫苗及其发展历程

细菌表面的荚膜多糖和脂多糖是细菌细胞壁的主要抗原成分，具有为细菌提供黏附、侵袭力和抗吞噬等作用。多糖的构成单元是基本重复单位（basic repeat unit，BRU），由单糖以一定顺序共价连接，可呈链状，也可有分支，由重复次数不等的BRU构成，没有固定的分子量，具有多分散性聚合物的特征。多糖疫苗或多糖蛋白结合疫苗诱导的特异性抗体，可通过激活补体介导的血清杀菌活性（serum bactericidal）或调理吞噬杀菌活性（opsonophagocytosis）来清除病原菌。

荚膜多糖抗原是胸腺非依赖性抗原（thymus-independent antigen），可以不经T细胞辅助而诱导B细胞产生以IgM为主的免疫应答（图21-1），抗体持久性不及胸腺依赖性抗原，再次注射后不产生加强免疫应答。对免疫系统发育不成熟的婴幼儿，多糖难以刺激B细胞产生保护性免疫应答，除A群脑膜炎球菌荚膜多糖对婴幼儿有免疫保护外，其他多糖疫苗均未用于2岁以下婴幼儿[1]。在免疫力低下的人群中，多糖疫苗诱导保护性免疫应答能力较弱。自1947年第一个多糖疫苗-6价肺炎球菌多糖疫苗问世，多糖疫苗已经使用超过75年，目前仍在使用的多糖疫苗有脑膜炎球菌多糖疫苗、肺炎球菌多糖疫苗和伤寒沙门菌多糖疫苗。

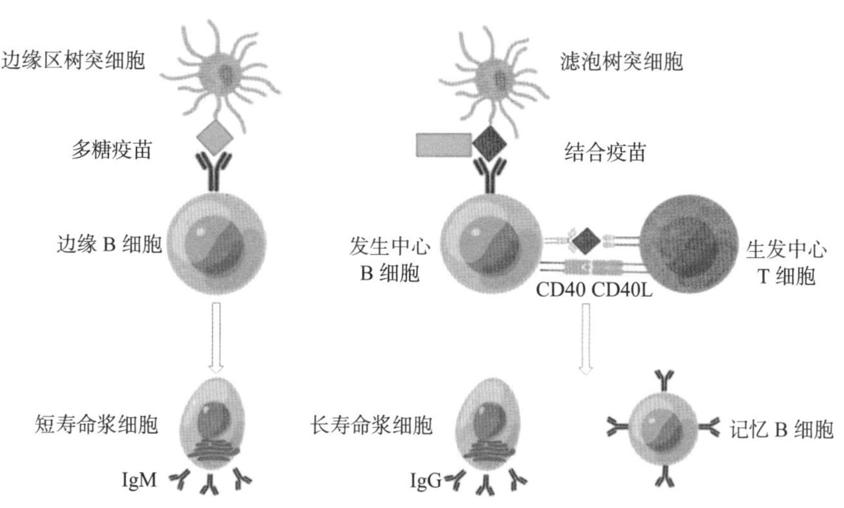

图21-1　多糖疫苗和多糖蛋白结合疫苗免疫应答的机制

与多糖疫苗（polysaccharide vaccine）的免疫学特征不同，结合疫苗（conjugate vaccine）分子属于胸腺依赖性抗原（thymus–dependent antigen），能诱导 T 细胞产生对 B 细胞的免疫辅助，从而使 B 细胞分化为浆细胞和记忆 B 细胞，对婴幼儿和免疫功能低下者具有良好的免疫原性，结合疫苗再次免疫可产生免疫增强、IgG 亚类转换和抗原亲和力成熟，并产生免疫记忆。结合物分子多糖表位被 B 细胞表面受体识别，产生第一活化信号，B 细胞内化与其结合的结合物分子。经加工处理，提呈出载体蛋白多肽 –MHC Ⅱ类分子复合体，与 $CD4^+$ T 辅助细胞受体结合后激活 T 细胞，活化的 T 细胞表达的协同刺激分子与 B 细胞表面的一些受体结合，给 B 细胞第二活化信号。活化的 B 细胞增殖、分化形成浆细胞。

20 世纪 80 年代 Robbins 等首先用化学结合方法，将 b 型流感嗜血杆菌荚膜多糖与白喉类毒素或破伤风类毒素共价结合，纯化制备成结合疫苗。接种婴幼儿后不仅具有良好耐受性，而且能诱导机体产生具有保护作用的抗 b 型流感嗜血杆菌荚膜多糖的特异性 IgG 抗体。从此开创了细菌多糖蛋白结合疫苗技术。此后 C 群脑膜炎球菌结合疫苗、4 价脑膜炎球菌结合疫苗，7 价肺炎球菌结合疫苗，伤寒 Vi 结合疫苗等相继上市。根据不同国家和地区肺炎链球菌流行特征，血清型不断增加的肺炎球菌疫苗也在持续开发，适应人群也不断扩大（表 21–1）[2]。这些上市品种经过临床研究和多年的上市后评价，均证明对全人群有良好的安全性和有效性，对疫苗相关血清群（型）的侵袭和非侵袭性疾病的预防有显著作用。

表 21–1　结合疫苗主要标志性品种信息

批准年份	疫苗品种	商品名	首次批准地区	多糖（血清群 / 型）	载体蛋白	制造商
1987 年	Hib 结合疫苗	Prohibit	美国	Hib	DT	康纳
1999 年	MCV–C	Meningitec	美国	脑膜炎球菌 C 群	CRM197	惠氏
2000 年	PCV7	Prevnar	美国	肺炎球菌 4/6B/9V/14/18C/19F/23F	CRM197	惠氏
2005 年	MCV4	Menactra	美国	脑膜炎球菌 A/C/Y/W135	DT	赛诺菲 – 巴斯德
2008 年	TCV	PedaTyph	印度	伤寒 Vi	TT	BIOMED
2008 年	MCV–C/Hib	MENITORIX	美国	脑膜炎球菌 C 群＋ PRP	TT	GSK
2009 年	PCV10	Syflorix	欧盟	肺炎球菌 PCV7+1/5/7F	PD、TT、DT	GSK
2009 年	PCV13	Prevnar 13	欧盟	PCV7+1/3/5/6A/7F/19F	CRM197	辉瑞（惠氏）
2012 年	MCV–CY/Hib	MenHibrix	美国	脑膜炎球菌 C/Y+PRP	TT	GSK
2021 年	PCV15	Vaxneuvance	美国	PCV13+22F/33F	CRM197	默沙东
2021 年	PCV20	Prevnar 20	美国	PCV13+8/10A/11A/12F/15B/22F/33F	CRM197	辉瑞（惠氏）

MCV：脑膜炎球菌结合疫苗；PCV 肺炎球菌结合疫苗；TCV：伤寒结合疫苗。

我国 2003 年批准了第一个 Hib 多糖蛋白结合疫苗。此后 2 价脑膜炎球菌结合疫苗及与 Hib 结合的联合疫苗陆续被批准。2008 年我国开始使用进口 7 价肺炎球菌结合疫苗。2020 年第一个国产 13 价肺炎球菌结合疫苗上市，2021 年第一个 4 价脑膜炎球菌结合疫苗被批准上市（表 21–2）。我国已有结合疫苗品种主要的适应人群为婴幼儿，青少年、成人、老年人和一些特殊人群的临床适应证研究有待加强。

表 21–2　我国上市结合疫苗主要标志性品种信息

批准年份	疫苗品种	商品名	多糖（血清群 / 型）	载体蛋白	制造商
2003 年	Hib 结合疫苗	呵儿贝	Hib	TT	兰州生物制品研究所
2006 年	MCV2	/	脑膜炎球菌 A/C 群	TT	罗益生物
2008 年	PCV7	沛儿	肺炎球菌 4/6B/9V/14/18C/19F/23F	CRM197	惠氏
2014 年	MCV–AC/Hib	喜贝康	脑膜炎球菌 A/C 群 +Hib	TT	智飞绿竹
2016 年	PCV13	沛儿 13	PCV7+1/3/5/6A/7F/19F	CRM197	辉瑞（惠氏）
2020 年	PCV13	沃安欣	PCV7+1/3/5/6A/7F/19F	TT	沃森生物
2021 年	MCV4	曼海欣	脑膜炎球菌 A/C/Y/W135	CRM197	康希诺

MCV：脑膜炎球菌结合疫苗；PCV 肺炎球菌结合疫苗。

除了上述已被批准的疫苗品种外，a 型流感嗜血杆菌、X 群脑膜炎球菌、B 族链球菌、金黄色葡萄球菌等基于荚膜多糖的结合疫苗正处于临床研究阶段。基于革兰阴性菌 O– 特异性多糖抗原的结合疫苗，如志贺菌、甲型副伤寒沙门菌等疫苗也进入不同阶段的临床试验。

第二节　多糖蛋白结合疫苗关键技术

细菌多糖蛋白结合疫苗是用细菌多糖抗原与载体蛋白经共价结合而制备成的结合物。细菌多糖是疫苗的保护性抗原，用于结合疫苗的原料多糖应满足规定的纯度、分子大小、结构和化学基团含量等，具有良好抗原性。用于结合疫苗载体的蛋白质，除应具有良好的安全性，还应关注其单体纯度和氨基数量。多糖和蛋白质的化学结合过程是实现结合疫苗有效性和质量可控性的重要环节，反应温和、反应过程可控和反应参数稳定是实现结合物质量一致性控制的关键。

一、细菌多糖的制备技术

细菌荚膜多糖或脂多糖原料，发酵生产的菌种多为病原菌，需经筛选和鉴定，多糖表达丰度高于一般菌株。培养基成分要根据细菌培养特性和多糖生物合成途径设计筛选，主要含碳源、氮源、无机盐及营养因子，须少用或不使用动物源性物质。不同细菌对氧气或二氧化碳的需求量有差异，培养过程应注意通气量和种类。发酵培养中的搅拌剪切力、pH 值和补料方式均对细菌生长和多糖合成有影响。

多糖分离纯化工艺一般依照去除菌体、粗制纯化和精制纯化的顺序进行。多数荚膜多糖在培养过程可自动释放至培养液，但有些细菌（如 B 族链球菌）荚膜多糖与细胞壁共价连接，加入一些酶或化学试剂可破坏共价键，将其释放至培养液中。菌体的去除多采用碟片式离心和深层过滤工艺。多糖的粗制纯化是大量去除蛋白、核酸和内毒等杂质的过程，常采用乙醇沉淀、苯酚抽提、表面活性剂沉淀或变性沉淀等方式。精制纯化根据粗制多糖的杂质量和多糖理化特征选择工艺路线，可使用乙醇分级沉淀法、层析法等。纯化来源于细菌 LPS 的 O 特异性多糖，还需要在提取 LPS 前或之后进行水解，以释放目标多糖。精制纯化的多糖多以冻干粉低温保存，效期可长达 5 年。

用于结合疫苗的原料多糖须满足多糖疫苗的质量标准，这些标准均已收录在各国药典中，内容包括荚膜多糖鉴别、特异基团含量和杂多糖及有机溶剂残留等一系列免疫和理化检测方法。近年来，随着技术的发展，国内逐渐引入一些新方法进行结合疫苗质量控制。

二、结合疫苗载体蛋白

结合疫苗载体蛋白作用是赋予多糖抗原 T 细胞依赖抗原特性。用于结合疫苗的载体蛋白首先应该具有良好的临床安全性，因此早期使用的载体蛋白为临床上广泛使用的破伤风类毒素和白喉类毒素；载体蛋白应具有良好的稳定性，不易聚合或降解；结合反应的条件一般不是蛋白质保存的最佳条件，载体蛋白应该在结合反应中保持稳定性，且能提供充足的结合位点；作为疫苗的重要原料和组分，必须能够进行规模化生产并且成本可控。

目前已经批准临床使用的载体蛋白共 5 种，分别是破伤风类毒素（tetanus toxiod，TT）、白喉类毒素（diphtheria toxiod，DT）、B 群脑膜炎球菌外膜蛋白复合物（outer membrane protein complex，OMPC）、交叉反应物质 197（cross reacting material 197，CRM197）、不可分型流感嗜血杆菌蛋白 D（protein D，PD）（表 21–3）。

表 21–3　已批准使用的载体蛋白、结合疫苗品种及商品名

载体蛋白	结合疫苗	疫苗商品名
TT	Hib	Hiberix，呵儿贝等
	MCV–A	MenAfriVac
	MCV–C	NeisVac–C
	MCV–A/C	沃儿康、盟纳康等
	MCV4	Nimenrix、Menhibrix
	MCV–C/Hib	Menitorix
	MCV–C/Y/Hib	MenHibrix
	PCV13	Syflorix、沃安欣等
	Vi	Typbar–TVC
DT	Hib	ProHIBIT
	MCV4	Menactra
	PCV13	Syflorix、维民菲宝（部分血清型）
OMPC	Hib	PedvaxHIB
CRM197	Hib	VaxemHib 等
	MenC	Meningitec、Menjugate
	MCV–A/C	美奈喜
	MenACYW135	Menvo、曼海欣
	PCV7/10/13/15/20	沛儿 7/13/20、Pneumosil（10 价）、VAXNEUVANCE（15 价）
PD	PCV 10	Syflorix

结合疫苗早期开发以 DT 或 TT 为载体，原因是这两种蛋白质已经在长期使用过程中证明了安全

性，且具有较强的免疫原性。白喉毒素理论分子量约 580kDa，含 41 个氨基，脱毒后氨基数量在 20 左右，是最早使用的载体蛋白。破伤风毒素理论分子量约 150kDa，含 115 个氨基，经脱毒后可检测的氨基数量在 50~80 之间，是迄今为止使用最广泛的载体蛋白，一般认为其载体效应强于白喉类毒素。类毒素脱毒后会形成聚合体和降解物，分子大小失去了天然毒素的一致性，电泳条带呈弥散分布。用于结合疫苗的载体蛋白，除采用类毒素疫苗生产工艺，还需要采用适当的方法（如层析法）提高单体纯度，以便于更有效的发生结合反应。

OMPC 是提取自 B 群脑膜炎球菌 B11 株的外膜蛋白复合物，主要成分是分子量为 46、41、38、33 和 28kDa 的 5 种外膜蛋白[3]。OMPC 在结合疫苗中仅用于默沙东开发的 Hib 结合疫苗，该疫苗于 1989 获批上市。

CRM197 是白喉毒素的无毒突变体，最初从白喉棒状杆菌 C7（β197）株的培养物中得到。其 52 位氨基酸由甘氨酸突变为谷氨酸，丧失了白喉毒素毒性，保留了免疫原性。与白喉类毒素相比，CRM197 不需要化学脱毒，能够为结合反应提供更多的氨基，使得该蛋白能够适应各种结合方法。目前 CRM197 已经广泛地用于 Hib、流脑和肺炎结合疫苗。

PD 是不可分型流感嗜血杆菌（non-typeable *H. influenza*）膜蛋白 D，因能与人的 IgD 有亲和性，故以蛋白 D 命名，其在流感嗜血杆菌中高度保守，抗原不易发生变异。GSK 采用分子生物学技术，采用 *E. coli* B1084 株重组表达，实现了规模化生产，重组表达的 PD 由 346 个氨基酸组成，分子量 40kDa，含 46 个氨基。GSK 公司开发的 10 价肺炎球菌结合疫苗 Syflorix，其中 1、4、5、6B、7F、9V、14 和 23F 等 8 种血清型以 PD 为载体蛋白[4]。

近年来，随着新技术和多价疫苗的临床开发，更多载体蛋白先后应用于临床研究，这些载体蛋白多来源于细菌的外毒素或表面蛋白。采用 MAPS 技术的肺炎球菌结合疫苗，以两种外膜蛋白部分序列构建了具有亲和素特性的融合蛋白，已经用于多价肺炎球菌结合疫苗开发。重组铜绿假单胞菌外毒素 A 用于伤寒 Vi 结合疫苗和志贺菌结合疫苗，肺炎球菌溶血素 A 用于肺炎球菌结合疫苗。以这些蛋白质为载体的结合疫苗均开展了Ⅱ/Ⅲ期临床研究，已经证明了载体蛋白的安全性和有效性[5]。

类毒素载体蛋白，除需要满足类毒素产品的质量标准，还需要对蛋白质纯度和氨基含量予以控制。欧洲药典和国内一些企业的内控标准，要求单体纯度 90% 以上。氨基保留的数量与毒素脱毒工艺有关，用于结合疫苗的类毒素载体，应在满足类毒素疫苗质量标准的前提下，尽可能保留氨基基团，采用适当的方法分析氨基数量并予以控制。

三、结合疫苗制备工艺及常见化学结合技术

（一）多糖降解技术

多糖和载体蛋白均属于生物大分子，多糖与蛋白质共价结合物的制备必须尽可能的保持其结构和功能，即在保证多糖抗原性不发生明显改变的前提下进行分子间的共价连接。

天然多糖分子量往往较大，为了方便结合反应和后续的结合物纯化，可以通过物理和化学降解方式降低分子量。结合疫苗工艺中常用的物理降解方法有高压均质法和微流化法，化学降解方法有酸水解和氧化降解法。无论采用那种降解方法，均需要注意保留多糖的原始结构和抗原表位[6]。

物理降解利用多糖溶液在高压下产生的空穴效应，撞击效应和剪切效应切断多糖链。与化学降解不同，物理降解对多糖的降解程度并不是随时间的延长而增加的，当多糖的分子量被降至一定大小时，便不能再使多糖降解，我们把这个分子量称为极限分子量（limiting molecular weight）。一般认为

多糖降解的极限分子量约为50,000Da。物理降解的优点是不破坏多糖链的重复单位结构，对化学降解较敏感的多糖化学基团（如*O*-乙酰基）保留完整。

酸水解通过破坏糖苷键使糖链断裂，Novartis生产的商品名为Menjugate的C群流脑结合疫苗制备工艺中，用到的寡糖即为酸水解所得到。Sanofi Pasteur生产的商品名为ActHib的Hib结合疫苗所使用的寡糖是用HCl加热水解后，以CNBr活化，与ADH衍生TT结合制备的[7]。酸水解可破坏*O*-乙酰基等对酸性敏感的特异基团，如果这些基团对免疫原性是重要的，要谨慎使用。

氧化降解主要利用过氧化氢等氧化剂可释放羟自由基和氧自由基的机制，实现对多糖氧化的降解。Monique Moreau等对此方法进行了系统的研究，用这种方法对1、14、18C、19F和23F型肺炎球菌荚膜多糖和Hib荚膜多糖水解，均得到分子大小显著降低的寡糖[8]。

无论用何种方式对天然多糖进行降解，降解后的多糖除用适宜方法（如凝胶色谱法、高效液相层析法或HPLC-MALLS等）对其分子量或分子大小进行质量控制外，保证降解多糖分子结构的正确性是关键：可采用^{1}H NMR波谱法分析多糖重复单位结构的正确性；化学显色法或HPAEC-PAD法检测分析多糖特异性化学基团含量；免疫化学法分析其抗原性。

（二）常用多糖蛋白共价结合方法

多糖蛋白质的共价结合是结合疫苗的核心工艺，结合条件的选择应考虑多糖修饰度、多糖/蛋白质投入比例、多糖分子大小等关键要素，设计结合路线。结合工艺可进一步分解为活化、衍生、结合三个工艺段，衍生工艺是否需要依方法而定。对活化衍生的多糖和蛋白质，需要进行必要的质量控制后再进行结合反应。以下就普遍使用的结合方法予以介绍[9-11]。

1. 不使用间隔剂的结合方法

无间隔剂结合法是目前使用最广泛的结合方法，这类方法利用多糖固有的活性基团将多糖活化后，与蛋白质的氨基共价结合。

（1）还原胺化法

还原胺化法是利用醛基和氨基形成不稳定的亚胺（希夫碱），再以还原剂将亚胺的双键还原成单键（图21-2）。结合反应步骤：①含有邻羟基的多糖，以高碘酸钠氧化生成醛基，采用超滤法去除氧化剂；②将氧化多糖与载体蛋白共同溶解于缓冲溶液或DMSO中，加入还原试剂反应；③加入强还原剂封闭未完全反应的醛基，终止反应后纯化结合物。

还原胺化反应过程生成的氧化多糖，是结合疫苗生产的重要中间体，需要进行氧化度、分子大小和特异基团的质量控制。还原胺化反应特点是反应周期长，有些反应需要在有机溶液中进行，对没有邻羟基或邻羟基不足的多糖（如1型和4型肺炎球菌多糖），需要部分破坏特异基团以生产足够的邻羟基。采用还原胺化法工艺的上市疫苗有辉瑞肺炎球菌系列结合疫苗、Hib结合疫苗等。

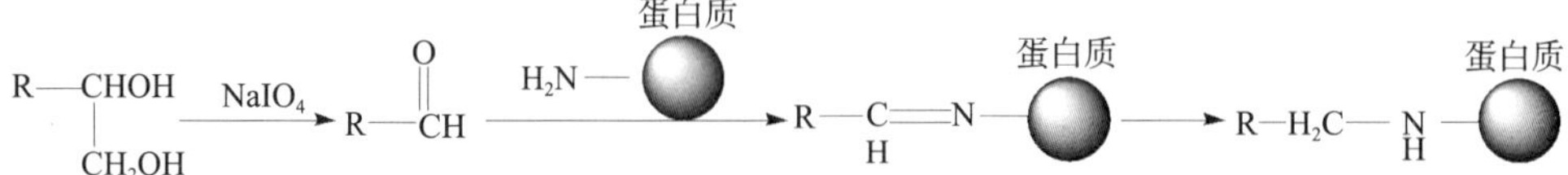

图21-2　还原胺化结合反应过程示意图

（2）氰基活化法

氰基活化法采用氰基活化试剂，将多糖羟基活化为氰酸酯，再与蛋白质的氨基结合形成异脲

（图 21-3），氰基活化试剂一般在碱性条件下发挥作用，活化反应较迅速，结合反应 pH 值一般为 8.5~9.5。结合反应步骤：①向多糖溶液中加入活化试剂，搅拌反应 3~5 分钟并维持 pH 值；②加入载体蛋白至目标浓度，维持 pH 值反应 1~4 小时；③加入甘氨酸，淬灭未结合的活化位点。

氰基活化法多采用溴化氰（CNBr）或 1- 氰基 -4- 二甲氨基吡啶四氟硼酸酯（1-cyano-4-dimethylaminopyridinium tetrafluoroborate，CDAP）作为活化试剂。CNBr 有剧毒且挥发性强，活化反应生成副产物较多，CDAP 则不具有强挥发性，且生产副产物较少。氰基活化法反应过程剧烈，结合反应多在 4 小时内完成，结合效率高。活化反应需特别注意维持稳定的 pH 值，由于生成的中间体氰酸酯不稳定，需要严格控制反应条件，以确保每次生成的中间体具有相同的活化度。

早期开发的 Hib 结合疫苗多采用 CNBr 活化后衍生或结合，近年来开发的 10 价肺炎球菌结合疫苗、4 价脑膜炎球菌结合疫苗的大部分血清型（群）采用 CDAP 活化法制备。

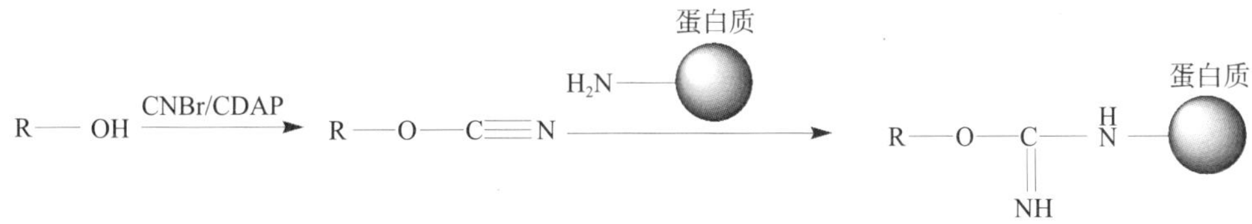

图 21-3　氰基活化结合反应过程示意图

2. 有间隔剂多糖蛋白质结合方法

这一类结合方法多将多糖和（或）载体蛋白衍生后，再以适当的方法结合，由于结合反应过程产生了衍生物，须对多糖和蛋白质衍生物进行质量控制。

（1）以 ADH 为间隔剂的结合法

ADH 是最常用的结合疫苗间隔剂，含有羧基的多糖（如 C 群脑膜炎球菌多糖），可用 1- 乙基 -（3- 二甲基氨基丙基）碳二亚胺盐酸盐（EDAC）缩合连接衍生 ADH，含羟基的多糖，可用氰基活化或还原胺化法连接。多糖衍生后，与蛋白质的羧基采用 EDAC 缩合即可实现多糖和蛋白质的共价连接（图 21-4）。采用 EDAC 缩合反应要注意蛋白质羧基和氨基的自身交联，优化结合反应条件，控制自身交联程度。

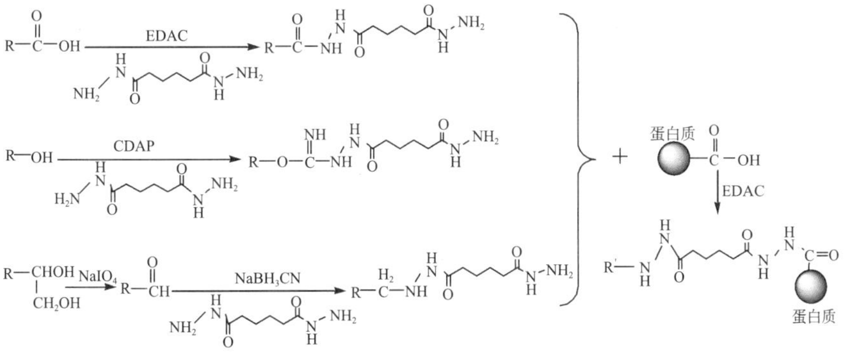

图 21-4　以 ADH 为间隔剂的结合反应过程示意图

采用 ADH 为间隔剂制备的结合物有赛诺菲 - 巴斯德 Hib 疫苗 ActHIb、辉瑞 4 价脑膜炎球菌疫苗 Nimenrix 等。

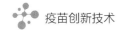

（2）活性酯结合法

该方法采用还原胺化和酯化反应，将多糖酯化后与蛋白质形成共价结合（图 21–5）。具体步骤：①采用高碘酸钠氧化多糖，生成醛基；②采用还原胺化法，将氯化铵连接于多糖，生成氨基；③在有机溶剂中溶解多糖，加入二琥珀酰亚胺基己二酸（adipic acid disuccinimidyl ester，SIDEAA），生成多糖酯化物；④多糖酯化物中加入结合反应缓冲液，加入蛋白质结合。

活性酯结合法的多糖活化衍生分 3 个步骤进行，每个步骤均需要对中间产物进行质量控制，多糖酯化过程使用有机溶剂较多，且需要去除有机溶剂后与蛋白质结合。该方法还原胺化和酯化反应效率高，多糖和蛋白质结合容易发生，可以最大程度降低多糖活化度，减少对多糖天然结构的修饰。采用该方法的结合疫苗为诺华研发的 4 价脑膜炎球菌结合疫苗 Menveo，也是目前唯一采用寡糖的脑膜炎球菌结合疫苗，该疫苗结合反应仅利用多糖末端的醛基，是单末端连接的非交联态结合疫苗的代表性产品。

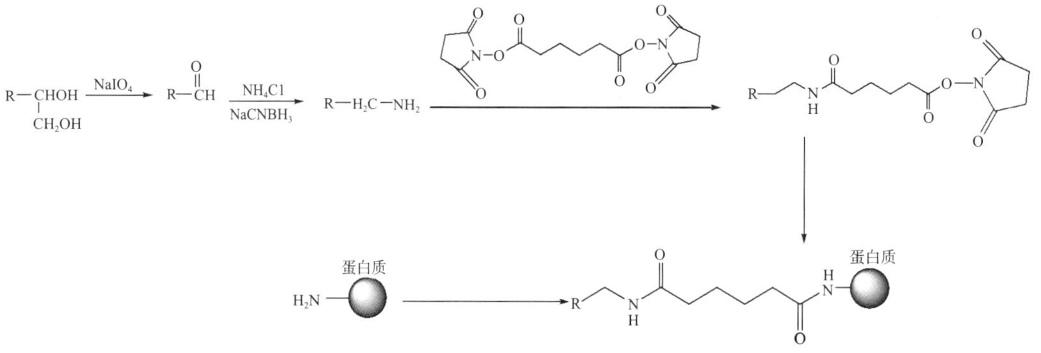

图 21–5　活性酯结合反应过程示意图

（3）硫代烷基化 / 硫醚法

该方法采用两种路径分别衍生多糖和载体蛋白，最后通过硫醚键形成稳定的共价结合（图 21–6）。多糖衍生步骤：①碳二咪唑与带有活性氢的羟基反应，生成多糖的 N– 咪唑甲酰基衍生物；②再与丁二胺反应生成多糖丁二胺衍生物；③以丁二胺的氨基与 4– 硝基苯酚溴乙酯反应生成多糖丁二胺溴乙酰胺衍生物。蛋白质采用 N– 乙酰基高半胱氨酸硫醇内酯衍生，生成巯基。最后利用巯基和多糖衍生物产生硫代反应，生成硫醚键。

该反应过程复杂，多糖前两步活化需要在有机溶液中进行，衍生和结合均需要碱性条件，中间过程产物较多，采用此方法结合疫苗目前仅有默沙东于 1989 年上市的 Hib 结合疫苗，商品名 Pedvax HIB。

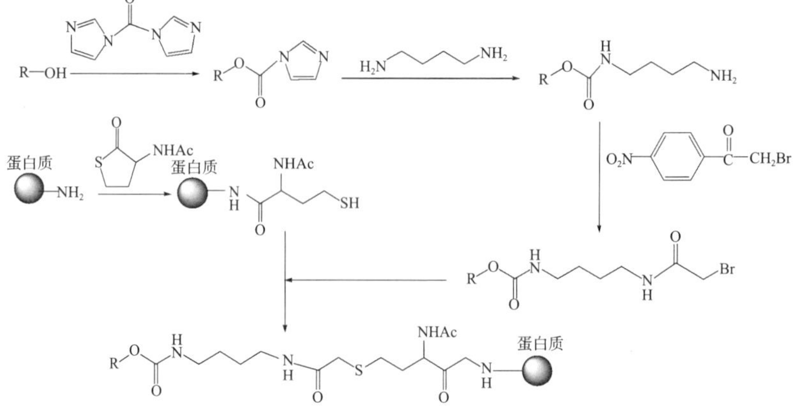

图 21–6　硫代烷基化 / 硫醚法结合反应过程示意图

（三）结合物的纯化

多糖和蛋白质经共价结合反应，不是所有的多糖与载体蛋白都发生共价结合，反应混合物中同时存在多糖、载体蛋白和多糖－蛋白质结合物，形成共价连接的结合物，分子交联程度不同，结合物的分子大小也不尽相同。故需要对多糖、蛋白质结合反应混合物进行分离纯化，去除未被结合的多糖、载体蛋白、小分子量的结合物以及工艺过程中添加的化学试剂等，收集适宜分子大小、多糖与蛋白质比例和分子量的结合物作为疫苗原液。

结合物纯化工艺通常采用分子大小的差异实现分离，常用凝胶层析分或超滤法，也可利用结合物分子与杂质电荷性质的差异，采用硫酸铵沉淀、离子交换层析法分离纯化。

（四）结合疫苗活化、衍生物及原液的质量控制

活化和衍生物是经过化学修饰的中间体，这些化学修饰位点提供了结合反应的活性基团。活化和衍生物的质量控制，需要对活化度和衍生率进行定量测定。多糖的活化和衍生率检测可采用化学显色法或 ^{1}H NMR 法，蛋白质衍生率检测可采用化学显色法和质谱法。无论是多糖还是蛋白质，需要保证修饰度控制在合理水平，避免对天然抗原的过度修饰。此外，还需要采用适当的方法检测多糖或蛋白质的其他化学基团含量，在多糖活化物和衍生物检测方面，^{1}H NMR 具有独特的优势，采用一次检测即可评价多糖修饰度和固有化学基团的保留率。

结合疫苗的质量控制，多采用免疫化学方法进行鉴别试验，原液阶段的多糖和蛋白质含量检测多以化学法为主，未结合的多糖和蛋白质通常采用适宜的分离手段，再进行检测。多糖 / 蛋白质量即与结合物免疫原性相关，又是衡量结合物批间一致性的重要指标。分子大小检测可用传统的凝胶层析测定 K_D 值，但因为这种方法分析需要时间较长，近年来提倡用高效排阻层析法测定固定洗脱时间的回收率。残余工艺杂质主要包括缩合剂、还原剂、淬灭剂和有机溶剂等，需要结合待测无特性和残留量制定标准方法。对于含 *O*– 乙酰基的多糖，续采用适当方法检测保留率，可使用的方法有化学比色法和 HPAEC–CD 法等。

（五）多糖蛋白结合疫苗的设计原则

多糖蛋白结合疫苗工艺设计的目标是根据多糖的物理化学特性，合理设计结合工艺路线，最大程度赋予结合物免疫原性。原料多糖分子大小、多糖 / 蛋白质比例、结合物分子大小、结合化学等均可对免疫原性产生影响[12, 13]。

多糖降解后虽有利于游离多糖的去除，但也会影响结合物免疫原性，如不影响结合化学和结合物纯化，可不采用降解工艺。

多糖蛋白质比例是决定结合物免疫原性的关键参数，多糖是否降解、多糖 / 蛋白质投入质量比均影响多糖蛋白质比例。尽管有研究表明不同分子大小的结合物均能在动物和人体产生免疫应答，但一般认为大分子结合物免疫原性更好。

为了使结合物诱导良好的免疫应答，多糖与蛋白质分子结构应尽可能地保持原始结构，以保持其抗原表位完好，抗原性不发生明显改变。结合方法的选择要以不产生新的抗原表位为原则。如活化和衍生位点不能充分利用，产生的冗余位点可能对多糖和蛋白质的天然结构形成破坏，从而影响免疫原性。多糖的其他易破坏的残基（如 *O*– 乙酰基、磷酸甘油、丙酮酸等）应根据结合化学尽可能保留。

已上市疫苗的结合工艺，需要将多糖和蛋白质分别纯化，并采用化学结合法共价结合并纯化。尽

管工艺不断优化，但仍存在原材料利用率有限、多价疫苗成本较高、多糖和蛋白质的冗余修饰、疫苗价次增加后免疫原性降低等不足。本章第三、四节将介绍新技术在以上方面所做的改进，需要注意的是，从这些技术的开发过程及免疫学研究结果分析，上述结合物分子的设计原则对新技术仍然适用。

第三节　重组基因工程技术在结合疫苗开发中的应用

随着基因工程技术的发展，利用工程菌糖基化机制或病原菌基因改造，采用重组基因工程菌表达的多糖－蛋白结合疫苗，已发展为结合疫苗的重要研究领域，在以 O 特异性抗原为主要靶点的新疫苗研究中开展了广泛的研究。

一、结合疫苗基因工程表达技术

结合疫苗基因工程表达技术将糖基化相关基因克隆至 *E.*coli，再将载体蛋白和脂多糖 O 抗原或荚膜多糖基因克隆至 *E.coli* 中，表达出糖基化的蛋白质，经纯化后得到结合物。基因工程结合物在 *E.coli* 中的表达过程（图 21–7）：多糖在胞内合成并共价连接于锚定在内膜的十一萘烯醇焦磷酸脂分子，通过外翻转运至周质间隙后，PglB 蛋白识别与脂质连接的多糖还原末端，并发挥糖基转移酶活性将多糖共价连接于含连接序列的蛋白，最后形成糖蛋白[14]。结合疫苗基因工程表达包括 4 种关键要素：连接酶、目标多糖，载体蛋白和宿主菌改造。

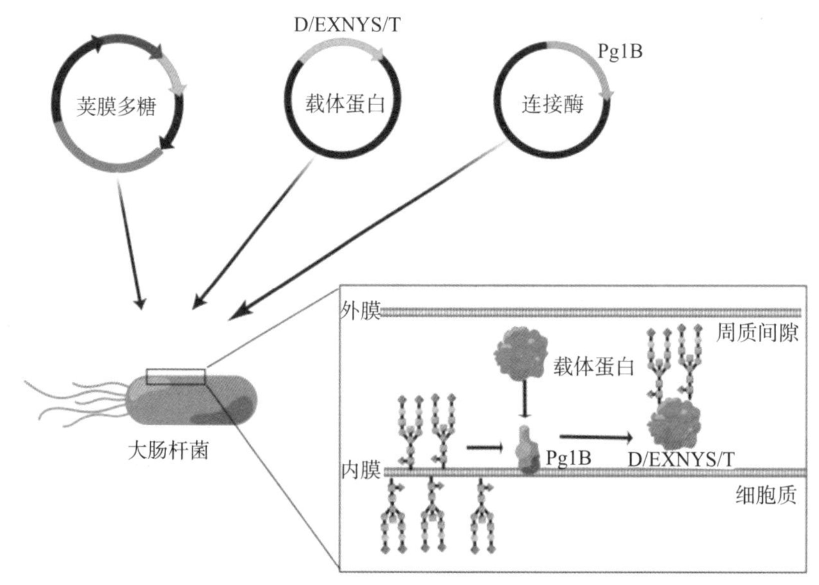

图 21–7　基因工程结合疫苗的构建及表达示意图

（一）连接酶

经典的 PGCT 技术藉由空肠弯曲菌的 PglB 实现多糖与蛋白质的连接。PglB 是一种寡糖转移酶，可使天冬酰胺形成 *N*– 糖基化，能转移 15 个以上的多糖重复单位，多糖的供体必须是脂连接的寡糖，PglB 特异性识别氨基酸序列为 D/EXNYS/T，X 和 Y 可以是除脯氨酸的任意氨基酸。

PglB 仅识别还原末端 C2 位乙酰化的戊糖，可识别的糖基化序列较长，有改变载体蛋白的天然结构的风险。利用基因工程和酶工程技术对连接酶的序列进行改造，可部分弥补原始 PglB 的局限性，使连接酶适应不同结构的多糖，提高糖基化效率，缩短糖基化序列长度。Ihssen 等参照海鸥弯曲菌来源的 PglB 部分序列，对 PglB 改造后，使糖基化效率提高 5~11 倍，可以识别和连接还原末端为己糖的糖链，成功地将鼠伤寒沙门菌 O 抗原和 5 型金黄色葡萄球菌荚膜多糖连接于 rEPA[15]。通过构建 PglB 文库和高通量的序列筛选，可以使 PglB 识别真核细胞糖基化序列 NXS/T，达到缩短糖基化序列和实现真核细胞蛋白 *N*– 糖基化的双重目的[16]。PglB 除了存在于空肠弯曲菌，还存在于弯曲菌属的其他细菌和一些海洋极端微生物。PglB 蛋白质家族，虽然糖基化序列无差异，但是这些蛋白质在糖基选择和糖链长度上有差异，可满足不同的蛋白糖基化需求。

除 PglB 蛋白家族之外，还存在其他的糖基化连接酶。已经成功克隆表达并使用的有 PilO、PglL、PglS，这些酶是有 *O*– 连接活性的连接酶，可以使多糖连接于丝氨酸或苏氨酸的羟基 O 原子。而 NGT 蛋白则能够在胞质内发挥 *N*– 连接糖转移酶活性（表 21–4）。PilO 最早发现于铜绿假单胞菌，可将寡糖转移至菌毛蛋白 A（PilA），糖基化位点是 PilA 碳末端的一段含 14 个氨基酸的肽段，但可转移的糖链较短。PglL 最早发现于脑膜炎奈瑟菌的菌毛蛋白 E（PilE）的糖基化机制中，与 PglB 不同，PglL 可识别还原末端具有半乳糖的糖链，糖基化序列是 8 个氨基酸组成的短肽，常用于 O 特异性多糖结合物的构建。PglS 仅存在于不动杆菌属，并且只能完成对其自身菌毛样蛋白 ComP 的糖基化，是已发现的仅有的可识别葡萄糖还原末端的酶，已经用于肺炎球菌和肺炎克雷伯菌结合疫苗的构建。NST 属于高分子复合物样糖基转移酶家族，能以 UDP– 葡萄糖作为底物，实现对 NXS/T 序列中天冬酰胺的 *N*– 糖基化，可用于人源化蛋白或疫苗抗原的糖基化。

表 21–4　细菌多糖 – 蛋白连接酶的结合位点、来源、识别序列、糖基供体等特征[17]

酶	结合位点	细菌来源	糖基化序列	糖基供体	底物特征	可转移重复单位数量
PglB（OST）	*N*– 连接（Asn，N）	弯曲菌属，螺杆菌属，脱硫弧菌属	D/EXNXS/T	LLOs	还原末端 C2 位乙酰化的糖	＞15 个
PilO（OST）	*O*– 连接（Ser，S）	假单胞菌属，不动杆菌属，脱硫弧菌属	TAWKPNYA–PANAPKS	LLOs	还原末端 C2 位乙酰化的糖	2 个以上
PglL（OST）	*O*– 连接（Ser，S）	奈瑟菌属，弧菌属，不动杆菌属，伯克霍尔德氏菌属，弗朗西丝菌属	WPAAASAP	LLOs	还原末端 C2 位乙酰化的糖，或半乳糖作为还原末端	＞15 个
PglS（OST）	*O*– 连接（Ser，S）	不动杆菌属	尚不完全清楚	LLOs	还原末端 C2 位乙酰化的糖，葡萄糖或半乳糖作为还原末端	＞15 个
NGT（GT）	*N*– 连接（Asn，N）	流感嗜血杆菌，不动杆菌属，胸膜肺炎放线杆菌	NXS/T	UDP– 取代的己糖或戊糖	己糖或戊糖	单糖

（二）目标多糖基因的重组表达

多糖表达基因的克隆表达，即多糖表达技术（glycan expression technology，GET），目前已经发展为一个独立的研究领域。这一技术将表达多糖的目标基因簇克隆至质粒并稳定地表达于大肠埃希菌，目标多糖有O特异性多糖和荚膜多糖两种。多糖在细菌体内的合成由一系列酶催化完成，这些酶基因一般在染色体内形成基因簇，通常情况下将基因簇整体克隆至质粒中可实现目标多糖的表达，但这些基因簇表达的酶，活性不一定是最理想的，为了引入更高活性的酶，可以将异源的或经过序列改造的基因插入多糖基因簇中[18]。

多糖表达基因簇含有多个基因，需要克隆的DNA片段较大，可采用基因全合成完成目的基因克隆，此外，近年来发展的Gibson组装、Golden Gate组装和连接酶循环反应技术均可以简化基因簇的克隆。

（三）载体蛋白的表达

因为糖基化现象最早发现于空肠弯曲菌，早期PGCT技术以空肠弯曲菌蛋白为载体蛋白。随着技术的成熟，研究者们逐渐以传统结合疫苗的标准选择载体蛋白，临床使用经验、免疫原性、表达量及可溶性等因素均应该纳入载体蛋白的选择依据中。此外，在疫苗开发中往往采用和多糖来源相同，且能诱导一定杀菌活性的蛋白质作为载体蛋白，以提高疫苗的保护力。如Reglinski等以肺炎链球菌NanA、PiuA和Sp0148三种蛋白质为载体蛋白，重组表达了4型肺炎球菌结合疫苗，并证明了载体蛋白能诱导针对肺炎球菌的调理吞噬抗体[19]。

在选定载体蛋白后，糖基化序列的位置和数量的设计至关重要。为了高效地实现蛋白质的糖基化，应根据载体蛋白的结构，选择空间位阻小的区域设计糖基化序列，一般选择载体蛋白的柔性或外侧区域。Fisher等证明，将糖基化序列设计在蛋白质的N端和/或C端均可形成有效的糖基化，可以作为一种通用的设计方法[20]。如果需要提高蛋白质糖基化程度，可以在其他适宜的区域设计多个糖基化序列，前提是保证载体蛋白的构象不发生大的改变。采用PglB蛋白的其他类似物，可将糖基化序列简化至含3个氨基酸序列的NXT，可以实现对蛋白质序列最低程度的改变[21]。

（四）宿主菌的构建及其改造

如果确定了3个组分的基因序列，应该尽可能将基因克隆至染色体，尽量避免用质粒装载目的基因，以减少细菌的代谢压力并获得理想的回收率。对宿主染色体多糖基因簇进行原位替换可实现结合物的高表达。同样，将PglB基因整合于染色体，可减少宿主菌的代谢压力，提高糖基化效率及蛋白表达量。

宿主菌改造可提高糖蛋白表达量并减少代谢负担。常使用大肠埃希菌K12常作为出发菌株，采用多种基因缺失方法，删除宿主细胞干扰多糖表达或产生杂质的基因。为避免宿主来源的O特异性多糖干扰载体蛋白的糖基化，还需将*waaL*和*wecA*插入失活。Waal蛋白位于周质间隙，是O特异性多糖连接酶，与目标多糖连接序列竞争性结合UndPP连接的糖链并介导糖链和类脂A的连接，删除*waaL*可提高目标糖链与载体蛋白糖基化位点的结合效率。失活*wecA*（*N*-乙酰葡糖胺-1-磷酸转移酶编码基因），可阻断宿主菌依赖*wecA*的O特异性多糖合成途径。删除胞壁质脂蛋白基因可提高大肠埃希菌的通透性，使目标物质释放至上清中，减少纯化负担。将类脂A基因进行脱毒突变，可以降低类毒素对产物的污染[17]。以上这些方法，不仅可用于构建大肠埃希菌底盘细胞，还被成功地运用在甲型副伤寒沙门菌等的改造中，在基因工程改造的OMV和糖基化的OMV中也得到了成功的应用。

根据多糖合成路径，对宿主菌进行有目标的基因改造，也可以提高目标多糖表达效率。如将差向异构酶基因转入大肠埃希菌，可提高*N*-乙酰葡萄糖胺向*N*-乙酰半乳糖胺的差向异构的表达，提高重组结合物中 4 型肺炎球菌荚膜多糖表达效率[19, 22]。引入或去除多糖链长度决定基因（*cld*），可调整多糖链的表达，采用鼠伤寒沙门菌的 *cld* 基因，可延长甲型副伤寒沙门菌的 O 抗原的糖链[23]。

（五）基因工程结合疫苗的开发现状

表中总结了已经完成或正在开展临床研究的基因工程结合疫苗的开发情况[24]（表 21–5）。基于荚膜多糖的基因工程疫苗研究最多的是肺炎链球菌结合疫苗，75% 的肺炎球菌荚膜多糖 BRU 还原末端含葡萄糖，而 PglB 对葡萄糖无转移酶活性，Harding 等发现，以 O 连接活性的 PglS 作为转移酶，可以将 8、9V 和 14 型多糖连接于菌毛样蛋白 ComP，在小鼠体内可诱导多糖特异性 IgG 和调理吞噬抗体。鉴于肺炎球菌疫苗血清型抗原的复杂性和已上市疫苗良好的免疫原性，针对肺炎球菌结合疫苗的 PGCT 技术尚处于早期概念验证阶段。

痢疾志贺菌 1 型重组结合疫苗是最早开发并进入临床研究的同类疫苗，该疫苗多糖为 O 抗原，载体蛋白为 rEPA。2010 年在瑞士开展的 18~50 周岁健康人群 Ⅰ 期临床研究表明，该疫苗 2 种剂量（2 μg 和 10 μg），无论是否含有氢氧化铝佐剂，均具有良好的安全性，未发生严重不良反应，局部不良反应发生率含佐剂组高于无佐剂组，全身不良反应发生率各组无差异。疫苗诱导的针对 O 抗原的 IgG 和 IgA 抗体较免疫前显著升高，并诱导了具有杀菌功能的抗体，血清载体蛋白 IgG 含量较免疫前显著升高，并具有和毒素中活性[25]。

不同于已上市结合疫苗，目前开展的基因工程 O 抗原结合疫苗的适应症，均没有免疫学替代终点。已开展的临床研究目标多为探索安全性和免疫原性，仅有福氏志贺菌 2a 疫苗 Flexyn2 得到了保护力数据。2016~2017 年在美国开展的一项Ⅱ b 期人体挑战临床试验，疫苗（10 μgPS/50 μgPr）采用间隔 1 个月免疫一剂的程序，以 TBS 为安慰剂。疫苗不良反应发生率与安慰剂相当，表现出良好的耐受性。疫苗组 2 剂免疫后 1 个月 LPS 特异性 IgG 抗体水平显著高于对照组，且呈剂次加强效应。遗憾的是总体保护率仅 30.2%，未达到预设的 57% 的保护率终点，但对重症腹泻保护率可达到 72.4%。值得注意的是，挑战后未感染者血清针对 LPS 的 IgG 抗体浓度是感染者的 5.1 倍，说明 LPS 抗体是提供免疫保护的主要物质[26]。

表 21–5　已开展临床研究的生物合成结合疫苗

病原菌	多糖抗原	载体蛋白	临床进展	开发机构
福氏志贺菌	2a 型	rEPA	Ⅰ期	LimmaTech Biologics AG
	2a 型	rEPA	Ⅱ b 期	LimmaTech Biologics AG
痢疾志贺菌	1 型	rEPA	Ⅰ期	LimmaTech Biologics AG
肺炎链球菌	12F 型	rEPA	Ⅰ期	LimmaTech Biologics AG
大肠埃希菌	1A，2，6A，25B 型	rEPA	Ⅱ期	GlycoVaxyn AG
			Ⅰ期	Janssen Research & Development LLC
			Ⅱ期	Janssen Research & Development LLC
大肠埃希菌	9 价	rEPA	Ⅲ期	Janssen Research & Development LLC
肺炎克雷伯菌	4 价	rEPA	Ⅰ / Ⅱ期	LimmaTech Biologics AG，GSK

虽然基因工程结合疫苗可根据需要设计糖基化数量，但实际收获的结合物糖基化位点有限，且糖

链一般不超过 20 个 BRU，多糖 / 蛋白质量比通常为 0.2 左右，而经典的结合疫苗多数为 0.5~1.5。造成这一结果的主要原因是糖基转移酶活性有限，糖链无法像天然多糖一样延伸形成大分子多糖，这导致结合于蛋白质的多糖是寡糖链，抗原表位以线性表位为主，缺乏空间表位，理论上刺激 B 细胞的能力不如大分子多糖。以经典的结合物设计原则衡量，基因工程表达技术尚需要突破糖链延长的极限，尽可能生成更多的空间表位，使结合物免疫原性有进一步的提升。

二、膜抗原通用模块技术

（一）膜抗原通用模块技术简介

膜抗原通用模块（generalized modules for membrane antigens，GMMA）技术是采用基因工程改造外膜囊泡的技术。外膜囊泡（outer membrane vesicle，OMV）是由革兰阴性菌在生长过程中释放的直径为 20~250 nm、含双层膜的球形物质，主要由细菌外膜和周质中的蛋白和脂类构成，富含病原相关分子模式（PAMP），如内毒素（LPS）、肽聚糖、细菌 DNA 等，进入机体后，PAMP 可与宿主细胞模式识别分子（PRR）结合，激活免疫系统，促发炎症反应[27]。

GMMA 技术以革兰阴性菌 OMV 为脂多糖或荚膜多糖递送载体，通过对革兰阴性菌类脂 A 等基因的改造，去除了致病性，并保留了病原菌外膜的结构，可模拟病原体将目标抗原以天然的构象呈递给免疫系统，从而诱导更强的免疫应答。GMMA 的外膜含有大量的有病原相关分子模式（pathogen associated molecular pattern，PAMP），与模式识别受体（pattern recognition receptor，PRP）结合后可快速激活胞内信号转导，从而诱导细胞释放前炎症因子和趋化因子，使 GMMA 具有佐剂活性。然而，在诱导天然免疫应答时，GMMA 可引起注射局部或全身不良反应，严重者发生休克。因此，基于 GMMA 技术的疫苗要在免疫激活效应和不良反应间做到可以接受的平衡[28]。

基因脱毒的 LPS 是 GMMA 的主要佐剂效应物质，是 toll 样受体 4（TLR4）的激动剂，能诱导免疫细胞的活化。LPS 分子类脂 A 的结构可在很大程度上决定其 TLR4 激动剂功能，基因工程改造可调整类脂 A 酰化修饰位点和数量，以及脂肪酸链的长度，从而达到减毒的目的。除 LPS 外，GMMA 所含的其他类型的分子，如脂蛋白具有 TLR2 激动剂活性。志贺菌和沙门菌 GMMA 还具有激活外周血单核细胞和诱导 IL-6 释放的功能[28]。

虽然 GMMA 与 OMV 有相似之处，但与 OMV 相比有如下优势：①为了诱导 GMMA 形成，删除了编码关键结构组分的基因 *tolR*，使大量外膜“出芽”，使外膜囊泡的产率极大提高。②由于删去了 LPS 的毒性基因，提高了抗原的安全性，如包含 100μg/ml 宋氏志贺菌 GMMA（4CMenB 中的 OMV 的等同含量的 4 倍）仍具有良好的安全性。③与传统 OMV 工艺相比，不需要表面活性剂去除 LPS。④采用 GMMA 生产疫苗成本低廉，生产工艺简单，产量高，疫苗可及性好，1 套 500L 的发酵罐一年可产出 1 亿剂疫苗，每剂疫苗的成本低于 1 美元。

（二）GMMA 在多糖蛋白结合疫苗领域中的应用

在多糖蛋白结合疫苗应用领域，GMMA 有 2 主要个技术分支：①作为天然的革兰阴性菌 O 特异性多糖的递送体，不需要结合反应；②通过对表面蛋白质的化学修饰，共价连接荚膜多糖，作为荚膜多糖疫苗的递送体。

1. 以 O 特异性多糖为靶抗原的研究

以 O 特异性多糖为靶抗原的 GMMA 技术，已报道的有志贺菌、沙门菌等，与传统的基于 O 特异性多糖的疫苗相比，不需要经历复杂的多糖和蛋白质纯化，以及后续的共价结合。目前宋内志贺菌疫苗 1790GAHB 的研究最成为熟[29]，已完成Ⅱ b 期临床研究。

宋内志贺菌疫苗 1790GAHB 的构建基本思路：以宋内志贺菌 53G 为出发菌株，构建 53G*ΔhtrB*，*ΔtolR*，*virG*：：*nadAB* 菌株。其中 *tolR* 的失活目的为破坏细菌 Tol-pal 内膜系统，提高 OMV 的释放效率；*htrB* 的失活可使类脂 A 月桂酰基链缺失，产生远低于野生型 LPS 毒性的 5 酰化修饰；用来自大肠埃希菌的 *nadA* 和 *nadB* 替换 *virG*，以烟酸营养缺陷做为筛选标签。

采用此方法表达的 GMMA，目标抗原 O 特异性多糖 / 蛋白质量比为 1：20~1：10，O 抗原约含 5 个重复单位，膜上的优势蛋白为 39kDa 大小的 OmpA 和 OmpC，LPS 成分均为 5 酰化结构，多数颗粒直径 25~40 nm，少部分为 65~140 nm。

在英国和法国开展的以 18~45 岁健康人为目标人群的Ⅰ期临床研究中，宋内志贺菌 GMMA 以氢氧化铝佐剂吸附，至 6/100 μg（O 抗原 / 蛋白）仍具有良好的安全性，未发生严重不良反应，未出现热源反应。间隔 1 个月 2 剂疫苗免疫后 28 天，各剂量组的 O 特异性抗原抗体水平在免疫后均显著升高，与恢复期患者相比，高剂量组抗体水平为 305EU，而恢复期患者为 121EU，至第 255 天，高剂量组抗体水平维持在 241EU。疫苗免疫组人群血清 SBA 滴度显著高于安慰剂组，且与抗体水平具有一定的相关性[30]。在临床研究中也观察到人群既往感染引起的抗体本底水平的差异。

随后，该疫苗在肯尼亚相继开展了Ⅱ a 和Ⅱ b 期临床研究。在Ⅱ a 期临床研究中，试验疫苗以 1.5/25μg 和 6/100μg 接种 18~45 岁受试者，免疫程序为间隔 1 个月接种两剂，并以 4 价流脑结合疫苗 Menveo 和加强免疫用 TDaP 疫苗 Boostrix 做为前后两剂的对照疫苗。接种后出现最多的不良反应为局部疼痛和头痛，不良反应发生率与对照疫苗可比。免疫原性方面，肯尼亚的受试者 IgG 抗体本底水平高出欧洲受试者 30 倍，免疫后 1 个月仍观察到 2.1 倍（低剂量组）和 4.43 倍增长，而对照组则无增长，然而，第二剂免疫后两个剂量组 IgG 水平均无显著增长[30]。

为了研究 1790GAHB 的有效性，在肯尼亚开展的Ⅱ b 期临床研究采用了有安慰剂的人体挑战试验[31]。试验目标人群为 18~45 岁健康受试者，疫苗采用 1.5/25μg 剂量，间隔 1 个月免疫 2 剂。该项临床试验显示，疫苗安全性与过往研究结果相当，并在第一剂免疫后 1 个月观察到 LPS 的 IgG 水平显著升高，但第二剂免疫后抗体水平仍无明显升高。更为关键的是，试验组 33 人被挑战后有 15 人发病，安慰剂组 29 人被挑战后 12 人发病，人体挑战试验未能证明 1790GAHB 疫苗有效性。尽管如此，试验仍观察到未发病者 LPS 的 IgG 抗体水平高于发病者，研究者认为临床试验失败的主要原因是针对 LPS 的抗体未达到保护性水平。

与已经获得临床保护力数据的两种结合疫苗相比，1790GAHB 的免疫原性不及前两者。1993~1994 年在以色列 18~22 岁士兵中开展的以 rEPA 为载体的宋内志贺菌 OSP 化学结合疫苗（每剂含 25 μg 多糖 /75 μg 载体蛋白），1 剂免疫即可达到 74% 的保护率[32]。上文所述的 2a 型福氏志贺菌基因工程结合疫苗 Flexyn2a，人体挑战试验得出的重症保护率为 72.4%，总保护率为 30.2%[26]。为了提高宋内志贺菌 GMMA 疫苗的免疫原性，并能使第二剂免疫后出现免疫加强效应，研究人员改良了技术，提高了 GMMA 分子 O 特异性多糖的载量，并与福氏志贺菌 1b 型、2a 型和 3a 型制成了联合疫苗，在 2022 年开始了Ⅰ期临床研究，临床试验目前仍在进行中[30]。

2. 以荚膜多糖为靶抗原的研究

Palmieri 等以鼠伤寒沙门菌 1418 株为出发菌株，插入失活 *tolR* 和 *rfbU-P*，构建了 1418*ΔtolR*, *ΔrfbU-P* 菌株[33]。失活 *tolR* 的目的为破坏细菌 Tol-pal 内膜系统，提高 OMV 的释放效率；失活 *rfbU-P* 的目的为切断 O 特异性抗原合成途径。获得 GMMA 后，采用高碘酸钠活化 GMMA 的 O 特异性抗原中的多糖，再以还原胺化法将 ADH 衍生的 A 组乙型链球菌荚膜多糖（group A carbohydrate, GAC）结合于 GMMA，制成 GAC–GMMA（图 21–8），经一系列纯化后得到的结合物 GAC/GMMA 质量比为 0.4。同时，采用还原胺化法，以 CRM197 为载体蛋白制备了 GAC–CRM197，GAC/CRM197 质量比为 0.18~0.51。

以上两种结合物经氢氧化铝（1.5 μg 多糖：2mg/ml）吸附后，采用 CD1 小鼠腹腔免疫，每次 200 μl，间隔 2 周免疫 2 剂，在第 1、27 和 42 天采血。ELISA 测定的 GAC 特异性 IgG 抗体水平分析显示，两种结合物均具有显著的剂次加强效应，GAC–GMMA 的抗体水平在两剂免疫后均显著高于 GAC–CRM197。将血清合并后采用流式细胞法分析与 A 组链球菌的结合能力，显示 GAC–GMMA 显著高于 GAC–CRM197 组。采用 BalbC 小鼠评价不含佐剂的两种结合物的免疫原性，GAC–GMMA 组仍有显著的剂次加强效应。GAC–CRM197 则无剂次加强效应，且第二剂免疫后抗体水平显著高于后者。说明 GAC–GMMA 可不依赖铝佐剂，本身具有佐剂活性。由于 GMMA 具有佐剂活性，所诱导的抗体亚类可更多地转换为依赖 Th1 细胞的 IgG2a，IgG2a/IgG1 可达 1.38，而 CRM197 结合物为 0.0083。

针对 GAC 的结合疫苗尚未进入临床试验阶段，实验动物体内免疫学研究表明 GMMA 具有佐剂活性，能诱导 IgG 亚类转换且抗体亲和力高于经典结合疫苗。由于 GMMA 可以经简单的离心和超滤纯化法获得后即可用于结合，且基于 GMMA 的结合物收率高且易于纯化，与 CRM197 载体结合疫苗相比，单剂疫苗的成本可降低 90%。

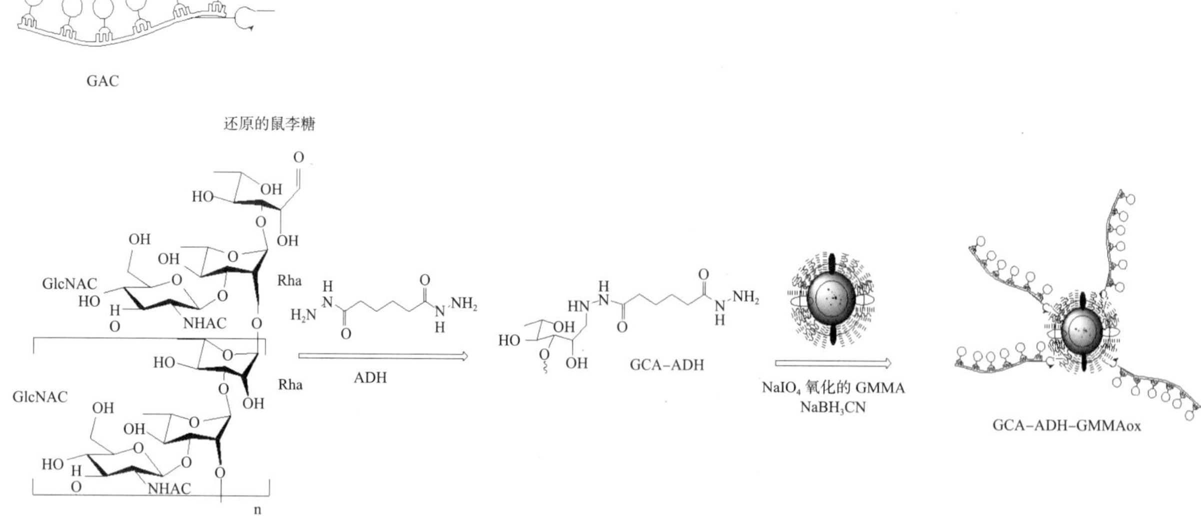

图 21–8 以 GMMA 技术构建 GAS 结合疫苗的技术路线[33]

综上，以重组基因工程技术为基础的结合疫苗，已经证实了技术可行性，且具有工艺简单，成本低的优势。从疫苗早期临床研究结果可知，两种技术制备的疫苗安全性均可接受，虽然具有一定的免疫原性，但保护力均不理想，以临床研究数据最充足的志贺菌疫苗为例，无论是 Flexyn2a 还是

1790GAHB，保护力均不及经典化学结合技术制备的结合疫苗。两种技术的共性是结合物中多糖占比低，这不仅限制了向多价疫苗的发展，还导致疫苗免疫原性的不足。由此可见，经典的结合疫苗开发的基本理念对新技术是适用的，提高多糖组分在疫苗组分中的占比，增强 B 细胞活化的第一信号，可能是这两种技术在临床上能否有效的关键因素。

第四节　多价结合疫苗新结合技术

自多价肺炎球菌结合疫苗和脑膜炎球菌结合疫苗使用后，疫苗相关血清型（群）细菌的流行显著减少，疫苗表现出良好的安全性，但多价疫苗生产技术仍有发展和改进的必要：①肺炎球菌结合疫苗增加血清型后，各血清型免疫原性普遍降低；②多糖活化位点的冗余，造成多糖结构的不必要修饰从而影响免疫原性；③结合形式为随机结合，无法控制载体蛋白表位的修饰位点；④随机结合形成了结合物分子的多分散性，需要将目标组分纯化，从而损失了 60% 以上的产物，导致成本的上升。多抗原呈递系统和点击化学结合技术即是针对以上问题开发的新型多价结合疫苗技术。

一、多抗原呈递系统技术

多抗原呈递系统（multiple antigen-presenting system，MAPS）技术为是一种非共价结合的疫苗制备技术。该技术将目标蛋白与亲和素样蛋白重组融合为载体蛋白，使其既具有载体蛋白的胸腺依赖性抗原活性，又含有生物素结合位点，能稳定且非共价结合生物素化多糖并形成结合物（图 21-9）。

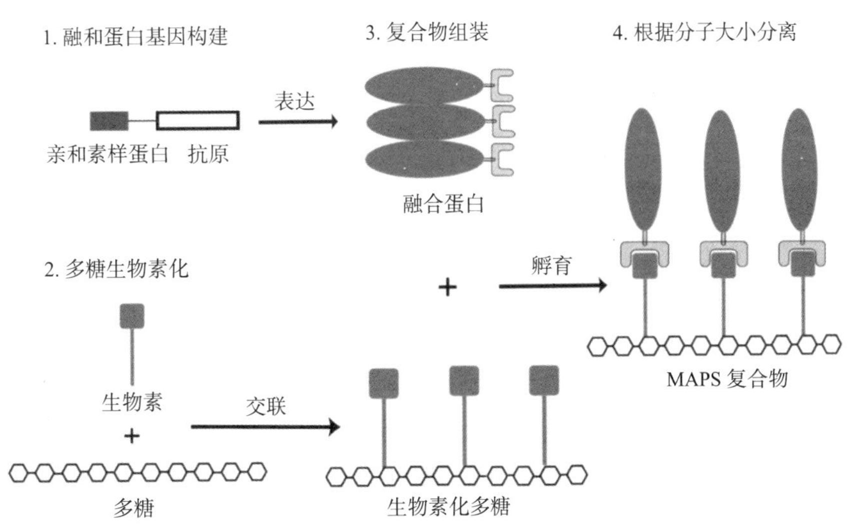

图 21-9　采用 MAPS 技术制备结合物示意图

（一）亲和素样重组融合载体蛋白

亲和素蛋白家族（avidin family）是一类在结构和功能上高度相似的蛋白的统称，最早发现且广泛应用的是源于卵清的亲和素（avidin）及源于阿维丁菌的链霉亲和素（streptavidin）。通过生物信息学研究，发现了一系列具有亲和素功能的蛋白质，所有的亲和素家族蛋白，其亚基的三级结构都具有由 8 条反平行 β-折叠形成 β-桶状结构，每个 β-桶状结构内部都可结合一个生物素分子。

在亲和素蛋白家族中，菜豆根瘤菌亲和素蛋白（rhizavidin）既有很强的亲和素活性，又与卵亲和素具有较低的序列同源性，能避免诱发人体卵相关过敏反应，是理想的亲和素分子。MAPS 技术通过将 rhizavidin 与具有载体效应的蛋白重组，形成新的重组融合载体蛋白，以发挥亲和素作用和载体效应。

全长的 rhizavidin 单个亚基前体蛋白质产物含 179 个氨基酸，*N*– 端 44 个氨基酸为信号肽，MAPS 使用的载体蛋白是截短 rhizavidin 和具有载体活性的蛋白的融合蛋白。在截短 rhizavidin（45–179）的 N 端添加大肠埃希菌分泌信号序列，可使重组蛋白转移至大肠埃希菌周质间隙，完成正确的折叠并形成二硫键。为改善融合蛋白在大肠埃希菌中的表达和可溶性，需要在 rhizavidin 和目标载体蛋白之间添加一段 GGGGSSSS 柔性氨基酸序列。因此，重组融合载体蛋白序列为信号肽 –rhizavidin（45–199）–GGGGSSSS– 目标载体[34]。

（二）多糖抗原的生物素化

多糖生物素化的目的是将含生物素的分子与多糖共价结合。为了消除多糖对生物素的空间位阻效应并实现共价结合，常以胺 –PEG3– 生物素为衍生试剂。采用氰基活化法，以 CDAP 活化多糖，小分子的胺 –PEG3– 生物素可高效地与活化多糖结合，形成多糖 –PEG3– 生物素[35]。经典的氰基活化结合法，由于多糖和蛋白质的空间位阻效应，有些活化位点无法与蛋白质结合，对多糖结构造成了额外的破坏。由于胺基 –PEG3– 生物素是小分子，空间位阻效应不明显，在低活化度下即可连接于多糖，避免了对多糖分子的过度修饰，最大程度保留多糖天然结构。

（三）结合反应及结合物特征

将融合载体蛋白以所需比例与生物素化的多糖混合，经孵育即可形成非共价结合物，并采用凝胶层析纯化。该技术组装效率高，4~25℃孵育过夜即可达到 90% 以上的组装效率。多糖蛋白质混合的质量比一般为（1∶3）~（1∶4），结合物原液多糖蛋白比例约为 1∶3。当多糖分子量在 500kDa 以上时，结合物均可形成大分子，回收率在 80% 以上。结合物高度稳定，只有在煮沸时才会解离，在室温下稳定性好，还可以耐受至少一次冻融，对疫苗冷链运输要求不高[36]。

（四）MAPS 在疫苗研究中的应用

Zhang 等在 2013 年首次报道了采用 MAPS 技术构建的 1 型、5 型和 14 型肺炎球菌单价结合物，结合物在小鼠体内均诱导出显著的 IgG 抗体和血清 OPA 滴度。此外，还发现了 MPAS–TB 免疫后的小鼠可产生 TB 特异性的 IFN–γ 和 IL–17A 分泌细胞，证明 MAPS 具有激活 Th1 和 Th17 细胞的作用，这两个 T 细胞亚群均具有辅助 B 细胞形成更强的免疫应答的作用。小鼠血清中未检出抗生物素抗体的升高，说明该技术不会产生自体生物素的中和抗体，而且结合物诱导的 rhizavidin 抗体与卵清素不发生结合，初步证明了新抗原的安全性[35]。

近年来，MAPS 技术已应用于多价肺炎球菌疫苗的开发。该种疫苗载体蛋白为融合蛋白 CP1，其序列为 rhizavidin（45–199）–GGGGSSS– SP1500–AAA–SP0785，其中 SP1500 是肺炎球菌表面的氨基酸转运底物蛋白，SP0785 是与肺炎球菌分裂有关的透性酶。两种源于肺炎球菌的蛋白均可诱导针对肺炎球菌的血清调理吞噬活性，并可激活 Th17。多糖采用胺基 –PEG3– 生物素衍生，24 种血清型结合物原液经磷酸铝吸附，制成疫苗成品，命名为 ASP3772[37]。截止 2022 年，采用 MAPS 技术开发的 24 价肺炎球菌结合疫苗已完成成年人Ⅱ期临床研究。

于2019年开展的Ⅰ期临床研究的目标人群为18~64周岁成人。随后在65~85周岁的老年人中开展了Ⅱ期临床研究[38]。两个临床研究试验组设1 μg、2 μg、5 μg（各血清型多糖含量）三个剂量组，Ⅰ期临床研究对照疫苗为PCV13，Ⅱ期临床研究PCV13和PPSV23。ASP377组和PCV13采用单剂免疫，PPSV23组受试者为入组前10~24个月有PCV13接种史者，受试者于免疫前和免疫后7天（仅Ⅱ期）和1个月采血。

疫苗接种后局部不良反应主要为肿胀和疼痛，全身不良反应主要为乏力、头痛和肌肉痛。不良反应率随疫苗剂量的增大而呈上升趋势，最高剂量5 μg组不良反应发生率和PCV13组可比，不良反应分级以1~2级为主。试验疫苗人群免疫前后未发生生物素抗体水平的变化。

Ⅰ期临床研究的18~64岁人群，疫苗免疫后1个月所有试验组3型血清OPA滴度高于PCV13，2 μg和5 μg组3型血清IgG含量高于PCV13组，各组免疫后1个月12种血清型的OPA滴度和IgG抗体水平均与PCV13可比。

Ⅱ期临床研究的65~85岁人群，疫苗免疫后1个月所有试验组3型血清OPA滴度均显著高于PCV13，5 μg组5型和19F型的OPA滴度显著高于PCV13;IgG抗体水平，5 μg组3型、7F型、9V型和19F型显著高于PCV13，其他剂量及5 μg组其他9种血清型与PCV13可比；Ⅰ期和Ⅱ期临床研究中，11种新增血清型（PCV13血清型外）OPA滴度和IgG抗体水平增高显著。与PPSV23相比，多数血清型在各剂量组免疫后OPA和抗体水平高于PPSV23。

免疫后1个月的载体蛋白抗体在18~64岁组升高5~6倍，65~85岁组升高9~13倍，目前尚不明确载体蛋白抗体对OPA滴度是否有贡献。细胞免疫结果显示：18~64岁试验组免疫后30外周血可检测出Th17、IL–17A和IL–22，其中5 μg组与对照组相比有显著差异；65~85岁试验组免疫后7天Th17数量与PCV13组无显著差异，5 μg组免疫后30天Th17、IL–17A和IL–22显著高于PCV13组；以上3项指标免疫后与免疫前的差值，各剂量组均有至少2个指标高于PCV13对照组。

总之，MPAS技术经过近10年的发展，已经完成了从概念研究到初步临床研究的历程。从结合技术层面看，该技术具有能控制多糖修饰度，提高多糖和蛋白质结合效率，结合工艺简单，便于纯化、低成本和可用于多价疫苗等优势。已发表的肺炎球菌结合疫苗的临床研究结果，证实了安全性和疫苗的免疫原性。OPA滴度仍是评价肺炎球菌疫苗在成人和老年人群免疫原性的第一指标，在老年人的临床研究中，ASP3772多数血清型OPA滴度高于PPSV23，对肺炎疫苗研究而言是积极的结果。近年来，研究者们陆续将该技术运用在其他多糖蛋白结合疫苗和新冠疫苗研究中，展示了MAPS技术广阔的应用前景。

二、点击化学结合技术

（一）点击化学技术

点击化学，又称为“速配接合组合式化学”，主要思想是通过小单元的拼接，快速精准地完成各种分子的化学合成，其核心原则是可靠的、模块化的，主要包括环加成、三元杂环的亲核开环、非醇醛的羰基化、碳碳多键加成反应。

在点击化学反应中，应用较为广泛的是“铜催化的叠氮化物–炔烃环加成反应（CuAAC）”。该反应具有反应条件简单、产物专一、产率高、产物易分离等优点，所使用的两种小分子接头不干涉机体的生化反应过程，但铜离子对细胞有一定毒性。Bertozzi在研究聚糖的过程中发现，环状炔烃与叠氮化物可在生理条件下实现应变促进的［3+2］环加成反应，又称“应变促进的叠氮化物–炔烃环加成反应（SPAAC）”。该反应无需铜离子催化，可在生物体内进行，该发现将点击化学上升到新的高度，又称作“生物正交化学反应”。

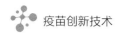

（二）点击化学结合物制备工艺

叠氮化物与炔烃为特异性结合，低浓度、少量接头即可反应，这使得低修饰程度的多糖、载体蛋白拥有形成较好免疫原性结合物的可能性，是一种高效的、扩展性较强的疫苗生产方法。

采用点击化学技术制备结合物时，可先将炔烃与叠氮化物分别衍生至多糖与载体蛋白，制备具有明确修饰程度的多糖、载体蛋白衍生物，再根据需求按比例混合反应以形成结构较为稳定、专一的结合物，通过简单的透析、层析或超滤除去小分子物质及未参与结合反应的抗原，即以高回收率获得结合物。通过向叠氮化物或炔烃中添加长链聚乙二醇的方式，可以在一定程度上抑制载体蛋白的表位抑制效应，缓解疫苗因抗原种类增加而导致免疫原性减弱的现象。

（三）点击化学在结合疫苗领域中的应用

采用点击化学技术研发24价肺炎球菌结合疫苗VAX-24已进入临床研究阶段。该产品将CRM197的6个赖氨酸残基密码子突变为非天然氨基酸密码子，替换后的密码子可被翻译成对叠氮基甲基-L-苯丙氨酸（pAMF），形成了6个含pAMF突变的CRM197，发明者将这种新载体命名为eCRM197。采用体外无细胞生物合成体系，可高效表达eCRM197，实现了为载体蛋白定点引入叠氮化物[39]。多糖则以CDAP活化，与二苯并环辛炔胺DBCO-NH_2或DBCO-PEG_4-NH_2结合生成多糖衍生物的目的，最后采用SPAAC“点击反应”技术制备结合物，理论上每个蛋白质可连接6个多糖衍生位点。Vaxcyte的研究还表明，采用两性表面活性剂月桂基二甲基氧化胺（lauryldimethylamine N-oxide，LDAO），可以加速点击化学的进行，并将结合率提高至90%以上（图21-10）[40]。

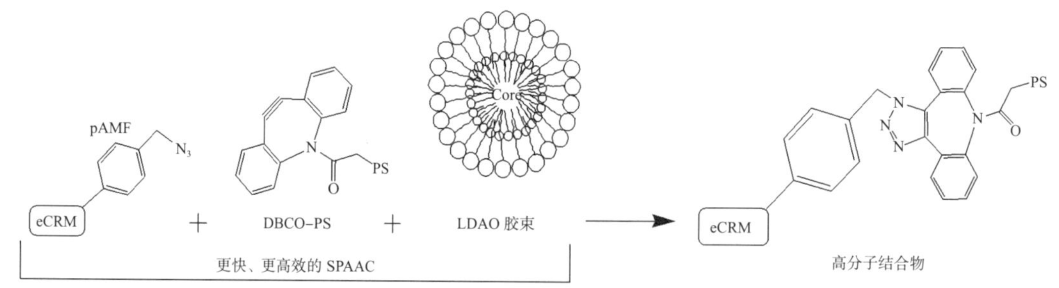

图21-10 SPAAC点击化学结合反应制备结合物示意图[40]

VAX-24疫苗于2021年开展了Ⅰ期临床研究，目标人群为18~49周岁成人，随后在50~64周岁人群中开展了Ⅱ期临床研究[41]。试验疫苗以磷酸铝为佐剂，两个临床研究试验组设低、中、高3个剂量组，各血清型多糖抗原含量分别为1.1 μg、2.2 μg、2.2/4.4 μg（其中3、6B、7F、9V、18C、19A、19F为4.4 μg），对照疫苗为PCV20。采用单剂免疫，受试者于免疫前和免疫后1个月采血。

试验疫苗和对照疫苗接种后局部不良反应主要为肿胀和疼痛，发生率在70%左右，全身不良反应发生率从高到低依次主要为肌肉痛、乏力、头痛和关节痛。不良反应率与疫苗剂量无相关性，总不良反应发生率与PCV20组相比无显著差异。

Ⅱ期临床研究结果显示，免疫后1个月血清OPA滴度，所有剂量组20种血清型与PCV20相比均满足非劣效标准，中剂量组最优，有16种血清型OPA几何平均滴度高于对照疫苗，9V、18C、

19F 和 33F 型满足优效标准。4 种独有血清型（2、9N、17F 和 20B 型）OPA 滴度增高显著。7 种采用高剂量的血清型，与中剂量相比，在 OPA 滴度上没有明显优势，临床研究结果支持下一步研究选择中剂量配方。

点击化学结合反应的优点是对多糖位点修饰少，最大程度保留多糖和载体蛋白抗原表位，结合反应效率高，结合物反应几乎不损失蛋白质和多糖，从而降低生产成本。已公布的肺炎球菌结合疫苗临床研究结果显示了与 PCV20 相当的安全性，免疫原性对 PCV20 有潜在优势。基于这样的结果，采用点击化学技术开发的 32 价肺炎球菌结合疫苗已经纳入临床开发计划。

综合两种多价疫苗结合技术现有的研究资料，MAPS 技术和点击化学结合技术，均为提高多价疫苗的免疫原性、降低疫苗生产成本提供了解决方案。临床研究已经证明两种技术疫苗的安全性，免疫原性与已上市结合疫苗有可比性，作为多价结合疫苗的新技术，在疫苗领域中的应用仍待更多的临床研究数据支持。

第五节　结合疫苗质量控制和血清学评价新方法

一、结合疫苗质量控制新方法

按照结合疫苗的生产工艺，应该对多糖和降解多糖及其修饰产物、载体蛋白、原液和成品等各工艺环节进行质量控制（表 21–6）。因为载体蛋白的质量控制方法与其他蛋白质生物制品基本相同，特有的检测项目为类毒素毒载体的毒性试验，在此不做介绍。基于多糖和多糖蛋白结合疫苗的化学构成和多聚分散性等特点，在传统的质量控制方法中，鉴别试验采用免疫化学方法，分子大小检测以低压排阻层析法为主，多糖含量、特异基团和杂多糖及有机溶剂残留多采用化学显色法。近年来，核磁共振（nuclear magnetic resonance，NMR）波谱技术在结合疫苗质量控制中得到了更多应用，HPSEC–MALLS 法及 HPAEC–PAD/CD 法已成功应用于多糖分子大小和含量的质量控制，速率比浊法因其多价疫苗多糖抗原含量检测的快捷和准确性，已纳入肺炎球菌疫苗成品质量控制方法。

表 21–6　结合疫苗各工艺阶段质量控制关键项目及分析方法

	质量控制项		分析方法
多糖、降解多糖 多糖活化 / 衍生物	结构	鉴别试验 分子大小及分布 化学成分及含量 O– 乙酰基 多糖活化度、衍生率	NMR，免疫化学法 SEC–UV/–RI/–F/–MALLS HPAEC–PAD，化学显色法 化学显色法，NMR 化学显色法，NMR
	纯度	残留蛋白质、核酸，CTAB 等 水分及挥发性物质 有机溶剂残留 微生物限度 细菌内毒素 工艺过程残留试剂	化学显色法 卡尔费休法，干燥失重法 气相色谱 – 火焰离子化检测 微生物计数法 细菌内毒素检查法 化学显色法，气相色谱

续表

	质量控制项		分析方法
结合物原液	结构	鉴别试验 多糖及游离多糖含量 蛋白及游离蛋白质含量 *O*- 乙酰基 分子大小	NMR，免疫化学法 固相萃取、分析型超滤、疏水层析 + HPAEC-PAD、化学显色法、速率比浊法、毛细管电泳法 SEC-UV/-RI/- 荧光光谱，毛细管电泳 化学显色法、NMR SEC-UV/-RI/-F/-MALLS，MALDI-MS
结合物原液	纯度	工艺相关杂质 细菌内毒素 无菌检查	化学显色法、气相色谱法 细菌内毒检查法 无菌检查法
成品	结构	鉴别试验 多糖及游离多糖含量 蛋白及游离蛋白质含量 铝佐剂含量 辅料和稀释剂 冻干品水分	Western Blot，免疫化学法 固相萃取、分析型超滤、疏水层析 + HPAEC-PAD、化学显色法、毛细管电泳法 化学显色法、NMR SEC-UV/-RI/- 荧光光谱，毛细管电泳 化学显色法、滴定法、电感耦合等离子体 - 质谱 - 原子吸收 专有检测方法 水分测定法
	纯度	工艺相关杂质 细菌内毒素 无菌检查	化学显色法、气相色谱法 细菌内毒检查法 无菌检查法

（一）核磁共振波谱技术

核磁共振波谱技术借助多糖分子中不同原子最低电子在核磁共振波普有固定化学位移，且化学位移信号强度与含量相关这一特征，实现对多糖结构和成分的分析，可以同时实现对多糖结构和成分的分析。有关核磁共振法基本原理及应用详见第二十八章，此处仅对 NMR 在多糖蛋白结合疫苗中的应用及特点做简要介绍。NMR 法在多糖蛋白结合疫苗质量控制和研究中的应用范围，包括鉴别和结构确认、有效含量测定（多糖含量、多糖特异性基团）、多糖修饰度测定和工艺杂质含量测定等（表 21-7）。

表 21-7　NMR 法在多糖蛋白结合疫苗质量控制中的应用

应用范围	方法	特征信号
鉴别和结构确认	^{1}H NMR、2DNMR	端基区、特异基团
多糖含量测定	^{1}H NMR	端基质子、甲基质子
多糖特异基团测定	^{1}H NMR（内标法）	*O*- 乙酰基、N 乙酰基、甲基
多糖衍生率测定	^{1}H NMR（内标法）	连接剂质子
C 多糖含量测定	^{31}P NMR	磷元素
工艺杂质测定	^{1}H NMR	乙醇、丙酮等分子特征性质子

与传统化学分析方法相比，NMR 法不需要对样品进行化学修饰和分解，对单糖组成相同的同组多糖能实现清晰的区分，可以用一张图谱同时反映多糖结构、特异基团含量和杂质等信息（图 21-11）。从表中可以清晰地看到各特征性质子的化学位移（表 21-8）。将多糖脱去 *O*- 乙酰基，受 *O*- 乙酰基影响的唾液酸质子信号全部消失，对每个特征质子进行积分，即可得到 W135 群脑膜炎球菌荚膜多糖的半乳糖、唾液酸和 *O*- 乙酰基含量。

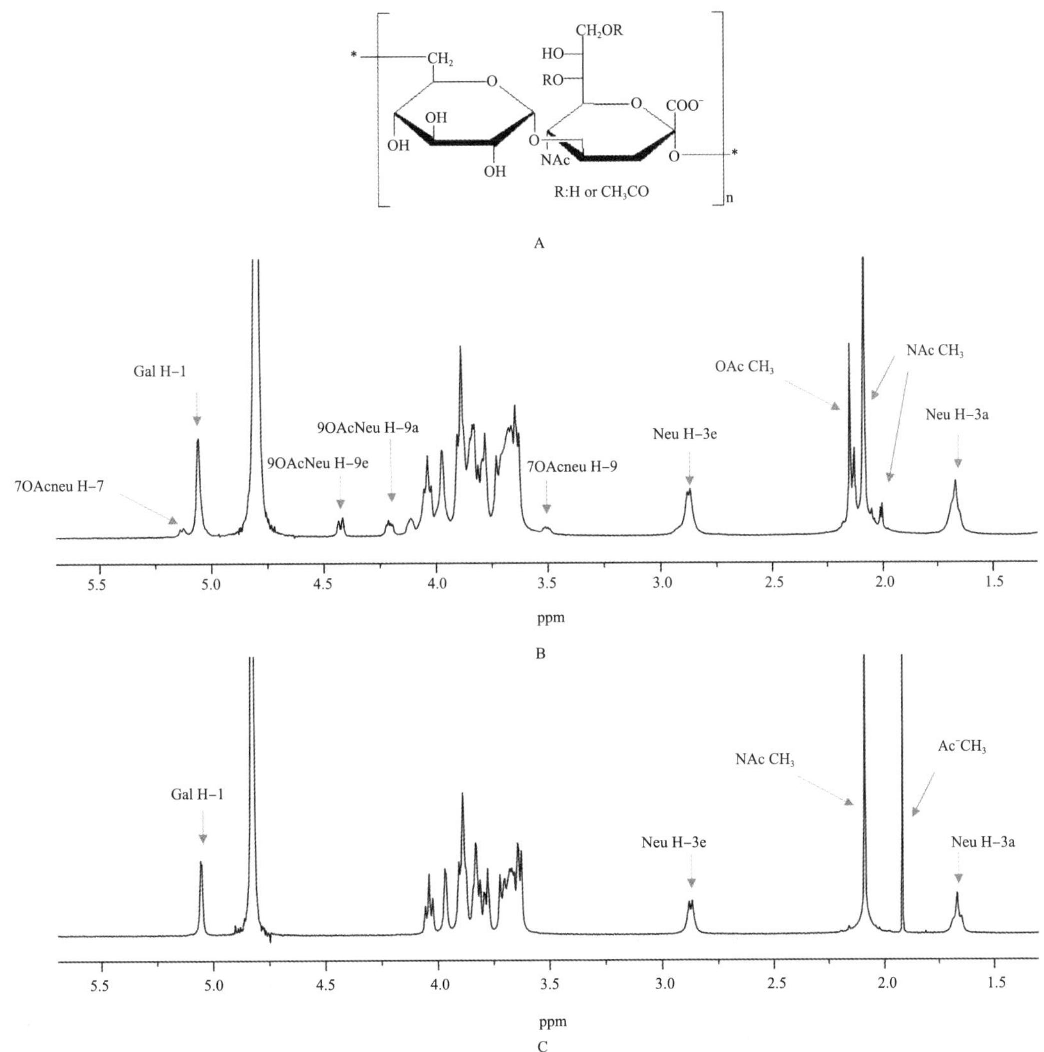

图 21-11　W135 群脑膜炎球菌多糖化学结构及去 *O*- 乙酰基前后的 NMR 谱图

A：W135 群脑膜炎球菌荚膜多糖化学结构图；B：W135 群脑膜炎球菌荚膜多糖 600MHz ^{1}H NMR 图谱；C：W135 群脑膜炎球菌荚膜多糖去 *O*- 乙酰基后 600MHz ^{1}H NMR 图谱

表 21-8　W135 群脑膜炎球菌多糖去 *O*- 乙酰基前后的化学位移

质子名称	化学位移（ppm）	
	天然多糖	去 *O*- 乙酰基多糖
α-D-7ONeu*p*NAc H-7	5.12	/
α-D-Gal*p* H-1	5.06	5.05
α-D-9ONeu*p*NAc H-9e	4.42	/

续表

质子名称	化学位移（ppm）	
	天然多糖	去 *O*- 乙酰基多糖
α -D-9ONeu*p*NAc H-9a	4.21	/
α -D-7ONeu*p*NAc H-9	3.51	/
α -D-Neu*p*NAc H-3e	2.87	2.87
α -D-Neu*p*NAc H-3a	1.67	1.67
OAc 甲基质子	2.15	/
醋酸根甲基质子	/	1.92
NAc 甲基质子	2.09	2.09

在多糖特异基团定量方面，化学显色法所测定含量往往与理论含量有差异，因此目前的质量标准都是根据经验值制定的，如果目标多糖和杂多糖有相同的显色特性，还会对定量产生干扰，但 NMR 法不受此影响，所测含量与理论值接近。在多糖纯化工艺开发中，NMR 能明确的分析出杂多糖的类型和含量，从而可根据其理化特征修改纯化方案。多糖活化或衍生后，会出现新的特征信号，这些信号能够准确反映多糖被修饰的程度，可以作为多糖活化衍生的质量控制方法。

（二）HPSEC-MALLS 法分子量测定技术

多糖分子大小，不仅可以评价多糖的批间一致性，也与多糖疫苗的有效性相关。传统的分子大小表征采用 Sepharose4B/2B 凝胶层析连接紫外或示差检测器，或分部收集后检测多糖含量，绘制层析图谱，取层析图的最高点作为 K_D 值，或计算规定 K_D 前的回收率。这种方法无法得到多糖的分子量信息，而且分析耗时，每个样品至少需要 10 小时，难以实现自动化操作。

高压液相排阻层析 - 多角度激光散射法（high performance size exclusion chromatography-multiangle laser-light scattering，HPSEC-MALLS）。采用高压液相排阻层析将溶剂中的分子按重量或尺寸大小依次洗脱，经多角度激光散射仪测定分子在各个角度的光散射强度，并由示差（RI）检测器得到洗脱液浓度，即可计算出多糖的平均分子量。此外，HPSEC-MALLS 法还可准确测定多糖最大和最小分子量。

采用该方法，要注意选择适宜的层析柱，实现待测物的有效分离，并准确测定示差折光增量（dn/dc）值。HPSEC-MALLS 法可将多糖分子大小的分析时间缩短至 30 分钟内，并实现自动上样。目前 HPSEC-MALLS 法测多糖分子大小已收录至《欧洲药典》，也是 WHO 推荐的方法。

HPSEC-MALLS 法对液相系统没有特殊要求，多糖分子大小分布一般采用 TSK-G5000PWxl 高压液相层析柱，理论塔板数要求在 10000 以上。完成测定后，图谱以横轴表示洗脱时间，纵轴表示多糖分子大小（图 21-12）。

由于流动相浓度对多糖 dn/dc 值有较大影响，要求用当次测定的流动相来检测多糖 dn/dc。对于结合物分子大小测定，因为多糖与蛋白质结合后每个分子的成分理论上不同，则 dn/dc 值也有差异，不推荐此方法测定。

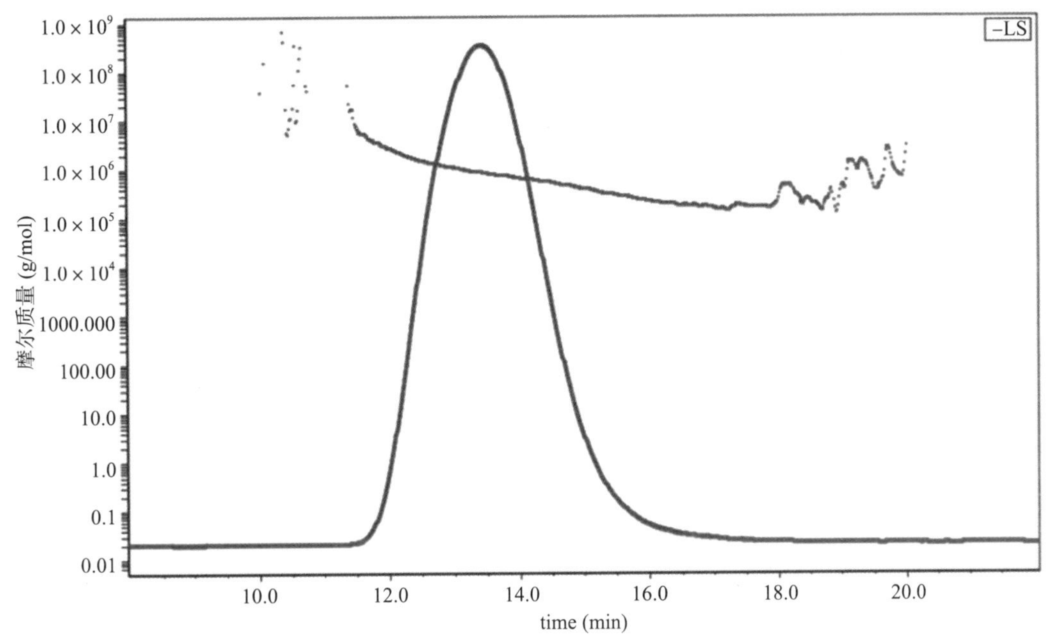

图 21-12　典型的多糖 HPSEC-MALLS 图谱

（三）HPAEC-PAD/CD 技术

高效阴离子交换色谱 - 脉冲安培检测法（high performance anionexchange chromatography with pulsed amperometric detector，HPAEC-PAD），是将水解单糖经高效阴离子交换吸附、洗脱后采用脉冲安培进行痕量检测的方法，可检出 pmol~fmol 的单糖。

单糖呈弱酸性，pK_a 值为 12~14，在强碱性介质中以阴离子形式存在，可以与含烷基季铵和烷醇季铵的阴离子交换树脂结合，此时用碱性流动相淋洗，可以含氧阴离子的形式被顺序洗脱。脉冲安培检测器（PAD）的工作电极对洗脱的单糖施加工作电位，可在电极表面发生氧化还原反应，通过测定反应产生的电流即可检测多糖的含量。随后，系统对 PAD 再施加清洗电位，可实现电极的还原。

荚膜多糖是由单糖组成的多聚物，HPAEC-PAD 法最重要的步骤是将多糖水解成单糖，水解条件需要注意不能改变单糖的结构，强酸往往会导致单糖脱水和碳化，常用三氟乙酸（TFA）水解多糖，特定条件下也可以使用盐酸（HCl）和氢氟酸（HF）。有些对碱性条件敏感的多糖，如 Hib 的多糖 PRP，也可用 NaOH 破坏磷酸二酯键来水解多糖。色谱条件选择也是该方法的关键要素，应实现不同单糖组分的基线分离。Philippe Talaga 等采用 HPAEC-PAD 法建立了肺炎球菌 13 种疫苗血清型和 C 多糖的含量检测方法，可用于单一血清型的多糖及结合物原液的质量控制[42]。

对单型多糖的检测，HPAEC-PAD 法与化学法准确度可比，WHO 的 PRP 和脑膜炎球菌多糖标准品标定，均使用这两种方法，总体差异较小。HPAEC-PAD 法的优势在于可检测多价疫苗中各组分的多糖含量，这是化学显色法无法实现的。

对纯的荚膜多糖检测只需充分水解即可检测，但同样的条件则不能用于结合物，因为结合物中的载体蛋白会对结合物水解形成一定程度的干扰，从而影响多糖回收率。冻干多价疫苗常使用蔗糖或乳糖作为赋形剂，这些两种二糖所含的单糖，水解后对检测有严重干扰，在水解前可使用多次离心超滤法予以去除。

荚膜多糖组分除单糖外，还有 *O*- 乙酰基、磷酸根、*N*- 乙酰基和丙酮酸等无机或有机阴离子，这些物质通常不适合用 PAD 检测器，可用电导率检测器（conductivity detection，CD）。Kao 等采用

HPAEC-CD 法[43]，建立了 4 种群脑膜炎球菌多糖、伤寒 Vi、9V 和 18C 型肺炎球菌多糖 *O*- 乙酰基检测方法，同时也建立了 4 型肺炎球菌丙酮酸残基检测和 A 群脑膜炎球菌多糖磷含量检测方法，结果显示，这些方法敏度均高于化学比色法，准确度与比色法可比。

目前，HPAEC-PAD/CD 法已用于 Hib、脑膜炎球菌、肺炎球菌等疫苗原料多糖、结合物原液及成品的质量控制，尤其在脑膜炎球菌多糖疫苗和结合疫苗抗原定量检测中已完全成熟。需要注意的是，此方法对样品前处理和水解的要求较高，处理时间较长，且不同抗原组分处理条件有差异。在结合疫苗检测时，不同的结合化学、多糖 / 蛋白比例、抗原含量和分子大小均可影响水解效率，进而影响检测的准确度和重复性。

（四）速率比浊技术

离子色谱技术虽然能定量检测多价疫苗中单糖，但当疫苗制剂中的多糖抗原含量更多、组分中单糖成分有重复时且相互干扰时，则无法实现有效分离和检测，比如 23 价肺炎球菌多糖疫苗和 13 价肺炎球菌结合疫苗就存在这种现象。这种情况下，往往需采用特异性免疫学检测方法实现多糖抗原的鉴别和定量检测。

速率比浊（rate nephelometry）即是一种理想的多价疫苗检测方法，方法原理是利用大分子抗原和特异性抗体结合形成速率和抗原量呈对应关系，实现多糖定量检测。所谓速率，是在单位时间内抗原抗体结合形成复合物的速度，将各单位时间内形成复合物的速率及测定的散射信号连接在一起，即是动态的速率比浊分析。仪器基于形成免疫复合物的光散射的强度实现信号转换，当仪器测定到某一时间内形成速率下降时，即出现速率峰，该峰值的高低，即代表所测抗原的量。与其他方法相比，速率比浊法特异性好，检测限可低至 1 μg 或以下，仪器高度集成和程序化，可实现多种抗原的自动化检测。

与其他抗原抗体结合反应一样，速率比浊法的主要影响因素是离子种类和强度、溶液酸碱度（pH）、反应温度和震荡速率等。在这些因素可控的情况下，多克隆血清的效价和纯度是方法准确度和精密度的决定性因素。速率比浊法目前主要应用于肺炎球菌疫苗抗原定量，国内外多采用丹麦血清研究所因子诊断血清，使用成本较高。近年来，国内一些企业和机构逐渐掌握了成熟的高效价制备技术，可实现对丹麦血清的替代。

肺炎球菌多糖疫苗多是液体制剂，抗原含量为 25 μg/ 血清型，采用速率比浊法不需要预处理即可反应。结合疫苗含磷酸铝佐剂，抗原含量多为 2.2 μg，检测前需要将成品疫苗解吸附测定[44]。近年来，正在开发中的 B 族链球菌结合疫苗和多价肺炎球菌结合疫苗均采用速率比浊法测定抗原含量。

二、结合疫苗血清学评价新技术及应用

在结合疫苗临床研究中，IgG 抗体含量和功能抗体水平检测是必不可少的。在婴幼儿结合疫苗评价中，Hib 结合疫苗和肺炎球菌结合疫苗均有公认的 IgG 抗体阳性界值，也是临床评价的免疫学替代终点。脑膜炎球菌结合疫苗采用兔补体血清杀菌试验（rSBA）或人补体血清杀菌试验（hSBA）滴度作为阳性判定标准。在肺炎球菌疫苗中，OPA 滴度用来评价疫苗免疫后血清抗体对侵袭性肺炎的效力。

以上这些方法，均已由 WHO 或其他机构牵头形成了标准化的方法，并有配套的标准血清和质控

血清。近年来，为了提高疫苗临床研究血清学评价的效率，发展出了一系列高通量、多重的血清抗体及功能抗体检测方法。

（一）血清特异性 IgG 抗体含量多重检测方法

辉瑞在 20 价肺炎球菌结合疫苗临床评价中，采用了流式荧光技术测定 IgG 抗体含量，该技术是基于荧光磁珠的新型生物芯片技术。通过将不同血清型多糖偶联到荧光聚苯乙烯磁珠，然后按编码把 20 种微球混合，再加入微量待检样本，在悬液中抗体与微球表面交联的多糖特异性结合，在 1 个反应孔里可同时完成多达 20 种不同的化学反应，最后用激光流式仪鉴定微球颜色以判断结果[45]。

默沙东在肺炎球菌结合疫苗开发中，引入了多重电化学发光测定法替代 ELISA。该技术采用一种新材料制造的 96 孔板，每个孔有 10 高亲和力石墨电极的斑点，采用自动化点样器，每个斑点上可以固定吸附一种血清型多糖。其实验过程与 ELISA 没有太大差异，最后加入采用电化学发光试剂，采用超敏多因子电化学发光分析仪读值后计算抗体含量[46]。

与传统 ELISA 法相比，以上两种方法需要样品量少，可自动化操作，一次可测多个指标，可以极大地缩短临床检验周期。

（二）血清特异性功能抗体检测方法

补体介导的血清杀菌试验（serum bactericidal assay，SBA）和多型调理吞噬杀菌试验（multiplexed opsonophagocytic killing assay，MOPA）是评价革兰阴性菌和阳性菌疫苗血清杀菌抗体水平的经典方法，两种方法在杀菌步骤结束后，均要将存活的细菌转移至平板培养基，待长出克隆后计数，这个过程需要大量的微生物操作，耗时耗力。近年来，研究者们对两种经典方法细菌计数步骤予以改进，实现了高通量操作和自动化读取。

Necchi 等发明了一种发光 SBA 法（luminescent-SBA，L-SBA），该方法杀菌操作与经典方法相同，将杀菌液离心弃上清，在沉淀的细菌中加入 BacTiter-Glo 试剂，该试剂中含有重组荧光素酶及其底物，因为活细菌中有 ATP 分子，酶和底物在 ATP 存在时可生成有荧光的产物，荧光强度与 ATP 数量成正比，从而建立了荧光强度与活细菌数的线性关系[47]。Necchi 等采用 L-SBA 建立了弗氏柠檬酸杆菌、鼠伤寒沙门菌、肠炎沙门菌、2a 型和 3a 型福氏志贺菌、宋内志贺菌及脑膜炎球菌杀菌滴度检测方法，并与经典的 SBA 方法进行了比较，结果有高度的相关性。目前这一方法已经用于志贺菌结合疫苗临床研究的血清学评价。

Nahm 等开发了经典的 MOPA 方法并成功用于肺炎球菌疫苗临床评价。近年来，一些学者对此方法的计数步骤进行了改良，称为微克隆 MOPA（microcolony MOPA，mcMOPA）[48]。该方法采用经典方法杀菌后，将杀菌液转移至带有膜孔的 96 孔板中，再通过真空从底部抽吸杀菌液，活细菌在被阻挡在孔板中继续生长至一定时间，通过考马斯亮蓝染色、漂洗等步骤，可在微孔板中形成大小均匀的蓝色斑点，每个斑点代表一个克隆，通过斑点计数仪读取并处理数据后即可得到杀菌滴度，桥接研究显示，该方法与经典 MOPA 有高度的相关性，FDA 已经接受将该方法用于肺球菌疫苗临床血清评价。

（胡　浩，于旭博）

参考文献

[1] PETER KLEIN KLOUWENBERG, LOUIS BONT. Neonatal and Infantile Immune Responses to Encapsulated Bacteria and Conjugate Vaccines [J]. Clin Dev Immunol, 2008, 2008: 628963.

[2] PRASAD A. K.. Carbohydrate-Based Vaccines: From Concept to Clinic Volume [M]. Washington DC: American Chemical Society, 2018.

[3] S.MARBURG, D.JORN, R.L.TOLMAN, et al. Bimolecular Chemistry of Macromolecules: Synthesis of Bacterial Polysaccharide Conjugates with Neisseria meningitidis Membrane Protein [J] J. Am. Chem. Soc, 1986, 108: 5282-5287.

[4] JANSON H, LO HEDÉN, FORSGREN A, et al. Protein D, an immunoglobulin D-binding protein of Haemophilus influenzae: cloning, nucleotide sequence, and expression in Escherichia coli. [J]. Infection & Immunity, 1991, 59(1): 119-125.

[5] FRANCESCA M, ROBERTO A, PAOLO C, et al. Protein Carriers for Glycoconjugate Vaccines: History, Selection Criteria, Characterization and New Trends [J]. Molecules, 2018, 23(6): 1451.

[6] ZOU W, JENNINGS H J. Preparation of Glycoconjugate Vaccines [M]. John Wiley & Sons, Inc. 2008.

[7] GERALD ZON, JOAN D. ROBBINS. ^{31}P- and ^{13}C-N.M.R.-spectral and chemical characterization of the end-group and repeating-unit components of oligosaccharides derived by acid hydrolysis of haemophilus influenzae type b capsular polysaccharide [J]. Carbohydrate Research, 1983, 114(1): 103-121.

[8] Monique Moreau.Oligosaccharide derived from an antigenic polysaccharide obtained from a pathogenic agent. [P] U.S. patent 6,007,818 [P]. 2000-04-04.

[9] GREG T. Hermanson. Bioconjugate Techniques [M]. New York: Academic Press, 2008.

[10] ZHONGWU GUO, GEERT-JAN BOONS. Carbohydrate-Based Vaccines and Immunotherapies [M]. New York: Wiley, 2009.

[11] LEPENIES B. Carbohydrate-Based Vaccines: Methods and Protocols [M]. New York: Humana Press, 2015.

[12] HENNESSEY J P, COSTANTINO P, TALAGA P, ET AL. Lessons Learned and Future Challenges in the Design and Manufacture of Glycoconjugate Vaccines [M]. 2018.

[13] ANISH C, BEURRET M, POOLMAN J. Combined effects of glycan chain length and linkage type on the immunogenicity of glycoconjugate vaccines [J]. Vaccines, 2021, 6(1): 150.

[14] EMILY KAY, JON CUCCUI1, BRENDAN W. WREN. Recent advances in the production of recombinant glycoconjugate vaccines [J]. NPJ vaccines, 2019, 4(1): 16.

[15] IHSSEN J, HAAS J, KOWARIK M, ET AL. Increased efficiency of Campylobacter jejuni N-oligosaccharyltransferase PglB by structure-guided engineering [J]. Open Biol, 2015, 5(4): 140227.

[16] OLLIS A A, CHAI Y, DELISA M P. GlycoSNAP: A high-throughput screening methodology for engineering designer glycosylation enzymes [M]. New York: Humana Press, 2015.

[17] DOW J M, MAURI M, SCOTT T A, Wren BW. Improving protein glycan coupling technology (PGCT) for glycoconjugate vaccine production [J]. Expert Rev Vaccines, 2020, 19(6): 507-527.

[18] KELLEY, K. A, Wacker. Prevention of staphylococcus aureus infections by glycoprotein vaccines synthesized in escherichia coli [J]. The Journal of Infectious Diseases, 2014, 209(10): 1551-1561.

[19] REGLINSKI M, ERCOLI G, PLUMPTRE C, et al. A recombinant conjugated pneumococcal vaccine that protects against murine infections with a similar efficacy to Prevnar-13 [J]. Npj Vaccines, 2018, 3: 53.

[20] FISHER A C, HAITJEMA C H, GUARINO C, et al. Production of secretory and extracellular N-linked glycoproteins in *Escherichia coli* [J]. Appl Environ Microbiol, 2011, 77(3): 871-881.

[21] OLLIS A A, CHAI Y, NATARAJAN A, et al. Substitute sweeteners: diverse bacterial oligosaccharyltransferases

with unique N-glycosylation site preferences [J]. Sci Rep, 2015, 5: 15237.

[22] KAY E J, YATES L E, TERRA V S, et al. Recombinant expression of Streptococcus pneumoniae capsular polysaccharides in Escherichia coli [J]. Open Biol, 2016, 6 (4): 150243.

[23] SUN P, PAN C, ZENG M, et al. Design and production of conjugate vaccines against S. Paratyphi A using an O-linked glycosylation system in vivo [J]. Npj Vaccines, 2018, 3: 1–9.

[24] MARIA R ROMANO, FRANCESCO BERTI, RINO RAPPUOLI. Classical-and bioconjugate vaccines: comparison of the structural properties and immunological response [J]. Current Opinion in Immunology, 2022, 78: 102235.

[25] CHRISTOPH, F.R, HATZ. Safety and immunogenicity of a candidate bioconjugate vaccine against Shigella dysenteriae type 1 administered to healthy adults: A single blind, partially randomized Phase I study [J]. Vaccine, 2015, 33 (36): 4594–601.

[26] TALAAT K R, ALAIMO C, MARTIN P, et al. Human challenge study with a Shigella bioconjugate vaccine: Analyses of clinical efficacy and correlate of protection [J]. EBioMedicine, 2021, 66 (10122): 103310.

[27] MANCINI F, ROSSI O, NECCHI F, et al. OMV Vaccines and the Role of TLR Agonists in Immune Response [J]. International Journal of Molecular Sciences, 2020, 21 (12): 4416.

[28] MANCINI F, MICOLI F, Necchi F, et al. GMMA-Based Vaccines: The Known and The Unknown [J]. Frontiers in immunology, 2021, 12: 715393.

[29] CHRISTIANE G, MARIA C A, CARLO G, et al. Production of a Shigella sonnei Vaccine Based on Generalized Modules for Membrane Antigens (GMMA), 1790GAHB [J]. Plos One, 2015, 10 (8): e0134478.

[30] MICOLI F, NAKAKANA U N, BERLANDA SCORZA F. Towards a Four-Component GMMA-Based Vaccine against Shigella [J]. Vaccines (Basel), 2022, 10 (2): 328.

[31] FRENCK R W JR, CONTI V, FERRUZZI P, et al. Efficacy, safety, and immunogenicity of the Shigella sonnei 1790GAHB GMMA candidate vaccine: Results from a phase 2b randomized, placebo-controlled challenge study in adults [J]. EClinicalMedicine, 2021, 39: 101076.

[32] COHEN, DANI, ASHKENAZI, et al. Double-blind vaccine-controlled randomised efficacy trial of an investigational Shigella sonnei conj [J]. Lancet, 1997, 349 (9046): 155–155.

[33] PALMIERI E, KIS Z, OZANNE J, et al.GMMA as an alternative carrier for a glycoconjugate vaccine against Group A streptococcus [J]. Vaccines, 2022, 10 (7): 1–17.

[34] ZHANG F, THOMPSON C, MA N, et al. Carrier Proteins Facilitate the Generation of Antipolysaccharide Immunity via Multiple Mechanisms [J]. mBio, 2022, 13 (3): e0379021.

[35] ZHANG F, LU Y J, MALLEY R. Multiple antigen-presenting system (MAPS) to induce comprehensive B- and T-cell immunity [J]. PNAS, 2013, 110 (33): 13564–9.

[36] 理查德·马利，张帆，陆英杰. 基于多抗原提呈系统（MAPS）的金黄色葡萄球菌、免疫原性组合物以及他们的用途 [P]. CN 110730670 A, 2020-01-24.

[37] LU Y J, OLIVER E, ZHANG F, et al. Screening for Th17-Dependent Pneumococcal Vaccine Antigens: Comparison of Murine and Human Cellular Immune Responses [J]. Infection and Immunity, 2018, 86 (11): e00490-18.

[38] GURUNADH R. CHICHILI, RONALD SMULDERS, VICKI SANTOS, et al.Phase 1/2 study of a novel 24-valent pneumococcal vaccine in healthy adults aged 18 to 64 years and in older adults aged 65 to 85 years [J]. Vaccine, 2022, 40 (31): 4190–4198.

[39] KAPOOR N, UCHIYAMA S, PILL L, et al. Non-Native Amino Acid Click Chemistry-Based Technology for Site-Specific Polysaccharide Conjugation to a Bacterial Protein Serving as Both Carrier and Vaccine Antigen [J]. ACS Omega, 2022, 7 (28): 24111–24120.

[40] LESLIE BAUTISTA, LUCY PILL-PEPE, NEERAJ KAPOOR, et al. Addition of Lauryldimethylamine N-Oxide (LDAO) to a Copper-Free Click Chemistry Reaction Improves the Conjugation Efficiency of a Cell-Free Generated CRM197 Variant to Clinically Important Streptococcus pneumoniae Serotypes [J]. ACS Omega. 2022, 7(39): 34921-34928.

[41] Corporate Presentation. Vaxcyte. November 7, 2022.

[42] TALAGA P, VIALLE S, MOREAU M. Development of a high-performance anion-exchange chromatography with pulsed-amperometric detection based quantification assay for pneumococcal polysaccharides and conjugates [J]. Vaccine, 2002, 20(19-20): 2474-2484.

[43] KAO G, TSAI C M. Quantification of O-acetyl, N-acetyl and phosphate groups and determination of the extent of O-acetylation in bacterial vaccine polysaccharides by high-performance anion-exchange chromatography with conductivity detection(HPAEC-CD) [J]. Vaccine, 2004, 22(3-4): 335-344.

[44] 陈琼，李茂光，李红，等. 速率比浊法测定13价肺炎球菌结合疫苗中的结合多糖抗原含量 [J]. 中国生物制品学杂志, 2015, 28(7): 5.

[45] TAN C Y, IMMERMANN F W, SHITE S, et al. Evaluation of a Validated Luminex-Based Multiplex Immunoassay for Measuring Immunoglobulin G Antibodies in Serum to Pneumococcal Capsular Polysaccharides [J]. Msphere, 2018, 3(4): e00127-18.

[46] MARCHESE RD, PUCHALSKI D, MILLER P, et al. Optimization and validation of a multiplex, electrochemiluminescence-based detection assay for the quantitation of immunoglobulin G serotype-specific antipneumococcal antibodies in human serum [J]. Clin Vaccine Immunol, 2009, 16(3): 387-96.

[47] FRANCESCA N, ALLAN S, SIMONA R, et al. Development of a high-throughput method to evaluate serum bactericidal activity using bacterial ATP measurement as survival readout [J]. Plos One, 2017, 12(2): e0172163.

[48] NOLAN K M, BONHOMME M E, SCHIER C J, et al. Optimization and validation of a microcolony multiplexed opsonophagocytic killing assay for 15 pneumococcal serotypes [J]. Bioanalysis, 2020, 12(14): 1003-1020.

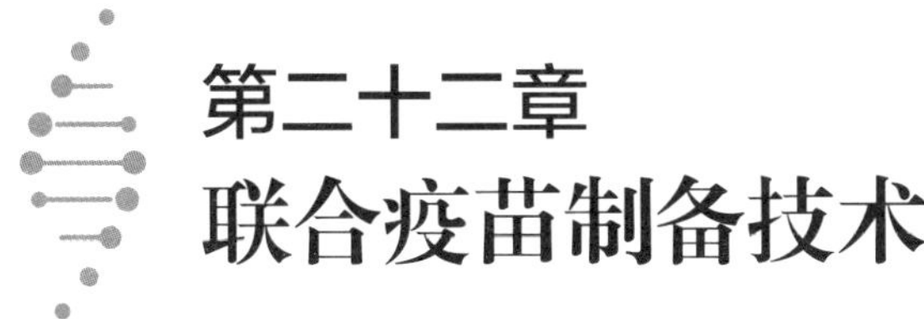

第二十二章 联合疫苗制备技术

第一节　联合疫苗概述

一、联合疫苗定义及优势

传染病是威胁人类健康和生命安全的重要问题。纵观人类抗击传染病的历史，疫苗接种是控制和消灭传染病最有效、最经济的卫生措施之一。

1974 年世界卫生组织提出在全球推行“扩大免疫规划”（expanded program on immunization，EPI）。我国自 1978 年起积极响应并正式实施儿童计划免疫，即对 7 岁以下儿童进行百白破联合疫苗（diphtheria tetanus pertussis vaccine，DTP）、脊髓灰质炎疫苗（poliomyelitis vaccine，PV），麻疹疫苗（measles vaccine，MV）和卡介苗（bacille calmetteguérin vaccine，BCG）常规免疫。2002 年将乙型肝炎疫苗（hepatitis B vaccine，HBV）纳入 EPI。2007 年实施“扩大国家免疫规划”项目，将甲型肝炎疫苗（hepatitis A vaccine，HAV）、乙型脑炎疫苗（japanese encephalitis vaccine，JE）、脑膜炎球菌疫苗（meningococcus vaccine，MCV）、麻疹风疹腮腺炎联合减毒活疫苗（measles mumps and rubella vaccine，MMR）纳入国家免疫规划。目前免疫规划疫苗已有 14 种，其中单价疫苗有 9 种，占全部疫苗的 64%[1]。与此同时，非免疫规划疫苗的研发和应用也得到不断丰富，如 b 型流感嗜血杆菌结合疫苗（haemophilus influenzae type b conjugate vaccine，Hib）、肺炎球菌多糖结合疫苗（pneumococcal conjugate vaccine，PCV，Pnc）、肠道病毒 71 型灭活疫苗（enterovirus type 71 vaccine，EV71）、流感疫苗（influenza vaccine，Flu）、水痘疫苗（varicella vaccine，Var）、轮状病毒疫苗（rotavirus vaccine，RV）等。随着防病意识逐渐提高，越来越多的家长希望为孩子接种足够多疫苗。然而，由于疫苗本身特性和疾病流行情况，大多数儿童用疫苗集中在小年龄段接种，势必造成婴幼儿期疫苗接种过于频繁，或面临接种部位不够用的问题。儿童接种疫苗次数的增多，还存在增加卫生部门的接种成本，降低幼儿接种的依从性，增加发生疑似不良反应的风险等问题。为此，世界卫生组织一直倡导接种联合疫苗以减少接种针次，提高接种率并减少发生疑似异常反应的可能[2]。我国疫苗法明确指出国家支持多联多价等新型疫苗的研制。

联合疫苗是指由两个或两个以上活的、灭活的病原微生物或抗原成分联合配制而成的疫苗，用于预防不同病原微生物引起的多种疾病或同一种病原微生物的不同血清型（株）引起的疾病。联合疫苗包括多联疫苗和多价疫苗。多联疫苗用于预防不同病原微生物引起的疾病；多价疫苗用于预防同一种病原微生物的不同血清型（株）引起的疾病[3]。联合疫苗的研发生产已有几十年的历史，最早获得批准使用的联合疫苗是 1945 年上市的三价流感疫苗。1948 年白喉、破伤风二联混合制剂获得成功，而且与百日咳联合制成了 DTP 三联疫苗。此后几十年来随着疫苗产业的发展，相继诞生了 MMR、DTP 与 HBV 联合疫苗、DTP 与 Hib 联合疫苗、DTP 与灭活脊髓灰质炎（inactived poliomyelitis vaccine，IPV）联合疫苗等多种联合疫苗。联合疫苗中的不同抗原可在生产过程中混合配制成为一支疫苗，也可分包装为两支疫苗在注射前混合。多价疫苗包括人乳头瘤病毒疫苗（human papilloma virus vaccine，HPV），三价或四价 Flu，多价 MCV 及脑膜炎球菌多糖结合疫苗（meningitis polysaccharide conjugate vaccine，Men），多价 PCV，多价 RV，四价登革热疫苗等。

相比于单价疫苗，联合疫苗优势明显：①可以减少接种剂次，简化免疫程序，使婴幼儿有更多的接种空间从而能及时完成推荐的疫苗接种，提高疫苗接种率，保证接种的及时性，有效预防更多的疾病，特别是因特殊原因导致儿童疫苗迟种或漏种的情况下，联合疫苗可以发挥更大的优势；②联合疫苗可以通过减少接种次数而降低婴幼儿因接种造成的疼痛、压力和不适，提高依从性。另外，联合疫苗相对于各单价疫苗减少了疫苗中总佐剂、防腐剂或稳定剂的用量，可降低不良反应的发生风险；③联合疫苗可以减少家长携带婴幼儿往返接种单位的频次，减少往返时间和误工成本，一定程度上降低婴幼儿与家长等陪同人员感染相关传染病的风险；④联合疫苗可以减少接种人员的工作量，提高工作效率，降低潜在的接种差错和管理风险；⑤联合疫苗可以简化疫苗供应，减少冷链存储难度和缩减存储空间，降低接种成本。

二、联合疫苗开发的基本原则及要求

安全、有效和质量可控是疫苗开发的 3 项基本原则，联合疫苗的研发也必须遵循上述原则。联合疫苗不是简单地将各个疫苗或抗原组分的混合，其在开发时应充分考虑多种组分联合后产生的相互作用对联合后疫苗安全性和有效性的影响，以及联合疫苗中其他非抗原成分对有效抗原的影响。在临床研究中，也应采用联合疫苗中各组分分别但同时接种作为对照组，同时还应充分评估各组分在体内的相互作用而产生的影响。因此不能简单地采用一种固定的模式研究联合疫苗的安全性和有效性。根据联合疫苗的研究经验和结果，我国制定了《联合疫苗临床前和临床研究技术指导原则》，从疫苗研发生产、质量控制、临床研究多个方面对联合疫苗的开发提出要求[4]。

1. 联合疫苗研发生产要求

在联合疫苗的研发过程中，应对联合后疫苗各组分间的相互作用，以及防腐剂、佐剂和非活性成分等对联合后活性成分的影响进行研究。第一是相容性影响。不同抗原之间由于免疫抑制或免疫协同作用，可能会影响疫苗抗原的免疫效果，如全细胞百日咳疫苗（whole cell pertussis vaccine，wP）与 IPV 联合后会使百日咳的效力下降；无细胞百白破疫苗（diphtheria，tetanus and acellular pertussis vaccine，DTaP）与 Hib 制成联合疫苗免疫后针对 Hib 抗原的免疫应答较单独注射时的免疫应答有所降低；当用活疫苗配制联合疫苗时，可产生病毒间或病毒亚型间的免疫干扰，其免疫应答比单病毒组分疫苗的免疫应答要低。因此，联合疫苗的开发首先应对疫苗中各组分间的相容性进行验证，确认联合后对各组分的效力和免疫原性的影响。还应考虑疫苗组分有可能通过联合使毒力回复的影响。第二是防腐剂的影响。防腐剂或稳定剂可能改变疫苗的效力，如 DTP 与 IPV 混合使用时，DTP 中的防腐剂硫柳汞可降低 IPV 的效力。在制备联合疫苗时，尽量选择无防腐剂生产工艺。在确需防腐剂时，应选择对各抗原没有损害的防腐剂，并进行防腐剂对成品抗污染能力的研究。第三是佐剂的影响，包括佐剂种类的选择与剂量的选择。应研究佐剂与疫苗组分间的相容性及对每一抗原成分的吸附度，确定各个疫苗组分与佐剂是分别混合还是同时混合。在分别混合时需要评估在成品制备阶段，各个疫苗组分混合制备为成品时佐剂的吸附率，还需要考虑成品的稳定性。若多个组分同时吸附佐剂时，需评估佐剂的吸附效率、吸附动力学和吸附顺序对有效性的影响。第四是非活性成分的影响。应当测定配方中的非活性成分如缓冲液、盐类、稳定剂以及其他化学因素是否对疫苗的安全性、纯度或效力产生有害的相互作用。另外，还需进行稳定性和有效期研究，所制订的成品有效期应综合考虑各组分的有效期，按有效期最短的组分确定联合疫苗的有效期，即所制订的成品有效期应当确保制品在其总有效期内各组分都是稳定和合格的。此外，联合疫苗研发中各个抗原含量、佐剂工艺和制剂工艺的优化都是应该考虑的关键问题，并可能需要在临床试验中进行有效性评估以确定最佳制剂配方。

在联合疫苗开发中，还需要考虑安全性风险。美国食品药品监督管理局（Food and Drug Administration，FDA）在审查联合疫苗时，明确要求只有明确安全有效的组分才能用于联合疫苗，且联合后各个组分的安全性不能降低。联合疫苗预防接种全身不良反应的程度取决于组分中不良反应原性最强的组分，而不是所有反应原不良反应的叠加；接种部位局部反应的发生率和反应强度可能略高于单价疫苗，但低于各个单价疫苗组分分别接种时局部不良反应总和。但是，需要强调的是，联合疫苗不能引起各个单组分疫苗未见的预防接种不良反应，尤其是罕见不良反应。

2. 联合疫苗质量控制要求

联合疫苗虽然由不同抗原组分联合制备，但仍应将其视为单品种疫苗。因此在质量控制中，不仅应对疫苗中各个组分进行质量控制检验，还应考虑在同一检测体系内对疫苗整体进行质量评价。质量评价考核指标，除联合疫苗总的理化、安全性指标外，针对疫苗中每个抗原的抗原性、有效组分含量、效价、安全性等检测指标应单独检测并符合相应的要求，以保证制品的安全性和有效性。随着联合疫苗抗原成分越来越多，对产品质量控制和标准化也提出了新的挑战，在相同的检测体系中进行联合疫苗各个抗原成分的有效性评价是现在联合疫苗质量控制发展的重要方向。合适的检定项目的设定和质量标准的建立，质量控制技术手段如何避免检测过程中各组分间的干扰、如何高效地进行多个组分的检测等，这些内容也是联合疫苗质量控制研究的关键。

随着检测技术的进步，对于联合疫苗中各个组分的抗原特性研究也更加深入，例如：质谱技术的蛋白抗原特性分析、核磁共振技术的多糖特性分析、激光粒度检测技术的佐剂特性分析等。通过这些最新的检测分析技术可以开展联合疫苗中蛋白抗原和多糖抗原的结构特性研究、监测生产过程中蛋白多聚体的产生和其他毒性成分的去除、分析不同蛋白抗原间表位的相互影响、检测蛋白抗原的结构完整性等。引入最新的检测技术对于联合疫苗从单价组分制备到制剂配制的全生产过程的质量控制具有重要意义。

3. 联合疫苗临床研究要求

在联合疫苗的临床研究中，其立题基础是要从临床研究角度考虑研究结果的可评价性，综合评估联合的必要性和可行性。组成多联疫苗的所有单苗能够确认具有或能够合理预期具有安全性和有效性，尤其是安全性，这是多联苗申报临床试验的基本条件。总体上联合疫苗的临床试验在前瞻性、随机、盲法的设计原则基础上，应重点考虑以下因素：设立适当的对照组，如以单苗对照或已上市的相同联合疫苗为对照，空白对照或安慰剂对照；估计样本的大小；拟定试验联合疫苗的免疫程序，开展对不同免疫程序的探索；确定合适的免疫原性评价指标和判定标准，确定每种抗原的免疫原性替代指标或明确与保护具有相关性的免疫原性评价指标，如引发临床保护效果的血清学指标，明确免疫应答差异的可接受程度，合理确定免疫原性非劣效标准等。在没有相关数据可用的条件下，如需要评估联合疫苗中各种成分免疫原性的影响，那么需要设计尽可能合理的组合数，开展多次临床试验，以期获得有效的临床试验数据。

另外，在联合疫苗临床研究中，还需要考虑到联合疫苗中已有抗原成分对免疫程序中其他疫苗有效性、安全性的影响。比如，现在的 PCV、Men 中大多含有白喉类毒素（diphtheria toxoid，DT）或者破伤风类毒素（tetanus toxoid，TT），在许多联合疫苗中也含有白喉或者破伤风抗原成分。因此，需要评价含相同抗原成分的联合疫苗和其他疫苗免疫有效性的相互影响。

由于联合疫苗中抗原种类多、含量高、免疫机制复杂，在联合疫苗临床研究中，还需要进一步评价对计划免疫程序中接种时间较近的其他疫苗安全性、有效性的相互影响。中国食品药品检定研究院积极开展了含 DTaP 疫苗组分的联合疫苗与其他免疫程序相近疫苗的有效性相互影响研究，对 DTaP 基础免疫与 PCV、RV、IPV、Hib、Men，以及 DTaP 加强免疫与 Var 疫苗是否存在有效性间相互干扰进行了临床评价研究，结果表明上述疫苗对 DTaP 疫苗的有效性无显著影响。

第二节　联合疫苗技术及应用

目前世界上已批准使用的各种联合疫苗有几十种，在减少接种针次、简化免疫程序、降低免疫成本、提高疫苗接种覆盖率方面发挥了重要作用。联合疫苗按照所含抗原种类，包括细菌蛋白成分的联合疫苗，细菌多糖成分的联合疫苗，病毒成分的联合疫苗以及不同类别成分的联合疫苗，如蛋白 – 多糖成分组合、蛋白 – 病毒成分组合、蛋白 – 多糖 – 病毒成分组合等。

一、细菌蛋白成分的联合疫苗技术及应用

由于蛋白类抗原本身具有免疫原性和抗原性，不同蛋白抗原间的免疫相互影响较小，采用不同蛋白抗原联合制备成联合疫苗是联合疫苗开发中最常用的技术路线之一。细菌蛋白成分的联合疫苗中最具代表性的是百日咳、白喉和破伤风联合疫苗，简称 DTP。DTP 是由百日咳菌体或百日咳抗原组分、精制 DT 和 TT 按适当比例配制，并吸附在氢氧化铝或磷酸铝佐剂上制成，用于预防百日咳、白喉和破伤风三种疾病。随着新型疫苗的不断发展，在传统百白破三联疫苗的基础上，又相继开发出多种以 DTP 为基础的可预防多种疾病的四联、五联、六联等各种配方组合的联合疫苗。

不同的百白破疫苗免疫策略在推荐人群、免疫程序等方面有所不同，可选择的疫苗种类既有全细胞百白破疫苗（diphtheria tetanus and whole cell pertussis vaccine，DTwP），也有无细胞的 DTaP 疫苗，既有儿童使用疫苗也有成人使用疫苗。DTP 基础免疫通常需要 3 剂次。各国首剂接种起始月龄和 3 剂次间的时间间隔存在差异，3 剂次基础免疫程序主要包括：6、10、14 周龄，2、3、4 月龄，2、4、6 月龄或 3、4、5 月龄接种等。百日咳疫苗保护效果随年龄的增加而逐渐衰减，应开展加强免疫。加强免疫的剂次一般为 1~3 剂不等。在欧洲地区和美洲地区的国家多数采取 2 剂及以上的加强免疫策略，如美国在儿童满 15 月龄、4 岁和 11 岁开展 3 次加强免疫；德国也分别在儿童 11 月龄、5~6 岁及 9~16 岁开展 3 次加强免疫。亚洲地区有采取 1 剂次也有采取 2 剂次加强免疫策略的国家。因生产工

艺不同，使用 DTaP 或 DTwP 疫苗作为基础免疫的国家，加强免疫时通常仍使用相同成分的疫苗。若对 7 岁以上人群实施加强免疫，则只能使用无细胞百日咳疫苗（acellular pertussis vaccine，aP）。

WHO 认为[5]，在青少年中实施加强免疫可降低该类人群发病率，但若要引进青少年和成人的加强免疫，则应在保证婴幼儿高接种率水平的情况下，仔细评估本地百日咳流行病学情况，考虑成本效率，以及考虑青少年和成年人作为婴幼儿感染源风险等因素。用以对青少年加强免疫接种的适宜性、可行性和优先性做出科学决策。目前全球仅有约 1/4 的国家和地区对青少年实施加强免疫。对成人实施加强免疫的国家则更少，且多数对象是孕妇、医务人员或实施“蚕茧”策略时的接种对象。青少年和成人加强免疫使用的疫苗为抗原减量百白破疫苗（low-dose diphtheria，tetanus and acellular pertussis combination vaccine，Tdap），该疫苗为单剂次白喉和百日咳抗原减量的百白破疫苗，可以降低多次接种后可能增加的不良反应风险。目前已研发出针对青少年和成年人加强接种的 Tdap。一种是 GSK 公司生产的 Boostrix，每剂含 8 μg 百日咳毒素（pertussis toxin，PT）、8 μg 丝状血凝素（filamentous hemagglutinin，FHA）、2.5 μg 黏附素（pertactin，PRN）、2Lf DT、5Lf TT。于 2005 年获得首次批准，用于 10~18 岁的青少年，之后于 2008 年被批准增加适用于 19~64 岁的成年人，2011 年被批准用于≥ 65 岁人群的加强免疫。另一种是巴斯德公司研制的 Adacel（也叫 Covaxis），每剂含 2.5 μg PT、5 μg FHA、3 μg PRN、5 μg 菌毛（fimbriae，FIM）2 型和 3 型、2Lf DT、5Lf TT。2005 年被批准用于 10~64 岁的人群。这两种疫苗已被许多国家批准并广泛应用，并有与 IPV 的联合疫苗产品。有报道指出使用仅含 aP 疫苗的国家可能需要更频繁的加强免疫来维持保护效果，甚至建议每 10 年开展一次加强免疫。

二、细菌多糖成分的联合疫苗技术及应用

细菌中存在多种糖类物质，它们在细菌的识别、信号传递、黏附、感染及防御等方面发挥着重要作用。由于多糖的免疫原性，可将特异性的多糖纯化后制成的疫苗称为多糖疫苗。多糖蛋白结合疫苗是通过化学方法将荚膜多糖磷酸核糖（polyribosylribitol phosphate，PRP）与载体蛋白共价结合，抗原类型从胸腺非依赖性抗原转变为胸腺依赖性抗原，能激发 2 岁及以下儿童、老年人和免疫缺陷者体内产生有效的免疫应答，并产生免疫记忆。Men、Hib 和 PCV 多糖结合疫苗是儿童期免疫接种非常重要的一类疫苗。

由于肺炎链球菌、脑膜炎奈瑟菌等致病菌的细菌荚膜多糖抗原不同，可以分为多个血清型，不同血清型的多糖免疫原性不同。为了能覆盖临床中主要致病的血清型，采用多种细菌血清型特异性多糖成分或者多糖 - 蛋白载体结合的多联疫苗是联合疫苗另一主要技术路线。有代表性的多联多价疫苗主要是以 Men 为基础，与 Hib、PCV 多糖结合疫苗等组成的联合疫苗。目前脑膜炎球菌与 Hib 组合的联合疫苗根据各国脑膜炎球菌流行血清群的不同而不同。国际上有 3 种 Men-Hib 联合疫苗：Hib-MenC-TT、Hib-MenCY-TT 和 Hib-MenAC-TT（MenC 为 C 群 Men，MenCY 为 CY 群 Men，MenAC 为 AC 群 Men，-TT 为与 TT 载体蛋白偶联）。脑膜炎球菌与 PCV 组合的联合疫苗有 9vPCV-MenC 疫苗（图 22-1）。该类联合疫苗的生产工艺为多糖菌种的制备、多糖发酵、多糖纯化、多糖与载体蛋白结合、结合物纯化、多联多糖结合物混合配制、疫苗制剂配方等。剂型可有冻干和液体剂型，液体剂型含有佐剂和不含佐剂。从细菌多糖成分的联合疫苗的实际研发过程中，可以看出不同多糖结合疫苗在联合时应重点考虑不同载体蛋白的适用性、各抗原含量的配方比例等。在保证疫苗抗原发挥最大免疫原性的前提下，确定抗原的最低含量和载体蛋白的种类及含量。

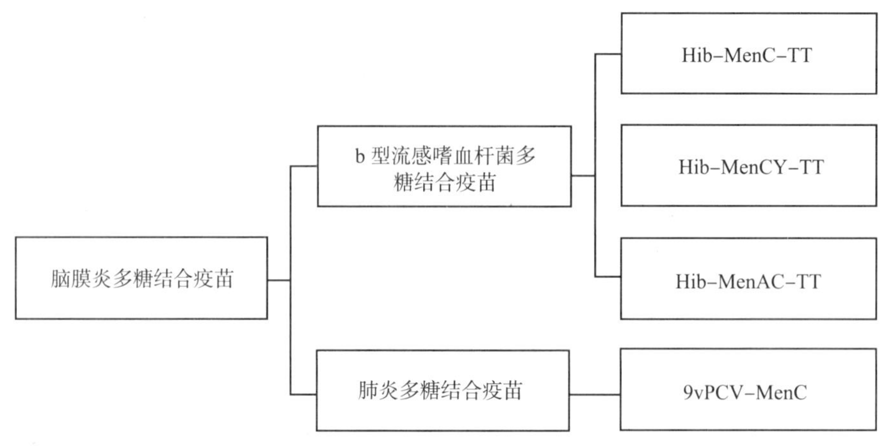

图 22-1　以 Men 为基础的多糖联合疫苗

三、病毒成分的联合疫苗技术及应用

病毒成分的联合疫苗主要分为三类：一类由灭活病毒疫苗组成，一类由减毒活疫苗组成，还有一类是采用多种病毒蛋白抗原制备的多价疫苗。灭活病毒联合疫苗包括了以乙型肝炎疫苗为基础的联合疫苗，如甲型和乙型肝炎联合疫苗，正在开发的肠道病毒 71 型 – 柯萨奇病毒 A 组 16 型联合灭活疫苗等；减毒活疫苗主要包括以麻疹 – 腮腺炎 – 风疹疫苗为基础的联合疫苗，如 MMR，麻腮风水痘联合疫苗（measles mumps rubella and varicella vaccine，MMRV）；病毒蛋白抗原的多价疫苗以多价 HPV 疫苗为代表。

MMRV 自 21 世纪初上市以来，已应用十余年，显示出良好的免疫原性。与传统的 MMR+Var 疫苗接种模式比较，仅轻微增高发热惊厥和皮疹的发生风险[6]；与需要同期接种的其他疫苗也甚少产生相互的不良影响，如七价 PCV、DTaP-HBV-IPV-Hib 六价联合疫苗等。

近年，多国科学家为适应各国的自身需求对疫苗所使用的生产工艺或毒株进行了改进和相关研究。默克公司使用的水痘病毒 Oka 株不仅用于生产 MMRV 疫苗，还用于生产水痘和带状疱疹疫苗，原有的生产工艺限制了疫苗产量，经开发的替代生产工艺则增加了含水痘疫苗 Oka 株的可用性。Marshall 等[7]对新的生产流程生产的疫苗进行了评估，受试者随机（1：1）接受使用替代生产工艺（alternative manufacturing process，AMP）制造的 $MMRV_{AMP}$ 或当前许可的 MMRV。受试者被随机分配到 $MMRV_{AMP}$ 组或 MMRV 组，分别接受了至少 1 剂疫苗。接种第 1 剂后 6 周，麻疹、腮腺炎、风疹和水痘病毒抗体的应答率和几何平均浓度的风险差异符合 $MMRV_{AMP}$ 与 MMRV 的非劣效标准。每种病毒的应答率均符合可接受标准，两组对水痘 – 带状疱疹病毒的血清转化率均为 99.5%。疫苗相关的不良事件大多为轻度至中度，$MMRV_{AMP}$ 组更为常见。在每次接种疫苗后的前 42 天，两组的发热发作率相似。近年 GSK 公司也对麻疹和风疹的工作种子病毒库进行了更新[8]，并进行了随机双盲临床试验，将新建立的工作种子病毒库（working seed virus bank，WS）生产的四价 MMRV（新 WS）疫苗的免疫原性和安全性，与现有种子病毒库生产的联合 MMRV 疫苗进行了比较。498 名 11~22 个月的健康儿童随机接受两剂 MMRV（新 WS）疫苗或 MMRV 疫苗。使用 ELISA 测定麻疹、腮腺炎和风疹的抗体滴度，使用免疫荧光测定法测定水痘的抗体滴度。主要目的是证明 MMRV（新 WS）与 MMRV 在剂量 1 后血清转化率方面的非劣效性，其判定标准为每个抗原的 95% 置信区间下限大于 –10% 的组差异。MMRV（新 WS）对所有疫苗抗原均无劣效性。麻疹（99.4%vs 100%）、腮腺炎（89.7%vs 90.4%）、风疹（99.7%vs 100%）和水痘（97.6%vs 92.9%）血清转化率的组间差异（MMRV- 新 WS 组比 MMRV）的 95% 置信区间下限大于 -10%。两组均观察到轻微症状，包括剂量 1 后第 5 天至第 12 天的发热高峰。研究结果显示 MMRV（新 WS）疫苗对所有抗原的免疫应答均不低于 MMRV 疫苗。这两种疫苗都表现出可接受的安全性。

美国 CDC 建议 2 剂次的 MMRV 接种，初种年龄为 12 月龄以上，复种在 4~6 岁时进行。如果在 12~15 岁接种疫苗，建议使用 MMRV，而非 MMR+Var。因为这样可以减少注射次数并降低可能发生的不良反应。美国 CDC 推荐既往有热性惊厥病史和有热性惊厥家族史的儿童接种 MMR+Var，而非 MMRV。

我国 MMR 和 Var 疫苗的接种程序存在一定差异，目前多采用麻腮风和水痘分别接种方式来预防疾病，其中 MMR 自 2007 年开始被纳入国家计划免疫，而 Var 作为二类疫苗接种。虽尚未引进 MMRV 相关疫苗，但随着我国自主研发 MMRV 疫苗品种的增加，将有助于疫苗成本的降低，有助于疫苗的推广和普及。北京天坛生物制品有限公司自主研发的 MMRV 四联疫苗，使用的麻疹病毒毒种为沪 -191 株 32 代，腮腺炎病毒毒种为 S79 株 3 代，风疹病毒毒种为 BRD Ⅱ 株 32 代，水痘 - 带状疱疹病毒毒种为北京 84-7 株 31 代，确认的最佳配比麻疹、腮腺炎、风疹和水痘病毒原液的滴度分别≥ 6.0、≥ 6.5、≥ 6.0 $lgCCID_{50}$/ml 和≥ 5.3 lgPFU/ml，并已经建立了稳定、可行的疫苗生产工艺和检定方法，为我国自主制备 MMRV 疫苗奠定了基础，其临床效果尚有待进一步研究[9, 10]。

需要注意的是联合疫苗中可能存在病毒疫苗间的干扰现象，如高浓度的麻疹和腮腺炎疫苗毒株易被干扰，Var 与 MMR 同时免疫可导致 Var 免疫应答受到抑制，但提高 Var 疫苗剂量可避免这一问题。

四、不同类别成分的联合疫苗技术及应用

不同类别成分的联合疫苗中包括了细菌蛋白、细菌多糖、病毒蛋白等各类抗原成分，是现今联合疫苗开发的主要方向。其主要目标是简化免疫程序、提高疫苗接种的便利性和依从性，从而提高疫苗接种率。不同类别成分的联合疫苗在开发中除了需要考虑抗原成分相容性等因素外，还需要充分考虑免疫程序的相容性，将免疫程序接近的不同类别疫苗联合是这类疫苗开发的重点。

1. 以 DTwP 为基础的联合疫苗

新型联合疫苗的发展开始于 DTP 联合疫苗。全球儿童疫苗行动计划将以 DTP 为基础的联合疫苗列为优先开发项目，原因主要是百日咳、白喉和破伤风这 3 种儿童传染病在短期内尚不能消灭，会长期使用这种疫苗；DTP 疫苗安全性好，可用于婴幼儿，2 月龄即可接种；疫苗中含有的 DT、TT 抗原性质稳定，与其他抗原成分联合，相互间不易产生干扰现象等。基于上述原因，在传统 DTP 联合疫苗的基础上，含其他各种疫苗成分包括多糖成分、灭活病毒成分的新型联合疫苗得到了飞速发展。

目前大多数疫苗的使用对象是儿童，2~6 月龄和 18~24 月龄属于儿童疫苗免疫接种的密集时间段。DTP 的免疫程序大多是 3、4、5 月龄或 2、4、6 月龄基础免疫三剂，18~24 月龄加强免疫一剂。Hib 免疫程序为 3、4、5 月龄接种三剂（部分为 2、4、6 月龄），1.5 岁加强免疫一剂，与 DTP 的免疫程序完全相同，具备较好的研发多联苗的基础。IPV 目前的免疫程序大多为 2、3、4 月龄基础免疫接种三剂次，与 DTP 属于基础免疫程序部分相同，具备一定的多联苗研发基础。HBV 在 1、6 月龄需接种 2 剂，IPV 在 2 月龄、DTP 在 5 月龄或 6 月龄各需接种 1 剂，属于基础免疫程序具有相似性。因免疫程序相同或相似，Hib、IPV 和 HBV 与 DTwP 和 DTaP 疫苗进一步联合组成的四联、五联、六联疫

苗相继问世。此外还有白破 -IPV 疫苗和成人用白破 -IPV 疫苗等。1948 年第一支 DTwP 上市；1993 年第一支全细胞四联疫苗 DTwP-Hib 上市（惠氏 Lederle/Praxis）；1996 年第一支无细胞四联疫苗 DTaP2-Hib 上市（TriHiBit，赛诺菲巴斯德）；1998 年第一支五联疫苗 DTaP5-IPV/Hib 上市（Pentacel，赛诺菲巴斯德）；2000 年六联疫苗 DTaP2-IPV-HBV/Hib（Infanrix Hexa，GSK）上市，在此之前由赛诺菲和默沙东合作开发过第一个液体六联苗（Hexavac），因乙肝抗原组分不能为受种者提供长期的免疫保护，2005 年在欧洲停用。之后重新研发的两种全液体六联苗（Hexaxim 和 Vaxelis）分别于 2013 年和 2016 年在欧盟上市。联合疫苗不仅可简化免疫接种程序，同时还具有减少接种次数、提高疫苗接种覆盖率和接种人群的依从性、减少疫苗不良反应、降低扩大免疫规划的实施成本等优势。因此，越来越多的国家逐步开始使用含百白破成分的四联、五联或六联疫苗。其中超过 100 多个国家和地区使用 DTwP-HBV-Hib 作为基础免疫。

2. 以 DTaP 为基础的联合疫苗

随着 aP 疫苗研发成功，与 DT 和 TT 组成的 DTaP 迅速与其他婴儿期常规疫苗联合，包括 Hib、IPV 和 HBV。基于 DTwP 联合疫苗的经验，由于免疫程序相同，DTaP 和 Hib 疫苗首先被研制成联合疫苗。但很快发现 DTaP 与 Hib 联合使用往往会显著降低 Hib 抗体应答。这一发现减缓了基于 DTaP-Hib 的多联疫苗开发，而加快了其他可选择的联合疫苗开发，如 DTaP-IPV、DTaP-HBV 和 DTaP-IPV-HBV。随着 Hib 抗体反应降低与临床相关性研究的开展，也促使了含有 Hib 的五价疫苗（如 DTaP-IPV-Hib）和六价疫苗（如 DTaP-IPV-HBV-Hib）组合得以研制并被接受。因加拿大制造的含五组分 aP 的 DTaP5-Hib 疫苗对 Hib 应答没有实质性干扰，随后专注于以 DTaP5-Hib 为基础的多价联合疫苗开发。近年，欧洲生产的 DTaP3-IPV-HBV/Hib 六联疫苗（Infanrix hexa）已在加拿大广泛使用，巴斯德生产的 DTaP5-IPV-HBV-Hib 疫苗（Vaxelis）也得到美国 FDA 批准。目前在全球范围内最广泛的基于 DTaP 的联合疫苗主要由赛诺菲巴斯德和葛兰素史克生产。葛兰素史克上市的全系列 Infanrix 产品是基于含三组分 aP 的 DTaP3 组合，包括六价、各种五价和四价疫苗组合。赛诺菲巴斯德在欧洲和其他地区上市的产品主要是基于法国生产含两组分 aP 的 DTaP2 多价联合疫苗（如 Tetravac、Pentavac、Hexaxim），在西半球、亚洲及其他地区上市的产品是基于加拿大生产的含五组分 aP 的 DTaP5 多价联合疫苗（如 Quadracel、Pentacel、Pediacel、Vaxelis）。

使用较多的含 DTaP 联合疫苗包括 DTaP-HBV-IPV/Hib 和 DTaP-IPV/Hib 等，其中 DTaP-HBV-IPV/Hib 六联疫苗主要使用国家分布在欧洲，加拿大、智利、澳大利亚、新西兰等国家也使用该疫苗，2021 年美国疾病控制与预防中心咨询委员会也将 DTaP-HBV-IPV-Hib 六联疫苗 Vaxelis 作为联合疫苗选项列入 CDC 推荐的儿童和青少年免疫接种计划。目前，中国、俄罗斯、韩国等国家使用的是传统 DTwP 或 DTaP 三联疫苗。

DTwP 疫苗和 DTaP 疫苗都可与 Hib、IPV 或 HBV 分别联合组成四联苗、五联苗和六联苗。其生产工艺主要是将白喉杆菌、破伤风杆菌、百日咳杆菌经培养，分别提纯精制 DT、TT、百日咳全细胞菌体或 aP，按一定比例与氢氧化铝或磷酸铝佐剂同时吸附或分别吸附制成百白破疫苗原液；将流感嗜血杆菌纯化多糖 PRP 与载体蛋白偶联制成 Hib 疫苗原液；将 1 型、2 型和 3 型脊髓灰质炎病毒在细胞中生长收获、浓缩纯化、甲醛灭活成单价悬浮液，按适当比例混合制成三价脊髓灰质炎病毒疫苗原液；从含有乙型肝炎病毒表面抗原（Hepatitis B surface antigen，HBsAg）基因的重组基因工程菌株的发酵培养物中收获并纯化 HBsAg 抗原，与铝佐剂吸附制成 HBV 疫苗原液；在吸附的白喉、破伤风和百日咳疫苗原液中，添加单独的 Hib 和（或）HBsAg 和（或）三价脊髓灰质炎病毒浓缩原液，以生产多价联合疫苗。

多价联合疫苗绝不是将几种抗原成分简单混合。多价联合疫苗的研制是一个充满技术含量和挑战的创新研发过程，生产配制时需要考虑多种因素，如所含各个疫苗成分的纯度和抗原比例、不同成分之间的相互作用、防腐剂或保护剂对新添加成分的影响、佐剂种类的选择和使用量、缓冲液和酸碱度控制等。自 20 世纪 90 年代，各国研究者开启了对以 DTwP 或 DTaP 为基础的多价联合疫苗的广泛深入地研究和各项临床试验观察。相较于传统的 DTP 联合疫苗，DTaP 联合疫苗的优势在于各个抗原组分均为纯化抗原，组分清晰，更利于分析不同抗原间、抗原与非抗原成分间的相互作用。

由于含 DTP 成分的联合疫苗多数含有多糖结合疫苗组分，而铝佐剂对部分多糖结合疫苗的有效性有一定影响，所以现有的联合疫苗都将多糖结合疫苗组分单独分装，临用前混合，以最大程度降低铝佐剂对多糖结合疫苗有效性的影响。但是，临用前混合使用仍有无菌风险和使用过程中发生错误的风险。赛诺菲巴斯德通过对铝佐剂工艺的持续研究和改进，开发上市了一种全液体六联苗 DTaP2-IPV-HBV-Hib（Hexaxim）。这是由 DTaP2-IPV-Hib（Pentaxim）和阿根廷制造的汉逊酵母表达的重组乙肝疫苗（10 μg/ 剂）联合制成，以氢氧化铝作为佐剂，不含防腐剂[11, 12]。2013 年欧盟批准 Hexaxim 用于 6 周龄婴儿 ~2 岁儿童的基础免疫和加强免疫。该疫苗为即用型全液体苗，免疫接种方便，可减少操作失误，在受种人群中具有很好的耐受性和免疫效果。DTaP-IPV-HBV-Hib 六联疫苗已在 100 多个国家和地区上市使用，其中有 35 个国家用于免疫规划。六联疫苗免疫程序相对灵活，在不同国家具有不同的接种程序，可进行 6、10、14 周龄或 2、3、4 月龄，2、4、6 月龄，1.5、3.5、5.5 月龄的 3 剂基础免疫和 15~18 月龄加强免疫，也可进行 2、4 月龄或 3、5 月龄的 2 剂基础免疫和 11~12 月龄加强免疫。对 HBV 疫苗来说，由于乙肝病毒垂直传播的最大风险来自于分娩时，许多国家要求含 HBV 的联合疫苗与第 1 剂次（出生剂次）HBV 单苗可搭配使用，以达到阻断母婴传播的效果。已证实六联疫苗在不同免疫程序下均显示了良好的安全性和有效性。

Vaxelis 是美国批准使用的第一种也是目前唯一一种六价联合疫苗，由默沙东和赛诺菲巴斯德借鉴了两家公司在开发和制造联合疫苗方面的经验而合作研发成功的全液体疫苗（DTaP5-IPV-HBV-Hib）[13]。Vaxelis 疫苗中包含的 DT，TT，PT、FHA、PRN、FIM2-3 五种组分百日咳抗原和三价脊髓灰质炎抗原来自赛诺菲巴斯德，白喉、破伤风和五种百日咳抗原分别吸附在磷酸铝上；b 型流感嗜血杆菌和乙型肝炎的抗原来自默沙东，Hib 与脑膜炎球菌外膜蛋白复合物（outer membrane protein complex，OMPC）偶联，和 HBV 抗原分别吸附在无定形羟基磷酸铝硫酸盐佐剂上。配制工艺采用吸附的白喉、破伤风和无细胞百日咳抗原与磷酸铝和水混合，添加单独的 HBsAg 抗原，再加入吸附的 PRP-OMPC，然后添加三价脊髓灰质炎病毒浓缩原液，以生产 Vaxelis，该疫苗不含防腐剂。它与其他六联苗的区别主要：Vaxelis 含有五种百日咳抗原，但 Hexaxim 和 Infanrix hexa 分别含有两种和三种百日咳抗原；Vaxelis 中的 PRP 与 OMPC 偶联，而在其他两种疫苗中 PRP 是与 TT 偶联，OMPC 与 TT 载体相比，OMPC 载体在初次接种后对 Hib 的免疫原性反应更快[14]；Vaxelis 和 Hexaxim 之间的其他显著差异包括 HBsAg 来源的酵母（Vaxelis 为酿酒酵母，Hexaxim 为汉逊酵母）、佐剂种类（Vaxelis 为磷酸铝，Hexaxim 为氢氧化铝）以及铝盐含量（分别为 0.32mg 和 0.6mg）[15, 16]。为改进 HBsAg 的免疫原性，Vaxelis 使用了无定形羟基磷酸铝硫酸盐佐剂；为改进 Hib 免疫原性，Vaxelis 使用了不同的载体蛋白进行多糖抗原偶联，和低含量的 PRP 抗原（3 μgPRP 与 OPMPC 偶联），总体上相对另外两种六联苗，Vaxelis 疫苗的生产工艺水平得到了进一步提升。该疫苗已于 2016 年获得欧盟批准，用于 6 周龄以上婴幼儿的基础免疫和加强免疫，于 2018 年底获得 FDA 批准。2021 年 2 月，美国疾病控制与预防中心咨询委员会将 Vaxelis 作为联合疫苗选项列入 CDC 推荐的儿童和青少年免疫接种计划，用于 6 周龄 ~4 岁（5 岁生日之前）儿童的 3 剂量基础免疫，分别在 2、4、6 月龄时肌肉注射接种。

Vaxelis 六联苗的免疫原性研究经历了时长数年的 Ⅰ、Ⅱ、Ⅲ期临床试验[13]。早期的 Ⅰ 期和 Ⅱ a 期研究评估了不同疫苗配方的免疫原性和安全性[17-19]，包括 12 μg PRP-TT 或 3 μg PRP-OMPC 或 6 μg PRP-OMPC 以及 10 μg HBsAg 或 15 μg HBsAg 组成的四种配方（12，10；3，10；6，10；6，15）的六价疫苗，在 2、3、4 月龄进行基础免疫，并在 12~14 月龄进行加强免疫。含 PRP-TT 的配方在 3 剂免疫后的 PRP 应答率不符合预先设定的可接受标准，而在 4 剂加强免疫后应答率符合标准。所有含 PRP-OMPC 的配方制剂在 3 剂基础免疫后所有抗原获得免疫应答均符合可接受标准，总体上比 PRP-TT 配方具有更好的免疫原性。另外，含量最低的 PRP-OMPC 和 HBsAg 制剂（分别为 3 μg 和 10 μg）反应原性最低，具有更好的耐受性，因此选择该配方用于进一步的临床开发。Vaxelis 在 15 月龄以下健康儿童的临床研究中普遍耐受良好。Vaxelis 受试者最常见的不良反应包括食欲下降、嗜睡、呕吐、哭泣、易怒、发热（≥ 38℃）和注射部位反应（红斑，疼痛、肿胀）。Vaxelis 的耐受性与对照疫苗大致相似。

Vaxelis 是一种完全液态的即用疫苗，为实际操作提供了便利。在一项研究中显示，与非全液体疫苗相比，全液体疫苗的平均疫苗制备时间和免疫错误减少；此外，大多数专业人士表示，他们在日常实践中更喜欢全液体配方[20]。

总之，Vaxelis 作为基础免疫疫苗和加强免疫疫苗，其所有成分都具有高度免疫原性，无论接种计划如何，小于 15 个月龄婴儿通常耐受良好。它产生了可接受的血清保护或疫苗应答率，与当前可用疫苗获得的结果相似，用于预防六种病原体引起的疾病，并提供了全液体即用疫苗的便利。

第三节　联合疫苗面临的挑战和展望

联合疫苗的使用在简化免疫程序、提高及时接种率和接种者的依从性以及降低疫苗的管理成本等方面均有很大优势，是儿童疫苗计划的目标，代表着未来疫苗的发展方向。虽然近年来研发成功和正在研发的联合疫苗种类日益增多，但是联合疫苗不是简单将多个单价疫苗的混合，实践中并未实现适宜所有疫苗的理想目的。在联合疫苗的研发、制备、评价和使用中还存在许多关键问题需要深入研究和解决，面临很多挑战，包括全液体剂型技术、载体蛋白免疫原性评价及联合疫苗中已有抗原成分的替代、佐剂对联合疫苗中抗原成分的影响、免疫程序对联合疫苗的影响等。

一、全液体剂型技术

现有的联合疫苗中，为避免抗原间或者抗原与佐剂间的相互影响，在成品制剂阶段将影响较大的成分分装，临用前混合注射，这样在临用前混合过程中容易产生安全性风险和成分错配风险。全液体剂型联合疫苗避免了冻干工艺引入的安全性风险及产能的限制，同时避免了冻干疫苗在免疫接种前需进行的繁琐的复溶过程，大大降低了接种安全性风险和工作量。从疫苗工艺的先进性来说，全液体疫苗更胜一筹，操作效率更高，更有利于安全注射。

在全液体疫苗的研发过程中，通过对抗原在液体制剂中的稳定性研究、对多个抗原研究时各抗原组分间相互作用的评估、抗原含量的优化、制剂工艺的革新，研制出安全有效、使用方便的产品。首先是确定抗原在液体制剂中的稳定性。可采用一个综合的方法，将抗原暴露在各种条件下，包括温度、pH 值、缓冲剂、防腐剂和潜在稳定剂的变化，时间长短不一。然后通过一系列生物物理方法确定对蛋白质结构和聚集的影响，包括圆二色谱、傅里叶变换红外光谱、内在和外在的荧光光谱以及光散射检测等。从这些实验中产生的数据通过构建相图进行分析，以确定抗原稳定性的最佳条件。对于含佐剂的疫苗制剂配方，还应包括佐剂的选择、缓冲剂的类型、pH 值以及稳定剂的加入的分析。含佐剂的制剂配方对抗原稳定性的影响也应通过类似正交方法来进行评估。然后是对各个抗原组分间相互作用的评估。有些单价疫苗联合成联合疫苗后会出现免疫原性降低的问题。针对多个抗原的相互作用要在临床评价时设计不同待测抗原的合理组合进行评估，以确定联合疫苗中何种抗原免疫原性减弱。此外，联合疫苗的抗原含量优化，需在保证疫苗抗原发挥最大免疫原性的前提下，确定抗原的最低含量，以减少不必要的不良反应。在早期临床评价时对设计合理的不同抗原含量配方组合进行评估，以确定疫苗的最佳抗原含量，为开展大规模临床试验奠定基础。

目前全液体联合疫苗主要是以 DTP 为基础的多联疫苗，包括基于 DTwP 的四联疫苗、五联疫苗 DTwP–HBV–Hib、六联疫苗 DTwP–IPV–Hib–HBV，以及基于 DTaP 的四联疫苗、五联疫苗 DTaP5–IPV–Hib、DTaP3–IPV–HBV 和六联疫苗 DTaP2–IPV–Hib–HBV、DTaP5–IPV–Hib–HBV。在开发以 DTP 为基础的多联疫苗时面临的问题有以下几个方面：①DTaP 与 Hib 联合时，Hib 的免疫原性会受到影响，其抗体滴度与单苗免疫相比会下降；研究发现，在新型联合疫苗研发时，对联合疫苗中某些血清型 Men 疫苗的免疫原性也有影响；开发新的载体蛋白替代目前以 TT 为主的载体蛋白，以提高 Hib 的免疫原性。②DTaP 与 HBV 联合时，HBV 组分存在免疫持久性的问题；乙肝疫苗的转基因技术分为三条技术路线，最普遍的是酿酒酵母、其次是汉逊酵母，再次是 CHO 细胞。研究发现在 10 μg 剂量下，汉逊酵母乙肝疫苗的抗体阳性率比 CHO 细胞和酿酒酵母乙肝疫苗高出 10 个百分点，抗体浓度是后两者的 3 倍。以汉逊酵母替代酿酒酵母系统发酵生产 HBV 组分，来提高联合疫苗中 HBV 的免疫持久性可能是一个解决方案。③DTaP 与 IPV 联合时，其中的防腐剂会削弱 IPV 的免疫原性，且野生型 Salk 株生产 IPV 的工艺复杂、成本较高。在 DTaP 与 IPV 联合的问题上，应尽量去除防腐剂，以 Sabin 减毒株替代 Salk 株生产免疫原性没有差别的 IPV 来解决。④通过对佐剂工艺的优化和制剂工艺的革新，开发单剂量、单一包装、无需临用前混合的全液体疫苗成品，降低临配时的无菌风险及使用差错。

二、载体蛋白免疫原性评价及联合疫苗中已有抗原成分的替代

百白破疫苗和多糖蛋白结合疫苗常被开发为联合疫苗或联合接种或间隔接种使用。目前多糖蛋白结合疫苗中所用的载体蛋白主要是 TT、DT 和白喉毒素的无毒突变体交叉反应物质 197（cross–reacting material 197，CRM197）。载体蛋白 TT 和 DT 实质就是 DTP 的抗原成分。CRM197 是白喉毒素的一种突变形式，它在“片段 A”区域的一个氨基酸残基与白喉毒素有所不同，A 片段的改变消除了其酶活性，使 CRM197 无毒，作为肺炎多糖抗原等的载体蛋白被广泛使用。DT 和 TT 既作为疫苗抗原来免疫，又作为多糖结合疫苗的载体蛋白来重复应用。

1. 载体蛋白启动效应

载体蛋白启动效应一般是先接种含有 DT 或 TT 的疫苗，再接种含相同载体的多糖结合疫苗，对疫苗免疫应答所产生的效应。这种预先诱导的针对载体蛋白的抗体可能会增强连接在同一载体蛋白上

的多糖的免疫应答，但预存的过量载体蛋白抗体也有可能会抑制连接在同一载体蛋白上的多糖的免疫应答。载体蛋白免疫启动后残留的载体特异性 T 辅助细胞会增加抗半抗原反应，而残留的抗载体抗体会降低抗半抗原响应。如果特异性 T 辅助细胞（T helper cell，Th）效应占主导地位，则抗半抗原反应效应增强，而如果载体抗体成分占主导地位则相反。因此，理想的载体应该是能诱导针对多糖等半抗原而不是自身产生更高抗体反应的小型载体。

载体蛋白启动效应增强免疫应答可能是载体蛋白的 Th 和 T 细胞介导的细胞因子增加所致。研究表明，用载体蛋白分子进行初免，会通过增加载体特异性 T 淋巴细胞的数量，进而增强对多糖蛋白结合疫苗的应答，为多糖特异性 B 淋巴细胞的增殖和分化提供了必要的“帮助”。载体蛋白初次免疫后记忆细胞的增加意味着获得性二次免疫应答更快、更强大[21]。

动物实验显示，载体启动可增强结合疫苗的免疫原性[22~28]。当使用 TT 载体偶联的 PCV 和 Men 时，预先存在 TT 载体免疫的小鼠多糖特异性抗体反应增强。引发剂与产生的多糖特异性抗体还存在剂量依赖关系。研究表明，低剂量 TT（0.025~0.25 μg）初免对以 TT 为载体的 PCV–TT 和 Men–TT 的多糖抗体应答具有增强作用。但高剂量 TT(25 μg）初免则会对多糖抗体应答产生抑制作用。此外，临床前实验表明，与未接种 DT 的兔子相比，接种 DT 后的兔子通过接种一剂与 CRM197 偶联的 b 型流感嗜血杆菌疫苗（Hib–CRM197），增强了抗 PRP 反应。有趣的是，CRM197 也显示出增强小鼠对白喉的免疫力，并被认为是常规 DT 疫苗的候选疫苗和潜在替代品，特别是作为增强抗原[28]。

在儿童和成人中也观察到了大量的载体蛋白启动效应，先前对载体蛋白的免疫具有提高结合疫苗免疫原性的潜力。与未接种 TT 或 DT 疫苗的婴儿相比，提前接种 TT 或 DT 疫苗，然后接种 Hib–TT/DT 的婴儿在初次接种和加强接种 Hib 疫苗后，PRP 的抗体水平更高。在菲律宾，对事先接种 DTwP 婴儿给予注射了一剂 PCV11，与对未接种 DTwP 的婴儿接种三剂 PCV11（PCV–DT 或 PCV–TT）产生类似抗体反应。这一发现对于财政紧张和肺炎球菌疾病负担高的国家来说非常重要[29]。这种载体蛋白启动效应在 Men 疫苗中存在着争议。

2. 载体蛋白诱导的表位抑制效应

除上面所述过量的载体蛋白初免可能会减弱多糖的免疫应答以外，同时接种相同载体蛋白的多糖结合疫苗可能会引起多糖免疫应答水平的降低，即载体蛋白诱导的表位抑制效应（Carrier–induced epitope suppression，CIES）。其中可能涉及到的机制：①预先存在的针对载体蛋白的抗体可能通过空间位阻效应，阻止多糖特异性 B 细胞与其表位接近，和（或）促进抗原呈递细胞对抗原、抗体复合物的呈递，从而有利于抗载体 B 细胞反应，而不利于抗多糖 B 细胞的反应；②优势载体特异性 B 细胞可能通过竞争机制剥夺了多糖特异性 B 细胞、T 细胞等必需资源。此外，Th 会参与抗原提呈的过程，但 Th 细胞是有限的，此时识别多糖 / 载体蛋白的抗原呈递细胞都会存在一定的竞争，进而会影响多糖的免疫应答；③在免疫应答后期，调节性 T 细胞（regulator T cells，Tregs）会进行负向调节，避免过强的免疫应答，但与此同时 Tregs 会影响新的抗原呈递细胞对多糖的识别。这些机制每一步都会影响多糖免疫应答，使其不能达到最佳效果[21]。

Dagan 等人评估了 11 价双载体肺炎球菌结合疫苗（PncDT/TT11，7 个血清型多糖与 TT 偶联，4 个血清型多糖与 DT 偶联），与含相同载体蛋白抗原成分的其他疫苗 DTwP/IPV/Hib–TT 或 DTaP/IPV/Hib–TT 同时接种时对肺炎多糖结合疫苗免疫应答的影响[30]。PncDT/TT11 与含 wP 的联合疫苗（DTwP/IPV/PRP–TT）同时接种后，对 PncDT/TT11 中所有多糖的反应均令人满意。相比之下，当与含 aP 的联合用药（DTaP/IPV/PRP–TT）合用时，在初次免疫和加强免疫后，所有七种与 TT 结合的肺炎球菌结合物的反应都显著降低。肺炎球菌与 DT 的结合物在初始免疫后没有显著降低，但在加强免疫后有所降低。即使 PncDT/TT11 与 wP 疫苗合用，破伤风载体介导的反应也可能受到一些抑制，但这种抑制被 wP 的辅助作用掩盖了。通过将 wP 替换为 aP，这种佐剂效应被消除，揭开了载体蛋白诱导的表位抑制效应。随着婴儿期使用多种含 aP 的疫苗的增加，可能需要新的佐剂和载体蛋白技术。PCV 保护机制研究显示使用双载体的 PCV13 疫苗（7 个血清型多糖与 TT 偶联，6 个血清型多糖与 DT 偶联）相对于使用单载体 TT 的疫苗来说，通过两种载体的分工而使 CIES 效应潜在衰减。

3. 旁观者干扰效应

旁观者干扰效应即多种疫苗共同接种，会影响同类载体或以其他载体蛋白制备的多糖蛋白结合疫苗的免疫作用。以 CRM197 为载体蛋白的多糖蛋白结合疫苗，可能是通过 DT 和 CRM197 之间共用的 T 细胞机制介导，并且会影响共同接种的其他抗原。旁观者干扰效应可能通过争夺淋巴结内有限的资源和诱导 Tregs 来降低对共同接种疫苗抗原的免疫反应。也可能会对同时接种未结合的抗原造成影响，甚至可能会影响淋巴结内依次有限的资源，如获得性抗原、趋化因子、激活信号、滤泡树突状细胞、Th，以及 Th1/Th2/Th0 平衡和（或）T 细胞调节机制的诱导。此外，研究表明，结合抗原和非结合抗原对旁观者干扰的反应程度不同，其中最敏感的是抗 –HBsAg 和 Hib 抗体应答[31]。研究表明，CRM197 没有经过甲醛处理，Th 抗原表位可能得到了更好的保存，这可能也是 CRM197 相对于 DT 其载体应答效应更好的原因。但也有报道认为 CRM197 的构象与 DT 不同，导致 B 细胞应答较低；CRM197 可以通过启动 Tregs 来降低记忆 B 细胞的应答。

惠氏对 PCV/Hib、PCV/MenC 和 PCV/MenC/Hib 联合疫苗进行了临床试验[32-35]。这些研究发现与单独的疫苗接种相比，这些组合的联合疫苗对肺炎球菌或 Hib 组分产生的抗体反应较低，这可能是载体蛋白诱导的表位抑制和旁观者干扰效应结果。

含多组分的联合疫苗或多种疫苗联合接种时，其相互作用非常复杂，针对联合疫苗中已有抗原成分作为载体蛋白使用时会出现载体蛋白启动效应、载体蛋白诱导的表位抑制效应和旁观者干扰效应等。尤其是后两种效应会降低疫苗免疫原性的效应，迫切需要开发新的载体蛋白，避免联合疫苗中已有抗原成分作为载体蛋白多次重复免疫接种。目前已开发出 OMPC、不可分型流感嗜血杆菌蛋白 D 以及重组铜绿假单胞菌外毒素等不同的载体蛋白供使用。还需要进一步开发更理想的载体蛋白，即对自身的抗体反应较低，对半抗原的抗体反应较高的分子。另外，应探索优化联合疫苗中已有抗原的含量，因结合疫苗中使用 DT、TT 和 CRM197 作为载体蛋白，在联合疫苗中可以通过有效性的评估适当调整相应抗原的含量，在保证有效性的同时降低抗原含量，获得更佳的安全性。

三、佐剂对联合疫苗中抗原成分的影响

铝佐剂广泛应用于联合疫苗，包括氢氧化铝、磷酸铝和无定形羟基磷酸铝硫酸盐。铝佐剂是由纳米级的初级粒子组成的。氢氧化铝纳米颗粒是细长形，约为 4 nm × 2 nm × 10 nm，而磷酸铝纳米颗粒是板状形，直径约为 50 nm。这些纳米颗粒形成松散连接的多孔聚合体，其直径从 1 μm 到约 20 μm 不等。聚合体颗粒为抗原吸附提供了非常大的表面。当蛋白质抗原吸附在铝佐剂颗粒固体表面时，它们试图通过改变其构象来最大限度地提高表面的相互作用。结构变化可能影响构象表位和蛋白质的稳定性。蛋白质的化学降解过程主要包括天冬酰胺和谷氨酰胺残基的脱酰胺，以及水解或氧化，这些都与 pH 值有关。氢氧化铝的正表面电荷吸引带负电荷的离子，在粒子附近形成表面层。与疫苗制剂溶

液的 pH 值相比，氢氧根离子的吸引力使该层 pH 值增加了 1~2 个单位。磷酸铝佐剂颗粒周围的表面层 pH 值也会降低。吸附到铝佐剂上的抗原暴露于与溶液中存在的抗原不同的 pH 值，这有可能会加速某些蛋白质脱酰胺和氧化。微环境 pH 值的升高可能是 Hib 荚膜多糖 – 蛋白结合物中的磷酸二酯键在被氢氧化铝吸附后发生水解的原因，这种水解过程在碱性条件下会加速。

抗原与铝佐剂的吸附会改变其构象，可能对其稳定性没有影响，也可能降低或者增强稳定性。比如被吸附的 DT 疫苗随着储存时间的变化会导致吸附强度的增加，这可能反映了抗原吸附后结构变化的增加，与免疫反应的增强有关。而另一方面，抗原构象的变化可能导致关键 B 细胞表位的丧失。如吸附在氢氧化铝上的重组保护性抗原组成的炭疽疫苗，随着储存时间变化，其结构发生变化，诱导中和抗体的能力丧失。佐剂吸附对 B 细胞表位的可及性和完整性的影响可以通过在流式细胞仪、固相或表面等离子体共振检测仪上使用单克隆抗体来进行检测。以上不同的观察结果说明，采用生物、物理等技术方法评估联合疫苗中佐剂吸附引起的抗原稳定性变化以及所引起的免疫应答质量之间的关系非常必要。GSK 的六联苗 Infanrix Hexa 在美国未被获批上市，分析其抗原成分及来源都不存在其他问题，原因可能在于同时使用了氢氧化铝和磷酸铝佐剂来吸附抗原成分。由于温度、时间、pH、储藏运输条件等都会影响到抗原的吸附状态和稳定性，因此很可能在相应条件发生变化后 Hib 结合抗原被铝佐剂吸附降解，导致 Hib 相应抗体滴度降低。

抗原的吸附，通常会增强其免疫反应。铝佐剂的免疫刺激作用来自多种机制，包括减缓抗原从给药部位扩散，增加炎性细胞积聚，激活补体，诱导单核细胞分化为树突状细胞以及树突状细胞对抗原的摄取、抗原呈递和 $CD4^{+}T$ 细胞的活化等。但铝佐剂诱导 Th1 和 Th17 应答反应弱，而这些应答反应可能是诱导针对疟疾和结核等传染病的保护性免疫所必需的。研究发现针对不同机制激活免疫反应的佐剂与铝佐剂的结合可以产生协同效应，可能诱导更有效或更持久的免疫反应，并可减少疫苗中的抗原使用量。目前已批准使用的其他佐剂种类有水包油乳剂（mf59 已被用于欧洲许可的流感疫苗、AS03 已获准用于流感疫苗、af03）、toll 样受体激动剂类等。由铝佐剂与 toll 样受体 4 激动剂单磷酰脂 A 组成的 AS04 佐剂，是第一个被批准用于人乳头瘤病毒和重组乙型肝炎疫苗的组合佐剂。与仅用铝佐剂的相同抗原相比，诱导了更高水平的抗体。这是由于 AS04 激活 toll 样受体 4 发挥作用。其他佐剂如病毒样颗粒、脂质体、免疫刺激复合物、寡核苷酸类、纳米颗粒、多糖类、细胞因子类等可改善多种免疫类型，但目前均尚未实现临床应用。

四、免疫程序对联合疫苗的影响

在联合疫苗使用中，免疫程序的设定对疫苗诱导产生免疫应答有重要的影响。如 DTaP–IPV–Hib 联合疫苗在法国的临床试验中，分别按 2、3、4 月龄和 2、4、6 月龄两个免疫程序进行免疫，后者诱导产生的特异性抗体普遍高于前者。应在临床研究阶段探索联合疫苗的免疫程序，以确定疫苗接种在最短的时间内诱导产生良好的免疫应答。另外，由于不同国家规定的免疫接种程序不同，联合疫苗应有接种程序的可塑性。在我国，目前含 DTP–HBV 联合疫苗的接种程序与现行乙肝免疫程序（0、1、6 月龄）存在一定冲突。这也是含 DTP–HBV 联合疫苗未来应用所面临最主要的挑战，需要解决的问题包括第 2 剂次接种推迟对乙肝疫苗免疫原性和防控效果的影响、多剂次接种的安全性以及出生剂次与后续剂次之间的交替使用等问题。另外，联合疫苗使用中还应注意不同生产厂家制造的联合疫苗能否互相使用，抗原的重复免疫等问题。目前还没有不同厂家生产的 DTaP 疫苗互换性的试验数据。

我国生产的联合疫苗存在联合程度低的弱点。其中一个原因就是联合疫苗中各单苗应与国家免疫规划中儿童免疫程序相一致。这在某种程度上可能限制了联合疫苗的开发和应用。如吸附百日咳白喉破伤风乙型肝炎联合疫苗的开发因为 DTP 和 HBV 疫苗的免疫接种时间不同而难以推广。国家免疫规划是根据国内已有的疫苗制定的接种程序，新研发疫苗应考虑与现有免疫规划程序协调统一，同时也应考虑不断研发新型的联合程度更高的多联疫苗。

五、展望

联合疫苗不仅为个体提供更全面、更及时的保护，而且也有重要的公共卫生意义。联合疫苗可为免疫规划提供更有利的疫苗接种安排方案，有助于提高疫苗覆盖率；具有良好的药物经济效益，有助于及时高效的建立群体免疫屏障，降低接种过程及预防接种不良反应相关的直接或间接成本，充分显现疫苗预防疾病的高效性。尽管成功研制一种联合疫苗面临诸多挑战，如不同组分之间的相容性问题、抗原含量的优化、佐剂工艺的优化、制剂工艺的革新、理想的临床方案和免疫程序的适应等。但随着生物技术的快速发展，我国联合疫苗的研发也有很多重大突破，13 价 PCV 已获批准上市，IPV 疫苗的成功研制，DTaP-IPV-Hib 等疫苗的加速研发。

（谭亚军，马　霄）

参考文献

[1] 国家卫生健康委员会. 国家免疫规划疫苗儿童免疫程序及说明（2021 年版）[J]. 中国病毒学杂志，2021，11(4)：241.

[2] WHO recommendations for routine immunization-summary tables [EB/OL]. https://www.who.int/teams/immunization-vaccines-and-biologicals/policies/who-recommendations-for-routine-immunization-summary-tables.

[3] 国家药典委员会. 中华人民共和国药典 2020 年版（三部）[M]. 北京：中国医药科技出版社. 2020.

[4] 国家药品监督管理局药品审评中心. 联合疫苗临床前和临床研究技术指导原则 [EB/OL]. https://www.cde.org.cn/zdyz/domesticinfopage?zdyzIdCODE=0e94e3802cf31d2434d4a387b4cee4c5

[5] WORLD HEALTH ORGANIZATION. Pertussis vaccines：WHO position paper – August 2015? [J]. Weekly Wpidemiological Record(WER), 2016, 34(12): 1423-1425.

[6] MA SJ , XIONG Y Q, JIANG L N, et al. Risk of febrile seizure after measles-mumps-rubella-varicella vaccine：A systematic review and meta-analysis [J]. Vaccine, 2015, 33(31): 3636-3649.

[7] Marshall GS, Senders SD, Shepard J, et al. A double blind, randomized, active controlled study to assess the safety, tolerability and immunogenicity of measles, mumps rubella, and varicella vaccine(MMRV) manufactured using an alternative process [J]. Hum Vaccin Immunother, 2016, 12(8): 2188-2196.

[8] Huang LM, Lee BW, Chan PC, et al. Immunogenicity and safety of combined measles-mumps-rubella-varicella vaccine using new measles and rubella working seeds in healthy children in Taiwan and Singapore：a phase II, randomized, double-blind trial. Hum Vaccin Immunother [J], 2013, 9(6): 1308-1315.

[9] 陈晓梅，于立芹，史晓莉，等. 配制麻疹 – 腮腺炎 – 风疹 – 水痘联合减毒活疫苗的各病毒原液最适滴度研究 [J]. 国际生物制品杂志，2016，39(4)：157-161.

[10] 刘晓琳，张安宁，陈晓梅，等. 麻疹、腮腺炎、风疹和水痘联合减毒活疫苗的研制 [J]. 国际生物制品杂志，2016，39(5)：209-213.

[11] MCCORMACK P L. DTaP-IPV-HepB-Hib vaccine (Hexaxim®): a review of its use in primary and booster vaccination [J]. Pediatr Drugs, 2013, 15(1): 59–70.

[12] SYED Y Y. DTaP-IPV-HepB-Hib Vaccine (Hexyon®): An Updated Review of its Use in Primary and Booster Vaccination [J]. Pediatr Drugs, 2019, 21(5): 397–408.

[13] SYED Y Y. DTaP5-HB-IPV-Hib Vaccine (Vaxelis®): A Review of its Use in Primary and Booster Vaccination [J]. Pediatr Drugs, 2017, 19(1): 69–80.

[14] EUROPEAN MEDICINES AGENCY. Diphtheria, tetanus, pertussis (acellular, component), hepatitis B (rDNA), poliomyelitis (inactivated) and haemophilus type b conjugate vaccine (adsorbed) [Vaxelis®]: assessment report. 2015 [EB/OL]. [2016-6-3]. http://www.ema.europa.eu.

[15] EUROPEAN MEDICINES AGENCY. Diphtheria, tetanus, pertussis (acellular, component), hepatitis B (rDNA), poliomyelitis (inactivated), and Haemophilus type b conjugate vaccine (adsorbed) [Vaxelis®]: summary of product characteristics. 2016 [EB/OL]. [2016-9-6]. http://www.ema.europa.eu.

[16] EUROPEAN MEDICINES AGENCY. Diphtheria, tetanus, pertussis (acellular, component), hepatitis B (rDNA), poliomyelitis (inactivated) and Haemophilus influenzae type b conjugate vaccine (adsorbed) [Hexaxim®]: summary of product characteristics. 2012 [EB/OL]. [2016-8-3]. http://www.ema.europa.eu.

[17] HALPERIN S A, LANGLEY J M, HESLEY T M, et al. Safety and immunogenicity of two formulations of a hexavalent diphtheriatetanus- acellular pertussis-inactivated poliovirus-Haemophilus influenzae conjugate-hepatitis B vaccine in 15 to 18-month-old children [J]. Hum Vaccin, 2005, 1(6): 245–50.

[18] HALPERIN S A, TAPIERO B, DIAZ-MITOMA F, et al. Safety and immunogenicity of a hexavalent diphtheria-tetanus-acellular pertussis-inactivated poliovirus-Haemophilus influenzae b conjugate-hepatitis B vaccine at 2, 3, 4, and 12–14months of age [J]. Vaccine, 2009, 27(19): 2540–7.

[19] DIAZ-MITOMA F, HALPERIN S A, TAPIERO B, et al. Safety and immunogenicity of three different formulations of a liquid hexavalent diphtheria-tetanus-acellular pertussis-inactivated poliovirus-Haemophilus influenzae b conjugate-hepatitis B vaccine at 2, 4, 6 and 12–14months of age [J]. Vaccine, 2011, 29(6): 1324–31.

[20] DE COSTER I, FOURNIE X, FAURE C, et al. Assessment of preparation time with fully-liquid versus non-fully liquid paediatric hexavalent vaccines: a time and motion study [J]. Vaccine, 2015, 33(32): 3976–3982.

[21] 陈其倩，刘方蕾. 载体蛋白对多糖蛋白结合疫苗中多糖免疫应答的影响研究 [J]. 微生物学免疫学进展，2022, 50(1): 83–91.

[22] POBRE K, TASHANI M, RIDDA I, et al. Carrier priming or suppression: understanding carrier priming enhancement of anti-polysaccharide antibody response to conjugate vaccines [J]. Vaccine, 2014, 32(13): 1423–1430.

[23] SCHNEERSON R, ROBBINS J B, Chu C, et al. Serum antibody responses of juvenile and infant rhesus monkeys injectedwith Haemophilus influenzae type b and pneumococcus type 6A capsu-lar polysaccharide-protein conjugates [J]. Infect Immun, 1984, 45(3): 582–591.

[24] ANDERSON P. Antibody responses to Haemophilus influenzae type b and diphthe-ria toxin induced by conjugates of oligosaccharides of the type b capsule withthe nontoxic protein CRM197 [J]. Infect Immun, 1983, 39(1): 233–238.

[25] VELLA P P, ELLIS R W. Immunogenicity of Haemophilus influenzae type b conju-gate vaccines in infant rhesus monkeys [J]. Pediatr Res, 1991, 29(1): 10–3.

[26] SCHNEERSON R, BARRERA O, SUTTON A, et al. Preparation, characterization, and immunogenicity of Haemophilus influenzae type b polysaccharide-proteinconjugates [J]. J Exp Med, 1980, 152(2): 361–376.

[27] KATZ D H, PAUL W E, GOIDL E A, et al. Carrier function in anti-haptenimmune responses I. Enhancement of

primary and secondary anti-haptenantibody responses by carrier preimmunization[J]. J Exp Med, 1970, 132(2): 261-282.

[28] STICKINGS P, PEYRE M, COOMBES L, et al.Transcutaneous immunization with cross-reacting material CRM197 of diph-theria toxin boosts functional antibody levels in mice primed parenterallywith adsorbed diphtheria toxoid vaccine [J]. Infect Immun, 2008, 76(4): 1766-1773.

[29] LUCERO M G, PUUMALAINEN T, UGPO J M, et al. Similarantibody concentrations in filipino infants at age 9months, after 1 or 3 dosesof an adjuvanted, 11-valent pneumococcal diphtheria/tetanus-conjugated vaccine: a randomized controlled trial [J]. J Infect Dis, 2004, 189(11): 2077-2084.

[30] DAGAN R, GOLDBLATT D, MALECKAR J R, et al. Reduction of antibody response to an 11-valent pneumococcal vaccine coadministered with a vaccine containing acellular pertussis components [J]. Infect Immun, 2004, 72(9): 5383-5391.

[31] DAGAN R, POOLMAN J, SIEGRIST C A. Glycoconjugate vaccines and immune interference: A review [J]. Vaccine, 2010, 28(34): 5513-5523.

[32] CHOO S, SEYMOUR L, MORRIS R, et al. Immunogenicity and reactogenicity of a pneumococcal conjugate vaccine administered combined with a Haemophilus influenzae type b conjugate vaccine in United Kingdom infants [J]. Pediatr Infect Dis J, 2000, 19(9): 854-862.

[33] BUTTERY J P, RIDDELL A, MCVERNON J, et al. Immunogenicity and safety of a combination pneumococcal-meningococcal vaccine in infants: a randomized controlled trial [J]. JAMA, 2005, 293 (14): 1751-1758.

[34] RIDDELL A, BUTTERY J P, MCVERNON J, et al. A randomized study comparing the safety and immunogenicity of a conjugate vaccine combination containing meningococcal group C and pneumococcal capsular polysaccharide-CRM (197) with a meningococcal group C conjugate vaccine in healthy infants: challenge phase [J]. Vaccine, 2007, 25(19): 3906-3912.

[35] MALLET E, BRACHET E, FERNSTEN P, et al. Immunogenicity and safety of CRM197 conjugated 9-valent pneumococcal and meningococcal C combination vaccine in healthy infants [J]. Vaccine, 2011, 29 (34): 5812-5819.

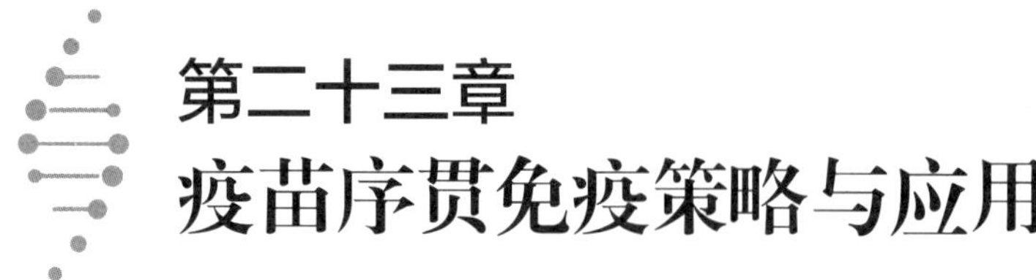

第二十三章 疫苗序贯免疫策略与应用

第一节　概述

疫苗是对抗病毒感染的有力手段和防御策略。使用单一疫苗同一途径单次或多次的同源免疫策略对于抗某些病毒的感染有效，但对其他病毒无效。遇到的主要挑战：一是疫苗诱导的系统免疫对于黏膜入侵的病毒控制作用有限，二是对于变异性高的病毒没有免疫优势，例如流感病毒和 HIV 病毒，可以通过持续突变实现对宿主免疫应答的逃逸，导致免疫保护应答难以被诱导产生和成熟。序贯免疫是面对这些挑战孕育而生的疫苗策略，它的早期探索主要在 HIV 疫苗上开展[1, 2]，随后拓广到流感疫苗领域[3]，并随着对组织记忆和广谱抗体的理解而进一步的深入，目前已发展成为研发广谱疫苗的一个重要和有力手段[4, 5]。我国科学家提出利用序贯免疫来聚焦广谱保守表位的策略[1]。在新型冠状病毒感染流行期间，针对新型冠状病毒的多样性，再次提出多种序贯免疫策略有机结合的疫苗接种方案可暂缓疫苗研发速度与病毒变异速度之间不匹配带来的压力[6]。

序贯免疫的第一个核心概念是异源初免 – 加强，用以区分用同一疫苗 / 同一接种途径的同源初免 – 加强，出发点是利用不同的疫苗形式和不同接种方式或路径来充分发挥疫苗的效力，不同疫苗的优势互补，发掘机体包括黏膜与系统在内的全方位免疫应答；相对于单纯使用病毒载体疫苗的免疫方案，序贯免疫则是通过在初免和加强使用不同的病毒载体来减弱载体效应。第二个核心概念是利用不同的免疫原来促进免疫系统对病毒保守表位的聚焦（immune–focusing）而扩展疫苗保护的广谱性，使得病毒极难逃逸；这和利用多种免疫原混合接种来拓展保护谱的传统疫苗策略形成鲜明的对比，传统疫苗策略诱导的免疫反应主要靶向是具有免疫优势的非保守表位，病毒容易通过变异而发生免疫逃逸，如传统的流感疫苗需要每年接种，但无法达到理想的保护效应[4, 7]。在本章中，我们将分两个部分介绍序贯免疫技术的两种主要形式（图 23–1）。即在维持免疫原不变的条件下采用异于初免疫苗形式的加强针和（或）不同路径的加强，和采用不同免疫原来构造初免和加强疫苗。

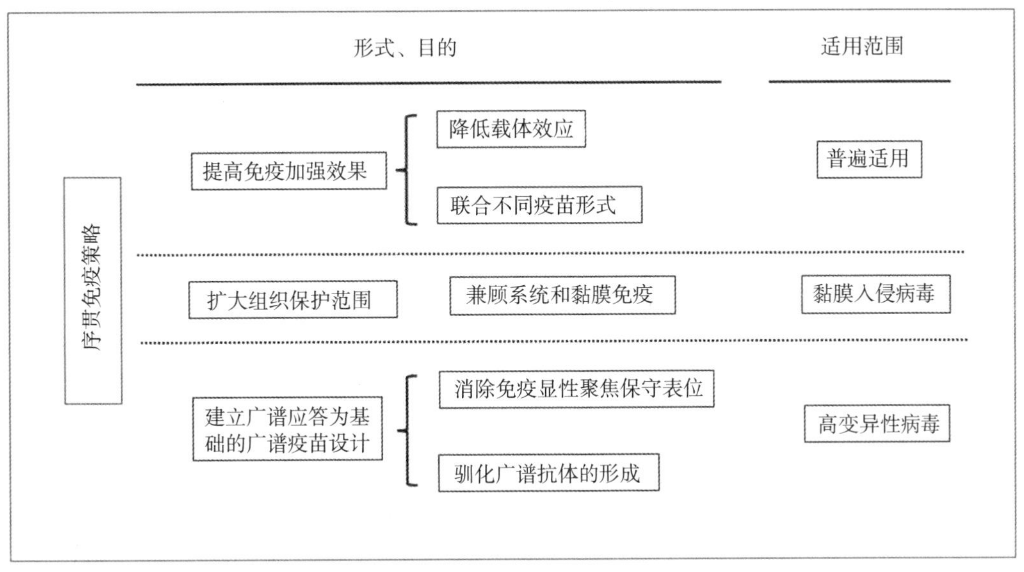

图 23-1　序贯免疫策略的形式、目的、适用范围

第二节　不同疫苗载体、不同疫苗形式与不同接种路径的序贯免疫技术

一、削弱载体效应：不同疫苗载体的序贯免疫

序贯免疫在疫苗研发中重要且比较显而易见的应用是促进病毒载体疫苗的加强免疫。病毒载体疫苗，无论是否复制，都是基于重组病毒，即通过改变病毒的基因组来表达目标病原体抗原，有多种病毒载体疫苗已进入临床和临床前阶段，其中主要搭建平台包括腺病毒载体（adenoviral vector，Ad）、腺相关病毒载体（adeno-associated viral vector，AAV）、水泡性口炎病毒载体（vesicular stomatitis vector，VSV）、整合缺陷型慢病毒载体（integrase defective lentiviral vector，IDLV）、痘病毒载体（vaccinia vector，VV）[8]。这类疫苗的一个优势是模拟了自然感染时的抗原呈递，因此可以不需要佐剂就能产生强烈而持久的体液免疫和细胞免疫反应。以腺病毒新冠疫苗为例，和 mRNA 新冠疫苗相比，在人体免疫中它诱导的抗体应答起始较低，但维持时间更长，导致接种 6 个月后可达到 mRNA 类似的抗体水平，这可能源于腺病毒载体疫苗表达的免疫原时效较长[9]、刺激的效应记忆免疫应答较高的缘故。但病毒载体疫苗也有一个潜在缺陷，即如果使用人源的病毒载体，对于已被该病毒感染的人群，由于预存抗病毒免疫应答的存在，会影响疫苗的接种效应，这种效应也会体现在连续接种同一种病毒载体疫苗中，疫苗诱导的靶向载体的免疫应答会抑制机体对下一针的接种而导致效力减弱甚至无效。预存免疫对病毒载体疫苗的影响可能不止于消弱免疫应答，比如在 HIV 疫苗临床试验中，表达 HIV Gag，Pol 和 Nef 蛋白的 Ad5 疫苗接种后发现接种者更易感染 HIV，研究表明试验人群中 Ad5 的本底水平和 HIV 易感性成正比，提示预存 Ad5 抗体是 Ad5 疫苗导致 HIV 易感性提升的诱导因子，但确切机制尚未阐明[10, 11]。

解决载体效应主要有两种技术手段，一是采用预存免疫较低的人源病毒载体，或是非人源病毒载体。以腺病毒疫苗为例，采用血清流行率较 Ad5 低的 Ad26，或黑猩猩来源的亚型（ChAd）为骨架的疫苗，可以避免 Ad5 疫苗携带的载体效应[8, 12]。这个手段主要用于初免疫苗，对于需要一次或多次加强的免疫方案，则要通过采用第二种技术手段，即不同载体的序贯免疫来解决。俄罗斯 Sputnik V 新冠疫苗就采用了这一技术手段，初免使用 Ad5 载体疫苗而加强使用 Ad26 载体疫苗[13]。异源病毒载体疫苗形式（heterologous viral vector vaccines，HVVV）在其他病毒的疫苗研究中也有广泛探索。例如，Venkatraman 等运用 HVVV 开发了一种新的埃博拉病毒疫苗，该疫苗以表达野生型埃博拉糖蛋白（EBO-Z）的重组复制缺陷型黑猩猩血清型 3 腺病毒载体（ChAd3），ChAd3-EBO-Z，作为初免，和表达相同抗原的重组改良安卡拉痘苗病毒（modified vaccinia virus Ankara，MVA），MVA-EBO-Z，作为加强组成。一期临床对比了 ChAd3-EBO-Z 和 MVA-EBO-Z 的序贯加强免疫和 MVA-EBO-Z 的同源加强免疫，结果表明前者能够诱导更高的抗体水平和 T 细胞反应，证实了序贯加强免疫在激活机体免疫系统方面的优越性[14]。值得注意的是，在序贯加强免疫中，即使在表达相同免疫原的条件下，病毒载体使用顺序的不同也会影响疫苗效应和不同免疫表位的优势性和免疫原性。比如 Vuola 等在一项疟疾疫苗临床研究中比较了 DNA、MVA 和禽痘 FP9 减毒疫苗的不同次序组合，结果表明只有特殊的序贯组合才能诱导最佳 T 细胞应答，在所有的组合中 DNA-MVA-FP9 组合体现了最好的免疫诱导效应，能够激发交叉反应性 T 细胞反应[15]。因此巧妙使用不同载体的序贯免疫不仅可以突破载体效应的局限，还可能直接地提升免疫应答的强度和广谱度。

二、拓展免疫保护：不同疫苗形式的序贯免疫

疫苗形式的不断丰富和免疫原设计能力的提升同样是现代疫苗研究和开发进步的重要标志。疫苗通常可以分为活疫苗和非活疫苗，另外也可以根据构建平台进行分类，包括上面介绍的病毒载体疫苗，核酸疫苗（DNA/RNA 疫苗），亚单位疫苗，病毒样颗粒（VLP）疫苗和纳米颗粒疫苗。不同的疫苗有不同的优缺点。比如减毒疫苗胜在能够模仿天然感染过程以激发较灭活疫苗更强的免疫反应，但由于残留的毒力，这种疫苗会对接种者，特别是免疫受损的个体，构成潜在的安全风险；DNA 疫苗虽然自身免疫原性低而不能单独使用，但其具有保留免疫原天然结构的优点，适合担任初免模块的角色；蛋白疫苗安全系数高，但也有空间构象可能与天然不同、免疫原性低的缺陷，需要和佐剂联用才能诱导强的抗体应答[16]。因此，不同的疫苗形式和平台技术激发免疫系统的方式不同，它们的联合使用被反复证明是拓展免疫保护的重要手段，下面我们将列举这个策略的一些应用实例。

异源初免 - 加强的免疫策略最早由 HIV 疫苗研究者在 90 年代提出，一个标志性工作是 Shiu-Lok Hu 等发现在食蟹猕猴中，用表达猴免疫缺陷病毒（Simian immunodeficiency virus，SIVMne）膜蛋白 GP160 抗原的重组痘病毒初免，随后用杆状病毒表达载体系统产生的 GP160 重组蛋白进行加强注射，能够诱导对 SIVMne 的有效保护[17]。接下来的研究发现其他的异源初免 - 加强组合，例如 DNA 初免 - 蛋白加强，也可以在免疫动物体中诱导 HIV 中和抗体的产生[18, 19]。这些早期探索为后续 HIV 疫苗研发提供了思路，但由于免疫原设计的不足，还无法产生针对二级难中和（Tier 2）病毒的中和抗体。

采用不同疫苗形式来拓展对病毒的保护也是流感疫苗发展的一个重要篇章。比如 Wei 等发现用编码 H1N1 HA 的质粒 DNA 作为初免，能够显著增强传统灭活疫苗或编码 H1N1 HA 复制缺陷型腺病毒疫苗诱导广谱中和流感抗体的能力，表现为免疫动物血清具有更高的中和活性，以及对不同 H1N1 病毒感染抵抗力的提升；这种以 DNA 初免为核心的序贯免疫策略激发的广谱中和抗体主要靶向 HA 的保守茎干区（stem），而且在非人类灵长类动物上也能实现类似的诱导[20]。

脊髓灰质炎是一种由脊髓灰质炎病毒引起的重大传染性疾病，病毒主要在肠道内繁殖，通过粪口途径在人际间传播，其对神经系统的侵袭可在短时间内造成感染者全面性瘫痪，出现不可逆转瘫痪（通常是腿部）的比例约为 1∶200，在瘫痪病例中 5%~10% 的患者因呼吸肌麻痹而死亡。虽然脊髓灰质炎主要影响五岁以下儿童，但任何年龄的人都可能感染脊髓灰质炎病毒。脊髓灰质炎没有有效的治疗药物，预防是唯一的保护手段：在儿童阶段进行多次疫苗接种，可获得终身免疫。脊灰疫苗主要有灭活疫苗和口服减活疫苗两种，两者相比，后者更加方便使用，价格更低，而且能够通过诱导更强的口腔和肠道黏膜免疫来阻断病毒的传播，而前者则优于诱导抗体应答而能够更有效地防止病毒对中枢神经的入侵。自“全球消灭脊髓灰质炎行动”（ the global polio eradication initiative，GPEI ）以来，脊髓灰质炎病毒的传播已大幅减少，在三种野生型病毒（ WPV ）当中，2 型（ WPV2 ）和 3 型（ WPV3 ）均已无法监测到，1 型（ WPV1 ）可能是唯一仍在流行的 WPV。这一显著进展是通过全球范围内使用口服减活疫苗（ OPV ）取得的，最常见的是三价 OPV（ tOPV ），其中包含所有 3 型 WPVs。然而，在罕见条件下，尤其是在疫苗接种率不足的人群，OPV 中的减毒病毒在复制过程中可能发生遗传变化，演变为循环疫苗衍生脊灰病毒（ cVDPV ），该病毒可导致麻痹性脊髓灰质炎，与 WPV 引起的疾病无法区分。对 cVDPVs 引发的脊髓灰质炎的流行病学调查表明：2 型 cVDPVs 占 94% 以上[21]。为降低 cVDPVs 的风险，GPEI 提出新的免疫策略：①将 tOPV OPV 转换为只含有 WPV1 和 WPV2 的二价 OPV（ bOPV ）；至 2016 年 5 月，155 个使用 OPV 的国家和地区已完全停止使用 tOPV；②同时增加至少一针灭活疫苗（ IPV ）来弥补 tOPV–bOPV 转换带来的对 WPV2 保护力的缺失；至 2016 年 8 月，WHO 194 个成员国中有 173 个将 IPV 纳入其免疫方案[22]。目前国内的脊髓灰质炎免疫方案为 2IPV+2bOPV，接种时间分别是出生后 2 月、3 月、4 月和 4 年。从长远来看，要彻底去除 cVDPV 的隐患，完全使用 IPV 是最终解决方案，但它的未来能否实施依赖于 IPV+OPV 策略是否可以根除或接近根除 WPVs 的传播。

不同疫苗形式的序贯免疫也已经成为新冠疫苗体系的一个重要组成部分。这个思路最早是由我国研究人员在 2020 年提出的[6]。伴随着新冠疫苗的大力推广，世界许多国家和地区普及了两针乃至三针的疫苗接种，但使用的疫苗种类呈现明显的区域性，主要包括四类：灭活病毒疫苗（国药集团的 Covilo、科兴的 CoronaVac 和 Bharat Biotech 的 Covaxin ）、RNA 疫苗（ Moderna 的 Spikevax mRNA–1273 和 Pfizer–BioNTech 的 Comirnaty BNT162b2 ）、腺病毒载体（阿斯利康的 Vaxzevria 和 Covishield ChAdOx1，Johnson& Johnson–Janssen 的 Ad26.COV2.S ）和蛋白质疫苗（ Novavax 的 Nuvaxovid 和 Covovax NVX–CoV2373 ）。和天然感染相比，疫苗诱导的抗体免疫应答维持时间明显缩短，普遍只能维持几个月的高水平，这一特征加上具备免疫逃逸和（或）传播率增强能力的“关切变异株”（ variant of concern，VOC ）的不断涌现，使得增强针显得更为必要。对异源初免 – 加强（ homologous prime–boost ）策略探索有助于在全球范围内建立平衡的抗新冠病毒群体免疫[6]。

对新冠疫苗异源初免 – 加强（ homologous prime–boost ）策略的探索主要分两个层次，第一个层次是接种两针的免疫方案。这个层次的探索的重要背景是腺病毒载体疫苗接种被报道能够导致罕见但可能危及生命的血栓栓塞，许多国家因此改变了疫苗管理政策，例如英国政府建议 40 岁以下个人应接种腺病毒疫苗以外的 COVID–19 疫苗。另外，各国现在建议已接受腺病毒载体初免的人群应采用其他类型的疫苗作为加强针，结果很多人都接受了异源免初 – 加强的免疫方案，比如 ChAdOx1 和 mRNA 疫苗的组合。Liu 等比较了 ChAd 和 BNT 的同源（ ChAd/ChAd，BNT/BNT ）和异源初免 – 加强（ ChAd/BNT，BNT/ChAd ）方案的免疫效果，初免和加强之间的间隔为 28 天，免疫后 28 天血清取样进行检测。结果表明在 ChAd 初免参与者中，BNT 加强组的 S 蛋白特异性 IgG 的水平要远高于

ChAd 加强组，这个差距同样体现在假病毒和真病毒的中和滴度上，另外 BNT 加强组在 T 细胞应答方面表现也要优于 ChAd 加强组；在 BNT 初免参与者中，与 BNT 加强组相比，ChAd 加强组的 S 蛋白特异性 IgG 水平要低两倍左右，而 T 细胞应答更高，但没有统计学差异。尽管 BNT/ChAd 方案相对于 BNT/BNT 不符合非劣效性标准，其诱导的 S 蛋白特异性 IgG 浓度高于在临床上证明有效防护新冠疾病的许可疫苗方案（ChAd/ChAd）。这些数据支持 BNT 和 ChAd 疫苗组成异源初免 - 加强方案的可变性[23]。Kaku 等在接种一针 ChAdOx1 的人群中比较了异源 mRNA-1273 和同源 ChAdOx1 加强后的免疫原性，发现前者能诱导更强更广谱的抗体反应，表现为对包括 Omicron 在内的多种 VOCs 有更高的中和抗体滴度和记忆 B 细胞应答。研究者进一步从疫苗接种者血液里分离出靶向 S 蛋白的单克隆抗体，通过对它们的分析揭示了 mRNA-1273 接种者来源的单克隆抗体在总体上比 ChAdOx1 接种者来源的单克隆抗体表现出更高的结合亲和力和对 VOC 更广谱的交叉反应性。虽然这一研究从单个 B 细胞水平证实了 mRNA-1273 异源加强相对同源 ChAdOx1 加强在诱导交叉中和抗体的优越性，但由于 mRNA-1273 和 ChAdOx1 分别采用野生型 S 蛋白和稳定化的 S-2P 蛋白作为免疫原，这种优越性是来自疫苗形式、免疫原，或两者兼有还有待确定[24]。Wang 等比较疫苗特异性抗体和记忆 B 细胞对两剂 mRNA（BNT162b2 或 mRNA-1273，接种间隔 1 个月），一剂 Ad26.COV.2S，两剂 ChAdOx1（AZ/AZ）或 ChAdOx1/BNT162b2 异源组合（AZ/BNT）（ 接种间隔 1.5-2 个月）的反应，在第二剂后约 1 个月的测试表明在 BNT 加强下，ChAdOx1 初免的总体抗 S 蛋白 IgG 滴度和野生型假病毒滴度均提高 10 倍以上，基本和两剂 mRNA 达到水平相近，而显著高于 ChAdOx1 加强约两倍的提升效应；研究者还检测了针对 Delta 和 Omicron 变异株的抗体应答，和预期相符，AZ/BNT 诱导的 Omicron 变异株的中和滴度要低于 Delta 变异株的中和滴度，但都明显高于相对应的 AZ/AZ 建立的中和滴度；但就 Omicron 中和滴度而言，AZ/BNT 甚至显著优于两剂 mRNA，其内在原因还有待确定[25]。Accorsi 等也证明在 Ad26.COV2.S 接种人群中，mRNA 疫苗异源加强比同源增强更能够提高对 Omicron 的免疫应答，一针 Ad26.COV2.S 初免和一针 mRNA 加强提供的保护可以达到和三针 mRNA 相近的水平[26]。

对新冠疫苗异源初免 - 加强策略探索的第二个层次是针对已完成两针疫苗接种的人群，验证异源疫苗作为第三针的加强效应。临床研究一致发现腺病毒和 mRNA 疫苗介导的异源增强可以在 CoronaVac 接种人群中诱导比同源加强更好的免疫应答。其中一项研究显示，虽然 ChAdOx1 和 Ad26.COV2.S 腺病毒疫苗，BNT162B2 mRNA 疫苗和 CoronaVac 作为第三针，都可以提升两针 CoronaVac 诱导的中和抗体水平，但前两者，尤其是 BNT162B2 明显占优，与同源增强相比，异源增强产生的抗体水平要高 8~22 倍，对 Delta 和 Omicron 突变株的血清阳性率也从 35% 提高到 90% 以上，证明了广谱度的提升[27]。Munro 等比较了七种不同 Covid-19 疫苗，包括 ChAdOx1、NVX-CoV2373 纳米颗粒疫苗及其半剂量、BNT162b2 及其半剂量、VLA2001 灭活疫苗及其半剂量、Ad26.COV2.S、mRNA-1273 和 CVnCoV mRNA 疫苗。研究作为增强针在两针 ChAdOx1 or BNT162b2 英国人群背景上的安全性和免疫原性，结果表明除了 VLA 灭活疫苗以外，其他疫苗无论作为同源还是异源加强均可以提升抗体应答，在 ChAdOx1 背景上，BNT162b2 和 mRNA-1273 的加强效应要显著高于 ChAdOx1 或 Ad26.COV2.S。在细胞应答上，mRNA 疫苗和 Ad26 在 ChAd/ChAd 和 BNT/BNT 背景上都呈现了增强效应，纳米颗粒疫苗对 ChAd/ChAd 的提升优于 BNT/BNT，而 ChAd 不能对 ChAd/ChAd 进一步增强[28]。Atmar 等在三种接种背景 Ad26/Ad26、mRNA-1273/ mRNA-1273、BNT162b2/BNT162b2 上证实了异源加强的有效性：就 SARS-CoV-2 D614G 假病毒的中和滴度而言，与加强前相比，异源加强和同源加强分别导致 6~73 倍和 4~20 倍的提升，其中 mRNA 加强对 Ad26/Ad26 的提升尤其明显；在S蛋白特异性T细胞反应上，除了同源Ad26增强的亚组外，其他所有亚组均有增加。该研究同时发现Ad26疫苗接种人群的病毒特异性$CD8^+$ T细胞应答要比mRNA疫苗接种人群更为持久，与此相对应，Ad26加强能够显著提高mRNA疫苗接种人群的S蛋白特异性T细胞水平[29]。

对异源和同源Covid-19疫苗有效性的网络荟萃分析核实了在两针接种的免疫方案中，ChAdOx1/BNT162b2要优于两剂BNT162b2或两剂mRNA-1273，而对变异株的有效防护则基本需要三针或以上剂量，主要影响因子是接种的次数而非采用的疫苗类型[30]。这些结果共同证明了异源疫苗序贯增强接种的可行性，支持用不同疫苗形式进行序贯免疫以增强疫苗效应，其中mRNA疫苗在灭活或腺病毒疫苗初免条件下是加强中和抗体水平的最佳选择，而腺病毒疫苗可用于提高mRNA疫苗的$CD8^+$ T细胞反应的幅度和持续时间。这些研究都表明使用不同技术路径的疫苗序贯接种能够实现免疫诱导机制上的互补，从而在免疫反应的强度、广度和持久性上达到协同效应，进而带来更有效和更广泛的保护。

三、同时活化黏膜与系统免疫应答：不同接种路径的序贯免疫

在免疫策略的设计中，除了免疫原和疫苗形式外，接种途径也是一个重要考虑因素，尤其是在需要建立黏膜免疫的情况下。黏膜免疫是机体免疫系统的重要一环。和系统免疫一样，黏膜免疫也包括体液免疫和细胞免疫，具体组分包含IgG、IgA和组织记忆性T与B细胞（tissue-resident memory T/B cell，T/BRM细胞）[31]。

病原体感染的性质是疫苗设计是否需要考虑黏膜免疫的主要决定因素，面对侵入性感染（如脊髓灰质炎），诱导系统免疫反应最为重要。有效控制黏膜感染依赖于建立强有力的黏膜局部应答。对于部分/局部侵入性的病原体，例如呼吸道病毒，疫苗方案需要两者兼而顾之。另一个考虑因素是黏膜的性质，包括与系统和其他黏膜的关联性（循环抗体和T/B细胞的可及性[32, 33]）以及对抗病毒感染的主要抗体类别。在女性生殖道和下呼吸道中，对病毒感染的抑制主要依赖于IgG。IgA在鼻腔/上呼吸道免疫中比IgG更为重要[31, 34, 35]。肠道中IgA和IgM的转运是通过聚合免疫球蛋白受体高效完成，但并非所有的黏膜部位都存在类似的机制[31]。

引起感冒的冠状病毒（如OC43、229E）与引起腹泻的轮状病毒均可在同一个体中反复感染[36, 37]，一般距离前一次感染2个月以上即可被重复感染，表明黏膜感染诱导的免疫应答持续的时间可能有限。免疫耐受是黏膜免疫应答的一个重要特性，其目的是维持机体稳态和防止长期炎症反应的发生，这个特性也决定了系统性免疫的许多激活方式不能有效激活黏膜免疫应答，或者需要更高的刺激剂量[31, 38]。也就是说，单纯的黏膜接种与单纯的肌肉接种可能均难以活化黏膜持续的免疫应答，如何有效活化黏膜的持久免疫应答是个挑战。我国学者早在2007年利用不同的疫苗形式进行了有益的探索，Huang等利用以HIV Gag为免疫原的DNA疫苗和重组痘苗病毒（rTTV）疫苗，通过比较不同的初免-加强方案在小鼠模型上的免疫应答，首先提出黏膜初免与肌肉加强的序贯接种是同时激活黏膜与系统针对HIV免疫反应的有力策略[39]。后续工作进一步证实了黏膜免疫应答启动的重要性，rTTV滴鼻初免-DNA肌肉加强诱导HIV病毒特异性免疫应答的能力要优于DNA肌肉初免-rTTV滴鼻加强，也要强过两针滴鼻或两针肌肉接种，抗体分析表明系统加强能够在滴鼻接种的基础上进一步提升在肺和生殖道IgA抗体水平，并且为系统性免疫应答的诱导所必需[40]。由于肌肉接种是诱导持续记忆性应答的有效方式，因而可以推测，黏膜初免与肌肉加强的序贯方式是活化黏膜持久免疫应答的有效策略，且这一策略同样可以激活持久的系统免疫力。

肌肉接种与黏膜接种的序贯组合也是值得探索的策略。Shin 等在 2012 年提出了初免 - 牵引（prime-pull）概念。该概念强调有效诱导组织 TRM 需要结合系统接种和局部牵引，即首先通过常规肠外接种来引发全身的 T 细胞应答（prime），在此基础上对病毒感染倾向部位施加趋化因子或抗原刺激（pull）来招募活化的 T 细胞来形成局部记忆[41]。后续的研究发现趋化因子或短暂的抗原刺激可以起到牵引的作用，抗原在局部组织的长期存在（比如病毒载体疫苗介导的表达）能够更有效地诱导 TRM 的形成。流感疫苗的多项研究证实了 prime-pull 策略在诱导呼吸道保护应答上的有效性。Uddbäck 等发现建立持久的肺部 TRM 需要抗原在肺部的持续存在，但单独呼吸道接种不足以诱导肺部 TRM 的形成，需要前期的肌肉接种作为基础以提供足够的循环 T 细胞[42]。总而言之，黏膜与系统的序贯接种是一种极为有益的疫苗接种方式，前后顺序可能不是限制因素。这对疫苗的剂型开发提出了更多的要求[43]。

和黏膜疫苗设计密切相关的一个概念是“共同黏膜免疫系统”概念，该概念的主要观点是在一个黏膜部位激活的 T/B 细胞，在树突状细胞的影响下，诱导表达部位特异性整合素（integrin）作为归巢受体，因而带有黏膜印痕（imprint），能够在对应的趋化因子的牵引下分布到具有同样印痕的远处黏膜部位而非全身组织。同时，因为趋化因子、整合素和细胞因子在不同黏膜组织中表达存在差异，黏膜免疫系统中也存在分区 - 黏膜诱导位点只连接特定的效应位点的情况。比如口服免疫能够在胃肠道、乳腺和唾液腺诱导强烈的免疫应答；鼻腔免疫的靶向组织包括呼吸道、胃肠道和生殖道[44]。

黏膜免疫的不同组分对疫苗接种途径有不同的要求。非消化道接种，例如肌肉注射，普遍可以在黏膜处提供保护性 IgG，却无法有效地在以呼吸道为代表的一些黏膜组织诱导 IgA 或组织记忆性 T/B 细胞，IgA 和 TRM 的局部诱导需要进行黏膜接种。在目前已有的疫苗平台中，病毒载体疫苗和减毒疫苗最适合用于呼吸道黏膜接种。灭活疫苗、蛋白亚单位疫苗和核酸疫苗相对而言有更多的局限性，前两者需要和适当的佐剂联用以及反复接种，而后者则需要克服穿透黏液层、有效的靶细胞递送和运输过程中被降解的多重困难[45]。

接种途径对疫苗保护效应有影响。在恒河猴模型上，ChAdOx1nCoV-19 疫苗通过肌肉注射能够降低肺灌洗液里的病毒载量，从而防止肺炎，但不能防止病毒对上呼吸道的侵袭[46]；而通过滴鼻加强接种则可在诱导系统性免疫的同时在上呼吸道建立有效的免疫保护[47-49]。甚至有研究表明相对于肌肉接种，滴鼻接种能够诱导更高的血清抗病毒中和滴度[50]。在适当佐剂辅助的条件下，灭活 SARS 疫苗和新冠疫苗也被证实可以通过滴鼻接种方式在免疫小鼠体内诱导保护性免疫应答[51, 52]。另一方面，对新冠样本的分析表明 IgA 二聚体是鼻咽中的主要中和抗体形式，在抑制病毒中起着重要作用[53]。然而其他研究却提示单纯鼻内接种可能不足以保证新冠疫苗保护的有效性。第一个进入临床试验的鼻腔腺病毒新冠疫苗尽管安全且耐受性良好，但免疫效果令人失望，一次或两次鼻内接种在以前未接种新冠疫苗的个体中并未显示好的免疫原性，因而终止了临床试验。另外，有研究报道鼻内注射中和抗体虽然可以保护肺，但不能减少鼻甲中的病毒载量[54]。对基于 VSV 病毒载体的新冠疫苗（VSV-SARS2-EBOV）的研究发现同样的单剂量接种，肌肉接种比鼻腔接种能够更快地在恒河猴中诱导保护性免疫应答[55]。这些结果表明单一的鼻内接种无法代替系统接种的抗体诱导效应，一个有效的免疫应答需要系统免疫和黏膜免疫的协同重用。

利用系统初免 - 滴鼻加强策略提高新冠疫苗的有效性也有许多研究。Ku 等探索了慢病毒载体平台开发新型新冠疫苗的可能性，发现腹腔注射携带膜锚定的全长 S 蛋白的慢病毒载体疫苗可以在系统水平上诱导强烈的抗病毒抗体和细胞应答。因为在小鼠感染模型上只能实现部分保护，故尝试了不同的加强，结果发现腹腔加强不能进一步提升对病毒的抑制，而伴随着在呼吸道建立高水平的病毒特异性免疫应答，接受滴鼻免疫加强的小鼠能够降低肺部病毒载量，同时显著减轻局部炎症。在金黄地鼠模型上的研究也证实系统初免（腹腔或肌肉注射）–滴鼻加强能够在呼吸道诱导对新冠病毒有效的免疫保护[56]。Lapuente 等构建了以 SARS–CoV–2 的全长 S 蛋白加上全长 N 蛋白为抗原的腺病毒载体、mRNA 和 DNA 疫苗，在小鼠模型上比较了这些疫苗不同的初免–加强组合诱导的免疫反应，发现与两针肌肉内注射 mRNA 疫苗相比，腺病毒载体鼻内加强在一针肌肉内注射 mRNA 疫苗的基础上不仅能够诱导相似高水平的系统性抗体应答，而且能够实现前者不能达到的对黏膜 IgA 和肺 TRM 的强烈诱导，以及普遍显著地增强了黏膜部位针对不同所关注病毒变体的中和活性，可完全保护小鼠抵御 SARS–CoV–2 的感染。研究者还发现 mRNA 和 DNA 疫苗作为初免疫苗时呈现出不同的 T 细胞诱导效应，前者主要激发系统性 T 细胞反应，而后者偏向诱导黏膜 T 细胞。这项研究支持 mRNA 疫苗和病毒载体疫苗的肌注初免–黏膜加强组合在发展新冠黏膜疫苗中的应用前景[57]。在另一项研究中，Iwasaki 团队报道了以肌肉注射编码新冠病毒 S 蛋白的核酸–脂质纳米颗粒（mRNA–LNP）疫苗为初免，鼻腔接种不添加佐剂的重组 S 蛋白三聚体作为加强的新型新冠疫苗，命名为 P&S（Prime & Spike）疫苗。在小鼠模型上，P&S 疫苗接种后不仅能诱导高水平的血清抗体反应，而且能全面激发呼吸道的局部免疫。这些结果揭示 mRNA–LNP 肌注初免能够强化蛋白疫苗作为鼻腔加强剂的免疫原性，使之其在没有佐剂辅助的情况下也能很有效地诱导局部的获得性免疫应答。研究者进一步在小鼠和仓鼠感染模型上评估了 P&S 疫苗对于新冠病毒的保护性。在小鼠模型上，P&S 疫苗能够在亚保护初免剂量条件下实现对致死剂量新冠病毒感染的高效保护，作为对比的两针肌注 mRNA–LNP 疫苗（Prime and Boost，P&B）在改善动物存活率上呈现相似的保护效果，但在防止动物体重减少的效应上不如 P&S 疫苗。仓鼠上的研究除了在类似的攻毒模型上证实了小鼠实验的结论外，还利用共笼模型对比了 P&S 和 P&B 疫苗预防新冠病毒传播的能力，发现两种疫苗都能高效预防下呼吸道感染，但在控制上呼吸道病毒复制方面，P&S 疫苗的效力更强。这些结果表明 P&S 疫苗对新冠病毒感染有双重保护效应，一方面能够预防感染引发的肺炎，另一方面能通过有效抑制病毒在上呼吸道的复制来阻断病毒的传播。研究者同时发现采用 Poly amine–co–ester（PACE），一类兼备生物可降解和免疫原性低的新型生物材料，作为包裹材料能够使 mRNA 疫苗在保证安全性前提下担任有效的鼻内加强剂，为 P&S 疫苗未来的临床应用提供了进一步的支持[58]。

目前有两个正在进行的临床试验，NCT04732468 和 IG/VPIN/CVD19/2001，在检验采用肠外–黏膜序贯接种策略的 SARS–CoV–2 疫苗[31]。前者使用腺病毒疫苗同时表达新冠病毒的两个蛋白，S 蛋白和融合增强型 T 细胞刺激域的核衣壳蛋白（nucleocapsid protein），以口腔服用和皮下注射两种途径的不同序贯组合进行接种；后者则采用 S 蛋白的 RBD 作为免疫原的重组蛋白疫苗，通过肌肉注射和鼻喷两种形式进行初免和加强，肌肉注射采用明矾作为佐剂，而鼻喷采用乙型肝炎病毒核衣壳蛋白作为佐剂。这些临床试验的结果将为判定肠外–黏膜序贯接种策略在新冠疫苗中的应用前景提供真实世界数据。

除了肌肉注射和滴鼻接种的组合外，其他不同途径的初免–加强组合也可以用来拓展疫苗的保护效力。Tang 等报道滴鼻初免–生殖道加强是 HIV 疫苗的一个潜在策略，其优势是能够在生殖道建立长效的 TRM 应答[59]。He 等则发现直肠 TRM 的诱导严格依赖于滴鼻 / 肌肉初免–直肠加强（牵引）的免疫方案，通过单一途径的初免–加强无法实现[60]，提示“共同免疫室”的概念不一定适用于直肠和呼吸道的免疫学关系，结合以前对肺和肠道 TRM 诱导条件的研究[61, 62]，提出循环 T 细胞的招募有抗原依赖性和抗原非依赖性两种机制，前者普遍更为有效。

以上这些研究总体表明不同途径的初免和加强是增强疫苗（特别是针对黏膜感染的疫苗）保护

效力的一个通用手段，不同途径组合可能因疫苗其他因素和针对的感染性质而异，需要在动物模型上进行比较和验证。值得一提的是，近来的研究发现黏膜免疫和系统免疫的交流具有双向性，例如Fonseca 等在小鼠模型上发现 TRM 细胞在再次受到抗原刺激时可以逆行迁移到肺纵隔淋巴结，重新加入到循环中，这些细胞有固有归巢倾向，但同时具备分化成效应记忆 T 细胞和中央记忆 T 细胞的能力，为免疫途径组合的可塑性提供了新的理论基础[63]。

第三节　不同免疫原的序贯免疫技术

一、病毒变异与进化：优势表位持续变异与亚优势表位保守

疫苗有效率的一个巨大挑战是病毒的不断变异和进化。这个挑战在病毒复制过程容易出错而且又没有纠正功能的 RNA 病毒中尤为突出，比如流感病毒和 HIV 病毒。新冠病毒虽然也属于 RNA 病毒，但其编码有能够修正复制错误的病毒蛋白，因此发生突变的频率较低，只有流感病毒的二分之一和 HIV 病毒的四分之一[64, 65]。另外，病毒在共感染的条件下，不同毒株在感染细胞内有可能通过交换基因产生新的毒株，导致和原始毒株有不同抗原性的重组毒株的出现，这种现象被定义为抗原转变（antigenic shift），这个现象在流感病毒中更为普遍。由氨基酸突变导致的抗原漂移（antigenic drift）和抗原转变是构成流感病毒多样性的基础。病毒变异的驱动力主要来自两个方面，一是病毒适应力的增加（fitness），二是免疫逃逸。这两个方面在大多数情况下是相互挟制的，能够逃逸宿主免疫的突变往往削弱了病毒的适应力，因此病毒复制产生的多样性并不能转化为病毒的快速进化，只有非常有限的变异病毒能够满足适应力和免疫逃逸的双重要求在人群中得以传播。新冠病毒的 Omicron 变异株就是一个典型的例子，它源于 HIV 感染者中，可以被认为是在免疫压力减轻的宽松条件下，病毒在感染者体内长期存在，经过多轮变异出现的兼顾病毒适应力提升和中和抗体免疫逃逸的产物。在 Omicron 出现之前的变异株虽然在病毒感染性上有所提高，但对疫苗诱导的中和抗体的逃逸能力有限，甚至某些突变有可能会增加病毒对疫苗的敏感度[64, 66]。

诱导针对病毒的中和抗体是目前临床上适用疫苗的主要作用机制。对病毒感染诱导的抗体反应的抗原表位分析，得出结论：主要病毒膜蛋白存在多个抗体识别表位，不同表位的免疫原性存在差异，这个属性导致抗体反应在特定表位聚焦，将此形象地称为免疫显性效应（immune-dominance）[67]。例如，流感病毒 HA 的免疫显性表位有 5 个，均分布在头部[68-70]。免疫显性效应主要归结于表位的自身性质，而非来自宿主免疫系统的特异选择。比如，有研究显示 HA 抗体表位在无颌动物中有和人类相似的强弱排序，虽然前者有独特的抗体表达形式[71]。保守表位常在免疫原性上处于劣势（immune-subdominant），这些表位作为重要功能域的一部分，代表了病毒需要隐藏的脆弱位点的性质相一致。而优势表位对于病毒而言有更高的可塑性，因此能够在不影响病毒适应力的条件下通过持续变异来实现对抗体反应的逃逸[72]。值得一提的是，这种逃逸往往只需要少数氨基酸的改变。以甲型 H3N2 流感病毒为例，从 1968 年到 2003 年，抗原变化可以归结到单个氨基酸置换，集中发生在 HA 上与受体结合位点紧邻的区域[73]。另外因为单个糖基化位点改变而导致疫苗保护效应严重下降的事实也佐证了基于 HA 头部抗体应答的传统疫苗的脆弱性[74]。保守表位的亚优势免疫原性体现在针对这些表位的抗体，即广谱抗体，相对于针对显性表位的抗体更难产生。对抗病毒广谱抗体的分析发现这些抗体有一个或多个有别于普通抗体的异常特征，包括：包含特征性的胚系抗体基因序列；具有特别长的互

补重链决定区 3（CHDR3）；携带更多的乃至数倍的体细胞突变（somatic mutations）或者罕见突变，或者两者兼备；有自身免疫（auto-reactive）或多免疫性（polyreactive）[5, 75, 76]。这些特性至少从两个层次限制了抗病毒广谱抗体的产生，一是对应的初始 B 细胞在胚系 B 细胞库的占比低，二是抗体的发育需要遵循特定的途径和多轮的亲和力成熟。另外也有研究表明优势表位能够抑制亚优势保守表位对广谱中和抗体的诱导，表位竞争有限的滤泡辅助性 $CD4^+$ T 细胞（follicular helper CD4 T cell）有可能是其中的机制[77]。

综上所述，理想的广谱疫苗需要克服非保守表位的免疫显性，使诱导的免疫反应聚焦于亚优势的保守表位，来促进广谱抗病毒抗体的形成。

二、聚焦保守表位的免疫策略和广谱性疫苗

目前聚焦保守表位的免疫原设计策略主要包括三种：①保守表位或序列单独作为免疫原；②通过序列改造来消弱非保守优势表位或增强保守表位的免疫原性；③设计系列免疫原，通过序贯免疫来递次放大针对保守表位的免疫反应，或驯化广谱抗体谱系的发育和成熟。此外，后两种策略的组合可能将更有效提升广谱抗体的活化。

第一种策略适用于保守表位或序列能够明确分割，而且已有广谱抗体 - 表位的结构信息作为设计的基础。一个最具代表性的例子是流感的单独茎部（stem only，又称 headless）疫苗。该疫苗设计的中心思想是将 HA 茎部和异源的三聚化结构域融合来形成保持天然构象的茎部三聚体，在此基础上又有多种改进，包括引入突变，比如增加一个单体间半胱氨酸桥，来优化 HA 的构象，利用铁蛋白纳米颗粒作为茎部的展现平台来易化对广谱 BCR 的激活[78~80]。目前根据该设计产生的针对 I 组 HA 的疫苗能够在免疫小鼠和雪貂体内引起广泛的交叉反应，以保护动物免受同 HA 组异亚型流感病毒的致命攻击，已进入临床评估[79]。按照相同思路设计的针对Ⅱ组 HA 的疫苗也在小鼠模型上验证了广谱保护的有效性[81]。茎部疫苗的另一种尝试是截取颈部的连续序列作为免疫原，特别是它的长螺旋（long alpha-helix，LAH）部分。LAH 的弱免疫原性可以通过和载体蛋白的融合来弥补，就此产生的蛋白和 VLP 疫苗在小鼠模型上能够实现部分的交叉保护[82, 83]。HIV 疫苗研究也有类似思路的探索，比如利用融合域线性肽序列作为免疫原来激发针对融合域的广谱抗体[84, 85]。第一种策略的主要挑战是使剥离的保守片段保持天然构象，同时加强免疫原性以实现对广谱抗体的有效诱导。

第二种策略在理想情况下是第一种策略的削弱版，但它的优势是在更大程度上保存了保守表位的天然构象。一个代表案例是利用引入或突变糖基化位点来调节流感和 HIV 疫苗诱导抗体的偏向性。特定 *N*- 连接糖基化位点的获得或丢失会影响流感 HA 的抗体识别和中和，因此在特定位点引入额外的糖基化位点可以降低 BCR 对头部的识别，从而提高茎部的竞争力而实现对靶向茎部广谱抗体更有效的诱导。根据这一理念设计的疫苗在小鼠上能够诱导比野生型 HA 疫苗更高的茎部特异性抗体，但无法提升对异源流感病毒致死攻击的保护，这就提示需要进一步的改进[86, 87]。在 HIV 疫苗研究中，通过改变糖基化位点来调节保守表位的可达性已成为利用系列免疫原循序渐进指导广谱抗体发育策略的主要辅助手段[5]。因此，第二种策略更可能协助其他策略来开发广谱疫苗，而非单独使用。

除了上面两种策略外，研究者还探索了其他广谱疫苗技术。其中比较深入的有流感疫苗的 COBRA（computationally optimized broadly reactive antigen）设计，它的原理是通过对 HA 序列的大规模分析，计算出共享序列作为具有更好诱导广谱抗体潜力的优化免疫原[88, 89]。虽然基于 COBRA 的疫苗能够在动物模型上诱导交叉抗体反应，但抗体的广度局限于亚类内，因此它不能提供异型 / 异

型保护，限制了其作为真正通用流感疫苗的可能性[90-92]。嵌合（马赛克）免疫原设计是另外一种利用广泛的抗原序列分析来提高疫苗广谱度的技术，以病毒 ENV 膜蛋白或内部 Pol 加 Gag 蛋白的“马赛克”序列为免疫原的四价 Ad26 腺病毒疫苗（Ad26.Mos4.HIV）被视为新一代的 HIV 疫苗，它和 gp140 蛋白疫苗联用的双初免 – 双加强的接种方案已经进入二期临床试验[93-96]。整体而言，基于序列比较计算出的人工序列虽然具有提升交叉抗体的潜力，但并没有从根本上解决免疫显性的挑战。融合抗体表位的结构生物学信息将是未来进一步发掘这个策略潜力的努力方向。

值得指出的是以上这些策略主要侧重于对免疫原的改造，在免疫方案中可以使用同一免疫原作为初免和加强，这个是和第三种策略中序贯免疫的主要不同之处。

三、聚焦广谱保守表位的序贯免疫技术的原理和策略

利用序贯免疫来聚焦广谱保守表位的策略最早由徐建青团队在 2006 年提出。研究发现 HIV 免疫原的序贯免疫能够刺激对保守抗原表位的 T 细胞应答，并由此推测同样的免疫策略也适用于广谱 B 细胞疫苗的研发，能够聚焦抗体应答靶向保守的广谱表位[1]。序贯免疫技术的进一步发掘很大程度得益于对流感和 HIV 病毒广谱中和抗体认知的深入[4, 5]。这种认知主要包括两个方面，一是抗病毒的广谱抗体是存在和可以被诱导的。早在 1983 年研究者就发现利用酸和 DTT 处理除去 HA 头部的灭活流感病毒免疫兔子，能够诱导具有交叉反应的针对 HA2 的抗体[97]，但并没有引起足够的重视，因为季节性流感感染血清中很难检测到交叉反应，提示广谱流感抗体即使存在，也是个罕见事件。这个观点直到 2009 年 H1N1 爆发时从病毒感染者体内检测到高水平的茎部抗体时才被真正打破[98, 99]。随后研究者又分别在 2009 年 H1N1 疫苗接种者[100, 101]、H5N1 疫苗接种者[102, 103]和 2013 H7N9（属于 Group 2）感染者[104-106]中发现了靶向茎部的交叉抗体反应的有力激发。能够有效解释这些发现的理论是季节性流感感染使人体内普遍存在针对 HA 的以头部抗体为主、茎部抗体为辅的预存免疫，再次感染相同或类似的季节性流感不会改变头部相对于茎部的免疫显性，因而无法提升茎部抗体的水平，甚至会放大头部抗体的优势；2009 H1N1 和 H5N1 作为跨种属传播病毒，它们的 HA 和季节性流感的 HA 在头部存在巨大差异，但保留了茎部的保守表位，因此在感染时能够选择性地放大预存的茎部抗体应答，从而突破了茎部的免疫显性[3, 98, 107]。基于这个理论的一个免疫策略被提出，即利用不同来源的天然 HA 进行序贯免疫以实现对保守表位的聚焦。Krammer 和 Palese 等提出了另一种策略：嵌合 HA 策略（chimeric HA，cHA），其核心是构建多个共享同一个茎部但头部不同的 cHA。为防止对人体内预存头部抗体应答的放大，这些头部都来自禽流感病毒亚型，利用表达 cHA 的蛋白疫苗或灭活重组流感疫苗进行序贯免疫，茎部抗体水平有望随接种次数的增加而指数式增长，靶向各个头部的抗体相反局限于单轮的激发，从而逐步建立了茎部抗体在免疫应答中的主导地位。经过动物模型的验证，cHA 策略已经进入临床试验阶段[3, 108]。从长期 HIV 感染者体内分离出越来越多的具有抑制 HIV 活性的广谱中和抗体是重燃 HIV 疫苗研究热情的一个主要驱动力，尤其是发现不同感染者共享一些广谱中和抗体谱系支持了普适疫苗的可能性[5]。

对抗病毒广谱中和抗体的第二个认知是这些抗体的诱导具有曲折性。这个认知在 HIV 广谱中和抗体里体现最为明显。HIV 感染者只有在感染几个月以后才能在血清中检测到病毒中和活性，而具有广谱中和活性的抗体的出现需要几年甚至更长的时间，映射了突变不断积累的漫长进化之路。HIV 广谱中和抗体的形成是病毒和抗体之间逃逸和反逃逸“军备竞赛”的结果，它的起点是原始入侵病毒（founder virus）对胚系（germline）前体 B 细胞，又称共同祖先（Unmutated commonancestor，UCA）

的激发，在初始产生的中和抗体压力下，原始病毒发生靶向表位的逃逸，抗体和病毒的博弈周而复始，通过一系列中间抗体（intermediate antibodies，IAs）的接替才最终形成具有广谱中和能力的克隆，而共同祖先和中间过渡抗体的中和活性则局限于自体病毒[5, 109]。对这个过程的深入研究使研究者认识到 HIV 中和抗体的诱导是无法通过单一免疫原实现的，必须针对中和抗体形成的各个阶段设计不同的免疫原进行序贯免疫，模仿抗体谱系在病毒变异挑战下的发育过程来拓展广谱度，其中最为关键的一步是激活共同祖先。目前针对共同祖先的免疫原设计主要有两种，一种是通过对 HIV 感染者病毒的追踪找到奠基病毒，以其编码的包膜蛋白序列作为免疫原，另一种是通过计算引导的体外筛选来发掘合理设计的种系靶向（germ-line targeting）免疫原，后续对中间抗体诱导的免疫策略则主要遵循循序渐进的原则，连续免疫原之间的差异需要适中，缓慢提升亲和力（体突变的逐步积累）以避免谱系的过早成熟 - 广谱度的丧失，同时保证谱系发育方向的正确性[5, 76, 109, 110]。无独有偶，类似的免疫策略也被认为是实现广谱流感疫苗的潜在手段。在已发现的茎部抗体中，绝大部分呈现出组内水平的广谱交叉活性，只有少数可以同时识别 Group 1 和 2 血凝素。通过分析这类稀有超广谱抗体的发育途径，研究者提出诱导它们的可能的免疫方案：首先以 group 1 HA 作为免疫原来选择 UCA，以此为基础形成具有弱 group 2 中和活性的分支点（branch point），继以用 group 2 HA 疫苗来驱动分支点通过体细胞突变进一步成熟，获得强 group 2 中和活性从而达到跨 group 的中和广谱度[4, 111]（图 23-2）。

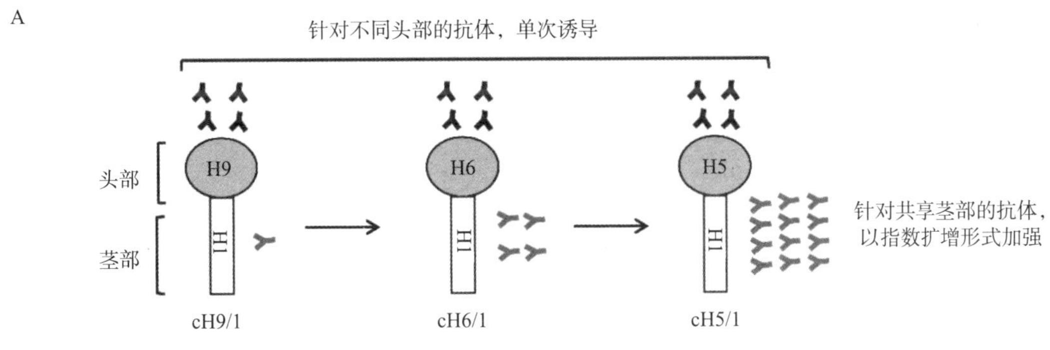

图 23-2　序贯免疫诱导茎部抗体的广谱流感疫苗设计

A. 基于茎部的嵌合 HA（cHA）策略；B. 跨 group 通用流感疫苗设计。

综上所述，聚焦广谱表位的序贯免疫技术目前主要分为两个层次，一个是选择性放大针对广谱表位的免疫应答，二是利用合理设计的免疫原来驯化广谱抗体的形成。下面我们将以 HIV 疫苗、流感疫苗和新冠疫苗为例来具体阐述这些技术在抗病毒广谱疫苗中的应用和最新进展。

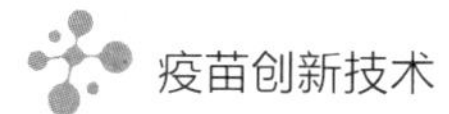

四、序贯免疫技术在广谱疫苗研发中的应用

（一）在艾滋疫苗中的应用

目前，多项研究表明，根据 HIV-1 Env 的特征，设计合理的 HIV-1 包膜蛋白（Env）免疫原，利用序贯免疫策略能够诱导出抗 HIV-1 广谱中和抗体。第一种思路是利用不同的天然 Env 序列作为免疫原，结合不同的展示形式，来拓展诱导抗体的广谱度。Klasse 等采用来自四种 HIV 亚型的 SOSIP.664 GP140 三聚体来进行序贯免疫，能够在兔子里诱导出针对 HIV-1 的广谱中和抗体[112]。徐建青团队利用来自不同 HIV 亚型的 GP145 和 GP140 作为免疫原，以 DNA 初免，结合痘病毒和 SOSIP.664 偶联 Ferritin 纳米颗粒疫苗加强实施序贯免疫，能够在中国恒河猴体内快速诱导较为广谱的保护性中和抗体，支持 GP140-GP145 联用是聚焦保守中和表位的一个有效策略[113]。

第二种思路是利用合理设计的免疫原选择性地启动广谱抗体对应的 UCA 和驱动后续谱系的定向发育（图 23-3）。有多项研究在这个方向做出了积极探索，获得了一些重要进展。Nussenzweig 和 Schief 团队针对靶向 Env V3 区的广谱中和抗体 PGT-121，构建了携带 PGT-121 预测胚系基因重链和轻链的抗体敲入小鼠。在没有免疫原诱导时，PGT-121 抗体敲入小鼠不会产生广谱中和抗体；当小鼠接受依据体细胞超频突变发生规律设计出的不同 SOSIP.664 GP140 蛋白的序贯免疫时，敲入 PGT-121 抗体能够被激发，并产生广谱中和活性[114, 115]。研究者利用类似的研究系统证实了同样的免疫诱导策略也适用于另一种 HIV 广谱中和抗体，即识别 EnV CD4 结合位点的 VRC01 抗体[116, 117]。聚焦 VRC01 抗体的另一个免疫策略是采用自组纳米颗粒，eOD-GT8 60mer，来激活 VRC01 胚系基因，这种被称为种系靶向策略（germline targeting）。eOD-GT8 60mer 通过呈现 60 份含有突变的 Env gp120 序列来增强和罕见广谱抗体前体的亲和力以实现有效的招募[118]。在 VRC01 重链敲入的小鼠模型上，eOD-GT8 60mer 免疫能够驱动初始 B 细胞进行预期的序列重组，但无法达到完整的广谱中和活性，需要序贯接种系统设计的不同免疫原来逐步引导 B 细胞的发育，才能产生成熟的广谱中和抗

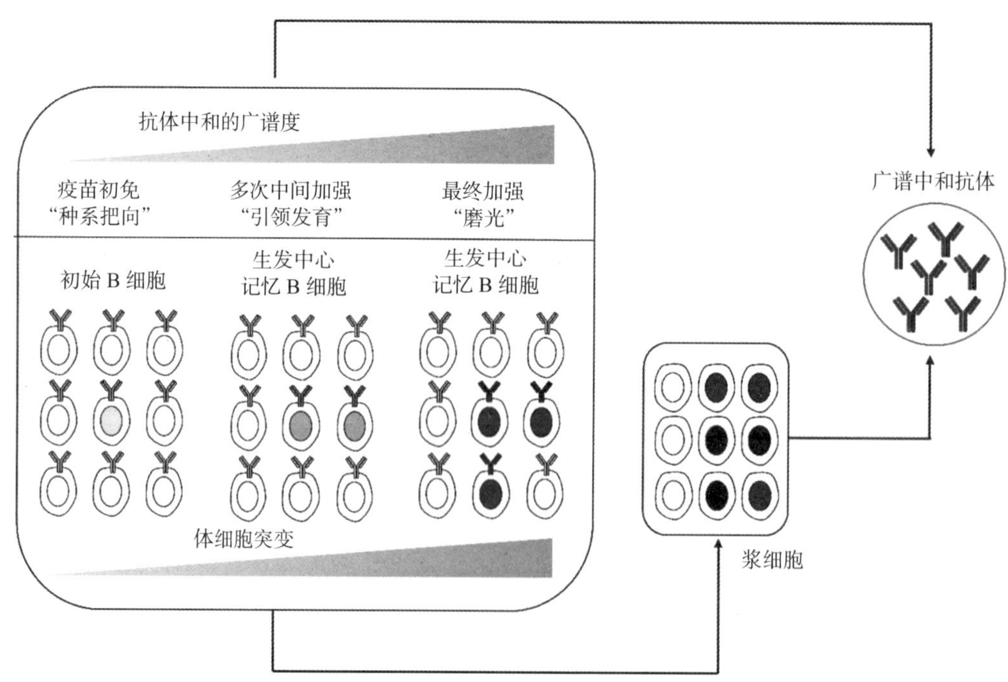

图 23-3　序贯免疫驯化抗体谱系形成的广谱 HIV 疫苗设计

体[117, 119-121]。eOD-GT8 60mer 已进入临床试验。由国际艾滋病疫苗倡议协会发起的一项临床试验（IAVI G001）中，间隔 8 周接种两针以 AS01B 作为佐剂的 eOD-GT8 60mer，能够在 97% 的疫苗接种者中产生中和抗体反应，虽然参与实验的只有 48 位 18 到 50 岁的健康成年人，但这一结果初步证明了种系靶向策略在人群应用的有效性[122]。Moderna 公司选择 mRNA 为载体，以 eOD-GT8 作为抗原构建了 mRNA-1644 疫苗，同时选择 Core-g28v2 60mer 作为抗原构建了 mRNA-1644v2-Core 疫苗，比较两种疫苗不同组合（单针或双针的 mRNA-1644，mRNA-1644 和 mRNA-1644v2-Core 的序贯接种，单针的 mRNA-1644v2-Core）的临床试验（IAVI G002）正在进行。另一种旨在诱导广谱中和抗体的候选疫苗，BG505 SOSIP.GT1.1 gp140 蛋白疫苗，也正在进行一期临床试验（IAVI C101）。参与者将接种三针添加佐剂的 BG505 SOSIP.GT1.1 gp140，接种时间以第一次接种时间为起始点，分别为 0、2 和 6 个月[123]。

通过多重免疫原的序贯使用来促进体细胞突变的逐步积累。

除了中和抗体，诱导广谱的 T 细胞应答对于 HIV 疫苗也非常重要。事实上，序贯免疫策略的提出就是基于 HIV T 细胞疫苗的研究，未来深入挖掘序贯免疫诱导广谱 T 细胞应答的潜力可以预见是发展真正有效 HIV 疫苗的一个重要手段。

（二）在流感疫苗中的应用

序贯免疫技术在流感疫苗的开发中已有较为广泛的研究。一部分的工作探索了不同亚型来源的 HA 序列的序贯免疫。比如，在 2017 年发表的一项工作中，Zhou 等利用 DNA 疫苗测试了 H1、H3 和 H5 亚型 HA 序贯免疫在小鼠上的应答和保护。研究中采用了三种 DNA 疫苗，编码基于 2006—2009 年流行的流感病毒序列，通过计算机算法优化获得的 H1、H3 和 H5 亚型 HA 的共同蛋白序列。通过两种方案免疫小鼠，第一种方案中，小鼠依 H1、H3 和 H5 HA 顺序接种三种 DNA 疫苗，第二种方案中则将三种 DNA 疫苗混合，采用和第一种方案相同的接种剂量免疫三次。结果表明混合接种虽然能够诱导更高的 HA 结合抗体，但在中和抗体诱导方面不如序贯接种。具体体现在后者能够激发更高的针对 H1 类 HA 的中和滴度，而同时能够诱导和前者相似的较高水平的针对 H3 和 H5 HA 的中和抗体。与 H1 中和抗体滴度的差异相对应，面对异源 H1N1 毒株感染时，只有接受序贯免疫的动物组全部存活。另外，研究者还从序贯免疫的小鼠体内分离得到了两株广谱中和抗体。但是对于其他亚型包括 H2、H7 或 H9 等，两种免疫策略都没有诱导出可被检测到的中和抗体，反映了单纯依赖不同的天然 HA 演变的免疫原用于聚焦保守表位的局限性[124]。

另一种序贯免疫策略是采用嵌合 HA（cHAs），其作用原理在前面已有阐述。Krammer 等在小鼠模型上首先尝试了利用嵌合 HA 策略来诱导针对 group 1 的广谱中和抗体[125]。该实验中设计了三种 cHA 蛋白疫苗，cH9/1，cH6/1，和 cH5/1，它们共享 H1N1 HA 的茎部，而头部分别来自禽流感 H9、H6 和 H5 亚型，以 N 段融合异源三聚结构域的形式模拟天然 HA 三聚体，通过昆虫杆状表达系统进行表达和纯化，疫苗接种的次序为 cH9/1，cH6/1，和 cH5/1。序贯免疫后的小鼠在血清中能够检测到 group 1 茎部特异性的抗体，面对异源 H1N1 和 group 1 内不同亚型病毒感染时，能达到 100% 的存活率，显示出疫苗良好的交叉保护效果。在检验 H5N1 保护性时，为避免 H5 头部抗体对实验结果的干扰，最后一次加强采用了全长的 PR8 HA。在雪貂模型上的后续实验验证了小鼠模型得出的结论[125]。研究者进一步在小鼠模型上探讨了诱导 group 2 HA 茎部抗体的 cHA 免疫方案，该方案采用 cH1/3，cH5/3，和 cH7/3（共同茎部来自 H3 亚型，头部分别来自 H1、H5 和 H7 亚型）三聚体蛋白疫苗进行序贯免疫，免疫小鼠在血清中发现高水平的靶向 group 2 HA 茎部的抗体，伴随明显提升的对 group 2

内不同病毒感染的广谱抗性[126]。值得一提的是，cHA 策略诱导的茎部抗体主要是通过抗体依赖的细胞介导的细胞毒性作用（Antibody-dependent cell-mediated cytotoxicity，ADCC），而非直接中和病毒，来发挥保护功能[125，126]。

鉴于序贯免疫策略在甲型流感疫苗上的良好表现，研究者将其进一步运用到乙型流感疫苗的开发中[127]。由于乙型流感只有 Yamagata 和 Victoria 两种谱系，无法根据其 HA 序列设计足够的 cHAs 用于序贯免疫，因此将免疫原设计改变为将甲型禽流感来源的头部连接到乙型流感的茎部。按照这一思路，研究者针对 Yamagata 谱系设计了三种 cHAs，cH5/B，cH7/B，和 cH8/B。它们的茎部都来自 Yamagata HA，而头部分别来自甲型禽流感的 H5、H7 和 H8 亚型，小鼠的序贯免疫方案由 cH5/B DNA 疫苗作为初免，H7/B 和 cH8/B 蛋白疫苗分别作为第一次和第二次加强构成，两针含有 Yamagata 或 Victoria 谱系的传统三价疫苗作为对照。小鼠保护实验评估了疫苗接种对 Yamagata 类毒株、Victoria 类毒株、祖先菌株（ancestral strain）B/Lee/40 致死剂量攻击的保护效率。结果发现面对 Yamagata 和 Victoria 毒株的攻击，序贯免疫和含有匹配乙型流感组分的三价灭活疫苗都能够提供完全保护，而对于 B/Lee/40，只有接受序贯免疫的实验组达到 100% 的生存，在体重变化上也呈现较接种灭活疫苗的实验组显著更好的保护效应。对免疫小鼠血清的分析表明 cHA/B 序贯免疫能够有效诱导覆盖 1940—2013 区间乙型流感病毒的广谱交叉抗体反应，免疫血清的被动保护实验则提示保护主要来自抗体应答，体外的活性检测发现该应答不具有病毒中和活性，但有强烈的 ADCC 诱导活性，与茎部抗体的特性相一致。这一研究表明了基于 cHA/B 的序贯免疫策略是发展乙型流感广谱疫苗的有效手段[127]。

以 cHA 设计为代表的基于序贯免疫策略开发的流感疫苗已进入临床试验。Nachbagauer 等最近报道了针对 group 1 甲型流感病毒，基于 cHA 的广谱疫苗的初步临床试验结果[108]。这项临床试验有两点和前期的动物实验研究明显不同，一是参与者为先前通过自然流感病毒感染和接种疫苗已具有低水平的 group 1 茎部抗体的健康成年人。由于这个预存免疫，研究者将动物实验上采用的 3 种 cHA 减为两种，cH8/1 和 cH5/1；二是为和目前流感疫苗接种方式相一致，没有采用蛋白疫苗，而是利用反向遗传学在 N1 背景上产生了表达 cH8/1 的减弱疫苗（cH8/1 live attenuated influenza vaccine，LAIV8）和失活疫苗（cH8/1 inactivated influenza vaccine，IIV8），以及表达 cH5/1 的灭活疫苗（IIV5）。减弱疫苗采用滴鼻接种，而灭活疫苗则单独或加用 AS03 佐剂通过肌肉注射接种。参与者共分成五组进行间隔为 84 天的两针接种。第 1 组采用滴鼻接种 IIV8 为初免，肌肉接种 IIV5 加 AS03 肌肉注射接种为加强，简称为 LAIV8-IIV5/AS03 组；第 2 组和第 1 组的不同之处是加强针不加 AS03，简称为 LAIV8-IIV5 组；第 4 组采用肌肉注射 IIV8/AS03 作为初免，肌肉注射 IIV5/AS03 作为加强，简称为 IIV8/AS03- IIV5/AS03 组；第 3 组和第 5 组分别是第 1/2 组和第 3 组的安慰剂对照。结果表明单剂的 LAIV8 不能提高靶向 H1 HA 茎部的抗体滴度，但 IIV5/ 加强免疫后抗体滴度明显提高，其中 AS03 能够起到增强作用，抗体水平在免疫后 113 天和 252 天期间缓慢下降后趋于平稳，直至免疫后 420 天仍然能够保持在一定的水平。单剂 IIV8 就能诱导比 LAIV8-IIV5/AS03 更高的茎部抗体滴度，在免疫后 29 天达到高峰，随后发生小幅度的回落，IIV5/AS03 加强后得到提升，但仍低于 29 天的峰值水平，后期变化的整体趋势和 LAIV8-IIV5/AS03 组相近，但呈现出更高的抗体水平。序贯免疫同样能够诱导出了相当水平的 IgA 抗体，尽管提高倍数不如 IgG 抗体，但直至免疫后的 420 天仍然保持在峰值，表现出极好的持续性。与茎部抗体靶向保守表位的特性相符，序贯免疫血清对 group 1 的异源 HA 亚型，包括 H2、H9 和 H18，有广谱的交叉反应，反应的强度与抗原性距离负向相关，但不能识别属于 group 2 的 H3 亚型，表明广谱度局限于 group 1 内。研究者进一步对诱导出的抗体进行了表征和功能分析，首先发现其兼具 Fc 介导的效应功能（ADCC 和 ADCP）和广谱中和活性，提示 cHA 的序贯免疫诱导茎部抗体外，还可能诱导聚焦头部保守表位的广谱中和抗体，从而赋予了抗体应答的多功能特征。在接下来的实验中，将疫苗受试者或对照血清过继小鼠，发现接受免疫血清的小鼠在 cH6/1N5 流感感染后体重下降更少，症状更轻，直接反映出疫苗诱导产生的抗体对病毒感染具有保护作用。这项首次人体研究验证了利用 cHA 序贯免疫来开发广谱流感病毒疫苗的可能性，也表明表达 cHA 的减活疫苗缺乏有效诱导抗体反应的能力，可能的原因是 cHA 降低了和人受体的亲和力而导致病毒无法进行对人上呼吸道的有效感染[108]。值得一提的是，本研究中设计的疫苗只能对 group 1 组病毒提供保护，针对 group 2 组的 cHA 疫苗和针对乙型流感的镶嵌 HA 疫苗正在研发中，联合这三种疫苗的三价疫苗才有可能成为真正的通用流感病毒疫苗。

另一个进入临床试验的序贯免疫疫苗是 DNA- 纳米颗粒疫苗[128]。该疫苗的免疫原来源于 1957 年造成大流行的 H2N2 毒株，选取 HA 的胞外区分别构建了 DNA 载体或铁蛋白纳米颗粒疫苗，后者是将 HA 胞外区和细菌铁蛋白相融合利用后者的自组装形成，每个颗粒能够同时展示 8 个 HA 三聚体。在临床试验中，一种免疫方案采用 DNA 疫苗为初免，铁蛋白纳米颗粒为加强，另一种则两针都采用铁蛋白纳米颗粒。这个实验的一个创新点是入组了具有不同 H2N2 感染历史的人群，一组是 1969 年后出生的人群，在这个时期中 H2N2 已经停止流行；另一组是在 H2N2 流行的 1966 年前出生且血清本底反应呈阳性的人群。对于未感染过 H2 毒株的测试者，接种 DNA 无法诱导有效的抗体应答，但在铁蛋白纳米颗粒加强后，能够诱导比两针铁蛋白纳米颗粒疫苗更高水平的靶向 group 1 茎部的广谱抗体，在后一种方案中，第一针纳米颗粒疫苗就能够诱导相当水平的茎部抗体，但第二针没有增强效应。纳米颗粒疫苗加强诱导的抗体应答以茎部抗体为主，具有广谱的中和 group 1 病毒的活性和 ADCC 效应功能，能够持续存在至少 6 个月，提示多功能的长效保护力。对于未感染过 H2 毒株的测试者，两种免疫方案虽然能够激发针对 H2 的抗体反应，但都不能实现对茎部抗体的诱导，再次证实了头部的免疫优势是茎部抗体产生的主要障碍[128]。这个临床试验的结果揭示利用铁蛋白纳米颗粒高密度展示人群“陌生”HA 蛋白，结合相应的 DNA 疫苗，有潜力成为开发广谱流感疫苗的有效策略。

（三）在新冠疫苗中的应用

面对新冠病毒的调整，在全球科学家的努力下，很快就研发出了多款针对原始新冠病毒的有效疫苗，如灭活疫苗、mRNA 疫苗、蛋白疫苗和病毒载体疫苗，并很快就获得人群应用的批准，临床数据显示这些疫苗对于原始新冠病毒感染具有很高的保护效率，它们在世界范围内的广泛接种在人群健康和经济方面均作出了巨大贡献。然而，新冠病毒具有极强的传播效率，在感染者和疫苗接种者体内，随着免疫系统的选择压力持续变异进化，不断产生新的免疫逃逸变异株，从而在很大程度上降低了第一代疫苗的保护效果。我们在前面已有阐述，结合不同技术路线的第一代疫苗进行异源的序贯免疫，也称为“混合接种”，能够实现比同源加强更好的临床保护效果，包括降低死亡率及重症率。但不能从根本上预防新冠变异株的突破感染和阻断病毒的传播。因此，设计新型的新冠疫苗免疫原（第二代疫苗），提升疫苗的广谱保护作用，迫在眉睫[129]。

第二代新冠疫苗的一个重要性质是要具有广谱性，根据广谱程度可以分成两大类。第一类是能够实现对新冠病毒目前和未来变异株的广谱保护，第二类有更高的保护范围要求，除了新冠病毒外，还需要涵盖其他的冠状病毒，特别是有可能再次危害人类的 SARS 和 MERS 病毒，最理想的是对所有冠状病毒都有效的真正意义上的广谱冠状病毒疫苗。采用来自不同病毒的刺突蛋白作为混合或序贯免疫原来拓展诱导免疫应答的广谱度是第二代新冠疫苗研发的一个主旋律，不断有研究成果被发表。有一部分研究显示，异源的刺突蛋白加强，与同源加强或者混合免疫相比，能够诱导更强或更广谱的抗体应答。Song 等采用改进的 RBD–fc 融合二聚体免疫原（融合了干扰素分子来增强免疫反应），在小鼠模型上比较了在两针灭活病毒接种基础上不同 RBD–FC 的加强作用，结果表明采用 beta 和 delta 变异株 RBD 的加强具有比同源野生型 RBD 更强的交叉抗体应答的诱导能力[130]。Xiong 等研究，用表达 SARS 以及新冠病毒刺突蛋白的 VSV 假病毒载体对小鼠进行三轮的序贯免疫，成功从免疫后的小鼠体内分离得到一系列能够有效中和新冠病毒、其变异株和 SARS 的广谱中和抗体。提示了交叉免疫应答的诱导，但没有直接对该反应的保护效应进行验证[131]。Peng 等探究了以不同冠状病毒刺突蛋白为免疫原的疫苗混合免疫与序贯免疫发展广谱新冠疫苗的潜力。该研究单独构建了编码 SARS–CoV–2–delta、MERS–CoV、SARS–CoV 刺突蛋白的 mRNA 载体，采用两种免疫方案对小鼠接种：一是初免和加强都使用三种 mRNA 等质量混合后用 lipid nanoparticle（LNP）包装形成的三价 LNP–mRNA 疫苗；二是将三种单价 LNP–mRNA 疫苗分开接种构成的序贯免疫（Delta–MERS–SARS）方案。结果显示后者建立的抗体应答对三种病毒的中和活性都要高于前者诱导的水平，特别是针对 MERS 的中和抗体只有后者能够诱导。因此研究者提出假想：与 SARS–Delta 和 SARS 的刺突蛋白相比，MERS 的刺突蛋白的免疫原性较弱，其激发抗体的能力在混合接种中受免疫显性的影响进一步被消减，只有将三种刺突蛋白分开序贯接种，才能减轻免疫显性效应，诱导出更为均衡的抗体应答[132]。值得一提的是，该研究虽然对诱导的 B 细胞进行了单细胞水平的转录组测序和 BCR 测序，但序贯免疫是否可以聚焦对广谱中和抗体的诱导或只是促进了种属特异性抗体的普遍加强这一推测并没有进行论证。Iwasaki 团队在建立系统接种（mRNA–LNP）疫苗为初免，鼻腔接种重组 S 蛋白三聚体为加强的免疫方案（P&S 方案）能够有效诱导系统和呼吸道黏膜抗病毒免疫应答的基础上，在 S 步骤用 SARS–CoV–1 S 蛋白取代 SARS–CoV–2 S 蛋白，意图拓展疫苗的交叉保护力，结果发现这种设计（P&Sx 设计）能够在血清和肺灌洗液中同时诱导针对 SARS 冠状病毒和新冠病毒的抗体和 T 细胞应答，验证了 P&S 设计和异源序贯免疫融合来发展广谱冠状病毒疫苗的可能性[58]。但该研究也没有检验 P&Sx 策略是否能够诱导冠状病毒广谱抗体和识别交叉表位的 T 细胞。总而言之，这些研究表明了序贯免疫策略在发展广谱新冠疫苗的潜力，但其中的机制还有待阐明。

另一方面，对新冠疫苗序贯免疫的研究提示了预存免疫对免疫加强效果的深远影响。这个提示主要来自以 Omicron 刺突蛋白为免疫原的疫苗（简称为 Omicron 疫苗）在不同免疫背景下诱导抗体谱的巨大差异[133, 134]。Omicron 疫苗通过同源初免 – 加强方案能够强烈诱导针对 Omicron 的中和抗体，但免疫血清不具有中和野生型和其他变异株的活性。而在已免疫野生型刺突蛋白（比如接种两针 Moderna mRNA 疫苗）的动物中，同样的 Omicron 疫苗，和野生型疫苗一样，可以加强野生型 Omicron 和其他变异株的中和滴度[133, 134]。在 B 细胞水平上，预存的野生型特异性和交叉反应性 B 细胞被有效扩增，却没有生成 Omicron 特异性 B 细胞[134]。因此，研究者提出最初在人体流感免疫应答发现的原始抗原过失（original antigenic sin，OAS）同样适用于人体对新冠感染和疫苗接种的免疫应答，造成后继感染或疫苗加强在免疫原相近时偏向激发前期病毒感染或疫苗接种建立的记忆 B 细胞，而不是有效建立新的靶向特异性的抗体反应[134]。按照这个设想，野生型新冠疫苗能同时激发野生型特异的 B 细胞和交叉反应性 B 细胞，为后续 Omicron 加强提供了广谱的 B 细胞记忆库来二次激活；对于未被新冠感染和没有接种新冠疫苗的儿童，接种 Omicron 疫苗只能诱导针对 Omicron 的中和抗体，而不能赋予抵抗野生型病毒和其他变异株的抗体应答。这些研究呼应了流感和 HIV 广谱疫苗的研究结果，突出了免疫背景以及初免疫苗的选择是序贯免疫策略能否实现预期目标的决定性因素。

第四节　挑战和展望

在本章节里我们阐述了序贯免疫策略的原理，概括了其在疫苗开发的应用。在探索不同序贯免疫策略中，贯穿了对真正有效疫苗的理解。一个理想的抗病毒疫苗需要满足多种要求，主要包括：①诱导高水平的保护性抗体或T细胞应答，最好两者兼顾，从而能在病毒感染周期的多个阶段对其抑制，有效地防止病毒的免疫逃逸；②能够在病毒复制和传播的关键部位建立免疫屏障，对于感染涉及黏膜和血液的病毒，需要同时建立系统和黏膜局部免疫；③对于多样性程度高的病毒，能够提供广谱保护；④诱导的保护应答具有长效性。对应于这些要求衍生了多重的序贯免疫策略，比如采取不同的病毒载体来消除载体效应从而增强免疫加强的效果，利用不同疫苗形式的组合来发挥各种形式在免疫应答诱导以及安全性的优势，结合不同途径进行接种来建立更全方位的免疫反应，联用不同的免疫原通过聚焦保守表位来扩展免疫保护的广谱度。多种序贯免疫策略的有机结合已成为疫苗方案优化的一个趋势。

虽然序贯免疫策略已被广泛研究，它在疫苗中的应用仍面临诸多挑战和提升的空间。一个挑战是对于具体疫苗，序贯免疫策略的优化没有固定格式，往往需要在动物模型上进行系统的不同方案的比较才能确定。比如系统初免和局部加强被认为是诱导黏膜免疫的理想手段，但也有研究支持局部初免和肌肉注射加强是更优的方案。另外，众多的研究表明初免的免疫原设计是序贯免疫策略的核心，但免疫原的启动效应一般需要在动物模型上完成整个免疫方案才能够完全体现。通过高通量单细胞BCR和TCR测序在细胞水平上了解序贯免疫过程中免疫反应的变化，包括抗体谱系的初始激活和生发中心介导的亲和力成熟，提供了一个有效的替代或补充办法。序贯免疫策略面临的另一个挑战是人群中存在的多样化的预存免疫。同一种策略在不同免疫背景下可能会产生截然不同的结果。能否设计出人群普适的序贯免疫策略，还是需要设计不同的免疫原和方案来匹配不同的免疫背景，要求我们对这一免疫现象的细胞和分子机制有更深入的了解。最后，如何通过序贯免疫策略来发展广谱抗病毒疫苗还存在许多不确定性。比如聚焦茎部抗体的cHA策略能够通过采用2~3种cHA的序贯免疫实现对group内病毒的交叉保护，但是否能将保护的广谱度提升到跨group水平以及最终能否覆盖所有的甲型和乙型流感病毒还未可知。对于HIV疫苗，目前利用序贯免疫还只能实现单个广谱中和抗体谱系不完整驯化，即使将来能够通过设计更多的合理疫苗来促使亲和力完全成熟的广谱中和抗体的产生，其介导的针对单个保守表位的保护相对于病毒进化驱动的多克隆B细胞反应更容易被病毒所逃逸。如何优化免疫原设计来诱导靶向多个保守表位的“复杂”中和抗体应答还有很长的路要走。

目前，对序贯免疫策略的探索和验证虽然集中在以诱导抗体反应为主的疫苗上，它们也适用于T细胞疫苗的开发。相对于主要位于病毒膜蛋白的B细胞表位，T细胞表位富集在更为保守的病毒内部蛋白上，因此保守性更强；设计包含B细胞和T细胞抗原的疫苗，利用序贯免疫同时诱导针对保守性B细胞和T细胞表位的免疫应答是实现广谱抗病毒疫苗的非常有潜力的途径。同时，整合表位聚焦和增强抗体应答广谱度的其他免疫技术，例如多价展示抗原的自组装纳米颗粒疫苗，代表了推动免疫序贯策略的未来发掘方向和更快地迈向开发高效、长效的广谱抗病毒疫苗的新的努力方向。

（赵　晨，丁龙飞，曹康丽，白诗梦，杨天涵，徐建青）

参考文献

[1] XU JQ, REN L, HUANG X G, et al. Sequential priming and boosting with heterologous HIV immunogens predominantly stimulated T cell immunity against conserved epitopes [J]. AIDS, 2006, 20(18): 2293–2303.

[2] LU S. Heterologous prime–boost vaccination [J]. Curr Opin Immunol, 2009, 21(3): 346–351.

[3] KRAMMER F, PALESE P, STEEL J. Advances in universal influenza virus vaccine design and antibody mediated therapies based on conserved regions of the hemagglutinin [J]. Curr Top Microbiol Immunol, 2015, 386: 301–321.

[4] ZHAO C, XU J Q. Toward universal influenza virus vaccines: From natural infection to vaccination strategy [J]. Curr Opin Immunol, 2018, 53: 1–6.

[5] HAYNES B F, WIEHE K, BORROW P, et al. Strategies for HIV–1 vaccines that induce broadly neutralizing antibodies [J]. Nat Rev Immunol, 2023, 23(3): 142–158.

[6] 徐建青. 新冠病毒新认识：趋势与应对[M]. 北京：化学工业出版社, 2020.

[7] ANGELETTI D, YEWDELL JW. Is it possible to develop a "universal" influenza virus vaccine? outflanking antibody immunodominance on the road to universal influenza vaccination [J]. Cold Spring Harb Perspect Biol, 2018, 10(7): a028852.

[8] TRAVIESO T, LI J, MAHESH S, et al. The use of viral vectors in vaccine development [J]. NPJ Vaccines, 2022, 7(1): 75.

[9] TATSIS N, FITZGERALD J C, REYES–SANDOVAL A, et al. Adenoviral vectors persist in vivo and maintain activated $CD8^+$ T cells: Implications for their use as vaccines [J]. Blood, 2007, 110(6): 1916–1923.

[10] GRAY G, BUCHBINDER S, DUERR A. Overview of STEP and Phambili trial results: Two phase IIb test–of–concept studies investigating the efficacy of MRK adenovirus type 5 gag/pol/nef subtype B HIV vaccine [J]. Curr Opin HIV AIDS, 2010, 5(5): 357–361.

[11] FAUSTHER–BOVENDO H, KOBINGER G P. Pre–existing immunity against Ad vectors: Humoral, cellular, and innate response, whats important? [J]. Hum Vaccin Immunother, 2014, 10(10): 2875–2884.

[12] TATSIS N, ERTL H C J. Adenoviruses as vaccine vectors [J]. Mol Ther, 2004, 10(4): 616–629.

[13] LOGUNOV D Y, DOLZHIKOVA I V, SHCHEBLYAKOV D V, et al. Safety and efficacy of an rAd26 and rAd5 vector–based heterologous prime–boost COVID–19 vaccine: An interim analysis of a randomised controlled phase 3 trial in Russia [J]. Lancet, 2021, 397(10275): 671–681.

[14] VENKATRAMAN N, NDIAYE B P, BOWYER G, et al. Safety and immunogenicity of a heterologous prime–boost Ebola virus vaccine regimen in healthy adults in the United Kingdom and Senegal [J]. J Infect Dis, 2019, 219(8): 1187–1197.

[15] VUOLA J M, KEATING S, WEBSTER D P, et al. Differential immunogenicity of various heterologous prime–boost vaccine regimens using DNA and viral vectors in healthy volunteers [J]. J Immunol, 2005, 174(1): 449–455.

[16] POLLARD A J, BIJKER E M. A guide to vaccinology: From basic principles to new developments [J]. Nat Rev Immunol, 2021, 21(2): 83–100.

[17] HU S L, ABRAMS K, BARBER G N, et al. Protection of macaques against SIV infection by subunit vaccines of SIV envelope glycoprotein gp160 [J]. Science, 1992, 255(5043): 456–459.

[18] BEDDOWS S, SCHÜLKE N, KIRSCHNER M, et al. Evaluating the immunogenicity of a disulfide–stabilized, cleaved, trimeric form of the envelope glycoprotein complex of human immunodeficiency virus type 1 [J]. J Virol, 2005, 79(14): 8812–8827.

[19] WANG S X, ARTHOS J, LAWRENCE J M, et al. Enhanced immunogenicity of gp120 protein when combined

with recombinant DNA priming to generate antibodies that neutralize the JR–FL primary isolate of human immunodeficiency virus type 1 [J]. J Virol, 2005, 79(12): 7933–7937.

[20] WEI C J, BOYINGTON J C, MCTAMNEY P M, et al. Induction of broadly neutralizing H1N1 influenza antibodies by vaccination [J]. Science, 2010, 329(5995): 1060–1064.

[21] ALLEMAN M M, JORBA J, GREENE S A, et al. Update on vaccine–derived poliovirus outbreaks – worldwide, July 2019–february 2020 [J]. Morb Mortal Wkly Rep, 2020, 69(16): 489–495.

[22] THOMPSON K M, KALKOWSKA D A. Review of poliovirus modeling performed from 2000 to 2019 to support global polio eradication [J]. Expert Rev Vaccines, 2020, 19(7): 661–686.

[23] LIU X X, SHAW R H, STUART A S V, et al. Safety and immunogenicity of heterologous versus homologous prime–boost schedules with an adenoviral vectored and mRNA COVID–19 vaccine (Com–COV): A single–blind, randomised, non–inferiority trial [J]. Lancet, 2021, 398(10303): 856–869.

[24] KAKU C I, CHAMPNEY E R, NORMARK J, et al. Broad anti–SARS–CoV–2 antibody immunity induced by heterologous ChAdOx1/mRNA–1273 vaccination [J]. Science, 2022, 375(6584): 1041–1047.

[25] WANG Z J, MUECKSCH F, MUENN F, et al. Humoral immunity to SARS–CoV–2 elicited by combination COVID–19 vaccination regimens [J]. J Exp Med, 2022, 219(10): e20220826.

[26] ACCORSI E K, BRITTON A, SHANG N, et al. Effectiveness of homologous and heterologous covid–19 boosters against Omicron [J]. N Engl J Med, 2022, 386(25): 2433–2435.

[27] COSTA CLEMENS S A, WECKX L, CLEMENS R, et al. Heterologous versus homologous COVID–19 booster vaccination in previous recipients of two doses of CoronaVac COVID–19 vaccine in Brazil (RHH–001): A phase 4, non–inferiority, single blind, randomised study [J]. Lancet, 2022, 399(10324): 521–529.

[28] MUNRO A P S, JANANI L, CORNELIUS V, et al. Safety and immunogenicity of seven COVID–19 vaccines as a third dose (booster) following two doses of ChAdOx1nCov–19 or BNT162b2 in the UK (COV–BOOST): A blinded, multicentre, randomised, controlled, phase 2 trial [J]. Lancet, 2021, 398(10318): 2258–2276.

[29] ATMAR R L, LYKE K E, DEMING M E, et al. Homologous and heterologous covid–19 booster vaccinations [J]. N Engl J Med, 2022, 386(11): 1046–1057.

[30] AU W Y, CHEUNG P P H. Effectiveness of heterologous and homologous covid–19 vaccine regimens: Living systematic review with network meta–analysis [J]. BMJ, 2022, 377: e069989.

[31] LAVELLE EC, WARD RW. Mucosal vaccines – fortifying the frontiers [J]. Nat Rev Immunol, 2022, 22(4): 236–250.

[32] REN Y Q, WANG N, HU W G, et al. Successive site translocating inoculation potentiates DNA/recombinant vaccinia vaccination [J]. Sci Rep, 2015, 5: 18099.

[33] ALLIE S R, BRADLEY J E, MUDUNURU U, et al. The establishment of resident memory B cells in the lung requires local antigen encounter [J]. Nat Immunol, 2019, 20(1): 97–108.

[34] PARR E L, PARR M B. Immune responses and protection against vaginal infection after nasal or vaginal immunization with attenuated Herpes simplex virus type–2 [J]. Immunology, 1999, 98(4): 639–645.

[35] RENEGAR K B, SMALL P A J R, BOYKINS L G, et al. Role of IgA versus IgG in the control of influenza viral infection in the murine respiratory tract [J]. J Immunol, 2004, 173(3): 1978–1986.

[36] CRAWFORD S E, RAMANI S, TATE J E, et al. Rotavirus infection [J]. Nat Rev Dis Primers, 2017, 3: 17083.

[37] KIYUKA P K, AGOTI C N, MUNYWOKI P K, et al. Human coronavirus NL63molecular epidemiology and evolutionary patterns in rural coastal Kenya [J]. J Infect Dis, 2018, 217(11): 1728–1739.

[38] LIU S J, TSUN J G S, FUNG G P G, et al. Comparison of the mucosal and systemic antibody responses in Covid–19 recovered patients with one dose of mRNA vaccine and unexposed subjects with three doses of mRNA

vaccines [J]. Front Immunol, 2023, 14: 1127401.

[39] HUANG X G, XU J Q, QIU C, et al. Mucosal priming with PEI/DNA complex and systemic boosting with recombinant TianTan vaccinia stimulate vigorous mucosal and systemic immune responses [J]. Vaccine, 2007, 25 (14): 2620–2629.

[40] HUANG X G, LIU L X, REN L, et al. Mucosal priming with replicative Tiantan vaccinia and systemic boosting with DNA vaccine raised strong mucosal and systemic HIV–specific immune responses [J]. Vaccine, 2007, 25 (52): 8874–8884.

[41] SHIN H, IWASAKI A. A vaccine strategy that protects against genital herpes by establishing local memory T cells [J]. Nature, 2012, 491 (7424): 463–467.

[42] UDDBÄCK I, CARTWRIGHT E K, SCHØLLER A S, et al. Long–term maintenance of lung resident memory T cells is mediated by persistent antigen [J]. Mucosal Immunol, 2021, 14 (1): 92–99.

[43] XIE X C, ZHAO C, HE Q, et al. Influenza vaccine with consensus internal antigens as immunogens provides cross–group protection against influenza A viruses [J]. Front Microbiol, 2019, 10: 1630.

[44] HOLMGREN J, CZERKINSKY C. Mucosal immunity and vaccines [J]. Nat Med, 2005, 11 (4 Suppl): S45–S53.

[45] JEYANATHAN M, AFKHAMI S, SMAILL F, et al. Immunological considerations for COVID–19 vaccine strategies [J]. Nat Rev Immunol, 2020, 20 (10): 615–632.

[46] VAN DOREMALEN N, LAMBE T, SPENCER A, et al. ChAdOx1nCoV–19 vaccine prevents SARS–CoV–2 pneumonia in rhesus macaques [J]. Nature, 2020, 586 (7830): 578–582.

[47] VAN DOREMALEN N, PURUSHOTHAM J N, SCHULZ J E, et al. Intranasal ChAdOx1nCoV–19/AZD1222 vaccination reduces viral shedding after SARS–CoV–2 D614G challenge in preclinical models [J]. Sci Transl Med, 2021, 13 (607): eabh0755.

[48] FENG L Q, WANG Q, SHAN C, et al. An adenovirus–vectored COVID–19 vaccine confers protection from SARS–COV–2 challenge in rhesus macaques [J]. Nat Commun, 2020, 11 (1): 4207.

[49] VAN DOREMALEN N, HADDOCK E, FELDMANN F, et al. A single dose of ChAdOx1 MERS provides protective immunity in rhesus macaques [J]. Sci Adv, 2020, 6 (24): eaba8399.

[50] BRICKER T L, DARLING T L, HASSAN A O, et al. A single intranasal or intramuscular immunization with chimpanzee adenovirus–vectored SARS–CoV–2 vaccine protects against pneumonia in hamsters [J]. Cell Rep, 2021, 36 (3): 109400.

[51] QU D, ZHENG B J, YAO X, et al. Intranasal immunization with inactivated SARS–CoV (SARS–associated coronavirus) induced local and serum antibodies in mice [J]. Vaccine, 2005, 23 (7): 924–931.

[52] DU Y Y, XU Y H, FENG J, et al. Intranasal administration of a recombinant RBD vaccine induced protective immunity against SARS–CoV–2 in mouse [J]. Vaccine, 2021, 39 (16): 2280–2287.

[53] WANG Z J, LORENZI J C C, MUECKSCH F, et al. Enhanced SARS–CoV–2neutralization by dimeric IgA [J]. Sci Transl Med, 2021, 13 (577): eabf1555.

[54] ZHOU D Y, CHAN J F, ZHOU B, et al. Robust SARS–CoV–2 infection in nasal turbinates after treatment with systemic neutralizing antibodies [J]. Cell Host Microbe, 2021, 29 (4): 551–563.e5.

[55] FURUYAMA W, SHIFFLETT K, PINSKI A N, et al. Rapid protection from COVID–19 in nonhuman Primates vaccinated intramuscularly but not intranasally with a single dose of a vesicular stomatitis virus–based vaccine [J]. mBio, 2022, 13 (1): e0337921.

[56] KU M W, BOURGINE M, AUTHIÉ P, et al. Intranasal vaccination with a lentiviral vector protects against SARS–CoV–2 in preclinical animal models [J]. Cell Host Microbe, 2021, 29 (2): 236–249.e6.

[57] LAPUENTE D, FUCHS J, WILLAR J, et al. Protective mucosal immunity against SARS–CoV–2 after

heterologous systemic prime–mucosal boost immunization [J]. Nat Commun, 2021, 12(1): 6871.

[58] MAO T Y, ISRAELOW B, PEÑA-HERNÁNDEZ M A, et al. Unadjuvanted intranasal spike vaccine elicits protective mucosal immunity against sarbecoviruses [J]. Science, 2022, 378(6622): eabo2523.

[59] TAN H X, WHEATLEY A K, ESTERBAUER R, et al. Induction of vaginal-resident HIV-specific CD8 T cells with mucosal prime-boost immunization [J]. Mucosal Immunol, 2018, 11(3): 994–1007.

[60] HE Q, JIANG L, CAO K L, et al. A systemic prime-intrarectal pull strategy raises rectum-resident CD8+ T cells for effective protection in a murine model of LM-OVA infection [J]. Front Immunol, 2020, 11: 571248.

[61] ZAMMIT D J, TURNER D L, KLONOWSKI K D, et al. Residual antigen presentation after influenza virus infection affects CD8 T cell activation and migration [J]. Immunity, 2006, 24(4): 439–449.

[62] ÇUBURU N, KIM R, GUITTARD G C, et al. A prime-pull-amplify vaccination strategy to maximize induction of circulating and genital-resident intraepithelial CD8+ memory T cells [J]. J Immunol, 2019, 202(4): 1250–1264.

[63] FONSECA R, BEURA L K, QUARNSTROM C F, et al. Developmental plasticity allows outside-in immune responses by resident memory T cells [J]. Nat Immunol, 2020, 21(4): 412–421.

[64] FISCHER W, GIORGI E E, CHAKRABORTY S, et al. HIV-1 and SARS-CoV-2: Patterns in the evolution of two pandemic pathogens [J]. Cell Host Microbe, 2021, 29(7): 1093–1110.

[65] MIRANDA M N S, PINGARILHO M, PIMENTEL V, et al. A tale of three recent pandemics: Influenza, HIV and SARS-CoV-2 [J]. Front Microbiol, 2022, 13: 889643.

[66] MCLEAN G, KAMIL J, LEE B, et al. The impact of evolving SARS-CoV-2mutations and variants on COVID-19 vaccines [J]. mBio, 2022, 13(2): e0297921.

[67] LINDAHL G. Subdominance in antibody responses: Implications for vaccine development [J]. Microbiol Mol Biol Rev, 2020, 85(1): e00078–e00020.

[68] CATON A J, BROWNLEE G G, YEWDELL J W, et al. The antigenic structure of the influenza virus A/PR/8/34hemagglutinin (H1 subtype) [J]. Cell, 1982, 31(2 Pt 1): 417–427.

[69] GERHARD W, YEWDELL J, FRANKEL M E, et al. Antigenic structure of influenza virus haemagglutinin defined by hybridoma antibodies [J]. Nature, 1981, 290(5808): 713–717.

[70] LIU S T H, BEHZADI M A, SUN W N, et al. Antigenic sites in influenza H1hemagglutinin display species-specific immunodominance [J]. J Clin Invest, 2018, 128(11): 4992–4996.

[71] ALTMAN M O, BENNINK J R, YEWDELL J W, et al. Lamprey VLRB response to influenza virus supports universal rules of immunogenicity and antigenicity [J]. eLife, 2015, 4: e07467.

[72] ZOST S J, WU N C, HENSLEY S E, et al. Immunodominance and antigenic variation of influenza virus hemagglutinin: Implications for design of universal vaccine immunogens [J]. J Infect Dis, 2019, 219(Suppl_1): S38–S45.

[73] KOEL B F, BURKE D F, BESTEBROER T M, et al. Substitutions near the receptor binding site determine major antigenic change during influenza virus evolution [J]. Science, 2013, 342(6161): 976–979.

[74] ZOST S J, PARKHOUSE K, GUMINA M E, et al. Contemporary H3N2 influenza viruses have a glycosylation site that alters binding of antibodies elicited by egg-adapted vaccine strains [J]. Proc Natl Acad Sci U S A, 2017, 114(47): 12578–12583.

[75] LABOMBARDE J G, PILLAI M R, WEHENKEL M, et al. Induction of broadly reactive influenza antibodies increases susceptibility to autoimmunity [J]. Cell Rep, 2022, 38(10): 110482.

[76] HAYNES B F, BURTON D R, MASCOLA J R. Multiple roles for HIV broadly neutralizing antibodies [J]. Sci Transl Med, 2019, 11(516): eaaz2686.

[77] ANGELETTI D, KOSIK I, SANTOS J J S, et al. Outflanking immunodominance to target subdominant broadly

neutralizing epitopes [J]. Proc Natl Acad Sci U S A, 2019, 116(27): 13474–13479.

[78] IMPAGLIAZZO A, MILDER F, KUIPERS H, et al. A stable trimeric influenza hemagglutinin stem as a broadly protective immunogen [J]. Science, 2015, 349(6254): 1301–1306.

[79] YASSINE H M, BOYINGTON J C, MCTAMNEY P M, et al. Hemagglutinin–stem nanoparticles generate heterosubtypic influenza protection [J]. Nat Med, 2015, 21 (9): 1065–1070.

[80] ISAKOVA–SIVAK I, STEPANOVA E, MEZHENSKAYA D, et al. Influenza vaccine: Progress in a vaccine that elicits a broad immune response [J]. Expert Rev Vaccines, 2021, 20(9): 1097–1112.

[81] CORBETT K S, MOIN S M, YASSINE H M, et al. Design of nanoparticulate group 2 influenza virus hemagglutinin stem antigens that activate unmutated ancestor B cell receptors of broadly neutralizing antibody lineages [J]. mBio, 2019, 10(1): e02810–e02818.

[82] WANG T T, TAN G S, HAI R, et al. Vaccination with a synthetic peptide from the influenza virus hemagglutinin provides protection against distinct viral subtypes [J]. Proc Natl Acad Sci U S A, 2010, 107(44): 18979–18984.

[83] ZHENG D, CHEN S H, QU D, et al. Influenza H7N9LAH–HBc virus–like particle vaccine with adjuvant protects mice against homologous and heterologous influenza viruses [J]. Vaccine, 2016, 34(51): 6464–6471.

[84] XU K, ACHARYA P, KONG R, et al. Epitope–based vaccine design yields fusion peptide–directed antibodies that neutralize diverse strains of HIV–1 [J]. Nat Med, 2018, 24(6): 857–867.

[85] OU L, KONG W P, CHUANG G Y, et al. Preclinical development of a fusion peptide conjugate as an HIV vaccine immunogen [J]. Sci Rep, 2020, 10(1): 3032.

[86] LIN S C, LIN Y F, CHONG P, et al. Broader neutralizing antibodies against H5N1 viruses using prime–boost immunization of hyperglycosylated hemagglutinin DNA and virus–like particles [J]. PLoS One, 2012, 7(6): e39075.

[87] EGGINK D, GOFF P H, PALESE P. Guiding the immune response against influenza virus hemagglutinin toward the conserved stalk domain by hyperglycosylation of the globular head domain [J]. J Virol, 2014, 88 (1): 699–704.

[88] GILES B M, ROSS T M. A computationally optimized broadly reactive antigen (COBRA) based H5N1 VLP vaccine elicits broadly reactive antibodies in mice and ferrets [J]. Vaccine, 2011, 29(16): 3043–3054.

[89] GILES B M, CREVAR C J, CARTER D M, et al. A computationally optimized hemagglutinin virus–like particle vaccine elicits broadly reactive antibodies that protect nonhuman Primates from H5N1 infection [J]. J Infect Dis, 2012, 205(10): 1562–1570.

[90] WONG T M, ALLEN J D, BEBIN–BLACKWELL A G, et al. Computationally optimized broadly reactive hemagglutinin elicits hemagglutination inhibition antibodies against a panel of H3N2 influenza virus cocirculating variants [J]. J Virol, 2017, 91(24): e01581–e01517.

[91] FADLALLAH G M, MA F Y, ZHANG Z R, et al. Vaccination with consensus H7 elicits broadly reactive and protective antibodies against Eurasian and North American lineage H7 viruses [J]. Vaccines, 2020, 8(1): 143.

[92] RENEER Z B, SKARLUPKA A L, JAMIESON P J, et al. Broadly reactive H2hemagglutinin vaccines elicit cross–reactive antibodies in ferrets preimmune to seasonal influenza A viruses [J]. mSphere, 2021, 6 (2): e00052–e00021.

[93] BAROUCH D H, O'BRIEN K L, SIMMONS N L, et al. Mosaic HIV–1 vaccines expand the breadth and depth of cellular immune responses in rhesus monkeys [J]. Nat Med, 2010, 16(3): 319–323.

[94] BAROUCH D H, STEPHENSON K E, BORDUCCHI E N, et al. Protective efficacy of a global HIV–1mosaic vaccine against heterologous SHIV challenges in rhesus monkeys [J]. Cell, 2013, 155(3): 531–539.

[95] BAROUCH D H, TOMAKA F L, WEGMANN F, et al. Evaluation of a mosaic HIV–1 vaccine in a multicentre,

randomised, double-blind, placebo-controlled, phase 1/2a clinical trial (APPROACH) and in rhesus monkeys (NHP 13-19) [J]. Lancet, 2018, 392 (10143): 232-243.

[96] BADEN L R, STIEH D J, SARNECKI M, et al. Safety and immunogenicity of two heterologous HIV vaccine regimens in healthy, HIV-uninfected adults (TRAVERSE): A randomised, parallel-group, placebo-controlled, double-blind, phase 1/2a study [J]. Lancet HIV, 2020, 7 (10): e688-e698.

[97] GRAVES P N, SCHULMAN J L, YOUNG J F, et al. Preparation of influenza virus subviral particles lacking the HA1 subunit of hemagglutinin: Unmasking of cross-reactive HA2 determinants [J]. Virology, 1983, 126 (1): 106-116.

[98] WRAMMERT J, KOUTSONANOS D, LI G M, et al. Broadly cross-reactive antibodies dominate the human B cell response against 2009 pandemic H1N1 influenza virus infection [J]. J Exp Med, 2011, 208 (1): 181-193.

[99] PICA N, HAI R, KRAMMER F, et al. Hemagglutinin stalk antibodies elicited by the 2009 pandemic influenza virus as a mechanism for the extinction of seasonal H1N1 viruses [J]. Proc Natl Acad Sci U S A, 2012, 109 (7): 2573-2578.

[100] LI G M, CHIU C, WRAMMERT J, et al. Pandemic H1N1 influenza vaccine induces a recall response in humans that favors broadly cross-reactive memory B cells [J]. Proc Natl Acad Sci U S A, 2012, 109 (23): 9047-9052.

[101] QIU C, HUANG Y, WANG Q, et al. Boosting heterosubtypic neutralization antibodies in recipients of 2009 pandemic H1N1 influenza vaccine [J]. Clin Infect Dis, 2012, 54 (1): 17-24.

[102] ELLEBEDY A H, KRAMMER F, LI G M, et al. Induction of broadly cross-reactive antibody responses to the influenza HA stem region following H5N1 vaccination in humans [J]. Proc Natl Acad Sci U S A, 2014, 111 (36): 13133-13138.

[103] NACHBAGAUER R, WOHLBOLD T J, HIRSH A, et al. Induction of broadly reactive anti-hemagglutinin stalk antibodies by an H5N1 vaccine in humans [J]. J Virol, 2014, 88 (22): 13260-13268.

[104] GUO L, ZHANG X, REN L L, et al. Human antibody responses to avian influenza a (H7N9) virus, 2013 [J]. Emerg Infect Dis, 2014, 20 (2): 192-200.

[105] LIU L, NACHBAGAUER R, ZHU L Y, et al. Induction of broadly cross-reactive stalk-specific antibody responses to influenza group 1 and group 2hemagglutinins by natural H7N9 virus infection in humans [J]. J Infect Dis, 2017, 215 (4): 518-528.

[106] VANDERVEN H A, LIU L, ANA-SOSA-BATIZ F, et al. Fc functional antibodies in humans with severe H7N9 and seasonal influenza [J]. JCI Insight, 2017, 2 (13): e92750.

[107] ANDREWS S F, HUANG Y P, KAUR K, et al. Immune history profoundly affects broadly protective B cell responses to influenza [J]. Sci Transl Med, 2015, 7 (316): 316ra192.

[108] NACHBAGAUER R, FESER J, NAFICY A, et al. A chimeric hemagglutinin-based universal influenza virus vaccine approach induces broad and long-lasting immunity in a randomized, placebo-controlled phase I trial [J]. Nat Med, 2021, 27 (1): 106-114.

[109] HAYNES B F, SHAW G M, KORBER B, et al. HIV-host interactions: Implications for vaccine design [J]. Cell Host Microbe, 2016, 19 (3): 292-303.

[110] WEST A P J R, SCHARF L, SCHEID J F, et al. Structural insights on the role of antibodies in HIV-1 vaccine and therapy [J]. Cell, 2014, 156 (4): 633-648.

[111] KALLEWAARD N L, CORTI D, COLLINS P J, et al. Structure and function analysis of an antibody recognizing all influenza A subtypes [J]. Cell, 2016, 166 (3): 596-608.

[112] KLASSE P J, LABRANCHE C C, KETAS T J, et al. Sequential and simultaneous immunization of rabbits with HIV-1 envelope glycoprotein SOSIP.664 trimers from clades A, B and C [J]. PLoS Pathog, 2016, 12 (9):

e1005864.

[113] DING X Q, CAO K L, WANG J, et al. Exploration of a sequential Gp140–Gp145 immunization regimen with heterologous envs to induce a protective cross–reactive HIV neutralizing antibody response in non–human Primates [J]. Virol Sin, 2021, 36 (4): 784–795.

[114] ESCOLANO A, STEICHEN J M, DOSENOVIC P, et al. Sequential immunization elicits broadly neutralizing anti–HIV–1 antibodies in ig knockin mice [J]. Cell, 2016, 166 (6): 1445–1458.e12.

[115] STEICHEN J M, KULP D W, TOKATLIAN T, et al. HIV vaccine design to target germline precursors of glycan–dependent broadly neutralizing antibodies [J]. Immunity, 2016, 45 (3): 483–496.

[116] BRINEY B, SOK D, JARDINE J G, et al. Tailored immunogens direct affinity maturation toward HIV neutralizing antibodies [J]. Cell, 2016, 166 (6): 1459–1470.e11.

[117] TIAN M, CHENG C, CHEN X J, et al. Induction of HIV neutralizing antibody lineages in mice with diverse precursor repertoires [J]. Cell, 2016, 166 (6): 1471–1484.e18.

[118] JARDINE J G, KULP D W, HAVENAR–DAUGHTON C, et al. HIV–1 broadly neutralizing antibody precursor B cells revealed by germline–targeting immunogen [J]. Science, 2016, 351 (6280): 1458–1463.

[119] LIN Y R, PARKS K R, WEIDLE C, et al. HIV–1 VRC01 germline–targeting immunogens select distinct epitope–specific B cell receptors [J]. Immunity, 2020, 53 (4): 840–851.e6.

[120] HUANG D L, ABBOTT R K, HAVENAR–DAUGHTON C, et al. B cells expressing authentic naive human VRC01–class BCRs can be recruited to germinal centers and affinity mature in multiple independent mouse models [J]. Proc Natl Acad Sci U S A, 2020, 117 (37): 22920–22931.

[121] CHEN X J, ZHOU T Q, SCHMIDT S D, et al. Vaccination induces maturation in a mouse model of diverse unmutated VRC01–class precursors to HIV–neutralizing antibodies with > 50% breadth [J]. Immunity, 2021, 54 (2): 324–339.e8.

[122] LEGGAT D J, COHEN K W, WILLIS J R, et al. Vaccination induces HIV broadly neutralizing antibody precursors in humans [J]. Science, 2022, 378 (6623): eadd6502.

[123] KIM J, VASAN S, KIM J H, et al. Current approaches to HIV vaccine development: A narrative review [J]. J Int AIDS Soc, 2021, 24 (Suppl 7): e25793.

[124] ZHOU H, HUANG Y, YUAN S H, et al. Sequential immunization with consensus influenza hemagglutinins raises cross–reactive neutralizing antibodies against various heterologous HA strains[J]. Vaccine, 2017, 35 (2): 305–312.

[125] KRAMMER F, PICA N, HAI R, et al. Chimeric hemagglutinin influenza virus vaccine constructs elicit broadly protective stalk–specific antibodies [J]. J Virol, 2013, 87 (12): 6542–6550.

[126] MARGINE I, KRAMMER F, HAI R, et al. Hemagglutinin stalk–based universal vaccine constructs protect against group 2 influenza A viruses [J]. J Virol, 2013, 87 (19): 10435–10446.

[127] ERMLER M E, KIRKPATRICK E, SUN W N, et al. Chimeric hemagglutinin constructs induce broad protection against influenza B virus challenge in the mouse model [J]. J Virol, 2017, 91 (12): e00286–e00217.

[128] HOUSER K V, CHEN G L, CARTER C, et al. Safety and immunogenicity of a ferritin nanoparticle H2 influenza vaccine in healthy adults: A phase 1 trial [J]. Nat Med, 2022, 28 (2): 383–391.

[129] MORENS D M, TAUBENBERGER J K, FAUCI A S. Universal coronavirus vaccines – an urgent need [J]. N Engl J Med, 2022, 386 (4): 297–299.

[130] SONG S, ZHOU B, CHENG L, et al. Sequential immunization with SARS–CoV–2 RBD vaccine induces potent and broad neutralization against variants in mice [J]. Virol J, 2022, 19 (1): 2.

[131] XIONG H L, SUN H, WANG S L, et al. The neutralizing breadth of antibodies targeting diverse conserved epitopes between SARS–CoV and SARS–CoV–2 [J]. Proc Natl Acad Sci U S A, 2022, 119 (34):

e2204256119.

[132] PENG L，FANG Z H，RENAUER P A，et al. Multiplexed LNP-mRNA vaccination against pathogenic coronavirus species [J]. Cell Rep，2022，40 (5)：111160.

[133] YING B L，SCHEAFFER S M，WHITENER B，et al. Boosting with variant-matched or historical mRNA vaccines protects against Omicron infection in mice [J]. Cell，2022，185 (9)：1572-1587.e11.

[134] GAGNE M，MOLIVA J I，FOULDS K E，et al. mRNA-1273 or mRNA-Omicron boost in vaccinated macaques elicits similar B cell expansion，neutralizing responses，and protection from Omicron [J]. Cell，2022，185 (9)：1556-1571.e18.

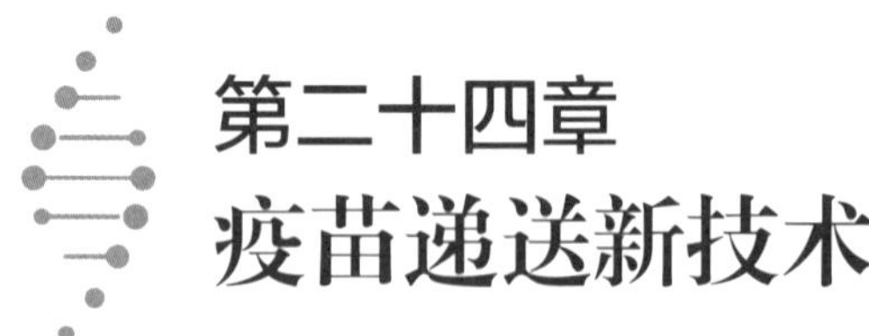

第二十四章 疫苗递送新技术

第一节　疫苗递送概述

疫苗接种是抵御微生物感染最理想的手段，其免疫效果取决于抗原与佐剂的选择、接种途径及递送技术等方面。其中递送技术是指通过精心设计引入抗原和佐剂以获得更加定向和增强的免疫反应。递送技术可以通过延长抗原在给药部位的沉积，募集抗原呈递细胞，启动免疫反应；可以影响位点定位和抗原递送；可以保护脆弱的有效载荷（核酸）等方式提高预防接种效益等。递送技术具有非常重要的现实意义。

疫苗递送技术与疫苗递送途径相关，疫苗递送途径包括黏膜免疫、皮下注射和肌内注射等（图 24-1）；不同的疫苗采用不同的递送途径，如流感减毒疫苗可通过黏膜免疫，狂犬灭活疫苗经肌内注射等。

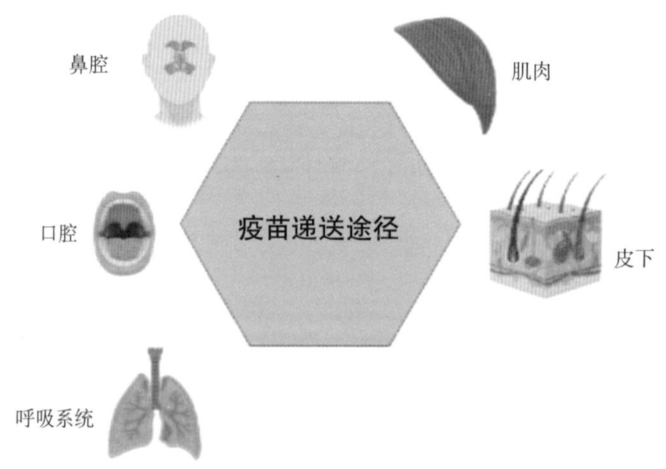

图 24-1　疫苗的递送途径

根据不同的递送途径，疫苗递送系统发展为生物递送、化学递送以及物理递送等（图 24-2），常见的生物递送载体主要以非致病性微生物作为载体来表达外源抗原，如李斯特菌载体疫苗和腺病毒载体疫苗等；常见的化学递送载体主要包括脂质纳米颗粒和微针等。

在生物递送系统中，合适的非致病性载体不仅可表达目的蛋白，载体本身也可作为强效的佐剂发挥作用。该类疫苗以模拟自然感染的方式向宿主免疫系统提供抗原，诱导机体产生体液免疫和细胞免疫，甚至黏膜免疫。例如腺病毒载体疫苗，不仅可通过适度的活化 toll 样受体（TLRs）、视黄酸诱导基因 –I（RIG–I）样受体和环状鸟嘌呤腺嘌呤合成酶（cGAS）发挥佐剂作用，也可诱导机体产生有效的抗体，如表达新型冠状病毒刺突蛋白的腺病毒载体疫苗，肌内注射后可有效地引发免疫反应，包括诱导抗刺突蛋白抗体和 $CD8^+T$ 细胞反应。另外，基于腺病毒载体的雾化吸入式新型冠状病毒疫苗可诱导较强黏膜免疫。

在化学递送载体中，脂质纳米颗粒和微针是常见的递送技术。脂质纳米颗粒不仅可有效保护 mRNA 免受 RNAase 的影响，还通过与细胞膜融合将 mRNA 递送到胞质中。以脂质纳米颗粒为载体的新型冠状病毒 mRNA 疫苗已获批上市。皮内注射该疫苗，可被树突细胞和巨噬细胞直接内化；肌内注射该疫苗 mRNA 纳米颗粒则被引流到最近的淋巴结。微针，一种新的疫苗免疫技术，旨在取代传统的注射器，并以皮下 APC 网络为目标。微针系统由微米级设备组成（以限制注射疼痛和促进依从性）可分为固体、涂层、溶解和中空四大类。微针已被证明可以有效地提供多种疫苗，包括减毒活、灭活、亚单位和 DNA 形式，可增加抗原在皮肤中的持久性。

总而言之，递送技术提供了一种改变传统疫苗产生理想免疫反应的方式，更好的载体设计和疫苗免疫效果是未来的发展目标。

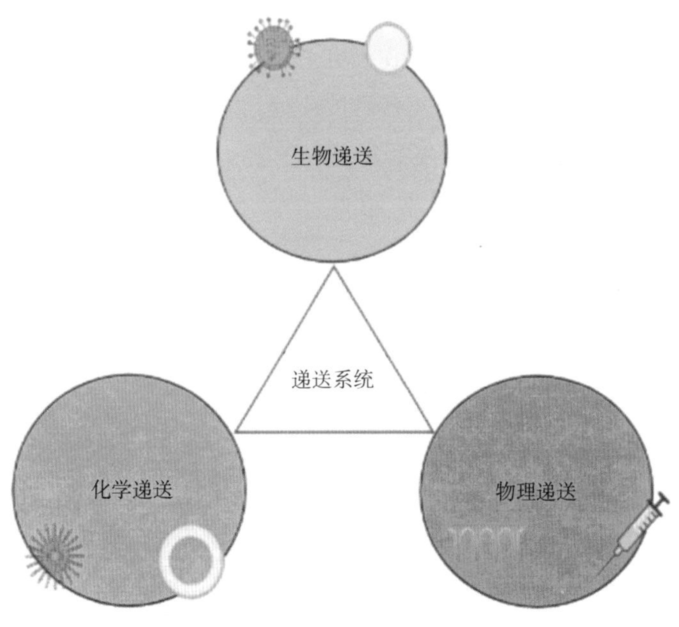

图 24–2　疫苗递送系统分类

第二节　新型疫苗递送技术及应用

一、病毒载体疫苗

病毒载体疫苗是一种利用病毒疫苗减毒株或非复制型病毒作为载体，将抗原基因的编码有效地递送到宿主细胞并引发免疫应答的疫苗。目前已有多种病毒，如腺病毒、慢病毒、水疱性口炎病毒、麻疹病毒和重组牛痘病毒安卡拉株等作为载体用于疫苗的研发[2、3、4、5、6]。病毒载体已被认为是可靠的载体，自 20 世纪 70 年代初次尝试以来，这种方法的应用已经被广泛应用，主要用于疫苗开发和基因治疗。病毒载体起源于致病性病毒，它们通过删除复制致病性所必需的基因而达到减毒效果。病毒载体可稳定接受大基因片段的插入。抗原可在宿主中被准确合成、修饰以及靶向特异细胞，并可在靶细胞中诱导刺激，与自然感染过程类似，可产生强烈的体液免疫和细胞免疫应答。

二、化学载体递送疫苗

化学疫苗载体具有安全性好、低成本、易规模化等生物载体没有的显著优点，应用于疫苗研究的化学载体主要包括微针、脂质体、纳米颗粒聚合物等，其中脂质体与微针发展较为迅速。但化学载体的研究还处于起步阶段，存在着较多未解决的问题。其中，最大的问题是转染效率低，靶向性差。

1. 脂质为基础的递送系统

不同的脂质通常用于制造各种基于脂质的制剂而被用于核酸的递送，包括传统脂质体、阳离子纳米乳液（CNE）和纳米脂质载体（NLCs）等[14, 15, 16]。然而脂质纳米颗粒（LNP）是最为先进的递送系统，与经典的脂质制剂相比递送效率更高[17]，与脂质体的包围双层脂膜结构不同，它们可能呈现出胶束状结构将药物分子封装在非水核心内的状态（图 24-3）。

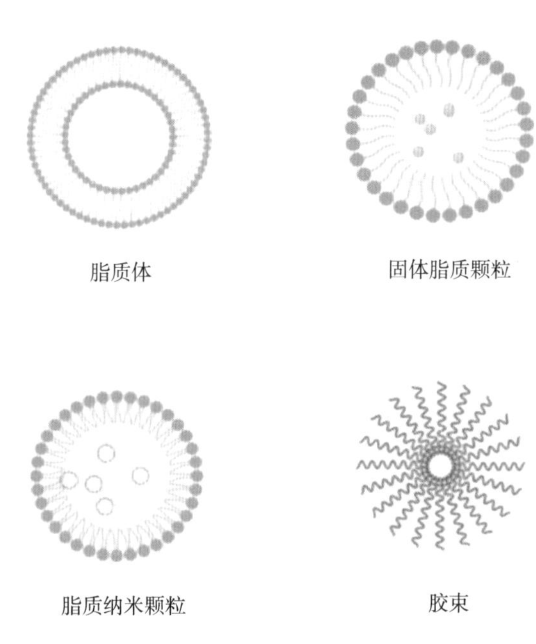

图 24-3　不同结构的脂质载体

（1）脂质体

脂质体是球形囊泡，单层或多层磷酸脂质包围水性核心，所选择的药物可以封装在水性核心中。它包含具有极性头部（亲水性）基团和非极性基团的材料制备的尾部（疏水性）基团，这些群体之间的相互作用导致囊泡的形成[18]。脂质体通常被用作药物载体，因为它们生物降解性、有效性、最小毒性和易于配制的优点。在基于信使核糖核酸的疫苗中，脂质体被发现在传染病和癌症免疫治疗中具有前景[19, 20]。例如，一项研究表明肿瘤的注射信使核糖核酸 - 脂质体复合物非常有效[21]。Zhou 等[22]开发了基于中性脂质体的编码黑色素瘤抗原糖蛋白的 mRNA 疫苗，在直接注射后，可抑制肿瘤生长，显著延长存活时间。

用于递送核酸的脂质体阳离子脂质酸本质上是两亲性的，由带正电的胺通过脂链连接到烃链或胆固醇衍生物组成氨基头，带正电的头部基团能够与带负电的核酸发生静电相互作用将核酸封装在基于脂质的纳米颗粒的核心中[23]。使用阳离子脂质制备脂质体可将信使核糖核酸转染到小鼠细胞中产生高效的转染系统[24, 25]。

基于 mRNA 疫苗的阳离子脂质允许信使核糖核酸也可作为免疫原性试剂[23]。例如，小鼠皮下注射与阳离子脂质复合的信使核糖核酸后，1,2- 二油酰基 -3- 三甲基铵丙烷和 1,2- 二油酰基 -sn- 甘油 -3- 磷酸乙醇胺（DOTAP/DOPE），编码人类免疫缺陷病毒（HIV）-1 Gag 抗原。导致 Gag 肽脉冲细胞的特异性杀伤并引起体液反应[26]。信使核糖核酸与基于 Genzyme 脂质 67（GL67）的脂质体没有产生显著的肺内给药后小鼠肺部的萤光素酶。相比之下，管理 pDNA-GL67 脂质体在小鼠肺部产生可检测的萤光素酶表达。这些差异归因于 mRNA–GL67 脂质体在生物流体[27]。

除此之外，一系列阳离子脂质体可作为疫苗佐剂，刺激先天性炎症反应[28, 29]。阳离子脂质体的免疫刺激作用与头部基团胺的性质、脂质的流动性或酰基链饱和程度有关，具有不饱和酰基链或短酰基链的脂质饱和链可更多地刺激促炎细胞因子的释放。因此，必须仔细评估潜在作为递送系统的阳离子脂质体的毒性。

（2）脂质纳米颗粒

用于 RNA 疫苗的 LNP 应按照特殊的脂质成分遵循专门的制造程序进行制备。LNP 通常由可电离阳离子脂质和辅助脂质组成，如磷脂、胆固醇和（或）聚乙二醇化脂质[30、31、32、33、34]（图 24–4）。

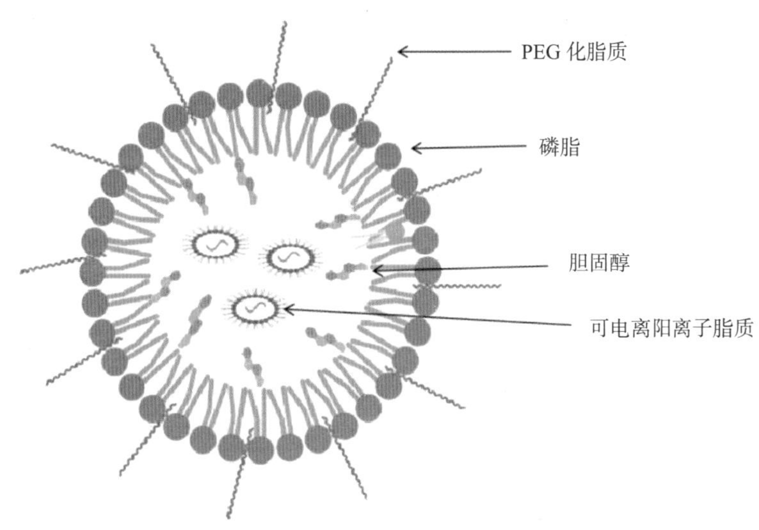

图 24–4　LNP 组成示意图

传统脂质制剂中阳离子脂质通过与带负电荷的核酸的相互作用，增强脂质对核酸的包封率，但是高电荷脂质制剂不仅存在毒性，还可被机体快速清除而不能发挥作用。由于可电离阳离子脂质可解决上述问题，因此被用于 LNP 的开发[31]。

可电离阳离子脂质被引入核酸递送领域[35]。这些脂质的特征是它们在酸性条件下获得正电荷并在生理 pH 下变为中性。获得的正电荷使脂质高效包裹 RNA 分子，并在融合过程中与内涵体膜相互作用，然后将核酸释放到胞质中。可电离阳离子脂质在生理 pH 下获得的中性电荷阻止了在血液中去除过快，从而提高耐受性和改善药代动力学[23, 31]。因此，脂质制剂延长了在体内、血液循环中的半衰期，细胞毒性也显著降低。

LNP 进一步增强递送核酸是通过优化 LNP 组合物来实现的。例如，增加可电离脂质含量（高达 57%），减少聚乙二醇（PEG）含量（从 10% 到 1.4%）。目前，50% 可电离脂质和 1.5%PEG 的类似组合物是仍用于开发不同的 mRNA 制剂。

2. 聚合物颗粒

聚合物颗粒因其潜在的有利的生物相容性和生物降解性而被研究[37]。广泛的天然和合成聚合物已经被用于制造进行疫苗递送的颗粒，如多糖[38]、聚 D，L– 丙交酯 – 共甘醇酸（PLGA）[39]、聚乳酸（PLA）[39] 和聚（D，L– 丙交酯 – 共 – 甘醇内酯）（PLG）[40]。这些颗粒能够捕获或吸附抗原递送至指定细胞，随着时间的推移，允许持续的抗原释放，它们的生物降解速度很慢[41、42]。聚合物颗粒是发展的主要焦点，单剂延迟释放疫苗可以取代目前对加强剂量的需求[42]。PLGA 的 TTe 抗原释放产物粒子可以在几天或几天内进行修改到一年多[43、44]。许多研究也使用了聚合物颗粒作为佐剂的能力，而不是它们的抗原释放产物。Advax，一种胰岛素衍生微粒，已用于临床乙型肝炎、流感和昆虫感染的佐剂试验过敏疫苗[45、46、47]。

3. 无机颗粒

虽然无机颗粒生物降解性低，但其易合成和进行质控，因此有很多基于无机颗粒的疫苗研究[48, 49]。无机颗粒已被用作佐剂和抗原递送载体，以增强免疫反应[50]。疫苗中常使用的无机颗粒类是金、铝等。

金颗粒高度稳定，能保持各种不同的形状和尺寸[48]。金颗粒表面高度修饰，可与抗原直接结合[51、52]，但对抗原的靶向性有限[53~55]。

铝是疫苗中常用的佐剂[49、56、57、58]，目前一些研究关注抗原与铝纳米颗粒的结合[57、58]。这些研究表明，铝粒子能够发挥载体和佐剂的作用来刺激免疫系统[58、59]。

4. 细胞外膜囊泡

外膜小泡是天然存在的[60]。它们由细菌磷脂、脂多糖、外膜蛋白和包埋的周质成分组成[60、61]。因为它们的表面天然含有几种病原体相关的分子模式，这赋予了它们固有的免疫刺激特性，这使它们可以成为一种佐剂颗粒。抗原可以存在于细胞表面或细胞内部囊泡管腔或未结合在溶液中。抗原在囊泡的管腔内隐藏在B细胞识别之外，可诱导强烈抗体[62, 63]。使用外层的困难之一，靶向非天然抗原的膜囊泡易产生细菌，因为囊泡中天然含有许多免疫原性成分，可能导致主要针对囊泡的免疫反应而不是感兴趣的抗原。迄今为止，两个外层B型脑膜炎膜囊泡疫苗（Bexsero 和 Trumenba）已获得使用许可[64、65]。

三、物理递送

物理递送目前主要应用于DNA疫苗的免疫研究，其目的是增强DNA疫苗有效的免疫反应。DNA疫苗通过针头和注射器递送的缺点是细胞对DNA摄取不足，因此可采用多种物理递送技术提高DNA疫苗的免疫原性，主要包括基因枪、电穿孔等。由于基因枪所需的剂量大、难以储存等缺点不再用于人类DNA疫苗接种。除此之外，微针递送技术可应用于各类疫苗的递送。

1. 电穿孔

电穿孔已被用于增加细胞内DNA疫苗的递送，以增强免疫反应[66~69]。注射DNA后，将一个或多个接种针插入到疫苗接种部位附近，通过电脉冲增加细胞膜的渗透性，使DNA进入细胞质并转移到细胞核中，从而使转染率增加100~2000倍[67~71]。电脉冲可导致局部细胞死亡和组织损伤，从而使具有天然佐剂作用的损伤相关分子模式进行释放[67]。电穿孔也可产生炎症细胞因子和局部抗原递呈细胞和T细胞的迁移[72, 73]，进而使免疫反应增加10至1000倍[72, 74]。因此较少的DNA便可引发有效的免疫反应[67]。

2. 微针递送

微针给药是近年来发展的一种新型给药系统。由多个微米级的细小针尖以阵列的方式连接在基座上，针体一般高10~2000微米、宽10~50微米。微针的长度、大小和形状可根据治疗的需求进行个体化设计。微针能定向穿过角质层，产生微米尺寸的机械通道，将药物直接置于表皮或上部真皮层，不用通过角质层即可参与微循环，发挥药理反应。微针可有效递送各种疫苗：减毒活疫苗、亚单位疫苗与DNA疫苗[75~77]。

（1）微针的类型

第一代微针是硅、氧化硅微针，第二代微针是金属微针，第三代微针为可溶微针，第四代微针则是近几年发展起来的水凝胶微针。按照微针的特点，可将微针具体分为：实心微针、空心微针、包衣微针、可溶微针、水凝胶微针（图24-5）[78]。另有刚兴起的新概念微针技术，冷冻微针技术。

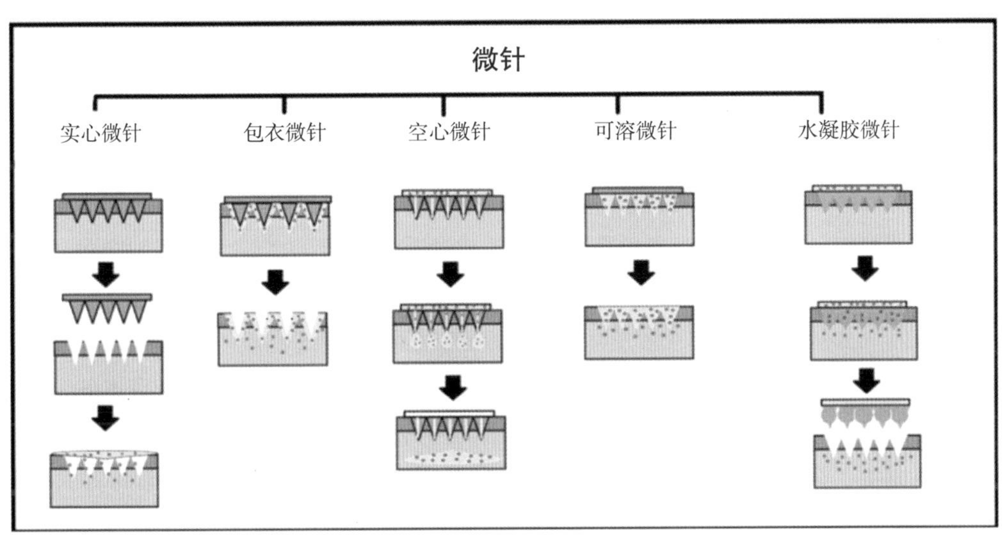

图24-5　不同微针的递送机制

实心微针（solid microneedles）通常由金属材料和非降解聚合物等制备而成，例如硅、二氧化钛，本身不载药，它的作用是穿刺表皮，形成药物渗透所需的微通道。所以实心微针递送药物可分为两步：第一步是使微针穿刺皮肤表面形成微孔道；第二步是移除实心微针后将药物敷在微针穿刺部位，药物由孔道被动渗透进入皮肤。因此，实心微针也叫“poke and patch”[79，80]。

包衣微针（coated microneedles），又称涂层微针或者表面载药微针。通过浸润、涂层或者针体外载药的方式，将药物附着于微针表面。给药时，微针刺入皮肤后，药物在皮肤内溶解进入细胞间液，递送入人体内。包衣微针主要用于递送水溶性药物，药物在皮肤内的释放速度快，生物利用度高，易于控制给药剂量，同时适用于小分子和大分子药物。并且，包衣微针可以重复利用。包衣的厚度和针的表面积决定了包衣微针的载药量，但需要保证包衣层的稳定性，不会轻易发生脱落[81]。

可溶微针（dissolving microneedles）和水凝胶微针（hydrogel forming microneedles）是将生物可降解的聚合物材料和药物制备成微针。在刺入皮肤后，由可降解材料构成的针体会在微环境中逐渐降解，药物同步释放，药物分子穿过角质层屏障，经皮下组织吸收进入人体。可溶微针药物递送无需像其他微针那样形成微孔道递送药物后移除针体，极大地改善了患者依从性，同时不重复使用微针也降低了交叉感染的风险[82]。微针的针头是可溶微针开发的关键，常用聚合物材料的有聚乙烯醇（polyvinylalcohol，PVA）、聚乙烯吡咯烷酮（polyvinylpyrrolidone，PVP）、透明质酸（hyaluronicacid，HA）、右旋糖酐（dextran，Dex）等制备微针[83~86]。目前可溶微针是整个微针行业的主流，其主要优势：能实现高效药物递送，精准控制载药量和微针形态可实现对药物的控释；生产工艺条件温和，保证药物在生产过程中的稳定性；使用生物可降解和生物相容性材料，避免创口感染，安全性高。

冷冻微针（cryo microneedles）是最近开发的用一种新型微针技术，用一种短于1mm的冰冻微针，在针体内装载和储存活的哺乳动物细胞，经皮内递送将治疗细胞递送入皮肤层。给药时将载有冷冻微针阵列贴片状装置放在皮肤上，冷冻微针穿刺入皮肤，从装置底座脱离后融化，释放针体内的细胞，随后迁移并在皮肤内增殖。这种创新技术微针可以在常规存储条件下中储存数月，运输和使用更加便捷。冷冻微针的最大临床潜力是将其用于树突状细胞（dendritic cells，DC）疫苗的皮内递送。在目前的树突状细胞疫苗方案中血液的采集和树突状细胞的生产耗时耗力，且价格高昂，临床应用极其受限，冷冻微针可以解决这些问题[87]。

（2）微针的评价

微针的表征方法。MN的几何形状会影响插入或穿透效果，因此可通过光学或电学显微镜目视检查测量微针的几何形状、尖端半径、长度；采用共焦激光显微镜和扫描电镜获得微针的3D图像，提供关于微针的成分和表面形态，用于质量控制[88]。可采用荧光标记分子、荧光显微镜和共焦激光扫描显微镜等方法检查微针中装载的药物[89]。

机械性能评价。MN必须具有足够的机械强度、硬度和韧性，才能够插入皮肤而不折断。为测量插入量而进行的试验包括位移检测、染色标记；为了检测插入深度的试验包括组织学染色和冷冻切片等[90]。

体外渗透研究。药物在皮肤中的渗透可以通过Franz扩散池装置确定。猪耳朵皮常用于微针的体外渗透研究，通过将其安装在两个Franz扩散池装置中间，绘制MN处理和未处理皮肤随时间变化的药物释放累积量的药物渗透曲线，确定微针在皮肤中的渗透性能[91]。

皮肤刺激性研究。经皮递送可引起各种副作用，如在应用部位出现轻度或重度红斑等，可采用Draize方法用于测量皮肤刺激程度[88]。

（3）微针递送疫苗

Alarcon等人使用MN来递送疫苗，他们评估了不锈钢MN向大鼠递送3种不同类型的流感疫苗的效果，包括流感灭活疫苗，三价流感裂解疫苗（H1N1，H3N2和B株）和编码流感病毒血凝素（HA）的质粒DNA疫苗。在灭活疫苗组中，引发的免疫应答或与IM注射组相当，或大于IM注射组。在三价裂解病毒疫苗组中，结果显示使用MN技术注射低剂量疫苗的大鼠与通过IM和MN注射接受高剂量疫苗的组相比，对H1N1菌株的反应没有显著差异。对于H3N2和B毒株，结果表明MN和IM注射引起了相似的反应。总体而言，该研究发现，与IM注射相比，MN注射的剂量节省效果在整个灭活病毒中是100倍，在H1N1毒株组中是10倍，在DNA疫苗组中是5倍[92]。Arya等人将负载带有狂犬病DNA疫苗的MN贴片用于犬的给药。结果表明，在第56天，相同剂量的疫苗，MN组的平均抗体效价高于IM组[93]。

（4）微针递送的安全性

微针的安全性可以通过产生的疼痛、皮肤刺激程度、储存期间的稳定性和体内降解程度来评价。微针注射的疼痛程度取决于MN的数量、长度和形状[94]。在对180名志愿者通过肌肉注射和微针接种流感疫苗的研究中，微针的刺痛明显减轻，然而，在给药期间肌肉注射组和微针组之间的疼痛没有显著差异[95]。疫苗的稳定性对于保持其效力至关重要。由于MN不依赖冷链储存，并且通过加入不同的聚合物和糖，例如聚乙烯吡咯烷酮、海藻糖、蔗糖和七葡萄糖酸盐，可以进一步提高其稳定性[96]。Mistilis等通过加入精氨酸/葡萄糖混合物可使微针疫苗的稳定性维持更长的时间（25℃ 24个月，60℃ 4个月）[97]。

（5）微针递送疫苗的局限性

目前，微针已被用于递送不同类型的疫苗，包括灭活疫苗、重组蛋白和 DNA 疫苗等[92, 98, 99]。然而，理想的 MN 输送疫苗应该是耐热的，并且在制造和灭菌过程中保持疫苗的抗原性。但不同的微针都有其优点和缺点。例如，空心微针可以适用于液体疫苗，但对制剂配方的稳定性和接种操作人员的要求较高；包被微针较易操作，但对设备的要求较高。无论何种微针，其免疫剂量的准确性一般低于肌肉注射，为了避免剂量损失和保持均匀的皮肤渗透，应该在垂直位置仔细给药，这样对人员和接种速度要求较高，在大规模免疫期间，需要考虑其操作合理性。

第三节　小结与展望

新技术在疫苗研发上的应用，不仅包括不同的疫苗研发路线，也包括疫苗不同的递送方式[100]。腺病毒载体的新冠疫苗不仅可通过鼻腔也可通过肺黏膜进行免疫[101, 102]，mRNA 疫苗生产速度快且相对简单，制造过程不需要使用微生物或培养细胞，以非病毒载体 LNP 为递送系统，能够有效负载 mRNA 并成功转染细胞，激发高效免疫应答反应，提高抗体滴度[103]。mRNA 疫苗在新冠疫苗中显示出良好的临床效果，在传染性疾病和肿瘤免疫治疗领域展现出积极的研究前景。微针（MN）是使用 DNA 疫苗递送的一种替代方法，疫苗沉积在免疫细胞丰富的表皮和真皮，诱导的体液和细胞免疫力远高于可溶性 DNA 疫苗。

因此，布局新型递送技术，如推进疫苗的新剂型开发，或将成为疫苗研究的新潮。疫苗的递送要求以更全面的思路设计和开发新型递送载体和系统，非病毒载体递送系统的发展是解决疫苗体内外稳定性差异、体内靶向输送及其临床应用的关键环节。疫苗递送系统的运用能够改善或改变传统疫苗的免疫应答、优化疫苗接种的效果、简化疫苗接种程序等。常用疫苗递送系统中，病毒载体、细菌载体与以脂质体和微针为代表的化学载体在实际应用中各有优势及不同的应用范围。合理地应用疫苗递送载体可在很大程度上达成疫苗的改善目标。

（郑海发，李克雷）

参考文献

［1］CORDEIRO A S，MARÍA JOSÉ ALONSO. Recent advances in vaccine delivery［J］. Pharmaceutical Patent Analyst，2016，5（1）：49–73.

［2］SAKURAI F，TACHIBANA M，M H. Adenovirus vector–based vaccine for infectious diseases. Drug Metab Pharmacokinet，2022，42：100432.

［3］KU M W，BOURGINE M，P AUTHIÉ，et al. Intranasal Vaccination with a Lentiviral Vector Protects against SARS–CoV–2 in Preclinical Animal Models［J］. Cell Host & Microbe，2020，29（2）.

［4］YAHALOM–RONEN Y，TAMIR H，MELAMED S，et al. A single dose of recombinant VSV–G–spike vaccine provides protection against SARS–CoV–2 challenge［J］. Nature Communications，2020，11（1）：6402.

［5］FRANTZ P N，TEERAVECHYAN S，TANGY，Frédéric. Measles–derived vaccines to prevent emerging viral diseases［J］. Microbes and Infection，2018：493–500.

［6］U.S. National Institutes of Health. ClinicalTrials.gov. Official Title：Safety，Tolerability and Immunogenicity of the

Candidate Vaccine MVA-SARS-2-S Against COVID-19. ClinicalTrials.gov Identifier：NCT04569383. Available online：https：//clinicaltrials. gov/ct2/show/NCT04569383（accessed on 28 August 2021）.

[7] ZHANG Z，DONG L，ZHAO C，ZHENG P，ZHANG X，XU J. Vaccinia virus-based vector against infectious diseases and tumors [J]. Hum Vaccin Immunother，2021，17（6）：1578-1585.

[8] LUNDSTROM K. Viral Vectors for COVID-19 Vaccine Development [J]. Viruses，2021，13（2）：317.

[9] LU M，DRAVID P，ZHANG Y，et al. A safe and highly efficacious measles virus-based vaccine expressing SARS-CoV-2 stabilized prefusion spike [J]. Proc Natl Acad Sci U S A，2021，118（12）：e2026153118.

[10] LILJESTROM P，GAROFF H. A new generation of animal cell expression vectors based on the Semliki Forest virus replicon [J]. Biotechnology，1991，9：1356-1361.

[11] XIONG C，LEVIS R，SHEN P，et al. Sindbis virus：An efficient，broad host range vector for gene expression in animal cells [J]. Science，1989，243，1188-1191.

[12] DAVIS N L，WILLIS L V，SMITH J F，et al. In vitro synthesis of infectious Venezuelan equine encephalitis virus RNA from a cDNA clone：Analysis of a viable deletion mutant [J]. Virology，1989，171（1），189-204.

[13] MCKAY P F，HU K，BLAKNEY A K. Self-amplifying RNA SARS-CoV-2 lipid nanoparticle vaccine candidate induces high neutralizing antibody titers in mice [J]. Nat Commun，2020，11（1）：3523.

[14] HENRIKSEN-LACEY M，BRAMWELL V W，CHRISTENSEN D，et al. Liposomes based on dimethyldioctadecylammonium promote a depot effect and enhance immunogenicity of soluble antigen [J]. Control Release，2010，142（2）：180-186.

[15] BRITO LA，CHAN M，SHAW C A，et al. A cationic nanoemulsion for the delivery of next-generation RNA vaccines [J]. Mol. Ther，2014，22，2118-2129.

[16] ERASMUS J H，KHANDHAR A P，GUDERIAN J，et al. A nanostructured lipid carrier for delivery of a replicating viral rna provides single，low-dose protection against zika [J]. Mol. The，2018，26，2507-2522.

[17] ALDOSARI B N，ALFAGIH I M，ALMURSHEDI A S. Lipid nanoparticles as delivery systems for RNA-Based vaccines [J]. Pharmaceutics，2021，13（2）：206.

[18] HAJJ K A，WHITEHEAD K A. Tools for translation：Non-viral materials for therapeutic mRNA delivery [J]. Nat. Rev. Mat，2017，2：1-17.

[19] MARTINON F，KRISHNAN S，LENZEN G，et al. Induction of virus-specific cytotoxic T lymphocytes in vivo by liposome-entrapped mRNA [J]. Eur. J. Immunol，1993，23（7）：1719-1722.

[20] KRANZ L M，DIKEN M，HAAS，H，et al. Systemic RNA delivery to dendritic cells exploits antiviral defence for cancer immunotherapy [J]. Nature，2016，534（7607）：396-401.

[21] LU D，BENJAMIN R，KIM M，et al. Optimization of methods to achieve mRNA-mediated transfection of tumor cells in vitro and in vivo employing cationic liposome vectors [J]. Cancer Gene Ther. 1994，1（4）：245-252.

[22] ZHOU W-Z，HOON D，HUANG S，et al. RNA melanoma vaccine：Induction of antitumor immunity by human glycoprotein 100mRNA immunization [J]. Hum. Gene Ther，1999，10（16）：2719-2724。

[23] GRANOT Y，PEER，D. Delivering the right message：Challenges and opportunities in lipid nanoparticles-mediated modified mRNA therapeutics-An innate immune system standpoint [J]. Semin. Immunol，2017，34：68-77.

[24] FELGNER J H，KUMAR R，SRIDHAR C，et al. Enhanced gene delivery and mechanism studies with a novel series of cationic lipid formulations [J]. Biol. Chem，1994，269（4）：2550-2561.

[25] MALONE R W，FELGNER P L，VERMA I M. Cationic liposome-mediated RNA transfection [J]. Proc. Nat. Acad. Sci，1989，86：6077-6081.

[26] POLLARD C，REJMAN J，DE HAES W，et al. Type I IFN Counteracts the Induction of Antigen-Specific Immune Responses by Lipid-Based Delivery of mRNA Vaccines [J]. Mol. Ther，2013，21（1）：251-259.

[27] ANDRIES O, De Filette, M., Rejman, J., et al. Comparison of the gene transfer efficiency of mRNA/GL67 and pDNA/GL67 complexes in respiratory cells [J]. Mol. Pharm, 2012, 9 (8): 2136–2145.

[28] CHRISTENSEN D, KORSHOLM K S, ROSENKRANDS I., et al. Cationic liposomes as vaccine adjuvants [J]. Expert Rev. Vaccines, 2007, 6 (5): 785–796.

[29] LONEZ C, VANDENBRANDEN M, RUYSSCHAERT J M. Cationic lipids activate intracellular signaling pathways [J]. Adv. Drug Del. Rev, 2012, 64 (5): 1749–1758.

[30] REICHMUTH A M, OBERLI M A, JAKLENEC A, et al. mRNA vaccine delivery using lipid nanoparticles [J]. Ther. Deliv, 2016, 7 (5): 319–334.

[31] SAMARIDOU E, HEYES J, LUTWYCHE P. Lipid nanoparticles for nucleic acid delivery: Current perspectives [J]. Adv. Drug Deliv. Rev, 2020, 154–155: 37–63.

[32] HAJJ K A, WHITEHEAD K A. Tools for translation: Non–viral materials for therapeutic mRNA delivery [J]. Nat. Rev. Mat, 2017, 2: 1–17.

[33] TAN L., SUN X. Recent advances in mRNA vaccine delivery [J]. Nano Res, 2018, 11, 5338–5354.

[34] VERBEKE R, LENTACKER I, DE SMEDT S C, DEWITTE H. Three decades of messenger RNA vaccine development [J]. Nano Today, 2019, 28: 100766.

[35] Semple S C, Klimuk S K, Harasym T O. Efficient encapsulation of antisense oligonucleotides in lipid vesicles using ionizable aminolipids: Formation of novel small multilamellar vesicle structures [J]. Biochim. Biophys. Acta (BBA) –Biomembr, 2001, 1510 (1–2): 152–166.

[36] SEMPLE S C, AKINC A, CHEN J, et al. Rational design of cationic lipids for siRNA delivery [J]. Nat. Biotechnol, 2010, 28 (2): 172–176.

[37] ZHAO L, SETH A, WIBOWO N, et al . Nanoparticle vaccines [J]. Vaccine, 2014, 32 (3): 327–337.

[38] JANES K, CALVO P, ALONSO M. Polysaccharide colloidal particles as delivery systems for macromolecules [J]. Adv Drug Delivery Rev, 2001, 47 (1): 83–97.

[39] FREDRIKSEN B N, Grip J. Plga/pla micro– and nanoparticle formulations serve as antigen depots and induce elevated humoral responses after immunization of Atlantic salmon (Salmo salar l.) [J]. Vaccine, 2012, 30 (3): 656–667.

[40] Ali O A, Lewin S A, Dranoff G, Mooney D J. Vaccines combined with immune checkpoint antibodies promote cytotoxic T–cell activity and tumor eradication [J]. Cancer Immunol Res, 2016, 4 (2): 95–100.

[41] ZENG Q, LI H, JIANG H, et al. Tailoring polymeric hybrid micelles with lymph node targeting ability to improve the potency of cancer vaccines [J]. Biomaterials, 2017, 122: 105–113.

[42] WALTERS A A, KRASTEV C, HILL A V, MILICIC A. Next generation vaccines: single–dose encapsulated vaccines for improved global immunisation coverage and efficacy [J]. Pharm Pharmacol, 2014, 67: 400–408.

[43] BAILEY B A, DESAI K–G H, OCHYL L J, et al. Self–encapsulating poly (lactic–co–glycolic acid) (PLGA) microspheres for intranasal vaccine delivery [J]. Mol Pharm, 2017, 14 (9): 3228–3237.

[44] O'HAGAN D T, RAHMAN D, MCGEE J P, et al. Biodegradable microparticles as controlled release antigen delivery systems [J]. Immunology, 1991 Jun, 73 (2): 239–422.

[45] GORDON D, KELLEY P, HEINZEL S, et al. Immunogenicity and safety of AdvaxTM, a novel polysaccharide adjuvant based on delta inulin, when formulated with hepatitis B surface antigen: a randomized controlled Phase I study [J]. Vaccine, 2014, 32 (48): 6469–6477.

[46] GORDON D L, SAJKOV D, HONDA–OKUBO Y. Human phase 1 trial of low–dose inactivated seasonal influenza vaccine formulated with AdvaxTM delta inulin adjuvant [J]. Vaccine, 2016, 34 (33): 3780–3786.

[47] HEDDLE R, RUSSO P, PETROVSKY N, et al. Immunotherapy – 2076. A controlled study of delta inulinadjuvanted honey bee venom immunotherapy [J]. World Allergy Org, 2013, 6: 158.

[48] NIIKURA K, MATSUNAGA T, SUZUKI T. Gold nanoparticles as a vaccine platform: influence of size and shape on immunological responses in vitro and in vivo [J]. ACS Nano, 2013, 7(5): 3926–3938.

[49] SUN B, JI Z, LIAO Y–P. Engineering an effective immune adjuvant by designed control of shape and crystallinity of aluminum oxyhydroxide nanoparticles [J]. ACS Nano, 2013, 7(12): 10834–10849.

[50] SMITH J D, MORTON L D, ULERY B D. Nanoparticles as synthetic vaccines [J]. Curr Opin Biotechnol, 2015, 34: 217–224.

[51] CHEN Y–S, HUNG Y–C, LIN W–H, et al. Assessment of gold nanoparticles as a size–dependent vaccine carrier for enhancing the antibody response against synthetic foot–andmouth disease virus peptide [J]. Nanotechnology, 2010, 21(19): 195101.

[52] GREGORY A E, JUDY B M, QAZI O, et al . A gold nanoparticlelinked glycoconjugate vaccine against burkholderia mallei [J]. Nanomedicine, 2015, 11(2): 447–456.

[53] FOGARTY J A, SWARTZ J R. The exciting potential of modular nanoparticles for rapid development of highly effective vaccines [J]. Curr Opin Chem Eng, 2018, 19: 1–8.

[54] GINSBERG B A, GALLARDO H F, RASALAN T S, et al. Immunologic response to xenogeneic gp100 DNA in melanoma patients: comparison of particle mediated epidermal delivery with intramuscular injection [J]. Clin Cancer Res, 2010, 16(15): 4057–4065.

[55] JONES S, EVANS K, MCELWAINE–JOHNNA H, et al . DNA vaccination protects against an influenza challenge in a double–blind randomised placebo–controlled Phase Ib clinical trial [J]. Vaccine, 2009, 27(18): 2506–2512.

[56] ROY M J, WU M S, BARR L J. Induction of antigen–specific $CD8^+$ T cells, T helper cells, and protective levels of antibody in humans by particle–mediated administration of a hepatitis B virus DNA vaccine [J]. Vaccine, 2000, 19(7–8): 764–778.

[57] LINDBLAD E B. Aluminium compounds for use in vaccines [J]. Immunol Cell Biol, 2004, 82(5): 497–505. 97 Maquieira A, Brun EM, Garcéés–Garcíía M, Puchades R. Aluminum oxide nanoparticles as carriers and adjuvants for eliciting antibodies from non–immunogenic haptens [J]. ACS Anal Chem, 2012, 84: 9340–9348.

[58] FREY A, MANTIS N, KOZLOWSKI P A. Immunization of mice with peptomers covalently coupled to aluminum oxide nanoparticles [J]. Vaccine, 1999, 17(23–24): 3007–3019.

[59] FOX C B, KRAMER R M, BARNES V L, et al. Working together: interactions between vaccine antigens and adjuvants [J]. Therapeutic Adv Vaccines, 2013, 1(1): 7–20.

[60] LIN Y, WANG X, HUANG X, et al. Calcium phosphate nanoparticles as a new generation vaccine adjuvant [J]. Exp Rev Vaccines, 2017, 16(9): 895–906.

[61] MASSON J–D, THIBAUDON M, BÉLEC L, CRÉPEAUX G. Calcium phosphate: a substitute for aluminum adjuvants? [J]Exp Rev Vaccines, 2017, 16(3): 289–299.

[62] MITCHELL T C, CASELLA C R. No pain no gain? Adjuvant effects of alum and monophosphoryl lipid A in pertussis and HPV vaccines [J]. Curr Opin Immunol, 2017, 47: 17–25.

[63] NIU Y, POPAT A, YU M, et al. Recent advances in the rational design of silica–based nanoparticles for gene therapy [J]. Therapeutic Deliv, 2012, 3(10): 1217–1237.

[64] XIA T, KOVOCHICH M, LIONG M, et al . Polyethyleneimine coating enhances the cellular uptake of mesoporous silica nanoparticles and allows safe delivery of siRNA and DNAconstructs [J]. ACS Nano, 2009, 3(10): 3273–3286.

[65] YU M, JAMBHRUNKAR S, THORN P, et al. Hyaluronic acid modified mesoporous silica nanoparticles for targeted drug delivery to CD44–overexpressing cancer cells [J]. Nanoscale, 2013, 5(1): 178–183.

[66] LI, L., PETROVSKY, N. Molecular mechanisms for enhanced DNA vaccine immunogenicity [J]. Expert Rev.

Vaccines, 2016, 15(3): 313–329.

[67] JORRITSMA S H T, GOWANS E J, GRUBOR-BAUK B, et al. Delivery methods to increase cellular uptake and immunogenicity of DNA vaccines [J]. Vaccine, 2016, 34(46): 5488–5494.

[68] SAADE, F, PETROVSKY, N. Technologies for enhanced efficacy of DNA vaccines [J]. Expert Rev. Vaccines, 2012, 11(2): 189–209.

[69] LIU MA. DNA vaccines: An historical perspective and view to the future [J]. Immunol. Rev, 2011, 239(1): 62–84

[70] WENIGER B, PAPANIA M. Alternative Vaccine Delivery Methods. In Vaccines, 6th ed.; Plotkin, S., Orenstein, W., Offit, P., Eds.; W.B.

[71] SACHDEV S, POTO　NIK T, REMS L, MIKLAV　I　D. Revisiting the role of pulsed electric fields in overcoming the barriers to in vivo gene electrotransfer [J]. Bioelectrochemistry, 2022, 144; 107994.

[72] VAN DRUNEN LITTEL-VAN DEN HURK S, HANNAMAN D. Electroporation for DNA immunization: clinical application [J]. Expert Rev Vaccines, 2010, 9(5): 503–517.

[73] CHIARELLA P, MASSI E, DE ROBERTIS M, et al. Electroporation of skeletal muscle induces danger signal release and antigen-presenting cell recruitment independently of DNA vaccine administration [J]. Expert Opin Biol Ther, 2008, 8(11): 1645–1657.

[74] VRDOLJAK A, MCGRATH M G, CAREY J B, et al. Coated microneedle arrays for transcutaneous delivery of live virus vaccines [J]. Journal of controlled release: official journal of the Controlled Release Society, 2012, 159(1): 34–42.

[75] KIM E, ERDOS G, HUANG S, et al. Microneedle array delivered recombinant coronavirus vaccines: Immunogenicity and rapid translational development [J]. EBioMedicine. 2020; 55: 102743

[76] YIN Y, SU W, ZHANG J, HUANG W, et al. Separable microneedle patch to protect and deliver DNA nanovaccines Against COVID-19 [J]. ACS Nano, 2021, 15(9): 14347–14359.

[77] PIELENHOFER J, SOHL J, WINDBERGS M, et al. Current progress in particle-based systems for transdermal vaccine delivery [J]. Front Immunol, 2020, 11: 266

[78] TUAN-MAHMOOD T M, MCCRUDDEN M T, TORRISI B M, et al. Microneedles for intradermal and transdermal drug delivery [J]. Eur. Pharm. Sci, 2013, 50(5): 623–637.

[79] OMOLU A, BAILLY M, DAY R M. Assessment of solid microneedle rollers to enhance transmembrane delivery of doxycycline and inhibition of MMP activity [J]. Drug Deliv, 2017, 24(1): 942–951.

[80] PAMORNPATHOMKUL B, WONGKAJORNSILP A, LAIWATTANAPAISAL W, et al. A combined approach of hollow microneedles and nanocarriers for skin immunization with plasmid DNA encoding ovalbumin [J]. Int. J. Nanomed, 2017, 12: 885.

[81] WAGHULE T, SINGHVI G, DUBEY S K, et al. Microneedles: a smart approach and increasing potential for transdermal drug delivery system [J]. Biomed. Pharmacother, 2019, 109: 1249–1258.

[82] NGUYEN H X, BOZORG B D, KIM Y, et al. Poly(vinyl alcohol) microneedles: fabrication, characterization, and application for transdermal drug delivery of doxorubicin [J]. Eur. J. Pharm. Biopharm. 2018, 129, 88–103.

[83] SUN W, ARACI Z, INAYATHULLAH M, et al. Polyvinylpyrrolidone microneedles enable delivery of intact proteins for diagnostic and therapeutic applications [J]. Acta Biomater. 2013, 9(8): 7767–7774.

[84] KIM S, LEE J, SHAYAN F L, et al. Physicochemical study of ascorbic acid 2-glucoside loaded hyaluronic acid dissolving microneedles irradiated by electron beam and gamma ray [J]. Carbohydr. Polym. 2018, 180: 297–303.

[85] ITO Y, KASHIWARA S, FUKUSHIMA K, et al. Two-layered dissolving microneedles for percutaneous delivery of sumatriptan in rats [J]. Drug Dev. Ind. Pharm. 2011, 37(12): 1387–1393.

[86] CHANG H, CHEW SWT, ZHENG M, et al. Cryomicroneedles for transdermal cell delivery [J]. Nat Biomed Eng, 2021, 5(9): 1008-1018.

[87] SABRI AH, KIM Y, MARLOW M, et al. Intradermal and transdermal drug delivery using microneedles—fabrication, performance evaluation and application to lymphatic delivery [J]. Adv Drug Deliv Rev, 2020, 153: 195-215.

[88] ZHAO X, LI X, ZHANG P, et al. Tip-loaded fast-dissolving microneedle patches for photodynamic therapy of subcutaneous tumor [J]. Control Release, 2018, 286: 201-209.

[89] LI J, ZENG M, SHAN H, et al. Microneedle patches as drug and vaccine delivery platform [J]. Curr Med Chem, 2017, 24: 2413-2422.

[90] UPPULURI C, SHAIK A S, HAN T, et al. Effect of microneedle type on transdermal permeation of rizatriptan[J]. AAPS PharmSciTech, 2017, 18(5): 1495-1506.

[91] ALARCON J B, HARTLEY A W, HARVEY N G, et al. Preclinical evaluation of microneedle technology for intradermal delivery of infuenza vaccines [J]. Clin Vaccine Immunol, 2007, 14(4): 375-381.

[92] ARYA J M, DEWITT K, SCOTT-GARRARD M, et al. Rabies vaccination in dogs using a dissolving microneedle patch [J]. Journal of controlled release: ofcial journal of the Controlled Release Society, 2016, 239: 19-26.

[93] HUANG H, FU C. Diferent fabrication methods of out-of-plane polymer hollow needle arrays and their variations [J]. Micromech Microeng, 2007, 17(2): 393-402.

[94] VAN DAMME P, OOSTERHUIS-KAFEJA F, VAN DER WIELEN M, et al. Safety and efcacy of a novel microneedle device for dose sparing intradermal infuenza vaccination in healthy adults [J]. Vaccine, 2009, 27(3): 454-459.

[95] KIM Y C, QUAN F S, COMPANS R W, et al. Stability kinetics of infuenza vaccine coated onto microneedles during drying and storage [J]. Pharm Res, 2011, 28(1): 135-144.

[96] MISTILIS M J, JOYCE J C, ESSER E S, et al. Long-term stability of infuenza vaccine in a dissolving microneedle patch [J]. Drug Deliv Transl Res, 2017, 7(2): 195-205.

[97] YIN Y, SU W, ZHANG J, et al. Separable microneedle patch to protect and deliver DNA nanovaccines Against COVID-19 [J]. ACS Nano, 2021, 15(9): 14347-14359.

[98] PRAUSNITZ M R, MIKSZTA J A, CORMIER M, et al. Microneedle-based vaccines [J]. Curr Top Microbiol Immunol, 2009, 333: 369-393.

[99] SHAHZAMANI K, MAHMOUDIAN F, AHANGARZADEH S. Vaccine design and delivery approaches for COVID-19 [J]. Int Immunopharmacol, 2021, 100: 108086.

[100] B ZHENG, W PENG, M GUO, et al. Inhalable nanovaccine with biomimetic coronavirus structure to trigger mucosal immunity of respiratory tract against COVID-19 [J], Chem. Eng. J, 2021, 418: 129392.

[101] LI J X, WU S P, GUO X L, et al. Safety and immunogenicity of heterologous boost immunisation with an orally administered aerosolised Ad5-nCoV after two-dose priming with an inactivated SARS-CoV-2 vaccine in Chinese adults: a randomised, open-label, single-centre trial [J]. Lancet Respir Med, 2022, 10(8): 739-748.

[102] M D SHIN, S SHUKLA, Y H CHUNG, et al. COVID-19 vaccine development and a potential nanomaterial path forward [J]. Nat Nanotechnol, 2020, 15(8): 646-655.

下篇 实验室及临床评价

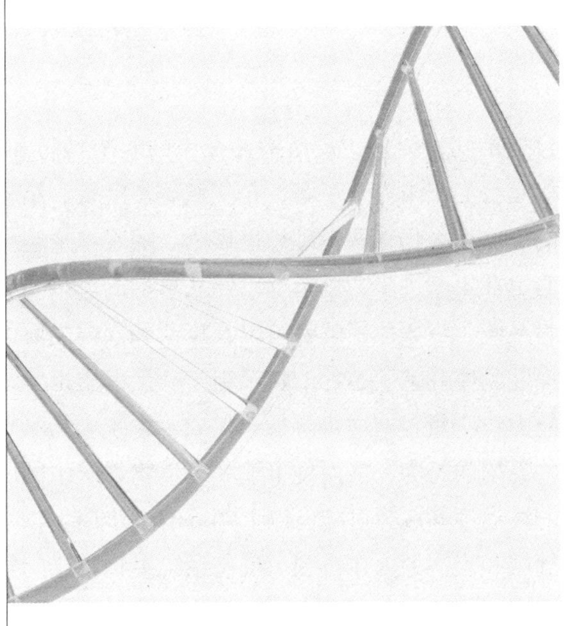

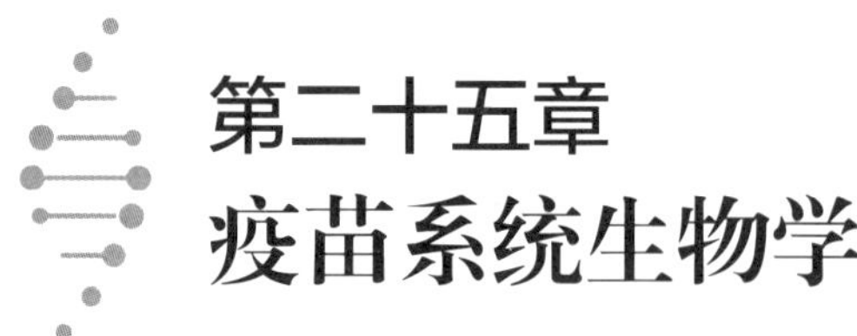

第二十五章 疫苗系统生物学

第一节　概述

自疫苗问世以来，疫苗接种在传染病的预防和控制方面已经取得了巨大的成就，但多数疫苗的作用机制我们仍未完全了解，在艾滋病、疟疾、结核等重大传染病及癌症的预防方面，使用传统工艺制备的疫苗至今仍未取得理想进展[1]。随着越来越多的新的科学理论和技术的发现和应用，疫苗研制的策略也在不断进步，疫苗学已经从早期的、以实验室评价为主的方式逐渐转向应用创新技术进行研发，为系统、深入地了解疫苗以及疫苗和疾病之间的交互作用奠定了基础。

深度测序和基于芯片的转录组学、蛋白质组学、脂类组学和糖组学等技术取得的巨大进步，使我们有能力对巨量数据进行解析，促成了系统生物学这个学科的出现[2]，人们可以从整体层次研究和量化生物系统的行为，从而使了解一个生物系统中的所有组成成分、各组分的相互关系以及特定条件下系统的波动逐渐成为可能。以上领域的进步使生物学得到了飞跃式发展，让我们能从更全面的角度来分析健康和疾病的内在机制。疫苗系统生物学这门新兴学科就是由基础研究与应用结合而产生，其目的是致力于了解疫苗对整个机体的作用[3]。疫苗系统生物学在过去曾作为系统生物学的一个分支而出现，但它逐渐发展成为一门独立的学科，与传统意义上的系统生物学的区别之处在于，疫苗系统生物学非常注重应用，其主要侧重点是从整个机体的角度对疫苗进行评价，深入探讨疫苗接种后诱导的反应或影响疫苗效力的因素[4]。也正是由于从应用这个方面来看，疫苗系统生物学区别于通常所定义的“系统免疫学”。当然，疫苗系统生物学和系统生物学的其他各个领域也存在类似的地方，这些领域均试图克服传统研究学科的简单化思维，从更加全面、动态的角度对机体各部分之间的相互作用进行理解。

通过疫苗系统生物学，我们对于保护性免疫的诱导或抑制机制能够产生更加深入的认识，可突破既往研究的局限性，极有可能打破疫苗系统生物学和药物学等其他领域之间的屏障，从而更加深入地揭示宿主与病原体的相互作用，有效地促进疫苗研发[5]，或对尚无疫苗的疾病制定研发策略[6~7]。

第二节　技术路线

自 18 世纪 Edward Jenner[8] 发明疫苗以来，疫苗研发策略不断被改进。受到癌症和慢性感染性疾病疫苗研发失败的刺激，以及随着大量的、从未有过的新技术的涌现，疫苗学已经进入了应用创新技术研究的新阶段。目前，我们已经可以在免疫反应发生之前预测并建模，疫苗的剂型可根据性别、年龄、基因背景、生命周期、环境因素和微生态环境提前优化。得益于大量科学理论、先进技术的应用，我们达到了现今的水平。在达成此目标的过程中，或许没有任何一项单独的进展能够比得上跨学科的疫苗系统生物学所作出的贡献。疫苗系统生物学的发展和应用，包括疫苗技术领域和免疫学研究，使得真正、广泛地理解疫苗成为可能，从而对疫苗和健康 / 疾病之间的交互作用建立有效的模型。

疫苗系统生物学的主要理念是将系统生物学中的方法学与现代疫苗学、免疫学中诞生的各种新型分析工具结合起来，将机体视作一个与环境相互作用的有机的、整体的系统，通过各种组学技术，对来自大量样本的巨量数据进行分析，从中解析导致疫苗成功或失败的机制，深入了解疫苗诱导的反应、疫苗与机体的相互作用、影响疫苗效力的因素等，从而筛选出关键的评价指标[9]。通过研究了解免疫系统清除病原体过程中的基因表达特征或分子作用过程，对以上结果进行建模，得到基于整体人群或特定人群的数据，以期为现有疫苗的改进和新型疫苗的设计提供支持[10]。

根据疫苗系统生物学的理念，在考察疫苗受种者之间免疫应答的差异时，需要考量诸多因素，例如宿主应答与免疫系统、微生物组学、代谢组学和神经系统之间的联系等。近年来的研究表明，疫苗所诱导的免疫反应的类型和强度受到模式识别受体（pattern recognition receptors，PRRs）[如 Toll 样受体（Toll–like receptors，TLRs）]、核苷酸结合寡聚化结构域（nucleotide binding and oligomerization domain，NOD）蛋白等因素的调节。通过了解病原微生物的免疫逃避机制、抗原与佐剂的具体作用机制等，可以设法改进疫苗配方、筛选合适佐剂[11]、优化免疫策略，或者将无效免疫转向有效免疫[12~13]。

疫苗系统生物学将人体看作是一个系列的、相互作用的系统。尽管这已经不是一个新概念，然而正是这种认识使我们能够确认一些关键的指征，以及不同因素之间的相互作用，而这些指征、相互作用的确认是我们确定一种疫苗能否成功的关键之处。这些指征单从某一种角度上来看也许并不明显，只有在综合考虑所有可能要素的基础上才可以辨别其意义。人体是一个相当复杂的系统，从一个有机结合的角度去了解机体构成及其与环境的相互作用是合理设计疫苗的关键，这在预防慢性感染性疾病时尤其重要。当机体罹患慢性感染性疾病时，病原体持续处于宿主体内。然而这种共生状态并不是“共赢”的。了解宿主和病原体之间的相互作用是疫苗系统生物学的另一个重要内容，很可能打破横贯于疫苗系统生物学和药物学等其他领域之间的屏障，从而更加深入地展示宿主和病原体的相互作用。典型的慢性感染发生的机制是由于病原体在一定程度上使机体防御功能失效，造成这一结果的原因包括病原体对机体免疫的重塑，以及免疫逃逸等。与其相似，除极个别的例子之外，癌症疫苗迄今为止进展欠佳。通过应用疫苗系统生物学的概念，了解癌症与环境之间复杂的交互作用将促进癌症疫苗的研发。

研究者们利用疫苗系统生物学提供的新的有力工具获得多方面的组学技术数据，试图建立某种疫苗或某一类疫苗免疫过程的数据网络。疫苗系统生物学能为我们提供一种深入认识诱导或抑制免疫保护的过程，提供新的疫苗研发手段，打破传统疫苗研究思路的局限性。影响疫苗免疫反应的偏差因素来源非常复杂，因此疫苗系统生物学需要考虑诸多因素的影响，包括基因多样性、环境因素、心理因素、微生物菌群、社会经济因素、卫生条件、基础疾病（如肥胖、糖尿病等）、营养因素等。疫苗系统生物学通过比较免疫应答成功者与失败者间的差异，使我们对疫苗在不同人群中的反应机制进行更为深入的了解，据此为待研发疫苗提供新的策略。通过对现有的、已经成功的疫苗诱导免疫反应的研究及其分子层面作用机制的了解，有益于新型疫苗的设计。对于免疫效果欠佳或无效疫苗的研究，则有助于我们了解病原微生物的免疫逃避机制，有针对性地对疫苗进行重新设计，使无效免疫转变为有效免疫。通过在免疫前后对受种者取样进行比较，可以预测疫苗可能诱导的免疫反应强弱，未来甚至可能针对不同个体进行差异化疫苗设计，使不同个体均能够获得最佳保护。将差异化设计技术应用在临床试验中，可以预先对受种者进行分层，在临床试验早期即识别出无应答者，可以预防无应答者造成的对疫苗临床试验结果的误判。此外，通过对疫苗免疫和不良反应之间相关性的分析，可以在临床试验实施前即对可能出现的不良反应进行预测，提前作出应对措施。

疫苗研究中获得的系统性免疫学信息，可以助力新型疫苗的研发[14]。例如，通过预测疫苗在目标人群中可能产生的反应，能够降低后期临床试验失败的风险；而通过对儿童、年轻人和老年人群等免疫学机制差异的比较，可以有针对性地适当调整抗原和佐剂组分的配比和剂型，以期达到最佳效果[15]；通过对各自巨量系统性数据的统计和分析，可以增强我们对免疫、代谢和神经系统之间关系的深层次了解。

目前，在疫苗系统生物学中受关注程度较高的一个方面是寻找与疫苗的免疫原性和保护力优化相关的关键参数。许多研究者试图找到一些系统性的标志物，通过对疫苗免疫相关基因表达的分析，找到能够代表疫苗效力的特异性替代指标，这些标志物可以应用于如下方面：①评价候选疫苗，并对其进行优化，例如根据受种者外周血单个核细胞（peripheral blood mononuclear cells，PBMCs）的体外培养特征，选择抗原和佐剂的合适剂量。②在疫苗接种前，利用宿主的特征作出预测。目前已经证实，多种分子标志物和其他特征可用于在疫苗接种前预测受种者的反应，而且在应用方面已经取得了一些实质性的进展，例如在临床试验中基于对疫苗反应的可能性对受种者进行分层，在疫苗接种前早期识别无应答者，从而能够根据接种人群情况来选择不同的疫苗产品、剂量或接种策略，即个性化医疗[16]。③对候选疫苗的不良反应进行早期识别。

使用疫苗系统生物学的方法，对已存在有效疫苗或自然感染者能够自愈的疾病进行研究所得到的数据，可以发现免疫保护的相关性，极大地减少研究的困难。目前至少在一种小鼠流感模型中，已可通过多肽反应模式区分有保护力和无保护力的疫苗免疫反应[17]。使用“长链、多址、非自然的”多肽芯片技术，至少可以通过对多肽分子的模拟来识别能够结合翻译后修饰（包括糖基化）的抗体，可以作为疾病防治研究的一种有效的通用方法。在疫苗系统生物学技术研究中，另一种重要的、可以预测疫苗反应的方法是单核苷酸多态性（single nucleotide polymorphism，SNP）芯片和宿主遗传背景高通量测序的应用。研究发现父母对疫苗的反应遗传给后代的强弱取决于疫苗和遗传 2 个方面关系的密切程度[18]；人体对许多常见病原体的抗体水平的强弱是可遗传的；在自身免疫性疾病中，遗传背景和环境因素在决定特异性免疫的表型中均起着至关重要的作用，因此除遗传因素之外，还需要考虑微生物等环境因素的影响[19]。鉴于以上发现，研究者们认为疫苗系统生物学中也应纳入高通量的、筛查宿主基因标志物的方法，用于预测疫苗效力，或对疫苗的接种剂量进行调整。

疫苗系统生物学也可用于了解和预测疫苗的不良反应，包括罕见的严重不良反应[20]。Reif 等[21]发现在天花疫苗接种人群中，有 3 个共同的 SNP 与不良反应的发生有关联，包括发生在亚甲基四氢叶酸还原酶上的 1 个非同义突变 SNP 和 2 个发生在干扰素调节基因上的 SNP。

第三节　实例及应用

一、了解和预测疫苗的反应

（一）黄热减毒活疫苗

目前较为公认的、应用疫苗系统生物学进行的首例研究是对黄热减毒活疫苗 YF-17D 有效性指标的早期预测及对该疫苗免疫机制的分析[22]。Querec 等[23]将多种疫苗学和免疫学研究方法相结合，采集了 YF-17D 受种者的系列时间点的样本，使用流式细胞仪检测免疫细胞的反应，同时检测多组细胞因子的分泌水平，并使用微阵列法检测 PBMCs 的基因表达情况。使用方差分析（analysis of variance，ANOVA）统计发现，在疫苗接种后的整个随访期间，PBMCs 中有些基因的表达倍数发生了显著变化，共发现 65 个差异表达基因。Querec 等使用逆转录 – 聚合酶链反应（reverse transcription–polymerase chain reaction，RT–PCR）方法对 65 个差异表达基因中的一部分进行了验证，通过使用基因丰度分析识别富集路径的方法对微阵列分析结果进行了验证，通过抗原表位特异性 T 细胞检测和中和抗体滴度测定来考察接种疫苗后获得的免疫反应，结果发现前面发现的 65 个差异调控基因无法（或者不足以）预测 $CD8^+$ T 细胞反应的强弱。之后 Querec 等重点对疫苗接种后第 3 天、第 7 天受种者体内大量相关基因的变化进行了分析，考察基因变化与后期的 $CD8^+$T 细胞反应和中和抗体反应的相关性，使用平均连锁层次聚类分析等方法进行了验证，之后相继进行了特征选择、模型构造、交叉验证，以及进一步的独立验证，成功地找到并验证了可预测 YF–17D 疫苗接种后与特异性免疫反应相关的一些早期基因表达特征：使用补体蛋白 C1qB、真核转录起始因子 2α 激酶 4 预测免疫后 $CD8^+$T 细胞反应的准确度为 90%；而使用 B 细胞生长因子预测中和抗体应答的准确度为 100%。尤其值得注意的是，以上每项预测仅需使用 2~3 个参数建立模型即可。

（二）流感疫苗

Nakaya 等[24]对流感疫苗接种者进行了研究，通过对疫苗接种前后样本的比较，试图从早期预测疫苗的有效性，例如考察是否可使用疫苗接种几天后的样本来预测接种 1 个月后的血凝抑制（hemagglutination inhibition，HAI）滴度，以及是否能早期识别对疫苗无应答者。研究人员使用流式细胞仪分离了 PBMCs 的各细胞子集，使用微阵列和 RT–PCR 方法分析了基因表达差异，发现上述方法可以高度反映 PBMCs 的功能分化特性，并可以识别一些关键标志物，这些标志物往往在一些低丰度的关键细胞亚群［如血浆树突细胞（plasmacytoid dendritic cells，pDC）］中表达，在整体分析中表现并不明显，使用传统的方法难以发现。通过疫苗系统生物学研究手段，研究人员发现流感活疫苗（live attenuated influenza vaccine，LAIV）和灭活疫苗（inactivated influenza virus vaccine，TIV）的保护力指征不同，可用干扰素（interferon，IFN）相关基因作为区分 LAIV 疫苗接种效果的标志物。通过单独分析 PBMC 亚类的基因表达、功能分化特性，筛选在亚群中低丰度表达而在大群中却表现不明显的关键标志物，如 pDC，特别是应用荟萃分析和细胞类型特异性芯片统计分析，发现在 TIV 接种后特异的抗体分泌细胞部分基因呈高度表达，TIV 免疫后 3d 的钙 / 钙调蛋白激酶Ⅳ（calcium–cam–dependent protein kinase Ⅳ，CaMK Ⅳ）表达量与抗体滴度呈负相关，并使用动物模型作了进一步的验证；而 LAIV 接种则与 T 细胞和单核细胞关系密切。以上研究阐释了在分析过程中不同细胞类型的重要性及其调节保护机制。Nakaya 等对疫苗系统生物学研究进行了改进，选用了一些在成本上和技术上更易普及的分析方法，并采用荟萃分析来区分细胞类型，使用细胞类型特异性的方法进行统计。Nakaya 等经研究发现，在 TIV 接种者的抗体分泌细胞中呈现一种特定的 TIV 型高度表达基因模式，而 LAIV 接种者的细胞类型分析结果则表现为免疫反应与 T 细胞和单核细胞关系密切。

Bucasas 等[25]对 TIV 免疫前后的基因表达谱与免疫后第 14 天、第 28 天的抗体水平进行分析，发现随免疫后时间长短存在不同的差异基因表达特征，研究人员使用 494 个基因组成了一个独特的基因表达特征谱，可以区分疫苗高、低应答者。

Furman 等[26~27]试图以对流感疫苗免疫反应的强度作为衡量标准来寻找免疫系统健康与否的标志，发现有 9 个标志在接种前能对疫苗反应进行预测，准确率高达 84%。在对患者年龄、全血基因表达谱、用多肽芯片测定的抗原特异性流感抗体滴度、50 种细胞因子和趋化因子、15 个免疫细胞亚型结果等数据汇总分析后发现，从单一因素的角度来看，HAI 滴度与年龄的相关程度最高，随着年龄的升高，疫苗诱导的滴度会降低。此外，机体内已有的 HAI 滴度（可能源于之前的疫苗接种或自然感染）和接种流感疫苗后诱导的 HAI 滴度呈负相关，其原因是预存的记忆性 T 细胞经自然杀伤细胞（natural killer cells，NK）造成树突状细胞（dendritic cells，DC）对抗原的呈递受限。Furman 等建立了两套肽库，一套肽库可预测预存免疫的影响，另一套肽库则可预测疫苗的功效。将全血基因表达联合基因模块进行分析，提示有一些基因组的表达与接种疫苗后的 HAI 滴度呈负相关，而一个与细胞凋亡相关的基因则与 HAI 滴度呈正相关，细胞凋亡是关键参数之一；此外，通过分析可溶性自杀相关因子配体（soluble factor associated suicide legand，sFasL）水平、白细胞介素 12（interleukin-12，IL-12）p40 水平、中枢记忆性 $CD4^+T$ 细胞频数、效应记忆性 $CD8^+T$ 细胞频数的信息也可以预测接种疫苗后的反应。借助于多种多样的组学技术以及多肽阵列、血细胞的基因表达分析和免疫细胞分型等手段，为表位特异的抗体应答研究开创了全新的思路。

（三）新型冠状病毒疫苗

Prabhu 等[28]采用疫苗系统生物学方法对 56 位接种了两针 Pfizer-BioNTech 公司生产的新型冠状病毒疫苗 mRNA 疫苗（BNT162b2）的受种者的天然免疫反应和继发性免疫反应进行了研究。研究人员使用流式细胞仪将其中 27 位受种者的全血样本进行了细胞分型，发现在 14 种主要细胞类型中，$CD14^+CD16^+$ 单个核细胞的频数在接种第 1 针疫苗后 2 天显著升高，在接种第 2 针疫苗后 2 天升高程度更为显著。接种第 2 针疫苗后 1 天，多种细胞类型中磷酸化信号转导及转录激活蛋白（signal transducer and activator of transcription，STAT）3 和磷酸化 STAT1 水平显著高于接种第 1 针疫苗后 1 天。使用 Olink 软件分析 31 位受种者血浆中的 67 种细胞因子检测结果，发现 IFNγ 和 C-X-C 基序趋化因子 10（C-X-C motif chemokine ligand，CXCL10）的浓度在接种第 1 针疫苗后 1~2 天显著升高，在接种第 2 针疫苗后 1~2 天升高更加显著。以上结果表明 BNT162b2 疫苗接种 2 针后可诱导较强的天然免疫反应。Prabhu 等采用高通量测序技术检测了 31 位受种者全血中的信使核糖核酸（messenger ribonucleic acid，mRNA）水平，发现接种第 2 针后 1 天的基因转录水平显著高于接种第 1 针后 1 天，差异表达基因的水平相差 4 倍左右。基因集富集分析方法结果显示，两针疫苗接种后均刺激了抗病毒和干扰素反应相关基因模块的活化，第 2 针的效果显著高于第 1 针，且第 2 针活化的基因数量更加广泛。进一步分析发现，接种第 2 针后 1 天时，年轻人群体内单核细胞和炎症相关基因模块的表达变化倍数高于老年人群，而老年人群体内 B 细胞与 T 细胞相关基因模块的表达变化倍数高于年轻人群，提示不同年龄人群对于疫苗的反应机制存在差异。通过 GSEA 方法，Prabhu 等发现单核细胞相关的基因模块表达与中和抗体反应具有相关性，而干扰素、抗病毒相关的基因模块表达则与 $CD8^+$ T 细胞反应具有相关性。

二、分析影响疫苗免疫应答的因素

通过使用疫苗系统生物学的分析手段，了解疫苗的保护特征和疫苗受种者的状态（包括炎症性疾病、营养状况、预存免疫情况）等，可以帮助我们了解疫苗受种者之间的差异，分析可影响疫苗免疫应答的各种原因[29]。

在预存免疫方面，免疫系统的诱导状态和特异性免疫系统的交叉反应程度对于机体对再次发生的自然感染和疫苗接种的应答效果具有相当大的影响[30~31]。了解多重感染的相互作用以及复杂的免疫表型与疫苗之间的相互作用的精确信息，使得研究者能够预测不同受种者对特定疫苗应答的差异。默克公司在 MRKAd5/ 腺病毒载体艾滋病疫苗临床研究中发现，尽管该疫苗的免疫原性非常强，但受种者接种疫苗后非但没有阻止艾滋病的效果，反而导致接种该疫苗的腺病毒 5 型（adenovirus 5，Ad5）血清阳性者感染人类免疫缺陷病毒 1 型（HIV–1）的比例变高[32]，研究者推测可能的原因包括：抗体介导的吞噬作用导致树突状细胞激活反应过强；受种者体内预存的 Ad5 中和抗体使进入体内的疫苗被中和；残存的抗原免疫原性被很大程度上降低[33]。研究表明，预存的流感病毒血凝素抗体会降低 TIV 的有效性，但对 LAIV 没有影响[34~35]。此外，其他起负面作用的机制包括：机体感染病原体后产生的低亲和力抗体的有害作用；免疫系统受刺激时激发的非病原体清除路径“帮助”病原体入侵机体，例如登革病毒可诱导具有交叉反应的 T 细胞和（低亲和性的）抗体介导的增强反应（antibody dependence enhancement，ADE）[36~37]，或 IL–10 在 EB 病毒感染中的作用等[38]。

肠道微生物和慢性感染性病原体也是影响疫苗发挥作用的重要因素。肠道菌群可刺激浆细胞的生成，进而影响灭活疫苗诱导的抗体分泌水平，而活疫苗和含有佐剂的疫苗则不依赖该通路。在流感灭活疫苗的免疫机制中，肠道菌群通过 TLR5 介导的通路也发挥了关键作用。Huda 等[39]在一个小队列中，使用益生菌将菌群失调的情况降到最低程度，发现微生物和其多样性可影响婴儿接种疫苗的效力。随着微生物成为免疫学的一个重要方面，宏基因组学技术已经成为分析机体微生物群落的强有力的工具。Wang 等[40]分别从年龄依赖性和非依赖性两个方面对流行率较高的 EB 病毒和巨细胞病毒（cytomegalovirus，CMV）感染与年龄对免疫的影响进行了研究，发现老年人由于其记忆性 B 细胞逐年蓄积，而幼稚 B 细胞逐年减少，导致其抗体表型的可变程度越来越差，从而使其对疫苗的反应变差；巨细胞病毒感染会使得免疫球蛋白重链的突变频率增加，但 EB 病毒感染中则未发现这种现象。此外，免疫前机体的轻度炎症状态对疫苗免疫效果影响方面的研究也比较受关注，研究者进行了一项黄热减毒活疫苗 17D（live attenuated yellow fever vaccine 17D，YF–17D）临床效果比对试验，发现产生的体液免疫和 $CD8^+$T 细胞应答与其接种疫苗当时 $CD8^+$ T 细胞和 B 细胞的活化水平以及炎性单核细胞的水平均呈负相关[41]。另外，真菌[42]、支原体[43~44]以及食物的选择对人体内的微生物群落均可造成一定程度的影响[45]。

机体的代谢系统、免疫系统和神经系统之间的相互作用非常广泛和复杂[46]，研究者已证明炎症和代谢疾病之间有非常密切的联系[47]。此外，机体的营养状况与病原体感知机制之间的联系和叠加效应也是部分炎症性疾病的起因。肥胖、2 型糖尿病、心血管疾病和某些神经系统疾病（如痴呆和抑郁症）的患者均伴有轻度（慢性）炎症，而轻度炎症与机体的代谢、免疫状态之间的关系十分密切。对 TLR4 的研究发现其直接由脂肪酸和一般性调控阻遏蛋白激酶 2（general control nonderepressible 2,

GCN2）激活，而 GCN2 连接树突状细胞自噬和 $CD8^+$ T 细胞对抗原的呈递会导致氨基酸饥饿[48]；对 TLR4 多态性的研究发现其可能与 2 型糖尿病的发生相关[49]；Querece 等应用疫苗系统生物学分析发现，在 YF-17D 疫苗的免疫中，GCN2 基因也是反映该疫苗有效性的一个因素。儿茶酚胺和脂肪因子对机体的免疫力、代谢和中枢神经系统也存在影响[50]，肥胖可导致人体对感染的易感性增加，免疫力降低，并使疫苗的免疫效果变差[51~52]；研究发现，2 型糖尿病患者接种乙肝疫苗后存在抗体降低的现象[53~54]。

激素（尤其是孕激素）水平、不同激素之间的平衡，以及维生素水平和免疫系统对疫苗的反应之间也有一定的关联[55~56]。Jensen 等调查了疫苗注射和维生素 A 补充（vitamin A supplementation，VAS）之间的相关性，包括维生素 A 的给药次数。结果显示，与 VAS 相关的疫苗反应在男孩和女孩之间存在差异效应[57~58]。在受监测的婴儿中不同性别的死亡率存在显著差异，并且 VAS 效果也取决于其给药方式。

此外，人体的自主神经系统和免疫系统通过神经 – 免疫轴相互协调，误调节会引起高血压和心血管疾病[59]；肠道作为中枢免疫器官和代谢器官，是联系微生物和肠道 – 脑轴的关键环节之一，也与自身免疫性疾病和神经发育障碍有关联[60]；内分泌系统和微生物群之间存在着明确的反馈机制，可以影响机体的新陈代谢和免疫系统[61]；动物研究提示，动物生命早期的生活条件对其生命后期的健康和疾病存在影响。因次，系统地了解幼儿时期疫苗接种计划对微生物的潜在影响，可以为疫苗接种程序的改进提供非常有意义的参考[62]。

Maverakis 等[63]发现，真核细胞糖萼和糖基化的血清蛋白（包括抗体）对其免疫力具有重要影响。由于糖组学实验的复杂性，现阶段尚缺乏易用的工具，糖组学研究在疫苗系统生物学中所占的比例较少，但已有的研究数据已经为我们了解个体对疫苗的反应提供了一定数量的效力标志物。此外，由于每种抗原都可能是不同抗体的靶标，而每种抗体又可能具有不同的糖基化状态，其糖基化对疫苗的免疫效果具有较大影响，随着糖基化程度的改变，其作用可能会从促炎转变为抗炎，反之亦然[64]。对抗体分类、同种型及不同抗体相对丰度的解析在所有由抗体介导的免疫反应的综合分析中均属于不可或缺的组成部分。如果某种疫苗诱导生成的抗体的可结晶片段（fragment crystallizable，Fc）不能激活目的凝集素和（或）Fc 受体，即使机体内产生的抗体滴度高，也不一定意味着能达到预期的免疫效果[65~66]。因此，对疫苗中抗原和佐剂的分析利用也应考虑到产生的抗体的确切性质，否则实际得到的免疫反应不一定理想，甚至可能与预期效应相反。在许多针对自身免疫性疾病和感染性疾病的研究中都显示免疫球蛋白的糖基化状态存在变化[67~68]。人体中 Fcγ 受体Ⅱ型（Fcγ receptor II,FcγRII）的同种型（分别是 FcγRIIa 和 FcγRIIb）的促炎和抑炎作用已经得到了的证实[69]，除非某种抗体只与 FcγRIIb 相互作用，否则该抗体仍可能引起促炎的信号。提示在感染性疾病的自然感染过程中以及疫苗接种后所诱导的抗体亚型方面的差别，均有可能会严重影响疾病的病理状态或疫苗的效果[70]。

第四节　小结与展望

尽管在蛋白质组学、代谢组学和糖组学等各个领域中不断取得的研究进展对于我们建立系统可靠的免疫学模型提供了有力的支持，但当前阶段疫苗系统生物学的发展仍然受到很多方面的制约：系统性的研究需要大量的、高质量的样品，需要成套基因相互整合的数据以及其他多角度、多样化的支持性数据[71]。

在标记物的选择方面，尽管研究者们已经找到了一些较为有效的选择程序，但生物多样性因素仍然是需要考虑的难点。目前较为常用的手段是通过增大样本量来增强模型的稳健性，尤其是对复杂的免疫表型进行归类时，如果存在生物学上发生漂移的可能性则更要加以注意。一般来说，在研究过程中需要对众多的特征选择方法进行比较。由于疫苗系统生物学研究会产生巨量的数据信息，多数传统的统计学方法已经不再适用，新型、高效而可靠的算法对高度复杂的生物数据分析来说，也是不可或缺的关键因素[72]。

尽管研究者最初的目标是寻找可以代表保护性的总体特征（或标记物），但以目前的学科进展来说，研究者们只能针对一种特定疫苗，或者对共享一种作用机制（或佐剂）的某一类疫苗进行预测，以判定其对个体的保护能否成功[73~74]。在可以预见的未来，相信随着疫苗学和免疫学等相关学科之间日益紧密的结合将会进一步促进综合性、系统性学科的发展[75]，未来的疫苗系统生物学必将在促进疫苗及其佐剂免疫机制的研究及应用[76~77]、新型疫苗的设计[78~79]，尤其是针对自身免疫的研究等方面发挥更加重要的作用[80]。

（何　鹏，胡忠玉）

参考文献

[1] KENNEDY R B, OVSYANNIKOVA I G, PALESE P, et al. Current Challenges in Vaccinology [J]. Front Immunol. 2020, 11: 1181.

[2] PULENDRAN B, LI S, NAKAYA H I. Systems vaccinology [J]. Immunity, 2010, 33(4): 516–529.

[3] RAEVEN R H M, VAN RIET E, MEIRING H D, et al. Systems vaccinology and big data in the vaccine development chain [J]. Immunology, 2019, 156(1): 33–46.

[4] AMENYOGBE N, LEVY O, KOLLMANN T R. Systems vaccinology: a promise for the young and the poor[J]. Philos Trans R Soc Lond B Biol Sci, 2015, 370(1671): 20140340.

[5] LEVER M, SILVEIRA E L, NAKAYA H I. Systems Vaccinology Applied to DNA Vaccines: Perspective and Challenges [J]. Curr Issues Mol Biol, 2017, 22: 1–16.

[6] ZHANG J, ASKENASE P, CRUMPACKER C S. Systems Vaccinology in HIV Vaccine Development [J]. Vaccines(Basel), 2022, 10(10): 1624.

[7] PETRIZZO A, TAGLIAMONTE M, TORNESELLO M, et al. Systems vaccinology for cancer vaccine development [J]. Expert Rev Vaccines, 2014, 13(6): 711–719.

[8] EDWARD JENNER. On the origin of the vaccine inoculation [J]. MED PHYS J, 1801, 5(28): 505–508.

[9] NAKAYA H I, LI S, PULENDRAN B. Systems vaccinology: learning to compute the behavior of vaccine induced immunity [J]. Wiley Interdiscip Rev Syst Biol Med, 2012, 4(2): 193–205.

[10] WIMMERS F, PULENDRAN B. Emerging technologies for systems vaccinology – multi-omics integration and single-cell(epi) genomic profiling [J]. Curr Opin Immunol, 2020, 65: 57–64.

[11] HARANDI A M. Systems analysis of human vaccine adjuvants [J]. Semin Immunol, 2018, 39: 30–34.

[12] HAGAN T, NAKAYA H I, SUBRAMANIAM S, et al. Systems vaccinology: Enabling rational vaccine design with systems biological approaches [J]. Vaccine, 2015, 33(40): 5294–5301.

[13] ZAK D E, ADEREM A. Overcoming limitations in the systems vaccinology approach: a pathway for accelerated HIV vaccine development [J]. Curr Opin HIV AIDS, 2012, 7(1): 58–63.

[14] NAKAYA H I, PULENDRAN B. Systems vaccinology: its promise and challenge for HIV vaccine development [J]. Curr Opin HIV AIDS, 2012, 7 (1): 24–31.

[15] O'CONNOR D. THE omics strategy: the use of systems vaccinology to characterize immune responses to childhood immunization [J]. Expert Rev Vaccines, 2022, 21 (9): 1205–1214.

[16] POLAND G A, OVSYANNIKOVA I G, KENNEDY R B. Personalized vaccinology: A review [J]. Vaccine, 2018, 36 (36): 5350–5357.

[17] LEGUTKI J B, JOHNSTON S A. Immunosignatures can predict vaccine efficacy [J]. Proc Natl Acad Sci USA, 2013, 110: 18614–18619.

[18] RUBICZ R, LEACH C T, KRAIG E, et al. Genetic factors influence serological measures of common infections [J]. Hum Hered, 2011, 72: 133–141.

[19] ELLIS J A, KEMP A S, PONSONBY A–L. Gene–environment interaction in autoimmune disease [J]. Expert Rev Mol Med, 2014, 16: e4.

[20] BISCAYART C, CARREGA M E P, SAGRADINI S, et al. Yellow fever vaccine–associated adverse events following extensive immunization in Argentina [J]. Vaccine, 2014, 32 (11): 1266–1272.

[21] REIF D M, MCKINNEY B A, MOTSINGER A A, et al. Genetic basis for adverse events after smallpox vaccination [J]. J Infect Dis, 2008, 198 (1): 16–22.

[22] PULENDRAN B. Learning immunology from the yellow fever vaccine: innate immunity to systems vaccinology [J]. Nat Rev Immunol, 2009, 9 (10): 741–747.

[23] QUEREC T D, AKONDY R S, LEE E K, et al. Systems biology approach predicts immunogenicity of the yellow fever vaccine in humans [J]. Nat Immunol, 2009, 10 (1): 116–125.

[24] NAKAYA H I, WRAMMERT J, LEE E K, et al. Systems biology of vaccination for seasonal influenza in humans [J]. Nat Immunol, 2011, 12 (8): 786–795.

[25] BUCASAS K L, FRANCO L M, SHAW C A, et al. Early patterns of gene expression correlate with the humoral immune response to influenza vaccination in humans [J]. Infect Dis, 2011, 203 (7): 921–929.

[26] FURMAN D, JOJIC V, KIDD B, et al. Apoptosis and other immune biomarkers predict influenza vaccine responsiveness [J]. Mol Syst Biol, 2013, 9: 659.

[27] FURMAN D, JOJIC V, KIDD B, et al. Apoptosis and other immune biomarkers predict influenza vaccine responsiveness [J]. Mol Syst Biol. 2014, 10: 750.

[28] ARUNACHALAM P S, SCOTT M K D, HAGAN T, et, al. Systems vaccinology of the BNT162b2mRNA vaccine in humans [J]. Nature, 2021, 596 (7872): 410–416.

[29] PULENDRAN B. Systems vaccinology: probing humanity's diverse immune systems with vaccines [J]. Proc Natl Acad Sci USA, 2014, 111 (34): 12300–12306.

[30] SHANKAR E M, VELU V, KAMARULZAMAN A, et al. Mechanistic insights on immunosenescence and chronic immune activation in HIV–tuberculosis co–infection [J]. World J Virol, 2015, 4 (1): 17–24.

[31] TAKEM E N, ROCA A, CUNNINGTON A. The association between malaria and nontyphoid Salmonella bacteraemia in children in sub–Saharan Africa: a literature review [J]. Malar J, 2014, 13: 400.

[32] PERREAU M, PANTALEO G, KREMER E J. Activation of a dendritic cell–T cell axis by Ad5 immune complexes creates an improved environment for replication of HIV in T cells [J]. Exp Med, 2008, 205: 2717–2725.

[33] ZAK D E, ANDERSEN–NISSEN E, PETERSON E R, et al. Merck Ad5/HIV induces broad innate immune activation that predicts CD8+ T–cell responses but is attenuated by preexisting Ad5 immunity [J]. Proc Natl Acad Sci USA, 2012, 109 (50): E3503–E3512.

[34] HE X–S, HOLMES T H, SASAKI S, et al. Baseline levels of influenza–specific CD4memory T–cells affect T–cell

responses to influenza vaccines [J]. PLoS One, 2008, 3: e2574.

[35] SASAKI S, HE X–S, HOLMES T H, et al. Influence of prior influenza vaccination on antibody and B–cell responses [J]. PLoS One, 2008, 3 (8): e2975.

[36] SCHMId M A, DIAMOND M S, HARRIS E. Dendritic cells in dengue virus infection: targets of virus replication and mediators of immunity [J]. Front Immunol, 2014, 5: 647.

[37] CHOTIWAN N, ROEHRIG J T, SCHLESINGER J J, et al. Molecular determinants of dengue virus 2 envelope protein important for virus entry in Fc γ RIIA–mediated antibody dependent enhancement of infection [J]. Virology, 2014, 456–457: 238–246.

[38] LINDQUESTER G J, GREER K A, STEWART J P, et al. Epstein–Barr virus IL–10 gene expression by a recombinant murine gammaherpesvirus in vivo enhances acute pathogenicity but does not affect latency or reactivation [J]. Herpesviridae, 2014, 5: 1.

[39] HUDA M N, LEWIS Z, KALANETRA K M, et al. Stool microbiota and vaccine responses of infants [J]. Pediatrics, 2014, 134: e362–e372.

[40] WANG C, LIU Y, XU L T, et al. Effects of aging, cytomegalovirus infection, and EBV infection on human B cell repertoires [J]. Immunol, 2014, 192: 603–611.

[41] MUYANJA E, SSEMAGANDA A, NGAUV P, et al. Immune activation alters cellular and humoral responses to yellow fever 17D vaccine [J]. Clin Invest, 2014, 124 (7): 3147–3158.

[42] LI Q, WANG C, TANG C, et al. Dysbiosis of gut fungal microbiota is associated with mucosal inflammation in Crohn's disease [J]. Clin Gastroenterol, 2014, 48: 513–523.

[43] KURATA S, OSAKI T, YONEZAWA H, et al. Role IL–17A and IL–10 in the antigen induced inflammation model by Mycoplasma pneumoniae [J]. BMC Microbiol, 2014, 14: 156.

[44] SPUESENS E B M, FRAAIJ P L A, VISSER E G, et al. Carriage of Mycoplasma pneumonia in the upper respiratory tract of symptomatic and asymptomatic children: an observational study [J]. PLoS Med, 2013, 10 (5): e1001444.

[45] TILG H, MOSCHEN A R. Food immunity and the microbiome [J]. Gastroenterology, 2015, 148 (6): 1107–1119.

[46] CREIGHTON R, SCHUCH V, URBANSKI A H, et al. Network vaccinology [J]. Semin Immunol, 2020, 50: 101420.

[47] HOTAMISLIGIL G S. Inflammation and metabolic disorders [J]. Nature, 2006, 444 (7121): 860–867.

[48] RAVINDRAN R, KHAN N, NAKAYA H I, et al. Vaccine activation of the nutrient sensor GCN2 in dendritic cells enhances antigen presentation [J]. Science, 2014, 343 (6168): 313–317.

[49] PENG D, JIANG F, ZHANG R, et al. Association of Toll–like Receptor 4 Gene polymorphisms with susceptibility to type 2 diabetes mellitus in the Chinese population [J]. Diabetes, 2014, 7 (4): 485–492.

[50] BARNES M A, CARSON M J, NAIR M G. Non–traditional cytokines: how catecholamines and adipokines influence macrophages in immunity, metabolism and the central nervous system [J]. Cytokine, 2015, 72 (2): 210–219.

[51] YOUNG K M, GRAY C M, BEKKER L–G. Is obesity a risk factor for vaccine nonresponsiveness [J]. PLoS One, 2013, 8 (12): e82779.

[52] PARK H–L, SHIM S–H, LEE E–Y, et al. Obesity–induced chronic inflammation is associated with the reduced efficacy of influenza vaccine [J]. Hum Vaccin Immunother, 2014, 10: 1181–1186.

[53] LI W, WEI Z, CAI L, et al. Effect of type 2 diabetes mellitus on efficacy of hepatitis B vaccine and revaccination strategy [J]. Med J Chin Peoples Lib Army, 2011, 36: 1068–1070.

[54] LEONARDI S, VITALITI G, GAROZZO M T, et al. Hepatitis B vaccination failure in children with diabetes

mellitus? The debate continues [J]. Hum Vaccin Immunother, 2012, 8: 448–452.

[55] TAN I J, PEEVA E, ZANDMAN-GODDARD G. Hormonal modulation of the immune system – a spotlight on the role of progestogens [J]. Autoimmun Rev, 2015, 14(6): 536–542.

[56] JENSEN K J, NDURE J, PLEBANSKI M, et al. Heterologous and sex differential effects of administering vitamin A supplementation with vaccines [J]. Trans R Soc Trop Med Hyg, 2015, 109: 36–45.

[57] AHMAD S M, RAQIB R, QADRI F, et al. The effect of newborn vitamin A supplementation on infant immune functions: trial design, interventions, and baseline data [J]. Contemp Clin Trials, 2014, 39: 269–279.

[58] FISKER A B, BALE C, RODRIGUES A, et al. High-dose vitamin A with vaccination after 6months of age: a randomized trial [J]. Pediatrics, 2014, 134: e739–e748.

[59] ABBOUD F M, HARWANI S C, Chapleau MW. Autonomic neural regulation of the immune system: implications for hypertension and cardiovascular disease [J]. Hypertension, 2012, 59: 755–762.

[60] SHERMAN M P, ZAGHOUANI H, NIKLAS V. Gut microbiota, the immune system, and diet influence the neonatal gut-brain axis [J]. Pediatr Res, 2015, 77(1–2): 127–135.

[61] NEUMAN H, DEBELIUS J W, KNIGHT R, et al. Microbial endocrinology: the interplay between the microbiota and the endocrine system [J]. FEMS Microbiol Rev, 2015, 39: 509–521.

[62] KEIGHTLEY P C, KOLOSKI N A, TALLEY N J. Pathways in gut-brain communication: Evidence for distinct gut-to-brain and brainto-gut syndromes [J]. Aust N Z J Psychiatry, 2015, 49(3): 207–214.

[63] MAVERAKIS E, KIM K, SHIMODA M, et al. Glycans in the immune system and The Altered Glycan Theory of Autoimmunity: a critical review [J]. J Autoimmun, 2015, 57: 1–13.

[64] OEFNER C M, WINKLER A, HESS C, et al. Tolerance induction with T cell-dependent protein antigens induces regulatory sialylated IgGs [J]. J Allergy Clin Immunol, 2012, 129(6): 1647– 1655, e13.

[65] PINCETIC A, BOURNAZOS S, DILILLO D J, et al. Type I and type II Fc receptors regulate innate and adaptive immunity [J]. Nat Immunol, 2014, 15(8): 707–716.

[66] COLLIN M, EHLERS M. The carbohydrate switch between pathogenic and immunosuppressive antigen-specific antibodies [J]. Exp Dermatol. 2013, 22: 511–514.

[67] GOULABCHAND R, VINCENT T, BATTEUX F, et al. Impact of autoantibody glycosylation in autoimmune diseases [J]. Autoimmun Rev, 2014, 13(7): 742–750.

[68] GARDINASSI L G, DOTZ V, HIPGRAVE EDERVEEN A, et al. Clinical severity of visceral leishmaniasis is associated with changes in immunoglobulin g fc N-glycosylation [J]. mBio, 2014, 5(6): e01844.

[69] PINCETIC A, BOURNAZOS S, DILILLO D J, et al. Type I and type II Fc receptors regulate innate and adaptive immunity [J]. Nat Immunol, 2014, 15(8): 707–716.

[70] BOONNAK K, SLIKE B M, DONOFRIO G C, et al. Human Fc γ RII cytoplasmic domains differentially influence antibody-mediated dengue virus infection [J]. Immunol, 2013, 190(11): 5659–5665.

[71] FRANCO L M, BUCASAS K L, Wells J M, et al. Integrative genomic analysis of the human immune response to influenza vaccination [J]. ELife, 2013, 2: e00299.

[72] FRIEDMAN J, HASTIE T, TIBSHIRANI R. Regularization paths for generalized linear models via coordinate descent [J]. J Stat Softw, 2010, 33(1): 1–22.

[73] LI S, ROUPHAEL N, DURAISINGHAM S, et al. Molecular signatures of antibody responses derived from a systems biology study of five human vaccines [J]. Nat Immunol, 2014, 15(2): 195–204.

[74] OBERMOSER G, PRESNELL S, DOMICO K, et al. Systems scale interactive exploration reveals quantitative and qualitative differences in response to influenza and pneumococcal vaccines [J]. Immunity, 2013, 38 (4): 831–844.

[75] RAPPUOLI R, DE GREGORIO E, DEL GIUDICE G, et al. Vaccinology in the post-COVID-19 era [J]. Proc

Natl Acad Sci U S A, 2021, 118(3): e2020368118.

[76] MOSCA F, TRITTO E, MUZZI A, et al. Molecular and cellular signatures of human vaccine adjuvants [J]. Proc Natl Acad Sci USA, 2008, 105(30): 10501–10506.

[77] CASKEY M, LEFEBVRE F, FILALI-MOUHIM A, et al. Synthetic double stranded RNA induces innate immune responses similar to a live viral vaccine in humans [J]. J Exp Med, 2011, 208(12): 2357–2366.

[78] BASKIN C R, BIELEFELDT-OHMANNH, GARCÍA-SASTREA, et al. Functional genomic and serological analysis of the protective immune response resulting from vaccination of macaques with an NS1truncated influenza virus [J]. J Virol, 2007, 81(21): 11817–11827.

[79] BUONAGURO L, PULENDRAN B. Immunogenomics and systems biology of vaccines [J]. Immunol Rev, 2011, 239(1): 197–208.

[80] NGO S T, STEYN F J, MCCOMBE P A. Gender differences in autoimmune disease [J]. Front Neuroendocrinol, 2014, 35(3): 347–369.

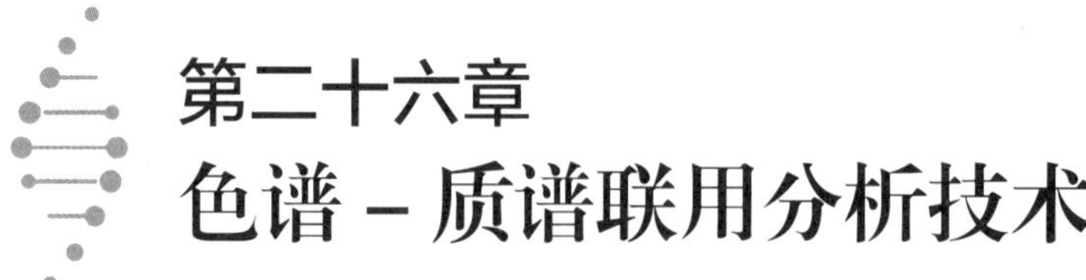

第二十六章 色谱 – 质谱联用分析技术

第一节　色谱 – 质谱联用分析技术概述

质谱（mass spectrometry，MS）分析技术是 20 世纪发展起来的重要的分析技术之一，具有分析对象范围广、样品用量少、分析速度快、灵敏度和分辨率高等特点，目前已广泛应用于生命科学领域和药物的早期发现、研发及生产等环节，既可提供分子质量和结构等方面的信息，也可采用内标法或外标法对目标化合物进行定量分析。质谱分析技术的使用为疫苗的相关研究工作提供了新的研究思路与技术方法。

质谱分析技术的基本原理：样品由进样系统导入离子源，在离子源中电离生成带电荷的正离子（或负离子），在真空状态下，在加速电场的作用下形成离子束进入质量分析器，通过质量分析器分离和过滤，不同质核比的离子经检测系统转换为可测量的信号，从而得到质谱图。在日常分析过程中，单组分及有一定挥发性的固体或高沸点的液体样品通常可以采用直接进样的方式进入质谱仪中进行分析。但大多数待测定样品为复杂的多组分，在进入质谱仪前需预先进行分离，由此衍生出一些分离技术与质谱分析技术的联用，常见的有液相色谱 – 质谱联用（liquid chromatograph mass spectrometer，LC–MS）分析技术、气相色谱 – 质谱联用（gas chromatograph mass spectrometer，GC–MS）分析技术、毛细管电泳 – 质谱联用（capillary electrophoresis–mass spectrometer，CE–MS）分析技术等。电离是质谱分析中必不可少的一步，样品的电离效率很大程度上决定了最终的检测信号强度。离子源具有多种类型，实际应用中可结合样品的性质和目标分析物的理化特性进行选择，常见的离子源：电喷雾电离源（electrospray ionization，ESI）、电子电离源（electron ionization，EI）、化学电离源（chemical ionization，CI）、电感耦合等离子体（inductively coupled plasma，ICP）、基质解析激光辅助电离源（matrix–assisted laser desorption ionization，MALDI）等，其中应用最为广泛的是 ESI。对于质量分析器来说，不同厂家的质谱仪会存在差异，常见的质量分析器包括飞行时间分析器（time of flight，TOF）、四级杆分析器（quadrupole，Q）、离子阱分析器（ion trap）、静电场轨道离子阱分析器（orbitrap）和傅立叶变换 – 离子回旋共振（fourier transform ion cyclotron resonance，FT–ICR）。除此之外，还包含多种串联质谱分析器：三重四级杆（QQQ）、四级杆 – 飞行时间（Q–TOF）、四级杆 – 离子阱（Q–Trap）、离子阱飞行时间（Trap–TOF）等。对于检测器来说，常见的检测器有电子倍增检测器、法拉第杯检测器、光电倍增电极、阵列检测器等。近年来质谱分析技术发展迅猛，不断涌现出了新颖的电离技术、质量分析技术，增加离子淌度的 4D 质谱分析技术以及交联质谱、氢氘交换质谱、基质辅助激光解析 / 电离质谱成像等多维联用技术。这些技术进一步拓展了质谱分析技术的性能和应用领域。

第二节 液相色谱 - 质谱联用分析技术在疫苗研发中的应用

一、重组蛋白疫苗

重组蛋白疫苗主要借助体外制备的病原体特异蛋白，刺激人体产生抗体，起到预防疾病的目的。其主要生产工艺原理：先明确病原体是具有免疫原性的特异蛋白，再通过基因工程方法，将病原体特异蛋白基因整合到合适的表达系统（例如酵母菌、大肠埃希菌等微生物），最后通过体外大量培养表达病原体特异蛋白，再经纯化，制备成疫苗等。其优点主要是易于贮存和运输、使用方便、制备简单、容易大量生产、成本低、免疫时间长等。为了确保进入临床研究疫苗的安全性、有效性和稳定性，必须采用适当的方法对重组蛋白疫苗样品进行严格的表征和质量控制。

目前，LC-MS 技术是重组蛋白疫苗的发现、开发、生产及上市审批检测中结构表征、质量标准制定、质量控制评价改进的重要支撑技术，可用于分析与评价重组蛋白疫苗产品的质量，保障产品的安全性。《中国药典》(2020 年版) 三部规定了人用重组单克隆抗体制品的制造要求，指出抗体特性分析至少包括结构完整性、氨基酸序列、二级结构等[1]。实际生产研发过程中，重组蛋白疫苗的生产工艺和质量控制可参考重组蛋白药物的相关指导原则。目前，LC-MS 技术已被应用于包括重组蛋白疫苗的分子量分析、亚基分子量分析、肽图分析（包含序列覆盖度分析、翻译后修饰分析、二硫键分析）、目标蛋白定量分析等多个方面。此外，LC-MS 技术还被广泛应用于重组蛋白疫苗的工艺相关杂质的分析，例如宿主细胞残留蛋白的分析。

1. 分子量分析

作为蛋白样品的主要特征参数之一，蛋白分子量分析已成为蛋白类生物制品表征的重要环节之一，是确定一种新型蛋白、进行后续研究活动的重要前提。对于重组蛋白疫苗的分子量分析，常采用以有机溶剂为流动相的反相液相色谱法（reversed-phase liquid chromatography，RPLC）与高分辨质谱联用进行蛋白的变性质谱（denatured MS）分析，在该模式下蛋白的电荷数据较多，更容易分析。除变性质谱分析之外，非变性质谱（native MS）分析也经常用于重组蛋白疫苗的分子量分析，该模式下主要采用尺寸排阻色谱法（size-exclusion chromatography，SEC）或疏水相互作用色谱法（hydrophobic interaction chromatography，HIC）等进行分离，使用可挥发性盐作为流动相。与变性质谱分析相比，在非变性质谱分析中，蛋白通常所带电荷较少，需要较高的进样量才能够获得较高的响应。此外，非变性质谱分析通常不对样品进行前处理，最大程度上保持蛋白的天然结构，与变性质谱分析互为补充，能够比较全面的表征蛋白的结构信息，例如蛋白分子构象、蛋白多聚体等。对于结构较为复杂的蛋白样品，有时为了降低蛋白本身的复杂性，会使用木瓜蛋白酶等蛋白水解酶，将蛋白切割成分子量为 25~50kDa 的亚基片段，从而更易于质谱的结构分析。此外，对于部分糖基化位点较多的糖蛋白，还会采用肽 -*N*- 糖苷酶 F 去掉 *N*- 糖，进一步降低蛋白的复杂性。

2. 肽图分析

肽图分析是重组蛋白表征的重要检查项目之一，其通过酶解（一般使用胰蛋白酶）将蛋白酶解成肽段，然后以可重现的方式进行肽段的分离和鉴定。肽图分析是一种非常有用的技术，能够提供待测蛋白的全面信息，已成为生物制品分析领域中重要的工具之一。肽图分析不仅能检测和监控单个氨基酸改变、氧化、去酰胺化以及其他降解形式，还可用于 N 端环化、C 端赖氨酸处理、*N*- 糖基化，以及内含子表达等非预期的变异分析。在实际的研发与生产过程中，重组蛋白疫苗将会参考重组蛋白药物的肽图分析方法，利用反相液相色谱或质谱进行酶解肽段混合物的分离检测。目前，该技术已经成为鉴定重组蛋白疫苗的首选方法和产品出厂的必行检测。

（1）序列覆盖度分析

蛋白序列覆盖度的检测是对蛋白类生物制品一级氨基酸序列的确证，目前主要分析方法包括 Edman 降解法和质谱法。Edman 降解法最多可以测定 N 端的 50~70 个氨基酸，因此长度较短的多肽药物可以通过 Edman 降解法进行测序，但是对于蛋白类生物制品来说，Edman 降解法一般不适用于进行蛋白全序列检测。LC-MS 技术是进行蛋白氨基酸序列覆盖度分析的重要手段，是蛋白类生物制品表征的重要方法。在重组蛋白疫苗申报时，需采用质谱法对蛋白序列覆盖度进行检测。新冠病毒（severe acute respiratory syndrome coronavirus 2，SARS-CoV-2）有 4 种主要的结构蛋白：刺突蛋白（spike protein，S 蛋白）、核衣壳蛋白（nucleocapsid，N 蛋白）、膜蛋白（membrane protein，M 蛋白）、包膜蛋白（envelope protein，E 蛋白）。其中，S 蛋白是病毒最重要的表面膜蛋白，也是引起免疫应答的重要抗原，是疫苗设计的关键靶点。作为一种非常重要的技术路线，新冠病毒重组蛋白疫苗就是以基因工程方法，大量生产新冠病毒最有可能作为抗原的 S 蛋白，刺激人体产生抗体，达到预防疾病的效果，因此，其结构表征和质量控制对药物安全性十分重要。Liu 等[2]采用 ZenoTOF 7600 结合 Biologics Explorer 软件对新冠病毒的 S 蛋白进行表征分析，得到了 95% 以上的序列覆盖度并找到了 N501Y 突变。相比于碰撞诱导解离（collision-induced dissociation，CID）碎裂模式，电子活化解离（electron activation dissociation，EAD）谱图可以提供更为丰富的碎片离子信息，从而保证获得较好的序列覆盖度（图 26-1）。

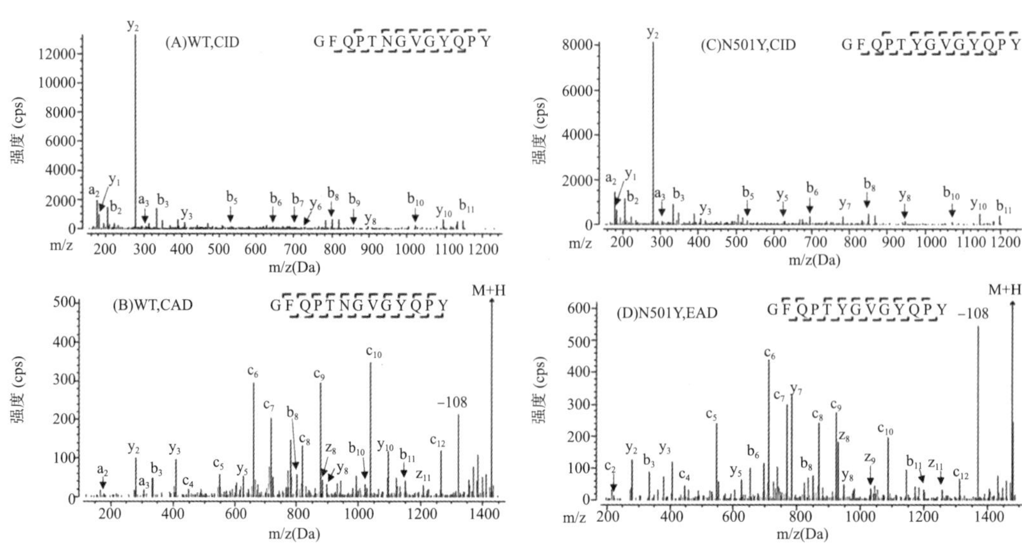

图 26-1　SARS-CoV-2 的 S 蛋白野生型 WT 与 N501 突变肽段的 CID 与 EAD 质谱图[2]

（2）翻译后修饰分析

LC–MS 技术不仅可以获得蛋白的氨基酸序列初级结构信息，还可用于翻译后修饰（post-translational modification，PTM）的分析。糖基化是重组蛋白疫苗最主要的翻译后修饰之一，常见的糖基化修饰主要包括糖链与天冬酰胺残基连接的 N– 糖基化以及糖链与丝氨酸或苏氨酸残基连接的 *O*– 糖基化。糖基化对重组蛋白疫苗等生物制品的稳定性、构象、免疫活性等有着重要影响。很多重组蛋白疫苗都是高糖基化蛋白，糖基化分析对于产品的表征分析具有重要意义。对于蛋白的糖基化分析可以从多水平进行，包括完整糖蛋白水平、糖基水平和糖肽水平。完整糖蛋白水平的分析虽然具有样品消耗量少、前处理简单（不需化学或酶解处理）等优点，但是其对质谱仪器和解析软件提出了较高的要求。糖基水平的分析为重组蛋白疫苗样品的糖基化分析提供了详细的信息，除了可以识别蛋白上存在的特定糖型外，还可以获得其准确的结构信息，但无法获得糖基化位点的信息。相比而言，对酶切后的样品进行糖肽水平的分析，能够获得糖基和糖基化位点间的对应关系的信息，对于重组蛋白疫苗的糖基化分析具有重要作用。对于糖肽的分析，CID 技术往往会使糖肽中糖基部分优先碎裂，产生较多的氧鎓离子；相反，其氨基酸部分较难碎裂，从而导致该糖肽的二级碎片覆盖度低，不能有效获取糖肽的完整骨架信息，无法准确确认肽段序列和糖基化位点的信息。特别是对于糖基化非常复杂的糖蛋白疫苗，利用该技术获得准确和全面的信息具有一定的挑战性。EAD 作为一种新型离子碎裂技术可以有效解决该问题，其能够有效断裂糖肽的氨基酸部分，保持糖基的完整性，准确地定位糖基化位点并获得丰富的二级质谱（MS/MS）信息。Mahan 等利用 ZenoTOF 7600 系统对通用流感疫苗的糖肽进行了鉴定，并确认了糖基化位点，分析了糖基相对含量（图 26–2）。利用 ZenoTOF 7600 特有的 Zeno 离子阱信号增强功能与 EAD 技术相结合，可以获得高质量的 MS/MS 质谱图，能够准确鉴定出低丰度的糖型[3]。

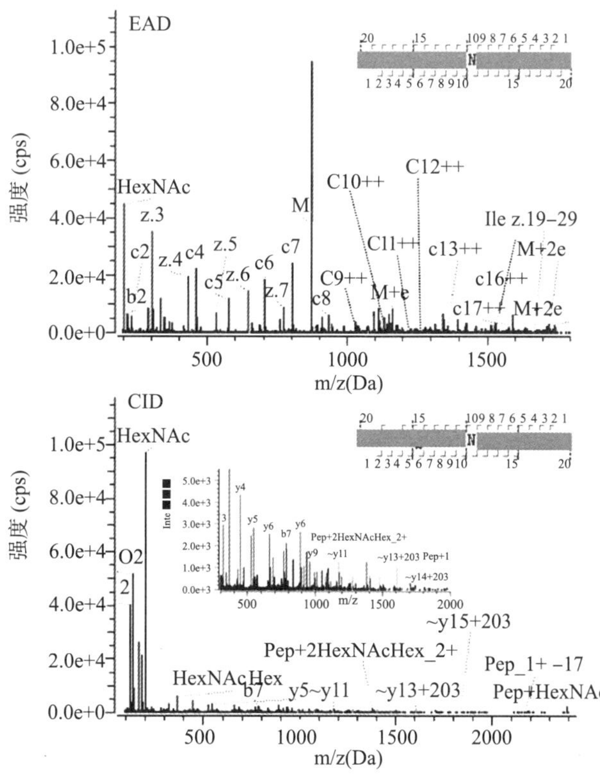

图 26–2　N38 位携带 G0 的糖肽利用 EAD 和 CID 分析结果的比较图[3]

除糖基化外，目前已经发现的对蛋白类生物制品质量产生影响的潜在翻译后修饰还有谷氨酸环化、甲硫氨酸氧化、天冬酰胺（asparagine，N）去酰胺化、C 端赖氨酸丢失等。其中，天冬酰胺去酰胺化形成的天冬氨酸（aspartate，D）和异天冬氨酸（iso- aspartate，isoD）因其结构不同，会影响蛋白最终形成的高级结构，进而影响蛋白功能，因此在重组蛋白疫苗表征过程中需对 D 和 isoD 进行严格区分。然而，D 和 isoD 的区分一直是蛋白表征的难点，在 CID 的碎裂模式下，D 和 isoD 具有相同的二级碎片，无法实现有效区分。而在 EAD 的碎裂模式下，isoD 可以形成独特的诊断离子 z-57 和 c+57，从而可以有效区分 D 和 isoD。Liu 等[4]采用 ZenoTOF 7600 成功区分出了新冠病毒中 S 蛋白的 D 与 isoD，通过诊断 z8-57 离子的发现可以准确确定该肽段上 2 个 isoD 异构体的存在（图 26-3B，图 26-3D）；而该诊断离子的缺失可以确定该肽段上为天冬氨酸（图 26-3C）[2]。

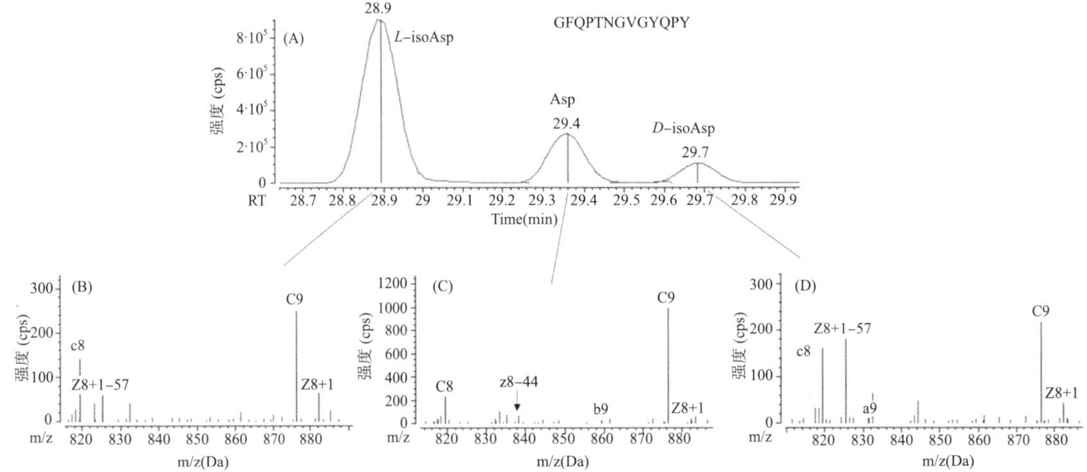

图 26-3　使用 EAD 鉴别肽段 GFQPTNGVGYQPY 上 Asn 脱酰胺产生的 D 和 isoD 异构体[2]

（3）二硫键分析

二硫键对于稳定蛋白药物的空间结构，保持其活性具有重要的作用。分子内二硫键的连接是重组蛋白疫苗的关键质量属性之一,二硫键的错配可能会导致蛋白的错误折叠，而使蛋白更倾向于聚集并可能产生一些不确定的免疫反应，是重组蛋白疫苗的质量和安全评价中不可或缺的部分。在二硫键的质谱分析中，CID 与 EAD 是常用的二级碎裂方法。在 CID 中，二硫键阻止半胱氨酸（cystine，C）残基周围的肽链碎裂，二级谱图质量较差，从而限制了二硫键信息的准确判定。而 EAD 可以通过调整电子能量来改变断裂机制，不会受到二硫键的影响，能够获得更为全面的二级信息，特别适合于蛋白样品的二硫键分析。EAD 的谱图碎片离子相较 CID 更加丰富，可对二硫键进行更加准确的判定[4]（图 26-4）。

3. 宿主细胞残留蛋白的分析

除重组蛋白疫苗自身外，工艺相关杂质之一的宿主细胞蛋白（Host cell protein，HCP）也是检测蛋白疫苗质量和安全评价的重要项目之一。酶联免疫吸附测定（Enzyme linked immunosorbent assay，ELISA）是目前 HCP 检测的主要方法，但其无法检测一些弱免疫原性或非免疫原性的 HCP，且无法对单个 HCP 进行鉴定。但 LC-MS 技术可以实现痕量 HCP 的鉴定和定量，是 ELISA 技术较好的补充。其常用的策略是首先通过在线二维高 pH 或低 pH 反相色谱分离多肽，解决 HCP 杂质分析时样品复杂以及动态范围较宽的问题，提高 HCP 检测灵敏度；然后再基于质谱分析技术同时表征疫苗蛋白与 HCP 杂质。质谱中常用的数据采集模式为数据依赖性采集（data dependent acquisition，DDA），该种模式下，只有满足一定判定条件的肽段才能够发生二级碎裂，获得响应的二级碎片信息，而对于一些不满足判

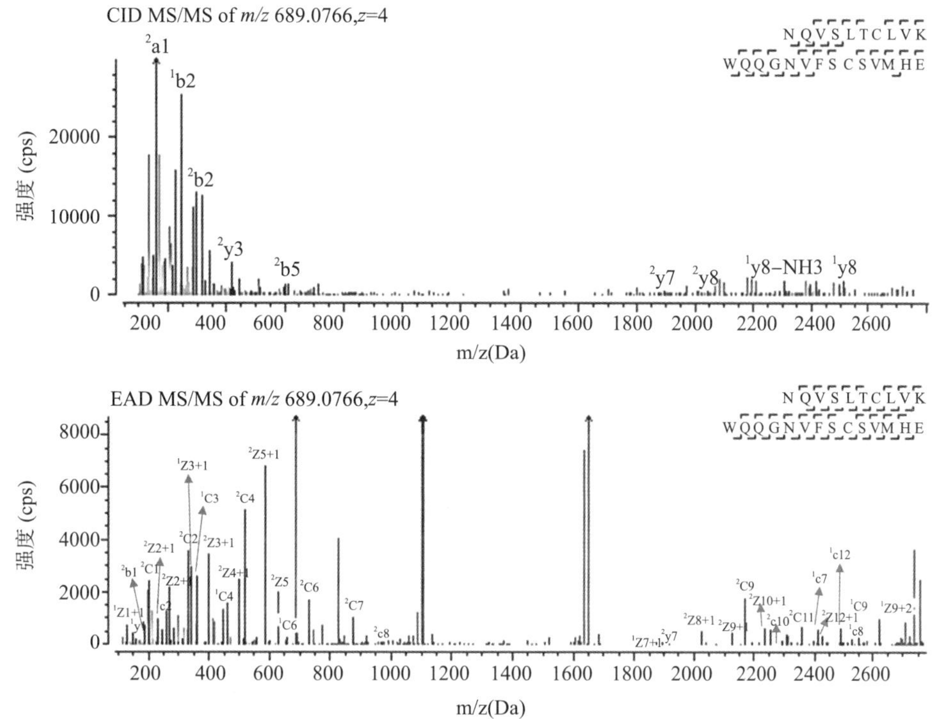

图 26-4　二硫键链接肽段 NQVSLTCLVK/WQQGNVFSCSVMHE（Cys387-Cys445）利用 CID 和 EAD 分析的二级质谱图[4]

定条件的肽段，则不容易被检测到，HCP 分析偶尔会出现遗漏，容易出现假阴性。数据非依赖性采集（data independent acquisition，DIA，如 SWATH®）是一种全景式的扫描方式，能够全面获得每一条肽段的二级碎片信息，保证 HCP 的准确鉴定和定量。Chen 等[5]利用 ZenoTOF 7600 系统采用 SWATH® 方式，加上其自带的 Zeno 离子阱富集功能，对 HCP 进行全面可靠的鉴定及超灵敏的定量，可达到亚 ppm 水平，有效避免了假阴性情况的出现（图 26-5），借助该方法可以有效应用于不同纯化阶段的样品中 HCP 杂质的残留检测，包括成品药物、病毒过滤后样品、阳离子交换后样品和蛋白亲和色谱后样品。

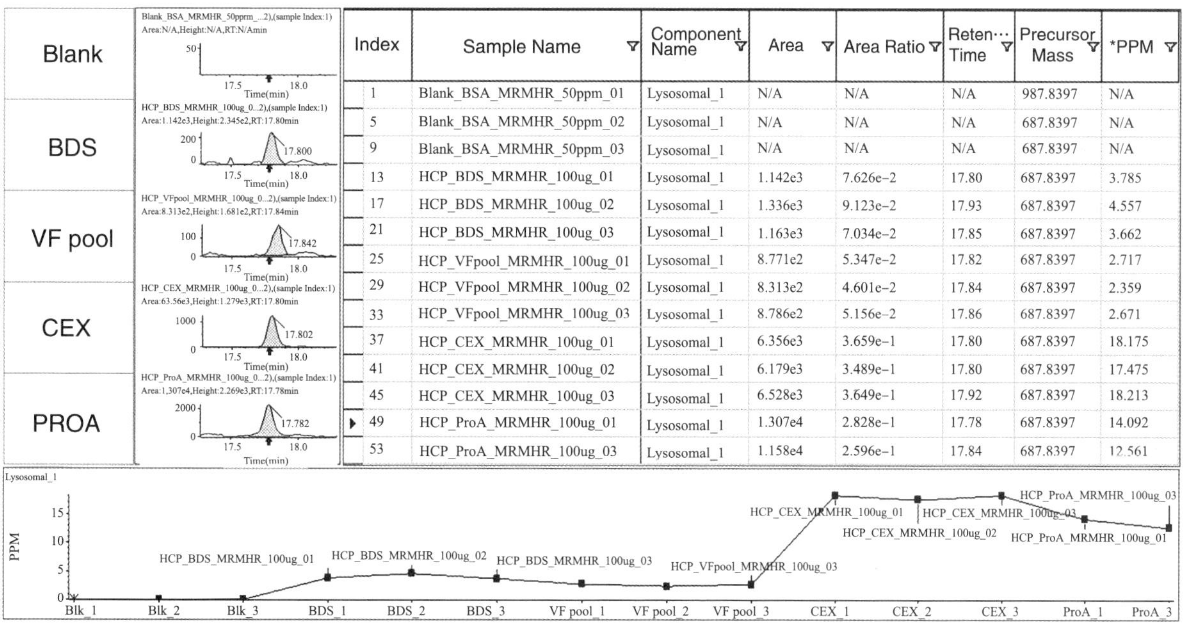

Index	Sample Name	Component Name	Area	Area Ratio	Reten… Time	Precursor Mass	*PPM
1	Blank_BSA_MRMHR_50ppm_01	Lysosomal_1	N/A	N/A	N/A	987.8397	N/A
5	Blank_BSA_MRMHR_50ppm_02	Lysosomal_1	N/A	N/A	N/A	687.8397	N/A
9	Blank_BSA_MRMHR_50ppm_03	Lysosomal_1	N/A	N/A	N/A	687.8397	N/A
13	HCP_BDS_MRMHR_100ug_01	Lysosomal_1	1.142e3	7.626e-2	17.80	687.8397	3.785
17	HCP_BDS_MRMHR_100ug_02	Lysosomal_1	1.336e3	9.123e-2	17.93	687.8397	4.557
21	HCP_BDS_MRMHR_100ug_03	Lysosomal_1	1.163e3	7.034e-2	17.85	687.8397	3.662
25	HCP_VFpool_MRMHR_100ug_01	Lysosomal_1	8.771e2	5.347e-2	17.82	687.8397	2.717
29	HCP_VFpool_MRMHR_100ug_02	Lysosomal_1	8.313e2	4.601e-2	17.84	687.8397	2.359
33	HCP_VFpool_MRMHR_100ug_03	Lysosomal_1	8.786e2	5.156e-2	17.86	687.8397	2.671
37	HCP_CEX_MRMHR_100ug_01	Lysosomal_1	6.356e3	3.659e-1	17.80	687.8397	18.175
41	HCP_CEX_MRMHR_100ug_02	Lysosomal_1	6.179e3	3.489e-1	17.80	687.8397	17.475
45	HCP_CEX_MRMHR_100ug_03	Lysosomal_1	6.528e3	3.649e-1	17.92	687.8397	18.213
49	HCP_ProA_MRMHR_100ug_01	Lysosomal_1	1.307e4	2.828e-1	17.78	687.8397	14.092
53	HCP_ProA_MRMHR_100ug_03	Lysosomal_1	1.158e4	2.596e-1	17.84	687.8397	12.561

图 26-5　利用 SWATH® 数据对溶酶体保护蛋白进行基于 MS1 的定量分析[5]

4. 目标蛋白定量分析

疫苗中抗原蛋白的含量与疫苗的有效性直接相关，在提升疫苗质量、加强疫苗质量评价力度的呼声中，测定疫苗成品中抗原蛋白含量的需求日益迫切。对于新冠病毒疫苗来说，传统方法检测新冠病毒S蛋白含量需要依靠免疫学分析方法，例如ELISA技术。利用ELISA技术检测S蛋白需要大量时间通过动物免疫过程制备特异性抗体，且对抗体质量要求较高，不仅需要极高的特异性，而且抗体一般需要较高的亲和力。ELISA技术在检测过程中易受检测样本中其他成分干扰影响测定结果，造成定量不准确。ELISA技术操作过程复杂，需要进行3~5步骤孵育和酶联反应板洗涤操作，人为因素影响较大，而且反应过程易受环境因素影响，故其稳定性和重复性较差。近年来，LC–MS技术在蛋白的检测分析方面具有高选择性和高灵敏度等优点，非常适用于复杂生物基质中靶向蛋白的定性和定量研究。Lane等[6]建立了一种靶向多肽定量测定法，用于检测新冠病毒的两种病毒蛋白：S蛋白和N蛋白（图26–6）。研究人员首先通过基因重组技术合成了这两种病毒蛋白，通过特异性肽段的查找和质谱参数的优化，确定了最佳的多反应监测（multiple reaction monitoring，MRM）条件；然后将合成的重组蛋白样品添加到健康患者的鼻咽拭子样本中，确定了该方法的检出限。该方法稳定性好、重复性好、检出限可达fmol级别。

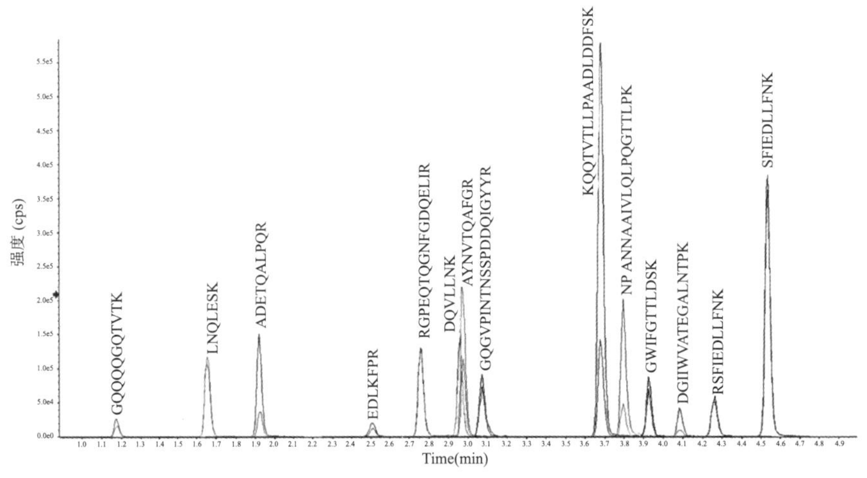

图26–6　利用LC–MS方法对刺突蛋白和核衣壳蛋白进行定量分析[6]

二、病毒疫苗

病毒疫苗包括减毒活疫苗和灭活疫苗，通常由核酸及外面包裹的衣壳蛋白组成，体积较大。对于病毒疫苗，在其结构表征和质量控制方面，也参考了重组蛋白疫苗的相关方法，其中LC–MS技术发挥了积极推动作用。Zhang等[7]采用LC–Q–TOF–MS法分析了流感疫苗裂解液中的血细胞凝集素（hemagglutinin，HA）与核蛋白（nuclear protein，NP）的完整分子量（图26–7）。研究人员通过一级质谱法鉴定出分子量分别为25 156.3、34 779.6、36 315.6和55 440.3，后根据流感病毒蛋白的理论分子量，推断其分别为HA2去糖基化蛋白、HA1去糖基化蛋白、肽–*N*–糖酶F。此外，还分析了流感疫苗裂解液中的血细胞凝聚素与核蛋白的序列覆盖度，检测结果均约为80%。

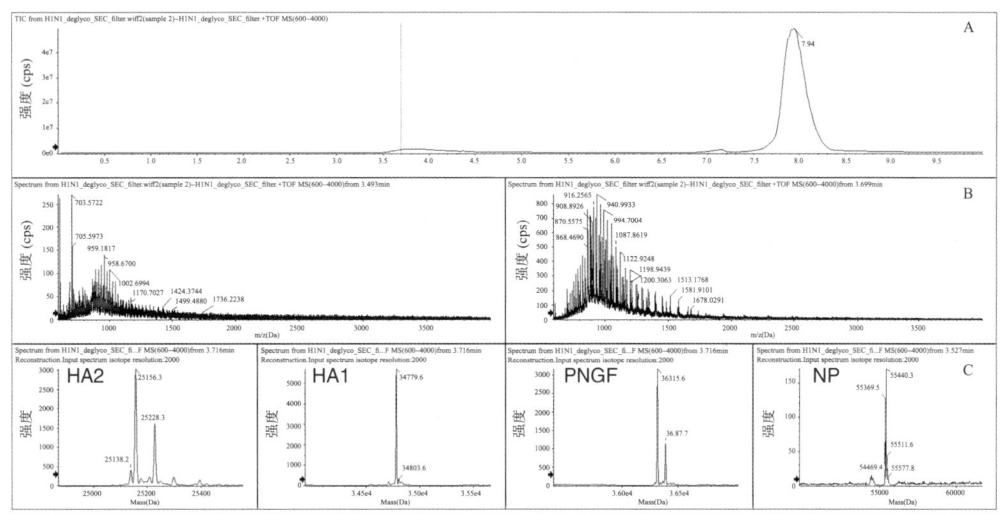

图 26-7　流感病毒裂解疫苗去糖基化样品的总离子流图（A），质谱图（B）和解卷积图（C）[7]

三、多糖蛋白结合疫苗

多糖蛋白结合疫苗是一类以细菌多糖与蛋白通过化学反应偶联形成的疫苗，可以克服传统多糖疫苗对婴幼儿免疫效果较差的缺点。多糖蛋白结合疫苗的研发及成功上市是预防细菌性传染病的突破，目前已批准上市的多糖蛋白结合疫苗主要有 b 型流感嗜血杆菌结合疫苗、13 价肺炎球菌多糖结合疫苗和脑膜炎球菌结合疫苗。多糖蛋白结合疫苗生产工艺及过程控制相比于其他细菌性疫苗更为复杂，需要对其工艺过程有充分的认识，把握其工艺过程的关键操作步骤、关键操作参数、关键控制项目及控制指标，才能在多糖蛋白结合疫苗生产过程中，避免次要偏差的发生，杜绝重大偏差的发生，确保多糖蛋白结合疫苗质量安全有效。质谱分析技术是多糖蛋白结合疫苗强有力的表征技术，Wang 等[8]利用 ZenoTOF 7600 对多糖蛋白结合疫苗生产过程中使用的载体蛋白白喉类毒素无毒变异蛋白（CRM197）进行了分子量和序列覆盖度的有效分析，其结果准确度高，序列覆盖度可达 95% 以上。

四、核酸疫苗

mRNA 疫苗是将含有编码抗原蛋白的 mRNA 导入人体，直接进行翻译，形成相应的抗原蛋白，从而诱导机体产生特异性免疫应答，以达到预防疾病的目的[9]。相比于传统疫苗，mRNA 疫苗在安全性、有效性、开发速度和规模化生产能力等方面具有显著优势。然而，mRNA 性质不稳定，极易被无处不在的核酸酶降解，给 mRNA 疫苗的生产、工艺、长期储存等带来一定挑战。同时，mRNA 分子量较大（300~5000kDa），若要顺利进入细胞质中发挥作用，必须依靠递送系统，而递送系统很大程度决定了 mRNA 疫苗的安全性、储藏条件和储藏时限。因此，需要在 mRNA 疫苗生产的各个阶段进行质量评估及控制。

1. mRNA 加帽效率分析

mRNA 作为疫苗，通常以线性化的 DNA 作为模板，通过体外转录（in vitro transcription，IVT）获得。真核生物 mRNA 的 5′ 端有一个由三磷酸桥接的 7- 甲基鸟苷（m7G）帽，这种结构被称为 Cap 0。Cap 0 在翻译起始因子的招募过程中起着非常重要的作用，而且在细胞质中还可以防止 mRNA 被降解。在高等真核生物中，第一个近端核苷酸的核糖 2 号碳羟基甲基化形成 Cap 1 结构（m7GpppmN），其中约有 50%mRNA 的近端第二个核苷酸的核糖 2 号碳羟基甲基化可形成 Cap2 结构（m7GpppmNmN），因此加帽效率成为 mRNA 疫苗生产过程中重要的质量参数之一。作为疫苗使用的 mRNA 长度通常为几千个核苷酸（nucleotide，nt），而 5′ 端的帽子结构的分子量为 297 Da，接近一个核苷酸的分子量，几千个核苷酸长度下无法区分单个核苷酸的差异，需要酶切为短片段才可以通过质谱分析技术进行分离和检测。Beverly 等[10]提出了核糖核酸酶（RNase H）介导的探针切割法，该方法使用一段 2′ –O–methyl 修饰的生物素标记 RNA 探针，可与底物 mRNA 5′ UTR 区域发生互补配对，而 RNase H 会切割与探针 3′ 末端切割位点配对的 mRNA 序列。之后，利用链霉亲和素磁珠分离得到 5′ 切割产物，再通过 LC–MS 技术定量分析帽子结构，计算出加帽效率。Song 等[11]利用特定的核糖核酸酶（RNase）将 mRNA 加帽端切割为 15~30nt 的片段，再利用质谱分析技术对酶切后的片段进行检测，有效地分离出未加帽与加帽的 mRNA 片段（图 26–8），然后根据加帽片段峰面积占未加帽与加帽片段峰面积之和的比例计算出 mRNA 的加帽效率。

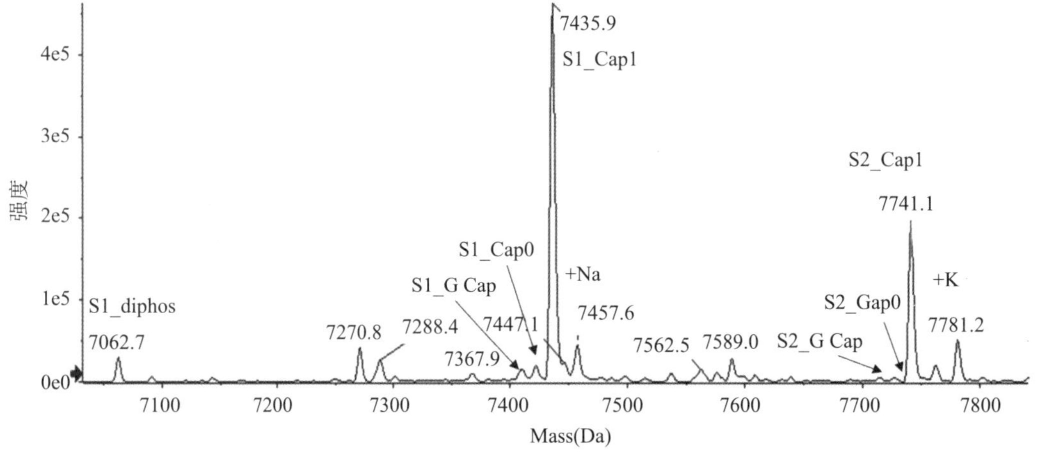

图 26–8　mRNA 样品解卷积之后的完整分子量分布图[11]

2. mRNA 尾巴分布分析

多聚腺苷酸（polyadenylic acid，Poly A）尾巴有助于维持 mRNA 的稳定性、运输和转译效率，影响着 mRNA 的半衰期。根据 mRNA 种类的差异，通常 PolyA 尾巴的长度在几十至几百个核苷酸之间。mRNA 的 3′ 端 Poly A 尾巴结构可通过转录模板的设计添加，也可在转录后通过酶法进行加尾，PolyA 尾巴的添加效率和分布是 mRNA 疫苗的质量控制参数之一。质谱是一种无标记的直接测量技术，在适宜的长度前提下能够通过单核苷酸的质量差异进行区分，而 mRNA 长度通常为几千个核苷酸，长度超过质谱的检测能力，如需对 Poly A 尾巴进行长度分布和含量的分析，则需要对 mRNA 的 Poly A 进行酶切处理。Beverly 等[12]介绍了一种分析 mRNA Poly A 尾巴长度的方法，该方法基于核糖核酸酶 T1（ribonuclease T1，RNase T1）将 Poly A 从 mRNA 序列上进行切割，通过 dT 磁珠特异性捕获 Poly A，然后借助 LC–MS 技术的高分辨率，定量分析 mRNA 的 Poly A 尾巴长度分布。Gao 等[13]利用特定的 RNase T1 将 mRNA 的 Poly A 尾巴进行切割，利用质谱对 Poly A 尾巴进行分子量测定，确认了两组 Poly A 尾巴的长度分布（图 26–9），并进行了相对含量测定。

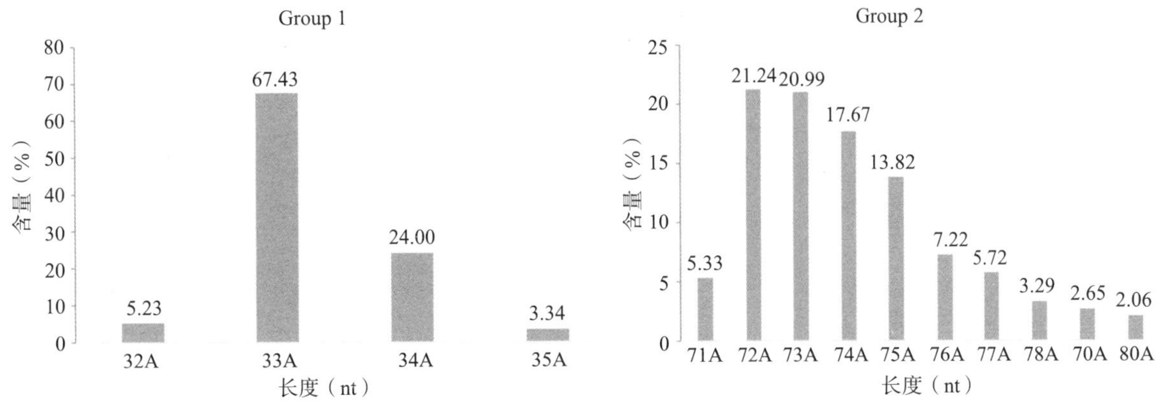

图 26-9　利用 LC-MS 技术分析得到的两组 Poly A 尾巴长度分布及每个长度的相对含量（Group 1 长度 32~35nt，Group 2 长度 71~80nt）[13]

3. mRNA 递送系统 LNP 相关分析

mRNA 疫苗开发过程中主要面临三大问题：①核酸分子在体内的不稳定性；②核酸分子潜在的不良反应；③核酸药物递送系统开发难度大。脂质纳米颗粒（lipid nanoparticle，LNP）是目前核酸药物研究应用最多的递送系统之一[14]，其能够安全有效地递送核酸。LNP 与其他转基因传递载体相比具有很多独特之处，不仅拥有高效的封装率，而且对于待测 mRNA 的大小没有限制。除此之外，其还可以在不诱导免疫原性的情况下刺激先天免疫系统，将 mRNA 结合到 LNP 中以保护 mRNA 免受酶的攻击，并增强细胞的摄取和表达。LNP 通常由 4 种结构脂组成：①阳离子脂质，在药物转染中起到主要作用；②中性脂质，如胆固醇，起到稳定纳米颗粒结构的作用；③ 两性脂质，辅助性脂质，能够加快 LNP 在细胞中的结构转化，加速药物释放；④聚乙二醇脂质，能够提高纳米颗粒整体的稳定性，延长纳米颗粒药物在血液中的代谢时间。

（1）脂质组分及其杂质的鉴定和相对定量分析

可电离脂质在配方中的占比通常为总脂质的 20%~40%。目前，许多研究人员致力于微调可电离脂质的性质以进一步提高效率，尤其在难以到达的人体组织中递送效率的提高。可电离脂质的整体结构可分为 3 个部分：头部、连接片段和尾部。可电离脂质的头部基团通常带有正电荷。头部基团的大小和电荷密度主要参与包裹核酸，稳定 LNP，与细胞膜相互作用及促进内体逃逸等过程。连接片段可以将头部与尾部连接起来，连接片段会影响 LNP 的稳定性、生物降解性、细胞毒性和转染效率等。疏水性尾部会影响药物的解离常数（pK_a）、亲脂性、流动性和融合性，从而影响 LNP 的形成和效力。常见的可电离脂质有 DLin-MC3-DMA（MC3）、SM-102 和 ALC-0315，关于其成分的鉴定及潜在杂质和降解产物的分析，是 mRNA 疫苗分析的关键质量属性之一。LC-MS 技术可简单、快速的分析 LNP 中的脂质成分（图 26-10），并对其中的杂质和降解产物进行快速确认以及相对定量[15]。

（2）脂质的氧化及位点确认

有研究表明，可电离脂质的氧化可能导致 mRNA 的共价修饰并使 mRNA 效价下降。CID 不能提供氧化位点信息，而 EAD 技术是鉴别脂质氧化位点的关键技术。利用 EAD 产生的独特片段离子，可精确区分 2 种同分异构体中一个发生氧化修饰和另一个双键被还原相关杂质的确切位置，这些信息可以用来确定 LNP 配方的疗效和安全性。Crowe 等[16]使用 EAD 鉴别 MC3 的 2 种氧化杂质异构体，EAD 产生的二级谱图可用于识别和区分 2 个含氧异构体。比如，质荷比为 558.5、574.5 和 587.5 处的特征离子表明，杂质 1 烷基链的 C_6 处含氧；质荷比为 61.05 的片段离子表明杂质 2 中氧的修饰位点在叔胺（形成 *N*- 氧化物）上（图 26-11）。此外，该方法还可以为新型合成脂类的合理设计提供帮助。

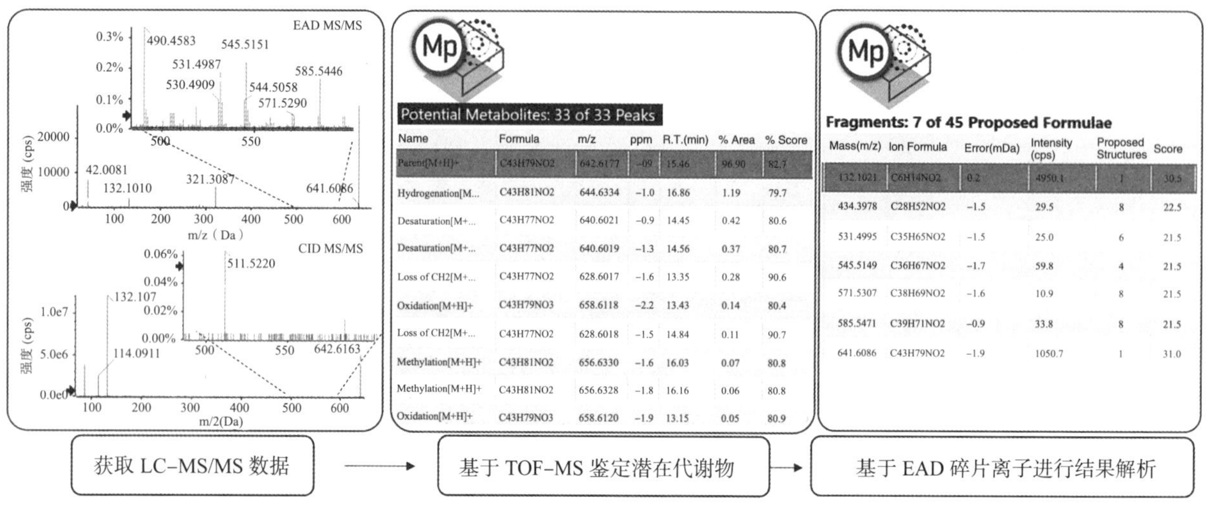

图 26-10　基于 EAD 的 MS/MS 对 MC3 和杂质进行相对定量和结构解析的工作流程[15]

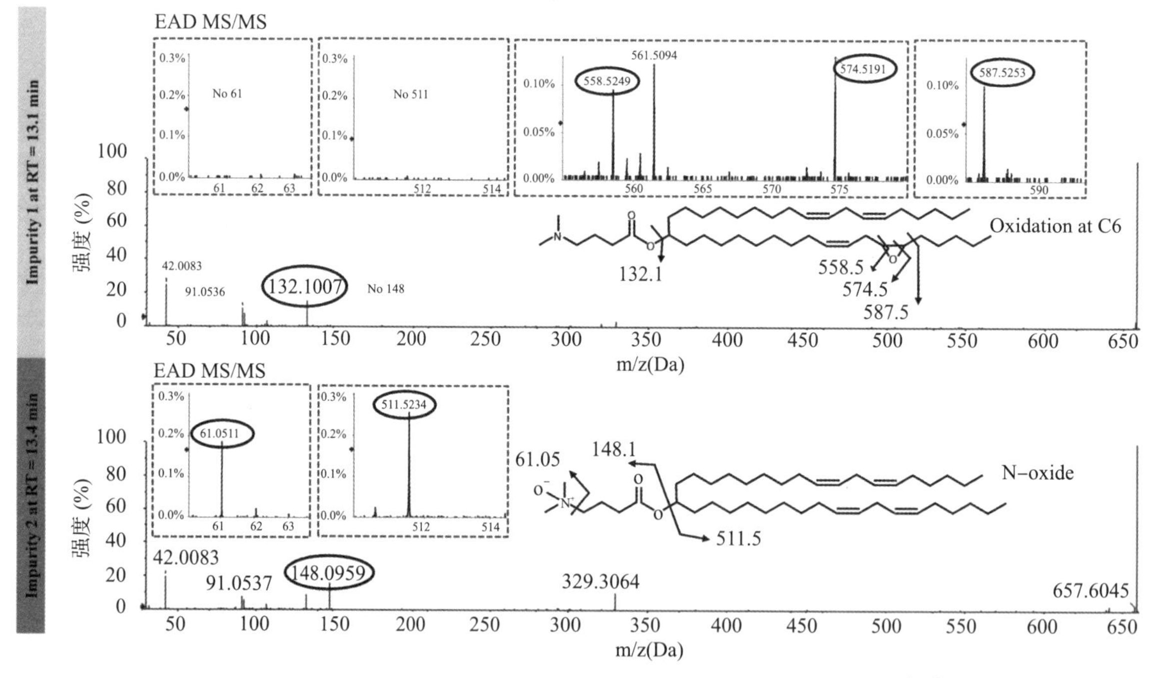

图 26-11　EAD 技术鉴别 MC3 两种氧化杂质异构体的质谱图[16]

五、液相色谱 - 质谱联用分析技术在疫苗辅料和佐剂分析中的应用

药用辅料是指生产药品和调配处方时使用的赋形剂和附加剂，是除活性成分或前体以外，在安全性方面已进行合理的评估，一般包含在药物制剂中的物质。在作为非活性物质时，药用辅料除了赋形、充当载体、提高稳定性外，还具有增溶、助溶、调节释放等重要功能，是可能会影响到制剂的质量、安全性和有效性的重要成分[17]。疫苗的辅料检测方法及检验标准相对研究较少，与传统的小分子药物不同，疫苗的辅料一般为高分子材料，有一定分子量分布，而非单一的成分。例如，通过加入

辅料聚山梨酯 80 来稳定蛋白或引入 LNP 等手段提高 mRNA 生物相容性和稳定性[18]。佐剂又称为免疫调节剂或免疫增强剂，是疫苗的重要辅料，根据化学性质大致可以分为无机盐类佐剂（如常用的氢氧化铝和磷酸铝）、乳剂型佐剂（如 MF59 和 AS03 佐剂）、水溶性佐剂（如皂苷 QS-21）、微粒抗原呈递系统佐剂（如 AS01 和 Matrix-M 佐剂）、细胞因子类佐剂（如 IL-2 和 IL-12）等[19]。这些辅料的结构中多无紫外吸收基团以及在制剂中含量较低，因此也面临着巨大的分析与评价挑战。

LC-MS 技术适用于分析含量低、不易分离或缺乏紫外吸收的物质，成为辅料或佐剂定性定量分析的重要研究手段。目前，已有一些针对生物制药领域比较热门的辅料和佐剂分析的 LC-MS 技术，为生物制品中辅料或佐剂分析方法的开发提供了参考。聚山梨酯，又名吐温，是一类非离子型表面活性剂类辅料，可以最大限度地减少生物制品的聚集、变性和表面吸附，例如常用的聚山梨酯 20 和聚山梨酯 80。Peronin 等[20]建立了一种基于 LC-MS 技术定量分析在含蛋白和铝佐剂的复杂疫苗基质中的辅料聚山梨酯 20 和聚山梨酯 80，将聚山梨酯碱性水解释放月桂酸和油酸，采用 LC-MS 在负离子模式下测定了 21 份疫苗样品中的月桂酸和油酸，以定量疫苗中的聚山梨酯 20 和聚山梨酯 80。AF03 是一种基于角鲨烯的乳液，由角鲨烯、脱水山梨醇油酸酯和鲸蜡硬脂醇聚醚 -12 组成，已被用作疫苗佐剂，例如用于已上市的流感疫苗 Humenza ™中。采用高效液相色谱 - 电喷雾电离 - 质谱分析技术对复杂乳液基质中的 2 种表面活性剂脱水山梨醇油酸酯和鲸蜡硬脂醇聚醚 -12 进行定量测定，该技术除了应用于 AF03 佐剂制备过程中的质量分析与控制，还可以进一步评估含 AF03 佐剂配方的质量及稳定性，为疫苗质量控制中原料鉴定、配方工艺开发和乳液表征提供了有效技术[21]。

第三节　气相色谱 - 质谱联用技术在疫苗研发中的应用

GC-MS 技术既具备气相色谱高分离效能的优点，而且具有质谱特异性好和鉴定化合物结构的特点，可同时达到定性、定量的检测目的，特别适合于挥发性成分的检测，尤其是残留溶剂的检测。目前 GC-MS 分析技术已应用于疫苗辅料和生产工艺过程中残留溶剂的分析与控制。

一、残留溶剂分析

药品中的残留溶剂系指在原料药或辅料的生产中，以及在制剂制备过程中使用的，但在工艺过程中未能完全去除的有机溶剂。药品中残留溶剂根据对人体健康可能造成的危害程度主要分为 4 类，共涉及 70 种溶剂，第一类溶剂是应该避免使用的溶剂，毒性较大，一般为致癌物或危害环境的物质，共 5 种；第二类溶剂是应限制使用的溶剂，具有可逆毒性，对动物有非基因毒性致癌性，或不可逆的神经或致畸等毒性，共 29 种；第三类溶剂是毒性低，对人体危害较小的溶剂，共 26 种；第四类溶剂目前尚未有足够毒理学资料证明对人体有害，共 10 种。除另有规定外，第一类、第二类、第三类溶剂的残留限度应符合《中国药典》（2020 年版）的规定；对其他溶剂（包括第四类）应根据生产工艺的特点，制定相应的限度。采用 GC-MS 法能够对上述残留溶剂进行高通量分析。

甲醛等多种试剂可用于灭活细菌或病毒，同时仍保持产品对同源生物体或毒素的抗原性[22]。Sara 等人开发了一种与 GC-MS 偶联的顶空固相微萃取方法，用于检测白喉类毒素和破伤风类毒素以及出血性败血症等疫苗中的痕量甲醛，以 PEG 400 溶胶 - 凝胶纤维涂层提取微量衍生化甲醛。所开发的提取方法与 GC-MS 系统相结合，可以实现低定量限、良好的线性以及可接受的准确度和重现性，该方法能够成功应用于不同疫苗中甲醛的分析[23]。

β－丙内酯（β-propiolactone，BPL）是一种优良的病毒灭活试剂，广泛用于各种疫苗的灭活，然而，研究发现，BPL 可能具有潜在的致癌毒性[24]。Lei 等人开发并验证了一种基于 GC-MS 的简单、通用且灵敏的分析方法，用于测定人狂犬病灭活疫苗中残留的 β－丙内酯，采用该方法检测 6 批次人狂犬病灭活疫苗样品，结果表明，3 批次未纯化样品中存在残留溶剂 BPL，但在纯化样品中未检测到，所建立的方法能够满足人狂犬病灭活疫苗中 BPL 质量控制的要求，为疫苗安全性评价提供了可行分析方法[25]。

二、辅料分析

疫苗的保护剂又称稳定剂，是指一类能防止生物活性物质在低温储存或冷冻真空干燥时受到破坏的物质。疫苗冻干制剂中糖类是最常用的赋形剂，醇类像甘露醇一般用作填充剂，其在慢速冻结时会结晶，从而为活性组分提供支撑结构。甘油一般用作低温保护剂。氨基酸离子具有酸碱两性，能够在生物制品的低温保存和冷冻干燥过程中抑制溶液的 pH 变化，从而达到保护活性组分的目的。此外许多氨基酸还是很好的填充剂，例如甘氨酸。

Wunschel 等人采用两种互补的分析技术 MALDI-MS 和 GC-MS，建立了一种检测疫苗保护剂甘露醇、蔗糖、海藻糖、乳糖和海藻酸盐等的分析方法[24]。MALDI-MS 用于碳水化合物类辅料的快速筛选，进一步通过衍生化的 GC-MS 分析技术，基于保留时间和质谱碎片信息识别每一类包括的异构碳水化合物，如区分蔗糖和乳糖。并对 10 种不同的疫苗制剂配方进行了分析。MALDI-MS 和 GC-MS 分析方法的准确度分别为 98% 和 100%。MALDI-MS 检测碳水化合物类辅料的重复性为 96%。两种检测方法联合使用，可对配制成稳定干燥制剂的样品中的常见辅料进行准确全面分析与鉴定。随着对辅料质量分析的关注，质谱分析技术将更加广泛的用于疫苗中辅料的质量分析和评价。

（张金兰，生　宁，李　阳，宋　洋，王文涛，陈泓序，唐　恺，罗　继，郭立海，李　蕾）

参考文献

[1] 国家药典委员会. 中华人民共和国药典（四部）[M]. 北京：中国医药科技出版社，2020：823-824.

[2] LIU H C，HEIDELBERGER S，ROWLINSON S，et al. SCIEX Application Technotes：Comprehensive characterization of SARS-CoV-2 spike protein and its mutant by LC-MS/MS [EB/OL]. RUO-MKT-02-14590-B.

[3] MAHAN A，NANDA H，CHEN Z W，et al. SCIEX Application Technotes：Comprehensive glycopeptide analysis of a protein-based vaccine [EB/OL]. RUO-MKT-02-13816-A.

[4] CHEN Z W，XIONG L. SCIEX Application Technotes：Comprehensive mapping of disulfide linkages in etanercept using an electron activated dissociation（EAD）based LCMS/MS methodology [EB/OL]. RUO-MKT-02-15195-A.

[5] CHEN Z W，XIONG L，ADAMS G，et al. SCIEX Application Technotes：Powerful workflows for highly sensitive identification and quantification of host cell proteins（HCPs）[EB/OL]. RUO-MKT-02-14687-A.

[6] LANE CS，PUYVELDE B V，UYTFANGHE K V，et al. SCIEX Application Technotes：Targeted assay for quantification of proteins from the SARSCoV-2 coronavirus [EB/OL]. RUO-MKT-02-11874-A

[7] ZHANG X X, SONG Y, LUO J, et al. 2023 ASMS poster: Characterization of proteins in influenza virus vaccines by LC–MS/MS and CGE [EB/OL].
[8] WANG W T, LUO J, CHEN H X, et al. SCIEX Application Technotes: Characterization of carrier protein CRM 197 in protein–polysaccharide conjugate vaccines by ZenoTOF 7600 system [EB/OL]. RUO–MKT–02–15651–A.
[9] HOLLAND LA, HE Y, GUERRETTE JR, et al. Simple, rapid, and reproducible capillary gel electrophoresis separation and laser–induced fluorescence detection of DNA topoisomers with unmodified fused silica separation capillaries [J]. Anal Bioanal Chem, 2022, 414(1): 713–720.
[10] BEVERLY M, DELL A, PARMAR P, et al. Label–free analysis of mRNA capping efficiency using RNase H probes and LC–MS [J]. Anal Bioanal Chem, 2016, 408(18): 5021–5030.
[11] SONG Y, LUO J, CHEN HX, et al. SCIEX Application Technotes: Analysis of mRNA capping efficiency using X500B QTOF System [EB/OL]. RUO–MKT–2–14951–ZH–A.
[12] BEVERLY M, HAGEN C, SLACK O. Poly A tail length analysis of in vitro transcribed mRNA by LC–MS [J]. Anal Bioanal Chem, 2018, 410(6): 1667–1677.
[13] GAO T, SONG HX, LUO J, et al. Length distribution and content analysis of mRNA PolyA using X500B QTOF System [EB/OL]. RUO–MKT–02–15282–ZH–A.
[14] BUSCHMANN M D, CARRASCO M J, ALISHETTY S, et al. Nanomaterial delivery systems for mRNA vaccines [J]. Vaccines, 2021, 9(1): 65.
[15] YANG Z C, MOLLAH S, PROOS R, et al. SCIEX Application Technotes: Automatic characterization of the lipid nanoparticle ionizable lipid MC3 and its impurities using Molecule Profiler software [EB/OL].
[16] CROWE, A JAIN N, HIGGINS R, et al. SCIEX Application Technotes: Distinguishing oxidative impurities from ionizable lipids used in LNP formulations using electron activated dissociation [EB/OL]. RUO–MKT–02–14983–A.
[17] CHAUDHARI S P, PATIL P S. Pharmaceutical excipients: a review. [J] . A. P. B. C, 2012, 1: 21–34.
[18] WANG J L, PENG Y, XU H Y, et al. The COVID–19 vaccine race: Challenges and opportunities in vaccine formulation [J]. AAPS PharmSciTech, 2020, 21 (6): 225.
[19] PETROVSKY N, AGUILAR J C. Vaccine adjuvants: Current state and future trends [J]. Immunol Cell Biol, 2004, 82(5): 488–496.
[20] PERONIN S, EYNARD T. A high–performance liquid chromatography–mass spectrometry method for quantification of total polysorbate and individual polysorbate 20 and 80 concentrations in a complex bio–pharmaceutical matrix [J]. Available at SSRN 4038262.
[21] COTTE J F, SONNERY S, MARTIAL F, et al. Characterization of surfactants in an oil–in–water emulsion–based vaccine adjuvant using MS and HPLC–MS: Structural analysis and quantification [J]. Int J Pharm, 2012, 436(1/2): 233–239.
[22] ZALI S., JALALI, F, ES–HAGHI A. SHAMSIPUR M. Determination of free formaldehyde in vaccines and biological samples using solid–phase microextraction coupled to GC–MS [J]. Sci, 2013, 36(24): 3883–3888.
[23] ŠPANINGER E, BREN U. Carcinogenesis of β –Propiolactone: A Computational Study [J]. Chem Res Toxicol, 2020, 33(3): 769–781.
[24] LEI S, GAO X, SUN Y, YU X, et al. Gas chromatography–mass spectrometry method for determination of β –propiolactone in human inactivated rabies vaccine and its hydrolysis analysis [J]. Pharm Anal, 2018, 8(6): 373–377.
[25] WUNSCHEL D S. Determination of post–culture processing with carbohydrates by MALDI–MS and TMS derivatization GC–MS [J] . Talanta, 2011, 85(5): 2352–2360.

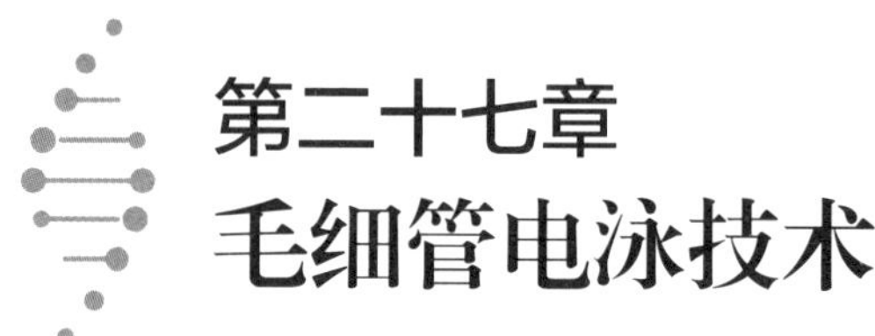

第二十七章 毛细管电泳技术

第一节 毛细管电泳技术概述

毛细管电泳（capillary electrophoresis，CE）技术是从20世纪80年代发展起来的液相分离分析技术，可以分离从离子到中性分子、从小分子到生物大分子等一系列物质，具有分离度高、分析速度快、分离模式多、灵活性高等优势，目前被广泛应用于生物制药领域[1]。毛细管电泳仪主要由分离系统、进样系统、温控系统、高压系统、压力系统、检测系统和数据采集系统组成。CE主要以熔融石英毛细管为分离通道，毛细管内和两边的缓冲液槽中装有相同的背景电解质缓冲液，通过一定进样方式（压力进样、电动进样及其组合）导入样品。在高压电场作用下，毛细管中待测样品的不同组分之间根据其特性以相应速度的差异，朝正负电极方向迁移，从而依次被出口端的检测器检测，数据处理系统据此获得按时间分布的电泳图谱。在实际应用过程中，往往会结合化合物的性质以及对其检测灵敏度的要求，选择不同的检测器，如紫外检测器（ultraviolet，UV）、二极管阵列检测器（photo-diode array，PDA）、激光诱导荧光检测器（laser induced fluorescence detector，LIF）等。CE技术的一大特点就是使用者可依据待测样品特点采用不同的分离模式，无论是蛋白质、核酸，还是极性小分子，均可得以有效分离和检测。目前在生物制品质量控制中应用最为广泛的分离模式为毛细管区带电泳（capillary zone electrophoresis，CZE）[2]、毛细管凝胶电泳（capillary gel electrophoresis，CGE）[3]、毛细管等电聚焦（capillary isoelectric focusing，cIEF）[4]和毛细管胶束电动色谱（micellar electrokinetic capillary chromatography，MEKC）[5]。

随着生物制药领域的不断发展，CE方法已被企业和法规机构广泛认可，已成为不可或缺的分析工具。在蛋白分析领域，自2006年至今，CE在分析单克隆抗体的片段大小异构体、电荷变异体、糖基等方面均进行了多次国内外不同实验室间的联合验证[2~4]。验证结果表明CE可作为单克隆抗体纯度、等电点（isoelectric point，pI）及电荷异质性、糖型分析的放行方法，也被《中国药典》《美国药典》等收录[6~7]。在核酸分析领域，团体标准《质粒DNA超螺旋构象的检测　毛细管凝胶电泳法》已在2022年9月20日发布并实施[8]。此外，中国食品药品检定研究院也对该方法进行了联合验证[9]。这足以证明CE方法在生物制药领域正发挥着越来越重要的作用。

第二节　毛细管电泳技术在疫苗研发中的应用

在疫苗分析领域，CE 技术是一种新型的分离方法，依托其分离模式多样化的特点，对传统的灭活疫苗、减毒疫苗、基因工程表达的重组蛋白疫苗、重组类病毒颗粒疫苗，以及新型的核酸疫苗等均有其独特的应用，可以对疫苗的产品纯度、pI、糖基等多个质量属性进行评价。

一、重组蛋白疫苗

重组蛋白疫苗主要借助体外制备的病原体特异蛋白，刺激人体产生抗体，起到预防疾病的目的。其主要生产工艺原理：首先明确病原体具有免疫原性的特异蛋白，通过基因工程方法，将病原体特异蛋白基因整合到合适的表达系统（如酵母菌、大肠埃希菌等微生物），通过体外大量培养表达病原体特异蛋白，再经纯化，制备成疫苗，如肺结核重组蛋白疫苗、新冠重组蛋白疫苗等。重组蛋白疫苗的优点主要是易于贮存和运输、使用方便、制备简单、容易大量生产、成本低，并且免疫时间长等。为了确保进入临床研究的安全性、有效性和稳定性，必须采用适当的方法对重组蛋白疫苗样品进行严格的质量控制。CE 以其自动化程度高、定量准确和分离效率高等特点，已经成功应用于重组蛋白疫苗的质量监控，如纯度分析[10]、等电点分析[11]、糖型分析[12]等。

1. 重组蛋白疫苗的纯度分析

在临床开发过程中，重组蛋白疫苗需要进行鉴别、纯度和抗原的定量等多个质量属性的分析，这些关键质量属性的有效控制对于确保疫苗产品从开发早期阶段到商业化的一致性和质量非常重要。在疫苗生产阶段快速可靠地定量蛋白质抗原，对产品开发和质量控制至关重要。十二烷基硫酸钠－聚丙烯酰胺凝胶电泳（sodium dodecyl sulfate polyacrylamide gel electrophoresis，SDS–PAGE）是重组蛋白疫苗纯度分析的传统方法，该方法定量准确度差、耗时、重复性差；相比而言，CGE 方法所需时间更短、定量结果准确、重复性好。A. Shala–Lawrence 等人[10]基于 CGE 方法对肺结核病疫苗融合抗原蛋白 H4 进行了纯度分析。在样品还原处理的结果中，H4 以单体形式存在；在样品非还原处理的结果中，H4 以单体及多聚体形式存在，两种处理条件下均可以检测到非目标峰的其他杂质。选择牛血清白蛋白作为进样标准品，对抗原蛋白 H4 可以实现准确定量。文中明确指出，在重组蛋白疫苗抗原分析中，CGE 方法应被考虑作为传统 SDS–PAGE 方法的的替代方法。

2. 重组蛋白疫苗的等电点分析

重组蛋白疫苗在生产、存储以及使用过程中，经常会发生多种翻译后修饰，如糖基化、脱酰胺化、异构化、氧化、聚合等。这些修饰几乎都会引起蛋白表面电荷的改变，从而引起重组蛋白疫苗的等电点发生变化。等电点分析作为重组蛋白非常关键的质量属性之一，对于重组蛋白疫苗的安全性、有效性以及稳定性至关重要，需要采取适当的检测方法进行严格的监控。Wang 等人[11]利用 cIEF 方法对新冠重组蛋白疫苗的等电点进行了分析（图 27–1）。利用 pI 标准品的迁移时间与 pI 值之间的线性方程，可以准确计算得到重组新冠蛋白疫苗的等电点范围在 3.32~7.03，结果显示该样品的电荷异质性较强，无明确主峰。此外，借助于该方法，还可对新冠重组蛋白的批次一致性进行分析，为重组蛋白类新冠疫苗的工艺优化及质量控制提供了一种有效的分析手段。

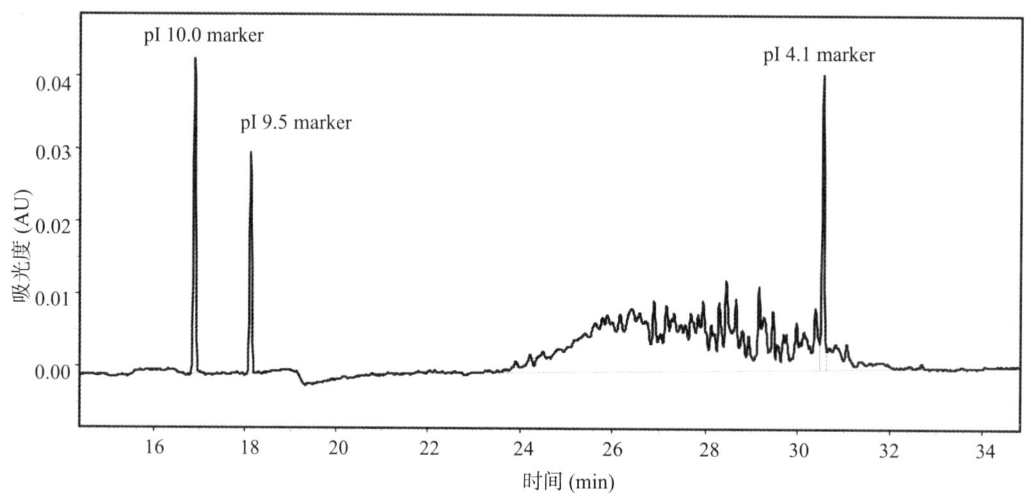

图 27-1　cIEF 方法对新冠重组蛋白疫苗等电点的分析谱图[11]

3. 重组蛋白疫苗的糖型分析

糖基化作为一种非常复杂的翻译后修饰过程，广泛存在于多种重组蛋白疫苗中，对其生物活性、构象、稳定性、溶解度和药物动力学有着较大的影响。从糖蛋白中释放出来的糖基的分析结果，可以作为代表糖蛋白有用的指纹图谱。Guttman 等人[12] 利用 CGE 方法，对组成艾滋病病毒（human immunodeficiency virus，HIV）包膜糖蛋白的亚单位蛋白 gp120 的糖型进行了有效分析。gp120 含有 20~30 个糖基化位点，在糖型分析方面极具挑战。研究者首先利用外切糖苷酶将糖基从蛋白 gp120 上酶切下来，用 8- 氨基芘 -1,3,6- 三磺酸三钠盐（8-aminopyrene-1,3,6-trisulfonic acid trisodium，APTS）染料对游离糖基进行标记，最后借助于 LIF 检测器对 gp120 的 *N*- 糖谱进行了分析，通过与已知 GU 值的标准品进行分析，可以对其糖型结构进行鉴定。

二、重组类病毒颗粒疫苗

重组类病毒颗粒（virus-like particles，VLPs）是由单一或多个衣壳蛋白自行组装而成的高度结构化的蛋白颗粒，它在形态上类似于未成熟的病毒颗粒，但由于缺乏调节蛋白和感染性核酸，无复制和感染能力，因此非常适合作为疫苗使用。目前已经有多个 VLPs 产品成功上市，如人乳头瘤病毒（human papilloma virus，HPV）疫苗、乙肝疫苗、戊肝疫苗、流感疫苗及肠道病毒疫苗等。其中，HPV 疫苗结构巨大（30~60 nm），常规高效液相色谱（high performance liquid chromatography，HPLC）、凝胶电泳等手段由于孔径限制，无法直接检测。CE 方法是一个较好的选择，可以有效应用于 VLPs 的衣壳蛋白的纯度分析，以及完整病毒颗粒的等电点分析。

1. 重组类病毒颗粒疫苗的纯度分析

HPV 疫苗是由 72 个衣壳蛋白 L1 五聚体构成的二十面体结构，1 个病毒颗粒上总共含有 360 个 L1 蛋白单体。WHO 在对 HPV 疫苗的质量、安全性及有效性指导原则中明确提到：对纯化后的 L1 衣壳蛋白需要进行纯度分析。目前，基于分子量差异进行分离的十二烷基硫酸钠 - 毛细管凝胶电泳

（capillary electrophoresis-sodium dodecyl sulfate，CE-SDS）方法已经应用于 HPV 疫苗原液和制剂生产过程中的质控监测（图 27-2），相比于 SDS-PAGE 方法，该方法操作简便、准确度高、重复性好。利用该方法可以有效指导和优化 HPV 疫苗生产工艺，保证终产品的质量[13]。

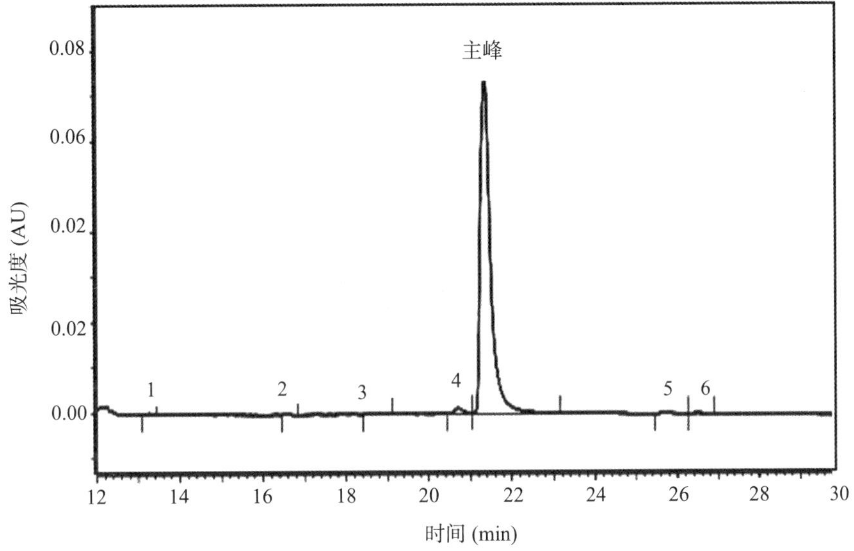

图 27-2　CE-SDS 方法对 HPV 疫苗的纯度分析谱图

1~6 号峰为碎片峰[13]

2. 重组类病毒颗粒疫苗的等电点分析

由于 HPV 颗粒比较大，传统的平板等电聚焦方法无法对完整颗粒的等电点进行测定。Wang 等人利用 cIEF 方法对 HPV 疫苗完整病毒颗粒的等电点进行了分析[13]。通过 cIEF 方法，HPV16 中明显有两个蛋白峰，pI 值分别为 6.21 和 6.05（图 27-3）。结果证明：cIEF 方法可以有效实现 VLPs 疫苗的等电点分析，该方法准确度高、重复性好。

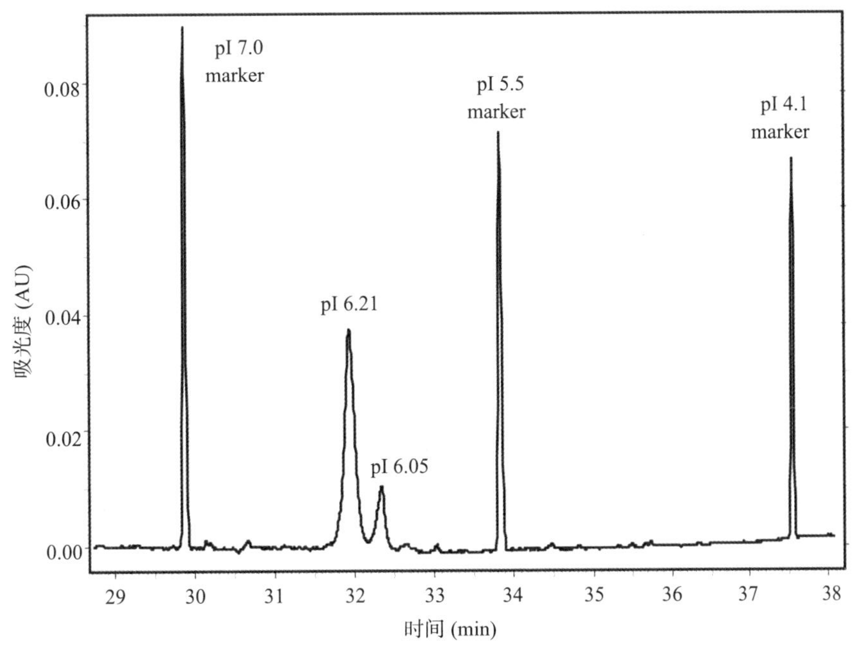

图 27-3　cIEF 方法对 HPV 疫苗的等电点分析谱图[13]

三、核酸疫苗

在核酸分析中，主要采用CGE分离模式，根据核酸片段大小及其空间结构的差异进行分离。核酸的迁移速率受到分子大小、构象、凝胶浓度、电场等因素影响。对于核酸信号的检测则可通过UV检测器检测核酸的特征吸收波长，或通过LIF检测器检测核酸与特定染料标记后的荧光信号。

1. DNA疫苗

DNA疫苗，又称基因疫苗，是近年来基因治疗研究中衍生并发展起来的一个新型研究领域。1990年Wolff等[14]在进行基因治疗试验时，意外发现裸DNA可被骨骼肌细胞吸收并表达出外源性蛋白，从而促成了DNA疫苗的诞生。与传统疫苗相比，DNA疫苗具有多种优点：①工艺简单，价格低廉[15]，适于大批量生产。DNA疫苗不用加佐剂，既降低成本又方便使用。②合成容易，预防领域广。③安全性好，相对于毒性大、危险的病毒，以及难以提取抗原的疫苗，DNA疫苗的制备相对安全。④免疫应答稳定、持久。⑤易于储存和运输。

DNA疫苗主要以质粒DNA形式存在，利用细菌克隆来批量生产高效表达的质粒。在生产、储存及使用等环节，都要控制质粒DNA的质量[15]。质粒DNA含有不同的拓扑结构，包括超螺旋、开环和线性等形式，有研究者报道超螺旋构象的质粒DNA体内转染效率更高。因此国内外监管机构均将质粒超螺旋构象的含量作为质粒纯度的质量控制之一[16~19]。目前，检测质粒DNA拓扑结构的方法主要有琼脂糖凝胶电泳法（agarose gel electrophoresis，AGE）、离子交换色谱法（ion exchange chromatography，IEC）和CGE。其中，CGE搭配LIF检测器可实现质粒DNA不同拓扑结构的高效分离，以及超螺旋构象的纯度准确检测[20]（图27-4）。近年来，有学者进一步对CGE-LIF方法进行了优化及方法学验证等研究[21~22]，优化后的方法在不影响分辨率的同时将分离时间缩短至20分钟以内，通过方法学验证，线性、重复性良好，并且适合从1 kb到15 kb不同长度范围的质粒DNA检测（图27-5），对于不同长度的质粒样品均可有效分离不同拓扑结构。因此，CGE方法在国内外检测机构和企业被广泛使用。

2. mRNA疫苗

（1）mRNA疫苗的完整性分析

在mRNA疫苗的生产过程中，会产生不完整的片段，这部分作为杂质存在于mRNA疫苗中。因此，一种简单高效的mRNA疫苗纯度分析和分子大小表征方法对其质量、疗效、安全性和优化生产工艺至关重要。CGE-LIF是有效分离核酸的方法，具有分辨率高、分离时间短、定量准确、自动化程度高等优势，适用于从几十至上万个核苷酸的分离。Zhang等人[24~25]采用CGE-LIF方法对mRNA疫苗进行了纯度和完整性的分析。CGE-LIF方法不仅可以测定mRNA疫苗原液及LNP包裹mRNA制剂的产品纯度，还可以根据RNA Ladder有效测定mRNA的长度。通过方法学验证，也证明了CGE-LIF方法在mRNA产品的纯度和完整性分析上获得了较高的分离度和良好的重复性（图27-6）。

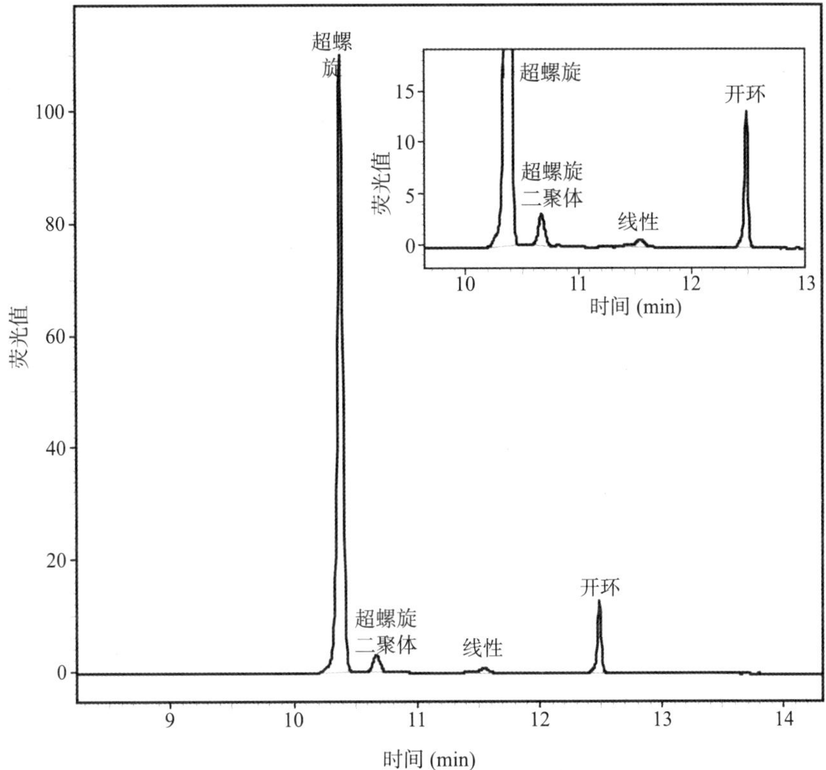

图 27-4　CGE-LIF 方法对质粒 DNA 不同拓扑结构的分析谱图[20]

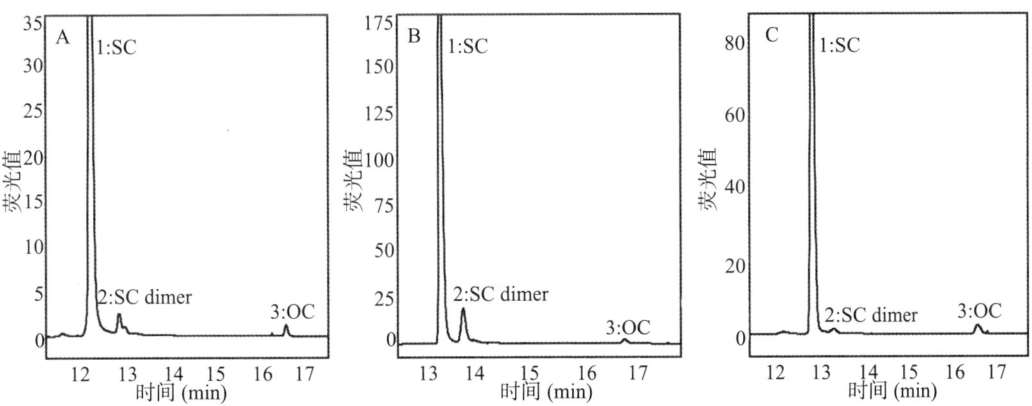

图 27-5　CGE-LIF 方法对不同大小质粒的分析谱图

A 5.9 kb，B 7.8 kb，C 15.4 kb。峰 1：超螺旋单体（Supercoiled，SC）；峰 2：超螺旋二聚体（SC dimer）；峰 3：开环单体（Open circular，OC）[21]。

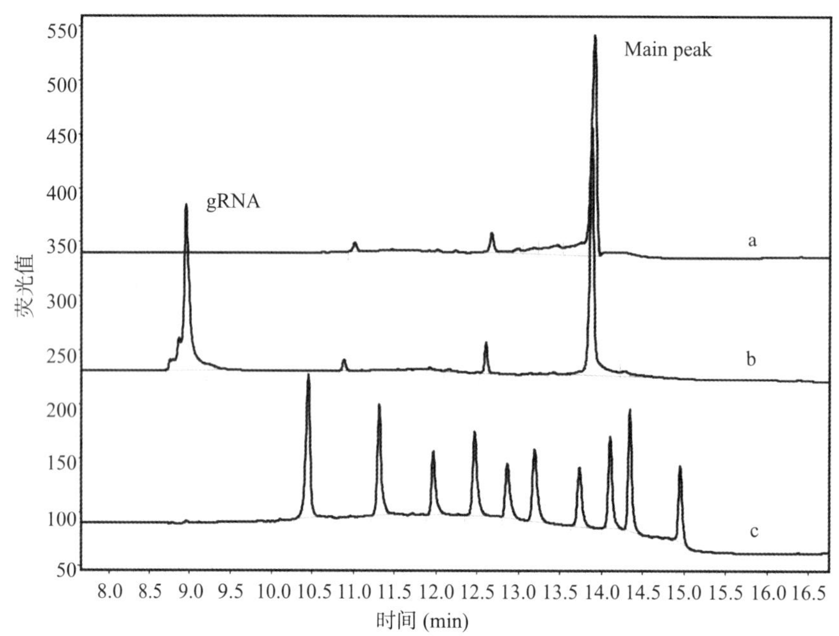

图 27-6 CGE-LIF 方法对 mRNA 疫苗原液及制剂样品的分析谱图

a：mRNA 原液；b：LNP-mRNA 制剂；c：RNA 9000Ladder[25]。

（2）mRNA 疫苗的加帽效率分析

mRNA 5′端的甲基鸟苷帽子（Cap）是 mRNA 在生产过程中重要的组成结构，因此加帽效率是 mRNA 疫苗生产过程中重要的质量参数之一。5′端帽子结构的分子量约为 300，接近于一个核苷酸的分子量，而完整 mRNA 的长度可能有几千个核苷酸，在此长度下，很难使用有效分离手段区分一个帽子结构的差异。因此，在进行加帽效率分析时，需要设计合适的探针将 mRNA 5′端进行切割并纯化，得到长度约为几十个核苷酸且含有帽子结构的短片段，通过 CGE 方法将加帽及未加帽（Uncap）的片段进行分离。Gao 等人[26]采用 CGE 方法结合紫外检测器，利用 ssDNA 100-R 试剂盒，根据寡核苷酸链的大小进行不同片段的分离。结果中可明显分离引物探针，并且酶切后的加帽片段与未加帽片段可以在混合后明显分离，通过添加未加帽片段可定性加帽与未加帽片段的峰，再利用校正峰面积百分比来计算加帽效率（图 27-7）。

（3）mRNA 疫苗的 PolyA 尾巴分布分析

多聚腺苷酸（polyadenylic acid，PolyA）尾巴的分布均一性及长度是 mRNA 疫苗的质量控制参数之一。根据 mRNA 种类的差异，通常 PolyA 尾巴的长度在几十至几百个核苷酸之间。从完整 mRNA 的角度准确评估 PolyA 尾巴的分布情况是困难的。因此在进行 PolyA 尾巴分析时，可采用商品化的酶切试剂盒，将 PolyA 尾巴切割下来，从短片段的角度入手，分析 PolyA 尾巴的分布及长度。Gao 等人[27]采用 CGE 匹配 UV 检测器，利用 SCIEX 的 ssDNA 100-R 试剂盒，根据寡核苷酸链的大小进行分离（图 27-8）。mRNA 3′端不同长度的 PolyA 尾巴片段可在 CE 中明显分离，不仅可以区分不同长度的两段 PolyA 尾巴，而且对于每组 PolyA 尾巴可实现单碱基的分离。利用校正峰面积百分比可以对目标长度的 PolyA 尾巴进行含量的测定，并能准确计算 PolyA 尾分布范围。

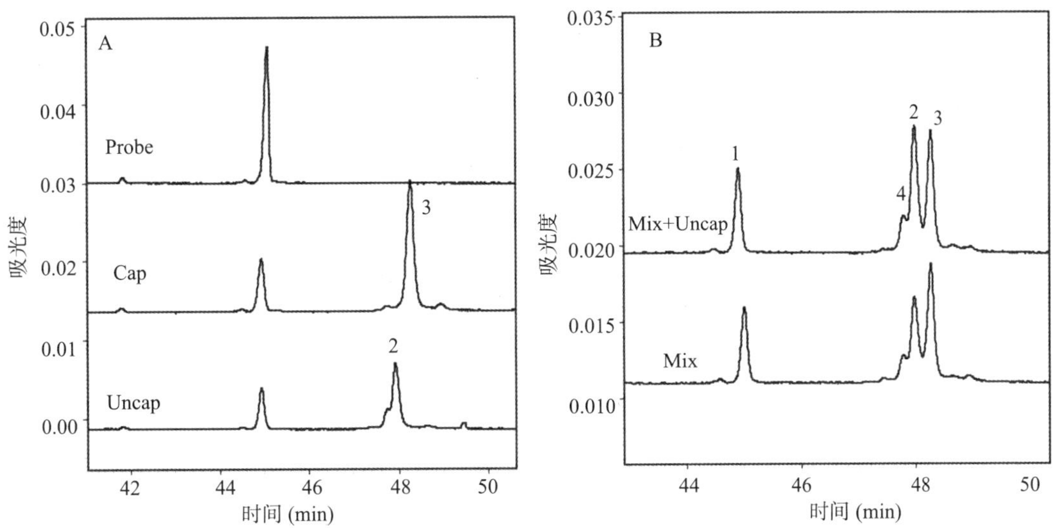

图 27-7　CGE 方法对 mRNA 未加帽和加帽片段的分析谱图

A：自下而上依次为未加帽片段、加帽片段和探针。B：自下而上依次为未加帽片段与加帽片段混合物、混合物中添加未加帽片段。峰 1：引物。峰 2：未加帽片段。峰 3：加帽片段。峰 4：杂质峰[26]。

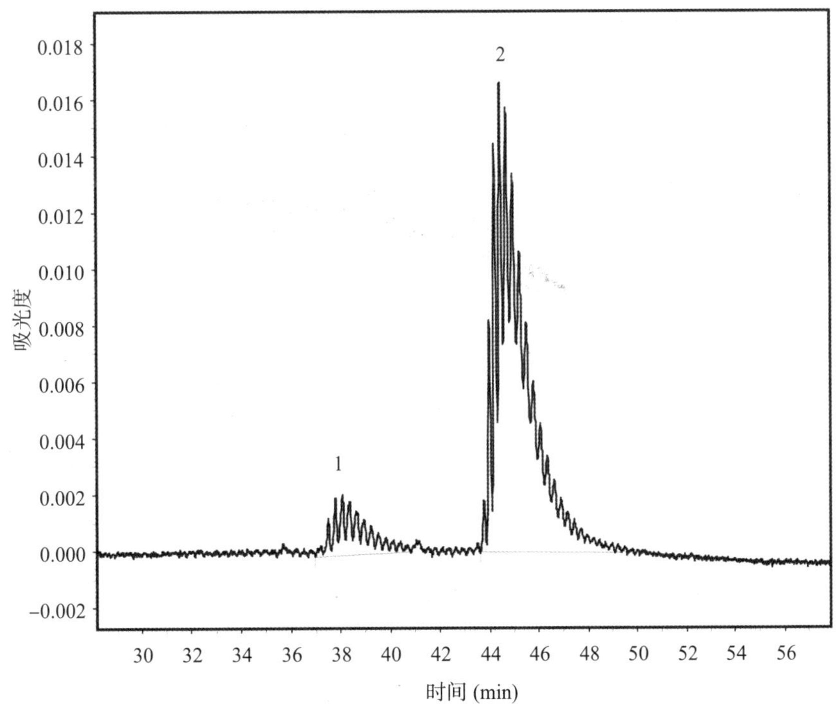

图 27-8　CGE 方法对 mRNA 酶切后的 PolyA 尾巴分析谱图

峰组 1 和峰组 2 为 mRNA 酶切后的两组 PolyA 尾巴[27]。

（4）脂质纳米颗粒包裹的 mRNA 的等电点分析

脂质纳米颗粒（lipid nanoparticles，LNPs）是 mRNA 疫苗生产中常用的一种高效药物递送系统，在不同 pH 下，LNPs 中的阳离子脂质体带电荷状态不同，从而引导与 mRNA 的结合、转移及释放过程。因此，LNPs 的等电点影响 mRNA 制剂的稳定性，并且表面电荷还可能与细胞毒性相关，需要对 LNPs 的等电点及表面电荷进行有效分析。cIEF 是一种常用的大分子等电点分析方法，它对分析物的粒径大小没有限制，可以直接分析 LNP 颗粒。Zhang 等[28]利用 cIEF 方法检测 LNP-mRNA 疫苗产品的等电点及表面电荷。根据 pI 10.0、pI 9.5 和 pI 5.5 三个标准品制定的曲线，可有效测定 LNPs 的 pI 为 7.02。因此，该方法可为 LNPs–mRNA 产品工艺优化提供重要信息，还可用于比较裸 LNPs 及包裹了 mRNA 的 LNPs 的表面电荷分布情况（图 27–9）。

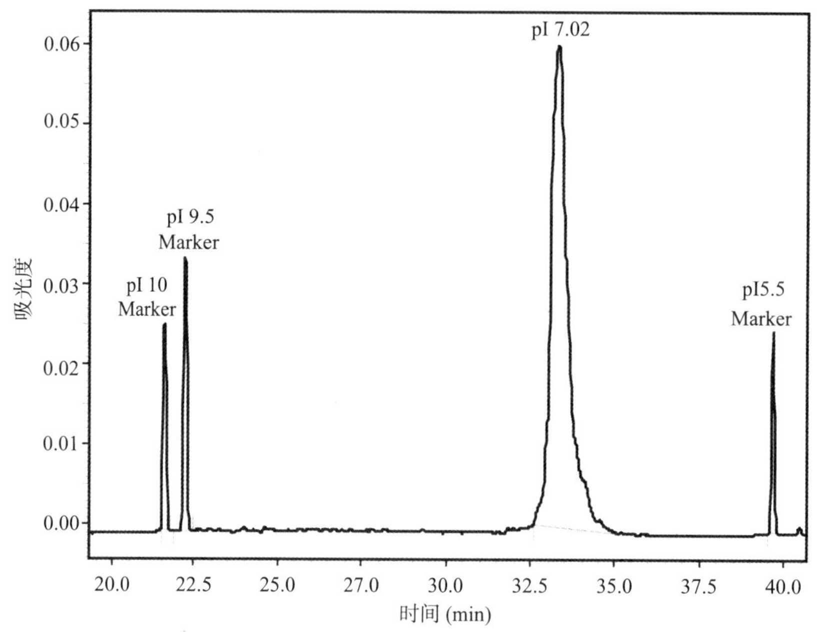

图 27–9　cIEF 方法对 LNP–mRNA 样品的等电点分析谱图[28]

（5）mRNA 疫苗生产用酶的纯度分析

mRNA 疫苗的研发与生产需要一系列酶的参与：T7 RNA 聚合酶、无机焦磷酸酶、RNA 酶抑制剂、加帽酶以及 2′ *O*– 甲基转移酶、PolyA 聚合酶和 DNA 酶等多种酶。酶的纯度影响着 mRNA 体外转录的合成效率，从而影响 mRNA 疫苗终产品的纯度与活性，然而这些酶的浓度往往都比较低，因此需要一种高灵敏度的酶纯度检测方法，用于酶的质量控制，从而保证获得高产量、高纯度的 mRNA 产品。Zhang 等[29]采用 CE–SDS–LIF 进行酶纯度的检测，结果显示：低含量片段杂质较 CE–SDS–UV 方法获得更高的检测灵敏度，对于大小不等的片段也实现有效分离，最终测定 T7 RNA 聚合酶的纯度为 97.75%（图 27–10）。

3. 环状 RNA 疫苗的纯度分析

近年来，环状 RNA（circle RNA，CircRNA）成为疫苗领域最新的研究热点之一。与 mRNA 疫苗相比，CircRNA 具有多种优势：① CircRNA 的 3′ 和 5′ 末端共价连接形成一个闭合的环状结构，没有游离末端，耐受核酸外切酶的影响。② CircRNA 无需加帽、加尾等修饰，免疫原性更低，更适合长期多次给药。③ CircRNA 可在胞内持续表达蛋白，半衰期长，可降低给药频率。

目前，CircRNA 一般是以线性化质粒为模板进行体外转录得到单链 RNA（前体线性 RNA，Precursor RNA），再以此为基础进行环化，其中 CircRNA 与未成环 RNA（Nicked RNA）长度相等，均短于 Precursor RNA。环化完成后，需对 CircRNA 及产品相关杂质进行分析，以评价环化效率、纯化工艺、产品质量等。Liu 等人[30]利用 CGE–LIF 方法有效分离了 CircRNA 疫苗产品中的 CircRNA、Precursor RNA、Nicked RNA（图 27–11），进而可以对 CircRNA 的纯度进行分析，可作为 CircRNA 疫苗质量控制的有力分析工具。

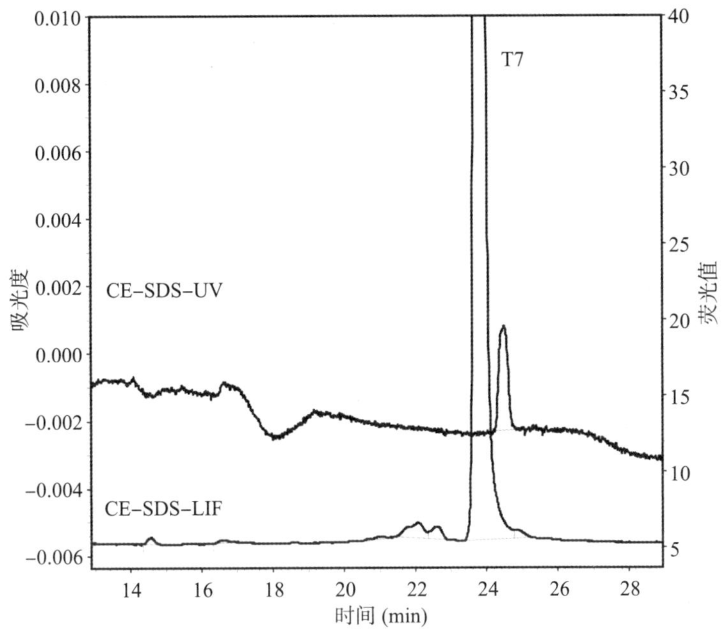

图 27–10 CE–SDS–LIF 方法对 T7 RNA 聚合酶的纯度分析谱图[29]

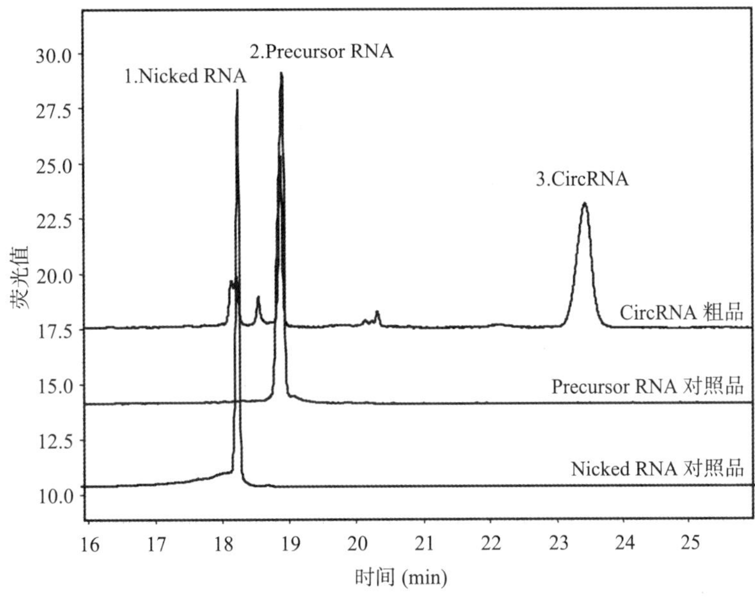

图 27–11 CGE–LIF 方法对 CircRNA 及其相关杂质的分析谱图

1. 未成环 RNA（Nicked RNA）；2. 前体 RNA（Precursor RNA）；3. 成环的 RNA（CircRNA）[30]。

四、多糖及多糖蛋白结合疫苗

荚膜多糖是细菌的主要保护性抗原和毒力因子，具有较好的免疫原性，是最适宜做疫苗的细菌靶抗原之一。荚膜多糖疫苗与传统疫苗相比，由于其成分单一，不存在易引起免疫副反应的物质，使得该疫苗更安全、有效，已成为世界上应用最多的疫苗之一。肺炎荚膜多糖是由重复的糖单元组成，它的化学性质决定了该菌的血清型。根据荚膜多糖化学结构和其抗原性的不同，肺炎链球菌共有 90 多种血清型，其中约有 30 多种血清型可引起疾病。世界卫生组织在综合不同血清型之间的交叉免疫反应及其在患者中出现概率高低的基础上，从中选出23种血清型用于疾病的预防。23价肺炎多糖疫苗就是由23种血清型肺炎链球菌经过培养、荚膜多糖提取纯化后混合而成，在该类疫苗中，多糖含量检测是质控的关键部分[31~32]。

1. 多糖疫苗不同血清群的分析

血清群A、C、W135和Y脑膜炎球菌多糖是奈瑟菌疫苗的活性成分，这些多糖是高分子量的非支链聚合物，其中血清群A为甘露糖胺的均聚物，血清群C为唾液酸的均聚物，血清群Y为唾液酸和葡萄糖的杂聚物，血清群W135为唾液酸和半乳糖的杂聚物。用于脑膜炎球菌多糖定量的传统方法，如测定磷酸根或唾液酸含量的化学法、阴离子交换色谱法等，虽可提供多糖的准确和高灵敏的定量，但需要使用强酸将多糖水解成单糖进行检测，容易造成安全隐患。通过抗多糖抗体利用免疫方法对不同血清群的多糖进行定量的方法，具有成本高、交叉反应等不足。David H. Lamb等人[33]研究表明，采用简单的以磷酸盐/硼酸盐作为背景电解质的CZE方法，能够分离疫苗产品中4种血清群的完整天然的脑膜炎球菌多糖。CZE方法简单，无需对多糖进行水解，一次进样可以同时分析不同血清群多糖。文中对CZE方法与传统的磷酸根测定和唾液酸测定方法的定量结果进行了比较，4个血清群中多糖的定量结果与传统化学方法相一致。

2. 多糖蛋白结合疫苗中游离蛋白及游离多糖的检测

多糖结合疫苗是一类以细菌多糖与蛋白质通过化学反应偶联形成的疫苗，可以克服传统多糖疫苗对婴幼儿免疫效果较差的缺点。因此美国疾病预防控制中心推荐：2岁以下婴幼儿接种多糖结合疫苗。辉瑞公司的肺炎结合疫苗Prevnar13是全球最畅销的疫苗产品之一，可见多糖蛋白结合疫苗的巨大市场前景[34~35]。

（1）多糖蛋白结合疫苗中游离蛋白的检测

目前，较为常见的肺炎结合疫苗是由肺炎链球菌多糖与灭菌的白喉类毒素（diphtheria toxoid，Dt）或破伤风类毒素（tetanus toxoid，Tt）等载体蛋白共价链接。采用MEKC方法，可以将未结合的载体蛋白与多糖蛋白偶合物得以分离。MEKC方法采用超过临界胶束浓度的SDS作为胶束，以硼酸钠溶液作为背景电解质进行分离。方法简单，无需对样品进行预处理。Gao等[36]通过MEKC的方法，将游离的载体蛋白CRM197或Tt与多糖蛋白偶合物进行分离，可以通过外标定量的方法测定游离蛋白的浓度（图27-14）。Li等对Y群和W135群脑膜炎球菌多糖结合疫苗原液中的游离载体蛋白破伤风类毒素进行分离和定量分析[37]。对方法的专属性、线性、精密度、重复性、稳定性、准确性、定量限进行了验证，结果表明MEKC方法简单、准确，可用于检测Y群和W135群脑膜炎球菌多糖结合物原液中的游离蛋白含量。

（2）多糖蛋白结合疫苗中游离多糖的检测

为了防止加重不良反应，降低疫苗免疫原性，在质控过程中对多糖蛋白结合疫苗中游离多糖进行定量十分重要[38~40]。C群脑膜炎奈瑟菌是一种能引起多种高死亡率疾病的包膜细菌，引发了严重的公共卫生问题。巴西的生物医学研发中心Bio-Manguinhos和Fiocruz基金会[41]开发了一种Tt与荚膜多糖共价偶联的多糖蛋白结合疫苗，建立了对C群脑膜炎结合疫苗中游离氧化多糖进行分离和定量的CZE方法。该方法操作简单，不需要任何的样品前处理，灵敏度高，其中游离氧化多糖的检出限和定量限分别为0.0154和0.0454mg/ml。游离氧化多糖定量的线性范围为0.047~0.164mg/ml，对应10%~35%的游离多糖，该方法已被用于Ⅲ期临床的结合疫苗产品的常规质控。

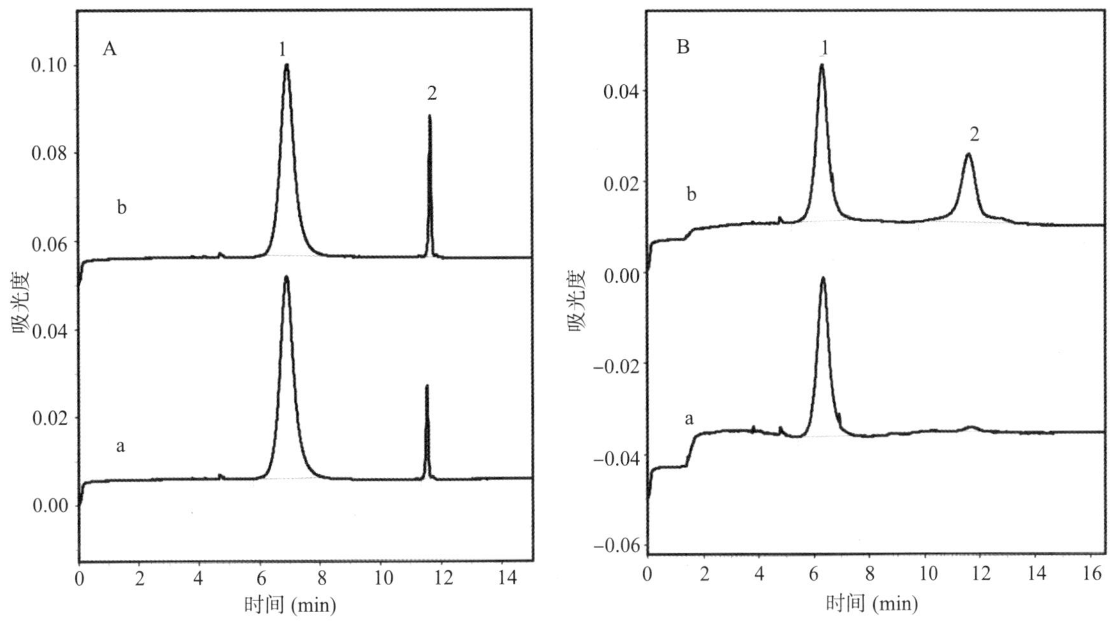

图 27-12　MEKC 方法对多糖蛋白结合疫苗样品及游离载体蛋白标准添加的分析谱图

A：以 CRM197 为载体蛋白的多糖结合疫苗。B：以 Tt 为载体蛋白的多糖结合疫苗；两张图中 a 均为疫苗原液，b 为添加相应载体蛋白；峰 1 为多糖蛋白偶合物，峰 2 为游离的载体蛋白[36]。

五、病毒疫苗

病毒类疫苗包括减毒活疫苗和灭活疫苗，通常由核酸及外面包裹的衣壳蛋白组成，体积较大。CE 技术对分析物的粒径大小没有限制，适合对病毒颗粒的分析[42-43]。该类疫苗的成分较为复杂，对于产品理化性质考察，通常需要分辨率较高的分离手段进行病毒衣壳蛋白的纯度分析、病毒颗粒的等电点分析、病毒颗粒的定量分析等。CE 方法是良好的选择。

1. 病毒衣壳蛋白的纯度分析

应用于单抗纯度分析的 CGE 方法已逐渐取代传统 SDS-PAGE 方法，成为蛋白纯度分析的经典方法，该方法也适用于病毒颗粒衣壳蛋白的纯度分析。通常病毒颗粒中含有一种或多种衣壳蛋白，通过特殊前处理可将不同衣壳蛋白打开，再使用 CGE 方法评估衣壳蛋白的纯度。Stephen Lock 等[44]使用 CGE 方法对流感病毒疫苗的衣壳蛋白进行了纯度分析（图 27-13），两种蛋白质血凝素（hemagglutinin，HA）衣壳蛋白可根据分子量实现有效分离，并可有效分离样品中的其他杂质，根据校正峰面积归一化法测定衣壳蛋白纯度。因此，CGE 方法可有效应用于表征病毒类疫苗批次一致性分析，或对其他蛋白杂质进行含量测定。

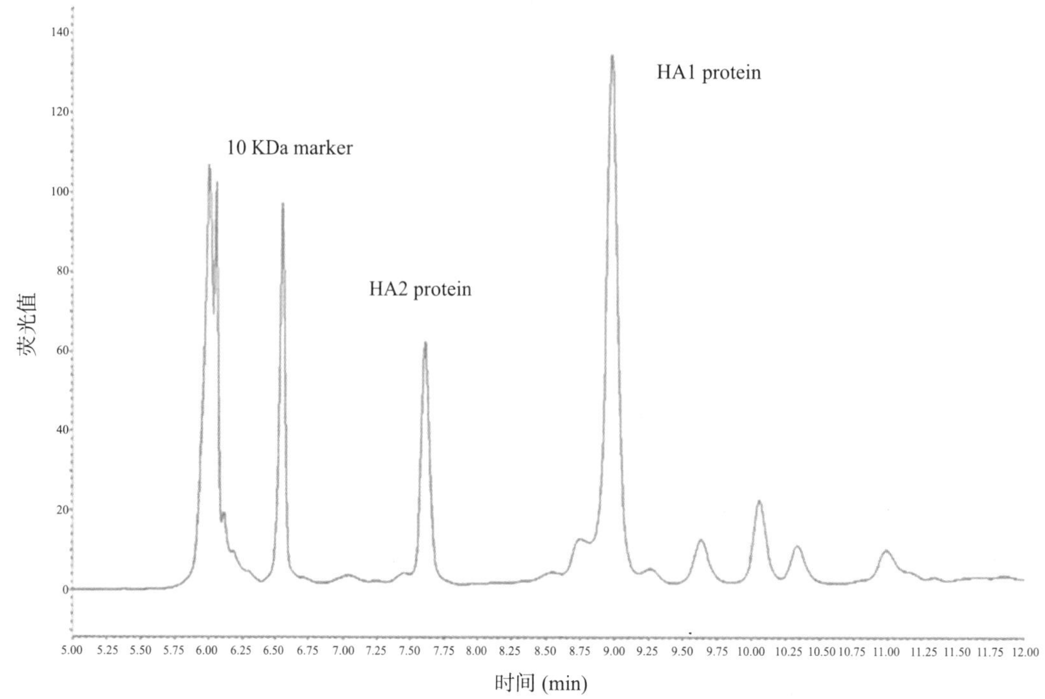

图 27-13　CE-SDS 方法对流感病毒疫苗的衣壳蛋白纯度分析谱图[44]

2. 病毒颗粒的等电点分析

等电点是病毒疫苗完整颗粒研究中对产品鉴定和质控中非常重要的指标之一。CE 技术由于使用内径在微米级别的中空毛细管作为分离通道，对于待分析物大小没有限制，适用于进行完整病毒颗粒的等电点测定[45]。Ernst Kenndler 等[46]开发了一种新型的在自由溶液中进行 cIEF 方法，成功测定了人鼻病毒疫苗中病毒颗粒的等电点。

3. 病毒颗粒的定量分析

常用于传统病毒定量的酶联免疫吸附测定（enzyme linked immunosorbent assay，ELISA）方法存在操作繁琐、定量准确度低等问题。由于病毒类颗粒较大且通常存在表观电荷，这就使得 CE 方法同样适合病毒颗粒的分析，并且在准确定量检测上有了更大的可能性。在 CE 分析中，可以先利用免疫学方法添加对应的抗体或通过蛋白、核酸不同紫外吸收的差异进行病毒颗粒的定性[47]；再通过目标病毒颗粒的峰面积进行相对或绝对的定量分析。

为了考察重组腺病毒疫苗生产工艺中病毒颗粒的含量变化，Ewoud van Tricht 等[48, 49]建立了一种基于 CE 的定量方法，该方法能够准确地分析含有不同数量的细胞碎片、细胞裂解液、宿主细胞蛋白（host cell protein，HCP）、宿主细胞 DNA、盐、洗涤剂和（或）添加剂的腺病毒（adenovirus，Ad）样本。将 CE 方法应用于上下游生产过程中完整的 Ad26 和 Ad35 腺病毒颗粒的定量分析，插入不同基因组后不同血清型的 Ad 表现出不同的迁移时间。研究者详细研究了背景电解质、pH 值和添加剂、毛细管温度、涂层等因素对病毒在毛细管壁上吸附的影响，并对 CE 方法进行了验证，结果证明 CE 方可有效应用于 Ad 颗粒的定量分析。

Rombaut 等[50]采用 MEKC 方法，对阴离子交换色谱法纯化得到的的脊髓灰质炎病毒（poliovirus，PV）进行分离和定量。CE 分离所得电泳图中的 PV 峰通过免疫分析的方法得以鉴定。通过向纯化得到的 PV 样品中加入不同浓度的的抗体，可以发现：样品峰随着抗体浓度的增加而逐渐减少直至消失，可以判断该样品峰为 PV。从而根据抗体的添加量，间接测定有效病毒颗粒的含量。与其他病毒颗粒的定量方法如放射性标记、平板胶、ELISA 等方法相比较，CE 方法更加简单、快速、经济、环保。

病毒类疫苗在生产过程中可能会发生聚集，产生不同程度的颗粒聚体。Merck 公司[51]曾利用 CZE 方法对其公司生产的五价轮状病毒疫苗进行了质量评估以及工艺验证。利用 CZE 方法，可以客观评估五价轮状病毒中每个重组轮状病毒株的双层颗粒（double layer particle，DLP）和三层颗粒（trilayer particle，TLP）组成的重现性，同时还缩短了检测时间和样品体积。因此，CZE 方法是疫苗工艺验证的理想方法。尽管五价轮状病毒疫苗中包含的重组株之间 TLPs 的数量有所不同，但 CZE 方法能够确认每种疫苗制剂在制造过程中的一致性，确保了轮状病毒临床试结果的一致性。

六、疫苗中宿主细胞残留 DNA 的分布分析

许多新型疫苗产品都是选择哺乳动物细胞系作为主要的表达系统，在其生产过程中，宿主细胞残留 DNA（host cell residual DNA，HCD）是一种存在于产品中的工艺相关杂质[52]，存在潜在的安全性风险，包括病毒感染性、致瘤性、免疫原性、致突变等[53]，因此其残留问题受到了许多新型疫苗生产企业的广泛关注。目前各类监管机构出台了多个生物制品中可接受的 HCD 水平的指导方针[54, 55]。但是早期的研究者更多地关注 HCD 的含量，并未考虑到 HCD 的片段大小。现有研究表明，可能致病的功能基因至少在 200 bp 以上，因此残留 DNA 片段越大，风险等级会越高[56]。美国食品药品监督管理局（FDA）和中国国家药品监督管理局（NMPA）明确规定生物制品中 HCD 的片段要小于 200 bp[57, 58]。因此，建立合适的 HCD 片段分布分析的检测方法对于监测疫苗制品的安全性和质量可控性至关重要。

疫苗类型多样，如病毒类疫苗、腺病毒疫苗、糖蛋白类疫苗等，不同类型的疫苗产品中 HCD 的提取方式会存在明显差异。目前常用的核酸提取方式主要有磁珠法和碘化钠沉淀法。这两种方法均可有效提取蛋白类疫苗中的 HCD，但是对于病毒类产品，这两种方法均会破坏病毒，使病毒自身的基因组得到释放，导致病毒基因组和 HCD 同时被提取，从而会干扰 HCD 分布的分析。分析样品中是否含有基因组，需要根据样品特点开发合适的样品前处理方案，以排除基因组的的干扰。

1. 病毒类疫苗 HCD 分布分析

Shen 等[59]采用 CGE-LIF 方法对流感（Flu）疫苗和呼吸道合胞病毒（Respiratory syncytial virus，RSV）疫苗产品中 HCD 片段分布进行了分析。Flu 和 RSV 基因组都属于 RNA，为了避免 RNA 基因组对 HCD 分布分析的影响，在样品前处理过程中需要使用 RNA 酶进行酶解处理，通过对比发现 HCD 的分布范围。CGE-LIF 方法可以有效避免 Q-PCR 方法中遗漏 DNA 片段的缺点，无差别地检测样品中的 HCD 片段。该方法表现出极高的灵敏度，检出限低至 6.25 pg/mL，定量限低至 10 pg/mL，可以有效用于病毒类疫苗产品的工艺开发和质量控制。

2. 腺病毒类疫苗 HCD 分布分析

Wang 等[60]采用 CGE-LIF 方法对 Adv 疫苗中的 HCD 片段分布进行了分析。Adv 疫苗的基因组为双链 DNA，可直接使用磁珠法进行核酸提取（图 27-14），经过直接提取的核酸结果中，发现有较大的基因组，还有小于 50 bp 的残留 DNA。为了进一步排除 Adv 疫苗中双链 DNA 基因组对 HCD 分布分析的影响，还可以设计在样品核酸提取之前，使用 DNA 酶去除掉病毒外的 DNA 后再进行核酸提取，这样提取的仅为病毒基因组，对照这两个样品可有效评估 HCD 的分布情况。

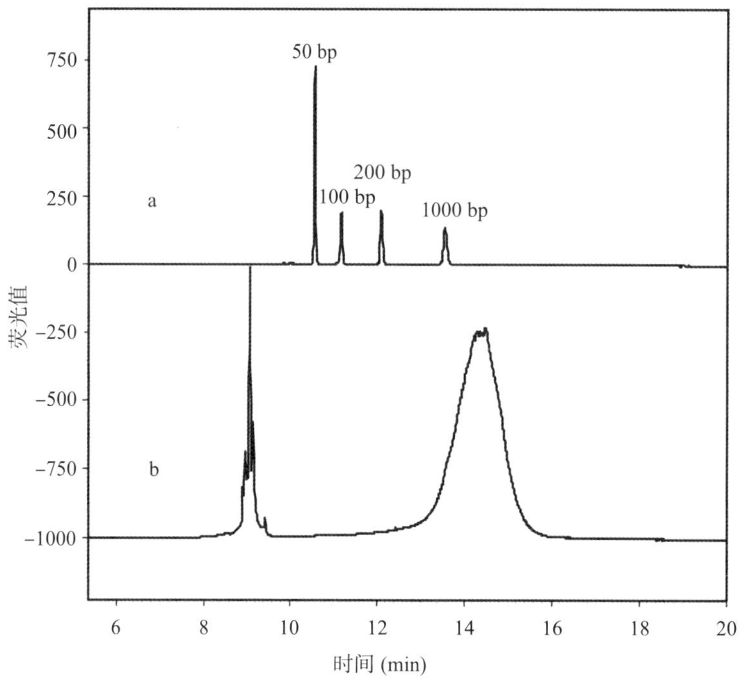

图 27-14 CGE-LIF 方法对 Ad 类疫苗产品中 HCD 片段的分布分析谱图

a，marker（50 bp，100 bp，200 bp，1000 bp）；b，经核酸提取后的重组腺病毒疫苗样品[60]。

3. 重组蛋白类疫苗 HCD 分布分析

由于重组或纯化的蛋白类疫苗中不包含类似病毒颗粒的基因组，可直接使用核酸提取试剂盒进行 DNA 的提取，经 RNA 酶处理，降解可能残留的 RNA，即可进行 HCD 分布的分析。Gao 等[61]利用 CGE-LIF 方法对重组 S 蛋白疫苗中的 HCD 片段分布情况进行了分析。通过添加 200 bp 的 marker，可判定样品中含有的 HCD 均在 200 bp 以下（图 27-15），从而确定样品是否符合法规要求。

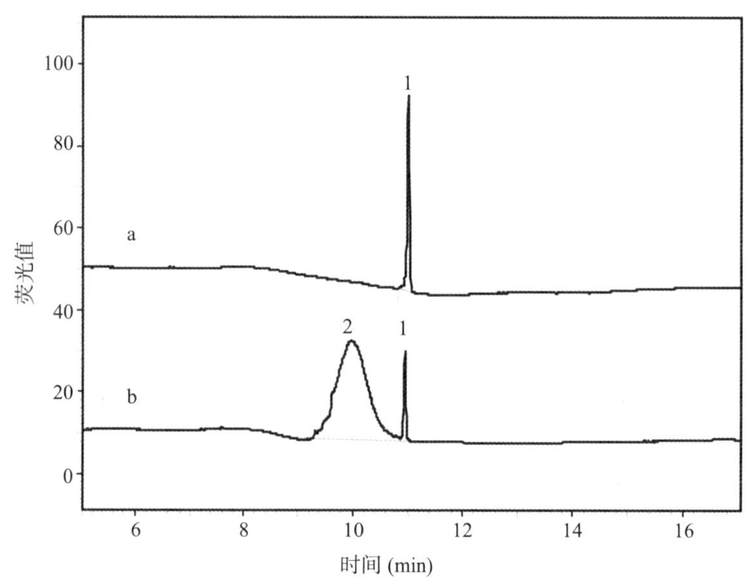

图 27-15 CGE-LIF 方法对重组 S 蛋白疫苗中 HCD 片段分布分析谱图

a：200 bp DNA 标准品结果。b：重组 S 蛋白疫苗样品的核酸提取物与 200 bp DNA 标准品的混合结果；峰 1 为 200 bp DNA 标准品，峰 2 为 HCD[61]。

七、疫苗相关其他物质的分析

CE 方法除了可以直接对各种类型的疫苗产品主成分进行分析外，还可用于疫苗制备工艺中对药用辅料、溶剂残留以及蛋白纯化剂残留等的分析。

1. 药用辅料分析

蔗糖在疫苗制品中是一种比较常见的冻干保护剂，控制原液中蔗糖的含量对于研究疫苗的质量、效价和稳定性有重要的意义。2020 版《中国药典》(四部) 中指出：药用辅料部分蔗糖的含量测定方法有比旋度法和高效液相色谱法[62]。但对于轮状病毒疫苗来说，比旋度法对中蔗糖的专属性差；高效液相色谱法的氨基柱寿命短，成本较高。Wu 等[63]采用间接紫外 CE 方法测定四价轮状病毒活疫苗原液中的蔗糖含量，该方法专属性良好、成本低廉。

2. 溶剂残留分析

二甲基亚砜 (dimethyl sulfoxide，DMSO) 是一种被广泛应用于疫苗生产中的有机溶剂，其残留对人体存在潜在的毒性作用，2020 版《中国药典》(三部) 中明确要求：对 DMSO 的使用限度要求为＜ 5 mg/L[64]。Zhu 等[65]采用 CZE 方法测定脑膜炎球菌结合疫苗原液中 DMSO 的含量。该方法操作简便、快速可靠、灵敏度高，定量限达 1mg/L，满足了药品检测的要求。

3. 蛋白纯化剂残留分析

在人用纯化 Vero 细胞狂犬病疫苗生产过程中，硫酸鱼精蛋白经常用于细胞基质 DNA 的去除，可使细胞基 DNA 小于 100 pg/ 剂量，但在终产品中需要严格监控蛋白纯化剂的残留情况。Lu 等[66]采用 CE 方法检测人用纯化 Vero 细胞狂犬疫苗中硫酸鱼精蛋白残留量，该方法方便、快捷、准确，检出限为 3 ppm。

第三节　毛细管电泳质谱联用技术在疫苗研发中的应用

CE-MS 方法与 LC-MS 方法互为补充，近几年在重组蛋白类生物制品的表征中逐渐引起人们的广泛关注，该方法有效结合了 CE 高分离效率和 MS 高灵敏度的特点[67, 68]。目前，CE-MS 技术的关键在于如何将 CE 的流出物以在线的方式有效地传送到质谱仪而不损失分离效率，这就需要一种很好的接口设计[69]。最早实现商品化的 CE-MS 接口是鞘液式接口[70, 71]，在该种类型的接口设计中，毛细管本身是喷雾器的中心管，由两根金属管环绕，内钢管输送鞘液，外钢管输送鞘气，从而有效保证形成稳定的电喷雾。但是鞘液的引入会稀释样品，使检测灵敏度下降[72]。随着 CE-MS 技术不断发展，SCIEX 公司 (原贝克曼库尔特公司) 改良并推出了商品化无鞘液 CE-MS 接口技术，在该类型的接口设计中，将分离毛细管末端加工成纳升电喷雾喷针，通过另一根毛细管将导电液输送到喷针导电部分外侧，完成毛细管电泳和电喷雾的电连接[73]。与基于鞘液的 CE-MS 接口相比，由于无需使用鞘液辅助导电，从毛细管内分离得到的分析物可以直接进入电喷雾离子源，没有鞘液的稀释和干扰，从而能够保证分析物的高浓度效果，极大程度地提高了质谱的检测灵敏度。

一、CE-MS 技术在重组蛋白疫苗分析中的应用

1. 完整蛋白水平的分析

在重组蛋白类疫苗样品中常存在广泛的翻译后修饰和降解的情况，如糖基化、C 端赖氨酸丢失、脱酰胺化、二硫键错配和氧化等。几乎所有的翻译后修饰都会直接或间接使蛋白类药物表面电荷的变化，产生多种电荷变异体，使蛋白具有电荷异质性的特点。电荷异质性影响重组蛋白疫苗的体外及体内的活性、安全性、可行性和质量，在疫苗开发过程中非常重要。近年来，CZE 方法因为简便快速，被广泛应用于蛋白类药物的电荷异质性分析及快速的产品鉴定。CZE 方法可以采用与质谱兼容的缓冲液体系，是目前与质谱联用的常用分离模式。CE-MS 方法可以快速从完整蛋白层面上快速分析重组蛋白疫苗的电荷异质性，操作简便。

2. 肽段水平的分析

在重组蛋白类疫苗的质控要求中，需要对蛋白氨基酸序列进行确证，并对相关翻译后修饰进行鉴定和定量，这都需要从肽段层面上进行。

（1）序列覆盖度分析

如果采用单一酶酶解重组蛋白类疫苗样品，可能会存在氨基酸较长的肽段或较短的肽段。用 LC-MS 方法分析时，长肽段在色谱柱上具有较强的保留，较难洗脱；短肽段极性比较大，保留较弱，会随着死体积一起洗脱出来，不利于检测。由于 CE-MS 采用了开管型的毛细管作为主要的分离通道，无需固定相，可有效降低与管壁的相互作用，从而可以将长短肽段、亲疏水性的肽段均得以分离鉴定，进而更容易获得 100% 的序列覆盖率。

（2）糖肽分析

CE-MS 方法极低流速的特点可以保证在糖肽分析中实现很高的离子化效率，产生很强的质谱信号，确保在 MS/MS 分析中可以检测到含量极低的糖肽，并能够有效保证重组蛋白类疫苗的糖基化位点鉴定以及寡糖链结构解析的准确性。

（3）翻译后修饰分析

使用 CE-MS 方法依据电荷与体积比差异的原理进行分离，重组蛋白类疫苗的翻译后修饰如谷氨酸环化、甲硫氨酸氧化、天冬酰胺去酰胺化等都表现出较好的分离效果。

3. 糖基水平的分析

在重组蛋白疫苗中，糖链修饰是一个关键的参数。这是因为糖链结构可以影响疫苗的免疫原性，从而影响疫苗的有效性。例如，某些糖链结构可能会增加蛋白的免疫原性，而其他糖链结构则可能会减少免疫原性。在疫苗的生产过程中，糖链修饰可能会受到许多因素的影响，包括宿主细胞类型、培养条件、蛋白折叠过程等。因此，对疫苗的糖链修饰进行详细的分析和控制是非常重要的。寡糖链的分析可以借助 CE-MS 方法进行。首先，使用 PNGase F 糖苷酶将糖链从糖蛋白上水解，随后采用 APTS 试剂对水解后的糖链进行衍生化标记，进而借助 CE-MS 系统进行数据采集。通过糖链分析软件，对采集到的质谱原始数据进行分析，可以实现对糖链结构的解析和鉴定。由于 CE-MS 方法的低流速所带来的极高灵敏度和低离子抑制效应，在重组蛋白类疫苗的糖基分析中表现出了极大的优势。

二、CE-MS 技术在多糖蛋白结合疫苗分析中的应用

Sara 等人[74]利用 CE-MS 方法对两种结核分枝杆菌抗原 TB10.4 和 Ag85B 及多糖蛋白结合疫苗进行了表征和完整性评价。将毛细管电泳仪通过鞘液式接口与高分辨质谱实现连接，通过高分辨质谱获得的精确分子量，鉴定了不同的蛋白变异体、断裂、脱酰胺化和氧化等降解产物，从而对两种不同的结核分枝杆菌抗原在不同条件下的完整性和稳定性进行了分析。此外，对于 Ag85B 与甘露糖的偶合产物，CE-MS 分析可有效评估其偶联效率、糖型、糖单元数目及其降解产物。CE-MS 方法可对多糖蛋白结合疫苗的成分进行精确表征，这将对新型多糖蛋白结合疫苗的生产工艺优化和质量控制具有重要作用。

（王文涛，高　铁，陈泓序，张晓霞，唐红梅，罗　继，郭立海，李　蕾）

参考文献

[1] KAUR H. Capillary electrophoresis and the biopharmaceutical industry：Therapeutic protein analysis and characterization [J]. TrAC，Trends Anal. Chem. 2021，144. 116407-116416.

[2] MORITZ B. Evaluation of capillary zone electrophoresis for charge heterogeneity testing of monoclonal antibodies. [J]. Chromatogr. B，2015，983-984：101-110.

[3] BHIMWAL R，RUSTANDI R R，PAYNE A，DAWOD M. Recent advances in capillary gel electrophoresis for the analysis of proteins [J]. Chromatogr A，2022，1682：463453-463470.

[4] SALAS-SOLANO O. Intercompany study to evaluate the robustness of capillary isoelectric focusing technology for the analysis of monoclonal antibodies [J]. Chromatographia，2011，73：1137-1144.

[5] ZAYED S，BELAL F. Determination of the monoclonal antibody tocilizumab by a validated micellar electrokinetic chromatography method [J]. Chromatographia，2012，85：481-488.

[6] 国家药典委员会. 中华人民共和国药典（三部）[M]. 北京：中国医药科技出版社，2020.

[7] 美国药典委员会. 美国药典 [M]. 华盛顿：美国药典委员会. 1052：629-634.

[8] 上海市遗传学会，上海市计量测试学会. 团体标准：T/SHSYCXH 10-2022 质粒 DNA 超螺旋构象的检测，毛细管凝胶电泳法 [S]. 2022，9.

[9] 张丽霞，吴雪伶，陈雪清，等. 慢病毒载体生产用质粒 DNA 构象检测毛细管凝胶电泳法的建立及验证 [J]. 药物分析杂志，2021，41（7）：1189-1202.

[10] SHALA-LAWRENCE A. High-precision quantitation of a tuberculosis vaccine antigen with capillary-gel electrophoresis using an injection standard [J]. Talanta，2017，175：273-279.

[11] 王文涛，唐红梅，陈泓序，等. SCIEX 应用报告：cIEF 方法对重组蛋白类新冠疫苗的等电点分析，RUO-MKT-02-15129-ZH-A。

[12] GUTTMAN M，VARADI C，LEE K K，GUTTMAN A. Comparative glycoprofiling of HIV gp120 immunogens by capillary electrophoresis and MALDI mass spectrometry [J]. Electrophoresis，2015，36（11-12）：1305-1313.

[13] 王文涛，陈泓序，高铁. SCIEX 应用报告：毛细管电泳法对宫颈癌疫苗 HPV 纯度和等电点的分析，RUO-MKT-02-7647-ZH-B。

[14] WOLFF J A. Direct gene transfer into mouse muscle in vivo [J]. Science，1990，247（4949Pt1）：1465-1468.

[15] GUO X, ZHONG J Y, LI J W. Hepatitis C virus infection and vaccine development [J]. Clin. Exp. Hepatol. 2018, 8(2): 195–204.

[16] MOLLOY M J. Effective and robust plasmid topology analysis and the subsequent characterization of the plasmid isoforms thereby observed [J]. Nucleic Acids Res, 2004, 32(16): 129–138.

[17] FDA. Guidance for Industry: Chemistry, manufacturing, and control (CMC) information for human gene therapy investigational new drug applications (INDs)[EB/OL]. [2020–01–31]. https://www.fda.gov/regulatory information/search fda guidance documents/chemistry manufacturing and control cmc information humangene therapy investigational new drug.

[18] EMA. Quality, Preclinical and clinical aspects of gene therapy medicinal products[EB/OL]. [2018–07–13]. https://www. ema. europa. Eu/en/quality preclinical clinical aspects gene therapy medicinal products.

[19] FDA. Guidance for Industry: Considerations for Plasmid DNA Vaccines for Infectious Disease Indications [EB/OL]. [2007–11]. https://www.fda.gov/regulatory–information/search– fda–guidance–documents/considerations–plasmid–dna–vaccines–infectious–disease–indications.

[20] SCHLEEF M. & SCHMIDT T. Animal–free production of ccc–supercoiled plasmids for research and clinical applications [J]. Gene Med, 2004, 6: S45–S53.

[21] WANG M. A platform method for plasmid isoforms analysis by capillary gel electrophoresis [J]. Electrophoresis, 2022, 43: 1174–1182.

[22] HOLLAND L A, H Y, GUERRETTE J R, CRIHFIELD C L & BWANALI L. Simple, rapid, and reproducible capillary gel electrophoresis separation and laser–induced fluorescence detection of DNA topoisomers with unmodified fused silica separation capillaries [J]. Anal Bioanal Chem, 2021, 414(1): 713–720.

[23] 孟子延，马丹婧，高雪，等. mRNA 疫苗及其作用机制的研究进展 [J]. 中国生物制品学杂志，2021，34(6): 740–744.

[24] 高铁，陈泓序. SCIEX 应用报告：CGE–LIF 方法对 mRNA 疫苗的纯度分析，RUO–MKT–02–12225–ZH–A。

[25] 张晓霞，唐红梅，陈泓序，等. SCIEX 应用报告：毛细管凝胶电泳用于 mRNA 疫苗原液及制剂的完整性分析，RUO–MKT–02–15181–ZH–A.

[26] 高铁，王文涛，陈泓序. SCIEX 应用报告：毛细管凝胶电泳法对 mRNA 加帽效率的分析，RUO–MKT–02–14046–ZH–A.

[27] 高铁，李炎，马旻新，等。SCIEX 应用报告：毛细管凝胶电泳法对 mRNA PolyA 尾巴分布的分析，RUO–MKT–02–14117–ZH–A。

[28] 张晓霞，陈泓序，罗继，等. SCIEX 应用报告；CIEF 方法分析脂质纳米颗粒包裹的 mRNA 疫苗（LNP–mRNA）的等电点，RUO–MKT–02–14720–ZH–A。

[29] 张晓霞，唐红梅，陈泓序，等. SCIEX 应用报告：高灵敏度 CE–SDS–LIF 方法用于 T7 RNA 聚合酶纯度分析。

[30] 刘冬科，高铁，李响，等. SCIEX 应用报告：CGE–LIF 方法对环状 RNA 疫苗的纯度分析，RUO–MKT–02–15386–ZH–B。

[31] HEPLER R W, YU I P, C C. Application of capillary ion electrophoresis and ion chromatography for the determination of O–acetate groups in bacterial polysaccharides [J]. Chromatogr A, 1994, 680(1): 201–208.

[32] 杨丽霞，汪竹，李璐，等. 用于 ACYW 135 群脑膜炎球菌多糖 –CRM 197 结合物分子量检测的 SEC–RI–MALS 联用方法的建立及验证 [J]. 中国生物制品学杂志，2015，28(8): 841–847.

[33] LAMB D H. Determination of meningococcal polysaccharides by capillary zone Electrophoresis [J]. Anal Biochem, 2005, 338(2): 263–269.

[34] LAMB D H, LEI Q P, HAKIM N, RIZZO S, CASH P. Determination of meningococcal polysaccharides by

capillary zone electrophoresis [J]. Anal. Biochem, 2005, 338 (2): 263–269.

[35] LAMB D H, SUMMA L, LEI Q P, DUVAL G, ADAM O. Determination of free carrier protein in protein polysaccharide conjugate vaccines by micellar electrokinetic chromatography [J]. Chromatogr. A, 2000, 894 (1–2): 311–318.

[36] 高铁，陈泓序，王文涛，等. SCIEX 应用报告：毛细管胶束电动色谱法对多糖蛋白结合疫苗中游离载体蛋白的检测，RUO–MKT–02–9990–ZH–A.

[37] 李茂光，武琳琳，米健秋，等. 毛细管电泳法检测 Y 群和 W135 群脑膜炎球菌多糖结合物原液中游离载体蛋白含量 [J]. 中国生物制品学杂志，2016，29 (7): 740–747.

[38] RUSTANDI R R, PEKLANSKY B, ANDERSON C L. Use of imaged capillary isoelectric focusing technique in development of diphtheria toxin mutant CRM197 [J]. Electrophoresis, 2014, 35 (7): 1065–1071.

[39] MEDEIROS DE SOUZA I. Single validation of CE method for determining free polysaccharide content in a Brazilian meningococcal C conjugate vaccine [J]. Electrophoresis, 2013, 34 (22–23): 3221–3226.

[40] PETER C, FUSCO F M, JOSEPH Y, et al. Preclinical evaluation of a novel group B meningococcal conjugate vaccine that elicits bactericidal activity in both mice and nonhuman primates [J]. Infect. Dis, 1997, 175 (2): 364–372.

[41] IARALICE M S. Single validation of CE method for determining free polysaccharide content in a Brazilian meningococcal C conjugate vaccine [J]. Electrophoresis, 2013, 34 (22–23): 3221–3226.

[42] OITA I. Rational use of stacking principles for signal enhancement in capillary electrophoretic separations of poliovirus samples [J]. Pharm. Biomed. Anal, 2011, 55: 135–145.

[43] OITA I, HALEWYCK H, THYS B, ROMBAUT B, et al. The effect of anionic surfactant on poliovirus particles during capillary electrophoresis [J]. Pharm. Biomed. Anal, 2012, 71: 79–88.

[44] STEPHEN L, MARCUS H, PATRICK B. SCIEX Application Technote: Influenza vaccine viral protein profiling, RUO–MKT–02–12641–A.

[45] THOMASSEN Y E, VAN EIKENHORST G, VAN DER POL L A, et al. Isoelectric point determination of live polioviruses by capillary isoelectric focusing with whole column imaging detection [J]. Anal. Chem, 2013, 85 (12): 6089–6094.

[46] SCHNABEL U, GROISS F, BLAAS D, et al. Determination of the pI of human rhinovirus serotype 2 by capillary isoelectric focusing [J]. Anal. Chem, 1996, 68 (23): 4300–4303.

[47] OKUN V M, RONACHER B, BLAAS D, et al. Analysis of common cold virus (human rhinovirus serotype 2) by capillary zone electrophoresis: the problem of peak identification [J]. Anal. Chem, 1999, 71 (10): 2028–2032.

[48] VAN TRICHT E. One single, fast and robust capillary electrophoresis method for the direct quantification of intact adenovirus particles in upstream and downstream processing samples [J]. Talanta, 2017, 166: 8–14.

[49] VAN TRICHT E. Implementation of at–line capillary zone electrophoresis for fast and reliable determination of adenovirus concentrations in vaccine manufacturing [J]. Electrophoresis, 2019, 40 (18–19): 2277–2284.

[50] HALEWYCK H. Identification of poliovirions and subviral particles by capillary electrophoresis [J]. Electrophoresis, 2010, 31 (19): 3281–3287.

[51] MATHIS P K. Separation of rotavirus double–layered particles and triple–layered particles by capillary zone electrophoresis [J]. Virol. Methods , 2010, 169 (1): 13–21.

[52] YANG H. Establishing acceptable limits of residual DNA [J]. PDA J. Pharm. Sci. Technol, 2013, 67 (2): 155–163.

[53] YANG H, ZHANG L, GALINSKI M. A probabilistic model for risk assessment of residual host cell DNA in biological products [J]. Vaccine, 2010, 28 (19): 3308–3311.

[54] FDA. Guidance for industry：Characterization and qualification of cell substrates and other biological materials used in the production of viral vaccines for infectious disease indications [EB/OL]. [2010-11]. https://www.fda.gov/regulatory-information/search-fda-guidance-documents/characterization-and-qualification-cell-substrates-and-other-biological-materials-used-production.

[55] LEBRON J A. Adaptation of the WHO guideline for residual DNA in parenteral vaccines produced on continuous cell lines to a limit for oral vaccines [J]. Dev. Biol，2006，123：35-44，discussion 55-73.

[56] EU. Position statement on the use of tumourigenic cells of human origin for the production of biological and biotechnological medicinal products The European Agency for the Evaluation of Medicinal Products：Evaluation of Medicinal Products for Human Use，EU，2001：CPMP/BWP/1143/1100.

[57] YANG H，ZHANG J. A bayesian approach to residual host cell DNA safety assessment [J]. PDA J. Pharm. Sci. Technol，2016，70 (2)：157-162.

[58] ANDRE M，REGHIN S，BOUSSARD E，LEMPEREUR L，et al. Universal real-time PCR assay for quantitation and size evaluation of residual cell DNA in human viral vaccines [J]. Biologicals，2016，44 (3)：139-149.

[59] SHEN X，CHEN X，TABOR DE，et al. Size analysis of residual host cell DNA in cell culture-produced vaccines by capillary gel electrophoresis [J]. Biologicals，2013，41 (3)：201-208.

[60] 王文涛，高铁，陈泓序。SCIEX 应用报告：CGE-LIF 方法对重组腺病毒疫苗中宿主细胞残留 DNA 片段大小的分布分析，RUO-MKT-02-14119-ZH-A。

[61] 高铁，王文涛，陈泓序。SCIEX 应用报告：CGE-LIF 方法对重组蛋白类新冠疫苗中宿主细胞残留 DNA 片段大小的分布分析，RUO-MKT-02-15490-ZH-A。

[62] 国家药典委员会. 中华人民共和国药典 (四部) [M]. 北京：中国医药科技出版社，2020.

[63] 吴克，陈凤，王伟成，等。毛细管电泳紫外间接检测法测定四价轮状病毒疫苗原液中蔗糖含量 [J]. 中国病毒病杂志，2018，8 (2)：114-117.

[64] 国家药典委员会. 中华人民共和国药典 (四部)[M]. 北京：中国医药科技出版社，2020.

[65] 朱衍志，马路萍，吕玉婷，等. 高效毛细管电泳检测脑膜炎球菌结合疫苗原液中二甲亚砜残余量 [J]. 微生物学免疫学进展，2018，46 (3)：13-17.

[66] 鲁宏，窦志勇. 人用纯化 Vero 细胞狂犬病疫苗中硫酸鱼精蛋白残留量的测定 [J]. 中国人兽共患病杂志，2000，16 (4)：59-60.

[67] NGUYEN T T T N，PETERSEN N J，RAND K D. A simple sheathless CE-MS interface with a sub-micrometer electrical contact fracture for sensitive analysis of peptide and protein samples [J]. Anal Chim Acta，2016，936：157-167.

[68] CHEN D，SHEN X，SUN L. Capillary zone electrophoresis-mass spectrometry with microliter-scale loading capacity，140min separation window and high peak capacity for bottom-up proteomics [J]. Analyst，2017，142 (12)：2118-2127.

[69] KRENKOVA J，FORET F. On-line CE/ESI/MS interfacing：Recent developments and applications in proteomics [J]. Proteomics，2012，12 (19-20)：2978-2990.

[70] DIBATTISTA A. Temporal signal pattern recognition in mass spectrometry：a method for rapid identification and accurate quantification of biomarkers for inborn errors of metabolism with quality assurance [J]. Anal Chem，2017，89 (15)：8112-8121.

[71] VIDRNOCH M. Enantioseparation of d，l-2-hydroxyglutaric acid by capillary electrophoresis with tandem mass spectrometry-Fast and efficient tool for d- and l-2-hydroxyglutaracidurias diagnosis [J]. Chromatogr A，2016，1467：383-390.

[72] RAMAUTAR R，BUSNEL J M，DEELDER A M，et al. Enhancing the coverage of the urinary metabolome by

sheathless capillary electrophoresis–mass spectrometry [J]. Anal. Chem, 2012, 84 (2): 885–892.

[73] MOINI M. Simplifying CE–MS operation. 2. Interfacing low–flow separation techniques to mass spectrometry using a porous tip [J]. Anal. Chem, 2007, 79 (11): 4241–4246.

[74] TENGATTINI S, DOMINGUEZ–VEGA E, TEMPORINI C, et al. Monitoring antigenic protein integrity during glycoconjugate vaccine synthesis using capillary electrophoresis–mass spectrometry [J]. Anal Bioanal Chem, 2016, 408 (22): 6123–6132.

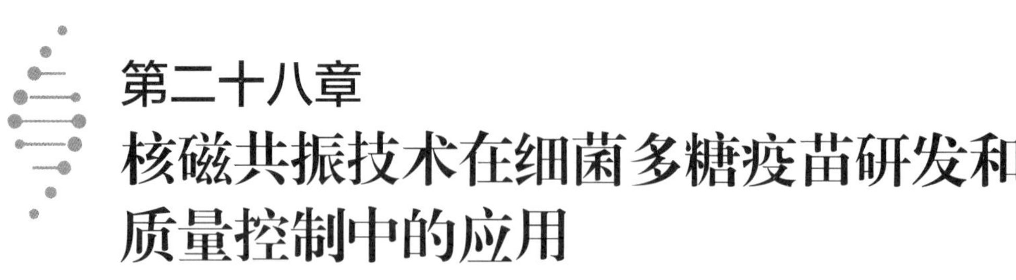

第二十八章 核磁共振技术在细菌多糖疫苗研发和质量控制中的应用

第一节 核磁共振技术的简介

核磁共振（nuclear magnetic resonance，NMR）研究磁性原子核或者自旋角动量不为零的原子核在磁场中的运动。质子数或者中子数为奇数或者两者均为奇数的原子核，其自旋量子数不为零，具有核磁共振信号，如 ^{1}H、^{2}H、^{13}C、^{15}N、^{19}F 和 ^{31}P 等，而 ^{12}C 和 ^{16}O 的质子数和中子数均为偶数，其自旋量子数为零，不会产生核磁共振信号（表 28-1）[1]。

表 28-1 部分原子核的 NMR 性质（灵敏度综合了磁性核的内在属性和天然丰度）

同位素	自旋量子数	天然丰度（%）	旋磁比（10^7 rad $T^{-1}s^{-1}$）	相对灵敏度
^{1}H	1/2	99.98	26.75	1.0
^{2}H	1	0.015	4.11	1.45×10^{-6}
^{12}C	0	98.89		
^{13}C	1/2	1.11	6.73	1.76×10^{-4}
^{14}N	1	99.63	1.93	1.01×10^{-3}
^{15}N	1/2	0.37	−2.71	3.85×10^{-6}
^{16}O	0	99.96		
^{17}O	5/2	0.037	−3.63	1.08×10^{-5}
^{19}F	1/2	100.00	25.18	0.83
^{31}P	1/2	100.00	10.84	6.63×10^{-2}

自旋不为零的原子核在外加磁场（静磁场 B_0）中会发生能级分裂（Zeeman splitting），以自旋 1/2（I=1/2）的原子核如 ^{1}H 为例，其在外加磁场中存在 +1/2(α 态或低能级态）和 −1/2(β 态或高能级态）两种状态，NMR 信号便来自这两种原子核之间的能级跃迁，信号强度与这两种原子核数量的差异有关，而各能级原子核数量符合玻尔兹曼分布。NMR 技术天然存在灵敏度低的问题，主要原因在于不同能级原子核数量差值太小，譬如对于 ^{1}H 原子核，在温度为 300 K，磁场强度为 18.8 T（^{1}H 的拉莫

尔频率为 800 MHz）时，两种能级态原子核数量比值 N_β/N_α=0.99987，即 10^5 个 ^{1}H 原子核中只有 13 个能够产生可观测的 NMR 信号，而当磁场强度为 14.1 T 或 9.4 T（^{1}H 的拉莫尔频率分别为 600 MHz 和 400 MHz）时，两种能级态原子核数量比值分别为 0.99990 或 0.99994，即 10^5 个 ^{1}H 原子核中只有 10 个或 6 个能够产生可观测的 NMR 信号。外加磁场越高，不同能级原子核数量差值就越大，通常情况下 NMR 信号强度就越大，这也是 NMR 谱仪自诞生起不断提高场强的一个原因。[1, 4]

化学位移和标量耦合（J 耦合）是液体 NMR 中两个极为重要的参数，可以直接反映分子的结构信息，用于物质的定性分析。NMR 测量磁性核在磁场中的共振频率，对于同一种原子核，如果没有其他因素影响，在外加磁场 B_0 中会具有完全相同的共振频率（$\omega=-\gamma B_0$，其中 γ 是旋磁比）；然而实际上，在一个分子中同一种原子核周围的化学环境往往是不同的，譬如周围电子云分布不同，这就造成了即使是同一种原子核，它们的共振频率往往也是不一样的。电子是磁性粒子，具有自旋（I=1/2）特性，在外加磁场中会运动并产生局部磁场，从而部分屏蔽附近原子核所感受的静磁场，使得原子核的共振频率发生偏移，即化学位移（chemical shift）。原子核周围的化学环境不同，共振频率偏移不同，便造成了化学位移的不同，化学位移包含着结构信息。为了保证同一分子在不同时间或不同 NMR 谱仪上化学位移测量的可比性，需要对化学位移进行标定，对于 ^{1}H 和 ^{13}C 核，目前常用的化学位移参考分子总共有三种，分别是四甲基硅烷（tetramethylsilane，TMS），3-（三甲基甲硅烷基）-1-丙磺酸 -d6 钠盐［3-（Trimethylsilyl）-1-propanesulfonic acid-d6 sodium salt，DSS-d6］和 3-（三甲基甲硅烷基）丙酸 -d4 钠盐［3-（Trimethylsilyl）propionic-2,2,3,3-d4 acid sodium salt，TSP-d4］，其中 TMS 主要用于有机试剂样品化学位移定标，DSS-d6 和 TSP-d4 主要用于水相样品的化学位移定标。J 耦合指的是邻近磁性核之间的相互影响或作用，这种作用主要通过成键电子来介导，也就是说，J 耦合是一种间接的自旋 - 自旋耦合，需要共价化学键来传递。J 耦合的大小与核间共价键数目有关，一般情况三键或以内的核之间可检测到明显的 J 耦合，三键以上 J 耦合接近于零。对于 NMR 谱图，J 耦合可以直接引起邻近核的谱峰的裂分，裂分数量与核的数量以及自旋均有关系，三键 ^{1}H-^{1}H 的 J 耦合还与偶合质子的取向或者二面角有关，J 耦合在分子鉴定和结构解析方面都发挥着重要作用。[1-4]

NMR 谱仪由磁体、探头、主计算机、射频控制台等部分构成。产生静磁场的磁体是 NMR 谱仪的一个重要组成部分，磁体的发展伴随了整个谱仪的发展，从最初的低场铁芯电磁体（^{1}H 拉莫尔频率 100 MHz 以下），到后来的高场和超高场超导磁体，目前全世界最高场的 NMR 谱仪磁体场强可达 28.2 T（^{1}H 拉莫尔频率 1.2 GHz），极大提高了谱图的分散度和灵敏度，为生命科学和生物医药的发展提供重要支持。探头是 NMR 谱仪的另外一个重要部分，主要由射频发射 / 接收线圈组成，脉冲射频场在此对样品中的检测核进行操纵，并接收 NMR 信号。时至今日，种类丰富的商用探头被设计出来以适配不同的实验需求，如 ^{1}H/X 核双共振探头、^{1}H/^{13}C/^{15}N 核三共振探头、^{1}H/^{19}F/^{13}C/^{15}N 核四共振探头等，其中超低温探头在提高灵敏度方面尤为突出，与一般室温探头相比灵敏度可提高 5 倍，明显降低样品检测量下限或者缩短样品检测时间。此外，NMR 谱仪还包括主计算机（host computer）和射频控制台（console），控制台包含射频发射器和接收器、模数转换器、功率放大器等，随着电子和计算机技术的发展，控制台越来越紧凑，谱图采集也越来越自动化和便捷。[4]

核磁共振技术的发展已经经历了将近一个世纪的光阴。核磁共振现象最早被美国物理学家拉比于 1939 年应用其创建的分子束磁共振检测方法观测到，拉比教授也因此获得了 1944 年的诺贝尔物理学奖。1945 年，斯坦福大学的布洛赫和哈佛大学的珀赛尔分别独立地在液态水和固态石蜡中检测到 ^{1}H 的核磁共振信号，他们因此共同获得了 1952 年的诺贝尔物理学奖。此后，其他数学物理方法的融合使 NMR 技术进入快速发展期。其中，傅里叶变换和二维核磁共振波谱的引入极大提高了 NMR 谱图的灵敏度和分辨率，为NMR技术的应用带来了新的突破。瑞士科学家恩斯特为相关工作作出了巨大贡献，并因此获得了1991的诺贝尔化学奖。与此同时，随着超导高场强磁体的引入和计算机技术的不断成熟，NMR在生物大分子中的应用也迅速发展起来，瑞士科学家维特里希的研究团队在这个时期通过全面和系统的工作，于1985年发表了全世界第一个用NMR技术解析的蛋白质三维结构。自此，核磁共振波谱学成为除了X-射线晶体学之外的又一解析生物大分子原子分辨率三维结构的重要技术。维特里希因为在生物大分子三维结构核磁共振解析中所做的贡献而获得2002诺贝尔化学奖，NMR技术在生物和医药等领域的应用和发展从此开始成熟和壮大起来。[2, 3]

NMR技术的发展推动了其在药物研发领域的广泛应用，如作为药物靶标的生物大分子的结构和动力学、药物设计、药物筛选和药物代谢等方面的研究；此外，NMR在人用疫苗研发和质量控制方面也得到了广泛应用。与人用疫苗研发和质量控制中所用的其他方法（如免疫化学法、化学显色法等）相比，NMR具有显著优势：①对于确定的原子核（如氢质子），其信号强度与原子核的数目成正比，可直接用于定量；②利用内标法或相对比较法分析混合物中某一化合物的含量时，可无需该化合物的纯品作对照；③应用现代NMR技术和高场谱仪可获得高分辨率谱图，较容易区分混合物中不同组分的信号；④方法简易快速、专属性高，可选择性地测定复方药物或药物制剂中的组分乃至药物的同分异构体；⑤一般无需分离，且不破坏被测样品。因此，NMR技术在人用疫苗研发和质量控制中具有极乐观的应用前景。

第二节　核磁共振技术在细菌多糖研究中的常用方法

核磁共振波谱根据测定的核可以分为氢（^{1}H）谱、碳（^{13}C）谱、氟（^{19}F）谱和磷（^{31}P）谱等，多糖核磁共振波谱的应用主要集中在氢谱和碳谱[5]。氢谱测定的^{1}H同位素，天然丰度达到99.98%，在所有核磁共振实验中灵敏度最高，最容易测定，能够提供丰富的结构信息。氢谱中测量或者分析的重要参数有三个，分别是化学位移、J耦合常数和谱峰强度。化学位移可以用来表征特征官能团，J耦合常数的大小反映邻近核耦合作用的强弱，谱峰强度可以用积分面积或者峰高来表示，反映峰组所对应质子的数目或者用于定量，各峰组的强度之比对应氢原子数目之比。碳谱测定的是^{13}C核，其天然丰度只有约1.1%，灵敏度要远低于氢谱。碳谱测定通常需要对氢去耦，从而提高信噪比并简化谱图，如果通过碳谱进行定量，需要采用反门控去耦，抑制核Overhauser效应（nuclear Overhauser effect，NOE）的影响，使谱峰强度能够反映碳原子的数目。

结构相对简单或者分子量较小的化合物，一般通过采集核磁共振一维氢谱和碳谱并分析特征官能团，结合化合物分子量即可推导出结构；对于结构相对复杂的化合物，一维谱图谱峰重叠明显，通常需要采集二维谱图进行化合物结构的鉴定。一维和二维核磁共振谱图中的“维”指频率维度，一维谱图只有一个频率维度，二维谱图有两个，但无论是一维还是二维实验，实际上都还包含强度维度。二维谱图的两个频率维度可以是化学位移和（或）标量耦合的任意组合，当然，二维中一维是频率，另外一维是非频率的NMR技术也有所发展，譬如扩散实验中另外一维是扩散系数。二维NMR技术已经发展出满足各种不同需求的实验，根据原子核种类可以分为同核（如^{1}H-^{1}H相关实验）和异核（如^{1}H-^{13}C相关实验）两种，根据核间相互作用类型可分为通过成键耦合（J耦合）、通过空间耦合（直接偶极耦合）和通过化学交换三种，譬如^{1}H-^{1}H相关谱（correlation spectroscopy，COSY）和^{1}H-^{1}H全相关谱（total correlation spectroscopy，TOCSY）即是通过J耦合建立的同核二维位移相关实验，$^{1}H-^{13}C$ 异核单量子相干谱（heteronuclear single-quantum coherence，HSQC）和 $^{1}H-^{13}C$ 异核多键相关谱（heteronuclear multiple-bond correlation，HMBC）是通过 J 耦合建立的异核二维位移相关实验，而 $^{1}H-^{1}H$ NOE 谱（nuclear Overhauser effect spectroscopy，NOESY）和 $^{1}H-^{1}H$ 旋转坐标系 NOE 谱（rotating frame NOE spectroscopy，ROESY）则是通过空间直接偶极耦合即 NOE 效应建立的同核二维实验。二维谱图能够提供丰富的化学结构和空间构象等信息。

$^{1}H-^{1}H$ COSY 是最广泛应用的核磁共振二维谱图之一，其两维均为氢核化学位移。COSY 谱图对角线上的谱峰称为对角峰，在纵、横轴方向上的化学位移完全一致，与常规一维氢谱相比并不能提供更多信息。重要的谱峰位于对角线外，称为交叉峰，每个交叉峰关联两个化学位移轴上不同的两个质子，能够直接反映这两个质子间的 J 耦合信息，交叉峰通常沿着谱图对角线呈对称分布。$^{1}H-^{1}H$ COSY 谱图一般反映的是间隔两键和三键的 $^{1}H-^{1}H$ 标量耦合（$^{2}J_{HH}$ 和 $^{3}J_{HH}$），如果间隔四键的标量耦合（$^{4}J_{HH}$）不接近于零，相关交叉峰也可能出现在谱图中，而如果三键耦合常数很小，相关交叉峰会很弱甚至不出现在谱图中。图 28-1A 是除去 *O*- 乙酰基的 22F 型肺炎球菌荚膜多糖的 $^{1}H-^{1}H$ COSY 谱图[6]，图 28-1B 是 22F 型肺炎球菌荚膜多糖天然多糖基本重复单元结构（6 个单糖残基被依次编号为 A~F），通过解析 COSY 谱图的质子耦合相关，能够将各个单糖残基内从 H-1 到 H-6 的连接关系在谱图上逐一确认，即谱峰指认，图 28-1A 中标示出的是各个单糖残基 H-1 与 H-2 的交叉峰。

异核位移相关谱是将不同类型核关联起来的二维谱，这样的二维谱其中一维轴是 ^{1}H 化学位移（直接检测维），另一维轴是 ^{13}C 化学位移（间接检测维），因为两维轴代表不同种类核的化学位移，因此不存在对角峰，仅存在交叉峰，交叉峰反映其对应的碳核和氢核之间的相关性。譬如，将单键相连的氢核和碳核关联起来的 $^{1}H-^{13}C$ HSQC 谱，具有非常高的分辨率和扩展性，是 NMR 中最广泛应用的技术之一。对于 $^{1}H-^{13}C$ HSQC，由于直接检测的是灵敏度很高的 ^{1}H 核，谱图灵敏度比直接检测 ^{13}C 核有极大提升。图 28-2A 是除去 *O*- 乙酰基的 15B 型肺炎球菌荚膜多糖的 $^{1}H-^{13}C$ HSQC 谱图[7]，图 28-2B 是 15B 型肺炎球菌荚膜多糖天然多糖基本重复单元结构，图中的 A~F 分别代表该多糖结构单元中的 β-Gal、β-Gal（3P）、支链 α-Gal、GlcNAc、β-Glc 和 Gro-2-P，谱图交叉峰对应单键相连的 ^{1}H 和 ^{13}C 核的相关，即是将各单糖残基糖环上的每一个碳原子和与其直接相连的氢原子的键连信息在 NMR 谱图上展现出来，通过对共振谱峰进行指认即可获得相应原子核的化学位移。

多键异核位移相关谱可以提供间隔超过一个化学键的杂原子（如碳原子）和氢原子的相关，因此也称为长程相关谱，目前最常用的是 $^{1}H-^{13}C$ HMBC 谱，可以把间隔两个或三个化学键的碳 - 氢原子关联起来，对于间隔更远的碳 - 氢原子，由于标量耦合变的很小，相关谱峰强度会很弱。$^{1}H-^{13}C$ HMBC 谱图的直接维是 ^{1}H 化学位移，间接维是 ^{13}C 化学位移。图 28-3A 是除去 *O*- 乙酰基的 11A 型肺炎球菌荚膜多糖的 $^{1}H-^{13}C$ HMBC 谱图[8]，图 28-3B 是天然的 11A 型肺炎球菌荚膜多糖基本重复单元结构，各单糖残基分别编号为 α1、α2、β1 和 β2，图中所指认的交叉峰，反映了单糖残基之间的连接关系，即糖苷键的类别，例如，指认为 α1H1/β2C3 的交叉峰，表示 α1 的 H1 与 β2 的 C3 间跨越三个化学键相连，即 α1 与 β2 是通过 1,3- 糖苷键相连的。

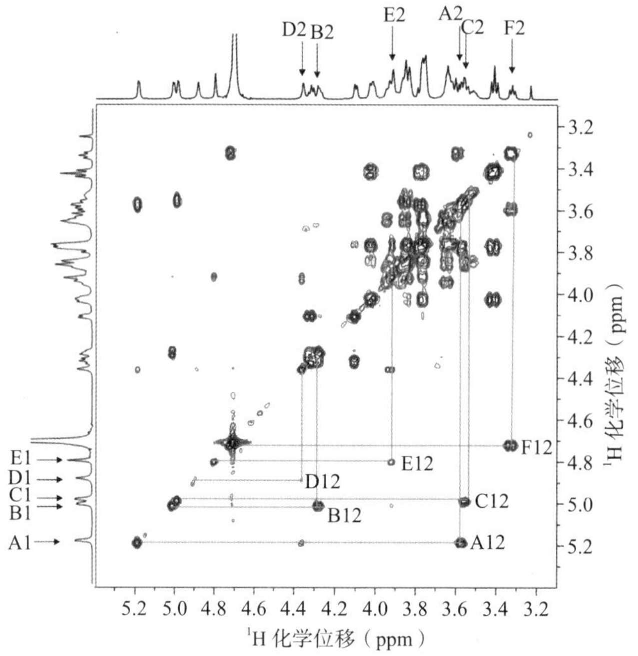

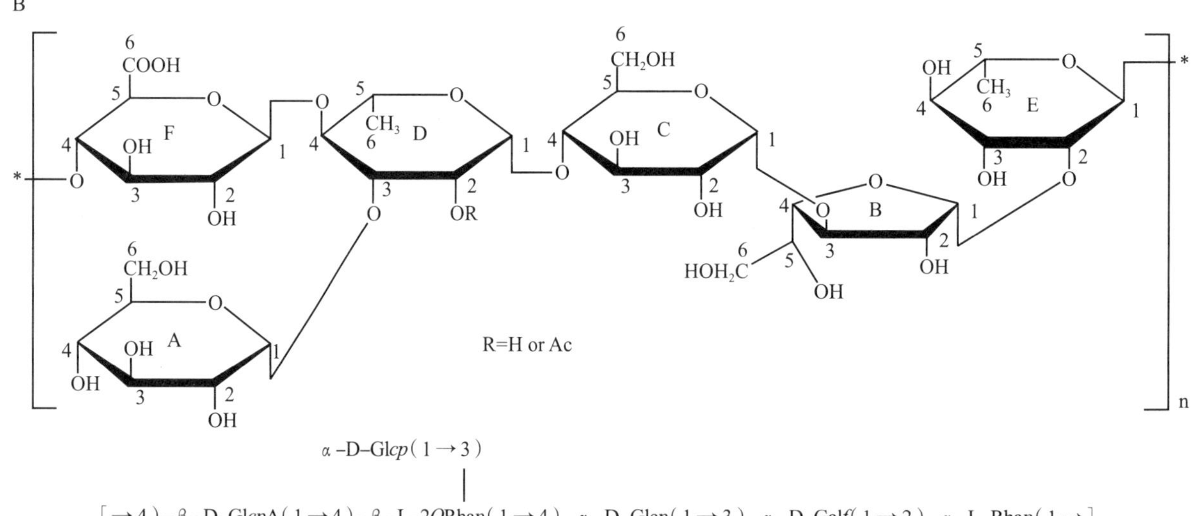

α-D-Glc*p*(1→3)

[→4)-β-D-Glc*p*A(1→4)-β-L-2*O*Rha*p*(1→4)-α-D-Glc*p*(1→3)-α-D-Gal*f*(1→2)-α-L-Rha*p*(1→]$_n$

图 28-1　22F 型肺炎球菌荚膜多糖的 NMR 谱图和分子结构

A. 除去 *O*- 乙酰基的 22F 型肺炎球菌荚膜多糖 ¹H-¹H COSY 谱图端基区域，谱图中标出了各个单糖残基 H-1 和 H-2 的交叉峰指认，其中 F1 被水峰覆盖，未在谱图中标出[6]；B. 22F 型肺炎球菌荚膜多糖天然多糖基本重复单元结构

A

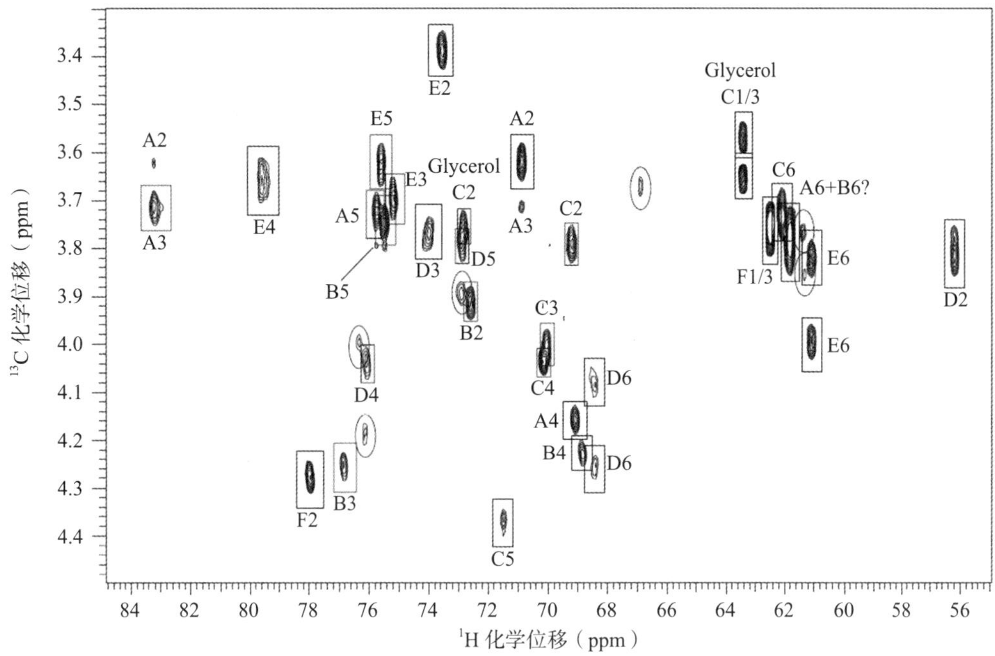

B

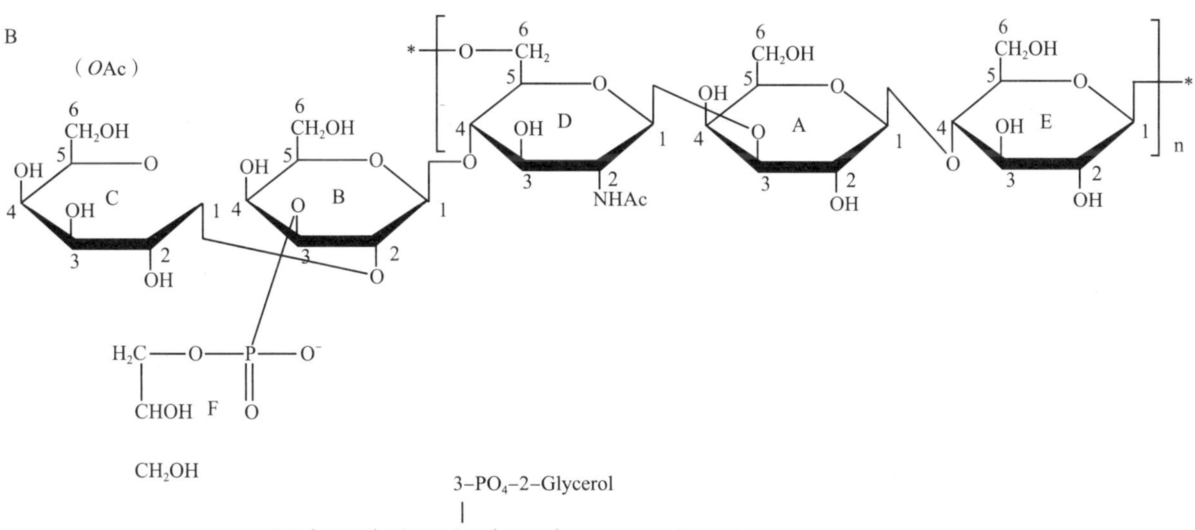

3–PO$_4$–2–Glycerol

α–D–Gal*p*（1→2）–β–D–Gal*p*（1→4）　　（*O*Ac）

［→6）–β–D–Glc*p*NAc（1→3）–β–D–Gal*p*（1→4）–β–D–Glc*p*（1→］$_n$

图 28–2　15B 型肺炎球菌荚膜多糖的 NMR 谱图及分子结构

A. 除去 O– 乙酰基的 15B 型肺炎球菌荚膜多糖 ^{1}H–^{13}C HSQC 谱图，图中标出了部分交叉峰指认[7]，B. 15B 型肺炎球菌荚膜多糖天然多糖基本重复单元结构

A

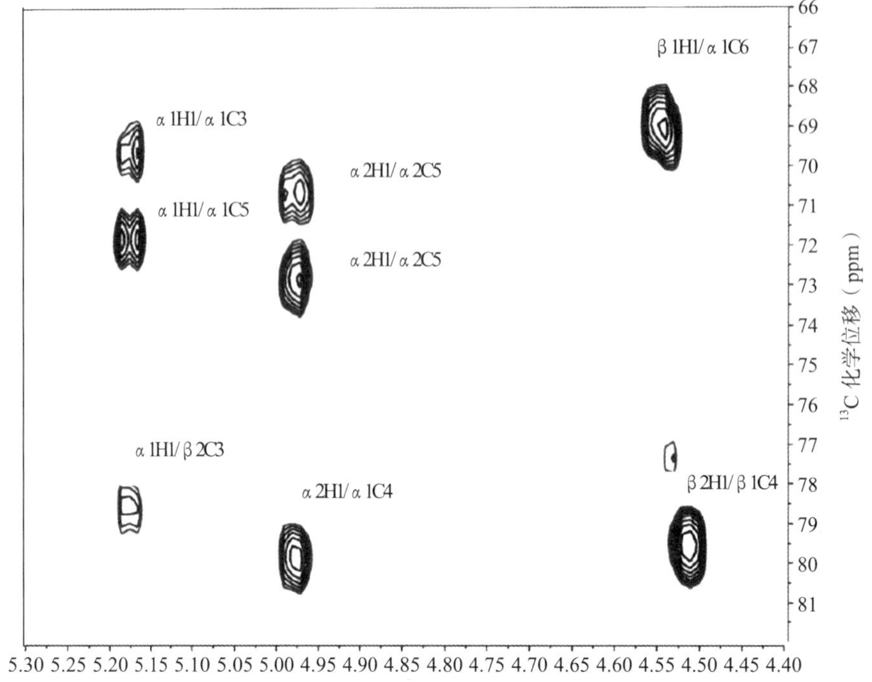

B

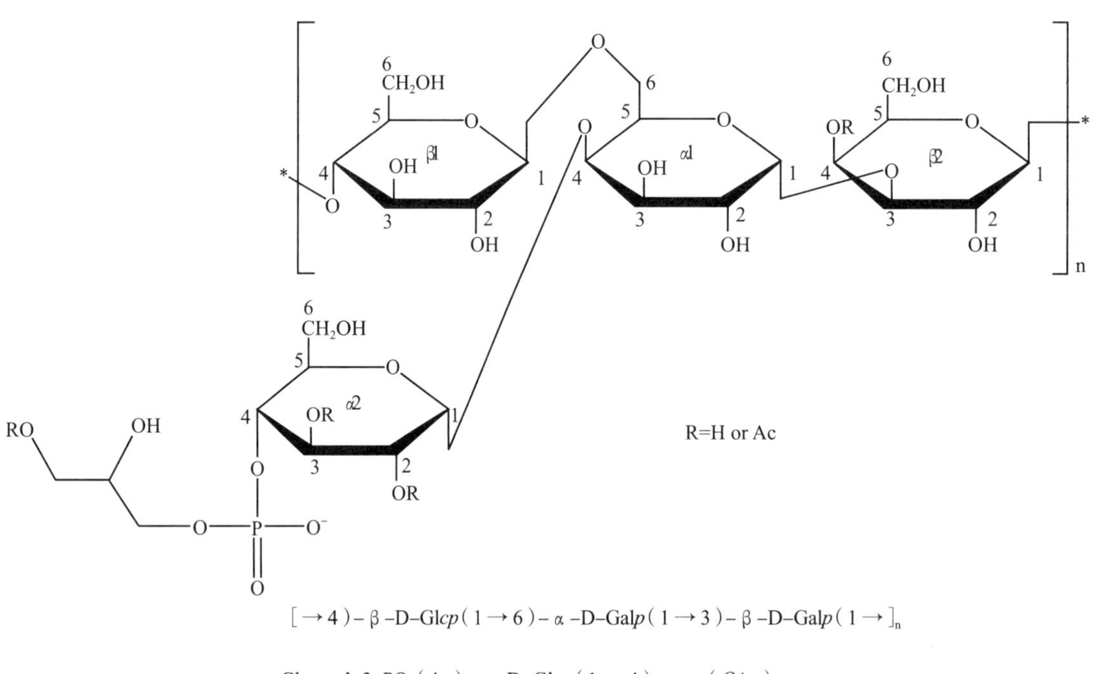

［→4）-β-D-Glc*p*（1→6）-α-D-Gal*p*（1→3）-β-D-Gal*p*（1→］$_n$

Glycerol-3-PO_4（4-）-α-D-Glc*p*（1→4）　（*O*Ac）

图 28-3　11A 型肺炎球菌荚膜多糖的 NMR 谱图和分子结构

A. 除去 *O*- 乙酰基的 11A 型肺炎球菌荚膜多糖 ^{1}H-^{13}C HMBC 谱图，图中标出了部分交叉峰及其指认[8]；B. 11A 型肺炎球菌荚膜多糖天然多糖基本重复单元结构

以上介绍的 NMR 谱图都与原子核间的标量耦合有关，标量耦合是通过成键电子来介导的，是一种间接的耦合；除此之外，液体 NMR 中还有一类谱图是以直接的空间磁相互作用即偶极耦合（dipolar coupling）为基础建立的，即对于静磁场中空间距离相近的两个核，当用射频脉冲照射其中一个核，另外一个核的谱峰强度会变强或者变弱，该现象即为 NOE。NOE 与核间距离有关，距离越

近 NOE 越明显，对于 ^{1}H 核，核间距离小于 5 Å 时通常可以观测到 NOE，NOE 反映核间距离，因此可以提供三维结构信息。目前常用的二维 NOE 谱图主要有 ^{1}H–^{1}H NOESY 和 ROESY，^{1}H–^{1}H NOESY 一般适合于分子量小于 1000 或者高于 2000 的分子，而 ^{1}H–^{1}H ROESY 适合任何分子量尤其是中等分子量的分子，两者谱图解析方法类似。图 28–4 是除去 *O*- 乙酰基的 22F 型肺炎球菌荚膜多糖的 ^{1}H–^{1}H NOESY 谱图[6]，图中谱峰指认所标出的 A~F 分别指该荚膜多糖结构单元中的 6 个单糖残基，多糖基本重复单元结构及单糖残基编号见图 28–1B，交叉峰表明空间距离相近的 ^{1}H 核之间的关联，例如，图中指认为 B1E2、F1D4、D1C4 的交叉峰，表示单糖残基 B 中 H–1 和残基 E 中 H–2、残基 F 中 H–1 和残基 D 中 H–4 以及残基 D 中 H–1 和残基 C 中 H–4 在空间距离上相近，可以佐证单糖残基 B–E、F–D–C 的连接关系，即糖苷键的类型。

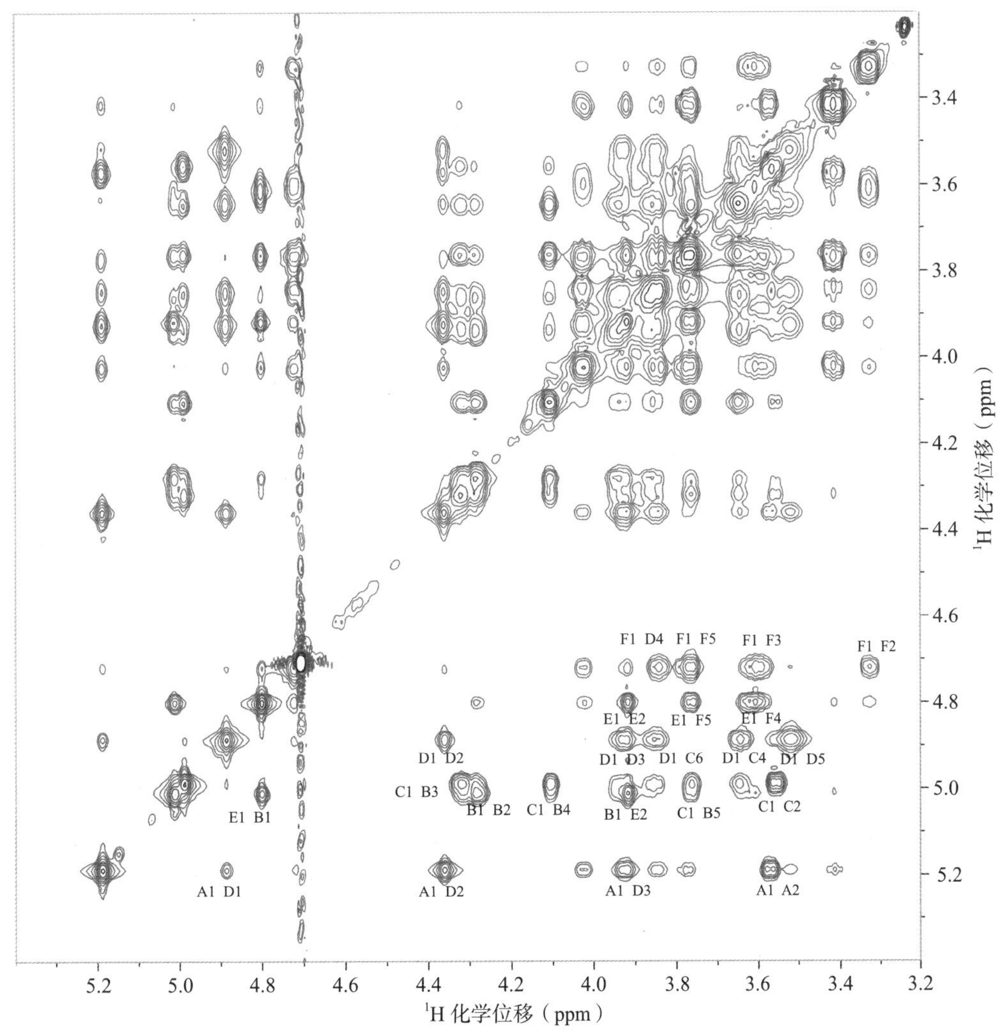

图 28–4　除去 *O*– 乙酰基的 22F 型肺炎球菌荚膜多糖的 ^{1}H–^{1}H NOESY 谱图

细菌细胞表面糖类主要包括荚膜多糖（capsular polysaccharide，CPS）、脂多糖（lipopolysaccharide，LPS）和磷壁酸（teichoic acid），它们可以是简单单糖组成的寡糖，也可以是不常见单糖和非糖成分组成的复杂多糖，无论属于何种类型，均是以单糖残基种类、构型（α / β 或 L/D）、序列和糖苷键等来定义的。核磁共振技术可以用于研究上述糖类的结构。糖类的一维核磁共振谱“指纹”区一般比较复杂，信号重叠严重，谱图解析困难，往往需要通过同核或者异核二维谱对谱峰进行指认，从而获取多糖分子的化学位移和结构信息。

如前所述，核磁共振技术可以用于化合物的定量，一般用灵敏度高的氢谱来定量。NMR 谱图中谱峰面积直接反映原子核数目或者分子浓度，因此，通过对比分析不同分子的特征峰面积即可确定样品中各成分的相对含量。如果已知某种成分的浓度，即可准确获得其他成分的浓度，譬如向样品中加入精确称量的内标物，可通过如下关系对样品进行定量：

$$\frac{S_1}{S_2}=\frac{n_1N_1}{n_2N_2} \tag{28-1}$$

式中，S_1、S_2 分别为待测物质和内标分子的特征峰面积，n_1、n_2 分别为待测物质和内标分子的特征峰质子数，N_1、N_2 分别为待测物质和内标分子的浓度。S_1、S_2、n_1、n_2 和 N_2 均可测量或已知，利用上述关系很容易获得 N_1 值即待测物浓度。

与待测物质标准品作为外标定量相比，通过内标定量只需要一个样品，要更为方便和高效。糖类样品的成分定量，需要选择适宜的内标物和适当的特征峰，已发表的糖类 NMR 研究中使用的内标物质主要有两种，分别是 TSP-d4 和 DSS-d6，这两种内标分子结构中均含 3 个等价的非氘代甲基，也即 9 个等价质子，在一维核磁共振氢谱中只会产生一个尖锐的谱峰，定量时将该谱峰的化学位移和积分面积分别设定为化学位移零点和定量标准。对于待测分子的谱峰选择，则根据测定的氢谱，尽量选择分辨率和信噪比均较好且归属明确的谱峰。

第三节　核磁共振技术在细菌荚膜多糖结构研究及质量控制中的应用

从细菌中提取纯化出的荚膜多糖，是多糖和多糖蛋白质结合疫苗的目标抗原，《中国药典》[9] 和其他药典将多糖的鉴别、特异基团含量、杂质等列为质控项目，规定了相关标准、最低值、限值，并推荐了相应的测试方法。

传统多糖质量控制是通过基于多糖免疫学和化学特征的一系列方法来进行的（表 28-2），但这些方法往往需要较长时间，对含量的检测准确度有限，无法真实反映多糖的结构特征。利用 NMR 技术，可以用一张谱图清晰地进行鉴别试验、特异基团含量检测、杂质含量检测，从而在保证更高准确度的同时，减少分析检测的时间。对于活化 / 衍生多糖，传统的化学显色法往往无法准确测定修饰程度，但 NMR 法对这些活性基团的测定是以氢原子的数量为基础的，数据是准确客观的。此外，核磁共振技术还可用于多糖纯化工艺开发过程中多糖结构正确性和批间一致性的确认，以及判断工艺相关杂质和产品相关杂质的留存情况。下文将对 NMR 在多糖结构研究上的应用，以及对不同种类荚膜多糖的质量控制进行介绍。

表 28-2　传统方法和 NMR 技术对多糖结合疫苗部分质控项目检测方法比较

质控项目	传统方法	NMR 技术
鉴别试验	免疫双扩散法、速率比浊法	一维氢谱比对端基区特征
多糖含量、特异基团测定	Hib：地衣酚法、磷测定法 流脑：间苯二酚法、磷测定法 肺炎：蒽酮硫酸法、糖醛酸测定法、甲基戊糖测定法、氨基己糖测定法 *O*- 乙酰基：Hestrin 法	一维氢谱定量端基质子、*O*- 乙酰基的甲基质子、甲基质子、*N*- 乙酰基的甲基质子

续表

质控项目	传统方法	NMR 技术
多糖衍生率测定	TNBS 法	一维氢谱定量连接剂、活性基团特征质子
C 多糖含量测定	未做规定	一维氢谱定量 C 多糖磷酸胆碱甲基质子、磷谱定量 C 多糖磷酸胆碱中磷元素
工艺杂质测定	苯酚：滴定法 乙醇、丙酮：残留溶剂测定法	一维氢谱测定特征质子

一、多糖 NMR 谱图解析和结构研究

糖类的一维 NMR 谱图，即使是简单寡糖的一维 NMR 谱图，都具有较高的复杂程度。谱图中 3.5~4.5 ppm 范围内的环质子区域，具有较为严重的信号重叠，难以指认，需要通过二维 NMR 技术进行解析。一些分辨率较好，且具有特征化学位移和耦合常数的谱峰，指认相对容易，例如单糖的端基质子（H–1）一般出现在 4.4~5.6 ppm 范围内，其中 α 构型糖 H–1 位于 5.0~5.6 ppm 之间，β 构型糖 H–1 位于 4.4~5.0 ppm 之间，不同化学位移端基质子对应不同的单糖残基。对于端基质子信号在一维氢谱中重叠的多糖，可结合二维 ^{1}H–^{13}C HSQC 谱图分析进行综合判断。除端基质子外，环状区（即单糖残基中的 2~6 号位）的质子信号（即单糖残基中的 H–2~H–6）也会出现在端基区域，例如 *N*–乙酰甘露糖的 H–2（4.3~4.7 ppm）和 α 构型的半乳糖醛酸的 H–5（4.6~5.0 ppm）。其他出现在较高场区域的环质子信号也有明显特征，如 β–葡萄糖的 H–2 出现在 3.3 ppm 左右，磷酸胆碱的甲基质子出现在 3.24 ppm；在更高场区域，则会出现修饰基团如 *N*-乙酰基甲基质子（2.1 ppm 左右）或 *O*–乙酰基甲基质子（2.2 ppm 左右）信号以及鼠李糖 H–6 信号（1.1~1.4 ppm）。

特征的 ^{13}C 化学位移也可以为谱峰指认提供重要依据，如端基 ^{13}C 化学位移一般在 100 ppm 左右，其中 α/β 呋喃糖的 C–1 位于 101~111 ppm，α–吡喃糖的 C–1 位于 91~101 ppm，β–吡喃糖的 C–1 位于 95~105 ppm。羰基碳，如糖醛酸羧基中的羰基碳以及 *N*–乙酰基和 *O*–乙酰基的羰基碳，化学位移在 170~180 ppm 之间。环状区的 ^{13}C 化学位移一般在 65~85 ppm 之间。

上述特征的 ^{1}H 和 ^{13}C 化学位移在多糖 NMR 谱图解析中具有重要的参考价值，以这些特征信号指认为起点，利用 ^{1}H–^{1}H COSY 谱，可以完成单糖残基内 1~6 号位 ^{1}H 信号的关联，再综合一维碳谱、^{1}H–^{1}H TOCSY 谱和 ^{1}H–^{13}C HSQC、HMBC 谱等，便能基本完成多糖谱峰指认和化学结构解析。在 NMR 谱图不能完全确定结构的情况下，还可以结合质谱、红外光谱等实验综合分析。

这里以 19A 型肺炎球菌荚膜多糖的氢谱解析[10]为例，说明上述谱图在多糖结构解析中的应用。化学方法和一维氢谱（图 28–5A）初步确定了 19A 型肺炎球菌荚膜多糖的重复结构单元为 →4）–β–D–Man*p*NAc–（1→4）–α–D–Glc*p*–（1→3）–α–L–Rha*p*–（1→P→，一维氢谱可以指认一些特征信号，如各个单糖残基的端基质子、N–乙酰基的甲基质子、Rha H–6 和杂多糖 C 多糖磷酸胆碱的甲基质子（图中标示为 C–PS）。除上述特征谱峰外，一维氢谱（图 28–5A）其他“指纹”区信号归属需综合一维和二维 NMR 谱图（图 28–5B~28–5E）来判断，已指认信号可作为二维谱图解析的起点，通过对 ^{1}H–^{1}H COSY 谱图（图 28–5B）的交叉峰进行相关性分析，可以指认三个单糖残基各自的 H–1 和 H–2，以及 Rha 的 H–6 和 H–5，其他位置质子的指认则需要利用 ^{1}H–^{1}H TOCSY 谱图来完成。TOCSY 实验可以关联残基内的所有质子，信号传递的远近与脉冲序列中的混合时间有关，一般情况下混合时间越长，信号传递得越远，也即在一个残基内与某一个质子关联的其他质子就越多。

在混合时间为 120ms 的 TOCSY 谱图中（图 28-5C），以各个单糖的 H-1 指认为起点，可以指认出其他质子信号，如 Rha 的 H-2 和 H-3，Glc 的 H-2、H-3、H-4 和 H-5，以及 Man 的 H-2 和 H-3，之后以 Man 的 H-2 为起点，可以指认 Man 的其他环质子。当混合时间为 180 ms 时，更长程的交叉峰可以被指认，如 Glc 的 H-6；而当混合时间增加到 200 ms 时，Rha 的全部环质子都能够得到指认（图 28-5D）。^{1}H-^{1}H NOESY 谱图（图 28-5E）可用来确认上述指认。

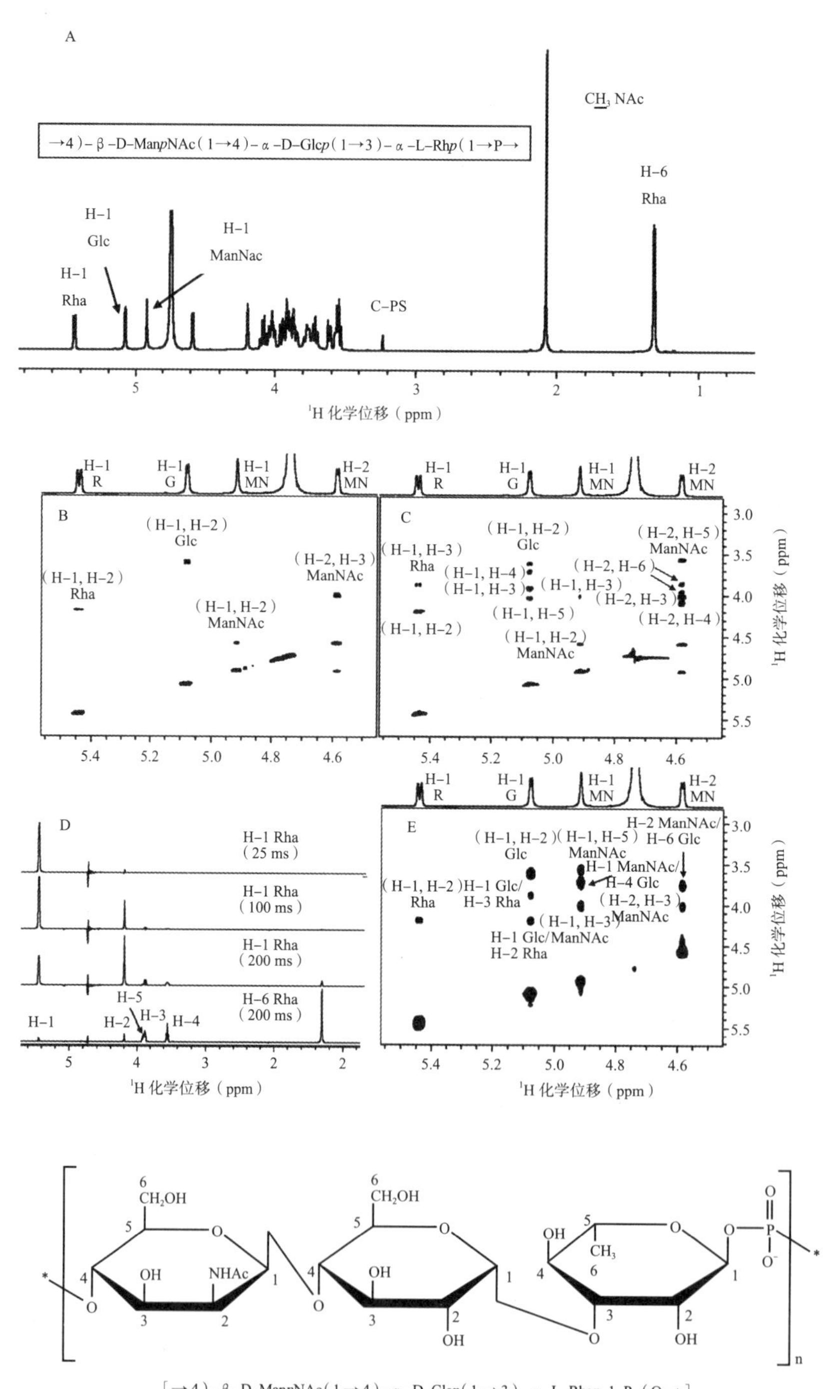

图 28-5　19A 型肺炎球菌荚膜多糖的 NMR 谱图和分子结构

A. 19A 型肺炎球菌荚膜多糖一维氢谱；B. ^{1}H-^{1}H COSY 谱图端基区域；C. ^{1}H-^{1}H TOCSY 谱图（120 ms 混合时间）端基区域；D. 不同混合时间下 TOSCY 谱图中 Rha 质子信号变化；E. ^{1}H-^{1}H NOESY 谱图（300 ms 混合时间）端基区域，谱图均在 600 MHz 谱仪和 303 K 温度采集[10]；F. 19A 型肺炎球菌荚膜多糖基本重复单元结构

二、多糖结构鉴别、定量及特异基团含量检测

1. 脑膜炎球菌多糖

根据荚膜多糖抗原结构组成不同，脑膜炎奈瑟菌（*Neisseria meningitidis*，Nm）分为 12 个血清群[11]（线性结构式见表 28–3）。12 个血清群中，A、B、C、W135、Y 和 X 群致病能力最强，除 B 群外，其他 5 种血清群荚膜多糖均可作为疫苗抗原，这 5 种血清群荚膜多糖的结构见图 28–6A，NMR 一维氢谱见图 28–6B，图 28–6B 中指认谱峰的具体化学位移见表 28–4。

表 28–3　12 个血清群脑膜炎球菌荚膜多糖线性结构式

群	基本重复单元结构
A	→6）–α–D–（3/4*O*Ac）ManNAc（1–PO_4→
B	→8）–α–D–NeuNAc（2→
C	→2）–α–D–（7/8*O*Ac）NeuNAc（9→
X	→4）–α–D–GlcNAc（1–PO_4→
Y	→6）–α–D–Glc（1→4）–α–D–（7/9*O*Ac）NeuNAc（2→
Z	→3）–α–D–GalNAc（1→1）–glycerol 3–PO_4→
29E	→7）–β–D–KDO（1→3）–α–D–GalNAc（1→
W135	→6）–α–D–Gal（1→4）–α–D–（7/9*O*Ac）NeuNAc（2→
H	→4）–α–D–Gal（1→2）–glycerol 3–PO_4→
I	→4）–α–L–GluNAcA（1→3）–β–D–（4*O*Ac）ManNAc（1→
K	→3）–β–D–（4*O*Ac）ManNAc（1→4）–β–D–ManNAc（1→
L	→3）–α–D–GlcNAc（1→3）–β–D–GlcNAc（1→3）–α–D–GlcNAc–1–PO_4→

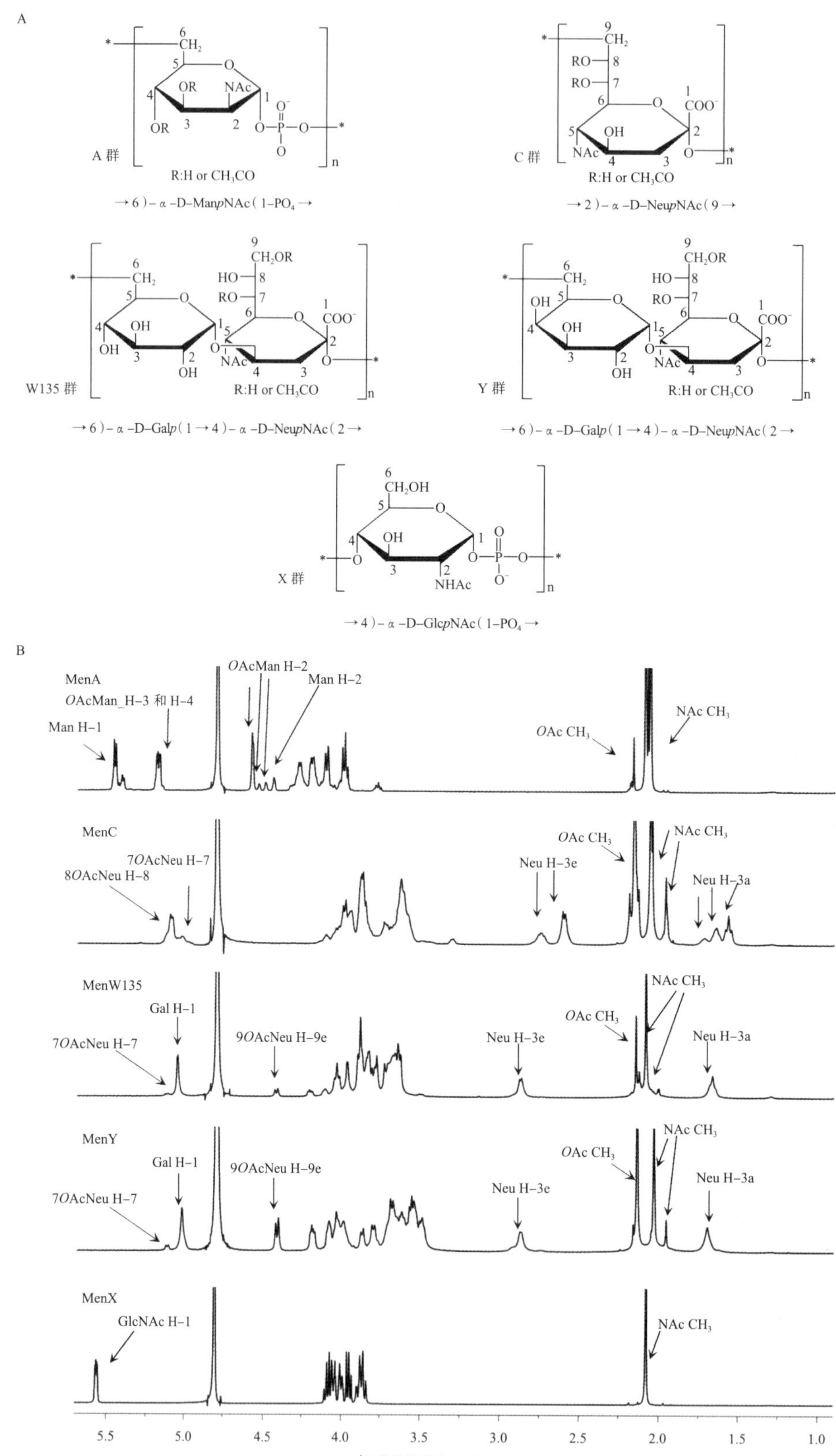

图 28-6　A、C、W135、Y、X 群脑膜炎球菌荚膜多糖的分子结构及 NMR 谱图

A. A、C、W135、Y、X 群脑膜炎球菌荚膜多糖基本重复单元结构；B. A、C、W135、Y、X 群脑膜炎球菌荚膜多糖一维氢谱，图中标出了部分谱峰及其指认，谱图在 600 MHz 谱仪和 298 K 温度采集

表 28-4　A、C、W135、Y、X 群脑膜炎球菌荚膜多糖 ¹H 化学位移

群	特征 ¹H 谱峰	¹H 化学位移（ppm）
A	H-1（ManNAc）	5.47
	H-3（3*O*AcManNAc）、H-4（4*O*AcManNAc）	5.20
	H-2（3*O*AcManNAc、4*O*AcManNAc）	4.59、4.55、4.50
	H-2（未 *O*- 乙酰化的 ManNAc）	4.45
	H-4（未 *O*- 乙酰化的 ManNAc）	3.78
	甲基（*O*Ac）	2.17
	甲基（ManNAc 的 NAc）	2.10、2.07
C	H-8（8*O*AcNeuNAc）	5.11
	H-7（7*O*AcNeuNAc）	5.03
	$H-3_{eq}$（7*O*AcNeuNAc）	2.75
	$H-3_{eq}$（紧邻 8*O*AcNeuNAc 的 8*O*AcNeuNAc）	2.61
	$H-3_{eq}$（紧邻 7*O*AcNeuNAc 的 8*O*AcNeuNAc）	2.60
	甲基（*O*Ac）	2.16
	甲基（8*O*AcNeuNAc 和未 *O*- 乙酰化的 NeuNAc 的 NAc）	2.06
	甲基（7*O*AcNeuNAc 的 NAc）	1.97
	$H-3_{ax}$（紧邻 7*O*AcNeuNAc 的 7*O*AcNeuNAc）	1.72
	$H-3_{ax}$（紧邻 8*O*AcNeuNAc 的 7*O*AcNeuNAc） $H-3_{ax}$（紧邻 7*O*AcNeuNAc 的 8*O*AcNeuNAc）	1.64
	$H-3_{ax}$（紧邻 8*O*AcNeuNAc 的 8*O*AcNeuNAc）	1.57
W135	H-7（7*O*AcNeuNAc）	5.13
	H-1（Gal）	5.06
	H-9（9*O*AcNeuNAc）	4.42
	H-9′（9*O*AcNeuNAc）	4.21
	H-9′（7*O*AcNeuNAc）	3.51
	$H-3_{eq}$（NeuNAc）	2.87
	甲基（7*O*NeuNAc 和 9*O*NeuNAc 的 *O*Ac）	2.15
	甲基（9*O*NeuNAc 和未 *O*- 乙酰化的 NeuNAc 的 NAc）	2.09
	甲基（7*O*NeuNAc 的 NAc）	2.01
	$H-3_{ax}$（NeuNAc）	1.67

续表

群	特征 ^{1}H 谱峰	^{1}H 化学位移（ppm）
Y	H-7（7*O*AcNeuNAc）	5.12
	H-1（Glc）	5.03
	H-9（9*O*AcNeuNAc）	4.41
	H-9′（9*O*AcNeuNAc）	4.20
	$H\text{-}3_{eq}$（NeuNAc）	2.88
	甲基（7*O*NeuNAc 和 9*O*NeuNAc 的 *O*Ac）	2.14
	甲基（9*O*NeuNAc 和未 *O*- 乙酰化的 NeuNAc 的 NAc）	2.04
	甲基（7*O*NeuNAc 的 NAc）	1.96
	$H\text{-}3_{ax}$（NeuNAc）	1.70
X	H-1（GlcNAc）	5.56
	甲基（NAc）	2.08

A、C、W135、Y、X 群脑膜炎球菌荚膜多糖的组成较为简单，结构单元均是 1~2 个单糖残基连接而成，各群间的差异在于单糖种类、糖苷键及修饰基团。*O*- 乙酰基是主要的修饰基团，出现在单糖残基的不同位置，如 A 群的 C3 和 C4 位，C 群的 C7 和 C8 位以及 Y、W135 群的 C7 和 C9 位[12]。*O*- 乙酰基的存在增加了多糖 NMR 谱图的复杂程度，使谱图特征更加明显，从而易于分辨多糖血清群，但同时造成了信号归属上的困难，例如，A 群脑膜炎球菌荚膜多糖呈现复杂的一维氢谱（图 28-7B），而无 *O*- 乙酰化的 X 群荚膜多糖一维氢谱（图 28-7A）则相对简单。利用 ^{1}H-^{1}H TOSCY 实验[10]（图 28-7C），参考易于指认的 A 群基本重复单元中甘露糖残基 H-2 的共振信号，可以完成整个谱图的解析。

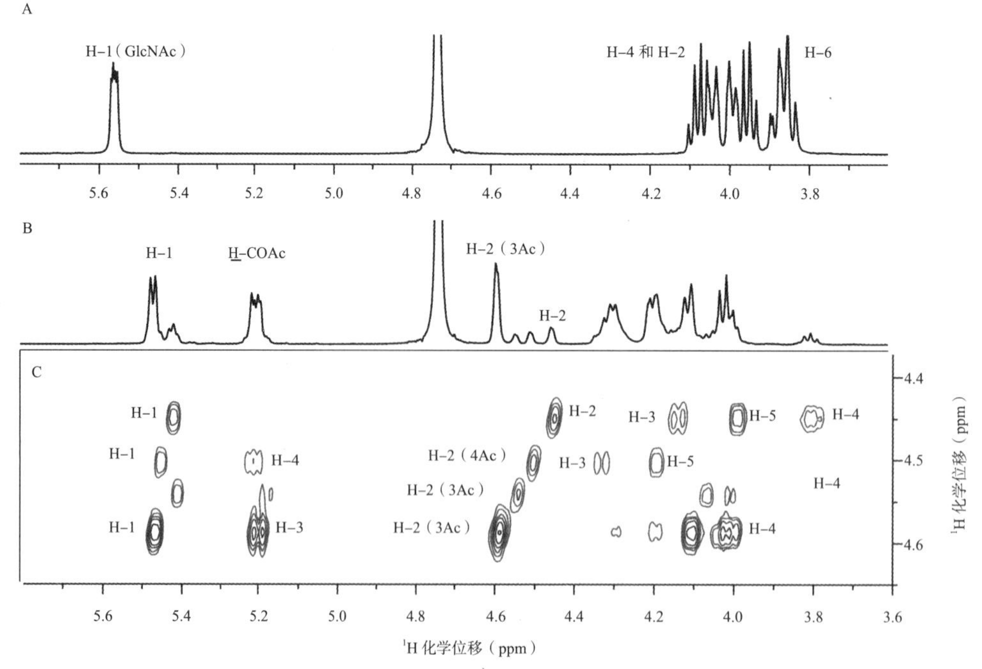

图 28-7　X 群、A 群脑膜炎球菌荚膜多糖 NMR 谱图

A. X 群脑膜炎球菌荚膜多糖一维氢谱；B. A 群脑膜炎球菌荚膜多糖一维氢谱；C. A 群脑膜炎球菌荚膜多糖 ^{1}H-^{1}H TOCSY 谱图，谱图在 600 MHz 谱仪和 298 K 温度采集

荚膜多糖中的 *O-* 乙酰基具有以下三个明显特点[13]：①荚膜多糖 *O-* 乙酰化的程度会随着菌体生长条件和制造工艺的变化而变化，使用强碱或弱碱处理荚膜多糖，*O-* 乙酰基的保留程度不同；②*O–* 乙酰基具有易脱落、易迁移的性质，在多糖溶液中会随着存放缓慢释放，反复冻融也会导致 *O–* 乙酰基丢失，Y 群、W135 群多糖的 *O–* 乙酰基容易从较不稳定的 C7 位迁移到较稳定的 C9 位；③*O-* 乙酰基被证实与诱导 A 群脑膜炎球菌荚膜多糖产生功能性免疫应答有关[14]，在小鼠免疫原性研究中发现，A 群脑膜炎球菌荚膜多糖疫苗诱导机体产生的抗体主要识别含有 *O-* 乙酰基的表位抗原，而不含 *O-* 乙酰基表位的抗原则使疫苗免疫原性明显丧失，其诱导功能性杀菌抗体的能力也丧失。因此 *O-* 乙酰基含量是荚膜多糖纯化和储存过程中受到重点关注的质量参数之一。

利用 NMR 方法可以确定荚膜多糖上 *O–* 乙酰基的含量或 *O-* 乙酰化程度。将天然多糖样品进行碱处理（加入适量 NaOD）去除 *O–* 乙酰基，通过样品一维氢谱中特征的醋酸根甲基质子信号来确定 *O-* 乙酰化程度是较为直观的方法（图 28–8B）。使用天然多糖的一维氢谱也可计算 *O-* 乙酰化程度，计算时所用的信号有多种选择，已发表文献对此进行了充分的讨论[15]，例如，计算 A 群脑膜炎球菌荚膜多糖的 *O-* 乙酰化程度（图 28–8A），可以将 *O-* 乙酰化的甘露糖残基 H–3 和 H–4 谱峰的面积（图 28–8A *O*AcMan H–3 和 H–4）与甘露糖残基 H–1 谱峰的面积（图 28–8A Man H–1）比较获得，也可以将 *O-* 乙酰化的甘露糖残基中 H–2 谱峰的面积（图 28–8A *O*AcMan 的 H–2）与 *O–* 乙酰化及未 *O–* 乙酰化的甘露糖残基 H–2 谱峰的面积（图 28–8A *O*AcMan H–2 和 Man H–2）对比来获得。

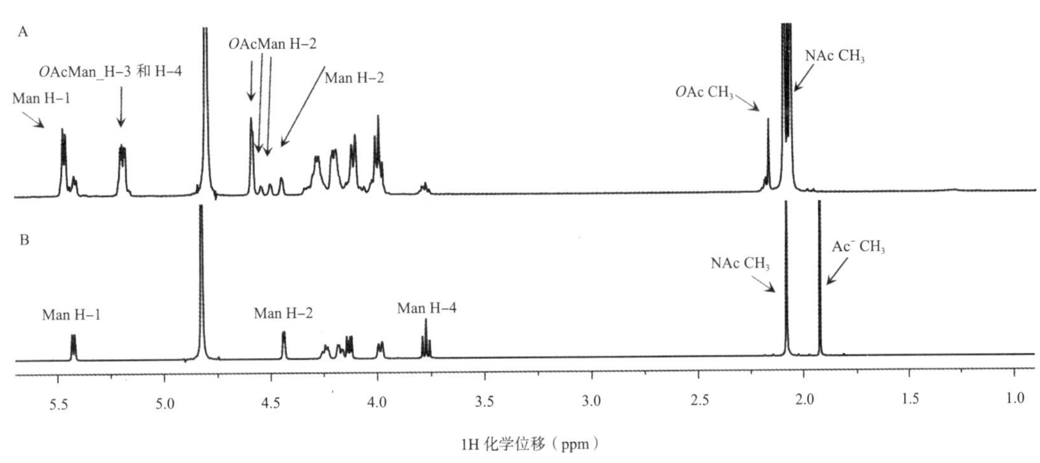

图 28–8　A 群脑膜炎球菌荚膜多糖 NMR 谱图

A. 天然多糖一维氢谱；B. 除去 *O–* 乙酰基多糖的一维氢谱，谱图在 600 MHz 谱仪和 298 K 温度采集

脑膜炎球菌多糖疫苗和多糖结合疫苗的制备中要求对唾液酸含量进行控制，推荐的检测方法是间苯二酚作为显色剂的化学显色法，除此之外，通过 NMR 一维氢谱对特征的 H–3e 谱峰进行积分定量也可以确定唾液酸的含量，两种方法所得结果具有可比性。除特异基团定量外，NMR 方法还可确定多糖含量。英国国家生物制品检定所（National Institute for Biological Standards and Control，NIBSC）使用定量核磁共振（quantitative NMR，qNMR）方法对第二代 C 群脑膜炎球菌多糖的含量进行了标定，将唾液酸特征的 H–3e 谱峰面积与内标 DSS–d6（已知摩尔浓度）甲基氢谱峰面积对比，可以推算出样品中唾液酸残基的摩尔浓度，即多糖基本重复单元的摩尔浓度，再与多糖基本重复单元相对分子质量相乘，即可得多糖质量浓度。*O–* 乙酰基修饰现象的存在，会影响到基本重复单元的相对分子质量，修饰程度越高，基本重复单元的相对分子质量也越大，因此，需要确定多糖的 *O-* 乙酰化程度，以便确定基本重复单元相对分子质量。将多糖水解除去 *O–* 乙酰基后，采集 NMR 谱图，比较醋

酸根甲基谱峰面积与N-乙酰基甲基谱峰面积，所得比值为*O*-乙酰化率，利用此*O*-乙酰化率计算基本重复单元相对分子质量即可。

2. 肺炎球菌多糖

到目前为止，在自然界中已发现的肺炎链球菌（*Streptococcus pneumoniae*，Spn）血清型超过90个，新血清型及其多糖结构还在被持续发现和确定中，这里列出了具有较强致病能力的24种肺炎球菌荚膜多糖结构简式[16]（表28-5）和肺炎球菌多糖疫苗组分一维氢谱端基区叠加图（图28-9）。肺炎球菌荚膜多糖的重复单元一般是2~7个单糖残基构成的直链或支链结构，部分型别包含磷酸甘油残基及*O*-乙酰基。组成各异和分子量大的特点赋予了不同型别多糖具有显著特征和易于彼此区分的NMR谱图。一些含有磷酸二酯键和多羟基醇的多糖，如19A/19F型，其NMR信号表现为分辨率高的窄峰，而一些含有较大取代基或支链的多糖，如23F、1和5型，其NMR信号则表现为较低分辨率的宽峰，仅采用一维NMR谱图难以完成信号指认，同时二维 ^1H-^1H 和 ^1H-^{13}C NMR谱图信号也会偏弱。提高测试温度或延长样品溶解时间，可以在一定程度上提高谱图的分辨率[17]。

表28-5　24种血清型肺炎球菌荚膜多糖基本重复单元线性结构式

型	基本重复单元结构
1	[→3)-α-D-Sug1*p*(1→4)-α-D-Gal*p*A(1→3)-α-D-Gal*p*A(1→]$_n$+(*O*Ac)
3	[→4)-β-D-Glc*p*(1→3)-β-D-Glc*p*A(1→]$_n$
4	[→3)-β-D-Man*p*NAc(1→3)-α-L-Fuc*p*NAc(1→3)-α-D-Gal*p*NAc(1→4)-α-D-Gal*p*(2,3-(s)-pyruvate)(1→]$_n$
5	[→4)-β-D-Glc*p*(1→4)-α-L-Fuc*p*NAc(1→3)-β-D-Sug2*p*(1→]$_n$ | α-L-Pne*p*NAc(1→2)-β-D-Glc*p*A(1→3)
6A	[→2)-α-D-Gal*p*(1→3)-α-D-Glc*p*(1→3)-α-L-Rha*p*(1→3)-D-Ribitol-5-PO_4^-]$_n$
6B	[→2)-α-D-Gal*p*(1→3)-α-D-Glc*p*(1→3)-α-L-Rha*p*(1→4)-D-Ribitol-5-PO_4^-]$_n$
7F	[→6)-α-D-Gal*p*(1→3)-β-L-2*O*Rha*p*(1→4)-β-D-Glc*p*(1→3)-β-D-Gal*p*NAc(1→]$_n$ | | β-D-Gal*p*(1→2) α-D-Glc*p*NAc(1→2)-α-L-Rha*p*(1→4)
9V	[→4)-α-D-2/3*O*Glc*p*A(1→3)-α-D-Gal*p*(1→3)-β-D-4/6*O*Man*p*NAc(1→4)-β-D-Glc*p*(1→4)-α-D-2/3*O*Glc*p*(1→]$_n$
14	[→4)-β-D-Glc*p*(1→6)-β-D-Glc*p*NAc(1→3)-β-D-Gal*p*(1→]$_n$ | β-D-Gal*p*(1→4)
18C	α-D-Glc*p*(1→2) | [→4)-β-D-Glc*p*(1→4)-β-D-Gal*p*(1→4)-α-D-Glc*p*(1→3)-α-L-Rha*p*(1→]$_n$+(*O*Ac) | 3-PO_4-2-Glycerol
19A	[→4)-β-D-Man*p*NAc(1→4)-α-D-Glc*p*(1→3)-α-L-Rha*p*-1-P-(O→]$_n$
19F	[→4)-β-D-Man*p*NAc(1→4)-α-D-Glc*p*(1→2)-α-L-Rha*p*-1-P-(O→]$_n$

续表

型	基本重复单元结构
23F	α -L-Rha*p*(1 → 2) [→ 4)- β -D-Glc*p*(1 → 4)- β -D-Gal*p*(1 → 4)- β -L-Rha*p*(1 →]n 3-PO_4-2-glycerol
8	[→ 4)- β -D-Glc*p*A(1 → 4)- β -D-Glc*p*(1 → 4)- α -D-Glc*p*(1 → 4)- α -D-Gal*p*(1 →]n
10A	β -D-Gal*p*(1 → 6) [→ 5)- β -D-Gal*f*-(1 → 3)- β -D-Gal*p*-(1 → 4)- β -D-Gal*p*NAc-(1 → 3)- α -D-Gal*p*(1 → 2)-D-Ribitol-(5 → OPO_3 →]n β -D-Gal*f*(1 → 3)
11A	[→ 4)- β -D-Glc*p*(1 → 6)- α -D-Gal*p*(1 → 3)- β -D-Gal*p*(1 →]n Glycerol-3-PO_4-(4-)- α -D-Glc*p*(1 → 4)　(*O*Ac)
12F	α -D-Gal*p*(1 → 3)　α -D-Glc*p*(1 → 2) - α -D-Glc*p*(1 → 3) [→ 4)- α -L-Fuc*p*NAc(1 → 3)- β -D-Gal*p*NAc(1 → 4)- β -D-Man*p*NAcA(1 →]n
15B	3-PO_4-2-Glycerol α -D-Gal*p*(1 → 2)- β -D-Gal*p*(1 → 4)　(*O*Ac) [→ 6)- β -D-Glc*p*NAc(1 → 3)- β -D-Gal*p*(1 → 4)- β -D-Glc*p*(1 →]n
22F	α -D-Glc*p*(1 → 3) [→ 4)- β -D-Glc*p*A(1 → 4)- β -L-2*O*Rha*p*(1 → 4)- α -D-Glc*p*(1 → 3)- α -D-Gal*f*(1 → 2)- α -L-Rha*p*(1 →]n
33F	[→ 3)- β -D-Gal*p*(1 → 3)- α -D-Gal*p*(1 → 3)- β -D-Gal*f*(1 → 3)- β -D-Glc*p*(1 → 5)- β -D-2*O*Gal*f*(1 →]n α -D-Gal*p*(1 → 2)
2	[→ 4)- β -D-Glc*p*(1 → 3)- α -L-Rha*p*(1 → 3)- α -L-Rha*p*(1 → 3)- β -L-Rha*p*(1 →]n α -D-Glc*p*A(1 → 6)- α -D-Glc*p*(1 → 2)
9N	[→ 4)- α -D-Glc*p*NAc-(1 → 4)- α -D-Glc*p*A-(1 → 3)- α -D-Glc*p*-(1 → 3)- β -D-Man*p*NAc-(1 → 4)- β -D-Glc*p*-(1 →]n
17F	[→ 3)- β -L-Rha*p* (1 → 4)- β -D-Glc*p* (1 → 3)- α -D-Gal*p* (1 → 3)- β -L-2*O*Rha*p* (1 → 4)- α -L-Rha*p* (1 → 2)-D-Arabinitol-(1-PO_4-]n β -D-Gal*p*(1 → 4)
20	β - D-2*O*Gal*f*-(1 → 4) [→ 3)- α -D-Glc*p*NAc-(1-PO_4-6)- α -D-Glc*p*-(1 → 6)- β -D-Glc*p*-(1 → 3)- β -D-5/6*O*Gal*f*-(1 → 3)- β -D-Glc*p*-(1 →]n α -D-Glc*p*-(1 → 6)

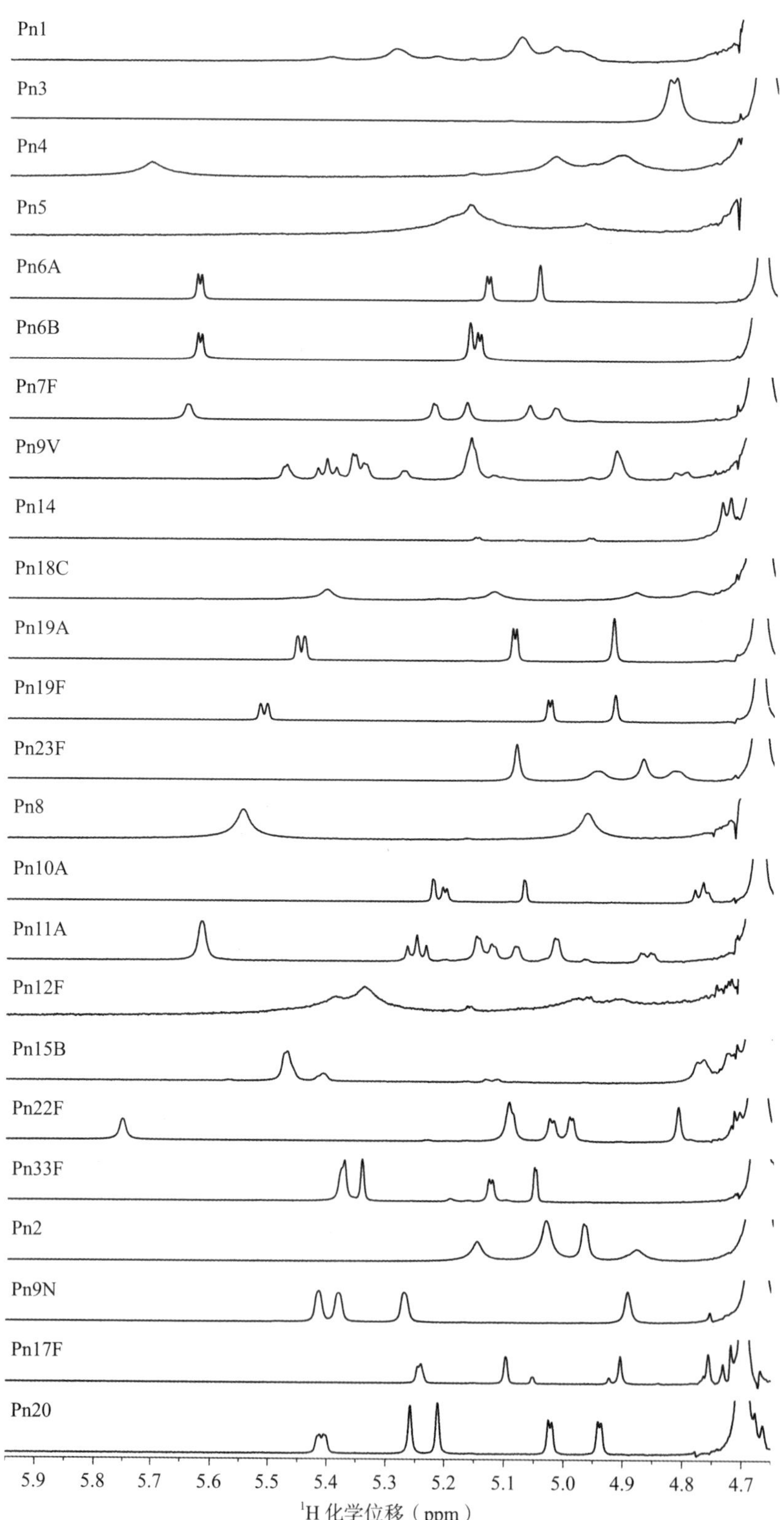

图 28-9　24 种血清型肺炎球菌荚膜多糖一维氢谱端基区叠加图

谱图在 600 MHz 谱仪和 310K 温度采集

和脑膜炎球菌荚膜多糖类似，部分血清型的肺炎球菌荚膜多糖也存在 *O*- 乙酰化现象，例如 1、7F、9V 和 11A 等。天然的 *O*– 乙酰化多糖一维氢谱较为复杂，其信号归属以及 *O*- 乙酰化位点和含量的测定可以通过对比分析天然多糖和除去 *O*– 乙酰基多糖的一维氢谱来完成[18]（图 28–10）。

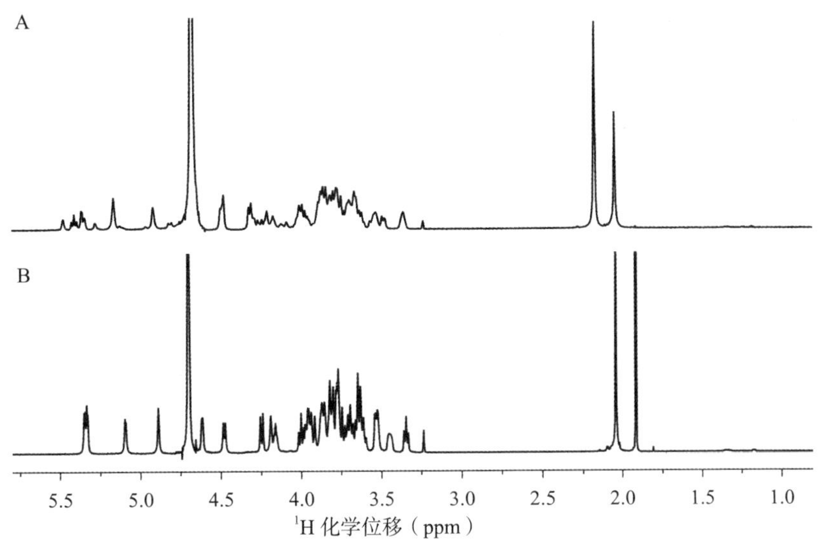

图 28-10　9V 型肺炎球菌荚膜多糖 NMR 谱图

A. 天然多糖一维氢谱；B. 除去 *O*- 乙酰基多糖的一维氢谱，谱图在 600 MHz 谱仪和 310 K 温度采集

NMR 谱图可以用来定量肺炎球菌荚膜多糖中特异糖的含量，例如使用 qNMR 方法测定 19A 或 19F 型肺炎球菌多糖中甲基戊糖和氨基己糖的含量（图 28-11），选择适当的内标、样品浓度和测试参数，获得的定量结果较化学显色法误差更小，更加接近真实值。肺炎球菌多糖含量也可使用 qNMR 方法获得，有学者尝试计算了 6B、10A、17A、19A、19F 和 20 型肺炎链球菌荚膜多糖的含量[19]，分别选定各型荚膜多糖氢谱中能够代表多糖的特征峰（如某单糖残基的端基质子谱峰），采用第二节所述方法，通过对比分析特征峰与内标峰面积，即可计算获得多糖含量。对于不含 *O*- 乙酰基取代基的多糖，基本重复单元相对分子质量明确，因此可直接计算多糖含量，但对于含有 *O*- 乙酰基的 17F 和 20 型多糖，则需要分别计算 *O*- 乙酰基的含量和多糖残基的含量，相加即得多糖含量。

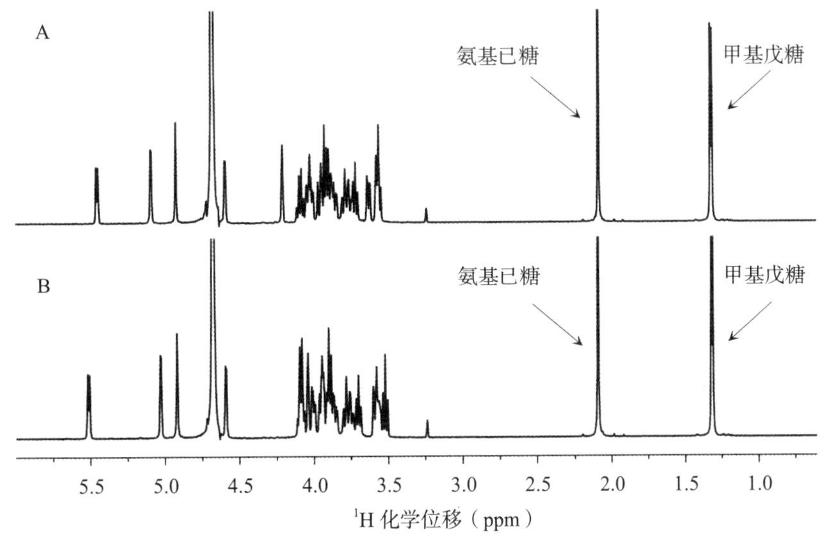

图 28-11　用于甲基戊糖和氨基已糖含量测定的 NMR 谱图

A. 19A 型肺炎球菌多糖一维氢谱；B. 19F 型肺炎球菌多糖一维氢谱。谱图在 600 MHz 谱仪和 310 K 温度采集

NMR 技术可以用来解析新发现的肺炎球菌血清型荚膜多糖的结构，如 23A 型荚膜多糖[10]，溶解后其一维氢谱信号均是宽峰（图 28-12B），二维 NMR 谱图相关峰变得很弱或者消失，无法归属。当样品经过超声处理后，一维氢谱呈现较高分辨率的窄峰信号（图 28-12C），通过解析二维谱图，基

本上可以确定 23A 型荚膜多糖的基本重复单元结构是→ 4）-β-D-Glc*p*-（1 → 3）-[[α-L-Rha*p*-（1 → 2）]-[Gro-（2 → P → 3）]-β-D-Gal*p*-（1 → 4）]-β-L-Rha*p*-（1 →。由于空间位阻的存在，双取代的 2，3-Gal 的构型难以确认，根据 H-1 化学位移 5.17 ppm 推测其构型为 α，而利用 ^{1}H-^{1}H NOESY 谱图中所显示的 H-1、H-3 和 H-5 之间的空间距离关系，推测 Gal 更符合 β 构型。将多糖进行 Smith 降解后，对降解产物 β-D-Galp-（1 → 4）-β-L-Rhap-（1 → 2）-threitol 的一维氢谱进行谱峰指认（图 28-12D），可确定 β-L-Rha H-1（4.77 ppm）及 H-6（1.37 ppm）和 β-D-Gal H-1（4.64 ppm）的特征峰，证明了 Gal 的构型为 β 构型。

C 多糖（C polysaccharide，C-PS）是一种存在于所有肺炎球菌细胞壁中的多糖，在荚膜多糖制备过程中作为一种杂质需要被除去。C 多糖结构中磷酸胆碱（图中标注为 PCho）的质子信号位于 3.23 ppm（图 28-12A），有别于荚膜多糖的信号，可以作为判断荚膜多糖中 C 多糖残留的特征峰和标志。

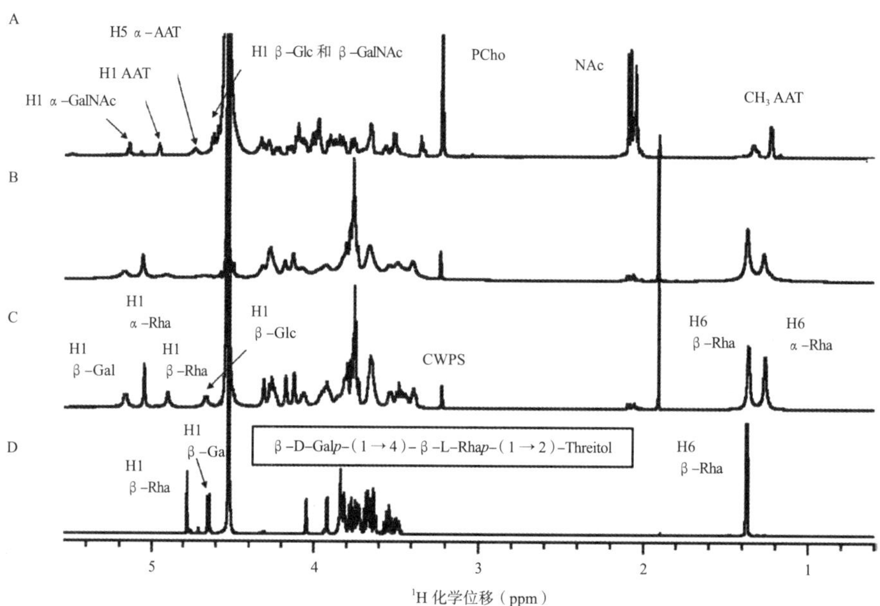

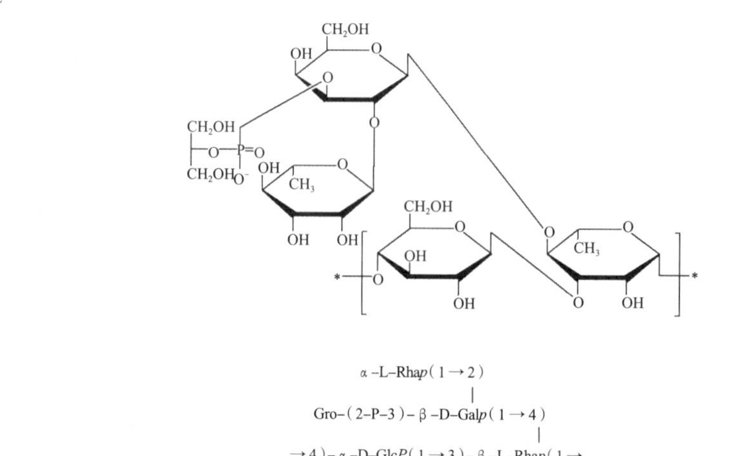

图 28-12　C 多糖的 NMR 谱图和 23A 型肺炎球菌荚膜多糖的 NMR 谱图及分子结构

A. C 多糖的一维氢谱；B. 23A 型肺炎球菌荚膜多糖的一维氢谱；C. 超声处理后的 23A 型肺炎球菌荚膜多糖的一维氢谱；D. Smith 降解处理后的 23A 型荚膜多糖寡糖产物的一维氢谱，谱图在 600 MHz 谱仪和 323 K 温度下采集[10]；E. 23A 型肺炎球菌荚膜多糖基本重复单元结构

3. b 型流感嗜血杆菌多糖

b 型流感嗜血杆菌（*Haemophilus influenzae* type b，Hib）荚膜多糖的重复结构单元（图 28–13B）是→3）–β–D–Rib*f*-（1→1）–D–Ribitol–5–（P→，该荚膜多糖的一维氢谱[20]（图 28–13A）具有明显特征，其低场区除了水峰外仅有两个谱峰，分别为 Rib H–1 和 H–3，其余信号则集中在 3.5~4.5 ppm。上述谱图特征可以用来鉴定纯化的 b 型流感嗜血杆菌荚膜多糖，以及评价 b 型流感嗜血杆菌荚膜多糖批间一致性。b 型流感嗜血杆菌荚膜多糖中核糖的含量可以利用 Rib H–1 信号通过 qNMR 计算获得。

A

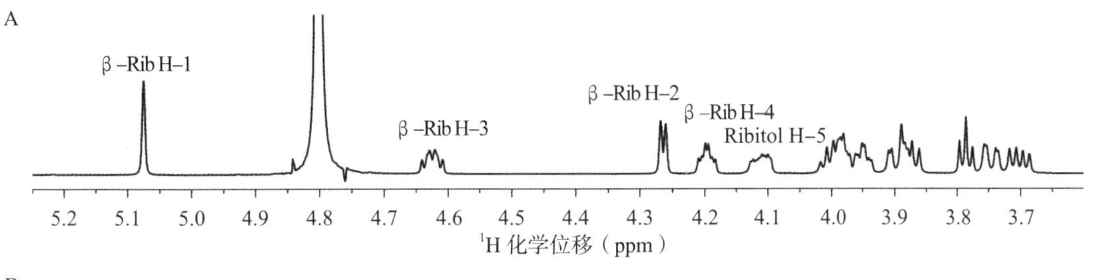

B

图 28–13 b 型流感嗜血杆菌荚膜多糖的 NMR 谱图和分子结构

A. b 型流感嗜血杆菌荚膜多糖一维氢谱，谱图在 600 MHz 谱仪和 298 K 温度下采集；B. b 型流感嗜血杆菌荚膜多糖重复单元结构

4. 伤寒沙门菌多糖

伤寒沙门菌（*Salmonella enterica* serovar Typhi，*S.* typhi）荚膜多糖的重复单元结构是→）–α–D–（3*O*Ac）Gal*p*NAcA–（1→，其中含有的 *O*– 乙酰基被认为与免疫原性高度相关。NMR 方法可用于鉴定该多糖及确定 *O*– 乙酰基的含量，主要通过对比分析天然多糖及除去 *O*– 乙酰基多糖的一维 NMR 氢谱（图 28–14）实现。除去 *O*– 乙酰基后，获得了更高分辨率的 NMR 谱图，*O*– 乙酰基的含量可以通过对比醋酸根甲基氢与 N– 乙酰基的甲基氢信号的积分面积获得[17]。

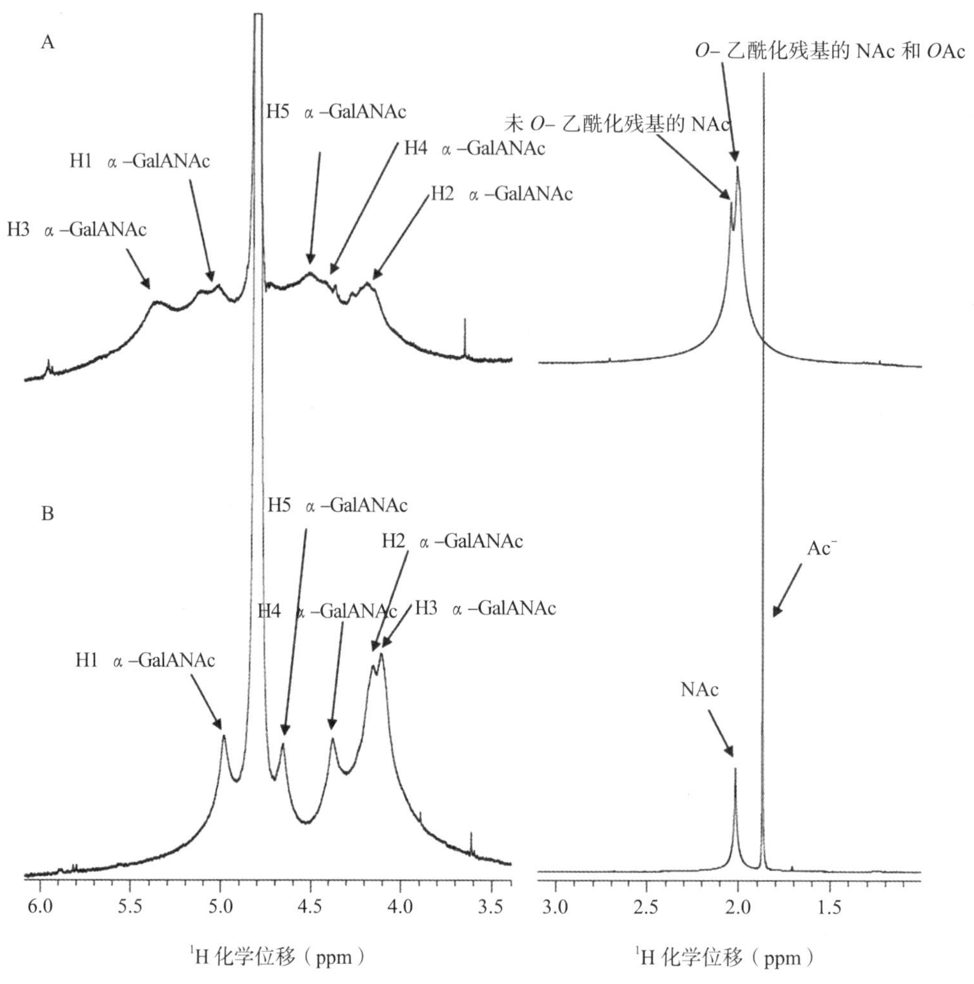

图 28-14 伤寒沙门菌荚膜多糖的 NMR 谱图

A. 天然多糖一维氢谱；B. 除去 *O*- 乙酰基的多糖一维氢谱，图中标出了部分信号的指认[17]

5. B 族链球菌多糖

B 族链球菌（Group B *streptococcus*，GBS）是新生儿败血症和脑膜炎的主要致病菌，新生儿易从携带病菌的母体处感染。目前发现并确认了 10 种 GBS 血清型及荚膜多糖结构（Ⅰa、Ⅰb，Ⅱ ~ Ⅸ，结构见表 28-6）[10, 21]。唾液酸残基、半乳糖残基和葡萄糖残基是各型的共有成分，唾液酸残基与 GBS 荚膜多糖的免疫原性高度相关。各型多糖一维氢谱（图 28-15A）均包含唾液酸 H-3e（2.7 ppm 左右）和 H-3a（1.8 ppm 左右）的信号，以及 *N*- 乙酰基甲基氢信号（2.1 ppm 左右）。Ⅷ型一维氢谱中 1.5 ppm 化学位移处谱峰，属于其独有的鼠李糖残基 H-6。

上述特征谱峰在 NMR 谱图中能够被快速归属，而进一步解析不同血清型 GBS 荚膜多糖的一维氢谱，则需要结合其他类型 NMR 实验来完成[10]，例如Ⅲ型 GBS 荚膜多糖，可通过一维 TOCSY 实验来完成葡萄糖残基 H-1 至 H-6 及半乳糖残基 H-1 至 H-4 的谱峰指认（图 28-15B~ 图 28-15E），对应的碳原子化学位移则通过二维 ^{1}H-^{13}C HSQC-TOCSY 实验来指认（图 28-15G）。

表 28-6　GBS Ⅰa、Ⅰb，Ⅱ～Ⅸ型荚膜多糖重复单元结构

型	基本重复单元结构
Ⅰa	[→4)-β-D-Gal*p*(1→4)-β-D-Glc*p*(1→]n α-D-Neu*p*NAc(2→3)-β-D-Gal*p*(1→4)-β-D-Glc*p*NAc(1→3)
Ⅰb	[→4)-β-D-Gal*p*(1→4)-β-D-Glc*p*(1→]n α-D-Neu*p*NAc(2→3)-β-D-Gal*p*(1→3)-β-D-Glc*p*NAc(1→3)
Ⅱ	α-D-Neu*p*NAc(2→3)　　β-D-Gal*p*(1→6) [→3)-β-D-Glc*p*(1→2)-β-D-Gal*p*(1→4)-β-D-Glc*p*NAc(1→3)-β-D-Gal*p*(1→4)-β-D-Glc*p*(1→]
Ⅲ	[→6)-β-D-Glc*p*NAc(1→3)-β-D-Gal*p*(1→4)-β-D-Glc*p*(1→]n α-D-Neu*p*NAc(2→3)-β-D-Gal*p*(1→4)
Ⅳ	[→4)-α-D-Glc*p*(1→4)-β-D-Gal*p*(1→4)-β-D-Glc*p*(1→]n α-D-Neu*p*NAc(2→3)-β-D-Gal*p*(1→4)-β-D-Glc*p*NAc(1→6)
Ⅴ	α-D-Neu*p*NAc(2→3)-β-D-Gal*p*(1→4)-β-D-Glc*p*NAc(1→6) β-D-Glc*p*(1→3) [→4)-α-D-Glc*p*(1→4)-β-D-Gal*p*(1→4)-β-D-Glc*p*(1→]n
Ⅵ	[→6)-β-D-Glc*p*(1→3)-β-D-Gal*p*(1→4)-β-D-Glc*p*(1→]n α-D-Neu*p*NAc(2→3)-β-D-Gal*p*(1→3)
Ⅶ	α-D-Neu*p*NAc(2→3)-β-D-Gal*p*(1→4)-β-D-Glc*p*NAc(1→6) [→4)-α-D-Glc*p*(1→4)-β-D-Gal*p*(1→4)-β-D-Glc*p*(1→]n
Ⅷ	[→4)-α-D-Gal*p*(1→4)-β-L-Rha*p*(1→4)-β-D-Glc*p*(1→]n α-D-Neu*p*NAc(2→3)
Ⅸ	α-D-Neu*p*NAc-(2→3)-β-D-Gal*p*-(1→4)-β-D-Glc*p*NAc-(1→6) [→4)β-D-Glc*p*NAc-(1→4)-β-Gal*p*-(1→4)-β-Glc*p*-(1→]n

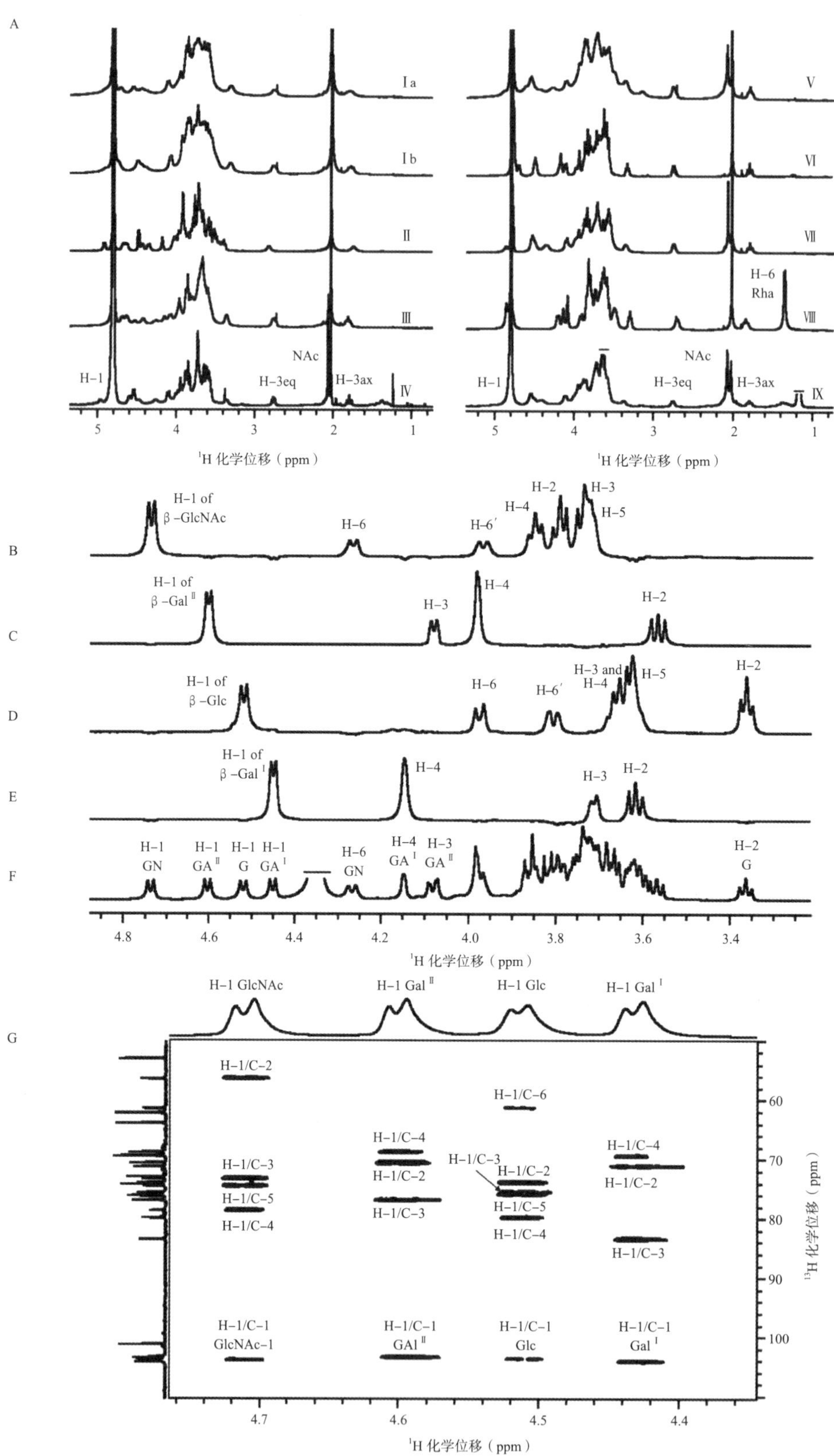

图 28-15　各型 GBS 荚膜多糖的 NMR 谱图

A. GBS Ⅰa、Ⅰb 和Ⅱ～Ⅸ型多糖的一维氢谱，谱图在 400 MHz 谱仪和 298 K 温度下采集[10]; B~F. Ⅲ型 GBS 荚膜多糖中（B）氮乙酰葡萄糖残基（C）半乳糖（支链）残基（D）葡萄糖残基（E）半乳糖（主链）残基的一维 TOCSY 氢谱（F）Ⅲ型 GBS 荚膜多糖一维氢谱，谱峰归属标示于图中，谱图 B~F 在 600 MHz 谱仪和 343 K 温度下采集[10]； G. Ⅲ型 GBS 荚膜多糖 $^{1}H-^{13}C$ HSQC-TOCSY 谱图的端基区域，谱图在 600 MHz 谱仪及 323 K 温度下采集[10]

核磁共振技术还可用于判断 GBS 细胞壁中另一种杂质多糖即细胞壁多糖在荚膜多糖纯化过程中是否被除净，该细胞壁多糖中含有鼠李糖残基，其 H-6 信号可以作为细胞壁多糖残留的特征谱峰[10]。

三、杂质鉴别及定量

1. C 多糖定量

C 多糖是一种存在于肺炎球菌细胞壁的多糖抗原，与细胞壁肽聚糖共价连接，是肺炎球菌多糖或多糖结合疫苗制备中需要去除并控制含量的杂质之一。C 多糖与肺炎球菌荚膜多糖具有类似的结构组成形式，均以不同残基构成的基本重复单元共价连接而成。C 多糖的基本重复单元包含 4 个单糖残基、1 个核糖醇残基、1 个磷酸残基和 1 或 2 个磷酸胆碱，磷酸胆碱个数的差异将 C 多糖区分为两类，分别存在于不同型别的肺炎球菌细胞壁中。

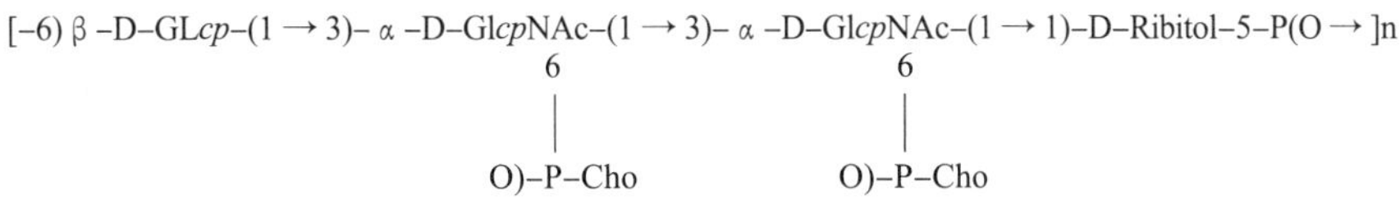

图 28-16 C 多糖基本重复单元线性结构

定量肺炎球菌荚膜多糖中的杂质 C 多糖，有几种方法可供选择。Talaga 等人[22]提供了一种使用离子色谱的方法，即以纯化的 C 多糖作为标准品，将样品和标准品的水解产物中的核糖醇作为定量对象，间接确定样品中 C 多糖的含量。上述方法本质是定量核糖醇，不适用于 6A、6B 和 10A 型等自身含有核糖醇的荚膜多糖，另外，该方法使用的 C 多糖标准品仅含一个磷酸胆碱，对于定量含两个磷酸胆碱的 C 多糖仍存在问题。将磷酸胆碱作为定量对象的核磁共振氢谱和磷谱方法也是定量 C 多糖的可选方法。各型荚膜多糖的一维氢谱中，3.24 ppm 化学位移处为磷酸胆碱甲基质子信号，该谱峰为分辨率高的窄峰，在大多数型别的氢谱中能够与邻近谱峰达到基线分离，是良好的定量参考，但仅依靠该信号无法确定磷酸胆碱的个数；结合定量核磁共振磷谱[23]，选择合适的内标并优化测试参数，可以确定 C 多糖的种类并实现定量。由于磷谱的灵敏度要远低于氢谱，当 C 多糖的含量较低时，需设定足够扫描次数以提高信噪比，从而保证定量的准确性，如此会耗费较长时间，使用高灵敏度的超低温探头可极大节省 NMR 实验时间。

2. 残留纯化试剂鉴别

多糖 / 多糖结合疫苗制备过程中使用的外源试剂，经过多步纯化后，残留量极低，需要采用高灵敏的检测方法来确定其残留量。一维氢谱具有高灵敏度，通过对氢谱中残留试剂特征信号的分析，即可实现对残留试剂进行鉴别和定量，例如多糖纯化过程中使用的纯化试剂乙醇（ethanol，EtOH）、十六烷基三甲基溴化铵（hexadecyltrimethylammonium bromide，CTAB）和脱氧胆酸钠（sodium deoxycholate，DOC）等，可使用一维氢谱法来检测。乙醇甲基质子在化学位移 1.19 ppm 附近呈现三重峰，CTAB 在 3.14 ppm 和 1.29 ppm，DOC 在 0.72 ppm 具有分辨率良好的特征峰，以上谱峰与多糖信号互不干扰，可以作为以上残留试剂鉴定的标志。

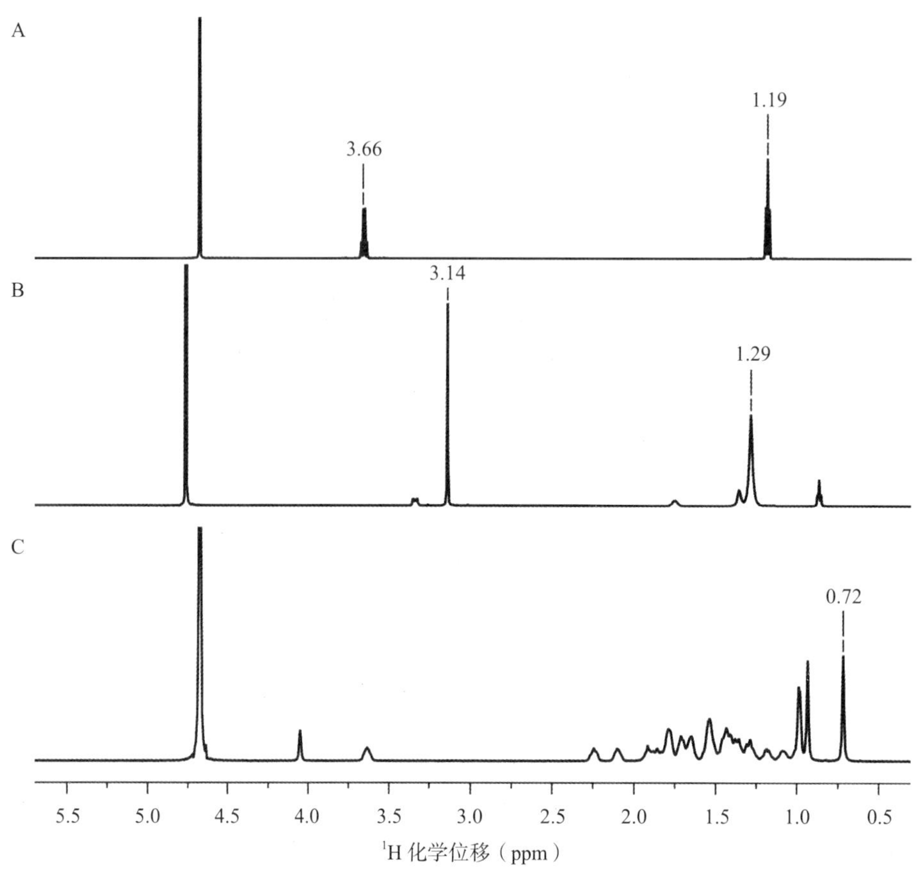

图 28-17　残留试剂的 NMR 谱图

EtOH、CTAB 和 DOC 的一维氢谱，谱图在 600 MHz 谱仪采集

第四节　核磁共振技术在多糖结合工艺过程和结合物原液研究中的应用

多糖及多糖结合疫苗的质量控制，除了对作为重要中间体的荚膜多糖进行质量检测外，还应对工艺过程进行控制。多糖进入结合工艺的过程，将经历降解、活化、衍生和结合等多个步骤，其结构可能会发生变化，NMR 是研究分子结构的重要技术，通过 NMR 谱图分析可以判断多糖结构在结合过程中是否变化，如果变化，其是否影响多糖的完整性和免疫原性。本节将围绕 NMR 技术在结合工艺过程和结合物原液研究中的应用进行简要介绍。

多糖经活化或衍生后与蛋白质结合，这是结合疫苗制备的重要步骤，核磁共振技术可对该结合过程进行检测，如计算多糖衍生率。已二酸二酰肼（adipic dihydrazide，ADH）是一种常用的衍生化试剂，其肼基可与活化后的荚膜多糖结合生成衍生多糖，一维 NMR 氢谱可用于确定衍生多糖中 ADH 的含量，从而计算衍生率，是化学显色法测定衍生率的补充。对比分析 ADH、天然多糖和衍生多糖的一维氢谱（图 28-18A），可获得 ADH 亚甲基质子在衍生多糖谱图中的化学位移指认（在图 28-18A 中用箭头标出），将 ADH 亚甲基质子信号与多糖特征信号的峰面积进行对比分析，即可获得衍生多糖的衍生率，该峰面积比值表示衍生多糖中 ADH 摩尔数与多糖基本重复单元摩尔数的比值。在加入已知浓度内标的情况下，也可计算衍生多糖中 ADH 质量占多糖质量的百分比，该结果可与化学显色法测得的衍生多糖衍生率进行对比。脑膜炎球菌衍生多糖（图 28–18C）和天然多糖（图 28–18B）的二维 ^{1}H–^{13}C HSQC 谱图中，两者谱峰分布基本一致，说明衍生步骤对天然多糖的结构没有明显影响，衍生多糖谱图中多出的信号来自连接在多糖上的 ADH。

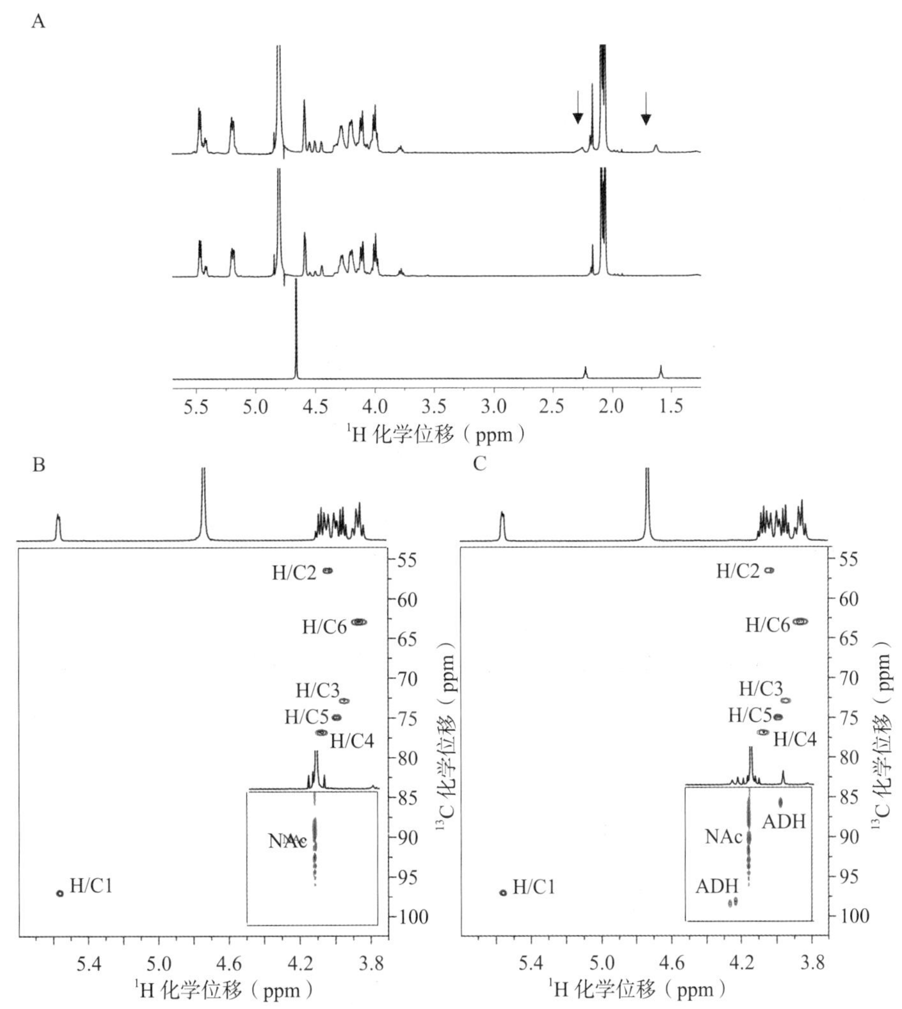

图 28–18　脑膜炎球菌荚膜多糖天然多糖和衍生多糖的 NMR 谱图

A. 从上至下分别为 A 群脑膜炎球菌衍生多糖、天然多糖、ADH 的一维氢谱，谱图在 600 MHz 谱仪和 298 K 温度采集；B,C. X 群脑膜炎球菌荚膜多糖天然多糖和衍生多糖的 ^{1}H–^{13}C HSQC 谱图，谱图在 600 MHz 谱仪和 303 K 温度采集

NMR 方法可以用于确定多糖蛋白质结合疫苗的多糖 / 蛋白质比值。结合物的一维氢谱中蛋白质的谱峰较宽，加入尿素、盐酸胍或碱使蛋白质变性后，芳香氨基酸侧链呈现分辨率高的窄峰，与多糖信号类似，通过峰面积或峰高可以确定结合物的多糖 / 蛋白质比值[24]。

多糖的降解、解聚和释放会造成多糖抗原免疫原性降低，核磁共振技术可以监测该现象是否发生。多糖降解产生新的末端基团，其 NMR 谱峰窄，分辨率高，易于指认，例如 b 型流感嗜血杆菌荚膜多糖基本重复单元任一端的磷酸二酯键断裂均会造成多糖降解，降解产生的磷酸基团与核糖残基 2 号位羟基反应形成五元环磷腺苷中间体，该中间体 H–1、H–2 和 H–3 在低场区具有特征信号，可以与多糖信号区分开来[14]（图 28–19）。NMR 技术还可以检测多糖在结合过程中的微小变化，如多糖的氧化程度和位置[25]。图 28–20B 中，经高碘酸氧化的 b 型流感嗜血杆菌荚膜多糖产生的水合醛（$-CH(OH)_2$）和邻近的亚甲基质子信号（$-CH_2CH(OH)_2$），可以被区分和指认；b 型流感嗜血杆菌荚膜多糖经水解和还原胺化后，产生胺化的核糖醇，其亚甲基（$-ribitol-CH_2NH_2$）在氢谱（图 28–20C）中的信号可被指认。

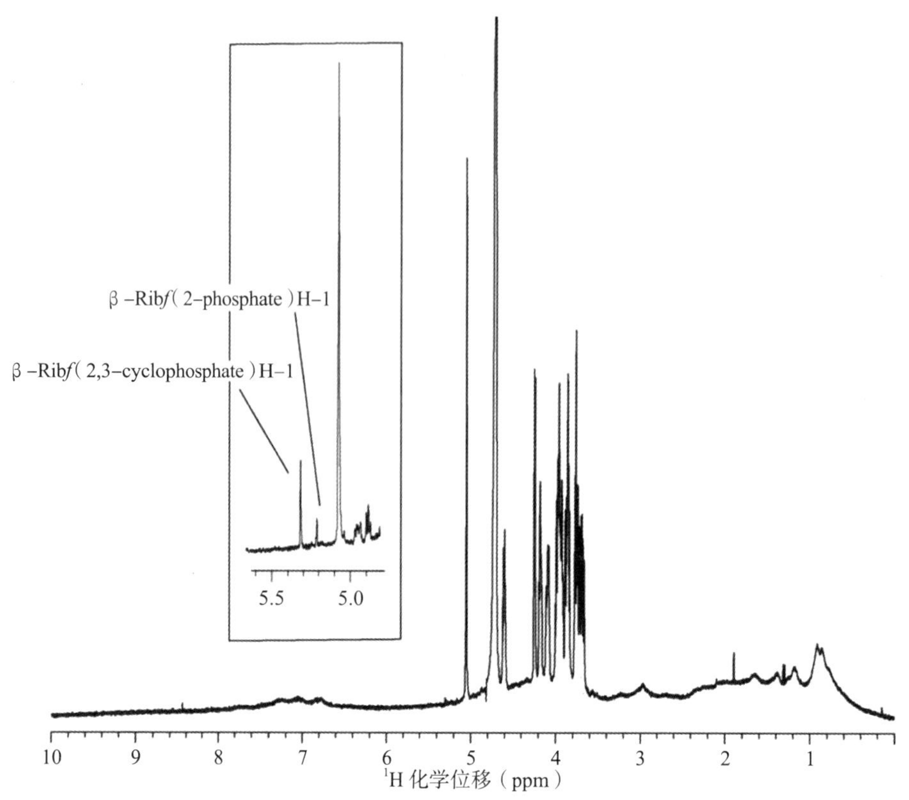

图 28-19　Hib-CRM197 结合疫苗的一维氢谱，谱图在 500 MHz 谱仪和 303 K 温度采集[14]

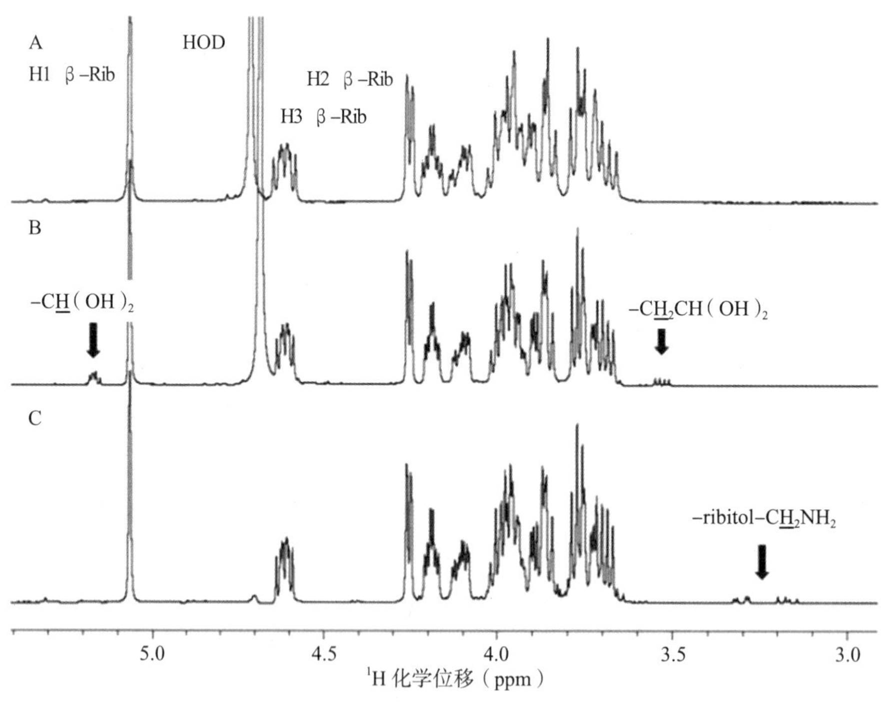

图 28-20　Hib 荚膜多糖天然多糖和中间体的 NMR 谱图

A. Hib 天然荚膜多糖的一维氢谱；B,C. Hib 荚膜多糖反应中间体一维氢谱[25]

多糖及多糖结合疫苗研发过程中需要关注多糖抗原在产品制备各个阶段的变化，如结构的完整性和正确性，尤其是易变基团如 *O*- 乙酰基的位置和含量是否发生变化。应用全细胞 NMR 技术对菌体细胞进行检测[26]，可以确定荚膜多糖在细胞壁表面的表达情况，也可使用 NMR 技术对结合物和成品进行测试，以研究多糖抗原在结合物和成品中结构的完整性和正确性。如图 28–21，A 群脑膜炎球菌的 NMR 氢谱中可以清晰指认 A 群多糖 H–1、H–3 和 H–4 谱峰，而结合物氢谱中，载体蛋白质的信号强度虽然极低，但不影响多糖信号的指认，归属的多糖信号可用于确认多糖结构在结合物中的完整性，而结合物中 *O*– 乙酰基的保留情况，也可通过该谱图计算获得；成品的 NMR 谱图中，可以指认 A、C、W135 和 Y 群多糖的信号（图 28–21A，图中标示为 A 群多糖信号），确认四种多糖抗原在成品中的存在情况。

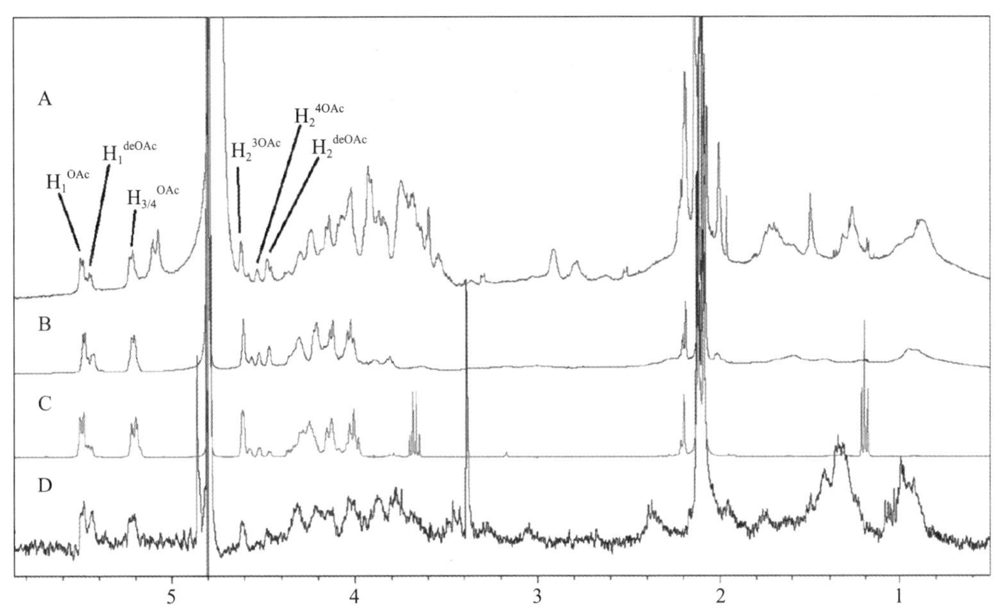

图 28–21　脑膜炎球菌结合疫苗产品研发各个阶段一维氢谱

A. 结合疫苗成品一维氢谱；B. A 群脑膜炎球菌多糖结合物一维氢谱；C. A 群脑膜炎球菌纯化多糖一维氢谱；D. A 群脑膜炎球菌细菌细胞株一维氢谱，谱图在 400 MHz 谱仪和 298 K 温度采集[26]

一维氢谱、碳谱和磷谱，结合二维同核和异核实验所提供的结构信息，是进行多糖结构鉴定和类型鉴别的基础，与其他结构表征技术如红外光谱、质谱、X– 射线衍射光谱等相结合，则能够用于研究复杂多糖的空间结构。在细菌多糖疫苗和细菌多糖结合疫苗的基础研究和应用生产中，NMR 技术在各个方面都发挥着作用，包括多糖结构鉴定、类型鉴别、成分分析和纯度测定等。现代 NMR 技术与传统检测方法互为补充和结合，将会更加有效地服务于细菌多糖疫苗质量控制。

（姚宏伟，胡　浩，马丰云）

参考文献

［1］HARRIS R K. Nuclear Magnetic Resonance Spectroscopy［M］. 2nd ed. London：Longman Scientific & Technical；J. Wiley，Eastern，1986.

［2］BECKER E D. A brief history of nuclear magnetic resonance［J］. Analytical Chemistry，1993，65（6）：295–302.

［3］FREEMAN R. A short history of NMR［J］. Chemistry of Heterocyclic Compounds，1995，31（9）：1004–1005.

［4］CLARIDGE T D W. High–Resolution NMR Techniques in Organic Chemistry［M］. 3rd ed. Amsterdam：

Elsevier, 2016.

[5] 宁永成. 有机波谱学谱图解析 [M]. 北京：科学出版社, 2010：1–2.

[6] RICHARDS J C, PERRY M B, KNISKERN P J. Structural analysis of the specific capsular polysaccharide of Streptococcus pneumoniae type 22F [J]. Canadian Journal of Chemistry, 1989, 67(6): 1038–1050.

[7] JONES C, LEMERCINIER X. Full NMR assignment and revised structure for the capsular polysaccharide from Streptococcus pneumoniae type 15B [J]. Carbohydrate Research, 2005, 340: 403–409.

[8] ZARTLER E R, PORAMBO R J, ANDERSON C L, et al. Structure of the capsular polysaccharide of pneumococcal serotype 11A reveals a novel acetylglycerol that is the structural basis for 11A subtypes [J]. Journal of Biological Chemistry, 2009, 284(11): 7318–7329.

[9] 国家药典委员会. 中华人民共和国药典：三部 [M]. 北京：中国医药科技出版社, 2020：82–97.

[10] RAUTER A P, CHERISTENSEN B E, KOSMA P, et al. Recent Trends in Carbohydrate Chemistry [M]. 1st ed. Amsterdam: Elsevier, 2020(2): 239–281.

[11] TZENG Y L, THOMAS J, STEPHENS D S. Regulation of capsule in Neisseria meningitidis [J]. Critical Reviews in Microbiology, 2016, 42(5): 759–772.

[12] LEMERCINIER X, JONES C. Full ^{1}H NMR assignment and detailed *O*–acetylation patterns of capsular polysaccharides from Neisseria meningitidis used in vaccine production [J]. Carbohydrate Research, 1996, 296(1–4): 83–96.

[13] 刘英, 刘方蕾. 脑膜炎球菌荚膜多糖氧乙酰基相关特性及其作用机理 [J]. 微生物学免疫学进展, 2020, 48(1): 82–86.

[14] JONES C. NMR assays for carbohydrate–based vaccines [J]. Journal of Pharmaceutical & Biomedical Analysis, 2005, 38(5): 840–850.

[15] JONES C, LEMERCINIER X. Use and validation of NMR assays for the identity and *O*–acetyl content of capsular polysaccharides from Neisseria meningitidis used in vaccine manufacture [J]. Journal of Pharmaceutical & Biomedical Analysis, 2002, 30(4): 1233–1247.

[16] ABEYGUNAWARDANA C, WILLIAMS T C, SUMNER J S. Development and Validation of an NMR–Based Identity Assay for Bacterial Polysaccharides [J]. Analytical Biochemistry, 2000, 279(2): 226–240.

[17] LEPENIES B. Carbohydrate–Based Vaccines, Methods and Protocols [M]. Berlin: Humana Press, 2015: 189–209.

[18] RUTHERFORD T J, Jones C, DAVIES D B, et al. Location and quantitation of the sites of *O*–acetylation on the capsular polysaccharide from Streptococcus pneumoniae type 9V by ^{1}H–n.m.r. spectroscopy: comparison with type 9A. [J]. Carbohydrate research, 1991, 218(s 1–2): 175–184.

[19] 许美凤, 陈琼, 李茂光, 等. 定量 ^{1}H–NMR 法测定 6B, 10A, 17F, 19A, 19F 及 20 型肺炎链球菌荚膜多糖含量 [J]. 中国新药杂志, 2020, 29(21): 2481–2485

[20] LEMERCINIER X, JONES C. An NMR Spectroscopic Identity Test for the Control of the Capsular Polysaccharide from Haemophilus influenzae Type b [J]. Biologicals, 2000, 28(3): 175–183.

[21] PINTO V, BERTI F. Exploring the Group B Streptococcus capsular polysaccharides: The structural diversity provides the basis for development of NMR–based identity assays [J]. Journal of Pharmaceutical & Biomedical Analysis, 2014, 98: 9–15.

[22] TALAGA P, BELLAMY L, MOREAU M. Quantitative determination of C–polysaccharide in Streptococcus pneumoniae capsular polysaccharides by use of high–performance anion–exchange chromatography with pulsed amperometric detection [J]. Vaccine, 2001, 19(20–22): 2987–2994.

[23] GARRIDO R, BARO B, SOUBAL J P, et al. Quantitative assessment of C–polysaccharide in capsular polysaccharides of Streptococcus pneumoniae by ^{31}P NMR [J]. Journal of Pharmaceutical and Biomedical

Analysis, 2020, 192: 113670-113674.

[24] AUBIN Y, JONES C, FREEDBERG D I. NMR Spectroscopy can obtain Information on Higher Order Structure of Biopharmaceutical Products [J]. Biopharm International, 2010(7): 28-34.

[25] NUNNALLY B K, YURULA V E, SITRIN R D. Vaccine Analysis: Strategies, Principles, and Control [M]. Berlin: Springer, 2015: 301-382.

[26] FRANCESCO B. Solid- and Liquid-State NMR for monitoring of polysaccharide antigen in the manufacturing process [EB/OL]. (2021-06-25) [2022-12-30]. https://www.europeanpharmaceuticalreview.com/article/157170/solid-and-liquid-state-nmr-for-monitoring-of-polysaccharide-antigen-in-the-manufacturing-process/.

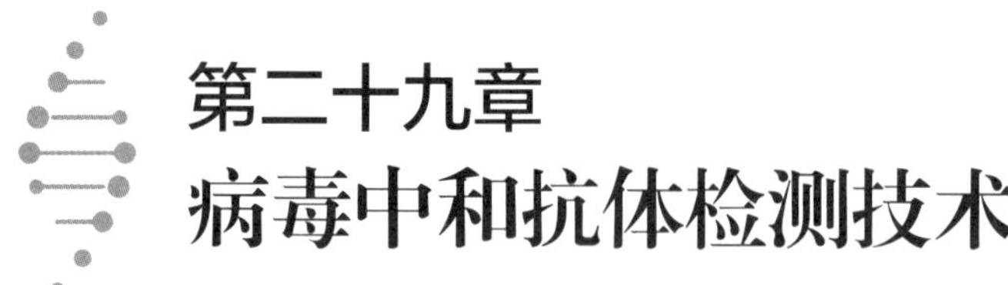

第二十九章 病毒中和抗体检测技术

第一节 病毒中和抗体的作用机制

一、中和抗体的定义

中和抗体是通过特异性结合感染性颗粒上的特殊结构（中和表位），防止感染性颗粒入侵和破坏宿主细胞的一类抗体。感染性颗粒包括病毒、细胞内细菌和微生物毒素等。中和抗体的结合可以使感染性颗粒丧失感染性和致病性[1]。本章讨论的主要是针对病毒的中和抗体与中和抗体检测。针对病毒的中和作用，通常是指抗体结合到病毒表面，阻止病毒入侵细胞，从而抑制病毒复制的过程。有些抗体可以在病毒复制周期的出芽过程中结合病毒粒子，从而阻止病毒释放，如针对流感病毒神经氨酸酶的抗体，可以与神经氨酸酶结合，使其丧失活性，从而作用于流感受体中相应酶切位点，导致子代病毒无法释放[2]，但这类抗体通常不被归类为中和抗体。此外，针对病毒受体的抗体也可以阻断病毒感染细胞，但该类抗体并不是通过结合病毒而起到阻断作用，只是使靶细胞对病毒感染丧失了敏感性，这类抗体也不归为中和抗体。有些病毒可以通过细胞之间的连接实现细胞间的相互传播，如人类免疫缺陷病毒1型（Human immunodeficiency virus-1，HIV-1）可以通过病毒学突触感染邻近细胞[3-5]。抑制该过程的抗体也不被称为中和抗体，这类抗体通常是通过与细胞结构结合而干扰突触形成的抗体和对抗病毒粒子形成或释放的抗体[6]。

疫苗诱导的抗体并不都是通过中和来发挥作用的。如抗体依赖的细胞毒作用（antibody-dependent cellular cytotoxicity，ADCC），通过抗体介导的效应细胞杀伤病毒感染细胞来发挥免疫保护作用。在ADCC中起作用的抗体可能是中和抗体，也可能不是，这与抗体的同种型有关。抗体依赖性细胞介导的病毒抑制（antibody-dependent cell-mediated viral inhibition，ADCVI）与中和的关系更为复杂，不是通过效应细胞杀伤感染的靶细胞来发挥作用，而是通过效应细胞释放β趋化因子，来阻断病毒感染。这种病毒抑制作用取决于效应细胞，并不是由抗体直接介导的中和效用。与ADCC类似，抗体同种型会影响ADCVI中涉及的Fc-Fc受体相互作用。在一项HIV候选疫苗研究中，通过复制型腺病毒载体疫苗初免、蛋白疫苗加强免疫的方式，可以部分保护恒河猴不受猴免疫缺陷病毒（Simian immunodeficiency virus，SIV）或猴-人类免疫缺陷病毒（Simian-human immunodeficiency virus，SHIV）的感染，该保护机制是由ADCC和ADCVI介导的[7, 8]。在泰国进行的一项HIV疫苗临床试验（RV-144）中，疫苗诱导的保护效果是由针对gp120 V1和V2区的ADCC抗体介导的[9]。

二、病毒中和抗体的保护机制

病毒颗粒存在的唯一目标，是将被感染细胞中的病毒遗传物质以可复制的形式转运至未被感染细胞的细胞质或细胞核中，完成其生命周期。当感染细胞中包装完整的病毒颗粒释放至细胞外后，病毒与新的宿主细胞表面的病毒受体、辅助受体和（或）吸附因子发生接触，从而触发病毒的感染过程。如 HIV-1 利用硫酸乙酰肝素蛋白多糖（heparan sulfate proteoglycans，HSPG）作为吸附因子，C-X-C 趋化因子受体 4（C-X-C chemokine receptor type 4，CXCR4）和 C-C 趋化因子受体 5（C-C chemokine receptor type 5，CCR5）作为辅助受体，分化簇 4（cluster of differentiation 4，CD4）作为病毒受体来入侵靶细胞。病毒的中和即中和抗体通过与病毒表面分子结合，阻断病毒复制周期的过程，其作用机制包括以下四个方面。①中和抗体与病毒表面蛋白结合，阻断其与细胞受体的结合，进而阻断病毒感染。②病毒表面某些特定表位是与细胞辅助受体相互作用的关键区域，中和抗体与该类表位结合，可以阻断病毒蛋白与辅助受体的相互作用进而阻断病毒的感染。③病毒表面蛋白与细胞受体结合后通常会发生构象的变化，进而发生细胞膜与病毒包膜的融合，病毒表面蛋白的某些表位虽然不是与细胞受体或辅助受体直接结合的关键表位，但中和抗体与其结合后会限制病毒表面蛋白构象的变化，从而影响病毒的膜融合过程进而阻断病毒的感染。该过程发生于病毒表面蛋白与细胞受体结合之后，属于结合后抑制。④有些病毒的感染是通过内吞作用实现的，当病毒颗粒被吞入内体后，抗体可以与病毒表面蛋白结合，抑制膜融合的过程从而阻断病毒感染。该中和方式既可发生于包膜病毒，也可发生于无包膜病毒，属于内化后抑制[10]。以新型冠状病毒（Severe acute respiratory syndrome coronavirus 2，SARS-CoV-2）为例，其刺突蛋白的 S1 部分含有受体结合域（receptor-binding domain，RBD），可直接与细胞受体血管紧张素转化酶 2（angiotensin-converting enzyme 2，ACE2）结合以进入宿主细胞。上述四种阻断病毒感染的中和机制表现为：①中和抗体与病毒刺突蛋白（spike，S）的 RBD 结合并阻断其与 ACE2 的相互作用；②中和抗体与病毒 S 蛋白结合后，阻断病毒与辅助受体的结合，从而阻断后续感染；③中和抗体与病毒 S 蛋白结合后，抑制感染过程中 S 蛋白的构象变化，从而阻断病毒感染；④中和抗体可以与病毒 S 蛋白结合，阻止病毒包膜与囊泡膜（内体）融合从而阻止病毒感染。

对于无包膜病毒，某些特殊物理条件（如压力的升高和极端的 pH 值）可以导致病毒颗粒的解聚，从而使病毒失活[11-13]。有些中和抗体也可以通过物理阻力导致病毒的失活，如某些针对小 RNA 病毒的中和抗体可以与病毒衣壳蛋白结合，导致其病毒颗粒结构稳定性下降，使病毒基因组从病毒颗粒中漏出，导致病毒的失活[14, 15]；部分针对戊型肝炎病毒的中和抗体可以结合于相邻衣壳蛋白的结合面，使病毒颗粒的稳定性下降，进而造成病毒颗粒的解聚[16]。该病毒中和机制也为相应疫苗的设计提供了新思路，以诱导中和抗体为目标的疫苗，不仅可以针对病毒的受体结合区或影响受体结合的表位进行设计，还可以针对影响组装的空间位阻进行设计。

三、病毒中和抗体对于疫苗的意义

中和抗体是疫苗诱导的免疫反应中最重要的保护指标之一，也是目前获批病毒疫苗的主要保护机制[17]。针对某些疫苗，已获得了相应的保护性抗体水平，并被作为替代终点应用于疫苗的临床评价中。对于麻风腮疫苗（针对麻疹、风疹和腮腺炎病毒），中和抗体水平与临床保护呈正相关，当针对麻疹的微中和滴度达到或超过 1 IU/ml，可有效抵御麻疹的感染；针对风疹的微中和滴度需达到或超过 10 IU/ml，对风疹病毒感染具有免疫保护作用；当针对腮腺炎的抗体可以抑制 50% 噬斑形成，或血凝抑制滴度达到 1∶8 时，可以在儿童人群中提供保护[17-19]。

虽然部分上市疫苗已经获得了免疫保护相关的中和抗体水平，但仍有部分疫苗的保护相关的抗体水平存在争议，或至今未获得该保护相关限值。如人乳头瘤病毒（Human papilloma virus，HPV）疫苗几乎可以提供针对疫苗型别的完全保护，缺少疫苗免疫后突破感染者的数据，尚未在人群中确定 HPV 疫苗保护相关的免疫指标水平。通过动物被动免疫和保护试验，可以确定疫苗是通过中和抗体来提供免疫保护的，而且这种保护所需的中和抗体水平很低，约比作为金标准的体外假病毒中和试验的检测限低 100 倍[20, 21]。目前尚无成功的 HIV 疫苗上市，针对 HIV 疫苗的免疫保护指标也未确立，但许多间接的证据表明针对 HIV 的中和抗体能有效地预防感染。HIV 感染者母亲体内的中和抗体能防止母婴传播的发生，母婴传播概率与母亲体内 HIV 中和抗体水平呈负相关关系，母亲体内中和抗体水平越高，发生母婴传播的概率越低[22]。非人灵长动物的被动免疫保护试验也进一步验证了 HIV 中和抗体的保护作用[23]。

第二节　病毒中和抗体的检测方法

中和抗体通过阻断病毒感染在抗病毒免疫中发挥着重要作用，该抗病毒机制也是目前大部分抗病毒治疗的单克隆抗体产品和针对病毒的预防性疫苗研发的基础，对该类抗体科学准确的定量方法一直是评价上述产品的重要工具，也为上述产品的研发和再优化提供了评价标尺。根据其检测原理，病毒中和抗体检测可以分为感染性检测和理化检测。感染性检测是根据病毒特异性中和抗体的特性进行的，通过中和抗体与病毒的结合，阻止其与病毒受体结合，使其丧失感染细胞的能力，通过检测感染细胞的病毒量来确定中和抗体的水平，根据使用病毒类型的不同又可分为活病毒中和试验与假病毒中和试验。中和抗体的理化检测一般是通过特异性中和单抗的竞争抑制来检测样品中特定表位的中和抗体，一般通过抗原抗体结合试验来进行。

一、活病毒检测方法

用活病毒进行的中和试验，可以真实地反映中和抗体阻断病毒与受体结合，从而抑制病毒进入细胞和病毒复制的过程。在没有中和抗体存在的情况下，病毒可以感染细胞，引起相应的细胞病变效应（cytopathic effects，CPE）；如果在感染过程中或感染之前将病毒与中和抗体孵育，中和抗体可以与病毒结合，阻止病毒感染和相应细胞病变的产生，通过定量细胞病变的水平，可以反映病毒感染细胞数量，通过计算细胞病变减少的数量可以间接反映样品的中和抗体水平。不同类型的病毒引起的病变类型不同，导致活病毒中和试验的检测方法也不尽相同，如 SARS-CoV-2 导致其适应细胞产生细胞裂解的典型 CPE，而人呼吸道合胞病毒（Respiratory syncytial virus，RSV）和 HIV-1 可以促进相邻细胞的融合，产生细胞合胞体，但并不引起典型的细胞裂解。

SARS-CoV-2 以具有特定受体的细胞作为靶细胞，在不同的细胞系中表现出不同的感染性和复制能力，从而不同程度影响到病毒感染导致的 CPE。SARS-CoV-2 通过人类 ACE2 感染人类细胞，该病毒也能感染部分动物细胞，其中来源于非洲绿猴肾上皮细胞 Vero E6 感染后出现明显的 CPE，在

SARS-CoV-2 中和试验中得到了广泛应用[24]。值得注意的是，当 SARS-CoV-2 在 Vero E6 细胞内复制时，也会进化产生新的突变以提高其感染效率[25]。与人肾细胞、近端肾小管上皮细胞、肾小球系膜细胞和肾小球上皮细胞等相比，Vero E6 细胞 ACE2 的表达量更高，细胞群体中约 76% 的细胞表达该受体[26]，这可能是该细胞可以产生明显 CPE 的一个重要原因。SARS-CoV-2 感染细胞后可在细胞内复制，导致细胞裂解并形成可见的空斑，通过计算每毫升病毒产生的空斑数，即空斑形成单位每毫升（pfu/ml）可以表示病毒滴度。在使用 Vero E6 细胞的 SARS-CoV-2 中和试验中，首先将细胞接种于培养板中，然后在第二天感染病毒。接种病毒之前将病毒与待测样本混合孵育，之后加入预铺细胞培养板中，培养 1 小时后取出接种物，并用含有琼脂或羧甲基纤维素的半固体培养基覆盖感染细胞。如果待测样本中含有中和抗体，将抑制 Vero E6 细胞的感染，在培养结束时与未加入待测样本的病毒对照相比，待测样本孔的噬斑形成单位（plaque forming unit，PFU）将减少，样本中抗体滴度越高，PFU 就越低[27, 28]。因此，该中和试验也被称为噬斑减少中和试验（plaque reduction neutralization test，PRNT）。为了方便噬斑计数，可以使用结晶紫等染料对细胞进行染色。除了通过结晶紫染色显示斑块外，还可以利用荧光标记的抗体进行荧光染色来观察感染细胞[29]。采用活病毒的 PRNT 已成为 SARS-CoV-2 中和抗体检测的金标准[30, 31]。

活病毒检测方法难以标准化是影响该方法推广应用的重要原因。研究者通过对活病毒检测程序的优化，部分提高了检测方法的重复性和检测通量，初步实现检测方法的标准化。针对活病毒检测的优化主要集中在结果判读方法上，传统的活病毒检测主要通过人工判断的方式进行结果判定和估算，这是影响活病毒检测结果客观性和重复性的重要方面。对结果判读方式的优化主要包括三种形式。

（1）病毒培养结合 ELISA 检测

在活病毒滴定或中和抗体测定时，在病毒培养末期，通过 ELISA 方法检测病毒特异性蛋白对病毒进行定量，从而计算病毒滴度或抗体效价。如在流感的微量中和试验中，病毒培养结束后对培养细胞进行固定，通过 ELISA 方法检测细胞中流感病毒核蛋白的量，从而计算病毒滴度，进而计算样本中的中和抗体含量[32]。该方式也被应用于 SARS-CoV-2 活病毒中和抗体检测中，通过检测核衣壳的量计算病毒滴度，从而计算样本中和抗体含量[33]。该方式的应用可以有效提高方法的检测通量，并避免人工 CPE 判读带来的主观性误差。

（2）病毒培养结合实时定量聚合酶链反应（quantitative real-time PCR，qRT-PCR）检测

通过在病毒培养终点检测病毒核酸水平的形式计算病毒滴度，进而可计算样本中和抗体效价。在病毒培养的过程中，病毒核酸出现的时间早于抗原和细胞病变出现的时间，因此通过该方式在提高检测通量和重复性的同时，可以有效缩短检测时间。如传统 SARS-CoV-2 活病毒检测方法通常需要培养 3~5 天后进行检测，而通过 qRT-PCR 进行结果判定的形式，可以将培养时间缩短至 24 小时[34]。

（3）病毒培养结合细胞自动成像技术

随着细胞成像技术的发展及相应算法的开发，通过对病毒感染细胞或其病变效应的定量，可以计算细胞中病毒的感染水平及样本中和抗体滴度。如针对两种类型的 SARS-CoV-2 活病毒中和试验，通过细胞成像技术，可以实现 CPE[35] 和 PRNT[36] 的自动定量。此外，还可以通过细胞染色结合自动成像的方式，实现样本中和抗体检测，利用细胞核染料染色表征总细胞数，用 SARS-CoV-2 核衣壳蛋白抗体染色表征被病毒感染的细胞，通过自动化成像系统分别计数两种类型细胞的数量，可以计算得到样本中和抗体水平[37]。自动化成像和计算技术在活病毒检测中的应用，可以有效避免人工判读带来的偏差。

活病毒中和试验虽然能直接反映中和抗体对病毒感染的抑制作用，但对于引起烈性传染病的病

毒，需要在生物安全等级较高的实验室进行；活病毒中和试验需要首先分离和培养病毒，有些病毒体外培养比较困难（如诺如病毒、HPV 等）；一些流行株和变异株的活病毒不容易获得；活病毒中和试验通常周期较长，通量较低，不适用于大规模的中和抗体检测（如疫苗临床评价中的免疫原性分析）。上述缺陷限制了活病毒中和试验的广泛应用，也在一定程度上推动了相应替代方法的研究。

二、假病毒检测方法

假病毒是一种重组病毒颗粒，其核心和包膜蛋白来自不同的病毒[38]，其内部包裹基因通常经过改造，使其不能表达包膜蛋白，只具有一轮感染能力，不能进行病毒复制，其包膜蛋白的基因通常由额外的表达质粒提供[39]。与活病毒相比，假病毒可以在生物安全等级Ⅱ级（biosafety level 2，BSL-2）实验室中安全地处理，并且操作方式通常更简便。假病毒表面蛋白的构象结构与活病毒有很高的相似性，可以有效地介导病毒进入宿主细胞，这是假病毒可以作为活病毒替代物的理论基础[39]。部分基于假病毒的体外中和试验与体内生物分布分析的数据，与活病毒试验结果具有高度的相关性，进一步证明了假病毒的代表性[40, 41]。假病毒已被广泛应用于研究病毒的细胞嗜性、受体鉴别、感染特性，以及相应预防性疫苗和治疗性抗体的开发和评估。

虽然假病毒技术取得了长足的进展，但没有一项假病毒技术适用于所有病毒的假病毒构建。基于假病毒载体特性和待研究病毒的特性，不同实验室开发了不同假病毒构建体系，构建了一系列的假病毒，建立了基于这些假病毒的分析方法，应用于病毒学研究和相应防控产品评价[38, 39, 42]。可以基于病毒的生物学特性来选择合适的系统。一般来说，对于包膜病毒，通常利用异源病毒的骨架载体构建假病毒，如慢病毒骨架载体[43]或水疱性口炎病毒（Vesicular stomatitis virus，VSV）骨架载体[44]。对于无包膜病毒，通常利用病毒结构蛋白自组装的特性构建假病毒，如 HPV[45]和 EV71[41]假病毒。

慢病毒载体由于其包装效率高，已成为包膜病毒假病毒包装的重要工具。根据其骨架质粒来源的不同，目前应用较为广泛的慢病毒载体包括：HIV 包装系统[39, 46]、SIV 包装系统[47]、猫免疫缺陷病毒（Feline immunodeficiency virus，FIV）包装系统[48]和小鼠白血病病毒（Murine leukemia virus，MLV）包装系统[49]。慢病毒基因组中结构基因主要包括 *gag*、*pol* 和 *env*。此外，慢病毒载体还包括两个调控基因（*tat* 和 *rev*）和四个辅助基因（*nef*、*vif*、*vpr* 和 *vpu*），它们编码的蛋白质在病毒吸附、进入、复制和释放中发挥重要作用[50]。逆转录病毒基因组包括两个顺式作用元件——长末端重复序列（long terminal repeat，LTR），以及基因表达和转录的元件。此外，逆转录病毒的包装信号（*psi*）对假病毒包装系统至关重要，引导假病毒颗粒将缺陷型基因组包装其中[51]，该基因组中通常会引入报告基因，有利于后续感染假病毒的定量。HIV 包装系统是使用最广泛的基于慢病毒的假病毒包装系统。根据包装系统中使用质粒的数量分为双质粒系统[42]、三质粒系统[52]和四质粒系统[46]。对于双质粒系统，一种是膜蛋白表达载体，表达目的病毒的膜蛋白；另一种是 HIV 的骨架质粒，这是一种改造后的前病毒质粒，含有 HIV 复制所必需的基因元件。将上述两种质粒共转染 HEK 293T 细胞，培养一段时间后收集培养上清，即可获得基于 HIV 载体的假病毒。三质粒和四质粒系统是将双质粒系统中的骨架质粒的基因元件，进一步分至不同质粒中，从而降低假病毒基因重组为活病毒的风险，进一步提高假病毒包装系统的安全性。包装效率一直是困扰假病毒应用范围的重要因素，通过优化膜蛋白表达质粒、骨架质粒的包装效率，以及报告基因的表达效率可以有效提高假病毒包装的成功率，也是假病毒包装体系优化的重要方向[40]。

针对包膜病毒，除慢病毒外，VSV 假病毒包装系统是另一种被广泛应用的假病毒包装体系，特别是在新冠疫苗和中和抗体评价中发挥了重要作用[53-55]。VSV是一种单股负链RNA病毒，隶属于弹状病毒科。VSV基因组全长11 kb，编码5种主要蛋白：核蛋白（nucleoprotein，N）、磷蛋白（phosphoprotein，P）、基质蛋白（matrix protein，M）、糖蛋白（glycoprotein，G）和RNA依赖的RNA聚合酶（RNA-dependent RNA polymerase，RdRp）。每个基因的两侧都有一个保守的转录开始和结束信号[56]。VSV具有广泛的细胞嗜性、复制速度快、病毒滴度高、基因组小易于操作、能够接受可高水平表达的4~5 kb基因插入[57]。VSV载体已被用作疫苗载体[58, 59]和溶瘤病毒[60]，由于VSV包膜可以高效插入异源病毒的包膜蛋白，也被用于异源病毒包膜蛋白的功能研究及疫苗诱导的中和抗体研究[55, 61-65]。VSV的假病毒包装体系的建立得益于反向遗传技术的发展，该系统通过不同质粒的表达拯救出有感染性的病毒颗粒，通过质粒的改造可以实现对病毒载体的改造，如在病毒基因组中插入报告基因，实现感染病毒颗粒的定量。由于负链RNA病毒的基因组必须被N包裹，才能被病毒RNA聚合酶复合体识别，从而启动第一轮基因转录，这是转录周期和基因组复制所必需的，因此VSV的反向遗传系统需要通过额外的质粒反式提供N、P和L蛋白。N、P和L可以从共转染质粒中瞬时表达，也可以通过稳定表达的细胞系表达。拯救出的VSV病毒载体颗粒表面携带VSV的G蛋白，但其基因组中不含有G蛋白的表达基因。该病毒颗粒感染细胞时，如果通过共转染的方式提供其他病毒来源的包膜蛋白，可以形成携带异源病毒包膜蛋白的VSV病毒颗粒，该病毒颗粒可以模拟相应包膜蛋白病毒的感染特性，用于针对该病毒诱导中和抗体的评价工作。

与包膜病毒不同，无包膜病毒无法通过上述的慢病毒或VSV体系包装假病毒，只能通过自组装的方式来制备假病毒。无包膜病毒的最外层是蛋白衣壳，通常由形成多面体的几种衣壳蛋白组成，如人乳头瘤病毒是正二十面体的颗粒。因此，无包膜假病毒主要通过两种类型质粒的共表达来构建：一种是衣壳蛋白表达载体，即将病毒衣壳蛋白序列插入到真核表达载体中；另一种是复制子载体，即用报告基因取代病毒基因组中的衣壳蛋白序列。通过将病毒衣壳蛋白的表达与RNA转录的复制子共转染真核细胞，可自包装成与原始病毒具有相同衣壳蛋白结构和抗原性并携带报告基因的假病毒。人乳头瘤病毒（HPV）为无包膜病毒，编码两种结构蛋白，病毒主要衣壳蛋白L1和次要衣壳蛋白L2，它们共同形成病毒衣壳结构[66]。主要衣壳蛋白L1是HPV二十面体衣壳蛋白的主要组成部分，占总衣壳蛋白的80%~90%，包裹着基因组；次要蛋白L2位于五聚体中心的长轴上，在病毒基因组DNA的包装中起重要作用，参与病毒感染过程[67]。2004年，Buck等人利用哺乳动物细胞制备了一种结构类似于天然活病毒衣壳的假病毒，主要是通过共表达HPV衣壳蛋白（L1和L2）和报告基因质粒，它们自组装形成颗粒，并在此基础上建立了基于假病毒的中和抗体检测方法[68]。由于自组装假病毒在结构上与活病毒非常相似，其检测结果与活体病毒的中和结果具有很好的一致性，能够客观地反映抗体或疫苗血清的保护作用，因此WHO将其作为检测HPV中和抗体的金标准[45]。

包膜和无包膜病毒的假病毒组装之间的相似之处在于存在一个或几个结构蛋白表达，这些表达可以通过折叠自组装形成病毒样颗粒。此外，为了形成携带报告基因的假病毒，需要将报告基因的序列替换或插入到假病毒携带的基因中，以便对假病毒感染进行更为准确和简便的定量。无论哪种类型的假病毒，应用于中和抗体检测的程序和步骤是基本相同的。通常将假病毒与含有中和抗体的样品混合孵育，之后感染靶细胞，假病毒感染细胞后可以表达其携带的报告基因，通过对报告基因表达的定量来确定感染细胞的假病毒数量，从而定量样本中所含的中和抗体水平。

由于假病毒没有完整的病毒基因组，所以它在敏感细胞中只有一轮感染。与真正的病毒相比，基于假病毒的检测方法具有许多优点，包括：①假病毒易于构建，如果公开了目的蛋白序列，可以通过基因合成构建假病毒，而不需要真正的病毒；②假病毒没有病毒的全基因组序列，感染后不能在细胞内持续复制，没有生物安全方面的担忧，因此，它可以在生物安全二级实验室中操作，而不需要更高生物安全级别的实验室；③假病毒基因组中通常含有报告基因，感染细胞后可通过检测报告信号进行定量；④假病毒的靶向蛋白，包括包膜蛋白或衣壳蛋白，具有与真病毒相似的结构和功能。虽然假病毒技术具有上述优点，但应注意方法建立时的优化和验证工作，实现检测方法的标准化和结果的可溯源性，同时在条件允许时，应与活病毒进行比对和校准工作[42]。

三、竞争抑制法检测中和抗体

除了活病毒与假病毒的中和试验外，还可以使用非病毒的抗原 - 抗体反应来进行疫苗诱导中和抗体的检测。该类型方法只需在生物安全级别 1 或 2（BSL-1 或 BSL-2）的设施中进行样本处理和抗体检测。该方法通常通过竞争抑制法实现对特定表位中和抗体的检测。将特定中和单抗进行标记，将抗原与待测样本混合后，再加入标记抗体，如果样本中存在与标记抗体表位相同或相近的抗体，可以抑制抗原与标记抗体的结合，血清中抗体水平与检测信号成反比。该方法已被应用于 HPV[69, 70] 及新冠疫苗[71, 72] 的评价中。在 HPV 中和抗体评价中，通常使用针对优势表位的中和单抗作为竞争物，而 SARS-CoV-2 中和抗体检测中通常采用病毒受体 ACE2 作为竞争物。该方法与活病毒及假病毒中和试验相比，所需的检测时间更短，通常只需要几个小时即可完成检测。但竞争抑制法本质上还是抗原抗体结合试验，不能完全代表发挥功能的中和抗体，使用中和单抗作为竞争物时，只能检测单一表位的中和抗体，可能会低估样本中和抗体水平。而且检测的准确性与所选的抗原也有很大关系，如在新冠检测中通常选用 RBD 或 S1 作为检测抗原，无法检测针对 S 蛋白其他区域的中和抗体。

第三节　中和抗体检测在疫苗评价中的应用

一、HPV 疫苗中和抗体评价

人乳头瘤病毒感染是最常见的经性传播的病毒感染，截至目前，确认的 HPV 型别超过 200 种[73, 74]，根据其致病性的差异可以分为低危型和高危型，低危型 HPV 感染主要引起皮肤及黏膜的异常增生，如尖锐湿疣、复发性呼吸系统乳头瘤病；高危型 HPV 感染可引起宫颈、阴茎、肛门、口咽等部位的癌症。目前在我国已有 5 种预防性 HPV 疫苗上市销售，包括双价疫苗：希瑞适（Cervarix）[75]、馨可宁[76] 和沃泽惠[77]，四价疫苗佳达修（Gardasil）[78]，九价疫苗佳达修 9（Gardasil 9）[79]。双价疫苗含有 16 和 18 型 HPV L1 病毒样颗粒（virus-like particle，VLP），可以预防 HPV16 和 HPV18 感染所致的宫颈及其他部位的癌症，上述两个型别感染导致的宫颈癌占所有宫颈癌的 70%；四价疫苗除含有针对宫颈癌的 HPV16 和 HPV18L1 VLP 外，还包含低危型 HPV6 和 HPV11 的 L1 VLP，除可预防 70% 宫颈癌外，还可预防 90% 的生殖器疣和 95% 的复发性呼吸系统乳头瘤病[80]；佳达修 9 采用与佳达修相同的生产工艺，除含有佳达修的四种 HPV 抗原外，还含有 31、33、45、52 和 58 型 HPVL1 病毒样颗粒，预防宫颈癌的比例可达 90%[81]。HPV 疫苗中和抗体评价方法主要有三种：竞争性免疫检测[69, 70]、VLP 结合抗体检测[82] 和假病毒中和试验[45]。

（一）竞争性免疫检测

竞争性免疫检测应用最多的是默沙东公司的竞争性鲁米诺免疫分析法（competitive Luminex immunoassay，cLIA），该方法可以检测血清样本中与特定中和单抗相竞争的抗体[70，83]。cLIA 检测需要标记型特异性中和单抗，同时将构象完整的 VLP 交联至不同荧光微球上。血清中的抗体与 VLP 结合后抑制标记单抗的结合，从而使检测的信号值降低，该方法通过对不同型特异性单抗进行不同的标记，结合 Luminex 可以实现不同型别抗体的同步检测，提高了方法的检测通量。默沙东公司佳达修和佳达修 9 的临床免疫原性评价均是采用该方法。

cLIA 可以检测所有类别的抗体（IgG、IgM、IgA 等），但检测的抗体只针对单一表位。因此，方法具有较好的特异性，但可能会低估样本中功能性抗体的水平。在佳达修的临床免疫持久性研究中发现，cLIA 检测抗体滴度在三针免疫后达到峰值，在疫苗免疫后 48 个月的监测中，HPV6、HPV11 和 HPV16 的抗体滴度逐渐降低并达到平台，HPV18 的抗体滴度进一步降低，在 48 个月末时 35% 的接种者 HPV18 抗体检测转为阴性，在抗体转阴的接种者中并未出现 HPV18 的感染和相应疾病的发生[84]。采用假病毒中和试验检测相同样本，抗体阳性率可达到 97%，该方法针对 HPV18 型抗体的检测灵敏度明显低于假病毒中和试验，该方法中标记单抗的选择至关重要。即使免疫相同的 VLP 抗原，不同接种者体内产生的抗体也可能针对不同表位[85]。此外，许多 VLP 表面的优势表位并不是型特异性的，如单抗 HPV18.R5 具有较高的中和活性，而且能与大多数 HPV18 感染者血清产生竞争抑制，HPV18.R5 的表位是自然感染者体内的优势中和表位，但该单抗不单能中和 HPV18，还能中和 HPV45，具有交叉反应性[86]，受其特异性的限制，该单抗不能应用于 cLIA。许多接种者体内产生的中和抗体与 cLIA 中应用的 H18.J4 单抗的表位不同，虽然能预防病毒感染，但并不能被 cLIA 方法检测到。因此，受方法灵敏度的限制，cLIA 并不适合于疫苗临床免疫持久性研究。默沙东也开发出了基于 Luminex 的总 IgG 检测方法（IgG LIA）[87]，作为 cLIA 的补充。上述两种方法在中国临床免疫持久性研究中进行了应用，在免疫后 3.5 年的 9~45 岁女性人群年中，cLIA 检测的 HPV 血清阳性率为 53.6%，而 IgG LIA 检测的阳性率为 82.0%[88]。

（二）VLP 结合抗体检测

VLP 结合抗体检测可以检测样本中与 VLP 结合的 IgG，通过改变检测二抗，也可以检测其他类型的抗体型如 IgA 或不同的 IgG 亚类。该方法需要构象完整的 VLP 作为包被抗原，该方法既可以识别构象型表位，也可以识别非构象型表位，检测的抗体既包括中和抗体，也包括非中和抗体。

葛兰素史克公司采用病毒样颗粒 - 酶联免疫吸附试验（virus-like particle- enzyme linked immunosorbent assay，VLP-ELISA）检测其临床免疫血清中抗体反应的抗体水平，该方法为间接 ELISA，将昆虫细胞表达的 HPV L1 VLP 单价疫苗原液作为包被抗原，用 HPV16 和 HPV18L1 VLP 分别包被 96 孔板，对样本中的 HPV16 和 HPV18 型抗体分别检测。使用的血清标准品为希瑞适免疫的人血清，该血清样本用 ELISA 单位（ELISA Units/ml，EU/ml）进行赋值[82]。默沙东公司开发了基于 Luminex 平台的 IgG LIA，可以同时检测针对 9 个型别的 VLP 结合抗体[87]。该方法所用的包被抗原与血清标准品与 HPV-9cLIA 相同，血清标准品的量值沿用了 HPV-9 cLIA 的赋值，采用小鼠抗人 IgG 作为二抗，检测与 VLP 结合的 IgG，该方法的灵敏度高于 HPV cLIA[89]。

（三）假病毒中和试验

对于 HPV 疫苗，中和试验被认为是检测保护性抗体的“金标准”，世界卫生组织也建议将该方法作为评价疫苗诱导的保护性抗体的参比方法。基于假病毒的中和试验（pseudovirus-based neutralization assay，PBNA）可以检测在体外发挥中和作用的所有抗体（如 IgM、IgA、IgG）[90]。

1. 基于绿色荧光蛋白（green fluorescent protein，GFP）和分泌性碱性磷酸酶（secreted alkaline phosphatase，SEAP）的 PBNA

该方法最初在美国国立卫生研究院的 John Schiller 博士实验室建立[45]。该方法所用的假病毒是通过将表达 HPV 结构蛋白 L1 和 L2 的质粒与表达报告基因的质粒共转染真核细胞制备的，上述质粒共转染后表达的 L1 和 L2 蛋白可以自组装成 VLP，同时将含报告基因（GFP 或 SEAP）的质粒包装入 VLP 内形成假病毒。假病毒可以感染靶细胞（293TT 或 293FT 细胞），感染后报告基因质粒被转运入细胞核并表达产生相应的蛋白，表达报告基因的细胞数量或报告蛋白的信号值与感染假病毒的数量成正比。如果在感染过程中加入中和抗体或含有中和抗体的血清样本，中和抗体可以阻断假病毒感染细胞，通过检测报告蛋白信号值可以计算检测样本的中和抗体水平。中和抗体水平通常用抑制半数病毒感染时样本的稀释度来表示，即半数抑制剂量（50% inhibitory dose，ID_{50}）。

基于 GFP 的 PBNA 结果判定有两种方式：显微镜观察估算和流式细胞仪检测，前者主观性较强，且原始结果不易保存；后者操作繁琐，难于实现高通量检测，这两种结果判定方式在现有的临床样本检测中已很少用到。基于 SEAP 的 PBNA 采用化学发光检测，可以准确定量检测结果，在 96 孔板中检测，提高了检测通量，该方法被收录于 WHO 的人乳头瘤病毒实验室手册中。但 SEAP 在哺乳动物细胞中的本底较高，制备的假病毒滴度较低；进行 SEAP 检测时，在加入底物后要在 65℃、冰育和室温环境下反复孵育，操作繁琐，重复性较差。

2. 基于分泌型膜锚定荧光素酶（gaussia luciferase，Gluc）的 PBNA

Gluc 是来源于海洋生物的一种小分子量的荧光素酶，在哺乳动物细胞中本底较低（较 SEAP 低 100 倍），表达后可分泌至细胞上清，其检测程序简便，无不同温度条件下的反复孵育，检测时间（5 分钟 /96 孔板）较 SEAP（60 分钟 /96 孔板）大大缩短。基于 Gluc 的 PBNA（Gluc-PBNA）96 孔板检测方法的建立[91]，提高了检测通量。由于操作的简便性，Peter Sehr 等将 Gluc-PBNA 与珀金埃尔默（PerkinElmer，PE）公司自动化工作站相结合，实现了在 384 孔板上的自动化检测，进一步提高了检测通量和检测的重复性，并应用于疫苗免疫血清及自然感染者血清的检测[92]。

3. 基于荧光蛋白的多色 PBNA

该方法将不同型别的 HPV 结构基因质粒分别与不同颜色的荧光蛋白表达质粒共转染真核细胞，制备含有不同荧光蛋白报告基因的不同型别假病毒。该方法的建立首先是对荧光蛋白的选择，选择在一定激发光和滤光片组合下无相互干扰的荧光蛋白。经过多轮交叉比较后，选择了无相互干扰的 GFP、红色荧光蛋白（red fluorescent protein，RFP）和深红色荧光蛋白（crimson fluorescent protein，CFP）作为报告基因，其激发光 / 发射光分别为 480/520 nm、570/600 nm 和 630/670 nm。在进行多型别抗体检测时，应选择进化关系较远的病毒作为一组，避免不同型别之间的相互影响。在临床试验中已证实，高滴度的 HPV16 中和抗体可以抑制 HPV31 和 HPV33 感染，高滴度的 HPV18 中和抗体可以抑制 HPV45 感染[93]，因此上述交叉保护的假病毒型别不宜放在一起检测。九价疫苗检测的假病毒组合方式可以有多种，如 HPV16–18–58、HPV6–33–45 和 HPV11–31–52；HPV16–18–58、HPV6–33–52 和 HPV11–31–45 等。该方法用免疫斑点计数（FluoroSpot）代替流式细胞仪检测，无需消化细胞，也无需加入任何反应底物，通过直接计数假病毒感染的细胞数，计算样本中对应三个型别的中和抗体滴度，极大提高了方法的检测通量，检测效率（5 分钟 /96 孔板）较流式检测方法（180 分钟 /96 孔板）大为提高[94]。

由于中和试验是基于细胞培养的检测方法，与结合试验相比，最初的方法变异度较高，且操作相对繁琐，难以进行高通量检测。随着检测方法的发展，中和抗体检测方法的检测通量也在逐渐提高，特别是基于 Gluc 的 384 孔板自动化检测方法[92]及三色假病毒结合免疫斑点计数的方法[94]，在减少样本用量的同时，大大提高了检测方法的检测通量，为该方法在临床试验中的应用奠定基础。基于 Gluc 的检测方法与基于荧光蛋白的方法检测结果之间具有较好的相关性（R^2=0.93），前者的灵敏度略高于后者[91]。基于荧光蛋白的方法进行结果判定时，直接进行荧光斑点计数，无需加入检测底物，其检测成本更低；三色检测方法一次实验可以同时检测三个型别的中和抗体，样本量只需其他方法的三分之一，更适用于多价疫苗大量临床样本的检测[94]。

二、HIV 候选疫苗的中和抗体评价

目前尚无有效的 HIV 疫苗上市，在临床研究阶段的候选疫苗也不能诱导出有效的中和抗体，但在 HIV 自然感染后，可产生一定程度的中和抗体[95]，在没有抗病毒治疗的情况下，这些感染者血清中的病毒载量可控制在较低水平[96]。最近已经从 HIV 感染者中分离出大量广谱中和抗体，具有较强的中和作用[97]。而且，灵长类动物实验证实这类中和抗体能够保护动物免受 SHIV 的感染[98]。因此，中和抗体在预防 HIV 感染方面应具有重要作用，诱导广谱高效中和抗体是 HIV 疫苗研究的重要方向，建立标准化的中和抗体检测方法对于该类疫苗研发和评价具有重要意义。

目前 HIV 中和抗体检测方法最具代表性和应用最广泛的主要有三类：以外周血单核细胞（peripheral blood mononuclear cell，PBMC）为靶细胞的活病毒中和试验、基于 TZM–bl 细胞的假病毒中和试验和基于 A3R5 的重组活病毒中和试验。下面分别介绍上述三种方法。

（一）基于 PBMC 的活病毒中和抗体检测方法

最初的中和抗体评价方法采用永生化的 T 细胞系作为病毒的生产细胞和靶细胞。通过检测病毒蛋白表达量、多核巨细胞的形成或者细胞的存活率，来判断中和抗体对病毒感染的阻断作用。但是后来发现，与原始分离株病毒相比，T 细胞系培养的实验室适应株病毒对中和抗体的敏感性有很大程度的提高，从而限制了这类方法的应用[99]。以 PBMC 为基础的中和试验被认为是最接近生理状态的体外实验，是目前应用最广泛的活病毒中和抗体评价方法。该方法所用病毒为来源于 PBMC 的原始毒株，所用的靶细胞为有丝分裂原刺激的 PBMC[100]，通过比较待测样本与阴性对照样本对病毒感染细胞的影响来判断样本中和抗体的水平，具体是通过检测 PBMC 细胞中的 p24 含量来实现，检测中所用的病毒株只能在 PBMC 细胞上传代，且传代次数不能超过两次。

（二）基于假病毒的中和抗体检测方法

假病毒检测系统比基于 PBMC 的活病毒检测方法稳定性更好，实验结果的重复性好，检测结果

更精确。因为假病毒是将HIV的基因组分别克隆在两个质粒上，通过共转染的方式生产假病毒，得到的假病毒只含有HIV部分基因，只具有单轮感染的能力，不能复制产生子代病毒，所以该方法相对于活病毒和重组病毒方法具有更好的安全性。

以假病毒为基础的中和抗体评价方法在最近几年得到了很大的发展，其中以TZM-bl细胞为靶细胞的假病毒单周期感染实验应用最广泛，已成为美国国立卫生研究院（National Institutes of Health，NIH）赞助的HIV疫苗实验室网络（HIV Vaccine Trials Network，HVTN）中和抗体检测的主要方法[101]。该方法包括病毒生产和病毒感染检测两个部分，假病毒生产是通过两质粒共转染真核表达细胞（如293T、293FT、293TT等）实现的，其中一个质粒表达全长的*env*基因，另一个质粒表达除*env*以外的HIV-1其他所有基因（骨架质粒），只有骨架质粒被转录成病毒基因组RNA并包装入假病毒中，因此产生的假病毒只具有单轮感染的能力，而不具有产生子代病毒的复制能力。TZM-bl（JC53BL-13）细胞是经过改造的CXCR4阳性的HeLa细胞，改造后的细胞稳定表达CD4和CCR5[102]，该细胞经进一步改造，在细胞基因组中整合入报告基因萤火虫荧光素酶基因，并且报告基因的表达是受HIV长末端重复序列控制的[103]。HIV、SIV和SHIV原始病毒株、重组病毒株或假病毒株可以通过细胞表面的受体和辅助受体感染TZM-bl细胞，病毒的*tat*基因感染细胞后表达，表达的Tat蛋白顺式激活报告基因的表达，加入相应底物，产生的发光信号（相对发光单位，relative light units，RLU）与感染细胞的病毒数成正比。

（三）基于A3R5细胞的中和抗体检测方法

该方法通过在96孔板上检测荧光素酶报告基因的表达情况来计算样本中是否含有中和抗体及中和抗体的效价。A3R5细胞（A3.01/R5.7）来源于人淋巴母细胞样细胞系CEM，该细胞在天然状态下表达HIV受体CD4和辅助受体CXCR4表，经改造后可以表达HIV的另一个辅助受体CCR5。该细胞可以被大多数的HIV-1病毒株感染，在病毒滴定和中和试验中需要加入一定浓度的DEAE-葡聚糖来提高病毒的感染效力。因为该细胞自身不含报告基因，所以试验中的病毒株必须携带报告基因。该实验中所用的是表达HIV完整基因组，并携带海肾荧光素酶报告基因的HIV感染性克隆。病毒感染细胞后，其Tat蛋白可以立即顺式激活报告基因的表达。通过化学发光检测仪检测的信号值与最初接种的病毒数成正比。该方法介于上述两种方法之间，与活病毒方法相比，该方法可以显著提高检测方法的可重复性；与假病毒方法相比，由于采用A3R5细胞作为靶细胞，该方法更接近于活病毒感染的体内状态，但由于使用活病毒，该检测仍然需要在BSL-3级实验室操作。最初假病毒不能采用A3R5作为靶细胞的原因是假病毒滴度太低，不能在感染该细胞后产生满足检测需求的信号值。通过假病毒包装系统的优化，本实验室开发了基于A3R5细胞的假病毒中和试验，进一步提高了该检测方法的安全性[104]。

以PBMC作为靶细胞的中和试验最接近生理状态，然而由于每次试验所用的PBMC细胞来源于不同的个体或在不同时间采集，每次所用的靶细胞不是完全同质的，这样就给试验的结果带来了一些不确定性。基于TZM-bl细胞的假病毒中和试验所用的靶细胞为稳定细胞系，与以PBMC为靶细胞的中和试验相比具有更好的重复性，操作更为简便、安全，易于标准化和实验室间的转移验证。但该方法也存在一些不足，该方法中所用的假病毒只能进行一轮感染，只能检测中和抗体对病毒吸附和进入细胞过程的作用，而有些作用其他阶段的中和抗体将不会被检测到；此外TZM-bl细胞表面表达的HIV受体CD4的数量与PBMC细胞比较接近，但辅助受体CCR5比PBMC细胞高近100倍，研究表明，细胞表面CD4与CCR5的比例会影响病毒进入细胞的过程，进而会影响中和抗体的检测。基于 A3R5 细胞的中和试验，所用的病毒为具有多轮复制感染能力的重组活病毒，A3R5 细胞来源于人的淋巴母细胞，天然表达 HIV 的受体 CD4 和辅助受体 CXCR4，经改造后表达辅助受体 CCR5，与 TZM-bl 细胞相比更接近生理状态，方法的灵敏度也更高，与 PBMC 方法相比具有更好的重复性。由于该方法所用的病毒重组活病毒，须在 BSL-3 级实验室内操作，与 TZM-bl 方法相比成本更高、操作更繁琐。

三、新冠疫苗的中和抗体评价

机体在新冠疫苗免疫或病毒感染后几周内可以产生针对新冠病毒的特异性中和抗体，通过定量检测针对 SARS-CoV-2 的中和抗体，可以评估疫苗的保护效果[105]。以活病毒为基础的传统中和抗体检测方法被认为是评估中和抗体的“金标准”。此外，针对新冠中和抗体检测开发了一系列假病毒中和抗体检测方法及其他替代检测方法。

（一）基于活病毒的中和抗体检测方法

新冠活病毒中和抗体检测方法主要包括 PRNT[106] 和 CPE[107]。这两种方法均使用定量的活病毒与不同稀释度的等量血清混合后，接种预先准备好的单层细胞，通过不同的指标评价细胞的病变程度，进而计算中和抗体效价。采用体外培养的活病毒进行的中和试验反映的是人体血液样本中能够阻断病毒感染的总中和抗体的效价。CPE 是指病毒感染细胞后，在细胞内繁殖和扩散，导致细胞的形态、结构和功能发生改变，最终导致细胞死亡或溶解[108]。在中和抗体检测中可以利用 CPE 法来检测抗体对病毒的中和效应。在实验室中，CPE 法通常是将病毒和相应的中和抗体混合，然后加入宿主细胞培养物中，随着病毒的繁殖和扩散，可观察到细胞发生的形态和功能的改变，如果中和抗体有效，病毒的增殖和扩散将受到抑制，从而减少或消除 CPE 的发生[109]。PRNT 是基于活病毒感染细胞导致细胞发生病变，引起病毒噬斑量化病毒载量的中和测定方法，简而言之，将细胞接种在多孔板中，将待检测样本与不同稀释倍数的病毒溶液混合后感染宿主细胞，孵育 1 小时后除去培养液，并覆盖上含琼脂或羧甲基纤维素的半固体培养液，以防止病毒进一步扩散感染。当病毒感染被固定的宿主细胞后就会产生病毒噬斑，受病毒感染的细胞将会裂解，并感染邻近的细胞，这些感染 - 裂解的步骤会不断循环，受病毒感染的细胞将会形成病毒噬斑，病毒斑可直接通过眼睛或光学显微镜观察到。SARS-CoV-2 通常需要 4 天的时间形成 PFU[110]，然后以手动的方式计算斑块的数量，假设一个病毒斑是由一个具有感染性的病毒颗粒造成的，则 PFU/ml 可代表 1 ml 检品中具有感染性的病毒颗粒数量[111, 112]。如果添加到病毒液中的血浆或血清样品含有中和抗体，细胞感染将受到抑制，从而减少病毒噬斑数，根据噬斑减少的程度可以计算样本中的中和抗体水平[113]。

虽然活病毒法可直接反映 SARS-CoV-2 中和抗体的实际水平，被认为是金标准方法，但该方法非常耗时[110]，并且噬斑识别和手动计数需要实验人员具有丰富的经验，不同的实验者可能会产生不同的结果，影响结果的客观性，需要标准化。此外，Delta 和 Mu 变异株感染细胞会引起细胞融合，不会产生病毒噬斑[114]，导致无法用 PRNT 法进行相应中和抗体检测。

（二）基于假病毒的中和抗体检测方法

通过将 SARS-CoV-2 受体识别蛋白 S 蛋白锚定在假病毒载体包膜表面，可形成模拟新冠病毒的假病毒，该 SARS-CoV-2 假病毒的 S 蛋白结构与活病毒相似，且不需要高等级生物安全实验室，通过对假病毒载体中的报告基因检测，可以方便快捷地对病毒的感染情况或抗体对病毒的中和效果进行评估。目前最常用的包膜病毒假病毒包装体系包括：VSV 包装体系、慢病毒（如 HIV）载体包装体系和反向遗传学自组装假病毒体系等[115, 116]。

VSV 是一种有包膜的单股负链 RNA 病毒，可感染多种动物[117]，VSV 病毒颗粒对于掺入病毒包膜的包膜蛋白类型无选择性，当细胞被 VSV 和其他包膜病毒共同感染时，VSV 中很容易插入其他病毒来源的包膜蛋白[118]。VSV 病毒粒子在没有 G 糖蛋白的情况下可以出芽，再加上异源包膜蛋白可以掺入 VSV 的性质，由此诞生了重组 VSV 病毒，如果 VSV 基因组中糖蛋白 G 的基因被报告基因取代，例如 GFP、RFP 等荧光蛋白、荧光素酶等，而其包膜蛋白来自待研究的异源病毒，即形成了基于 VSV 的假病毒[119, 120]。新冠疫情发生后，许多研究团队建立了基于 VSV 的 SARS-CoV-2 假病毒中和抗体检测方法[54, 121, 122]。但基于 VSV 的假病毒的一个重要问题是 VSV 残留的存在，这可能导致假阳性结果，基于 VSV 的假病毒方法的验证过程应关注 VSV 残留，必要时应进行假病毒纯化[39]。慢病毒载体系统中，大多数载体来源于人类免疫缺陷病毒（HIV），通常是通过将两个或三个质粒共转染细胞以产生假病毒。其中双质粒包括一个表达 SARS-CoV-2 S 蛋白的质粒和另一个表达包装蛋白和信号但包膜蛋白基因被删除的 HIV 骨架质粒[123]。HIV 三质粒包装系统通常由包装质粒、含有报告基因的报告质粒和表达 SARS-CoV-2 S 蛋白的质粒组成[124, 125]。VSV 包装体系和 HIV 包装体系是 SARS-CoV-2 假病毒最常用的两种包装体系，除此之外，鼠类白血病病毒包装体系（MLV 包装体系）也被用于 SARS-CoV-2 假病毒的制备[126]。MLV 体系制备假病毒的过程与 HIV 相似，通过将 MLV 结构基因 *gag* 和 *pol* 以及编码异源病毒包膜蛋白的基因通过质粒转染到细胞内进行组装，携带异源病毒包膜蛋白的假病毒颗粒将被分泌到细胞培养基中制备得到假病毒[127]。除了异源假病毒体系外，利用反向遗传学表达新冠不同的结构蛋白，可以构建包含新冠所有结构蛋白的新冠假病毒，在结构上更接近于新冠活病毒[115, 116]，但由于该体系构建的假病毒滴度较低，并未应用于大规模的临床血清检测和疫苗评价。

随着假病毒在较低生物安全水平实验室的安全使用，它为抗体检测、疫苗研发和药物筛选提供了更多的可能性，特别是针对新突发病毒性传染病可以快速响应，具有明显的平台优势。

（三）其他替代检测方法

除了基于细胞的病毒中和检测方法外，研究人员还开发了一些基于抗原 - 抗体反应的非病毒中和抗体检测方法，用于快速评价新冠中和抗体，如竞争性 ELISA 和免疫层析法。目前商业化的中和抗体检测主要是基于单抗原表位或多抗原表位采用竞争抑制原理的酶联免疫法（表位竞争性 ELISA）进行中和抗体检测。其基本原理是利用 SARS-CoV-2 S 蛋白结合结构域 RBD 抗原和受体蛋白 ACE2 之间的特异性结合，模拟病毒与宿主细胞的相互作用，使用 HRP 标记的单抗或 ACE2 与待测样本竞争结合 RBD，通过酶标显色检测样本中与单抗或 ACE2 竞争的抗体水平。该方法通常在数小时内即可完成检测，可用于定性或定量测定[128, 129]。侧向流免疫层析检测（lateral flow test，LFT）是一种基于抗原、抗体免疫反应的经典快速检测技术[130]。与 ELISA 检测新冠中和抗体原理相同，LFT 也是基于中和抗体阻断 RBD 与 ACE2 结合的原理，基于抗原 - 抗体相互作用作为测试原理，是所有测定中最快、最方便的测试，通常只需 15 分钟即可完成[131]。该试纸条上通常划有 T 线（检测线）和 C 线（控制线），如果检测线与控制线都有颜色，则表示阳性。LFT 使用方便，能够快速提供检测结果，同时允许进行即时分析，在有需要的情况下，LFT 可作为现有中和抗体检测的补充，可以由个人在非专业实验室进行。但 LFT 灵敏度低，易出现假阳性结果，其检测只可用于定性检测患者体内产生的抗体，检测结果可服务于临床诊断并指导治疗方案。

四、脊髓灰质炎疫苗的中和抗体评价

脊髓灰质炎是一种致残性疾病，由感染肠道病毒（小核糖核酸病毒）家族成员三种相关脊髓灰质炎病毒类型（称为 P1、P2 和 P3 型）中的任何一种引起。脊髓灰质炎病毒通过口腔接触感染者的分泌物或粪便从一个人传播到另一个人。一旦病毒在鼻咽黏膜表面建立繁殖，脊髓灰质炎病毒就可以在肠道中的特化细胞中繁殖并进入血流侵入中枢神经系统，在那里它沿着神经纤维扩散。当它在神经系统中繁殖时，病毒可以破坏激活骨骼肌的神经细胞（运动神经元）。脊髓灰质炎病毒感染可以提供针对该疾病的终身免疫力，但这种保护仅限于所涉及的特定型别的脊髓灰质炎病毒（1 型、2 型或 3 型）。一种型别的感染并不能保护个体免受其他两种型别的感染。开发预防麻痹性脊髓灰质炎的有效疫苗是 20 世纪重大的医学突破之一。有两种不同的疫苗可供选择：由 Jonas Salk 博士开发并于 1955 年首次使用的灭活脊髓灰质炎病毒疫苗（inactivated poliovirus vaccine，IPV），以及由 Albert Sabin 博士开发并于 1961 年首次使用的口服脊髓灰质炎减毒活疫苗（oral poliovirus vaccine，OPV）。这两种疫苗对所有三种脊髓灰质炎病毒都非常有效。

针对脊髓灰质炎病毒的中和抗体水平是反映脊髓灰质炎疫苗保护效果的可靠指标，中和抗体滴度≥ 8 被认为疫苗可以提供临床保护的血清学标准[132]。针对脊髓灰质炎病毒的中和抗体检测方法包括：传统的活病毒中和试验、假病毒中和试验及竞争性结合的中和抗体检测，其中活病毒中和试验是金标准[133]。

（一）基于活病毒的中和抗体检测

WHO 推荐的脊髓灰质炎活病毒中和抗体检测方法为 CPE 法。该方法通过检测培养细胞中血清样本对脊髓灰质炎病毒感染的抑制能力来评价抗体水平，可以通过以下两种方式进行：①将固定量的血清样品与系列稀释的病毒一起孵育，计算血清抗体可以中和的病毒量；②将标准剂量的病毒与系列稀释的血清一起孵育，计算中和一定量病毒所需抗体稀释度。第二种方式使用最为广泛，将血清样本中存在的中和抗体水平表示为滴度，即抑制 50% 病毒导致细胞病变的最高血清稀释度的倒数。

脊髓灰质炎活病毒中和抗体检测采用细胞混种法，即先混合血清和病毒，孵育后加入消化后的细胞。首先将待测血清预稀释 4 倍，之后加入 96 孔平底细胞培养板中，进行 2 倍初始稀释，并进行 2 倍的系列稀释，共 7 个稀释度（8~512 倍稀释），同时在培养板上设立不加病毒的血清毒性对照孔（8 倍稀释）。完成血清稀释后，加入 100TCID50/ 孔的病毒。36℃孵育 3 小时后，转入 0~8℃孵育过夜。孵育结束后，加入 1×10^4~2×10^4 / 孔的感染靶细胞（如 Hep2 细胞），转入 36℃培养箱，培养 5 天。同时设立病毒回滴板，在进行中和抗体检测时，对所用病毒的滴度重新测定，保证试验中所用病毒量统一，提高试验的重复性和结果的可比性，通常病毒回滴结果要求在 32~320 之间。培养结束后，对细胞培养板中的 CPE 进行定量，通过 Kärber 法计算中和抗体滴度。为了提高结果的可比性，在每次试验中应同时检测标准血清，标准血清的检测结果应在预设范围之内[133]。

（二）基于假病毒的中和抗体检测

自 1988 WHO 发起全球根除脊髓灰质炎倡议（Global Polio Eradication Initiative，GPEI）以来，全球脊髓灰质炎发病率大幅下降。但与此同时，与使用 OPV 有关的疫苗相关麻痹型脊髓灰质炎和疫苗衍生脊髓灰质炎病毒的风险越来越令人担忧。在野生型脊髓灰质炎病毒导致脊髓灰质炎根除后的时代，储存或使用活病毒材料可能成为此类病毒意外重新流行的来源。为了最大限度地减少这种风险，WHO 要求实施适当的措施来处理活的脊髓灰质炎病毒，脊髓灰质炎病毒设施的数量将被削减到最低限度，这些设施仅限于不可或缺的疫苗生产、诊断和研究[134]。传统的脊髓灰质炎病毒中和方法需要感染性病毒、熟练的终点检测和较长的周期。在这种情况下，传统的中和试验不再与活的脊髓灰质炎病毒安全处理的要求相适应。因此，有必要开发替代的中和分析方法。

脊髓灰质炎假病毒制备通常采用两质粒共转染的方式来实现。两质粒分别为衣壳蛋白表达质粒和含报告基因的复制子，衣壳蛋白表达质粒转染细胞后表达脊髓灰质炎病毒的衣壳蛋白，此时再转入报告基因替代衣壳蛋白表达基因的复制子，表达的衣壳蛋白可以包裹报告基因复制子，形成假病毒。由于报告基因复制子中不含有衣壳蛋白的基因，该假病毒只具有单轮感染能力，感染后不能产生子代病毒颗粒[135]。抗体和假病毒结合后导致感染性假病毒减少，这反映在细胞内报告基因表达信号的减少，该信号减低的程度可以用感染抑制率来表示，感染抑制率与血清稀释度有一定的关系，由此可以计算血清的中和抗体效价。与传统的活病毒中和抗体方法相比，假病毒方法具有更高的检测通量、更短的检测时间和更好的方法重复性[136]。

（三）基于竞争抑制的中和抗体检测

竞争抑制方法的原理是检测样本中能与特定中和单抗竞争结合脊髓灰质炎病毒抗原的特异性抗体水平。该方法通常包括两个步骤，首先将待测血清预稀释后与脊髓灰质炎病毒抗原混合孵育，孵育结束后将混合物加入预先包被有中和单抗的检测板，未与血清结合的抗原可以与包被抗体相结合，通过检测该抗原含量，可以反映血清样本中与特异性中和单抗相竞争的中和抗体水平[137]。相较于活病毒和假病毒中和抗体检测，该方法操作更为简便，检测通量更高，可以通过微球技术实现多型别抗体的联合检测[138]。但同时应该注意到，由于该方法的关键点是捕获单抗与血清样本中的抗体竞争结合到一个抗原上的单一表位，而脊髓灰质炎病毒的中和可能通过不同表位的中和抗体共同作用来实现，捕获单抗的数量和质量对方法建立和结果阐释至关重要。从脊髓灰质炎病毒感染者或疫苗接种者获得的抗体可能无法抑制单抗与该表位的结合。对该抗原具有很强或很弱抗体亲和力的血清标本都可能得出与传统病毒感染抑制试验不一致的检测结果。包括检测条件、抗原浓度和抗体质量在内的几个因素很容易影响竞争抑制 ELISA 的效价。因此，此类方法建立后应与金标准检测方法进行充分的比对验证。

第四节　中和抗体检测方法的标准化

一、标准物质

相对于小分子产品，生物技术产品的成分往往比较复杂，很难用理化方法完全表征其特性，通常需要借助于生物学或免疫学的方法进行表征，疫苗就是其中的典型。生物学或免疫学的方法通常不是绝对定量而是相对定量方法，因此，标准物质对于该类方法的定性和定量检测至关重要。疫苗诱导的中和抗体检测方法多种多样，针对同种疫苗的检测方法可能不同，即使方法原理相同，由于使用的物料不同，也可能导致不同实验室的检测结果无可比性。如不同实验室采用 ELISA 检测新冠疫苗诱导的中和抗体，所用的抗原、反应模式、反应条件、结果计算和表示方式各不相同，无法平行比较这些来源不同的结果。活病毒或假病毒的中和试验，由于实验条件和结果读取及判定方式的不同，不同实验室报告的 GMT 值及阳转率也无法直接比较。在这种情况下，如果可以在试验中纳入可以溯源到同一标准物质的参考样品，可以实现不同实验室之间结果的可比性，并且有助于确定保护性抗体阈值[139]。

国际标准品是最高等级的标准物质，为了保证结果的可比性和可溯源性，其他标准物质需要溯源至国际标准品。WHO 在国际标准品的开发中发挥着独特的作用。WHO 的核心职能之一是制定规范和标准，并促进和监测其执行情况。WHO 生物标准化专家委员会（Expert Committee on Biological Standardization，ECBS）70 多年来一直积极参与制定世界卫生组织生物制品标准。世界卫生组织的书面标准和测量标准（即国际标准品）都以科学证据为基础，为建立和更新国家监管要求提供了基础，它们的开发得到了世界卫生组织合作中心、许多国家的国家监管当局、药典会、制造商协会和学术界的支持。国际标准品的开发需要在世界各地的众多实验室中进行精心的合作研究[139]。第一代 SARS-CoV-2 抗体国际标准品的开发涉及来自 15 个国家的 44 个实验室，使用了活病毒中和试验、假病毒中和试验、酶联免疫吸附试验、快速检测和其他方法对候选标准物质进行协作标定。研究结果显示，当在检测中引入国际标准品后，可以使中和试验的实验室间变异降低 50 多倍，ELISA 检测的实验室间变异降低了 2000 多倍[140]。由于国际标准品通常数量有限，通常不同国家或地区会制备国家或地区参考品，并溯源至国际标准品[141]。而在实际检测中，不同实验室也会制备工作参考品溯源至国家或国际标准品，既能保证样品的可及性满足实验室检测的需求，降低检测结果的变异度，又能溯源至国际标准品，使不同实验室的结果具有可比性。

二、实验室内的标准化

用于疫苗评价的中和抗体检测方法，在方法的开发阶段应充分考虑方法的标准化。通过检测条件和参数的优化，建立标准化的方法操作程序（standard operating procedure，SOP）。对基于抗原 - 抗体反应的中和抗体检测，应对抗原选择、包被浓度、反应条件等进行充分的优化，确定最优的检测程序。对于基于细胞感染的假病毒或活病毒中和抗体检测方法，涉及的影响因素更多，需要更全面、细致地对各种关键参数和实验条件进行优化。下面以假病毒中和抗体检测方法的优化和验证为例，介绍方法标准化的过程。

（一）方法的优化

1. 靶细胞的选择

感染的靶细胞需要携带假病毒感染所需受体。然而假病毒试验中的靶细胞往往与真病毒体内感染的细胞并不相同，甚至不是相同组织来源的细胞。假病毒试验中除了要考虑细胞是敏感细胞外，还要考虑试验的重复性。因此，假病毒感染试验中的靶细胞通常为细胞系而非原代细胞。在不确定最优检测细胞的情况下，通常会对检测细胞广泛筛选。如果该病毒已建立了真病毒的感染试验，可以参考真病毒的感染靶细胞，纳入待筛选的细胞中。如新冠假病毒感染试验，在考察了不同种属和组织来源的细胞后，发现用于 SARS-CoV-2 活病毒研究的 Huh7 细胞可以有效感染假病毒，由此开发了基于 SARS-CoV-2 假病毒的中和抗体检测方法[54, 55]。另外，选择的靶细胞还需有利于报告基因的表达，如 HPV 假病毒试验中所选的靶细胞通常为 293FT[68] 或 293TT[142, 143] 细胞，这两种细胞中都含有猿猴空泡病毒 40（Simian vacuolating virus 40，SV40）T 抗原，可以和报告基因质粒中的 SV40 Ori 相互作用，提高报告基因的表达水平，从而增大检测的信噪比，提高方法的灵敏度和重复性。靶细胞确定表示假病毒感染试验的雏形已基本建立，为了保证方法的重复性，需要对方法的条件进行系统优化，并确定方法的最优条件，固定方法的标准检测步骤。

2. 细胞加入量的优化

假病毒从感染细胞到报告基因的稳定表达通常需要一定的时间（24~72 小时），在检测终点时，细胞需要达到合适的密度，使报告基因的表达达到平台期，从而保证检测结果的稳定性。细胞密度太低会导致检测值太低，处于报告基因表达的上升期；细胞密度太高会导致细胞状态变差，报告基因的表达水平下降。对细胞加入量通常从两个方面进行优化：对检测信噪比的影响和抑制曲线拟合度的影响。信噪比是决定试验稳定性的前提条件，只有信噪比达到一定程度，才能保证曲线的拟合度。信噪比的优化通常是通过在不同细胞浓度下对同一假病毒进行滴定来考察的。信噪比最初会随着细胞加入量的增加而逐渐升高，达到平台后，随着细胞加入量的进一步增加，会出现信噪比的降低。对不同细胞浓度的假病毒滴定值进行线性拟合，在信噪比最高的平台期，线性相关系数通常也最高。曲线拟合度的考察，通常是在不同细胞浓度下，检测相同的中和抗体样品，分别绘制抑制曲线，比较不同细胞浓度下的抑制曲线的线性相关系数。生物样品的抑制曲线通常为四参数曲线，对结果应进行四参数拟合。相关系数通常与检测的信噪比成正比。结合试验的信噪比和抑制曲线的相关系数来确定最优的细胞加入量。通常最优的细胞加入量是一个范围，方法最终确定的细胞加入量为该范围的中间值，这样能保证检测方法的耐用性。

3. 假病毒加入量的优化

假病毒加入量对感染抑制试验的标准化至关重要。假病毒加入量与方法的灵敏度呈一定的负相关关系，即假病毒加入越多，中和这些病毒所需的抑制剂越多，方法的灵敏度越低。但如果加入的假病毒太少，又会导致方法的信噪比太低，降低方法的稳定性和重复性。因此应综合考虑上述两个方面，来确定假病毒的加入量。通常在不同假病毒加入量的情况下，检测相同的含中和抑制剂的样品。根据检测数值绘制抑制曲线，并计算中和抑制数值。首先应保证在一定的假病毒加入量情况下，能拟合出抑制曲线，线性相关系数维持在较高的水平（如 $R^2 \geqslant 0.95$）。其次比较不同假病毒浓度下的检测灵敏度。选择线性相关系数较高，而检测灵敏度相对稳定的区间作为假病毒加入量的允许范围。将该范围的中间值作为最优的病毒加入量。为了保证每次试验时病毒加入量的准确，通常在试验成立条件中，设立病毒加入量的判定标准。通常用假病毒对照（只加入假病毒和细胞的孔）和细胞对照（只加入检测细胞的孔）的比值进行控制，对于不同的假病毒和检测体系，该判定标准不同。如对基于 TZM-bl 细胞的 HIV-1 假病毒中和试验，该比值的判定标准为不小于 100[144]；对基于 VSV 系统的 SARS-CoV-2 假病毒中和试验，该比值的判定标准为不小于 1000[54]；对采用荧光报告基因的 HPV 假病毒中和试验，采用免疫斑点检测时，96 孔板模式检测要求病毒对照孔荧光点数不低于 200[94]。

4. 感染条件的优化

有些假病毒的感染需要不同的辅助条件来提高方法的稳定性。如基于 HIV 骨架系统狂犬和 HIV-1 假病毒感染试验需要加入二乙胺基乙基纤维素（diethylaminoethyl cellulose，DEAE）- 葡聚糖。DEAE- 葡聚糖是一种多聚阳离子，能抵消病毒与细胞表面相互作用的静电力，从而促进病毒感染细胞，并且该作用不会影响抗体的结合与中和作用，但在高浓度时会有一定的细胞毒性。不同来源不同批次的 DEAE- 葡聚糖的效力和细胞毒性差异较大，因此，对于每一批次的 DEAE- 葡聚糖都需要检测其效力和细胞毒性来确定其最优使用浓度，将 DEAE- 葡聚糖系列稀释后与细胞及假病毒共孵育 48 小时观察细胞毒性效应并检测化学发光值，在最优浓度下得到的 RLU 值最高，且在光学显微镜下不能观察到细胞毒性效应。不同实验室对不同批次的 DEAE- 葡聚糖用量的优化得到的数值也不尽相同（10~60 μg/ml）[101, 145, 146]，并且不同假病毒对 -DEAE 葡聚糖的依赖性不同，因此应同时用几株假病毒来对 DEAE- 葡聚糖用量进行优化，综合考虑其对细胞活性和病毒感染性的影响来确定最优的工作浓度[144]。假病毒中和试验中，假病毒的中和过程通常发生在感染细胞之前，即先将待测样品与假病毒孵育后，再加入靶细胞中，分析待测样品对假病毒感染的抑制能力。根据不同病毒感染特性的不同，培养的条件和时间不尽相同。大部分假病毒与样品的孵育条件与细胞的培养条件相同，即 37℃孵育，如 HIV-1、狂犬病毒、尼帕病毒、埃博拉病毒、马尔堡病毒、中东呼吸综合征病毒、SARS-CoV-2。也有些假病毒的孵育条件不同于细胞的培养条件，如最初建立 HPV 中和试验采用 0℃或 4℃条件孵育一小时。后经研究发现，由于 HPV 感染过程相对较慢，提前的孵育对检测结果几乎无影响。该步骤可以省略，从而进一步提高检测通量。特别是在自动化检测中，孵育步骤的省略可以有效提高自动化工作的效率。

5. 培养时间的优化

假病毒从感染细胞到报告基因的稳定表达通常需要一定的时间，不同类型的假病毒和靶细胞的组合，这个时间不尽相同。活病毒感染试验通常需要病毒复制，产生细胞病变，所需时间较长，一般在 7 天以上。假病毒试验只需报告基因的有效表达，所需时间通常较短。这与所用的假病毒系统和靶细胞有关。如 VSV 的假病毒系统表达周期较短，通常 24 小时就可进行检测；而 HIV 的假病毒系统通常需要培养 48 小时后进行检测；而 HPV 的感染过程较慢，从感染到检测的时间通常需要 72 小时。较短的培养周期可以提高方法的检测效率，但需要达到报告基因高表达的平台，才能保证方法的稳定性。对于新建立的方法，需要对培养时间进行系统研究。在相同样品其他条件都相同的情况下，比较不同培养时间的检测结果。可以从培养时间对假病毒滴定结果和对样品中和结果两方面进行研究，确定最优且稳定的培养时间。

（二）方法的验证

当假病毒体外感染抑制试验的关键条件和参数确定之后，需要对方法进行系统的实验室内验证，保证检测结果的重复性和可比性，才能进一步推广应用。方法的验证通常包括以下几个方面：特异性、线性范围、精密性、准确性、耐用性。

1. 特异性

方法的特异性是指该方法在可能出现的混杂因素存在的情况下，能够准确检出待检特性的能力。方法的特异性跟待检样品的类型有关。假病毒中和试验中检测最多的样品为血清或血浆样品。针对不同的样品类型要分别进行特异性检测，通常选择一定数量确定为阴性样品，从较低的稀释度开始，应用假病毒中和试验进行检测。根据检测数值利用均值 +2 或 3 倍 SD 的方式计算方法的最低检出限。该最低检出限即为方法的 cutoff 值。非特异性验证的样品选择，如何确定所选样本为真阴性至关重要。对于在某一地区或某一时间段不可能发生的病毒感染，可以采集该地区或时间段内的样品。如埃博拉病毒、尼帕病毒等未在我国流行的病原体，可以采集普通人群的样品用于非特异性验证；可以选择 2019 年 12 月份之前的样品作为 SARS-CoV-2 假病毒中和试验的非特异性验证样品。如果有类似的经过验证的标准检测方法，可以用经典方法先对样品进行筛选，再进行方法的非特异性验证。如可以用 HIV-1 抗体诊断试剂对样品先进行筛选，再用筛选阴性的样本用于 HIV-1 假病毒中和抗体检测方法的验证；而有些病毒的抗体检测并没有经过验证的公认方法，如 HPV 抗体检测并无金标准的检测试剂，而 HPV 核酸检测与抗体检测结果相关性不高，也无法用于样本的筛选。根据 HPV 的传播特征，现在 HPV 中和抗体检测主要是用于疫苗型别或高危型别病毒的中和抗体检测。这些型别的病毒主要是通过性接触传播，可以选择无性经验人群的样品作为非特异性验证样品。

2. 线性范围

线性范围是指检测样品的加入量和检测信号值成直线关系的特定范围。假病毒抑制曲线是典型的四参数曲线，假病毒检测报告的结果通常为 ID_{50} 或半数抑制浓度（50% inhibitory concentration，IC_{50}），即四参数曲线中间点对应的样本的滴度或浓度值。只要保证该检测值位于抑制曲线的直线段，即能保证结果的准确性。典型的四参数曲线在其 20%~80% 抑制范围内，中和抗体的浓度与检测之间呈直线关系。通常通过分析该区段直线拟合的线性相关系来表征线性范围的拟合程度。

3. 精密性

试验的精密性是指重复检测相同样品时检测结果的偏差。精密性分为三个层次，即：试验内的变异、试验间的变异和不同实验室之间的变异。试验内变异是指同一操作者或同一次检测中相同样品重复检测结果的差异；试验间的变异是指不同操作者或不同试验操作间相同样品重复检测结果的差异；实验室间的差异是指不同实验室间检测相同样品的结果差异。在设计精密性验证时，应注意尽量包含高、中、低不同中和抗体水平的样品进行验证，尽可能全面地考察方法在不同抗体水平时的精密性。

4. 准确性

分析方法的准确性表示检测结果与样品真值之间的差距。通常是将假病毒检测结果与公认的活病毒检测方法或其他类型检测方法的结果相比较。如对于 HIV-1 中和抗体检测并不存在真正的“金标准”，最初建立的基于 TZM-bl 细胞的假病毒检测方法与活病毒检测结果相比较（中和单抗或 HIV 感染者血清检测），基于 TZM-bl 细胞的假病毒方法比基于 PBMC 的活病毒方法的灵敏度更高，总体来说，前者比后者的灵敏度高 3 倍左右，但对于不同的样本和不同的病毒株，灵敏度差异的程度不同，单抗样本检测时灵敏度差异较大，对于感染者血清样本检测时灵敏度差异较小，为 1.1 倍左右[147]。当开发基于 A3R5 细胞的 HIV-1 假病毒中和试验时，采用将 A3R5 和已广泛应用的基于 TZM-bl 细胞的假病毒试验进行比较，评估两种方法的相关性和新方法的准确性[104, 148]。

5. 耐用性

耐用性是指检测方法中某些参数发生微小改变时，检测结果仍然准确可靠。耐用性研究的结果将建立一系列系统适用性参数，以确保在每一次实际测定中该方法都是有效的。通过对样本在不同检测参数下检测结果的差异，确定方法的耐用性，如病毒加入量、细胞加入量、培养时间等。在耐用性范围内检测参数的变化，不应影响最终检测结果[91, 104, 144, 149, 150]。

三、实验室间的标准化

对于已经建立相应检测能力的实验室，通过组织能力验证等实验室间标准化活动，可以进一步提高实验室之间结果的可比性。目前实验室间的标准化工作主要有两种形式：多种方法的实验室间标准化和单一方法的实验室间标准化。前者是由一家中心实验室制备含中和抗体的样本（单抗、混合单抗或血清样本）分发至不同实验室，各实验室用本室已建立的方法和 SOP 进行检测，将结果汇总至中心实验室后进行比较；后者是由一家中心实验室制备含中和抗体的样本及检测材料，并制定统一的 SOP，然后发送至不同实验室，各实验室按照统一的方法进行检测，将原始结果提交至中心实验室后，统一进行处理比较。如 HIV-1 中和抗体“NeutNet”研究项目采取的是第一种方式，除了对方法进行实验室间的标准化外，同时比较 HIV-1 主要中和抗体检测方法结果的差异，发现与活病毒方法相比，假病毒方法具有较高的灵敏度和较小的变异度[147，148]。中国食品药品检定研究院的实验室采取了第二种方式进行了不同实验室间的中和试验的标准化工作，发现统一的 SOP 和试验材料以及标准物质的应用，可以大大提高不同实验室检测结果的一致性和可比性[144]。

疫苗诱导的中和抗体在大多数病毒性疫苗的免疫保护中起着至关重要的作用，对中和抗体科学准确的检测对于疫苗评价和开发具有重要意义。虽然应用活病毒的中和抗体检测方法被认为是中和抗体评价的金标准，但由于部分病毒难以培养、难以获得、生物安全等级高、操作繁琐等原因，活病毒中和抗体检测方法往往难以大规模推广应用。随着新技术的不断涌现和发展，出现了重组病毒、假病毒、竞争性检测等各种替代方法用于中和抗体检测，在新方法应用过程中，应关注其与经典方法的比对、方法的标准化及量值溯源的问题，通过方法的验证、转移和能力验证等工作，提高不同实验室检测结果的可比性，探索疫苗诱导中和抗体的最低保护水平，为疫苗的开发、优化和评价工作提供工具和标尺。

（聂建辉，王佑春）

参考文献

[1] KLASSE P J. Neutralization of virus infectivity by antibodies：Old problems in new perspectives [J]. Adv Biol，2014，2014：157895.

[2] WEBSTER R G，LAVER W G. Preparation and properties of antibody directed specifically against the neuraminidase of influenza virus [J]. J Immunol，1967，99(1)：49-55.

[3] FELDMANN J，SCHWARTZ O. HIV-1 Virological Synapse：Live Imaging of Transmission [J]. Viruses，2010，2(8)：1666-1680.

[4] PIGUET V，SATTENTAU Q. Dangerous liaisons at the virological synapse [J]. J Clin Invest，2004，114(5)：605-610.

[5] SATTENTAU Q J. Cell-to-Cell Spread of Retroviruses [J]. Viruses，2010，2(6)：1306-1321.

[6] ABELA I A，BERLINGER L，SCHANZ M，et al. Cell-cell transmission enables HIV-1 to evade inhibition by potent CD4bs directed antibodies [J]. PLoS Pathog，2012，8(4)：e1002634.

[7] PATTERSON L J. Potent，persistent induction and modulation of cellular immune responses in rhesus macaques primed with Ad5hr-simian immunodeficiency virus (SIV) env/rev，gag，and/or nef vaccines and boosted with SIV

gp120 [J]. J Virol, 2003, 77(16): 8607–8620.

[8] GÓMEZ-ROMÁN V R, PATTERSON L J, VENZON D, et al. Vaccine-elicited antibodies mediate antibody-dependent cellular cytotoxicity correlated with significantly reduced acute viremia in rhesus macaques challenged with SIVmac251 [J]. J Immunol, 2005, 174(4): 2185–2189.

[9] YATES N L, LIAO H X, FONG Y, et al. Vaccine-induced env V1–V2 IgG3 correlates with lower HIV-1 infection risk and declines soon after vaccination [J]. Sci Transl Med, 2014, 6(228): e3007730.

[10] MORALES-NÚÑEZ J J, MUÑOZ-VALLE J F, TORRES-HERNÁNDEZ P C, et al. Overview of neutralizing antibodies and their potential in COVID-19 [J]. Vaccines, 2021, 9(12): 1376.

[11] LI T C, TAKEDA N, MIYAMURA T, et al. Essential elements of the capsid protein for self-assembly into empty virus-like particles of hepatitis E virus [J]. J Virol, 2005, 79(20): 12999–13006.

[12] SANTOS J L R, BISPO J A C, LANDINI G F, et al. Proton dependence of tobacco mosaic virus dissociation by pressure [J]. Biophys Chem, 2004, 111(1): 53–61.

[13] SILVA J L, WEBER G. Pressure-induced dissociation of brome mosaic virus [J]. J Mol Biol, 1988, 199(1): 149–159.

[14] DONG Y C, LIU Y E, JIANG W, et al. Antibody-induced uncoating of human rhinovirus B14 [J]. Proc Natl Acad Sci U S A, 2017, 114(30): 8017–8022.

[15] PLEVKA P, LIM PY, PERERA R, et al. Neutralizing antibodies can initiate genome release from human enterovirus 71 [J]. Proc Natl Acad Sci U S A, 2014, 111(6): 2134–2139.

[16] ZHENG Q B, JIANG J E, HE M Z, et al. Viral neutralization by antibody-imposed physical disruption [J]. Proc Natl Acad Sci U S A, 2019, 116(52): 26933–26940.

[17] PLOTKIN S A. Complex correlates of protection after vaccination [J]. Clin Infect Dis, 2013, 56(10): 1458–1465.

[18] SOWERS S B, ROTA J S, HICKMAN C J, et al. High concentrations of measles neutralizing antibodies and high-avidity measles IgG accurately identify measles reinfection cases [J]. Clin Vaccine Immunol, 2016, 23 (8): 707–716.

[19] ENNIS F A. Immunity to mumps in an institutional epidemic. correlation of insusceptibility to mumps with serum plaque neutralizing and hemagglutination-inhibiting antibodies [J]. J Infect Dis, 1969, 119(6): 654–657.

[20] DAY P M, KINES R C, THOMPSON C D, et al. In vivo mechanisms of vaccine-induced protection against HPV infection [J]. Cell Host Microbe, 2010, 8(3): 260–270.

[21] LONGET S, SCHILLER J T, BOBST M, et al. A murine genital-challenge model is a sensitive measure of protective antibodies against human papillomavirus infection [J]. J Virol, 2011, 85(24): 13253–13259.

[22] BARIN F, JOURDAIN G, BRUNET S, et al. Revisiting the role of neutralizing antibodies in mother-to-child transmission of HIV-1 [J]. J Infect Dis, 2006, 193(11): 1504–1511.

[23] HESSELL A J, POIGNARD P, HUNTER M, et al. Effective, low-titer antibody protection against low-dose repeated mucosal SHIV challenge in macaques [J]. Nat Med, 2009, 15(8): 951–954.

[24] JIANG S B, ZHANG X J, YANG Y, et al. Neutralizing antibodies for the treatment of COVID-19 [J]. Nat Biomed Eng, 2020, 4(12): 1134–1139.

[25] OGANDO N S, DALEBOUT T J, ZEVENHOVEN-DOBBE J C, et al. SARS-coronavirus-2 replication in Vero E6 cells: replication kinetics, rapid adaptation and cytopathology [J]. J Gen Virol, 2020, 101(9): 925–940.

[26] PACCIARINI F, GHEZZI S, CANDUCCI F, et al. Persistent replication of severe acute respiratory syndrome coronavirus in human tubular kidney cells selects for adaptive mutations in the membrane protein [J]. J Virol, 2008, 82(11): 5137–5144.

[27] HARCOURT J, TAMIN A, LU X Y, et al. Severe acute respiratory syndrome coronavirus 2 from patient with

coronavirus disease, United States [J]. Emerg Infect Dis, 2020, 26(6): 1266–1273.

[28] XIE X P, MURUATO A, LOKUGAMAGE K G, et al. An infectious cDNA clone of SARS–CoV–2 [J]. Cell Host Microbe, 2020, 27(5): 841–848.e3.

[29] MURUATO A E, FONTES–GARFIAS C R, REN P, et al. A high–throughput neutralizing antibody assay for COVID–19 diagnosis and vaccine evaluation [J]. Nat Commun, 2020, 11(1): 4059.

[30] BEWLEY K R, COOMBES N S, GAGNON L, et al. Quantification of SARS–CoV–2neutralizing antibody by wild–type plaque reduction neutralization, microneutralization and pseudotyped virus neutralization assays [J]. Nat Protoc, 2021, 16(6): 3114–3140.

[31] HERRLEIN M L, HEIN S, ZAHN T, et al. Comparative investigation of methods for analysis of SARS–CoV–2–spike–specific antisera [J]. Viruses, 2022, 14(2): 410.

[32] ROWE T, ABERNATHY R A, HU–PRIMMER J, et al. Detection of antibody to avian influenza A(H5N1) virus in human serum by using a combination of serologic assays [J]. J Clin Microbiol, 1999, 37(4): 937–943.

[33] FRISCHE A, BROOKS P T, GYBEL–BRASK M, et al. Optimization and evaluation of a live virus SARS–CoV–2neutralization assay [J]. PLoS One, 2022, 17(7): e0272298.

[34] LICHTENEGGER S, SAIGER S, HARDT M, et al. Development of a rapid live SARS–CoV–2neutralization assay based on a qPCR readout [J]. J Clin Microbiol, 2022, 60(7): e0037622.

[35] LIU X Q, LI Y H, WANG Z F, et al. Safety and superior immunogenicity of heterologous boosting with an RBD–based SARS–CoV–2mRNA vaccine in Chinese adults [J]. Cell Res, 2022, 32(8): 777–780.

[36] WU S P, HUANG J Y, ZHANG Z, et al. Safety, tolerability, and immunogenicity of an aerosolised adenovirus type–5 vector–based COVID–19 vaccine (Ad5–nCoV) in adults: Preliminary report of an open–label and randomised phase 1 clinical trial [J]. Lancet Infect Dis, 2021, 21(12): 1654–1664.

[37] GORDON D E, JANG G M, BOUHADDOU M, et al. A SARS–CoV–2 protein interaction map reveals targets for drug repurposing [J]. Nature, 2020, 583(7816): 459–468.

[38] SANDERS D A. No false start for novel pseudotyped vectors [J]. Curr Opin Biotechnol, 2002, 13(5): 437–442.

[39] LI Q Q, LIU Q, HUANG W J, et al. Current status on the development of pseudoviruses for enveloped viruses [J]. Rev Med Virol, 2018, 28(1): e1963.

[40] NIE J H, WU X H, MA J, et al. Development of in vitro and in vivo rabies virus neutralization assays based on a high–titer pseudovirus system [J]. Sci Rep, 2017, 7: 42769.

[41] ZHOU S Y, LIU Q, WU X, et al. A safe and sensitive enterovirus A71 infection model based on human SCARB2 knock–in mice [J]. Vaccine, 2016, 34(24): 2729–2736.

[42] WANG Y C, ZHOU Z H, WU X, et al. Pseudotyped viruses [J]. Adv Exp Med Biol, 2023, 1407: 1–27.

[43] NIE J H, HUANG W J, LIU Q A, et al. HIV–1 pseudoviruses constructed in China regulatory laboratory [J]. Emerg Microbes Infect, 2020, 9(1): 32–41.

[44] WHITT M A. Generation of VSV pseudotypes using recombinant ΔG–VSV for studies on virus entry, identification of entry inhibitors, and immune responses to vaccines [J]. J Virol Methods, 2010, 169(2): 365–374.

[45] PASTRANA D V, BUCK C B, PANG Y Y, et al. Reactivity of human sera in a sensitive, high–throughput pseudovirus–based papillomavirus neutralization assay for HPV16 and HPV18 [J]. Virology, 2004, 321(2): 205–216.

[46] DULL T, ZUFFEREY R, KELLY M, et al. A third–generation lentivirus vector with a conditional packaging system [J]. J Virol, 1998, 72(11): 8463–8471.

[47] NÈGRE D, DUISIT G, MANGEOT P E, et al. Lentiviral vectors derived from Simian immunodeficiency virus

[J]. Curr Top Microbiol Immunol, 2002, 261: 53–74.

[48] SAUTER S L, GASMI M. FIV vector systems [J]. Somat Cell Mol Genet, 2001, 26(1/2/3/4/5/6): 99–129.

[49] SHARMA A, LARUE R C, PLUMB M R, et al. BET proteins promote efficient murine leukemia virus integration at transcription start sites [J]. Proc Natl Acad Sci U S A, 2013, 110(29): 12036–12041.

[50] FEDERICO M. From lentiviruses to lentivirus vectors [J]. Methods Mol Biol, 2003, 229: 3–15.

[51] WATANABE S, TEMIN H M. Encapsidation sequences for spleen necrosis virus, an avian retrovirus, are between the 5′ long terminal repeat and the start of the gag gene[J]. Proc Natl Acad Sci U S A, 1982, 79(19): 5986–5990.

[52] AO Z J, PATEL A, TRAN K, et al. Characterization of a trypsin-dependent avian influenza H5N1-pseudotyped HIV vector system for high throughput screening of inhibitory molecules [J]. Antivir Res, 2008, 79(1): 12–18.

[53] XIONG H L, WU Y T, CAO J L, et al. Robust neutralization assay based on SARS-CoV-2 S-protein-bearing vesicular stomatitis virus (VSV) pseudovirus and ACE2-overexpressing BHK21cells [J]. Emerg Microbes Infect, 2020, 9(1): 2105–2113.

[54] NIE J H, LI Q Q, WU J J, et al. Establishment and validation of a pseudovirus neutralization assay for SARS-CoV-2 [J]. Emerg Microbes Infect, 2020, 9(1): 680–686.

[55] NIE J H, LI Q Q, WU J J, et al. Quantification of SARS-CoV-2neutralizing antibody by a pseudotyped virus-based assay [J]. Nat Protoc, 2020, 15(11): 3699–3715.

[56] RODRIGUEZ L L. Full-length genome analysis of natural isolates of vesicular stomatitis virus (Indiana 1 serotype) from North, Central and South America [J]. J Gen Virol, 2002, 83(Pt 10): 2475–2483.

[57] HAGLUND K, FORMAN J, KRÄUSSLICH H G, et al. Expression of human immunodeficiency virus type 1 gag protein precursor and envelope proteins from a vesicular stomatitis virus recombinant: High-level production of virus-like particles containing HIV envelope [J]. Virology, 2000, 268(1): 112–121.

[58] MARZI A, ROBERTSON S J, HADDOCK E, et al. EBOLA VACCINE. VSV-EBOV rapidly protects macaques against infection with the 2014/15 Ebola virus outbreak strain [J]. Science, 2015, 349(6249): 739–742.

[59] HUTTNER A, DAYER J A, YERLY S, et al. The effect of dose on the safety and immunogenicity of the VSV Ebola candidate vaccine: A randomised double-blind, placebo-controlled phase 1/2 trial [J]. Lancet Infect Dis, 2015, 15(10): 1156–1166.

[60] BISHNOI S, TIWARI R, GUPTA S, et al. Oncotargeting by vesicular stomatitis virus (VSV): Advances in cancer therapy [J]. Viruses, 2018, 10(2): 90.

[61] WU J J, NIE J H, ZHANG L, et al. The antigenicity of SARS-CoV-2 Delta variants aggregated 10 high-frequency mutations in RBD has not changed sufficiently to replace the current vaccine strain [J]. Sig Transduct Target Ther, 2022, 7: 18.

[62] LIU S, JIA Z J, NIE J H, et al. A broader neutralizing antibody against all the current VOCs and VOIs targets unique epitope of SARS-CoV-2 RBD [J]. Cell Discov, 2022, 8(1): 81.

[63] NIE J H, XIE J S, LIU S, et al. Three epitope-distinct human antibodies from RenMab mice neutralize SARS-CoV-2 and cooperatively minimize the escape of mutants [J]. Cell Discov, 2021, 7(1): 53.

[64] NIE J H, LI Q Q, ZHANG L, et al. Functional comparison of SARS-CoV-2 with closely related pangolin and bat coronaviruses [J]. Cell Discov, 2021, 7(1): 21.

[65] LI Q Q, NIE J H, WU J J, et al. SARS-CoV-2 501Y.V2 variants lack higher infectivity but do have immune escape [J]. Cell, 2021, 184(9): 2362–2371.e9.

[66] TOMMASINO M. The biology of beta human papillomaviruses [J]. Virus Res, 2017, 231: 128–138.

[67] BUCK C B, CHENG N Q, THOMPSON C D, et al. Arrangement of L2 within the papillomavirus capsid [J]. J

Virol, 2008, 82(11): 5190–5197.

[68] BUCK C B, PASTRANA D V, LOWY D R, et al. Efficient intracellular assembly of papillomaviral vectors [J]. J Virol, 2004, 78(2): 751–757.

[69] OPALKA D, LACHMAN C E, MACMULLEN S A, et al. Simultaneous quantitation of antibodies to neutralizing epitopes on virus–like particles for human papillomavirus types 6, 11, 16, and 18 by a multiplexed luminex assay [J]. Clin Diagn Lab Immunol, 2003, 10(1): 108–115.

[70] ROBERTS C, GREEN T, HESS E, et al. Development of a human papillomavirus competitive luminex immunoassay for 9 HPV types [J]. Hum Vaccines Immunother, 2014, 10(8): 2174–103.

[71] KOHMER N, RÜHL C, CIESEK S, et al. Utility of different surrogate enzyme–linked immunosorbent assays (sELISAs) for detection of SARS–CoV–2neutralizing antibodies [J]. J Clin Med, 2021, 10(10): 2128.

[72] LIU K T, HAN Y J, WU G H, et al. Overview of neutralization assays and international standard for detecting SARS–CoV–2neutralizing antibody [J]. Viruses, 2022, 14(7): 1560.

[73] ZHAI L K, TUMBAN E. Gardasil–9: A global survey of projected efficacy [J]. Antiviral Res, 2016, 130: 101–109.

[74] DE VILLIERS E M. Cross–roads in the classification of papillomaviruses[J]. Virology, 2013, 445(1/2): 2–10.

[75] CROSBIE E J, KITCHENER H C. Cervarix ™ –a bivalent L1 virus–like particle vaccine for prevention of human papillomavirus type 16– and 18–associated cervical cancer [J]. Expert Opin Biol Ther, 2007, 7(3): 391–396.

[76] ZHAO F H, WU T, HU Y M, et al. Efficacy, safety, and immunogenicity of an Escherichia coli–produced Human Papillomavirus (16 and 18) L1 virus–like–particle vaccine: End–of–study analysis of a phase 3, double–blind, randomised, controlled trial [J]. Lancet Infect Dis, 2022, 22(12): 1756–1768.

[77] LI M Z, ZHAO C, ZHAO Y, et al. Immunogenicity, efficacy, and safety of human papillomavirus vaccine: Data fromChina [J]. Front Immunol, 2023, 14: 1112750.

[78] SIDDIQUI M A A, PERRY C M. Human papillomavirus quadrivalent (types 6, 11, 16, 18) recombinant vaccine (Gardasil): Profile report [J]. BioDrugs, 2006, 20(5): 313–316.

[79] HERRERO R, GONZÁLEZ P, MARKOWITZ L E. Present status of human papillomavirus vaccine development and implementation [J]. Lancet Oncol, 2015, 16(5): e206–e216.

[80] KREIMER A R, CLIFFORD G M, BOYLE P, et al. Human papillomavirus types in head and neck squamous cell carcinomas worldwide: A systematic review [J]. Cancer Epidemiol Biomark Prev, 2005, 14(2): 467–475.

[81] JOURA E A, GIULIANO A R, IVERSEN O E, et al. A 9–valent HPV vaccine against infection and intraepithelial neoplasia in women [J]. N Engl J Med, 2015, 372(8): 711–723.

[82] DESSY F J, GIANNINI S L, BOUGELET C A, et al. Correlation between direct ELISA, single epitope–based inhibition ELISA and Pseudovirion–based neutralization assay for measuring anti–HPV–16 and anti–HPV–18 antibody response after vaccination with the AS04–adjuvanted HPV–16/18 cervical cancer vaccine [J]. Hum Vaccines, 2008, 4(6): 425–434.

[83] DIAS D, VAN DOREN J, SCHLOTTMANN S, et al. Optimization and validation of a multiplexed luminex assay to quantify antibodies to neutralizing epitopes on human papillomaviruses 6, 11, 16, and 18 [J]. Clin Vaccine Immunol, 2005, 12(8): 959–969.

[84] BROWN D R, GARLAND S M, FERRIS D G, et al. The humoral response to Gardasil over four years as defined by total IgG and competitive Luminex immunoassay [J]. Hum Vaccin, 2011, 7(2): 230–238.

[85] WANG X H, WANG Z H, CHRISTENSEN ND, et al. Mapping of human serum–reactive epitopes in virus–like particles of human papillomavirus types 16 and 11 [J]. Virology, 2003, 311(1): 213–221.

[86] SMITH J F, BROWNLOW M, BROWN M, et al. Antibodies from women immunized with gardasil ® cross–

neutralize HPV 45 pseudovirions [J]. Hum Vaccines, 2007, 3 (4): 109–115.

[87] OPALKA D, MATYS K, BOJCZUK P, et al. Multiplexed serologic assay for nine anogenital human papillomavirus types [J]. Clin Vaccine Immunol, 2010, 17 (5): 818–827.

[88] HUANG T, LIU Y P, LI Y P, et al. Evaluation on the persistence of anti–HPV immune responses to the quadrivalent HPV vaccine in Chinese females and males: Up to 3.5 years of follow–up [J]. Vaccine, 2018, 36 (11): 1368–1374.

[89] OPALKA D, MATYS K, BOJCZUK P, et al. Multiplexed serologic assay for nine anogenital human papillomavirus types [J]. Clin Vaccine Immunol, 2010, 17 (5): 818–827.

[90] FRAZER I H. Measuring serum antibody to human papillomavirus following infection or vaccination [J]. Gynecol Oncol, 2010, 118 (1 Suppl): S8–S11.

[91] NIE J H, HUANG W J, WU X L, et al. Optimization and validation of a high throughput method for detecting neutralizing antibodies against human papillomavirus (HPV) based on pseudovirons [J]. J Med Virol, 2014, 86 (9): 1542–1555.

[92] SEHR P, RUBIO I, SEITZ H, et al. High–throughput pseudovirion–based neutralization assay for analysis of natural and vaccine–induced antibodies against human papillomaviruses [J]. PLoS One, 2013, 8 (10): e75677.

[93] WHEELER C M, CASTELLSAGUÉ X, GARLAND S M, et al. Cross–protective efficacy of HPV–16/18 AS04–adjuvanted vaccine against cervical infection and precancer caused by non–vaccine oncogenic HPV types: 4–year end–of–study analysis of the randomised, double–blind PATRICIA trial[J]. Lancet Oncol, 2012, 13 (1): 100–110.

[94] NIE J H, LIU Y Y, HUANG W J, et al. Development of a triple–color pseudovirion–based assay to detect neutralizing antibodies against human papillomavirus [J]. Viruses, 2016, 8 (4): 107.

[95] SIMEK M D, RIDA W, PRIDDY F H, et al. Human immunodeficiency virus type 1 elite neutralizers: Individuals with broad and potent neutralizing activity identified by using a high–throughput neutralization assay together with an analytical selection algorithm [J]. J Virol, 2009, 83 (14): 7337–7348.

[96] SATHER D N, ARMANN J, CHING L K, et al. Factors associated with the development of cross–reactive neutralizing antibodies during human immunodeficiency virus type 1 infection [J]. J Virol, 2009, 83 (2): 757–769.

[97] BURTON D R. A new lease on life for an HIV–neutralizing antibody class and vaccine target [J]. Proc Natl Acad Sci USA, 2021, 118 (7): e2026390118.

[98] FERRANTELLI F, RASMUSSEN R A, BUCKLEY K A, et al. Complete protection of neonatal rhesus macaques against oral exposure to pathogenic simian–human immunodeficiency virus by human anti–HIV monoclonal antibodies [J]. J Infect Dis, 2004, 189 (12): 2167–2173.

[99] MATTHEWS T J. Dilemma of neutralization resistance of HIV–1 field isolates and vaccine development [J]. AIDS Res Hum Retroviruses, 1994, 10 (6): 631–632.

[100] PRADO I, FOUTS T R, DIMITROV A S. Neutralization of HIV by antibodies [J]. Methods Mol Biol, 2009, 525: 517–531, xiv.

[101] MONTEFIORI D C. Measuring HIV neutralization in a luciferase reporter gene assay [J]. Methods Mol Biol, 2009, 485: 395–405.

[102] PLATT E J, WEHRLY K, KUHMANN S E, et al. Effects of CCR5 and CD4 cell surface concentrations on infections by macrophagetropic isolates of human immunodeficiency virus type 1 [J]. J Virol, 1998, 72 (4): 2855–2864.

[103] WEI X P, DECKER J M, LIU H M, et al. Emergence of resistant human immunodeficiency virus type 1 in

patients receiving fusion inhibitor（T-20）monotherapy［J］. Antimicrob Agents Chemother，2002，46（6）：1896-1905.

［104］CHEN Q Q，NIE J H，HUANG W J，et al. Development and optimization of a sensitive pseudovirus-based assay for HIV-1neutralizing antibodies detection using A3R5cells［J］. Hum Vaccines Immunother，2018，14（1）：199-208.

［105］GRUELL H，VANSHYLLA K，WEBER T，et al. Antibody-mediated neutralization of SARS-CoV-2［J］. Immunity，2022，55（6）：925-944.

［106］CASE J B，ROTHLAUF P W，CHEN R E，et al. Neutralizing antibody and soluble ACE2 inhibition of a replication-competent VSV-SARS-CoV-2 and a clinical isolate of SARS-CoV-2［J］. Cell Host Microbe，2020，28（3）：475-485.e5.

［107］KAMINSKYY V，ZHIVOTOVSKY B. To kill or be killed：How viruses interact with the cell death machinery［J］. J Intern Med，2010，267（5）：473-482.

［108］HEATON N S. Revisiting the concept of a cytopathic viral infection［J］. PLoS Pathog，2017，13（7）：e1006409.

［109］TRAGGIAI E. An efficient method to make human monoclonal antibodies from memory B cells：potent neutralization of SARS coronavirus［J］. Nat Med，2004，10（8）：871-875.

［110］LAU E H Y，TSANG O T Y，HUI D S C，et al. Neutralizing antibody titres in SARS-CoV-2 infections［J］. Nat Commun，2021，12（1）：63.

［111］KISCH A L，JOHNSON K M. A plaque assay for respiratory syncytial virus. Proceedings of the Society for Experimental Biology and Medicine［J］. Society for Experimental Biology and Medicine（New York，N.Y.），1963，112：583-589.

［112］DULBECCO R. Production of plaques in monolayer tissue cultures by single particles of an animal virus［J］. Proc Natl Acad Sci USA，1952，38（8）：747-752.

［113］SEPTISETYANI E P，PRASETYANINGRUM P W，ANAM K，et al. SARS-CoV-2 antibody neutralization assay platforms based on epitopes sources：Live virus，pseudovirus，and recombinant S glycoprotein RBD［J］. Immune Netw，2021，21（6）：e39.

［114］MLCOCHOVA P，KEMP S A，DHAR M S，et al. SARS-CoV-2 B.1.617.2 Delta variant replication and immune evasion［J］. Nature，2021，599（7883）：114-119.

［115］ANSARAH-SOBRINHO C，NELSON S，JOST CA，et al. Temperature-dependent production of pseudoinfectious dengue reporter virus particles by complementation［J］. Virology，2008，381（1）：67-74.

［116］CHEN P，SONG ZL，QI YH，et al. Molecular determinants of enterovirus 71 viral entry［J］. J Biol Chem，2012，287（9）：6406-6420.

［117］LICHTY B D，POWER A T，STOJDL D F，et al. Vesicular stomatitis virus：re-inventing the bullet［J］. Trends Mol Med，2004，10（5）：210-216.

［118］FUKUSHI S，WATANABE R，TAGUCHI F. Pseudotyped vesicular stomatitis virus for analysis of virus entry mediated by SARS coronavirus spike proteins［J］. Methods Mol Biol，2008，454：331-338.

［119］WHITT M A. Generation of VSV pseudotypes using recombinant ΔG-VSV for studies on virus entry，identification of entry inhibitors，and immune responses to vaccines［J］. J Virol Methods，2010，169（2）：365-374.

［120］WITTE O N，BALTIMORE D. Mechanism of formation of pseudotypes between vesicular stomatitis virus and murine leukemia virus［J］. Cell，1977，11（3）：505-511.

［121］ZETTL F，MEISTER T L，VOLLMER T，et al. Rapid quantification of SARS-CoV-2-neutralizing antibodies using propagation-defective vesicular stomatitis virus pseudotypes［J］. Vaccines，2020，8（3）：386.

[122] CONDOR CAPCHA J M, LAMBERT G, DYKXHOORN D M, et al. Generation of SARS-CoV-2 spike pseudotyped virus for viral entry and neutralization assays: A 1-week protocol [J]. Front Cardiovasc Med, 2020, 7: 618651.

[123] LEDGERWOOD J E, COATES E E, YAMSHCHIKOV G, et al. Safety, pharmacokinetics and neutralization of the broadly neutralizing HIV-1human monoclonal antibody VRC01 in healthy adults [J]. Clin Exp Immunol, 2015, 182(3): 289-301.

[124] HU J, GAO Q Z, HE C L, et al. Development of cell-based pseudovirus entry assay to identify potential viral entry inhibitors and neutralizing antibodies against SARS-CoV-2 [J]. Genes Dis, 2020, 7(4): 551-557.

[125] HUANG S W, TAI C H, HSU Y M, et al. Assessing the application of a pseudovirus system for emerging SARS-CoV-2 and re-emerging avian influenza virus H5 subtypes in vaccine development [J]. Biomed J, 2020, 43(4): 375-387.

[126] FAN H. Leukemogenesis by moloney murine leukemia virus: A multistep process [J]. Trends Microbiol, 1997, 5(2): 74-82.

[127] MILLET J K, WHITTAKER G R. Host cell entry of Middle East respiratory syndrome coronavirus after two-step, furin-mediated activation of the spike protein [J]. Proc Natl Acad Sci U S A, 2014, 111(42): 15214-15219.

[128] BYRNES J R, ZHOU X X, LUI I, et al. Competitive SARS-CoV-2 serology reveals most antibodies targeting the spike receptor-binding domain compete for ACE2 binding [J]. mSphere, 2020, 5(5): e00802-e00820.

[129] TAN C W, CHIA W N, QIN X J, et al. A SARS-CoV-2 surrogate virus neutralization test based on antibody-mediated blockage of ACE2-spike protein-protein interaction [J]. Nat Biotechnol, 2020, 38(9): 1073-1078.

[130] BOEHRINGER H R, O'FARRELL B J. Lateral flow assays in infectious disease diagnosis [J]. Clin Chem, 2021, 68(1): 52-58.

[131] WANG J J, ZHANG N, RICHARDSON S A, et al. Rapid lateral flow tests for the detection of SARS-CoV-2neutralizing antibodies [J]. Expert Rev Mol Diagn, 2021, 21(4): 363-370.

[132] NATHANSON N. David Bodian's contribution to the development of poliovirus vaccine [J]. Am J Epidemiol, 2005, 161(3): 207-212.

[133] World Health Organization. Manual of laboratory methods for potency testing of vaccines used in the WHO Expanded Programme on Immunization [S]. WHO publication no. WHO/BLG/95.1. World Health Organization, Geneva, Switzerland.

[134] World Health Organization. WHO global action plan to minimize poliovirus facility-associated risk after type-specific eradication of wild polioviruses and sequential cessation of oral polio vaccine use: GAPIII (WHO/POLIO/15.05); 2015.

[135] ARITA M, NAGATA N, SATA T, et al. Quantitative analysis of poliomyelitis-like paralysis in mice induced by a poliovirus replicon [J]. J Gen Virol, 2006, 87(11): 3317-3327.

[136] LIU S H, SONG D M, BAI H, et al. A safe and reliable neutralization assay based on pseudovirus to measure neutralizing antibody titer against poliovirus [J]. J Med Virol, 2017, 89(12): 2075-2083.

[137] HASHIDO M, HORIE H, ABE S, et al. Evaluation of an enzyme-linked immunosorbent assay based on binding inhibition for type-specific quantification of poliovirus neutralization-relevant antibodies [J]. Microbiol Immunol, 1999, 43(1): 73-77.

[138] SCHEPP R M, BERBERS G A M, FERREIRA J A, et al. A novel multiplex poliovirus binding inhibition assay applicable for large serosurveillance and vaccine studies, without the use of live poliovirus [J]. J Virol Methods, 2017, 241: 15-23.

[139] KNEZEVIC I, MATTIUZZO G, PAGE M, et al. WHO International Standard for evaluation of the antibody

response to COVID–19 vaccines：Call for urgent action by the scientific community［J］. Lancet Microbe，2022，3（3）：e235–e240.

［140］KRISTIANSEN P A，PAGE M，BERNASCONI V，et al. WHO international standard for anti–SARS–CoV–2 immunoglobulin［J］. Lancet，2021，397（10282）：1347–1348.

［141］GUAN L D，MAO Q Y，TAN D J，et al. Establishment of national standard for anti–SARS–Cov–2neutralizing antibody in China：The first National Standard calibration traceability to the WHO International Standard［J］. Front Immunol，2023，14：1107639.

［142］WU X L，ZHANG C T，FENG S X，et al. Detection of HPV types and neutralizing antibodies in Gansu Province，China［J］. J Med Virol，2009，81（4）：693–702.

［143］WU X L，ZHANG C T，ZHU X K，et al. Detection of HPV types and neutralizing antibodies in women with genital warts in Tianjin City，China［J］. Virol Sin，2010，25（1）：8–17.

［144］NIE J H，WANG W B，WEN Z H，et al. Optimization and proficiency testing of a pseudovirus–based assay for detection of HIV–1neutralizing antibody in China［J］. J Virol Meth，2012，185（2）：267–275.

［145］NKOLOLA J P，PENG H Q，SETTEMBRE E C，et al. Breadth of neutralizing antibodies elicited by stable，homogeneous clade A and clade C HIV–1 gp140 envelope trimers in guinea pigs［J］. J Virol，2010，84（7）：3270–3279.

［146］BONTJER I，MELCHERS M，EGGINK D，et al. Stabilized HIV–1 envelope glycoprotein trimers lacking the V1V2 domain，obtained by virus evolution［J］. J Biol Chem，2010，285（47）：36456–36470.

［147］HEYNDRICKX L，HEATH A，SHEIK–KHALIL E，et al. International network for comparison of HIV neutralization assays：The NeutNet report Ⅱ［J］. PLoS One，2012，7（5）：e36438.

［148］SARZOTTI–KELSOE M，DANIELL X，TODD C A，et al. Optimization and validation of a neutralizing antibody assay for HIV–1 in A3R5cells［J］. J Immunol Methods，2014，409：147–160.

［149］SARZOTTI–KELSOE M，DANIELL X，TODD C，et al. Optimization and validation of the HIV–1neutralizing antibody assay in A3R5cells［J］. Retrovirology，2012，9（suppl 2）：69.

［150］SARZOTTI–KELSOE M，BAILER RT，TURK E，et al. Optimization and validation of the TZM–bl assay for standardized assessments of neutralizing antibodies against HIV–1［J］. J Immunol Methods，2014，409：131–146.

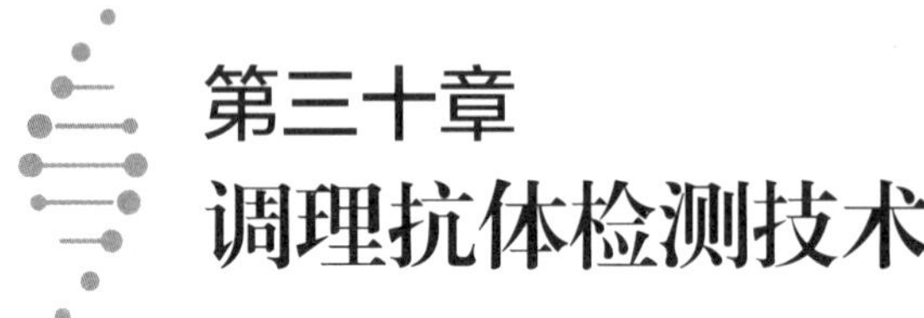

第三十章 调理抗体检测技术

第一节 调理抗体的作用机制

调理抗体指的是具有调理作用的抗体。调理作用是指抗体、补体与吞噬细胞表面结合，促进吞噬细胞吞噬消灭细菌等颗粒性抗原的作用。代表性的吞噬细胞有中性粒细胞、巨噬细胞或其他细胞。抗体的调理作用主要是通过 IgG 的 Fc 段与中性粒细胞、巨噬细胞表面的 IgG 受体结合，从而增强其吞噬作用的；IgM 的 Fc 段不能被吞噬细胞识别，故不能直接诱导吞噬作用，但其可以激活补体系统，间接行使调理作用。补体广泛存在于血清及组织液中，是一个具有精密调控机制的蛋白质反应系统。一般情况下，多数补体成分仅在被激活后才具有生物学功能。多种微生物成分、抗原－抗体复合物以及其他外源性或内源性物质可循三条既独立又交叉的途径，通过启动一系列丝氨酸蛋白酶的级联酶解反应而激活补体。抗体（IgG 或 IgM）结合到靶菌上组成的抗原－抗体复合物能够通过经典途径激活补体系统。病原体表面的糖结构可通过凝集素途径激活补体系统。某些微生物或外源异物可通过旁路途径激活补体系统，无需抗体存在即可激活补体。补体激活产生的 C3b、C4b 和 iC3b 等片段直接结合于细菌或其他颗粒性物质表面，通过与吞噬细胞表面相应的补体受体结合，促进吞噬细胞对其吞噬。靶菌被吞入细胞后，与溶酶体等融合，使病原体被杀死清除。调理吞噬作用是机体抵御全身性细菌感染和真菌感染的主要机制之一。

第二节 调理抗体的检测方法

一、起源

疫苗的保护力可以通过临床效力试验来确定，但由于需要的样本量大、费用高、周期长等原因，临床效力试验往往不易实施。建立与疫苗保护力相关联的实验室检测手段，使用血清学检测结果作为观察终点，不仅易于操作且可大大缩短周期。血清学试验检测的是疫苗的免疫原性，是反映疫苗接种后产生保护作用的间接指标。常用的疫苗免疫原性评价方法是酶联免疫吸附测定（enzyme linked immunosorbent assay，ELISA），利用抗原、抗体的特异性结合特性对待测血清中的抗体含量进行检测。但该类方法只能检测抗体总含量，无法甄别功能性抗体，不能真实反映疫苗的免疫保护效果。由于成人存在交叉反应抗体，用ELISA法检测的抗体特异性较低，对于一些特殊人群，如老年人和免疫系统不完善的人群，接种疫苗后产生的抗体往往是非功能性抗体，不能发挥免疫保护作用。如果单纯以抗体含量来评估疫苗质量，无法准确反映疫苗的保护效力。因此，人们试图寻找特异性更高且与疫苗保护力相关性更高的替代试验。

疫苗在体内发挥保护作用的机制给予了人们启发。肺炎球菌疫苗的保护机制主要是通过特异性抗体介导的调理吞噬作用将体内的肺炎球菌清除。因此调理吞噬试验（opsonophagocytic assay，OPA）应运而生。OPA是基于体内的调理作用原理而设计的一项新技术，通过体外试验模拟体内的调理吞噬过程。OPA试验可以直接检测具有调理作用的功能性抗体水平，实现对疫苗保护效力的准确评估。

二、发展

细胞是OPA中十分重要的因素。最早开始的OPA研究，其吞噬细胞使用的是健康捐助者的外周血。该种细胞在使用上存在诸多弊端：各捐助者的遗传及临床状态不同，难以标准化；捐赠者需要提前检查健康状况，试验前粒细胞必须先纯化出来，使用起来极其不便；OPA试验需要大量的粒细胞，需要招募大量的捐赠者。因此，急需寻找一种稳定的细胞系来为OPA试验提供吞噬细胞。后来人们开始尝试使用HL-60细胞。HL-60细胞的应用是一项重大创新，是OPA发展史上一项里程碑式的进步。

HL-60细胞于1977年分离自36岁急性早幼粒细胞白血病妇女的外周血白细胞[1]，是研究比较广泛的能够长期悬浮培养的人类髓系白血病细胞。显微镜下形态为卵圆形或圆形，偶尔会表达伪足，大小不一（直径9~25 μm）。HL-60细胞具有大的圆形细胞核，细胞质含有许多嗜天青颗粒。根据诱导剂及环境条件的不同，HL-60细胞能够被诱导分化为三种不同的髓样细胞系，即粒细胞、单核细胞和嗜酸性细胞。例如，丁酸钠能将其诱导分化为单核细胞，*N,N*-二甲基甲酰胺（DMF）及其他极性化合物能将其诱导分化为粒细胞。其他诱导剂如视黄酸、二甲基亚砜（DMSO）等也被报道可以将HL-60细胞诱导分化为粒细胞。许多因素都可能影响HL-60细胞的分化状态，如诱导剂的浓度，暴露在诱导剂中的时间，以及处于细胞周期不同阶段的细胞相对比例。因此OPA试验中的最佳分化条件需要经过摸索，并标准化。HL-60细胞的分化状态可以通过显微观察及流式细胞仪进行监测。当HL-60细胞分化时，它们停止增殖，开始表达新的基因及分子，经历形态变化，最后凋亡。分化时的形态学改变包括：细胞大小紧缩，核质比减低，细胞质内的嗜天青颗粒变为更细小的特殊颗粒。HL-60细胞发生分化时，开始表达补体受体，如：C3b补体受体CR1和CD35，iC3b的受体CR3和CD11b，这些受体是介导调理吞噬肺炎球菌等荚膜型细菌的主要受体，是判断HL-60细胞分化成功与否的指示分子，其表达量可以用相应的抗体及流式细胞仪进行检测，可用于效应细胞的质量控制。

三、种类

在OPA技术发展过程中，出现了两种不同类型的方法。一种是摄取型OPA方法，该方法是利用诱导分化的HL-60效应细胞，吞噬荧光标记的死的肺炎球菌，或者是吞噬用肺炎球菌荚膜多糖包被的荧光微珠[2, 3]，采用流式细胞仪监测效应细胞摄取荧光细菌或荧光微粒的情况。摄取型OPA有其优点：①该方法能够实现半自动化，可以快速分析大量样本；②该方法不受血清样本中抗生素的影响；③同时可以对四种型别靶菌进行OPA滴度检测；④需要的HL-60细胞量很少；⑤可以避免培养细菌以及维持细菌一致性中的技术问题。然而，这种摄取型 OPA 并没有被广泛应用。因为该种方法只能检测对肺炎球菌的结合能力或摄取能力，而不是杀菌能力。该种方法还需要进行相关研究，证明摄取微珠等同于调理作用和杀菌作用，才能被广泛采用。

另一种是杀菌型 OPA 方法，也称为 OPKA 试验，该方法通过计数吞噬反应后存活的菌落数来评估样本实际的杀菌力。1997 年美国 CDC 的 Romero-Steiner 等详细描述了一种杀菌型 OPA 方法[4]，通过体外培养 HL-60 细胞并将其诱导分化为具有吞噬功能的效应细胞，与补体混合后加入到预先结合了靶菌（不同型别肺炎球菌）的系列稀释血清中，在 37℃二氧化碳孵箱中进行吞噬反应，最后通过活菌计数来计算血清样本的调理吞噬滴度。该方法将 50% 杀菌时的抗体稀释度定义为抗体滴度。杀菌型 OPA 法能够检测抗体调理吞噬活的肺炎球菌的能力，更接近体内真实的调理吞噬过程，被使用了很多年。然而，这个 1997 版的方法因需要繁琐的人工菌落数统计工作，限制了其广泛应用。2003 年 Kim 等利用一种化学染料 2,3,5- 三苯基氯化四氮唑（TTC）将菌落染色后使用自动菌落计数仪进行计数，提高了菌落计数效率[5]。由于肺炎球菌疫苗是多价的，需要进行多个型别的 OPA 抗体检测，血清样本用量很大，给样本采集工作带来挑战。2006 年美国阿拉巴马大学 Nahm 教授实验室研发了一种多型调理吞噬杀菌试验（multiplexed opsonophagocytic killing assay，MOPA），利用携带不同抗生素抗性的肺炎球菌实现了一次试验同时进行 4 种血清型的 OPA 滴度检测，大大提高了 OPA 的检测通量，缩短检测周期，节约了血清用量，使得该方法得以推广使用[6]。目前该方法是国际上公认和推荐的功能抗体检测方法。

四、标准化

2011 年一项由国际上多个试验室参与的方法学评估研究证实 OPA 方法具有可重复性[7]。6 个不同实验室使用各自不同版本的 OPA 方法，对 16 份血清样本进行 13 个血清型的功能抗体滴度检测，不同实验室得到的结果具有良好的相关性，但不同实验室检测结果的绝对值相差较大。由于缺乏参考血清，使得不同实验室间的 OPA 结果比较变得困难。2017 年国际上 6 个实验室进行合作，对美国 FDA 的肺炎参考血清 007sp 以及 16 份血清盘进行了 OPA 滴度检测，各实验室对参考血清 13 个血清型的 OPA 滴度分别进行 5 轮检测，对其 OPA 滴度进行了赋值[8]。007sp 参考血清可以用来校正和标准化不同实验室的 OPA 结果。16 份血清盘可以用来评估新建立的 OPA 方法，或对已建立的方法进行定期评估。2018 年，韩国制备了一套含有 20 份血清的校准血清盘，组织了国际上 4 个实验室，对该血清盘 13 个血清型的 OPA 滴度分别进行 3~5 轮检测，对其 OPA 滴度进行了赋值[9]。该血清盘的分装数量比美国 FDA 的更多，旨在使更多实验室能够获取和使用。参考血清及校准血清盘的建立提升了 OPA 试验的标准化水平。

第三节　调理抗体检测在疫苗评价中的应用

因调理抗体检测技术在肺炎球菌疫苗领域的应用最为广泛和成熟，这里主要介绍该技术在肺炎球菌疫苗评价中的应用。

一、肺炎球菌

肺炎链球菌（*Streptococcus pneumoniae*，Spn）为具有荚膜的革兰阳性球菌，是引起儿童肺炎、脑膜炎、菌血症等严重疾病的主要病原菌，也是引起急性中耳炎和鼻窦炎等的常见病因。荚膜是其主要毒力因子，其主要成分是荚膜多糖。根据荚膜多糖化学组成的不同，目前已将肺炎链球菌分离鉴别出 46 个血清群、90 多个血清型。据 WHO 估算，2008 年全球约有 880 万名 5 岁以下儿童死亡，其中约 47.6 万名死于 Spn 感染，且发展中国家 Spn 感染的发病率和死亡率远高于工业化国家。Spn 也是引起中国婴幼儿和老年人发病和死亡的重要病因。全球 5 岁以下儿童肺炎球菌性疾病病例数最高的 10 个国家全部位于非洲和亚洲，占全球总病例数的 66%，而中国位列第二，占全球总病例数的 12%。WHO 将可用疫苗预防的疾病进行分级，其中肺炎球菌性疾病为需极高度优先使用疫苗预防的疾病[10]。

由于抗生素的广泛应用，肺炎链球菌的耐药性问题日益严重。因此，采用肺炎球菌疫苗预防肺炎球菌性疾病并减少细菌的耐药性尤为必要和迫切。

二、肺炎球菌疫苗

肺炎球菌疫苗是预防肺炎链球菌感染的最有效手段。目前已上市的肺炎球菌疫苗分为多糖疫苗和多糖 – 蛋白结合疫苗。研发设计均基于荚膜多糖，涵盖了导致肺炎链球菌性疾病的最常见血清型。

多糖疫苗有：23 价肺炎球菌多糖疫苗（PPV23），该疫苗为非 T 细胞依赖性抗原，在 2 岁以下婴幼儿中免疫效果不理想，用于 2 岁以上的易感人群，尤其是老年人。

多糖 – 蛋白结合疫苗有：7 价肺炎球菌多糖结合疫苗（PCV7）、10 价肺炎球菌多糖结合疫苗（PCV10）、13 价肺炎球菌多糖结合疫苗（PCV13）、15 价肺炎球菌多糖结合疫苗（PCV15）和 20 价肺炎球菌多糖结合疫苗（PCV20）。

三、肺炎球菌疫苗的免疫原性评价

肺炎球菌疫苗在临床评价中采用免疫原性指标来替代疾病保护指标。在对新疫苗进行评估时，通过将拟评估新疫苗与已证明有效疫苗的免疫学指标进行非劣效比较来预测新疫苗的保护效力，提高疫苗临床研究和注册的效率。

目前肺炎球菌疫苗的免疫原性评价方法主要有两种：①通过 ELISA 定量检测 IgG 抗体含量；②通过 OPA 检测功能抗体水平。两种方法的比较研究显示，对于婴幼儿血清，OPA 与 ELISA 结果的一致性较高[11]。而在成人中，OPA 与 ELISA 结果的一致性较低，比儿童中的一致性要低很多，并且年龄越大一致性越差。1999 年美国 CDC 的一项研究显示，ELISA 和 OPA 结果在老年人中的一致性低于青壮年[12]。

与疫苗保护力的相关性研究方面，一项在动物模型中的研究结果显示，OPA 结果与保护力的一致性高于 ELISA[13]。多项在人类开展的临床效力评价研究表明，OPA 结果与疫苗保护力的相关性高于 ELISA[14，15]。因此，OPA 方法是更为理想的疫苗效力评价的替代方法。由于 OPA 结果对于疫苗效力评价非常重要，WHO 建议在新肺炎球菌疫苗注册审批时应采用 OPA 法对功能性抗体水平进行评估。

因不同人群免疫反应的差异性及特殊性，临床试验在评估不同人群使用的疫苗时，在两种免疫原性评价方法的使用上有所侧重。

1. 婴幼儿疫苗注册审批

由于婴幼儿中 ELISA 结果与 OPA 的一致性较高，且 ELISA 方法相对较为成熟。在评估针对婴幼儿使用的肺炎球菌疫苗时，WHO 建议以 ELISA 方法检测的 IgG 抗体浓度结果为主要终点，注册时必须满足的其他标准为在亚组分析中采用 OPA 方法对疫苗诱导的功能抗体水平进行评估。除了抗体浓度的主要终点要满足非劣效标准外，同时还需要通过亚组分析来证明抗体的功能性。在婴幼儿疫苗注册审批时，OPA 结果作为 ELISA 结果的必要和有力支撑。

2. 成人疫苗的注册审批

由于成人存在交叉反应抗体，用 ELISA 法检测的 IgG 抗体特异性较低[16]，并且在成人中，ELISA 结果与 OPA 的一致性较低，ELISA 方法检测的血清抗体浓度在成人中不能很好地反映功能性。因此，在批准成人用的肺炎球菌疫苗时无法采用 ELISA 的数据，主要以 OPA 数据为主。

3. 特殊人群用疫苗的注册审批

除了健康成人，疫苗在批准用于一些特殊人群时，如免疫系统不完善的人群、免疫功能低下和免疫缺陷人群、HIV 感染人群及器官移植人群等，接种疫苗后产生的抗体往往是非功能性抗体，在这些人群中 ELISA 结果不能真实反映疫苗保护力，因此针对这些特殊人群，主要采用 OPA 方法对疫苗有效性进行评估。

四、国外的研究及应用

1. 婴幼儿疫苗审批中的免疫原性研究

对于婴幼儿使用的新疫苗及已获上市许可的对照疫苗所共有的血清型，WHO 制订了非劣效性的血清学标准。主要分析指标包括：①血清型特异性 IgG ≥ 0.35 μg/ml 的个体所占的比例；②血清型特异性 IgG 几何平均浓度（geometric mean concentration，GMC）比，在补充分析中，建议在对新疫苗和已获上市许可的疫苗共同具备的血清型的调理吞噬抗体效价进行比较，评价指标：③各血清型 OPA 抗体≥ 1∶8 的比例；④各血清型 OPA 抗体几何平均滴度（geometric mean titer，GMT）比。

OPA 方法在婴幼儿不同疫苗评价中的应用如下。

（1）PCV10 疫苗

PCV10 疫苗在临床研究时，在婴幼儿中利用 ELISA 和 OPA 方法进行了与已上市疫苗 PCV7 的比较研究。2009 年在芬兰进行的一项临床研究显示[17]，在 ELISA 结果中，PCV10 疫苗诱导产生的 IgG 抗体水平普遍低于 PCV7 疫苗，且 6B 和 23F 两个血清型的结果没有达到非劣效的标准；然而 OPA 结果则显示，这两个型的 OPA 滴度并不低，并且 OPA 滴度大于 1∶8 的阳性样本比例在 PCV10 疫苗与 PCV7 疫苗中是相似的，提示对于 6B 和 23F 两个血清型，PCV10 疫苗与 PCV7 疫苗的免疫原性是相似的。2011 年韩国的一项研究也证明 PCV10 疫苗具有与 PCV7 疫苗同等的免疫原性[18]。这些研究表明了 OPA 结果在疫苗免疫原性评价中的重要性。

（2）PCV13 疫苗

PCV13 疫苗在临床研究时，同样利用 ELISA 和 OPA 方法进行了与已上市疫苗 PCV7 的比较研究。2010 年在德国和美国分别进行了 PCV13 疫苗与已上市疫苗 PCV7 的比较研究[19, 20]。美国的一项研究显示，在 PCV13 或 PCV7 疫苗基础免疫后，ELISA 结果中对于抗体阳性率指标（IgG 抗体 ≥ 0.35 μg/ml 的比例），PCV13 诱导的针对 6B 和 9V 的抗体水平低于 PCV7，没有满足非劣效标准，德国的研究中也显示 ELISA 结果中 6B 没有达到非劣效标准；当采用抗体的几何平均浓度（GMC）比较指标时，共有血清型的抗体 GMC 水平都满足了非劣效标准，只有 PCV13 诱导的抗体 GMC 水平普遍低于 PCV7。OPA 的结果显示，OPA 滴度大于 1∶8 的阳性样本比例在 PCV13 与 PCV7 疫苗接种者之间相似，PCV13 疫苗各型的阳性率为 90%~100%，PCV7 疫苗各型的阳性率为 93%~100%。在 PCV13 或 PCV7 疫苗加强免疫后，ELISA 和 OPA 的结果均显示，相应型别的抗体水平均显著升高。基于这些研究，Yeh 等得出结论，PCV13 疫苗对于与 PCV7 共同包含的 7 个血清型，包括 6B 和 9V，均具有免疫力[20]。

在婴幼儿肺炎球菌疫苗临床效力评价中，OPA 结果作为 ELISA 结果的有力补充，充分展示了其重要性。

2. 成人疫苗审批中的免疫原性研究

ELISA 方法检测的血清抗体浓度在成人中不能很好地反映功能性，因此在批准成人用的肺炎球菌疫苗时无法采用 ELISA 的数据，主要采用 OPA 检测功能性抗体水平，来评估疫苗的有效性。虽然在儿童中使用 OPA 滴度 1∶8 作为阈值对于大多数型别用来评估疫苗免疫效力是有效的，但许多未接种疫苗的成人针对许多型别的 OPA 滴度都大于 1∶8。因此，成人的研究多数是基于两个不同疫苗组间的血清型特异性 OPA 滴度的 GMT 值的比较，来确定相对的疫苗免疫效力。还有一些研究在 OPA 结果中使用免前免后 2 倍或 4 倍升高的样本比例，来评估成人的疫苗免疫效力。

OPA 方法在成人不同疫苗评价中的应用如下。

（1）PCV13 疫苗

随着结合疫苗在儿童中的成功应用，许多研究开始研究结合疫苗在成人中的安全性和免疫原性。美国和欧洲开展的研究表明，老年人接种 PCV13 诱导的相应血清型免疫应答等效或优于 PPV23。60~64 岁之前未接种过肺炎球菌疫苗者中，接种 1 剂次 PCV13 者诱导的两种疫苗共有的 12 种血清型 OPA 抗体 GMT 中，3、5、14 和 19F 血清型 OPA 抗体 GMT 与接种 1 剂次 PPV23 者无显著性差异，其余 8 种共有血清型的 OPA 抗体 GMT 高于接种 1 剂次 PPV23 者。在既往接种过 1 剂次 PPV23 且已间隔至少 5 年的 70 岁以上老年人中，接种 1 剂次 PCV13 诱导的 3 型和 14 型 OPA 抗体 GMT 与接种 1 剂次 PPV23 诱导的 OPA 抗体 GMT 差异无统计学意义，其余 10 种血清型 OPA 抗体 GMT 高于接种 1 剂次 PPV23 者[10]。

2011 年 10 月，PCV13 在欧洲被批准用于 50 岁以上成人预防肺炎球菌引起的侵袭性疾病。同年 12 月，美国 FDA 也批准了 PCV13 用于 50 岁以上成人预防肺炎球菌引起的肺炎及侵袭性疾病。

（2）PCV15 疫苗

2018 年，美国默克公司研制的 15 价肺炎球菌结合疫苗（PCV15）在 50 岁以上的健康成人中进行了大规模临床试验，采用 OPA 和 ELISA 两种方法与辉瑞的 13 价肺炎球菌结合疫苗（PCV13）进行了免疫原性比较研究[21]。PCV15 比 PCV13 多了 22F 和 33F 两个血清型。疫苗接种后 30 天，PCV15 的 15 个血清型都诱导产生了特异性抗体。OPA 和 ELISA 结果显示，对于 13 个共有血清型，

PCV15 的 OPA GMT 和 IgG GMC 均非劣效于 PCV13，PCV15 特有的两个血清型均优于 PCV13。

2019 年，Peterson 等在 65 岁以上接种过 PPV23 的老人中，采用 OPA 和 ELISA 方法进行 PCV15 与 PCV13 的免疫原性比较研究[22]。OPA 和 ELISA 结果显示，对于 13 个共有血清型，PCV15 的 OPA GMT 和 IgG GMC 均非劣效于 PCV13，PCV15 特有的两个血清型均优于 PCV13。

（3）PCV20 疫苗

2021 年 6 月 9 日，美国辉瑞的 20 价肺炎球菌多糖结合疫苗（PCV20）获美国 FDA 批准上市，是目前覆盖血清型最广的肺炎球菌结合疫苗，接种人群为 18 岁以上成人。PCV20 中包括了 PCV13 所包含的 13 种血清型（1、3、4、5、6A、6B、7F、9V、14、18C、19A、19F 和 23F）以及 7 种新的血清型（8、10A、11A、12F、15BC、22F 和 33F）。

辉瑞 PCV20 疫苗的Ⅲ期临床试验入组了 3902 个未接种过肺炎球菌疫苗的 18 岁以上成人。受试人群分为三个年龄段：≥ 60 岁、50~59 岁、18~49 岁。对于≥ 60 岁年龄组，受试者以 1∶1 的比例随机接种 1 剂 PCV20 疫苗或对照苗 PCV13，接种 1 个月后，PCV13 组再次接种 1 剂 PPSV23，PCV20 组再次接种生理盐水。再次接种后 1 个月收集血清样本。对于 18~49 岁及 50~59 岁人群，以 3∶1 的比例随机接种 PCV20 或 PCV13，接种 1 个月后收集血清样本。各年龄组免疫前后血清样本均采用 OPA 方法进行功能抗体检测[23]。

主要的免疫学观察指标是：对于 60 岁以上人群，将 PCV20 组的各型 OPA GMT 与 PCV13 组中共有的 13 个血清型进行比较，7 个额外血清型与 PPSV23 组进行比较。如果 OPA GMT 比值的双侧 95% 置信区间的下限 > 0.5，则满足非劣效标准。结果显示，PCV20 实验组达到了主要免疫原性指标，在 60 岁以上人群中，PCV20 组的免疫反应非劣效于 PCV13 组中共有的 13 个血清型，且 7 个额外血清型中的 6 个非劣效于 PPSV23 组，8 型没有达到非劣效性指标。

次要免疫学观察指标是：对于 50~59 岁、18~49 岁人群，接种 PCV20 疫苗 1 个月后，将其 OPA GMT 与 60~64 岁人群进行比较。其他次要观察指标是：免疫前后血清样本的 OPA GMT 增长倍数；免疫前后 OPA 滴度 4 倍增长的人数百分比；免疫后 OPA 滴度高于定量检测限的人群比例。结果表明，50~59 岁、18~49 岁人群在接种 PCV20 后所有 20 个血清型的免疫反应非劣效于 60–64 岁人群，大部分血清型的 OPA GMT 高于 60~64 岁人群。

综上，在试验的所有年龄组中，PCV20 均诱导出针对 20 个血清型的强烈的免疫反应。辉瑞的 PCV20 疫苗非劣效于 PCV13 或 PPSV23，能够在成人中有效预防肺炎球菌性疾病。

（4）PPV23 疫苗

在具有免疫能力的成年人中，用 PPV23 进行免疫接种可以诱导血清型特异性抗荚膜抗体水平显著增高，在老年人中也是如此。PPV23 能诱导出 65 岁以上人群 12 种疫苗血清型（1、3、4、5、6B、7F、9V、14、18C、19A、19F、23F）的功能性抗体免疫应答。免疫后 65~74 岁组和 75 岁以上组的 OPA 抗体 GMT 均显著增高，两组免疫后 / 免疫前抗体增长倍数和 4 倍增高比例均差异无统计学意义[10]。

3. 特殊人群中的免疫原性研究

虽然建议各种免疫缺陷人群及高风险人群接种肺炎球菌疫苗，但在这些人群中的相关研究比较有限。

由于 HIV 感染的成人易受到侵袭性肺部链球菌感染，因此 Feikin 等采用 OPA 在 HIV 感染患者中开展了 PPV23 和 PCV7 疫苗的比较研究[24]。受试者分为两组，分别为 PCV7–PCV7 组和 PCV7–

PPV23 组。OPA 结果显示，与只接受一剂 PPV23 的接种组相比，PCV7-PCV7 组的 4、6B 和 9V 型以及 PCV7-PPV23 组的 9V 和 23F 型抗体水平水平显著增高。

器官移植接受者由于长期的免疫抑制是肺炎球菌感染的高风险人群。一项研究比较了肾移植接受者在单次接种 PCV7 和 PPV23 后的免疫原性，利用 OPA 的方法评估接种 8 周后的免疫原性[25]。OPA 结果显示两组间没有显著性差别。

慢性阻塞性肺疾病（chronic obstructive pulmonary disease，COPD）患者是侵袭性肺炎球菌感染及肺炎球菌性肺炎的高风险人群，是同龄正常人的 10 倍以上。2012 年的一项研究，对轻度到重度 COPD 患者利用 OPA 方法比较了接种 PCV7（1.0 ml 剂量）和 PPV23 疫苗后的免疫原性[26]。接种后 1 个月，7 个共有血清型中有 6 个血清型（除了 19F）在 PCV7 组的 OPA 滴度显著高于 PPV23 组。其中有 5 个血清型的这种差异持续到接种后 1 年，有 4 个血清型的这种差异持续到接种后 2 年。

4. 序贯免疫程序研究中的应用

序贯免疫策略又称初免 – 加强免疫策略，即当单用一种疫苗产生的免疫效力不足时，使用相同或不同的疫苗来重复免疫接种可增强疫苗的免疫效果。序贯免疫策略可分为同源性初免 – 加强策略（数次免疫用同一种疫苗）和异源性初免 – 加强策略（加强免疫的疫苗与初免的疫苗不同）。序贯免疫的优点是可增强疫苗免疫效果，较单一疫苗的保护作用更强。

（1）同源性初免 – 加强策略研究

在 PCV7 及 PCV13 疫苗的免疫程序研究中，无论采用“3+1”免疫程序还是“2+1”免疫程序，加强免疫后各血清型的 OPA 抗体水平均显著升高[10]。“3+1”免疫程序中，加强免疫后 PCV7 和 PCV13 的 7 种共有血清型 OPA 抗体≥ 1 : 8 比例均≥ 96.7%；其余 6 种血清型均≥ 97.8%。PCV7 和 PCV13 加强免疫后 7 种共有血清型的 OPA 抗体≥ 1 : 8 的比例均大于等于基础免疫后的比例，PCV13 额外 6 种血清型 OPA 抗体≥ 1 : 8 的比例除 6A 和 3 型外，其余 4 种均高于基础免疫后的比例。在“2+1”程序中，加强免疫后 PCV7 和 PCV13 的 7 种共有血清型 OPA 抗体≥ 1 : 8 比例均≥ 93.4%；其余 6 种血清型均≥ 98.7%。“2+1”免疫程序中所有血清型的 OPA 抗体 GMT 高于基础免疫后。

（2）异源性序贯免疫研究

相关研究证实，PCV/PPV23 序贯程序较 PPV23/PCV 序贯程序产生的 OPA 抗体应答高[10]。接种 PPV23 后 1 年接种 PCV13，与接种 PCV13 后 1 年接种 PPV23 相比，前者的 OPA 抗体应答低于后者。接种 PCV7 或 PCV13 后分别间隔 2、6、12 个月或 3~4 年再接种 PPV23，结果表明，PPV23 接种后抗体水平高于 PCV 接种前基线，且非劣效于 PCV 接种后的抗体水平。

5. 在新疫苗研发中的应用

在新疫苗的研发过程中，需要对候选疫苗的免疫效力进行预评估。OPA 方法在肺炎球菌新疫苗研发阶段的效力评估中发挥关键作用。

美国默克公司研制的 15 价肺炎球菌结合疫苗（PCV15），在临床前研究中，采用 OPA 方法对疫苗免疫后幼年猕猴产生的功能性抗体水平进行评价。结果显示，PCV15 和对照疫苗 PCV7 三针免疫后，7 个共有血清型的 OPA 抗体滴度阳性率均为 100%；PCV15 诱导的 19F 型 OPA 抗体 GMT 水平显著高于 PCV7，诱导的其余 6 个共有血清型的 OPA 抗体 GMT 水平与 PCV7 相似。PCV15 独有的另外 8 个血清型的 OPA 抗体滴度阳性率均为 100%；另外 8 个血清型中的四个血清型（5、6A、7F、19A）的 OPA 抗体 GMT 水平在 PCV15 中显著高于 PCV7[27]。

五、国内的应用

我国采用的 OPA 方法为美国阿拉巴马大学（The University of Alabama，UAB）呼吸细菌病原体参考实验室的 MOPA 方法。中国食品药品检定研究院于 2014 年在国内建立了 MOPA 技术[28-30]，并完成了其特异性、精密性、线性、准确性等系列方法学验证工作。随后，多家疫苗生产企业陆续在中国食品药品检定研究院完成了其临床试验样本的 OPA 功能抗体检测。

1. 荚膜多糖类疫苗临床评价中的应用

（1）沃森 PCV13 疫苗临床评价中的应用

我国于 2016 年首次将该方法应用于肺炎球菌结合疫苗的临床样本检测。玉溪沃森生物技术有限公司为首家采用该方法进行临床评估和注册审批的企业，其 PCV13 疫苗以破伤风类毒素为载体蛋白与肺炎球菌荚膜多糖结合，受试人群为 5 岁以下婴幼儿。沃森 PCV13 疫苗Ⅲ期临床试验采用的对照苗是辉瑞的 PCV7，当时国内市场上只有这一种肺炎结合疫苗。共 1040 个健康婴儿入组，在 3、4、5 月龄分别进行三次基础免疫，12~15 月龄进行一次加强免疫，对基础免前、基础免后及加强免前和加强免后样本采用 ELISA 和 OPA 方法进行型特异性抗体检测[31]。两种方法的检测结果与对照苗的相应结果进行比较。与 PCV7 对照苗共有的 7 个血清型（4、6B、9V、14、18C、19F 和 23F）进行非劣效性比较分析，对于额外的 6 个血清型（1、3、5、6A、7F 和 19A）采用优效性分析。

1）基础免后共有血清型　IgG 抗体含量≥ 0.35 μg/ml 的受试者比例在所有 7 个共有血清型中都达到了非劣效标准，GMC 比较指标中有 6 个血清型达到了非劣效标准，6B 没有达到 GMC 的非劣效标准。在 7 个共有血清型中，OPA ≥ 1∶8 的受试者比例在 PCV13 组为≥ 89.25%；PCV7 组中为≥ 97.92%，比较相似。OPA 的 GMT 比较指标中，PCV13 组的 7 个共有血清型中除了 19F 高于对照苗 PCV7 组外，其余 6 个共有血清型的 GMT 低于 PCV7 组。PCV13 组各型别的 GMT 值高于阈值 1∶8。

2）基础免后额外血清型　对于 IgG 阳性率和 GMC，PCV13 组均非劣效于 PCV7 组。对于 OPA 结果，PCV13 组在 OPA 阳性率及 GMT 结果上除 1 型外均显著高于 PCV7 组，1 型结果中，PCV13 组的 OPA 阳性率为 83.87%，GMT 为 62.13，PCV7 组的 OPA 阳性率为 96.77%，GMT 为 450.24。

3）加强免后共有血清型　PCV13 组和 PCV7 组在接种加强针后 7 个共有血清型均诱导出更高水平的 IgG 抗体水平，PCV13 组的各共有血清型抗体 IgG GMC 结果非劣效于 PCV7 组。OPA 阳性率和 GMT 结果显示，加强免前功能抗体水平出现下降趋势。对于共有的 7 个血清型，OPA GMT 结果显示加强免后呈现上升趋势，且 PCV13 组和 PCV7 组的 7 个共有血清型的 OPA GMT 结果相似。

4）加强免后额外血清型　对于额外血清型,PCV13 组所有型的免疫原性都非劣效于 PCV7 组。5、7F、19A 的 OPA 阳性率（OPA 滴度≥ 1∶8）均达到 100%。7 个共有血清型中，除了 6B 外其余 6 个血清型均达到非劣效标准。PCV13 组 OPA 阳性率≥ 89.25%。

综上，沃森的 PCV13 疫苗非劣效于已上市的 PCV7 疫苗。该疫苗于 2020 年在国内获批上市，为首个国产的 13 价肺炎球菌结合疫苗，打破了此前美国辉瑞公司在该疫苗市场上的垄断地位。

（2）民海 PCV13 疫苗临床评价中的应用

北京民海生物的 PCV13 疫苗采用两种载体蛋白（破伤风类毒素 / 白喉类毒素）与肺炎球菌荚膜多糖结合，其双载体设计旨在减少载体蛋白的免疫抑制作用，接种人群为 6 周至 5 岁儿童。民海 PCV13 疫苗Ⅲ期临床试验采用的对照苗是辉瑞的 PCV13。1200 个健康婴儿 1∶1 随机分为两组，实验组 600 人，对照组 600 人，在 2、4、6 月龄时分别接受 3 次基础免疫接种，12~15 月龄接受一次加强免疫。对免疫接种前、基础免疫后及加强免前和加强免后血清样本进行 13 个血清型特异性抗体检测，采用 ELISA 方法检测 IgG 抗体含量，采用 OPA 方法检测功能抗体滴度[32]。

基础免疫后，对于 OPA 阳性率指标（OPA ≥ 1：8 的人群比例），实验组与对照组类似，没有显著性差异。对于 OPA GMT 指标，实验组的 1、3、4 和 5 型的 OPA GMT 高于对照组，6A、6B、7 F、19A 和 23 F 型的 OPA GMT 低于对照组。对于 OPA 几何均数增长指标（geometric mean antibody increase，GMI），实验组 1、3、4 和 5 型的 OPA GMI 高于对照组，6A、7F、14、18C 和 19A 型的 OPA GMI 低于对照组。

加强免疫前后，OPA 阳性率在两个组间的所有 13 个型中均没有明显差异。加强免疫前，实验组 3、4、5 和 19F 型的 OPA GMT 高于对照组，6A，7 F 和 23 F 型的 OPA GMT 低于对照组。加强免疫后，实验组 3、5、9V 和 14 型的 OPA GMT 高于对照组，6A、6B、18C 和 23F 型的 OPA GMT 低于对照组。实验组 7 和 14 型的 OPA GMI 高于对照组，5、6A 和 19 F 型的 OPA GMI 低于对照组.

与对照苗相比，民海 PCV13 疫苗的免疫原性结果达到了非劣效标准，并显示出良好的安全性。

民海在 PCV13 疫苗的接种年龄方面进行探索研究，观察了该疫苗在不同年龄段接种后的免疫原性情况[33]。分 7~11 月龄、12~23 月龄、2~5 岁三个组进行分别分析。因当时辉瑞 PCV13 疫苗的批准接种程序为 2、4、6 月龄接种三针基础免疫，12~15 月龄进行一次加强免疫，无法直接用于 7 月龄到 5 岁儿童，因此民海 PCV13 疫苗在 7 月龄到 5 岁儿童中的临床试验以 Hib 为对照苗，人群比例为 2：1。免疫前后的血清样本用来检测血清型特异性 IgG 浓度以及 OPA 滴度。PCV13 的免疫原性通过 IgG 阳性率（IgG 浓度≥ 0.35 μg/ml 的比例）、IgG GMC、OPA 阳性率（OPA ≥ 1：8 的人群比例）及 OPA GMT 等指标来评估。

PCV13 组和 Hib 组在基础免疫之前的检测指标比较相似。PCV13 疫苗接种后 OPA 阳性率结果：第一组为 72.64%~100%，第二组为 97.09%~100%，第三组为 92.59%~100%；OPA GMT 结果：第一组，58.09~6184.02，第二组为 89.35~9960.93，第三组为 33.18~12446.38。与 Hib 对照组相比，PCV13 组优于 Hib 组，差异显著。在加强免疫后，第一组 OPA 阳性率为 94.50%~100%，OPA GMT 范围为 208.28~8424.30。加强免疫后第一组的免疫反应显著提高。

综上，对于所有 13 个血清型，PCV13 组的 IgG 和 OPA 指标基本上都优于 Hib 组，提示在这些年龄组人群中民海 PCV13 能够有效诱导肺炎球菌特异性抗体。

（3）其他企业 PCV13 疫苗临床评价中的应用

继沃森和民海之后，兰州生物制品研究所有限责任公司和康希诺生物股份公司也先后开展了其 PCV13 疫苗的Ⅲ期临床试验，对照苗均为辉瑞的 PCV13 疫苗，临床样本采用 ELISA 方法和 OPA 方法进行了免疫原性分析，并与对照苗的检测结果进行比较。兰州所已经完成了其Ⅲ期临床样本的相关检测和数据分析，试验苗各血清型的免疫原性非劣效于对照苗，具体的分析结果还没有公布。康希诺的Ⅲ期临床样本也进入了检测阶段。

2. 蛋白疫苗临床评价中的应用

康希诺生物股份公司研制了国内首款肺炎球菌重组蛋白疫苗，含有 3 种肺炎球菌表面蛋白 PspA 和 1 种溶血素蛋白 Ply。除了荚膜多糖外，一些肺炎球菌表面蛋白 PspA 也能诱导产生调理吞噬抗体，因此康希诺蛋白疫苗的Ⅰ期临床试验同样采用 OPA 试验来检测临床样本中的功能抗体水平，进而对其免疫原性进行评估。由于之前建立的 MOPA 方法主要是针对荚膜多糖抗体检测而设计的，不适用于蛋白疫苗检测，因此中国食品药品检定研究院在原先 MOPA 方法的基础上进行部分调整，使其更好地检测出针对表面蛋白的抗体，进行了相关方法学验证，最终完成了康希诺蛋白疫苗 I 期临床样本的 OPA 检测工作。

第四节　小结与展望

尽管 ELISA 是既定的测定肺炎球菌疫苗免疫反应的成熟方法，但 OPA 反映的是疫苗诱导抗体的体内保护力，且 OPA 结果与疾病保护力相关性很高，因此 OPA 是肺炎球菌疫苗保护效力的理想替代指标。随着 OPA 技术的发展成熟及标准化，其应用范围越来越广，在肺炎球菌疫苗的研发、候选疫苗筛选、接种程序研究及新疫苗注册审批中均发挥举足轻重的作用。OPA 已然成为肺炎球菌疫苗评价的重要手段，尤其对于成人及特殊人群的评价。OPA 技术在肺炎球菌疫苗中的成功应用为其他病原菌提供借鉴和平台，如：金黄色葡萄球菌、A 族链球菌和 B 族链球菌等。OPA 技术的广泛应用使得疫苗评价从测定抗体浓度到测定抗体功能的模式转变，实现了从数量到质量的飞跃，是疫苗评价技术上的革新。OPA 技术的应用将成为未来疫苗免疫效力评价的趋势所在。

（李江姣，叶　强）

参考文献

［1］ COLLINS S J，GALLO R C，GALLAGHER R E. Continuous growth and differentiation of human myeloid leukaemic cells in suspension culture［J］. Nature. 1977，270（5635）：347–349.

［2］ JANSEN W T，GOOTJES J，ZELLE M，et al. Use of highly encapsulated Streptococcus pneumoniae strains in a flow–cytometric assay for assessment of the phagocytic capacity of serotype–specifi c antibodies［J］. Clin Diagn Lab Immunol，1998，5：703–710.

［3］ MARTINEZ J E，CLUTTERBUCK E A，LI H，et al. Evaluation of multiplex flow cytometric opsonophagocytic assays for determination of functional anticapsular antibodies to Streptococcus pneumoniae［J］. Clin Vaccine Immunol，2006，13（4）：459–466.

［4］ ROMERO–STEINER S，LIBUTTI D，PAIS L B，et al. Standardization of an opsonophagocytic assay for the measurement of functional antibody activity against Streptococcus pneumoniae using diff erentiated HL–60 cells［J］. Clin Diagn Lab Immunol，1997，4（4）：415–422.

［5］ KIM K H，YU J，NAHM M H. Efficiency of a pneumococcal opsonophagocytic killing assay improved by multiplexing and by coloring colonies［J］. Clin Diagn Lab Immunol，2003，10（4）：616–621.

［6］ BURTON R L，NAHM M H. Development and validation of a fourfold multiplexed opsonization assay（MOPA4）for pneumococcal antibodies［J］. Clin Vaccine Immunol，2006，13（9）：1004–1009.

［7］ ROSE C E，ROMERO–STEINER S，BURTON R L，et al. Multilaboratory comparison of Streptococcus pneumoniae opsonophagocytic killing assays and their level of agreement for the determination of functional antibody activity in human reference sera［J］. Clin Vaccine Immunol，2011，18（1）：135–142.

［8］ BURTON R L，ANTONELLO J，COOPER D，et al. Assignment of Opsonic Values to Pneumococcal Reference Serum 007sp for Use in Opsonophagocytic Assays for 13 Serotypes［J］. Clin Vaccine Immunol，2017，24（2）：e00457–16.

[9] BURTON R L, KIM H W, LEE S, et al. Creation, characterization, and assignment of opsonic values for a new pneumococcal OPA calibration serum panel (Ewha QC sera panel A) for 13 serotypes [J]. Medicine (Baltimore), 2018, 97(17): e0567.

[10] 中华预防医学会，中华预防医学会疫苗与免疫分会. 肺炎球菌性疾病免疫预防专家共识（2017 版）[J]. 中华流行病学杂志，2018，39（2）：111–138.

[11] SONG J Y, MOSELEY M A, BURTON R L, et al. Pneumococcal vaccine and opsonic pneumococcal antibody [J]. J Infect Chemother, 2013, 19(3): 412–425.

[12] ROMERO-STEINER S, MUSHER D M, CETRON M S, et al. Reduction in functional antibody activity against Streptococcus pneumoniae in vaccinated elderly individuals highly correlates with decreased IgG antibody avidity [J]. Clin Infect Dis, 1999, 29(2): 281–288.

[13] JOHNSON S E, RUBIN L, ROMERO-STEINER S, et al. Correlation of opsonophagocytosis and passive protection assays using human anticapsular antibodies in an infant mouse model of bacteremia for Streptococcus pneumoniae [J]. J Infect Dis, 1999, 180(1): 133–140.

[14] HENCKAERTS I, DURANT N, DE GRAVE D, et al. Validation of a routine opsonophagocytosis assay to predict invasive pneumococcal disease effi cacy of conjugate vaccine in children [J]. Vaccine, 2007, 25(13): 2518–2527.

[15] SCHUERMAN L, WYSOCKI J, TEJEDOR J C, et al. Prediction of pneumococcal conjugate vaccine eff ectiveness against invasive pneumococcal disease using opsonophagocytic activity and antibody concentrations determined by enzyme-linked immunosorbent assay with 22F adsorption [J]. Clin Vaccine Immunol, 2011, 18 (12): 2161–2167.

[16] ORTQVIST A, HENCKAERTS I, HEDLUND J, et al. Non-response to specifi c serotypes likely cause for failure to 23-valent pneumococcal polysaccharide vaccine in the elderly [J]. Vaccine, 2007, 25(13): 2445–2450.

[17] VESIKARI T, WYSOCKI J, CHEVALLIER B, et al. Immunogenicity of the 10-valent pneumococcal non-typeable Haemophilus influenzae protein D conjugate vaccine (PHiD-CV) compared to the licensed 7vCRM vaccine [J]. Pediatr Infect Dis J, 2009, 28(4 Suppl): S66–76.

[18] KIM C H, KIM J S, CHA S H, et al. Response to primary and booster vaccination with 10-valent pneumococcal nontypeable Haemophilus infl uenzae protein D conjugate vaccine in Korean infants [J]. Pediatr Infect Dis J, 2011, 30(12): e235–243.

[19] KIENINGER D M, KUEPER K, STEUL K, et al. Safety, tolerability, and immunologic noninferiority of a 13-valent pneumococcal conjugate vaccine compared to a 7-valent pneumococcal conjugate vaccine given with routine pediatric vaccinations in Germany [J]. Vaccine, 2010, 28(25): 4192–4203.

[20] YEH S H, GURTMAN A, HURLEY D C, et al. Immunogenicity and safety of 13-valent pneumococcal conjugate vaccine in infants and toddlers [J]. Pediatrics, 2010, 126(3): e493–505.

[21] STACEY H L, ROSEN J, PETERSON J T, et al. Safety and immunogenicity of 15-valent pneumococcal conjugate vaccine (PCV-15) compared to PCV-13 in healthy older adults [J]. Hum Vaccin Immunother, 2019, 15(3): 530–539.

[22] PETERSON J T, STACEY H L, MACNAIR J E, et al. Safety and immunogenicity of 15-valent pneumococcal conjugate vaccine compared to 13-valent pneumococcal conjugate vaccine in adults ≥ 65 years of age previously vaccinated with 23-valent pneumococcal polysaccharide vaccine [J]. Hum Vaccin Immunother, 2019, 15(3): 540–548.

[23] ESSINK B, SABHARWAL C, CANNON K, et al. Pivotal Phase 3 Randomized Clinical Trial of the Safety, Tolerability, and Immunogenicity of 20-Valent Pneumococcal Conjugate Vaccine in Adults Aged ≥ 18 Years

[J]. Clin Infect Dis, 2022, 75(3): 390-398.

[24] FEIKIN D R, ELIE C M, GOETZ M B, et al. Randomized trial of the quantitative and functional antibody responses to a 7-valent pneumococcal conjugate vaccine and/or 23-valent polysaccharide vaccine among HIVinfected adults [J]. Vaccine, 2001, 20(3-4): 545-553.

[25] KUMAR D, ROTSTEIN C, MIYATA G, et al. Randomized, double-blind, controlled trial of pneumococcal vaccination in renal transplant recipients [J]. J Infect Dis, 2003, 187(10): 1639-1645.

[26] DRANSFIELD M T, HARNDEN S, BURTON R L, et al. Long-term comparative immunogenicity of protein conjugate and free polysaccharide pneumococcal vaccines in chronic obstructive pulmonary disease [J]. Clin Infect Dis, 2012, 55(5): e35-44.

[27] SKINNER J M, INDRAWATI L, CANNON J, et al. Pre-clinical evaluation of a 15-valent pneumococcal conjugate vaccine (PCV15-CRM197) in an infant-rhesus monkey immunogenicity model [J]. Vaccine, 2011, 29(48): 8870-8876.

[28] 李江姣，杜慧竟，石继春，等. 评价肺炎链球菌疫苗免疫效果的功能性抗体检测方法的建立 [J]. 中国医药导报，2014 (20): 4-8.

[29] 李江姣，杜慧竟，陈驰，等. 肺炎球菌结合疫苗两种免疫效果评价方法的比较分析 [J]. 实用预防医学，2014，21 (11): 1281-1284.

[30] 李江姣，杜慧竟，石继春，等. 多重调理吞噬试验方法的重复性和再现性研究 [J]. 中国医药导报，2015，12 (28): 14-17.

[31] ZHAO Y, LI G, XIA S, et al. Immunogenicity and Safety of a Novel 13-Valent Pneumococcal Vaccine in Healthy Chinese Infants and Toddlers [J]. Front Microbiol, 2022, 13: 870973.

[32] WANG W, LIANG Q, ZHU J, et al. Immunogenicity and safety of a 13-valent pneumococcal conjugate vaccine administered in a prime-boost regimen among Chinese infants: a randomized, double blind phase III clinical trial [J]. Hum Vaccin Immunother, 2022, 18(1): 2019498.

[33] LIANG Q, LI H, CHANG X, et al. A phase 3 clinical trial of MINHAI PCV13 in Chinese children aged from 7months to 5 years old [J]. Vaccine, 2021, 39(47): 6947-6955.

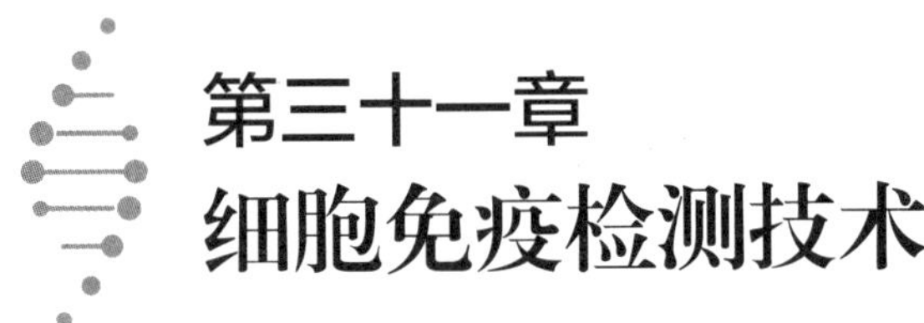

第三十一章 细胞免疫检测技术

第一节 细胞免疫检测技术简介

一、细胞免疫检测技术的概念

狭义的细胞免疫主要指T细胞介导的免疫应答，即T细胞受到抗原刺激后，增殖并分化为效应T细胞，对提呈同源抗原的细胞的直接杀伤作用并释放调节性细胞因子。广义的细胞免疫是指机体中多种免疫细胞与外源抗原、病原微生物或自身抗原相互作用，有序发生层级式激活，产生多种形式的免疫反应的过程；在这一过程中，免疫细胞在数量和形态上都发生了大量变化，同时伴随大量细胞因子和趋化因子的产生、细胞表面标志物的改变以及基因组和表观遗传水平上的变化。为了检测宿主细胞的免疫应答水平的技术即为细胞免疫检测技术。

二、细胞免疫检测在疫苗评价中的重要性

细胞免疫检测技术的用途非常广泛，包括疫苗免疫应答评价、免疫疾病的诊断、疗效评价及发病机制的研究等。在疫苗诱导的细胞免疫应答评价中，通过对T细胞免疫应答的检测可以分析疫苗接种后产生特异性T细胞的数量和功能特征，为疫苗评价提供免疫原性数据，并为潜在的疫苗效力相关指标研究提供支持。在疫苗诱导的保护作用机制研究中，通过荧光标记的抗体对细胞表面标志物进行染色分析，可以将免疫细胞划分为不同的亚群，从而实现对于关键细胞亚群的个性化分析。此外，疫苗诱导的免疫反应是复杂而有序的动态变化过程，利用多组学技术可从组织、细胞和分子水平等更高维度阐述这一过程，有助于对疫苗免疫应答过程和效应机制的理解，进而促进新一代疫苗技术研发。

第二节　细胞免疫检测常用技术

一、免疫细胞分离和纯化技术

（一）基于密度梯度离心法获取外周血单个核细胞

外周血单个核细胞（peripheral blood mononuclear cells，PBMCs）是外周血液中具有单个细胞核的免疫细胞。PBMCs 主要包括淋巴细胞（T 细胞、B 细胞、NK 细胞）、单核细胞和树突状细胞。在人类中，这些细胞群在不同个体中的构成比例有所区别，通常而言，淋巴细胞占 70%~90%，单核细胞占 10%~20%，树突状细胞占 1%~2%。淋巴细胞包括 70%~85% $CD3^+$ T 细胞、5%~10% B 细胞和 5%~20% NK 细胞[1]。

PBMCs 分离中最常用的方法是密度梯度离心法。常用的密度梯度离心介质有 Ficoll、Ficoll–Paque、Percoll、Lymphopre 等。其中 Ficoll 在 PBMCs 的分离中应用十分广泛，Ficoll 的主要成分为硅化聚乙烯吡咯烷酮，主要有 1.077、1.084、1.073 g/ml 三种密度，适用于已知密度细胞的分离。人的外周血红细胞密度为 1.093 g/ml，粒细胞的密度为 1.092 g/ml，单个核细胞的密度为 1.076~1.090 g/ml，密度梯度离心法正是通过不同类型的细胞密度之间存在的差异，在离心分层时，不同类型的细胞会根据其不同的密度沉降至等密度点，人的外周血红细胞和粒细胞由于密度较高而沉降于底部，血小板、血浆及其溶解物密度较低浮在上层，单核细胞密度稍低于分离液，位于分离液之上，小心移去上层组分即可获得 PBMCs。

（二）基于免疫磁珠的细胞分选和富集

PBMCs 由多种不同功能的细胞亚群组成，由于这些亚群细胞表面表达了不同的标志物，因而可通过带有特异性抗体的免疫磁珠对不同表面标志物的细胞进一步分选和富集，从而进行后续研究。免疫磁珠分选细胞的原理是抗原抗体的特异性识别。当带有磁珠的单克隆抗体与细胞表面的抗原结合后，在磁场的作用力下，带有磁珠的细胞会被滞留在磁场当中，而没有磁珠的细胞则无法在磁场中停留，从而实现对特定亚群的细胞的分离。

免疫磁珠法分为阳性分离法和阴性分离法。①阳性分离法（正向选择）：即磁珠结合的细胞为所要分选的细胞，这种方法纯度较高，需要特异性的靶细胞标记，但是已有相关研究表明抗体及磁珠的结合会引起细胞活化，在 Bhattacharjee 研究中表明，与阴性分离的单核细胞相比，阳性分离的 $CD14^+$ 单核细胞用 LPS 刺激后表现出活化能力降低和增殖能力变弱[2]。在另一项研究中，对人类 $CD4^+$ T 和 $CD8^+$ T 淋巴细胞进行的测试表明，通过免疫磁技术正向选择的细胞比负向选择的细胞产生更多的白细胞介素 4（IL–4）[3]。②阴性分离法（负向选择）：即不被磁珠吸附的细胞为所要分选的细胞，这种方法获得的细胞不会吸附抗体以及磁珠，对后续的实验不会造成其他因素的干扰，但是需要多种抗体来标记不需要的细胞。免疫磁珠分离的细胞纯度和得率主要取决于抗体的特异性以及抗体所带磁珠的磁性，这种分离方式的优势主要在于分选过程无需调节仪器，操作简单，并且分选的速度较快，细胞活性较好。

（三）基于分选型流式细胞仪的细胞分选和富集

流式细胞荧光分选技术（fluorescence-activated cell sorting，FACS）也是常用的免疫细胞分离方法之一[4, 5]。分选型流式细胞仪分离法的原理是在高压电场的作用下，带电荷的目标细胞会发生偏转，从而实现目的细胞的分离。带有特定荧光标记的单克隆抗体与细胞表面蛋白质的特异性结合，当经过荧光染色的单细胞悬液通过发射的激光束时，染料分子就会被激发产生荧光。产生的散射光信号和荧光信号可以由敏感的光电倍增管接受和检测，散射光信号反映了细胞的大小和颗粒型，而荧光信号反映了细胞表面蛋白质表达情况。在细胞分选中，细胞被给予正、负电荷，使其通过偏转板时能够被选择，因此带有正电荷的液滴就会吸引至带负电荷的偏转板处，反之亦然。使用分选型流式细胞仪可以通过多色荧光标记，根据需求进行单细胞的分选。同时也可以进行多参数，不同荧光强度的分选操作。但是与免疫磁珠分离法相比，由于细胞经过仪器时可能会受到仪器的洁净程度、鞘液压力、喷嘴大小、上样管路设计、管壁光滑程度等因素的影响，在流式细胞仪分选后细胞的活力可能会略低于磁珠分离法，并且操作复杂，整个过程耗时相较于磁珠法更长，成本更高。

二、免疫细胞亚群鉴定和功能检测指标

（一）T 淋巴细胞

T 淋巴细胞起源于骨髓或者胎儿肝脏的多能干细胞，完成正向选择后迁移至胸腺中成熟。在初始阶段，胸腺细胞不表达 CD4 和 CD8，表达 Notch、Kit 和 CD44，被称作双阴性阶段。随着 CD25 的表达，胸腺细胞进入 DN2 期[6]，当胸腺细胞的 CD44 和 Kit 表达减少时，细胞进入 DN3 期[7]。DN3 胸腺细胞失去 CD25 表达并进入最终 DN 阶段，其中前 TCR 诱导配体非依赖性二聚化，导致细胞开始增殖并在细胞表面表达 CD4 和 CD8，使细胞进入分化的双阳性阶段。在 DP 阶段，细胞表达功能性 TCR 并进行正向选择，最终只剩下自我耐受的细胞，从而消除自身免疫的风险[8]。最后，胸腺细胞迁移到胸腺髓质，Notch 和 CD4 或 CD8 发生下调，进入单阳性阶段。表达 CD4 或 CD8 的幼稚 T 细胞迁移到外周，随后进入全身的淋巴组织[9]。

疫苗接种后，T 细胞激活并分化为不同的功能亚群并表达相关的特征性标志物（表 31-1）。经历胸腺成熟过程的 CD4 T 细胞成为幼稚 T 细胞（Th0），典型表面标志是 $CD3^+CD4^+CD8^-$，Th0 具有增殖和分化为辅助性 T 细胞（helper T cell，Th）或调节性 T 细胞（regulatory T cells，Tregs）的能力。TCR 激活期间免疫微环境的不同导致了细胞转录因子水平的差异，从而产生不同细胞亚群的分化[10, 11]。研究表明，Th1 主要分泌 IL-2、IFN-γ 或 TNF-β 等细胞因子辅助细胞免疫。Th2 主要分泌 IL-4、IL-5、IL-10 或 IL-13 等细胞因子辅助体液免疫。Th9 主要分泌 IL-9 和 IL-21，在炎症免疫疾病和肿瘤疾病的发生发展机制中具有双面性[12, 13]。Th17 主要分泌 IL-17A 和 IL-22，已被表征为许多自身免疫性疾病发展的主要致病性细胞群之一[14]。Th22 主要分泌 IL-22，在抵抗各种细菌性病原体、组织修复和伤口愈合的保护机制中发挥作用[15]。滤泡辅助性 T 细胞（follicular helper T cell，Tfh）是参与体液应答的一个细胞亚群。Tfh 细胞在介导 B 细胞的选择和存活方面起着关键作用，使得 B 细胞继续分化为长寿浆细胞，能够产生针对外来抗原的高亲和力抗体或形成记忆 B 细胞[16]。Treg 细胞具有免疫调节功能，参与限制免疫反应和防止自身免疫[17]。CD8 T 细胞可分化为细胞毒性 T 淋巴细胞（cytotoxic T lymphocytes，CTL），其典型表面标志是 $CD3^+CD4^-CD8^+$。CD8 T 细胞可以清除被病原体感染的细胞或受损的细胞。初始的 CD8 T 细胞分化为效应细胞需要比 CD4 T 更多的协同刺激

信号：一种是通过树突状细胞，能够直接刺激 CD8 T 细胞合成 IL-2，诱导自身增殖和分化；另一种是通过 CD4 T 细胞激活抗原提呈细胞，诱导表达协同刺激信号，激活 CD8 T 细胞。

表 31-1　T 细胞功能亚群及相关标志物

亚群	诱导分化的细胞因子	细胞因子指标	转录因子指标
CD4 Th1	IL-12，IFN-γ	IFN-γ，IL-2，TNF-α	STAT1/4，T-bet
CD4 Th2	IL-4	IL-4，IL-5，IL-13	STAT6，Gata3
CD4 Th9	TGF-β，IL-4	IL9	STAT3，Bcl6
CD4 Th17	TGF-β，IL-6，IL-23	IL-17，IL-22	STAT3，RORγt
CD4 Th22	TNF-α，IL-6	IL-22，TNF-α	STAT6，PU.1，Gata-3
CD4 Tfh	IL-6，IL-21	IL-21	AHR
CD8 CTL	IL-2	IFN-γ，TNF-α	—

免疫记忆是 T 细胞免疫应答的重要特征之一。暴露于抗原后的记忆 T 细胞的表面蛋白标志物会发生显著的变化。CD62L 介导 T 细胞进入次级淋巴组织，因此在效应 T 细胞中不表达。效应 T 细胞和记忆 T 细胞中高表达 CD44，同时减少表达 CD69。记忆 T 细胞具有异质性，不同的 T 细胞亚群表现出不同的激活特征。免疫应答记忆性包括保护性记忆和反应性记忆。其中反应性记忆主要由中枢记忆 T 细胞（central memory T cell，TCM）介导，TCM 表达趋化因子受体 CCR7，使得它们参与血液循环到次级淋巴器官，然后进入淋巴液的循环中，TCM 不直接发挥效应作用，而是在遇到相同的刺激信号时，重新分化为效应 T 细胞从而参与记忆应答。保护性记忆主要由效应记忆 T 细胞介导（TEM），相比之下，效应记忆 T 细胞缺乏 CCR7，但是表达炎性趋化因子受体，使得受到抗原刺激后，迅速分泌大量细胞因子。组织驻留记忆 T 细胞（TRM）同样缺乏 CCR7 的表达，但表达其他趋化因子受体（如 CXCR3 和 CCR9），其重要标志物是 CD69 和 CD103（表 31-2）。

表 31-2　记忆 T 细胞亚群相关标志物

亚群	表面标志物
naïve CD4 T cell	CD4，CD62L，CD45RA，CD5
memory CD4 T cell	CD4，CD45RO，CD44
effector CD4 T cell	CD4，CD45RO，CD44hi，Fas
naïve CD8 T cell	CD8，CD45RA
memory CD8 T cell	CD8，CD45RO，CD44
effector CD8 T cell	FasL，Fas，CD8 CD44hi
TRM	CD44，CD69，CD103

（二）B 淋巴细胞

B 淋巴细胞是体液免疫应答中的关键效应细胞[18]。B 淋巴细胞及其亚群的检测是研究疫苗免疫应答的重要指标之一。B 细胞的分化起始于胎儿肝脏，其成熟主要在骨髓中完成。B 淋巴细胞分为

B1 和 B2 两个亚群：B1 细胞主要识别非蛋白质抗原，如细菌脂多糖，其激活无需 Th 细胞辅助，可直接介导对非 T 细胞依赖性抗原的免疫应答，产生低亲和力的特异性抗体，不产生免疫记忆；B2 细胞主要识别蛋白质抗原，经历中枢耐受和外周耐受过程的 B2 细胞会分化为边缘区 B 细胞或者滤泡 B 细胞[19，20]。成熟的 B2 细胞在 Th 细胞辅助下，可产生高亲和力的特异性抗体，最终形成长寿浆细胞或记忆 B 细胞[21]。

生发中心位于次级淋巴组织，主要由增殖的 B 细胞组成，是抗体亲和力成熟的场所。在生发中心中，B 细胞经历了克隆扩增、体细胞高频突变、亲和力选择，最终分化为浆细胞和记忆 B 细胞[18]。随着免疫反应的进行，生发中心会先增大然后缩小，生发中心在最初的抗原暴露后存在 3~4 周。生发中心 B 细胞、浆细胞和记忆 B 细胞的检测对于分析疫苗接种产生的体液免疫应答至关重要，根据不同阶段 B 细胞表面标志物的不同，可以对产生免疫应答的 B 细胞亚群进行个性化的表型和功能研究[22-24]。

（三）其他免疫细胞

1. 天然淋巴细胞

天然淋巴细胞（innate lymphoid cell，ILC）的活化不需抗原致敏，其主要功能是恢复组织完整性、防止浸润性病原体以及免疫监视。ILC 通过分泌功能性细胞因子，对炎症的起始、进展、缓解起调控作用。ILC 起源于先天淋巴细胞祖细胞，可分化为辅助性天然淋巴细胞和杀伤性天然淋巴细胞[25]。辅助性天然淋巴细胞根据其表达的转录因子及细胞因子不同可分为三群：1 型天然淋巴细胞（group 1 innate lymphoid cells，ILC1）、2 型天然淋巴细胞（group 2 innate lymphoid cells，ILC2）和 3 型天然淋巴细胞（group 3 innate lymphoid cells，ILC3），其功能与 Th1、Th2 和 Th17 极为相似。杀伤性天然淋巴细胞主要指自然杀伤细胞（natural killer cell，NK 细胞），NK 细胞在针对病毒感染的先天免疫反应中发挥着重要作用。在人类中，根据 CD56 和 CD16（FCRγ Ⅲ）表面表达情况，NK 细胞分为两种：$CD56^{bright}$ $CD16^{-/+}$ 和 $CD56^{dim}$ $CD16^{+}$。其中 CD16 可以介导抗体依赖性细胞毒性。CD56 的表达可用作表型激活标记[26]。NK 细胞一方面通过非特异杀伤功能来对抗病毒感染，另一方面通过与其他多种免疫细胞相互作用调节免疫功能，从而增强免疫系统对病原体的应答[27]。

2. 树突状细胞

树突状细胞（dendritic cell，DC）是专职抗原提呈细胞（antigen presenting cell，APC），从造血干细胞中分化而来，在骨髓中完成从前体到分型的分化[28]。它能高效地摄取、加工处理和提呈抗原。未成熟 DC 具有较强的迁移能力，成熟 DC 能有效激活初始 T 细胞和 B 细胞的激活、分泌多种细胞因子、参与免疫调节。

树突状细胞主要分为经典型树突状细胞（classical dendritic cell，cDC）以及浆细胞样树突状细胞（plasmacytoid DC，pDC），pDC 将在骨髓中发育，而 cDC 则在外周分化。其中 cDC 又分为 cDC1 和 cDC2，cDC1 可介导交叉提呈，促使 CTL 活化；cDC2 将抗原提呈给 $CD4^{+}$ T 细胞，促使 Th 细胞活化。pDC 通过分泌大量的 Ⅰ 型干扰素发挥抗病毒作用。另外，在病原引发的炎症中，还可以分化形成单核样 DC 细胞[29]。

3. 单核细胞

单核细胞（monocyte）来源于骨髓，具有免疫防御、炎症和组织重塑的功能。单核细胞可直接参与抗病原体反应或间接激活 CTL。当机体组织受损或感染时，单核细胞可以迅速募集并分化为巨噬细胞或者 DC 至损伤或者感染部位。根据 CD14 和 CD16 的表达，单核细胞主要分为三类：经典单核细胞（classical monocyte，$CD14^{+}CD16^{-}$）、非经典单核细胞（non-classical monocyte，$CD14^{-}CD16^{+}$）及中间型单核细胞（intermediate monocyte，$CD14^{+}CD16^{+}$）。经典单核细胞占所有血液单核细胞总数的 85%~90%。经典单核细胞在感染或损伤后，被募集到达组织，并产生趋化因子来激活其他免疫细胞。非经典的单核细胞的特征是炎症组织迁移相关的趋化因子受体表达升高。中间型单核细胞在抗原提呈和细胞因子的分泌中起关键作用[30-32]。通过响应 Th1 或 Th2 细胞因子，单核细胞会被极化为不同的 M1 样（促炎）和 M2 样（抗炎、修复）的巨噬细胞。

三、细胞免疫检测技术

（一）细胞形态学检测

对细胞形态学检测有多种检测手段，流式细胞术与光学显微镜是细胞形态学的常用检测方法；通过对细胞的化学染色，可以保持细胞完整组织结构从而对细胞内各种化学物质进行定性、定量和半定量分析，常用于白血病分型鉴别诊断；通过相差显微镜可以观察活细胞的内部结构及活动及对各种刺激的反应。近年来，活细胞成像逐渐活跃在人们的视线中，通过活细胞成像系统可观察细胞分子水平和行为学变化。外界信号会影响细胞的行为，使其参与形态的构建和进一步的分化。这些行为主要包括定向分裂（directed mitosis）、差别生长（differential growth）、细胞凋亡（apoptosis）、区别黏附（differential adhesion）和细胞迁移（migration）等。

（二）细胞因子分泌检测

细胞因子（cytokine）是由免疫细胞或非免疫细胞合成和分泌的具有多种生物活性的低分子量可溶性的多肽和蛋白质，在免疫应答中发挥着重要的作用，目前细胞因子检测有细胞生物学测定法、分子生物学测定法和免疫学测定法。

1. 酶联免疫斑点试验

酶联免疫斑点试验（enzyme-linked immunospot assay，ELISPOT assay）是一种高度灵敏的免疫测定法，侧重于定量测量单个细胞细胞因子分泌频率[33]。该方法的工作流程如下：首先，用目标抗原刺激分离的细胞，然后把混合物加入已经包被了待测细胞因子特异性抗体的细胞板中，当特异性细胞被抗原刺激后分泌大量细胞因子，被细胞板板底的抗体捕获后，可在板中形成斑点。该方法具有单细胞水平、灵敏度高、特异性强、结果直观等特点。

FluoroSpot 检测原理与 ELISPOT 类似，当完成对细胞因子的捕获之后，FluoroSpot 使用荧光团标记的抗体而不是酶进行检测，能够在一个孔中分析多个指标，提供更多维度的信息。

2. 细胞内细胞因子染色法

细胞内细胞因子染色法（intracellular cytokine staining，ICS）是一种通过流式细胞术检测细胞内细胞因子分泌水平的方法。对于分离获得目的细胞（PBMCs），通过特定抗原进行刺激培养，最后通过流式细胞术检测细胞因子分泌水平。该方法可以检测不同细胞群分泌细胞因子水平、检测同一细胞不同细胞因子分泌水平以及整个培养期间累积细胞因子量等特点。

3. 干扰素 – γ 释放实验

干扰素 – γ 释放实验（interferon–gamma release assays，IGRA）是一种全血检测方法。此检测方法可基于血液样本直接检测，在全血中加入特定抗原后并孵育后，通过 ELISA 方法检测血清中干扰素 – γ 的含量。除了通过 ELISA 法检测，IGRA 还可以联合 Luminex 平台，进行多细胞因子检测。该方法具有操作简单、高性价比和高通量等特点。

4. 逆转录聚合酶链反应

逆转录聚合酶链反应（reverse transcription polymerase chain reaction，RT–PCR）通过逆转录细胞的 RNA 来检测目标细胞中细胞因子的 mRNA 水平。该方法具有灵敏度高、高通量的优点。

（三）细胞增殖检测

细胞增殖是生物体重要的生命特征，也是生物体生长发育的基础。细胞增殖检测是旨在测量细胞分裂的免疫细胞激活试验。常见的细胞增殖检测方法主要分为以下四种：①通过检测细胞代谢活性间接评价细胞增殖能力，如 CCK8 法；②通过检测细胞 DNA 合成量来评价细胞的增殖能力，如 BrdU 和 Edu 法；③通过检测 ATP 浓度，利用荧光素酶 Luciferase 反映细胞 ATP 的含量，进而反映细胞活性，如荧光素酶催化反应法；④通过检测细胞增殖相关抗原，如 Ki–67 常作为体细胞增殖的标志。除此之外还有一种常用的通过流式细胞术检测方法：羟基荧光素二醋酸盐琥珀酰亚胺脂（CFSE）检测法，CFSE 是一种可穿透细胞膜的荧光染料，当 CFSE 进入细胞后，可以与细胞内的氨基结合并偶联到细胞蛋白质上。当细胞分裂时，CFSE 标记荧光可平均分配至两个子代细胞中，因此荧光强度相较于亲代细胞会降低一倍。在一个增殖的细胞群中，通过检测到细胞荧光强度不断降低，进一步分析得出细胞分裂增殖的情况。

（四）细胞凋亡检测

凋亡（apoptosis）即程序性细胞死亡（programmed cell death），是宿主细胞在生理或病理条件下为维持自身内部环境而进行的由基因决定的自我清除过程。其过程中伴随着一系列的形态学和生化变化，包括固缩、DNA 片段化、细胞膜重塑和起泡、细胞皱缩、形成凋亡小体等。

目前有多种检测细胞凋亡的方法，大致分为三类。①基于细胞形态法：在透射电镜下，凋亡细胞染色质浓聚。②基于细胞功能的方法：如 Annexin V/PI 法，在正常细胞中，细胞膜上的磷脂酰丝氨酸（PS）位于胞浆侧。细胞凋亡中期，PS 外翻。Annexin V 是一种 Ca^{2+} 依赖并且对 PS 具有高度亲和力的磷脂结合蛋白，因此可以用荧光标记的 Annexin V 检测 PS 的外翻。凋亡末期，细胞膜结构受损，PI 也能进入细胞，从而产生信号。③基于生化标记的方法：通过检测 caspase 剪切体的含量或者检测 caspase 的活性。

（五）细胞的分化和激活检测

免疫细胞的分化和激活是免疫应答的关键步骤。细胞通过受体信号传导进行扩增并产生功能效应，最终导致基因表达、分化和表型变化。细胞表面标志物对免疫细胞的特定亚群的定义十分重要，通过区分不同亚群的免疫细胞和激活状态，可以有效地评估不同健康状态或者疫苗免疫后不同阶段的免疫应答强度。

特异性 T 细胞的检测方法除了细胞因子的检测，还有两种通过细胞表面 TCR 特异性和激活标志物的检测方法：①荧光标记的 MHC- 肽四聚体（Tetramer），当病毒感染或者疫苗免疫后，通过带有目的肽段的四聚体，可以检测是否存在能够与目的肽段特异性结合的 T 细胞；②活化诱导标记法（activation-induced marker, AIM）与 ICS 的方式类似，当特定抗原和细胞刺激培养结束后，对 T 细胞表面标志物（CD62L、CD69 和 CD44）进行染色，以检测通过抗原刺激产生的特异性 T 细胞的数量。

（六）多组学检测

近年来，高通量技术和算法研究迎来前所未有的热潮，随着技术的进步，人类健康和疾病相关的研究步入了组学时代，包括基因组学、转录组学、表观遗传组学、蛋白质组学和代谢组学等。

1. 免疫组库检测技术

免疫组库是指在任何指定时间，个体的循环系统内所有功能多样性 B 细胞和 T 细胞的总和。根据检测目的和测序方式的不同，免疫组库还可以分为通过 B 细胞受体（B cell receptor, BCR）测序的 BCR 组库、基于 T 细胞受体（T cell receptor, TCR）测序的 TCR 组库，以及基于第二代抗体蛋白测序的抗体组库。

其中，BCR 的可变区是由三个高变的互补决定区构成的，由于互补决定区的氨基酸排列组合存在多样性（10^9~10^{12} 种），因此通过获取分析疫苗免疫前后 BCR 组库的差异，有利于深入揭示由 B 细胞介导的体液免疫应答机制[34]。TCR 的可变区同样存在三个高变的互补决定区，其中互补决定区 3 由 V、D 和 J 三个基因编码，其重排后可以形成多种重组序列片段，直接决定了 TCR 抗原特异性。因此准确表征疫苗免疫前后 TCR 组库有利于深入分析由 T 细胞介导的细胞免疫应答机制。最后，抗体组库可以在一定程度上弥补 BCR 测序技术的不足。通过质谱技术直接进行抗体测序，从而与来自同一供体的 BCR 组库形成相互补充和对比。

2. 单细胞转录组技术

为了探索复杂和稀有的细胞群和追踪发育过程中不同细胞谱系的轨迹，以及探索细胞特异性和细胞间差异的问题，单细胞 RNA 测序应运而生。单细胞转录组测序（single cell RNA-sequencing, scRNA-seq）是指在单细胞水平上完成对所有转录本的序列和表达信息的测定，可以高分辨率地在单个细胞水平进行研究，追踪特定的分化轨迹，从而绘制全景式转录组图谱。

3. 表观遗传修饰组技术

单细胞染色质可及性测序（single cell assay for transposase-accessible chromatin with high-throughput sequencing, scATAC-seq）是在单细胞水平对细胞染色质开放区域进行检测的新技术。通过利用 Tn5 转座酶的特异性，可以用于切割表观遗传修饰后，染色质开放区域中的 DNA，分析单细胞水平中表观遗传修饰的情况，用于表观遗传和基因调控的研究。

第三节　细胞免疫检测的应用和实践

一、细胞免疫检测在多款新冠疫苗开发中的应用

基于灭活病毒、重组蛋白、病毒载体、核酸等技术路线的新冠疫苗的研发，有效降低了 SARS-CoV-2 感染后的死亡率。大量新冠疫苗研究主要关注中和抗体应答，高亲和力中和抗体的成熟依赖于强效的辅助性 T 细胞。越来越多的数据表明，T 细胞介导的新冠病毒特异性细胞免疫应答对于减轻重症发生率发挥着重要作用。同时，抗体介导的中和反应相较更为保守，细胞免疫应答应对层出不穷的新冠病毒突变株具有天然的广谱性优势。此外，在新冠病毒早期感染建立后，由于新冠病毒可通过诱导细胞膜融合的方式实现胞间传播，进一步抑制病毒的传播只能通过疫苗诱导的 T 细胞应答实现。最后，由于新冠病毒作为呼吸道传播病毒的特殊性，新冠疫苗诱导的呼吸道驻留的 T 细胞以及长效的记忆 T 细胞对于控制新冠病毒的复发以及再次感染具有重要意义。多维度的免疫细胞功能检测技术体系为新冠疫苗诱导的细胞免疫应答强度提供了衡量标准，为新冠疫苗的临床试验提供了关键的定量评估手段[35, 36]。

在一项病毒载体新冠疫苗Ⅱ期临床试验的 253 名高剂量疫苗接种者中，研究者通过 ELISpot 法检测了 508 名受试者 PBMCs 中特异性 T 细胞分泌 IFN-γ 的情况，其中 227 名受试者（90%）在高剂量疫苗免疫后产生了特异性应答，113 名受试者（88%）在低剂量疫苗免疫后产生了特异性应答，为候选疫苗提供了免疫原性的证据[37]。在一项重组蛋白新冠疫苗Ⅱ期临床试验招募 900 名接种者中，研究者通过 ELISPOT 评估了疫苗免疫后 Th1 和 Th2 细胞分泌细胞因子的水平，进而评估 T 细胞免疫应答水平[38]。在一项 mRNA 新冠疫苗Ⅱ期临床试验中，通过 ELISPOT 评估了 959 名接种者的 T 细胞免疫应答水平，在第二次接种后 1 周，大多数（79.5%）受试者的 T 细胞应答为阳性[39]。强烈的细胞免疫应答显示了 mRNA 疫苗技术平台的特点。在一项鼻喷新冠疫苗Ⅱ期临床试验中，研究者通过 ELISpot 法评估了 455 名疫苗接种者 T 细胞免疫应答水平，211 名受试者（46%）可检测到特异性 T 细胞应答，并且这种应答水平可以维持 6 个月[40]。作为诱导呼吸道局部免疫的鼻喷疫苗，其肺组织局部细胞免疫应答远强于外周应答，通过评估外周 T 细胞免疫应答水平是该疫苗保护效力的主要组成部分。此外还可以通过 ELISpot 法评估疫苗免疫后 T 细胞应答强度、持久性和广谱性的研究，使用 AIM 法检测特异性 T 细胞的激活，使用流式细胞术检测记忆 B 细胞和记忆 T 细胞的形成和分化。

二、细胞免疫检测在重组带状疱疹疫苗开发中的应用

带状疱疹是由水痘 – 带状疱疹病毒（*Varicella zoster virus*，VZV）感染导致的。初次感染 VZV 可出现水痘症状，病状痊愈后 VZV 病毒在神经元中潜伏，在宿主年长或免疫力下降等情况下可重新激活病毒复制，导致带状疱疹的发生发展。可诱导高效细胞免疫应答的重组带状疱疹疫苗的研发有效降低了带状疱疹的发病率和发病后的神经痛，以及再次感染时的严重度。

对介导细胞免疫应答的 VZV 病毒特异性的 T 细胞的应答评估是 VZV 疫苗保护效果的重要检测指标：在一项Ⅲ期临床试验中，研究者通过多色流式细胞术对疫苗接种者外周 PBMCs 进行 T 细胞免疫检测，其中 93.3% 的疫苗接种者产生了特异性 gE CD4 T 细胞应答。在疫苗接种后 1 个月与 36 个

月，特异性 CD4 T 细胞的占比中位数分别为免疫前基线水平的 24.6 倍与 7.9 倍。在所有年龄段，疫苗接种者外周特异性 CD4 T 细胞比例均可维持在基线水平的 5.6 倍以上。细胞免疫检测为重组带状疱疹疫苗等依赖 T 细胞应答的保护性疫苗提供了评估手段。

三、细胞免疫检测在肿瘤治疗性疫苗研发中的应用

mRNA 癌症疫苗的概念首次于 1995 年提出，28 年来，大量临床前研究和临床试验证明了 mRNA 疫苗对抗癌症的可行性[41]。目前已开展临床研究的 mRNA 疫苗类型分为 3 种：DC mRNA 癌症疫苗、直接注射 mRNA 癌症疫苗和载体递送 mRNA 癌症疫苗。

目前已有多款基于不同给药方式、靶向不同肿瘤类型的 mRNA 疫苗正在开展Ⅰ期或Ⅱ期临床试验，目前暂无 mRNA 肿瘤疫苗进入Ⅲ期临床试验或获批上市。部分临床试验中，肿瘤患者接种 mRNA 疫苗后可在不引发严重副作用的前提下，产生持续的客观应答。在一项 T 细胞疗法联合 mRNA 疫苗的Ⅰ/Ⅱ期临床试验中，3 名（43%）Claudin-6（CLDN6）阳性晚期实体瘤患者产生了部分应答。对患者外周血中 CAR-T 细胞比例的分析显示了 CAR-T 细胞的快速植入，17 天后逐步下降。3 名部分应答的患者肿瘤分别缩小 18%、21% 和 27%。高效的细胞免疫应答是抑制肿瘤发生发展的中坚力量，细胞免疫检测技术是肿瘤疫苗保护效果评估的有力措施。

第四节　小结与展望

细胞免疫检测技术的发展一方面为疫苗的开发提供数据支撑，另一方面对于深化疫苗免疫应答的认知具有促进作用。免疫应答是复杂的动态变化过程，利用细胞免疫检测技术对免疫细胞进行定量的功能分析，有助于增进对于疫苗保护效果的理解。针对新冠病毒疫苗、带状疱疹病毒疫苗等依赖细胞免疫应答的保护性疫苗，利用流式细胞术、ELISPOT 等检测手段，可选择性地对抗原特异性 T 细胞应答进行定量分析，直观评价疫苗的保护效果。多组学技术的运用有助于打破对于疫苗诱导的免疫应答的已有认知。免疫组库的分析使得抗体应答谱的描述以及优势抗体克隆的发现成为可能；单细胞转录组的运用有助于全景式描述特定细胞亚群的分化轨迹以及中间态细胞亚群的发现；表观遗传修饰组提供了转录因子之外的基因表达调控信息。细胞免疫检测技术的发展对于疫苗保护效果的评估具有里程碑式的意义。

尽管细胞免疫检测技术已取得了长足发展，但仍然面临着较大挑战，主要包括细胞免疫检测方法尚未标准化、功能细胞亚群在组织局部和外周血中的构成存在差异、细胞免疫应答水平与疫苗保护效力相关性研究数据较少等问题。针对具体疫苗评价需求开发相应的标准化细胞免疫检测方法、研究细胞免疫与保护效力的关系是未来值得投入的方向。

（夏宁邵，张天英）

参考文献

[1] KLEIVELAND C R. Peripheral blood mononuclear cells [M] //VERHOECKX K, COTTER P, LÓPEZ-EXPÓSITO I, et al., Eds. The Impact of Food Bioactives on Health. Cham: Springer International Publishing, 2015: 161–167.

[2] BHATTACHARJEE J, DAS B, MISHRA A, et al. Monocytes isolated by positive and negative magnetic sorting techniques show different molecular characteristics and immunophenotypic behaviour [J]. F1000Res, 2017, 6: 2045.

[3] STANCIU L A, SHUTE J, HOLGATE S T, et al. Production of IL–8 and IL–4 by positively and negatively selected CD4+ and CD8+ human T cells following a four–step cell separation method including magnetic cell sorting (MACS) [J]. J Immunol Methods, 1996, 189(1): 107–115.

[4] MADEYA M L, PFAB–TOKARSKY J M. Flow cytometry: An overview[J]. Oncol Nurs Forum, 1992, 19(3): 459–463.

[5] TUNG J W, HEYDARI K, TIROUVANZIAM R, et al. Modern flow cytometry: A practical approach [J]. Clin Lab Med, 2007, 27(3): 453–468.

[6] CIOFANI M, KNOWLES G C, WIEST D L, et al. Stage–specific and differential Notch dependency at the alphabeta and gammadelta T lineage bifurcation [J]. Immunity, 2006, 25(1): 105–116.

[7] KRANGEL M S. Mechanics of T cell receptor gene rearrangement [J]. Curr Opin Immunol, 2009, 21(2): 133–139.

[8] DALEY S R, HU D Y, GOODNOW C C. Helios marks strongly autoreactive CD4+ T cells in two major waves of thymic deletion distinguished by induction of PD–1 or NF–κB [J]. J Exp Med, 2013, 210(2): 269–285.

[9] LAW H, VENTURI V, KELLEHER A, et al. Tfh cells in health and immunity: Potential targets for systems biology approaches to vaccination [J]. Int J Mol Sci, 2020, 21(22): 8524.

[10] GEGINAT J, PARONI M, FACCIOTTI F, et al. The CD4–centered universe of human T cell subsets [J]. Semin Immunol, 2013, 25(4): 252–262.

[11] ZHU J F, YAMANE H, PAUL W E. Differentiation of effector CD4 T cell populations (*) [J]. Annu Rev Immunol, 2010, 28: 445–489.

[12] TAN C Y, AZIZ M K, LOVAAS J D, et al. Antigen–specific Th9cells exhibit uniqueness in their kinetics of cytokine production and short retention at the inflammatory site [J]. J Immunol, 2010, 185(11): 6795–6801.

[13] STANKO K, IWERT C, APPELT C, et al. CD96 expression determines the inflammatory potential of IL–9–producing Th9cells [J]. Proc Natl Acad Sci U S A, 2018, 115(13): E2940–E2949.

[14] ZAMBRANO–ZARAGOZA J F, ROMO–MARTÍNEZ E J, DE JESÚS DURÁN–AVELAR M, et al. Th17cells in autoimmune and infectious diseases [J]. Int J Inflam, 2014, 2014: 651503.

[15] TAMASAUSKIENE L, GINTAUSKIENE V M, BASTYTE D, et al. Role of IL–22 in persistent allergic airway diseases caused by house dust mite: A pilot study [J]. BMC Pulm Med, 2021, 21(1): 36.

[16] KUROSAKI T, KOMETANI K, ISE W. Memory B cells [J]. Nat Rev Immunol, 2015, 15(3): 149–159.

[17] HORI S, NOMURA T, SAKAGUCHI S. Pillars article: Control of regulatory T cell development by the transcription factor Foxp3. Science 2003.299: 1057–1061 [J]. J Immunol, 2017, 198(3): 981–985.

[18] MURPHY K, WEAVER C. Janeway's Immunobiology [M]. 9th ed. New York and London: Garland Science, 2017.

[19] CERUTTI A, COLS M, PUGA I. Marginal zone B cells: Virtues of innate–like antibody–producing lymphocytes [J]. Nat Rev Immunol, 2013, 13(2): 118–132.

[20] PALM A K E, KLEINAU S. Marginal zone B cells: From housekeeping function to autoimmunity? [J]. J Autoimmun, 2021, 119: 102627.

[21] DÖRNER T, RADBRUCH A, BURMESTER G R. B-cell-directed therapies for autoimmune disease [J]. Nat Rev Rheumatol, 2009, 5(8): 433–441.

[22] LIECHTI T, GÜNTHARD H F, TRKOLA A. OMIP-047: High-Dimensional phenotypic characterization of B cells [J]. Cytometry A, 2018, 93(6): 592–596.

[23] WEI C, JUNG J, SANZ I. OMIP-003: Phenotypic analysis of human memory B cells [J]. Cytometry A, 2011, 79(11): 894–896.

[24] LIECHTI T, ROEDERER M. OMIP-051 - 28-color flow cytometry panel to characterize B cells and myeloid cells [J]. Cytometry A, 2019, 95(2): 150–155.

[25] ZOOK E C, KEE B L. Development of innate lymphoid cells [J]. Nat Immunol, 2016, 17(7): 775–782.

[26] ANGUILLE S, VAN ACKER H H, VAN DEN BERGH J, et al. Interleukin-15 dendritic cells harness NK cell cytotoxic effector function in a contact- and IL-15-dependent manner [J]. PLoS One, 2015, 10(5): e0123340.

[27] BJÖRKSTRÖM N K, STRUNZ B, LJUNGGREN H G. Natural killer cells in antiviral immunity [J]. Nat Rev Immunol, 2022, 22(2): 112–123.

[28] TUSSIWAND R, GAUTIER E L. Transcriptional regulation of mononuclear phagocyte development [J]. Front Immunol, 2015, 6: 533.

[29] GUILLIAMS M, GINHOUX F, JAKUBZICK C, et al. Dendritic cells, monocytes and macrophages: A unified nomenclature based on ontogeny [J]. Nat Rev Immunol, 2014, 14(8): 571–578.

[30] JARDINE L, HANIFFA M. Reconstructing human DC, monocyte and macrophage development in utero using single cell technologies [J]. Mol Immunol, 2020, 123: 1–6.

[31] INGERSOLL M A, SPANBROEK R, LOTTAZ C, et al. Comparison of gene expression profiles between human and mouse monocyte subsets [J]. Blood, 2010, 115(3): e10–e19.

[32] OLINGY C E, DINH H Q, HEDRICK C C. Monocyte heterogeneity and functions in cancer [J]. J Leukoc Biol, 2019, 106(2): 309–322.

[33] AXELSSON B. Detection of cytokine-secreting cells by enzyme-linked immunospot (ELISpot) [J]. Methods in Molecular Biology, 2022, 2386: 61–79.

[34] YAARI G, KLEINSTEIN S H. Practical guidelines for B-cell receptor repertoire sequencing analysis [J]. Genome Med, 2015, 7: 121.

[35] WHERRY E J, BAROUCH D H. T cell immunity to COVID-19 vaccines [J]. Science, 2022, 377(6608): 821–822.

[36] MOSS P. The T cell immune response against SARS-CoV-2 [J]. Nat Immunol, 2022, 23(2): 186–193.

[37] ZHU F C, GUAN X H, LI Y H, et al. Immunogenicity and safety of a recombinant adenovirus type-5-vectored COVID-19 vaccine in healthy adults aged 18 years or older: A randomised, double-blind, placebo-controlled, phase 2 trial [J]. Lancet, 2020, 396(10249): 479–488.

[38] YANG S L, LI Y, DAI L P, et al. Safety and immunogenicity of a recombinant tandem-repeat dimeric RBD-based protein subunit vaccine (ZF_{2001}) against COVID-19 in adults: Two randomised, double-blind, placebo-controlled, phase 1 and 2 trials [J]. Lancet Infect Dis, 2021, 21(8): 1107–1119.

[39] HUI A M, LI J X, ZHU L, et al. Immunogenicity and safety of BNT162b2mRNA vaccine in Chinese adults: A phase 2 randomised clinical trial [J]. Lancet Reg Health West Pac, 2022, 29: 100586.

[40] ZHU F C, ZHUANG C L, CHU K, et al. Safety and immunogenicity of a live-attenuated influenza virus vector-based intranasal SARS-CoV-2 vaccine in adults: Randomised, double-blind, placebo-controlled, phase 1 and 2 trials [J]. Lancet Respir Med, 2022, 10(8): 749–760.

[41] PARDI N, HOGAN M J, PORTER F W, et al. mRNA vaccines - a new era in vaccinology [J]. Nat Rev Drug Discov, 2018, 17(4): 261–279.

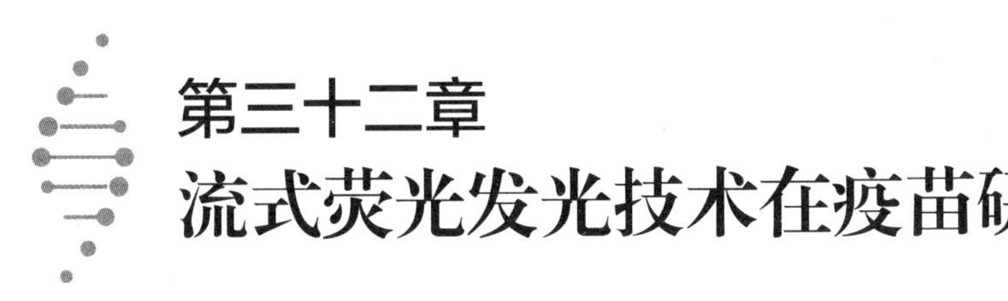

第三十二章 流式荧光发光技术在疫苗研发中的应用

第一节　流式荧光发光技术概述

一、概述

流式荧光发光技术又称液相悬浮芯片，是基于灵活的多重分析物性能分析技术（x multi-analyte profiling，xMAP）研发的多重检测平台，也是继化学发光技术之后的新一代高通量诊断技术平台。该技术进一步推动了多因子联检技术，继承了固相分离的优势，有效地结合了先进的流体技术和光学系统、数字信号处理技术以及独有的微球（珠），克服了固相反应动力学的局限性，能够在单一反应体系中同时分析检测多个指标。

疫苗在研发过程中经历生物标志物（biomarker）的发现、生物功能确定、靶点或表位验证以及临床检测等过程。生物标志物是指可以标记系统、器官、组织、细胞及亚细胞结构或功能并在一定程度上反映其功能变化状态的生化指标，具有非常广泛的用途，可用于疾病诊断、判断疾病分期或者用来评价新药或新疗法在目标人群中的安全性及有效性。

流式荧光发光技术用于检测生物标志物已成为药物发现、临床研究、兽医学、生物威胁和食品安全研究等新兴领域中最受欢迎的分析技术之一。该技术平台具有灵活、开放的架构设计，其设置可实现快速、低成本、准确地执行各种检测，通常用于核酸研究、免疫分析、酶学分析、受体和配体识别分析等研究，能够测定激素、血液制品、酶、药物、疾病标志物和其他生物分子，许多检测可以直接在未经处理的样品上进行，例如血浆、血清、尿液、唾液和脑脊液等。流式荧光发光技术建立的多因子分析检测对于揭示临床样品多种标志物的分析谱极具价值，可以促进准确的疾病诊断或预测药物反应。

二、流式荧光发光技术的形成与发展过程

路明克斯（Luminex）于1995年在德克萨斯州首府奥斯汀市成立，公司的三个主要创始人均来自于德克萨斯大学西南医学中心（UTSW Med Center），在一次墨西哥TACO餐的聚会中讨论关于xMAP的创意想法雏形，提出了用流式细胞术对不同粒径的微球进行分析，从而进行多重生物学指标的检测，也同时提出了对微球进行颜色编码和多色微球的算法的概念，由此确定了流式荧光发光技

术通路。在技术实现的过程中，经历了微球粒径设计选型和制备，2~3 种荧光染料配比不同编码实现 100 种或 500 种的微球矩阵提高检测通量，还有微球染色的工艺优化等。

在不断进行微球技术优化的同时，Luminex 也进行仪器的开发，到目前为止已开发上市的机型有 5 种，除了第一代仪器 FlowMetrix 被迭代，仍有 4 种主要机型（Luminex 100/200 系统、FLEXMAP3D 系统、MAGPIX 系统和 xMAP INTELLIFLEX 系统）在市场上应用，其中 INTELLIFLEX 系统在科研领域应用，还未进入体外诊断（in vitro diagnostics，IVD）领域。

2001 年，基于流式荧光发光技术的第一个产品通过美国食品药品监督管理局（Food and Drug Administration，FDA）认证，标志着多功能流式点阵仪及其流式荧光发光技术得到了美国官方的高度认可，成为首个得到美国 FDA 许可用于临床诊断的生物芯片技术。2005 年 6 月 9 日，基于流式荧光发光技术的学术论文刊登在《自然》杂志上，这是学术界认可一项技术所能给予的最高荣誉。同年 11 月，为了表彰其对临床诊断技术进步做出的革命性贡献，全球科技产业和行业研究的权威机构 Frost & Sullivan 授予流式荧光发光技术“2005 年度国际临床诊断技术革新大奖”，标志着流式荧光发光技术在国际临床诊断技术领域的领军地位得到了最具权威的认可。2009 年，相关产品获得中国食品药品监督管理局的进口医疗器械注册证书。

截止 2022 年底，研究人员在工作中使用流式荧光技术并发表在同行评审的出版物的报告已经超过 60000 份，基于该技术平台开发的试剂有 700 多种，其中有 65 个产品通过美国 FDA 510（k）认证，获得 281 个全球专利，充分反映出流式荧光发光技术创新平台的多功能性和灵活性。

三、流式荧光发光技术的基本原理

流式荧光发光技术的原理基于流式细胞技术，将荧光标记的微球吸入吸样管，进而随鞘液进入流动室，进入流动室之前的管道变细，在外加压力的作用下由下向上（或由上向下）直线流动。鞘液充满流动室将样品裹挟，样本位于鞘液流中心，当二者通过流动室喷嘴流出时，压力迫使鞘液包裹的液滴包含单一颗粒垂直通过检测区。在检测区与液滴垂直的位置设置激光，与激光垂直的位置设置探测器（透镜等），液流、激光、探测器互相垂直并聚焦于一点实现流体动力聚焦。荧光标记的微球在激光激发下发出散射光和荧光的发射波，散射光和发射光被检测器获取，再经一系列滤光片、光栅处理去除干扰并将光信号经光电转换和放大后输入计算机，并由软件分析处理。

xMAP 技术平台主要包括以下核心技术。

（一）编码微球[1]

微球主要分为 5.6 μm 的聚苯乙烯小球或 6.5 μm 的磁珠，大小均一，可以稳定悬浮于液体中，其表面拥有大量的活化羧基基团，可以与蛋白质抗体的氨基或核酸探针的氨基共价偶联。根据试验应用的需求，开发了不同种类的 xMAP 微球[2]，包括最具代表性的第一代聚苯乙烯微球（图 32-1 右边微球）和磁性微球（图 32-1 左边微球）。

Luminex 通过 2 种或 3 种不同的染料对微球进行染色（图 32-2），这些染料具有相同激发光波长，但发射光波长完全不同，因此很容易被区分开。另外，通过调整不同荧光染料的比例，可以形成 100 种（10 × 10）或 500 种（10 × 10 × 5）的微球矩阵（图 32-3），每种荧光微球对应一种检测反应，这意味着同时可以进行多种指标的检测，而在整个反应体系中，每种微球的使用量是 1000~5000 个，这也意味着每个检测项目会有 1000~5000 个数据。

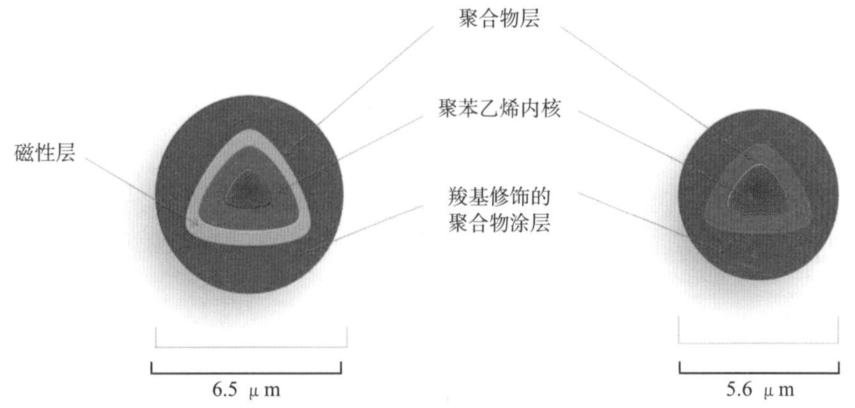

图 32-1　Luminex 微球示意图

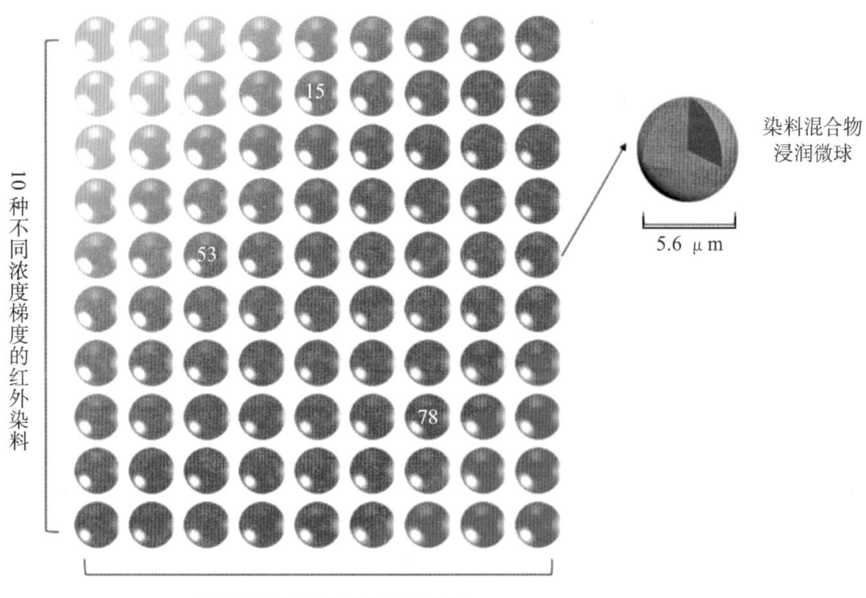

图 32-2　微球染色示意图

另一种微球外表面有亲和素涂层用于结合生物素标记的捕获试剂，多用于小分子或肽段的检测。还有新型微球是特别为血清学试验设计的，目前有 100 色可选，可以降低血清检测中的非特异性反应，在免疫检测中表现出色[3]。传统的聚苯乙烯微球需要用抽滤的方式进行清洗及样本前处理。磁性微球有 500 色可选，因具备磁性可轻松与溶液分离，目前在 IVD 应用更为广泛的是磁性微球。磁性微球的应用使得样本的前处理更易于实现自动化。

Luminex 微球的生产工艺包括微球的制备和染色，以聚苯乙烯微球为例，首先通过分散聚合来制备种子微球，种子微球普遍粒径较小，一般为 2 μm 左右；之后加入苯乙烯、表面活性剂及其余物质，使得微球粒径膨胀到 5 μm 左右。第二步是微球的染色，微球是聚合物，在不同的有机溶剂中会膨胀成多孔渗透结构，可以将溶剂和染料吸收进微球，在微球吸收了第一种溶剂和染料后，再向反应体系中加入第二种溶剂，第二种溶剂可以将第一种溶剂从微球内部置换出来，并将微球回缩到预期的粒径（5.6 μm 或 6.5 μm）。

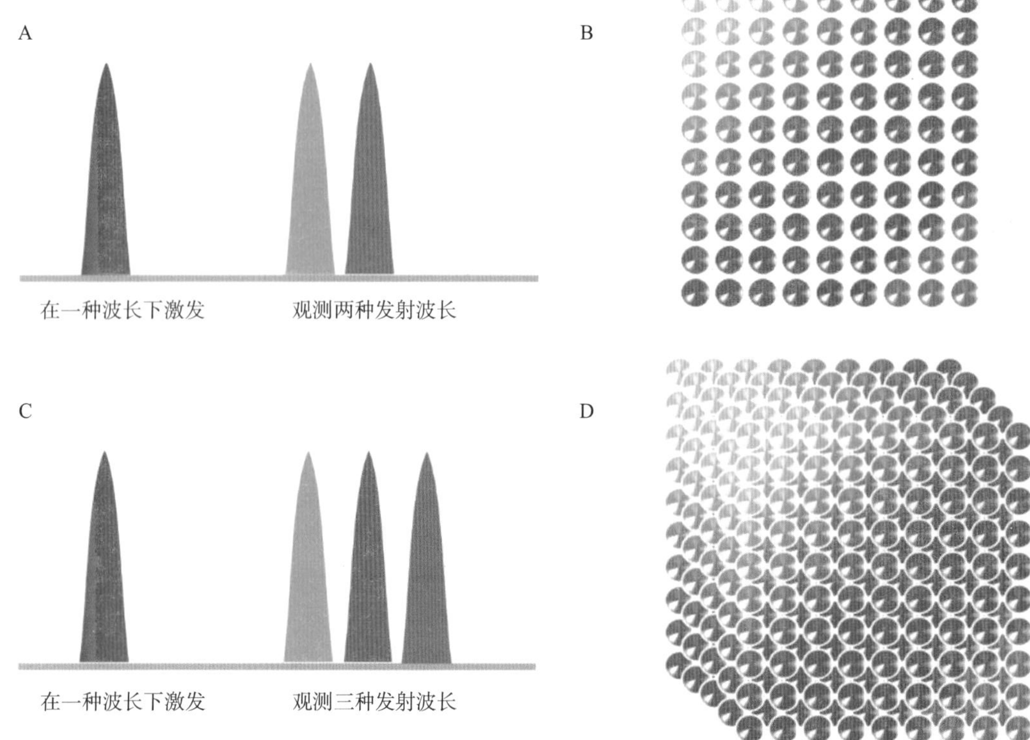

图 32-3 Luminex 微球重数及光谱示意图

xMAP 微球包括两种染料，其中（A）一个激发波长允许观察两个单独的荧光发射波长，产生（B）100 个独特的微球组（10×10 染料基质），或三种染料，其中（C）一个激发波长允许观察三个单独的荧光波长，产生（D）500 个独特的微球组（10×10×5 染料基质）

（二）偶联技术和液相反应

微球作为固相基质，表面经修饰有丰富的羧基基团（约 1 亿个），通过化学偶联技术可以在其表面固定各种待检物质，包括但不限于蛋白质、抗体、多肽、修饰的寡聚核苷酸、糖类以及小分子等。抗体、蛋白质表面或小分子连接子修饰后的伯胺可以使用标准的两步碳二亚胺偶联程序（xMAP® Cookbook[1, 4]）与微球表面的活化羧基形成共价键。需要注意一些常见的蛋白质添加剂可能会干扰偶联反应，包括含胺化合物，如三羟甲基氨基甲烷 Tris、牛血清白蛋白 BSA、叠氮化物、一些洗涤剂、甘油、尿素和咪唑也可能会干扰。

在核酸检测中，xTAG® 技术为 Luminex 专有的通用标签，通过标签序列与反标签序列的专一性互补配对，进行核酸实验优化从而促进产品开发和分子诊断技术进步。该技术能保证相同的复性温度和杂交效率，且有效避免不同检测物标记的微球之间交叉杂交。

技术平台充分利用适宜的液相体系快速完成反应，包括免疫反应和核酸互补配对，微球本体作为固相载体完成多重分类和反应基质，偶联后的微球在液相中能够应用流体动力学完成定位聚焦和检测。

（三）检测技术

该技术使用了应用流体和激光技术完成检测。xMAP 微球通过红色分类激光 / 发光二极管光源（light emitting diode，LED）（635 nm）激发微球的内部荧光染料，从而根据其光谱特征识别特定的微球组（region）。然后绿色报告激光 /LED（525~532 nm）激发微球表面报告荧光染料，进行定量定性分析，电脑分析处理将荧光信号转为定量检测结果。

Luminex 设备的检测部分包含两种激光器或 LED 光源，传统流式荧光技术分别是 532 nm、13-mW 的钇铝石榴石（YAG）激光器，用于激发二抗 / 检测抗体上标记的藻红蛋白（PE），其发射波长为 578 nm；以及 635 nm、10-mW 的红色二极管激光器，用于激发微球内部的两种荧光，这两种荧光的发射光波长分别是 658 nm 和 712 nm，与藻红蛋白的发射光波长没有重叠，这也是 Luminex 优于传统流式细胞仪的方面之一，即检测设备不需要考虑荧光补偿的问题。

加样针吸取样本在鞘流液的包裹之下，形成单个微球的队列，依次快速通过检测通道，先是 635 nm、10-mW 的红色 LED，激发微球内部染料中的两种荧光物质发射出相应的两束发射光被两个雪崩光电二极管（ADP）接收。侧向角散射光是用于设门区分单一编码微球和气泡、杂质等干扰信号；然后是 525 nm、13-mW 的 YAG 激光器，激发二抗 / 检测抗体上标记的藻红蛋白，藻红蛋白发射的荧光被光电倍增管接收。高速的数字信号处理器分析微球发出的两束发射光后，将微球进行准确定位及编号，同时定量藻红蛋白发出的荧光信号，计算出待测物的含量（图 32-4）。通常来讲，每种微球至少要读取 100 个，去除极端信号值，其余的取其中位值作为中值荧光强度（median fluorescent intensity，MFI）最终结果进行计算，这样能最大程度保证结果的准确度。

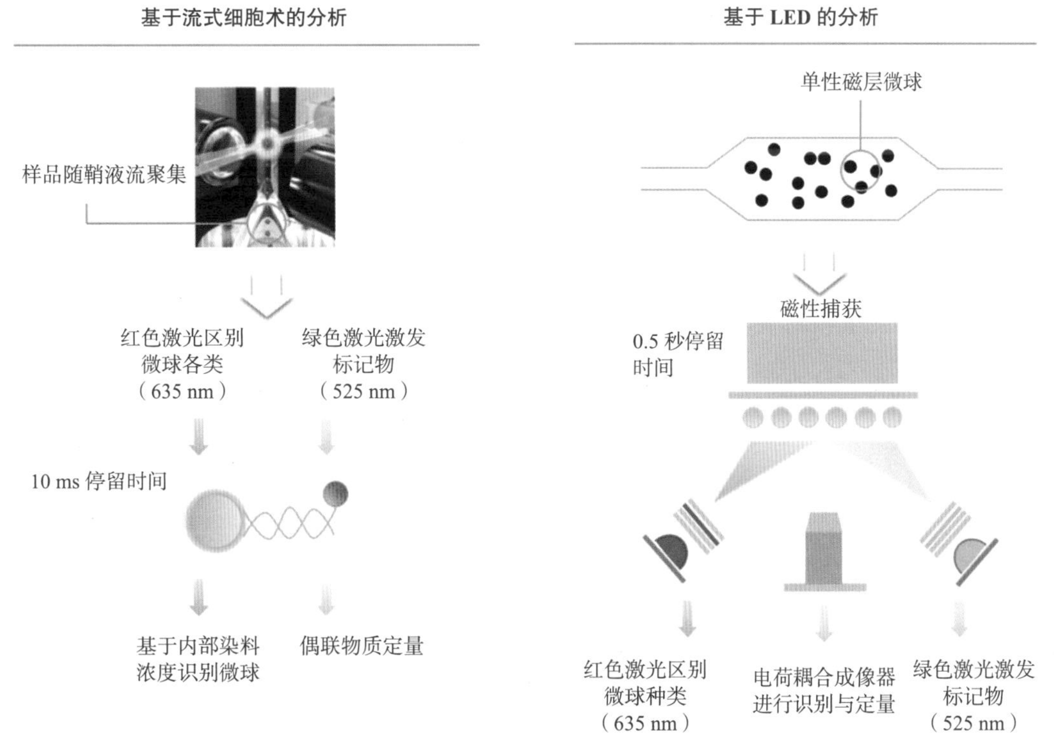

图 32-4　Luminex 检测原理示意图

左图是传统 Luminex 检测设备检测原理，右图是 Luminex 新型检测设备的检测原理

四、流式荧光发光技术的检测模式

流式荧光发光技术平台是一个开放的平台，适用于许多生物测定，包括免疫测定、核酸测定和酶活性测定。技术基础是基于微球与核酸或蛋白共价交联作为固相载体，原理是微球表面有大量经活化

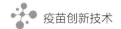

后的羧基基团可以与蛋白质的氨基或氨基化修饰的核酸探针进行共价偶联，使得微球具备捕获相应配体的能力。

（一）基于核酸的检测主要技术[5]

1. 直接 DNA 杂交（direct DNA hybridization，DDH）

DDH 是用于从异质 DNA 混合物中选择性鉴定感兴趣的目标序列的基本方法之一，目标序列被扩增后与捕获微球表面的寡核苷酸（图 32–5）互补配对杂交。这种方法通常被用于物种鉴定和病原体基因分型。

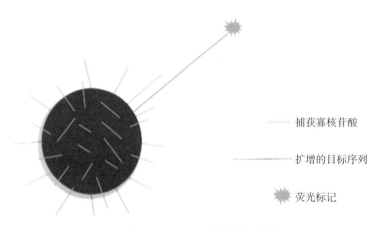

图 32–5　DDH 原理示意图

在 DDH 中，每对引物中有一个引物在 5′ 端被荧光标记来确保目标序列扩增后的检测识别。扩增产物与偶联微球孵育，微球上的捕获核苷酸的捕获序列与扩增靶序列中的互补序列之间特异性杂交。扩增序列的长度通常为 100~300 bp，为尽量减少杂交过程中的空间位阻，微球上的捕获序列大小应为 18~20 bp。基于特异性的捕获序列和严格的杂交条件可以鉴别单核苷酸多态性（single nucleotide polymorphism，SNP）。如果要进行 SNP 或突变鉴别，假定的不匹配序列应该位于捕获序列的中心。

2. 等位基因特异性引物延伸（allele–specific primer extension，ASPE）

ASPE 通常用于确定病原体等位基因的变异情况。

ASPE 的定义性特征是两个等位基因特异性检测探针的延伸（图 32–6），在 3′ 端的一个多态位点可特异性确定等位基因的变异情况，DNA 聚合酶可以通过结合经标记的脱氧核糖核苷三磷酸（dNTP）来扩展检测探针。如果样品中存在等位基因，且样品为纯合子，仅需延伸一个探针即可完成检测；相反，在杂合子中，两种探针均需延长。延伸的探针包含经标记的 dNTP，因此可产生荧光信号。

等位基因特异性引物延伸（ASPE）

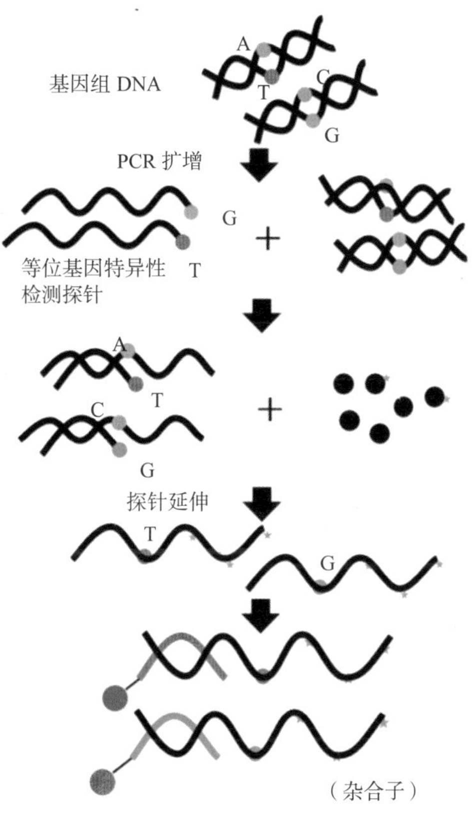

图 32–6　ASPE 原理示意图

3. 寡核苷酸连接分析（oligonucleotide ligation assay，OLA）

基于寡核苷酸连接的形式分析目标核酸序列（图 32–7 展示了两个寡核苷酸检测探针的连接步骤），通常用于分析特定病原体中已确定的目标序列。

在退火探针的连接步骤之前，用聚合酶链反应（polymerase chain reaction，PCR）扩增目标 DNA 序列；其中一个检测探针由一个与目标序列互补的序列（如果需要 SNP 识别，则在 3′ 端有多态位点）和一个附加的 TAG 尾序列组成。第二检测探针与目标序列完全互补，3′ 端处含有可作为报告器的荧光标签；检测探针相互结合，DNA 连接酶识别缺口并形成连接，产物被微球表面的抗原表位捕获。

4. 多重寡核苷酸连接 PCR 检测（multiplex oligonucleotide ligation PCR assay，MOL–PCR）

MOL–PCR 是 OLA 法的改进版本，在 PCR 扩增之前进行了连接，特异性检测探针通过互补部分与目标序列相邻结合（图 32–8），而包括 TAG 序列和 PCR 引物结合位点在内的部分形成向外伸出的尾巴。DNA 连接酶能识别这个缺口并与之结合。连接探针的复杂序列成为具有通用引物的单链 PCR 的模板，其中一种引物用荧光标记。标记扩增子通过其 TAG 序列进行杂交，捕获微球上的抗原表位。MOL–PCR 不易受到多重 PCR 或其他模式所特有的扩增偏倚影响，需要极少量的目标 / 样品。MOL–PCR 的升级可能对基因组分析产生广泛影响，不仅可以进行序列检测和单核苷酸多态性鉴定，还可以进行内嵌（插入 / 删除）检测，筛查来自各种基质的病原体（病毒、细菌、真菌）或确定抗生素耐药性。在常规诊断的某些应用中，MOL–PCR 可以取代多重连接探针扩增技术（multiplex ligation-dependent probe amplification，MLPA）或 qPCR。

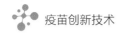

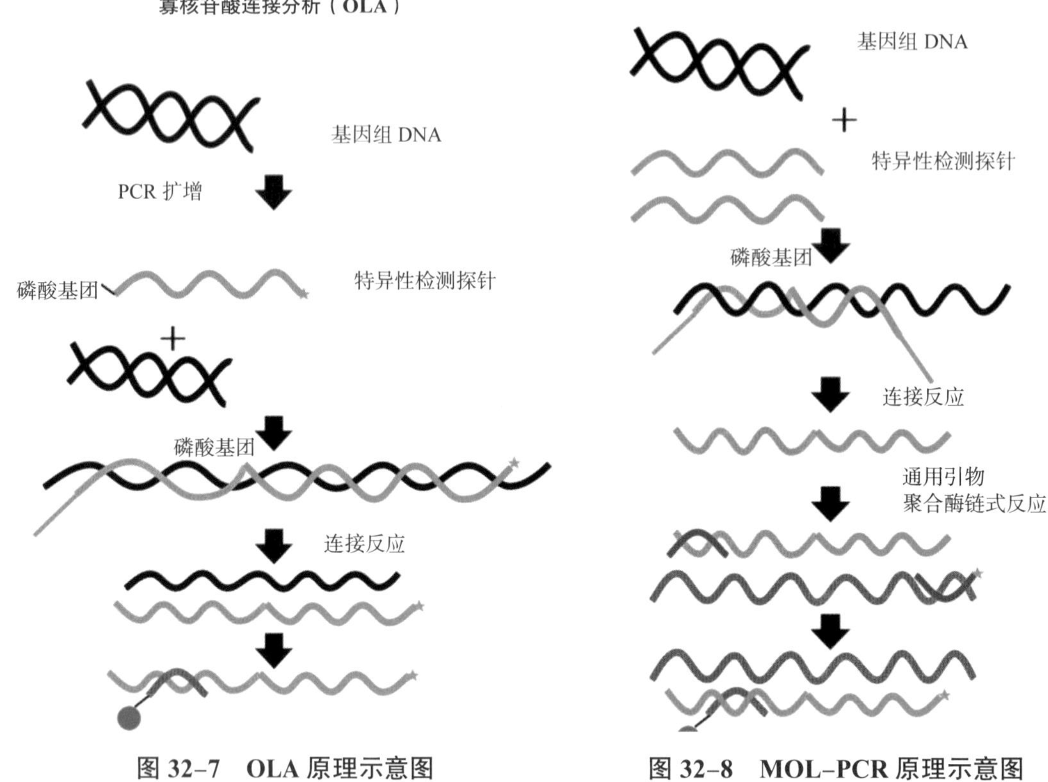

图 32-7　OLA 原理示意图　　图 32-8　MOL-PCR 原理示意图

（二）基于微球的多重免疫测定[3]

xMAP 技术为免疫测定方法提供了一系列灵活的应用。抗体、抗原和蛋白质易于偶联，从而可以捕获和定量各种样品类型中的分析物（抗原或抗体）。根据待测分子的不同类型和检测目的，常见的检测形式包括以下三种。

1. 双抗夹心捕获法

捕获抗体与微球结合，不同微球连接不同的抗体。样品与偶联后的微球进行混合，发生抗原－抗体特异性的免疫反应，形成抗原抗体复合物；再加入对抗原特异的荧光标记检测抗体，从而形成捕获抗体－抗原－检测抗体夹心（图 32-9）。方法原理与 ELISA 的双抗体夹心法相似，用于定性鉴别或定量检测各类抗原。

2. 间接（血清学）检测法

将抗原或经过修饰的抗原与微球进行偶联，血清中抗原特异性抗体与抗原发生免疫反应，形成抗原抗体复合物，利用荧光标记的第二抗体结合于抗体上产生信号，荧光强度用于反映抗体含量（图 32-10）。将不同抗原偶联到不同种类的微粒上，从而实现一份血清中多种抗体同时检测的目的。

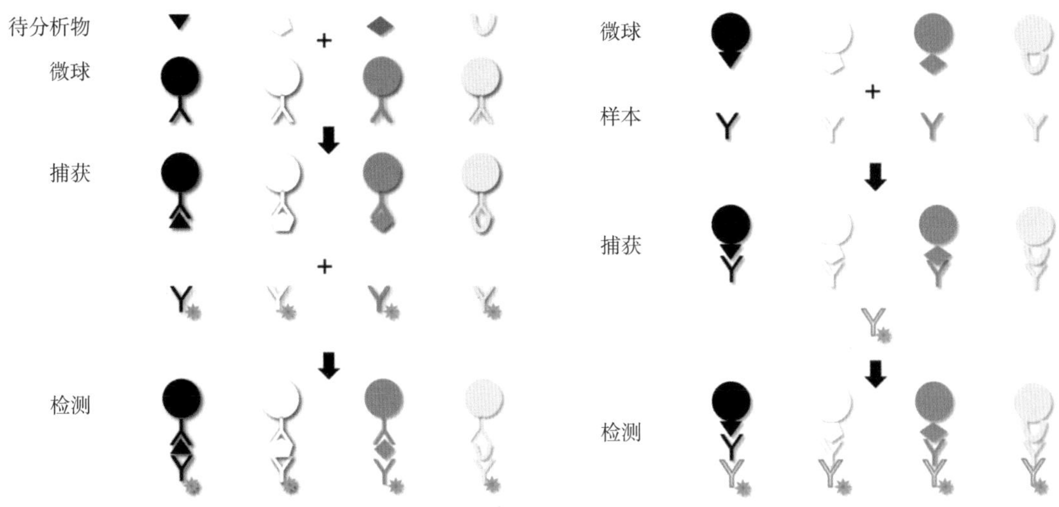

图 32-9　双抗夹心捕获法示意图　　图 32-10　间接（血清学）检测法示意图

3. 竞争法

竞争法用于目标分析物分子量低，并且只有一至两个抗体结合表位，或者只有一种抗体可用的情况；既能检测抗原，又可检测抗体（图 32-11）。在同一检测中，夹心法、竞争法可以同时进行检测。

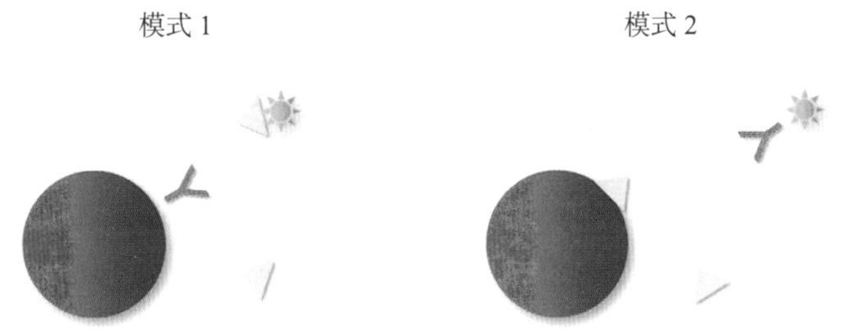

图 32-11　竞争法示意图

五、流式荧光发光技术的优势

与常规免疫学检测或核酸检测方法相比，流式荧光发光技术具备以下显著优点。

多重检测：在一份样本中即可同时定性、定量检测多种不同目标分子，理论上检测指标高达 100 种或 500 种。

高通量：在一次反应中能完成多种不同目标分子的同时定性、定量分析；反应体系小，可在特质微孔板上进行，一次处理样品，即可完成 96 份样本的多重分析。

用量低：多因子联合检测，微量至 1 μl 的样本即可检测，非常适合微创、样本难以获得的小体积稀有样品。

反应快速：基于液相反应动力学，反应速度快，孵育时间短。

灵敏度高：微球表面积大，每个微球上可包被五千个左右捕获抗体，高密度的捕获抗体保证了能够最大程度地与样本中的抗原结合，提高检测灵敏度。检测灵敏度可达到 0.1 pg/ml。

检测范围广：可达 3~5 个数量级，样品无需浓缩或稀释（如某细胞因子检测试剂盒的检测范围达到 0.2~3,2000 pg/ml）。

特异性强：只读取单个微球上的荧光信号，无需洗涤也能够自行区分与微球结合和未结合的分子，信噪比高。

准确性高：微球上的报告分子荧光强度与结合的待测目标物含量成正比。检测范围大，不需将样本多倍稀释避免不必要的误差。

重复性好：荧光读值更加直接、稳定、灵敏；检测过程中剔除了极端的荧光信号值，并取荧光信号的中位值报告结果；由于每种微球至少可读取检测 100 个，所以最终检测结果相当于从单一样品的 100 个检测数据中剔除异常数据后的中位值，代表性远超过化学发光或 ELISA 复孔或三复孔检测。

成本低：节约时间、样本、试剂、耗材和人工（比 ELISA 低 10~100 倍），检测成本可随检测指标的增加而进一步降低。

第二节　流式荧光发光技术在疫苗开发和血清学评价中的应用

一、技术应用概述

流式荧光发光技术平台是一个开放的多因子检测技术平台，技术的应用范围极广，本节主要关注疫苗临床前研究和临床样品评价中抗原和抗体含量的定量分析。Luminex xMAP 技术和产品上市以来，不断有学者对此技术进行研究领域的拓宽，在疫苗临床试验研究，尤其是评价多联多价疫苗接种后的免疫应答反应方面，流式荧光发光技术非常适用于同时检测同一血清样本中的多种针对不同病原体或多种血清型 / 群的特异抗体，与 ELISA 相关性较好，灵敏度更高，动态检测范围更宽，从而可提高检测的准确性，减少了因稀释度不够引起的复测次数，更能大大减少操作和时间，节约样品、耗材和试剂用量。由于婴幼儿人群对于多联多价疫苗的迫切需求，鉴于婴幼儿血清的稀有性，使用流式荧光发光技术可以同时完成多种抗体的检测，大大节省了样本用量，同时提升了评测多联多价疫苗效果的能力，提高产品研发效率。

1. 多因子联检简化了多联多价疫苗的研制

开发新疫苗是非常复杂的工作，特别是社会对多联多价疫苗的需求不断增长，这给研制过程带来了更大的压力。与单组分疫苗相比，多联多价疫苗能够减少接种者的接种次数，有利于提高接种率，具有较大的临床需求和公共卫生价值。常见的多联疫苗有麻腮风疫苗（MMR）、无细胞百白破疫苗（DTaP）以及含有乙肝疫苗、无细胞白百破疫苗和 b 型流感嗜血杆菌疫苗的五联疫苗（DTaP-HB-Hib）等。多价疫苗包含同一种病原微生物的不同亚型或血清型，可以起到更广的风险防范效果，例如 13 价肺炎球菌结合疫苗、9 价人乳头瘤病毒疫苗、四价流感疫苗等，多联多价疫苗最大限度地利用了每次接种疫苗的机会。但是开发多联多价疫苗应提前考虑检测方法开发中的难度和潜在挑战，当疫苗包含多种结构相似或可能存在交叉反应的抗原时，确认人体对疫苗的免疫应答则更加复杂。对于这种疫苗的开发，采用在同一反应体系内同时进行多因子联检技术具有重要意义，与进行大量繁重的单因子 ELISA 检测相比，多因子联检技术更快、更可靠、更具成本效益。这种方法可以简化复杂疫苗的开发，帮助更快地将产品推向市场。

在多联多价疫苗的研发中，质量评价尤其是有效性评价是多联多价疫苗的关键指标。采用多因子联检技术，基于流式荧光发光技术，可以同时完成此类疫苗中各个抗原的含量测定或者是血清中针对多种抗原诱导产生的特异性抗体含量的检测，具备高效、快捷、稳定、灵敏的特性，可用于疫苗的质量评价和有效性评价。

2. 多因子联检检测方法开发

在获得细菌或病毒的有效抗原成分并仔细研究病原微生物的抗原结构和序列之后，以及准备临床试验之前，应提前考虑临床评价的关键因素。方法开发过程中有一些因素由于多联多价疫苗变得复杂，例如样本量，在确认疫苗保护效果的临床试验中，样本量是疫苗临床策略的重要组成部分。临床试验中综合考虑人群、伦理及可操作性等因素，收集的研究样本量往往是有限的，特别是针对儿童设计的疫苗。相比单组分疫苗，多联多价疫苗同样需要对每种抗原产生的抗体成分进行定量检测以确保疫苗的有效性，因此在检测时需要更多的样本。多因子联检技术可在同一样本检测中同时对多种分析物进行分析，大大减少了样本量，从而允许开发团队检测更多与疫苗评估相关的参数，通过更全面地了解其生物学效应，从而开发出更高质量的疫苗。流式荧光发光技术的微型化反应介质可以为被测量的每个元素生成数百个数据点，放大可以挖掘的信息量，以获得反应的灵敏度、特异性和重复性[6]。多因子联检技术提供了更多的信息，简化了原本极其费力和昂贵的流程，使之成为更快、更具成本效益的检测技术。在疫苗开发的分析和临床试验阶段，通过多因子联检技术获得的效率可以节省资源，并在开发的多个步骤中节省时间，从而减少整体开发时间。

近些年流式荧光发光技术在疫苗免疫应答的抗体检测中得到广泛应用，Villa 等[7]用流式荧光发光技术在一项随机、双盲、安慰剂对照的多中心Ⅱ期试验中测定特异抗体水平，评价预防性四价 HPV 疫苗（HPV6、11、16、18）的效果。Komatsu 等[8]用流式荧光发光技术检测肿瘤患者经肿瘤肽疫苗免疫接种后的血清抗肽抗体水平，该方法可迅速、准确地测定 6 种抗肽抗体。为了增加免疫监测研究和疫苗试验中疫苗诱导的体液免疫测试，Laxmikant Kadam 等于 2019[9]年开发了一种快速、简单的基于流式荧光发光技术的多重检测法（pentaplex，5–plex），用于同时检测疫苗免疫动物中针对百日咳毒素（pertussis toxin，Ptx）、丝状血凝素（filamentous hemagglutinin，FHA）、百日咳黏附素（Prn）以及白喉类毒素和破伤风类毒素的血清 IgG 抗体含量。Pickering 等[10]应用流式荧光发光技术和 ELISA 同时检测 81 份血样中针对白喉、破伤风、b 型流感嗜血杆菌的抗体含量，并进行比较。经检测，两种方法检测破伤风抗体含量达到保护力水平（≥ 0.1 IU/ml）的比例均为 92.5%；流式荧光发光技术和 ELISA 检测血样白喉抗体含量达到保护力阈值（≥ 0.1 IU/ml）的比例分别为 80.2% 和 81.5%；二者检测 b 型流感嗜血杆菌抗体含量达到阈值（≥ 1.0 μg/ml）的比例分别为 39% 和 45%，相关性分析显示，两种方法检测破伤风抗体含量、白喉抗体含量、b 型流感嗜血杆菌抗体含量的 R^2 值分别为 0.96，096，0.91。Martins 等学者开发了一种基于微球的多重免疫测定法[11]，仅 5 μl 样品即可同时定量 9 种不同细胞外急性风湿性发热（acute rheumatic fever，ARF）相关组织和 A 族链球菌特异性抗体，试验敏感度达到 1 ng/ml 检测限。Gouri Lal 等[12]建立了 4 重（4–plex）检测方法用于定量脑膜炎球菌 A、C、Y、W135 四个血清群别的抗体含量并进行了验证，多因子联检方法与 ELISA 结果比较，相关性非常好（A、C、Y、W135 群的相关系数分别为 0.93、0.96、0.87 和 0.94）；完成对流脑四个血清群特异性抗体的多重检测后，针对 9 种型别的肺炎抗体检测也做了相应研究[13]，将检测流脑四种血清群的偶联微球与九个血清型肺炎实验使用的偶联微球混合，经验证，13–plex 检测结果中不存在交叉反应和干扰，对检测肺炎 IgG 抗体或是流脑 IgG 抗体的结果没有产生任何影响。

下面将流式荧光发光技术在疫苗的免疫血清抗体检测和病原体抗原检测中的应用进行详述。

二、抗百日咳组分疫苗 IgG 抗体含量的多重联检

尽管广泛接种疫苗，百日咳感染疾病的公共卫生负担仍然很重。目前的无细胞百日咳疫苗包括多达五种百日咳杆菌组分抗原。用 ELISA 方法对每种抗原的抗体定量检测通常需要耗费大量的时间和精力，所需样本的血清量也相对较大，尤其对于参加临床试验的婴幼儿来说，获取大量血清的样本数量有一定难度。

为了加强对百白破多联多价疫苗中单个白喉、破伤风和百日咳组分（DTP）的血清学免疫应答的临床前评估，Stenger 等开发了一种基于流式荧光发光法的六重检测方法（6–plex）多重免疫测定（multiplex immunoassay，MIA）[14]，可以同时测定百日咳毒素（PT）、百日咳黏附素、丝状血凝素、菌毛抗原 2/3（Fim2/3）以及白喉毒素（diphtheria toxin，DTx）和破伤风类毒素（tetanus toxin，TT）的特异性小鼠血清 IgG 抗体水平。并与所有抗原的 6 种单一 ELISA 比较，结果表明两种检测的相关性好，敏感性分别与 6 种 ELISA 方法的敏感性相当。两种方法获得的所有检测结果显示出针对抗原的 IgG 浓度之间的良好相关性。六联小鼠 DTP MIA 是一种特异性、敏感性和高通量的联检方法，可用于临床前疫苗研究中对 DTP 抗原的血清学反应的数量和质量评估。

美国疾控中心的 Rajam 等科学家于 2019 年开发了一种基于流式荧光发光技术的多重抗体捕获测定法（microsphere based multiplex antibody capture assay，MMACA）[15]，在一个反应体系中同时定量检测 5 种百日咳抗原的抗体：百日咳毒素、百日咳 PRN、FHA 和 Fim2/3 以及腺苷酸环化酶毒素（adenylate cyclase toxin，ACT）。经验证，该检测方法适用于同时定量检测血清、血浆和干血斑（dried blood spots，DBS）中的抗百日咳组分抗体，大大提高了检测效率。MMACA 可在 3 小时内完成，需要较低的血清量（5 μl/ 多重测定），数据周转时间快（＜ 1 分钟）。MMACA 作为一种敏感、特异、稳定、坚固的方法已被成功地开发和验证。

目前，中国食品药品检定研究院百白破疫苗和毒素室也正在建立一套基于流式荧光发光技术的、可同时检测多种疫苗的特异性抗体的高效快捷方法，可用于评估百白破疫苗以及以百白破为基础的联合疫苗的免疫后抗体水平，包括抗 –PT、抗 –FHA、抗 –PRN、抗 –TT、抗 –DT、抗 –Hib、抗 – 灭活脊髓灰质炎病毒（inactivated poliomyelitis vaccine，IPV）等的特异性 IgG 水平。

三、抗肺炎球菌荚膜多糖血清型特异性 IgG 抗体含量的多重联检

婴幼儿使用的肺炎球菌结合疫苗批准上市许可的基础是血清中针对肺炎球菌多糖血清型特异性的免疫球蛋白 G（immunoglobin G，IgG）抗体水平。世界卫生组织生物标准化专家委员会 2003 年批准了第三代标准化肺炎球菌酶联免疫吸附试验（简称 WHO–ELISA），用于评估婴儿对肺炎球菌疫苗的体液免疫应答，是定量抗体浓度的“金标准”。根据对多项疫苗试验结果的 Meta 分析[16-20]，世界卫生组织建议使用 0.35 μg/ml 的抗体浓度（通过 ELISA 评估）作为疫苗保护相关性指标[16, 21-23]。

评价疫苗免疫反应的方法应是发展的，多价次肺炎结合疫苗［7 价肺炎球菌结合疫苗（7–valent Pneumococcal conjugate vaccine，PCV7）、PCV10 和 PCV13 等］在婴幼儿中的成功使用使人们看到了扩大疫苗使用范围的可能性，更多血清型引入疫苗设计从而增加疫苗血清型别的覆盖并对不同地区高危人群提供保护，是肺炎结合疫苗的发展趋势，包括已上市的 PCV15、PCV20 以及正在研究的 PCV21、PCV24、PCV30+ 等，由此带来的挑战是疫苗临床试验中婴幼儿血清获得的有限性以及检测

通量的局限性，血清抗体含量检测需要更有效和更高通量的多因子联检技术。

1. 疫苗免疫血清多重检测新方法的开发

2002 年，Pickering 等研究者首次描述了基于 Luminex 流式荧光发光免疫分析法在肺炎球菌疫苗抗体检测中的应用[24]。使用不同的荧光编码微球作为固相基质，不同多糖偶联不同荧光编码的微球，实现在一个反应孔中同时检测多种多糖抗原特异性 IgG 抗体，提高检测效率，减少样品用量、分析时间和成本。

世界卫生组织专家委员会根据 WHO–ELISA 对受试者抗体水平达到 0.35 μg/ml IgG 浓度的百分比进行评估，为替代方法提供了可接受的桥接策略指导。第一，新方法应具有合理的阈值，对应于 WHO–ELISA 的保护阈值 0.35 μg/ml[21]；第二，使用合适的回归程序来分析数据，例如 Deming 回归分析。对于每个血清型，使用从 PCV7 临床研究或另一种经批准的扩展价次的肺炎球菌结合疫苗获得的婴儿血清样本产生的 ELISA 结果 75% 的数据应在替代检测平台检测结果 ±40% 以内。

基于上述指导原则，Danka 等开发了一种基于 Luminex 流式荧光发光技术的免疫分析（Luminex–based direct immunoassay，dLIA）平台，以替代 WHO–ELISA[25]。dLIA 检测方法针对 PCV13 中 13 种肺炎球菌荚膜多糖（Streptococcus pneumoniae capsular polysaccharides，PnPS）血清型特异性抗体含量检测进行了验证。这两个检测平台均使用已知 IgG 浓度的国际参考标准品准确定量肺炎球菌血清型特异性 IgG 抗体。

2. dLIA 方法的建立和验证

dLIA 方法使用标准化学反应将聚 L– 赖氨酸（PLL）结合的 PnPS 偶联到 Luminex 微球上。PnPS–PLL 抗原与微球的靶向偶联减少了固相载体上细胞壁多糖（cell wall polysaccharide，CWPS）的存在，提高了检测特异性。方法使用人抗肺炎荚膜多糖肺炎国际参考血清（1st International Standard for Human Anti–pneumococcal capsule Reference Serum，007SP）作为标准，血清样本包括标准品和质控样品（QC）均在检测前进行双吸收，与 WHO–ELISA 操作一致。

实验采用实验析因设计（DoEs）优化磁珠偶联。评估了抗原（PnPS –PLL）和碳二亚胺 /*N*– 羟基琥珀酰亚胺（EDC/NHS）浓度、激活和偶联缓冲液、偶联反应时间、微球起始浓度、偶联反应体积、微球批次和 PnPS–PLL 偶联批次等因素；确定抗体在 18~25℃需要孵育 60~120 分钟，二抗浓度为 3.3 μg/ml；使用参考血清 007SP 确定了各个血清型的检测限（下限 LL 和上限 UL）；方法特异性良好，添加 3 μg/ml 的同源 PnPS 对被测人血清检测信号的抑制超过 90%。除了结构相似的 6A/6B 和 19A/19F PnPS 外，异源 PnPS 的加入对所有血清型的抑制作用＜ 20%，与预期的 PnPS 的交叉反应一致；单血清型检测和 13 种血清型混合检测分析产生的数据间平均偏差百分比在 94.6%~103.9%。实验准确性验证结果显示检测 IgG 浓度与预期 IgG 浓度的平均偏差在 80%~125% 之间。根据血清型的不同，准确度、稀释线性、精密度和检测范围的上 / 下限见表 32–1。该研究还评估了偶联微球的稳定性，证明其偶联了 PnPS 多糖的磁性微球在 40 周内是稳定的。

表 32-1　基于准确度、稀释线性和精密度的试验检测范围[25]

血清型	孔浓度（ng/ml）						测定范围（ng/ml）	
	准确度		稀释线性		精密度			
	下限	上限	下限	上限	下限	上限	下限	上限
1	0.010	21.250	0.015	34.360	0.005	18.949	0.015	18.949
3	0.004	7.250	0.017	10.730	0.002	9.462	0.007	7.250
4	0.012	33.300	0.020	29.150	0.007	33.208	0.020	25.150
5	0.013	18.775	0.021	26.000	0.006	19.978	0.021	18.775
6A	0.032	78.600	0.034	77.371	0.018	68.207	0.034	68.207
6B	0.011	45.250	0.018	47.070	0.007	46.888	0.018	45.250
7F	0.009	41.500	0.010	17.321	0.006	34.277	0.010	17.321
9V	0.010	32.200	0.015	16.541	0.007	30.040	0.015	16.541
14	0.025	47.488	0.071	56.621	0.011	54.927	0.071	47.488
18C	0.006	18.250	0.011	16.631	0.003	18.868	0.011	16.631
19A	0.017	34.675	0.028	40.421	0.008	36.929	0.028	36.929
19F	0.008	36.525	0.014	3.701	0.004	36.322	0.014	34.701
23F	0.013	29.750	0.028	30.740	0.008	37.795	0.028	29.750

3. dLIA 与 WHO-ELISA 方法桥接与比较[25，26]

血清样本选自在美国、德国和日本实施的四个 PCV13 关键临床试验，受试者在这些试验中接种了 PCV7 疫苗或 PCV13 疫苗。多重 dLIA 平台与 WHO-ELISA 检测性能进行了比对评估，根据多组检测数据的结果，dLIA 平台建立了桥接 WHO-ELISA 免疫保护等效阈值的 IgG 浓度，其中血清型 5 型、6B 型和 19A 型的理论阈值分别为 0.23 μg/ml、0.10 μg/ml 和 0.12 μg/ml，其余血清型仍沿用 0.35 μg/ml 作为阈值。

通过对每种血清型的 IgG 转换值进行 Deming 回归分析，评估 WHO 参考 ELISA 平台和多重 dLIA 平台之间的定量关系。对于血清型 1、4、6A、6B、7F、9V、14、18C、19A、19F 和 23F 做散点图，Deming 回归曲线斜率的 CI 值一般在血清型相应斜率估计值的 2%~4%。这表明 ELISA 与 dLIA IgG 结果呈强线性关系。

该研究利用各血清型 ELISA 和 dLIA 数据结果的叠加反向累积分布曲线图（reverse cumulative distribution curve，RCDC），定性地可视化免疫和未免疫研究人群之间的分离，结果显示 dLIA 能够检测更低的未免疫人群血清 IgG 抗体水平，因而更易区分免疫和未免疫人群。

通过阈值分析疫苗应答者的比例（肺炎球菌结合疫苗应答率表示为人群中血清型特异性 IgG 抗体浓度达到或高于 ELISA 测定的阈值 0.35 μg/ml 的个体百分比），结果显示，血清型 1、4、6A、7F、9V、14、18C、19F 和 23F 以 0.35 μg/ml 作为 dLIA 阈值时，两种检测数据（ELISA 和 dLIA）具有可比性（McNemar $P > 0.25$）；5 型、6B 型和 19A 型如果使用 dLIA 确定的阈值（0.23 μg/ml、0.10 μg/ml 和 0.12 μg/ml）进行分析，两种检测数据极具有可比性（$P > 0.25$），但若使用 0.35 μg/ml

进行分析，则 P 值均小于 0.05；3 型的阈值分析在不同的血清组出现了差异，结果可比性集中在 0.35 μg/ml 附近。

4. 流式荧光发光法多因子联检技术在肺炎疫苗评价中的技术优势

dLIA 采用液相反应体系，反应充分，结果更准确可靠。每种荧光编码微球对应各自目标检测项目，意味着可同时进行多种血清型抗体检测，大幅度节约了样本量。dLIA 平台的动态范围更广，相应的灵敏度更高，对 13 种血清型的最低定量限（LLOQ）值更低。多重 dLIA 的特异性分析表明，该方法 PnPS 上的抗原表位不受偶联的不利影响。反应体系中，每种偶联微球的使用量有 1000~5000 个，意味着每个检项可以最多检测到 1000~5000 个数据，体现了方法高通量以及高重复性。

这种基于流式荧光发光技术的免疫分析法对血清样本提供了精确、灵敏、高效和经济有效的高通量分析，是 WHO 标准化 ELISA 的合适替代品。已上市 PCV20 的临床血清样品均已使用多重的 dLIA 平台作为 WHO-ELISA 的替代方法进行检测，确定了 20 种血清型别的 IgG 抗体含量检测方法，FDA 接受该平台的检测结果。

尽管基于流式荧光发光技术的抗体检测方法在肺炎疫苗开发过程中已经进行了进一步的标准化验证，但在 PnPS 偶联物的标准化、磁珠偶联参数、方法操作和体系缓冲液等方面，仍需要进一步的确定，而且标准化及方法验证可能需要由该方法建立参考浓度的参考血清[27]。未来应用在疫苗有效性研究中，仍需要适量的目标血清进行平行测试或桥接证明该方法的实用性和有效性。

四、肺炎球菌分型和抗原含量多因子联检

（一）肺炎球菌简介及其血清型分型鉴定的方法应用

肺炎球菌（Pneumococcus）属链球菌属，学名为肺炎链球菌，是具有荚膜的革兰氏阳性菌。根据荚膜成分的差异，目前已分离鉴定出 90 种以上的肺炎球菌血清型，在自然界广泛分布，常寄居在正常人的鼻咽腔中，但多数是不致病或致病力很弱的，仅少数血清型别具有致病力。准确的血清分型对肺炎球菌的流行病学研究、肺炎疫苗效果评价、现有疫苗使用造成肺炎球菌流行血清型迁移、新型疫苗或迭代升级疫苗的研制等至关重要。

荚膜多糖是肺炎球菌的关键致病因子，具备血清型特异性，也是肺炎球菌分型的基础。1902 年 Neufeld 发现肺炎球菌抗血清能使同型的肺炎球菌出现荚膜肿胀反应（quellung reaction）。这个实验至今仍是肺炎链球菌分型的唯一和经典的血清学方法。丹麦血清研究所研制的整套分型血清套件，包括全血清、组血清、型血清和因子血清等，用于分离培养的肺炎球菌进行分型鉴定。随着 PCR 技术的发展，一种方法基于 PCR 系统分析荚膜多糖合成基因座（cps）的 DNA 序列，该基因座包含肺炎球菌荚膜多糖生物合成的基因[28-33]。美国疾病预防控制中心（CDC）也设计了简单的多重 PCR 方案，从分离物和无菌取样的临床标本中鉴定出肺炎球菌血清型。这种 PCR 方法在一定程度上是可靠的，并有可能减少对传统血清分型的依赖，仅需要 DNA 扩增和电泳所需设备。但它们仍有很大的局限性，例如，对样本收集要求非常高，检测发生的假阳性率较高，另外 PCR 产物通常通过人工电泳或反向线点印迹杂交技术进行鉴定，方法较为繁琐[29]。其他还有环介导恒温扩增技术快速检测痰标本肺炎球菌的方法，扩增片段长度多态性快速检测方法检测血液中肺炎球菌等，这些方法均作为实验室研究的技术方法。

尽管技术仍在发展，未知的肺炎球菌分离株的血清分型一直以来是一项重大的技术挑战，经典方

法仍是血清学试验，但传统的荚膜肿胀试验对于鉴别肺炎球菌的型别工作量巨大，时效性较差，血清的使用也比较昂贵。早在2005年，美国阿拉巴马大学肺炎球菌参考实验室开发出一种基于流式细胞术的快速半自动肺炎球菌血清分型系统[34]，使用偶联肺炎荚膜多糖的乳胶微粒以及血清特异性的单抗和多抗，设计了肺炎球菌裂解物制备方案和多重血清分型测定方法。实验可以识别大多数（> 90%）临床分离株。该系统对于评估肺炎球菌疫苗效力的临床分离株血清分型非常有用。

2011年该实验室基于xMAP流式荧光发光法和分子生物学检测方法，对肺炎链球菌进行鉴定[35]。该方法不仅可以识别所有已知的肺炎球菌血清型，还可以将非分型分离株细分为具有或不具有荚膜多糖基因座的分离株。通过单克隆抗体和PCR多重检测的无缝组合，使这个检测系统在很大程度上实现了自动化。该检测系统已通过对已知血清型的肺炎球菌进行验证，方法易于在实验室间共享，但是该方法受制于血清型特异性的单抗资源。

Kim等学者[36]将基于流式荧光发光技术的MIA方法直接应用于痰液样本以进行肺炎球菌血清型特异性检测的开发和验证，在173名受试者中确定了27种血清型（24种疫苗血清型和6C、6D和11E），同时使用多重PCR进行双重确定，结果高度一致；使用痰液样本的MIA在该研究中能够准确、快速、直接和血清型特异性地检测肺炎球菌。

（二）肺炎链球菌的抗原多重联检检测

社区获得性肺炎（community acquired pneumonia，CAP）仍然是全世界住院和死亡病例的主要原因，其中肺炎球菌和嗜肺军团菌是主要的细菌性病原体，在CAP死亡率中占很大比例。在肺炎球菌性肺炎的诊断中，肺炎链球菌和嗜肺军团菌的尿抗原检测因其收集简单和检测结果快速而被广泛接受[37]。临床上在CAP病原学诊断时，常用的方法有侵袭性患者（菌血症）血细菌培养、呼吸道分泌物（非侵袭性患者）细菌培养鉴定、基于PCR特异性核酸序列检测和细菌抗原检测等。中华医学会呼吸病分会2016年修订发布的《社区获得性肺炎病的诊断和治疗指南》中明确规定肺炎球菌尿抗原检测（SP尿抗原）可以作为肺炎球菌性肺炎的诊断依据；在致病原为肺炎链球菌时，肺炎球菌尿抗原检测（使用尿液的检测方法）与无菌样本或组织的细菌培养、涂片染色镜检检验等方法具备等同的病原学确定诊断价值[38]，对CAP患者尤其是肺炎球菌性肺炎的诊断有重要意义。

我国在CAP患者的病原学诊断中，取患者深部呼吸道分泌物用PCR法检测的几种病毒和细菌性病原微生物外，尚无尿抗原检测试剂上市，而欧美国家在CAP患者诊断中使用尿抗原检测作为肺炎链球菌和嗜肺军团菌的检测已成为常规手段。早期检测肺炎球菌抗原的试剂开发原理源于肺炎球菌性肺炎患者尿中可排出感染细菌的抗原，包括型特异性荚膜多糖和所有肺炎球菌都具有的细胞壁多糖CWPS（其性质为磷壁酸），主要针对CWPS的检测方法有酶免疫测定法（enzyme immunoassay，EIA）、荧光免疫分析法（fluorescence immunoassay，FIA）和免疫层析法（immunochromatography test，ICT）等[39-43]，但是尚无针对多种血清型荚膜多糖开发的检测试剂。

Theilacker等用流式荧光技术开发了检测尿液中肺炎球菌血清型特异性多糖的尿抗原检测方法，并用于肺炎结合疫苗成人社区获得性肺炎免疫临床研究（the community-acquired pneumonia immunization trail in adults，CAPiTA）的多项临床研究[44]。选择适用的13种肺炎球菌血清型（1、3、4、5、6A、6B、7F、9V、14、18C、19A、19F和23F）的单克隆抗体偶联微球，能够捕获患者尿液中对应血清型的肺炎球菌荚膜多糖，在此基础上开发的多重免疫检测方法。与细菌分离培养鉴定法相比，多因子流式荧光发光技术检测CAP的诊断敏感度达到97%~98%，特异性为100%。

与常规诊断方法相比，使用多因子流式荧光发光技术检测肺炎链球菌尿抗原使肺炎链球菌CAP

患病检出率增加了 39%[45]。在另一项针对 CAP 住院成人患者的研究中，引入这种检测方法可将肺炎链球菌 CAP 的检出率从 5.4% 提高到 9.7%[46]。

1. 尿抗原检测可行性

1917 年 Doches 博士首次描述了侵袭性肺炎球菌疾病（invasive pneumonia disease，IPD）患者尿液中肺炎链球菌可溶性抗原的检测[47]。可溶性荚膜多糖（血清型特异性）是肺炎链球菌在体外或体内生长过程中产生的，在肺炎链球菌被人体免疫系统吞噬的消化过程中，多糖一旦分解就很容易穿过浆膜并从尿液中排出[48]。

由于哺乳动物组织中多糖分解缓慢，以及感染期间沉积的大量抗原（即感染肺炎球菌性肺炎时肺部中的多糖含量高达几克），多糖的尿排泄可以持续数天或数周。2009 年西班牙 F. Andreo 等学者[49]研究证明了尿抗原的排泄持久性，荚膜多糖抗原在肺炎链球菌性肺炎确认后最短 72 小时内即可在尿液中检出，约 53% 的患者在 1 个月内尿抗原测试（urine antigen test，UAT）仍呈阳性。

尿液是诊断的理想临床标本，因为排泄量较大，收集不需要侵入性方法，而且多糖在尿液中持久性较长。基于以上优势，直接从尿液中证明细菌抗原的系统性传染病诊断具有许多潜在的诊断优势。

2. 基于流式荧光发光技术的多因子肺炎链球菌荚膜多糖尿抗原检测技术的开发

2011 年，英国健康保护署为了支持结合疫苗研制，同时兼顾对肺炎链球菌感染的监测，开发了一种使用磁性微球的多因子免疫检测法[50]，用于直接检测临床样本尿液中肺炎球菌血清型特异性荚膜多糖。该实验分别在加标尿液样本、临床尿液样本和细菌分离物中进行，经分析 14 种血清型（1、3、4、5、6A、6B、7F、9V、14、18C、19A、19F、23F 和 C–Ps）中的每一种多糖含量的检测限都能达到 0.1 ng/ml。对培养证实的肺炎链球菌或非肺炎球菌疾病患者的尿液样本进行的检测表明，多重检测的方法灵敏度高、特异性强。在约 79.3% 的患者尿液样本中直接鉴定出正确的肺炎球菌血清型，同时用血液培养佐证，检测特异性为 99.3%（145/146）。这种多重测定法与胶体金试剂盒[51]肺炎球菌筛查实验相结合，可用于诊断肺炎球菌疾病和鉴定肺炎血清型，并可能对培养阴性患者有益。

同年 Pride 等建立了以 Luminex 流式荧光发光技术为基础的多重肺炎球菌荚膜多糖的尿抗原检测，方法简称尿抗原检测 –1（urine antigen detection，UAD–1），用于检测患者尿液中 PCV13（1、3、4、5、6A、6B、7F、9V、14、18C、19A、19F 和 23F）中包含的 13 种荚膜多糖含量[52]，该方法应用于荷兰成人的 CAPiTA 临床试验中。值得一提的是，UAD–1 检测在非菌血症 CAP 患者中确定了肺炎球菌的病原（13 种血清型），这是一个以前难以评估 CAP 肺炎球菌病因的患者群体。因此，尿抗原检测提供了一种具备特异性、非侵入性、敏感性和可重复性的检测工具，以支持疫苗效力以及对成人肺炎球菌疾病（包括 CAP）的流行病学评估。

2020 年 Kalina 等建立了 UAD–2 方法，增加了肺炎疫苗型别中其他 11 种血清型别尿抗原检测方法[45]，与细菌培养分离鉴定法相比，多因子流式荧光发光技术检测 CAP 的诊断敏感性达到 97%~98%，特异性为 100%。多项针对 CAP 住院成人患者的研究中均证明[46]，引入流式荧光发光技术的尿抗原检测方法可有效提高肺炎球菌 CAP 的检出率。

3. 实验原理和流程

（1）微球与抗体偶联

xMAP 羧化微球上约 1 亿个羧基，微球表面具有的活性羧基通过碳二亚胺偶联化学作用与抗体上伯胺（primary amine）之间形成共价酰胺键进行链接（图 32-12）。微球偶联抗体后，应进行偶联效率的测定。

碳二亚胺偶联化学是一个简单的两步过程，其中微球羧基首先被 EDC 试剂活化，在 Sulfo-NHS 存在下形成一个 Sulfo-NHS- 酯中间体。然后，反应中间体与偶联分子（抗体、蛋白质、连接臂或肽）的伯胺反应形成共价酰胺键。

（2）检测原理与过程

基本原理（图 32-13）与 ELISA 双抗夹心法相似，先将某种属（如小鼠）血清型特异性抗体 - 偶联微球等量混合；加入含有目标抗原的样本，形成特异性抗原抗体复合物；再加入生物素标记的（或使用 PE 标记）肺炎球菌多克隆抗体（另一种属，如兔）或标记单抗作为检测抗体与对应血清型抗原结合，形成抗体 - 抗原 - 抗体夹心复合物；最后加链霉亲和素 -PE 染料（PE 标记的抗体可直接进行检测）。在 Luminex 设备上检测，通过不同微球区分血清型种类，藻红蛋白（PE）荧光值反映荚膜多糖抗原含量。

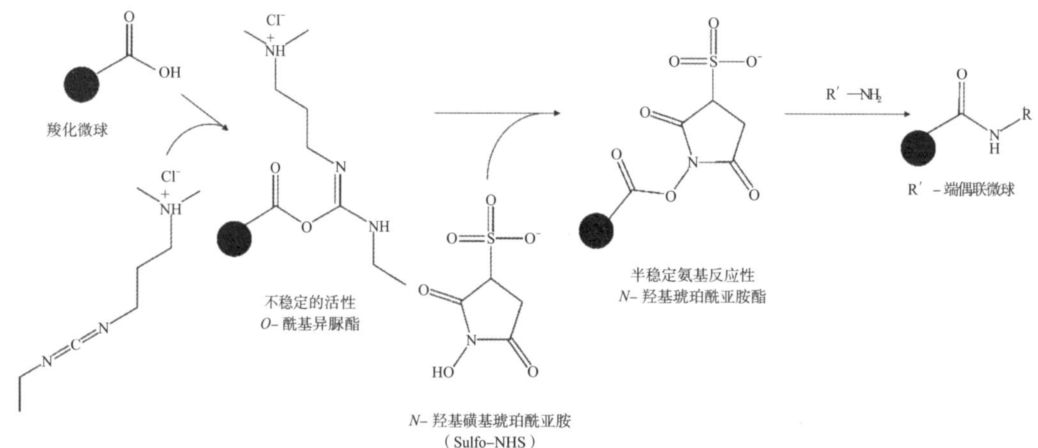

图 32-12　蛋白质偶联化学

The xMAP® Cookbook，5th Edition，Chapter 4.2

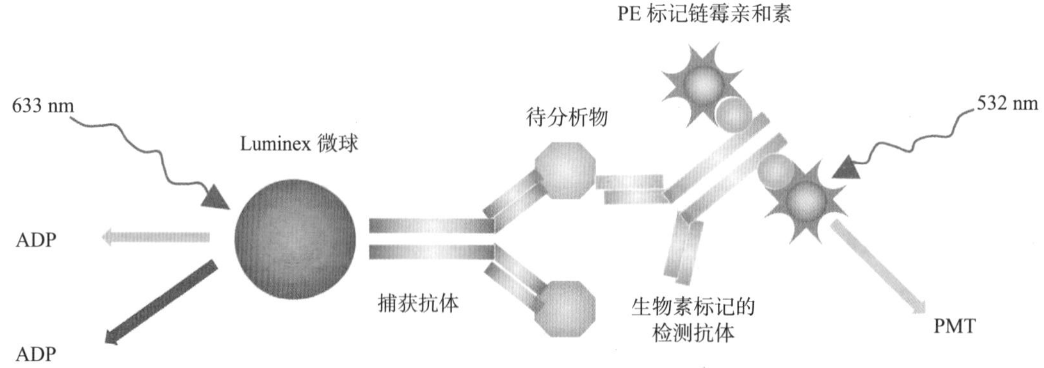

图 32-13　基于 Luminex 微球的检测原理

4. 其他关于肺炎血清型抗原含量的多重联检方法

除了上述研究建立的尿液中 24 种肺炎血清型抗原定量检测的方法外，2017 年英国公共卫生属的国家感染服务中心发表文献，使用优质的人源单抗开发了一种基于 Luminex 流式荧光发光法的扩展范围抗原检测方法，用于检测尿液样品中的肺炎球菌血清型特异性抗原[53]。该检测方法针对 24 种不同的血清型以及细胞壁多糖 C–PS，能够检测所有靶向血清型和 0.1 ng/ml 的 C–PS，而一些血清型的检测浓度低至 0.3 pg/ml。研究以 CAP 或肺炎球菌病患者的尿液样本检测获得的临床敏感性为 96.2%，特异性为 89.9%。该方法可扩展用于测试其他临床样品，并有可能极大地改善在许多从未获得培养物的肺炎球菌疾病病例中的血清型特异性监测。

Rajam 等开发并验证了一种用于定量检测尿液中肺炎球菌血清型特异性荚膜多糖的多重抗原捕获试验方法即血清型特异性尿抗原检测（ST–specific urine antigen detection，SSUAD）[54]。该研究中仅针对于默克公司研制的 15 价肺炎疫苗。SSUAD 使用 Luminex 流式荧光发光法快速同时定量检测肺炎球菌 15 个血清型抗原含量，方法敏感度高、特异性强并且非常稳定。

基于流式荧光发光技术的多因子肺炎球菌荚膜多糖尿抗原检测技术，除了可以提高肺炎 CAP 病因的识别率，还可以提供肺炎球菌荚膜多糖血清型的信息。这种血清型特异性数据对于流行病学以及评估疫苗接种后 CAP 流行程度和 CAP 患者中潜在的肺炎球菌血清型替代现象极为重要。而且该方法大大提高了诊断的敏感度和特异性，可以在单个样本上进行多种血清型鉴别和定量检测，尿抗原检测的优点是非常适合用于大规模临床研究。Luminex 多因子联检技术还为纳入其他血清型提供了一个检测平台，这在增加额外血清型覆盖率的疫苗的流行病学和疗效研究中非常重要。血清型知识将为评估肺炎球菌疫苗接种的有效性、监测和指导卫生政策提供非常重要的流行病学数据。

（陶文静，王丽婵，刘　佳，马　霄）

参考文献

[1] STEPHEN A. xMAP Cookbook：5th edition [EB/OL] (2022–02–09) [2023–06–03] https://info.luminexcorp.com/en–us/research/download–the–xmap–cookbook.

[2] DUNBAR S A，MICHAELA R H. Microsphere–Based Multiplex Immunoassays：Development and Applications Using Luminex® xMAP® Technology [J]. The Immunoassay Handbook (Fourth Edition)，2013：157–174.

[3] WATERBOER T，SEHR P，PAWLITA M. Suppression of non–specific binding in serological Luminex assays[J]. J Immunol Methods，2006，309 (1–2)：200–204.

[4] Luminex Corporation，2006a. Sample protocol for combined capture sandwich/competitive immunoassay. [EB/OL] (2006) [2013] http://www.luminexcorp.com/prod/groups/public/documents/lmnxcorp/combined–capture–sandwich–comp.pdf.

[5] RESLOVA N，MICHNA V，KASNY M，et al. xMAP Technology：Applications in Detection of Pathogens [J]. Front Microbiol，2017，8：55.

[6] ERIC SHAW. Multiplex Assays Streamline Complex Vaccine Development [EB/OL]. GEN. 2018 Vol. 38 No. 4 (2018–02–15) [2023–06–03] Multiplex Assays Streamline Complex Vaccine Development (genengnews.com)

[7] VILLA L L，COSTA R L，PETTA C A，et al. Prophylactic quadrivalent human papillomavirus (types 6，11，16，and 18) L1 virus–like particle vaccine in young women：a randomised double–blind placebo–controlled multi–centre phase Ⅱ efficacy trial [J]. Lancet Oncol，2005，6 (5)：271–278.

[8] KOMATSU N，SHICHIJO S，NAKAGAWA M，et al. New multiplexed flow cytometric assay to measure anti–peptide antibody：a novel tool for monitoring immune responses to peptides used for immunization [J]. Scand J Clin Lab Invest，2004，64 (6)：535–545.

[9] KADAM L，PATEL K，GAUTAM M，et al. Development and validation of magnetic bead pentaplex

immunoassay for simultaneous quantification of murine serum IgG antibodies to acellular pertussis, diphtheria and tetanus antigens used in combination vaccines [J]. Methods, 2019, 158: 33-43.

[10] PICKERING J W, MARTINS T B, SCHRODER M C, et al. Comparison of a multiplex flow cytometric assay with enzyme-linked immunosorbent assay for quantitation of antibodies to tetanus, diphtheria, and Haemophilus influenzae Type b [J]. Clin Diagn Lab Immunol, 2002, 9(4): 872-876.

[11] MARTINS T B, AUGUSTINE N H, HILL H R. Development of a multiplexed fluorescent immunoassay for the quantitation of antibody responses to group A streptococci [J]. J Immunol Methods, 2006, 316(1-2): 97-106.

[12] LAL G, BALMER P, JOSEPH H, et al. Development and evaluation of a tetraplex flow cytometric assay for quantitation of serum antibodies to Neisseria meningitidis serogroups A, C, Y, and W-135 [J]. Clin Diagn Lab Immunol, 2004, 11(2): 272-279.

[13] LAL G, BALMER P, STANFORD E, et al. Development and validation of a nonaplex assay for the simultaneous quantitation of antibodies to nine Streptococcus pneumoniae serotypes [J]. J Immunol Methods, 2005, 296(1-2): 135-147.

[14] STENGER R M, SMITS M, KUIPERS B, et al. Fast, antigen-saving multiplex immunoassay to determine levels and avidity of mouse serum antibodies to pertussis, diphtheria, and tetanus antigens [J]. Clin Vaccine Immunol, 2011, 18(4): 595-603.

[15] RAJAM G, CARLONE G, KIM E, et al. Development and validation of a robust multiplex serological assay to quantify antibodies specific to pertussis antigens [J]. Biologicals, 2019, 57: 9-20.

[16] BLACK S, SHINEFIELD H, FIREMAN B, et al. Efficacy, safety and immunogenicity of heptavalent pneumococcal conjugate vaccine in children. Northern California Kaiser Permanente Vaccine Study Center Group [J]. Pediatr Infect Dis J, 2000, 19(3): 187-195.

[17] EKSTROM N, VAKEVAINEN M, VERHO J, et al. Functional antibodies elicited by two heptavalent pneumococcal conjugate vaccines in the Finnish Otitis Media Vaccine Trial [J]. Infect Immun, 2007, 75(4): 1794-1800.

[18] GOLDBLATT D, SOUTHERN J, ASHTON L, et al. Immunogenicity and boosting after a reduced number of doses of a pneumococcal conjugate vaccine in infants and toddlers [J]. Pediatr Infect Dis J, 2006, 25(4): 312-319.

[19] KLUGMAN K P, MADHI S A, HUEBNER R E, et al. A trial of a 9-valent pneumococcal conjugate vaccine in children with and those without HIV infection [J]. N Engl J Med, 2003, 349(14): 1341-1348.

[20] O'BRIEN K L, MOULTON L H, REID R, et al. Efficacy and safety of seven-valent conjugate pneumococcal vaccine in American Indian children: group randomised trial [J]. Lancet, 2003, 362(9381): 355-361.

[21] FEAVERS I, KNEZEVIC I, POWELL M, et al. Challenges in the evaluation and licensing of new pneumococcal vaccines, 7-8 July 2008, Ottawa, Canada [J]. Vaccine, 2009, 27(28): 3681-3688.

[22] SIBER G R, CHANG I, BAKER S, et al. Estimating the protective concentration of anti-pneumococcal capsular polysaccharide antibodies [J]. Vaccine, 2007, 25(19): 3816-3826.

[23] Recommendations to assure the quality, safety and efficacy of pneumococcal conjugate vaccines, Annex 3, TRS No 977, 2013 (Replacement of WHO TRS No 927, Annex 2)

[24] PICKERING J W, MARTINS T B, GREER R W, et al. A multiplexed fluorescent microsphere immunoassay for antibodies to pneumococcal capsular polysaccharides [J]. Am J Clin Pathol, 2002, 117(4): 589-596.

[25] PAVLIAKOVA D, GIARDINA P C, MOGHAZEH S, et al. Development and Validation of 13-plex Luminex-Based Assay for Measuring Human Serum Antibodies to Streptococcus pneumoniae Capsular Polysaccharides [J]. mSphere, 2018, 3(4).

[26] TAN C Y, IMMERMANN F W, SEBASTIAN S, et al. Evaluation of a Validated Luminex-Based Multiplex

Immunoassay for Measuring Immunoglobulin G Antibodies in Serum to Pneumococcal Capsular Polysaccharides [J]. mSphere, 2018, 3(4).

[27] WHALEY M J, ROSE C, MARTINEZ J, et al. Interlaboratory comparison of three multiplexed bead-based immunoassays for measuring serum antibodies to pneumococcal polysaccharides [J]. Clin Vaccine Immunol, 2010, 17(5): 862-869.

[28] BATT S L, CHARALAMBOUS B M, MCHUGH T D, et al. Novel PCR-restriction fragment length polymorphism method for determining serotypes or serogroups of Streptococcus pneumoniae isolates [J]. J Clin Microbiol, 2005, 43(6): 2656-2661.

[29] KONG F, WANG W, TAO J, et al. A molecular-capsular-type prediction system for 90 Streptococcus pneumoniae serotypes using partial cpsA-cpsB sequencing and wzy- or wzx-specific PCR [J]. J Med Microbiol, 2005, 54 (Pt 4): 351-356.

[30] O'HALLORAN D M, CAFFERKEY M T. Multiplex PCR for identification of seven Streptococcus pneumoniae serotypes targeted by a 7-valent conjugate vaccine [J]. J Clin Microbiol, 2005, 43(7): 3487-3490.

[31] RUBIN L G, RIZVI A. PCR-based assays for detection of Streptococcus pneumoniae serotypes 3, 14, 19Fand 23F in respiratory specimens [J]. J Med Microbiol, 2004, 53(Pt 7): 595-602.

[32] BRITO D A, RAMIREZ M, DE LENCASTRE H. Serotyping Streptococcus pneumoniae by multiplex PCR [J]. J Clin Microbiol, 2003, 41(6): 2378-2384.

[33] LAWRENCE E R, GRIFFITHS D B, MARTIN S A, et al. Evaluation of semiautomated multiplex PCR assay for determination of Streptococcus pneumoniae serotypes and serogroups [J]. J Clin Microbiol, 2003, 41(2): 601-607.

[34] YU J, LIN J, BENJAMIN W J, et al. Rapid multiplex assay for serotyping pneumococci with monoclonal and polyclonal antibodies [J]. J Clin Microbiol, 2005, 43(1): 156-162.

[35] YU J, LIN J, KIM K H, et al. Development of an automated and multiplexed serotyping assay for Streptococcus pneumoniae [J]. Clin Vaccine Immunol, 2011, 18(11): 1900-1907.

[36] KIM S J, JEONG Y J, KIM J H, et al. Development for Clinical Use of a Multiplexed Immunoassay Using Sputum Samples for Streptococcus pneumoniae: a Non-Culture-Based Approach for Serotype-Specific Detection [J]. J Clin Microbiol, 2019, 57(10).

[37] 中华医学会呼吸病学分会感染学组. 中国成人医院获得性肺炎与呼吸机相关性肺炎诊断和治疗指南(2018年版)[J]. 中华结核和呼吸杂志, 2018, 41(4): 255-280.

[38] 中华医学会呼吸病学分会. 中国成人社区获得性肺炎诊断和治疗指南(2016年版)[J]. 中华结核和呼吸杂志, 2016, 39(4): 253-279.

[39] BURGOS J, GARCIA-PEREZ J N, DI LAURO S G, et al. Usefulness of Sofia Pneumococcal FIA (R) test in comparison with BinaxNOW (R) Pneumococcal test in urine samples for the diagnosis of pneumococcal pneumonia [J]. Eur J Clin Microbiol Infect Dis, 2018, 37(7): 1289-1295.

[40] MARCOS M A, JIMENEZ D A M, DE LA BELLACASA J P, et al. Rapid urinary antigen test for diagnosis of pneumococcal community-acquired pneumonia in adults [J]. Eur Respir J, 2003, 21(2): 209-214.

[41] DOMINGUEZ J, GALI N, BLANCO S, et al. Detection of Streptococcus pneumoniae antigen by a rapid immunochromatographic assay in urine samples [J]. Chest, 2001, 119(1): 243-249.

[42] MURDOCH D R, LAING R T, MILLS G D, et al. Evaluation of a rapid immunochromatographic test for detection of Streptococcus pneumoniae antigen in urine samples from adults with community-acquired pneumonia [J]. J Clin Microbiol, 2001, 39(10): 3495-3498.

[43] BUREL E, DUFOUR P, GAUDUCHON V, et al. Evaluation of a rapid immunochromatographic assay for detection of Streptococcus pneumoniae antigen in urine samples [J]. Eur J Clin Microbiol Infect Dis, 2001, 20

(11): 840–841.

[44] THEILACKER C, FLETCHER M A, JODAR L, et al. PCV13 Vaccination of Adults against Pneumococcal Disease: What We Have Learned from the Community–Acquired Pneumonia Immunization Trial in Adults (CAPiTA) [J]. Microorganisms, 2022, 10(1).

[45] KALINA W V, SOUZA V, WU K, et al. Qualification and Clinical Validation of an Immunodiagnostic Assay for Detecting 11 Additional Streptococcus pneumoniae Serotype–specific Polysaccharides in Human Urine [J]. Clin Infect Dis, 2020, 71 (9): e430–e438.

[46] WUNDERINK R G, SELF W H, ANDERSON E J, et al. Pneumococcal Community–Acquired Pneumonia Detected by Serotype–Specific Urinary Antigen Detection Assays [J]. Clin Infect Dis, 2018, 66 (10): 1504–1510.

[47] DOCHEZ A R, AVERY O T. THE ELABORATION OF SPECIFIC SOLUBLE SUBSTANCE BY PNEUMOCOCCUS DURING GROWTH [J]. J Exp Med, 1917, 26 (4): 477–493.

[48] COONROD J D. Urine as an antigen reservoir for diagnosis of infectious diseases [J]. Am J Med, 1983, 75 (1B): 85–92.

[49] ANDREO F, PRAT C, RUIZ–MANZANO J, et al. Persistence of Streptococcus pneumoniae urinary antigen excretion after pneumococcal pneumonia [J]. Eur J Clin Microbiol Infect Dis, 2009, 28 (2): 197–201.

[50] SHEPPARD C L, HARRISON T G, SMITH M D, et al. Development of a sensitive, multiplexed immunoassay using xMAP beads for detection of serotype–specific streptococcus pneumoniae antigen in urine samples [J]. J Med Microbiol, 2011, 60 (Pt 1): 49–55.

[51] DOMINGUEZ J, GALI N, BLANCO S, et al. Detection of Streptococcus pneumoniae antigen by a rapid immunochromatographic assay in urine samples [J]. Chest, 2001, 119 (1): 243–249.

[52] PRIDE M W, HUIJTS S M, WU K, et al. Validation of an immunodiagnostic assay for detection of 13 Streptococcus pneumoniae serotype–specific polysaccharides in human urine [J]. Clin Vaccine Immunol, 2012, 19 (8): 1132–1141.

[53] ELETU S D, SHEPPARD C L, THOMAS E, et al. Development of an Extended–Specificity Multiplex Immunoassay for Detection of Streptococcus pneumoniae Serotype–Specific Antigen in Urine by Use of Human Monoclonal Antibodies [J]. Clin Vaccine Immunol, 2017, 24 (12).

[54] RAJAM G, ZHANG Y, ANTONELLO J M, et al. Development and Validation of a Sensitive and Robust Multiplex Antigen Capture Assay to Quantify Streptococcus pneumoniae Serotype–Specific Capsular Polysaccharides in Urine [J]. mSphere, 2022, 7 (4): e11422.

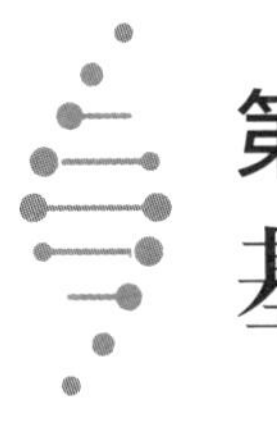

第三十三章 基因修饰动物模型在疫苗评价中的应用

第一节　基因修饰动物模型概述

一、基因修饰动物模型的发展

基因修饰动物模型是指通过基因编辑技术对对象动物的基因进行定向改造，从而获得的能表达特定基因或缺失特定基因，并具有特定表型特征，能稳定遗传的动物模型。对动物基因组进行编辑改造的技术，被广泛应用于研究基因功能、疾病发生机制、药物发现以及疫苗体内效力评价研究等方面。

人类构建基因修饰动物模型的历史，最早可追溯到 1961 年，Tarkowski 等将来自不同品系小鼠的，处于卵裂期的胚胎融合，成功构建了嵌合体小鼠[1]。1974 年，美国的鲁道夫・坚尼许（Rudolf Jaenisch）教授将 SV40 病毒的 DNA 注射到小鼠的囊胚中，在小鼠体细胞中检测到病毒 DNA 序列，创造了第一只携带外源基因的小鼠[2]。1980 年，Gordon 应用显微注射法首次成功地将重组的外源 DNA 直接注入小鼠受精卵雄原核中，获得了携带外源基因小鼠，从而创建了通过显微注射实现转基因的方法。1982 年，Palmiter 和 Brinster 将大鼠的生长激素基因导入小鼠受精卵，获得成年体重是对照组两倍的“超级鼠”，首先证明外源基因可在受体动物中成功表达，并且表达产物具有生物活性[3]，1985—1991 年转基因家畜牛、羊、猪、兔等相继出世[4]。

随着基因编辑技术的发展，基因修饰动物模型的制备越来越便捷和高效。最初使用的外源基因转入的方法，虽然可以获得转基因动物，但这种转基因技术的显著缺陷是外源基因是随机整合到基因组中，转基因动物能不能表现出目标性状以及表达水平的高低，则完全随机。因外源基因整合位点随机，而整合位点对基因表达水平有直接的影响，故导致即使是转入同一个外源基因，不同批次之间的转基因动物表型往往存在差异。

随后，建立了基因敲除技术，即通过基因编辑手段，特定失活受体动物的某个基因，从而获得基因敲除（knock out，KO）动物。通过这种技术，可以在体内研究某个基因的功能。

目前，主流的基因编辑技术有 ZFN（锌指核酸酶）技术、TALEN 技术、干细胞打靶和 CRISPR/Cas9 技术等。相关技术诞生和成熟，从而实现了在基因组上进行定点、批量和高效率基因修饰，得到了各种定点编辑的基因修饰动物模型。这些技术使得基因编辑能够更加精准地进行，从而可以获得具有特定性状的动物模型。

基因修饰动物模型已经广泛应用于心血管、神经、免疫、肿瘤等领域的疾病机制研究，也被广泛用于药物和疫苗研发领域、药物临床前安全性评价等方面。同时，基因修饰动物模型的应用也面临着一些挑战和争议，比如模型的可靠性、研制模型的高成本、长周期以及伦理等问题。

二、基因修饰动物模型构建方法

（一）胚胎干细胞打靶

技术成熟、修饰准确、效果稳定，但制作周期长。

基于胚胎干细胞（embryonal stem cell，ES）的同源重组技术俗称“传统的基因打靶技术”。因具有技术成熟、修饰准确、效果稳定、特别适合转入长片段等优点而受到众多科学家一致好评。此外，当前所有重要的小鼠动物模型均通过此技术制备。尽管新兴核酸酶敲除技术如ZFN、TALEN、CRISPR/Cas9等相继出现，但基于胚胎干细胞的同源重组技术依然是唯一可以满足所有基因组修饰要求的技术。

ES打靶是通过同源重组技术将外源基因定点整合到受体胚胎干细胞基因组上某一确定的位点，以达到定点修饰改造染色体上某一基因的目的。基因打靶技术目前已被广泛认为是一种理想的、定点修饰与改造生物体遗传物质的最佳方法，其中包括了多种不同的基因敲除和敲入系统，特别是条件性和诱导性基因打靶系统的建立，使得对基因在时间和空间上的靶位修饰更加明确、效果更加精确可靠。

（二）TetraOneTM基因敲除

该技术成熟、修饰准确、效果稳定，制作周期较长。

TetraOneTM基因敲除是业界推出的新技术，沿用胚胎干细胞同源重组的技术体系，采用独特的建系和基因改造技术建立了具有遗传优势的TetraOneTM ES细胞系，通过胚胎发育前期的显微注射，使TetraOneTM ES细胞100%代替内源ES细胞，实现跨越“嵌合体”阶段从而快速获得去Neo杂合子（Neo为新霉素基因，常用于阳性干细胞筛选）小鼠的基因打靶专利技术。

（三）TALEN基因敲除

周期短，但存在马赛克现象和脱靶效应。

TALEN（transcription activator-like effector nucleases）技术是一种新的分子生物学工具。科学家发现，来自一种植物细菌的TAL蛋白的核酸结合域的氨基酸序列与其靶位点的核酸序列有恒定的对应关系[5]。利用TAL的序列模块，可组装成特异结合任意DNA序列的模块化蛋白，从而达到靶向操作内源性基因的目的，它克服了ZFN方法不能识别任意目标基因序列，以及识别序列经常受上下游序列影响等问题，且具有ZFN相似或更好的灵活性，使基因操作变得更加简单方便。但因为脱靶的问题，利用TALEN技术进行小鼠的基因修饰仍然无法取代传统技术。加上存在马赛克现象，所以在制备基因敲入（knock in，KI）小鼠和其他应用时，必须谨慎的检测。

（四）CRISPR/Cas9基因编辑技术

周期短，但存在马赛克现象和脱靶现象。

CRISPR/Cas9（clustered regularly interspaced short palindromic repeats）是最新出现的一种由RNA指导Cas核酸酶对靶向基因进行特定DNA修饰的技术。CRISPR是细菌和古细菌为应对病毒和质

粒不断攻击而演化来的获得性免疫防御机制[6]。在这一系统中，crRNA（CRISPR-derived RNA）通过碱基配对与 tracrRNA（trans-activating RNA）结合形成双链 RNA，此 tracrRNA/crRNA 二元复合体指导 Cas9 蛋白在 crRNA 引导序列靶定位点剪切双链 DNA 达到对基因组 DNA 进行修饰的目的。CRISPR/Cas9 系统能够对小鼠和大鼠基因组特定基因位点进行精确编辑，目前已经成功应用于大、小鼠基因的 KO/KI 模型制备，其原理也是对目的片段产生特异的切割后，修复过程中产生移码突变或片段缺失或在切开位置产生片段插入等现象。

基于不同的实验目的，可以设计出不同的基因编辑方案，获得不同的基因修饰动物模型。

转基因，即采用受精卵原核显微注射的方法，将目的 DNA 片段随机整合到受体动物的基因组中，使其表达相关基因。这种方法插入位点不明确，整合的拷贝数不确定，随机性较强。随着新型基因修饰技术不断更新，该传统转基因技术使用越来越少。

基因敲除（gene knock out）：即采用 ES 细胞打靶或者 CRISPR/Cas9 基因编辑技术，将受体动物内源目的基因全部或者部分序列用无关序列替换或者删除，使目的基因在受体动物所有组织器官中功能缺失，从而观察该基因对生物体生理或病理特征的影响，研究基因的功能。

条件性敲除（conditional knock out）：即利用 ES 细胞打靶或者 CRISPR/Cas9 基因编辑技术，将小鼠内源目的基因全部或部分序列两侧插入重组酶识别序列，该序列不影响目的基因的正常表达，通过小鼠或其他动物在特定组织器官中专一性表达对应的重组酶，从而将目的基因功能的缺失限制在特定的组织细胞内，达到条件敲除的目的。

基因定点突变：是用 ES 细胞打靶或 CRISPR/Cas9 基因编辑技术，将受体动物内源目的基因的某个碱基或者某几个碱基进行特异性突变，使其失去或改变功能，从而研究该基因突变位点的生物学作用。

基因敲入：该方法将人工合成的 DNA 序列或突变基因序列定点插入到动物基因组中，从而观察该基因序列的表达和功能变化。常见的方法有胚胎干细胞（ES 细胞）注射、CRISPR/Cas9 技术等。与转基因技术相同，都是导入外源基因到受体动物基因组，不同点在于，往往指定点插入特定位点，如 Rosa26 安全港位点，而非随机插入。

基因修饰动物模型可以很好的模拟人类疾病的发生和发展过程，从而加深对疾病发生机制的理解；可以用于药物筛选和疗效评估，为药物研发提供可靠的依据；同时，基因修饰动物模型可以缩短研究周期，加速研究进程，可以拓展研究领域，从而促进跨学科合作和交流。但也需要注意的是，基因修饰动物模型有其局限性，譬如，模型动物与人类在基因组结构、生理功能上存在差异，可能不完全反映人类疾病的特点和症状；另一方面，基因修饰动物模型是通过人工方法构建，可能存在对动物本身的生理和行为状态的产生改变，因此研究结果需要谨慎解释和推广；第三，基因修饰动物模型的构建和维护成本较高，需要投入大量资金和人力资源；在使用动物模型时，还需要满足动物福利和伦理要求，需要遵循相关法律法规和伦理原则。

三、基因修饰动物模型的生物学特性

基因修饰动物模型是以野生型动物为基础构建的，常常选用小鼠近交系品系进行制备，其继承了野生型动物的部分生物学特性。对于小鼠品系，一般表现为性情温顺、胆小怕惊，对外来刺激敏感，喜黑暗环境而昼伏夜出，对温度敏感等常见特征。但由于经过基因改造，而被改造的基因功能、基因的复制、转录水平等具有不确定性，故基因修饰动物模型往往会表现出不可预知的症状，如体重消瘦或肥胖、毛色异常、行为异常等；部分外源基因，由于在不同物种间表达情况不一，在从人或者其他物种导入到受体动物基因组后，可能出现该基因的其他表型，甚至由于未知原因导致小鼠致死。在敲除小鼠模型中，由于敲除的基因具有重要功能，也可能导致基因敲除小鼠致死。

基因修饰动物模型需按照新的品系来看待，要对其基本生物学特性有充分的了解，对其遗传特性充分了解，方能正确使用该模型，正确解读由此产生的研究结果。

首先需要对基因修饰动物的基因型进行分析，以在 DNA 层面，确认得到的基因修饰动物模型具有正确的遗传基础。常见方法是，通过提取动物组织基因组 DNA，根据模型制备方案，设计特定 PCR 引物，并经 PCR 扩增检测，以确认目标基因存在于基因组中。对于传统转基因技术构建的模型，基因型检测的目的，是确保目标基因存在于基因组中，另外，需要分析 F1 代转基因阳性率，要符合阳性率在 50% 左右规律。对于定点敲除方式制备的模型，主要检测敲除位点基因是否确实被删除或者被不同长度的无意义片段取代，同时要确定是否存在脱靶效应，即其他基因也被删除。对于定点插入方式制备的模型，除了要检测目的片段是否存在于基因组之外，还需检测插入的位点是否正确，插入位点两端的片段是否正确，插入的方向是否正确。对于点突变基因修饰模型，无法通过 PCR 扩增片段大小来区分结果，而是要通过测序，对突变位点进行分析，以确认碱基是否正确，此外，还需要确定突变位点两端的片段是否与最初设计方案一致。以上，不同的基因型鉴定方案，与基因修饰动物模型设计方案紧密相关，不同的模型制备方案，对应于不同的基因型鉴定方案。

其次，需要对已经确定基因型的动物在转录水平进行验证分析，以确保目的基因能正常转录或者确认不转录。对于基因敲除模型，需要从转录水平，确认目的基因的确不表达，或者与野生型相比，表达水平大幅度降。而对转基因或者基因敲入模型而言，需要确认目的基因能正确表达，在此基础上，还需要进一步确认目的基因表达的主要器官，以及表达水平的高低。对于条件性敲入的模型，需要确认目的基因是否仅限于所需要的靶器官内表达，而在其他器官中不表达。验证转录水平的方法主要是通过提取总 RNA，通过荧光定量 PCR，确定转录水平。

第三，需要对已经确定正确转录的基因修饰动物，在蛋白质水平进一步确认的方法，主要通过蛋白印迹法，即根据目的基因表达的蛋白大小，选择合适的抗体，提取靶器官的总蛋白，通过 Western blot 检测是否存在目标蛋白条带，确定该基因的表达或缺失。同时，可以通过与分子量比较，获得初步的表达水平差异数据。

第四，其他必要的生物学特性鉴定。由于目标基因不同，基因修饰动物模型表型不同，生物学特性鉴定方法不一。以敲除瘦素基因 Leptin 获得糖尿病 ob 小鼠模型为例，该基因敲除后，其纯合子小鼠模型会发胖，代谢异常，故需要监测其体重变化以及胜利生化指标。而敲除 rag2 基因的小鼠模型，其 T、B 细胞发育异常，故需要对其血液进行流式分析，对成熟 T、B 细胞计数，以确认该模型是否构建成功。对于用于疫苗研究的动物模型，则需要验证该基因修饰模型是否对病毒易感，本章后文将有描述。

四、基因修饰动物模型生产及质量控制

为了保证不同批次的基因修饰动物模型质量稳定，需要严格控制模型动物的生产过程，并从不同层面严格质量控制。首先需建立模型的档案，记录品系名称、基因型、代次、出生日期、数量、性别等信息，需要记录该基因修饰模型的设计方案，基本生物学特性、繁殖交配方式。根据上述信息，确定动物的繁殖方式，定点插入方案制备的模型采用自交方式传代，随机插入的转基因模型则采用回交

方式传代，稳定后，采用与野生型交配方式传代。一般情况下，可考虑用纯合子维系种群，若纯合子无法繁殖或其他特殊情况下，可用杂合子或半合子维系种群。

在生产管理上，每个基因修饰动物模型笼盒上应挂有单独的笼卡，记录该模型的相关信息。需记录品系名称、动物代次、出生日期、责任人、动物性别及数量等信息。同时，需要备注基因型鉴定时需要的剪尾信息，包括剪尾的数量、编号、日期、性别、交配方案等，亦可用不同颜色的记录卡来区分不同基因型或不同的种群。

待筛选出稳定的种群后，近交系背景的动物，遵循近交系繁殖方式，严格兄妹交配；对于有疾病表型或有生长发育缺陷的模型，一般控制在40~60日龄时合笼，繁殖两个代次，在合笼8周左右仍然未见妊娠和产仔的亲本，则予以淘汰。交配时，注明基因型，性别及数量，记录在电子档案中；在剪尾时，需填写剪尾即基因型鉴定送检记录，填写基因型鉴定结果与处理方式记录表，及时按照基因型鉴定结果及生产需要，淘汰处理小仔并及时离乳分笼。

对用于繁殖用的亲本种群，必须逐只基因型鉴定，必要时加上测序验证，确认基因型正确后方可用作种子群，用于模型动物生产；对于特殊用途的动物模型，因后期实验费用极高，实验结果影响大，虽然亲本经过确认，但还需要对发出动物逐只基因型鉴定，以完全排除假阳性/假阴性动物。

第二节　用于疫苗体内效力评价的基因修饰动物模型

一、基因修饰动物模型在疫苗体内效力评价中的用途

自然变异形成的人类疾病动物模型已经不能满足现代生命科学研究的多样化需要。因此，利用现代分子生物学及胚胎工程技术制备的基因修饰动物，进行人类疾病的研究实例越来越多[7-9]。从20世纪80年代构建成功第一只携带外源基因的小鼠至今，旨在建立不同类型的基因修饰动物的研究一直在进行。基因修饰动物模型是研究个体发育过程和疾病发病机制的重要工具，在研究感染性疾病机制、病理生理特征、评价新型疫苗、新型抗体及药物的体内效力领域有着重要的作用。

基因修饰动物模型在疫苗的研发过程中主要有以下四个方面的用途[10]。第一，野生型动物可能对某种病原不易感或者感染后症状不典型，而易感的基因修饰动物模型在攻毒后能更全面的展示病毒的复制和传播过程，明确病毒的传播途径和感染靶器官，为疫苗前期设计提供依据。第二，动物模型可以较准确的评价疫苗种子批的安全性和毒性，为疫苗种子库筛选提供依据。第三，动物模型可以更充分的验证疫苗安全性，避免疫苗人体试验带来的风险问题，从而降低临床试验风险。第四，可以更有效的评价疫苗的体内效力，验证疫苗的有效性。通过对动物模型免疫，诱导产生抗体，可以评价疫苗的免疫原性，建立更科学的免疫策略。而对免疫后的小鼠进行攻毒，可以更加直接的评价疫苗的体内保护力。另外，对于新研发的疫苗，通过动物实验，可以避免临床试验的安全性等不确定因素，同时可以更快的展示潜伏期长、病程长且发病率低的疾病类型。小鼠品系个体差异小，质量可控，实验环境明确，实验数据采集方便，样品可按照需求收集，结果容易分析统计[11, 12]。综上，基于基因修饰动物模型评价疫苗的体内效力，具有诸多优势。

二、基因修饰动物模型用于疫苗体内效力评价的必要性及先进性

用于疫苗、抗体及药物体内效力评价的疾病动物模型，是生命科学、生物医药研究中建立的具有人类疾病类似表型的重要实验对象和材料。基因修饰动物模型是进行病毒致病机制研究、疫苗评价、新药开发、毒理学、安全性评价的重要工具。疫苗在研发阶段，需要对病毒种的效价以及安全性、有效性等多方面进行评价，以保证疫苗上市后临床使用的安全、有效。动物模型可更早、更快速的呈现病毒种子的毒力、评估不同毒株之间的差异，更加安全的评价疫苗产品的安全性，避免临床试验的风险和伦理问题。此外，动物模型可以快速展示疫苗的免疫原性，缩短其研发周期。

由于多数野生型动物模型，特别是野生型大、小鼠，其天生对部分病原不易感，导致其在感染病毒后，无法很好的重现病毒临床感染特点、真实世界的传播途径以及病毒感染机制，也就无法作为疫苗或抗病毒药物体内效力评价的动物模型。而部分野生型动物模型，只有在特定周龄（譬如乳鼠阶段）对病毒易感[13]，但易感期较短，不能很好的重现病毒感染的临床过程，甚至无法产生抗体；还有部分动物模型，其本身在感染后，没有表现出与人类相似的临床感染症状，故在理论上不能用于研究病毒感染机制，在实际应用中，也不能用于评价疫苗的体内效力。综上，传统野生型动物模型可能远不能满足现有医学基础研究和产品研发的实际需要[14]。

随着人类基因组计划的完成，越来越多的基因被发现，但是对这些新发现的基因在体内的功能知之甚少。对于易致病基因、病毒限制因子等，其整体功能只有通过建立相应的基因修饰动物模型，从活体动物水平方能很好的阐释。

基因修饰动物模型克服了传统自发疾病模型的不足，能够有目的地从动物整体水平研究目的基因的生物学功能。在新基因的功能鉴定及人类疾病研究中，展现出很好的应用前景。表达病毒受体的基因修饰易感动物模型，能够更清晰的展示病毒的传播过程，揭示病毒易感靶器官，重现主要临床症状[15]。

三、用于疫苗体内效力评价的基因修饰动物模型表征

用于病毒性疫苗评价用的基因修饰动物模型，一般采用将病毒受体导入受体鼠基因组，使其正常表达。这类动物模型，一般要求其免疫系统正常，在外界抗原刺激下，能产生抗体免疫反应。同时，需要对病毒具有良好的易感性，在病毒感染下，能产生疾病症状。一个最理想的用于疫苗体内效力评价的模型，上述两个特性，缺一不可。对于细菌性疫苗评价用基因修饰动物模型，依此类推。

其基本生物学特性鉴定思路，见本章第一节。

在完成基因修饰动物模型的生物学特性验证后，需要对基因修饰动物模型的易感性进行验证，旨在考察该模型是否对病毒易感，其感染后的发病症状、免疫特征是否是与临床一致。要成功建立病毒易感的动物模型，第一，需要选择合适的感染途径，常见的攻毒途径、少见的攻毒途径、操作要点，选择原理；第二，需要选择合适的剂量，选择高剂量、合适的剂量；第三，需要选择合适周龄的动物，选择的原则，举例说明；第四，毒株的选择，临床分离株与鼠适应株优劣与区别；第五，观察周期的确定。

临床观察指标包括：①外观症状，包括体重等；②生存率；③病毒载量，病毒繁殖的高峰时间；④感染靶器官；⑤病理特征；⑥细胞因子变化；⑦血液生理生化；⑧组学研究；例如在一项关

于流感疫苗的评价中，作者收集小鼠攻毒之后59天的肺，用于细胞培养，以测定小鼠肺叶中病毒滴度[16]；在一项关于EV-A71病毒疫苗的评价方案中，作者通过小鼠的临床表现进行打分，通过qPCR检测靶器官的病毒载量，通过收集血清进行生理生化分析检测细胞因子的变化以及通过病理切片观察组织病理学变化，通过这些指标的评估来说明疫苗的保护效力[17]。

四、疫苗的免疫原性评价

根据《新型冠状病毒预防用疫苗非临床有效性研究与评价技术要点》文件提示，在开展疫苗体内效力评价试验前，应先考察疫苗在动物体内的免疫原性，确保按照一定的免疫程序，能够产生足量水平的抗体，在抗体水平达到较高的量时，可开展攻毒试验，方可进行疫苗体内效力评价。临床前动物免疫原性试验不仅可以为疫苗进入临床试验提供支持，而且可以为安全性评价的试验方案设计（如实验动物选择、免疫途径、剂量、频率等）和临床试验方案的制订提供参考[18]。

免疫原性试验的设计，要根据不同疫苗类别及作用机理来开展。在动物种属选择上，需要优化。如在评价肠道病毒CV-A16疫苗免疫原性时，选择了免疫常用小鼠模型如BALB/c、ICR、NIH、KM、豚鼠、SD大鼠、沙鼠以及对肠道病毒敏感的hCARB2人源化小鼠等8种实验动物，分别测试了免疫一针、两针后中和抗体滴度水平，以筛选出最合适的用于评价免疫原性的动物。结果发现，KM小鼠与SD大鼠的抗体应答最强，阳转率最高，较适合用于评价CV-A16疫苗的免疫原性[19, 20]。对于一些新型疫苗（比如新冠疫苗），考虑到新冠疫苗的有效性机制尚不清楚，也需要在多种动物种属中评价疫苗的免疫原性，充分探索不同免疫剂量、免疫途径、免疫程序与免疫应答水平及持续时间的关系，并根据试验结果优化免疫程序，确定最低有效剂量。

对于含佐剂疫苗，需对添加佐剂的必要性及剂量的合理性进行探索。在评价免疫原性时，需要在带有佐剂的情况下，评价疫苗的免疫原性。对于常用的铝佐剂，可参照2019年国家药品监督管理局发布的“预防用含铝佐剂疫苗技术指导原则”进行相关研究。

鉴于免疫原性试验是考察疫苗在动物体内引起的与人体相关的免疫应答，故疫苗免疫原性的评价指标，可以从体液免疫、细胞免疫等多方面考虑。体液免疫主要依靠测定动物血清结合抗体和中和抗体效价来反应疫苗的免疫原性。对于可同时诱导细胞免疫、黏膜免疫等的疫苗，如核酸疫苗、鼻喷疫苗等，还需对疫苗诱导其他免疫反应类型和（或）程度进行评价。或在必要时，疫苗在临床前还应进行其它与免疫应答有关的研究。

为降低试验干扰，用于免疫原性评价的实验动物最好与疫苗体内效力评价用动物模型一致。但实际上，由于体内效力评价模型往往价格比较高昂，免疫原性评价常选用野生型动物。

第三节　新型冠状病毒、肠道病毒、呼吸道合胞病毒、登革病毒疫苗的体内效力评价

一、新冠疫苗体内效力评价

2019年末，由新型冠状病毒（SRAS-CoV-2）引起的疫情爆发，该病毒感染后引起新型冠状病毒肺炎（COVID-19），迅速蔓延至全球，给全球各国民众健康、经济发展以及社会治安造成了极大

的威胁[21]。世界卫生组织于 2020 年 3 月 11 日宣布新冠肺炎为第四个全球性疫情[22]。研究表明，包括 SRAS-CoV-2 在内的冠状病毒的刺突 S 蛋白（下称 S 蛋白）有助于病毒进入靶细胞，而细胞进入过程取决于 S 蛋白的表面亚基 S1 与细胞受体的结合，这种结合有助于病毒附着于靶细胞的表面。其中，最主要的受体为血管紧张素转换酶 2（ACE2）。另外，细胞进入需要通过细胞蛋白酶激活 S 蛋白，即在 S 蛋白的 S1/S2 和 S2′ 位点切割 S 蛋白，并允许病毒膜和细胞膜融合，这一过程由 S 蛋白的 S2 亚基驱动。在完成切割后，SARS-CoV 病毒 S 蛋白与 ACE2 受体结合进入细胞，并利用细胞丝氨酸蛋白酶 TMPRSS2 激活 S 蛋白[23]。基于电镜技术，观察到了 SARS-CoV S/ACE2 界面，为此发现提供了证据支持。此外，S 蛋白与 ACE2 受体结合的亲和力强弱是决定 SARS-CoV-1 以及 SARS-CoV-2 传播能力强弱的决定因素。SARS-CoV-1 的 S 蛋白和 SARS-CoV-2 S 蛋白具有约 76% 的氨基酸同源性[24, 25]，这些发现给建立新冠易感动物模型、建立疫苗体内效力评价方法奠定了基础。

（一）新冠疫苗类型及免疫接种概况

目前，在我国批准上市或者紧急授权使用的有以下四款疫苗，其构建原理以及免疫序贯简述如下。

腺病毒载体疫苗是把病毒的抗原基因插入无毒害的腺病毒载体中制成的疫苗。接种后，腺病毒载体进入细胞，利用细胞的蛋白表达系统翻译出抗原蛋白，激发机体免疫反应，产生抗体。本疫苗只需要注射 1 针，较适合快速、大面积的接种。

第二款是病毒灭活疫苗，它是指通过对具有感染性的完整病毒采用加热、辐射或化学药品处理等方式进行灭活，使其失去侵染能力但保留免疫原性、经纯化后制备的疫苗。该疫苗一般需要接种两针，两针之间的接种间隔建议≥ 3 周，第 2 针应在 8 周内尽早完成。

第三款是基因工程蛋白疫苗，它是利用病毒具有免疫活性的成分制成的疫苗。其制备流程包括抗原筛选，获得目标蛋白靶标；将抗原基因重组插入表达载体，再将基因表达载体转化到受体细胞，如细菌、酵母或动物细胞等体外表达系统中，利用受体细胞表达生产抗原蛋白，经纯化而制成重组蛋白疫苗。基因工程疫苗一般全程需要接种三针，相邻两针之间的接种间隔建议为≥ 4 周，第 2 针尽量在接种第 1 针后 8 周内完成，第 3 针尽量在接种第 1 针后 6 个月内完成。

第四款是 mRNA 疫苗，代表性研发公司有美国辉瑞公司和美国莫德纳公司，国内多家公司或单位在研发中，或有紧急授权使用。mRNA 疫苗是将编码目标抗原蛋白的外源基因的编码 RNA 直接导入人体细胞内，并通过宿主细胞的表达系统合成抗原蛋白，诱导宿主产生对该抗原蛋白的免疫应答和免疫记忆，常选择的抗原是编码新型冠状病毒的刺突蛋白的 mRNA[26]。mRNA 疫苗是在新冠疫情下催生的新型疫苗形式，对其他新突发传染病疫苗的快速研发具有很好的借鉴意义。

（二）用于新冠疫苗体内效力评价的动物模型

1. 基因修饰小鼠模型

将人 ACE2 受体，接上不同的启动子，采用转基因、人源化技术导入小鼠基因组中，通过筛选获得的对新冠病毒易感小鼠模型。代表性模型有 hACE2-KI 人源化小鼠、K18-hACE2 转基因小鼠、表达 hACE2 基因的腺病毒转化的小鼠等[7]。以 ZF2001 为例说明新冠疫苗体内效力评价思路，设置接受安慰剂的小鼠为对照组，实验组小鼠分两次注射 10 μg/ ZF2001，两次间隔 21 天。然后将所有的小鼠鼻内注射带有 hACE2 基因的腺病毒载体，构建新冠病毒敏感型小鼠模型。五天后，每组小鼠都分

别设置 5×10^5 和 1×10^5 $TCID_{50}$ 的 SARS-CoV-2（HB01 strain）病毒剂量进行攻毒。感染后 3 或 5 天对小鼠进行安乐死并测定肺中的感染性病毒，由于肺中残留的病毒 RNA 可能来源于大量的输入病毒，因此需要通过测定 sgRNA 而不是 RNA 的数量来定量感染性病毒。通过用抗新型冠状病毒 NP 抗体染色的肺组织切片的免疫荧光分析来检测肺中是否存在感染性病毒。

2. 叙利亚仓鼠模型

在评价疫苗体内活性时，将叙利亚仓鼠在第 0 天和第 21 天免疫，鼻内接种疫苗，体积可达 50 μl；或肌内注射普通重组蛋白疫苗，体积可达 100 μl。第二次免疫后三周，用 1×10^4 $TCID_{50}$ SARS-CoV-2（BetaCoV/Munich/BavPat1/2020 毒株）通过滴鼻攻毒感染。在攻毒后第 4 天和第 7 天分别取每组动物数量的一半实施安乐死，进行酶联免疫吸附实验测定结合抗体滴度，病毒中和实验检测中和抗体滴度，并进行病理分析病变改善情况，以及靶器官病毒载量的测定，以计算疫苗接种组病毒载量下降的倍数。

3. 非人灵长类模型

可用于疫苗体内效力评价的非人灵长类模型主要有食蟹猴、恒河猴。可将模型分为三组，每组 10 只（5 雌 5 雄），雌性食蟹猴体重可选 2.97~3.62 kg，雄性猴体重可选 2.95~3.67 kg。在第 0、4、8 和 10 周，通过肌内途径用 25 μg 或 50 μg 疫苗免疫食蟹猴，安慰剂组用作对照。收集血清样品用于检测新型冠状病毒特异性 IgG 及中和抗体。此外，还可以在最后一次接种后的第 3 天，每组中抽取一定数量的动物脾脏制备脾细胞，用于通过 ELISPOT 试验检测 IFN-γ、IL-2 和 IL-4 等细胞因子[27]。

以恒河猴为例的评价实验，每组可用动物 3 只（1 雌 2 雄）。用 25 μg 或 50 μg 蛋白疫苗通过肌内注射途径免疫恒河猴，间隔 21 天。收集血清样品用于检测新型冠状病毒特异性 IgG 和中和抗体。然后通过气管内途径对恒河猴进行攻毒，剂量为 1×10^6 TCID50 新型冠状病毒（20SF107 株）。在攻毒后的第 7 天实施安乐死。收集来自肺（7 个叶，每个叶 4 个位点）、气管、左右支气管的组织用于病毒 sgRNA 定量和组织病理学染色分析，以判断病理改变及病毒载量下降。

二、肠道病毒 EV-A71 型疫苗的体内效力评价

肠道病毒 71 型（enterovirus A71，EV-A71）是 1969 年首次从加利福尼亚患有中枢神经系统疾病的婴儿粪便标本中分离出来的新型肠道病毒。其主要引起五岁以下婴幼儿手足口病（hand foot and mouth disease，HFMD），该病目前属于丙类传染病，发病人数常年居高不下。该病的特征性临床表现为手掌、脚掌、口腔黏膜上发生水疱并伴有发热等症状。一般情况下症状轻微，可自愈。少数患儿可引起肺水肿、心肌炎、无菌性脑膜炎等并发症，个别重症患儿病情发展快，可导致死亡，该病是未成年儿童常见的多发性传染病，且年龄越小发病率越高。

面对 HFMD，目前还没有特效治疗药物，主要的防控手段是接种疫苗。现阶段，多个企业和科研单位在开展肠道病毒疫苗的研究。我国是最早研发成功 EV-A71 型疫苗的国家，但由于病毒变异、流行的优势毒株改变等因素，针对其他毒株引起的 HFMD 疫苗以及多价疫苗也亟待研发[28]。

2015 年 12 月及 2016 年 12 月，原国家食品药品监督管理总局批准了我国三个厂家生产的手足口疫苗上市，是目前可用于预防 EV-A71 感染的疫苗。有统计数据表明，其保护效果可达 90%，对重症保护手足口保护达 100%。上述疫苗均为病毒灭活疫苗，采用肌内注射方式接种。

（一）基于“母传抗体”的疫苗体内效力评价方法

野生型近交系小鼠仅仅在1周龄内对肠道病毒易感，随着周龄增加，其易感性快速下降，在2周龄以上时，对肠道病毒已不再易感。而从免疫接种角度看，鉴于普遍认识，乳鼠免疫系统尚未成熟，难以产生针对接种疫苗的抗体，往往选择6~8周龄小鼠进行接种。而此时，野生型小鼠早已不再对病毒易感，攻毒后不能支持病毒复制，也无相应的临床症状，无法评价疫苗的体内保护力。

鉴于上述问题，人们创建了“母传抗体”法来评价手足口疫苗的体内效力。其原理是，按照免疫序贯，给雌性育龄母鼠免疫第1针，7天后完成合笼交配，在完成第1针疫苗的14天后进行第2针免疫，从而加强诱导产生抗体。由于孕鼠血液中的抗体可能通过胎盘传递给胎鼠，使得出生的乳鼠能携带疫苗免疫的抗体，利用1周龄以下乳鼠对肠道病毒易感的窗口期，进行攻毒试验，以此评价疫苗的体内有效性[29]。该实验设计巧妙，有很强的创新性，在没有合适模型的情况下，不失为一种较好的选择。但我们也应注意，该方法存在一定局限，譬如，有多少孕鼠抗体能有效传递给胎鼠？同时出生的各乳鼠中，携带的抗体水平是否一致？此外，此操作也比较复杂，接受疫苗接种的是雌鼠，而接受病毒攻毒的是乳鼠，而非直接在同一动物上完成，我们称之为这周方法为“间接评价”法，操作比较繁琐，准确度比较低。

（二）基于hSCARB2人源化小鼠的体内效力评价方法

人清道夫受体B2（human scavenger receptor class B member 2，hSCARB2）能介导EV-A71等肠道病毒感染人类。目前有研究将*hSCARB2*受体基因通过遗传修饰技术转入小鼠体内，可获得表达hSCARB2受体蛋白的转基因或定点插入的基因修饰小鼠模型。攻毒实验表明，*hSCARB2*基因修饰小鼠模型对EV-A71病毒易感性大大增强，感染后能观察到典型的临床症状，如后肢麻痹、震颤、共济失调、体重降低，直至死亡。更为重要的是，hSCARB2小鼠的易感时间较野生型小鼠大大延长，3~12周龄不等。该模型使得建立新型肠道病毒疫苗体内效力评价方法成为可能。

另一方面，人们通常认为，乳鼠免疫系统未发育成熟，不能诱导产生抗体，故疫苗接种常常选用成鼠，比如4~5周龄以上的小鼠。假定从4周龄开始免疫，接种两针，间隔1周，最后1针两周后达到抗体平台期，即完成全部免疫小鼠已达8周龄左右。据文献报道，*hSCARB2*基因修饰小鼠对EV-A71的最佳易感期3~5周龄，虽然更大周龄下，仍然易感。我们的研究表明，在Rosa26-hSCARB2人源化小鼠中，1周龄开始接种第一针，间隔1周，接种第二针EV-A71疫苗，小鼠在3~4周龄，能产生较高水平的中和抗体和结合抗体，抗体水平基本达到平台期。此时小鼠周龄仍然处于最佳易感期内。基于延长易感期的Rosa26-hSCARB2小鼠模型，结合新型免疫策略，可以建立手足口疫苗EV-A71型的体内评价新型方法。

该评价方法可以简述为，选取1周龄左右的Rosa26-hSCARB2小鼠，免疫接种疫苗两针，在3周左右直接攻毒。从以下几个层面评价疫苗的体内保护力。第一，临床症状。未免疫小鼠攻毒后能表现出典型的体重降低、行动迟缓、后肢麻痹、共济失调甚至死亡等症状。对于免疫后的小鼠，在攻毒后能够有更轻微的症状，如较低的体重降低并且能够较快的恢复、较轻微的行动迟缓、几乎不出现死亡，这些对疫苗的体内保护力评价是重要的提示。第二，检测病毒靶器官的病毒载量。本模型靶器官明确，主要为肺、脑、肌肉。故取材后，通过检测病毒载量变化，很容易区分免疫小鼠和未免疫小鼠组。第三，检查靶器官病理改变，苏木精伊红染色后，能够看到明显的炎症细胞浸润等病理改变。第四，可以分析免疫与未免疫组细胞因子变化，其中部分血清细胞因子与炎症反应相关，未免疫的小鼠较免疫后的小鼠，部分血清细胞因子有明显升高，主要以 IL–1、IL–6 等为主[30, 31]。

由于本方法免疫接种与攻毒为同一只小鼠，我们称之为直接评价方法，操作简便，大幅度提高灵敏度。虽然已经上市的疫苗检定无需使用此方法，但本方法可支持新型疫苗研发，可用于上市疫苗体内效力的科学监管。

三、脊髓灰质炎病毒疫苗的体内效力评价

脊髓灰质炎病毒（Poliovirus，PV）有三种血清型——Ⅰ型、Ⅱ型和Ⅲ型。全球自 1999 年后未再出现过Ⅱ型野生型 PV 病例，2013 年后未再出现Ⅲ型野生型 PV 病例；WHO 分别于 2015 年 9 月、2019 年 10 月宣布全球消灭Ⅱ型、Ⅲ型野生型 PV。目前，Ⅰ型野生型 PV 本土流行国家为巴基斯坦和阿富汗，但只要存在野生型 PV 病例，其他国家就面临输入的风险。

PV 病毒主要在肠道中繁殖，之后突破肠道免疫进入到血液中，并扩散到其他系统部位进行复制，并扩散到其他区域，包括中枢神经系统。PV 病毒侵染有两个步骤，一是迅速进行肠道感染，二是大约一周后将感染扩散到其他部位，通常包括咽喉及扁桃体。

（一）脊髓灰质炎疫苗及免疫接种概况

目前脊髓灰质炎疫苗有两种，一是口服脊灰减毒活疫苗（oral poliovirus live attenuated vaccine，OPV），二是灭活脊灰病毒疫苗（inactivated poliovirus vaccine，IPV）。OPV 含有减毒活病毒，该疫苗株，即 Sabin 1、2 和 3 株，是基于野生型 PV 株在非人类细胞中传代培养获得。细胞传代培养经减毒处理，大大降低了病毒的神经毒性和传播能力。OPV 剂型主要有糖丸和液体疫苗。白色固体糖丸适用于 2 月龄以上的婴幼儿。每粒糖丸重 1g，1 粒 /（次・人），含脊髓灰质炎活病毒总量不低于 5.95 $lgCCID_{50}$，其中Ⅰ型不低于 5.8 $lgCCID_{50}$，Ⅱ型不低于 4.8 $lgCCID_{50}$，Ⅲ型不低于 5.3 $lgCCID_{50}$。基础免疫为 3 次，首次免疫从 2 月龄开始，连续口服 3 次，每次间隔 4~6 周，4 岁再加强免疫 1 次。

液体 OPV 疫苗是用 Sabin 株脊髓灰质炎病毒Ⅰ、Ⅲ型减毒株分别接种于人的二倍体细胞，经培养、收获病毒液制成的二价液体疫苗。产品适用于 2 月龄以上的婴幼儿，2 滴 /（次・人）（相当于 0.1 ml），含脊髓灰质炎病毒总量不低于 6.12 $lgCCID_{50}$，其中Ⅰ型不低于 6.00 $lgCCID_{50}$，Ⅲ型不低于 5.50 $lgCCID_{50}$。本品用于脊髓灰质炎灭活疫苗（IPV）序贯接种，序贯程序为 3 剂，间隔 4~6 周。

IPV 生产用的病毒株是经甲醛灭活的Ⅰ型、Ⅱ型和Ⅲ型 Sabin 或 Salk 病毒株，主要通过诱导受种者产生中和抗体达到免疫效果，接种过 IPV 的儿童再接触到 OPV（口服 OPV 或接触 OPV 服苗者）时可通过粪便排出 OPV。IPV 疫苗采用Ⅰ型（Mahoney 株）、Ⅱ型（MEF–1 株）、Ⅲ型（Saukett 株）分别接种于 Vero 细胞培养并收获病毒，经浓缩、纯化后用甲醛灭活，按比例混合后制成的 3 价液体疫苗。每剂量 0.5 ml。每剂量含病毒抗原量不低于，Ⅰ型 30 DU、Ⅱ型 32 DU、Ⅲ型 45 DU，推荐接种为肌内注射途径，推荐接种程序为 2、3、4 月龄进行基础免疫，每次 0.5 ml。18 月龄加强免疫（即第 1 次加强），每次 0.5 ml。

（二）用于脊髓灰质炎疫苗体内效力评价的动物模型

1. 小鼠模型

ICR–Tg21 转基因小鼠常用于脊髓灰质炎疫苗病毒株的毒性实验研究。实验前需先麻醉小鼠。可用 1ml 含 100mg 氯胺酮（ketamine）与 0.1 ml 含 2 mg 的 Xylazine 混合，加入 0.9% 氯化钠溶液总量至 10 ml，经腹腔注射使小鼠麻醉；然后用 25 μl 注射器和特制 33 号标准针头，在放大镜帮助下将 5 μl 的病毒样品注入每只转基因小鼠的脊髓内腰膨大处；最后在 14 天里观察小鼠的麻痹死亡情况，根据临床观察结果，计算 4 项指标进行评价：①半数致麻痹量（PD_{50}）；②半数致死剂量（LD_{50}），此 2 项指标是按 Spearman–Karber 法（Kaplan 等，1973）计算；③平均临床记分（MCS），按 3 个分值计算，即 0 分表示观察期间无麻痹样症状；1 分表示曾出现麻痹，但仍能存活至观察到期；2 分表示死亡或严重麻痹需中途处死；④平均临床症状出现日（MFT），指注射样品后到第 1 次出现临床麻痹症状的日数。

2. 大鼠模型

大鼠主要用于免疫原性评价，常用 Wistar 大鼠。其评价方法是用肌内注射 0.5ml 疫苗，接种 3 周后分离血清，选用 Sabin 毒株及 Vero 细胞，测定血清中和抗体效价。测定 sIPV 中 d 抗原含量的 ELISA 的标准可以参考 2018 年制定首个国际标准[32]，即 d 抗原含量确定为每个血清型 100 个 Sabin d– 抗原单位（SDU）/ml。

3. 豚鼠模型

豚鼠主要用于过敏性评价。在豚鼠左股四头肌处注射 0.5ml 疫苗样品，接种后 48 小时，动物通过腹腔注射 10 mg/kg 戊巴比妥钠（或其他合规的麻药）麻醉。通过心脏穿刺收集血液，并添加到 EDTA 涂层管中。血液用于白细胞计数并获得血清，通过分析血液成分变化进行评价，同时取股四头肌进行病理分析。

4. 食蟹猴模型

食蟹猴用于免疫毒性评价。低剂量组给疫苗 0.5 ml，其他实验组给疫苗 2.5 ml，肌内注射，每 3 周注射 1 次，连续注射 12 周（共 5 次）。全程评价动物的临床特征，包括体重、体温、心电图、眼科检查，测定临床病理指标（如血细胞计数、凝血功能、血液生化、尿检），测定 T 淋巴细胞亚群（$CD3^+$、$CD3^+CD4^+$、$CD3^+CD8^+$、$CD3^+CD4^+/CD3^+CD8^+$）和血清细胞因子（TNF–α、IFN–γ、IL–2、IL–4、IL–5、IL– 6）。ELISA 法测定抗Ⅰ、Ⅱ和Ⅲ型脊髓灰质炎病毒的中和抗体，最后一次给药 3 天后实行安乐死，解剖，收集脏器并病理观察[33]。

四、RSV 病毒疫苗的体内效力评价

呼吸道合胞病毒（Respiratory Syncytial Virus，RSV）自其发现以来已有 60 多年的历史。然而，由于首次采用福尔马林灭活技术制备的 RSV 疫苗（formalin–inactivated RSV，FI–RSV）在临床试验的安全问题，RSV 疫苗的研发遭受了长达数年的挫折。多数接种过 FI–RSV 疫苗的婴幼儿在感染

RSV 后会出现增强性 RSV 疾病（enhanced respiratory disease，ERD），需要住院治疗，引发重症时能致死。造成该疫苗事故的原因很多，包括非中和抗体的过度产生、补体在肺部沉积、偏向 Th2 的免疫反应以及受损的 T 细胞反应。因此，在开发 RSV 疫苗时，必须考虑 ERD 对于未感染 RSV 的婴幼儿的潜在风险，以确保疫苗的安全性[34-37]。

（一）RSV 病毒疫苗研发概况

RSV 感染与重症发作的高风险人群主要为免疫力低下的老年人和儿童。因此，针对 RSV 的候选疫苗的目标人群可划分为三类，分别为 6 个月以下的婴儿、6 个月以上的儿童以及 65 岁以上的老年人。此外，考虑到 6 个月以下的婴儿可获得母亲传递的被动免疫保护，孕产妇也已被纳入 RSV 候选疫苗研发的目标人群之一。选择适当的 RSV 疫苗类型需考虑接种者的年龄以及是否曾经接触过 RSV。目前，处于临床试验阶段的 RSV 疫苗包括重组亚单位疫苗、减毒活疫苗、病毒载体疫苗、核酸疫苗以及纳米颗粒疫苗[38，39]。

RSV 重组亚单位疫苗选择融合糖蛋白 F、黏附蛋白 G、基质蛋白 M 和小疏水蛋白 SH 作为抗原，其中 F 蛋白是首选抗原。F 蛋白介导病毒穿入宿主细胞，具有 pre–F 和 post–F 两种构象。RSV 疫苗的早期研发通常选择在结构上比 pre–F 蛋白稳定的 post–F 蛋白作为抗原。然而，多项Ⅲ期临床试验结果证明 post–F 构象的疫苗保护效果差，且研究发现 pre–F 构象的 F 蛋白能暴露出更多的具有中和活性的抗原表位，在其稳定性得到解决之后，后期 RSV 重组亚单位疫苗及的研发重心主要集中于 pre–F 构象的 F 蛋白[40，41]。如 Pfizer 公司的 RSVpreF 疫苗和 GlaxoSmithKline 公司的 RSVpreF3 疫苗都已进入Ⅲ期临床试验，评估在 60 岁及以上老年人群和孕妇中的有效性、免疫原性和安全性。

RSV 减毒活疫苗的主要目标人群为 6 个月龄及以上的幼儿。该减毒活疫苗主要采用鼻内给药方式，以模拟自然感染途径，从而为儿童提供主动免疫保护，而不会引起 ERD[42]。减毒活疫苗利用反向遗传学等技术，针对影响 RSV 毒力的重要蛋白基因进行突变或删除，包括 RSV 基质蛋白 M2–2、非结构蛋白 NS2、小疏水蛋白 SH 和聚合酶蛋白 L。这些技术可以在保留 RSV 减毒株免疫原性的同时，诱导局部黏膜抗体和中和抗体产生，并降低 RSV 感染复制能力。此外，还可以在其他相关减毒病毒中表达 RSV 蛋白，例如使用复制缺陷型仙台病毒表达 RSV F 蛋白，以增强抗原呈递和激活机体适应性免疫反应，同时具有良好的安全性。目前大多数的 RSV 减毒活疫苗都处于Ⅰ期和Ⅱ期临床实验。

RSV 病毒载体疫苗主要选择腺病毒（Adenoviruses，AdV）载体（Adv5、Adv 26 和 Adv 155）和修饰的安卡拉痘苗病毒（Modified Vaccinia Ankara，MVA）载体，通过病毒感染人体在其细胞内表达多种 RSV 抗原基因（F、G、M2 和 N）来诱导体液免疫和偏向 Th1 型细胞免疫，不易引发 ERD[43，44]。其中 Bavarian Nordic 公司的采用 MVA 作为载体表达 RSV F 蛋白 pre–F 构象的 MVA–BN–RSV 和 Janssen 公司的 Ad26.RSV.preF 正在Ⅲ期临床试验中。

RSV mRNA 疫苗表达稳定的 pre–F 构象的 F 蛋白，在临床试验中表现出良好的安全性，并能诱导和增强抗体中和活性和偏向 Th1 型的 T 细胞反应[45]。如 Moderna 公司的 mRNA–1345 RSV 疫苗编码融合前 F 糖蛋白，并使用与 Moderna COVID–19mRNA 疫苗相同的脂质纳米粒（LNP），已启动 mRNA–1345 在 60 岁及以上老年人群中的关键Ⅲ期临床研究。

基于纳米颗粒的 RSV 疫苗仍处于早期开发阶段，利用纳米技术将多个稳定的 pre–F 蛋白偶联组装合成类病毒颗粒，通过展示多重不同优势的 F 蛋白抗原表位从而诱导更强更广谱的免疫保护[46]。

（二）RSV 病毒疫苗评价的相关的动物模型

RSV 疫苗临床前体内效力评价可在棉鼠、BALB/c 小鼠、兔、大鼠和非人灵长类等动物上进行，一般棉鼠和 BALB/c 小鼠较为常用，评价目的有以下几个方面。

第一，是免疫原性评价。对于体液免疫反应，除了收集动物外周血样本外，也需要收集接种疫苗后动物的肺组织、支气管肺泡灌洗液（bronchoalveolar lavage fluid，BALF）或鼻洗液（nasal wash）样本，用 ELISA 法检测多种样本中针对 RSV-A 和 RSV-B 的中和抗体、特异性 IgG 或 IgA 的滴度。而对于细胞介导免疫应答，除了参照临床试验的检测方法外，还可收集动物的肺组织通过实时荧光定量 PCR（Quantitative Real-time PCR，QPCR）检测 Th1/Th2 型细胞因子（如 IL-4、IL-13 和 IFN-γ）的 mRNA 水平，并计算其比值来反应疫苗诱导的细胞免疫应答偏向性。

第二，是不良反应监测和毒性评价。由于动物实验无法完全反应人接种 RSV 疫苗后的全部不良反应，因此动物实验除了检测血液生理和生化指标，还需要通过病理学方法检查动物接种部位有无明显炎症反应和其他不良病变，或对接种部位附近淋巴结称重查看其重量变化趋势。若是接种减毒活疫苗，还需要通过动物肺部免疫组织学检查检测减毒株是否会直接引起肺部炎症等病理改变。

第三，是体内保护性评价。为了验证 RSV 疫苗预防 RSV 感染和致病的效果，主要采用直接攻毒实验来检测疫苗免疫后动物各靶器官病毒的复制和组织病理学改变。保护性评价一般思路为，使用 RSV 疫苗对动物进行预防性免疫，一段时间后通过滴鼻途径感染动物，在实验终点时收集鼻组织和肺组织等靶器官。用 RT-PCR 检测靶器官病毒载量，也可通过直接检测组织病毒滴度（PFU 或 $TCID_{50}$），亦或通过免疫组化检测病毒抗原来评估病毒复制。另外，组织病理学改变可通过免疫组织学评分来评估肺部炎症情况，例如是否出现细支气管周围炎、血管周围炎、间质性肺炎和肺泡炎等炎症反应或评估其严重程度，以此判断 RSV 疫苗的保护效果。

五、登革病毒疫苗的体内效力评价

（一）登革病毒及其疫情

登革病毒（DENV）感染主要引起登革热（dengue fever，DF）。DF 依靠虫媒传播，多发于气温高、雨量多的季节，主要在热带和亚热带流行。因气候变化、无计划的快速城市化和建设、人口流动、蚊虫迁移，导致全球范围内流行。全球大约有 25 亿人生活在登革病毒传播的国家和地区，其中约 18 亿生活在东南亚和西太平洋地区。每年全球约 3.9 亿 ~4 亿例登革热病例，死亡人数达 22,000 人，主要是儿童[47]。值得一提的是，2023 年全球多地均报道登革疫情，引起世卫组织的高度关注。

登革病毒主要是经媒介伊蚊叮咬吸血传播。此外，登革热患者、隐性感染者、携带登革病毒的非人灵长类动物也是登革病毒的主要传染源。登革热累及神经系统，是一种全身性疾病，临床表现复杂多样，分为普通登革热和重症登革热，后者表现为登革出血热（DHF）和登革休克综合征（DSS）。

DENV 有 4 种血清型，是一种脂包膜病毒，属黄病毒科黄病毒属。DENV 是单正链（+SSRNA）RNA 病毒，基因组长度约 11 kb，由 5′ UTR 区域（Ⅰ型帽，m7GpppAmp）、开放阅读框（ORF）和 3′ UTR 区三部分组成。ORF 可编码 3 种结构蛋白（衣壳 C 蛋白、膜 M 蛋白和包膜 E 蛋白）和 7 种非结构蛋白（NS1、NS2A、NS2B、NS3、NS4A、NS4B 和 NS5）。

DENV 经伊蚊叮咬侵入人体后，在单核吞噬细胞系统增殖后进入血液循环，形成第一次病毒血症，然后再定位于网状内皮系统和淋巴组织中，在外周血单核细胞、组织中的巨噬细胞和肝脏的库普弗细胞内增殖，再次进入血液循环，引起第二次病毒血症。DENV 与机体产生的特异性抗体结合形成免疫复合物，激活补体系统和凝血系统，导致血管通透性增加，血管扩张、充血，血浆蛋白及血液有形成分外渗，引起血液浓缩、出血和休克等病理生理改变。

（二）登革病毒疫苗研究概况

DENV 基因组编码的非结构蛋白 1（NS1），可作为早期诊断的特异性指标，也是导致大多数重症登革热病理生理特征的原因之一。DENV 后，人体会对同型病毒产生持久的免疫，但对不同型病毒感染不能形成有效交叉保护，继发性感染引起的抗体依赖性感染增强（ADE）是导致重症登革热的重要原因之一。目前登革疫苗的研发和安全仍面临严峻的挑战，主要集中在排除疫苗 ADE 引起的登革出血热和登革休克综合征的风险，长期评价疫苗的有效性和安全性。目前仅有 2 种疫苗批准上市，1 种处于Ⅲ期临床研究。

1. 嵌合型减毒活病毒 Dengvaxia（CYT-TDV）疫苗

嵌合型减毒活病毒 Dengvaxia 疫苗最初由美国国家卫生研究院（NIH）、圣路易斯大学和 Acambis 公司于 2000 年代初开发，随后由赛诺菲（Sanof Pasteur）公司授权。该疫苗是基于黄热病病毒（YFV）的疫苗株（17D），利用 ChimeriVax ™技术（也叫 ChimeriVax-DEN），将 YFV 的前膜（prM）和包膜（E）基因用登革热患者血清分离的 4 种 DENV 的同源基因取代，产生四个嵌合的 YF-DEN 病毒，配制四价 DENV 疫苗。一共需要接种 3 针，每次间隔为 6 个月。适合人群主要为年龄 9~45 岁。遗憾的是，在菲律宾接种 Dengvaxia 疫苗后出现 5 例儿童死亡[48]。目前 Dengvaxia 只能给已经感染登革病毒的患者接种。在没有感染史的个体中，接种 Dengvaxia 会增加严重疾病的风险，可能因 ADE 引发。

2. Qdenga 减毒活病毒疫苗

Qdenga（TAK-003，DENVax）疫苗由日本武田制药（Takeda/Inviragen）负责，研发始于 20 世纪 80 年代末，泰国曼谷玛希隆大学的研究人员从登革出血热患者的血清中分离出一株 DENV-2 病毒（DENV-2 16681），在原代狗肾细胞（PDK）中连续传代 53 次，得到了 5′ UTR 和 NS1 基因突变的 DENV-2 PDK-53-V 毒力削弱株。用于四价 DENVax 疫苗的 DENV-1、DENV-3 和 DENV-4 的疫苗株是通过将 DENV-2 PDK53-V 株的前膜（prM）和包膜（E）基因与野生型 DENV 株的 prM 和 E 基因替换而产生的。Qdenga 是一种使用 DENV-2 作为主链的病毒疫苗，其他 3 种血清型的关键蛋白质基因被改造加入这个主链中，具有广谱效应，可以预防 4 种血清型别的登革病毒。2022 年 8 月，印度尼西亚药品监管机构批准使用该疫苗，人群适用范围 6~45 岁。2023 年 3 月 2 日，巴西国家卫生监督局（Anvisa）宣布批准 Qdenga 登革热疫苗注册，适用于 4~60 岁的人群。需要接种 2 剂，每剂间隔 ≥ 3 个月，皮下接种，剂量为 0.5ml。在接种 Qdenga 后的第三年，以前没有感染过 DENV-2 的人仍然可以抵御 DENV-2，但对 DENV-1 或 DENV-3 没有任何保护作用。接种 Qdenga 的人在接种前从未感染过登革热，但在两年后感染了 DENV-3。Katzelnick 和 de Silva 等认为这些结果是警告信号，1、3 或 4 血清型的突破性感染可能会导致 ADE。

3. TV003/TV005 减毒活疫苗

TV003/TV005 的 DENV 减毒活疫苗的开发始于 1996 年，由美国国家过敏和传染病研究所的传染病实验室（LID）负责，现由 NIAD/Butantan/Merck 负责。该疫苗的策略是删除 DENV-4 3′-UTR 区 TL2 loop 的 30 个（172-143）连续核苷酸（rDEN4 Δ 30）。DENV-1 也构建了一个缺乏相同同源基因组区域的突变体（rDEN1 Δ 30）。这两种突变体的感染性降低，但在恒河猴表现出强烈的诱导中和抗体反应的能力。为实现四价 DENV 疫苗，使用 rDEN4 Δ 30 的骨架来产生嵌合病毒，即 DENV-4 的外壳、膜和包膜基因（rDENV2/4 Δ 30（CME））被 DENV-2 的同源基因取代。rDENV2/4 Δ 30（CME）在 SCID-HuH-7 小鼠和恒河猴中显示出高度减弱的表型。此外，rDEN3 Δ 30/31 突变体毒株，在非人灵长类动物中未检测到病毒血症，但却表现出强烈的中和抗体反应，显示了理想的安全性。Ⅲ期临床试验进行中。

（三）登革病毒疫苗评价相关的动物模型

1. 小鼠模型

以 Dengvaxia（ChimeriVax-DEN）疫苗为例，准备怀孕的 ICR（CD1）小鼠，将出生后 2~3 天的小仔随机的分配给哺乳的母鼠组，每组 9~13 只新生小鼠。新生小鼠 3 至 4 天时，实验组通过脑内（i.c.）途径接种 20 μl 的 ChimeriVax-DEN1-4 病毒，对照组接种 YF-VAX 病毒，观察 21 天，记录死亡情况，并通过反向滴度测定新生小鼠感染病毒载量，以评估 ChimeriVax-DEN1-4 的安全性。

2. 食蟹猴模型评价疫苗安全性

将黄病毒阴性的 11 只雄性和 11 只雌性未成年食蟹猴随机分配到 2 个处理组。实验组大脑皮层额叶接种 $10^{5.6}$ PFU 的 ChimeriVax-DEN1-4 病毒，对照组大脑皮层额叶接种 $10^{4.7}$ PFU 的 YF-VAX。观察记录猴的临床症状、饮食变化、体重、血清化学指标和血液指标，并在不同时间点检测病毒血症和测定病毒抗体滴度。30 天后安乐死进行尸检，该实验用来进行安全性评估。

3. 食蟹猴模型评价疫苗体内有效性

将 24 只食蟹猴随机分成 4 组（含雌雄）。对 lg $TCID_{50}$ 的 ChimeriVax-DEN1、ChimeriVax-DEN2、ChimeriVax-DEN3 和 ChimeriVaxDEN4 病毒进行如下组合处理，然后静脉注射。第一组四价配方为 5,5,5,5；第二组为 3,5,5,3，第三组为 5,5,5,3，第四组为 3,3,3,3。接种后观察记录猴的临床症状、体重变化，不同时间点测定病毒载量和抗体滴度。接下来将免疫后的猴重新随机分为四个新组，并在免疫后 6 个月用野生型 DEN 病毒株攻毒，检测病毒血症和中和抗体水平，明确对每个登革病毒血清型的保护作用，以评价疫苗的免疫原性 / 保护性评估。

第四节 小结与展望

新突发传染病时有发生，而多种早已发现的病毒的疫苗研制尚未完成。动物模型对于疫苗研究的意义不言而喻，我们需要提前布局，构建可能用于新突发传染病研究的基因修饰动物模型、维持天然易感动物模型种群，以备不时之需。根据病原体及其受体基因的特点，可通过将病毒受体或共受体导入小鼠体内，建立基因修饰的动物模型，产生易感小鼠模型。此外，缺乏 T、B 细胞或 NK 细胞功能或缺乏干扰素（IFN）受体的小鼠可被多种病原体感染，可用于建立多种病原的疾病动物模型，虽然这类动物模型不适合用于评价疫苗体内效力。鉴于呼吸道病原体传播速度快、危害大，应更加重视构建和储备呼吸道病原体（如冠状病毒、呼吸道合胞病毒）或可通过呼吸道传播的肠道病毒（如 EV-D68）的动物模型。

长期维持基因修饰动物模型种群需要大量的硬件资源和费用，而冷冻保存胚胎和精子的成本要低得多。故面对数量众多的基因修饰动物模型库，建立胚胎冷冻或（和）精子库是很必要的。此外，因新突发传染病疫情具有突发性和进展快速的特点，为了应对紧急需求，建立快速繁殖体系是非常必要的。以新冠小鼠模型 hACE2-KI 为例，从疫情发生早期的几只种鼠开始，要在 1 ~ 2 个月内生产出数千只老鼠支持全国的疫苗体内效力评价，是一个巨大的挑战。但是，基于体外受精（IVF）技术可以解决这一难题，如收集 1~2 只 hACE2-KI 雄性小鼠的精子，并超排卵数百只野生型 C57BL/6 小鼠以收集卵母细胞。将受精卵移植到受体小鼠体内，在子代小鼠中筛选出 hACE2 阳性小鼠，一轮实验可以产生近 700 只小鼠，经过基因型筛选，可以获得近 300 只 hACE2 阳性小鼠。在人力物力允许情况下，通过重复操作，一个月内可以生产出数千只小鼠模型，满足紧急需求[7]。综上所述，我们迫切需要储备动物资源，并为未来的新发传染病做好准备，特别是由呼吸道病原体引起的传染病。

（范昌发，王佑春，吴　勇，王誉雅，王　煜，熊　芮）

参考文献

[1] MINTZ J B.Simian Virus 40 DNA Sequences in DNA of Healthy Adult Mice Derived from Preimplantation Blastocysts Injected with Viral DNA [J]. Proceedings of the National Academy of Sciences of the United States of America，1974，71（4）：1250-1254.

[2] CAPECCHI M R.Gene targeting in mice：functional analysis of the mammalian genome for the twenty-first century [J]. Nature Reviews Genetics，2005，6（6）：507-512.

[3] JOUNG J K，SANDER J D.TALENs：a widely applicable technology for targeted genome editing [J]. Nature Reviews Molecular Cell Biology，2013，14（1）：49-55.

[4] YURIKO O，KEISHI O.Genome editing with engineered nucleases in plants [J]. Plant & Cell Physiology，2015（3）：389-400.

[5] MILLER J C，TAN S，QIAO G，et al.A TALE nuclease architecture for efficient genome editing [J]. Nat Biotechnol，2011，29（2）：143-148.

[6] JINEK M，CHYLINSKI K，FONFARA I，et al.A programmable dual-RNA-guided DNA endonuclease in adaptive bacterial immunity [J]. Science，2012，337（6096）：816-821.

[7] FAN C，WU Y，RUI X，et al.Animal models for COVID-19：advances，gaps and perspectives [J]. Signal Transduct Target Ther，2022，7（1）：220.

[8] HARADA C，KIMURA A，GUO X，et al.Recent advances in genetically modified animal models of glaucoma and their roles in drug repositioning [J]. Br J Ophthalmol，2019，103（2）：161-166.

[9] DAVEY R A，MACLEAN H E，MCMANUS J F，et al.Genetically modified animal models as tools for studying bone and mineral metabolism [J]. J Bone Miner Res，2004，19（6）：882-892.

[10] GONG W，LIANG Y，WU X.Animal models of tuberculosis vaccine research：an important component in the fight against tuberculosis [J]. Biomed Res Int，2020，2020：4263079.

[11] GITTON Y，DAHMANE N，BAIK S，et al.A gene expression map of human chromosome 21 orthologues in the mouse [J]. Nature，2002，420（6915）：586-590.

[12] MOU H, KENNEDY Z, ANDERSON D G, et al.Precision cancer mouse models through genome editing with CRISPR–Cas9 [J]. Genome Med, 2015, 7(1): 53.

[13] FOO D G, ALONSO S, CHOW V T, et al.Passive protection against lethal enterovirus 71 infection in newborn mice by neutralizing antibodies elicited by a synthetic peptide [J]. Microbes Infect, 2007, 9(11): 1299–1306.

[14] RUDOLPH U, MÖHLER H.Genetically modified animals in pharmacological research: future trends [J]. Eur J Pharmacol, 1999, 375(1–3): 327–337.

[15] FAN C, WU X, LIU Q, et al.A human DPP4–Knockin mouse's susceptibility to infection by authentic and pseudotyped MERS–CoV [J]. Viruses, 2018, 10(9): 448.

[16] GE P, ROSS T M.Evaluation of pre–pandemic trivalent COBRA HA vaccine in mice pre–Immune to historical H1N1 and H3N2 influenza viruses [J]. Viruses, 2023, 15(1): 203.

[17] WU Y, QU Z, XIONG R, et al.A practical method for evaluating the in vivo efficacy of EVA–71 vaccine using a hSCARB2 knock–in mouse model [J]. Emerg Microbes Infect, 2021, 10(1): 1180–1190.

[18] VERDIJK P, ROTS N Y, VAN OIJEN M G, et al.Safety and immunogenicity of a primary series of Sabin–IPV with and without aluminum hydroxide in infants [J]. Vaccine, 2014, 32(39): 4938–4944.

[19] LIU C C, GUO M S, WU S R, et al.Immunological and biochemical characterizations of coxsackievirus A6 and A10 viral particles [J]. Antiviral Research, 2016, 129(9): 58–66.

[20] MAO Q, WANG Y, BIAN L, et al.EV–A71 vaccine licensure: a first step for multivalent enterovirus vaccine to control HFMD and other severe diseases [J]. Emerging Microbes & Infections, 2016, 5(7): e75.

[21] WANG W, TANG J, WEI F. Updated understanding of the outbreak of 2019novel coronavirus (2019–nCoV) in Wuhan, China [J]. J Med Virol, 2020, 92(4): 441–447.

[22] World Health Organization. Novel Coronavirus (2019–nCoV): situation report, 1 [R]. Geneva: World Health Organization, 2020.

[23] WALLS A C, PARK Y J, TORTORICI M A, et al.Structure, Function, and Antigenicity of the SARS–CoV–2 Spike Glycoprotein [J]. Cell, 2020, 181(2): 281–292.e6.

[24] LAN J, GE J, YU J, et al.Structure of the SARS–CoV–2 spike receptor–binding domain bound to the ACE2 receptor [J]. Nature, 2020, 581(7807): 215–220.

[25] SHANG J, YE G, Shi K, et al.Structural basis of receptor recognition by SARS–CoV–2 [J]. Nature, 2020, 581(7807): 221–224.

[26] FANG E, LIU X, LI M, et al.Advances in COVID–19mRNA vaccine development [J]. Signal Transduct Target Ther, 2022, 7(1): 94.

[27] AN Y, LI S, JIN X, et al.A tandem–repeat dimeric RBD protein–based covid–19 vaccine zf2001 protects mice and nonhuman primates [J]. Emerg Microbes Infect, 2022, 11(1): 1058–1071.

[28] JIANG Z, TIAN X, LU X, et al.An oral vaccine against CVA16 (Coxsackievirus A16) was developed by constructing a recombinant Lactococcus lactis [J]. Tropical Journal of Pharmaceutical Research, 2020, 19(5): 927–932.

[29] ZHU F, XU W, XIA J, et al. Efficacy, safety, and immunogenicity of an enterovirus 71 vaccine in China [J]. The New England Journal of Medicine, 2014, 370(9): 818–828.

[30] 刘晶晶，陶昌明，张迎迎，等.手足口病脑炎患儿脑脊液中细胞因子水平的比较 [J]. 微生物学免疫学进展，2019，47(1): 4.

[31] ZHANG S Y, XU M Y, XU H M, et al.Immunologic characterization of cytokine responses to enterovirus 71 and coxsackievirus A16 infection in children [J]. Medicine (Baltimore), 2015, 94(27): e1137.

[32] MURAKAMI K, FUJII Y, SOMEYA Y.Effects of the thermal denaturation of Sabin–derived inactivated polio vaccines on the D–antigenicity and the immunogenicity in rats [J]. Vaccine, 2020, 38(17): 3295–3299.

[33] ZHANG Y, GUO Y, DONG Y, et al.Safety and immunogenicity of a combined DTacP-sIPV-Hib vaccine in animal models [J]. Hum Vaccin Immunother, 2022, 18(7): 2160158.

[34] KAPIKIAN A Z, MITCHELL R H, CHANOCK R M, et al.An epidemiologic study of altered clinical reactivity to respiratory syncytial (RS) virus infection in children previously vaccinated with an inactivated RS virus vaccine [J]. Am J Epidemiol, 1969, 89(4): 405-421.

[35] KIM H W, CANCHOLA J G, BRANDT C D, et al.Respiratory syncytial virus disease in infants despite prior administration of antigenic inactivated vaccine [J]. Am J Epidemiol, 1969, 89(4): 422-434.

[36] KNUDSON C J, HARTWIG S M, MEYERHOLZ D K, et al.RSV vaccine-enhanced disease is orchestrated by the combined actions of distinct CD4 T cell subsets [J]. PLoS Pathog, 2015, 11(3): e1004757.

[37] POLACK F P, TENG M N, COLLINS P L, et al.A role for immune complexes in enhanced respiratory syncytial virus disease [J]. J Exp Med, 2002, 196(6): 859-865.

[38] MADHI S A, POLACK F P, PIEDRA P A, et al.Respiratory syncytial virus vaccination during pregnancy and effects in infants [J]. N Engl J Med, 2020, 383(5): 426-439.

[39] MEJIAS A, RODRÍGUEZ-FERNÁNDEZ R, OLIVA S, et al.The journey to a respiratory syncytial virus vaccine [J]. Ann Allergy Asthma Immunol, 2020, 125(1): 36-46.

[40] CAPELLA C, CHAIWATPONGSAKORN S, GORRELL E, et al.Prefusion F, postfusion F, G antibodies, and disease severity in infants and young children with acute respiratory syncytial virus infection [J]. J Infect Dis, 2017, 216(11): 1398-1406.

[41] MCLELLAN J S, YANG Y, GRAHAM B S, et al.Structure of respiratory syncytial virus fusion glycoprotein in the postfusion conformation reveals preservation of neutralizing epitopes [J]. J Virol, 2011, 85(15): 7788-7796.

[42] KARRON R A, ATWELL J E, MCFARLAND E J, et al.Live-attenuated vaccines prevent respiratory syncytial virus-associated illness in young children [J]. Am J Respir Crit Care Med, 2021, 203(5): 594-603.

[43] SAMY N, REICHHARDT D, SCHMIDT D, et al.Safety and immunogenicity of novel modified vaccinia Ankara-vectored RSV vaccine: a randomized phase I clinical trial [J]. Vaccine, 2020, 38(11): 2608-2619.

[44] WILLIAMS K, BASTIAN A R, FELDMAN R A, et al.Phase 1 safety and immunogenicity study of a respiratory syncytial virus vaccine with an adenovirus 26 vector encoding prefusion F (Ad26.RSV.preF) in adults aged ≥ 60 years [J]. J Infect Dis, 2020, 222(6): 979-988.

[45] QIU X, XU S, LU Y, et al.Development of mRNA vaccines against respiratory syncytial virus (RSV) [J]. Cytokine Growth Factor Rev, 2022, 68: 37-53.

[46] MARCANDALLI J, FIALA B, OLS S, et al.Induction of potent neutralizing antibody responses by a designed protein nanoparticle vaccine for respiratory syncytial virus [J]. Cell, 2019, 176(6): 1420-1431.e17.

[47] RIGAU-PÉREZ J G, CLARK G G, GUBLER D J, et al.Dengue and dengue haemorrhagic fever [J]. The Lancet, 1998, 352(9132): 971-977.

[48] AGUIAR M, STOLLENWERK N, HALSTEAD S B.The risks behind Dengvaxia recommendation [J]. Lancet Infectious Diseases, 2016, 16(8): 882-883.

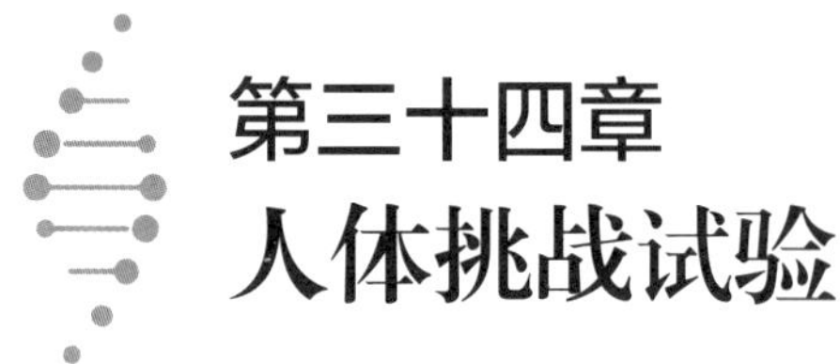

第三十四章 人体挑战试验

第一节 概述

一、人体挑战试验的概念

人体挑战试验（human challenge trials，HCTs）或称之为受控人体感染（controlled human infection，CHI）试验已有数百年历史，尽管这类研究似乎与医学上“不伤害”的基本原则有冲突，但其贡献了一些重要的科学知识，促进了全球公共卫生进程。

当代的HCTs是指在符合伦理标准的条件下，出于研究人体宿主与病原体相互作用或评估候选药物、疫苗的有效性等考虑，在可控条件下，有目的地让健康志愿者暴露于感染原的研究，类似于减毒活疫苗的Ⅰ期临床试验[1]。这种可控性，强调对受试者风险的精确识别和高度控制。例如，所选择挑战菌（毒）株（Challenge Strains）的特性应进行充分研究，并在现场良好生产规范（current good manufacturing practice，cGMP）或类似GMP的条件下生产[2]，通常为野生型且具有致病性，或对野生型进行减毒，抑或是通过基因修饰减少致病性的病毒、细菌、真菌或寄生虫[2]。此外，受试群体的入选标准、攻毒途径/剂量、临床研究等也应进行充分科学论证，由此产生的风险和负担应相对较小，并能够通过适当的治疗方案最大限度降低风险。

二、人体挑战试验的发展历程

历史上首个有记录的HCTs是由英国科学家爱德华·詹纳（Edward Jenner）于1796年完成的，他在给詹姆斯·菲普斯（James Phipps）接种牛痘6周后将其暴露在天花病毒下，证实接种牛痘可以预防天花感染[3]。尽管按照现在的伦理标准，詹纳没有对诱发疾病方法的安全性进行系统验证，也没有相应的可靠治疗干预措施，但该试验的结果促使了首个天花疫苗的出现，并催生了疫苗学领域[4]。1896年，英国军医赖特（Wright）首次研制出灭活伤寒疫苗，随后他利用人体感染伤寒沙门菌（Salmonella typhi，S typhi）对疫苗有效性进行评估，最初他为2名医务人员接种了伤寒疫苗，随后对其中1人注射S typhi进行挑战且并未发生感染[5]，这项HCTs证实了伤寒疫苗的有效性，并为后续支持自愿接种伤寒疫苗运动提供了有力证据[6]。

19世纪末至20世纪初，微生物学的发展推动了人们对传染病的认识，HCTs开始被用于疟疾、黄热病、登革热和利什曼病等病媒传播疾病的研究，确定了相应的传染病防控策略。1898 年，意大利医生和动物学家乔瓦尼·格拉西（Giovanni Grassi）基于 HCTs 首次提出疟疾是一种被雌性疟蚊叮咬后在人类间传播的疾病[7]，随后，苏格兰医生帕特里克·曼森（Patrick Manson）重复了类似的试验，成功地感染了两名志愿者（包括自己的儿子），并使用奎宁进行治愈[8]，验证了格拉西关于蚊子是疟疾传播媒介的发现，使当时疟疾得到了有效控制。1900 年，在古巴的美军黄热病研究委员会的沃尔特·里德（Walter Reed）通过 HCTs 证实了黄热病是由叮咬过黄热病患者的蚊子传播的，并基于此制定了消灭蚊子的方案，以帮助古巴防控黄热病传播[9, 10]。更重要的是，里德的研究被认为建立了知情同意的原型，志愿者被要求签署一份知情同意文件，其中概述了试验过程中受试者的预期风险，以及感染后获得高质量医疗护理的相对好处（相比于以不受控制的方式感染），并向志愿者支付一定数量的补偿金[9, 10]，但遗憾的是里德的知情同意书中没有充分强调试验中感染黄热病可能导致的死亡风险[11]，随后在古巴尝试使用 HCTs 开发黄热疫苗时（使用类似的知情同意书），3 名受试者死亡，引起公众强烈抗议，最终导致了试验的终止[11]。1910 年，研究人员发现，在皮肤表面注射导致皮肤利什曼病的寄生虫会引发局部感染[12, 13]。1921 年，研究人员通过 HCTs 证实了白蛉传播皮肤利什曼病的可能性[14]。此后，HCTs 再次证实了内脏利什曼病（黑热病）可以通过感染过该寄生虫的沙蝇叮咬传播给健康志愿者[15]。

20 世纪 20~30 年代，研究人员发现主动感染某种病原体可用于治疗特定疾病。1927 年，诺贝尔医学奖授予了奥地利精神病学家朱利叶斯·瓦格纳·贾雷格（Julius Wagner–Jauregg），以表彰他发现用于治疗神经梅毒的疟疾疗法，通过蚊子攻击或直接注射感染疟疾的人血，先让神经梅毒患者患上疟疾，产生高热症状；利用高热效果改善神经梅毒的病症；然后再用奎宁治愈患者的疟疾[16]。直到 20 世纪 40 年代青霉素的发现前，这种“治疗性”疟疾感染一直普遍地用于梅毒治疗[17]。

20 世纪 40 年代后，人们开始系统地使用 HCTs 研究病毒性肝炎[18-20]、伤寒[21]、登革热[22]、疟疾[23-30]等疾病，这些研究对疾病临床病程和实验室特征有了深入了解，推进了后续疫苗的开发，具有里程碑意义。1952—1974 年，美国马里兰大学建立并完善了可重复性的伤寒感染模型，使人们对伤寒发热有了深入了解，并促进了后续伤寒减毒活疫苗（Ty21a）的开发[21]。同时期，美国医学家阿尔伯特·沙宾（Albert Sabin）开发出了登革病毒感染模型，证实人类志愿者安全感染野生型登革病毒（DENV）的可行性，更重要的是确定了不同 DENV 血清型之间的持久同源保护和短期异源保护[22]，为后续测试登革热疫苗有效性提供了关键信息。1973 年，美国科学家大卫·克莱德（David Clyde）通过 HCTs 首次证明了将辐射减毒的恶性疟原虫子孢子将其注射到志愿者体内，诱导宿主产生针对子孢子的完全免疫保护[23-25]。随后，北美和欧洲的研究人员相继开展了多个研究项目[26, 27]，包括恶性疟原虫体外连续培养方法的成功[28]、恶性疟原虫配子体在体外培养发育成熟方法的建立[29]以及实验室培育按蚊的出现[30]，进一步推动了恶性疟原虫人体挑战模型的发展，并将其作为评估疟疾候选疫苗或抗疟药物的有效工具。

当代的 HCTs 被认为始于 20 世纪 70—80 年代，随着伦理框架的逐步发展，以及监管机构和伦理委员会对临床研究的密切监管，加之公众对 HCTs 认知的逐渐改观，近 10 余年来，HCTs 得以在成千上万的成年志愿者中安全地开展，目前已针对近 30 种不同的传染病病原体[1]（表 34–1）开发了受控人体感染模型（controlled human infection model，CHIMs），超过 45,000 名志愿者参与了研究[31, 32]。超过 200 项 HCTs 已在临床试验网站（clinicaltrials.gov）上注册，而且数量还在继续增加[33]。

表 34–1　近年来使用 HCTs 研究的病原体和相关传染病情况

分类	病原体	相关传染病	研究案例（ClinicalTrials.gov 注册号）
呼吸道传染病	鼻病毒	普通感冒	NCT00032500
	流感病毒	流行性感冒	NCT01971255
	卡介苗	结核病	NCT01194180
	肺炎链球菌	细菌性肺炎、脑膜炎	NCT05535868
	A 群链球菌	链球菌性咽炎	NCT03361163
	呼吸道合胞病毒	细支气管炎 病毒性肺炎	NCT04690335
	百日咳博代氏杆菌	百日咳	NCT03751514
	新型冠状病毒	新冠病毒感染	NCT04865237
胃肠道传染病	空肠弯曲菌	腹泻	NCT04182490
	轮状病毒	腹泻	NCT04123119
	大肠埃希菌	腹泻	NCT03576183
	志贺氏菌	痢疾	NCT04992520
	霍乱弧菌	霍乱	NCT01895855
	副伤寒沙门氏菌	伤寒	NCT01129453
	伤寒沙门氏菌	伤寒	NCT02324751
	诺如病毒	病毒性腹泻	NCT03721549
虫媒传染病	恶性疟原虫	疟疾	NCT04788862 NCT02015091
	间日疟原虫	疟疾	NCT05071079
	登革病毒	登革热	NCT03416036
	隐孢子虫	隐孢子虫病	NCT05036668
	利什曼原虫	利什曼病	NCT04512742
	美洲钩虫	钩虫病	NCT03257072
	曼氏血吸虫	血吸虫病	NCT05085470

目前 HCTs 被越来越多地应用于推进疫苗开发，由于使用更少的受试者接种疫苗就能够获得初步有效性和安全性证据，相比传统临床试验速度更快。研发人员通常将 HCTs 视为一种工具，用于获得疫苗配方信息、筛选候选疫苗、探索与临床保护相关的免疫学指标（immune correlate of protection，ICP）以及提供疫苗有效性的支持性证据。在开发的早期阶段，HCTs 可以提高人们对疾病发病机制和（或）人体保护性免疫反应的理解，为疫苗设计提供参考信息，例如，在呼吸道合胞病毒 HCTs 中，确定了在健康成年志愿者中的发病机制和临床病程[34]；此外，HCTs 还可以对潜在的候选疫苗进行筛选，例如，登革病毒 HCTs 中，在候选疫苗临床 I 期试验中证明了安全性和免疫原性后，先在

非流行地区通过 HCTs 开展Ⅱa 期试验，即候选疫苗投入到流行地区进行高成本的现场试验前，生成概念验证数据[35]，确保更具前景的候选疫苗进入现场试验。开发后期，HCTs 还可能识别出免疫标志物，用于支持监管决策，例如，流感病毒 HCTs 证实了血清血凝抑制（hemagglutination inhibition，HAI）抗体滴度超过 1：40 与对流感病毒产生保护作用之间的联系[36]，以 HAI 滴度作为合理预测流感疫苗临床效果的替代终点，快速通过 FDA 审批获得许可[37]。此外，HCTs 还能够提供疫苗有效性的支持性数据或特定情况下为疫苗上市许可提供主要有效性证据。例如，2016 年，美国食品药品管理局（FDA）批准了一款预防霍乱的疫苗 Vaxchora[38, 39]，这也是首个基于 HCTs 有效性证据获得许可的疫苗。

随着新型冠状病毒肺炎（Coronavirus disease 2019，COVID-19）疫情持续大流行，为加速疫苗开发，英国率先批准了针对严重急性呼吸综合征冠状病毒 2 型（severe acute respiratory syndrome coronavirus 2，SARS-CoV-2）的 HCTs，引发了全球瞩目，虽然研究存在不确定的风险，但人们希望这类研究能够为当时正在开发的新冠疫苗的测试提供另一种更快速的途径[40]，并帮助筛选候选疫苗，目前已完成关于测试 SARS-CoV-2 初次感染过程中的病毒动力学、最小感染剂量的相关研究。随着多款新冠疫苗产品获批上市，当前的研究目标已转向测试下一代候选疫苗和疗法，确定保护相关的免疫学指标作为未来试验的替代终点，提高对 SARS-CoV-2 发病机制、免疫反应和传播的理解等。

第二节　人体挑战试验的设计与实施

一、人体挑战试验设计的总体考虑

HCTs 涉及有目的地让健康志愿者感染病原体，存在潜在风险和不确定性，因此应对参与者及其接触者进行详细的风险评估，并确保在发生不良事件时得到及时医疗救治，这需要具备良好的临床设施、周密的受试者招募计划、密切监测和控制。挑战菌（毒）株通常仅限于那些既能检测又可治疗或自限性的病原体，且应与流行病学相关、具有代表性，并对其特性进行充分表征[41]。此外，为建立感染模型，还需要进一步选择恰当的攻毒剂量和途径，确定用于后续研究的研究终点。最后，为降低志愿者的风险，需要长期随访，尽早发现意外的不良事件。

二、人体挑战试验设计的关注点

（一）对入选受试者的考虑

HCTs 的安全性和完整性有赖于科学细致的试验对象筛选。首先必须确保研究尽可能安全，研究者应根据新出现的证据及时更新受试者选择标准，当有证据证实某些特定群体因感染而患严重疾病或死亡风险显著增加时，应将其排除在初始研究之外[42]。其次，应优先考虑受试者的安全，而不是考虑相关结果在高风险人群中可推广性。初始研究必须选择低风险的受试者，即便一些研究目标是针对高风险人群（老年人、幼儿、并发症患者），只有当 HCTs 安全性不断得到证实，才能考虑按顺序逐步扩大甄选标准。此外，在流感挑战试验中，研究者发现受试者流感病毒特异性抗体为阳性，或者抗体检测阴性但过往曾感染过流感的情况会显著影响对 HCTs 结果的评估[43, 44]，初始研究中通常会排除曾感染过目标传染病，或者6个月内曾前往过目标传染病流行地区或过在流行地区具有长期居住史的人群纳入试验，这些人为筛选和风险控制也可能导致HCTs结果不具有普遍适用性[45]，这种情况下，在HCTs提供候选疫苗初步有效性数据后，还需要进一步评估其在真实世界中的有效性。

（二）对研究环境的考虑

由于涉及使用活的菌（毒）株，需要根据HCTs的安全性、病原体的传播性和毒性，以及感染的防控能力选择适当的研究环境[43]。当挑战菌（毒）株存在向环境或公众传播的可能性时，例如，能够通过密切接触或偶然接触进行人人传播，或在特定情况下，即便无法在人与人之间传播，但其传播媒介存在（蚊虫叮咬模型）时，应明确要求将受试者处于隔离的环境中。对自然条件下常见病原体可考虑在门诊环境进行研究，但也有研究案例为排除其他自然感染因素的干扰，要求对受试者进行隔离[43]。

（三）对挑战菌（毒）株的考虑

HCTs设计开发中至关重要的是挑战菌（毒）株的选择、生产和质量控制。然而，一些病原体（如诺如病毒）缺乏可行的培养方法，以及GMP生产成本较高和潜在的监管障碍，导致可用菌（毒）株的种类极为有限[45]。当现有菌（毒）株难以满足研究需要，或者需要新物种、血清型或表型的菌（毒）株时，不可避免地需要开发和生产新的挑战菌（毒）株。

1. 挑战菌（毒）株的选择

在HCTs早期阶段，选择合适的菌（毒）株十分重要。不同菌（毒）株间的差异，会导致其致病性、毒力、传播力和遗传稳定性的变化，不仅影响HCTs数据的相关性，更重要的是会让志愿者面临风险[41]。因此，选择菌（毒）株时应满足以下条件：首先应了解病原体的自然史，包括感染途径、病程、人群差异、病原体变异性；其次挑战菌（毒）株应契合疫苗和药物需求，例如，所选择的菌（毒）株应与HCTs研究目的密切相关，包括考虑与待测疫苗中的菌（毒）株是同源或异源的、地域代表性、是否具有耐药基因以及毒力因子等；三是应明确挑战菌（毒）株生物活性及其抗菌药敏感性和（或）耐药性，以平衡安全性和感染率，这包括明确病原体的毒力、关键毒力因子表达的稳定性、可用性、对干预措施的敏感性，以及潜在传播能力，这些特征对于选择挑战菌（毒）株十分重要；四是挑战菌（毒）株应能够实现生产的一致性和可重复性，如按照GMP标准化生产的预冻菌（毒）株，极大地推动了疟疾、霍乱、伤寒挑战试验的发展。

2. 挑战菌（毒）株的特性研究

（1）菌（毒）株的鉴定

选择挑战菌（毒）株进行生产前，应对菌（毒）株（如基因型、血清型、亚型）进行鉴定，并结合菌（毒）株风险制定具体检测计划，可通过定点PCR（targeted PCR）或全基因组测序（whole genome sequencing，WGS）等技术确认一次或多次传代后的基因组稳定性，识别关键位点突变情况以及生产过程中基因变化情况。使用寄生虫的HCTs，应确定寄生虫所处的生命周期阶段，并在适当情况下确定其性别，这直接关系到HCTs设计和安全性。应考虑建立菌（毒）株基因组的数据库，共享其完整序列，供研究者使用。在适用的情况下，及时更新涉及基因组的重要信息，例如，新突变、抗性标记、毒力因素和（或）新确定的表型[46]。

（2）外源因子的控制

挑战菌（毒）株的安全性与其纯度紧密相关，外源污染物可能导致菌（毒）株产生超出预期毒性的不良事件。因此，外源因子的控制是一个关键质量控制点，应尽可能减少或消除其中的污染物（病毒、支原体、细菌、真菌），这些污染物可能来自临床分离物、起始材料和（或）原材料，或在生产过程中摄入。例如，在病原体培养过程中，如果使用了抗生素、抗体、诱导剂或其他物质，那么对工艺残留的检测就至关重要[47]。此外，应对潜在（整合的、静止的）的外源因子重新激活的可能性进行风险评估。对相关的和潜在的重要污染物，应在成品阶段进行全面检测，或建议从在生产工艺早期就进行控制和检测，因为成品中存在污染物可能导致整个批次无法使用。对于外源因子检测和控制，应与监管机构达成共识[46]。

（3）效力评估

对病原体效力的控制亦必不可少，以确保攻毒剂量的一致性和受试者可耐受，包括平衡安全性（发病率过高导致风险增加）和有效性（发病率应过低导致结果不确定）。效力测定中，应首先验证挑战菌（毒）株处于最佳生长状态。当存在动物模型时，应参考挑战菌（毒）株在动物实验中效力数据，并结合其人类致病史确定攻毒剂量[46]，包括通过噬斑形成单位（plaque forming unit，PFU）或半数组织培养感染量（median tissue culture infective dose，$TCID_{50}$）、菌落形成单位（colony-forming unit，CFU）等指标确定菌（毒）株的活性。当挑战菌（毒）株没有合适体外试验评估效力时，也可考虑间接评估，例如，针对诸如病毒建立 PCR 拷贝数与其效力的关联，疟原虫和利什曼原虫则通过病媒叮咬次数和由此产生的发病率之间的关联确定其效力[46]。如有需要，也可开展体内效力测定，但应说明其合理性。

（4）稳定性

挑战菌（毒）株制备后应进行妥善储存，以确保每次试验所使用的菌（毒）株是同质和一致的，这一点与疫苗的要求是相似的。理想情况下，应就种子库稳定性制定监测计划，定期考察种子的纯度和效力，评估参数取决于具体的生产方式。使用预制备菌（毒）株时，应按规定时限进行纯度和效力测试，当菌（毒）株制备是基于新获得的细菌或病毒样本，或从活体动物上获得，应证明其在制备和攻毒期间具有相同效力。无论采用哪种制备方式，HCTs 开始前均需要对菌（毒）株效力进行再检测[46]。对于基因修饰的挑战菌（毒）株，应将修饰的完整性证明纳入稳定性和攻毒前的检测计划[46]。

3. 挑战菌（毒）株制备中的原辅料控制

（1）原料

挑战菌（毒）株制备原料的质量属性应与攻毒途径相适应，如口服制剂需要使用食品级（或更高级别）原料。制备中所用培养基、缓冲液、水、血清、胰蛋白酶或其他酶、氨基酸、抗生素等原料来源应具有可追溯性[46]。此外，人源和（或）动物源性原料的质量要求、技术标准、验收条件应按照预期用途严格定义，如有替代材料，应尽可能不使用动物源性原料[48]。

（2）起始材料（病原体来源和种子库）

应基于选定的野生菌（毒）株的原始分离物或采用重组技术制备的菌（毒）株，建立种子库系统（通常包含主种子库和工作种子库两级）[49]。建立种子库时需要记录种子库系统；种子的表征信息（基于对多次传代的质量控制检测）；种子的传代史和衍生史，包括所记录的供体筛选、测试和病史信息，以及从原始宿主分离病原体的来源地（chain of custody）。如果涉及使用重组技术，还应记录菌（毒）株全基因组序列、种系发育分析、来源、遗传稳定性和表型特征[46]。

（3）生产用细胞基质

当挑战菌（毒）株生产需要使用细胞培养，应建立细胞库系统[46]。细胞系（cell lines）有可能影响生产工艺的一致性和挑战菌（毒）株的质量。细胞基质应进行充分表征，以监测和控制生产工艺。建议使用特征良好和已验证的细胞系。

（4）生产过程中的宿主或媒介

一些挑战菌（毒）株的生产过程需要使用中间宿主，某些寄生虫的制备需要使用昆虫媒介，如恶性疟原虫需要按蚊、曼氏血吸虫需要蜗牛[46]。这些媒介提供了一个生物体系使寄生虫得到最佳发育，并将寄生虫注入人体。与病原体种子库和细胞库类似，也需要对这些媒介进行表征，并记录其生长和培育（Maintenance）情况。风险评估应包括记录媒介释放对环境的影响（特别是媒介非本国原生）以及微生物限度。微生物限度是一项重要的安全性属性，生产过程中应尽可能使用无菌原料，包括水、幼虫生长液、喂养液等都应是无菌的，通常还需要设计专用昆虫室[46]，并通过对一定比例的虫卵、蛹、血粉和蚊子进行培养，以评估微生物的生长情况。

（四）对攻毒剂量的考虑

当挑战菌（毒）株生产完成后，为建立感染模型，还需要进一步选择恰当的攻毒剂量和途径。当研究以临床症状作为终点时，设定的攻毒剂量应能够实现标准化可重复性的感染，然而大多数感染的自然发病率相对较低，往往与仅通过血清学反应检测到的轻度或亚临床感染有关[45]。尽管很多HCTs中证实了更高的剂量会导致更短的潜伏期，但更高的攻毒剂量可能导致超过疫苗的保护力范畴，导致更严重的感染症状，并使试验结果不具有生理学相关性[50]，为此，一些HCTs设计中采取相应措施寻求感染力的增强，例如，在志贺氏菌和伤寒感染中，使用胃酸抑制剂（碳酸氢钠溶液）可减少胃酸对细菌活力的影响[51-53]。此外，当在流行地区开展HCTs时，由于筛选免疫空白人群的困难，在流行地区需要使用更高的攻毒剂量，才能复制非流行地区的发病率或疾病严重程度[46]，这在美泰合作开展的志贺氏菌和霍乱弧菌HCTs中得到证实[54-56]。

（五）对攻毒途径的考虑

HCTs中，攻毒途径应尽可能复制自然感染过程，但实际操作中考虑到安全性、科学性和可操作性等因素，有时很难实现，这在呼吸道疾病HCTs中尤为突出。理论上，呼吸道病原体能够通过气溶胶、飞沫和直接接触分泌物3种途径传播，但多数HCTs均首选鼻内滴注的攻毒途径，如鼻病毒、流感病毒、呼吸道合胞体病毒、新冠病毒、肺炎链球菌。虽然飞沫被认为是呼吸道疾病传播的主要方式[57-60]，但其他两种途径也在自然感染中发挥了重要作用[61]。例如，研究发现，与气溶胶途径感染的参与者相比，接受鼻内滴剂攻毒的受试者病情较轻，潜伏时间更长，下呼吸道症状比例更低[61]，因此大多数研究根据疾病的特征选择了较为安全的鼻内滴剂攻毒方式，但其无法涵盖自然感染中的所有症状。而结核分枝杆菌挑战研究则是一个例外，由于故意让人感染结核分枝杆菌在伦理上并不可行，研究者设计了使用卡介苗（Bacille Calmette–Guérin，BCG）替代结核分枝杆菌的人体挑战模型，监测BCG接种后诱导的抗微生物免疫的差异[62]。BCG是一种减毒的牛结核分枝杆菌，是目前临床唯一使用的预防性结核疫苗。它与人感染的结核分枝杆菌非常相近。试验中，健康志愿者皮内接种卡介苗的挑战，然后定期从接种部位的皮肤进行活检取样，通过固体琼脂培养和qPCR监测BCG载量。该模型的优势是能够直接检查接种部位，更容易进行皮肤活检[63，64]。

虫媒传染病HCTs研究方面，在针对利什曼原虫的攻毒途径研究中，人们发现虽然皮下攻毒能够导致疾病发生，但白蛉传播的寄生虫似乎更有效地引起感染，这表明寄生虫可能在白蛉体内产生发育变化[65]。同样，静脉注射特定数量的子孢子能够实现标准化可重复性的疟疾感染，但该方法绕过了皮肤内的作用机制，没有完全复制蚊子叮咬的感染过程，使 HCTs 研究结果可能具有局限性[47]。

（六）对研究终点的考虑

HCTs 研究终点通常是启动治疗时间点，通常由临床终点、微生物学或血清学指标组成[45]，终点可能是对临床感染的诊断、特定菌（毒）株类型的携带或感染、感染体征和发展或感染严重程度的评估，通常需要结合病原体和疾病特点考虑，例如，疟疾 HCTs 中，由于疟原虫生命周期的复杂性，目前有针对红外期、红内期和传播阻断 3 类疟疾候选疫苗，研究终点则取决于所评价疫苗所针对的感染阶段[66]。子孢子挑战被用于评估红外期候选疫苗的效力，以血涂片的显微镜检查或 qPCR 检测出疟原虫为终点[67]；针对红内期候选疫苗，通过静脉注射极少量受感染的红细胞方式建立感染，并以疟原虫增殖率确定疫苗效力[68]；而评估传播阻断候选疫苗，需要引发红内期疟疾感染后，使用精确剂量抗疟药控制志愿者不出现临床症状直到诱导配子体出现，以此考察候选疫苗能否能够阻断疟原虫配子体从受感染的人类志愿者到按蚊的传播[69-73]。此外，使用不同研究终点还可以对 HCTs 结果进行进一步的详细评估，例如，分“感染”和“感染且患病”的情况，或进一步评估候选疫苗对有症状和无症状感染者的效果[74]。

第三节　人体挑战试验的伦理标准

一、人体挑战试验伦理的发展进程

《赫尔辛基宣言》强调医学研究目的是获取新的知识，但不得优先于受试者的权利和利益[75]。而 HCTs 中受试者面临风险且没有直接获益，并不符合其个人利益，引发了很多争议和讨论。伦理学家、社会学家也纷纷从不同角度就 HCTs 伦理可接受标准进行了探讨和研究。近 20 年来，针对 HCTs 的伦理标准不断发展，欧美伦理学家们经过深入思考后一致认为，在某些特定条件下，有目的地感染研究对象在伦理上是可以接受的[38]。首个系统对 HCTs 进行伦理分析的文章发表于 2001 年[76]，随后英国医学科学研究院从 2002 年也开始对 HCTs 的伦理问题进行系统研究，并在 2005 年的研究报告中明确提出，现代常规化地开展这类研究需要在知情同意、保密、伤害风险、科研价值和质量及社会公正这五大方面做系统的伦理考量[77]。随着 2003 年严重急性呼吸系统综合征（severe acute respiratory syndrome，SARS）爆发、2009—2010 年 H1N1 流感大流行、2014—2016 年西非埃博拉病毒暴发，以及自 2019 年底持续至今的 COVID-19 疫情的出现，人们开始重视 HCTs 在传染病研究中的重要性并对研究伦理进行系统化管理，已出台多个针对公共卫生紧急情况下使用人体试验开展科学研究的权威伦理指南[78]（表 34-2）。

表 34-2 使用人体试验开展科学研究的伦理指导性文件

编号	时间	针对 HCTs 伦理的指导性文件	来源
1	2001	《人体感染挑战试验的伦理挑战》(The ethical challenge of challenge experiments)[76]	临床传染病学杂志
2	2004	《如何使发展中国家的临床研究符合伦理？ 伦理研究的基准》(What makes clinical research in developing countries ethical? The benchmarks of ethical research)[79]	传染病杂志
3	2005	《针对人类志愿者使用微生物的挑战研究》(Microbial challenge studies of human volunteers)[77]	英国医学科学院
4	2016	《传染病暴发中的伦理问题应对指南》(Guidance for managing ethical issues in infectious disease outbreaks)[80]	世界卫生组织
5	2016	《涉及人的健康相关研究国际伦理指南》(International ethical guidelines for health-related research involving humans)[81]	国际医学科学组织理事会
6	2020	《全球突发卫生事件研究：伦理问题》(Research in global health emergencies: ethical issues)[82]	纳菲尔德生物伦理委员会
7	2020	《关于 COVID-19 人体挑战性试验的伦理可接受性关键准则》(Key criteria for the ethical acceptability of COVID-19 human challenge studies)[42]	世界卫生组织

新冠疫情暴发后，由于 HCTs 可能带来重大公共卫生利益，全球学术界对开展新冠病毒 HCTs 的伦理可接受性进行了广泛而激烈的讨论，相比于过往的 HCTs 研究，健康志愿者在该研究中面临较高的风险且新冠病毒系首次应用于人体挑战，存在高度不确定性，人们认为该研究必须遵循“最高的科学和伦理”标准。另一方面，HCTs 的伦理发展已经从单纯地降低伤害或回避风险，转移到促进社会公平公正的关注。2020 年 5 月，22 位美国学者在《科学》杂志上联名发表关于新冠疫苗 HCT 研究的伦理原则中，将此类研究的“社会价值”被列为最为重要的伦理考量，如鼓励一项 HCT 囊括多医药健康问题，分享数据，确保科研成果能跨越知识产权、产品转化等门槛广泛而公平地被社会不同群体利用[83]。在此背景下，世界卫生组织研究制定了《关于 COVID-19 人体挑战性试验的伦理可接受性关键准则》[42]，进一步推进了 HCTs 伦理可接受性的发展，系统地总结了当前的经验，形成了一系列相互补充、相互关联的伦理标准。

二、人体挑战试验伦理可接受的共性要求

（一）科学依据

首先，必须明确使用 HCTs 而非那些风险较低试验方法的原因，例如，HCTs 能在几乎没有病原体持续传播的情况下测试疫苗[84]，这也是其他研究所不具备的。其次，如前所述，此类研究的“社会价值”被列为最为重要的伦理考量。这种社会价值在疫苗开发过程中体现为：传统方法通常无法仅靠动物试验来完成一个足够可靠的研究数据模型，最终还是需要依靠流行病学或临床试验研究中得出的人体数据，这需要耗费大量时间和金钱，而 HCTs 能够迅速从多个候选疫苗中选择最安全和最有效的疫苗信息，加速最具前景候选疫苗的上市，这对于迅速应对突发公共卫生事件极为重要[85]。此外，HCTs 安全性必须建立在已知临床前或临床研究数据的基础上，开始前应明确研究在何种范围内进行，结果有何意义，并结合新的证据，不断评估试验对受试者的潜在风险，这并非是一个自我评估的定性分析，而是需要系统的调查和研究。

（二）风险和潜在获益评估

总体来说，获益必须大于风险是研究伦理的一项标准化要求。为此，应尽可能量化 HCTs 的潜在获益和风险，并与相关研究设计进行比较。需要指出的是，HCTs 中受试者通常不太可能受益，除非正在测试的疫苗被证明是安全有效的，因此获益通常是所获得知识的社会效益，研究参与者、伦理委员会和公众需要清楚这一点。WHO 将这种获益概括为三个方面[42]：一是拟进行的 HCTs 结果实际上可能在何时以及以多快速度获得可使用的疫苗；二是预计可能挽救多少生命；三是丰富科学知识等其他公共卫生获益。此外，HCTs 中涉及的风险应尽可能清晰准确地定义，对风险的量化指标包括：暴露在风险中的受试者人数、受试者的绝对风险（根据最新数据）、受试者的边际风险（即与感染的背景风险相比，受试者参与试验的额外风险）[84, 85]。同时，审查必须认识到不同感染会带来不同风险，必须采取相应措施降低风险。例如，减毒活病毒疫苗 HCTs 中，如脊髓灰质炎、轮状病毒、BCG 应是温和且自限性的。涉及病毒如普通感冒 HCTs 也必须是温和的和自限性的，涉及细菌如伤寒 HCTs，其相关症状应已知且能够完全治愈。而疟疾 HCTs 研究应选择对抗疟药物敏感的疟原虫，确保能够可靠地根除病原体。同时，应该认识到 HCTs 的风险不仅限于受试者，还需要衡量对受试者接触的第三方乃至整个社会的风险。

（三）公众协商和参与

公众和患者参与研究（public and patient involvement，PPI）越来越多地受到国际社会的重视，公众和患者的经验既能加深思考，又能提供不同的视角。他们第一手的信息能很好地提供人类在面对疾病时的反应，并有针对性地调整医疗决策。考虑到 HCTs 的争议性和伦理敏感性，相比于其他科学研究，HCTs 似更需要公众的协商和参与，尤其在公共卫生突发事件中，HCTs 对志愿者造成的任何伤害（无论研究是否符合伦理）都有可能引发公众反响[86]。因此，从一开始考虑 HCTs 时，地方、国家和国际各级的公众参与就应立刻启动，且贯穿整个研究过程并持续到研究结束之后[40, 87, 88]，例如，在 SARS-CoV-2 的 HCT 早期，英国的研究人员进行了广泛咨询，以探讨公众对 HCTs 概念的理解和 SARS-CoV-2 研究的接受程度，包括一项涉及 2,441 人的问卷调查和多个焦点小组，所收集到的意见和关切均用于 HCTs 设计和筹备[89]。此外，还应注重以公开透明方式明确相关风险和潜在收益，并保障公众真正实现事前对话的机制[86]。而公众的支持也将助推 HCTs 的开展，例如，SARS-CoV-2 HCT 期间，名为“再早一天（1Day Sooner）”的 HCTs 倡导组织，聚集了一些希望帮助疫苗研发、参加临床测试的志愿者，建立了高知名度并引起了公众的极大关注，形成了有利的公众意见[89]。但也有专家认为应谨慎看待公众参与行为，特别是在大流行危机的背景下，尽管公众舆论支持极为重要，但这并不足以作为伦理委员会批准 HCTs 的决定性因素。从伦理委员会的角度来看，其需要专注于健康志愿者的保护[90]。理想情况下，HCTs 开展应基于公众和专家组意见的相互印证。

（四）研究协调

HCTs 规划中，通常需要研究人员、资助者、伦理学家和监管者的密切合作和沟通协调，包括确定亟待优先解决的研究问题[86]，有时这意味着需要在平衡安全性与研究效率方面达成一致。例如，选择与大流行毒株高度相似的毒株可能意味着更高的风险，而减毒株虽然降低了参与者的风险，但其制备需要较长的时间，这与公共卫生应急需求相冲突[91]。此外还应确定如何使用 HCTs 获得数据，例如，在决定对有前景的候选疫苗启动现场试验的背景下，在预先批准、许可或试验疫苗的紧急使用等相关决策中，HCTs 数据将发挥什么作用[92, 93]。当涉及国际合作项目时（特别是中低收入国家），这种协调就更为重要，例如，纳入当地研究人员和伦理学家参与研究的所有阶段，这有助于更好地契合当地实际需求、社会价值观和文化背景，建立相互关系和公众信任，提高研究效率[86]。在突发公共卫生事件期间，还应鼓励协调建立相关研究数据和挑战菌（毒）株的共享机制[42]，特别是关于疫苗安全性和有效性以及对受试者的相关伤害数据，可以避免不必要的重复，降低研究风险，而挑战菌（毒）株的共享能够使不同地区的试验结果具有可比性，实现最大获益。

（五）研究中心遴选

研究中心应具备适当的设施，包括制备挑战菌（毒）株，为受试者提供安全、舒适的隔离环境等。理想情况下，应选择在 HCTs 设计、审查和实施具有丰富经验的研究中心[42]。例如，在 HCTs、样本采集、诊断检测、知情同意方面具有专业技能和相关经验，具备开展临床试验（GCP 认证或同等认证）的资质，包括数据保护、安全性报告和伦理准则等方面相关知识，了解和掌握相关程序、政策法规和试验要求[94]，以及能够号召当地公众参与，确保快速、高效地启动研究。此外，研究中心的遴选过程中，还应考虑潜在的感染风险。由于流行地区的受试者更能够从 HCTs 中直接受益，应优先考虑在流行地区开展研究，但应确保 HCTs 不会过度争夺稀缺资源（人员、防护设备和医疗保健），以免损害当地的流行病应对[42]。

（六）受试者选择

从伦理的角度考虑，试验中优先保障的是受试者的安全，而不是相关结果在高风险人群的可推广性[42]，这是接受人体挑战试验的关键必要条件。在公平性的原则下，还应排除由于社会不公平而导致的感染风险高的人群和弱势群体（儿童、失能的成年人、囚犯等）。一般来说，初步研究中筛选标准应考虑：志愿者的健康状况（排除并发症）、心理健康检查（长时间处于隔离状态）、年龄范围（优先考虑年轻的健康成年人）、性别平衡（分辨不同性别之间疾病特征的差异）。当针对某一范围群体挑战的安全性获得证实后，可考虑按顺序进一步扩大筛选标准，反之亦然[42]。此外，受试者补偿标准的合理性亦是影响公平性和公众信任的潜在因素。通常，补偿金应与研究需求和社会环境相匹配，且不是强制性的。因此，过高补偿金会驱使受试者为追求高收益而对自身健康或其他相关信息有所隐瞒，导致安全风险，进而破坏公众对研究机构的信任和信心[95]。为此，也有研究建议采取（事前）合理经济补偿结合（事后）损害赔偿方案，认为这相比于直接事前补偿机制更为可取[4]。

（七）知情同意

HCTs 最重要的准则是需要受试者具有绝对的知情同意权，受试者必须能够权衡参与研究的风险和获益，包括清楚地了解研究目的、程序和潜在的益处和危害，以及他们作为研究参与者的权利。当研究在不同地区开展时，文化差异、语言转换和对临床医师或研究者双重角色的困惑可能会影响受试者对知情同意的理解，因此，应与当地社区协商促进受试者获取知情同意的程序，包括文件措辞、获取和记录同一方法。最后，研究人员应告知潜在参与者其数据或样本可能被共享的情况[86]。整个试验过程中，可能需要多次征求受试者同意[38]。

然而，当突发公共卫生事件期间，绝对的知情同意可能特别具有挑战性，因为存在不确定的风险，以及疫情初期缺少有效的干预措施，人们可能主观认为任何关于干预措施的研究都“总比没有好”[86]。SARS-CoV-2 HCTs 之所以颇具争议，其重要原因在于目前尚无 COVID-19 患者长期研究结果的数据，无法提供让受试者“清楚地了解风险范围”知情同意书，并难以告知参与者潜在的风险。因此，研究者和审查机构有义务确保研究具有合理的科学依据，且研究的干预措施是安全有效的。

（八）独立的伦理委员会审查

鉴于 HCTs 尚存在争议，相比其他研究涉及更高风险性和不确定性，以及及时应对传染病暴发的紧迫性，人们认为建立专门的伦理委员会对 HCTs 进行独立审查是完全有必要的，例如，英国针对 SARS-CoV-2 HCTs 设立了快速审批通道（fast-track），并成立了专门研究伦理委员会。这种审查可以独立于当地标准化的伦理审查或与伦理审查协调进行[42]，并确保高水平的专业知识，且应在不影响审查严格性的前提下快速进行。伦理委员会成员应具备相关科学专业知识、与挑战性试验相关伦理知识，而当出现突发公共卫生紧急事件时，伦理委员会还需要招募具有紧急审查经验的成员，这将有助于应对时效性很强的伦理审查[80]。而另一种应对时效性很强的伦理审查的可行方案是授权在疫情暴发条件下对通用研究方案进行预先审查，然后可以针对特定情形对其进行迅速调整和审查。尽早与当地研究伦理委员会进行讨论和协作有助于确保研究项目是可行的，并有助于当地委员会在疫情实际暴发时有效和高效地审议最终研究方案[81]。此外，独立审查最好是在国家或国际层面进行，其目的是减少潜在利益冲突对审查程序的影响，同时加速审查进度。例如，疫情暴发期间，一些国家或地区可能由于时间所限、缺乏专业知识、资源转用于疫情暴发应对工作，或来自公共卫生当局的压力削弱了审查者的独立性，导致各国参与当地研究伦理审查的能力可能会受到限制。国际组织和非政府组织应当协助当地研究伦理委员会克服这些挑战，如通过发起由多个国家的代表参加并由外部专家补充的协作审查[81]。

第四节　各国对人体挑战试验的监管情况

一、欧美高收入国家对人体挑战试验的监管要求

近几十年来，随着伦理框架的不断健全，HCTs 已被广泛用于研究特定疾病发病、传播机制和病程，以及测试候选药物或疫苗效果，并取得了巨大的收益。当前，HCTs 主要由美国、英国等高收入国家（high income countries，HICs）主导，迄今为止，超过 98% 的受试者来自 HICs[90]，在此背景下，有必要了解和掌握欧美国家对 HCTs 的监管要求和所面临的挑战，这将有助于我们借鉴相关经验，未来更好地将 HCTs 运用于疫苗开发。

（一）美国

1. 挑战菌（毒）株的监管

在美国，无论挑战菌（毒）株是否用于疫苗开发均需要报 FDA 批准。FDA 认为挑战菌（毒）株符合美国《食品、药品与化妆品法案》[96]对生物制剂 / 药物的定义，虽然其并非治疗目的，但其影响了身体的结构或功能，因此须按照研究性新药（Investigational New Drug，IND）程序递交申请。

挑战菌（毒）株由 FDA 下设的生物制品评价与研究中心（Center for Biologics Evaluation and

Research，CBER）的疫苗研究和审评办公室负责审评，同时该部门也负责疫苗产品的审评[47]。当HCTs用于疫苗开发时，应递交候选疫苗和挑战菌（毒）株的化学、制造和控制（CMC）信息（包括特征、纯度、效力和稳定性等）、非临床研究数据（如挑战菌（毒）株的药理学和毒理学信息，涉及疫苗时，应提供免疫原性和概念验证以及安全性研究方面的信息）和HCTs的实施方案（如设计方案，知情同意书样本、研究者履历和财务披露、过往研究情况摘要，研究者手册，以及总体研究规划[97]）。一般情况下，FDA会在30天内决定是否批准HCTs，同时FDA更倾向于申办方就挑战菌（毒）株和候选疫苗分别提交申请，即使它们将被用于同一临床试验，其目的是当最初所测试的候选疫苗失败时，经批准的挑战菌（毒）株可以直接用于测试其他候选疫苗，这避免了重复申请和审查，减轻了申办方和监管机构的负担[47]。

GMP适用性方面，FDA基于临床试验的不同阶段会有不同要求[98]，通常Ⅰ期研究不要求完全符合GMP法规，但用于Ⅱ期或Ⅲ期研究的一般药品应完全按照GMP法规进行生产和控制。但对于挑战菌（毒）株，FDA也认识到这并不是真正的开发中的产品，而是用于疫苗开发和其他科学实验的工具，且考虑到HCTs的受试者数量通常与Ⅰ期疫苗试验相一致，即便在Ⅱ期或Ⅲ期效力研究中使用挑战菌（毒）株，FDA的监管期望也更倾向于与Ⅰ期时相同[99]。因此，FDA建议对于挑战菌（毒）株GMP生产的要求可以参考《FDA行业指南：Ⅰ期临床试验药物的cGMP》[100]执行。然而，当挑战菌（毒）株被广泛用于Ⅱ期或Ⅲ期研究，或施用于更多个体（例如，超过100~200人）时，则需要结合实际情况具体考虑完全适用于GMP要求。

2. 伦理审查

由于HCTs均按照IND申请，故须遵循所有涉及人的医学研究伦理审查标准，并适用于关于临床试验安全性和受试者保护的联邦法规[47]。事实上，所有在美国开展的临床试验都必须经过机构审查委员会（institutional review board，IRB）的批准，而在美国以外的研究中心，也需要得到其所在的类似的独立伦理委员会批准。IRB的作用是保障受试者的权利以及评估研究是否符合伦理标准。当HCTs涉及多地区的研究中心时，还需要多个IRB批准。IRB要求研究者应在特定临床试验网站提交拟开展HCTs的研究方案、知情同意书、主要研究者履历和培训记录，以及研究者手册。另外，关于受试者招募的文件也应一并提交IRB审查，当研究涉及老年人、免疫功能低下人群、孕妇、儿童等弱势群体时，应阐明纳入此类人群的合理性。IRB将视情况做出批准、附条件批准或驳回的决定。

3. 生物安全审查

当挑战菌（毒）株或疫苗涉及使用重组DNA技术时，其被视为转基因生物，批准程序也更为复杂。在美国，机构生物安全委员会（institutional biosafety committee，IBC）负责审查涉及转基因生物的研究，IBC通过生物隔离设施审查、研究者资质认证和培训、标准操作程序制定、合规性（如不良事件报告）审查等一系列措施确保此类研究风险得到控制。此外，FDA也有权审查和批准涉及转基因生物的临床试验，而美国国家卫生研究院（NIH）亦具有监督责任[101]。实际上，在大多数情况下，IBC将审查所有传染性菌（毒）株的研究，无论其是否涉及转基因[47]。

（二）英国

1. 挑战菌（毒）株的监管

不同于美国，英国将挑战菌（毒）株定义为非研究性药物（non-investigational medicinal product，NIMP），其不需要特定的临床试验许可（clinical trial authorization，CTA），也没有必须适用于GMP生产的强制要求[47]。因此，英国药品与健康产品管理局（medicines and healthcare products regulatory agency，MHRA）不负责监管挑战菌（毒）株的质量，而是将相关责任转交给HCTs研究机构[41，102]，这些机构实际上负责开发、生产和使用挑战菌（毒）株，并由指定的质量授权人（qualified person）对其进行放行[103]。在符合伦理的前提下，挑战菌（毒）株开发和生产出来，通过安全性测试并由质量授权人放行后，即可用于HCTs。例如，用于剂量探索的HCTs，或者用于确定先前的感染是否对病原体的同源或异源菌（毒）株的再次感染具有保护作用的HCTs，并不需要MHRA的授权[47]。然而，当HCTs方案中涉及候选疫苗时，例如，为测试候选疫苗效力，向健康的成年志愿者接种候选疫苗后，接受候选疫苗所针对的一种或多种菌（毒）株的挑战时，需要由MHRA批准。这种情况下，MHRA除负责审查候选疫苗，还需要进一步考量挑战菌（毒）株的特性。申办方需要通过EudraCT或综合研究申报系统递交候选疫苗和挑战菌（毒）株生产和质控信息、非临床研究数据、HCTs实施方案等相关材料[104]，这一点与美国是类似的。

GMP适用性方面，尽管英国没有挑战菌（毒）株必须适用于GMP标准生产的强制要求，而且并非所有挑战菌（毒）株都适用于GMP，但为确保受试者安全性和挑战菌（毒）株质量，一些非正式监管建议中，MHRA仍然强调了按照GMP或至少同等标准生产的重要性，特别是应用于测试疫苗效力的研究[89]。

2. 伦理审查

在伦理审查方面，英美两国的要求基本相似。无论是否涉及疫苗，所有HCTs都需要经过研究伦理委员会（research ethics committees，RECs）的审查。RECs负责审查HCTs申请，并对其是否符合伦理提出意见，其作用是确保HCTs风险的最小化，并使志愿者能够充分知晓HCTs存在的潜在风险和自主选择。目前，英国共有80多个研究伦理委员会，审查的关注点主要包括：研究目的、研究团队资质、研究设计中是否纳入受试者的意见、潜在风险与收益的平衡、受试群体选择标准、对潜在危害的应对、受试者知情同意情况以及补偿金的公平性。此外，针对一些重要的研究，例如COVID-19，英国设立了快速审批通道（fast-track），并成立了专门研究伦理委员会，以确保这些研究尽快启动[105]。

3. 生物安全审查

当研究涉及生物安全方面时，必须得到英国环境、食品和农村事务部下设的环境排放咨询委员会（Advisory Committee on Releases to the Environment，ACRE）的批准，ACRE负责评估挑战菌（毒）株对环境的影响和第三方潜在的风险，并将相关建议提交给MHRA，以供评估涉及转基因生物的临床试验（或上市许可）时考虑[47]。

表 34–3　美、英两国人体挑战试验监管要求对比

研究类型	研究目标示例	美国监管要求	英国监管要求
挑战研究：将一种病原体的挑战菌（毒）株注射给健康的成年志愿者	建立感染的剂量–反应曲线，症状发生时间、范围，无治疗方案时症状消失时间，过往病原体接触史对剂量的影响；评估人体感染的免疫反应；建立或优化模型	挑战菌（毒）株须按照IND程序向FDA提交申请，其生产应符合GMP/cGMP要求。挑战菌（毒）株获批后，可以用于其他药物临床研究 研究必须经IRB的审查和批准 研究涉及转基因生物，需要IBC等机构审查和批准	当不涉及候选疫苗等IMP时，挑战菌（毒）株无须向MHRA提交申请，且无强制GMP生产的要求 研究须经REC审查和批准 研究涉及转基因生物，需要ACRE进行审查和批准
再挑战研究：将一种病原体的挑战菌（毒）株给予健康的成年志愿者，他们之前曾挑战过同源或异源菌（毒）株	确定先前的感染是否对病原体的同源或异源菌（毒）株的再次感染具有保护作用；确定免疫保护的广度和（或）相关因素	挑战菌（毒）株须按照IND程序向FDA提交申请，其生产应符合GMP/cGMP要求。挑战菌（毒）株获批后，可以用于其他药物临床研究 研究必须经IRB的审查和批准 研究涉及转基因生物，需要IBC等机构审查和批准	当不涉及候选疫苗等IMP时，挑战菌（毒）株无须向MHRA提交申请，且无强制GMP生产的要求 研究须经REC审查和批准 研究涉及转基因生物，需要ACRE进行审查和批准
使用挑战模型的疫苗试验：向健康的成年志愿者接种候选疫苗，随后接受疫苗（或药物）所针对的一种或多种病原体菌（毒）株的挑战	评估候选疫苗预防病原体感染、定植/携带、传播，或减轻疾病症状/严重程度的能力；比较不同候选疫苗诱导的免疫反应和保护水平；候选疫苗与已获批疫苗进行直接比较	候选疫苗必须按照IND程序向FDA提交申请 挑战菌（毒）株要求同上 伦理、生物安全方面要求同上	候选疫苗必须向MHRA申请CTA。MHRA除履行监管候选疫苗职责外，还需要审查挑战菌（毒）株的特性 建议挑战菌（毒）株按照GMP或至少同等标准生产（非强制要求） 伦理、生物安全方面要求同上

（三）欧盟国家

在欧盟，《临床试验条例》将挑战菌（毒）株定义为辅助药品（auxiliary medicinal products，AMP），AMP是指在临床试验过程中需要使用的药品，包括挑战菌（毒）株、援救药物、背景治疗所用药物等。此外，《临床试验条例》还明确规定了AMP应按照GMP或至少同等标准生产，并建立质量管理系统，同时应详细说明辅助药品的生物活性、标准和特性、标签、制造、控制、可追溯性、储存、回收和销毁的信息，以及需要对药物警戒信息进行描述。申办方应确保辅助药品在临床试验中具有适当的质量，并考虑到原材料来源和二次包装等因素。另一方面，更明确的是，在人体试验中使用辅助药品必须遵循药物临床试验质量管理规范（good clinical practice，GCP）的要求[47]。

然而，对挑战菌（毒）株和HCTs的监管，欧盟地区的药品监管机构——欧洲药品管理局（European Medicines Agency，EMA）的决策作用很小，其仅就在何种情况下使用HCTs提供科学建议，决策由各成员国药品监管当局做出，这导致了各成员国对HCTs监管的差异[66]。

二、中低收入国家对人体挑战试验的监管要求

为加强 HCTs 结果与流行地区相关性和适用性，研究人员在中低收入国家（low and middle income countries，LMICs）开展 HCTs 的兴趣日益增加。目前，LMICs 开展的 HCTs 需要基于与 HICs 监管机构的国际合作项目，引进和使用欧美国家开发的挑战菌（毒）株。为此，美国 FDA 规定对出口到其他国家的挑战菌（毒）株也具有管辖权[106]。挑战菌（毒）株引入后会首先在当地开展病毒特征研究（或称之为剂量探索研究），确认其攻毒剂量以及对受试者的安全性和适用性。根据肯尼亚药剂及药物管理局发布的 HCTs 指南，这是使用 HCTs 开展进一步研究的先决条件[107]，相比非流行地区，LIMCs 由于免疫空白人群筛选的困难性，可能需要考虑采取更高的攻毒剂量[47]。此外，LIMCs 监管机构更乐于接受已在 HICs 测试过的挑战菌（毒）株[84]。进口挑战菌（毒）株的优势在于提高各研究中心之间的可比性，但由于其运输时间较长，需要确保菌（毒）株在运输过程中的质量。

2020 年，非洲疫苗监管论坛（The African Vaccine Regulatory Forum，AVAREF）发布了一份关于 HCTs 的行动路线图草案，首次明确了在非洲开展 HCTs 的监管框架，包括目标疾病应在非洲具有流行性；必须具备成熟的治疗方法，并证明至少 90% 的有效性；挑战菌（毒）株应在符合 GMP 的设施下进行表征和生产；该疾病必须有明确的诊断方法，并应配备诊断试剂盒。生物安全方面，当某些类型的研究具有影响公共卫生的潜在风险时，亦需要获得其他主管机构（通常是卫生部或类似机构）批准[41]。

三、全球性人体挑战试验监管指南

（一）WHO 对疫苗开发中人体挑战试验监管的考虑要点

随着越来越多的 HCTs 应用于推进疫苗开发，为进一步推进 HCTs 在疫苗研发中的应用，世界卫生组织（WHO）于 2016 年推出了一项关于《疫苗开发的人体挑战试验：监管方面的考虑要点》指南[2]，该指南总结了 HCTs 成功开展的必要条件，包括：①研究者应具备相应资质；②拟开展国家或地区应建立独立的伦理审查委员会；③研究方案应符合当地 NRAs 的监管要求和规定，如涉及转基因生物，还应满足生物安全委员会的相关要求；④当研究有隔离需求时，所在国家或地区应有能力提供相应的设施，且不会对公共卫生造成影响。这些条件同样适用于中低收入国家[2]。

此外，WHO 建议各国建立 HCTs 的监管和伦理框架，并指出：一些国家，如美国，挑战菌（毒）株按照与疫苗相同的方式进行监管，无论 HCTs 中是否使用候选疫苗，均需根据临床试验法规对 HCTs 进行许可，其对挑战菌（毒）株的监管预期和质量要求也更加清晰明确。然而，在许多国家，挑战菌（毒）株本身不被认为是一种药品，其特性表征 / 模型开发研究也不属于 NRAs 的审查和授权范围，这导致了对监管的预期和质量问题的明确性会相差很多，特别是当需要使用 HCTs 数据支持疫苗获得最终许可（即上市许可或注册）时，符合 NRAs 的监管期望就尤为重要。

（二）挑战菌（毒）株开发和生产质量指南

自 2014 年，国际生物标准化联盟（International Alliance for Biological Standardization，IABS）定期组织伦理学家、研究人员、监管机构等就 HCTs 开展讨论，并专门关注 HCTs 在疫苗开发中的使用[41, 66, 90, 106]。同时，鉴于各国对 GMP 指南在多大程度上适用于挑战菌（毒）株生产和质量控制尚

无统一标准。例如，WHO 在《疫苗开发的人体挑战试验：监管方面的考虑要点》中没有就如何对挑战菌（毒）株的生产或质量控制提供指导，只提出致病性挑战菌（毒）株的质量应与处于同一临床试验阶段的候选疫苗相同。而美国 FDA 则要求挑战菌（毒）株必须在 GMP/cGMP 条件下生产，并符合关于化学、制造和控制（CMC）的要求[107]。其他国家和地区，如欧盟也有类似的监管要求。而对于挑战菌（毒）株生产没有法律规定的国家，通常按照 GMP 原则生产，但无法确定生产是否遵守所有 GMP 的特定要求，例如，英国 MHRA 不负责监管挑战菌（毒）株，其质量由 HCTs 的申办方负责[41]。

为此，IABS 建议针对挑战菌（毒）株生产制定全球性指南，以使其遵照质量、安全、一致性和可重复性的最高标准。IABS 认为虽然满足 GMP 要求不一定意味着挑战菌（毒）株在致病性方面是安全的，但其可以最大限度地减少由生产原因引发的不良反应的风险，并有助于鉴定挑战菌（毒）株，确定纯度和不含杂质，实现可重复性[108]。基于此项倡议，在 Wellcome 和 HIC-Vac 的资助下，由全球 HCTs 专家协商编写的《人体感染模型中挑战菌（毒）株开发和生产质量指南》[46]的指导性文件已于 2022 年正式发布，该文件系统介绍了挑战菌（毒）株的选择、表征、生产、质量控制和储存的基本原则，以供全球参考。

第五节　人体挑战试验在疫苗开发和许可中的应用

一、HCTs 在疫苗开发和许可中的作用

传统疫苗的开发从临床前研究（药理、毒理、药效等动物研究）开始，后进入到三个连续阶段的人体临床试验，但该方法具有一定局限性，例如，在临床前研究中，一些针对传染性病原体开发的疫苗往往具有针对人类物种的特异性，动物模型无法十分准确地反映人类疾病。此外，传统方法无法实现早期对候选疫苗筛选。在一些情况下，候选疫苗推进到Ⅲ期临床终点（现场）研究时，才发现免疫标志物（如血清转化率或抗体几何平均滴度）与传染病保护作用无可靠的相关性，导致了前期投入和时间成本的消耗。然而，对于一些传染病由于发病率较低，或在临床试验前其发生率下降时，临床试验往往难以开展[109]，这导致新疫苗开发时间长、成功率低，平均时间为 10.71 年，市场进入率仅 6%[110]。

相比于传统方法，HCTs 在推进疫苗开发的作用越来越多地获得重视和认可，这种技术比疫苗现场试验快得多，并且只需要少量受试者接种疫苗就能够提供（初步）有效性和安全性证据，其主要做法是在可控的环境中，健康志愿者分为两组，一组接种所测试疫苗，一组接种安慰剂。在一定时间（抗体产生）后将特定剂量的 GMP 标准下制备的非减毒菌（毒）株感染志愿者，全程监测感染后疾病的病程来研究疫苗的效果和安全性[2]。

除测试疫苗有效性外，HCTs 现已用于疫苗开发的各个阶段（表 34-4），如疫苗开发早期阶段，HCTs 可以准确地知悉感染时间，更清楚地了解人体感染的发病机制和所产生的免疫反应，更好地指导疫苗设计[2]。由于产生的免疫反应被密切监测，HCTs 可以更好地辨别感染过程的生物标志物、潜在的抗原靶点，甚至可能识别免疫反应（包括具有或不具有中和活性的 IgA 和 IgG 抗体以及 T 细胞免疫反应）与候选疫苗保护作用间的相关性[66, 111]。需要注意的是，在确定保护作用与免疫学指标相关性时，必须关注并确保其不是血清型、菌（毒）株或宿主特异性的，例如，登革热疫苗研究中的

数据表明，所诱导的体液免疫应答导致了针对四种血清型的不同临床效果[112，113]。此外，受试者人数较少，且经过特定筛选，这意味着 HCTs 获得的相关性数据还需要在更大规模受试者群体中验证。同样，早期的 HCTs 还有助于优化传统关键效力试验的设计方案，如病例定义、研究终点等[66]。

在接下来的概念验证研究中，当候选疫苗临床Ⅰ期试验中证明了安全性和免疫原性后，可先在非流行地区通过 HCTs 进行有效性的概念验证研究，即在投资更大、更昂贵的现场试验前，可为候选疫苗提供概念验证，降低疫苗失败的风险[2]。此外，通过相同的 HCTs 模型，可以比较不同候选疫苗的效力，从而选择最有前途的疫苗进行更大规模的研究，以及在现场试验效果不佳后进一步优化疫苗配方（包括测试佐剂）和给药途径。在这种情况下，HCTs 可视为探索性研究，对于用于评估新疗法和疫苗的保护效力的 HCTs，其前提条件是应最大限度减少对受试者伤害。

表 34–4 WHO 关于 HCTs 在疫苗开发领域的应用[2]

HCTs 在疫苗开发领域的应用	对挑战菌（毒）株和人体感染模型在滴定、症状、动力学、脱落和传染性等方面进行表征
	更清楚地了解机体的发病机制和机体的免疫力，以便指导决定疫苗需要诱导何种免疫应答（类型和 / 或数量），以预防该疾病，这是深入了解疫苗设计的一部分，也可称之为实验医学研究
	确定潜在的免疫保护相关性（ICP）指标，并在传统的效力研究中进行验证
	确定传统关键效力试验的最佳设计方案——如病例定义、终点和其他研究设计
	做出适当的假设，在传统效力试验中进行正式测试
	对某种候选疫苗是否能提供保护进行概念验证
	对各种潜在的主要候选疫苗进行筛选，只将最好的疫苗推进到大型试验或关键性效力试验，并淘汰那些不值得推进的疫苗
	在疫苗开发计划中降低失败的风险
	对比疫苗在有效性试验和流行病环境间的效果差异，包括评估流行病环境下既往免疫的影响
	支持临床试验疫苗的紧急使用（例如，在流感大流行期间）
	为许可提供依据（通常作为例外，极少出现）
	许可证颁发后，探讨接种疫苗后免疫力是否减弱，以及是否或何时需要加强剂量以获得持久保护

特定情况下，当候选疫苗无法开展Ⅲ期现场试验时，HCTs 获得有效性数据也可作为批准疫苗上市的有效性证据。例如，HCTs 作为关键效力试验（pivotal efficacy trial）支持 FDA 对霍乱疫苗（Vaxchora）的许可[38-39]，以及伤寒结合疫苗 Typbar–TCV 基于 HCT 有效性证据和早期免疫原性研究结果通过了 WHO 的预认证[33]。HCTs 的设计具有高度风险可控性，这体现在更少量受试者、更可预测的发病率、更少的生物变异性、更细致免疫学数据监测和临床观察，其优势是排除现实中一些干扰因素，帮助研发人员在Ⅱ期临床试验阶段更快地做出决策，但这种可控性不可避免地造成试验结果的局限性。相比之下，现场试验涉及面更多更为复杂，其试验结果通常更能真实反映候选疫苗的实际使用情况，这是仅使用少数特定受试者开展的 HCTs 所无法实现的，因此，除特定情况外，现场有效性试验仍然是监管当局批准疫苗上市的首选证据[2]。

最后，HCTs 还能够在Ⅳ期研究中发挥作用，例如，预测疫苗诱导的免疫持续时间，而Ⅲ期现场试验将在感染病例达到设定终点后终止。了解免疫应答持续时间将有助于决定加强疫苗接种的时间，以获得持久保护[2]。此外，HCTs 可以快速测试已批准的疫苗是否可以保护人们免受新变异株（例如，SARS-CoV-2 变异株）的影响[111]。

二、应用实例

（一）支持红外期疟疾疫苗（RTS，S/AS01）的开发

HCTs 应用于疟疾研究始于 20 世纪初，最初被用来确定传播媒介、研究免疫机制，后来用于确定疟疾疫苗和候选药物的效力[68, 114]。截至目前，从 HCTs 发展到现场试验最成功的是基于恶性疟原虫环子孢子蛋白（*P. falciparum* circumsporozoite protein，Pf CSP）的红外期疟疾疫苗 RTS,S。由于 Pf CSP 对人体的免疫原性较差，需要佐剂来增强其保护效力。在 HCTs 证实使用氢氧化铝作为佐剂的 RTS,S 具有免疫保护效果后，为筛选和比较不同佐剂系统（Adjuvant Systems，AS）对 RTS,S 疫苗保护作用的增强效果，研发人员设计了一项Ⅱa 期的双盲、随机的 HCTs，102 名健康志愿者被随机分为两组，分别在 0、1、2 个月时接种 RTS，S/AS01 或 RTS，S/AS02 疫苗，随后在接种第三针疫苗后的 2~3 周使用恶性疟原虫进行挑战，结果显示 RTS，S/AS01 的保护率为 50%（95% CI，32.9%~67.1%），高于 RTS，S/AS02 的 32%（95% CI，17.6%~47.6%）[115]。随后，RTS，S/AS01 在非洲超过 1.5 万名婴幼儿中进行了Ⅲ期现场试验，针对年龄为 5~17 个月的受试者，患疟疾风险可降低 39%，严重疾病风险可降低 31.5%[116]。基于 RTS，S/AS01 的Ⅲ期疫苗效力研究，该疫苗获得了上市许可，随后自 2019 年来，在加纳、肯尼亚和马拉维 3 个试点国家的 80 多万名儿童接种了超过 230 万剂 RTS,S 疫苗。基于这些数据，WHO 提出了在撒哈拉以南非洲地区和其他疟疾传播中高风险地区广泛接种该疫苗的建议[117]。

（二）支持伤寒 Vi 多糖蛋白结合疫苗（Typbar-TCV）通过 WHO 预认证

1896 年，人们首次研制出了伤寒全细胞灭活疫苗。此后，伤寒 Vi 多糖疫苗、口服减毒活疫苗和伤寒结合疫苗相继开发并获得批准[118, 119]。然而，对于婴幼儿而言，伤寒 Vi 多糖疫苗对 2~5 岁儿童只能诱导短暂的低水平抗体，在 2 岁以下婴幼儿中不能诱导有保护作用的抗体，而口服减毒活疫苗（Ty21a）为胶囊，由于婴幼儿难以吞咽，不适合在 5 岁以下儿童使用[120]。而随后开发的伤寒结合疫苗通过与载体蛋白结合，证实了对婴儿、儿童和成人是安全的且具有良好免疫原性。作为换代产品，伤寒 Vi 多糖蛋白结合疫苗（Typbar-TCV）主要成分是由伤寒 Vi 多糖直接与破伤风类毒素（Tetanus Toxoid，TT）结合形成 Vi-TT 结合物，在幼儿、大龄儿童和成人中，Typbar-TCV 的免疫原性明显高于未结合的 Vi 多糖疫苗[121-124]。由于许可前没有临床有效性数据，Typbar-TCV 获批是基于英国牛津疫苗小组 2016 年开展的随机、对照伤寒 HCTs 研究，在该疫苗 IIb 期研究中，研究者参照了马里兰大学伤寒人体感染模型的设计方案[21]，招募了 102 名年龄在 18~60 岁之间的健康成年志愿者，分别接种了单剂量的 Typbar TCV（41 人）、Vi 多糖疫苗（37 人）或对照疫苗（34 人）[125]。疫苗接种后，受试者进行了为期 7 天健康记录，以监测局部和全身症状，并在第 1、3、7 和 10 天进行了临床评估。疫苗接种后约 1 个月，受试者通过口服方式接受了（1~5）$\times 10^4$ 个 CFU 的 S Typhi（Quailes 株）的挑战，并使用碳酸氢钠缓冲液，抑制胃酸增加感染力。挑战后，受试者在门诊进行了为期 2 周的每日血液培养随访，以及额外 7 天的抗生素的耐受性和症状缓解监测。伤寒诊断的终点是体温＞38℃，持续时间＞12 小时和（或）血培养证实伤寒杆菌血症。结果证明，Typbar-TCV 的疫苗效力

为 54.6%（95% CI 26.8%~71.8%），血清转换率为 100%，保护效力为＞ 80%[125]。根据早期免疫原性研究的结果和 HCT 的效力数据，Typbar-TCV 于 2017 年通过了 WHO 预认证后被纳入联合国机构采购清单，被推荐用于流行地区。随后，该疫苗已在现场效力试验中进行了测试，初步分析显示疫苗效力为 81.6%[126]。

（三）支持口服霍乱疫苗（Vaxchora）的上市许可

2013 年，在口服霍乱减毒活疫苗 Vaxchora（CVD 103-HgR）的效力评估中，FDA 认为，由于霍乱在美国发病率很低，不太可能进行大规模的现场试验。为此，美国马里兰大学在 FDA 的指导下通过 HCT 测试了 Vaxchora 的效力，并以此作为关键效力试验支持 FDA 对该疫苗的许可[127]。该 HCT 共招募了 197 名健康的成年志愿者，由于 O 型血人群患重症霍乱的风险较高[128-130]，为评估疫苗对高危人群的有效性，60% 的受试者为 O 型血。受试者在摄入口服霍乱疫苗后分别在 10 天和 3 个月后使用 ElTor 型霍乱弧菌流行株 N16961 进行口服攻毒，攻毒剂量为 1×10^5 CFU。该菌株按照 cGMP 生产、经解冻、适当稀释，并通过定量计数确定剂量。研究终点是达到中度（≥ 3.0L）至重度（≥ 5.0L）霍乱腹泻，即在没有补液治疗的前提下，该终点代表可能危及生命的体液流失。研究结果显示，在接种后 10 天，66 名安慰剂组中 39 人发生中、重度腹泻，而 35 名疫苗接种组仅 2 人发生腹泻，疫苗保护率为 90.3%，接种 3 个月后，33 名接种者有 4 名发生腹泻，保护率为 79.5%，而针对 O 型血受试者的保护率分别为 84.8%（10 天）和 78.4%（3 个月）[131]。根据 HCTs 有效性研究的结果，结合免疫原性和安全性数据，该疫苗随后被 FDA 批准用于计划前往霍乱受灾国家和地区旅行的 18~64 岁成人，预防由血清群 O1 霍乱弧菌（Vibrio Cholerae）引发的霍乱[132]。然而，通常情况下，在 HCTs 提供候选疫苗初步有效性证明后，需要进一步评估其在真实世界中的有效性，由于涉及受试者选择、临床终点等因素，HCTs 中预测的效力有可能被高估（RTS，S/AS01），也可能被低估（Typbar-TCV）。

（四）识别流感疫苗临床有效性与免疫学指标的相关性

广泛使用的流感疫苗是根据疫苗制剂中主要表面血凝素（Hemagglutinin，HA）蛋白含量进行标准化的，针对 HA 的血清抗体检测是目前评价流感疫苗的金标准。HA 对流感病毒侵入宿主细胞有重要作用，在疫苗接种后，血凝抑制（Hemagglutination Inhibition，HAI）抗体滴度超过 1：40 时，这种水平的病毒中和抗体与感染后发病率的降低有关，该临界值的证据始于 1972 年 Hobson 等人的一项使用流感活病毒的 HCT，该试验证实了 HAI 滴度在 1：（18~36）之间的受试者中，接受攻毒后感染率为 50%，而此后类似研究表明，HAI 滴度为 1：（40~60）的人群中，攻毒后感染率仅为 29%，由此建立了 HAI 滴度与流感疫苗免疫保护之间的联系[36，133]，使得许多季节性灭活流感疫苗能够通过加速审批途径获得许可[37]。

（五）对登革热候选疫苗免疫保护的概念验证

登革热疫苗研制的最大障碍之一是登革病毒（dengue virus，DENV）具有 4 种血清型，均可以引起不同程度的感染表现。流行病学数据显示，某一型登革病毒感染后，人体存在的免疫力在继发不同血清型登革病毒感染后反而成为导致病情严重的危险因素。因此，疫苗必须对这 4 种血清型都具有保护作用。

由于已上市的四价登革热减毒活疫苗（CYD-TDV）对四种血清型的保护并不均衡，Ⅱ期和Ⅲ期临床试验中针对DENV-1和DENV-2两种血清型的保护作用均低于DENV-3和DENV-4，尤其对DENV-2血清型感染的保护作用偏低[134, 135]。特别是根据持续跟踪获得的上市后安全性数据，9岁以下受试者接种后3年的住院风险显著增加，使得该疫苗的适用性更加有限。随后，研究人员开发了由4种重组登革病毒（rDEN1Δ30、rDEN2Δ30、rDEN3Δ30/31和rDEN4Δ30）组成的新四价减毒活疫苗（TV003）。前期，针对未感染过黄热病毒属（flavivirus-naïve）受试者的Ⅰ期随机、双盲、安慰剂对照试验中，TV003能够诱导74%的受试对象同时产生4种血清型的抗体保护：对DENV-1、DENV-3、DENV-4的保护作用分别为92%、97%、100%，而对DENV-2的保护作用也达到76%[136]。随后，该疫苗在登革热流行国家巴西开展了Ⅱ期临床试验。与此同时，为验证TV003对DENV-2感染的保护作用，在美国开展了一项针对DENV-2的HCT，共招募了48名既往未接触过登革病毒的健康成年受试者，其中24人纳入实验组接种了TV003疫苗，另外24名作为安慰剂对照组，6个月后21名实验组及20名对照组研究对象通过皮下注射方式接受了10^3蚀斑形成单位（Plaque-forming units，PFU）剂量DENV-2型（rDEN2Δ30）登革病毒的攻毒挑战。试验的主要终点是对登革热感染的保护，定义为rDEN2Δ30病毒血症。次要终点是对皮疹和中性粒细胞减少症的保护。实验组所有21名受试者均获得了保护，均未检测到病毒血症，也未发生皮疹及中性粒细胞减少。相反，对照组中20名受试者均出现病毒血症，此外，16人（80%）出现皮疹，4人（20%）出现中性粒细胞减少症。HCT结果显示，TV003对接种6个月后接受rDEN2Δ30的挑战有完全的保护作用[137]。这项研究证实了HCTs的潜在价值，即在投资更大、更昂贵的现场试验前，可为候选疫苗提供概念验证。

（六）明确SARS-CoV-2的感染剂量和病毒动力学

2021年2月，为了对正在开发的新冠疫苗的测试提供另一种更快速的途径[40]，英国研究者希望建立一个安全可控的SARS-CoV-2人体感染模型，并批准了一项使用GMP生产的野生型SARS-CoV-2毒株感染健康志愿者的剂量探索研究。目前英国也是全球首个（也是唯一一个）针对SARS-CoV-2的开展HCTs的国家[138]，该HCTs的首要目标是了解导致超过一半受试者感染SARS-CoV-2的最小病毒量，即测试疫苗的有效性前，需要确认研究中使用SARS-CoV-2的“精确剂量”。这项开放标签、非随机研究共招募了34名18~29岁、未接种过疫苗且未感染过SARS-CoV-2的健康志愿者，通过鼻内滴注攻毒途径注射了小剂量（10 $TCID_{50}$）的野生型新冠病毒（SARS-CoV-2/human/GBR/484861/2020）[139]。接种后，志愿者被安置在隔离病房，进行24小时密切的医疗监测和全面临床护理。结果发现，34名志愿者中有18名（约53%）被感染，感染率达到了50%~70%的既定目标[139]。病毒载量动力学方面，病毒载量在接种5天后达到峰值，鼻咽部高于喉咙。根据qPCR检测结果显示，咽拭子中最早可在接种后40小时（约1.67天）检出，而鼻拭子中最早在接种后58小时（约2.4天）检出；伴随病毒载量急剧上升，咽拭子中病毒载量在感染后4.7天达到峰值，而鼻拭子则在6.2天达到峰值，虽然病毒首先在喉咙中检测到，但在鼻子中病毒含量明显增高，峰值分别为7.65 log10 copies/ml（95%CI 7.39–8.24）和8.87 log10 copies/ml（95%CI 8.41–9.53）[139]。此外，感染模型安全性方面，鼻内滴注10 $TCID_{50}$剂量证实了其能够引发超过一半志愿者感染且未导致预期外的严重不良事件，所有感染者均产生了血清抗体，15名感染者（约83%）出现了嗅觉障碍[139]。

第六节　小结与展望

疫苗开发和许可中 HCTs 的优势是显而易见的。相比于传统方法，HCTs 可以更深入地了解宿主与病原体的相互作用，确定导致感染的宿主因素，确定与临床保护相关的免疫学指标，指导疫苗和诊断方法的开发和设计。更重要的是，HCTs 对于测试疫苗特别有价值，在使用更少的受试者的情况下就能够提供初步有效性和安全性证据，相比传统临床试验速度更快。此外，HCTs 还能够比较候选疫苗，选出最具前景的候选疫苗，然后在大规模现场试验中验证，不仅减少了疫苗开发的时间和成本，也降低了疫苗开发过程中的风险。

然而，应该认识到，与动物模型挑战 – 保护研究相同，HCTs 仍是一个模型系统，基于伦理和安全性的考虑，所得出的结论可能具有一定的局限性，例如，挑战菌（毒）株可能并不能代表真实世界中的病原体，给予的攻毒途径或剂量也可能无法完全复制现实生活中的自然感染，研究人群也可能与感染人群不同，针对免疫空白人群的临床相关性无法推广至具有预存免疫力的人群。因此，对于 HCTs 及其在疫苗监管评估中的作用，各方共识是 HCTs 在多数情况下可以作为一种效力提示性（efficacy–indicating）试点研究，在大多情况下只作为补充和支持性证据供监管机构参考，并不能替代大规模的现场有效性研究。然而，在特定情况下，当现场研究确不可行，且证实 HCTs 的设计能够最大限度地模拟真实的感染过程时，也可以考虑将 HCTs 获得的疫苗有效性数据作为许可的主要依据，但还需要开展扩大性安慰剂对照试验以进一步验证其安全性和免疫原性。尽管如此，相比于传统疫苗研发的局限性，HCTs 的应用仍会大大推进、简化和（或）加速疫苗开发[66]。

伦理方面，应确保 HCTs 符合临床试验伦理和法规合规要求，包括必须明确 HCTs 的社会价值、安全性和必要性，以及给予受试者全面的知情同意等。正由于此，并非所有可研制疫苗的疾病都适合使用 HCTs。在许多情况下，用具有致病性甚至是减毒的菌（毒）株进行人体试验被认为是不道德或不安全的。例如，如果某种病原体引起的疾病具有很高的致死率（或有一个漫长而不确定的潜伏期），并且当前没有治疗方法来预防或改善疾病和避免死亡，那么考虑用这种病原体进行 HCTs 是不适合的。当病原体引起的疾病为急性发作，能够容易客观地被发现，并且具有有效的治疗措施时，才可以考虑使用 HCTs。

总体来说，HCTs 仍是一个不断发展的研究领域，随着研究数量和方法的不断增加，围绕方法学标准化、研究终点、挑战菌（毒）株共享和监管以及伦理框架等方面进行了多次全球性的讨论，WHO、IABS 等机构也出具了相应指南。此外，欧美等发达国家对 HCTs 的监管模式和经验亦具有一定借鉴作用。然而，就现阶段而言，尽管 HCTs 在简化临床试验方面具有潜在优势，但涉及研究安全性、伦理观念以及历史文化等诸多因素，HCTs 并未获得各国的普遍接受和明确法律支持，例如我国现有法律暂不支持开展“人体挑战试验”。因此，开展任何 HCTs 前，应确保其符合伦理可接受标准，获得公众认可和相应法律支持，并与相关监管当局达成共识。

（佟　乐，曾　明，王佑春）

参考文献

[1] World Health Organization. WHO guidance on the ethical conduct of controlled human infection studies [EB/OL] [2022-11-08]. https://apps.who.int/iris/bitstream/handle/10665/351018/9789240037816-eng.pdf?sequence=1.

[2] World Health Organization. Human Challenge Trials for Vaccine Development: regulatory considerations [EB/OL] (2016-10-21) [2022-11-08]. https://www.who.int/biologicals/expert_committee/Human_challenge_Trials_IK_final.pdf.

[3] RIEDEL S. Edward Jenner and the history of smallpox and vaccination [J]. Proc (Bayl Univ Med Cent), 2005, 18(1): 21-25.

[4] BAMBERY B, SELGELID M, WEIJER C, et al. Ethical criteria for human challenge studies in infectious diseases [J]. Public Health Ethics, 2016, 9 (1): 92-103.

[5] WRIGHT A E. On the association of serous haemorrhages with conditions of defective blood-coagulability [J]. The Lancet, 1896, 148 (3812): 807-809.

[6] WADDINGTON C S, DARTON T C, WOODWARD W E, et al. Advancing the management and control of typhoid fever: a review of the historical role of human challenge studies [J]. Journal of Infection, 2014, 68 (5): 405-418.

[7] CAPANNA E. Grassi versus Ross: who solved the riddle of malaria?[J]. International Microbiology, 2006, 9(1): 69-74.

[8] COX F E G. History of the discovery of the malaria parasites and their vectors[J]. Parasites & vectors, 2010, 3(1): 1-9.

[9] LEDERER S E. Walter Reed and the yellow fever experiments [J]. The Oxford textbook of clinical research ethics, 2008: 9-17.

[10] CLEMENTS A N, HARBACH R E. History of the discovery of the mode of transmission of yellow fever virus [J]. Journal of Vector Ecology, 2017, 42(2): 208-222.

[11] CHAVES-CARBALLO E. Clara Maass, yellow fever and human experimentation [J]. Military Medicine, 2013, 178(5): 557-562.

[12] NICOLLE C, MANCEAUX H. Recherches sur le bouton d'Orient: cultures, reproduction expérimentale, immunisation [M]. Masson, 1910.

[13] ROW R. The curative value of Leishmania culture "vaccine" in oriental sore [J]. British Medical Journal, 1912, 1(2671): 540.

[14] THÉODORIDÈS J. Note historique sur la découverte de la transmission de la leishmaniose cutanée par les phlébotomes [J]. Bulletin de la Société de pathologie exotique, 1997, 90: 177-178.

[15] SWAMINATH C S, SHORTT H E, ANDERSON L A P. Transmission of Indian kala-azar to man by the bites of Phlebotomus argentipes, Ann. and Brun [J]. Indian journal of medical research, 2006, 123(3): C473.

[16] SNOUNOU G, PÉRIGNON J L. Malariotherapy-insanity at the service of malariology [J]. Advances in parasitology, 2013, 81: 223-255.

[17] CHOPRA R N, SEN B, GUPTA J C. Induced Malaria with heavy malignant tertian infection [J]. The Indian Medical Gazette, 1941, 76(6): 350.

[18] NEEFE J R, GELLIS S S, STOKES J. Homologous Serum Hepatitis and Infectious (Epidemic) hepatitis: studies in volunteers bearing on immunological and other characteristics of the etiological agents [J]. Am J Med, 1946, 1(1): 3-22.

[19] PAUL J R, HAVENS W P, SABIN A B, et al. Transmission experiments in serum jaundice and infectious hepatitis [J]. JAMA, 1945, 128(13): 911-915.

[20] NEEFE J R, STOKES J, REINHOLD J G. Oral administration to volunteers of feces from patients with homologous serum hepatitis and infectious (Epidemic) Hepatitis [J]. Am J Med Sci, 1945, 210(1): 29-32.

[21] GILMAN R H, HORNICK R B, WOODWARD W E, et al. Evaluation of a UDP-glucose-4-epimeraseless mutant of Salmonella typhi as a live oral vaccine [J]. Journal of infectious diseases, 1977, 136(6): 717-723.

[22] SABIN A B. Research on dengue during World War Ⅱ [J]. American journal of tropical medicine and hygiene, 1952, 1(1): 30-50.

[23] CLYDE D F. Immunization of man against falciparum and vivax malaria by use of attenuated sporozoites [J]. The American journal of tropical medicine and hygiene, 1975, 24(3): 397-401.

[24] CLYDE D F, MCCARTHY V C, MILLER R M, et al. Specificity of protection of man immunized against sporozoite-induced falciparum malaria [J]. American Journal of Medical Sciences, 1973, 266(6): 398-403.

[25] CLYDE D F, MOST H, MCCARTHY V C, et al. Immunization of man against sporozoite-induced falciparum malaria [J]. American journal of medical sciences, 1973, 266(3): 169-77.

[26] SPRING M, POLHEMUS M, OCKENHOUSE C. Controlled human malaria infection [J]. The Journal of infectious diseases, 2014, 209(suppl_2): S40-S45.

[27] FRIEDMAN-KLABANOFF D A J, LAURENS M B, BERRY A A, et al. The controlled human malaria infection experience at the University of Maryland [J]. The American Journal of Tropical Medicine and Hygiene, 2019, 100(3): 556.

[28] TRAGER W, JENSEN J B. Human malaria parasites in continuous culture [J]. Science, 1976, 193(4254): 673-675.

[29] IFEDIBA T, VANDERBERG J P. Complete in vitro maturation of Plasmodium falciparum gametocytes [J]. Nature, 1981, 294(5839): 364-366.

[30] CAMPBELL C C, COLLINS W E, NGUYEN-DINH P, et al. Plasmodium falciparum gametocytes from culture in vitro develop to sporozoites that are infectious to primates [J]. Science, 1982, 217(4564): 1048-1050.

[31] ROESTENBERG M, HOOGERWERF M A, FERREIRA D M, et al. Experimental infection of human volunteers [J]. The Lancet Infectious Diseases, 2018, 18(10): e312-e322.

[32] KALIL J A, HALPERIN S A, LANGLEY J M. Human challenge studies: a review of adequacy of reporting methods and results [J]. Future Microbiology, 2012, 7(4): 481-495.

[33] SEKHAR A, KANG G. Human challenge trials in vaccine development [C]. Seminars in Immunology. Academic Press, 2020, 50: 101429.

[34] FALSEY A R. Addressing a challenge with a challenge. Investigating respiratory syncytial virus immunity with the human challenge model [J]. American Journal of Respiratory and Critical Care Medicine, 2015, 191(9): 975-977.

[35] ENDY T P. Dengue human infection model performance parameters [J]. The Journal of infectious diseases, 2014, 209(suppl-2): S56-S60.

[36] HOBSON D, CURRY R L, BEARE A S, et al. The role of serum haemagglutination-inhibiting antibody in protection against challenge infection with influenza A2 and B viruses [J]. Epidemiology & Infection, 1972, 70(4): 767-777.

[37] In U. Clinical Data Needed to Support the Licensure of Seasonal Inactivated Influenza Vaccines [J]. Research CfBEa, editor. US Department of Health and Human Services, 2009.

[38] CHEN W H, COHEN M B, KIRKPATRICK B D, et al. Single-dose live oral cholera vaccine CVD 103-HgR protects against human experimental infection with Vibrio cholerae O1 El Tor [J]. Clinical Infectious Diseases, 2016, 62(11): 1329-1335.

[39] FDA, VAXCHORA: Summary basis of regulatory action; 2016.

[40] EYAL N, LIPSITCH M, SMITH P G. Human challenge studies to accelerate coronavirus vaccine licensure [J]. The Journal of infectious diseases, 2020, 221 (11): 1752–1756.

[41] BEKEREDJIAN–DING I, VAN MOLLE W, BAAY M, et al. Human challenge trial workshop: Focus on quality requirements for challenge agents, Langen, Germany, October 22, 2019 [J]. Biologicals, 2020, 66: 53–61.

[42] World Health Organization. Key criteria for the ethical acceptability of COVID–19 human challenge studies [R]. World Health Organization, 2020.

[43] OXFORD J S, OXFORD J R. Clinical, scientific and ethnographic studies of influenza in quarantine [J]. Expert review of vaccines, 2012, 11 (8): 929–937.

[44] SACK D A, TACKET C O, COHEN M B, et al. Validation of a volunteer model of cholera with frozen bacteria as the challenge [J]. Infect Immun 1998, 66 (19): 68–72.

[45] DARTON T C, BLOHMKE C J, MOORTHY V S, et al. Design, recruitment, and microbiological considerations in human challenge studies [J]. The Lancet infectious diseases, 2015, 15 (7): 840–851.

[46] LA CARINE, BELL ALAN, TROUVIN JEAN–HUGUES, et al. Considerations on the principles of development and manufacturing qualities of challenge agents for use in human infection models [EB/OL]. (2022–04–22) [2022–11–08]. https://wellcome.figshare.com/articles/online_resource/Considerations_on_the_principles_of_development_and_manufacturing_qualities_of_challenge_agents_for_use_in_human_infection_models/19411838.

[47] CHOY R K M, BOURGEOIS A L, OCKENHOUSE C F, et al. Controlled Human Infection Models To Accelerate Vaccine Development [J]. Clinical Microbiology Reviews, 2022, 35 (3): e00008–21.

[48] OSOWICKI J, AZZOPARDI K I, BAKER C, et al. Controlled human infection for vaccination against Streptococcus pyogenes (CHIVAS): establishing a group A Streptococcus pharyngitis human infection study [J]. Vaccine, 2019, 37 (26): 3485–3494.

[49] GERN J E, LEE W M, SWENSON C A, et al. Development of a rhinovirus inoculum using a reverse genetics approach [J]. The Journal of infectious diseases, 2019, 220 (2): 187–194.

[50] CHAPPELL C L, OKHUYSEN P C, STERLING C R, et al. Infectivity of Cryptosporidium parvum in healthy adults with pre–existing anti–C. parvum serum immunoglobulin G [J]. Am J Trop Med Hyg, 1999, 60: 157–164.

[51] KOTLOFF K L, NATARO J P, LOSONSKY G A, et al. A modified Shigella volunteer challenge model in which the inoculum is administered with bicarbonate buffer: clinical experience and implications for Shigella infectivity [J]. Vaccine, 1995, 13 (14): 88–94.

[52] DARTON T C, BLOHMKE C J, POLLARD A J. Typhoid epidemiology, diagnostics and the human challenge model [J]. Curr Opin Gastroenterol, 2014, 30: 7–17.

[53] WADDINGTON C S, DARTON T C, JONES C, et al. An outpatient, ambulant–design, controlled human infection model using escalating doses of Salmonella Typhi challenge delivered in sodium bicarbonate solution [J]. Clin Infect Dis 2014; 58: 1230–1240.

[54] BODHIDATTA L, PITISUTTITHUM P, CHAMNANCHANANT S, et al.Establishment of a Shigella sonnei human challenge model in Thailand [J]. Vaccine, 2012, 30: 7040–7045.

[55] PITISUTTITHUM P, COHEN M B, PHONRAT B, et al. A human volunteer challenge model using frozen bacteria of the new epidemic serotype, V. cholerae O139 in Thai volunteers. Vaccine, 2001, 20: 920–925.

[56] SUNTHARASAMAI P, MIGASENA S, VONGSTHONGSRI U, et al. Clinical and bacteriological studies of El Tor cholera after ingestion of known inocula in Thai volunteers [J]. Vaccine, 1992, 10: 502–505.

[57] BELL D M. Non–pharmaceutical interventions for pandemic influenza, international measures [J]. Emerg Infect Dis, 2006, 12: 81–87.

[58] BRIDGES C B, KUEHNERT M J, HALL C B. Transmission of influenza: implications for control in health care

settings [J]. Clin Infect Dis, 2003, 37: 1094–1101.

[59] BRANKSTON G, GITTERMAN L, HIRJI Z, et al. Transmission of influenza A in human beings [J]. Lancet Infect Dis, 2007, 7: 257–265.

[60] LEMIEUX C, BRANKSTON G, GITTERMAN L, et al. Questioning aerosol transmission of influenza [J]. Emerg Infect Dis, 2007, 13: 173–174.

[61] TELLIER R. Review of aerosol transmission of influenza A virus [J]. Emerg Infect Dis, 2006, 12: 1657.

[62] MINASSIAN A M, SATTI I, POULTON I D, et al. A human challenge model for Mycobacterium tuberculosis using Mycobacterium bovis bacille Calmette–Guerin [J]. Infect Dis, 2012, 205: 1035–1042.

[63] Minassian AM, Ronan EO, Poyntz H, Hill AV, McShane H.Preclinical development of an in vivo BCG challenge model for testing candidate TB vaccine efficacy. PLoS One 2011; 6: e19840.

[64] HARRIS S A, MEYER J, SATTI I, et al. Evaluation of a human BCG challenge model to assess antimycobacterial immunity induced by BCG and a candidate tuberculosis vaccine, MVA85A, alone and in combination [J]. The Journal of infectious diseases, 2014, 209 (8): 1259–1268.

[65] MELBY P C. Experimental leishmaniasis in humans: review [J]. Rev Infect Dis, 1991, 13: 1009–1017.

[66] SHEETS R L, FRITZELL B, DE ROS M T A. Human challenge trials in vaccine development: Strasbourg [J]. Biologicals, 2016, 44 (1): 37–50.

[67] STANISIC D I, MCCARTHY J S, GOOD M F. Controlled human malaria infection: applications, advances, and challenges [J]. Infection and immunity, 2018, 86 (1): e00479-17.

[68] SAUERWEIN R W, ROESTENBERG M, MOORTHY V S. Experimental human challenge infections can accelerate clinical malaria vaccine development [J]. Nature Reviews Immunology, 2011, 11 (1): 57–64.

[69] FARID R, DIXON M W, TILLEY L, et al. Initiation of gametocytogenesis at very low parasite density in Plasmodium falciparum infection [J]. The Journal of infectious diseases, 2017, 215 (7): 1167–1174.

[70] CAO P, COLLINS K A, ZALOUMIS S, et al. Modeling the dynamics of Plasmodium falciparum gametocytes in humans during malaria infection [J]. Elife, 2019, 8: e49058.

[71] COLLINS K A, WANG C Y T, ADAMS M, et al. A controlled human malaria infection model enabling evaluation of transmission-blocking interventions [J]. The Journal of clinical investigation, 2018, 128 (4): 1551–1562.

[72] REULING I J, VAN DE SCHANS L A, COFFENG L E, et al. A randomized feasibility trial comparing four antimalarial drug regimens to induce Plasmodium falciparum gametocytemia in the controlled human malaria infection model [J]. Elife, 2018, 7: e31549.

[73] ALKEMA M, REULING I J, DE JONG G M, et al. A randomized clinical trial to compare P. falciparum gametocytaemia and infectivity following blood-stage or mosquito bite induced controlled malaria infection [J]. The Journal of Infectious Diseases, 2020.

[74] ATMAR R L, BERNSTEIN D I, HARRO C D, et al. Norovirus vaccine against experimental human Norwalk Virus illness [J]. New England Journal of Medicine, 2011, 365 (23): 2178–2187.

[75] World Medical Association. World Medical Association Declaration of Helsinki: ethical principles for medical research involving human subjects [J]. Jama, 2013, 310 (20): 2191–2194.

[76] FRANKLIN G M, GRADY C. The ethical challenge of infection-inducing challenge experiments [J]. Clinical Infectious Diseases, 2001, 33 (7): 1028–1033.

[77] Academy of Medical Sciences. Microbial challenge studies of human volunteers [EB/OL]. (2005-06) [2022-11-08]. https://acmedsci.ac.uk/viewFile/publicationDownloads/1127728424.pdf.

[78] World Health Organization. Ethical standards for research during public health emergencies: distilling existing guidance to support COVID-19 R&D [EB/OL]. [2022-11-08]. https://apps.who.int/iris/

handle/10665/331507?locale-attribute=ar&query=ethical&search-result=true.

[79] EMANUEL E J, WENDLER D, KILLEN J, et al. What makes clinical research in developing countries ethical? The benchmarks of ethical research [J]. The Journal of infectious diseases, 2004, 189 (5): 930-937.

[80] World Health Organization. Guidance for managing ethical issues in infectious disease outbreaks [EB/OL]. [2022-11-08]. https://apps.who.int/iris/handle/10665/250580.

[81] Council for International Organizations of Medical Sciences. International ethical guidelines for health-related research involving humans [M]. World Health Organization, 2017.

[82] Nuffield Council on Bioethics.Research in Global Health Emergencies: Ethical Issues. [EB/OL]. (2020-01) [2022-11-08]. https://www.nuffieldbioethics.org/publications/research-in-global-health-emergencies.

[83] SHAH S K, MILLER F G, DARTON T C, et al. Ethics of controlled human infection to address COVID-19 [J]. Science, 2020, 368 (6493): 832-834.

[84] JAMROZIK E, SELGELID M J. Human challenge studies in endemic settings: ethical and regulatory issues [M]. Springer Nature, 2021.

[85] JAMROZIK E, SELGELID M J. Ethical issues surrounding controlled human infection challenge studies in endemic low-and middle-income countries [J]. Bioethics, 2020, 34 (8): 797-808.

[86] HOPE T, MCMILLAN J. Challenge studies of human volunteers: ethical issues [J]. Journal of medical ethics, 2004, 30 (1): 110-116.

[87] SCHAEFER G O, TAM C C, SAVULESCU J, et al. COVID-19 vaccine development: Time to consider SARS-CoV-2 challenge studies? [J]. Vaccine, 2020, 38 (33): 5085-5088.

[88] PLOTKIN S A, CAPLAN A. Extraordinary diseases require extraordinary solutions [J]. Vaccine, 2020, 38 (24): 3987.

[89] WILLIAMS E, CRAIG K, CHIU C, et al. Ethics review of COVID-19human challenge studies: A joint HRA/WHO workshop [J]. Vaccine, 2022.

[90] POLLARD A J, SAUERWEIN R, BAAY M, et al. Third human challenge trial conference, Oxford, United Kingdom, February 6–7, 2020, a meeting report [J]. Biologicals, 2020, 66: 41-52.

[91] SELGELID M J, JAMROZIK E. Ethical challenges posed by human infection challenge studies in endemic settings [J]. Indian journal of medical ethics, 2018, 3 (4): 263.

[92] SHAH S K, KIMMELMAN J, LYERLY A D, et al.Ethical considerations for Zika virus human challenge trials [EB/OL]. (2017-02-22) [2022-11-08]. https://www.fredhutch.org/en/research/education-training/research-ethics.html

[93] LURIE N, SAVILLE M, HATCHETT R, et al. Developing Covid-19 vaccines at pandemic speed [J]. New England journal of medicine, 2020, 382 (21): 1969-1973.

[94] Reviewing Research. Human infection challenge studies [EB/OL]. [2022-11-08]. http://www.reviewingresearch.com/human-challenge-studies/.

[95] GRADY C. Payment of clinical research subjects [J]. The Journal of clinical investigation, 2005, 115 (7): 1681-1687.

[96] FDA. Federal Food, Drug, and Cosmetic Act [EB/OL]. (2018-03-29) [2022-11-08]. https://www.fda.gov/regulatory-information/laws-enforced-fda/federal-food-drug-and-cosmetic-act-fdc-act.

[97] HHS, FDA. Statement of Investigator (Title 21, Code of Federal Regulations (CFR) part 312) [EB/OL]. [2022-11-08]. http://www.fda.gov/downloads/AboutFDA/ReportsManualsForms/Forms/UCM074728.pdf.

[98] US Food and Drug Administration. 2014. Code of Federal Regulations Title 21, part 600. CFR part 600, vol 7. FDA, Rockville, MD.

[99] RAMANATHAN R, STIBITZ S, PRATT D, et al. Use of controlled human infection models (CHIMs) to

support vaccine development: US regulatory considerations [J] . Vaccine, 2019, 37: 4256–4261.

[100] FDA, CDER, CBER, et al. Guidance for industry: CGMP for phase 1 investigational drugs [EB/OL]. (2008–07) [2022–11–08]. https://www.fda.gov/media/70975/download.

[101] US NIH. NIH guidelines for research involving recombinant or synthetic nucleic acid molecules. [EB/OL]. (2019–04) [2022–11–08]. https://osp.od.nih.gov/wp–content/uploads/NIH_Guidelines.pdf.

[102] BALASINGAM S, HORBY P, WILDER–SMITH A. The potential for a controlled human infection platform in Singapore [J]. Singapore medical journal, 2014, 55 (9): 456.

[103] BAYLOR N W. Human Challenge Studies for Vaccine Development: Regulatory Aspects of Human Challenge Studies [J]. Curr Top Microbiol Immunol, 2021.

[104] US National Institute of Allergy and Infectious Diseases. 2020. ClinRegs: United Kingdom. NIH, Bethesda, MD. https://clinregs.niaid.nih.gov/country/united–kingdom/united–states#_top.

[105] Health Research Authority. COVID–19human infection challenge vaccine studies. [EB/OL]. (2020–11–05) [2022–11–08]. https://www.hra.nhs.uk/about–us/news–updates/covid–19–human–infection–challenge–vaccine–studies/.

[106] BAAY M F D, RICHIE T L, NEELS P, et al. Human challenge trials in vaccine development, Rockville, MD, USA, September 28–30, 2017 [J]. Biologicals, 2019, 61: 85–94.

[107] BALASINGAM S, MEILLON S, CHUI C, et al. Human infection studies: Key considerations for challenge agent development and production [J]. Wellcome Open Research, 2022, 7: 140.

[108] JIN C, GIBANI M M, MOORE M, et al. Efficacy and immunogenicity of a Vi–tetanus toxoid conjugate vaccine in the prevention of typhoid fever using a controlled human infection model of Salmonella Typhi: a randomised controlled, phase 2b trial [J]. The Lancet, 2017, 390 (10111): 2472–2480.

[109] BUTLER D. Drop in cases of Zika threatens large–scale trials [J]. Nature, 2017, 545 (7655): 396–397.

[110] PLOTKIN S, ROBINSON J M, CUNNINGHAM G, et al. The complexity and cost of vaccine manufacturing–an overview [J]. Vaccine, 2017, 35 (33): 4064–4071.

[111] SU S, SHAO Y, JIANG S. Human challenge trials to assess the efficacy of currently approved COVID–19 vaccines against SARS–CoV–2 variants [J]. Emerging Microbes & Infections, 2021, 10 (1): 439–441.

[112] SABCHAREON A, WALLACE D, SIRIVICHAYAKUL C, et al. Protective efficacy of the recombinant, live–attenuated, CYD tetravalent dengue vaccine in Thai schoolchildren: a randomised, controlled phase 2b trial [J]. The Lancet, 2012, 380 (9853): 1559–1567.

[113] VILLAR L, DAYAN G H, ARREDONDO–GARCÍA J L, et al. Efficacy of a tetravalent dengue vaccine in children in Latin America [J]. New England Journal of Medicine, 2015, 372 (2): 113–123.

[114] ROESTENBERG M, DE VLAS S J, NIEMAN A E, et al. Efficacy of preerythrocytic and blood–stage malaria vaccines can be assessed in small sporozoite challenge trials in human volunteers [J]. The Journal of infectious diseases, 2012, 206 (3): 319–323.

[115] KESTER K E, CUMMINGS J F, Ofori–Anyinam O, et al. Randomized, double–blind, phase 2a trial of falciparum malaria vaccines RTS, S/AS01B and RTS, S/AS02A in malaria–naive adults: safety, efficacy, and immunologic associates of protection [J]. Journal of Infectious Diseases, 2009, 200 (3): 337–346.

[116] RTS S. Efficacy and safety of RTS, S/AS01malaria vaccine with or without a booster dose in infants and children in Africa: final results of a phase 3, individually randomised, controlled trial [J]. The Lancet, 2015, 386 (9988): 31–45.

[117] World Health Organization.WHO recommends groundbreaking malaria vaccine for children at risk [EB/OL]. (2021–10–06) [2023–02–28]. https://www.who.int/news/item/06–10–2021–who–recommends–groundbreaking–malaria–vaccine–for–children–at–risk.

[118] SAHASTRABUDDHE S, SALUJA T. Overview of the typhoid conjugate vaccine pipeline: current status and future plans [J]. Clinical Infectious Diseases, 2019, 68(1): S22–S26.

[119] LEVINE M M, FERRECCIO C, BLACK R E, et al. Progress in vaccines against typhoid fever [J]. Clinical Infectious Diseases, 1989, 11(3): S552–S567.

[120] MILLIGAN R, PAUL M, RICHARDSON M, et al. Vaccines for preventing typhoid fever [J]. Cochrane Database of Systematic Reviews, 2018(5): CD001261.

[121] THIEM V D, LIN F Y C, CANH D G, et al. The Vi conjugate typhoid vaccine is safe, elicits protective levels of IgG anti–Vi, and is compatible with routine infant vaccines [J]. Clinical and Vaccine Immunology, 2011, 18(5): 730–735.

[122] MITRA M, SHAH N, GHOSH A, et al. Efficacy and safety of vi–tetanus toxoid conjugated typhoid vaccine (PedaTyph™) in Indian children: school based cluster randomized study [J]. Human vaccines & immunotherapeutics, 2016, 12(4): 939–945.

[123] MOHAN V K, VARANASI V, SINGH A, et al. Safety and immunogenicity of a Vi polysaccharide–tetanus toxoid conjugate vaccine (Typbar–TCV) in healthy infants, children, and adults in typhoid endemic areas: a multicenter, 2–cohort, open–label, double–blind, randomized controlled phase 3 study [J]. Clinical Infectious Diseases, 2015, 61(3): 393–402.

[124] MOHAN V K, VARANASI V, SINGH A, et al. Safety and immunogenicity of a Vi polysaccharide–tetanus toxoid conjugate vaccine (Typbar–TCV) in healthy infants, children, and adults in typhoid endemic areas: a multicenter, 2–cohort, open–label, double–blind, randomized controlled phase 3 study [J]. Clinical Infectious Diseases, 2015, 61(3): 393–402.

[125] JIN C, GIBANI M M, MOORE M, et al. Efficacy and immunogenicity of a Vi–tetanus toxoid conjugate vaccine in the prevention of typhoid fever using a controlled human infection model of Salmonella Typhi: a randomised controlled, phase 2b trial [J]. The Lancet, 2017, 390(10111): 2472–2480.

[126] SHAKYA M, COLIN–JONES R, THEISS–NYLAND K, et al. Phase 3 efficacy analysis of a typhoid conjugate vaccine trial in Nepal [J]. New England Journal of Medicine, 2019, 381(23): 2209–2218.

[127] CHEN W H, COHEN M B, KIRKPATRICK B D, et al. Single–dose live oral cholera vaccine CVD 103–HgR protects against human experimental infection with Vibrio cholerae O1 El Tor [J]. Clinical Infectious Diseases, 2016, 62(11): 1329–1335.

[128] CHAUDHURI A, DE S. Cholera and blood–groups [J]. Lancet, 1977, 2(8034): 404.

[129] BARUA D, PAGUIO A S. ABO blood groups and cholera [J]. Annals of human biology, 1977, 4(5): 489–492.

[130] LEVINE M M, NALIN D R, RENNELS M B, et al. Genetic susceptibility to cholera [J]. Annals of human biology, 1979, 6(4): 369–374.

[131] CHEN W H, COHEN M B, KIRKPATRICK B D, et al. Single–dose live oral cholera vaccine CVD 103–HgR protects against human experimental infection with Vibrio cholerae O1 El Tor [J]. Clinical Infectious Diseases, 2016, 62(11): 1329–1335.

[132] MOSLEY J F, SMITH L L, BRANTLEY P, et al. Vaxchora: the first FDA–approved cholera vaccination in the United States [J]. Pharmacy and Therapeutics, 2017, 42(10): 638.

[133] POTTER C W, OXFORD J S. Determinants of immunity to influenza infection in man [J]. British medical bulletin, 1979, 35(1): 69–75.

[134] SABCHAREON A, WALLACE D, SIRIVICHAYAKUL C, et al. Protective efficacy of the recombinant, live–attenuated, CYD tetravalent dengue vaccine in Thai schoolchildren: a randomised, controlled phase 2b trial [J]. The Lancet, 2012, 380(9853): 1559–1567.

[135] CAPEDING M R, TRAN N H, HADINEGORO S R S, et al. Clinical efficacy and safety of a novel tetravalent dengue vaccine in healthy children in Asia: a phase 3, randomised, observer-masked, placebo-controlled trial [J]. The Lancet, 2014, 384 (9951): 1358–1365.

[136] KIRKPATRICK B D, DURBIN A P, PIERCE K K, et al. Robust and balanced immune responses to all 4 dengue virus serotypes following administration of a single dose of a live attenuated tetravalent dengue vaccine to healthy, flavivirus-naive adults [J]. The Journal of infectious diseases, 2015, 212 (5): 702–710.

[137] KIRKPATRICK B D, WHITEHEAD S S, PIERCE K K, et al. The live attenuated dengue vaccine TV003 elicits complete protection against dengue in a human challenge model [J]. Science translational medicine, 2016, 8 (330): 30–36.

[138] RAPEPORT G, SMITH E, GILBERT A, et al. SARS-CoV-2human challenge studies—establishing the model during an evolving pandemic [J]. New England Journal of Medicine, 2021, 385 (11): 961–964.

[139] KILLINGLEY B, MANN A J, KALINOVA M, et al. Safety, tolerability and viral kinetics during SARS-CoV-2human challenge in young adults [J]. Nature Medicine, 2022, 28 (5): 1031–1041.

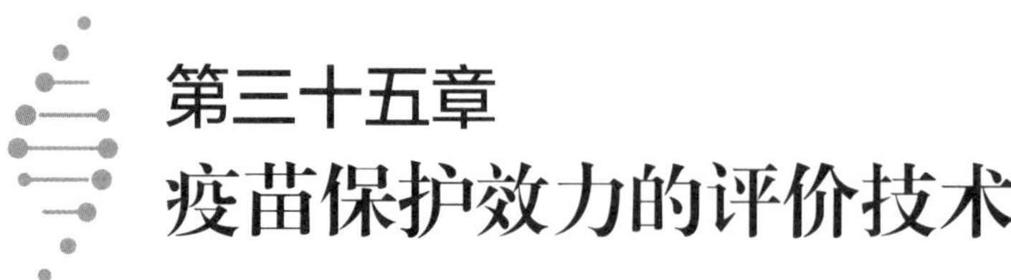

第三十五章 疫苗保护效力的评价技术

第一节 概述与简介

一、疫苗保护效力评价现状

疫苗在批准上市之前，必须进行一系列人体临床试验，以获得安全性和有效性的数据支持[1]。对疫苗保护效力的评价，通常是比较疫苗接种组和对照组在疫苗接种后相对较长的观察期内临床终点事件的发生率。疫苗的保护作用体现在预防感染或降低疾病的严重程度，其免疫机制包括诱导机体产生特异的体液和细胞免疫应答。体液免疫应答评估指标主要是结合抗体或中和抗体，而细胞免疫应答评估指标是抗原特异性 T 细胞反应及相关的细胞因子等。人体免疫系统是一个复杂的体系，一些疫苗引起的免疫应答水平与疫苗保护效力相关，但是很多疫苗的免疫机制还不明确。完整的疫苗保护效力是指疫苗接种者暴露在感染中，会免于感染，从而避免因感染引起的不良影响；不完整的疫苗保护效力可能意味着疫苗接种不能免于感染，但是疾病的严重程度有所降低；疫苗的保护效力也可能与环境和暴露剂量相关。这些差异使疫苗的保护效力评价既包括直接降低疾病严重程度的结果，即减少临床终点（感染或疾病）的发生，也可以采用评价免疫学指标作为评价临床终点的替代方案[2]。

传统的疫苗保护效力评价，主要是设计严谨的随机对照试验（randomized controlled trial，RCT），开展现场人体临床试验，以队列研究为主要的流行病学方法，前瞻性地研究疫苗组和对照组感染或疾病的发生情况，根据发病率或感染率的不同，计算疫苗的保护率和效力指数。如果临床终点的发生率或感染率较低，例如艾滋病疫苗的临床试验，由于观察到疾病的周期太长，耗费的人力物力资源巨大，导致试验的可行性大幅降低；或者含有相同抗原成分的疫苗已大规模人群使用，使疫苗相关疾病的发病率很低，可采用与疫苗保护相关的免疫原性评价指标（如血清抗体）作为替代终点，可以更加简单高效地评价疫苗的保护效力[3]。

国家药品监督管理局药品审评中心颁布的《预防用疫苗临床可比性研究技术指导原则》[4]中规定，对于大多数免疫原性与临床保护效力相关性明确的疫苗，可采用免疫原性作为有效性评价替代终点，借助可靠的实验室检测方法，并确定合理的临床有效性判定标准进行可比性判断。例如以体液免疫为主的疫苗，其免疫原性替代终点通常采用接种后免疫应答率（包括抗体阳转率等）、抗体几何平均滴度 / 几何平均浓度及其增长倍数。同时鼓励开展细胞免疫应答检测指标的探索研究，更全面地反映疫苗诱导的免疫应答情况。

二、定义与概念

为了更好地理解本章节的内容，介绍以下几个与疫苗的保护效力评价有关的定义与概念。

1）临床终点（clinical endpoint） 是指在临床试验研究中作为目标结果的疾病、症状、体征或实验室异常的发生。

2）疫苗效力（vaccine efficacy） 也称疫苗保护率，是指临床试验中疫苗组相比对照组发病率下降的百分比，衡量的是疫苗对针对疾病发病率的降低程度。

3）效力指数（efficacy index） 疫苗保护效力的评价指标，计算方法为对照组与接种组的发病率之比，一般大于1，表示疫苗的保护效力较好。

4）相关性保护（correlates of protection，CoP） 与疫苗保护相关或可以提供保护作用的特异性免疫反应，与预防感染、减少疾病或其他定义的临床终点的发生率相关。

5）相关性风险（correlates of risk，CoR） 在特定人群中预测临床试验研究终点的疫苗效力，与保护率或保护水平相关的免疫学检测指标。

6）替代性保护（surrogate of protection，SoP） 疫苗接种后产生保护效果因果链上的免疫学指标，与临床终点事件有关，可预测疫苗的保护效力。

7）免疫原性替代终点（immunological surrogate endpoint） 用疫苗诱导的免疫学指标来替代具体适应证（感染或发病）作为临床试验的终点，可准确预测疫苗的保护效力。

8）血清阳转率（seroconversion rate） 也称抗体阳转率，接种后血清抗体浓度或滴度的升高达到某定量水平或较接种前成倍增长的比例。

9）优效性试验（superiority trial） 以发病率为基础，对照是安慰剂或对所研究的疾病无效的疫苗，试验目的是评价接种疫苗后所预防疾病发病率下降的百分比。

10）非劣效试验（non–inferiority trial） 是指为显示疫苗的保护作用在临床上不劣于对照疫苗的试验，说明使用新疫苗后疾病、感染的相对危险度与对照疫苗相比不大于事先指定的临床相关数值。

第二节 疫苗保护效力的评价方法

一、传统的效力评价技术路线

1. 疫苗临床试验概述

对于新研发上市的疫苗，疫苗的安全性和有效性评价主要依据比较完善的相关法律法规和技术指导原则来进行，通常需完成临床前研究和临床试验这两个重要步骤。临床前研究主要包括药学研究（建立稳定的生产工艺，并符合相关标准及检验合格）以及必要的动物实验（急性毒性试验、重复毒性试验、免疫原性试验及动物攻毒试验等）。当疫苗临床前研究结果符合规定标准后，才能够批准进入人体临床试验阶段。

与药物临床试验相似，疫苗临床试验也分为四期。Ⅰ期临床试验重点考察安全性，选择少数健康、免疫功能正常的成年人作为受试者，确定人体的耐受性和初步安全性，规模较小，一般为几十人。Ⅱ、Ⅲ期选择未来有可能进行免疫接种的目标人群（易感人群），Ⅱ期临床试验主要是获得安全性和免疫原性的数据，判断是否能获得预期效果，探索免疫剂量等，规模一般为几百人。在Ⅱ期临床试验的基础上开展的Ⅲ期临床试验，根据疾病发病率的不同，受试人群规模不等，一般要上万人，目的为全面评价疫苗的保护效力和安全性，可采用随机、对照、双盲、多中心设计等验证性试验，在监测期内通过比较对照组和疫苗接种组的实际发病比例，统计得出该疫苗的保护率，作为疫苗上市批准的基础。Ⅳ期临床试验是疫苗注册上市后，对疫苗实际接种人群的安全性和有效性进行综合评价，也就是真实世界数据对疫苗有效性的评价，此部分详见后续章节。

2. 临床终点的分类与定义

根据研究目的，疫苗临床试验的终点可以区分为主要终点和次要终点，其次根据主要终点的性质和特征进行细分，常用的还有复合终点和替代终点。主要终点是与试验的主要研究目的本质相关，能够准确预测疫苗有效性或安全性的观察指标；次要终点是与次要研究目的相关的效应指标，或与主要研究目的相关的支持性指标；在难以确定单一的主要终点的情况下，多个组合可以用预先确定的计算方法构成一个复合终点；替代终点是指在不能直接评价临床效力的情况下，间接反映临床效力的指标[5]。在试验的设计阶段，应根据疫苗有效性和安全性的研究目的，调整试验的统计设计策略，以达到疫苗临床试验的预期目的。

临床终点事件的定义是现场临床效力试验中的关键步骤[6]。首先，必须确定是感染还是疾病，因为感染并不一定意味着疾病的发展。与以感染为终点的试验相比，以疾病为终点的疫苗效力试验需要更大的样本量和更长的监测期。另一方面，以疾病为终点可能更容易发现病例。疾病通常伴有特定的临床症状，而感染需要实验室确认。对于潜伏期较长的感染，例如艾滋病，以感染作为终点将需要重复实验室检测，成本很高，大多数实验室结果都是阴性的，并且难以组织试验参与者在预定时间访问试验地点。例如百日咳的潜伏期较短，实验室检测通常是在观察到该病的临床症状后进行。这种病例发现策略的一个缺点是无法发现无症状感染者，即没有临床症状的感染。如果是流感，只能在感染后的前 2~3 天进行培养确认。如果采集培养标本太晚，感染可能无法检测到。

一般认为疾病比感染更容易被发现和诊断，但感染更容易被获取。临床终点的定义决定了试验的实施方案，应根据疫苗类型确定合理的终点事件。不论是疾病还是感染，都应在试验方案中明确终点事件的临床和实验室诊断标准，并在监测期间采用统一的方法来确诊病例，以及明确随访频率和窗口期等信息，避免出现周期过长导致的人员失访，以及过多的人力、财力和物力资源的浪费，延误有效疫苗的批准上市。

3. 对照疫苗的选择

对照疫苗的选择由多个因素决定。一般情况下，一个试验组对应一个对照组，特殊情况下可对应 1 个以上的对照组。

1）阴性对照　为未接种预防目标疾病的疫苗，通常在评价新疫苗的效力时使用，一般分安慰剂和已上市但没有保护目标疾病作用的疫苗。安慰剂是一种无药物活性的物质，如生理盐水。已上市但没有保护目标疾病作用的疫苗也可以使受试者从中获益。这种类型的对照试验称为优效性试验。

2）阳性对照　为接种可有效预防目标疾病的疫苗，该疫苗应已广泛使用、保护效果和接种剂量已被证实。当已上市疫苗的广泛免疫接种使疾病发病降低至很低的水平，血清学参数公认与临床的保护作用相关时，免疫学指标可用于评价疫苗效力。这种情况下，对照疫苗是已获批的疫苗，新疫苗效力以不低于获批疫苗的免疫水平为原则，这种类型的临床试验称为非劣效试验。

4. 疫苗效力指标的测定

量化疾病或感染病例发生的评价指标主要是发病率或感染率。发病率表示在一定期间内，一定人群中某疾病新发生的病例出现的频率。在疫苗现场效力试验中，终点可以是感染或疾病。在本章中我们假设终点为疾病，根据两个处理组的发病率即可计算疫苗效力，计算公式如下：

$$VE_{CE} = (Rp - Rv) / Rp = (1 - Rv/Rp) \quad (35\text{-}1)$$

式中，VE 为保护效力；CE 为临床终点；Rp 为对照组发病率；Rv 为疫苗组发病率。

只要疫苗提供了一定的保护作用，疫苗组的发病率就会小于对照组的发病率，Rv/Rp 小于 1，疫苗效力的范围在 0%~100%，疫苗效力越大代表疫苗对该疾病的人群保护效果越好。WHO 认为疫苗的保护效力在 50% 以上就可以批准上市使用，这表明已在人群中形成有效的免疫屏障。

以 SARS–CoV–2 为例，2019 年 SARS–CoV–2 肆虐全球，各国开始着手研发针对新冠病毒的疫苗，以应对新冠肺炎对人类健康的威胁。美国莫德纳公司为验证其开发的 mRNA 疫苗的安全性和有效性，开展了疫苗的Ⅲ期临床试验。公司招募了 3 万人，接种组和对照组分别为 1.5 万人。在随访期内，接种组内有 11 人感染了新冠肺炎，对照组则有 185 人感染疾病。根据式（35–1），该疫苗的保护效力计算为：

$$VE_{CE} = \left(\frac{185}{15000} - \frac{11}{15000}\right) / \frac{185}{15000} = (1.233\% - 0.073\%) / 1.233\% = 94.1\%$$

该疫苗保护率符合 WHO 和 FDA 的有关规定，紧急获批上市[7]。

5. 影响效力评价的其他因素

疫苗的效力评价也取决于终点判定的灵敏度和特异度。1988 年 Orenstein 等[6]发表了对于临床终点判定灵敏度和特异度的讨论。以发病为主要终点，灵敏度是将真正有病的人判定为发病的能力，而特异度是把真正无病的人判定为无病的能力。由于灵敏度和特异度可能不是 100%，将会出现假阴性和假阳性的情况，导致疫苗的效力被高估或低估，影响临床试验结果的真实性。因此应在方案中明确保证灵敏度和特异度的具体措施。

在疫苗临床试验中，效力试验应按照双盲、随机和对照的要求进行试验设计。对疾病的发生应进行双盲评价，即受试者、研究者和临床试验相关的申办方人员均对人员分组处于盲态，盲态可以减少潜在的判定偏移，真实反映疫苗的效果。随机化是临床试验的基础原则，也是疗效和安全性评价的统计学基础，目的是使各种影响因素在处理组间趋于一致，避免疫苗临床试验分组产生的偏倚，可发现疫苗组和对照组之间的细小差别。

理想的评价疫苗效力的临床试验需要在易感人群中进行，但在实际中受试者在入组前可能已经感染过疾病，导致抗体的基线水平过高，低估疫苗效力。疫苗受试者的临床症状如果不明显，而对照组的症状更严重，也会对最终的保护效力造成偏倚，造成保护率的高估。还有环境因素、病原体的变异、接种实施过程的标准性等，都会因接种效果的差异，从而影响最终疫苗保护率的统计数据。因此，通过随机化保证两组受试者的易感性均衡可比，对疾病的发生进行双盲评价，尽可能排除混杂因素，减少潜在的判定偏倚，才能真实反映疫苗的效果。

二、免疫学效力评价技术路线

1. 免疫学效力评价概述

由于疫苗临床试验通常需要大量的样本量和长时间的随访，成本相对较高。如果在监测期内感染的发病率和病例数较低，则必须延长监测期，这意味着增加成本。由于病例发现不完善，可能导致疫苗临床保护效果为阴性。此外，老年人和儿童进行安慰剂对照疫苗试验面临伦理方面的问题。因此，随着疫苗学研究的进步和发展，一种更加便捷的免疫原性指标替代临床终点的效力评价方法应运而生。

免疫系统是复杂而繁琐的，疫苗可以通过诱导各种效应机制来提供保护，抗体是免疫保护效应机制的关键因素，并提供最佳的免疫相关性保护。免疫原性替代终点是介导疫苗接种产生保护效应因果链上的免疫学反应指标，该免疫学反应指标与研究的临床终点事件息息相关，且可以根据该免疫学指标预测疫苗的保护效力[8]。

RCT 为评估疫苗效力、免疫原性替代终点和临床终点之间的关系提供了理想的背景。在一项随机对照试验中，符合条件的受试者被随机分配接受候选疫苗或安慰剂，然后在疫苗诱导的免疫应答高峰时收集所有参与者的血液样本以评估免疫血清学指标，并在监测期间观察临床终点。理论上，免疫学指标和疫苗保护效力呈正相关时，该免疫学指标可以作为评价疫苗效力的免疫原性替代终点。

2. 免疫原性替代终点的理论基础

免疫学指标如何成为间接反映临床效力的替代终点？ 1989 年 Prentice[9] 在使用 RCT 数据验证替代终点的假设检验方法的背景下引入了一个关键概念。他提出的替代终点验证的四个标准可适用于疫苗试验，具体如下：对临床终点的保护与是否接种过疫苗显著相关；替代终点与疫苗接种水平显著相关；替代终点与对临床终点的保护显著相关；疫苗对临床终点的保护效力可以完全由替代终点来解释，这是最重要的一点。满足以上准则的免疫学指标可作为免疫原性替代终点。

治疗效果比例（proportion of trearment effect，PTE）对 Prentice 标准进行了调整，当疫苗接种和目标临床终点之间存在不止一个因果途径时，评估免疫标志物作为替代终点，即可以通过一个或多个途径或标记来解释观察到的保护比例。简单来说,PTE 可以描述为（β－βa)/β，其中 β 是疫苗接种对临床终点的未调整效果，βa 是免疫标志物的调整效果[10]。PTE 方法的提出也存在担忧，在某些情况下 PTE 方法可能不是一个比例，即它可能小于 0 或大于 1。因此，2001 年美国国立卫生研究院研讨会的参与者警告不要在临床试验中使用 PTE 方法来评估替代终点。

1997—1998 年人用药品技术要求国际协调理事会（The International Council for Harmonisation of Technical Requirements for Pharmaceuticals for Human Use，ICH）[11, 12] 确定替代终点的定义为：“允许预测临床重要结果但自身不能衡量临床获益的终点”。在适当的情况下，替代结果可以作为主要终点。免疫学指标能否成为替代终点需要考虑以下几个问题：免疫学指标和临床获益是否存在关联性和生物学合理性；免疫学指标能否预测临床终点的发生；疫苗接种对免疫学指标的作用和对临床终点的作用是否一致。

Qin 等[13] 提出分级框架理论来评估免疫标志物作为替代终点的有效性，该框架区分了三种不同的关联水平。①相关性风险：与对应的临床结果保护效力相关的免疫反应，替代性保护是准确预测疫苗效力水平的 CoR。②1 级“SoP”：一种免疫学测量指标，它是一种在特定接种人群中的 CoR，只能预测相同的试验背景环境中的疫苗保护效力。③2 级“SoP”：已被证明可预测一系列不同人群和环境中的疫苗保护效力，应用 Meta 分析评估已制定的免疫原性替代终点，可用于评估不同试验背景下人群中的疫苗保护效力。

Plotkin[14]将 SoP 定义为“可以量化疫苗的特异性免疫反应，这种疫苗免疫反应本身不具有保护作用，但替代了真正的（可能未知的）相关的免疫反应”。他把保护性免疫反应本身称为相关性保护，定义为“对疫苗的一种特异性免疫反应，与预防感染、疾病或其他确定的终点密切相关”。相比之下，Qin 等人更专注于临床保护的“替代”，他们认为 SoP 是临床终点的理想替代品，根据接种疫苗组和未接种疫苗组的免疫学指标检测结果的对比，能够可靠地预测疫苗保护效力水平的。而 Plotkin 更关注的是与临床终点“相关”的免疫特异性保护反应，但可能不在保护的因果链上。

3. 免疫原性替代终点的确定与评估

Qin 框架中用于验证 2 级 SoP 的方法是分析替代免疫标志物（例如接种者和未接种者之间抗体滴度的平均差异）与疫苗临床保护之间关系，不管免疫标志物在接种者和未接种者中的分布如何，都可以使用抗体滴度作为连续变量来预测疫苗保护效力。其他方法还包括阈值法、基于病例队列研究的连续法和基于病例对照设计的受试者工作特征曲线（receiver operator characteristic curve，ROC）。

（1）阈值法

阈值法是假设一个阶跃函数，免疫标志物有一个简单的阈值水平，高于该水平的个体完全受到保护，不受临床终点的影响，低于该水平的人仍然完全易感，是一种“全或无”的关系。估计这一阈值的最简单方法是在队列研究中将暴露前免疫标志物水平与疾病发病率联系起来，并采用没有个体出现临床终点的水平作为保护阈值。与 Prentice 标准一致，他们还假设接种疫苗和未接种疫苗的个体的这一阈值相似。根据阈值法的疫苗效力的计算公式为：

$$VE_{IM}=(Rp-Rv)/Rp=(1-Rv/Rp) \quad (35\text{-}2)$$

式（35–2）中，VE 为保护效力；IM 为免疫标志物；Rp 为对照组抗体水平小于阈值的比例；Rv 为疫苗组抗体水平小于阈值的比例。

疫苗效力一般呈对数转换滴度分布和反向累积分布。当将不同的抗体水平作为免疫原性替代终点的阈值时，通过上述的函数关系可以预测不同抗体水平所对应的疫苗效力，一般情况下当预测的疫苗效力与Ⅲ期临床试验中通过临床终点事件发生率计算的疫苗效力一致时，此抗体水平即可作为免疫原性替代终点的阈值水平。

Siber 等[15]发表了 WHO 工作组使用的阈值法案例，该方法用于推导肺炎球菌多糖结合疫苗（pneumococcal conjugate vaccine，PCV）荚膜多糖抗体 IgG 的浓度，预测疫苗免疫婴儿对侵袭性肺炎球菌疾病的保护。工作组汇集了三项 PCV 效力随机对照试验的结果，包括使用美国 2、4、6 和 12 个月的免疫计划接种 7 价肺炎球菌疫苗（PCV7）的两项试验，以及南非使用 6、10 和 14 周的免疫计划接种 9 价肺炎球菌（PCV9）的一项试验。保护性滴度是从接种疫苗和未接种疫苗的婴儿中抗体浓度的反向累积分布中得出的。免疫后 1 个月通过酶联免疫吸附测定法检测的荚膜多糖抗体 IgG 浓度 ≥ 0.35 μg/ml 被推荐为保护阈值和 PCV 许可的基础。

阈值法局限性是低于阈值水平的检测值与疾病发生之间的关系通常不明确，检测值低的个体可能因为没有暴露而不会发病，此外检测值高于所选阈值的个体偶尔也会发病，即突破性感染。

（2）连续法

由于阈值法对于低阈值水平的患病风险没有具体说明，而抗体水平低的患病风险与暴露强度和流行强度的关联性更大。连续法则将免疫标志物的滴度与疾病风险关联起来，从而与疫苗效力相关，无需假设与保护相关的阈值滴度。Siber[16]通过将具有特定暴露前滴度的患病个体数量除以整个研究人群中具有该滴度的总数量来计算抗体滴度特异性患病率，并以此来推断预防疾病的总体比例。其他研究人员对接种疫苗者和未接种疫苗者的抗体滴度进行了回归模型拟合，以描述暴露前抗体滴度与疾病发病率之间的统计关联，从而估计疫苗效力。

Chan 等[17]建立了一系列不同的回归模型，以描述水痘疫苗接种后的抗体滴度与疾病发病率之间的关系，从而推断临床保护作用。研究发现模型预测的疫苗效力与 7 年临床试验随访观察到的疫苗效力结果相似。在瑞典的一项疫苗试验中，Storsaeter 等[18]建立了一种 logistic 回归模型，以量化三种不同百日咳抗原的抗体与家庭暴露后临床百日咳的保护效果之间的关系。随后 Kohberger 等使用 Prentice 标准和 Meta 分析对该模型进行了验证，发现该模型预测的疫苗效力与瑞典第二次疫苗试验的结果相一致[19]。

Dunning[20]表示现有模型无法确定抗体滴度与低抗体水平个体的临床保护之间的关系。他建立的 scaled logit 模型包括免疫标志物水平和保护之间的连续关系。该方法随后被用于模拟儿童接种流感疫苗的细胞免疫反应与野生型流感病毒临床感染和保护之间的关系[21]。

（3）ROC 法

Zhu 等[22]在肠道病毒 71 型疫苗的临床效力试验中，采用 ROC 曲线法来确定免疫原性替代终点水平。在 ROC 曲线中，灵敏度定义为在确诊的病例中，抗体水平低于阈值水平的比例；特异性定义为在对照中，抗体水平等于或大于阈值水平的比例。当灵敏度与特异度的和（约登指数）最大时，免疫原性替代终点的最佳阈值能最大程度区分受保护个体和易感个体。在 ROC 曲线法中，约登指数对灵敏度和特异度给予同等权重。抗体水平低的受试者发生临床终点事件的概率可能与暴露程度以及疾病的流行强度间关联性更大。在抗体水平低的受试者中，未被感染的个体可能真实受保护，也可能是未受保护但同时也未被暴露的结果，故会出现假阴性结果。因此，需根据暴露程度提高相应的灵敏度，以减少假阴性[23]。

4. 免疫原性替代终点评价指标

免疫原性替代终点评价的主要抗体指标有中和抗体、结合抗体、杀菌抗体、血凝抑制（hemagglutination inhibition，HI）抗体等，应与国际和国内公认的标准一致。通过测定免疫前、免疫后血清抗体计算阳转率、GMT/GMC 及其置信区间，还需分析免疫后抗体增长倍数。抗体阳转率为接种疫苗后抗体转阳的人数与接种疫苗总人数之比。如流感血凝素抗体稀释比例免疫前血清＜ 1∶10，免疫后血清≥ 1∶40 或有 4 倍及以上增高即为阳转，根据阳转人数和总人数之比得到阳转率。

目前，很多疫苗的免疫原性替代终点被提出并得到普遍认同，包括：破伤风、白喉、脊髓灰质炎、流行性乙型脑炎、麻疹、狂犬病、风疹、水痘、流行性感冒、脑膜炎球菌、肺炎、b 型流感嗜血杆菌等疫苗。还有一些尚未确定免疫原性替代终点的疫苗，如 HPV、SARS-CoV-2、埃博拉病毒等。常见疫苗的免疫原性替代终点的检测方法和临界值见表 35-1。

表 35-1 常见疫苗的免疫原性替代终点的检测方法和临界值

疫苗	检测方法	替代终点临界值
流感疫苗	HI 试验	1：40
肺炎疫苗	ELISA，调理吞噬试验	0.35 μg/ml，1/8
麻疹疫苗	蚀斑减少中和试验	120 mIU/ml
水痘疫苗	gp ELISA	5 IU/ml
b 型流感嗜血杆菌疫苗	ELISA	0.15 μg/ml
乙型脑炎疫苗	蚀斑减少中和试验	1：10
白喉类毒疫苗	中和试验	0.01~0.1 IU/ml
甲肝疫苗	ELISA	20 mIU/ml
乙肝疫苗	ELISA	10 mIU/ml
莱姆病疫苗	ELISA	1400 U/ml
风疹疫苗	免疫沉淀法	10~15 IU/ml
脑膜炎球菌疫苗	杀菌抗体试验	1/4
脊髓灰质炎疫苗	中和试验	1/8
狂犬病疫苗	中和试验	0.5 IU/ml
破伤风疫苗	中和试验	0.01~0.1 IU/ml
黄热病疫苗	中和试验	0.7 LNI
疟疾疫苗	ELISA	10 U/ml
天花疫苗	中和试验	1/20~1/32

5. 实例分析

（1）流感

1952 年 Meiklejohn[24] 等在军队中设置了四个疫苗接种组别，通过与密切相关毒株的 HI 试验测定发现低抗体滴度与临床感染率之间似乎存在良好的相关性。1972 年 Hobson 等[25] 学者在 1032 名成年志愿者的鼻腔内接种甲型和乙型流感减毒活病毒，在病毒接种前测定其血清 HI 抗体滴度，研究发现 HI 滴度与感染可能性之间存在一致的反向相关性，当感染率降低到最大观察率一半时的滴度为 1：18~1：36。欧洲药品管理局（EMA）在流感疫苗非临床和临床指南中推荐把 HI 试验和单放射免疫扩散溶血试验作为评价季节性流感保护效果的血清学试验，将 HI 滴度≥ 1：40 和 SRH 面积≥ 25 mm^2 定义为“保护性抗体水平”[26]。2003 年 J C de Jong 等[27] 学者发现血清中流感病毒抗体的 HI 试验结果与病毒中和试验产生的结果密切相关，并且可以预测保护效果。根据从 12 篇关于健康成人研究的文献中得出的数据估计，保护 50% 的接种者免受相关病毒侵害的 HI 滴度中值为 28。这一发现支持了目前的政策，即要求疫苗对大多数被接种者的血清 HI 滴度大于或等于 40。但是在儿童或新生儿中，预防季节性流感可能需要更高的保护性抗体水平。Black 等[28] 在评价 1 种含 MF-59 佐剂的三价灭活疫苗效力时，根据 Prentice 标准对 H3N2 的免疫原性和疗效结果进行了评估，结果显示 1：40 的保护相关比例并不适用于儿童，在儿童中 1：110 的临界值可预测 50% 的临床保护率，1：330 的滴度可预测 80% 的保护水平。

鼻喷流感减毒活疫苗开发过程中，黏膜抗体作为保护的相关因素得到了明确的证明。鼻内疫苗可诱导血清 IgG 抗体和分泌 IgA 抗体，两类抗体均具有保护作用。血清和黏膜表面存在的抗体与流感免疫有很好的相关性，但可能只适用于儿童和年轻人。McElhaney 等发现，在流感抗原存在的情况下，细胞因子的产生和 T 细胞的增殖与老年人的保护相关[29]。

（2）肺炎

肺炎球菌是导致 IPD 的主要病原体，是全球性的公共安全问题之一。20 世纪 70 年代肺炎球菌多糖疫苗上市，后续又开发了 PCV。WHO 根据在美国北加州、美国印第安和南非进行的关于 IPD 的三项随机双盲对照临床试验结果，通过 Meta 分析制定了 PCV 免疫反应的非劣效血清学标准，用于对 PCV 免疫反应研究的初步分析。结合临床试验 PCV7 和 PCV9 对 IPD 的疗效数据，以荚膜多糖抗体 IgG 浓度为≥ 0.35 μg/ml 的婴儿比例作为疗效指标，作为预防 IPD 所需的相关保护性抗体水平[30]。Siber 等[15]应用 22F 型肺炎球菌多糖预吸附，通过去除非特异性抗体，提高了抗体检测的特异性。重新计算的婴儿群体的保护浓度结果从 0.35 μg/ml 下降到 0.32 μg/ml，支持 WHO 建议的 0.35 μg/ml 最低保护浓度。研究发现不同血清型之间的阈值可能存在差异，Andrews 等[31]学者在英格兰、威尔士和北爱尔兰对血清型特异性疫苗的有效性和免疫原性进行了上市后评估，采用间接队列法评估疫苗对侵袭性肺炎球菌疾病的有效性，评估个体血清型保护的相关性。研究发现 1、3、7F、19A、19F 血清型的特异性相关保护高于 0.35 μg/ml，而 6A、6B、18C 和 23F 血清型低于 0.35 μg/ml。

（3）麻疹

麻疹（measles）是由麻疹病毒感染引起的急性呼吸道疾病，是一种自限性疾病，具有高度传染性。1985 年波士顿大学麻疹暴发期间，Chen 等[32]学者获得了接触之前的病例和非病例的血液样本，使用蚀斑减少中和试验（plaque reduction neutralization test，PRNT）测试和酶免疫测定法（EIA）检测暴露前麻疹抗体滴度与临床保护的相关性。在暴露前 PRNT 滴度＜ 120 mIU/ml 的 9 名献血者中，8 名诊断为阳性，而暴露前 PRNT 滴度＞ 120 mIU/ml 的 71 名献血者全为阴性。暴露前 PRNT 滴度为 216~874 mIU/ml 的 11 名献血者中有 7 名抗体滴度上升大于 4 倍且 70% 出现临床表现，而暴露前 PRNT 滴度＞ 1052 mIU/ml 的 7 名献血者中抗体滴度均未上升且 69% 无明显症状。经 EIA 检测抗体水平无显著差异。该研究表明，PRNT 滴度＜ 120 mIU/ml 对麻疹疾病没有保护作用，滴度＞ 120 mIU/ml 可能预防明显的临床麻疹疾病，可以初步视为麻疹疫苗的免疫原性替代终点。在塞内加尔的一项研究具有指导意义[33]，HI 或 PRNT 试验中抗体滴度低于 125 mIU/ml 的儿童对麻疹的保护作用有限，而抗体滴度均高于 125 mIU/ml 的儿童的发病率较低。可能是未接种疫苗的儿童不受微量母传抗体的保护，而接种疫苗的儿童除了微量抗体外还具有细胞免疫。因此考虑 125 mIU/ml 的麻疹抗体水平也可能是确定对麻疹有保护作用的最佳筛选值。然而，细胞免疫在疾病恢复和终止减毒疫苗病毒复制方面的重要性已得到充分确认，B 细胞缺乏的人确实会从麻疹中康复，而 T 细胞缺乏会导致严重和致命的疾病。

（4）水痘

水痘（varicella）是由水痘 – 带状疱疹病毒感染引起的急性传染病，接种疫苗是预防水痘的唯一手段。在 1987—1989 年进行的临床试验中[34]，4442 名 12 个月至 17 岁的健康儿童和青少年接种了一剂减毒水痘活疫苗。对接种者的临床随访显示，随着接种后 6 周糖蛋白酶联免疫吸附试验（gp enzyme–linked immunosorbent assay，gp ELISA）抗体滴度的增加，接种后发生水痘的概率降低，接种后第一年和第二年的发病率仅为 2.1% 和 2.4%。即使在 gp ELISA 抗体滴度非常低或检测不到的儿童中，水痘突破病例症状通常比自然感染温和的多。因此，接种后 6 周可以 gp ELISA 抗体滴度作为预防自然疾病的替代标志物。Li 等[35]学者扩展了最初的分析，描述了 1991—1993 年期间接种一剂 Oka/Merck 水痘疫苗的儿童在接种后 6 周的水痘抗体水平与 7 年期间对突破性疾病的保护之间的关系。发现疫苗接种后 6 周 gp ELISA 抗体滴度＜ 5 IU/ml 的儿童发生突破性水痘的可能性是 gp ELISA 滴度为≥ 5 IU/ml 的儿童的 3.5 倍。确定疫苗接种后 6 周的 gp ELISA 抗体滴度≥ 5 IU/ml 作为保护的近似相关。此外，膜抗原荧光抗体试验（fluorescent antibody to membrane antigen，FAMA）的效价＞ 1/64，也能说明对疾病起保护作用。研究发现 CD4 细胞反应比抗体反应更持久，对水痘抗原的反应与保护作用密切相关，同时细胞免疫在病毒原发感染恢复中也发挥着关键作用，T 细胞免疫随着年龄的增长而减弱。

（5）乙脑

流行性乙型脑炎（简称乙脑）的病原体于 1934 年在日本发现，也称日本脑炎，由乙脑病毒引起的以脑实质炎症为主要病变的中枢神经系统急性传染病。日本学者从 1978—1980 年连续 3 年对某高中学生群体进行乙型脑炎病毒中和抗体维持情况的调查，采用 50%PRNT 法对中和抗体滴度进行测定。一年级中和抗体滴度小于 1∶10 的比例为 17.6%，滴度为 1∶100 的累积频率分布为 71.3%，二年级分别为 24.2% 和 77.6%，三年级分别为 25.0% 和 81.8%[36]。多个动物被动免疫研究也证实中和抗体滴度和保护效力间存在线性关系，通过 PRNT 测定的数据结果及可比性，1∶10 的滴度被认为是最低保护水平[37]。2004 年 WHO 就乙脑疫苗的参数进行磋商，会议审查了目前从动物实验中收集的保护性免疫机制数据、获得许可的疫苗的临床数据以及仍在临床开发中的候选疫苗的数据，讨论了用于评价候选疫苗的免疫学指标。会议就评估乙脑疫苗效力的免疫学标准规范提出了一系列建议，制定评价和许可新的乙脑疫苗的指南，建议 50% PRNT 法测定的保护性抗体水平（1∶10）推荐为其免疫原性替代终点[38]。

（6）b 型流感嗜血杆菌

b 型流感嗜血杆菌（*Haemophilus influenzae* type b，Hib）疫苗已被 WHO 免疫规划策略咨询专家组推荐全球开展免疫接种。1975—1981 年芬兰开展了 10 万名 3 个月至 5 岁流感嗜血杆菌 b 型荚膜多糖疫苗接种者的双盲临床研究，发现这种保护作用和血清抗体反应具有强烈的年龄依赖性[39]。1983 年 Kathty[40]等学者研究表明对于未接种 Hib 疫苗的人群，0.15 μg/ml 的限度与疾病发病率呈良好的负相关，这表明这个量足以保护人群免受菌血症感染；然而在接种疫苗的人群中，这种相关性不太好，其中 80% 的 12~17 个月大的婴儿在接种疫苗后达到了这一水平，但没有发挥保护感染的作用。相反，接种后血清中 1 μg/ml 的限度与保护作用具有良好的相关性。这可能是天然免疫中对其他细菌成分的抗体发挥了额外的保护作用，然而疫苗诱导的抗体活性较低或持续时间较短。早期研究表明抗体水平 0.15 μg/ml 能降低 Hib 脑膜炎发病率，有短期保护作用，1 μg/ml 的抗体水平具有长期保护作用。为 γ－球蛋白预防和母传抗体下降与疾病发病率的关系的研究提供了更直接的证据[41]，普遍接受 0.15 μg/ml 的临界值似乎是合理的[42]，可推荐为免疫原性替代终点。

（7）白喉

白喉（diphtheria）是由白喉杆菌引起的一种急性呼吸道传染病。百白破疫苗是由百日咳、白喉、破伤风制成的三联疫苗，现已大规模应用于儿童常规免疫。1946 年 Ipsen 在对 425 名白喉患者发病时的抗毒素滴度进行了分析，结果显示疫苗接种病例的临床表现比未接种病例温和，抗毒素滴度也更高[43]。动物实验结果表明，血清抗体滴度在 0.01 IU/ml 时得到完全保护；人体在接种 3 针次白喉类毒素后，几乎所有接种者白喉抗体滴度均高于 0.01 IU/ml，且大部分高于 0.1 IU/ml。1986 年瑞典在嗜酒者暴发白喉期间，研究者发现抗毒素抗体水平和疾病结果相关，所有死亡或出现神经系统并发症的患者的抗毒素滴度均< 0.01 IU/ml，即对白喉明显没有保护作用，而 92% 无症状白喉携带者抗毒素滴度较高，均大于 0.16 IU/ml[44]。一般认为，抗毒素滴度为 0.01 IU/ml 的人对白喉具有一定程度的保护，高于 0.1 IU/ml 时提供完全保护，而高于 1.0 IU/ml 被认为是与疫苗长期保护水平有关。

（8）乙肝

乙型肝炎是由乙肝病毒（Hepatitis B virus，HBV）引起的肝脏炎性病变。抗 –HBs 是接种乙肝疫苗后唯一可测得的血清学保护性指标。1999 年 Denoël 评估了冈比亚疫苗诱导的抗 –HBs 抗体水平，该抗体对乙型肝炎感染和携带具有保护作用。在 1041 名婴儿时期接种过乙肝疫苗的儿童中，有 700 名儿童的血清在 7 岁前被连续检测乙肝标志物。虽然没有发现对感染的绝对保护水平，但所有抗体滴度大于 10 mIU/ml 的儿童都对乙肝抗原有保护作用。抗乙型肝炎病毒被动免疫抗体的应用证明了抗体在乙型肝炎预防中的重要性，也证明了疫苗接种后抗体水平> 10 mIU/ml 具有保护作用[45]，可作为乙肝疫苗的免疫原性替代终点。接种后滴度为 10 mIU/ml 或更高与介导 B 细胞记忆的辅助性 T 细胞反应的诱导相关，在一项针对 5~7 年前接种疫苗的儿童的研究中，46% 的儿童抗体滴度低于 10 mIU/ml。然而当给予加强免疫时，90% 的人表现出记忆反应，因此低于 10 mIU/ml 者需加强免疫。

（9）狂犬病

狂犬病（rabies）是一种病毒性人畜共患病，一旦出现临床症状，几乎是致命的。狂犬病疫苗最重要的免疫反应是产生 G 包膜蛋白抗体，在自然感染中，免疫系统在很大程度上无法获得免疫原，免疫反应通常很慢，接种细胞源性狂犬病疫苗后，可引起迅速且高滴度保护性的抗体反应。免疫反应主要依赖于 $CD4^+$ T 淋巴细胞依赖性中和抗体对 G 蛋白的反应。此外，细胞免疫一直被认为是防御狂犬病的重要组成部分，提呈 G 蛋白片段的细胞是细胞毒性 T 细胞的靶标，而 N 蛋白诱导 T 辅助细胞，抗体滴度能达到 10 IU/ml，显著高于血清中和抗体滴度。在动物实验研究中，免疫保护的相关性已被建立为 0.5 IU/ml，约为 1/5 的中和效价，并通过在具有该水平的人群中得到验证。WHO 规定的最低保护性血清抗体浓度为 0.5 IU/ml，并广泛应用于衡量疫苗接种个体的血清阳转情况[46]。

（10）破伤风

破伤风（tetanus）是破伤风梭菌经由皮肤或黏膜伤口侵入人体，在缺氧环境下生长繁殖，产生毒素而引起肌肉痉挛的特异性感染疾病。1913 年，Ruediger 确定 1500 单位的血清抗毒素可以保护一匹马免受“50 次毒素测试剂量”的影响持续 6~8 周。在 20 世纪 30 年代中期，加拿大 Sneath 根据豚鼠的主动免疫试验，认为抗毒素水平约为 0.01 IU/ml 似乎是理想的临界保护水平，由于破伤风是一种局部疾病，很可能这种抗毒素水平既能在豚鼠中有预防作用，又足以在人类中预防这种疾病，他被认为是第一个估计主动免疫后 0.01 IU/ml 血清抗毒素水平具有保护作用的人。美国的两位学者曾自行接种破伤风类毒素，监测主动免疫后的免疫应答，结果发现当血清抗毒素在 0.007~0.01 AU/ml（American unit per milliliter）时，含量相当于 2~3 倍致命的剂量进行挑战，但并没有出现临床症状[47]。1962 年，Tasman 和 Huygen 的研究认为 0.01 IU/ml 的抗体水平适用于被动免疫和主动免疫。一般认为 0.01 IU/ml 为最低保护水平，0.1 IU/ml 可以提供长期保护。

（11）风疹

风疹（rubella）是由风疹病毒引起的急性呼吸道传染病，包括先天性感染和后天性感染。风疹疫苗接种的有效性已得到充分证明，研究人员使用 HI 试验确定滴度为 1 : 8 作为免疫学指标，发现血清保护性抗体为 10 IU/ml 对绝大多数人具有保护作用[48]。为了确定抗风疹病毒抗体的浓度，区分非免疫人群和免疫人群，并表征风疹疫苗接种后的免疫反应，Matter 等[49]学者在抗体浓度低或检测不到的人群中进行了风疹疫苗接种后的血清学研究。研究发现抗体免疫水平< 15 IU/ml 人群普遍易感。

因此，10~15 IU/ml 可考虑作为风疹疫苗的免疫原性替代终点阈值。

（12）莱姆病

莱姆病（Lyme disease）是一种以蜱虫为媒介的螺旋体感染性疾病，是由伯氏疏螺旋体所致的自然疫源性疾病。20 世纪 90 年代末短暂上市的莱姆病疫苗，它的作用机制是中和蜱病媒介中的伯氏疏螺旋体。统计分析结果表明，抗体水平与保护之间存在相关性，提出绝对抗体滴度作为保护的替代标记。蜱虫季节前 IgG OspA 抗体水平＞ 1400 EL. U/ml，可为 90% 的成人和 100% 的儿童提供免疫保护[50]。1400 EL. U/ml 可作为免疫原性替代终点的阈值。

（13）宫颈癌

从 HPV 感染进展为宫颈癌一般需要 10~20 年，故以宫颈癌作为临床终点的临床试验难以实施。高级别鳞状上皮内病变和原位腺癌（AIS）分别是宫颈鳞状细胞癌和腺癌的癌前病变，也是宫颈癌筛查时的治疗指征，因此可作为 HPV 疫苗预防宫颈癌的替代终点指标。现阶段常用的血清抗体检测方法主要有假病毒中和抗体检测法、竞争性免疫试验以及 HPV 型特异性 VLP–IgG 结合试验，其中最能反映血清抗体中和活性的方法是假病毒中和抗体检测法。免疫原性评价建议以 GMT 作为主要终点指标，抗体阳转率作为关键次要终点指标，但目前尚未明确可替代临床终点的免疫学指标[51]。

（14）新型冠状病毒肺炎

世界各国都在积极推进新冠疫苗的研发。攻毒和自然感染的研究结果表明，SARS–CoV–2 感染可通过诱导中和抗体免于二次感染，细胞免疫可能在控制和预防感染的过程中发挥关键性作用。研究发现中和抗体是一种潜在的免疫学替代终点指标，抗体滴度在 100~250 可保护非人灵长类动物免于感染，但还需在人体疫苗效力试验中证实。疫苗诱导免疫标志物的检测是建立 COVID–19 免疫学替代终点的关键环节。目前已建立多种血清学检测方法，包括不同形式的真病毒中和试验、假病毒中和试验和使用不同结合抗原的 ELISA 试验。随着免疫标志物检测方法的标准化以及国际多中心临床试验的合作，将推进 COVID–19 免疫学替代终点的建立[23]。

第三节　小结与展望

传染病一直是造成全球疾病负担的主要原因之一，尤其是近年来新发传染病不断出现，严重威胁着人类健康。疫苗作为医学史上最伟大的发明之一，在预防和控制传染病方面发挥了巨大的作用。随着生物制品技术的发展，新型和改良疫苗不断被研发出来，以应对新发传染病的挑战。新型疫苗在批准上市之前，都要设计实施严格的疫苗临床试验来评估试验疫苗的安全性和有效性，前瞻性随机双盲对照的保护性效力试验是评价疫苗对预防疾病或感染的金标准。在疫苗Ⅲ期临床效力试验中，通过比较疫苗组和对照组的临床终点事件发生率来计算疫苗的保护效力，上市疫苗保护效力的最低要求为 50%。

疫苗现场临床试验的一个流行替代方案是疫苗免疫原性试验。在这种试验中，主要终点是体液或细胞免疫检测指标，这被认为是预防感染的相关指标。与观察临床终点事件的效力试验相比较，应用疫苗免疫原性替代终点的血清学临床试验可有效节省 60% 以上的时间和 80% 以上的费用，可加快候选疫苗的临床评价，对于新发传染病疫情的防控至关重要[23]。此外，通过免疫原性替代终点来评价目标人群的保护性抗体水平，可以长期监测人群的免疫效果，考虑是否需要进行加强免疫来维持人群的长期保护水平。因此，寻找免疫原性替代终点也是美国国立卫生研究院、比尔及梅琳达・盖茨基金会全球卫生的 14 项重大挑战之一。

使用免疫标志物作为疫苗评价的替代终点既重要又复杂，识别这些免疫标志物、确保与临床终点事件的发生相关，并可以准确预测疫苗的保护效力并不简单。目前为止，疫苗免疫原性试验通常侧重于血清结合抗体和中和抗体效价，对于可同时诱导其他免疫应答（细胞免疫、黏膜免疫等）的疫苗，如核酸疫苗、鼻喷疫苗等，还需对疫苗诱导相应反应的类型和程度进行研究。此外，临床终点的定义、暴露剂量、宿主因素、抗原类型、抗体类型及测量误差等因素也增加了免疫原性替代终点确定的复杂性。

WHO 要求免疫原性替代终点与疫苗的有效性之间必须有明确的相关性，且已建立经过验证及标准化的检测方法。现已公认的疫苗免疫原性替代终点的疫苗类型很多，但部分替代终点的保护性水平仍具有争议，如肺炎球菌疫苗、流感疫苗等，还有一些疫苗尚未确定免疫原性替代终点，如 HPV、SARS-CoV-2 等。因此，免疫学家、统计学家、流行病学家和疫苗监管科学家之间需通力合作，进一步验证现有疫苗免疫原性替代终点，探索新的替代终点，并完善定量评价方法，规范免疫原性替代终点的推荐，共同为免疫原性替代终点的应用和推广开辟道路。

（李晓玉，黄维金）

参考文献

[1] 周贤忠，刘仁沛. 临床试验的设计与分析[M]. 中国药学会药物临床评价研究专业委员会，译. 2版. 北京：北京大学医学出版社，2010：239-243.

[2] NGUIPDOP-DJOMO P，THOMAS S，FINE P. Correlates of vaccine-induced protection：methods and implications[J]. World Health Organization，2013：1-3.

[3] NAUTA J，PHARMACEUTICALS S. Statistics in clinical vaccine trials[M]. New York：Springer-Verlag Berlin Heidelberg，2010：19-20.

[4] 国家药品监督管理局药品审评中心. 预防用疫苗临床可比性研究技术指导原则[EB/OL].（2019-12-18）[2023-08-25]. https://www.cde.org.cn/zdyz/domesticinfopage?zdyzIdCODE=5096d133a4a62aae432b65018417fb52.

[5] 杨焕. 预防性疫苗临床试验设计与实施[M]. 北京：人民卫生出版社，2022：151-153.

[6] ORENSTEIN W A，BERNIER R H，HINMAN A R. Assessing vaccine efficacy in the field. Further observations[J]. Epidemiologic reviews，1988，10(1)：212-241.

[7] MAHASE E. Covid-19：Moderna applies for US and EU approval as vaccine trial reports 94.1% efficacy[J]. BMJ，2020，371.

[8] 金鹏飞，李靖欣，周洋，等. 评价疫苗效力的免疫学替代终点[J]. 中华预防医学杂志，2015，49(12)：1110-1114.

[9] PRENTICE R L. Surrogate endpoints in clinical trials：Definition and operational criteria[J]. Statistics in Medicine，1989，8(4)：431-440.

[10] FREEDMAN L S，GRAUBARD B I，SCHATZKIN A. Statistical validation of intermediate endpoints for chronic diseases[J]. Statistics in medicine，1992，11(2)：167-178.

[11] ICH. ICH Harmonised Tripartite Guideline：General consideration for clinical trials – E8. 1997.

[12] ICH. ICH Harmonised Tripartite Guideline：Statistical principles for clinical trials – E9. 1998.

[13] QIN L，GILBERT P B，COREY L，et al. A framework for assessing immunological correlates of protection in

vaccine trials [J]. The Journal of infectious diseases, 2007, 196(9): 1304–1312.

[14] PLOTKIN S A. Correlates of Vaccine–Induced Immunity [J]. Clinical Infectious Diseases, 2008, 47(3): 401–409.

[15] SIBER G R, CHANG I, BAKER S, et al. Estimating the protective concentration of anti–pneumococcal capsular polysaccharide antibodies [J]. Vaccine, 2007, 25(19): 3816–3826.

[16] SIBER G R. Methods for estimating serological correlates of protection [J]. Developments in biological standardization, 1997, 89: 283–296.

[17] CHAN I S, LI S, MATTHEWS H, et al. Use of statistical models for evaluating antibody response as a correlate of protection against varicella [J]. Statistics in medicine, 2002, 21(22): 3411–3430.

[18] STORSAETER J, HALLANDER H O, GUSTAFSSON L, et al. Levels of anti–pertussis antibodies related to protection after household exposure to Bordetella pertussis [J]. Vaccine, 1998, 16(20): 1907–1916.

[19] KOHBERGER R C, JEMIOLO D, NORIEGA F. Prediction of pertussis vaccine efficacy using a correlates of protection model [J]. Vaccine, 2008, 26(27–28): 3516–3521.

[20] DUNNING A J. A model for immunological correlates of protection [J]. Statistics in medicine, 2006, 25(9): 1485–1497.

[21] FORREST B D, PRIDE M W, DUNNING A J, et al. Correlation of cellular immune responses with protection against culture–confirmed influenza virus in young children [J]. Clinical and vaccine immunology: CVI, 2008, 15(7): 1042–1053.

[22] ZHU F C, MENG F Y, LI J X, et al. Efficacy, safety, and immunology of an inactivated alum–adjuvant enterovirus 71 vaccine in children in China: a multicentre, randomised, double–blind, placebo–controlled, phase 3 trial [J]. The Lancet, 2013, 381(9882): 2024–2032.

[23] JIN P, LI J, PAN H, et al. Immunological surrogate endpoints of COVID–2019 vaccines: the evidence we have versus the evidence we need [J]. Signal Transduction and Targeted Therapy, 2021, 6(1): 48.

[24] MEIKLEJOHN G, KEMPE C H, THALMAN W G, et al. Evaluation of monovalent influenza vaccines. Ⅱ. Observations during an influenza a–prime epidemic [J]. Am J Hyg, 1952, 55(1): 12–21.

[25] HOBSON D, CURRY R L, BEARE A S, et al. The role of serum haemagglutination–inhibiting antibody in protection against challenge infection with influenza A2 and B viruses [J]. 1972, 70(4): 767–777.

[26] COX, REBECCA. Correlates of protection to influenza virus, where do we go from here? [J]. Human vaccines & immunotherapeutics, 2013, 9(2): 405–408.

[27] DE JONG J C, PALACHE A M, BEYER W E, et al. Haemagglutination–inhibiting antibody to influenza virus [J]. Developments in biologicals, 2003, 115: 63–73.

[28] BLACK S, NICOLAY U, VESIKARI T, et al. Hemagglutination inhibition antibody titers as a correlate of protection for inactivated influenza vaccines in children[J]. Pediatric Infectious Disease Journal, 2011, 30(12): 1081–1085.

[29] MCELHANEY J E, XIE D, HAGER W D, et al. T cell responses are better correlates of vaccine protection in the elderly [J]. 2006, 176(10): 6333–6339.

[30] WHO. Recommendations for the production and control of pneumococcal conjugate vaccines [J]. WHO Technical Report Series, 2005.

[31] ANDREWS N J, WAIGHT P A, BURBIDGE P, et al. Serotype–specific effectiveness and correlates of protection for the 13–valent pneumococcal conjugate vaccine: A postlicensure indirect cohort study [J]. 2014, 14(9): 839–846.

[32] CHEN R T, MARKOWITZ L E, PAUL A, et al. Measles antibody: reevaluation of protective titers [J]. Journal of Infectious Diseases, 1990(5): 1036–1042.

[33] SAMB B, AABY P, WHITTLE H C, et al. Serologic status and measles attack rates among vaccinated and unvaccinated children in rural Senegal [J]. Pediatric Infectious Disease Journal, 1995, 14(3): 203–209.

[34] WHITE C J, KUTER B J, NGAI A, et al. Modified cases of chickenpox after varicella vaccination: correlation of protection with antibody response [J]. Pediatric Infectious Disease Journal, 1992, 11(1): 19–23.

[35] LI S, CHAN A S F, MATTHEWS H, et al. Inverse relationship between six week postvaccination varicella antibody response to vaccine and likelihood of long term breakthrough infection [J]. Pediatric Infectious Disease Journal, 2002, 21(4): 337–342.

[36] TAKEI N, TOKUMOTO S, SEGAWA K, et al. Investigation of maintenance of neutralizing antibody to Japanese encephalitis virus among senior high school students [J]. Kansenshogaku zasshi The Journal of the Japanese Association for Infectious Diseases, 1982, 56(11): 1003–1011.

[37] OYA A. Japanese encephalitis vaccine [J]. Acta paediatrica Japonica: Overseas edition, 1988, 30(2): 175–184.

[38] HOMBACH J, SOLOMON T, KURANE I, et al. Report on a WHO consultation on immunological endpoints for evaluation of new Japanese encephalitis vaccines, WHO, Geneva, 2–3 September, 2004 [J]. Vaccine, 2005, 23(45): 5205–5211.

[39] PELTOLA H, KÄYHTY H, SIVONEN A, et al. Haemophilus influenzae type b capsular polysaccharide vaccine in children: a double–blind field study of 100, 000 vaccinees 3months to 5 years of age in Finland [J]. Pediatrics, 1977, 60(5): 730–737.

[40] KÄYHTY H, PELTOLA H, KARANKO V, et al. The protective level of serum antibodies to the capsular polysaccharide of Haemophilus influenzae type b [J]. J Infect Dis. 1983, 147(6): 1100.

[41] SANTOSHAM M, REID R, AMBROSINO D M, et al. Prevention of Haemophilus influenzae Type b Infections in High–Risk Infants Treated with Bacterial Polysaccharide Immune Globulin [J]. New England Journal of Medicine, 1987, 317(15): 923–929.

[42] KÄYHTY H. Difficulties in establishing a serological correlate of protection after immunization with Haemophilus influenzae conjugate vaccines [J]. Biologicals Journal of the International Association of Biological Standardization, 1994, 22(4): 397–402.

[43] IPSEN J. Circulating antitoxin at the onset of diphtheria in 425 patients [J]. Journal of immunology (Baltimore, Md: 1950), 1946, 54(4): 325–347.

[44] BJÖRKHOLM B, BÖTTIGER M, CHRISTENSON B, et al. Antitoxin antibody levels and the outcome of illness during an outbreak of diphtheria among alcoholics [J]. Scandinavian journal of infectious diseases, 1986, 18(3): 235–239.

[45] JACK A D, HALL A J, MAINE N, et al. What Level of Hepatitis B Antibody Is Protective? [J]. Journal of Infectious Diseases, 1999, 179(2): 489–492.

[46] Anon. Rabies vaccines. WHO position paper [J]. Releve epidemiologique hebdomadaire, 2007, 82(49–50): 425–435.

[47] MCCOMB J A. THE PROPHYLACTIC DOSE OF HOMOLOGOUS TETANUS ANTITOXIN [J]. The New England journal of medicine, 1964, 270: 175–178.

[48] SKENDZEL L P.Rubella Immunity: Defining the Level of Protective Antibody [J]. American Journal of Clinical Pathology, 1996, 106(2): 170–174.

[49] MATTER L, KOGELSCHATZ K, GERMANN D. Serum levels of rubella virus antibodies indicating immunity: response to vaccination of subjects with low or undetectable antibody concentrations [J]. Journal of Infectious Diseases, 1997(4): 749–755.

[50] SIKAND V K, HALSEY N, KRAUSE P J, et al. Safety and immunogenicity of a recombinant Borrelia

burgdorferi outer surface protein A vaccine against lyme disease in healthy children and adolescents: a randomized controlled trial [J]. Pediatrics, 2001, 108(1): 123–128.

[51] 国家药品监督管理局药品审评中心. 人乳头瘤病毒疫苗临床试验技术指导原则(试行)[EB/OL]. (2023-07-11)[2023-08-25]. https://www.cde.org.cn/zdyz/domesticinfopage?zdyzIdCODE=3004d3fe67091017b6766b745d105b43.

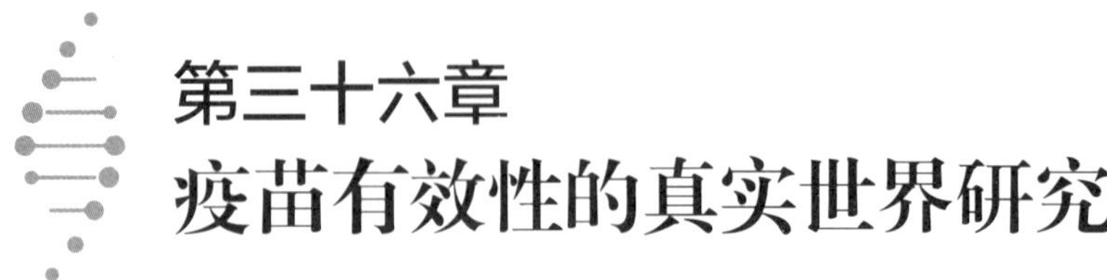

第三十六章 疫苗有效性的真实世界研究

第一节　真实世界研究背景及概述

随机对照试验是评价疫苗安全性与有效性的金标准。随机对照试验通过随机化分组，能够最大限度地减少有效性估计过程中的偏倚与混杂影响，保证了可靠性。然而，随机对照试验亦有其局限性：①试验人群的高度选择性，使得其研究结论外推应用时面临挑战，如新冠疫苗在孕妇人群的使用；②对于发病率低的罕见病等疾病，试验难以实施。因此，1993 年，Norman M.Kaplan 在其 Ramipril 治疗高血压病疗效的前瞻性研究中指出“试验这种方法没有充分描述构成‘真实世界’患者的种族、文化、社会和其他多样性”，首次提出了“真实世界研究（real world study）”的概念[1]。所谓“真实世界（real world）”是相对于 RCT 采用严格的入排标准控制受试对象入组、标准化的操作、严格的病例诊断标准等，以及其他如药品运输、存贮等条件而言。

2016 年 12 月 13 日，美国总统奥巴马签署了《21 世纪治愈法案》。这项法律旨在加速癌症研究、推进创新神经技术（Brain）计划的人类大脑研究、将精准医学扩展到所有疾病。此外，该法案对全球影响更为深远的是促进电子健康记录的使用，评估“真实世界证据（real world evidence，RWE）”的潜在用途，简化药品和医疗器械审批流程，明确 FDA 在合适情况下可使用 RWE 作为医疗器械及药品上市后研究及新适应证开发的审批证据[2]。随后，美国 FDA 发布了一系列指南，定义了“真实世界数据（real world data，RWD）”的来源及转化成 RWE 的相关标准，以支持医疗器械监管决策；明确在新药申请、生物制品许可申请中引入 RWE，作为支持医疗产品安全性和有效性的监管决策，以及支持已获批药物新适应证的审批。我国国家药品监督管理局自 2019 年开始也发布了相关指导原则，指导和规范 RWD 在新药与医疗器械审评中的应用。

在讨论真实世界研究前，需要理清几个概念及其相互之间的关系，这就是真实世界数据、真实世界研究与真实世界证据。

一、真实世界数据

真实世界数据是指来源于日常所收集的各种与患者健康状况和（或）诊疗及保健有关的数据[3]。通常是在临床试验条件之外收集的基于患者个体水平的数据。RWD 的收集主要有原始数据收集和二手数据收集两种方式[4]。原始数据收集来自于临床研究中从研究参与者处收集[5]。而二手数据有多个来源，在我国常见的有：医疗保险信息系统、医院信息系统、健康体检档案以及新兴的可穿戴设备数据等。与原始数据不同，二手数据具有几个鲜明特点：第一，是常规的观测数据，而不是研究目的驱动的数据收集；第二，多数为非结构化（如文本、图像、网络）和异质化（如不同医院的信息系统存在条目差异）；第三，可能是不完整的，并且缺乏分析的关键终点，因为原始数据集的产生不是研究目的驱动的；第四，可能存在潜在偏差，是研究潜在人群的非代表性样本。由于这些数据的复杂性和异质性，质量评估具有挑战性。为此，美国药品监督管理局和我国药品监督管理局均出台了相应的指导原则，试图通过定义 RWD 的来源及转化成 RWE 的相关标准来提高数据质量。

二、真实世界证据

真实世界研究是指通过对适用的真实世界数据进行恰当和充分的分析所获得的关于药物的使用情况和潜在获益 – 风险的临床证据，包括通过对回顾性或前瞻性观察性研究或者试验性研究获得的证据。

三、真实世界研究

真实世界研究是指针对预设的临床问题，采用预设的研究设计，在真实世界环境下系统性收集与研究对象健康有关的原始数据（真实世界数据）或基于常规产生的二手数据进行分析，获得临床证据（真实世界证据）的研究过程。概括地说，RWS 就是基于科学的设计，收集分析真实世界数据，形成真实世界证据的研究。广义上，真实世界研究包括观察性研究（observational studies）与各种混合或实效性试验设计（hybrid or pragmatic trial designs）；狭义上，真实世界研究多指观察性研究[6]。

综上，真实世界数据需要通过真实世界研究加以转换，最终产生支持监管决策的真实世界证据（图 36–1）。

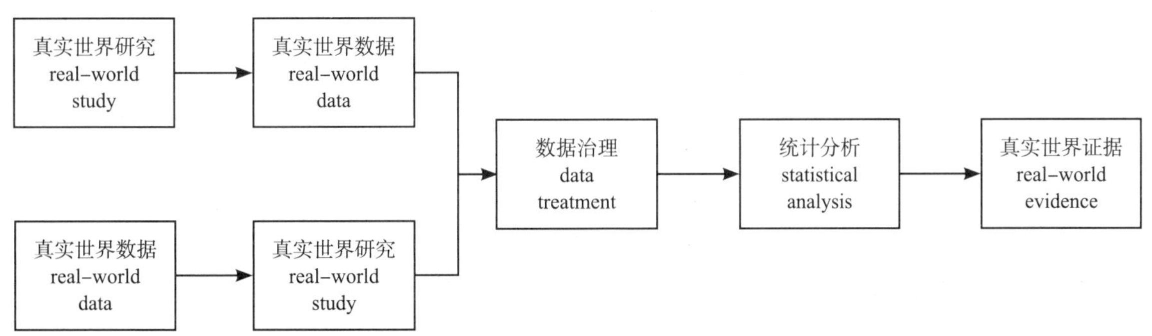

图 36–1　真实世界数据、真实世界研究与真实世界证据

第二节　真实世界研究设计

真实世界是相对于药物注册临床 RCT 中高度控制的受试人群与试验过程而言，并非意味着观察性研究与试验性研究设计的对立，因此，原则上所有流行病学研究设计均可用于真实世界研究。本节将着重介绍真实世界研究中常见的观察性研究设计，以及相应的统计分析方法。

一、队列研究

队列研究（cohort study）旨在评估特定暴露或风险因素与随后疾病发展之间的关联。在疫苗有效性研究中，将研究人群分为疫苗接种组（暴露）和未接种组（未暴露），收集基线特征，以及潜在相关协变量（可能影响终点事件在两组分布的危险因素），经随访收集终点事件，并计算其发生率，通过比较两组的发生率计算相对危险度（relative risk，RR），最终计算疫苗效果（effectiveness），即：VE=1–RR。队列研究包括前瞻性队列与历史前瞻性队列研究：前瞻性队列在研究开始时确定有或没有暴露的人群，随后收集终点事件信息；历史前瞻性队列在过去的某个时间点已经收集了暴露信息，研究开始时已收集全部或部分终点事件信息，无需等待时间来获得研究结果。

队列研究的优势包括[7，8]：①基于新发病例，提供更多关于疾病自然史的信息，以及发病率和相对风险的直接估计；②能确立暴露与疾病之间的时间关系；③可以研究与暴露相关疾病的多种结局，如无症状感染与轻症感染；④由于暴露信息在研究开始时收集，适合研究罕见的暴露。

劣势包括：①在没有良好疫苗接种记录的历史前瞻性队列中，难以确定疫苗接种状况；②研究可能需要足够长的持续时间收集终点事件（历史前瞻性队列除外）；③由于队列的不稳定性，随访困难，研究费用高；④需要样本量较大，不适于研究罕见疾病。

Jenkinson 等[9]在一个具有全科医生的社区进行为期 10 年的队列研究，评估百日咳疫苗免疫后 1~7 年的效果以评价其效果持久性。作者记录自 1972 年以来每个出生队列 1~7 岁儿童的百日咳疫苗免疫状况及百日咳发生的情况，根据疫苗免疫组与未免疫组百日咳发病情况计算疫苗效果。发现百日咳疫苗效果由免疫后 1 年的 100% 下降到免疫后 7 年的 46%，提示百日咳疫苗需要加强免疫。由于长期前瞻性随访的困难性，大多数疫苗免疫效果评价的队列研究是回顾性的并最常作为爆发调查的一部分进行。在某地某种疫苗相应疾病暴发或流行时，通过调查人群接种史，比较免疫者与未免疫者的发病率，可对疫苗效果做出评估。Hennessey 等[10]在一个有较多麻疹暴发病例地区的小学生中进行回顾性队列研究，将具有一个以上处于麻疹暴发期麻疹病例的班级中的全部儿童纳入研究，收集所有研究对象的医学记录并检查麻疹病史及疫苗接种史，比较疫苗免疫者与未免疫者的麻疹发病情况，计算疫苗保护效果。结果发现麻疹疫苗免疫后 6~8 年、9~11 年及 12~14 年的疫苗效果相似（分别为 91%、87% 和 90%），麻疹疫苗保护作用未发生衰减。

在新冠病毒大流行期间，英国研究人员曾采用前瞻性与历史前瞻性队列研究评价过新冠病毒疫苗的保护效果。大流行伊始，苏格兰依据医疗保健编号建立了覆盖全国 540 万居民的新冠病毒大流行评估和强化监测数据库（early pandemic evaluation and enhanced surveillance of COVID–19，EAVE Ⅱ），该数据库关联了全国居民初级保健、住院、死亡、实验室诊断等数据，并能通过医疗保健编号链接疫苗接种数据库[11]。Vasileiou 等基于 EAVE Ⅱ，采用前瞻性队列设计快速评价了疫苗在真实世界中的保护效果。研究以在 2020 年 12 月 8 日至 2021 年 2 月 22 日期间接种了 1 剂辉瑞（BNT162b2）或阿斯利康（ChAdOx1nCoV–19）新冠病毒疫苗的 133.2 万人为暴露组，未接种过疫苗的居民为未暴露组，通过 EAVE Ⅱ数据库实时监视新冠病毒感染住院情况，结果第一剂疫苗接种后 28~34 天，辉瑞疫苗针对新冠病毒感染住院的保护效果为 91%，而阿斯利康疫苗的保护效果为 88%[12]。随后，Katikireddi 等同样基于该数据库，采用历史前瞻性队列设计评价了接种两剂阿斯利康腺病毒载体新冠病毒疫苗后针对严重新冠病毒肺炎的保护效果。研究在数据库已积累的严重新冠病毒感染病例基础上，通过与苏格兰新冠肺炎疫苗接种数据库的链接，回顾性地以接种了两剂疫苗者为暴露组，未接种疫苗者为未暴露组，比较了两组严重新冠病毒感染（定义为住院或死亡）的发生率。结果疫苗保护效果从两剂接种后 2~3 周时的 83.7% 下降到 14~15 周时的 75.9%，以及 18~19 周时的 63.7%[13]。

二、病例对照研究

病例对照研究（case-control study）是进行疫苗有效性评价的一种常见设计。病例对照研究以确诊的患有目标疾病的患者作为病例，以不患该病但具有可比性的个体作为对照，询问、调查研究对象的疫苗接种史，通过比较两组接种率的差异，评价疫苗效果。由于研究所用病例和对照只是所有病例和对照人群的一个样本，且无法获得发病率数据，所以病例对照研究中传统的 VE 公式不能应用，而用比值比（odds ratio，OR）代替 RR 计算疫苗实际保护效果，即：VE=1–OR。其中 OR 为病例组疫苗免疫与未免疫人数的比值除以对照组疫苗免疫与未免疫人数的比值。

病例对照研究的优势包括：①适用于发病率低疾病的疫苗效果研究；②需要样本量较少，研究的关键是识别病例，而不是跟踪大量研究对象，所以经济、高效。疫苗接种史的调查只在病例和对照中进行，从而代替对整个暴露人群的研究；③可以同时评估多种危险因素。

劣势包括：①通常只能分析单一的感染结局；②没有关于病例来源的人群信息，无法确定发病率和流行率；③对照的选择必须能够反映产生病例的人群特征，包括暴露于病毒和接种疫苗的概率，存在选择偏倚的风险；④健康意识（就医行为）、回忆偏差等在两组的不均衡都会对保护效果的估计带来偏差，在分析阶段需要多种手段来进行校正。

甄珊珊等[14]应用两项以人群为基础的病例对照研究在河北省农村地区 5 岁以下儿童中评估兰州生物制品研究所的羊源轮状病毒（Lanzhou lamb rotavirus，LLR）疫苗的保护效果。第一项为有效性研究（effectiveness study），通过比较轮状病毒腹泻病例与非腹泻对照组中疫苗接种率的差异来评估 LLR 的有效性。根据研究对象既往疫苗免疫信息，得到 LLR 的总保护效果为 35.0%（95% CI：13.0%~52.0%），其中对当时流行的优势 G3 血清型引起的中 / 重度轮状病毒胃肠炎具有更高的保护作用（53.0%，95%CI：15.0%~75.0%）。第二项为偏倚指示研究（bias indicator study），通过比较非轮状病毒腹泻病例（星状病毒、腺病毒和 / 或杯状病毒）与非腹泻对照组中疫苗接种率的差异来评估有效性研究的结果是否受到偏倚干扰。结果第二项研究判定 LLR 对于非轮状病毒腹泻无保护作用，佐证了第一项有效性研究的结论。此外，不同月龄轮状病毒感染率差异很大，为探索因年龄匹配引起的潜在偏倚，对不同匹配年龄（病例与对照年龄差距＜ 45 天、＜ 60 天和＜ 90 天）进行灵敏度分析，结果随着病例对照年龄差距的缩小，未观察到疫苗有效性的差异。

三、检测阴性设计

检测阴性设计（test negative design，TND）是基于医疗服务机构的就诊人群，将一定期间符合某种临床症状或体征的就诊疑似病例全部纳入研究，通过特异的实验室检测进行确诊，将目标病原体检测阳性的病例归为病例组，阴性的病例归为对照组，收集两组的疫苗免疫史，比较两组疫苗接种比例，从而估计疫苗的保护效果[15]。检测阴性设计作为传统病例对照设计的一种变体形式，近年来被越来越多的用于疫苗效果评价[16–18]，特别是新冠病毒大流行期间。

检测阴性设计的优势包括：①同一医疗机构寻求治疗的病例和对照通常来自相同的社区，减少了由于疫苗获取和疾病风险的社区间差异而产生的偏倚；②病例和对照均在同一医疗机构寻求治疗，并接受了类似症状的实验室检测，减少了传统病例对照研究中常见的就医行为差异造成的偏倚；③疫苗接种信息通常在样本采集时收集，或通过数据库链接获取，独立于实验室检测，降低了诊断偏倚以及暴露（疫苗接种）错分偏倚的风险；④可以利用已有的常规监测系统，如严重急性呼吸道感染（SARI）或流感样症状（ILI）监测系统，经济、快速评价流感疫苗与新冠病毒疫苗的保护效果。

检测阴性设计的劣势包括：①与传统的病例对照研究一样，控制和减少假阴性率的发生非常重要，需要采用高特异性的检测方法，并保持研究期间疑似病例的无偏连续入组[16-20]；②研究期间如果发病率或变异株波动较大，病例和对照需要按照就诊时间进行匹配，减少潜在的偏倚；③不能排除与疫苗接种和（或）病原暴露相关的混杂因素，甚至引入了一些新的偏差，例如碰撞偏倚（指对两个变量的共同效应进行不恰当调整，引起两变量间出现虚假关联而导致的系统误差）。

Vasileiou 等[20]在 6 个流感流行季（2010/2011 至 2015/2016）进行了一项检测阴性设计的病例对照研究，以评估流感疫苗在哮喘患者中的有效性。本研究选择急性呼吸道感染（acute respiratory infection）的哮喘患者，通过多重 RT–PCR 确定流感检测阳性者为病例组，流感检测阴性者为对照组，进而比较两组中疫苗接种比例，得到总疫苗效果为 55.0%（95%CI：45.8%~62.7%）。不同流行季、流感病毒株和年龄组之间有着很大的差异，最高效果为 76.1%（95%CI：55.6%~87.1%）出现在 2010/2011 年流行季；疫苗针对 A 型毒株 H1N1（2010/2011）的效果为 70.7%，针对 B 型毒株（2010/2011）效果为 83.2%；但针对 A 型毒株 H3N2（2014/2015）的效果较低（26.4%）。此外，18~54 岁成年人中的效果相对为高（57.0%）。

在新冠病毒大流行期间，英国 Sheikh 等基于前述 EAVE Ⅱ数据库，采用检测阴性设计，评价了新冠病毒疫苗加强免疫对 Omicron 临床感染的保护效果。研究以 S 基因检测阳性（Delta 变异株感染）为病例组，S 基因检测阴性（Omicron 变异株感染）为对照组，相对于第二剂疫苗接种 25 周后或更长时间内发生 Delta 变异株临床感染相比较，第三剂加强免疫后发生 Omicron 变异株临床感染的概率下降 56%（95% CI：51%~60%）。这项研究结果表明，与 Delta 相比，Omicron 变异株感染后住院风险降低 2/3。尽管疫苗也对 Delta 变异株感染提供了保护，但与第二剂疫苗接种 25 周或更长时间后相比，第三剂加强免疫为 Omicron 变异株的临床感染提供了进一步的保护[21]。

四、病例 – 病例研究

病例 – 病例研究（case–case study）是一种纯病例研究，是将某种疾病的病例分成具有某一特征的亚类与不具有该特征的其他亚类进行比较。例如，比较感染 B 基因型和 C 基因型的慢性乙型肝炎患者抗病毒治疗的结局。最初目的是通过病例亚类的比较，确定病因学或易感性因素。其后，该设计延伸到传染病流行病学研究，以检测同一种疾病不同亚类（型）间的不同传播方式，以及比较同一疾病暴发和散发亚类，分析暴发的危险因素[22]。该设计是病例系列设计一个变种，由 Prentice RL 等在 1984 年提出，用于研究疾病的危险因素[23]。

英国每年报告大约 500 例由伤寒沙门菌和副伤寒沙门菌引起的肠热病。大多数与前往印度次大陆的旅行有关。2015 年，Wagner KS 等采用病例 – 病例设计，以伤寒患者为“病例”，副伤寒患者为“对照”，基于英国报告的肠热病病例来评价伤寒 Vi 多糖疫苗的保护效果，发现除了疫苗免疫，良好的卫生习惯也是有效的预防感染措施。提出病例 – 病例设计是一种有价值的研究方法来估计疫苗的有效性，因为，伤寒与副伤寒病例的人口统计学特征和风险暴露是相同的[24]。其后，该研究设计被用于流感病毒疫苗与新冠病毒疫苗的有效性评估[25, 26]。国内曾基于 2022 年 1 月河南省新型冠状病毒

Delta 和 Omicron 变异株暴发疫情，采用病例 – 病例设计评估了国产新冠灭活疫苗基础免疫和加强免疫与新型冠状病毒感染后发展成肺炎之间的关联。该研究以影像学诊断肺炎将新型冠状病毒感染病例分成肺炎组与非肺炎组。Logistic 回归分析发现与完成基础免疫超过 6 个月的感染者相比，完成基础免疫不超过 6 个月的感染者显著降低了肺炎的发生比例，完成基础免疫 6 个月后如加强 1 剂，可以使得肺炎发生比例进一步降低[27]。

病例 – 病例研究估计的效应值：1 – OR（比数比）必须在研究设计框架内进行恰当的解释。经典病例对照研究中对照组可以代表未发生感染人群，估算出的 OR 因有感染者与未感染者的不同暴露信息，可以用于建立暴露与结局间的因果关联。病例 – 病例设计其对照组是同样发生了感染的具有不同特征的病例，无法给出未感染者的暴露信息，不能提供代表感染起源人群的暴露率，无法建立这种因果关联，其估算的 OR 无法提供有关感染个体和未感染个体之间暴露差异的信息。在上述河南研究中，对照的分组特征是感染的严重程度（肺炎），其估计的效应值：1–OR（比数比）反映了疫苗免疫对感染者疾病严重程度构成比的影响，但不是疫苗在真实世界中的保护效果，因为病例 – 病例研究的 OR 不能近似等同于 RR（相对危险度）。该设计的优点是病例和对照病例由同一监测系统识别，因此两者的选择方式相同，从而减少了潜在选择偏倚的影响。其次，由于均为感染者，不受经典病例对照研究中病例与无病对照不同记忆条件引起的回忆偏倚影响。最后，该设计应用起来简单快捷[28]。

除检测阴性设计与病例 – 病例设计外，在传统的队列研究和病例对照研究的基础上调整衍生而来的其他变体设计，包括巢式病例对照（nested case control）[29, 30]、病例 – 队列（case–cohort）[31, 32]均可用于疫苗保护效果评价。应用以上现场调查研究方法进行疫苗保护效果评价时，均可能引入潜在的偏倚，主要表现在病例定义、病例确认、免疫状态的确认、疫苗免疫组与未免疫组的可比性（如年龄、暴露机会等）等方面。在免疫持久性研究中，这些潜在偏倚更容易产生，因而在设计和分析时应对潜在偏倚因素进行严格定义和控制，在研究结论中应明确潜在偏倚及其控制措施，以及潜在偏倚及其控制对结论的影响及其方向[33]。

五、筛选法

筛选法（screening）通过比较病例中疫苗免疫的比例（PCV）和人群中一个可比人群的疫苗免疫比例（PPV）计算疫苗效力（VE）[33]，VE 的计算公式为：

$$VE = 1 - \left[\left(\frac{PCV}{1 - PCV} \right) \left(\frac{1 - PCV}{PPV} \right) \right] \qquad (36\text{–}1)$$

筛选法可用于疫苗的免疫持久性的粗略估计，适用于发病者中曾接种疫苗者的比例及特定人群的疫苗接种率可知时。筛选法为估计疫苗效果提供了一种简单、快速、经济的监测方法，并可通过进行年龄分层、计算 95% 置信区间及估计额外变量的影响等控制混杂[34]，尤其适用于常规监测，可用于监测疫苗效果的变化，但不能用于疫苗效果的精确估计[33]。筛选法主要有两种缺陷：一是通常难以获得人群免疫率的精确外部估计，当存在实质的偏倚时不宜使用；二是由于缺乏危险因素分层的疫苗覆盖率数据，而不能详细分析低疫苗效果的危险因素[34]。

Cohen 等[35]应用筛选法估计麻风腮疫苗（measles mumps rubella，MMR）的免疫效果，研究共收集具有 MMR 疫苗免疫机会的麻疹确诊病例 312 例，并调查其疫苗接种史。其中 52 例（16.7%）例接种过 1 剂 MMR 疫苗，97 例（31.1%）例接种过 2 剂 MMR 疫苗。查询资料获得人群疫苗覆盖率

（PPV），利用筛选法公式计算疫苗效果。结果表明 1 剂疫苗效果从 2 岁的 96%（95%CI：81%~99%）下降到 11~12 岁的 66%（95%CI：30%~83%），2 剂的效果从 5~6 岁的 99%（95%CI：97%~99.5%）下降到 11~12 岁的 86%（95%CI：74%~93%）。说明 MMR 疫苗效果随时间的延长而衰减，该疫苗保护作用的衰减可能是导致较大年龄免疫人群中麻疹暴发的原因。

六、家庭续发率研究

家庭续发率研究（secondary attack aates in families）即通过估计指示病例家庭中的疾病续发率并结合研究对象的疫苗免疫情况计算疫苗效果[33]。研究中将除指示病例和共同原发病例外的所有家庭成员作为队列，根据疫苗免疫状况分为疫苗免疫组及未免疫组，随访所有研究对象的目标疾病发病情况。家庭续发率研究能够减少因疫苗免疫者和未免疫者间的病原暴露差异引起的偏倚。麻疹的家庭续发率研究提示家庭中每个研究对象通常具有相同暴露[36]。Vessey[37]采用家庭续发率研究评价 Oka/Merck 水痘疫苗的 7 年保护效果。通过比较疫苗免疫者发病率和历史未免疫者家庭续发率，计算疫苗效果。VE=1-（疫苗免疫者家庭暴露后水痘发病率 / 历史估计的非免疫者家庭暴露后发病率）。计算得水痘免疫后疫苗效果为 88.5%（95%CI：80.9%~96.1%）。

七、实用性临床试验

实用性临床试验（Pragmatic clinical trials，PCT）又称实操 / 实效临床试验，指尽可能接近临床真实世界环境的临床试验，是介于 RCT 和观察性研究之间的一种研究类型。

我们通常认识的临床试验设计可分为解释性和实用性两种。传统上，解释性试验用于评价某干预在理想的条件下的效能（efficacy），如确证性随机对照临床试验，这些试验有严格的入排标准，试验过程中需要严格遵循方案，评价干预的疗效和安全性[38, 39]，具有较强的内部真实性，但难以外推至真实世界的临床环境和患者人群[40-45]。实用性试验则较为灵活，可用来评价干预措施在真实世界研究中相对效果，由 Schwartz 首次提出[46]，提供了观察性研究中的真实世界研究与随机试验的科学性相结合的机会，不仅可以评估治疗策略之间的差异，还可将其最大限度地推广到更广泛的环境或人群中[47, 48]，为治疗策略在常规临床实践中的价值提供真实世界的证据。

实用性试验设计考虑的要点如下。

1）研究对象来源　具有代表性，尽量从不同的研究场所招募，如社区医院、专科医院或综合性医院。

2）受试者纳入　受试者选择范围广，不进行严格的入排限制，所有有可能成为治疗对象的患者都应被纳入研究[49]，尽可能接近临床应用真实的情况，如弱势人群[50, 51]；但需要注意，宽泛的纳入标准可能会导致研究人群的异质性。

3）随机化　研究中心层面的随机化作为首选。由于缺乏盲法，所以在患者实施分组时应进行严格的随机化以减少选择偏倚[52, 53]。

4）治疗策略　试验中所有元素应尽可能不干扰或改变临床实践，研究中的治疗策略应尽可能类似于常规护理，包括剂量、用药以及药物的供应和报销。

5）样本量　相对较大，随访时间较长。

6）结局指标　通常选取与日常活动、功能状态、生活质量相关的指标，由于实用性试验通常为开放性的，所以尽可能选取客观指标，以降低偏倚的风险[54]。

7）统计分析　结果的分析一般基于意向性分析（intention to treat，ITT），该原则规定按照最初随机分组进行分析。

八、阶梯式楔形设计

阶梯式楔形设计（step wedge design）是指干预措施在若干时间段内按顺序向不同个体或集群进行干预，近年来越来越多的应用在实用性临床试验中[55, 56]，即在初始阶段，所有集群都未暴露于干预，随后每隔一段时间，随机将一个集群从对照组转移到评估中的干预组，最终所有的集群都暴露于干预。该设计多用于整群随机试验，评价“利大于弊”的干预措施，尤其当资源有限只能分步实施干预，最终达到有益的措施全面覆盖。此外，此设计还可评价干预时间对干预效果的影响[57]。

该设计的特点为：①各组非同时进行干预，而是按照随机的顺序进行干预研究；②一般不设置对照组，将随着试验进行，每组都有一个或多个集群接受干预，最终所有个体或集群都将接受干预（图 36–2）。

使用该设计需要注意考虑以下几点。

1）确定集群的数量、随机的数量、时间段的长度以及每一步随机化集群的数量。同时需要根据研究系统的能力衡量研究持续时间，每个集群的观察数量通常由符合资格标准的参与者的数量决定[58]。

2）该设计分析时需要考虑日历时间的混杂效应，样本量计算也较复杂，与简单平行研究相比，时间效应往往会降低研究的精度，并增加获得足够效能所需的样本量。

3）阶梯楔形研究中的每个集群都有暴露和未暴露的观察结果，因此在一定程度上，它们充当自己的控制对象。如果存在显著的集群效应（即如果集群内相关性较大），与简单的平行设计相比，该特征往往会提高研究的精度；如果单个集群较大，即使对于较小的集群内相关性，也会出现类似的增强[59]。综上，当集群内相关性较小时，平行设计往往比阶梯楔形设计提供更多的统计效能。

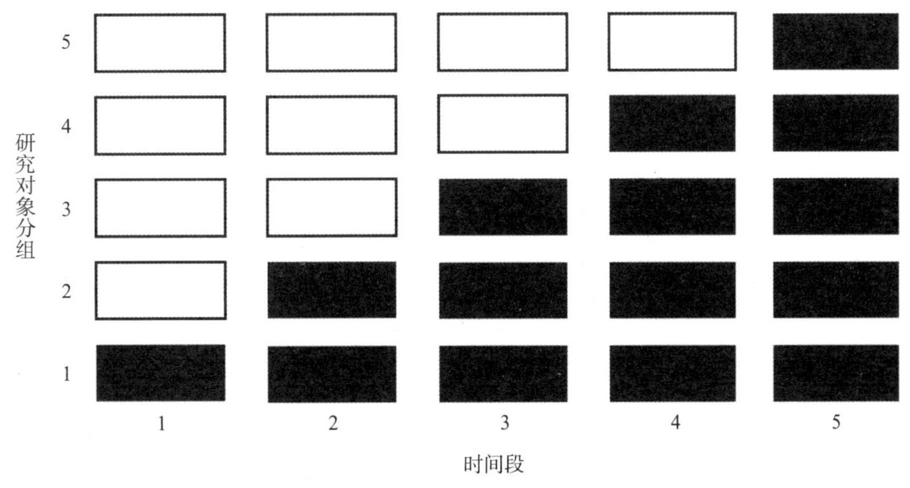

图 36–2　阶梯设计示意图

黑色框代表正在或已经接受干预，空白框代表未接受干预

4）统计分析时应遵循意向性治疗原则，根据随机交叉时间对分组进行分析。也有一些研究是根据实际随机交叉时间进行分析[60]。

Hall 等人首次采用阶梯式楔形设计，于 1986 年启动了冈比亚肝炎研究（The Gambia hepatitis intervention study，GHIS），以调查乙肝疫苗预防肝癌和慢性肝病的长期有效性[61]。该疫苗已经证实了预防乙型肝炎的有效性，但当时无有效的随机证据表明预防效果，鉴于初步证明该疫苗的有“利”性，使其在全国的婴儿疫苗接种中推广，采用分阶段随机的乙肝疫苗接种设计，在三年多的时间将乙肝疫苗接种覆盖到全国范围，并对这些人进行 30~40 年的随访，研究 HBV 感染率、携带率、慢性肝病发生率和肝细胞癌发生率。其中，Peto 等人[62]在 2007—2008 年间招募了在 GHIS 期间出生的年轻人，比较完全接种疫苗和未接种疫苗的 GHIS 参与者的 HBV 感染率，计算得 HBV 保护效果为 94%（95% CI：77%~99%）。

第三节　统计分析方法

真实世界证据（RWE）源于高质量的真实世界数据（RWD）和科学的研究设计。尽管真实世界研究（RWS）的样本更接近医疗实践，但并不意味其具有良好的样本代表性。由于缺乏对研究个体的随机化，RWS 统计分析更需密切关注对混杂或偏倚的控制，主要分析手段是因果推断方法，旨在对可控的暴露因素与结局之间的因果关系进行估计。对于已知并可测量的混杂，常用的统计分析方法有配对、分层分析、协方差分析、多因素分析、倾向评分（propensity score，PS）法等；对于未知或未测量的混杂，常用工具变量等分析方法，涉及较复杂的模型与模型假设。本节将就疫苗有效性评价相关的 RWS 统计学方法加以阐述。

一、倾向评分

倾向评分由 Rosenbaum 和 Rubin 于 1983 年基于反事实理论首次提出[63]，在 RWS 中可用于均衡协变量的组间分布，类似于“事后随机化”的过程，从而控制组间偏倚。倾向评分是多个协变量的一个函数，其定义是在给定一组可观测的协变量的条件下，任意一个研究对象 i（$i=1, 2, \cdots, N$）被划分到处理组而不是或对照组的条件概率。假设在给定协变量的情况下，第 i 个研究对象被分入处理组的条件概率表示为：

$$e(X)=P(G=1 \mid X) \tag{36-2}$$

式中，G 代表组别或处理因素，其中 $G=1$ 为处理组，$G=0$ 为对照组；X 为协变量向量 $X=x_1, x_2, \cdots, x_m$。当研究对象 i 所在组别 G 与协变量 X 相互独立时，有 $P(G_1, \cdots, G_n \mid X)=\prod_{i=1}^{N} e(X)^{G_i}\{1-e(X)\}^{1-G_i}$，其中，$e(X)$ 即为倾向评分。

若采用传统的 logistic 回归计算倾向评分，以组别 G 为应变量，以所要控制的协变量因素为自变量，logistic 模型可以写为：

$$logit[P(G=1 \mid X)]=\alpha=\beta_1 x_1+\cdots+\beta_m x_m \tag{36-3}$$

将每个研究对象的协变量取值代入模型，即可估计出该研究对象的 PS：

$$PS\,P(G=1 \mid X)=\frac{e^{\alpha+\beta_1 x_1+\cdots+\beta_m x_m}}{1+e^{\alpha+\beta_1 x_1+\cdots+\beta_m x_m}} \tag{36-4}$$

类似的，若以 probit 回归模型计算倾向评分，模型可以写为：

$$\Phi^{-1}[P(G=1 \mid X)]=\alpha+\beta_1 x_1+\cdots+\beta_m x_m \tag{36-5}$$

ϕ 为正态累积概率函数。则该研究对象的倾向评分为：

$$PS = P(G=1 \mid X) = \phi(\alpha + \beta_1 x_1 + \cdots + \beta_m x_m) \quad (36\text{-}6)$$

由以上过程可以对倾向评分的研究方法这样理解：假如某个研究对象分配到处理组的倾向评分 $e(X)=0.3$，此时恰好有另外一名研究对象，虽然拥有不同的基线特征（即不同的协变量取值），但如果其分配到处理组的倾向评分也为$e(X)=0.3$，就认为该倾向评分代表的多个协变量整体上在这两个研究对象之间是相同的。

在随机对照试验中，研究对象的组别与自身特征等协变量无关（即组别与协变量相互独立），每个研究对象具有相同的倾向评分，比如研究设计为两组且组间样本量比例为 1 : 1，每个研究对象的倾向评分均为$e(X)=0.5$。但 RWS 中由于某些因素的影响，一些研究对象更倾向于进入处理组或对照组。如果采用倾向评分的方法，将评分相同或相近的研究对象在不同的组间进行匹配，则在总体上处理组和对照组特征协变量的分布是均衡的，可以认为不同组间混杂因素的不均衡性对处理效应估计的干扰被抵消了。理论上讲，在大样本情况下经过倾向评分匹配后的组间个体，除了组别和结果变量的分布不同外，其他协变量在组间都是均衡可比的，相当于“类随机化”或“事后随机化”，使得 RWD 达到“接近随机分配数据”的效果。

（一）倾向评分的常用研究方法

倾向评分本身并不能控制混杂，而是通过匹配、分层、逆概率加权或协变量校正等方法不同程度地提高对比组间的均衡性，从而削弱或平衡协变量对效应估计的影响[64]。以下简述几种倾向评分的常用研究方法。

1. PS 匹配

PS 匹配在医学研究中应用最为广泛。PS 匹配是通过模型估计每个研究对象的倾向评分，对处理组的每个个体在对照组中选出与其评分相同或最相近的个体进行匹配，以达到均衡组间协变量的目的。从匹配范围上，PS 匹配可分为局部匹配（local algorithms）和全局最优化匹配（global optimal algorithms）。

常见的局部匹配方法有：①最近邻匹配（nearest neighbor ,atching），是指对处理组研究对象进行随机排序后，从处理组第一个个体开始，在对照组中寻找与其最接近的个体进行匹配，直到处理组中每个个体都找到匹配对象；②卡钳匹配（caliper matching），是在最近邻匹配的基础上加一个限制条件，要求处理组与对照组个体倾向评分差值在事先设定的某个范围内才能匹配。因此，卡钳值的设定直接影响到最终匹配集的样本量，卡钳值越大能够匹配成功的个体越多，匹配后的数据集样本量就越大，但相应地对比组间协变量的均衡性可能较差；反之，卡钳设置过小，虽然可提高对比组间协变量的均衡性，但匹配成功率可能降低，匹配集的样本量可能相应减少。Cochan 和 Rubin 研究发现，卡钳值取两组倾向评分标准差的 60% 可以降低 86%~91% 的偏倚，取标准差的 20% 可以降低 98%~99% 的偏倚。Austin 的蒙特卡洛模拟结果表明，实际应用中最合适的卡钳值是取两组倾向指数评分经过 logit 变换后标准差的 20%，或者取两组间 PS 绝对差值（卡钳值）固定值为 0.02 或 0.03 等。根据近些年的研究成果，推荐卡钳值采用倾向评分经过 logit 变换后标准差的百分比，而不是固定值。也有研究者针对三分组匹配的卡钳值选择进行了研究，模拟结果显示，最合适的卡钳值是取倾向评分经过 logit 变换后标准差的 20%[65]。

全局匹配法将匹配问题转化为运筹学中的网络流问题（network flows），将处理组和对照组的个体看作节点（node），将匹配转化为求最小化节点间的总距离。因此，处理组个体和匹配的对照组个体的倾向评分差值并不是最小的，但是能保证匹配数据集倾向评分总体差值的最小化。全局匹配法不需要设定卡钳或者半径，但是当数据为海量时，需要建立巨大的距离矩阵，影响执行效率，所以该方法早期仅停滞在理论阶段，在实际应用中并不多见。随着计算机技术的飞跃发展，全局最优化匹配法在实际中应用中成为现实。在实际应用中并不常见。

2. PS 分层

传统的分层是根据影响研究结局的某个或某些协变量将样本分层，在层内进行组间比较和效应估计，从而控制由于该协变量的组间不均衡对研究结局的影响。在实际应用中，当协变量很多时，传统分层法并不适用；且分层的变量只能是分类变量，而不适用于连续性变量。PS 分层是把倾向评分作为分层的标准，通过模型估计倾向评分后，确定倾向评分界值的范围，然后将研究对象按照其倾向评分的大小分为若干区间，视区间为层进行分析。此时，层内协变量的组间分布应该是均衡的，当层内有足够样本量时，可以直接对单个层进行分析，也可以将各层处理效应赋予权重后进行加权平均估计处理效应。

PS 分层的关键问题是分层数和权重的设定，可通过比较层内倾向评分的组间均衡性来检验所选定的层数是否合理。如果层内的组间倾向评分是不均衡的，说明分层数可能不够，需要增加层数。根据文献报道，按 PS 将样本平均分为 5 层，能减少 90% 以上的偏倚，是 PS 分层中最常用的方法。权重衡量了各层的估计处理效应对总处理效应的作用大小，一般由各层样本占总样本量的比例来确定，也有研究者认为通过倾向评分分层后，最高层和最低层组间处理分配是不均衡的，如果用样本比例来确定权重，在估计总处理效应时会增大偏倚，因此建议用各层内处理效应方差的倒数来确定权重。

3. PS 协变量校正

PS 匹配和 PS 分层都主要用于均衡组间协变量的分布，使组间具有可比性。而 PS 协变量校正是把倾向评分直接作为唯一协变量，一个新的协变量引入模型中，以结局变量为应变量、组别变量作为自变量、代表多个协变量的倾向评分作为回归分析的唯一协变量来构建模型，估计处理效应。也有研究者认为，在纳入倾向评分作为协变量后，还应该纳入原有的协变量或者纳入与结果变量关系较大的协变量。由于 PS 协变量校正不会像 PS 匹配损失样本，因此最大限度地保留了所有的原始数据信息；但 PS 校正是基于模型的分析，需要明确定义 PS 校正评分与结局变量关系的回归模型。

4. 倾向评分 IPTW 法

IPTW 是估计每个观察单位的倾向评分，权重以倾向评分为基础，而后对每个观察单位进行加权，估计处理效应。该方法会构造一个基于原样本的“虚拟人群”（pseudo–population，artificial population），也被称为合成样本（synthetic sample）。在虚拟样本中，观察单位的分组与可测量的协变量是相互独立的，也就是说，组间可观测协变量的分布是近似的。

在实际应用中，研究者提出了不同的权重设置方法，最常用的方法有传统 IPTW，观察单位的权重定义为观察单位实际接受处理组概率的倒数。传统 IPTW 可以定义如下：

$$w = \frac{Z_i}{e_i} + \frac{1 - Z_i}{1 - e_i} \qquad (36\text{–}7)$$

其中，w 表示权重，Z_i 表示分组变量（i=1 表示处理组，i=0 表示对照组），e_i 表示倾向评分。

当处理组的倾向评分很小时，如接近于 0，会获得一个非常大的权重。同理，当对照组的倾向评分很大时，如接近于 1，会获得一个非常小的权重。这类观察单位的权重增加处理效应估计的变异。为解决此类问题，有研究者提出了稳定逆处理概率加权法（stabilized inverse probability of treatment weighting，SIPTW），定义如下：

$$w = \frac{Z_i Pr(Z_i = 1)}{e_i} + \frac{(1 - Z_i) Pr(Z_i = 0)}{1 - e_i} \tag{36-8}$$

式中，w 表示权重，Z_i 表示分组变量（i=1 表示处理组，i=0 表示对照组），e_i 表示倾向评分，$Pr(Z_i=1)$ 和 $Pr(Z_i=0)$ 分别表示处理组和对照组在样本中的边际概率（marginal probability），也就是原样本中处理和对照组分别所占的比例。

另一种解决某些观察单位权重过大问题的方法是修饰逆处理概率加权法（trimmed or truncated inverseprobability of treatment weighting，TIPTW），该方法会定义一个临界值，临界值通常根据权重分布的百分数来定义，如处理组权重分布的 1% 分位数，对照组权重分布的 99% 分位数。权重超过临界值的观察单位会被排除出估计处理效应的数据集，或将权重统一修饰为临界值[66]。

（二）倾向评分的研究步骤

在 RWS 中，计算倾向评分主要分为以下步骤[67]：①根据专业意义判断，以组别变量为应变量，已知可测量的协变量为自变量构建 logistic 或 probit 模型；②以现有的 RWD 拟合模型，估计参数；③根据拟合模型计算每个研究个体对象的倾向评分，PS 范围为 0~1，反映了该个体被分到处理组或对照组的概率；④以 PS 为依据，通过 PS 匹配或分层等方法来均衡协变量在各组间的分布；⑤选择合适的方法评价 PS 方法应用后协变量在组间分布的均衡性；⑥对校正均衡后的 RWD 采用传统分析步骤进行分析，估计处理效应。

（三）协变量的选择

伴随着数据采集能力和存储能力的不断提升，RWD 中高维协变量的特征日益突显。当数据集内积累了海量协变量而结果事件数量有限时，则需要高效的协变量筛选策略。构建 PS 模型时，协变量的选择一直是存在争议的焦点。Rubin 曾建议构建倾向评分模型应纳入所有与研究结局相关的协变量，而不考虑协变量与暴露因素（组别变量）的关系。有学者建议协变量的筛选应基于专家知识和检验结果，如协变量与结局事件间的关联统计检验，依据 P 值或效应值差异筛选协变量构建评分；或以关联强度作为标准（如检验协变量与治疗或结局事件的关联。随着计算机技术的提高，机器学习的等新兴方法也可以作为倾向评分协变量筛选的辅助策略。值得注意的是，倾向评分的协变量筛选不应纳入中间变量、碰撞节点（collider variable）、工具变量等，否则将扩大研究的偏倚。

二、回归

对于组间分布不均衡的协变量，可以利用各类回归模型进行调整，以结局变量作为应变量、组别变量作为自变量、可能影响研究结局的其他因素作为协变量构建回归模型，从而控制混杂对效应估计的影响。根据结局变量的数据类型及其分布，可以采用多元线性回归、logistic 回归、cox 回归等模型。

回归模型的选择应考虑：模型的假设是否成立，自变量的选择是否恰当，是否需要利用汇总的协变量（如倾向评分或疾病风险评分），组别变量和结局事件的发生率等。

（一）logistic 回归

在疫苗相关的 RWS 中，疫苗的阳转率、阳性率、长期保护率等常作为有效性评价的终点，因此以下以 logistic 回归为例，说明回归模型对偏倚的控制和处理效应的估计。

logistic 回归属于概率型非线性回归模型，是研究二分类（可拓展到多分类）研究结局与一些影响因素之间关系的多变量分析方法。设应变量 Y 是一个二分类变量，取值为

$$Y=\begin{cases}1,\text{出现阳性结果（有效，阳转等）}\\0,\text{出现阴形结果（无效，阴性等）}\end{cases}$$

假设研究关注的组别变量为 x_g，其中 $x_g = 1$ 代表处理组，$x_g = 0$ 代表对照组，另有 m 个与结局 Y 相关的协变量 x_1，x_2，…，x_m。记 $P = P(y = 1 \mid x_g, x_1, x_2, \cdots, x_m)$，表示在处理因素和 m 个协变量共同作用下，阳性结果发生的概率，则 logistic 模型可以表示为：

$$P=\frac{1}{1+\exp[-(\beta_0+\beta_g x_g+\beta_1 x_1+\beta_2 x_2+\cdots+\beta_m x_m)} \tag{36-9}$$

式中，β_0 为常数项，β_g 为组别变量的回归系数，β_1，β_2，…，β_m 为协变量的回归系数。对上式作对数变换，logistic 回归模型可以便是为如下线性形式：

$$\ln\left(\frac{P}{1-P}\right)=\beta_0+\beta_g x_g+\beta_1 x_1+\beta_2 x_2+\cdots+\beta_m x_m \tag{36-10}$$

式中，等式左侧为阳性与阴性结局事件发生概率之比的自然对数，称为 P 的 logit 变换，记为 logit P。概率的取值范围为 0~1，而经此变换，则没有数值界限。

1. logistic 回归模型参数的意义

由公式（36-8）看出，常数项 β_0 表示没有任何因素影响下研究结局事件阳性与阴性概率之比的自然对数。回归系数 β_m 表示其所代表的协变量 x_m 每改变一个单位时 *logitP* 的改变量。对于组别因素 x_g，回归系数 β_g 表示处理组相对于对照组 *logitP* 的改变量。以疫苗接种后的阳转率为例，假设处理组和对照组的暴露水平分别为 c_1 和 c_0，其对应的阳转概率分别为 P_1 和 P_0。将发生与未发生阳性结局时间的概率之比称为优势（odds），logistic 模型中衡量自变量对应变量影响作用大小的比数比例，即为优势比（OR）。根据公式（36-8），则有：

$$\begin{aligned}\ln OR_g = ln&\left[\frac{\frac{P_1}{1-P_1}}{\frac{P_0}{1-P_0}}\right]\\&=logitP_1-logitP_0\\&=(\beta_0+\beta_g c_1+\sum_{i=1}^{m}\beta_i x_i)-(\beta_0+\beta_g c_0+\sum_{i=1}^{m}\beta_i x_i)\\&=\beta_g(c_1-c_0)\end{aligned}$$

即$OR_g=\exp[\beta_g(c_1-c_1)]$

此时，OR 代表扣除了其他协变量影响后的估计处理效应，因此称为多变量调整后的优势比（adjusted odds ratio）。当赋值 $x_g=1$ 代表处理组，$x_g=0$ 代表对照组时，处理组与对照组的优势比即变为：

$$OR_g=\exp(\beta_g) \tag{36-11}$$

当 $\beta_g=0$ 时，$OR_g=1$，说明处理因素对研究结局，如阳转率，没有处理效应；当 $\beta_g>0$，$OR_g>1$，说明在控制了其他影响因素后，相比对照组，处理组能够提高阳转率；当 $\beta_g<0$，$OR_g<1$，说明相比对照组，处理组会降低阳转率。

2. logistic 回归模型的参数估计

根据 RWD 对 logistic 回归模型的参数进行估计时，通常使用极大似然估计（maximum likelihood estimation，MLE），建立样本似然函数：

$$L=\prod_{i=1}^{n} P_i^{Y_i}(1-P_i)^{1-Y_i} \tag{36-12}$$

其中，P_i 代表第 i 例研究对象在当前处理组水平下发生阳性结局事件的概率，如果出现了阳性结局，取 $Y_i=1$，否则取 $Y_i=0$。根据极大似然原理，在一次抽样中获得当前现有样本的概率应该最大，即似然函数 L 应该达到最大值，则有：

$$\ln L=\sum_{i=1}^{n}[Y_i lnP_i+(1-Y_i)\ln(1-P_i)] \tag{36-13}$$

采用 Newton–Raphson 迭代方法使对数似然函数 $\ln L$ 达到极大值，此时参数的取值 b_0，b_g，b_1，…，b_m，即为 β_0，β_g，β_1，…，β_m 的极大似然估计值。同时，参数估计值的方差－协方差矩阵中对角线元素开平方即为其标准误 S_{b0}，S_{bg}，S_{b1}，…，S_{bm}。

OR_j 的置信区间可以利用 b_j 的抽样分布来估计，在样本量较大的情况下，近似服从正态分布。对于组别变量 x_g，组别为处理组和对照组两个水平时，优势比的 $1-\alpha$ 置信区间估计公式为：

$$\exp(b_g \pm S_{bg}) \tag{36-14}$$

3. logistic 回归模型的假设检验

得到 logistic 回归方程的参数估计后，还需要回归系数进行假设检验，已说明该自变量对应变量的影响是否具有统计学意义。检验假设为 H_0：$\beta_j=0$，H_1：$\beta_j\neq 0$。常用的检验方法有似然比检验（likelihood ratio test）、Wald 检验等。

1）似然比检验　基本思想是比较在两种不同假设条件下的对数似然函数值，看其差别大小。具体做法是先拟合一个不包含检验的自变量在内的 logistic 回归模型，求出它的对数似然函数值 $\ln L_0$；然后把需要检验的自变量加入模型中再进行拟合，得到一个新的对数似然函数值 $\ln L_1$。假设前后两个模型分别包含 l 个和 p 个自变量，建立似然比统计量 G 的计算公式为：

$$G=2(\ln L_1-\ln L_0) \tag{36-15}$$

当样本含量较大时，在零假设下得到的 G 统计量近似服从自由度为 $d=p-l$ 的 χ^2 分布。当 $G\geqslant\chi^2_{a,d}$ 时，表示新加入的 d 个自变量对回归方程有统计学意义。如果只对一个回归系数检验，则 $d=1$。

2）Wald 检验　只需将各参数 B_j 的估计值 b_j 与 0 比较，并用它的标准误 S_{bj} 作为参照，其检验统计量为：

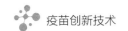

$$u = \frac{b_j}{S_{bj}} \text{ 或 } \chi^2 = \left(\frac{b_j}{S_{bj}} \right)^2 \quad (36\text{–}16)$$

对于大样本资料在零假设下 u 近似服从标准正态分布，而 χ^2 则近似服从自由度 $v = 1$ 的 χ^2 分布。

4. 注意事项

logistic 回归模型建立时，如自变量较多，可采用逐步回归法进行变量筛选。不同的筛选方法有时会产生不同的模型。判断某个变量是否有统计学意义以及作用大小，与模型中所包含的变量有关。实际工作中衡量某些变量是否选入模型，需要考虑专业背景、研究目的、用以调整的某些重要混杂因素以及模型的可解释性等。

当处理组与对照组按照重要的基线特征等协变量进行配对或匹配，形成匹配资料时，需要使用条件 logistic 回归模型进行分析。该模型与非条件 logistic 回归模型的不同之处在于常数项，对于每一组匹配样本，其常数项的回归系数 β_0 都可能各不相同，但内在假定了每个影响因素对于不同匹配组的作用是相同的。

对于 logistic 回归模型分析结果的解释中，有些研究者会直接比较 OR 的绝对值来说明不同因素对应变量的作用大小。通常情况下，各个自变量的度量衡单位不一致，在对各个自变量进行标准化前，logistic 回归模型的各个自变量所对应的 OR 值并不适合直接比较。例如，年龄每增加 1 个级别（如 18~45 岁增至 45~65 岁）所对应的 OR 值与疾病严重程度每增加 1 个级别（如Ⅰ级到Ⅱ级）所对应的 OR 值，并不适合互相比较。

（二）工具变量

在经典回归模型中，最小二乘法成立的前提假设是解释变量（自变量）与模型误差项不相关。解释变量与结局变量之间存在未测量混杂以及逆向因果关联会导致解释变量与误差项相关，从而违背经典回归模型假设，产生估计效应的偏倚。上述倾向评分、基于回归模型调整协变量的方法只能控制已测混杂，对未知或无法测量的混杂因素无法调整。工具变量（instrumental variable，Ⅳ）由 Wright 于 1928 年首次提出，尤其适用于控制未发现或无法准确测量的混杂，它能够有效控制未观测到的混杂因素，进而估计出处理与结局的因果效应，但不涉及具体地对混杂因素或协变量的调整[68]。其因果图模型如图 36–3 所示。

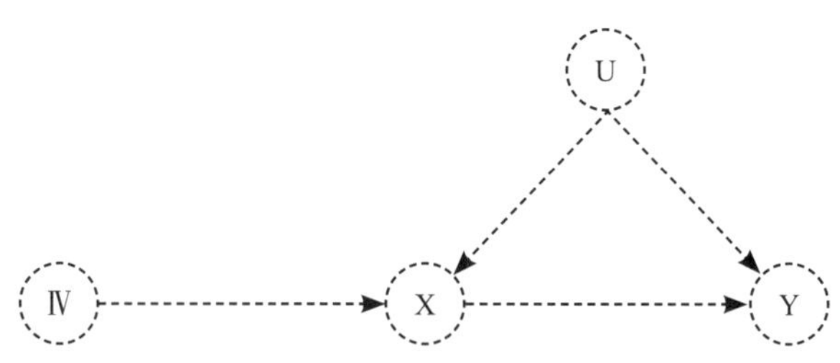

图 36–3　工具变量法的因果图模型

Ⅳ表示工具变量，X 为暴露（处理因素），Y 为结局，U 表示 X 与 Y 之间的混杂集合，包括所有的可观测混杂和未知混杂

如果某变量与处理因素相关，并且对结局变量的影响只能通过影响处理因素实现，同时与暴露和结局的混杂因素不相关，则该变量可视作工具变量。工具变量 IV 需要满足三条基本假定：

工具变量 IV 与 X 存在相关关系；

工具变量 IV 与混杂因素 U 相互独立；

工具变量 IV 对结局 Y 的因果作用只能通过 X 。

工具变量的统计学原理如式 36–17 所示，在传统最小二乘法统计模型的左右两边增加工具变量 Z，同时取协方差：

$$Cov(Y, X) = Cov(\beta_0 + \beta_1 X + \varepsilon_i, Z) = \beta_1 Cov(X, Z) + Cov(\varepsilon, Z) \quad (36\text{–}17)$$

即$\sigma_{YZ}=\beta_1\sigma_{YZ}+\sigma_{\varepsilon Z}$，等式两侧除以 X 与 Z 的协方差$\sigma_{YZ}$，则$\frac{\sigma_{YZ}}{\sigma_{GZ}}=\beta_1+\frac{\sigma_{\varepsilon Z}}{\sigma_{GZ}}$，如$\sigma_{\varepsilon Z}=0$，则$\frac{\sigma_{YZ}}{\sigma_{GZ}}=\beta_1$。只要设法找到满足条件的一个工具变量$Z$，即可得到 X 相对 Y 的无偏估计的效应量$\beta_1$。因此，利用工具变量可排除解释变量中与误差项相关的部分，从而得到无偏倚的因果效应估计[69]。

工具变量的作用类似于可模拟随机对照研究中的随机分组，随机分组与所有混杂因素无关，与实际接受的治疗相关，只有通过治疗影响结局，进而实现混杂因素在处理组间的可比性，使所研究结局的差异性由特定暴露进行解释，以此得到处理因素与结局之间的因果关系。工具变量法将变异限定于工具变量，需要满足单调性假设，即$X^{Z=1}>X^{Z=0}$，因而所估计的并非总体平均治疗效应（average treatment effect）而是局部平均治疗效应（local average treatment effects）[70]。

近年来迅猛发展的孟德尔随机化（Mendelian randomization，MR）方法，利用遗传变异（如单核苷酸多态性）作为工具变量进行因果推断，在病因分析和疾病预后研究中推广应用。该方法以遗传变异作为工具变量建立模型并进行因果效应推断。一方面可以从理论上避免混杂因素的影响；另一方面，由遗传变异所解释的这部分暴露形成先于结局，从而可以排除逆向因果的干扰。随着生物信息技术的发展，遗传变异的测量精度不断提高，大大降低了研究中由于测量误差可能带来的估计偏倚。

第四节　小结与展望

近年来真实世界研究在药品监督管理、医疗领域的应用不断深入，为医疗、监管决策及政策制定提供了极具说服力的持续性证据。在新型冠状病毒大流行期间，全球各主要监管机构，包括世界卫生组织都以超常规的程序批准了疫苗的紧急使用。在此背景下，真实世界研究在新型冠状病毒疫苗安全性、有效性与持久性确认，以及疫苗免疫策略的制订与调整中展示了极其重要的作用与贡献。相比传统的随机对照临床试验（RCT），真实世界研究中研究对象的入排标准更为宽松，因而更具人群代表性；干预措施更加灵活，总体上更加贴近实际情况，可以弥补 RCT 数据证据的不足，使研究结果适于外推，提高了外部有效性。真实世界证据之于结果的外部有效性固然重要，但概括真实世界证据之真实世界研究的质量更为重要！直接决定了真实世界证据最终能走多远。传统流行病学中用于控制混杂偏倚的方法依然是目前提高真实世界研究质量的关键[71]。更为可喜的是大数据和机器学习等学科不断发展，推动了数据的标准化发展，提高了常规收集医疗数据的质量，如医院的电子病历系统、医疗大数据平台及疾病监测登记系统等[72]，为实时高质量真实世界研究实施，从技术与方法层面提供了新的可行性。

（戚洋洋，夏结来，汪萱怡）

参考文献

[1] KAPLAN N M，SPROUL L E，MULCAHY W S. Large prospective study of ramipril in patients with hypertension.CARE Investigators [J]. Clin Ther，1993，15(5)：810-818.

[2] GABAY M. 21st Century Cures Act [J]. Hosp Pharm，2017，52(4)：264-265. https://doi.org：10.1310/hpj5204-264.

[3] U.S. Food & Drug Administration. Real-World Evidence [EB/OL]. (2023-05-02)[2023-08-26]. https://www.fda.gov/science-research/science-and-research-special-topics/real-world-evidence.

[4] SCHNEEWEISS S, PATORNO E. Conducting Real-world Evidence Studies on the Clinical Outcomes of Diabetes Treatments [J]. Endocr Rev, 2021, 42(5): 658-690. https://doi.org: 10.1210/endrev/bnab007.

[5] MUELLER S, GOTTSCHALK F, GROTH A, et al. Primary data, claims data, and linked data in observational research: the case of COPD in Germany [J]. Respir Res, 2018, 19(1): 161. https://doi.org: 10.1186/s12931-018-0865-1.

[6] FANG Y, HE W, WANG H, et al. Key considerations in the design of real-world studies [J]. Contemp Clin Trials, 2020, 96: 106091. https://doi.org: 10.1016/j.cct.2020.106091.

[7] TAUR S R. Observational designs for real-world evidence studies [J]. Perspect Clin Res, 2022, 13(1): 12-16. https://doi.org: 10.4103/picr.picr_217_21.

[8] World Health Organization. Evaluation of COVID-19 vaccine effectiveness: Interim Guidance, 17 March 2021 [EB/OL]. https://www.who.int/publications/i/item/WHO-2019-nCoV-vaccine_effectiveness measurement-2021.1. > (2021).

[9] JENKINSON D. Duration of eff ectiveness of pertussis vaccine: evidence from a 10 year community study [J]. British Medical Journal, 1988, 296(6622): 612-614.

[10] HENNESSEY K A, ION-NEDELCU N, CRACIUN M D, et al. Measles epidemic in Romania, 1996-1998: assessment of vaccine eff ectiveness by casecontrol and cohort studies [J]. Am J Epidemiol, 1999, 150(11): 1250-1257.

[11] SIMPSON C R, ROBERSON C, VASILEIOU E, et al. Early Pandemic Evaluation and Enhanced Surveillance of COVID-19 (EAVE II): protocol for an observational study using linked Scottish national data [J]. BMJ Open, 2020, 10(6): e039097. https://doi.org: 10.1136/bmjopen-2020-039097.

[12] VASILEIOU E, SIMPSON C R, SHI T, et al. Interim findings from first-dose mass COVID-19 vaccination roll-out and COVID-19 hospital admissions in Scotland: a national prospective cohort study [J]. Lancet, 2021, 397(10285): 1646-1657. https://doi.org: 10.1016/s0140-6736 (21) 00677-2.

[13] KATIKIRESSU S V, CERQUEIRA-SILVA T, VASILEIOU E, et al. Two-dose ChAdOx1 nCoV-19 vaccine protection against COVID-19 hospital admissions and deaths over time: a retrospective, population-based cohort study in Scotland and Brazil [J]. Lancet, 2022, 399 (10319): 25-35. https://doi.org: 10.1016/s0140-6736 (21) 02754-9.

[14] ZHEN S S, LI Y, WANG S M, et al. Effectiveness of the live attenuated rotavirus vaccine produced by a domestic manufacturer in China studied using a population-based case-control design [J]. Emerg Microbes Infect, 2015, 4(10): e64. https://doi.org: 10.1038/emi.2015.64.

[15] 张力，金鹏飞，李靖欣，等. 检测阴性设计在疫苗效果评价中的应用 [J]. 中华流行病学杂志，2020，41 (2): 280-283.

[16] CHUA H, FENG S, LEWNARD J A, et al. The Use of Test-negative Controls to Monitor Vaccine Effectiveness: A Systematic Review of Methodology [J]. Epidemiology, 2020, 31 (1): 43-64. https://doi.org: 10.1097/ede.0000000000001116.

[17] LEWNARD J A, TEDIJANTO C, COWLING B J, et al. Measurement of Vaccine Direct Effects Under the Test-Negative Design [J]. American journal of epidemiology, 2018, 187 (12): 2686-2697. https://doi.org: 10.1093/aje/kwy163.

[18] MCLAUGHLIN J M, JIANG Q, ISTURIZ R E, et al. Effectiveness of 13-Valent Pneumococcal Conjugate Vaccine Against Hospitalization for Community-Acquired Pneumonia in Older US Adults: A Test-Negative Design [J]. Clinical Infectious Diseases, 2018, 67(10): 1498-1506. https://doi.org: 10.1093/cid/ciy312.

[19] SULLIVAN S G, TCHETGEN TCHETGEN E J, COWLING B J. Theoretical Basis of the Test-Negative Study Design for Assessment of Influenza Vaccine Effectiveness[J]. American Journal of Epidemiology, 2016, 184(5): 345-353.https://doi.org: 10.1093/aje/kww064.

[20] VASILEIOU E, SHEIKH A, BUTLER C C, et al. Seasonal Influenza Vaccine Effectiveness in People With Asthma: A National Test-Negative Design Case-Control Study [J]. Clinical infectious diseases, 2020, 71(7): e94-e104. https://doi.org: 10.1093/cid/ciz1086.

[21] SHEIKH A, KERR S, WOOLHOUSE M, et al. Severity of omicron variant of concern and effectiveness of vaccine boosters against symptomatic disease in Scotland (EAVE Ⅱ): a national cohort study with nested test-negative design [J]. Lancet Infect Dis, 2022, 22(7): 959-966. https://doi.org: 10.1016/s1473-3099(22)00141-4.

[22] MIQUEL PORTA. A Dictionary of Epidemiology [M]. 6th ed. Oxford: Oxford University Press, 2014.

[23] PRENTICE R L, VOLLMER W M, KALBFLEISCH J D. On the use of case series to identify disease risk factors [J]. Biometrics, 1984, 40(2): 445-458.

[24] WAGNER K S, FREEDMAN J L, ANDREWS N J, et al. Effectiveness of the typhoid Vi vaccine in overseas travelers from England [J]. J Travel Med, 2015, 22(2): 87-93. https://doi.org: 10.1111/jtm.12178.

[25] GODOY P, ROMERO A, SOLDEVILA N, et al. Influenza vaccine effectiveness in reducing severe outcomes over six influenza seasons, a case-case analysis, Spain, 2010/11 to 2015/16[J]. Euro Surveill, 2018, 23(43): 1700732. https://doi.org: 10.2807/1560-7917.ES.2018.23.43.1700732.

[26] KISLAYA I, RODRIGUES E F, BORGES V, et al. Comparative Effectiveness of Coronavirus Vaccine in Preventing Breakthrough Infections among Vaccinated Persons Infected with Delta and Alpha Variants [J]. Emerg Infect Dis, 2022, 28(2): 331-337. https://doi.org: 10.3201/eid2802.211789.

[27] WU D, YE Y, TANG L, et al. A case-case study on the effect of primary and booster immunization with China-produced COVID-19 vaccines on prevention of pneumonia and viral load among vaccinated persons infected by Delta and Omicron variants [J]. Emerg Microbes Infect, 2022, 11(1): 1950-1958. https://doi.org: 10.1080/22221751.2022.2103455.

[28] KRUMKAMP R, REINTJES R, DIRKSEN-FISCHER M. Case-case study of a Salmonella outbreak: an epidemiologic method to analyse surveillance data [J]. Int J Hyg Environ Health, 2008, 211(1-2): 163-167. https://doi.org: 10.1016/j.ijheh.2007.02.006.

[29] MRKVAN T, PELTON S I, RUIZ-GUIÑAZÚ J, et al. Effectiveness and impact of the 10-valent pneumococcal conjugate vaccine, PHiD-CV: review of clinical trials and post-marketing experience [J]. Expert Rev Vaccines, 2018, 17(9): 797-818. https://doi.org: 10.1080/14760584.2018.1516551.

[30] WILKINSON K, RIGHOLT C H, KWONG J C, et al. A nested case-control study measuring pertussis vaccine effectiveness and duration of protection in Manitoba, Canada, 1992-2015: A Canadian Immunization Research Network Study [J]. Vaccine, 2019, 37(48): 7132-7137. https://doi.org: 10.1016/j.vaccine.2019.09.064.

[31] MOULTON L H, CHUNG S, CROLL J, et al. Estimation of the indirect effect of Haemophilus influenzae type b conjugate vaccine in an American Indian population [J]. International journal of epidemiology, 2000, 29(4): 753-756. https://doi.org: 10.1093/ije/29.4.753.

[32] SZILAGYI P G, FAIRBROTHER G, GRIFFIN M R, et al. Influenza vaccine effectiveness among children 6 to 59months of age during 2 influenza seasons: a case-cohort study [J]. Archives of pediatrics & adolescent medicine, 2008, 162(10): 943-951. https://doi.org: 10.1001/archpedi.162.10.943.

[33] TORVALDSEN S, MCINTYRE P B. Observational methods in epidemiologic assessment of vaccine effectiveness [J]. Communicable diseases intelligence, 2002, 26(3): 451-457.

[34] FARRINGTON C P. Estimation of Vaccine Effectiveness Using the Screening Method [J]. International Journal

of Epidemiology, 1993, 22(4): 742–746.

[35] COHEN C, WHITE J M, SAVAGE E J, et al. Vaccine Effectiveness Estimates, 2004–2005 Mumps Outbreak, England [J]. Emerg Infect Dis, 2007, 13(1): 12–17.

[36] ORENSTEIN W A, BERNIER R H, DONDERE T J, et al. Field evaluation of vaccine efficacy [J]. Bull World Health Organ, 1985, 63(6)1055–1068.

[37] VESSEY S J, CHAN C Y, KUTER B J, et al. Childhood vaccination against varicella: persistence of antibody, duration of protection, and vaccine efficacy [J]. The Journal of Pediatrics, 2001, 139(2): 297–304.

[38] SACKETT D L. Clinician–trialist rounds: 16. Mind your explanatory and pragmatic attitudes!–part 1: what? [J]. Clin Trials, 2013, 10(3): 495–498. https://doi.org: 10.1177/1740774513484395.

[39] SACKETT D L. Clinician–trialist rounds: 17. Mind your explanatory and pragmatic attitudes! Part 2: How? [J]. Clin Trials, 2013, 10(4): 633–636. https://doi.org: 10.1177/1740774513491339.

[40] ZWARENSTEIN M, OXMAN A. Why are so few randomized trials useful, and what can we do about it? [J]. J Clin Epidemiol, 2006, 59(11): 1125–1126. https://doi.org: 10.1016/j.jclinepi.2006.05.010.

[41] WARE J H, HAMEL M B. Pragmatic trials––guides to better patient care? [J]. N Engl J Med, 2011, 364(18): 1685–1687. https://doi.org: 10.1056/NEJMp1103502.

[42] TUNIS S R, STRYER D B, CLANCY C M. Practical clinical trials: increasing the value of clinical research for decision making in clinical and health policy [J]. JAMA, 2003, 290(12): 1624–1632. https://doi.org: 10.1001/jama.290.12.1624.

[43] POCOCK S J, ELBOURNE D R. Randomized trials or observational tribulations? [J]. N Engl J Med, 2000, 342(25): 1907–1909. https://doi.org: 10.1056/nejm200006223422511.

[44] FREEMANTLE N, STRACK T. Real–world effectiveness of new medicines should be evaluated by appropriately designed clinical trials [J]. J Clin Epidemiol, 2010, 63(10): 1053–1058. https://doi.org: 10.1016/j.jclinepi.2009.07.013.

[45] CALVERT M, WOOD J, FREEMANTLE N. Designing "Real–World" trials to meet the needs of health policy makers at marketing authorization [J]. J Clin Epidemiol, 2011, 64(7): 711–717. https://doi.org: 10.1016/j.jclinepi.2010.12.010.

[46] SCHWARTZ D, LELLOUCH J. Explanatory and pragmatic attitudes in therapeutical trials [J]. J Clin Epidemiol, 2009, 62(5): 499–505. https://doi.org: 10.1016/j.jclinepi.2009.01.012.

[47] THORPE K E, ZWARENSTEIN M, OXMAN A D, et al. A pragmatic–explanatory continuum indicator summary (PRECIS): a tool to help trial designers [J]. J Clin Epidemiol, 2009, 62(5): 464–475. https://doi.org: 10.1016/j.jclinepi.2008.12.011.

[48] MACRAE K D. Pragmatic versus explanatory trials [J]. Int J Technol Assess Health Care, 1989, 5(3): 33–339. https://doi.org: 10.1017/s0266462300007406.

[49] WILSON M E, FINEBERG H V, COLDITZ G A. Geographic latitude and the efficacy of bacillus Calmette–Guérin vaccine [J]. Clin Infect Dis, 1995, 20(4): 982–991. https://doi.org: 10.1093/clinids/20.4.982.

[50] HELFAND B T, MONGIU A K, ROEHRBORN C G, et al. Variation in institutional review board responses to a standard protocol for a multicenter randomized, controlled surgical trial [J]. J Urol, 2009, 181(6): 2674–2679. https://doi.org: 10.1016/j.juro.2009.02.032.

[51] TALJAARD M, BREHAUT J C, WEIJER C, et al. Variability in research ethics review of cluster randomized trials: a scenario–based survey in three countries [J]. Trials, 2014, 15: 48. https://doi.org: 10.1186/1745–6215–15–48.

[52] ELDRIDGE S M, CHAN C L, CAMPBELL M J, et al. CONSORT 2010 statement: extension to randomised pilot and feasibility trials [J]. BMJ, 2016, 355: i5239. https://doi.org: 10.1136/bmj.i5239.

[53] PUFFER S，TORGERSON D，WATSON J. Evidence for risk of bias in cluster randomised trials：review of recent trials published in three general medical journals [J]. BMJ，2003，327 (7418)：785–789. https://doi.org：10.1136/bmj.327.7418.785.

[54] ZWARENSTEIN M，TREWEEK S，GAGNIER J J，et al. Improving the reporting of pragmatic trials：an extension of the CONSORT statement [J]. BMJ，2008，337：a2390. https://doi.org：10.1136/bmj.a2390.

[55] GRAYLING M J，WASON J M S，MANDER A P. Stepped wedge cluster randomized controlled trial designs：a review of reporting quality and design features [KJ]. Trials，2017，18 (1)：33. https://doi.org：10.1186/s13063–017–1783–0.

[56] TALJAARD M，LILFORD R，GIRLING A，et al. The stepped wedge cluster randomised trial：an opportunity to increase the quality of evaluations of service delivery and public policy interventions [J]. Trials，2015，16：P4. https://doi.org：10.1186/1745–6215–16–S2–P4.

[57] BROWN C A，LILFORD R J. The stepped wedge trial design：a systematic review [J]. BMC Med Res Methodol，2006，6：54. https://doi.org：10.1186/1471–2288–6–54.

[58] HEMMING K，HAINES T P，CHILTON P J，et al. The stepped wedge cluster randomised trial：rationale，design，analysis，and reporting [J]. BMJ，2015，350：h391.https://doi.org：10.1136/bmj.h391.

[59] GIRLING A J，HEMMING K. Statistical efficiency and optimal design for stepped cluster studies under linear mixed effects models [J]. Statistics in medicine，2016，35 (13)：2149–2166. https://doi.org：10.1002/sim.6850.

[60] CRAINE N，WHITAKER R，PERRETT S，et al. A stepped wedge cluster randomized control trial of dried blood spot testing to improve the uptake of hepatitis C antibody testing within UK prisons [J]. Eur J Public Health，2015，25 (2)：351–357. https://doi.org：10.1093/eurpub/cku096.

[61] Anon. The Gambia Hepatitis Intervention Study. The Gambia Hepatitis Study Group [J]. Cancer Res，1987，47 (21)：5782–5787.

[62] KAO J H. Hepatitis B vaccination and prevention of hepatocellular carcinoma [J]. Best Pract Res Clin Gastroenterol，2015，29 (6)：907–917. https://doi.org：10.1016/j.bpg.2015.09.011.

[63] ROSENBAUM P R，RUBIN D B. The central role of the propensity score in observational studies for causal effects [J]. Biometrika，1983，70 (1)：41–55.

[64] D'AGOSTINO R B Jr. Propensity score methods for bias reduction in the comparison of a treatment to a nonrandomized control group [J]. Stat Med，1998，17 (19)：2265–2281. https://doi.org：10.1002/ (sici) 1097–0258 (19981015) 17：19<2265：：aid–sim918>3.0.co;2–b.

[65] WANG Y，CAI H，LI C，et al. Optimal caliper width for propensity score matching of three treatment groups：a Monte Carlo study [J]. PLoS One，2013，8 (12)：e81045. https://doi.org：10.1371/journal.pone.0081045.

[66] 王永吉，蔡宏伟，夏结来，等 . 倾向指数第二讲倾向指数常用研究方法 [J]. 中华流行病学杂志，2010，31 (5)：584–585.

[67] 王永吉，蔡宏伟，夏结来，等 . 倾向指数第一讲倾向指数的基本概念和研究步骤 [J]. 中华流行病学杂志，2010，31 (3)：347–348.

[68] BROOKHART M A，WANG P S，SOLOMON D H，et al. Evaluating short–term drug effects using a physician–specific prescribing preference as an instrumental variable [J]. Epidemiology，2006，17 (3)：268–275. https://doi.org：10.1097/01.ede.0000193606.58671.c5.

[69] DAVIES N M，SMITH G D，WINDMEIJER F，et al. Issues in the reporting and conduct of instrumental variable studies：a systematic review [J]. Epidemiology，2013，24 (3)：363–369. https://doi.org：10.1097/EDE.0b013e31828abafb.

[70] 黄丽红，魏永越，陈峰. 如何控制观察性疗效比较研究中的混杂因素：(二) 未知或未测量混杂因素的统

计学分析方法［J］. 中华流行病学杂志，2019，40（11）：1450–1455.

［71］WU J，WANG C，TOH S，et al. Use of real–world evidence in regulatory decisions for rare diseases in the United States–Current status and future directions［J］. Pharmacoepidemiol Drug Saf，2020，29（10）：1213–1218. https://doi.org：10.1002/pds.4962.

［72］KIM H S，LEE S，KIM J H. Real–world Evidence versus Randomized Controlled Trial：Clinical Research Based on Electronic Medical Records［J］. J Korean Med Sci，2018，33（34）：e213. https://doi.org：10.3346/jkms.2018.33.e213.

术 语 表

英文	中文全称	英文简称
β -propiolactone	β - 丙内酯	BPL
1-［6-（dimethylamino）-2-naphthalenyl］-1-dodecanone	6- 十二烷基 -*N*,*N*- 二甲基 -2- 萘胺	Laurdan
13-valent Polysaccharide conjugate vaccine	13 价肺炎球菌结合疫苗	PCV13
1-palmitoyl-2-oleoyl- sn-glycero-3-phosphocholine	1- 棕榈酰基 -2- 油酰基卵磷脂	POPC
2-Methacryloyloxyethyl phosphorylcholine	2-（甲基丙烯酰氧基）乙基胆碱磷酸盐	MCP
3-（Trimethylsilyl）-1-propanesulfonic acid-d6 sodium salt	3-（三甲基甲硅烷基）-1- 丙磺酸 -d6 钠盐	DSS-d6
3-（Trimethylsilyl）propionic-2,2,3,3-d4 acid sodium salt	3-（三甲基甲硅烷基）丙酸 -d4 钠盐	TSP-d4
3-O-desacyl-4′ -monophosphoryl lipid A	单磷酸酰脂质 A	MPL
50% inhibitory concentration	半数抑制浓度	IC_{50}
50% inhibitory dose	半数抑制剂量	ID_{50}
5'-terminal oligopyrimidine	5'- 末端寡嘧啶	TOP
8-Aminopyrene-1,3,6-trisulfonic acid trisodium	8- 氨基芘 -1,3,6- 三磺酸三钠盐	APTS
	A	
Acquired immune deficiency syndrome	艾滋病	AIDS
Activation-induced deaminase	胞苷脱氨酶	AID
Acute Rheumatic Fever	急性风湿性发热	ARF
Adenine base editor	腺嘌呤碱基编辑器	ABE
Adeno-associated virus	腺相关病毒	AAV
Adenovirus	腺病毒	Ad
Adenovirus type 26	腺病毒 26 型	Ad26
Adenovirus type 5	腺病毒 5 型	Ad5
Adipic dihydrazide	己二酸二酰肼	ADH

续表

英文	中文全称	英文简称
Adjuvant Systems	佐剂系统	*AS*
Adriamycin	阿霉素	DOX
Affinity Chromatography	亲和层析	AC
Affinity purification mass spectrometry	亲和纯化质谱	AP-MS
Agarose gel electrophoresis	琼脂糖凝胶电泳法	AGE
Aldehyde oxidase 1	乙醇氧化酶 1	AOX1
Alternative manufacturing process	替代生产工艺	AMP
Aluminum hydroxide	氢氧化铝	$Al(OH)_3$
Aluminum hydroxyphosphate	羟基磷酸铝	AP
Aluminum hydroxyphosphate sulfate	无定型羟基磷酸铝硫酸盐佐剂	AAHS
Aluminum oxyhydroxide	羟基氧化铝佐剂	AH
Alum-stabilized Pickering emulsion	Pickering 乳液体系	PAPE
Aminoacyl-tRNA	氨酰 tRNA	aa-tRNA
Analysis of variance	方差分析	ANOVA
Angiotensin-converting enzyme 2	血管紧张素转化酶 2	ACE2
Anion-exchange	阴离子交换	AEX
Anti Reverse Cap Analog	抗反向帽类似物	ARCA
Antibody	抗体	Ab
Antibody-dependent cell-mediated cytotoxicity	抗体依赖的细胞介导的细胞毒性作用	ADCC
Antibody-dependent cell-mediated viral inhibition	抗体依赖性细胞介导的病毒抑制	ADCVI
Antibody-dependent infection enhancement	抗体介导的感染增强现象	ADE
Antigen	抗原	Ag
Antigen presenting cell	抗原提呈细胞	APCs
Antigenic drift	抗原漂移	
Antigenic shift	抗原转变	
Anti-programmed cell death 1/programmed cell death 1 ligand 1	抗程序性细胞死亡 1/ 程序性细胞死亡 1 配体 1	anti-PD-1/PDL-1
Apical membrane antigen-1	恶性疟原虫裂殖子顶端膜抗原 1	AMA1
Apolipoproteins	载脂蛋白	Apo
Area under curve	曲线下面积	AUC
Arginine monoliths	精氨酸整体柱	——

续表

英文	中文全称	英文简称
Artificial intelligence	人工智能	AI
Aseptic meningitis	无菌性脑膜炎	AMS
Asparagine	天冬酰胺	N
Aspartate	天冬氨酸	D
Aspect ratio	长径比	AR
ATP–Binding Cassette Protein	ATP 结合盒蛋白	ABCE1
AU–rich element	AU 富集元件	ARE
Auxiliary Medicinal Products	辅助药品	AMP
	B	
B cell receptor	B 细胞受体	BCR
Baby Hamster Syrian Kidney	乳仓鼠肾细胞	BHK21
Bacille Calmette–Guérin	卡介苗	BCG
Bacteria biomimetic vesicles	细菌仿生膜囊泡	BBVs
Bacterial artificial chromosome	细菌人工染色体	BAC
Baculovirus expression vector /Insect Cell	杆状病毒表达载体 / 昆虫细胞	BEV/IC
Baculovirus expression vector system	杆状病毒表达载体系统	BEVS
Base editing	碱基编辑	BE
Basic repeat unit	基本重复单位	BRU
Benzonaphthyridine	苯并萘啶	BZN
Bilayer phospholipid fragments	双层磷脂片段	BPF
Biosafety level	生物安全级别	BSL
Bone marrow–derived dendritic cells	骨髓源性树突细胞	BMDCs
Bone marrow–long–lived PCs	骨髓浆细胞	BM–LLPC
Bovine growth hormone terminator	牛生长素终止子	pbGH_poly（A）
Bovine Herpesvirus Type 1	牛疱疹病毒 1 型	BHV–1
Bovine serum albumin	牛血清白蛋白	BSA
Bovine virus diarrhea	牛病毒性腹泻	BVD
Brain–blood barrier	血脑屏障	BBB
Bronchial mucosa–associated lymphoid tissue	支气管黏膜相关淋巴组织	BALT
Bronchoalveolar lavage fluid	支气管肺泡灌洗液	BALF
Bundibugyo virus	本迪布焦病毒	BDBV

续表

英文	中文全称	英文简称
	C	
C polysaccharide	C 多糖	C-PS
Combined antiretroviral therapy	联合抗逆转录病毒治疗	cART
Calcium-cam-dependent protein kinase Ⅳ	钙 / 钙调蛋白激酶Ⅳ	CaMK Ⅳ
Calreticulin	钙网蛋白	CRT
Capillary electrophoresis	毛细管电泳	CE
Capillary electrophoresis-mass spectrometer	毛细管电泳 – 质谱联用	CE-MS
Capillary electrophoresis-sodium dodecyl sulfate	十二烷基硫酸钠毛细管凝胶电泳	CE-SDS
Capillary gel electrophoresis	毛细管凝胶电泳	CGE
Capillary isoelectric focusing	毛细管等电聚焦	cIEF
Capillary zone electrophoresis	毛细管区带电泳	CZE
Capsular polysaccharide	荚膜多糖	CPS
Carboxymethyl	带羧甲基（含该成分的弱阳离子填料）	CM
Cardiolipin	心磷脂	CL
Carrier-induced epitope suppression	表位抑制效应	CIES
Case fatality rate	病死率	CFR
Cation exchange	阳离子交换	CEX
C-C chemokine receptor type 5	C-C 趋化因子受体 5	CCR5
Cell wall Polysaccharide	细胞壁多糖	CWPS
Cellulose ester	纤维素酯	CE
Central Memory T cell	中枢记忆 T 细胞	TCM
Central nucleotide-binding domain	核苷酸结合结构域	NBD
Ceramic hydroxyapatite	陶瓷羟基磷灰石	CHT
Chemical ionization	化学电离源	CI
Chemical Manufacturing and Control	化学成分生产和控制	CMC
Chicken Embryo Fibroblast	鸡胚成纤维细胞	CEF
Chikungunya virus	基孔肯亚病毒	CHIKV
Chinese Hamster Ovary Cell	中国仓鼠卵巢细胞	CHO
Cholera toxin B subunit	霍乱毒素 B 亚单位	CTB
Chronic obstructive pulmonary disease	慢性阻塞性肺疾病	COPD
Cimetidine	西咪替丁	CIM

续表

英文	中文全称	英文简称
Circle RNA	环状 RNA	CircRNA
Circulating tumor cells	血液中循环肿瘤细胞	CTCs
Circumsporozoite protein	恶性疟原虫环子孢子蛋白	CSP
Classical dendritic cell	经典型树突状细胞	cDC
Classical swine fever	猪瘟	CSF
Cleaning in place	原位清洗	CIP
Clustered regularly interspaced short palindromic repeats	成簇规律间隔短回文重复序列	CRISPR
Clustered regularly interspaced short palindromic repeats–CRISPR–associated protein	成簇间隔规律的短回文重复序列–相关蛋白	CRISPR–Cas
Coding Sequence	编码序列	CDS
Cold–adaption	冷适应	*ca*
Collapse temperature	坍塌温度	T_c
Collision–induced dissociation	碰撞诱导解离	CID
Colony–forming unit	菌落形成单位	CFU
Community acquired Pneumonia,	社区获得性肺炎	CAP
Competitive Luminex immunoassay	竞争性鲁米诺免疫分析法	cLIA
Complement activation–related pseudoallergy	补体激活相关的假性过敏	CARPA
Confined impingement jets mixer	受限冲击射流混合器	CIJM
Confocal laser scanning microscopy	激光扫描共聚焦显微镜	CLSM
Contrast transfer function	衬度传递函数	CTF
Controlled human infection	可控性人体感染	CHI
Corona virus disease 2019	新型冠状病毒肺炎	COVID–19
Correlates of protection	保护的相关性	CoP
Correlates of risk	风险的相关性	CoR
Correlation spectroscopy	相关谱	COSY
Coxsackievirus	柯萨奇病毒	CV
COXSACKIEVIRUS A10	柯萨奇病毒 A10 型	CVA10
CpG oligodeoxynucleotides	非甲基化寡脱氧核苷酸	CpG ODN
Crimson fluorescent protein	深红色荧光蛋白	CFP
CRM197	白喉类毒素无毒变异蛋白	CRM97
Cross forward flow	切向流速	CFF
Cross reacting material 197	交叉反应物质 197	CRM197

续表

英文	中文全称	英文简称
C–type lectin domain family 10, member A	C 型凝集素结构域家族	CLEC10A
C–type lectin receptors	C 类凝集素受体	CLRs
C–X–C chemokine receptor type 4	C–X–C 趋化因子受体 4	CXCR4
C–X–C motif chemokine ligand	C–X–C 基序趋化因子 10	CXCL10
Cyclic dinucleotides	环二核苷酸	CDNs
Cyclosporin A	环孢素 A	CsA
Cysteine	半胱氨酸	C
Cysteinyl aspartate specific proteinase	天冬氨酸蛋白水解酶	Caspase
Cytomegalovirus	巨细胞病毒	CMV
Cytopathic effects	细胞病变效应	CPE
Cytotoxic T lymphocytes	细胞毒性 T 淋巴细胞	CTL
	D	
Damage–associated molecular patterns	损伤相关分子模式	DAMPs
Data dependent acquisition	数据依赖性采集	DDA
Data independent acquisition	数据非依赖性采集	DIA
Data –independent acquisition	数据独立分析	DIA
Data–dependent acquisition	数据依赖分析	DDA
Dendritic cell	树突状细胞	DC
Dengue hemorrhagic fever	登革出血热	DHF
Dengue shock syndrome	登革休克综合征	DSS
Dengue virus	登革病毒	DENV
Deoxyribonucleic acid	脱氧核糖核酸	DNA
Dielectric analysis	介电分析	DEA
Diethylaminoethyl	二乙氨乙基基团（含该成分的弱阴离子填料）	DEAE
Diethylaminoethyl cellulose	二乙胺基乙基纤维素	DEAE
Differential fluorescence induction	差异荧光诱导技术	DFI
Differential scanning calorimetry	差示扫描量热法	DSC
Differential thermal analysis	差示热分析法	DTA
Diffusing alpha–emitting radiation therapy	发射放射治疗	DaRT
Dihydrofolate reductase	二氢叶酸还原酶	DHFR

续表

英文	中文全称	英文简称
Dimethyl sulfoxide	二甲基亚砜	DMSO
Dimyristoyl phosphatidylcholine	二肉豆蔻酰磷脂酰胆碱	DMPC
Dioleoyl phosphatidylethanolamine	二油酰磷脂酰乙醇胺	DOPE
Diphtheria & Tetanus Toxoids & Acellular Pertussis Vaccine	百白破	DTaP
Diphtheria toxiod	白喉类毒素	DT
Diphtheria, tetanus and acellular pertussis vaccine	无细胞百白破疫苗	DTaP
Diphtheria, tetanus and whole cell pertussis vaccine	全细胞百白破疫苗	DTwP
Diphtheria，tetanus，pertussis vaccine	百白破联合疫苗	DTP
Dissolvable MN	可溶性微针	D–MAP
DNA–dependent DNA polymerase	DNA 依赖的 DNA 聚合酶	DdDp
Double layer particle	双层颗粒	DLP
Double–stranded ribonucleic acid	双链核糖核酸	dsRNA
Double–stranded RNA	双链 RNA	dsRNA
Draining lymph node	引流淋巴结	DLN
Dynamic light scattering	动态光散射	DLS
Dynamic mechanical thermal analysis	动态力学热量分析	DMA
E		
Early pandemic evaluation and enhanced surveillance of COVID–19	新冠病毒大流行评估和强化监测数据库	EAVE II
Early–sorting endosome	早期分选内体	ESE
Eastern equine encephalitis virus	东方马脑炎病毒	EEEV
Ebola virus	埃博拉病毒	EBOV
Echovirus	埃可病毒	EV
Electron activation dissociation	电子活化解离	EAD
Electron ionization	电子电离源	EI
Electron Microscopy Data Bank	电子显微镜数据库	EMDB
Electroporation	电脉冲	EP
Electrospray ionization	电喷雾电离源	ESI
Embryonal stem cell	胚胎干细胞	ES
Enhanced respiratony disease	呼吸疾病增强作用	ERD
Enterotoxigenic E.coli	产肠毒素大肠杆菌	ETEC

续表

英文	中文全称	英文简称
Enterovirus A71	肠道病毒 A71 型	EV-A71
Envelope protein	包膜蛋白	E
Enveloped VLPs	有包膜 VLPs	eVLPs
Enzyme immunoassay	酶免疫测定法	EIA
Enzyme linked immunosorbent assay	酶联免疫吸附测定	ELISA
Enzyme-linked Immunospot Assay	酶联免疫斑点试验	ELISPOT
Error-prone PCR	易错 PCR	epPCR
Eukaryotic Elongation Factors	真核延伸因子	eEF
Eukaryotic Initiation Factor	真核起始因子	eIF
Eukaryotic Release Factor	真核释放因子	eRF
European Medicines Agency	欧洲药品管理局	EMA
Eutectic temperature	共晶点温度	T_e
Expanded Program on Immunization	扩大免疫规划	EPI
Expert Committee on Biological Standardization	生物制品标准化专家委员会	ECBS
Extracellular vesicles	细胞外囊泡	EV
F		
Factor H-binding protein	H 因子结合蛋白	FHBP
FatMassandObesityAssociated	肥胖基因	FTO
Fc γ receptor II	Fc γ 受体 II 型	Fc γ RII
Feline immunodeficiency virus	猫免疫缺陷病毒	FIV
Feline leukemia virus	猫白血病病毒	FeLV
Filamentous hemagglutinin	丝状血凝素	FHA
Fimbriae	菌毛	FIM
Flash nanoprecipitation	闪速纳米沉淀	FNP
Flow rate ratio	流量比	FRR
Fluorescence quantitative PCR	荧光定量 PCR	FQ PCR
Fluorescence-Activated Cell Sorting	流式细胞荧光分选技术	FACS
FMS-like tyrosine kinase 3 ligand	Fms 样酪氨酸激酶 3 配体	FLT3L
Folic acid	叶酸	FA
Follicular helper T cell	滤泡辅助性 T 细胞	Tfh
Food and Drug Administration	食品药品管理局	FDA

续表

英文	中文全称	英文简称
Foot–and–mouth disease virus	口蹄疫病毒	FMDV
Formalin–inactivated RSV	福尔马林灭活 RSV	FI–RSV
Fourier Transform Infrared Spectrometer	傅里叶变换红外分光镜	FTIR
Fourier transform ion cyclotron resonance	傅立叶变换－离子回旋共振	FT–ICR
Fragment crystallizable	可结晶片段	Fc
Freeze–drying	冷冻干燥	FD
Freeze–drying microscopy	冻干显微镜	FDM
Freund's complete adjuvant	弗氏完全佐剂	FCA
Freund's incomplete adjuvant	弗氏不完全佐剂	FIA
G		
Gastrin–releasing peptide	胃泌素释放肽	GRP
Gaussia luciferase	分泌型膜锚定荧光素酶	Gluc
General control nonderepressible 2	一般性调控阻遏蛋白激酶 2	GCN2
Generalized modules for membrane antigens	膜抗原疫苗通用模块	GMMA
Geometric mean antibody increase	几何均数增长指标	GMI
Geometric mean concentration	几何平均浓度	GMC
Geometric mean titer	几何平均滴度	GMT
Germinal center	生发中心	GC
Glass transition temperature	玻璃态转变温度	T_g
Global Influenza Surveillance and Response System	全球流感监测和应对系统	GISRS
Glutamine synthetase	谷氨酰胺合成酶	GS
Glycoprotein	糖蛋白	G
Good Cell Culture Practices	良好细胞培养管理规范	GCCP
Good Clinical Practice	良好临床试验管理规范	GCP
Good Manufacturing Practice	良好生产管理规范	GMP
gp Enzyme–linked immunosorbent assay	糖蛋白酶联免疫吸附试验	gpELISA
Granulocyte–macrophage colony stimulating factor	粒细胞巨噬细胞集落刺激因子	GM–CSF
Green fluorescent protein	绿色荧光蛋白	GFP
Group A *Streptococci*	A 群链球菌	GAS
Group B *streptococcus*	B 族链球菌	GBS

续表

英文	中文全称	英文简称
Guinea pig CMV	豚鼠巨细胞病毒	GPCMV
H		
Haemophilus influenzae protein D	流感嗜血杆菌蛋白 D	HiD
Haemophilus influenzae type b	b 型流感嗜血杆菌	Hib
Hand foot and mouth disease	手足口病	HFMD
Hapatitis B surface Antigen Virus-like particles	乙肝表面抗原病毒样颗粒	HBsAg VLP
Helicobacter pylori	幽门螺旋杆菌	Hp
Helper T cell	辅助性 T 细胞	Th
Hemagglutination inhibition	血凝抑制	HI
Hemagglutinin	血凝素	HA
Hemagglutinin 5, neuraminidase 1	甲型流感病毒血凝素第 5 型，神经氨酸酶第 1 型亚型流感病毒	H5N1
Hematoxylin eosin	苏木素 – 伊红	HE
Hemokinin-1	血红素激肽 -1	HK-1
Hendra virus	亨德拉病毒	HeV
Heparan sulfate proteoglycans	硫酸乙酰肝素蛋白多糖	HSPG
Hepatitis A virus	甲型肝炎病毒	HAV
Hepatitis B core antigen	乙肝病毒核心抗原	HBcAg
Hepatitis B surface antigen	乙型肝炎病毒表面抗原	HBsAg
Hepatitis B virus	乙型肝炎病毒	HBV
Hepatitis C virus	丙型肝炎病毒	HCV
Hepatitis E virus	戊型肝炎病毒	HEV
Herpes simplex keratitis	单纯疱疹病毒性角膜炎	HSK
Herpes simplex virus type 2	2 型单纯疱疹病毒	HSV-2
Heterologous viral vector vaccines	异源病毒载体疫苗	HVVV
Heteronuclear multiple-bond correlation	异核多键相关谱	HMBC
Heteronuclear single-quantum coherence	异核单量子相干谱	HSQC
Hexadecyltrimethylammonium bromide	十六烷基三甲基溴化铵	CTAB
High performance anionexchange chromatography with pulsed amperometric detector	高效阴离子交换色谱 – 脉冲安培检测法	HPAEC-PAD
High performance size exclusion chromatography-multiangle laser-light scattering	高压液相排阻层析 – 多角度激光散射	HPSEC-MALLS

续表

英文	中文全称	英文简称
HIV Vaccine Trials Network	HIV 疫苗实验室网络	HVTN
Host Cell DNA	宿主细胞 DNA	HCD
Host cell protein	宿主细胞蛋白	HCP
Host cell residual DNA	宿主细胞残留 DNA	HCD
Human Challenge Trials	人体挑战试验	HCTs
Human cytomegalovirus	人巨细胞病毒	HCMV
Human diploid cell strain	人二倍体细胞	HDCS
Human Foreskin Fibroblasts	皮肤成纤维细胞	HFF
Human Immunodeficiency Virus	人类免疫缺陷病毒	HIV
Human immunodeficiency virus-1	人类免疫缺陷病毒 1 型	HIV-1
Human leukocyte antigen	人类白细胞抗原	HLA
Human papillomavirus	人乳头瘤病毒	HPV
Human papillomavirus Virus-like particle	人类乳头瘤病毒样颗粒	HPV VLP
Human scavenger receptor class B member 2	人清道夫受体 B2	hSCARB2
Human simplex herpesvirus type 1	单纯疱疹病毒 1 型	HSV-1
Human simplex herpesvirus type 2	单纯疱疹病毒 2 型	HSV-2
Human tyrosinase related protein-1	酪氨酸酶相关蛋白 1	TRP-1/gp75
Hydrodynamic flow-focusing	流体动力聚焦	HFF
Hydrophile-lipophile balance	亲水亲油平衡值	HLB
Hydrophilic interaction chromatography	亲水相互作用色谱	HILIC
Hydrophobic interaction Chromatography	疏水相互作用层析	HIC
Hypervariable regions	高变区	HVRs
	I	
Idiopathic thrombocytopenic purpura	免疫性血小板减少性紫癜	ITP
Immune Correlate of Protection	与临床保护相关的免疫学指标	ICP
Immune Epitope DataBase	免疫表位数据库	IEDB
Immunoglobulin	免疫球蛋白	Ig
Immunoglobulin G	免疫球蛋白 G	IgG
Imunogenic cell death	免疫原性死亡	ICD
In vitro bioconjugate vaccine expression	生物偶联疫苗的体外表达	iVAX
In vitro transcription	体外转录	IVT

续表

英文	中文全称	英文简称
In vivo induced antigen technology	体内诱导抗原技术	IVIAT
In vivo induced expression technology	体内诱导表达技术	IVET
Inactivated influenza virus vaccine	流感疫苗	TIV
Inactived poliomyelitis vaccine	灭活脊髓灰质炎疫苗	IPV
Inductively coupled plasma	电感耦合等离子体	ICP
Infectious bursal disease virus	鸡传染性囊病	IBDV
Influenza	流感	Flu
Influenza virus	流感病毒	IV
Infulenza A virus	A 型流感病毒	IAV
Innate lymphoid cell	天然淋巴细胞	ILC
Instrumental Variable	工具变量	IV
Integrase defective lentiviral vector	整合缺陷型慢病毒载体	IDLV
Integrins	整合素	ITG
Intention to Treat	意向性分析	ITT
Intercellular Cell Adhesion Molecule	细胞间黏附分子	ICAM
Interferon	干扰素	IFN
Interferon regulatory factor 7	干扰素调节因子 7	IRF7
Interferon stimulating gene 15	干扰素刺激基因 15	ISG15
Interferon–Gamma release assays	干扰素 –γ 释放实验	IGRA
Interleukin–1 receptor	白介素 1 受体	IL–1R
Interleukin–12	白细胞介素 12	IL–12
Interleukin–4	白细胞介素 4	IL–4
Intermediate antibodies	中间抗体	IAs
Internal ribosome entry site	内部核糖体进入位点	IRES
Intestinal mucosa–associated lymphoid tissue	肠粘膜相关淋巴组织	GALT
Intracellular cytokine staining	细胞内细胞因子染色法	ICS
Intraluminal vesicles	腔内囊泡	ILVs
Invasive pneumococcal diseases	侵袭性肺炎球菌疾病	IPD
Inverted terminal repeat	反向末端重复序列	ITR
Investigational Medicinal Product	研究性药物	IMP
Ion exchange chromatography	离子交换色谱法	IEC

续表

英文	中文全称	英文简称
Isoaspartate	异天冬氨酸	isoD
Isobaric tags for relative and absolute quantitation	相对和绝对定量同位素标记	iTRAQ
Isoelectric point	等电点	pI
J		
Japanese encephalitis virus	乙型脑炎病毒	JEV
K		
Kaposi' s sarcoma–associated herpesvirus	卡波西肉瘤相关病毒	KSHV
Knock in	敲入	KI
Knock out	敲除	KO
Kunjin virus	昆津病毒	KUNV
L		
Langat virus	兰加特病毒	LGTV
Large unilamellar vesicles	大单层脂质体	LUV
Laser induced fluorescence detector	激光诱导荧光检测器	LIF
Lateral flow test	侧流免疫层析检测	LFT
Late–sorting endosome	晚期分选内体	LSE
Leucine–rich repeats	亮氨酸的重复序列	LRRs
Ligase chain reaction	连接酶组装法	LCR
Linear ion trap	线性离子阱	LIT
Lipid nanodiscs	脂质纳米盘	LND
Lipid nanoparticle	脂质纳米载体	LNP
Lipoarabinomannans	脂阿拉伯甘露聚糖	LAM
Lipoplex	阳离子脂质复合物	LPX
Lipopolysaccharide	脂多糖	LPS
Liquid chromatograph mass spectrometer	液相色谱 – 质谱联用	LC–MS
Live attenuated influenza vaccine	流感减毒活疫苗	LAIV
Live attenuated vaccine	减毒活疫苗	LAV
Live attenuated yellow fever vaccine 17D	黄热减毒活疫苗 17D	YF–17D
Long terminal repeat	长末端重复序列	LTR
Long–lived plasma cells	长期活性浆细胞	LLPC
Low and middle income countries	中低收入国家	LMICs

续表

英文	中文全称	英文简称
Low-dose diphtheria，tetanus and acellular pertussis combination vaccine	抗原减量百白破联合疫苗	Tdap
Low-energy electron irradiation	低能电子辐照	LEEI
Lymph node	淋巴结	LN
Lymphocyte Functional Antigen	淋巴细胞功能相关抗原	LFA
M		
Machine learning	机器学习	ML
Madin Darby Canine Kidney	Madin Darby 犬肾细胞	MDCK
Major histocompatibility complex	主要组织相容性复合体	MHC
Major histocompatibility complex Ⅰ	主要组织相容性复合物 I	MHC-Ⅰ
Major histocompatibility complex Ⅱ	主要组织相容性复合物Ⅱ	MHC-Ⅱ
Manometric temperature measurement	压力温度检测	MTM
Marburg virus	马尔堡病毒	MARV
Mass spectrum	质谱	MS
Matrix Metalloproteinases	基质金属蛋白酶	MMPs
Matrix protein	基质蛋白	M
Matrix-assisted laser desorption ionization	基质解析激光辅助电离源	MALDI
Maximum-likelihood	最大似然法	ML
Measles virus	麻疹病毒	MV
Measles, mumps, rubella and varicella vaccine, MMRV	麻腮风水痘联合疫苗	MMRV
Measles，mumps and rubella vaccine	麻疹风疹腮腺炎联合减毒活疫苗	MMR
Median fluorescent intensity	中值荧光强度	MFI
Median tissue culture infective dose,	半数组织培养感染量	$TCID_{50}$
Medical Research Council strain-5	人胚肺二倍体细胞	MRC-5
Melanoma associated antigens genes	黑色素瘤相关抗原	MAGE-1
Melanoma differentiation-associated gene	黑色素瘤分化相关基因	MDA
Membrane protein	膜蛋白	M
Mendelian randomization	孟德尔随机化	MR
Meningococcus vaccine	脑膜炎球菌疫苗	MCV
Messenger ribonucleic acid	信使核糖核酸	mRNA
Metal organic frameworks	有机金属框架材料	MOFs
Methanol dehydrogenase	甲醇脱氢酶	FMD

续表

英文	中文全称	英文简称
Methanol oxidase	甲醇氧化酶	MOX
Micellar electrokinetic capillary chromatography	毛细管胶束电动色谱	MEKC
Micro electron diffraction	微电子衍射技术	MicroED
Microneedle array patch	阵列微针贴片	MAP
Middle East respiratory syndrome	中东呼吸综合征	MERS
Mitochondrial antiviral signaling proteins	线粒体抗病毒蛋白	MAVS
Mixed mode/multimodel Chromatography	多模式或混合模式色谱法	MMC
Modified Vaccinia Ankara	安卡拉痘病毒	MVA
Molecular weight cut–off	截留分子量	MWCO
Mononuclearphagocytic system	单核巨噬系统	MPS
Monophosphoryl Lipid A	单磷酸脂质 A	MPLA
Mouse Embryo Fibroblasts	鼠胚胎成纤维细胞	MEF
Mouse hepatitis virus	鼠肝炎病毒	MHV
Mucosa–Associated Lymphoid Tissue	黏膜相关淋巴组织	MALT
Multi –vescularliposomes	多囊脂质体	MVL
Multidrugresistance	多药耐药性	MDR
Multiepitope subunit vaccine	多表位亚单位疫苗	MESV
Multi–epitope vaccine	多表位疫苗	MEV
Multi–inlet vortex mixer	多入口涡流混合器	MIVM
Multilamellar vesicles	多层脂质体	MLV
Multimodal Chromatography	复合模式层析	MMC
Multi–patch vaccines	多补丁疫苗	MPVs
Multiple antigen–presenting system	多抗原呈递系统	MAPS
Multiple reaction monitoring	多反应监测	MRM
Multiplexed opsonophagocytic killing assay	多型调理吞噬杀菌试验	MOPA
Multiplicity of Infection	感染复数	MOI
Multivesicular bodies	多囊泡体	MVBs
Mumps virus	腮腺炎病毒	MuV
Muramyl Dipeptide	胞壁酰二肽	MDP
Muramyl tripeptide–phosphatidyl ethanolamine	胞壁酰三肽 – 磷脂酰乙醇胺	MTP–PE
Murine cytomegalovirus	鼠巨细胞病毒	MCMV

续表

英文	中文全称	英文简称
Murine leukemia virus	小鼠白血病病毒	MLV
Murray Valley encephalitis virus	默里谷脑炎病毒	MVEV
Mycobacterium tuberculosis	结核分枝杆菌	TB
Myeloid differentiation factor 2	蛋白髓样分化因子 2	MD-2
Myeloid differentiation primary response gene 88	髓细胞分化初始反应基因 88	MyD88
Myeloid-derived suppressor cells	激活骨髓来源抑制细胞	MDSC
	N	
N6-methyladenosine	N6- 腺苷酸甲基化	m6A
Nanoelectrospray ionization	纳米电喷雾电离	nESI
Nanoparticles	纳米颗粒	NPs
Nanosight Tracking Analysis	纳米粒子跟踪分析	NTA
National Immunization Program	国家免疫计划	NIP
National Institute for Biological Standards and Control	英国国家生物制品检定所	NIBSC
National Institutes of Health	美国国立卫生研究院	NIH
National Medical Products Administration	中国国家药品监督管理局	NMPA
Natural killer cell	自然杀伤细胞	NK
Natural killer T-cells	自然杀伤 T	NKT
Near-infrared spectroscopy	近红外光谱	NIR
Neisseria meningitidis	脑膜炎奈瑟菌	Nm
Nelson Bay orthoreovirus	尼尔森湾正呼肠孤病毒	NBV
Neuraminidase	神经胺酸酶	NA
Neurokinin A	神经激肽 A	NKA
Neurokinin B	神经激肽 B	NKB
Neutralization antibody	中和抗体	Nab
Newcastle disease virus	新城疫病毒	NDV
Next generation sequencing	高通量测序	NGS
Nipah virus	尼帕病毒	NiV
Nizatidine	尼扎替丁	NIZ
NOD Like receptors	NOD 样受体	NLRs
Non-Homologous end- joining	非同源重组修复	NHEJ
Non-Investigational Medicinal Product	非研究性药物	NIMP

续表

英文	中文全称	英文简称
Non-segmented negative sense RNA viruses	非分段负链 RNA 病毒	NNSV
Non-small-cell lung cancer	非小细胞肺癌	NSCLC
Norwalk viru	诺瓦克病毒	NV
Nuclear factor κB	核因子 κB	NF-κB
Nuclear magnetic resonance	核磁共振	NMR
Nuclear Overhauser effect spectroscopy	NOE 谱	NOESY
Nucleocapsid	核衣壳	N
Nucleotide	核苷酸	nt
Nucleotide binding and oligomerization domain	核苷酸结合寡聚化结构域	NOD
O		
Odds ratio	比值比 / 优势比	OR
Oil-in-water	水包油	O/W
Oligo -lamellarvesicles	寡层脂质体	OLVs
Omsk hemorrhagic fever virus	鄂木斯克出血热病毒	OHFV
Open circular	开环单体	OC
Open reading frame	开放阅读框	ORF
Opsonophagocytic killing assay	调理吞噬杀菌试验	OPA
Outer membrane protein complex	外膜蛋白复合物	OMPC
Outer membrane vesicle	外膜囊泡	OMV
Ovum albumin	卵清蛋白	OVA
P		
Paclitaxel	紫杉醇	PTX
Palmitoyloleoyl phosphatidyl serine	棕榈酰油酰磷脂酰丝氨酸	POPS
Parainfluenza virus	副流感病毒	PIV
Pathogen-associated molecular patterns	病原体相关分子模式	PAMP
Pattern recognition receptor	模式识别受体	PRP
Peripheral blood mononuclear cells	外周血单个核细胞	PBMCs
Pertactin	黏附素	PRN
Pertussis toxin	百日咳毒素	Ptx
Phage-assisted continuous evolution	噬菌体辅助的连续进化系统	PACE
Phosphatidic acid	磷脂酸	PA

续表

英文	中文全称	英文简称
Phosphatidyl glycerol	甘油磷脂	PG
Phosphatidyl inositol	磷脂酰肌醇	PI
Phosphatidyl serine	磷脂酰丝氨酸	PS
Phosphoprotein	磷蛋白	P
Phoco-diode array	二极管阵列检测器	PDA
Plaque forming unit	蚀斑形成单位	PFU
Plaque reduction neutralization test	蚀斑减少中和试验	PRNT
Plaque-forming unit	噬斑形成单位	PFU
Plasma emission spectroscopy	等离子体光谱	PES
Plasmacytoid dendritic cells	血浆树突细胞	pDC
Pneumococcal conjugate vaccine	肺炎球菌多糖结合疫苗	PCV
Poliomyelitis virus	脊髓灰质炎病毒	PV
Poly A Binding Protein	多聚腺苷酸结合蛋白	PABP
Poly A tail	聚腺苷酸尾	Poly A tail
Poly（lactide-co-glycolide）	聚乳酸－乙醇酸共聚物	PLGA
Polyacrylic acid	聚丙烯酸	PAA
Polydispersity index	多分散系数	PDI
Polyethylene glycol	聚乙二醇	PEG
Polyethyleneimine	聚乙烯亚胺	PEI
Polymerase acid protein	聚合酶酸性蛋白	PA
Polymerase basic protein 1	聚合酶碱性蛋白 1	PB1
Polymerase basic protein 2	聚合酶碱性蛋白 2	PB2
Polymerase chain reaction	聚合酶链反应	PCR
Polymerase cycling assembly	聚合酶组装法	PCA
Polypropylene imide	聚丙烯亚胺	PPI
Polyribosylribitol phosphate	荚膜多糖磷酸核糖	PRP
Polyurethane	聚氨酯	PAE
Polyvinyl alcohol	聚乙烯醇	PVA
Polyvinyl pyrrolidone	聚乙烯吡咯烷酮	PVP
Polyvinylidene difluoride	聚偏二氟乙烯	PVDF
Population Doubling Levels	群体倍增水平	PDL

续表

英文	中文全称	英文简称
Porcine circovirus 1/2	猪圆环病毒 1 型 /2 型	PCV1/2
Porcine kidney Cells	猪肾细胞	PK15
Postfusion fusion protein	融合后 F 蛋白	Post–F
Post–translational modifications	翻译后修饰	PTM
Postweaning multisystemic wasting syndrome	多系统性消耗综合征	PMWS
Pragmatic clinical trials	实用性临床试验	PCT
Praziquantelas	吡喹酮	PZQ
Pre use post sterilization integrity test	使用前灭菌后完整性测试	PUPSIT
Prefusion fusion protein	融合前 F 蛋白	Pre–F
Primary Hamster Kidney Cells–derived Vaccine	原代地鼠肾细胞疫苗	PHKCV
Process analytical technology	过程分析技术	PAT
Propensity score	倾向评分	PS
Proportion of trearment effect	治疗效果比例	PTE
Proteasome targeting domain	蛋白酶体靶向结构域	PTD
Protein data bank	蛋白质结构数据库	PDB
Protein glycan coupling technology	蛋白质糖链偶联技术	PGCT
Protein kinase R	蛋白激酶 R	PKR
Proteolysis–targeting chimeric virus vaccine	蛋白靶向降解的减毒疫苗	PROTAC
Protospacer adjacent motif	原间隔序列邻近基序	PAM
Pseudorabies virus	伪狂犬病毒	PRV
Pseudovirus–based neutralization assay	假病毒的中和试验	PBNA
Public and patient involvement	公众和患者参与研究	PPI
Q		
Quadrupole–Time of flight	四级杆 – 飞行时间	Q–TOF
Quality by design	质量源自设计	QbD
Quantitative NMR	定量核磁共振	qNMR
Quantitative polymerase chain reaction	定量聚合酶链反应	qPCR
Quantitative real–time PCR	实时定量聚合酶链反应	qRT–PCR
R		
Rabies virus	狂犬病病毒	RABV
Randomized controlled trial	随机对照试验	RCT

续表

英文	中文全称	英文简称
Real time PCR	实时定量 PCR	RT–PCR
Real world data	真实世界数据	RWD
Real world evidence	真实世界证据	RWE
Real world study	真实世界研究	RWS
Receiver operator characteristic curve	受试者工作特征曲线	ROC
Receptor binding domain	受体结合结构域	RBD
Red fluorescent protein	红色荧光蛋白	RFP
Regenerated cellulose	再生纤维素	RC
Regulator T cells	调节性 T 细胞	Tregs
Relative light units	相对发光单位	RLU
Relative Risk	相对危险度	RR
Replication–competent adenovirus	复制能力的腺病毒	RCA
Respiratory syncyial virus	呼吸道合胞病毒	RSV
Reston virus	雷斯顿病毒	RESTV
Retinoic acid induced gene I	视黄酸诱导基因 I	RIG–I
Retinoic acid–inducible gene–I (RIG–I)–like receptors	RIG–1 样受体	RLRs
Reverse phase evaporation method	逆相蒸发法	REV
Reverse transcription polymerase chain reaction	逆转录聚合酶链反应	RT–PCR
Reversed–phase liquid chromatography	反相液相色谱法	RPLC
Rhesus CMV	恒河猴巨细胞病毒	RhCMV
Ribonuclease	RNA 酶	RNase
Ribonuclease T1	核糖核酸酶 T1	RNase T1
Ribonucleoprotein complexes	核糖核蛋白复合物	RNPs
Ribosome–associated Quality Control	核糖体相关质量控制机制	RQC
Rift Valley fever virus	裂谷热病毒	RVFV
RIG–I like receptors	RIG–I 样受体	RLRs
RNA–dependent RNA polymerase	RNA 依赖的 RNA 聚合酶	RdRp
Rotating frame NOE spectroscopy	旋转坐标系 NOE 谱	ROESY
Rotavirus	轮状病毒	RV
Rubella virus	风疹病毒	RUV

续表

英文	中文全称	英文简称
S		
Salmonella typhi	伤寒沙门菌	S Typhi
Saturated targeted endogenous mutagenesis editors	饱和靶向内源性基因突变编辑器	STEME
Secreted alkaline phosphatase	分泌性碱性磷酸酶	SEAP
Secretory immunoglobulin A	分泌型免疫球蛋白 A	sIgA
Secretory immunoglobulin M	分泌型免疫球蛋白 M	sIgM
Serum bactericidal assay	血清杀菌试验	SBA
Serum–free	无血清	SF
Severe acute respiratory syndrome coronavirus 2	新型冠状病毒	SARS–CoV–2
Signal transducer and activator of transcription	磷酸化信号转导及转录激活蛋白	STAT
Signature–tagged mutagenesis	信号标签突变技术	STM
Simian hemorrhagic fever	猿猴出血热	SHF
Simian immunodeficiency virus	猿猴免疫缺陷病毒	SIV
Simian vacuolating virus 40	猿猴空泡病毒 40	SV40
Simian–human immunodeficiency virus	猴 – 人类免疫缺陷病毒	SHIV
Single cell assay for transposase–accessible chromatin with high–throughput sequencing	单细胞染色质可及性测序	scATAC–seq
Single cell RNA–sequencing	单细胞转录组测序	scRNA–seq
Single nucleotide polymorphism	单核苷酸多态性	SNP
Single particles analysis	单颗粒分析法	SPA
Single–pass TFF	单向流 TFF 技术	SPTFF
Single–stranded negative–sense RNA viruses	单股负链 RNA 病毒	–ssRNA 病毒
Single–stranded positive–sense RNA viruses	单股正链 RNA 病毒	+ssRNA 病毒
Single–stranded RNA	单链 RNA	ssRNA
Six–segment transmembrane epithelial antigen of prostate	前列腺六次跨膜上皮抗原	STEAP
Size exclusion–highperformance liquid chromatography	尺寸排阻 – 高效液相色谱	SEC–HPLC
Size–exclusion chromatography	尺寸排阻色谱法	SEC
Small unilamellar vesicles	小单层脂质体	SUV
Sodium deoxycholate	脱氧胆酸钠	DOC
Sodium dodecyl sulfate polyacrylamide gel electrophoresis	十二烷基硫酸钠聚丙烯酰胺凝胶电泳	SDS–PAGE
Soluble factor associated suicide legand	可溶性自杀相关因子配体	sFasL

续表

英文	中文全称	英文简称
Specific high-sensitivity enzymatic reporter unlocking	特异性高灵敏度酶报告系统	SHERLOCK
Spike protein	刺突蛋白	S
Spray drying	喷雾干燥	SD
Spray freeze-drying	喷雾冷冻干燥	SFD
Stabilized nucleic acid lipid particle	稳定的核酸脂质颗粒	SNALP
Staggered herringbone micromixer	交错式人字形微混合器	SHM
Standard operating procedure	标准操作程序	SOP
Sterilizing in place	在线消毒灭菌	SIP
Stimulator of interferon genes protein	干扰素基因蛋白的刺激因子	STING
Streptococcus pneumoniae	肺炎链球菌	Spn
Strong cation exchange chromatography	强阳离子交换色谱	SCX
Structural Vaccinology	结构疫苗学	SV
Styrene–maleic acid	苯乙烯 – 马来酸	SMA
Sudan virus	苏丹病毒	SUDV
Sulphopropyl	磺酸基丙基（含该成分的强阳离子填料）	SP
Supercoiled	超螺旋单体	SC
Supercoiled dimer	超螺旋二聚体	SC dimer
Supercritical fluid drying	超临界流体干燥	SCFD
Surrogate of protection	替代性保护	SoP
Swine vesicular disease virus	猪水疱病病毒	SVDV
T		
T cell receptor	T 细胞受体	TCR
T helper cell	T 辅助细胞	Th
Tangential flow filtration	切向流过滤	TFF
Tank binding kinase 1–interferon regulatory factor 3	TANK 结合激酶 1– 干扰素调节因子 3	TBK1–IRF3
Temperature remote interrogation system	温度远程监控系统	TEMPRIS
Temperature–sensitivity	温度敏感	*ts*
Temperature–sensitivity intermediate	温度敏感中间体	*tsi*
Test negative design	检测阴性设计	TND
Tetanus toxoid	破伤风类毒素	TT

续表

英文	中文全称	英文简称
Tetramethylsilane	四甲基硅烷	TMS
The Gambia Hepatitis Intervention Study	冈比亚肝炎研究	GHIS
The global polio eradication initiative	全球消灭脊髓灰质炎行动	GPEI
The International Committee on Taxonomy of Viruses	国际病毒分类委员会	ICTV
The International Council for Harmonisation of Technical Requirements for Pharmaceuticals for Human Use	国际人用药品技术要求协调理事会	ICH
The super critical fluid reverse phase evaporation	超临界流体逆相蒸发法	SRPE
The University of Alabama	阿拉巴马大学	UAB
Theiler's murine encephalomyelitis virus	泰勒鼠脑脊髓炎病毒	TMEV
Thermo electric analysis	热电分析	TEA
Thermo mechanical analysis	热力学分析	TMA
Thin–film freeze–drying	薄膜冻干技术	TFFD
Thin–Layer Chromatography	薄层色谱法	TLC
Thymus–dependent antigen	胸腺依赖性抗原	TD Ag
Thymus–independent antigen	胸腺非依赖性抗原	TI Ag
Tick–borne encephalitis	蜱传脑炎病毒	TBEV
Time of flight	飞行时间分析器	TOF
Tissue plasminogen activator	组织纤溶酶原激活剂	tPA
Tissue–resident memory T/B cell	组织记忆性 T 与 B 细胞	T/BRM
TNF–relatedapoptosis–inducingligand	凋亡诱导配体	TRAIL
Tobacco leaf etching virus cleavage site	烟叶蚀刻病毒裂解位点	TEVcs
Toll–like receptor	Toll 样受体	TLR
Total correlation spectroscopy	全相关谱	TOCSY
Total flow rate	总流速	TFR
Trans membrane pressure	过膜压力	TMP
Transcription activating factor like effector protein	类转录激活因子样效应蛋白	TALE
Transcription activator like effector nuclease	类转录激活因子效应核酸酶	TALENs
Transcriptionally active polymerase chain reaction	转录活性的多聚酶链反应	TAP
Transmissible gastroenteritis virus	传染性胃肠炎病毒	TGEV
Transmission electron microscopy	透射电子显微镜	TEM
Trehalose dimycolate	海藻糖二霉菌酸酯	TDM
Trilayer particle	三层颗粒	TLP

续表

英文	中文全称	英文简称
Trimmed or truncated inverse probability of treatment weighting	修饰逆处理概率加权法	TIPTW
Tumor associated antigen	肿瘤相关抗原	TAA
Tumor necrosis factors	肿瘤坏死因子	TNF
Tumour–infiltrating immune cells	肿瘤浸润免疫细胞	TIICs
Tunable diode laser absorption aspectroscopy	可调谐半导体激光吸收光谱	TDLAS
Twin–primer non–enzymatic DNA assembly	双引物非酶促 DNA 组装	TPA
Type I helper T cells	I 型辅助 T 细胞	Th1
Tyrosine hydroxylase	酪氨酸羟化酶	TH
U		
Ubiquitous chromatin–opening elements	染色质开放元件的整合系统	UCOEs
Ultrashort pulsed	超短脉冲	USP
Undecylisoprene pyrophosphoric acid	十一异戊二烯焦磷酸	UndPP
Uniformly retreating ice front model	冰界面均匀退却模型	URIF
Unmutated common ancestor	共同祖先	UCA
Untranslated region	非编码区	UTR
Upstream open reading frames	上游开放阅读框	uORFs
V		
Vaccine efficacy	疫苗效力	VE
Vaccine–associated paralytic poliomyelitis	疫苗相关的麻痹型脊髓灰质炎	VAPP
Vaccine–derived paralytic poliomyelitis	疫苗衍生的麻痹型脊髓灰质炎	VDPP
Vaccine - Enhanced Disease	疫苗引发的疾病增强反应	VED
Vaccinia Capping Enzyme	牛痘病毒加帽酶	VCE
Vaccinia virus	痘苗病毒	VV
Variant of concern	关切变异株	VOC
Varicella vaccine	水痘疫苗	Var
Varicella zoster virus	水痘 – 带状疱疹病毒	VZV
Venezuelan equine encephalitis virus	委内瑞拉马脑炎病毒	VEEV
VerdaReno	非洲绿猴肾细胞	Vero
Vesicular Stomatitis Virus	水疱性口炎病毒	VSV
Viral load	病毒载量	VL
Viral titer	病毒滴度	VT

续表

英文	中文全称	英文简称
Virus like particles	类病毒颗粒	VLP
Vitamin A supplementation	维生素 A 补充	VAS
W		
Water–in–oil	油包水	W/O
West Nile virus	西尼罗病毒	WNV
Western equine encephalitis virus	西方马脑炎病毒	WEEV
Whole cell pertussis vaccine	全细胞百日咳疫苗	wP
Whole genome sequencing	全基因组测序	WGS
Working seed virus bank	工作种子病毒库	WS
World Health Organization	世界卫生组织	WHO
X		
x Multi–Analyte Profiling	多重分析物性能分析技术	xMAP
Y		
Yellow fever virus	黄热病毒	
Z		
Zeeman splitting	能级分裂 / 兹曼分裂	
Zika Virus	寨卡病毒	ZIKV
Zinc finger nuclease	锌指核酸酶	ZFN